ERAZO

MANUAL DE URGÊNCIAS EM PRONTO-SOCORRO

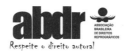

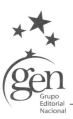

O GEN | Grupo Editorial Nacional – maior plataforma editorial brasileira no segmento científico, técnico e profissional – publica conteúdos nas áreas de ciências da saúde, exatas, humanas, jurídicas e sociais aplicadas, além de prover serviços direcionados à educação continuada e à preparação para concursos.

As editoras que integram o GEN, das mais respeitadas no mercado editorial, construíram catálogos inigualáveis, com obras decisivas para a formação acadêmica e o aperfeiçoamento de várias gerações de profissionais e estudantes, tendo se tornado sinônimo de qualidade e seriedade.

A missão do GEN e dos núcleos de conteúdo que o compõem é prover a melhor informação científica e distribuí-la de maneira flexível e conveniente, a preços justos, gerando benefícios e servindo a autores, docentes, livreiros, funcionários, colaboradores e acionistas.

Nosso comportamento ético incondicional e nossa responsabilidade social e ambiental são reforçados pela natureza educacional de nossa atividade e dão sustentabilidade ao crescimento contínuo e à rentabilidade do grupo.

ERAZO

MANUAL DE URGÊNCIAS EM PRONTO-SOCORRO

Marco Tulio Baccarini Pires

Professor Adjunto do Departamento de Cirurgia da Faculdade de Medicina da Universidade Federal de Minas Gerais (UFMG). Membro Titular e Especialista da Sociedade Brasileira de Cirurgia Cardiovascular (SBCCV). Membro Especialista do Departamento de Estimulação Cardíaca Artificial da SBCCV. Ex-Cirurgião Titular do Hospital João XXIII da Fundação Hospitalar do Estado de Minas Gerais (FHEMIG). Cirurgião Cardiovascular no Hospital Unimed-BH, Hospital Lifecenter e Hospital Belo Horizonte.

Sizenando Vieira Starling

Cirurgião Titular do Hospital João XXIII da Fundação Hospitalar do Estado de Minas Gerais (FHEMIG). Cirurgião do Hospital Evangélico de Belo Horizonte. Cirurgião Titular do Serviço Médico de Urgência do Hospital Governador Israel Pinheiro (Instituto de Previdência dos Servidores do Estado de Minas Gerais - IPSEMG). Instrutor do Advanced Trauma Life Support (ATLS®) e do Definitive Surgical Trauma Care (DSTC). Membro Titular do Colégio Brasileiro de Cirurgiões (CBC), da Sociedade Brasileira de Atendimento Integrado ao Traumatizado (SBAIT), da International Association for Trauma Surgery and Intensive Care (IATSIC) e da Panamerican Trauma Society (PTS). Professor Convidado do Departamento de Cirurgia da UFMG.

11ª edição

- Os autores deste livro e a EDITORA GUANABARA KOOGAN LTDA. empenharam seus melhores esforços para assegurar que as informações e os procedimentos apresentados no texto estejam em acordo com os padrões aceitos à época da publicação, *e todos os dados foram atualizados pelos autores até a data da entrega dos originais à editora.* Entretanto, tendo em conta a evolução das ciências da saúde, as mudanças regulamentares governamentais e o constante fluxo de novas informações sobre terapêutica medicamentosa e reações adversas a fármacos, recomendamos enfaticamente que os leitores consultem sempre outras fontes fidedignas, de modo a se certificarem de que as informações contidas neste livro estão corretas e de que não houve alterações nas dosagens recomendadas ou na legislação regulamentadora.

- Os autores e a editora se empenharam para citar adequadamente e dar o devido crédito a todos os detentores de direitos autorais de qualquer material utilizado neste livro, dispondo-se a possíveis acertos posteriores caso, inadvertida e involuntariamente, a identificação de algum deles tenha sido omitida.

- Direitos exclusivos para a língua portuguesa
  Copyright © 2018 by
  EDITORA GUANABARA KOOGAN LTDA.
  Uma editora integrante do GEN | Grupo Editorial Nacional
  Travessa do Ouvidor, 11
  Rio de Janeiro – RJ – CEP 20040-040
  Tels.: (21) 3543-0770/(11) 5080-0770 | Fax: (21) 3543-0896
  www.grupogen.com.br | editorial.saude@grupogen.com.br

- Reservados todos os direitos. É proibida a duplicação ou reprodução deste volume, no todo ou em parte, em quaisquer formas ou por quaisquer meios (eletrônico, mecânico, gravação, fotocópia, distribuição pela Internet ou outros), sem permissão, por escrito, da EDITORA GUANABARA KOOGAN LTDA.

- Capa: Bruno Sales
- Editoração eletrônica: Set-up Time Artes Gráficas

- Ficha catalográfica

P746e
11. ed.
    Pires, Marco Tulio Baccarini
        Erazo manual de urgências em pronto-socorro / Marco Tulio Baccarini Pires, Sizenando Vieira Starling. - 11. ed. - Rio de Janeiro : Guanabara Koogan, 2017.

il.
    ISBN 978-85-277-3242-0

    1. Emergências médicas. 2. Primeiros socorros. 3. Assistência em emergências. 4. Medicina de emergência. I. Starling, Sizenando Vieira. II.Título.

17-44487   CDD: 616.025
                                  CDU: 616-083.98

COLABORADORES

Agnaldo Lopes da Silva Filho
Especialista em Cirurgia Geral e Cirurgia do Trauma. Especialista em Ginecologia e Obstetrícia. Doutor em Ginecologia pela Universidade Estadual Paulista (UNESP), *campus* Botucatu, SP. Professor Titular do Departamento de Ginecologia da Universidade Federal de Minas Gerais (UFMG).

Aline Evangelista Santiago
Especialista em Ginecologia e Obstetrícia. Médica do Serviço de Endoscopia Ginecológica do Hospital Universitário da Universidade Federal de Minas Gerais (HC-UFMG). Mestranda em Ginecologia pela Universidade Estadual Paulista (UNESP), *campus* Botucatu, SP.

Alisson Tarso do Rêgo
Cirurgião Cardiovascular do Hospital Belo Horizonte, MG.

André Dellareti Barreto Martins
Residente de Cirurgia Geral do Hospital Felício Rocho, MG.

Antônia Marilene da Silva
Cardiologista do Hospital de Base da Universidade de Brasília (UnB).

Antônio José das Chagas
Professor Adjunto do Departamento de Pediatria da Faculdade de Medicina da Universidade Federal de Minas Gerais (UFMG). Membro da Divisão de Endocrinologia Pediátrica do Departamento de Pediatria da Faculdade de Medicina da UFMG. Médico Internista do Centro Geral de Pediatria da Fundação Hospitalar do Estado de Minas Gerais (FHEMIG).

Antonio Tufi Neder Filho
Ortopedista e Cirurgião de Mão. Membro Titular da Sociedade Brasileira de Ortopedia e Traumatologia (SBOT) e Sociedade Brasileira de Cirurgia da Mão (SBCM). Doutorando em Ciências na Faculdade de Medicina de Ribeirão Preto da Universidade de São Paulo (USP). MBA em Gestão na Fundação Getúlio Vargas (FGV). Faculty da AO.

Armando Chiari Júnior
Professor do Departamento de Cirurgia da Faculdade de Medicina da Universidade Federal de Minas Gerais (UFMG). Membro Titular da Sociedade Brasileira de Cirurgia Plástica (SBCP). Cirurgião Plástico do Hospital das Clínicas da UFMG.

Arquimedes Nascentes Coelho Santos
Chefe do Centro de Tratamento Intensivo do Hospital Lifecenter, MG.

Augusto Otávio Silveira Coutinho
Cardiologista do Hospital Felício Roch, MG.

Bárbara Braga Costa
Graduanda em Medicina, Faculdade de Minas (Faminas).

Bruno de Lima Rodrigues
Professor do Departamento de Cirurgia da Faculdade da Saúde e Ecologia Humana (FASEH). Cirurgião Geral do Hospital da Baleia e do Hospital Lifecenter. Cirurgião Geral e do Trauma do Hospital João

XXIII da Fundação Hospitalar do Estado de Minas Gerais (FHEMIG). Instrutor do Advanced Trauma Life Support (ATLS®).

Bruno Monteiro T. Pereira
Mestre e Doutor em Ciências da Cirurgia pela Faculdade de Ciências Médicas, da Universidade Estadual de Campinas. Professor-Assistente da disciplina de Cirurgia do Trauma do Departamento de Cirurgia da Faculdade de Ciências Médicas da Universidade Estadual de Campinas (Unicamp). Membro da Sociedade Brasileira de Atendimento Integrado ao Traumatizado (SBAIT) e da Sociedade Pan-americana de Trauma.

Camila Carvalhais Costa
Acadêmica de Medicina da Universidade Federal de Minais Gerais (UFMG).

Carolina Trancoso de Almeida
Mestre em Cirurgia pelo Programa de Pós-Graduação da Faculdade de Medicina da Universidade Federal de Minas Gerais (UFMG). Membro adjunto do Colégio Brasileiro de Cirurgiões. Instrutora do Curso Advanced Trauma Life Support (ATLS®) e PreHospital Trauma Life Support (PHTLS®).

Cheng T. Ping
Otorrinolaringologista do Pronto-Socorro João XXIII da Fundação Hospitalar do Estado de Minas Gerais (FHEMIG). Doutor e Mestre pela Escola Paulista de Medicina da Universidade Federal de São Paulo (Unifesp).

Ciro José Buldrini Filogônio
Professor Adjunto do Departamento de Clínica Médica da Faculdade de Medicina da Universidade Federal de Minas Gerais (UFMG).

Daniel Fonseca da Silva
Ortopedista e Traumatologista do Hospital João XXIII da Fundação Hospitalar do Estado de Minas Gerais (FHEMIG) e do Instituto de Ortopedia e Traumatologia, MG.

Daniele Cristine Gomes Pinto
Especialista em Otorrinolaringologia pela Santa Casa de Misericórdia de Belo Horizonte, MG. Otorrinolaringologista do Pronto-Socorro João XXIII e Hospital Mater Dei, MG.

Danilo Gil Bichara
Cirurgião Titular da Cirurgia de Urgência do Hospital Municipal José Lucas Filho, MG. Cirurgião Titular do Serviço de Urgência do Hospital Júlia Kubitschek da Fundação Hospitalar do Estado de Minas Gerais (FHEMIG).

David Szpilman
Chefe da Unidade de Terapia Intensiva do Hospital Municipal Miguel Couto, RJ. Médico da Reserva do Corpo de Bombeiros do Estado do Rio de Janeiro, Grupamento de Socorro de Emergência. Membro do Conselho Médico da Federação Internacional de Salvamento Aquático. Fundador, Ex-Presidente e atual Diretor Médico da Sociedade Brasileira de Salvamento Aquático (Sobrasa). Membro da Câmara Técnica de Medicina Desportiva do Conselho Regional de Medicina do Estado do Rio de Janeiro (Cremerj).

Debora Pereira Thomaz
Especialista em Clínica Médica e Geriatria, Preceptora da Residência de Geriatria do Hospital dos Servidores Estaduais de Minas Gerais e Plantonista do Serviço de Emergência do Hospital dos Servidores Estaduais de Minas Gerais (IPSEMG).

Délio Campolina
Médico Especialista em Medicina Interna e Patologia Clínica. Coordenador da Unidade de Toxicologia do Hospital João XXIII da Fundação Hospitalar do Estado de Minas Gerais (FHEMIG). Mestre em

Ciências da Saúde (Infectologia e Medicina Tropical), pelo Programa de Pós-Graduação da Faculdade de Medicina da Universidade Federal de Minas Gerais (UFMG). Professor Convidado da disciplina Estágios em Toxicologia Clínica da Faculdade de Medicina da UFMG. Presidente da Sociedade Brasileira de Toxicologia (SBTOX) (2008-2009). Membro do Conselho Consultivo da SBTOX e da Associação Brasileira de Centros de Informação e Assistência Toxicológica (ABRACIT).

Domingos André Fernandes Drumond
Coordenador do Serviço de Cirurgia Geral e do Trauma do Hospital de Pronto-Socorro João XXIII da Fundação Hospitalar do Estado de Minas Gerais (FHEMIG). Coordenador do Serviço de Cirurgia Geral I do Hospital Felício Rocho, MG. Membro da Academia Mineira de Medicina.

Dyonisio Saad José Bichara
Ex-Cirurgião Geral Titular do Hospital João XXIII da Fundação Hospitalar do Estado de Minas Gerais (FHEMIG). Membro Titular do Colégio Brasileiro de Cirurgiões (CBC). Coordenador do Programa de Treinamento em Cirurgia Geral do CBC, Hospital Santa Rita, Contagem, MG.

Edmundo Clarindo Oliveira
Preceptor-Chefe da Residência de Clínica Médica do Hospital João XXIII da Fundação Hospitalar do Estado de Minas Gerais (FHEMIG). Coordenador Médico do CTI do Hospital Vera Cruz, MG. Preceptor em Emergências Cardíacas e Cardiologia Pediátrica da Residência de Cardiologia do Hospital Vera Cruz.

Edson Antonacci Junior
Especialista em Cirurgia Geral pelo Colégio Brasileiro de Cirurgiões (CBC). Pós-Graduação *lato sensu* em Ciências da Saúde pelo Centro Universitário de Patos de Minas (Unipam), MG. Membro Titular do CBC. Professor e Coordenador do Internato em Cirurgia Geral do Curso de Medicina do Unipam. Coordenador do Programa de Residência Médica em Cirurgia Geral do Hospital Regional Antonio Dias da Fundação Hospitalar do Estado de Minas Gerais (FHEMIG).

Eduardo Batista Cândido
Especialista em Ginecologia e Obstetrícia. Especialista em Endoscopia Ginecológica. Doutor em Saúde da Mulher pela Universidade Federal de Minais Gerais (UFMG). Mestre em Ginecologia pela Universidade Estadual Paulista (Unesp), *Campus* Botucatu, SP. Professor Adjunto do Departamento de Ginecologia da UFMG.

Enio Pietra Pedroso
Professor Titular do Departamento de Clínica Médica da Faculdade de Medicina da Universidade Federal de Minais Gerais (UFMG).

Eustáquio Claret dos Santos
Neurologista Titular do Hospital João XXIII da Fundação Hospitalar do Estado de Minas Gerais (FHEMIG). Chefe do Serviço de Neurologia e Neurofisiologia Clínica do Hospital SOCOR. Preceptor da Residência de Neurologia e Neurocirurgia dos Hospitais SOCOR e Unimed-BH, MG. Doutor em Medicina pela Universidade Federal de Minais Gerais (UFMG).

Eustáquio Claret dos Santos Júnior
Residente de Neurocirurgia do Instituto Biocor, MG. Médico pela Faculdade de Ciências Médicas de Minas Gerais.

Evilázio Teubner Ferreira
Professor-Assistente do Departamento de Cirurgia da Faculdade de Medicina da Universidade Federal de Minais Gerais (UFMG). Ex-Cirurgião Titular do Hospital

João XXIII da Fundação Hospitalar do Estado de Minas Gerais (FHEMIG). Cirurgião do Hospital Evangélico de Belo Horizonte.

Felipe Alves Retes
Médico Endoscopista do Instituto Alfa de Gastroenterologia da Universidade Federal de Minas Gerais (UFMG) do Hospital Lifecenter. Mestre em Ciências pela Faculdade de Medicina da Universidade de São Paulo (USP).

Felipe Magalhães Câmara
Médico Residente do Serviço de Urologia do Hospital das Clínicas da Universidade Federal de Minas Gerais (UFMG).

Francisco de Paula Câmara
Professor-Assistente do Departamento de Cirurgia da Faculdade de Medicina da Universidade Federal de Minas Gerais (UFMG). Coordenador do Serviço de Urologia do Hospital das Clínicas da UFMG.

Francisco José Ribeiro
Ortopedista Titular do Hospital João XXIII da Fundação Hospitalar do Estado de Minas Gerais (FHEMIG). Membro Titular da Sociedade Brasileira de Ortopedia e Traumatologia (SBOT).

Geraldo Souza Lima
Coordenador do Serviço de Cirurgia Geral do Hospital Madre Teresa, MG. Doutor e Mestre em Cirurgia pela Universidade Federal de Minas Gerais (UFMG). Titular do Colégio Brasileiro de Cirurgiões (CBC).

Gilberto Belizário Campos (*in memoriam*)
Livre-Docente de Neurologia. Professor Titular do Departamento de Psiquiatria e Neurologia da Faculdade de Medicina da Universidade Federal de Minas Gerais (UFMG).

Gustavo Munayer Abras
Cirurgião dos Hospitais Madre Teresa e Julia Kubistchek, MG. Membro Adjunto do Colégio Brasileiro de Cirurgiões (CBC).

Gustavo Pereira Fraga
Doutor, Coordenador da disciplina de Cirurgia do Trauma do Departamento de Cirurgia da Faculdade de Ciências Médicas da Universidade Estadual de Campinas (Unicamp). Presidente da Sociedade Brasileira de Atendimento Integrado ao Traumatizado (SBAIT) (2013-2014). Vice-Presidente Eleito da Sociedade Pan-Americana de Trauma. Membro Titular do Colégio Brasileiro de Cirurgiões (CBC).

Ilmeu Cosme Dias
Cirurgião Plástico. Coordenador da Unidade de Tratamento de Queimados do Hospital João XXIII da Fundação Hospitalar do Estado de Minas Gerais (FHEMIG). Sócio-Fundador e Presidente da Sociedade Brasileira de Queimadura/Regional de Minas Gerais (2001-2006). Especialista em Medicina Hiperbárica.

Ivani Novato Silva
Professora Adjunta do Departamento de Pediatria da Faculdade de Medicina da Universidade Federal de Minas Gerais (UFMG). Doutora em Endocrinologia pela Faculdade de Medicina da Unifesp. Coordenadora da Divisão de Endocrinologia Pediátrica do Departamento de Pediatria do Hospital das Clínicas da Faculdade de Medicina da UFMG.

Jefferson Torres Moreira Penna
Especialista em Clínica Médica. Coordenador do Serviço de Clínica Médica e Preceptor da Residência de Clínica Médica do Hospital Mater Dei, MG.

João Batista Monteiro
Ex-Cirurgião Titular do Hospital João XXIII da Fundação Hospitalar do Estado

de Minas Gerais (FHEMIG). Cirurgião do Hospital Santa Lúcia, MG.

João Carlos Travassos
Médico do Serviço de Clínica Médica do Hospital João XXIII da Fundação Hospitalar do Estado de Minas Gerais (FHEMIG).

João Paulo Greco de Freitas Cardoso
Residente do 3º ano em Urologia do Hospital Vera Cruz, MG. Cirurgião Geral com Residência em Cirurgia Geral no Hospital Júlia Kubitschek da Fundação Hospitalar do Estado de Minas Gerais (FHEMIG). Instrutor do PreHospital Trauma Life Support (PHTLS®).

José Carlos Serufo
Professor Adjunto do Departamento de Clínica Médica da Faculdade de Medicina da Universidade Federal de Minas Gerais (UFMG).

José Ignácio de Rezende Dutra
Cirurgião Titular do Hospital João XXIII da Fundação Hospitalar do Estado de Minas Gerais (FHEMIG). Cirurgião do Hospital Lifecenter, MG.

Juliana Barroso Zogheib
Acadêmica do 6º ano de Medicina da Faculdade de Ciências Médicas de Minas Gerais. Estagiária do Serviço de Neurologia e Neurocirurgia do Hospital SOCOR, MG.

Juliana Cabrera Garrido
Médica pela Faculdade de Medicina da Universidade Anhanguera – Uniderp, Campo Grande, MS. Especialista em Clínica Médica pelo Hospital João XXIII da Fundação Hospitalar do Estado de Minas Gerais (FHEMIG). Especialista em Reumatologia pela Santa Casa de Misericórdia de Belo Horizonte. Integrante da Comissão de Coordenação da Unidade Queimados do Hospital João XXIII.

Julio Sergio Lara Resende
Cirurgião Geral do Hospital Evangélico de Belo Horizonte, MG. Cirurgião Geral da Santa Casa de Misericórdia de Belo Horizonte. Membro do Grupo de Esôfago, Estômago e Duodeno e do Grupo de Transplante Hepático do Instituto Alfa de Gastroenterologia do Hospital das Clínicas da Universidade Federal de Minas Gerais (UFMG). Membro do Grupo de Transplante Hepático da Santa Casa de Misericórdia de Belo Horizonte. Membro Titular do Colégio Brasileiro de Cirurgiões (CBC).

Leonardo Cançado Savassi
Especialista em Pediatria e Medicina de Família e Comunidade. Doutor em Educação em Saúde. Docente da Universidade Federal de Minas Gerais (UFMG) e da Universidade Federal de Ouro Preto (UFOP).

Leonor Garcia Rincon
Membro Especialista da Sociedade Brasileira de Cardiologia (SBC). Doutora em Medicina Tropical pela Faculdade de Medicina da Universidade Federal de Minas Gerais (UFMG). Coordenadora do Laboratório de Marca-passos do Serviço de Cardiologia e Cirurgia Vascular do Hospital das Clínicas da UFMG.

Livio Suretti Pires
Cirurgião Geral e do Trauma do Hospital Madre Teresa e do Hospital João XXIII da Fundação Hospitalar do Estado de Minas Gerais (FHEMIG). Titular do Colégio Brasileiro de Cirurgiões (CBC). Instrutor do Advanced Trauma Life Support (ATLS®).

Loyara Rocha Miranda Teixeira
Anestesiologista do Hospital João XXIII da Fundação Hospitalar do Estado de Minas Gerais (FHEMIG) e do Hospital Odilon Behrens. Título superior em Anestesiologia (TSA) pela Sociedade Brasileira de

Anestesiologia (SBA). Mestranda em Farmacologia, área de concentração dor e analgesia, do Instituto de Ciências Biológicas da Universidade Federal de Minas Gerais (UFMG).

Luís Otávio Giovanardi Vasconcelos
Médico especializando em Otorrinolaringologia do Núcleo de Otorrino BH.

Márcia de Souza Pimenta
Médica do Serviço de Clínica Médica do Hospital João XXIII da Fundação Hospitalar do Estado de Minas Gerais (FHEMIG).

Marco Tulio Baccarini Pires
Professor Adjunto do Departamento de Cirurgia da Faculdade de Medicina da Universidade Federal de Minas Gerais (UFMG). Membro Titular e Especialista da Sociedade Brasileira de Cirurgia Cardiovascular (SBCCV). Membro Especialista do Departamento de Estimulação Cardíaca Artificial da SBCCV. Ex-Cirurgião Titular do Hospital João XXIII da Fundação Hospitalar do Estado de Minas Gerais (FHEMIG). Cirurgião Cardiovascular no Hospital Unimed-BH, Hospital Lifecenter e Hospital Belo Horizonte.

Marcos Campos Wanderley Reis
Coordenador da Residência em Cirurgia Geral do Hospital da Baleia da Fundação Benjamim Guimarães, MG. Cirurgião do Hospital Lifecenter. Professor do Departamento de Cirurgia da FASEH. Instrutor do Advanced Trauma Life Support (ATLS®).

Marcos Mendonça
Professor Adjunto do Departamento de Ginecologia e Obstetrícia da Faculdade de Medicina da Universidade Federal de Minais Gerais (UFMG).

Marcos Rodrigo Teixeira de Abreu
Psiquiatra do Hospital João XXIII da Fundação Hospitalar do Estado de Minas Gerais (FHEMIG).

Maria Aparecida Braga
Especialista em Clínica Médica, Medicina Intensiva, Cardiologia, Nutrologia e Administração em Saúde. Coordenadora da Clínica Médica e do CTI do Hospital Dia e Maternidade Unimed-BH.

Maria Clara Bellavinha Thomazi
Anestesiologista do Hospital João XXIII da Fundação Hospitalar do Estado de Minas Gerais (FHEMIG) e da Axial Medicina Diagnóstica. Membro Titular da Sociedade Brasileira de Anestesiologia (SBA). Subcoordenadora do Serviço de Anestesiologia do Hospital João XXIII.

Maria de Fátima Eyer Cabral Cardoso
Farmacêutica da Unidade de Toxicologia do Hospital João XXIII da Fundação Hospitalar do Estado de Minas Gerais (FHEMIG). Membro da Diretoria da Sociedade Brasileira de Toxicologia (SBTOX) (2007-2009).

Mariana França
Pós-Graduada em Cirurgia Geral pelo Hospital SOCOR, MG.

Mário Ribeiro
Ex-Diretor Científico da Associação Médica de Minas Gerais (AMMG). Ex-Mestre do Capítulo de Minas Gerais do Colégio de Cirurgiões (CBC). Ex-Presidente da Sociedade Brasileira de Cirurgia Minimamente Invasiva e Robótica (Sobracil) Nacional. Ex-Presidente da Asociación Latinoamericana de Cirugía Endoscópica (ALACE).

Marzo Luís Bersan
Membro Titular da Sociedade Brasileira de Cirurgia Plástica (SBCP). Chefe da Residência Médica em Cirurgia Plástica da Fundação Hospitalar do Estado de Minas Gerais (FHEMIG). Cirurgião Plástico da unidade de queimados do Hospital João

XXIII da FHEMIG. Médico pela Faculdade de Medicina da Universidade Federal de Minas Gerais (UFMG).

Natália Rincon Baccarini Pires
Cirurgiã Vascular. Especialista em Cirurgia Vascular pela Sociedade Brasileira de Angiologia e Cirurgia Vascular (SBACV).

Nilton Alves de Rezende
Professor Adjunto do Departamento de Clínica Médica da Faculdade de Medicina da Universidade Federal de Minas Gerais (UFMG). Mestre em Medicina Tropical.

Norton Costa e Silva
Professor-Assistente do Departamento de Cirurgia da Faculdade de Medicina da Universidade Federal de Minas Gerais (UFMG).

Odilon Braz Cardoso
Coordenador da Neurocirurgia do Instituto de Previdência dos Servidores do Estado de Minas Gerais (IPSEMG). Neurocirurgião nos Hospitais de Base do IPSEMG, do Pronto-Socorro João XXIII da Fundação Hospitalar do Estado de Minas Gerais (FHEMIG) e do Hospital Unimed-BH. Ex-Coordenador da Residência de Neurologia do IPSEMG. Professor de Pós-Graduação na Faculdade de Ciências Médicas, MG.

Otaviano Augusto de Paula Freitas
Cirurgião Titular do Hospital João XXIII da Fundação Hospitalar do Estado de Minas Gerais (FHEMIG). Cirurgião Titular do Hospital Belo Horizonte, MG. Membro Titular do Colégio Brasileiro de Cirurgiões (CBC) e da Sociedade Mineira Video-endoscópica.

Paula Carolina de Oliveira Andrade
Residente de Cirurgia Geral do Hospital Felício Rocho, MG.

Paula Grisolia Soares Carvalho
Especialista em Clínica Médica e Geriatria, Preceptora da Residência de Geriatria do Hospital dos Servidores Estaduais de Minas Gerais (IPSEMG) e Plantonista do Serviço de Emergência do Hospital João XXIII da Fundação Hospitalar do Estado de Minas Gerais (FHEMIG).

Pedro Nery Bersan
Cirurgião Geral pelo Hospital Odilon Behrens. Residente do 3º ano em Cirurgia Plástica pela Fundação Hospitalar do Estado de Minas Gerais (FHEMIG). Médico pela Faculdade de Medicina da Universidade Federal de Minas Gerais (UFMG).

Rafael Augusto Domingues Costa
Urologista – Título de Especialista da Sociedade Brasileira de Urologia (TiSBU). Coordenador da Residência de Urologia do Hospital Vera Cruz. Urologista no Hospital Lifecenter. Urologista da rede Mater Dei de Saúde. Ex-*fellow* Uro-oncologia Hospital Sírio Libanês, SP.

Rafael Machado Mantovani
Professor Convidado da Faculdade de Medicina da Universidade Federal de Minas Gerais (UFMG). Mestre em Ciências da Saúde na área de concentração Saúde da Criança e do Adolescente. Membro da Divisão de Endocrinologia Pediátrica do HC-UFMG.

Raphael Silva Caetano
Biólogo da Unidade de Toxicologia do Hospital João XXIII da Fundação Hospitalar do Estado de Minas Gerais (FHEMIG) (2006-2011).

Renato Camargos Couto
Mestre em Medicina Tropical na área de Epidemiologia Hospitalar da Universidade Federal de Minas Gerais (UFMG). Doutor em Medicina Tropical na Área de Garantia de Qualidade da UFMG.

Roberto Carlos Oliveira e Silva
Cirurgião Titular do Hospital João XXIII da Fundação Hospitalar do Estado de Minas Gerais (FHEMIG). Cirurgião do Hospital Felício Rocho, MG.

Roberto Marini Ladeira
Especialista em Clínica Médica pelo Hospital João XXIII da Fundação Hospitalar do Estado de Minas Gerais (FHEMIG). Doutor em Epidemiologia pela Universidade Federal de Minas Gerais (UFMG). Médico da Coordenação de Residências em Saúde da FHEMIG.

Rodrigo Moreira Faleiro
Coordenador do Serviço de Neurocirurgia e Neurologia do Hospital João XXIII da Fundação Hospitalar do Estado de Minas Gerais (FHEMIG). Neurocirurgião do Hospital Felício Rocho, MG. Professor da Faculdade de Ciências Médicas de Minas Gerais (FCMMG) e Universidade Federal de Minas Gerais (UFMG).

Rose Mary Ferreira Lisboa da Silva
Professora-Associada do Departamento de Clínica Médica da Faculdade de Medicina da Universidade Federal de Minas Gerais (UFMG).

Sílvia Helena Sousa Pietra Pedroso
Doutora, Mestre e Especialista em Microbiologia pela Universidade Federal de Minas Gerais (UFMG). Biólogia pela Pontifícia Universidade Católica de Minas Gerais (PUC-Minas).

Sinval Lins Silva
Cardiologista do Hospital Felício Rocho, MG.

Sizenando Vieira Starling
Cirurgião Titular do Hospital João XXIII da Fundação Hospitalar do Estado de Minas Gerais (FHEMIG). Cirurgião do Hospital Evangélico de Belo Horizonte. Cirurgião Titular do Serviço Médico de Urgência do Hospital Governador Israel Pinheiro (Instituto de Previdência dos Servidores do Estado de Minas Gerais – IPSEMG). Instrutor do Advanced Trauma Life Support (ATLS®) e do Definitive Surgical Trauma Care (DSTC). Membro Titular do Colégio Brasileiro de Cirurgiões (CBC), da Sociedade Brasileira de Atendimento Integrado ao Traumatizado (SBAIT), da International Association for Trauma Surgery and Intensive Care (IATSIC) e da Panamerican Trauma Society (PTS). Professor Convidado do Departamento de Cirurgia da UFMG.

Suely Meireles Rezende
Professora Adjunta da Universidade Federal de Minas Gerais (UFMG). Colaboradora do Ministério da Saúde (MS). Membro de Projetos de Pesquisa Junto ao Imperial College London (Universidade de Londres), University of Leiden, Fundação Oswaldo Cruz (FioCruz) (Instituto Renè Rachou) e Fundação Centro de Hematologia e Hemoterapia de Minas Gerais (Hemominas).

Thiago Horta Soares
Especialista em Clínica Médica. Coordenador do Serviço de Clínica Médica e Preceptor da Residência de Clínica Médica do Hospital Mater Dei, MG. Mestre em Clínica Médica pela Universidade Federal de Minas Gerais (UFMG).

Tula Consuelo Vigil Verástegui
Professora Adjunta do Departamento de Cirurgia da Faculdade de Medicina da Universidade Federal de Minas Gerais (UFMG). Cirurgiã Plástica em Belo Horizonte, MG.

Vânia Lúcia Magalhães
Ginecologista e Obstetra do Hospital Mater Dei, MG.

Vinícius Caldeira Quintão
Anestesiologista da Santa Casa de Belo Horizonte. Título Superior em Anestesiologia (TSA) pela Sociedade Brasileira de Anestesiologia (SBA). Corresponsável pelo Centro de Ensino e Treinamento em Anestesiologia da Santa Casa de Belo Horizonte. Mestrando em Ciências da Saúde, área de concentração Saúde da Criança e do Adolescente da Faculdade de Medicina da Universidade Federal de Minas Gerais (UFMG).

Wander Campos Marcos
Membro Titular da Sociedade Brasileira de Endoscopia Digestiva (Sobed) e Sociedade Brasileira de Cirurgia Minimamente Invasiva e Robótica (Sobracil). Coordenador das Unidades de Endoscopia Digestiva dos Hospitais Lifecenter e Universitário da Faculdade de Ciências Médicas. Membro do Serviço de Endoscopia do Hospital Vera Cruz e médico endoscopista efetivo da Fundação Hospitalar do Estado de Minas Gerais (FHEMIG) Unidade HJK.

PREFÁCIO

Temos a honra e o orgulho de apresentar a 11ª edição do *Erazo | Manual de Urgências em Pronto-Socorro*. Passaram-se 33 anos desde a 1ª edição, o que corresponde, em uma conta simples, a uma nova edição a cada 3 anos.

Para nós, Marco Tulio e Sizenando, todo preparo de uma nova edição trata-se de um recomeço. Afinal, no curto espaço de tempo entre duas edições, surgem muitas novidades que devem ser incluídas – entre medicamentos, métodos diagnósticos, tratamentos e cirurgias. Às vezes, por exemplo, é preciso acrescentar um novo tratamento a um capítulo já finalizado e montado graficamente (o que, aliás, aconteceu nesta edição). Nesse caso, o trabalho é ainda maior.

Este Manual não teria a mesma relevância sem os seus colaboradores. Ao longo desta jornada de mais de três décadas, muitos nos deixaram, incluindo nosso inesquecível amigo e coautor original, Prof. Guillermo Erazo. Perdemos também mais um grande amigo, incentivador e colaborador desde a primeira edição, o Prof. Paulo Roberto Ferreira Henriques, a quem gostaríamos de aqui fazer uma homenagem. Aproveitamos também para agradecer a todos os colaboradores, desta edição e das edições anteriores, sem os quais esta obra não seria possível.

Graças a essa parceria, apresentamos agora a 11ª edição com novos temas e capítulos revisados e atualizados.

Esperamos que a obra agrade ao leitor e seja útil em seu treinamento e em sua prática médica. Para isso nos esforçamos muito.

Por último, agradecemos ao Grupo GEN e à sua equipe editorial, que foram incansáveis no preparo cuidadoso desta edição.

Deixamos aqui o nosso abraço.

Marco Tulio Baccarini Pires
Sizenando Vieira Starling

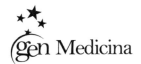

Atualize-se com o melhor conteúdo da área.

Conheça o GEN Medicina, portal elaborado pelo GEN | Grupo Editorial Nacional para prover conteúdo científico atualizado e de alta qualidade por meio de artigos, vídeos, entrevistas, depoimentos, casos clínicos e muito mais.

O Doutor Marco Tulio Baccarini Pires, que faz parte do time de renomados colaboradores do portal, formado por especialistas em diversas áreas da Medicina, convida seus leitores para acessar seus artigos em: http://genmedicina.com.br/author/marcobacarini/

SUMÁRIO

Parte 1 Urgências Cirúrgicas, 1

1 **Anestesia Local e Regional, 3**
   Marco Tulio Baccarini Pires
2 **Feridas, 28**
   Marco Tulio Baccarini Pires
3 **Pequenos Procedimentos em Cirurgia, 56**
   Tula Consuelo Vigil Verástegui
   Marco Tulio Baccarini Pires
4 **Queimaduras | Fase Aguda, 79**
   Marzo Luís Bersan
   Pedro Nery Bersan
   Juliana Cabrera Garrido
   Armando Chiari Júnior
   Sinval Lins Silva
5 **Atendimento Clínico-Hospitalar ao Paciente Queimado, 99**
   Ilmeu Cosme Dias
6 **Tratamento Inicial do Politraumatizado, 108**
   Marco Tulio Baccarini Pires
7 **Fundamentos da Anestesia em Cirurgia do Trauma e de Emergência, 134**
   Maria Clara Bellavinha Thomazi
   Vinícius Caldeira Quintão
   Loyara Rocha Miranda Teixeira
8 **Choque, 149**
   Enio Pietra Pedroso
   Marco Tulio Baccarini Pires
   Edmundo Clarindo Oliveira
   Leonor Garcia Rincon
   Renato Camargos Couto
   Sílvia Helena Sousa Pietra Pedroso
9 **Insuficiência Respiratória Pós-Traumática, 233**
   Marco Tulio Baccarini Pires
10 **Controle de Danos e Reanimação Hemostática, 245**
   Bruno Monteiro T. Pereira
   Gustavo Pereira Fraga
11 **Traumatismos Torácicos, 259**
   Evilázio Teubner Ferreira
   Sizenando Vieira Starling
12 **Hemotórax e Pneumotórax, 269**
   Evilázio Teubner Ferreira
   Sizenando Vieira Starling
13 **Traumatismos Cardíacos, 279**
   Marco Tulio Baccarini Pires
14 **Traumatismo Toracoabdominal, 292**
   Otaviano Augusto de Paula Freitas
   João Batista Monteiro
15 **Traumatismo Abdominal, 304**
   Carolina Trancoso de Almeida
   Marcos Campos Wanderley Reis
16 **Traumatismo Hepático e das Vias Biliares Extra-Hepáticas, 312**
   Sizenando Vieira Starling
17 **Traumatismos Esplênicos, 325**
   Marcos Campos Wanderley Reis
   Carolina Trancoso de Almeida
   Bruno de Lima Rodrigues
18 **Traumatismo Pancreático, 336**
   Sizenando Vieira Starling

19 **Traumatismo do Esôfago, 346**
Dyonisio Saad José Bichara
Danilo Gil Bichara

20 **Traumatismo Duodenal, 360**
Marcos Campos Wanderley Reis
Bruno de Lima Rodrigues

21 **Traumatismo do Intestino Delgado, 369**
Sizenando Vieira Starling
Evilázio Teubner Ferreira

22 **Traumatismo do Intestino Grosso, 376**
Sizenando Vieira Starling
Evilázio Teubner Ferreira

23 **Traumatismo do Rim e Ureter, 383**
Francisco de Paula Câmara
Felipe Magalhães Câmara

24 **Traumatismo da Bexiga, 389**
Francisco de Paula Câmara
Felipe Magalhães Câmara

25 **Traumatismo da Uretra, 394**
Francisco de Paula Câmara
Felipe Magalhães Câmara

26 **Traumatismos da Genitália Externa, 398**
Francisco de Paula Câmara
Felipe Magalhães Câmara

27 **Traumatismos Arteriais Periféricos, 401**
Marco Tulio Baccarini Pires

28 **Traumatismos Venosos Periféricos, 418**
Marco Tulio Baccarini Pires

29 **Traumatismos Cranioencefálicos, 425**
Rodrigo Moreira Faleiro
Camila Carvalhais Costa

30 **Traumatismos Raquimedulares, 462**
Odilon Braz Cardoso

31 **Abdome Agudo, 483**
Domingos André Fernandes Drumond

32 **Apendicite Aguda, 497**
Livio Suretti Pires
Geraldo Souza Lima
Gustavo Munayer Abras

33 **Úlceras Gastroduodenais Pépticas Perfuradas, 505**
Sizenando Vieira Starling
Julio Sergio Lara Resende

34 **Obstrução Intestinal, 513**
Norton Costa e Silva
Sizenando Vieira Starling

35 **Gestação Ectópica/Gestação Ectópica Rota, 522**
Aline Evangelista Santiago
Eduardo Batista Cândido
Agnaldo Lopes da Silva Filho

36 **Doença Inflamatória Pélvica, 533**
Marcos Mendonça
Vânia Lúcia Magalhães

37 **Laparoscopia na Emergência, 539**
Roberto Carlos Oliveira e Silva
André Dellareti Barreto Martins
Paula Carolina de Oliveira Andrade
Mariana França

38 **Traumatismo da Mão, 553**
Antonio Tufi Neder Filho

39 **Lesões dos Nervos Periféricos, 586**
Odilon Braz Cardoso

40 **Fraturas Expostas | Princípios de Tratamento, 593**
Francisco José Ribeiro
Daniel Fonseca da Silva

41 **Urgências Otorrinolaringológicas, 599**
Daniele Cristine Gomes Pinto
Cheng T. Ping
Luís Otávio Giovanardi Vasconcelos

Parte 2 Urgências Clínicas, 621

42 Afogamento, 623
David Szpilman

43 Asma, 637
Ciro José Buldrini Filogônio
José Carlos Serufo

44 Infecções Agudas do Trato Respiratório, 653
Thiago Horta Soares
Nilton Alves de Rezende
Antônia Marilene da Silva

45 Trombose Venosa dos Membros Inferiores, 667
Marco Tulio Baccarini Pires
Alisson Tarso do Rêgo
Natália Rincon Baccarini Pires

46 Tromboembolismo Pulmonar, 682
Thiago Horta Soares
Jefferson Torres Moreira Penna
Suely Meireles Rezende

47 Derrame Pleural, 704
Edson Antonacci Junior
Sizenando Vieira Starling
Evilázio Teubner Ferreira

48 Oclusões Arteriais Agudas, 715
Marco Tulio Baccarini Pires

49 Arritmias Cardíacas, 727
Rose Mary Ferreira Lisboa da Silva

50 Edema Pulmonar Agudo, 760
Leonor Garcia Rincon
Marco Tulio Baccarini Pires

51 Urgências e Emergências Hipertensivas, 771
Maria Aparecida Braga
Bárbara Braga Costa

52 Infarto Agudo do Miocárdio, 777
Leonor Garcia Rincon

Marco Tulio Baccarini Pires
Arquimedes Nascentes Coelho Santos
Augusto Otávio Silveira Coutinho

53 Dissecção Aórtica, 809
Marco Tulio Baccarini Pires

54 Aneurismas da Aorta Abdominal, 814
Marco Tulio Baccarini Pires

55 Insuficiência Cardíaca Congestiva, 818
Leonor Garcia Rincon
Marco Tulio Baccarini Pires
João Carlos Travassos

56 Reanimação Cardiopulmonar, 859
Maria Aparecida Braga
Bárbara Braga Costa

57 Litíase Biliar, 873
José Ignácio de Rezende Dutra

58 Intoxicação Alcoólica Aguda, 884
Márcia de Souza Pimenta

59 Hemorragia Digestiva Alta, 895
Wander Campos Marcos
Felipe Alves Retes

60 Pancreatites Aguda e Crônica Agudizada, 914
Mário Ribeiro

61 Cetoacidose Diabética, 927
Rafael Machado Mantovani
Ivani Novato Silva
Antônio José das Chagas

62 Infecções do Trato Urinário, 936
Jefferson Torres Moreira Penna
Thiago Horta Soares

63 Cólica Nefrética, 943
Rafael Augusto Domingues Costa
João Paulo Greco de Freitas Cardoso

64 **Coma**, 949
Eustáquio Claret dos Santos
Eustáquio Claret dos Santos Júnior

65 **Hipertensão Intracraniana**, 966
Odilon Braz Cardoso

66 **Crise Convulsiva**, 971
Odilon Braz Cardoso

67 **Meningites**, 986
Eustáquio Claret dos Santos
Gilberto Belizário Campos (in memoriam)
Juliana Barroso Zogheib

68 **Acidentes Vasculares Encefálicos**, 1001
Odilon Braz Cardoso

69 **Cefaleias**, 1019
Odilon Braz Cardoso

70 **Acidentes por Animais Peçonhentos**, 1036
Délio Campolina
Raphael Silva Caetano
Maria de Fátima Eyer Cabral Cardoso

71 **Distúrbios Acidobásicos e Hidreletrolíticos**, 1070
Maria Aparecida Braga
Bárbara Braga Costa

72 **Agentes Antimicrobianos**, 1083
Debora Pereira Thomaz
Leonardo Cançado Savassi
Paula Grisolia Soares Carvalho

73 **Urgências Psiquiátricas**, 1105
Marcos Rodrigo Teixeira de Abreu

74 **Relação Médico-Paciente no Atendimento de Urgência**, 1112
Roberto Marini Ladeira

75 **Epidemiologia do Trauma**, 1116
Roberto Marini Ladeira

Índice Alfabético, 1121

ENCARTE

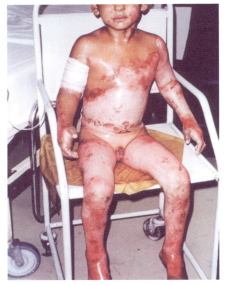

Figura 5.1 Queimaduras de 2º e 3º graus provocada por álcool.

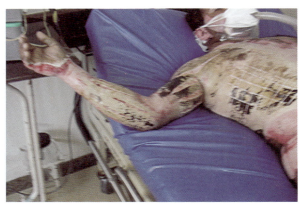

Figura 5.2 Grande queimado por explosão.

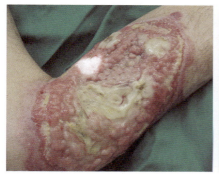

Figura 5.3 Queimadura de 3º grau em fase de desbridamento.

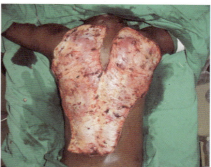

Figura 5.4 Queimadura de 3º grau em fase de granulação.

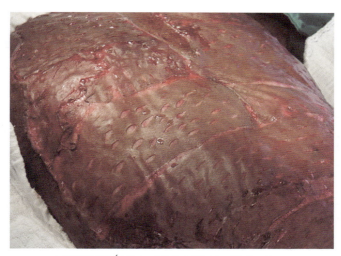

Figura 5.5 Área queimada após enxerto de pele.

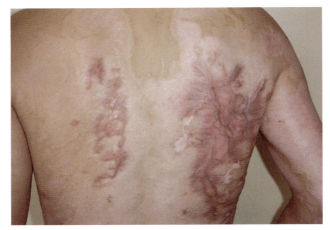

Figura 5.6 Cicatriz de queimadura de 3º grau após enxerto de pele.

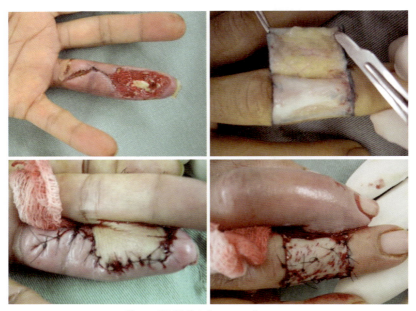

Figura 38.13 Retalho *cross-finger*.

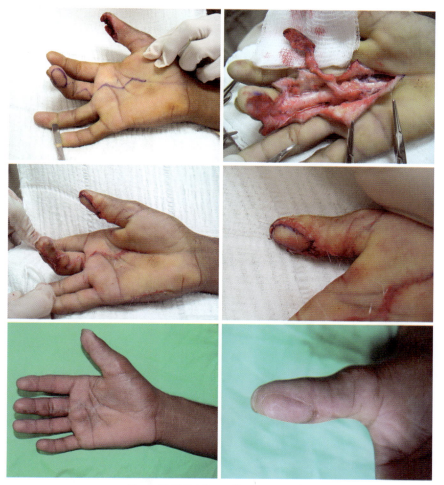

Figura 38.14 Retalho em ilha neurovascular.

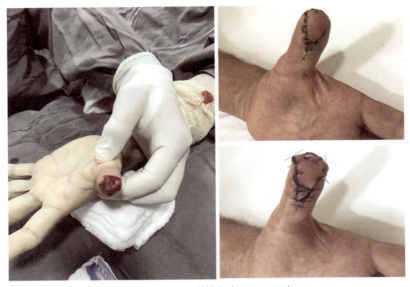

Figura 38.15 Retalho V-Y de Atasoy no polegar.

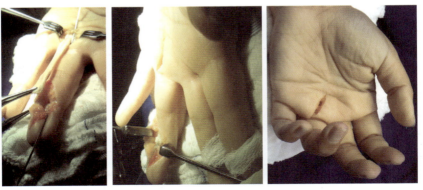

Figura 38.18 Lesão do flexor profundo na zona 1.

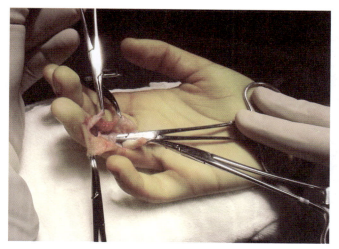

Figura 38.19 Polia do dedo anular – zona 2.

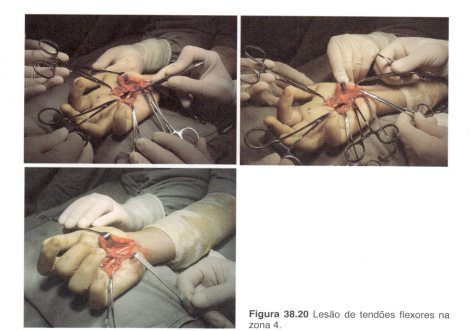

Figura 38.20 Lesão de tendões flexores na zona 4.

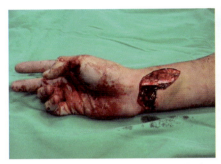
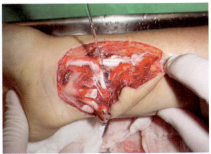

Figura 38.21 Lesão de tendões flexores na zona 5.

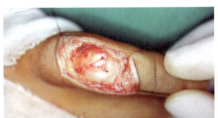
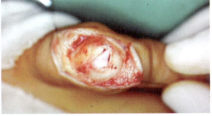
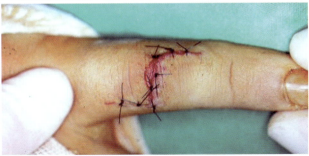

Figura 38.24 Lesão do tendão extensor na zona 3.

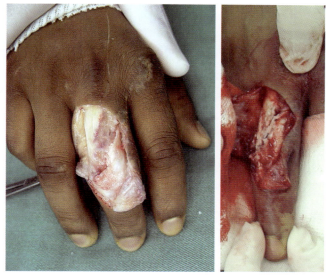

Figura 38.25 Lesão do tendão extensor na zona 4.

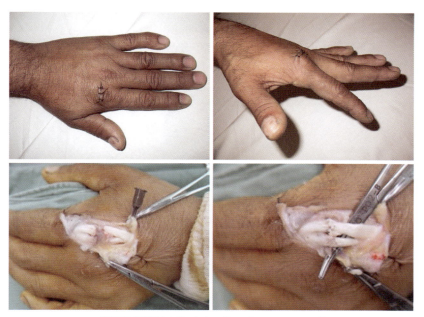

Figura 38.26 Lesão do tendão extensor na zona 5.

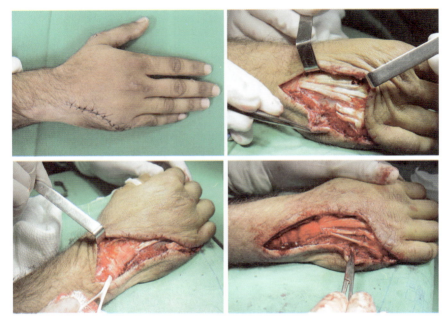

Figura 38.27 Lesão dos tendões extensores do dedo mínimo na zona 6.

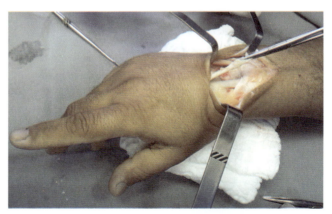

Figura 38.28 Lesão do tendão extensor do indicador na zona 7.

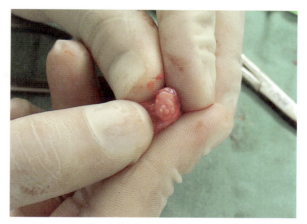

Figura 38.29 Lesão do nervo.

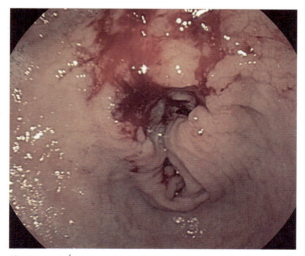

Figura 59.2 Úlcera gástrica ativa com sangramento (Forrest Ia).

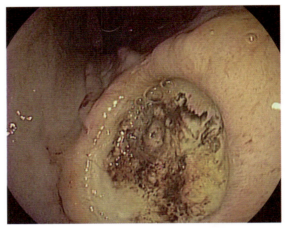

Figura 59.3 Úlcera gástrica ativa, sem sangramento ativo, com presença de hematina em sua base (Forrest IIc).

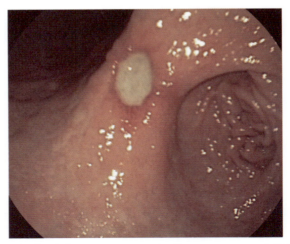

Figura 59.4 Úlcera duodenal ativa, sem sangramento ativo, com presença de fibrina em sua base (Forrest III).

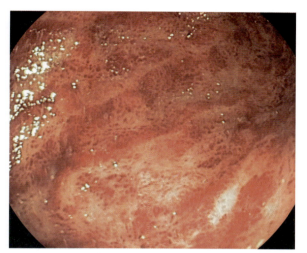

Figura 59.6 Gastropatia da hipertensão porta.

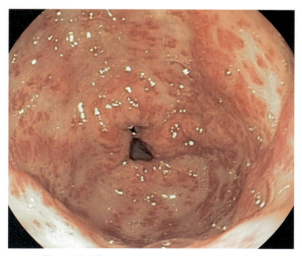

Figura 59.7 Ectasias vasculares do antro gástrico.

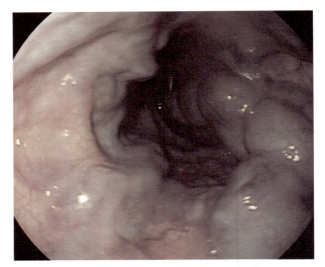

Figura 59.8 Varizes esofágicas de grosso calibre.

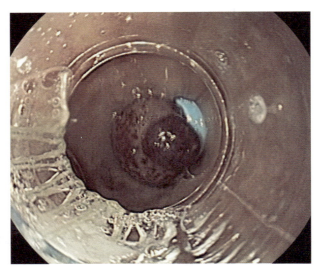

Figura 59.9 Varizes esofágicas pós-ligadura elástica.

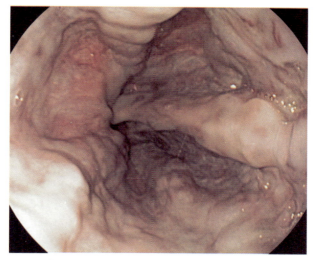

Figura 59.10 Escleroterapia em variz de esôfago.

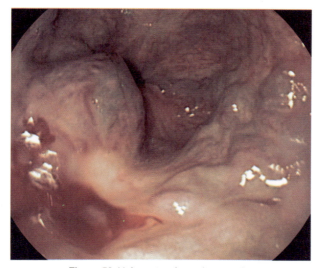

Figura 59.11 Aspecto pós-escleroterapia.

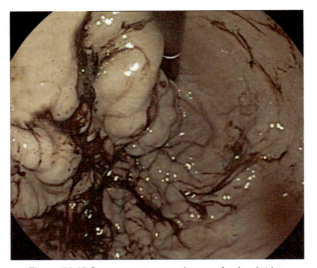

Figura 59.12 Sangramento por varizes em fundo gástrico.

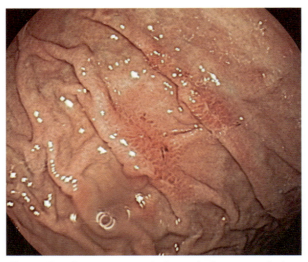

Figura 59.14 Sangramento por lesão aguda da mucosa gástrica.

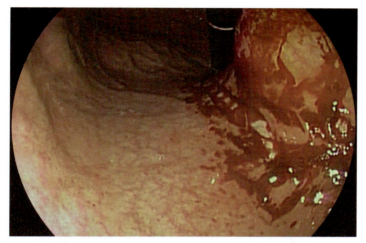

Figura 59.15 Sangramento por laceração em cárdia (síndrome de Mallory-Weiss).

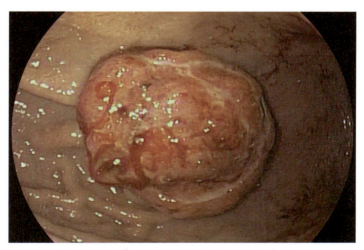

Figura 59.16 Sangramento por lesão tumoral gástrica.

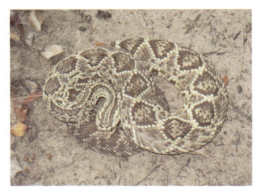

Figura 70.1 *Crotalus durissus.* (*Fonte*: imagem cedida por Tiago O. Lima.)

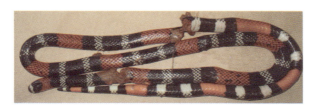

Figura 70.2 *Micrurus lemniscatus.* (*Fonte*: imagem cedida por Délio Campolina.)

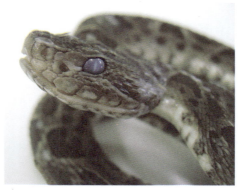

Figura 70.3 Fosseta lateral da serpente do gênero *Bothrops.* (*Fonte*: imagem cedida por Raphael Silva Caetano.)

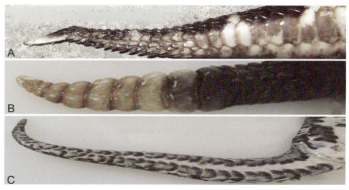

Figura 70.4 Cauda de *Lachesis* (**A**), cauda de *Crotalus* (**B**) e cauda de *Bothrops* (**C**). (*Fonte*: imagem **A** cedida por Marco Antônio de Freitas; imagens **B** e **C** cedidas por Raphael Silva Caetano.)

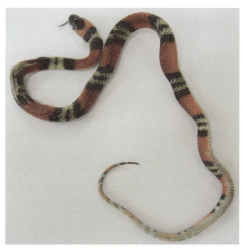

Figura 70.6 Falsa-coral. (*Fonte*: imagem cedida por Raphael Silva Caetano.)

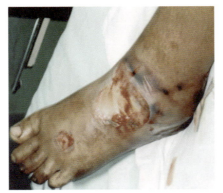

Figura 70.7 Acidente botrópico. (*Fonte*: CIATBH.)

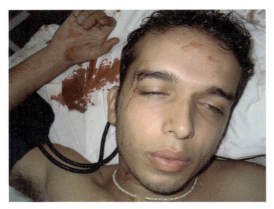

Figura 70.8 Fácies neurotóxica decorrente de acidente laquético. (*Fonte*: imagem cedida por Tiago O. Lima.)

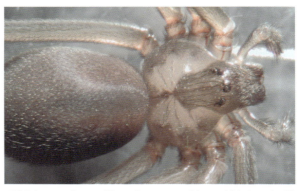

Figura 70.9 *Loxosceles* sp. (*Fonte*: imagem cedida por Ubirajara de Oliveira.)

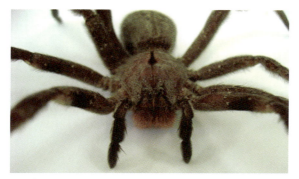

Figura 70.10 *Phoneutria* sp. (*Fonte*: imagem cedida por Raphael Silva Caetano.)

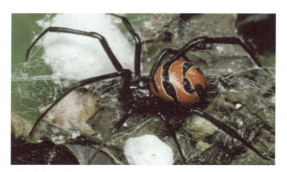

Figura 70.11 *Latrodectus curacaviensis*. (*Fonte*: FioCruz: www.fiocruz.br.)

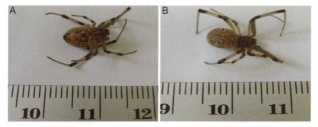

Figura 70.12 Vista ventral (**A**) e vista dorsal (**B**) da *Lactrodectus geometricus*. (*Fonte*: imagem cedida por Raphael Silva Caetano.)

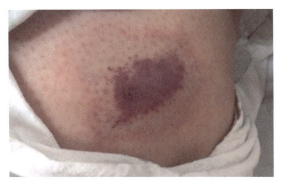

Figura 70.13 Lesão causada por picada de aranha *Loxosceles* sp.

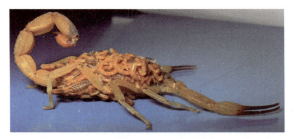

Figura 70.14 *Tityus serrulatus*. (*Fonte*: imagem cedida por Délio Campolina.)

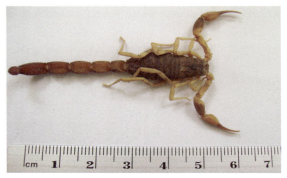

Figura 70.15 *Tityus bahiensis*. (*Fonte*: imagem cedida por Raphael Silva Caetano.)

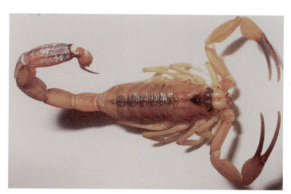

Figura 70.16 *Tityus stigmurus*. (*Fonte*: imagem cedida por Délio Campolina.)

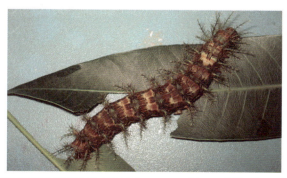

Figura 70.17 *Lonomia* sp. (*Fonte*: imagem cedida por Délio Campolina.)

Parte 1
Urgências Cirúrgicas

ANESTESIA LOCAL E REGIONAL
Marco Tulio Baccarini Pires

I. Introdução. Tanto a anestesia local como a regional podem ser definidas como a perda de sensibilidade em uma área circunscrita do corpo, em decorrência de depressão da excitabilidade das terminações nervosas ou inibição do processo de condução nos tecidos nervosos, sem causar perda da consciência. A anestesia local leva à perda de sensações em uma parte do corpo (p. ex., um dente ou uma área da pele) e a anestesia regional, por sua vez, alcança uma área maior (p. ex., um membro superior ou inferior), também sem afetar a consciência. Esse estado localizado de anestesia pode ser provocado por vários meios: traumatismo mecânico, baixa temperatura, anoxia e diversos agentes químicos. Em geral, apenas substâncias que levam a um estado de insensibilidade transitória e de ação completamente reversível são utilizadas na prática clínica.

As técnicas de anestesia local e regional podem ser empregadas de modo seguro e eficaz em ambiente ambulatorial ou hospitalar. Embora tenham surgido 40 anos após o advento da anestesia geral, essas técnicas vêm sendo cada vez mais indicadas e empregadas, em vista de sua simplicidade de aplicação. Entre outras vantagens, essas técnicas garantem maior rotatividade e economia no atendimento médico e cirúrgico, possibilitando que o paciente retorne às suas atividades habituais após um tempo de reabilitação pós-anestésica mais curto. Quando bem empregadas, em geral as técnicas de anestesia local e regional não provocam efeitos colaterais indesejáveis.

II. Anestésicos locais

    A. Ação. Os anestésicos locais são medicamentos que bloqueiam a condução nervosa quando aplicados no tecido nervoso e administrados na concentração apropriada. Podem ser usados em diversas situações, tanto para prevenir dores agudas como para interromper ou amenizar dores crônicas (como as provocadas por neuropatias e câncer, por exemplo). O conhecimento de sua farmacologia é essencial para que o uso seja feito de modo seguro, e a seleção correta de agentes anestésicos específicos é imprescindível para que os resultados esperados sejam obtidos.

Esses fármacos podem causar paralisia tanto motora como sensorial de uma área inervada e têm ação totalmente reversível; ou seja, após o emprego há recuperação completa da função nervosa, sem que se evidencie qualquer dano estrutural às células ou às fibras nervosas. O efeito eletrofisiológico primário desses medicamentos é diminuição na velocidade e no grau de despolarização da membrana neural, fazendo com que o limiar de transmissão axônica do impulso elétrico não seja alcançado e o impulso não se propague. Não ocorre efeito no potencial de repouso; o período refratário e a despolarização podem se prolongar. Esses efeitos devem-se ao bloqueio dos canais de sódio, que altera o fluxo de íons sódio através da membrana.

Os anestésicos locais impedem, simultaneamente, a origem e a condução do impulso nervoso. Em condições normais, as pequenas fibras nervosas são mais suscetíveis à ação dos anestésicos por não serem revestidas de mielina, sofrendo o bloqueio mais rapidamente e mantendo sua duração por período mais prolongado. A ação dos anestésicos locais é descrita na seguinte ordem: bloqueio da sensação dolorosa, seguido de bloqueio da sensação térmica e, por fim, bloqueio da sensibilidade tátil e de pressão profunda.

Outras atuações desses fármacos, tais como efeitos anti-inflamatórios por meio da interação com receptores de proteína G, também são relevantes para prevenção ou tratamento da dor.

B. **Farmacologia.** A maioria dos anestésicos locais é constituída de bases quase totalmente insolúveis em água. A solubilidade é bastante aumentada pela preparação de seus sais de cloridrato, os quais geralmente são dissolvidos em soluções modificadas isotônicas de Ringer. Em geral, as preparações diluídas dos anestésicos locais são ácidas (pH de 4,0 a 5,5).

Atualmente, os fármacos mais utilizados na prática clínica e disponíveis são divididos basicamente em duas categorias químicas: (a) agentes com uma ligação éster entre o terminal aromático da molécula e a cadeia intermediária (cocaína, procaína, tetracaína e cloroprocaína); e (b) agentes com uma ligação amida entre o terminal aromático e a cadeia intermediária (lidocaína, etidocaína, bupivacaína, prilocaína, mepivacaína, ropivacaína). Em geral, os anestésicos locais são constituídos por três partes (Figura 1.1):

1. **Radical aromático.** Porção lipofílica da molécula, responsável pela penetração desta no nervo. Sua importância clínica consiste em provocar reações alérgicas.
2. **Cadeia intermediária.** Elemento estrutural do anestésico local, relacionada com a potência e a toxicidade do anestésico local.
3. **Grupo amina.** Porção ionizável, hidrofílica da molécula, determina a velocidade de ação do anestésico local. Essa amina pode ser secundária ou terciária.

O Quadro 1.1 lista os principais anestésicos locais em uso clínico atualmente.

A absorção dos anestésicos locais depende de fatores como: o local da aplicação (quanto maior a vascularização local, maior o nível obtido no plasma), o tipo de medicamento utilizado, a associação ou não com vasoconstritor (que reduz a absorção mas aumenta a duração da ação) e as propriedades farmacológicas (lipossolubilidade e ação vasodilatadora). A distribuição do fármaco se dá por meio da ligação com proteínas no plasma (alfaglobulinas e albumina). A proporção da ligação proteica varia. Anestésicos locais do tipo aminoamida se distribuem mais amplamente pelos tecidos do que os do tipo aminoéster. O pulmão é o primeiro órgão que recebe os anestésicos locais, funcionando como um grande armazenador temporário, protegendo órgãos nobres, coração e SNC.

Cadeia intermediária

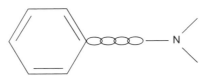

Radical aromático (porção lipofílica)   Grupo amina (porção hidrofílica)

Figura 1.1 Representação das partes de um anestésico local.

Quadro 1.1 Principais anestésicos locais utilizados atualmente.

Denominação genérica* e marca registrada	Estrutura química	Ano**	Principal indicação do anestésico	Forma de apresentação das especialidades farmacêuticas
Cocaína	CH$_2$-CH — CHCOOCH$_3$ NCH$_3$ — CHOOC$_6$H$_5$ CH$_2$-CH CH$_2$	1884	Tópica	Pó para aspersão
Benzocaína (Americaine®, Cetacaine®)	H$_2$N—⬡—C(=O)-OC$_2$H$_5$	1900	Tópica	Unguento a 20% Aerossol a 20%
Procaína (Novocaine®)	H$_2$N—⬡—COOCN$_2$CH$_2$N(C$_2$H$_5$)(C$_2$H$_5$)	1905	Subaracnóidea	Soluções com 10 a 20 mg/ml Soluções com 100 mg/ml
Dibucaína (Nupercaine®)	OC$_4$H$_9$ N CONHCH$_2$N(C$_2$H$_5$)$_2$	1929	Subaracnóidea	Soluções com 0,667; 2,5; e 5 mg/ml
Tetracaína (Pontocaine®)	N$_9$C$_4$—⬡—N(H)—⬡—COOCH$_2$CH$_2$N(CH$_3$)(CH$_3$)	1930	Subaracnóidea	Cristais em flocos – 20 mg/ml Soluções com 10 mg/ml
Lidocaína (Xylocaína®)	CH$_3$ ⬡—NHCOCH$_2$N(C$_2$H$_5$)(C$_2$H$_5$) CH$_3$	1944	Infiltração Bloqueio nervoso primário Epidural Subaracnóidea Tópica Tópica	Soluções com 5 a 10 mg/ml Soluções com 10; 15; e 20 mg/ml Soluções com 10; 15; e 20 mg/ml Soluções com 50 mg/ml Gel e solução viscosa a 2% Unguento a 2,5 a 5%

(*continua*)

Quadro 1.1 Principais anestésicos locais utilizados atualmente. (*Continuação*)

Denominação genérica* e marca registrada	Estrutura química	Ano**	Principal indicação do anestésico	Forma de apresentação das especialidades farmacêuticas
Cloroprocaína (Nesacaine®)		1955	Infiltração	Soluções com 10 mg/mℓ
			Bloqueio nervoso periférico	Soluções com 10 a 20 mg/mℓ
			Epidural	Soluções com 20 a 30 mg/mℓ
Mepivacaína (Polocaine®, Carbocaine®)		1957	Infiltração	Soluções com 10 mg/mℓ
			Bloqueio nervoso periférico	Soluções com 10; 20; e 30 mg/mℓ
			Epidural	Soluções com 10; 15; e 20 mg/mℓ
Prilocaína (Citanest®)		1960	Infiltração	Soluções com 10 e 20 mg/mℓ
			Bloqueio nervoso periférico	Soluções com 10; 20; e 30 mg/mℓ
			Epidural	Soluções com 10; 20; e 30 mg/mℓ
Bupivacaína (Marcaine®)		1963	Infiltração	Soluções com 2,5 mg/mℓ
			Bloqueio nervoso periférico	Soluções com 2,5 a 5 mg/mℓ
			Epidural	Soluções com 2,5; 5; e 7,5 mg/mℓ
Etidocaína (Duranest®)		1972	Infiltração	Soluções com 2,5 a 5 mg/mℓ
			Bloqueio nervoso periférico	Soluções com 5 a 10 mg/mℓ
			Epidural	Soluções com 5 a 10 mg/mℓ

*Nomenclatura USP; **ano aproximado de início do uso clínico.

Os anestésicos locais apresentam meia-vida variada. O cloridrato de cocaína, quando administrado por via oral ou nasal, tem meia-vida de 1 h; a procaína, meia-vida de 7 a 8 min; a bupivacaína, de 2 a 5 h; e a lidocaína, de 1,2 h. Quando associada a epinefrina, a lidocaína tem seus efeitos estendidos por cerca de 2 h.

Os anestésicos locais do grupo aminoamida sofrem metabolismo no fígado, e por isso têm meia-vida maior, dando origem a metabólitos ativos, também implicados em sua toxicidade. Menos de 5% são excretados na urina de forma inalterada. Os anestésicos locais do tipo aminoésteres têm meia-vida mais curta porque são rapidamente depurados no plasma pelas colinesterases. Menos de 2% são eliminados na urina de forma inalterada.

A duração da anestesia local pode ser alterada por fatores como a dose do fármaco e a adição de substâncias vasoconstritoras, as quais também podem favorecer o controle do sangramento em uma ferida, além de diminuir sua toxicidade. Dependendo do local de administração, os agentes vasoconstritores podem aumentar acentuadamente a frequência de bloqueios nervosos bem-sucedidos e prolongar o tempo de ação dos agentes anestésicos. O mecanismo está relacionado com a vasoconstrição regional na área de administração, o que resulta em diminuição da absorção sistêmica do composto anestésico, de modo que exista mais fármaco disponível para difusão no tecido nervoso. A epinefrina, na concentração de 1:200.000, é o agente comumente adicionado.

A epinefrina a 1:1.000 contém 1 g de epinefrina por 1.000 mℓ de solução, ou seja, 1 mg/mℓ. Para preparar uma solução 1 em 200.000, a solução 1:1.000 deve ser diluída 200 vezes. Isso é obtido tomando-se 0,1 mℓ (= 0,1 mg) da solução a 1:1.000 e adicionando-se 19,9 mℓ da solução de anestésico local.

Adjuvantes como epinefrina e clonidina aumentam a utilidade clínica do anestésico local. Além disso, a dexmedetomidina prolonga os efeitos da duração do bloqueio regional. Ultimamente, tem havido também um interesse significativo pelo uso de dexametasona. Estudos têm mostrado um prolongamento significativo no bloqueio motor e sensorial com dexametasona perineural.

A adição de dexametasona perineural a soluções anestésicas locais melhorou significativamente a dor pós-operatória em caso de bloqueio do plexo braquial sem aumentar as complicações. O adjuvante perineural dexametasona retardou o início do bloqueio sensitivo e motor e prolongou a duração do bloqueio motor. Doses menores de dexametasona (4 a 5 mg) foram tão eficazes quanto doses mais elevadas (8 a 10 mg).

Os resultados são conflitantes quanto à possibilidade de a dexametasona intravenosa ter efeitos benéficos semelhantes. No entanto, considerando-se os possíveis efeitos de neurotoxicidade que a dexametasona perineural pode apresentar, seria prudente não cogitar a administração intravenosa de dexametasona para prolongar a duração do bloqueio regional.

Muitos estudos também demonstraram neurotoxicidade do midazolam administrado por via intratecal. Portanto, não se recomenda midazolam como adjuvante. O magnésio prolonga a duração do bloqueio regional; todavia, em vista da escassez de estudos até agora, não pode ser recomendado. O tramadol produz resultados inconsistentes e a quetamina está associada a efeitos adversos psicotomiméticos. A buprenorfina aumenta consistentemente a duração do bloqueio regional e reduz bastante as necessidades de uso de opioides. São necessários mais estudos para se definirem estratégias de melhores práticas para esses agentes adjuvantes.

Há muito se sabe que os anestésicos locais são bacteriostáticos, capazes de inibir o crescimento de diversas bactérias *in vitro*. Já se demonstrou que a infiltração de uma ferida cirúrgica com 2 mℓ de lidocaína a 2% antes da inoculação bacteriana pode diminuir a contagem bacteriana em mais de 70%. Entre os anestésicos locais, a bupivacaína é a mais eficiente contra microrganismos e tem atividade antibacteriana contra *Staphylococcus aureus*, *Enterococcus faecalis* e *Escherichia coli*, com concentrações inibitórias mínimas entre 0,125 e 0,25%. A bupivacaína, contudo, não inibiu o crescimento de *Pseudomonas*.

C. **Toxicidade/reações adversas.** O efeito tóxico dos anestésicos locais se manifesta principalmente no sistema nervoso central (SNC) e no sistema cardiovascular. Esse efeito tem estreita relação com a dose administrada e com a rapidez da absorção pelos tecidos. A lidocaína tem capacidade de penetração muito alta e pode provocar, com mais facilidade, complicações nervosas centrais, sendo a sonolência o efeito colateral mais observado após seu uso. O Quadro 1.2 mostra as doses máximas recomendadas de lidocaína (Xylocaína®) e de outros anestésicos locais comumente utilizados.

A causa mais frequentemente observada de alterações tóxicas provocadas pelos anestésicos locais consiste em injeção intravascular do fármaco. Os efeitos tóxicos dos anestésicos locais podem se apresentar como manifestações locais ou sistêmicas. Entre os efeitos locais adversos, podemos encontrar manifestações

Quadro 1.2 Recomendações quanto à dose e à duração de ação de alguns anestésicos locais.

Agente	Doses máximas	Duração de ação
Ésteres		
Cocaína	N/A	Média
Procaína (Novocaine®)	7 mg/kg	Curta
Benzocaína (Americaine®, Cetacaine®)	N/A	N/A
Tetracaína (Pontocaine®)	N/A	N/A
Cloroprocaína (Nesacaine®)	800 mg sem epinefrina, 1.000 mg com epinefrina	Curta (15 a 30 min)
Amidas		
Lidocaína (Xylocaína®)	4,5 mg/kg sem epinefrina, 7 mg/kg com epinefrina	Média (30 a 60 min)
Mepivacaína (Polocaine®, Carbocaine®)	7 mg/kg até um máximo de 400 mg	Média (45 a 90 min)
Bupivacaína (Marcaine®)	175 mg sem epinefrina, 225 mg com epinefrina	Longa (120 a 240 min)
Etidocaína (Duranest®)	6 mg/kg sem epinefrina, 8 mg/kg com epinefrina	Longa (120 a 180 min)
Prilocaína (Citanest®)	500 mg sem epinefrina, 600 mg com epinefrina	Média (30 a 90 min)

N/A, não aplicável.

neuromusculares, como anestesia prolongada e parestesia (que pode se tornar irreversível). As ações de toxicidade sistêmica são mais frequentes nos sistemas nervoso central, cardiovascular e imunológico.

No SNC, os principais sintomas relatados pelos pacientes podem incluir: queixa de sensação de "vazio", tontura, alterações visuais e auditivas, desorientação, excitação seguida de depressão do SNC, contratura muscular, convulsões, perda da consciência e coma.

As alterações cardiocirculatórias estão ligadas a depressão direta do miocárdio, vasodilatação e bradicardia, e podem chegar a colapso cardiovascular. Os sintomas de comprometimento cardiovascular podem incluir dispneia, dor torácica, palpitações, diaforese e síncope. Uma observação consistente da literatura é que os anestésicos locais com curta duração de ação clínica e menor potência (lidocaína, mepivacaína) tendem a provocar uma condição de contratilidade cardíaca deprimida, geralmente sem evidência de arritmias cardíacas. Já os anestésicos locais com maior duração de ação e maior potência (bupivacaína, levobupivacaína, ropivacaína) podem ser mais propensos a provocar alterações da condução cardíaca, juntamente com arritmias, com ou sem evidência de redução da função contrátil.

Os efeitos no sistema imunológico provocam reações alérgicas e podem inclusive levar a metemoglobinemia.

As reações de toxicidade aos anestésicos locais devem ser tratadas de imediato, como se segue: prevenção de hipoxia cerebral com oxigenoterapia; combate à convulsão com dose venosa de barbitúrico de ação rápida ou diazepínico (propofol, tiopental 25 mg ou diazepam 10 mg IV); no tratamento das complicações neurológicas, deve-se evitar o uso de fenitoína, que pode potencializar a toxicidade do anestésico local. O controle da hipotensão e da bradicardia deve ser feito com administração de líquidos e aminas vasopressoras. Reações alérgicas leves podem ser tratadas com anti-histamínicos; já as mais sérias demandam o uso de epinefrina a 1:1.000, na quantidade de 0,3 mℓ por via subcutânea (SC) em adultos.

As reações tóxicas aos anestésicos locais podem ser potencializadas em pacientes com comprometimento renal ou hepático, grávidas, idosos, crianças pequenas, ou ainda naqueles que apresentam quadros de hipoxia, acidose respiratória e doenças cardíacas preexistentes (notadamente bloqueios no sistema de condução intracardíaco). Para evitar ou minimizar essas reações aos anestésicos locais, podem-se usar doses de acordo com o peso do paciente, administrando-se injeções fracionadas da dose total calculada, evitando-se injeções intravasculares e monitorando-se os sinais vitais durante o procedimento anestésico.

O acréscimo de um vasoconstritor à solução anestésica local está contraindicado: (a) diante da existência de hipertensão ou doença cardíaca; (b) em pacientes excessivamente nervosos; (c) em caso de cirurgias realizadas em regiões em que existam arteríolas terminais, como os dedos das mãos e dos pés (particularmente quando o paciente apresenta doença vascular periférica), ponta do nariz e pênis; (d) em obstetrícia; e (e) em combinação com a anestesia geral.

III. **Tipos de anestesia local.** Dependendo da intervenção proposta e do local, podem ser empregadas diferentes técnicas para obtenção de analgesia, de modo a se conseguirem condições adequadas ao tratamento cirúrgico sem sofrimento do paciente e sem que haja perda de consciência.

A. **Anestesia tópica.** Por meio dessa anestesia, elimina-se a dor por contato direto do agente anestésico sobre a pele, as mucosas ou cavidades, utilizando-se gotejamento, nebulização, deposição ou instilação do fármaco. O anestésico pode ser aplicado sobre a pele, o olho, o ouvido, o nariz e a boca, ou sobre qualquer outra membrana mucosa. Em geral, a cocaína, a amentocaína, a lignocaína e a prilocaína são os anestésicos locais mais eficazes para uso tópico. A cocaína é também um potente vasoconstritor.

A absorção dos anestésicos locais através da pele intacta é geralmente lenta e irregular; altas concentrações do anestésico são necessárias para se obter o efeito anestésico na pele íntegra (p. ex., benzocaína a 20% ou lignocaína a 40%).

O creme de lidocaína e prilocaína na proporção de 1:1 (EMLA® – lidocaína a 2,5% e prilocaína a 2,5%) é útil para obtenção de anestesia tópica em pele íntegra. As apresentações são em embalagem com 5 bisnagas contendo 5 g cada e 10 bandagens oclusivas, ou então embalagem com 1 bisnaga contendo 5 g e 2 bandagens oclusivas. A medicação é aplicada sobre a pele e ocluída com uma bandagem pelo tempo mínimo de 1 h antes do procedimento cirúrgico, o que resultará em anestesia da área por aproximadamente 60 min. A emulsão EMLA® tem sido usada também para tratamento de úlceras de perna, revisões de abscesso, fístulas perianais, feridas pós-operatórias, úlceras diabéticas e queimaduras, possibilitando o desbridamento e a excisão cirúrgica das lesões e proporcionando alívio da dor inerente ao procedimento. Efeitos adversos, como reação alérgica local, têm sido relatados em crianças de menos de 10 anos de idade. EMLA® não deve ser aplicado em feridas nem na mucosa genital de crianças, devido a insuficientes dados sobre sua absorção. No entanto, quando usado em recém-nascidos para circuncisão, a dose de 1,0 g do creme anestésico, aplicada no prepúcio, mostrou-se segura. Em pacientes com dermatite atópica, deve-se ter cautela ao aplicar essa emulsão, pois ainda não há dados disponíveis sobre a absorção e reações locais nessa condição. Se utilizada perto dos olhos, deve-se tomar muito cuidado, pois causa irritação da córnea.

B. **Anestesia por infiltração.** É o método de anestesia mais comumente utilizado. O tecido a ser operado recebe infiltração do líquido anestésico, o qual atua diretamente sobre as terminações nervosas. Existem várias maneiras de se obter redução da dor associada à infiltração de anestésico local, como, por exemplo, adicionar bicarbonato de sódio à solução anestésica (isso, entretanto, pode levar a diminuição do tempo de bloqueio anestésico); utilizar soluções aquecidas do anestésico; usar agulhas menores e mais finas; fazer a infiltração a uma velocidade mais lenta; injetar o agente anestésico nas bordas da ferida, quando esta não apresentar contaminação; tratar a ferida com anestesia tópica antes da infiltração.

C. **Bloqueio de campo.** Nesse tipo de anestesia local, a injeção do anestésico é aplicada ao redor do tecido a ser operado. É empregada para exérese de tumores da pele e do tecido subcutâneo, drenagem de coleções líquidas, remoção de corpos estranhos, tratamento de feridas traumáticas, desbridamento de feridas infectadas, entre outras aplicações.

D. **Anestesia de condução ou regional.** É obtida pela injeção do agente anestésico junto aos troncos nervosos, a certa distância do local a ser operado, acometendo ou não a capacidade motora. Pode ser troncular, quando bloqueia troncos nervosos; peridural e caudal, quando bloqueia as raízes nervosas no espaço extradural; e raquianestésica, bloqueando as raízes nervosas no espaço subdural. A anestesia regional deve ser usada para ferimentos extensos, que demandariam grandes doses de anestésicos locais, com efeitos potencialmente tóxicos. Outra indicação

importante é para aplicação em regiões nas quais a infiltração local é particularmente dolorosa, como a região plantar dos pés.
E. **Anestesia regional intravenosa I Bier.** Nesse tipo de anestesia, o fármaco é introduzido em uma veia do membro escapular ou pélvico, na dosagem de 2 a 3 mg/kg de peso, e a circulação do anestésico é interrompida por meio de um manguito. Possibilita a realização de atos cirúrgicos de curta duração em pacientes tranquilos ou que possam ser sedados por medicamentos pré-anestésicos. O efeito anestésico desaparece cerca de 5 min após a desinsuflação do manguito, que deve ser lenta, e não antes de decorridos 15 min da injeção do fármaco. A lignocaína ou a prilocaína geralmente são utilizadas por meio desta técnica; níveis sistêmicos dessas duas substâncias raramente são significativos, se o torniquete permanecer insuflado por pelo menos 15 min. Entretanto, a bupivacaína e a etidocaína nunca devem ser usadas para anestesia regional intravenosa, por serem fármacos que se ligam significativamente a proteínas; neste caso, após a liberação do torniquete, existe risco de cardiotoxicidade. Já foram descritos vários casos de morte após realização de anestesia regional intravenosa com bupivacaína.

IV. **Técnicas anestésicas especiais**
  A. **Bloqueio dos ramos do nervo maxilar superior.** O nervo maxilar superior origina-se no gânglio trigeminal, atravessa o forame redondo e penetra na fossa pterigopalatina. Em seguida, como nervo infraorbitário, ganha a órbita através da fissura orbitária inferior para terminar na face. Em seu trajeto, emite os seguintes ramos: meníngeo, pterigopalatino, alveolares superiores posteriores, zigomático e infraorbitário, que é a sua própria continuação. Na face, o ramo infraorbitário emite os seguintes ramos: palpebral inferior (conjuntiva e pele da pálpebra inferior), labial superior (mucosa da boca e cútis do lábio), nasal (cútis do nariz) e alveolar superior médio e superior anterior (parte pré-molar do plexo dental superior e ramos paracaninos e incisivos, respectivamente). Este último supre também o assoalho do nariz (Figura 1.2).

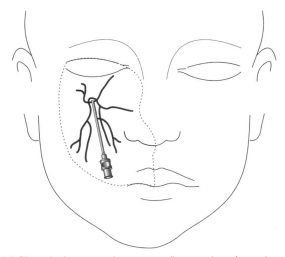

Figura 1.2 Bloqueio dos ramos do nervo maxilar superior e áreas de anestesia.

O bloqueio do nervo infraorbitário pode ser obtido pelas vias intra- e extraorais. Na primeira, palpa-se, com o dedo médio da mão esquerda, a porção média da borda inferior da órbita e, 1 cm abaixo desse ponto, o pedículo vasculonervoso que emerge do forame infraorbitário. O dedo médio é então mantido nessa posição, enquanto o polegar e o indicador levantam o lábio superior. Com a mão direita, introduz-se uma agulha na prega superior do vestíbulo oral, dirigindo-a até o ponto em que se encontra o dedo médio, e injetam-se 3 a 4 mℓ de lidocaína a 2%. Pela técnica extraoral, a agulha é introduzida percutaneamente no nível do forame infraorbitário até que ocorra parestesia, o que denota a proximidade da agulha com o nervo, quando então o anestésico é injetado a uma concentração e volume iguais aos da técnica anterior. Os nervos alveolares superiores posteriores inervam as bochechas, o seio maxilar, as gengivas e os dentes molares e pré-molares, participando do plexo dental superior. Podem ser bloqueados, por via intraoral, introduzindo-se a agulha através da crista infrazigomática e imediatamente distal ao segundo molar. Em seguida, aprofunda-se a agulha em 2 a 3 cm até o tubérculo maxilar, fazendo-se com que ela descreva uma curva de concavidade superior à medida que se injetam 3 mℓ do anestésico.

B. **Bloqueio do nervo mandibular.** Por essa técnica, o nervo é bloqueado para a realização de cirurgias no maxilar inferior, inclusive em dentes, nas gengivas, mandíbula, lábio inferior e os dois terços anteriores da língua. Localiza-se a arcada zigomática e palpa-se a chanfradura mandibular entre a apófise coronoide e o côndilo mandibular, exercendo-se pressão delicada com o dedo indicador, exatamente adiante da articulação temporomandibular, enquanto o paciente abre e fecha a boca. Faz-se então um botão cutâneo na porção média da chanfradura mandibular, usando-se solução de lidocaína a 2%, e introduz-se uma agulha mais longa na direção do nervo até o paciente perceber parestesia (4 a 5 cm após a penetração na pele). Nesse ponto, injetam-se 5 a 10 mℓ de solução anestésica (Figura 1.3).

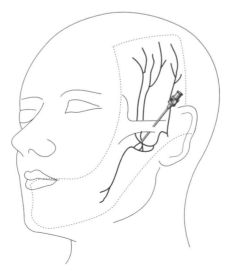

Figura 1.3 Bloqueio do nervo mandibular e áreas de anestesia.

C. **Bloqueio do nervo mentoniano.** Nesse procedimento, realiza-se anestesia da pele e da mucosa do lábio inferior, bem como da pele da mandíbula. Seu bloqueio é indicado para intervenções no lábio inferior e na mucosa gengival. Pela técnica intraoral, palpa-se o pedículo vasculonervoso no nível do forame mentoniano, que está situado na prega inferior e atrás do primeiro pré-molar, e introduz-se a agulha até as proximidades do pedículo. Mantendo-se o dedo indicador na posição descrita, para servir como ponto de referência, injetam-se cerca de 2 mℓ de lidocaína a 2%. Pela técnica extraoral, palpa-se o pedículo vasculonervoso, na saída do forame mentoniano, através da pele, e injeta-se o anestésico em suas proximidades (Figura 1.4).
D. **Bloqueio auricular.** Para intervenção no pavilhão auricular, faz-se a antissepsia de toda a região retroauricular próximo ao sulco auricular posterior. Em seguida, com uma agulha hipodérmica (tal como as utilizadas para aplicação de insulina), fazem-se botões anestésicos com 0,5 a 1,0 mℓ de lidocaína a 1% em toda a extensão do sulco, com intervalos de 1,5 a 2,0 cm entre os botões anestésicos. Cerca de 3 min após a infiltração do anestésico, todo o pavilhão estará anestesiado por aproximadamente 1 h (Figura 1.5).
E. **Anestesia tópica na paracentese do tímpano.** Aplicam-se duas ou três doses padronizadas (10 mg) de lidocaína em aerossol (*spray*) na parede posterior do conduto auditivo externo e deixa-se que escorram para o tímpano. Repete-se o procedimento 2 min depois, e a incisão sobre a membrana timpânica pode ser feita 3 min mais tarde.
F. **Anestesia em lesões do couro cabeludo.** As lesões do couro cabeludo podem ser classificadas em três grupos, para os quais o tratamento cirúrgico consiste em: (a) sutura; (b) incisão e drenagens; e (c) desbridamento como início do procedimento ou escalpes muito extensos, os quais devem ser realizados em centro cirúrgico, sob anestesia geral.

Para lesões passíveis de sutura em ambulatório, o procedimento anestésico de escolha consiste em infiltração local ou bloqueio de campo (dependendo do tipo e da extensão da lesão). Para realizar a infiltração, deve-se utilizar agulha de calibre 25 × 7, posicionada sobre a gálea, no tecido celular subcutâneo, local em que se encontram a inervação e a irrigação do couro cabeludo e no qual o anestésico pode ser injetado com menor resistência.

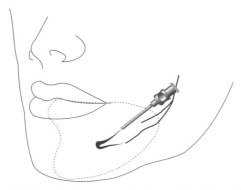

Figura 1.4 Bloqueio do nervo mentoniano e áreas de anestesia.

14 Parte 1 | Urgências Cirúrgicas

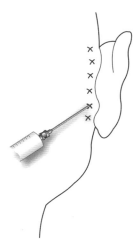

Figura 1.5 Bloqueio do pavilhão auricular. O anestésico pode ser injetado com menor resistência.

Para lesões que requeiram incisão e drenagem procede-se, apenas e sempre, à infiltração local no ponto em que será feita incisão, e em nenhuma hipótese deve-se utilizar bloqueio de campo ou infiltrar a base de lesões cujo tratamento consista em drenagem.

Recomenda-se, para todos os tipos de lesões do couro cabeludo, o uso de solução anestésica a 1,0% com ou sem epinefrina, pois, a concentrações menores, podem ser usados volumes maiores, se necessário (Figura 1.6).

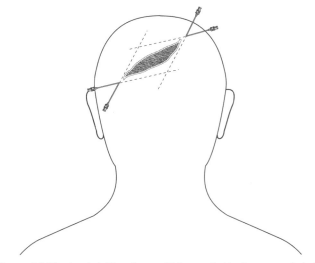

Figura 1.6 Técnica de infiltração anestésica em ferida do couro cabeludo.

G. **Bloqueio dos nervos intercostais.** São usados em situações emergenciais, principalmente para se obter analgesia, com a finalidade de realização de punções e/ou drenagens da cavidade pleural. As punções pleurais podem ser feitas após infiltrações locais, em todos os planos, a partir de um botão anestésico de pele. Entretanto, para se obter anestesia de uma área da parede torácica, é necessária infiltração intercostal. Palpa-se a borda inferior da costela e, após a realização de um botão anestésico, introduz-se a agulha até que ocorra contato com a costela. Nesse ponto, é feita a injeção da solução anestésica. O fármaco mais usado é bupivacaína a 0,5% com vasoconstritor (2 a 5 mℓ de solução). Os espaços intercostais devem receber infiltração quantas vezes forem necessárias para bloquear a área a ser tratada. A aspiração prévia do êmbolo da seringa é obrigatória devido ao perigo de injeção intravascular. Quando o objetivo for tratar lesões da parede lateral do tórax, os bloqueios intercostais deverão ser feitos o mais próximo possível da coluna vertebral. Durante a injeção do anestésico, é necessário certificar-se de que a extremidade distal da agulha não esteja na cavidade pleural.

Esse tipo de bloqueio pode ser usado para executar procedimentos cirúrgicos de grande porte, tais como mastectomias, em pacientes que não podem submeter-se a anestesia geral.

H. **Bloqueio do plexo braquial.** Existem duas vias para esse tipo de bloqueio: a supraclavicular e a axilar. A axilar, apesar de não produzir anestesia total do membro, não é suscetível de indução de pneumotórax, como a supraclavicular.

A via supraclavicular pode ser utilizada em cirurgias em todo o membro superior, e são várias as suas indicações, das quais as mais importantes são: drenagem de coleções purulentas ao longo do membro, redução de fraturas e reparação de lesões extensas ao longo do braço. A técnica consiste em injetar aproximadamente 10 mℓ de bupivacaína a 0,5 ou 1,0%, associada a vasoconstritor, na região supraclavicular, onde a artéria e a veia subclávia, juntamente com o plexo braquial, cruzam a primeira costela sob a clavícula.

O paciente é colocado em decúbito dorsal com hiperextensão cervical e rotação do pescoço para o lado oposto. A punção é feita com agulha de aproximadamente 5 cm, após a realização de um botão anestésico acima da metade da clavícula. A agulha é introduzida a um ângulo de 80° com a pele, de fora para dentro e de cima para baixo, delicadamente, até que atinja a primeira costela. Ao contato da agulha com o plexo, o paciente relata parestesia (dormência e formigamento em qualquer parte do membro), e nesse ponto deve-se injetar a solução anestésica. A punção inadvertida da cúpula pleural pode levar o paciente a sentir dor torácica e tossir. A possibilidade de punção arterial ou venosa por esta técnica é frequente, devido à proximidade desses elementos com o plexo braquial. Portanto, nessa região é inadmissível a injeção do anestésico sem prévia aspiração, para se certificar de que os vasos não foram puncionados (Figura 1.7).

Mais recentemente, foram introduzidas técnicas de anestesia guiadas por ultrassonografia, o que aumenta a segurança do procedimento anestésico de bloqueio do plexo braquial para cirurgias nos membros superiores.

I. **Bloqueio dos nervos periféricos do membro superior.** As lesões do membro superior podem ser classificadas didaticamente como lesões da mão (digitais, palmares e dorsais), do antebraço e do braço.

As lesões digitais que recebem tratamento cirúrgico em nível ambulatorial devem ser anestesiadas a distância, ou seja, deve ser feito um bloqueio troncular na base da falange proximal, o que torna possível a realização de sutura, drenagem, desbridamento e exérese ungueal.

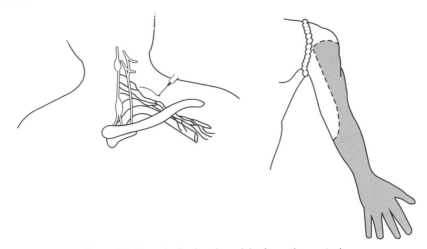

Figura 1.7 Bloqueio do plexo braquial e áreas de anestesia.

As lesões palmares podem receber anestesia por infiltração local, bloqueio de campo (menos indicado) e bloqueio a distância, ou seja, no nível do punho. As que são submetidas a drenagem (abscessos) devem receber infiltração local no ponto de incisão ou bloqueio a distância. Nunca se deve fazer bloqueio de campo na região palmar quando houver abscesso. Nos casos em que se fizer necessário o desbridamento, estará absolutamente indicado o bloqueio no nível do punho.

Nas lesões do dorso, devido à escassez de tecido subcutâneo, a infiltração local presta-se muito bem ao tratamento cirúrgico. Em casos de abscessos, drenagens e desbridamentos, procede-se tal como na região palmar. No dorso da mão, as lesões, mesmo quando pequenas, podem acometer estruturas nobres (p. ex., tendões) e requerem exploração cirúrgica.

Para anestesia da mão em diferentes lesões, utiliza-se sempre lidocaína a 1% sem epinefrina (vasoconstritor) para infiltrações locais, com possibilidade de uso de vasoconstritor para bloqueio no nível do punho.

1. **Bloqueio troncular dos dedos.** Para se obter uma anestesia eficaz do dedo, devem ser aplicados 2 a 4 mℓ de lidocaína a 1% sem vasoconstritor, com agulha hipodérmica, lateral e medialmente à base da sua falange proximal. A mão deve estar na posição dorsopalmar, evitando-se infiltração através da face palmar, em virtude da maior sensibilidade dessa região. Após antissepsia local com solução de álcool iodado ou similar, introduz-se a agulha até que sua extremidade seja palpada no tecido subcutâneo palmar. Nessa posição, com a seringa, aspira-se para verificar se houve punção de vasos e injeta-se 0,5 a 1,0 mℓ do anestésico, para bloqueio do ramo nervoso palmar do dedo. Em seguida, recua-se a agulha em 1,0 cm e injeta-se a mesma quantidade de anestésico, para bloquear o ramo nervoso dorsal. O mesmo procedimento deve ser executado na outra face do dedo, para se obter total anestesia deste, procurando-se manter a agulha em contato com a falange durante a infiltração, sem penetrar no periósteo (Figura 1.8).

Capítulo 1 | Anestesia Local e Regional

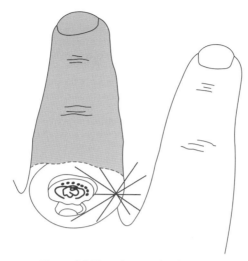

Figura 1.8 Bloqueio troncular do dedo.

2. **Bloqueio no nível do punho.** Com esse procedimento, pode-se conseguir anestesia parcial ou total da mão, bloqueando-se, individualmente ou em conjunto, os nervos radial, mediano e ulnar. A Figura 1.9 mostra esquematicamente as zonas de anestesia correspondentes a cada um deles.

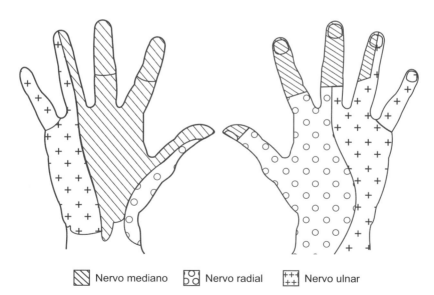

Nervo mediano   Nervo radial   Nervo ulnar

Figura 1.9 Zonas de anestesia da mão por bloqueio dos nervos no punho.

Para **bloqueio do nervo radial**, introduz-se uma agulha fina na borda medial do tendão do supinador, próximo à artéria radial e a 3 cm do punho. Injetam-se, então, 2 mℓ de lidocaína com vasoconstritor de maneira retrógrada, ou seja, dos planos profundos (periósteo) até o tecido subcutâneo. Caso seja puncionada a artéria radial, deve-se fazer compressão manual por 10 min e também associar a infiltração de 5 a 8 mℓ do anestésico dorsalmente, desde a borda radial do punho até a apófise estiloide da ulna, para anestesiar a região dorsal da mão (Figura 1.10).

Para **bloqueio do nervo mediano**, introduz-se a agulha entre os tendões do flexor radial do carpo e palmar longo, logo atrás das pregas articulares do punho, na borda medial do flexor do carpo. O nervo mediano encontra-se no plano do tendão do flexor superficial comum dos dedos e tendão flexor próprio do polegar. Com a agulha nessa posição, procura-se encontrar parestesia e injetam-se 3 a 5 mℓ do anestésico (Figura 1.11).

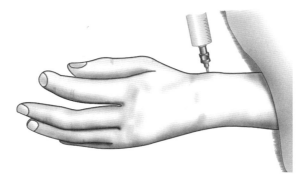

Figura 1.10 Bloqueio do nervo radial no nível do punho.

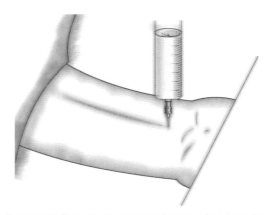

Figura 1.11 Bloqueio do nervo mediano no nível do punho.

O **bloqueio do nervo ulnar** é feito com a mão do paciente levemente flexionada, palpando-se, dessa maneira, o pulso da artéria ulnar, que constitui uma ótima referência anatômica. Introduz-se a agulha lateralmente ao tendão flexor ulnar do carpo, perpendicularmente, a cerca de 2 cm do osso piriforme. Toma-se como ponto de referência, dorsalmente, a apófise estiloide da ulna, injetando-se cerca de 8 mℓ retrogradamente, do periósteo da ulna até o tecido subcutâneo. Pode ser necessária a infiltração de anestésico em toda a face ulnar do punho, do tendão flexor ulnar do carpo até a apófise estiloide da ulna, para bloquear o ramo dorsal do nervo ulnar (Figura 1.12).

3. **Bloqueio no nível do cotovelo.** Esse tipo de anestesia é empregado para tratamento de lesões localizadas na mão ou no antebraço, por meio de bloqueio seletivo ou conjunto dos nervos mediano, radial e ulnar. A Figura 1.13 mostra as zonas de anestesia correspondentes ao bloqueio de cada um desses nervos.

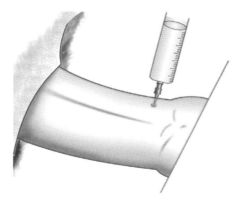

Figura 1.12 Bloqueio do nervo ulnar no nível do punho.

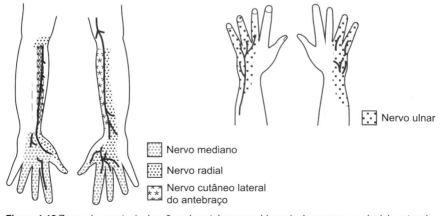

Figura 1.13 Zonas de anestesia da mão e do antebraço por bloqueio dos nervos no nível do cotovelo.

Para **bloqueio do nervo mediano**, palpa-se a artéria braquial na face flexora do cotovelo e introduz-se a agulha, medialmente a ela, em seu mesmo plano anatômico. Procura-se induzir parestesia, introduzindo-se a agulha no conjunto (feixe) neurovascular, e injetam-se 5 mℓ de lidocaína. Muitas vezes é necessária a realização de várias punções para que se consiga o bloqueio (Figura 1.14).

No **bloqueio do nervo radial**, a agulha deve ser introduzida até fazer contato com osso no epicôndilo lateral do úmero, na altura da articulação do cotovelo, entre o supinador longo e o tendão do bíceps. Nesse ponto, injetam-se 5 mℓ de lidocaína, que são mantidos infiltrando-se retrogradamente até o tecido subcutâneo. Com frequência, são necessárias várias punções, todas com contato ósseo, para que se consiga o bloqueio (Figura 1.15).

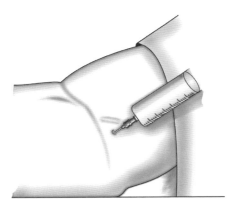

Figura 1.14 Bloqueio do nervo mediano no nível do cotovelo.

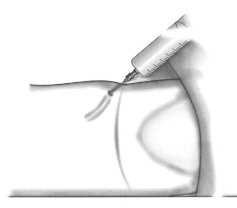

Figura 1.15 Bloqueio do nervo radial no nível do cotovelo.

Para bloqueio dos nervos mediano e radial, o membro superior é mantido em posição ventrodorsal e em extensão.

O **bloqueio do nervo ulnar** é realizado com infiltração de 2 mℓ de lidocaína no sulco do nervo ulnar (canal epitrócleo-olecraniano). Com o antebraço em flexão a 90°, palpa-se o nervo ulnar e introduz-se a agulha até que se consiga parestesia, procurando-se não realizar infiltração no tecido neural, para evitar neurite. Pode-se também conseguir o bloqueio desse nervo por meio da infiltração de 5 a 10 mℓ de lidocaína em todo o sulco do nervo ulnar, o que levará à anestesia após maior tempo de latência (15 a 20 min) do que pela técnica anterior (Figura 1.16).

J. **Anestesia do pênis.** A anestesia peniana pode ser obtida por infiltração dorsal "em botão" junto à sínfise púbica, na linha mediana, e infiltração circular, no mesmo nível, a partir do botão, até a junção do pênis com o escroto, utilizando-se 5 a 8 mℓ de lidocaína sem vasoconstritor. Deve-se completar a infiltração para que seja obtida anestesia total do membro, com cerca de 15 mℓ de anestésico no tecido subcutâneo da junção escrotal, e completa-se o bloqueio com 0,5 a 1,0 mℓ do fármaco no nível do freio balanoprepucial.

K. **Anestesia do cordão espermático.** Atualmente, esse tipo de anestesia vem sendo muito utilizado, devido ao crescente número de intervenções realizadas em nível ambulatorial, nos componentes do cordão espermático (vasectomias, varicoceles, cistos de cordão etc.). A técnica é simples, e obtém-se o bloqueio por meio de apreensão do cordão entre as polpas digitais do indicador e do polegar, no nível do escroto, e injeção de 5 mℓ de lidocaína a 1 ou 2% sem vasoconstritor em seu interior, após botão anestésico cutâneo. Deve-se tomar cuidado ao promover aspiração com o êmbolo da seringa antes da infiltração, para evitar punção inadvertida dos vasos do cordão.

L. **Bloqueio perineal.** O nervo pudendo é responsável pela inervação dessa região e, para se obter uma anestesia eficaz, deve ser bloqueado bilateralmente. Deve-se colocar a paciente em decúbito dorsal, na posição ginecológica, e realizar antissepsia de

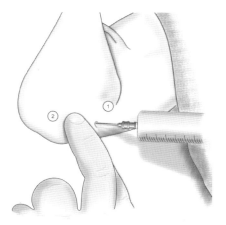

Figura 1.16 Bloqueio do nervo ulnar no nível do cotovelo.

todo o períneo, da região perianal e da raiz da coxa. Palpa-se, então, a tuberosidade isquiática e, após botão anestésico cutâneo, introduz-se a agulha longa (10 cm) medialmente à tuberosidade e perpendicularmente à pele, injetando-se pequena quantidade de solução anestésica (lidocaína a 1%) à medida que a agulha avança. Injetam-se então 10 mℓ do medicamento ao redor do lado anterior e por baixo da tuberosidade, guiando-se, em seguida, a ponta da agulha para o seu lado interno e infiltrando-se aí mais 10 mℓ do anestésico. Completa-se o bloqueio da região perineal infiltrando-se a área a 1,0 cm por fora e paralelamente aos grandes lábios, desde a parte média destes até o monte pubiano. Com esta última manobra, anestesiam-se os nervos ílio-hipogástrico, ilioinguinal e genitocrural, que inervam a pele sobre o monte pubiano e os lábios vaginais (Figura 1.17).

M. **Bloqueio perianal.** Com o aumento dos procedimentos cirúrgicos realizados ambulatorialmente na região perianal (eletrocoagulação e termocoagulação de lesões anais, exérese de mamilos hemorroidários e papilomas, correção de fístulas, cirurgias endoscópicas etc.), a anestesia local dessa região foi dotada de grande importância junto aos especialistas nessa área. A técnica de infiltração exige cuidados especiais de limpeza e antissepsia, devido à contaminação própria da região, que pode induzir abscessos perianais ou do canal pélvico, em indivíduos do sexo feminino. Pode-se obter boa anestesia dessa área pela injeção local de lidocaína a 1%, inicialmente em botão e, em seguida, com infiltração mais profunda, utilizando-se agulhas mais finas e longas. Conseguido o relaxamento do esfíncter anal após o início da anestesia, faz-se então o toque retal com o dedo

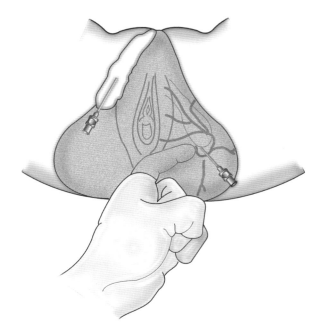

Figura 1.17 Bloqueio perineal e área de anestesia.

indicador esquerdo e, com a seringa na mão direita, pode-se infiltrar até os planos profundos perianais, controlando-se a agulha com a polpa do dedo indicador esquerdo, para prevenir punção retal e contaminação secundária.
N. **Bloqueio dos nervos periféricos do membro inferior.** As lesões nos pés têm maior tendência a complicações infecciosas, e, na tentativa de impedi-las, o tratamento cirúrgico deve ser rigoroso. A abordagem cirúrgica adequada depende de uma anestesia que proporcione conforto ao paciente.

A anestesia por infiltração local no pé é extremamente dolorosa, sobretudo na região plantar, e, quando possível, deve ser evitada. As lesões digitais pequenas podem receber uma anestesia por bloqueio troncular, tal como a realizada para anestesia dos dedos da mão.
1. **Bloqueio no nível do tornozelo.** A melhor anestesia para lesões de tratamento cirúrgico dos pés é o bloqueio no nível do tornozelo. Para um bloqueio completo, devem-se atingir os seguintes nervos: (a) **anteriormente (região dorsal)**: fibular superficial, tibial anterior e safeno interno; (b) **posteriormente (região plantar)**: tibial posterior e safeno externo.

Para a prática do bloqueio, deve-se usar agulha de 25 × 7 e lidocaína a 1% com vasoconstritor. O bloqueio dos nervos anteriores é feito com o paciente em decúbito dorsal e com leve extensão do pé. O bloqueio dos nervos posteriores é realizado com o paciente em decúbito ventral e com o pé em flexão a 90°. A Figura 1.18 mostra esquematicamente as áreas de anestesia correspondentes ao bloqueio dos nervos no nível do tornozelo.

O **bloqueio do nervo safeno interno** é feito com infiltração de 5 a 10 mℓ de anestésico no tecido subcutâneo, próximo à veia safena magna, superiormente ao maléolo interno. Não é necessária parestesia para que se possa proceder à infiltração, e a injeção intravenosa por punção inadvertida da safena deve ser evitada (Figura 1.19). Para **bloqueio do nervo tibial anterior**, deve-se injetar o anestésico (5 a 10 mℓ) entre o tendão do músculo

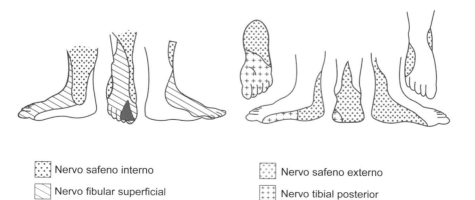

Nervo safeno interno
Nervo fibular superficial
Nervo tibial anterior
Nervo safeno externo
Nervo tibial posterior

Figura 1.18 Zonas de anestesia dos pés por bloqueio dos nervos no nível do tornozelo.

tibial anterior e do extensor do hálux, na porção inferior da face anterior da perna. A agulha deve fazer contato com a superfície óssea da tíbia, e a injeção é feita retrogradamente até o tecido subcutâneo. Deve-se ter o cuidado de não injetar o anestésico intra-arterialmente, em vista da possibilidade de punção inadvertida da artéria tibial anterior (Figura 1.20).

Para **bloqueio do nervo fibular superficial**, faz-se a infiltração de 5 a 10 mℓ de anestésico, "em leque", no tecido subcutâneo, acima da articulação tibiotársica (cerca de 8 cm acima do maléolo lateral), a partir da borda lateral do tendão do músculo extensor longo dos dedos até o tendão do músculo fibular longo (Figura 1.21).

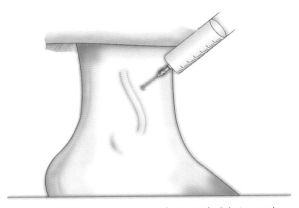

Figura 1.19 Bloqueio do nervo safeno no nível do tornozelo.

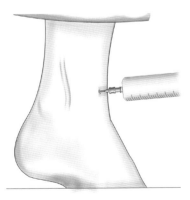

Figura 1.20 Bloqueio do nervo tibial anterior no nível do tornozelo.

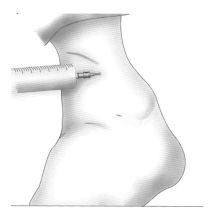

Figura 1.21 Bloqueio do nervo fibular superficial no nível do tornozelo.

O **bloqueio do nervo tibial posterior** é realizado com infiltração de 10 a 12 mℓ de anestésico, retrogradamente, a partir da superfície óssea posterior da tíbia, lateralmente à artéria tibial posterior e medialmente ao tendão do calcâneo (tendão de Aquiles). Deve-se ter cuidado para não injetar o anestésico intravascularmente (Figura 1.22).

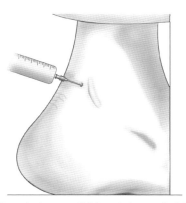

Figura 1.22 Bloqueio do nervo tibial posterior no nível do tornozelo.

Para **bloqueio do nervo safeno externo**, injetam-se 5 a 10 mℓ de anestésico no tecido subcutâneo, a partir da borda lateral do tendão do calcâneo, até o maléolo lateral, tomando-se cuidado para não puncionar a veia safena parva, que acompanha o nervo desde o terço médio da perna (Figura 1.23).

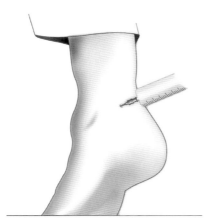

Figura 1.23 Bloqueio do nervo safeno externo no nível do tornozelo.

2. **Bloqueio no nível do joelho.** O único bloqueio que surte resultado nesse nível é o do nervo safeno interno, que se torna subcutâneo na face interna do joelho e acompanha a veia safena interna até o tornozelo. Para bloqueá-lo, faz-se infiltração subcutânea em torno da veia, logo abaixo da face interna do joelho.
O. **Analgesia intra-articular.** Existem na literatura várias revisões que examinaram os efeitos de anestésicos locais e outros fármacos injetáveis no espaço intra-articular para alívio da dor. Em geral, procedimentos diagnósticos menores e procedimentos minimamente invasivos de artroscopia do joelho podem ser realizados utilizando-se os anestésicos locais isoladamente. No entanto, o alívio da dor pós-operatória é de curta duração quando se utilizam anestésicos locais. Portanto, cateteres podem ser inseridos por via intra-articular, a fim de prolongar a analgesia por meio de injeção intermitente ou contínua infusão de anestésicos locais ou medicamentos adjuvantes.
V. **Anestesia locorregional em crianças.** É muito frequente deparar-se, em serviços de urgência, com crianças que necessitam de tratamento de lesões traumáticas agudas, envolvendo suturas ou curativos mais extensos. As opções de utilização de anestesia local ou de anestesia tópica associada à sedação da criança (ou mesmo anestesia geral pura) são sempre debatidas nessas situações.

Diante de um cenário como esse, sempre se deve explicar aos pais ou responsáveis as duas opções, inclusive os riscos e os benefícios de cada uma dessas técnicas, a fim de se obter a participação deles no processo de tomada de decisão sobre a melhor conduta a ser adotada.

O índice de complicações observado com a sedação de pacientes de pouca idade em departamentos de emergência para o tratamento de pequenas lesões é de 2,3% e inclui diminuição da oxigenação, reações paradoxais, vômitos, apneia, demandando ventilação por máscara, laringospasmo, bradicardia e estridor laríngeo. Por outro lado, crianças submetidas a sedação apresentam grau menor de sofrimento durante o procedimento (tanto em termos físicos quanto emocionais), e o trabalho de sutura pode ser feito mais rapidamente e muitas vezes com um cuidado maior.

Assim, apesar de haver complicações pela técnica de sedação e de estatísticas nos EUA mostrarem que a maioria dos pais ou responsáveis prefere a técnica de anestesia local infiltrativa para o tratamento de crianças, as técnicas que envolvem sedação devem sempre ser consideradas e explicadas aos pais e/ou responsáveis, procurando-se obter o consentimento informado para o procedimento.

Bibliografia

Benetti CR. Monheim's local anesthesia and pain control in dental practice. 5. ed. St. Louis, USA: C.V. Mosby, 1974.
Blanke W, Hallern BV. Sharp wound debridement in local anaesthesia using EMLA cream: 6 years' experience in 1.084 patients. Eur J Emerg Med. 2003; 10(3):229-31.
Borgeat A, Aguirre J. Update on local anesthetics. Curr Opin Anaesthesiol. 2010; 23(4):466-71.
Boyce RA, Kirpalani T, Mohan N. Updates of topical and local anesthesia agents. Dent Clin North Am. 2016; 60(2):445-71. doi: 10.1016/j.cden.2015.12.001.
Bussolin L, Busoni P, Giorgi L et al. Tumescent local anesthesia for the surgical treatment of burns and postburn sequelae in pediatric patients. Anesthesiology. 2003; 99(6):1371-5.
Chen AH. Toxicity and allergy to local anesthesia. J Calif Dent Assoc. 1998 Sep; 26(9):683-92.
Coghlan MW, Davies MJ, Hoyt C et al. Antibacterial activity of epidural infusions. Anaesth Intensive Care. 2009; 37:66-9.
Covino B, Vassalo G, Helen G. Anestésicos gerais – mecanismos de ação e uso clínico. Rio de Janeiro: Colina Livraria e Editora, 1985.
Erikson E. Manual ilustrado de anestesia local. Suécia: Astra, 1969.
Fleming JK, Ishida JT, Yamamoto LG. Sedation and local anesthesia preferences of emergency physician parents. Am J Emerg Med. 2000; 18(6):737-8.
Gupta A. Wound infiltration with local anaesthetics in ambulatory surgery. Curr Opin Anaesthesiol. 2010; 23(6):708-13.
Gwetu TP, Chhagan MK. Use of EMLA cream as a topical anaesthetic before venepuncture procedures in field surveys: A practice that helps children, parents and health professionals. S Afr Med J. 2015; 105(7):600-2. doi: 10.7196/SAMJnew.7797.
Hardman JG, Limbird LE. Goodman and Gilman's the pharmacological basis of therapeutics. 9 ed. McGraw-Hill, 1995.
Heavner JE. Local anesthetics. Curr Opin Anaesthesiol. 2007; 20(4):336-42.
Heidegger GW. Atlas de anatomia humana. 3. ed. Rio de Janeiro: Guanabara Koogan, 1978.
Hogan Q. Local anesthetic toxicity: an update. Reg Anesth. 1996; 21(6 Suppl):43-50.
Hollmann MW, Herroeder S, Kurz KS et al. Time-dependent inhibition of G-protein coupled receptor signaling by local anesthetics. Anesthesiology. 2004; 100:852-60.
Knezevic NN, Anantamongkol U, Candido KD. Perineural dexamethasone added to local anesthesia for brachial plexus block improves pain but delays block onset and motor blockade recovery. Pain Physician. 2015; 18(1):1-14.
Koyyalamudi V, Sen S, Patil S et al. Adjuvant agents in regional anesthesia in the ambulatory setting. Curr Pain Headache Rep. 2017; 21(1):6. doi: 10.1007/s11916-017-0604-1.
Nealon TF. Técnica cirúrgica básica. 3. ed. Rio de Janeiro: Interamericana; 1980.
Pena BMG, Krauss B. Adverse events of procedural sedation and analgesia in a pediatric emergency department. Ann Emerg Med. 1999; 43:483-91.
Savassi PR, Fonseca FP. Cirurgia ambulatorial. Rio de Janeiro: Guanabara Koogan; 1979.
Singer AJ, Hollander JE, Quinn JV. Evaluation and management of traumatic lacerations. N Engl J Med. 1997; 337:1142-8.
Sinnot CJ, Garfield JM, Thalhammer JG et al. Addition of sodium bicarbonate to lidocaine decreases the duration of peripheral nerve block in the rat. Anesthesiology. 2000; 93(4):1045-52.
Testut L, Jacob O. Tratado de anatomia topográfica. 8. ed. Barcelona: Salvat; 1977.
Tuckley JM. The pharmacology of local anaesthetic agents. Pharmacology;1994; 4(7):1-3. Disponível em: http://www.nda.ox.ac.uk/wfsa/html/u04/u04_014.htm#mode. Acesso em 13 de dezembro de 2008.
Vermeylen K, Engelen S, Sermeus L et al. Supraclavicular brachial plexus blocks: review and current practice. Acta Anaesthesiol Belg. 2012; 63(1):15-21.
Wolfe JW, Butterworth JF. Local anesthetic systemic toxicity: update on mechanisms and treatment. Curr Opin Anaesthesiol. 2011; 24(5):561-6.
Yamamoto LG, Young LL, Roberts JL. Informed consent and parental choice of anesthesia and sedation for the repair of small lacerations in children. Am J Emerg Med. 1997; 15(3):285-9.

2

FERIDAS
Marco Tulio Baccarini Pires

I. Introdução e conceito. O tratamento das feridas cirúrgicas e traumáticas tem um histórico confuso e complexo, que se inicia por volta do ano 3000 a.C. Já naquela época, pequenas hemorragias eram controladas por cauterização. O uso de torniquetes é descrito desde 400 a.C. Celsus, no início da era cristã, descreveu a primeira ligadura e divisão de um vaso sanguíneo. Já a sutura dos tecidos é documentada desde os séculos 3 e 4 a.C. Com o início da era cristã, essas técnicas "delicadas" de abordagem de ferimentos foram abandonadas. Em 1346, na Batalha de Crécy, França, por exemplo, foram usadas teias de aranha para estancar hemorragias causadas por traumatismos em feridos.

Até a Idade Média, nos casos de agressões e guerras, eram encontrados apenas ferimentos por arma branca; porém, a partir dessa época, com o advento da pólvora, começaram a ser registrados ferimentos muito mais graves, com maior sangramento e destruição tissular. Desse modo, passaram a ser adotados métodos drásticos para estancar hemorragias, como a utilização de óleo fervente, ferro em brasa, incenso e goma-arábica. Logicamente, esses procedimentos aumentaram muito as infecções em feridas em decorrência da necrose tissular que provocavam. A secreção purulenta em um ferimento era indício de "bom prognóstico".

Os métodos "delicados" para tratamento de feridas foram redescobertos pelo cirurgião francês Ambroise Paré (1510-1590) em 1585. Passou-se então a realizar o desbridamento das feridas, a aproximação das bordas, a ligadura dos vasos sangrantes e os curativos, e, principalmente, baniu-se o uso de óleo fervente e de ferro em brasa para diminuir sangramento. Após uma amputação, Paré prescrevia curativos com uma mistura de óleo de terebintina, água de rosas e ovos.

Em 1884, Lister introduziu o tratamento antisséptico das feridas, o que possibilitou um extremo avanço na cirurgia; no século 20, a introdução das sulfas e da penicilina, e, posteriormente, de outros antibióticos, determinou importante redução nas infecções em feridas traumáticas, facilitando o tratamento e a recuperação dos pacientes.

As maiores mudanças no tratamento das feridas traumáticas foram observadas desde meados do século 20 – as novas descobertas revolucionaram o tratamento das lesões traumáticas. Apenas como exemplo, até meados do século, curativos que criavam um "ambiente seco" para os ferimentos eram os mais utilizados; estudos que datam do final do século 20, entretanto, mostraram que um ambiente úmido promoveria uma cicatrização mais rápida.

Atualmente, novos materiais de sutura e curativos que proporcionam um controle mais ativo acerca do meio cicatricial, além da aplicação do estudo da biologia molecular, são fundamentais para o aprimoramento dos processos cicatriciais.

Os pacientes atendidos nos serviços de urgência dos grandes centros urbanos por causa de ferimentos são, em sua quase totalidade, vítimas de agressões ou de acidentes que provocam feridas caracterizadas como **traumáticas**. As lacerações traumáticas ocorrem mais frequentemente em homens jovens, em geral na face, no couro cabeludo ou nas mãos. Mais de 50% de todas as lacerações são causadas por traumatismos contusos, que provocam esgarçamento de tecidos; as demais são provocadas por materiais que levam a cortes na superfície da pele, como metais, vidro e madeira. Apenas uma minoria das lesões é causada por mordidas, por ação tanto humana como animal.

Os objetivos de um tratamento de emergência das feridas são: restaurar a função, reparar a integridade tissular com o melhor resultado cosmético possível e minimizar o risco de infecção. É interessante que esses ferimentos sejam classificados do melhor modo possível, quanto ao tipo, à extensão e às complicações. Não raro, existem conotações médico-legais, por se tratar de casos que envolvem processos criminais, acidentes de trânsito, acidentes de trabalho etc. Nos EUA, o atendimento desse tipo de lesão é o quarto maior motivo de ações legais de reclamação impetradas por pacientes. O médico deve estar apto a identificar, descrever e tratar essas lesões, realizando as anotações no prontuário médico.

Por definição, consideram-se **feridas traumáticas** todas aquelas infligidas, geralmente de modo súbito, por algum agente físico aos tecidos vivos. Podem ser **superficiais** ou **profundas**, dependendo da intensidade da lesão. Conceitualmente, pode-se considerar **superficial** um traumatismo que atinge a pele e o tecido subcutâneo, deixando intacto o plano aponeurótico; pode-se considerar **profundo** o traumatismo que atinge planos vasculares, viscerais, neurais, tendinosos etc.

Os ferimentos decorrentes de traumatismo são causadores de três problemas principais: hemorragia, destruição tissular mecânica e infecção. Como consequência dessas situações, podem ocorrer sequelas e disfunções incapacitantes.

II. **Aspectos biológicos da cicatrização das feridas.** A cicatrização é uma sequência de respostas a sinais, na qual células dos mais variados tipos (epiteliais, inflamatórias, plaquetas e fibroblastos) saem de seu meio natural e interagem, cada qual contribuindo de alguma maneira para que o processo ocorra. Em pessoas bem nutridas e livres de outras patologias, a cicatrização das feridas segue um curso bastante previsível. A cicatrização normal das feridas é uma sequência ordenada de eventos biológicos, os quais representam vários fenômenos que parecem ocorrer simultaneamente. Esses eventos incluem coagulação, inflamação, metabolismo do colágeno, contração da ferida e epitelização.

Os eventos cicatriciais são dinâmicos, de ordem celular, bioquímica e fisiológica. A natureza dinâmica da pele é mais facilmente compreendida quando se avalia a sua divisão em duas camadas: a epiderme e a derme. As células epiteliais na camada basal são responsáveis pelo crescimento mitótico e pela regeneração da epiderme – as células produzidas nesse local gradualmente migram em direção à camada mais externa da pele. Nesse processo, perdem seus núcleos e sofrem um processo de **queratinização**. Nessa camada mais externa, as células são ricas em proteína queratina, que impermeabiliza e protege as camadas mais internas.

A derme é constituída de uma mistura de fibras colágenas e de elastina, interposta a uma matriz de mucopolissacárides. Apresenta imensa vascularização, responsável pelo controle térmico do corpo e pela cor da pele. A derme fornece nutrientes e oxigênio para a epiderme e ajuda na remoção de restos celulares. Folículos pilosos e glândulas sudoríparas e sebáceas têm sua base na derme (onde existe uma rede de nervos e vasos); porém, relacionam-se mais no nível das células da epiderme (Figura 2.1).

Abaixo da derme encontra-se uma camada subcutânea (muitas vezes conhecida como hipoderme), e logo abaixo estão os planos fasciais e musculares.

Sabe-se que a resposta inflamatória que se segue a qualquer lesão tissular é vital para o processo de reparo. Por isso, é correto afirmarmos que, sem resposta inflamatória,

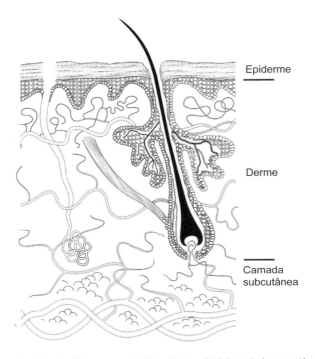

Figura 2.1 Camadas da pele. Observam-se folículo piloso, glândula sudorípara e glândula sebácea.

não ocorrerá cicatrização. A própria lesão tem um efeito considerável no modo de reparo subsequente. Assim, por exemplo, uma ferida cirúrgica limpa, que foi suturada de modo anatômico e de imediato, requer síntese mínima de tecido novo, enquanto uma grande queimadura utiliza todos os recursos orgânicos disponíveis para cicatrização e defesa contra uma possível infecção, com uma importante reação inflamatória no local.

Deve-se enfatizar que a reação inflamatória normal que acompanha uma lesão tecidual é um fator benéfico, pois sem ela não ocorre cicatrização; somente uma reação inflamatória exagerada, muitas vezes acompanhada de infecção, e com grande edema local, é maléfica para a cicatrização de uma ferida, levando a retardo cicatricial. A Figura 2.2 resume os eventos da cicatrização das feridas.

Com o objetivo de facilitar a discussão sobre os eventos que ocorrem no processo de cicatrização, as feridas clínicas serão aqui divididas, de acordo com o **tipo de tratamento realizado**, em: feridas simples fechadas e feridas abertas (com ou sem perda de substância).

Por definição, em relação ao tipo de tratamento realizado, considera-se ferida fechada **aquela que pode ser suturada por ocasião do tratamento**. É a ferida que mais interessa do ponto de vista prático, por ser a mais comumente observada nos ambulatórios de pronto-socorro.

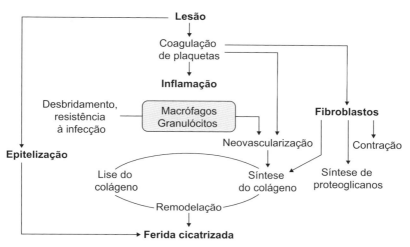

Figura 2.2 Fluxograma da sequência de cicatrização das feridas. (*Fonte*: adaptada de Hunt, 1990.)

Na ferida deixada aberta (não suturada) ou que não recebeu cobertura de enxerto ou curativo, observa-se a formação, no interior da lesão, de um tecido de aspecto granular fino – o chamado tecido de granulação –, que surge cerca de 12 a 24 h após o traumatismo. Nesse tipo de ferimento, passa a ter importância um novo componente – a **contração**, que é a aproximação das bordas da ferida aberta. O responsável por esse fenômeno é o miofibroblasto, uma célula de origem mesenquimal que faz com que a pele circunjacente à ferida se contraia, e não ocorre a produção de uma "pele nova" para recobrir o defeito. A força da contração da ferida provavelmente é gerada pelos feixes de actina existentes nos miofibroblastos. Essa força é transmitida às bordas da ferida por ligações entre células e entre as células e o tecido matricial local.

A contração é máxima nas feridas deixadas abertas, podendo inclusive ser patológica (ocasionando deformidades e prejuízos funcionais), dependendo do local do ferimento e da extensão da lesão. Recobrir uma ferida com um curativo ou com um enxerto de pele é uma boa maneira de evitar a contração patológica.

Excisões repetidas das bordas da lesão ("avivamento" das bordas) diminuem bastante o fenômeno da contração, fazendo com que a proliferação das células epiteliais seja mais ordenada e que a cicatriz final tenha mais força (normalmente, a cicatriz epitelizada de uma ferida que foi deixada aberta e que cicatrizou por segunda intenção é bastante frágil).

Glândulas sudoríparas e sebáceas e folículos pilosos favorecem a formação de uma junção bastante forte entre a epiderme e a derme; como essa estrutura não existe na cicatriz da ferida deixada aberta, sua ausência contribui para a pequena resistência dessa epiderme. A enxertia precoce e a técnica de fechamento retardado das feridas (no segundo ou no terceiro dia após a lesão, caso não se observe infecção) são também boas maneiras de se evitar a contração patológica nas feridas deixadas abertas.

Não se devem confundir os termos **contração** e **retração**. Retração refere-se à retração tardia da cicatriz (**retração cicatricial**), que ocorre principalmente em determinadas circunstâncias, como queimaduras e lesões em regiões de dobras de pele.

Na sequência da cicatrização das feridas fechadas, temos a ocorrência de três fases: **fase inflamatória, fase proliferativa** e **fase de maturação**. Todas as três fases podem ocorrer simultaneamente, e as fases com seus processos individuais podem se sobrepor.

A. Fase inflamatória. A resposta imediata ao traumatismo é a **fase inflamatória** (também chamada de **reacional**). As defesas orgânicas estão direcionadas a limitar os danos e prevenir outras lesões. Nessa fase, existe vasoconstrição local, fugaz, que é logo substituída por vasodilatação. Ocorrem aumento da permeabilidade capilar e extravasamento de plasma próximo ao ferimento. A histamina é o mediador inicial que promove essa vasodilatação e o aumento da permeabilidade, e tem efeito curto (30 min). É liberada de várias células encontradas no local: mastócitos, granulócitos e plaquetas. Vários outros fatores têm sido implicados na manutenção do estado de vasodilatação que se segue a essa fase inicial; entretanto, parece serem as prostaglandinas (liberadas das células locais) as responsáveis pela continuidade da vasodilatação e pelo aumento da permeabilidade.

Pesquisas têm atribuído extraordinária responsabilidade às plaquetas no início da fase inflamatória da cicatrização. A ativação plaquetária e a coagulação limitam a perda de sangue e originam substâncias ativas que fazem com que os fibroblastos e as células endoteliais entrem em um modo de reparação. A formação de um coágulo estável tanto serve para cobertura temporária do ferimento como origina matriz provisória em seu interior, capaz de prover a matriz temporária para facilitar a migração celular no interior da ferida.

A migração de leucócitos no interior da ferida é intensa, graças ao aumento da permeabilidade capilar. Inicialmente, predominam granulócitos, que, após algumas horas, são substituídos por linfócitos e monócitos. Fatores do complemento, tais como C5a e leucotrieno B_4, promovem aderência de neutrófilos e quimioatração. A combinação de vasodilatação intensa e aumento da permeabilidade capilar leva ao surgimento dos achados característicos da inflamação: rubor, tumor (edema), calor e dor.

Evidências sugerem que a migração de células polimorfonucleares requer interações intensas relacionadas com a adesividade entre **integrinas** b_1 e b_2 e componentes da matriz extracelular. As **integrinas** são proteínas de adesão encontradas na membrana celular. A integrina faz parte da constituição do hemidesmossomo, de modo que une a placa de ancoragem com a fibrinina (proteína encontrada na lâmina basal). Além disso, as integrinas têm também a função de atuar como transdutores de sinais para o interior da célula. As integrinas são cruciais para a motilidade celular, necessárias na inflamação e na cicatrização normal. Atuam, ainda, no desenvolvimento embrionário e nas metástases tumorais.

O macrófago é a célula crucial para o processo cicatricial, no sentido de que promove a liberação de citocinas e estimula muitos processos subsequentes da cicatrização. Os macrófagos surgem na ferida ao mesmo tempo em que os neutrófilos desaparecem. Os monócitos, ao lisarem tecidos lesionados, dão origem a macrófagos, que, por sua vez, fagocitam detritos e destroem bactérias. Sabe-se que os monócitos e os macrófagos desempenham papel importante na síntese do colágeno; na ausência desses dois tipos de célula, ocorre intensa redução na deposição de colágeno no interior da ferida.

Agentes inibidores das prostaglandinas, como a indometacina, diminuem a resposta inflamatória ao evitarem a manutenção do estado de vasodilatação; consequentemente, podem levar a uma desaceleração da cicatrização.

B. Fase proliferativa (regenerativa ou reparativa). Consiste em reepitelização, síntese da matriz (fibroplasia) e neovascularização (angiogênese), para diminuir o grau de isquemia local produzida pelo traumatismo.

A reepitelização das feridas começa horas após o traumatismo. Enquanto a fase inflamatória ocorre na profundidade da lesão, nas bordas da ferida suturada começam a surgir novas células epiteliais que para lá migram. Dessa maneira, em 24 a 48 h, toda a superfície da lesão está recoberta por células epiteliais. Finalmente, com o passar dos dias, as células da superfície se queratinizam.

Em resposta à lesão, fibroblastos – células com formato de agulha e núcleos ovalados, derivados de células mesenquimais locais, residentes nos tecidos adjacentes – proliferam por 3 dias e, no 4º dia, migram para o local do ferimento. No 10º dia, os fibroblastos tornam-se as células predominantes no local.

Os fibroblastos têm quatro diferentes atuações no interior de uma ferida: primeiro, proliferar; depois, migrar; em seguida, secretar colágeno, o tecido matricial da cicatriz; e, por último, formar feixes espessos de actina, como miofibroblastos.

A matriz que se forma inicialmente no interior de uma ferida tem como componentes a fibrina fibronectina e o glicosaminoglicano ácido hialurônico. Este fornece à matriz uma facilidade maior para que a migração celular ocorra.

A rede de fibrina que se forma no interior da ferida serve como orientação para a migração e o crescimento dos fibroblastos, fornecendo a eles o suporte necessário. O fibroblasto não tem capacidade de lisar restos celulares; assim, tecidos macerados, coágulos e corpos estranhos constituem uma barreira física à sua proliferação, com consequente retardo da cicatrização. Daí a necessidade absoluta de se realizar um bom desbridamento mecânico de qualquer lesão, removendo-se tecidos necrosados, corpos estranhos, coágulos etc.

Ao avanço dos fibroblastos segue-se neoformação vascular intensa. Essa angiogênese tem papel crucial para o sucesso da cicatrização das feridas. Acredita-se, atualmente, que a angiogênese seja regulada por fatores de crescimento locais, entre eles o fator de crescimento de fibroblasto básico (**bFGF**). Os monócitos e os macrófagos também estão associados à produção de fatores estimulantes da neoformação vascular. As células que dão origem a esses novos capilares provêm do endotélio de vênulas intactas (não lesionadas) que se encontram próximo ao ferimento.

O número de fibroblastos diminui progressivamente até a 4ª ou 5ª semanas após a lesão. Nesse período, a rede de neovascularização já se definiu por completo.

O colágeno, secretado pelos fibroblastos, proporciona força e integridade aos tecidos do corpo. Dessa maneira, quando há necessidade de um reparo tissular, é exatamente na deposição e no entrecruzamento do colágeno que irá se basear a força da cicatriz.

C. Fase de maturação (remodelamento). Essa fase final é o período da contração da cicatriz, com a formação das ligações de colágeno, contração e perda do edema.

O colágeno, uma proteína insolúvel existente em todos os animais vertebrados, é secretado pelos fibroblastos em uma configuração do tipo "hélice tripla". Mais de metade da molécula é composta por apenas três aminoácidos: glicina, prolina e hidroxiprolina.

Para a síntese das cadeias de colágeno, é necessária a hidroxilação da prolina e da lisina. Essa hidroxilação, que ocorre no nível dos ribossomos, requer enzimas específicas, as quais necessitam de vários cofatores (p. ex., oxigênio, ascorbato, ferro e alfacetoglutarato). Desse modo, é fácil entender por que a deficiência de ácido ascórbico ou a hipoxemia podem levar ao retardo da cicatrização, pela menor produção de moléculas de colágeno.

As primeiras fibras de colágeno surgem na profundidade da ferida, cerca de 5 dias após o traumatismo. Com o passar dos dias, feixes de colágeno dispostos ao acaso vão gradativamente ocupando a profundidade do ferimento. Esses feixes originam uma estrutura bastante densa e consistente: a cicatriz. Com o aumento do número de fibras colágenas na cicatriz, esta se vai tornando mais resistente. Feridas cutâneas, por exemplo, continuam a ganhar resistência de modo constante por cerca de 4 meses após a lesão.

O controle da síntese do colágeno continua sendo de difícil explicação. Sabe-se que o processo dessa síntese depende particularmente do oxigênio.

As feridas musculares adquirem resistência mais lentamente; os tendões são ainda mais lentos do que os músculos nesse ganho de resistência. Apesar dessa recuperação da resistência, quase nunca a cicatriz adquire a mesma resistência do tecido original; a cicatriz tem também menor elasticidade do que o tecido que veio substituir.

A fase de maturação não tem um final definido – sua duração varia conforme o local da lesão, a profundidade, o tipo do tecido lesionado e se existem ou não as deficiências já descritas anteriormente (oxigenação, ácido ascórbico etc.).

Sabe-se ainda que as cicatrizes continuam se remodelando com o passar dos meses e anos, sofrendo progressivas alterações em seu volume e sua forma. Essa remodelação ocorre por meio da degradação do colágeno, que é mediada pela enzima colagenase. A degradação do colágeno é tão importante quanto a sua síntese no reparo das feridas, para evitar entrecruzamento desordenado de fibras e a formação de uma cicatriz excessiva. Em certas condições patológicas (p. ex., queloides, cirrose hepática e feridas intra-abdominais), observa-se exatamente deposição exagerada de colágeno não destruído pela colagenase.

Existem 19 tipos distintos de colágeno. Os de tipos I e III são os principais colágenos em forma de fibrilas que compõem a matriz extracelular da pele. O de tipo III é o mais encontrado inicialmente nas feridas; com o passar do tempo, mais colágeno de tipo I vai sendo depositado na ferida. Ele é o mais encontrado, tanto em ferimentos mais antigos como na pele normal.

III. **Tipos de cicatrização das feridas**
   A. **Cicatrização por primeira intenção.** É aquela que ocorre quando as bordas de uma ferida são aproximadas – o método mais comum é a sutura. A contração, nesses casos, é mínima, e a epitelização começa a ocorrer dentro de 24 h, ficando a ferida fechada contra contaminação bacteriana externa.
   B. **Fechamento primário retardado.** Em uma lesão intensamente contaminada, o fechamento deve ser protelado até que se verifiquem as respostas imunológicas e inflamatórias do paciente. Utilizam-se ainda antibióticos e curativos locais. No 2º ou 3º dias, ao se observar que o ferimento não apresenta contaminação, poderá ser realizado o seu fechamento.

   Um exemplo de fechamento primário retardado seria a utilização desse procedimento após a remoção de um apêndice supurado – uma cirurgia na qual o índice de abscessos de parede pós-operatórios é alto, quando é utilizado o fechamento primário simples (primeira intenção) (Capítulo 31, *Abdome Agudo*).

Confirmada, em torno do 3º dia, a ausência de infecção de pele ou de tecido subcutâneo, procede-se à sutura desses planos.
C. **Fechamento por segunda intenção.** É a cicatrização por meio de processos biológicos naturais. Ocorre nas grandes feridas abertas, principalmente naquelas em que há perda de substância tecidual. Nesse tipo de ferida, a contração é um fenômeno que ocorre mais intensamente, como já explicado.
IV. **Fatores que influem na cicatrização das feridas.** Sabemos que são vários os fatores que podem levar a alteração na cicatrização das feridas, sejam eles ligados ao tipo de traumatismo, ao próprio paciente, a algum tratamento em curso ou a algum tipo de medicação em uso.
   A. **Nutrição.** Ocorre retardo na cicatrização de feridas em doentes extremamente desnutridos (quando a redução do peso do paciente ultrapassa um terço do peso corporal normal). É bem estabelecida a relação entre cicatrização ideal e um balanço nutricional positivo do paciente.
   B. **Infecção.** Quase todas as feridas correm risco de ter a sua cura comprometida em razão de exsudação excessiva, edema, presença de contaminantes e de mediadores inflamatórios. Se a contagem bacteriana em um ferimento exceder a 10^5 microrganismos por grama de tecido, ou se quaisquer estreptococos beta-hemolíticos estiverem presentes, a ferida não irá cicatrizar. Feridas comprometidas têm o potencial de desenvolver complicações, que podem levar a cicatrização retardada, hospitalização prolongada e reinternações mais frequentes. Em geral, acredita-se que a colonização da ferida ocorre quando as bactérias da superfície da lesão começam a se replicar e aumentar sua atividade metabólica. O aumento bacteriano eleva os requisitos metabólicos, estimula um ambiente pró-inflamatório e propicia a migração de monócitos, macrófagos e leucócitos – todos podem ter impacto negativo na cicatrização de feridas. As bactérias também secretam citocinas prejudiciais que podem levar a vasoconstrição e diminuição do fluxo sanguíneo. Assim, o controle ou prevenção de infecções é essencial para que o processo normal de cura de feridas possa ocorrer.
   Pacientes que se apresentem com sepse terão influência negativa na cicatrização dos ferimentos. A sepse representa uma das ameaças mais formidáveis para o sucesso cicatricial. O quadro pode apresentar-se inicialmente como um local de colonização bacteriana a partir do local da lesão traumática, com reação sistêmica mínima; ou evoluir com uma síndrome de resposta inflamatória sistêmica, a principal causa de mortalidade de pacientes criticamente enfermos.
   C. **Depressão imunológica.** A ausência de leucócitos polimorfonucleares pode, pelo retardo da fagocitose e pela lise de restos celulares, prolongar a fase inflamatória e predispor a infecção. Além disso, no caso específico da ausência de monócitos, sabe-se que a formação de fibroblastos estará prejudicada.
   D. **Oxigenação.** A síntese do colágeno depende de oxigênio para formação de resíduos hidroxiprolil e hidroxilisil. A anoxia, até mesmo temporária, pode levar à síntese de um colágeno pouco estável, com formação de fibras de menor força mecânica. Além disso, feridas em tecidos isquêmicos apresentam-se mais frequentemente com infecção do que feridas em tecidos normais.
   E. **Volume circulante.** A hipovolemia e a desidratação levam a menor velocidade de cicatrização e menor força da cicatriz. Entretanto, a anemia, por si só, não altera a cicatrização.
   F. **Diabetes.** A síntese do colágeno diminui bastante diante da deficiência de insulina, como se pôde comprovar em experimentos em modelo animal. São também

menores a proliferação celular e a síntese do DNA, o que explica a menor velocidade de cicatrização no paciente diabético. Além disso, existe o componente de microangiopatia cutânea, que acarreta menor fluxo tissular e, consequentemente, menor oxigenação e menor pressão de perfusão local. Infecção da ferida é um sério problema nesses pacientes. Ademais, no paciente diabético pode ainda ser encontrado o componente de arteriosclerose, que agrava ainda mais o quadro.

G. **Arteriosclerose e obstrução arterial.** Também levam a um fluxo menor para o local do ferimento, com retardo cicatricial. Em alguns pacientes, como já comentamos, a arteriosclerose associa-se a microangiopatia diabética, principalmente nos mais idosos, com lesões principalmente nos membros inferiores.

H. **Uso de esteroides.** Os esteroides têm efeito anti-inflamatório potente, fazendo com que a cicatrização se proceda de maneira mais lenta, sendo a cicatriz final também mais fraca. A contração e a epitelização tornam-se muito inibidas.

I. **Quimioterapia.** Os agentes quimioterápicos atuam em várias áreas, retardando a cicatrização: levam a neutropenia (predispondo a infecção), inibem a fase inflamatória inicial da cicatrização (ciclofosfamida) e interferem na replicação do DNA, como também nas mitoses celulares e na síntese proteica.

J. **Radiação.** A radiação leva a arterite obliterante local, que, por sua vez, causa hipoxia tecidual. Há diminuição na população de fibroblastos e, em consequência, menor produção de colágeno. As lesões por radiação devem ser excisadas em suas bordas avivadas e, em seguida, tratadas.

K. **Politraumatismo.** Um paciente politraumatizado, em choque, com hipovolemia e hipoxemia tecidual geral, é um bom candidato a ter seus ferimentos superficiais infectados. Se isso ocorrer, haverá retardo cicatricial. Quanto mais grave e prolongado o estado de choque, maior será a dificuldade de cicatrização de lesões múltiplas. O traumatismo também predispõe os pacientes a complicações na ferida, especialmente em decorrência de imunossupressão pós-traumática. Este fenômeno expõe o paciente ao risco de infecção microbiana e, finalmente, sepse generalizada.

L. **Tabagismo.** A associação entre o consumo de cigarros e retardo na cicatrização é bem reconhecida. Os efeitos já documentados dos componentes tóxicos do cigarro – particularmente a nicotina, o monóxido de carbono e o cianido de hidrogênio – sugerem vários mecanismos potenciais pelos quais o fumo pode determinar retardo cicatricial. A nicotina é um vasoconstritor que reduz o fluxo sanguíneo para a pele, resultando em isquemia tissular. A nicotina também aumenta a aderência plaquetária, favorecendo a ocorrência de trombose da microcirculação. Além disso, ela também reduz a proliferação de hemácias, fibroblastos e macrófagos. Já o monóxido de carbono diminui o transporte e o metabolismo do oxigênio. O cianido de hidrogênio inibe os sistemas enzimáticos necessários ao metabolismo oxidativo e ao transporte de oxigênio em nível celular. Clinicamente, tem sido observada cicatrização mais lenta em tabagistas portadores de feridas traumáticas, doenças de pele e submetidos a cirurgias. Aos tabagistas deve-se recomendar que parem de fumar antes de cirurgias eletivas ou quando estiverem se recuperando de ferimentos resultantes de traumatismo, doenças diversas da pele ou de cirurgia de emergência.

V. **Classificação.** As feridas podem ser classificadas de várias maneiras. Se as relacionarmos com o tempo de traumatismo, serão chamadas de **agudas** ou **crônicas**; já se forem abordadas de acordo com o meio ou o agente causal das lesões, as feridas poderão ser classificadas segundo sua apresentação, como: incisas, cortocontusas, perfurantes, perfurocontusas, lacerocontusas, perfuroincisas, escoriações, equimoses e hematomas e bossas sanguíneas.

As feridas **contusas** resultam da ação de instrumento contundente; as feridas **cortantes** ou incisas são resultado da ação de instrumento cortante, e assim sucessivamente. Uma ferida **cortocontusa** resulta da ação de um instrumento contundente que provoque contusão e corte no local.

A. Feridas incisas. São provocadas por instrumentos cortantes, tais como navalha, faca, lâmina de bisturi, lâminas de metal ou de vidro etc. O traumatismo é causado pelo deslocamento sob pressão do instrumento na pele. Suas principais características são: predomínio do comprimento sobre a profundidade; bordas regulares e nítidas, geralmente retilíneas; o tônus tecidual e sua elasticidade fazem com que as bordas da lesão se afastem uma da outra.

Podemos subdividir as feridas incisas em três tipos: (a) simplesmente incisas – nestas, o instrumento penetra a pele perpendicularmente; (b) incisas com formação de retalhos – o corte é biselado, com formação de um retalho pediculado, e o instrumento penetra de maneira oblíqua à pele; (c) com perda de substância – nestas, certa porção do tecido é destacada.

Em uma ferida incisa, o corte começa e termina a pique, fazendo com que exista profundidade igual de um extremo a outro da lesão (como na ferida cirúrgica); nas chamadas feridas cortantes, as extremidades da lesão são mais superficiais, enquanto a parte mediana do ferimento é mais profunda.

B. Feridas cortocontusas. Em um ferimento cortocontuso, o instrumento causador da lesão não tem gume tão acentuado como no caso das feridas incisas; um exemplo seria um corte por enxada no pé – é a força do traumatismo que causa a penetração do instrumento. Uma ferida cortocontusa pode ser ocasionada por um instrumento que não tenha nenhum gume, mas que, pela força do impacto, faz com que ocorra a solução de continuidade da pele.

C. Feridas perfurantes. São provocadas por instrumentos longos e pontiagudos, tais como agulhas, pregos, alfinetes etc., podendo ser superficiais ou profundas. Quando uma ferida perfurante adentra uma cavidade do corpo (p. ex., a cavidade peritoneal), receberá o nome de **cavitária**. Uma ferida perfurante pode ainda ser transfixante, ao atravessar um membro ou órgão. A gravidade de um ferimento perfurante varia de acordo com o órgão acometido. Um exemplo caracteristicamente marcante seria a perfuração do coração por um estilete, que pode causar a morte do paciente. O mesmo estilete, se penetrar em outro local (p. ex., na face lateral da coxa), pode não trazer consequência maior.

D. Feridas perfurocontusas. São causadas principalmente por projéteis de arma de fogo. Suas principais características são:
1. O orifício de entrada de uma bala apresenta uma orla de contusão e uma orla de enxugo; se o tiro tiver sido à queima-roupa, bem próximo do paciente, ocorrerá também uma zona de chamuscamento ou de tatuagem. O orifício de saída geralmente é maior do que o de entrada; não apresenta orla de contusão e de enxugo; muitas vezes, próximo ao orifício de saída, existem fragmentos de tecidos orgânicos e outros materiais (pano, couro etc.), carreados pela bala.
2. Cargas de chumbo (ferimentos por cartucheira) provocam um tipo de ferida perfurocontusa um pouco diferente: neste caso, a lesão também tem um componente de laceração, pois inúmeros projéteis atingem uma área pequena do corpo do paciente.

E. **Feridas lacerocontusas.** Os mecanismos mais frequentes são: (a) compressão, em que a pele, sob ação de uma força externa, é esmagada de encontro ao plano subjacente; e (b) tração, em que ocorrem rasgo ou arrancamento de tecido, como em uma mordedura de cão.

Como características das feridas lacerocontusas, são descritos: bordas irregulares infiltradas de sangue; ângulos em número de dois ou mais; e existência de bridas ("pontes") de pele ou de vasos sanguíneos unindo os dois lados da lesão.

São frequentes as complicações sépticas devido à ocorrência de necrose tecidual.

F. **Feridas perfuroincisas.** São provocadas por instrumentos perfurocortantes, ou seja, que têm ao mesmo tempo gume e ponta (p. ex., um canivete, um punhal).

As lesões podem ser superficiais ou profundas e, tal como nas feridas perfurantes, recebem o nome de cavitárias ao atingirem as cavidades serosas do corpo.

G. **Escoriações.** Ocorrem quando a lesão surge de forma tangencial na superfície da pele, com arrancamento de pele. Um exemplo comum seria o de uma queda com deslizamento sobre uma superfície irregular, como no asfalto.

H. **Equimoses e hematomas.** Nas equimoses, não ocorre solução de continuidade da pele, mas os capilares se rompem, proporcionando um extravasamento de sangue para os tecidos.

O hematoma se forma quando o sangue que extravasa pelo processo descrito forma uma cavidade.

I. **Bossas sanguíneas.** São hematomas que vêm a constituir uma saliência na superfície da pele. Ocorrem com frequência, por exemplo, no couro cabeludo.

VI. **Tratamento.** Os objetivos a serem alcançados quando se trata um ferimento traumático são bastante simples: evitar infecção e buscar alcançar um resultado bom, tanto no plano funcional como no estético. Esses objetivos são alcançados com redução da contaminação tecidual, desbridamento de tecido desvitalizado, restauração da perfusão e fechamento cuidadoso da pele.

Quando se atende uma vítima de ferimento traumático, realiza-se uma anamnese sucinta, procurando-se determinar a causa e as condições em que ocorreram as lesões. Deve-se procurar saber a respeito de: uso de medicamentos (mais especificamente anticoagulantes, corticosteroides e fármacos imunossupressores); passado de alergia a medicamentos; diabetes; insuficiência renal crônica; estado de imunização contra tétano; exposição potencial a raiva; existência potencial de corpos estranhos; ocorrência de lesões associadas; possibilidade de acompanhamento ambulatorial; compreensão do paciente quanto às orientações fornecidas. Deve-se observar que, nos EUA, a falha em diagnosticar um corpo estranho é a 5ª causa de ações judiciais de pacientes contra médicos dos setores de emergência.

É importante que seja feito um exame clínico geral objetivo, observando-se as mucosas, a pulsação, a pressão arterial, ausculta cardíaca e respiratória, para que sejam descartados fatores complicantes em relação ao tratamento que será estabelecido. O ferimento deve ser avaliado quanto à destruição tissular presente e ao grau de contaminação e lesão a estruturas subjacentes (músculos, tendões, ossos etc.). Para examinar o interior da ferida, devem-se usar luvas de procedimento descartáveis ou luvas estéreis. A fim de evitar contaminação adicional da lesão, proveniente da boca do examinador, este deve procurar guardar uma distância adequada do ferimento ou usar máscara cirúrgica. A ferida deve ser examinada meticulosamente. Iluminação adequada e controle do sangramento são necessários para identificar possíveis corpos estranhos e lesões a estruturas vitais, como nervos, vasos e tendões. Feridas em locais de articulações e tendões devem ser avaliadas do ponto de vista funcional, solicitando-se ao paciente que realize os movimentos correspondentes. Também deve ser efetuada uma avaliação sensorial. Os passos do tratamento deverão obedecer à ordem a seguir:

A. **Classificação da ferida.** Verificamos há quanto tempo ocorreu o ferimento, se existe ou não perda de substância, se há penetração em cavidades, se há perda funcional ou se existem corpos estranhos. A realização de exames complementares (p. ex., radiografias ou exames de laboratório) deverá ser feita na medida do necessário, avaliando-se caso a caso.

B. **Realização da antissepsia.** A limpeza **grosseira** inicial da ferida pode ser feita com água corrente. Alguns trabalhos procuraram verificar a contaminação bacteriana da água corrente usada para limpeza de ferimentos. Verificou-se que bactérias patogênicas não foram isoladas de amostras de água corrente com qualidade semelhante à da água filtrada (na Inglaterra), e a conclusão desses trabalhos é de que a água que pode ser bebida pode ser usada para lavar ferimentos traumáticos. Nos EUA, estudos feitos em animais não mostraram diferenças na população bacteriana entre ferimentos lavados com água sob pressão (usando-se técnica semelhante à da irrigação com soro fisiológico sob pressão) e ferimentos lavados com a própria soro fisiológico injetado no local. Faltam, porém, estudos clínicos confiáveis para se comprovar ser esta uma técnica segura.

Antes de dar início à manipulação do ferimento, o cirurgião deve proceder à lavagem e escovação das mãos, usando produtos como iodopovidona (PVP-I) ou clorexidina.

Ao redor da ferida, na maior parte dos casos é suficiente a limpeza com PVP-I ou clorexidina; esses produtos serão removidos posteriormente com irrigação de soro fisiológico. A limpeza ao redor do ferimento remove as bactérias da pele, responsáveis por grande parte das infecções observadas nas suturas de ferimentos traumáticos. A remoção dos pelos ao redor do ferimento facilita a limpeza e a sutura, devendo ser feita com tesoura ou tonsura (o uso de lâmina de barbear para fazer raspagem dos pelos pode aumentar a taxa de infecção local). Não se deve remover a sobrancelha, pois pode ocorrer crescimento irregular posteriormente.

O ferimento deve ser meticulosamente limpo, sendo feita irrigação da lesão com soro fisiológico. A utilização de uma esponja ou gaze estéril com compostos como sabão antisséptico (Soapex®), clorexidina, PVP-I ou similares pode ser feita para limpeza de ferimentos muito sujos, que impliquem alto risco de contaminação (p. ex., ferimentos provocados por mordeduras de animais e feridas com resíduos de terra e material fecal), desde que tais produtos sejam **completamente removidos** em seguida, por irrigação abundante de soro fisiológico. Água oxigenada é um bom agente para remoção de coágulos de ferimentos maiores, do tipo laceração. Entretanto, o contato direto com a superfície lesionada deve ser evitado, pelo fato de a água oxigenada provocar necrose celular; seu uso deve ser limitado **ao redor** do ferimento. Caso ocorra contato da água oxigenada com a lesão, deve-se irrigar novamente o ferimento com soro fisiológico.

A irrigação vigorosa de uma ferida, utilizando-se soro fisiológico sob pressão em *bolus*, injetado por seringas de 35 a 65 mℓ de capacidade, e agulhas de calibre 19 a 21, é um método bastante eficaz para diminuir a contagem bacteriana no interior do ferimento. O volume médio de soro fisiológico injetado em uma lesão deve ser de aproximadamente 150 a 250 mℓ. Essa técnica tem-se mostrado bastante eficaz na prática e gera pressões de 15 a 40 psi (libras/polegada^2).

Em laboratório, verifica-se que pressões de 8 psi são capazes de remover bactérias de um ferimento. Pressões maiores podem causar traumatismo local, dependendo do tipo de tecido no qual é aplicado o soro sob pressão. Entretanto, o imenso benefício da irrigação de um ferimento contaminado usando-se soro sob pressão suplanta esse risco; o cirurgião deve ser cuidadoso ao realizar a irrigação, exercendo, pois, a pressão mais adequada a cada local e situação.

O uso de frascos plásticos de soro fisiológico, sobre os quais é exercida pressão manual, conectados a agulhas de calibre 19 (ou perfurados pelas agulhas), tem o potencial de gerar pressões de 2,0 a 5,5 psi. Apesar da falta de um estudo clínico a respeito, a maioria dos autores recomenda pressões de impacto de irrigação de 5 a 8 psi em ferimentos traumáticos. Assim, como a técnica com o uso de pressão aplicada nos frascos de soro fisiológico gera no máximo 5,5 psi, é possível concluir que esta técnica estará desaconselhada caso haja necessidade de irrigação de alta pressão (a irrigação com alta pressão está indicada, p. ex., em ferimentos contaminados da extremidade inferior).

Sabe-se, entretanto, que mesmo a irrigação de um ferimento com soro fisiológico sob baixa pressão é capaz de remover coágulos macroscópicos e contaminantes, desde que seja usada maior quantidade de soro (1 ℓ). Autores que aplicaram esta técnica de irrigação com soro fisiológico sob baixa pressão obtiveram taxas de infecção de apenas 1,1%.

C. **Anestesia.** Este procedimento varia para cada tipo de ferida, ou seja, desde uma simples infiltração de anestésico local até anestesia geral. O uso de lidocaína tamponada ou de lidocaína aquecida torna menos doloroso o processo de anestesia local, e essas técnicas podem ser utilizadas em feridas traumáticas sem aumentar as taxas de infecção (Capítulo 1, *Anestesia Local e Regional*, para informações mais abrangentes acerca dos agentes e técnicas anestésicas).

D. **Hemostasia, exploração e desbridamento.** Nas hemorragias, a conduta varia de acordo com a gravidade da lesão e o local em que se encontra o paciente (via pública, rodovia, hospital etc.). Fora do ambiente hospitalar, quando ocorre sangramento externo importante, a primeira medida a ser tomada é **compressão** da lesão. No hospital, em casos de hemorragia simples, bastam **pinçamento** e ligadura do vaso. A técnica de **garroteamento** com manguito pneumático é uma boa opção para lesões nos membros. Devemos lembrar, entretanto, que, nesse caso, o manguito não deve permanecer insuflado por mais de 30 min. O uso de torniquete aplicado na raiz dos membros é contraindicado devido ao alto número de complicações que provoca, notadamente trombose venosa profunda e lesões neurais.

A exploração da ferida é o passo seguinte após realização da hemostasia. Verifica-se até que ponto houve lesão; em seguida, procede-se ao desbridamento da lesão, removendo-se partes necrosadas e corpos estranhos.

E. **Sutura da lesão.** A maioria das lesões deveria ser suturada primariamente, com aproximação das bordas da lesão, a fim de reduzir o desconforto do paciente e acelerar a cicatrização.

A sutura cirúrgica constitui o método mais frequentemente adotado para se obter o fechamento de feridas. Alternativas à sutura incluem técnicas que impliquem o uso de adesivos tissulares, grampeamento e fitas adesivas. A escolha específica do material para fechamento de lesões depende da localização do ferimento, da função que se espera obter e da preferência individual do médico e do paciente.

As suturas promovem um fechamento seguro e meticuloso das lesões, mas a sua realização está associada à ocorrência de dor, medo e risco aumentado de infecção. Assim, algumas lacerações simples e superficiais podem ser deixadas abertas para fechamento por segunda intenção, dependendo do local de sua ocorrência, de sua profundidade, e se são de tamanho menor que 2 cm; seu tratamento é realizado de modo mais rápido e menos doloroso, com a utilização de curativos com fitas adesivas ou adesivos tissulares.

Ao se decidir pela realização de um procedimento de sutura, este deve ser iniciado pelos planos mais profundos, diminuindo os espaços mortos e aliviando a tensão; em seguida, realiza-se a aproximação das bordas da lesão em sua superfície. Para a musculatura, utilizam-se fios absorvíveis de ácido poliglicólico (Dexon®) ou de poliglactina (Vicryl®), 2-0 ou 3-0. Essa sutura é feita com pontos separados em X ou em U. Em geral, não há necessidade de suturar separadamente a aponeurose em ferimentos encontrados ambulatorialmente, sendo ela englobada na sutura muscular. Caso se faça a sutura da aponeurose separadamente, poderão ser utilizados fios absorvíveis ou não absorvíveis, indistintamente (Figura 2.3).

Na sutura do tecido celular subcutâneo, utilizam-se fios absorvíveis (categute simples ou poliglactina), 2-0, 3-0 ou 4-0, com pontos separados. A pele é suturada com fio não absorvível 3-0 a 6-0, dependendo da região (p. ex., na face utiliza-se fio 6-0, monofilamentado) (Figura 2.4). Nos últimos anos, os fios absorvíveis não sintéticos de categute vêm sendo cada vez menos utilizados, devido aos problemas de reação local que podem causar. A aproximação de espaços subcutâneos com pontos em excesso poderá favorecer a infecção local, sobretudo se o subcutâneo for constituído exclusivamente por tecido gorduroso. Assim, caso a lesão do tecido subcutâneo seja superficial, esse tecido não deverá ser suturado.

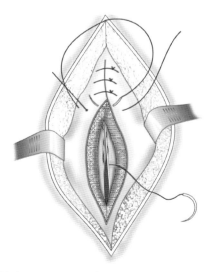

Figura 2.3 Rafia do peritônio em sutura contínua – chuleio simples. A aponeurose está sendo fechada com pontos separados em X.

42   Parte 1 | Urgências Cirúrgicas

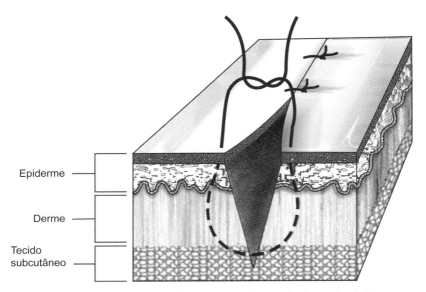

Epiderme

Derme

Tecido subcutâneo

Figura 2.4 Sutura simples interrompida. Para se conseguir a eversão das bordas da ferida, a agulha deve ser colocada de modo a produzir uma alça alargada na profundidade da ferida maior do que a alça na superfície cutânea.

O Quadro 2.1 mostra as características dos principais fios de sutura utilizados.

Suturas contínuas ou mesmo intradérmicas devem, em princípio, ser evitadas em ferimentos traumáticos. A sutura da pele não deve ser feita sob tensão. Outro cuidado é que não devemos deixar os chamados "espaços mortos" durante a rafia dos planos profundos. A Figura 2.5 mostra um tipo de sutura intradérmica.

A Figura 2.6 mostra uma sutura de pele em chuleio contínuo (essas suturas são pouco utilizadas em ferimentos traumáticos).

A sutura com pontos em U, como descrevemos anteriormente, é mais usada em planos profundos; seu uso em ferimentos de pele é restrito a casos em que é necessária maior hemostasia. A sutura com pontos Donati é usada em feridas de pele quando se pretende maior aproximação das bordas da lesão (Figura 2.7).

Feridas de pequena extensão e pouco profundas poderão ser meramente aproximadas com uso de adesivo cirúrgico de tipo Micropore®, conforme mostra a Figura 2.8.

Em pacientes com história prévia de formação de queloides, a pele deve ser suturada com tensão mínima, devendo-se ainda cogitar a aplicação de curativos compressivos por período de 3 a 6 meses.

Quadro 2.1 Características dos principais fios de sutura utilizados.

Fio de sutura	Absorvível/ Não absorvível	Grau de segurança do nó	Força tênsil	Tensão de 50% na ferida proporcionada pelo fio	Reação tissular
Categute	Absorvível	Menor	Razoável	5 a 7 dias	Grande
Categute cromado	Absorvível	Razoável	Razoável	10 a 14 dias	Grande
Poliglactina (Vicryl®)	Absorvível	Bom	Boa	30 dias	Mínima
Ácido poliglicólico (Dexon®)	Absorvível	Superior	Boa	30 dias	Mínima
Polidixanona (PDS®)	Absorvível	Razoável	Superior	45 a 60 dias	Praticamente inexistente
Poligliconato (Maxon®)	Absorvível	Razoável	Superior	45 a 60 dias	Praticamente inexistente
Náilon	Não absorvível	Bom	Boa	NA	Mínima
Polipropileno (Prolene®)	Não absorvível	Menor	Superior	NA	Praticamente inexistente
Seda	Não absorvível	Superior	Menor	NA	Grande

NA: não se aplica.
Fonte: adaptado de Singer et al., 1997.

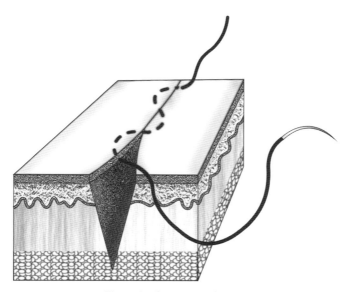

Figura 2.5 Sutura intradérmica.

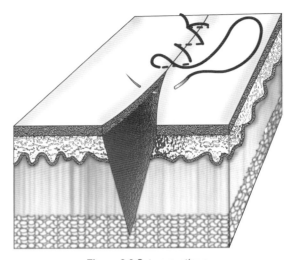

Figura 2.6 Sutura contínua.

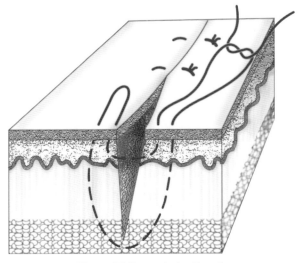

Figura 2.7 Sutura de tipo Donati.

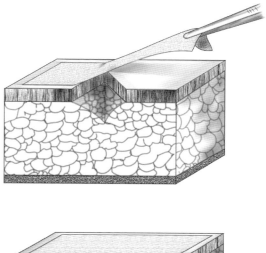

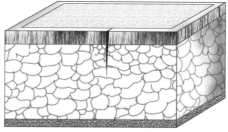

Figura 2.8 Utilização de adesivo cirúrgico do tipo Micropore® para aproximar as bordas de uma ferida traumática pequena e superficial, em vez de realizar sutura convencional.

Os adesivos tissulares, como os cianoacrilatos, têm sido usados há várias décadas, principalmente na Europa e no Canadá. Sua aplicação é rápida e indolor, e eles não requerem remoção da sutura, pois ela é eliminada em 7 a 10 dias. Os adesivos tissulares só devem ser aplicados topicamente, com cuidado para não se colocar o adesivo no interior da ferida ou entre suas bordas. De todos os cianoacrilatos, o octilcianoacrilato é o que tem a maior resistência à tração tridimensional e constitui uma alternativa às suturas convencionais para tratamento da maioria das lacerações faciais, provendo um excelente resultado cosmético. Os cianoacrilatos não devem ser usados em áreas sujeitas a grande tensão ou movimentos repetitivos, como articulações ou mãos; além disso, podem requerer a realização de sutura convencional em camadas mais internas da lesão, a depender da profundidade do ferimento. Uma vantagem adicional dos adesivos tissulares do tipo cianoacrilato é que eles atuam como seu próprio curativo e têm efeitos antimicrobianos contra microrganismos gram-positivos e o potencial de diminuir a taxa de infecção da ferida.

As fitas adesivas de tipo Micropore® podem ser usadas para aproximar as bordas de feridas muito superficiais, evitando-se a realização de sutura convencional. Têm como vantagens a facilidade e rapidez de aplicação, ausência de dor em sua utilização e baixo custo; como desvantagens, apresentam menor força tensional e maior incidência de deiscências; além disso, o curativo deve permanecer seco, e essas fitas não podem ser usadas em áreas muito peludas.

Após o término do atendimento, ao liberar o paciente devemos instruí-lo a manter o local limpo. Ferimentos simples suturados podem ser limpos com água e sabão durante o banho, 24 a 48 h após a sutura da lesão, sem qualquer risco de aumento da taxa de infecção, pois a superfície do ferimento já se encontra epitelizada. Movimentos de pressão e de tração muito bruscos sobre o local são desaconselháveis, pois podem fazer com que o ferimento se reabra.

Manter elevada a área lesionada nos dias que se seguem ao atendimento contribui para diminuir o edema. Os pacientes devem ser orientados a observar o aparecimento de eritema, calor, edema local e de secreção, os quais podem indicar a ocorrência de infecção.

O uso de curativos oclusivos em ferimentos traumáticos em geral tem a vantagem de prevenir desidratação e morte celular, facilitando a reepitelização, diminuindo o risco de infecção, acelerando a angiogênese, aumentando a lise do tecido necrótico e potencializando a interação dos fatores de crescimento com suas células-alvo; a manutenção de um meio úmido no curativo tem-se mostrado um poderoso aliado na cicatrização das feridas, e as preocupações de que a umidade favoreceria a ocorrência de infecção são infundadas. A manutenção de um meio seco no local do ferimento não apresenta vantagens. Curativos hidrocoloides são usados com vantagens em áreas com grandes perdas de substâncias, propiciando melhor cicatrização por segunda intenção.

F. **Retirada dos pontos e aparência da cicatriz.** O momento oportuno para retirada dos pontos pode ser influenciado pela força adquirida na cicatriz, pelo alargamento da lesão cicatricial e pelo efeito cosmético inaceitável de epitelização ao redor dos pontos de sutura. Além disso, são fatores importantes: o local da lesão, a existência ou não de outras patologias (p. ex., diabetes, arteriopatia, uso de corticosteroides etc.) e a ocorrência ou não de infecção ou reação inflamatória no local. Lesões na pálpebra podem ser abordadas muito precocemente (2 a 5 dias) para retirada dos pontos, pois não existe tensão desde que se coloque um adesivo de tipo Micropore® sobre o local para manter a ferida protegida após a retirada dos pontos. Já em membro inferior, devemos aguardar 7 a 15 dias para retirada dos pontos.

Por um período que varia de 3 a 8 semanas após a sutura, a cicatriz mostra-se muito aparente e algo avermelhada. Depois de 2 a 3 meses, na fase de remodelação, o aspecto da cicatriz geralmente tende a se tornar mais semelhante ao da pele circunjacente. Os pacientes devem ser aconselhados a evitar exposição da cicatriz aos raios solares por pelo menos 3 meses, para reduzir complicações do tipo hiperpigmentação. Uma decisão de intervir na cicatriz para realizar correção cirúrgica tardia (como nos casos de cicatrizes hipertróficas ou de queloides) deve aguardar pelo menos 6 a 12 meses depois da lesão.

VII. **Lesões específicas**
  A. **Mordeduras (de cão, humanas etc.).** Os animais podem causar lesões sérias, até mesmo fatais, por meio de mordeduras. A cada ano, ocorrem, nos EUA, 10 a 20 mortes provocadas por mordeduras. As vítimas mais comuns são crianças, mormente do sexo masculino e com menos de 9 anos de idade. Ao realizarmos o atendimento de pacientes vítimas de mordeduras, nossos esforços devem se concentrar em diagnosticar e tratar qualquer lesão potencialmente fatal. Até mesmo pequenas lesões requerem uma exploração cuidadosa, pois lesões de aparência

superficial podem esconder fraturas, lacerações de tendões, vasos ou nervos, bem como penetrar nas cavidades do corpo ou nos espaços articulares, ou lesionar estruturas delicadas, como os olhos.

Há controvérsia acerca da sutura de feridas causadas por mordeduras. Em princípio, de maneira geral feridas decorrentes de mordeduras não deveriam ser suturadas, por serem ferimentos potencialmente contaminados; entretanto, nos casos de grandes lacerações e dependendo do local acometido, após antissepsia e desbridamento rigorosos podem ser necessários alguns pontos para aproximar as bordas.

Mesmo que as vítimas sejam atendidas de imediato, cerca de 85% das mordeduras apresentam patógenos potenciais em seu interior. A irrigação copiosa do ferimento sob pressão é o melhor modo de se prevenirem infecções purulentas nessas lesões, por ter o potencial de diminuir a concentração de bactérias. O desbridamento dos tecidos desvitalizados diminui ainda mais a possibilidade de infecção, mas deve ser realizado de maneira muito cuidadosa em áreas nobres (p. ex., bordas dos lábios, pálpebras e sobrancelhas). Cobertura antibiótica é recomendada na maioria dos casos de mordeduras.

Nas lesões muito profundas, que atingem até o plano muscular, com esgarçamento tecidual, a conduta correta é aproximar os planos profundos com fios absorvíveis com a menor quantidade possível de pontos; os fios absorvíveis, por serem degradados (apesar de atuarem localmente como corpos estranhos), não mantêm um estado infeccioso local a médio prazo (diferentemente dos fios não absorvíveis), e a pele deve ser deixada sem sutura. Caso sejam utilizados muitos pontos de fio absorvível em tal situação, a reação inflamatória pode ser aumentada pela degradação dos fios de sutura absorvíveis. O Quadro 2.2 traz orientação sobre quando se devem suturar ferimentos causados por mordeduras.

B. **Ferimentos por arma de fogo.** São comuns os ferimentos a bala que atingem somente partes moles (p. ex., face lateral da coxa). A decisão de se retirar o projétil deve ser avaliada em cada caso, levando-se em consideração, principalmente, a profundidade do projétil, a proximidade de estruturas nobres, o risco de infecção e se sua presença está levando ou não a algum prejuízo funcional.

Quadro 2.2 Recomendação para tratamento de feridas causadas por mordeduras.

Espécie		Sutura	Antibioticoterapia
Cães		Todas (± mãos e pés)	Somente em casos de alto risco*
Gatos		Somente na face	Todos os casos
Roedores		Sim (raramente necessária)	Não
Macacos		Não	Sim
Mordeduras humanas	Nas mãos	Não	Sim
	Em outras localizações	Sim	Não é necessária, a não ser que existam outras preocupações no caso*
	Na mucosa	Sim	Não

*Feridas na mão; feridas punctiformes profundas; contaminação grosseira; grande destruição tissular; ferida com mais de 12 h; acometimento de articulação, tendão ou ossos; pacientes diabéticos, com doença vascular periférica; ou em uso de corticosteroide.

Fonte: adaptado de Weber, 2006.

Caso haja apenas um orifício (no caso, o de entrada), não se deve suturá-lo, e sim procurar lavar bem o interior do ferimento. Em caso de dois orifícios (entrada e saída), um deles poderá, se assim o médico desejar, ser suturado após a limpeza. A cobertura antibiótica em ferimentos por arma de fogo é discutível. A bala, em si, é estéril, devido ao seu calor, mas pode levar para o interior da ferida corpos estranhos, tais como couro, fragmentos de roupas etc., que podem ser difíceis de remover; nesses casos, indica-se antibioticoterapia.

C. **Lesões por pregos.** São lesões perfurantes encontradas com certa frequência em ambulatórios de urgência, sendo de maior gravidade as produzidas por pregos enferrujados. A importância desse tipo de ferida decorre da possibilidade de, em indivíduos não imunizados ou com desbridamento local malfeito, levar a tétano. As lesões por pregos devem ser desbridadas sob anestesia e deixadas abertas. Muitas vezes, na unidade de emergência, dado o aspecto externo inócuo da lesão, o cirurgião pode cogitar a não realização do desbridamento completo recomendado anteriormente. Por esse motivo, deve-se enfatizar que uma limpeza superficial, sem desbridamento, expõe o paciente ao risco de contrair tétano.

D. **Ferimentos da mão e dos membros superiores.** A mão é especialmente propensa a lesões traumáticas. Algumas fontes indicam que lesões na mão representam o motivo de atendimento de 10 a 30% dos pacientes tratados em ambientes de emergência. Fraturas são as lesões mais comuns, seguidas de lesões de tendões e, em seguida, lesões de pele. Como o mecanismo da lesão muitas vezes resulta em danos a estruturas de vários tecidos, uma história e avaliação detalhadas são vitais para identificação e tratamento corretos dessas lesões.

Nos ferimentos da mão e dos membros superiores com acometimento neural e tendinoso, o grande problema que surge são as sequelas, e os déficits funcionais resultantes. A antibioticoterapia tem sido repetidamente recomendada nesse tipo de ferimento, para evitar complicações infecciosas que terminem por causar perda funcional. O microrganismo contaminante mais encontrado nessas lesões é o *Staphylococcus aureus*.

Alguns serviços na Europa, entretanto, têm optado pela não realização de antibioticoterapia rotineira nesses pacientes, substituindo-a pela irrigação exaustiva da ferida com soro fisiológico sob pressão, usando-se seringa de 20 mℓ e agulha "quebrada" de número 21, bem como limpeza na pele ao redor da lesão com solução de Clorexidine® ou de Povidine®, para reduzir as bactérias existentes na área; além disso, o paciente é atendido por uma equipe sênior, mais experiente, que comprovadamente torna menor o risco de infecções do ferimento, em comparação a equipes de atendimento menos experientes.

VIII. **Complicações.** As complicações mais comuns de feridas tratadas em ambiente ambulatorial são: má exploração ou desbridamento; contaminação do instrumental usado ou do próprio profissional; espaço morto e sua decorrente contaminação; má ligadura de vasos sanguíneos com formação de hematomas e possível contaminação; sutura da pele sob tensão, formando áreas de isquemia com posterior deiscência da sutura; fatores ligados ao próprio tipo de ferimento (lacerações extremas, contaminação grosseira), que, apesar de um tratamento muito bem feito, pode não apresentar o melhor resultado desejável; fatores ligados ao próprio paciente ou ao uso de medicamentos, tais como diabetes, isquemia da região afetada (p. ex., arteriosclerose em idosos), uso de corticosteroides, deficiência de vitamina C; e mesmo fatores relacionados com condições precárias de higiene e tratamento inadequado da lesão.

A maioria das complicações é de cunho infeccioso, com formação de abscesso, seguindo-se deiscência da sutura. O tratamento requer drenagem dos abscessos, antibioticoterapia, curativos e acompanhamento médico. Nos curativos de feridas infectadas, deverão ser sempre priorizados o desbridamento e a irrigação copiosa das lesões com solução fisiológica. Curativos específicos deverão ser usados em cada caso, dependendo do tipo da lesão. A utilização de açúcar ou mesmo de mel em situações específicas poderá ser útil, uma vez que esses produtos têm propriedades antimicrobianas que inibem o crescimento de bactérias gram-negativas e gram-positivas.

Curativos de pressão negativa têm sido usados com sucesso no tratamento de algumas feridas cirúrgicas infectadas, e há dados que indicam que podem reduzir os custos do tratamento e também a duração das internações hospitalares.

A oxigenoterapia hiperbárica mostrou-se útil em recuperação de enxertos ou retalhos comprometidos. Pode aumentar a probabilidade e o tamanho da sobrevivência do enxerto, e melhorar os resultados obtidos. Os mecanismos subjacentes a esses efeitos benéficos incluem oxigenação aumentada, melhora da função fibroblástica, neovascularização e melhora da lesão por isquemia-reperfusão.

Estudos realizados em animais demonstram um benefício da oxigenoterapia hiperbárica no tratamento de tecidos comprometidos. Os estudos clínicos sustentam essas descobertas, mas limitam-se a relatos de casos e séries. Há uma falta de alta qualidade e de evidências de pesquisas válidas sobre os efeitos da oxigenoterapia hiperbárica na cicatrização de feridas. São necessárias pesquisas adicionais que desenvolvam estudos clínicos prospectivos multicêntricos e análises de custo que comparem a oxigenoterapia hiperbárica com outras terapias adjuntivas.

IX. **Infecções cirúrgicas em pacientes traumatizados.** Qualquer infecção depende fundamentalmente de dois fatores: da natureza do agente invasor e dos mecanismos de defesa do hospedeiro. Podem-se acrescentar dois outros fatores: os ligados ao próprio tipo de ferimento e aqueles ligados ao atendimento médico prestado. As feridas podem ser classificadas, de acordo com o grau de contaminação, conforme descrição a seguir.
   A. **Feridas limpas.** São provocadas exclusivamente em ambiente cirúrgico. Verificam-se ausência de traumatismo acidental, ausência de inflamação e técnica cirúrgica asséptica correta. Observa-se que, durante o ato operatório, não foram abertos os sistemas respiratório, alimentar e geniturinário.
   B. **Feridas limpas-contaminadas.** Também chamadas de **potencialmente contaminadas**. São encontradas com frequência em ambulatórios de pronto-socorro. Um exemplo típico é o de uma ferida incisa provocada por faca de cozinha: não existe contaminação grosseira, e o tempo decorrido entre a lesão e o atendimento é inferior a 6 a 8 h. Existe uma relação direta em relação ao tempo decorrido entre a lesão e o risco de infecção subsequente.
   C. **Feridas contaminadas.** São aquelas em que já se observa algum tipo de reação inflamatória mais importante ou, ainda, em que tenham decorrido mais de 6 a 8 h após o traumatismo. Também entram nesse grupo as feridas em que tenha havido contato com terra ou material fecal, as mordeduras e as feridas nas quais não foi conseguido um desbridamento completo.

   A possibilidade de infecção em uma ferida traumática contaminada aumenta com o tempo decorrido antes de seu atendimento adequado: um atraso no atendimento de um ferimento contaminado é a variável mais importante para a ocorrência de infecção, possibilitando que bactérias contaminantes existentes na ferida venham a proliferar. Um atraso de apenas 3 h pode fazer com que a ferida se torne infectada; entretanto, em regiões muito vascularizadas (p. ex., a face e

o couro cabeludo), em algumas situações um ferimento pode ser suturado até mesmo 24 h depois da lesão.
D. **Feridas infectadas.** São aquelas nas quais se observa, macroscopicamente, pus em seu interior, ou que apresentam demasiados sinais de infecção. A importância dessa classificação está na indicação da **antibioticoterapia**, pois rotineiramente se prescrevem antibióticos (esquema para tratamento) para tratar feridas contaminadas e infectadas. Nos casos de feridas limpas e limpas-contaminadas, só se administram antibióticos nos seguintes casos: comprometimento circulatório no local do ferimento (p. ex., lesão em membro inferior de portador de microangiopatia diabética); baixa resistência do paciente (por doença debilitante crônica ou por uso de fármacos); ferimento em junção mucocutânea; paciente com hipotensão ou choque prolongado; feridas perineais ou em área genital; ferimentos da mão em geral (ver explicação sobre as lesões das mãos neste capítulo, no item **D** da seção **VII**).

Ao se indicar um antibiótico em caso de ferimento contaminado ou infectado, não se está pensando em profilaxia, mas sim em **tratamento**, já que a ferida se encontra previamente aberta e há certeza da existência de bactérias no interior da lesão.

Nunca é demais lembrar que um antibiótico, por mais potente e de amplo espectro que seja, jamais irá substituir um tratamento inadequado da ferida.
X. **Profilaxia de tétano.** O tétano é causado pela toxina tetânica, secretada pelo microrganismo *Clostridium tetani*. Em geral, a infecção é pequena e localizada, e a neurotoxina é responsável pelos sintomas da doença. Dois são os mecanismos pelos quais ocorre a disseminação da toxina: o primeiro, através de vasos sanguíneos e linfáticos, e o segundo, através dos espaços perineurais dos troncos nervosos, até o sistema nervoso central.

O *C. tetani* é um anaeróbio que requer baixo potencial local de oxirredução, a fim de que seus esporos possam germinar. Assim, a mera existência do *C. tetani* ou de seus esporos em uma ferida não significa que a doença irá ocorrer. Uma infecção bacteriana no ferimento, por exemplo, pode levar a baixa do potencial de oxirredução local, surgindo então a doença. Uma vez que iniciem sua multiplicação, os microrganismos produzirão a exotoxina e poderão manter as condições necessárias para uma multiplicação contínua. O período de incubação do tétano varia de 48 h a vários meses, e a gravidade da doença é inversamente proporcional ao período de incubação. Na maioria dos casos, esse período compreende a faixa de 1 a 2 semanas.

Os ferimentos em que o tétano surge são dos mais variados tipos possíveis. Por vezes, ferimentos simples são negligenciados, e deles surge a doença. Outras vezes, o foco pode estar em uma simples extração dentária ou em uma úlcera varicosa crônica de membro inferior.

Os princípios adotados para prevenção de tétano são os seguintes: (a) desbridamento da lesão; (b) uso de toxoide tetânico (imunização ativa); (c) uso de antitoxina (imunização passiva); e (d) antibioticoterapia.

Após limpeza e desbridamento cuidadosos da lesão, com remoção de tecidos necróticos e de corpos estranhos e a realização de sutura e curativo, deve-se cogitar a aplicação do toxoide tetânico adsorvido (0,5 mℓ) quando a última imunização tenha ocorrido há mais de 5 anos (especialmente em pacientes mais idosos), e deve sempre ser feita quando a última imunização datar de mais de 10 anos.

Quando não se conhece o histórico do paciente quanto a vacinação prévia e se trata de um ferimento potencialmente contaminado pelo bacilo tetânico, devem ser aplicadas imunização ativa com o toxoide tetânico adsorvido (0,5 mℓ) e imunização com a imunoglobulina humana antitetânica, 250 a 500 U, por via intramuscular (IM), uma injeção em cada braço. Alguns autores recomendam uma segunda administração da imunoglobulina humana antitetânica após 3 a 4 semanas, em pacientes com queimaduras graves.

A seguir, descreveremos as orientações do Colégio Americano de Cirurgiões para ferimentos sujeitos a tétano.

A. Princípios gerais. Cabe ao médico determinar a profilaxia adequada para cada paciente.
1. Cuidados meticulosos com a ferida são indispensáveis, com remoção de tecido desvitalizado e corpos estranhos.
2. Todo paciente que apresenta uma ferida deve receber toxoide tetânico adsorvido por via IM no momento da lesão (como uma dose imunizante inicial ou como reforço para imunização prévia), a menos que tenha recebido um reforço ou tenha completado sua série inicial de imunizações nos últimos 12 meses.
3. Deve-se cogitar a necessidade de imunização passiva com imunoglobulina humana (homóloga), levando-se em consideração as características da ferida, as condições em que ela ocorreu e o estado prévio de imunização ativa do paciente.
4. Todo paciente que apresenta uma ferida deve receber um registro por escrito da imunização realizada, deve ser instruído a portar sempre esse registro e, quando indicado, completar a imunização ativa. Para a profilaxia exata do tétano, é necessária uma anamnese precisa e imediatamente disponível em relação à imunização ativa prévia.
5. A imunização básica com toxoide adsorvido exige três injeções. Está indicado um reforço do toxoide adsorvido 10 anos após a terceira injeção ou 10 anos depois de um reforço de ferida interveniente.

B. Medidas específicas para pacientes com feridas
1. Indivíduos previamente imunizados
   a. Quando o paciente foi ativamente imunizado dentro dos últimos 10 anos:
      (1) Para a maioria, administrar 0,5 mℓ de toxoide tetânico adsorvido como reforço, a menos que haja certeza de que o paciente recebeu reforço nos últimos 12 meses.
      (2) Naqueles com feridas graves, negligenciadas ou antigas (mais de 24 h) propensas a tétano, administrar 0,5 mℓ do toxoide adsorvido, a menos que haja certeza de que foi fornecido reforço nos últimos 6 meses.
   b. Quando o paciente tiver sido ativamente imunizado há mais de 10 anos, não tendo recebido qualquer reforço no período seguinte:
      (1) Na maioria dos casos, administrar 0,5 mℓ do toxoide tetânico adsorvido.
      (2) Naqueles com feridas graves, negligenciadas ou antigas (mais de 24 h) propensas a tétano:
         (a) Administrar 0,5 mℓ do toxoide tetânico adsorvido.
         (b) Administrar 250 a 500 unidades de imunoglobulina tetânica (humana) IM (Tetanobulin®, Tetaglobuline®). Utilizar seringas, agulhas e locais diferentes.
         (c) Considerar a administração de oxitetraciclina ou penicilina.

2. Indivíduos não imunizados anteriormente
   a. Diante de feridas pequenas, limpas, nas quais o tétano é extremamente improvável, administrar 0,5 mℓ do toxoide tetânico adsorvido (dose imunizante inicial).
   b. Para todas as outras feridas:
      (1) Administrar 0,5 mℓ do toxoide tetânico adsorvido (dose imunizante inicial).
      (2) Administrar 250 a 500 U de imunoglobulina tetânica humana.
      (3) Considerar a administração de oxitetraciclina ou de penicilina.
3. Podem ser apresentadas as seguintes considerações acerca das condutas anteriores:
   a. Para crianças, a dose de imunoglobulina humana é de 4 a 5 U/kg de peso corpóreo, até um total de 100 a 200 U.
   b. Caso não esteja disponível a imunoglobulina humana, deve-se considerar o uso de imunização passiva com antitoxina tetânica equina, desde que o paciente não seja sensível a esta antitoxina, na dose de 5.000 a 10.000 U IM; a antitoxina equina só deve ser utilizada se a possibilidade de tétano ultrapassar o risco de reação ao soro equino. Caso o paciente seja sensível à antitoxina heteróloga, não se deve administrá-la. Não se deve tentar a dessensibilização, pois esta não tem valor.
   c. A imunização ativa de pacientes com mais de 7 anos é obtida com uma dose inicial de toxoide adsorvido por fosfato de alumínio – 0,5 mℓ IM. Uma segunda dose é administrada 4 a 6 semanas após a primeira, e uma terceira injeção é feita 6 a 12 meses depois.
   d. A antibioticoterapia com penicilina (ou alguns outros antibióticos) é eficaz contra as células vegetativas do *C. tetani*. Pode-se empregar a oxitetraciclina quando o paciente for alérgico à penicilina. O antibiótico deve ser administrado nas três primeiras horas após o ferimento.

XI. **Escolha de antibióticos em pacientes traumatizados.** O uso **rotineiro** de antibióticos não é recomendado para pacientes com ferimentos traumáticos. Os antibióticos devem ser prescritos de acordo com as necessidades individuais, com base no grau de contaminação bacteriana, na existência de fatores capazes de favorecer a ocorrência de infecção, no mecanismo causal da lesão e nos fatores relacionados com o próprio paciente.

Considerando-se as indicações expostas anteriormente neste capítulo, passa-se, quando necessário, à escolha de um agente antimicrobiano. A não ser nos casos de infecção já instalada, causada por microrganismo específico, a escolha deve recair sobre um agente de largo espectro, com rápido e eficaz poder de ação, e de custo acessível para o paciente. Devemos recordar que em boa parte das infecções em ferimentos superficiais os agentes mais frequentemente encontrados são estafilococos não hospitalares, sensíveis à penicilina, e estreptococos. Outra boa opção de tratamento são as penicilinas de primeira geração. Mordeduras de cães e gatos, que frequentemente apresentam contaminação pela bactéria *Pasteurella multocida*, além de estafilococos e estreptococos, podem ser tratadas adequadamente com um antibiótico de largo espectro, como a amoxicilina com ácido clavulânico. Mordidas humanas, que podem conter a bactéria *Eikenella corrodens* (e também estafilococos e estreptococos), podem ser tratadas de modo semelhante. Pacientes com fraturas expostas contaminadas devem receber cobertura adicional para gram-negativos, usando-se um aminoglicosídio.

A seguir, serão descritos os principais antibióticos que podem ser usados em ferimentos traumáticos, caso ocorra indicação, como vimos nas situações descritas ao longo deste capítulo.

A. **Derivados da penicilina por via oral.** Suas vantagens são: baixo custo, ação rápida e facilidade de administração. As desvantagens são: desencadear reação alérgica em algumas pessoas, além de absorção irregular e espectro de ação pouco adequado contra estafilococos. São mais comumente usados em forma de amoxicilina isoladamente (para adultos, comprimidos de 500 mg via oral (VO) a cada 6 h) ou amoxicilina associada ao ácido clavulânico (para adultos, comprimidos de 500 mg VO a cada 8 h). Existe ainda a opção de uso de amoxicilina + ácido clavulânico BD (Clavulin BD® – para adultos, comprimidos de 875 mg VO a cada 12 h). A associação de amoxicilina + ácido clavulânico está bem indicada em casos de mordeduras humanas, além daquelas causadas por cães e gatos. Os derivados da penicilina por via oral devem ser usados por 7 dias.

B. **Penicilina parenteral.** Geralmente, basta a aplicação de um frasco de penicilina G benzatina de 1.200.000 UI (Benzetacil®) IM. Tem início de ação um pouco mais lento. Caso se suspeite de contaminação pelo bacilo do tétano no ferimento, pode ser adequado aplicar, no outro braço ou no glúteo, um frasco de Despacilina® de 400.000 UI (que contém 300.000 UI de penicilina G procaína e 100.000 UI de penicilina G potássica), também IM. Isso é feito para que se obtenha um nível eficaz no sangue nas primeiras horas, necessário principalmente nos casos em que se suspeita de contaminação por tétano em paciente não imunizado (a despacilina alcança níveis terapêuticos mais rapidamente do que a penicilicina benzatina). Do mesmo modo que as penicilinas orais, o espectro terapêutico da penicilina injetável não é o mais adequado para ferimentos contaminados por estafilococos, apesar de ter ação sobre um bom número de cepas não hospitalares.

C. **Cefalosporinas de primeira geração por via parenteral.** A cefalotina é uma excelente opção para uso no momento do traumatismo, tendo como vantagem um maior espectro de ação em comparação à penicilina. Como desvantagens, a necessidade de ser aplicada por via parenteral intravenosa (IV), a possibilidade de reação alérgica, o custo mais elevado e a **necessidade de se continuar o uso,** em domicílio, com uma cefalosporina por via oral, por pelo menos 5 a 7 dias. A dose de cefalotina usada é de 2 g IV no momento do atendimento do traumatismo; a dose de manutenção por via oral varia de acordo com o tipo de cefalosporina cujo uso deverá ser continuado.

D. **Cefalosporinas por via oral.** O uso mais frequente é o da cefalexina monidratada, apresentada em compridos revestidos de 500 mg, ou em forma de suspensão, para uso pediátrico (250 mg/5 mℓ). O antibiótico tem ação bactericida e seu efeito se inicia aproximadamente 60 min após a administração. A cefalexina é ativa contra S. *aureus* (incluindo cepas produtoras de penicilinase); *Staphylococcus epidermidis* (cepas sensíveis a penicilinas); *Streptococcus pneumoniae*; *Streptococcus pyogenes*; *Escherichia coli*; *Haemophilus influenzae*; *Proteus mirabilis*; *Klebsiella pneumoniae*; *Moraxella catarrhalis* e *P. mirabilis*. Os estafilocos resistentes à meticilina e a maioria das cepas de enterococos (*Enterococcus faecalis*) são resistentes às cefalosporinas. Cefalexina não é ativa contra a maioria das cepas de *Enterobacter* spp., *Morganella morganii* e *Proteus vulgaris*. A cefalexina não tem atividade contra as espécies de *Pseudomonas* ou *Acinetobacter calcoaceticus*.

E. **Sulfametoxazol + trimetoprima.** Esta associação é barata e eficaz, podendo ser usada por via oral em pacientes alérgicos à penicilina e às cefalosporinas, notadamente em casos de mordedura por cão ou gato.

Bibliografia

Adzick NS, Lorenz HP. Cells, matrix, growth factors, and the surgeon. The biology of scarless fetal wound repair. Ann Surg. 1994; 220:10-8.
Agre MS, Everland H. Two hydrocolloid dressings evaluated in experimental full-thickness wounds in the skin. Acta Derm Venereol. 1997; 77(2):127-31.
Ahmed AK, Hoekstra MJ, Hage JJ et al. Honey-medicated dressing: transformation of an ancient remedy into modern therapy. Ann Plast Surg. 2003; 50(2):143-7; discussion on 147-8.
American College of Surgeons Committee on Trauma – Advanced Trauma Life Support (ATLS) Course for Physicians. Resource Document 6: Tetanus Immunization. 5th Edition Student Manual; 1993.
Bennett NT, Schultz GS. Growth factors and wound healing: biochemical properties of growth factors and their receptors. Am J Surg. 1993; 165:728-37.
Boateng J, Catanzano O. Advanced therapeutic dressings for effective wound healing – a review. J Pharm Sci. 2015; 104(11):3653-80. doi: 10.1002/jps.24610.
Breuing K, Andree C, Helo G et al. Growth factor in the repair of partial thickness porcine skin wounds. Plast Reconstr Surg. 1997; 100:657-64.
Brogan Jr GX, Giarrusso E, Hollander JE et al. Comparison of plain, warmed, and buffered lidocaine for anesthesia of traumatic wounds. Ann Emerg Med. 1995; 26(2):121-5.
Brogan Jr GX, Singer AJ, Valentine SM et al. Comparison of wound infection rates using plain *versus* buffered lidocaine for anesthesia of traumatic wounds. Am J Emerg Med. 1997; 15(1):25-8.
Caldwell MD. Topical wound therapy – a historical perspective. J Trauma. 1990; 30(S):S116-S122.
Carrico TJ et al. Biologia da cicatrização das feridas. In: Clínicas cirúrgicas da América do Norte, v. IV. Rio de Janeiro: Interamericana; 1984. p. 763.
Cassell OCS, Ion L. Are antibiotics necessary in the surgical management of upper limb lacerations? Brit J Plastic Surgery. 1997; 50:523-9.
Clark RA. Regulation of fibroplasia in cutaneous wound repair. Am J Med Sci. 1993; 306:42-8.
Cromack DT, Porras-Reyes B, Mustoe TA. Current concepts in wound healing: growth factor and macrophage interaction. J Trauma. 1990; 30(S):S129-S133.
Deuel TF, Mustoe TA, Pierce GF. Growth factors and wound healing: platelet-derived growth factor as a model cytokine. Ann Rev Med. 1991; 42:567-84.
Dressnandt J. Tetanus. In: Rakel: Conn's Current Therapy. 52. ed.; 2000.
Eaglstein WH. Moist wound healing with occlusive dressings: A clinical focus. Dermatol Surg. 2001; 27(2):175-82.
Eisenberg MS, Furukawa C, Ray CG. Manual de terapêutica antimicrobiana e doenças infecciosas. Rio de Janeiro: Roca; 1982.
Eskes A, Vermeulen H, Lucas C et al. Hyperbaric oxygen therapy for treating acute surgical and traumatic wounds. Cochrane Database Syst Rev. 2013; (12):CD008059. doi: 10.1002/14651858. CD008059.pub3.
Ethridge RT, Leong M, Phillips LG. Wound healing in townsend: sabiston textbook of surgery. 18. ed. Chapter 8. Saunders, Elsevier, 2007.
Field FK, Kerstein MD. Overview of wound healing in a moist environment. Am J Surg. 1994; 167(1A):2S-6S.
Fleisher GR. The management of bite wounds. N Engl J Med. 1999; 340(2):138-40.
Francis A, Baynosa RC. Hyperbaric Oxygen Therapy for the Compromised Graft or Flap. Adv Wound Care (New Rochelle). 2017; 6(1):23-32. doi: 10.1089/wound.2016.0707.
Gabriel A. Integrated negative pressure wound therapy system with volumetric automated fluid instillation in wounds at risk for compromised healing. Int Wound J. 2012; 9(Suppl 1):25-31.
Goldberg HM. The effect of washing the wounds. Plastic Construc Surg. 1988; 82:205.
Griffiths RD, Fernandez RS, Ussia CA. Is tap water a safe alternative to normal saline for wound irrigation in the community setting? J Wound Care. 2001; 10(10):407-11.

Herman GG, Bagi P, Christoffersen I. Early secondary suture *versus* healing by second intention of incisional abscesses. Surg Gynecol Obstet. 1988; 5167(1):16.
Hile D, Hile L. The emergent evaluation and treatment of hand injuries. Emerg Med Clin North Am. 2015; 33(2):397-408. doi: 10.1016/j.emc.2014.12.009.
Hollander JE, Singer AJ. Laceration management. Ann Emerg Med. 1999; 34(3):356-67.
Hollander JE, Singer AJ, Valentine S et al. Wound registry: development and validation. Ann Emerg Med. 1995; 25:675-85. [Erratum, Ann Emerg Med. 1995; 26:532.]
Hunt TK. Basic principles of wound healing. J Trauma. 1990; 30(S):S122-8.
Junqueira LC, Carneiro J. Histologia básica, texto e atlas. 11. ed. Rio de Janeiro: Guanabara Koogan; 2008.
Kaye ET, Kaye KM. Topical antibacterial agents. Infect Dis Clin North Am. 1995; 9(3):547-59.
Knighton DR, Phillips GD, Fiegel VD. Wound healing angiogenesis: indirect stimulation by basic fibroblast growth factor. J Trauma. 1990; 30(S):S134-44.
Lai KW, Foo TL, Low W et al. Surgical hand antisepsis – a pilot study comparing povidone iodine hand scrub and alcohol-based chlorhexidine gluconate hand rub. Ann Acad Med Singapore. 2012; 41(1):12-6.
Lammers RL. Principles of wound management. In: Roberts. Clinical procedures in emergency Medicine. 3. ed. W.B. Saunders Company; 1998.
Lampard R. Surgical wound infections: a 63-month survey in a developmental institution. Canadian J Surg. 1989; 33:447-50.
Lazarus GS, Cooper DM, Knighton DR et al. Definitions and guidelines for assessment of wounds and evaluation of healing. Arc Dermatol. 1994; 130:489-93.
Leaper DJ. Traumatic surgical wounds. BMJ. 2006; 332(7540):532-5.
Lima AS, Henriques PRF et al. Tratamento das feridas traumáticas de superfície. An Fac Med UFMG. 1986; 35:165.
Marsh L, Langley J, Gauld R. Dog bite injuries. N Z Med J. 2004; 117(1201):U1043.
Moscati R, Mayrose J, Fincher L et al. Comparison of normal saline with tap water for wound irrigation. Am J Emerg Med. 1998; 16(4):379-81.
Nakamura Y, Daya M. Use of appropriate antimicrobials in wound management. Emerg Med Clin N Am. 2007; 159-76.
Ondrey FG, Hom DB. Effects of nutrition on wound healing. Otolaryngol Head Neck Surg. 1994; 110:557-9.
Quinn J, Cummings S, Callaham M et al. Suturing *versus* conservative management of lacerations of the hand: randomised controlled trial. BMJ. 2002; 325(7359):299.
Riyat MS, Quinton DN. Tap water as a wound cleansing agent in accident and emergency. J Accid Emerg Med. 1997; 14(3):165-6.
Rosen JS, Cleary JE. Surgical management of wounds. Clin Pediatr Med Surg. 1991; 8:891-907.
Silverstein P. Smoking and wound healing. Am J Med. 1992; 93(1A):22S-4.
Singer AJ, Clark RAF. Cutaneous wound healing. N Engl J Med. 1999; 341(10):738-46.
Singer AJ, Hollander JE, Quinn JV. Evaluation and management of traumatic lacerations. N Engl J Med. 1997; 337:1142-8.
Singer AJ, Hollander JE, Subramanian S et al. Pressure dynamics of various irrigation techniques commonly used in the emergency department. Ann Emerg Med. 1994; 24(1):36-40.
Singer AJ, Mach C, Thode HC et al. Patient priorities with traumatic lacerations. Am J Emerg Med. 2000; 18(6):683-6.
Springfield DS. Surgical wound healing. Cancer Treat Res. 1993; 67:81-98.
Stevenson TR et al. Cleaning of the traumatic wound by high-pressure syringue irrigation. JACEP. 1976; 5:17.
Subrahmanyam M. Topical aplication of honey in treatment of burns. Br J Surg. 1991; 78:497-8.
Talan DA, Citron DM, Abrahamian FM et al. Bacteriologic analysis of infected dog and cat bites. Emergency Medicine Animal Bite Infection Study Group. N Engl J Med. 1999; 340(2):85-92.
Tanner J, Swarbrook S, Stuart J. Surgical hand antisepsis to reduce surgical site infection. Cochrane Database Syst Rev. 2008; (1):CD004288.
Thornton FJ, Schäffer MR, Barbul A. Wound healing in sepsis and trauma. Shock. 1997; 8(6):391-401.
Weber EJ. Mammalian bites. In: Marx: Rosen's emergency medicine: concepts and clinical practice. 6. ed.; 2006.
Witte MB, Barbul A. General principles of wound healing. Surg Clin North Am. 1997; 77(3):509-28.

PEQUENOS PROCEDIMENTOS EM CIRURGIA

Tula Consuelo Vigil Verástegui
Marco Tulio Baccarini Pires

I. **Traqueostomia**
   A. **Anatomia.** A traqueia é um tubo musculocartilaginoso, que se inicia à altura da sétima vértebra cervical e termina no nível da terceira ou quarta vértebra torácica, quando se divide em brônquios. Os anéis traqueais se unem na face posterior por fibras musculares transversas do músculo traqueal. A traqueia é revestida internamente por uma mucosa de células de epitélio cilíndrico ciliar, o que facilita a expulsão de detritos, poeira e germes.
   A traqueia é nutrida por três ramos arteriais que se originam da artéria tireoidiana inferior, e sua inervação provém do nervo laríngeo inferior.
   Na região cervical, os anéis traqueais são recobertos pelo istmo da tireoide.
   Os pontos de reparo cirúrgico são a cartilagem tireóidea, a cartilagem cricóidea, o istmo da tireoide e o manúbrio esternal.
   B. **Conceito.** A traqueostomia é um procedimento cirúrgico que realiza a abertura da traqueia para o exterior, com a finalidade de fornecer uma nova via para a respiração. É realizada em situações de emergência, na sala de operações ou à beira do leito de pacientes criticamente doentes. O termo "traqueostomia" define apenas a abertura da traqueia, por um tempo curto, indicada em cirurgias endotraqueais. Em termos estritos, no entanto, a traqueostomia geralmente se refere à própria abertura, enquanto a traqueotomia é a operação real. O vocábulo *traqueostomia* é frequentemente usado de forma intercambiável com o termo *traqueotomia*, como sinônimos.
   C. **Indicações.** Sua principal indicação é o alívio de uma obstrução da via aérea superior. As indicações para as traqueostomias estão apresentadas no Quadro 3.1.

Quadro 3.1 Indicações de traqueostomias.

Cirurgias radicais da cabeça e do pescoço
Assistência respiratória prolongada em pacientes com traumatismos – torácicos ou cranianos – graves
Cirurgia da tireoide, com lesão dos nervos laríngeos recorrentes, com paralisia bilateral das cordas vocais
Cirurgias laríngeas
Intoxicação por barbitúricos
Fraturas da mandíbula ou da face com impossibilidade de intubação orotraqueal
Neoplasias cervicais faríngeas
Paralisia dos músculos respiratórios (miastenia *gravis*, polineurites, lesões da coluna cervical)
Choque anafilático (edema da glote) que não responde ao tratamento
Infecções do tipo difteria e poliomielite bulbar
Enfisema de mediastino
Grande quantidade de secreção traqueobrônquica que o paciente não consegue eliminar por esforço próprio

D. Classificação. Dependendo da necessidade de ventilação do paciente, as traqueostomias podem ser: de emergência (cricotireotomia), de urgência e eletivas. A cricotireotomia (coniotomia) é uma cirurgia que fornece um acesso rápido e direto à traqueia. Pode ser realizada com qualquer instrumento perfurante disponível. A membrana cricotireóidea conecta a borda inferior da cartilagem tireóidea à cartilagem cricóidea. Esta membrana é pouco vascularizada e está separada da pele por uma fina camada de gordura. Faz-se uma incisão transversa imediatamente abaixo da iminência da cartilagem tireóidea, onde um oco palpável delimita a fenda entre a cartilagem tireóidea e a cricóidea. A membrana cricotireóidea é então exposta e seccionada. Um cabo de bisturi ou outro objeto perfurante introduzido pela incisão e girado 90° fornecerá uma via aérea permeável de emergência. Outra maneira de se realizar a cricotireotomia é por via percutânea, por meio de dispositivo apropriado. Tanto as traqueostomias cirúrgicas quanto as traqueostomias percutâneas são usadas na prática cirúrgica atual; mas até agora, o método ideal de realizar traqueostomias em indivíduos criticamente doentes ainda não está claro.

A cricotireotomia é uma via aérea temporária e deve ser removida dentro de 48 h por uma traqueostomia eletiva para evitar fibrose laríngea, ao nível do terceiro anel traqueal. A mudança da voz é a complicação mais frequente da cricotireotomia, ocorrendo em até 50% dos casos. A estenose subglótica crônica ocorre em aproximadamente 2% dos casos de pacientes submetidos a este procedimento. Contraindicações para a cricotireotomia incluem intubação prolongada, obstrução das vias aéreas após a extubação, e patologias da laringe de qualquer tipo.

As traqueostomias também podem ser classificadas em altas (primeiro e segundo anéis traqueais), médias (terceiro e quarto anéis traqueais) e baixas (abaixo do quarto anel traqueal); o local ideal da realização de uma traqueostomia é ao nível do terceiro anel traqueal. Quanto à sua permanência, elas podem ser temporárias ou definitivas.

Em pacientes politraumatizados, nos quais se espera a utilização da traqueostomia por um período de tempo mais longo por causa de possível necessidade de ventilação prolongada, a realização da traqueostomia precoce (ou seja, nos sete primeiros dias de admissão na Unidade de Terapia Intensiva [UTI]) é capaz de levar a melhor resultado do tratamento, com menor tempo de suporte ventilatório e menor duração da permanência do paciente na UTI. A traqueostomia é um dos procedimentos mais comumente realizados na UTI de adultos. Contrariamente à prática de adultos, a traqueostomia é um procedimento muito menos frequente na UTI pediátrica, sendo realizada em < 3% dos pacientes.

E. Técnica operatória tradicional
  1. **Posição do paciente.** Decúbito dorsal horizontal, com hiperextensão do pescoço e coxim sob os ombros. Os pacientes que não tolerarem esta posição deverão ser posicionados o mais próximo possível dela.

     No pós-operatório de cirurgias neurológicas, deve ser lembrado que a hiperextensão do pescoço pode comprimir a área operada, podendo ocasionar assim lesões neurológicas.
  2. **Anestesia.** Geralmente, é utilizada a anestesia local com lidocaína, por bloqueio de campo. Quando a traqueostomia é realizada como procedimento complementar de outras cirurgias, ou em crianças, é necessária a anestesia geral.

3. **Incisão.** A incisão poderá ser horizontal ou vertical, de aproximadamente 4 a 6 cm de extensão. Quando horizontal, deverá estar localizada no meio da distância entre a cartilagem cricóidea e a fúrcula esternal. Acredita-se que essa incisão proporcione melhores resultados estéticos.

   Em caso de pouca experiência do cirurgião, ou de grande urgência, aconselha-se a incisão vertical, que oferece menor risco de hemorragia, pois não secciona os vasos calibrosos, que, nesta região, têm direção vertical. Essa incisão também possibilita um campo cirúrgico mais amplo. A incisão compreende pele e tecido celular subcutâneo.

   Em seguida, é realizada a abertura da rafe mediana, com afastamento dos músculos pré-tireoidianos e exposição do istmo da glândula tireóidea. O istmo poderá ser afastado ou seccionado entre duas pinças, com sutura de suas superfícies cruentas, até a exposição da traqueia.

   Traqueostomias percutâneas são técnicas realizadas em casos de procedimentos eletivos. Embora o procedimento possa ser realizado "às cegas", quando possível a traqueia deve ser visualizada por intubação traqueal prévia com laringoscópio. Uma vez puncionada a traqueia percutaneamente, o tubo endotraqueal é retirado.

4. **Abertura da traqueia.** Poderá ser classificada em: horizontal, vertical, em cruz ou com retirada de um fragmento circular. Este último tipo de abertura deixa menor estenose traqueal pós-operatória. Em crianças, não se resseca o tecido traqueal.

5. **Colocação da cânula.** Introduz-se a cânula inicialmente em ângulo de 90° ao maior eixo traqueal e, em seguida, é feita a sua rotação em sentido anti-horário, até que a completa introdução da cânula coincida com o maior eixo traqueal.

6. **Fixação da cânula.** A cânula é amarrada ao pescoço por cadarço (Figura 3.1).

7. **Tipos de cânulas.** Na prática cirúrgica diária, temos à disposição dois tipos de cânulas traqueais. O primeiro tipo de cânula é de metal inoxidável. Esta cânula é formada por:
   a. Peça externa, introduzida diretamente na luz traqueal; apresenta na sua extremidade externa um pequeno pavilhão perfurado, por onde é passado cadarço para a sua fixação ao pescoço.
   b. Peça interna, introduzida na luz da cânula externa, por onde passa o ar e são aspiradas as secreções; por isso, ela deve ser retirada frequentemente para limpeza.
   c. O mandril, introduzido na cânula externa, funciona como um condutor no momento da colocação da cânula na luz traqueal.

      Esse tipo de cânula é usado nos pacientes que não necessitam de aparelhos de respiração sob pressão positiva, e produz menor estenose traqueal pós-operatória.

      O segundo tipo são as cânulas de material plástico, constituídas de uma única peça, de diversos diâmetros e tamanhos, e que têm um balão pneumático em suas extremidades, para ser insuflado após introdução na traqueia (Figura 3.2).

      Foram preconizados dispositivos endotraqueais para pacientes com necessidades de permanência prolongada da traqueostomia, os quais consistem em uma cânula de silicone flexível e macia, não irritante para a pele e para a mucosa endotraqueal.

      Tubos endobrônquicos de dupla luz, para cirurgias torácicas, podem também ser utilizados em traqueostomias.

Capítulo 3 I Pequenos Procedimentos em Cirurgia 59

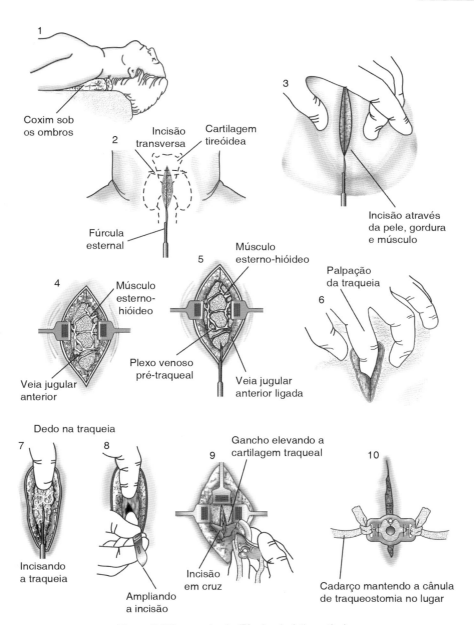

Figura 3.1 Traqueostomia. Técnica: incisão vertical.

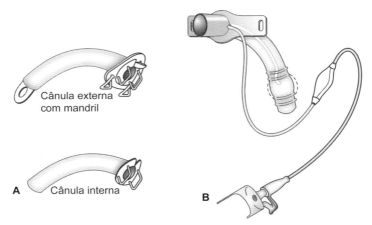

Figura 3.2 Tipos de cânula para traqueostomia: cânula metálica (**A**) e cânula plástica (**B**).

8. **Retirada da cânula.** Geralmente, a cânula é retirada quando o paciente não necessita mais de assistência ventilatória e é capaz de eliminar suas secreções respiratórias. Em pacientes que usaram a traqueostomia por longos períodos, a decanulação é precedida de troca progressiva da cânula por outra de menor diâmetro. Aconselha-se, inicialmente, obstruir a cânula por um período de 24 h; após verificada a boa tolerância do paciente, retira-se a cânula. A fístula traqueocutânea que se formou irá se ocluir espontaneamente.
9. **Cuidados no pós-operatório**
   a. O curativo de gaze em volta da traqueostomia deverá ser trocado e lubrificado com glicerina ou outra solução oleosa, quando necessário. A Figura 3.3 mostra curativo para fixação e manutenção da cânula.

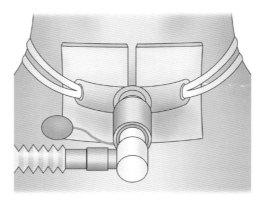

Figura 3.3 Curativo para traqueostomia.

b. O cuidado com a fixação da cânula é de extrema importância, para evitar a sua mobilização e expulsão no pós-operatório.
c. A aspiração de secreções deverá ser realizada sempre que se julgue necessário. O cateter utilizado na aspiração deve ser mantido em solução antisséptica, tendo-se o cuidado de lavá-lo com solução fisiológica estéril antes de inseri-lo na traqueia, para evitar lesões da parede traqueal causadas por produtos químicos. O cateter deverá ser trocado diariamente.
d. A cânula interna deverá ser retirada para limpeza ou substituída por outra esterilizada quantas vezes se julgar necessário, dependendo do volume de secreção traqueobrônquica eliminado.
e. A cânula externa não poderá ser trocada até o quarto ou quinto dia de pós-operatório, até que se forme uma fístula entre a traqueia e a pele.
f. Todo o conjunto deverá ser trocado a cada 3 dias.
g. A umidificação das secreções deverá ser feita artificialmente, por meio de pequenas "bonecas" de gaze embebidas em solução fisiológica, colocadas na entrada da cânula, e pelo uso de vaporizadores.

10. **Complicações da traqueostomia**

A maioria dos eventos relacionados à traqueostomia são potencialmente evitáveis. Existe uma necessidade reconhecida de melhoria e coordenação do atendimento de pacientes pediátricos com traqueostomia. As crianças com traqueostomia têm maior risco de eventos adversos e mortalidade, que são mais comumente secundários às suas comorbidades e não à traqueostomia propriamente dita que sofreram traqueostomias. Estudos relatam evidências de maior mortalidade no grupo etário de crianças prematuras e/ou com baixo peso traqueostomizadas, mortalidade está também amplamente associada às doenças subjacentes.

a. As complicações peroperatórias geralmente são decorrentes de hemorragia por lesões de vasos peritraqueais ou estruturas adjacentes, como istmo tireoidiano, cúpulas pleurais ou parede torácica. Outras lesões são o pneumotórax e as lesões iatrogênicas do esôfago e/ou do nervo laríngeo recorrente.
b. Na colocação da cânula, poderá ocorrer, acidentalmente, lesão da artéria inominada, quando, devido a erro, coloca-se a cânula anteriormente à traqueia; ou, ainda, lesão tardia de artéria subclávia e mesmo da aorta.
c. Um pequeno sangramento pode ser observado com alguma frequência no muco aspirado, como consequência da aspiração de rotina da traqueostomia. Esse sangramento pode ser abordado com observação rigorosa e com o aumento dos cuidados durante os procedimentos de aspiração, no sentido de diminuir o traumatismo.
d. As traqueostomias altas ou com infecção local persistente levam à estenose traqueal.
e. As fístulas traqueoesofágicas são originadas da mesma maneira que as lesões vasculares, já citadas.
f. A obstrução da cânula por secreção poderá levar o paciente a asfixia e morte. É o chamado tampão mucoso, que ocorre mais frequentemente em crianças. Os sintomas de um tampão mucoso incluem resistência à passagem da sonda de aspiração e sinais e sintomas de insuficiência respiratória.

g. A infecção da ferida operatória pode ocasionar a contaminação das vias aéreas, originando quadros de traqueobronquite ou pneumonia.
h. Um quadro de traqueíte seca pode ser encontrado se a umidificação das vias aéreas for inadequada.
i. Após a retirada da cânula, o crescimento excessivo de tecido cicatricial pode levar à estenose traqueal, causada com frequência pelo uso de pressão excessiva no balonete da cânula.
j. Formação tardia de granuloma, originado pelo crescimento de tecido inflamatório gerado a partir da irritação da via aérea pela cânula da traqueostomia.

II. **Punção e cateterismo venoso.** A punção venosa constitui um procedimento de urgência ou eletivo na prática clinicocirúrgica diária. Sua finalidade é ampla, incluindo coleta de amostra sanguínea para análise, administração de fármacos e reposição rápida de líquidos, se necessário.

A. **Punção de veias superficiais.** Após assepsia da pele sobre a veia a ser puncionada, coloca-se um garrote ou torniquete de plástico na região proximal ao local da punção, a fim de facilitar a sua visualização e palpação. A agulha é introduzida por via percutânea, mediante visualização da veia, com o bisel da agulha virado para cima, mantendo-se um ângulo de 45° tangencialmente à veia. Em seguida, faz-se uma ligeira aspiração do êmbolo da seringa até que o sangue flua; retira-se o torniquete e fixa-se a agulha à pele com esparadrapo, após conectá-la a um equipo de soro para infusão (Figura 3.4).

Os vasos mais comumente utilizados são as veias cefálica e/ou basílica, pela facilidade de serem puncionadas, em virtude de sua localização. O ponto a ser puncionado deve, de preferência, localizar-se na face anterior dos antebraços. Evita-se puncionar veias nas dobras dos cotovelos, devido ao risco de secção pela ponta da agulha ao dobrar-se o cotovelo, já que na maioria dos casos os pacientes politraumatizado se encontram agitados e hipercinéticos. Quando não é possível a punção na face anterior dos antebraços, punciona-se na face dorsal das mãos ou dos braços (Figura 3.5).

No caso de queimaduras graves, fraturas dos membros superiores, fraturas de clavícula ou lesões torácicas, poderão ser utilizadas outras veias, como a jugular externa, as veias dorsais do pé e as veias safenas. Deve-se evitar injetar medicação ou soluções em veias superficiais dos membros inferiores, devido ao risco de tromboflebite.

Um cateter (Intracath®) pode ser passado através da luz da agulha de punção especial. A passagem do Intracath® é realizada após assepsia e garroteamento do membro. Anestesiado o local, realiza-se uma incisão puntiforme na pele, punciona-se a veia mediante a introdução da agulha, e o cateter é passado por dentro da agulha. O cateter deverá ser fixado à pele com fio de náilon. Dispositivos de fixação do cateter facilitam a sua imobilização.

A punção da veia jugular externa é de simples realização. Deve-se colocar o paciente com a cabeça estendida e virada para o lado oposto a ser puncionado. Não se utiliza o garrote. O paciente também pode ser colocado em posição de Trendelenburg, facilitando o enchimento venoso. Pode ser executada uma compressão da veia em sua parte proximal junto à clavícula, com o dedo indicador do cirurgião, melhorando a visualização da veia.

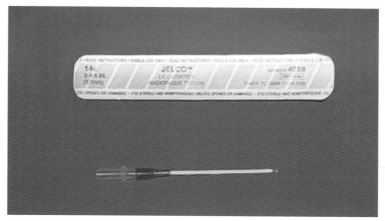

Figura 3.4 Cateter plástico Jelco® utilizado em punção venosa periférica e punção arterial.

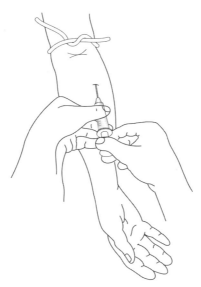

Figura 3.5 Punção venosa na face anterior do antebraço, longe da prega do cotovelo.

B. **Punção de veias profundas.** Na impossibilidade de puncionar as veias superficiais, outros vasos poderão também ser utilizados para punções venosas, tais como a veia subclávia, a veia femoral e a veia jugular interna.
   1. **Punção da veia subclávia.** A sua utilização tem diminuído um pouco devido aos riscos de ocorrência de pneumotórax por perfuração da cúpula

pleural e pela possibilidade de lesão da artéria subclávia, que pode resultar em sangramento para o interior do tórax, causando hemotórax.

A veia subclávia está localizada anterior e inferiormente à artéria subclávia; entre as duas, situa-se o músculo escaleno anterior. A pleura está situada posteriormente, a apenas 5 mm desta veia, na área em que o plexo braquial cruza a primeira costela, encontrando-se lateralmente a 2 cm da artéria subclávia. De modo ideal, coloca-se o paciente em posição de Trendelenburg a 15°, com os braços estirados ao longo do corpo. Evita-se, tanto quanto possível, a punção do lado esquerdo, devido à possibilidade de lesão do ducto torácico.

A abordagem infraclavicular à veia de subclávia requer a localização correta do ponto de referência da clavícula, da fúrcula esternal, e demarcação do entalhe do triângulo esternocleidomastóideo-clavicular, posicionamento adequado do paciente e do cirurgião e correta profundidade da punção, direção e ângulo de inserção. Um novo ponto de referência recentemente descrito para a punção da veia subclávia é a tuberosidade deltoide.

A experiência em UTI, na realização de punção da veia subclávia guiada por ultrassonografia tem sido bem-sucedida no que se refere a menor número de complicações e a maior sucesso na obtenção do cateterismo dessa veia. A técnica guiada por ultrassonografia aumenta a taxa de sucesso da inserção, e ao mesmo tempo, diminui a taxa de complicações mecânicas. A aplicação prática desse procedimento guiado por ultrassonografia no setor de emergência, entretanto, é duvidosa, devido à demora adicional causada pelo procedimento, quando se tratar de um paciente traumatizado que chegue muito instável à sala de emergências.

O tamanho do cateter depende da finalidade do cateterismo. Por exemplo, um cateter de grande diâmetro é necessário para infusão rápida, frequentemente necessária em situações emergenciais. O local ideal de cateterismo deve ter uma menor taxa de tromboses, menor taxa de infecção e menos complicações mecânicas. Assim, a veia femoral deve ser evitada (ou deixada como última das opções) devido a uma alta taxa de colonização bacteriana e trombose, enquanto a veia subclávia parece exibir menos complicações infecciosas em comparação com outros locais.

O cateter de Swan-Ganz, usado para medida da pressão capilar pulmonar e medida do débito cardíaco em UTI, é também passado através de punção venosa. A agulha é revestida em teflon. Após a punção, retira-se a agulha e, através da luz do cateter de Teflon®, o fio-guia é introduzido. Retira-se o cateter plástico, mantendo-se o fio. O cateter de Swan-Ganz é introduzido até o átrio direito, retirando-se o fio-guia. Insufla-se o balão do cateter e inicia-se seu movimento orientado pelo fluxo do sangue, até a posição final em cunha na árvore arterial pulmonar, sendo a introdução orientada pela curva de pressão obtida ao monitor.

Cateteres de duas ou três vias facilitam o tratamento dos pacientes, possibilitando infusão de diferentes medicamentos e líquidos simultaneamente (Figura 3.6).

a. **Técnica de punção (abordagem infraclavicular)**
   (1) Fazer assepsia da região.
   (2) Realizar infiltração do periósteo do lado inferior da clavícula, no seu terço médio, com solução anestésica de xilocaína a 1 ou 2%.

Capítulo 3 | Pequenos Procedimentos em Cirurgia

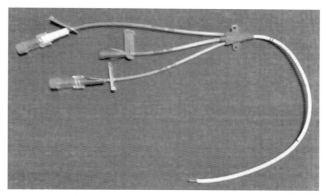

Figura 3.6 Cateter central de três vias.

(3) Fazer punção no ponto de encontro da linha mamária com a clavícula, na margem lateral do ligamento costoclavicular, com cateter tipo Bardic Intracath® de 20 cm com agulha n° 14, conectado a uma seringa.

(4) Avançar a extremidade da agulha, passando pela borda do periósteo inferior, e, simultaneamente, realizar uma aspiração negativa na seringa. Quando há saída de sangue pela seringa, a agulha é introduzida mais alguns milímetros, sendo mantida nesta posição.

(5) Desconectar a seringa da agulha, obstruir o seu canhão com a polpa digital (para evitar a entrada de ar) e introduzir o cateter pelo interior da agulha, conectado em seguida ao equipo de soro.

(6) Colocar o frasco de soro abaixo do nível da veia, a fim de verificar o refluxo de sangue pelo equipo, demonstrando estar o cateter no interior da veia. A agulha é então retirada lentamente e fixada na pele do tórax. O curativo deve ser oclusivo. Sempre que possível, deve-se logo em seguida comprovar radiologicamente a posição do cateter no interior da veia (Figura 3.7).

O cateterismo da veia subclávia é um procedimento útil, mas pode tornar-se um risco devido às possíveis complicações. O cateterismo guiado por ultrassom diminui a taxa de complicações e torna o procedimento mais facilmente executável, principalmente em crianças.

b. **Cuidados na punção da subclávia**
(1) Puncionar, sempre que possível, o lado direito.
(2) Não deixar a agulha aberta após a punção, porque a pressão negativa no tórax e dentro da veia subclávia pode provocar a entrada de ar na circulação, resultando em embolia gasosa.
(3) Evitar puncionar repetidamente o mesmo local, porque o hematoma assim provocado dificultará cada vez mais a realização da punção.
(4) Em caso de falha ou erro na punção, nunca puxar o cateter com a agulha fixa; sempre retirá-los juntos, ou a agulha primeiro, pois o bisel poderá cortar o cateter dentro da veia, causando "embolia de cateter".

Parte 1 | Urgências Cirúrgicas

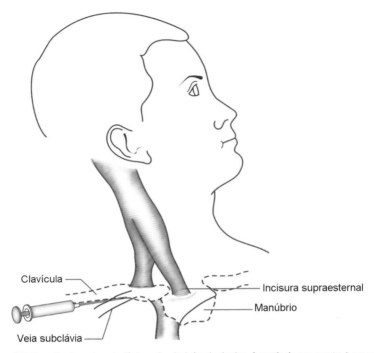

Figura 3.7 Punção de veia subclávia pela via infraclavicular. A partir de um ponto 1 cm abaixo da junção dos terços médio e medial da clavícula, introduz-se uma agulha abaixo deste osso e em direção à face posterossuperior da extremidade esternal da clavícula.

(5) Fixar o cateter com sutura, sem transfixá-lo ou angustiá-lo. Geralmente o cateter é acompanhado em sua embalagem por "presilhas", que facilitam a sua fixação na pele.

c. **Complicações da punção subclávia.** Podem ocorrer complicações, tais como: pneumotórax, hemo ou hidrotórax, hemomediastino, hidromediastino, enfisema subcutâneo, lesão da artéria subclávia, lesão da artéria carótida, lesão do nervo frênico, lesão do nervo vago, lesão do nervo laríngeo recorrente, lesão do plexo braquial, lesão do ducto torácico, lesão da traqueia, embolia gasosa, embolia por corpo estranho (fragmento de cateter), arritmia cardíaca, perfuração miocárdica, tamponamento do seio coronariano, trombose da veia cava superior e trombose da veia jugular (por má colocação do cateter).

2. **Punção da veia femoral (Figura 3.8).** A veia femoral está localizada medialmente à artéria femoral. Palpa-se a artéria na região inguinal e introduz-se a agulha em ângulo de 45° com a pele, cerca de 1 cm medial ao pulso arterial, atingindo-se assim a luz venosa.

Se ocorrer a punção inadvertida da artéria, a agulha deve ser retirada, mantendo-se a compressão local durante 10 min.

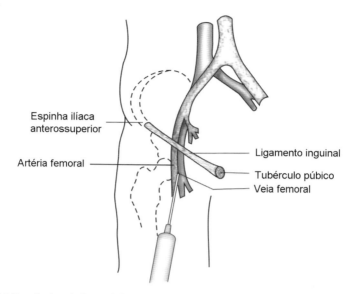

Figura 3.8 Punção de veia femoral. Penetra-se na veia femoral a partir de um ponto 2 a 3 cm abaixo do ligamento inguinal e 1 cm medialmente à artéria femoral, ou, na ausência de pulso femoral, em um ponto a meia distância entre a espinha ilíaca anterossuperior e a sínfise do pube.

3. **Punção da veia jugular interna.** O paciente é colocado em posição de Trendelenburg a 15º com o pescoço estendido e virado para o lado contrário ao da punção; faz-se a assepsia da região e punciona-se na borda anterior do músculo esternocleidomastóideo, tomando-se como referência o cruzamento da veia jugular externa (a aproximadamente 3 cm da inserção do músculo no esterno); neste local, introduz-se a agulha em um ângulo de 30°, palpando-se o pulso carotídeo e tendo-se o cuidado de colocar a agulha lateralmente à artéria carótida. Uma abordagem posterior ao músculo esternocleidomastóideo é possível e também bastante utilizada.

A fixação e a colocação do cateter são iguais às da punção da subclávia. Sempre é preferida a punção do lado direito, pelo risco de lesão do ducto torácico, pela menor incidência de pneumotórax (uma vez que a cúpula pleural direita é mais baixa do que a esquerda), assim como pela maior facilidade de introdução do cateter na veia cava superior, pois as veias jugular interna e subclávia direitas levam diretamente à veia cava superior (Figura 3.9). As principais complicações dessa técnica referem-se à punção inadvertida da artéria carótida e da cúpula pleural, esta podendo originar um pneumotórax.

III. **Dissecção venosa.** A dissecção venosa é um bom procedimento em casos de impossibilidade de punção venosa (pacientes que sofreram choque hipovolêmico, politraumatismos graves, queimaduras muito extensas, pacientes obesos ou portadores de fragilidade capilar). Vem sendo cada vez menos usada.

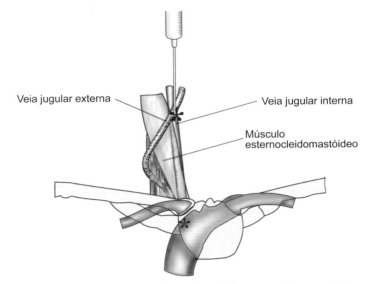

Figura 3.9 Punção da veia jugular interna. Os asteriscos indicam o posicionamento da agulha.

A seguir, a descrição da técnica de dissecção de veia no membro superior (Figura 3.10).

A. Assepsia da região correspondente ao terço distal do braço e ao terço proximal do antebraço.
B. O local ideal a ser dissecado encontra-se em um ponto localizado a aproximadamente 3 cm do epicôndilo medial do úmero, na direção da inserção da aponeurose do bíceps, no sulco entre o bíceps e o tríceps.
C. Anestesia local com solução anestésica de xilocaína, atingindo planos superficiais e profundos, tendo-se o cuidado de aspirar sempre a seringa, para evitar a introdução do anestésico em um vaso.
D. Incisão de aproximadamente 2 cm, com dissecção romba até o subcutâneo.
E. Identificação das estruturas anteriormente citadas.
F. Reparos proximal e distal da veia braquial com a ligadura da extremidade distal.
G. Realização de uma pequena incisão na veia braquial e introdução de um cateter de polietileno esterilizado, medindo-se previamente a distância da incisão até a veia cava superior.
H. Ligadura do reparo proximal por sobre o cateter, sem angustiá-lo.
I. Fechamento dos planos dissecados.
J. Fixação do cateter à pele por meio de sutura (fixação firme, porém sem estenosar ou dobrar o cateter).
K. Curativo (Figura 3.11).

Se necessário, a veia cefálica poderá ser dissecada no sulco deltopeitoral, através de uma incisão de aproximadamente 4 cm de prega axilar, entre os músculos deltoide e peitoral maior.

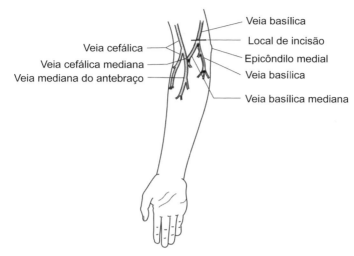

Figura 3.10 Dissecção de veia basílica no cotovelo. Uma incisão transversa de 2,5 cm é centrada na superfície volar em um ponto 2 a 3 cm acima e lateralmente ao epicôndilo medial do úmero.

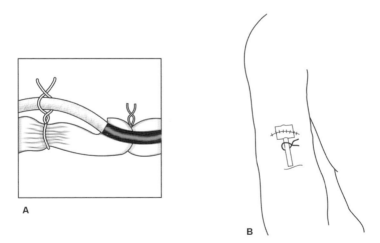

Figura 3.11 A. Ligadura venosa definitiva. **B.** Fixação do cateter à pele (exteriorizado por contraincisão).

A veia safena magna também poderá ser cateterizada no membro inferior, no nível do maléolo medial (Figura 3.12), em caso de impossibilidade de uso de veias nos membros superiores ou em situações emergenciais. Excepcionalmente, poderá ser necessária a dissecção da veia safena magna no nível da croça, na região inguinal – esse procedimento é pouco adotado devido às complicações observadas, principalmente trombóticas (Figura 3.13).

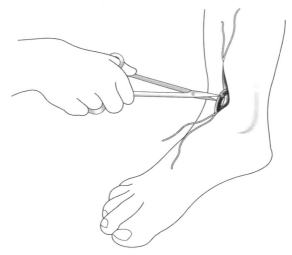

Figura 3.12 Dissecção da veia safena no membro inferior nos casos de impossibilidade de uso de veias nos membros superiores ou emergências.

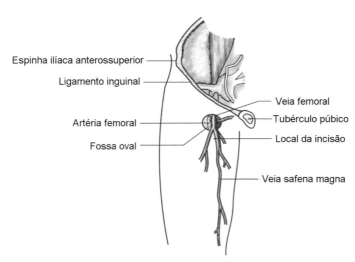

Figura 3.13 Dissecção da veia safena proximal. Uma incisão transversa de 5 cm é centrada em um ponto 5 a 6 cm abaixo da junção medial do terço médio de uma linha que une o tubérculo púbico à espinha ilíaca anterossuperior.

IV. Punção abdominal. A punção abdominal é realizada com finalidades diagnóstica e terapêutica. Ela é de grande relevância no diagnóstico das lesões intra-abdominais, em casos de traumatismo ou de patologias não relacionadas com traumatismo. O líquido retirado é submetido à análise, e os resultados orientam o diagnóstico da patologia em questão. Sangue na cavidade abdominal após o traumatismo indica lesão de órgãos intra-abdominais.

A sua indicação terapêutica propõe alívio sintomático de volumosas ascites, que causam desconforto e dificuldade respiratória. O paciente é colocado em decúbito dorsal, realizando-se rigorosa assepsia da região abdominal. O local indicado para a punção está situado no terço médio entre a crista ilíaca anterossuperior e a cicatriz umbilical à esquerda e fora da área do músculo reto do abdome. Infiltram-se a pele e os planos profundos com solução anestésica de xilocaína a 1%, e introduz-se uma agulha de grosso calibre, perpendicularmente à pele, até que seja atingida a cavidade abdominal (ao ultrapassar o peritônio, ocorre uma sensação de "papel rasgado").

Se a quantidade de líquido intraperitoneal for grande, este sairá pela agulha sem dificuldade, fornecendo, assim, o diagnóstico de certeza; porém, em alguns casos, a simples punção não oferece o diagnóstico de certeza, sendo necessário realizar o lavado peritoneal. Para isso, introduzem-se duas agulhas grossas tipo Intracath® nº 14 nos dois quadrantes inferiores, no ponto ideal descrito anteriormente, ligando um equipo de soro fisiológico em uma delas e deixando que ele corra livre até que saia pela outra agulha, o que geralmente ocorre após 1.000 mℓ em adultos e 500 mℓ em crianças. Se colocarmos o paciente em decúbito lateral do lado da agulha que está livre, o líquido sairá mais rapidamente.

Se a solução fisiológica apresentar-se límpida, sem coloração diferente, a punção será considerada negativa; se apresentar coloração rósea ou vermelha, será positiva para sangue. Se estiver de outra cor, como amarelo ou verde, por exemplo, deve-se pensar em urina, bile ou fezes (Figura 3.14). Saída de líquido róseo é discutível porque, se a solução fisiológica não estiver nitidamente sanguinolenta, poderemos estar diante de uma pequena laceração de vísceras, sem indicação de laparotomia; porém, deve ser sempre lembrado que um líquido róseo pode indicar pequeno sangramento peritoneal, com um grande sangramento retroperitoneal. A indicação cirúrgica após uma punção rósea deverá estar associada a outros sinais clinicorradiológicos, tais como equimoses, hematomas e escoriação da parede abdominal, sinais e sintomas de hipovolemia, achados laboratoriais sugestivos de perda sanguínea e sinais radiológicos sugestivos.

As complicações das punções abdominais estão relacionadas com hemorragias e lesões de órgãos abdominais, perfuração de alças intestinais e infecção. Um cuidado a ser observado é o de esvaziar a bexiga antes da punção, para evitar que ela seja lesada.

O lavado peritoneal pode ser também realizado por meio de uma pequena incisão de aproximadamente 2 cm abaixo do umbigo (sob anestesia local). Após penetração na cavidade peritoneal, infunde-se aproximadamente 1 ℓ de lactato de Ringer. O paciente é virado para ambos os lados, e a bolsa de infusão é baixada até o nível do chão. O volume final do líquido de lavado peritoneal retornado é enviado ao laboratório para quantificação de células vermelhas. Os resultados serão considerados negativos quando a contagem for inferior a 100.000 células/mm^3 (traumatismo fechado) e menor do que 50.000 células/mm^3 (traumatismo penetrante).

V. Punção torácica. Se houver coleção líquida ou gasosa na pleura, a punção torácica está indicada. O lado e o local a serem puncionados dependerão da realização prévia de uma radiografia de tórax em duas incidências.

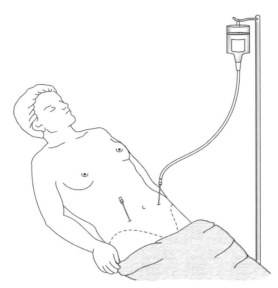

Figura 3.14 Punção e lavado abdominal utilizando-se solução fisiológica a 0,9%.

Realiza-se a assepsia do tórax com o paciente sentado, e, após infiltração de solução anestésica, introduz-se a agulha de grosso calibre no sexto ou sétimo espaço intercostal, na linha axilar posterior ou infraescapular, em caso de derrame, tendo-se o cuidado de não introduzir a agulha em posição mais baixa, para não perfurar o diafragma. A agulha deve distanciar-se do feixe vasculonervoso que passa na borda inferior da costela. A agulha é conectada a uma torneira de três vias (*three-way*) e a uma seringa de 20 ou 50 mℓ, dependendo da extensão do derrame. Um dispositivo *three-way* impede a entrada de ar na cavidade pleural durante as manobras para aspiração de líquido.

Não devemos realizar a aspiração rápida de grandes volumes de líquido intrapleural, já que, além do desconforto que proporciona ao paciente, ela pode ocasionar tosse espasmódica e até edema pulmonar agudo. Assim, realizaremos a punção mais lentamente e em vários dias seguidos. Se houver hemotórax clínica e radiologicamente estabilizado, a punção evacuadora deverá ser obtida após 72 h, porque neste período o sangue apresenta-se liquefeito, podendo, assim, ser facilmente retirado, o que não acontece no hemotórax recente, no qual os coágulos obstruem a agulha, impedindo a evacuação do derrame (Figura 3.15).

Nos casos de pneumotórax, podemos fazer a punção com o paciente semissentado, no segundo espaço intercostal, na linha mamária, ou mesmo no quarto espaço intercostal, na linha axilar média ou anterior, com a agulha acoplada a um equipo de soro, colocando-se a ponta deste dentro de um selo d'água, sendo a agulha fixada com esparadrapo na parede torácica. Em pneumotórax pequeno, a punção pode ser curativa. No grande pneumotórax ou no hipertensivo, a punção é um procedimento inicial, e demanda a colocação de um dreno torácico para aspiração ou mesmo uma toracotomia, dependendo da gravidade do caso.

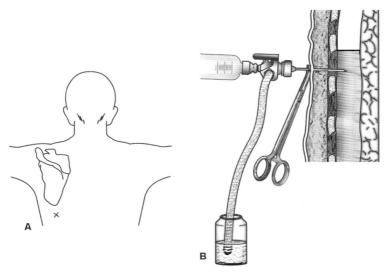

Figura 3.15 Toracocentese. **A.** Local ideal de punção. **B.** Utilização de torneira de três vias (*three-way*).

Após a punção, coloca-se um curativo compressivo por um período de 48 h.

As principais complicações da punção torácica consistem em lesão dos vasos intercostais, lesão pulmonar e lesão diafragmática.

VI. Drenagem torácica. Os ferimentos torácicos que levam a coleções líquidas na cavidade pleural podem requerer a colocação de um ou mais drenos torácicos para o seu tratamento. Utilizam-se tubos de silicone calibrosos (n°s 32 a 40). Devem-se utilizar drenos torácicos retos, pois os angulados são tecnicamente de difícil introdução. Os locais de colocação são o segundo espaço intercostal, na linha mamária, no caso de coleções gasosas, e, no sexto/sétimo espaço intercostal, na linha axilar anterior/média, nos casos de coleção líquida.

Realizam-se a assepsia do local escolhido, a colocação de campos e a incisão de aproximadamente 3 cm, longitudinalmente ao espaço intercostal, com dissecção romba até a pleura. Introduz-se um dedo enluvado no espaço pleural para assegurar que este esteja livre de aderências para a introdução do dreno torácico, sem o risco de penetração no parênquima pulmonar. O dreno é então pinçado na extremidade e introduzido através de um orifício, nos sentidos posterior e superior. O dreno é introduzido até que o orifício proximal esteja bem no interior do tórax e fixado na posição escolhida. O dreno é conectado a um tubo de borracha através de uma conexão de metal ou plástico e ligado a um vidro em selo d'água. Faz-se uma sutura "em bolsa" ao redor do dreno, para fixá-lo à parede torácica; comprova-se a sua colocação, solicitando-se ao paciente que tussa e, caso saiam bolhas de ar ou líquido pelo selo d'água, considera-se que o dreno está bem posicionado.

Nos casos de pneumotórax ou hemotórax não identificados clínica ou radiologicamente após 24 h, solicita-se ao paciente que respire profundamente e prenda a respiração; o dreno será puxado e o orifício por ele deixado será tampado com gaze e esparadrapo (Figuras 3.16 a 3.18).

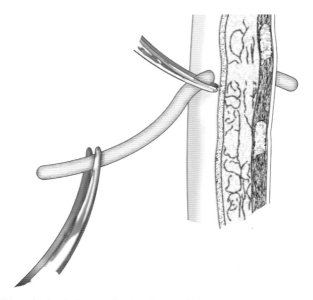

Figura 3.16 Introdução do dreno e da pinça hemostática para abertura do espaço pleural.

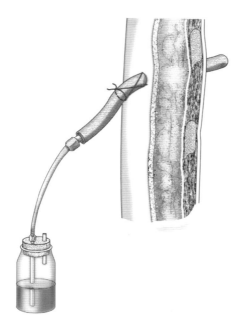

Figura 3.17 Dreno fixado na parede e conectado a um frasco em selo d'água.

Capítulo 3 | Pequenos Procedimentos em Cirurgia 75

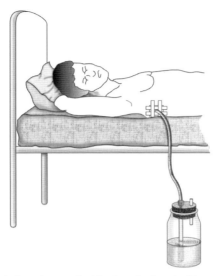

Figura 3.18 Saída de bolhas de ar ou líquido pleural pelo selo d'água após o paciente tossir.

VII. Punção pericárdica. A punção pericárdica (pericardiocentese), realizada em ambulatório, é um procedimento de emergência em casos de tamponamento cardíaco. Esses tamponamentos são decorrentes de hemopericárdio, traumatismo torácico fechado, ferimentos perfurantes do coração ou por arma de fogo, com extravasamento de sangue para a cavidade pericárdica. Quando há tamponamento cardíaco, a pericardiocentese deve ser realizada o mais rapidamente possível, pois, quando não tratado, o paciente pode desenvolver parada cardíaca e choque irreversíveis.

O paciente que sofre um ferimento cardíaco pode apresentar-se desfalecido, comatoso, com confusão mental, sinais de choque e pulso paradoxal. O diagnóstico é relativamente fácil e apresenta a tríade: ingurgitamento jugular, hipotensão e hipofonese de bulhas.

Uma vez obtido o diagnóstico clínico, deve-se proceder imediatamente à punção pericárdica (técnica de Marfan), que consiste na introdução de uma agulha grossa e comprida conectada a uma seringa, na região esquerda do apêndice xifoide, em ângulo de aproximadamente 45° e orientada para cima e para a esquerda, na direção da escápula do mesmo lado. Depois de ultrapassada a pele, diminui-se o ângulo de inclinação da agulha, mantendo-se a sua ponta mais próxima da parede torácica, em direção à ponta do coração.

Após atingida a cavidade pericárdica, a aspiração de 30 a 40 mℓ de sangue que se encontrava coletado no pericárdio leva à melhora clínica do paciente. O sangue aspirado não coagula na seringa, devendo-se retirar o máximo de sangue possível e deixar a agulha na posição, até submeter o paciente a tratamento cirúrgico. A oscilação da agulha é indicativa de punção do miocárdio, e a agulha deve ser imediatamente recuada (Figura 3.19). O tratamento de choque hipovolêmico deverá ser realizado juntamente com a punção, por meio da transfusão de sangue e de outras medidas que se julgarem necessárias.

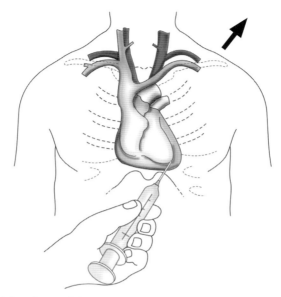

Figura 3.19 Punção pericárdica para retirada do sangue no tamponamento cardíaco.

A utilização da punção pericárdica, entretanto, deve ser exclusiva de profissionais treinados neste procedimento, uma vez que é grande o risco de perfuração do coração, com graves consequências. Por isso, tem sido muitas vezes substituída por um acesso cirúrgico para realização de uma janela pericárdica por via subxifoidiana.

A ecocardiografia é extremamente importante no diagnóstico de derrame pericárdico. A orientação por ultrassonografia para a pericardiocentese é, atualmente, considerada como padrão de cuidados, desde que disponível na unidade de emergência e que haja tempo hábil para sua utilização. Várias abordagens sob visão de ecocardiografia foram descritas recentemente que diferem, principalmente, no local de punção (subxifoide, apical ou paraesternal). Novos equipamentos portáteis, recentemente introduzidos, pouco maiores que um smartphone (p. ex., Vscan®, GE), irão propiciar uma abordagem rápida e segura para a punção pericárdica guiada pela ecocardiografiana sala de emergência.

A punção pericárdica como procedimento eletivo é realizada em casos de processos infecciosos intrapericárdicos, como, por exemplo, pericardites, e com o paciente sob monitoramento eletrocardiográfico, de preferência na sala de radioscopia, a fim de se verificar a posição exata da agulha e orientar o seu trajeto.

VIII. **Punção suprapúbica da bexiga.** As distensões agudas da bexiga por patologias obstrutivas, com impossibilidade de cateterismo por via uretral, indicam a necessidade de uma punção suprapúbica de emergência.

A derivação urinária suprapúbica para a abordagem de lesões da bexiga ou da uretra foi facilitada pelo advento de técnicas de acesso percutâneas. Antes de existirem essas técnicas, uma abordagem cirúrgica aberta era necessária quando a rota transuretral era impossível de ser realizada. Várias técnicas percutâneas de cistostomia suprapúbica foram desenvolvidas em anos recentes.

O local indicado para a punção está situado entre 1 e 3 cm acima da sínfise púbica, com agulha introduzida e direcionada para dentro e para baixo. Recomenda-se colocar o paciente na posição de Trendelenburg, a fim de evitar a perfuração de órgãos intra-abdominais, especialmente das alças intestinais (Figura 3.20).

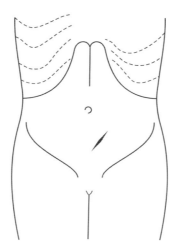

Figura 3.20 Punção suprapúbica.

Bibliografia

Akaraborworn O. A review in emergency central venous catheterization. Chin J Traumatol. 2017; 20(3):137-40.
Alves JB. Cirurgia geral especializada. Vol. 6. Belo Horizonte: Vega; 1974.
American College of Surgeons Committee on Trauma. Initial assessment and management. In: Advanced Trauma Life Support Course for Physicians – ATLS®. 5 ed. Student Manual; 1993.
Bahk JH, Lim YJ, Kim CHS. Positioning of a double lumen endobronchial tube without the aid of any intruments. An implication for emergency management. Journal of Trauma. 2000; 49(5):899-902.
Brass P, Hellmich M, Kolodziej L et al. Ultrasound guidance versus anatomical landmarks for subclavian or femoral vein catheterization. Cochrane Database Syst Rev. 2015; 1:CD011447.
Brass P, Hellmich M, Ladra A et al. Percutaneous techniques versus surgical techniques for tracheostomy. Cochrane Database Syst Rev. 2016; 7:CD008045.
Brodsky JB, Toblert HG. A double endobronquial tube for tracheostomies. Anesthesiology. 1991; 74:387-8.
Brooks AJ, Alfredson M, Pettigrew B et al. Ultrasound-guided insertion of subclavian venous access ports. Ann R Coll Surg Engl. 2005; 87(1):25-7.
Bruzoni M, Slater BJ, Wall J et al. A prospective randomized trial of ultrasound- vs Landmark-guided central venous access in the pediatric population. J Am Coll Surg. 2013; 216(5):939-43.
Caglia P, Graniero KD. Percutaneous dilatational tracheostomy. Chest. 1992; 101:464-7.
Colclough A, Nihoyannopoulos P. Pocket-sized point-of-care cardiac ultrasound devices: role in the emergency department. Herz. 2017; 42(3):255-61.
Cole RR, Aguilar EA 3rd. Cricothyroidotomy versus tracheotomy: an otolaryngologist's perspective. Laryngoscope. 1988; 98(2):131-5.

Dal'Astra AP, Quirino AV, Caixêta JA et al. Tracheostomy in childhood: review of the literature on complications and mortality over the last three decades. Braz J Otorhinolaryngol. 2017; 83(2):207-14.

Davidson SB, Blostein PA, Walsh J et al. Percutaneous tracheostomy: a new approach to the emergency airway. J Trauma Acute Care Surg. 2012; 73(2 Suppl 1):S83-8.

Eliachar I, McDonnel M. New stoma stent applicable in long-term tracheostomy. Otolaryngology – Head and Neck Surgery. 1990; 103:913-7.

Fonseca FP, Savassi Rocha PR. Cirurgia ambulatorial. Rio de Janeiro: Guanabara Koogan; 1987. p. 182-95.

Gualtieri E, Deppe SA, Sipperly ME et al. Subclavian venous catheterization: greater success rate for less experienced operators using ultrasound guidance. Crit Care Med. 1995; 23(4):692-7.

Hawkins ML, Shapiro MB, Cue JI et al. Emergency cricothyrotomy: a reassessment. Am Surg. 1995; 61(1):52-5.

Heikkinem M, Aarnio P, Hannukaimen J. Percutaneous deliational tracheostomy or conventional surgical tracheostomy? Crit Care Med. 2000; 28(5):1399-402.

Irby PB 3rd, Stoller ML. Percutaneous suprapubic cystostomy. J Endourol. 1993; 7(2):125-30.

Khatri VP, Wagner-Sevy SRVT, Espinosa MH et al. The internal jugular vein maintains its regional anatomy and patency after carotid endarterectomy: a prospective study. Annals of Surgery. 2001; 233(2):282-6.

Lewis FR. Traumatismo torácico. Clínicas Cirúrgicas da América do Norte. 1982:113-22.

Macris MP, Igo SR. Minimally invasive access of the normal pericardium. Clin Cardiol. 1999; 22:136-9.

Mansfield PF, Hohn DC, Fornage BD et al. Complications and failures of subclavian-vein catheterization. N Engl J Med. 1994; 331:1735-8.

McCallum P, Parnesl, Sharpe MD, Harris C. Comparison of open percutaneous and translaryngeal tracheostomies. Otolaryngol Head Neck Surg. 2000; 122(5):686-90.

Moller MG, Slaikeu JD, Bonelli P et al. Early tracheostomy versus late tracheostomy in the surgical intensive care unit. Am J Surg. 2005; 189(3):293-6.

Niven AS, Doerschug KC. Techniques for the difficult airway. Curr Opin Crit Care. 2013; 19(1):9-15.

Osman A, Wan Chuan T, Ab Rahman J et al. Ultrasound-guided pericardiocentesis: a novel parasternal approach. Eur J Emerg Med. 2017.

Pareja JC et al. O cateterismo percutâneo da veia subclávia. Rev Assoc Méd Bras. 1974; 20(3):114-6.

Scalea TM, Sinert R, Duncan AO et al. Percutaneous central venous access for resuscitation in trauma. Acad Emerg Med. 1994; 1(6):525-31.

Sweeney JF, Albrink MH, Bischof F et al. Diagnostic peritoneal lavage: volume of lavage effluent needed for accurate determination of a negative lavage. Injury. 1994; 25(10):659-61.

Teichgraber UK, Nibbe L, Gebauer B et al. Inadvertent puncture of the thoracic duct during attempted central venous catheter placement. Cardiovasc Intervent Radiol. 2003; 26(6):569-71.

von Goedecke A, Keller C, Moriggl B et al. An anatomic landmark to simplify subclavian vein cannulation: the "deltoid tuberosity". Anesth Analg. 2005; 100(3):623-8.

Watters KF. Tracheostomy in Infants and Children. Respir Care. 2017; 62(6):799-825. doi: 10.4187/respcare.05366.

QUEIMADURAS | FASE AGUDA

Marzo Luís Bersan
Pedro Nery Bersan
Juliana Cabrera Garrido
Armando Chiari Júnior
Sinval Lins Silva

4

I. **Introdução.** As queimaduras são uma das mais graves lesões traumáticas que o ser humano pode sofrer. Um milhão de brasileiros se queimam todos os anos, segundo dados da Sociedade Brasileira de Queimaduras. De acordo com o DATASUS, do Ministério da Saúde, os casos de internação por queimaduras de janeiro de 2015 a março de 2016 totalizaram 24.779 no Brasil. Na região Sudeste, 8.304 (33,5%); e, em Minas Gerais, 2.263.

Nos últimos 50 anos, avanços no entendimento e no tratamento das queimaduras, com a formação de equipes multiprofissionais e devido a cuidados direcionados ao tratamento dos pacientes, pesquisas clínicas com aprimoramentos na área de reanimação, traumatismo inalatório, excisão precoce e enxertia imediata, controle de infecção e controle metabólico realizado em Unidades de Tratamento de Queimados, têm resultado em menos morbidade e mortalidade e menor tempo de internação hospitalar e em leitos de cuidados intensivos. A mortalidade atual por queimaduras varia de 3 a 8%; pacientes com área queimada superior a 50% da superfície corporal e crianças com menos de 12 anos ainda apresentam mortalidade maior. Embora haja melhora no cuidado crítico e na sobrevivência a queimaduras, um estudo recente mostrou que as principais causas de mortalidade ainda são choque e falha inicial da reanimação. Dos pacientes que morrem de queimadura térmica, 55% morrem nas primeiras 72 h, 36% morrem de choque e 28% morrem de falência de vários órgãos e sepse. O objetivo deste capítulo é apenas descrever a fase aguda das queimaduras, que compreende as primeiras 48 a 72 h após a lesão inicial.

II. **Definição.** Queimaduras correspondem à lesão tecidual decorrente de traumatismo térmico, elétrico, químico ou radioativo. A lesão térmica ocorre como resultado da transferência de energia de uma fonte de calor para o corpo, por meio de condução direta ou de radiação eletromagnética. Histologicamente, resulta em necrose de coagulação da epiderme e, em profundidade variável, da derme.

III. **Avaliação do paciente queimado.** O tratamento inicial do paciente queimado depende da avaliação das lesões térmicas quanto a profundidade, localização anatômica e extensão da superfície corporal queimada (SCQ). É fundamental que dados como idade, comorbidades e lesões associadas sejam informados.

   A. **Profundidade das queimaduras.** As queimaduras são classificadas como lesões de espessura parcial (primeiro e segundo graus) e lesões de espessura total (terceiro grau) (Quadro 4.1).

   B. **Extensão das queimaduras.** A extensão de uma queimadura é definida pelo percentual de SCQ. Para uma avaliação urgente do paciente queimado, uma estimativa da extensão das queimaduras é fundamental para se determinar a necessidade de hospitalização e planejar a reposição de líquidos. Um dos métodos mais comumente utilizados para o cálculo da área acometida é a regra dos nove de Wallace, que divide a superfície do corpo em áreas de aproximadamente 9% ou múltiplos. Essa regra é modificada para crianças até o 1º ano de vida, com a cabeça e o pescoço representando 19% e cada membro inferior representando

13% da superfície corporal. Subtrai-se 1% da cabeça e do pescoço, e adiciona-se 0,5% a cada membro inferior, correspondendo a cada ano de vida, entre as idades de 1 e 10 anos (Figura 4.1).

Quadro 4.1 Avaliação das queimaduras segundo sua profundidade.

Designação	Características	Tempo aproximado de cura	Em geral, é necessário enxerto?
Queimadura de primeiro grau (superficial)	Eritematosa Fica pálida facilmente Não tem bolhas Dolorosa	2 a 3 dias	Não
Queimadura segundo o grau superficial (espessura parcial)	Eritematosa Aparência molhada Palidez à pressão Bolhas são comuns Dolorosa	14 dias	Não
Queimadura de segundo grau profundo (espessura parcial)	Aparência molhada Não fica pálida facilmente Bolhas são comuns Menos dolorosa que as citadas anteriormente	> 21 dias	Sim
Queimadura de terceiro grau (espessura total)	Eritema variável, brancas ou de aparência carbonizada Não ficam pálidas Insensíveis	Extremamente variável	Sim

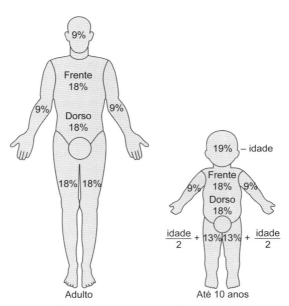

Figura 4.1 Avaliação da extensão das queimaduras – regra dos nove.

Essa regra não leva em conta tamanho do paciente, diferenças na constituição física e diferenças proporcionais relacionadas com o sexo. Além disso, o corolário de Wallace, segundo o qual a mão do paciente corresponde a 1% da SCQ, mostrou-se confuso e sem acurácia. Devido a isso, sugere-se que seja adotado o diagrama de Lund e Browder para se determinar a SCQ (Quadro 4.2).

Quadro 4.2 Diagrama de Lund e Browder.

Área	1 ano	1 a 4 anos	5 a 9 anos	10 a 14 anos	15 anos	Adulto
Cabeça	19	17	13	11	9	7
Pescoço	2	2	2	2	2	2
Tronco anterior	13	13	13	13	13	13
Tronco posterior	13	13	13	13	13	13
Nádega direita	2,5	2,5	2,5	2,5	2,5	2,5
Nádega esquerda	2,5	2,5	2,5	2,5	2,5	2,5
Genitália	1	1	1	1	1	1
Braço direito	4	4	4	4	4	4
Braço esquerdo	4	4	4	4	4	4
Antebraço direito	3	3	3	3	3	3
Antebraço esquerdo	3	3	3	3	3	3
Mão direita	2,5	2,5	2,5	2,5	2,5	2,5
Mão esquerda	2,5	2,5	2,5	2,5	2,5	2,5
Coxa direita	5,5	6,5	8	8,5	9	9,5
Coxa esquerda	5,5	6,5	8	8,5	9	9,5
Perna direita	5	5	5,5	6	6,5	7
Perna esquerda	5	5	5,5	6	6,5	7
Pé direito	3,5	3,5	3,5	3,5	3,5	3,5
Pé esquerdo	3,5	3,5	3,5	3,5	3,5	3,5

C. **Localização anatômica.** Pacientes com queimaduras de face, mãos, pés, grandes articulações e períneo e com lesões respiratórias apresentam maiores índices de morbidade, mortalidade e de sequelas limitantes na fase crônica. Recomenda-se atenção especial aos sinais de queimaduras de vias aéreas, devido ao alto índice de mortalidade.

D. **Particularidades do paciente.** Os pacientes nos extremos de idade (abaixo de 1 e acima de 60 anos), portadores de comorbidades e com traumatismos associados também apresentam maiores índices de mortalidade e morbidade.

E. **Etiologia das queimaduras.** Em geral, os pacientes que apresentam queimaduras elétricas e/ou químicas requerem cuidados especiais (Figura 4.2).

F. **Avaliação da gravidade das queimaduras.** As queimaduras leves podem, em geral, ser tratadas ambulatorialmente. As moderadas a graves geralmente requerem hospitalização e reposição de líquidos por via intravenosa (Quadro 4.3).

82 Parte 1 | Urgências Cirúrgicas

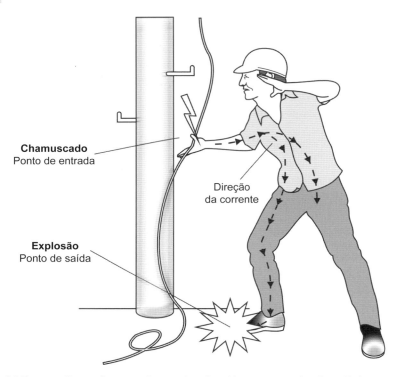

Figura 4.2 Esquema ilustrando pontos de entrada e de saída em uma queimadura elétrica.

Quadro 4.3 Avaliação da gravidade das queimaduras.

Fatores avaliados	Leve	Moderada	Grave
Espessura parcial	< 15%	15 a 30%	> 30%
Espessura total	< 2%	2 a 10%	> 10%
Localização anatômica	–	–	Face, mãos, pés, genitália, pulmões
Idade	–	–	< 12 meses > 60 anos
Patologias preexistentes	–	–	Doenças cardíacas, renais, hepáticas, metabólicas
Traumatismos associados	–	–	Fraturas, lesões abdominais, politraumatismos
Etiologia	Queimaduras elétricas e químicas mínimas	Queimaduras elétricas e químicas menores	Queimaduras elétricas e químicas maiores

G. **Indicações de centros especializados em tratamento de queimados.** Queimadura de 2º grau envolvendo mais de 20% da SCQ, em indivíduos com menos de 10 anos e naqueles com mais de 50 anos; envolvendo mais de 10% da SCQ; queimaduras de face, ouvidos, olhos, mãos, pés, genitália, períneo ou grandes articulações; queimadura de 3º grau envolvendo mais de 5% da SCQ; queimadura elétricas e química grave; lesão da via aérea; por inalação; doenças ou traumatismos concomitantes que elevem a morbidade e a mortalidade; crianças em hospitais sem equipe qualificada para o atendimento.

IV. **Tratamento inicial do paciente queimado.** Quando houver sinais e sintomas de queimadura das vias aéreas, é prioritário protegê-las, portanto, deve ser realizado intubação orotraqueal. Achados clínicos que são importantes para se avaliar a presença de queimaduras em vias aéreas e de lesões que podem evoluir para comprometimento dessas vias incluem queimadura de pelos da face, escarro carbonáceo, fuligem dentro ou ao redor da boca, rouquidão, estridor, aumento da força para respirar e incapacidade de tolerar secreções.

Uma vez que as vias aéreas estejam seguras, avalia-se a respiração através de ausculta pulmonar bilateral e expansibilidade do tórax; em casos de queimadura circunferencial do tronco e pescoço que restrinjam a expansibilidade pulmonar, deve-se fazer escarotomia em regime de urgência na sala de atendimento inicial.

Pacientes com queimaduras extensas devem ter monitoramento cardíaco, oximetria constante e avaliação frequente da pressão arterial.

Aferição da pressão sanguínea e da frequência cardíaca e avaliação clínica da coloração da área não queimada são os parâmetros utilizados para se avaliar o *status* circulatório. Levando-se em consideração a liberação de catecolaminas pelo traumatismo, frequência cardíaca de 100 a 120 bpm é considerada normal; frequências maiores podem ser explicadas por hipovolemia, traumatismo associado e controle inadequado da dor.

A hidratação venosa deve ser iniciada após avaliação da extensão e profundidade da área queimada e do peso do paciente. Para uma hidratação venosa eficiente, introduzem-se dois cateteres venosos de grosso calibre (Jelco® nº 14 ou 16) em veias periféricas ou, nos casos mais graves, um cateter em veia periférica e outro em posição central. A hidratação venosa em bólus deve ser evitada, porque aumenta a formação de edema, a não ser em casos de hipotensão e hipovolemia graves. Recomenda-se também o implante de um cateter intra-arterial para monitoramento mais fidedigno em pacientes muito edemaciados.

A hidratação por via oral não deve ser feita em pacientes com área da SCQ superior a 30%.

O grau de consciência do paciente deve ser avaliado pela escala de Glasgow, pois sempre existe a possibilidade de traumatismo associado, uso de substâncias químicas, hipoxia, traumatismo inalatório ou condições clínicas preexistentes.

O controle térmico do ambiente é muito importante, pois esses pacientes perdem a capacidade de termorregulação.

Os pacientes devem ser totalmente expostos para se avaliar a extensão da queimadura e remover algum contaminante que possa prolongar o contato de agentes químicos ou térmicos. A avaliação de traumatismos ou doenças associadas deve ser feita em concomitância ao exame clínico das áreas queimadas, com a realização de exames de imagem, análise laboratorial, cateter vesical, sonda nasogástrica.

Para aferição do fluxo urinário horário, introduz-se um cateter vesical de longa permanência. Nos queimados graves, especialmente naqueles sob suspeita de lesão das vias aéreas, introduz-se um cateter nasogástrico, devido ao frequente íleo adinâmico.

Realizam-se sedação e analgesia do paciente, de acordo com a recomendação da Organização Mundial da Saúde (OMS). Inicia-se a reposição de líquidos. Infelizmente, reposição volêmica inicial inadequada continua sendo uma causa importante de mortalidade precoce. Até os anos 1940, choque hipovolêmico e insuficiência renal aguda, derivada dessa hipovolemia, eram as mais importantes das causas da morte de queimados graves. Os conhecimentos acumulados ao longo dos anos, especialmente sobre a fisiopatologia das queimaduras, possibilitaram um índice inferior a 5% de falhas na reposição volêmica inicial nos diversos Centros de Queimados do mundo. Esse índice é alcançado mesmo em pacientes com queimaduras profundas, envolvendo mais de 85% da superfície corporal.

A. Fisiopatologia das queimaduras
  1. **Fisiopatologia do choque nas queimaduras.** Nas primeiras 72 h após a queimadura, pode haver um aumento da morbidade e da mortalidade em decorrência do desenvolvimento de choque secundário à profunda resposta inflamatória sistêmica.
       a. **Fisiopatologia do edema e da hipovolemia progressiva.** Nas primeiras 2 h após a queimadura, há uma formação rápida de edema devido ao aumento da permeabilidade capilar na superfície queimada, ao extravasamento de proteínas e líquidos pelos capilares para o espaço intersticial e à elevação da pressão hidrostática na superfície queimada. Em seguida, há uma perda da integridade do espaço intersticial, devido ao aumento da complacência, no espaço intersticial, da condutividade hidráulica. Ocorre em seguida redução do gradiente oncótico entre o plasma e o interstício. A perda de proteínas do plasma resulta em um efeito de vácuo dos líquidos do espaço intravascular para o espaço intersticial. Além disso, a diminuição na função dos capilares e linfáticos, especialmente em queimaduras de espessura total, não consegue manter o balanço proteico e de líquidos. Por fim, acontecem uma perda progressiva de líquidos e hipovolemia. É necessária reanimação adequada para prevenir falência de vários órgãos e colapso cardiovascular. Vale ressaltar que a formação de edema é aumentada pela reanimação volêmica.
       b. **Integridade microvascular.** Queimaduras extensas (> 30% da SCQ) resultam em aumentos locais e sistêmicos da permeabilidade capilar, embora os efeitos sistêmicos pareçam ser mais transitórios e insignificantes do que previamente se suspeitava.

       Histologicamente, as mudanças na microcirculação são evidentes minutos após as lesões: entre as células endoteliais formam-se grandes fendas, que se mantêm por dias ou semanas nos microvasos que continuam patentes.

       A etiologia dessas alterações histológicas parece estar relacionada com a lesão térmica direta e a liberação de substâncias vasoativas.

       Após a queimadura, existem duas fases de aumento da permeabilidade capilar. A primeira, dependente de histamina, é transitória e ocorre quase imediatamente após a lesão; a segunda é muito mais duradoura e parece estar associada a numerosas substâncias vasoativas, tais como a serotonina, a bradicinina, as prostaglandinas, os leucotrienos e os radicais livres de oxigênio. Tentativas de inibição farmacológica desses mediadores têm sido infrutíferas.

Assim, ocorre um grande aumento no fluxo de líquidos e proteínas do espaço intravascular para o espaço intersticial. O volume perdido é maior nas primeiras horas após a lesão, e as perdas são mais intensas nas áreas queimadas. Aparentemente, os capilares nas áreas não queimadas readquirem a capacidade de funcionar como membrana semipermeável mais precocemente, em torno da 8ª hora, ao contrário daqueles das áreas queimadas, que recobrariam essa capacidade em torno da 18ª à 24ª hora. É importante salientar a existência de diversos estudos mais recentes que indicam que, na ausência de lesão pulmonar, não há aumento da permeabilidade microvascular às proteínas nos pulmões, embora o fluxo de líquidos transvasculares nos pulmões esteja aumentado. Demling sugere que este fato e o edema que ocorre nos tecidos não queimados seriam devidos principalmente à hipoproteinemia grave que ocorre após a queimadura, agravada durante a reposição de líquidos (Quadro 4.4).
c. **Hipoproteinemia.** A hipoproteinemia produz edema de duas formas. A primeira ocorre pela diminuição do gradiente de pressão oncótica do plasma com relação ao tecido intersticial, o que resulta em desequilíbrio das forças de Starling, favorecendo o fluxo dos líquidos para fora dos vasos. A segunda se dá pela depleção de proteínas intersticiais, que aumentaria a facilidade de transporte de água do espaço intravascular para o espaço intersticial (Quadro 4.4).
d. **Alteração dos potenciais da membrana celular.** Nos pacientes com mais de 30% de SCQ, ocorre diminuição generalizada nos potenciais de membrana celular, resultando em fluxo intracelular de água e sódio e migração extracelular de potássio. Esses fenômenos são secundários à disfunção da bomba de sódio-potássio, que ocorre em decorrência da diminuição de ATPase da membrana.
e. **Aumento da pressão osmótica nos tecidos queimados.** Vários autores acreditam que o fluxo inicial de líquidos da microcirculação para o interstício não pode ser explicado apenas pelo aumento da permeabilidade vascular e pela hipoproteinemia.

Leape demonstrou, experimentalmente, aumento na concentração de sódio nos tecidos queimados, sugerindo que o íon sódio, ligando-se ao colágeno lesionado, pode ser, em parte, responsável pelo aumento da pressão osmótica nesses tecidos (Quadro 4.4).
f. **Alterações humorais.** O extravasamento de plasma do espaço intravascular resulta em diminuição do volume circulante, que induz a liberação de aldosterona com excreção renal de potássio e retenção de sódio. Os níveis de hormônio antidiurético permanecem elevados por vários dias (Quadro 4.4).
g. **Acidose metabólica.** Está quase sempre presente durante os estágios iniciais da queimadura grave e pode ser de magnitude suficiente para interferir no sucesso da reanimação de líquidos.
h. **Depressão miocárdica.** Representa uma das respostas mais precoces à queimadura, apesar de reanimação volêmica adequada; tudos indicam que os mecanismos não são relacionados com a depleção de líquidos intravascular nem com hipovolemia. Os mecanismos envolvidos ainda estão em estudo, mas parece haver relação com várias citocinas (fator de necrose tumoral alfa [TNF-α], interleucina (IL) -1, IL-6, entre outras) e

com apoptose celular. A importância de cada fator ainda não está plenamente compreendida. O tempo para que ocorram os déficits miocárdicos varia de 2 h após a queimadura com resolução em cerca de 48 a 72 h (Quadro 4.4).

i. **Aumento da resistência vascular periférica.** Fenômeno frequentemente observado pode ocorrer em decorrência do aumento da liberação de norepinefrina e do aumento da sensibilidade dos vasos periféricos à norepinefrina e às várias substâncias vasoativas já citadas, liberadas na fase aguda da queimadura (Quadro 4.4).

j. **Alterações hematológicas.** Inicialmente, eleva-se o hematócrito como consequência da diminuição do volume de plasma circulante. A maior viscosidade do sangue provoca estase microcirculatória, agravada por aumento da adesão das plaquetas. Em geral, a destruição eritrocitária inicial causada pela lesão térmica direta envolve menos de 15% do total circulante. Na fase aguda, essas perdas iniciais são mascaradas pela hemoconcentração; contudo, mais tarde ocorre perda adicional de 10 a 25%, devido ao encurtamento do tempo de vida médio das hemácias (Quadro 4.4).

Quadro 4.4 Fisiopatologia do choque nas queimaduras.

Fatores contribuintes	Consequências
Liberação de substâncias vasoativas	Permeabilidade capilar Resistência vascular periférica
Aumento da permeabilidade capilar	Hipovolemia Hipoproteinemia Edema intersticial
Hipoproteinemia com desequilíbrio das forças de Starling	Hipovolemia Edema intersticial
Aumento da pressão osmótica nos tecidos queimados	Hipovolemia Edema intersticial inicial nos tecidos queimados
Alterações dos potenciais da membrana celular	Edema intracelular
Perdas de água por evaporação	Hipovolemia
Depressão miocárdica Fator circulante Substâncias vasoativas	↓ Débito cardíaco
Aumento da resistência vascular periférica	↓ Débito cardíaco
Aumento do hematócrito e da viscosidade do sangue Destruição de eritrócitos Estase na microcirculação	↓ Débito cardíaco Anemia mascarada
Acidose metabólica	Dificuldades na reanimação hídrica
Alterações hormonais com aumento da aldosterona e do hormônio antidiurético	Retenção renal de água e sódio ↓ Fluxo sanguíneo Deposição de pigmentos nos túbulos renais IRA

IRA: insuficiência renal aguda.

K. **Perdas de água por evaporação.** Com a queimadura, a pele acometida perde sua função de barreira semipermeável às perdas de água por evaporação, as quais podem ser desprezíveis em casos de queimaduras menores; no entanto, em queimaduras graves, podem chegar a mais de 200 mℓ/h. O cálculo dessas perdas pode ser realizado mediante a seguinte fórmula:

$$\text{Volume} = 25 + (\% \text{ SCQ} \times \text{SC}),$$

segundo a qual o volume das perdas, em mℓ/h, é obtido pela soma da constante 25 com o produto da SCQ multiplicado pela extensão da superfície corporal (SC) (equivalente a 1,8 m^2 em um adulto médio).
2. **Outras alterações fisiopatológicas**
   a. **Perdas de calor.** A pele lesionada perde a capacidade de reter calor e manter a temperatura corporal. Para evitar hipotermia, é necessário aumentar a temperatura ambiente no quarto.
   b. **Metabolismo.** Imediatamente após a queimadura, o organismo entra em estado de hipermetabolismo, com elevado consumo de oxigênio, acentuado gasto de energia e grave catabolismo. O gasto de energia e o catabolismo proteico são maiores e se mantêm por mais tempo do que em qualquer outro estado fisiológico de estresse. O gasto de energia pode exceder em mais de duas vezes o gasto usual para sustentar a circulação hiperdinâmica, o fluxo respiratório acelerado, o fluxo proteico e as perdas de calor por evaporação, devido à incapacidade da pele de manter a temperatura corporal. O paciente que apresenta uma queimadura grave já alcançou sua reserva fisiológica máxima e não consegue aumentar seus gastos de energia para suportar qualquer estresse adicional. Embora o gasto de energia possa ser diminuído pelo aumento da temperatura ambiente, o queimado continua a apresentar temperatura elevada, em torno de 38 a 39°C; isso, no entanto, indica hipermetabolismo, não infecção.
B. **Reanimação hídrica.** O objetivo da reanimação hídrica inicial consiste primeiramente em restaurar e manter a perfusão tissular, evitando-se isquemia de órgãos vitais e preservando-se os tecidos moles lesionados porém viáveis. Deve ser realizada em adultos com mais de 20% e em crianças com mais de 10% da SCQ, e as necessidades devem ser baseadas no peso corporal e na SCQ.

Há alguns anos, o problema da hipovolemia vem sendo agressivamente corrigido com base em fórmulas que orientam o uso de cristaloides em grande volume. Esta abordagem apresenta bons resultados em termos de correção do choque e prevenção de IRA; contudo, também é responsável pela formação de edema acentuado e generalizado nas áreas queimadas e não queimadas.

Atualmente, os objetivos da reanimação hídrica inicial é minimizar esse grau de edema tissular, que pode comprometer as vias aéreas superiores e a função pulmonar, pela diminuição da complacência da parede torácica. O decréscimo da tensão de oxigênio nos tecidos lesionados, devido ao edema excessivo, também pode causar necrose tissular adicional.

O uso de fórmulas para guiar a reanimação volêmica é bem difundido na prática médica, mas essas fórmulas devem ser utilizadas apenas como orientação inicial. O manejo volêmico deve ser individualizado, guiado pela resposta do paciente à terapia.
1. **Escolha dos líquidos de reanimação.** Em geral, líquidos que contenham sódio, se administrados em quantidades suficientes, são apropriados para a

reanimação inicial. A via oral pode ser utilizada em pacientes com queimaduras menos extensas; no entanto, o íleo paralítico que ocorre em pacientes com queimaduras profundas, com mais de 15% da SCQ, limita sua utilização.

    a. Cristaloides isotônicos. Cristaloides, particularmente a solução de lactato de Ringer com uma concentração de sódio de 129 mEq/ℓ, são os líquidos mais comumente empregados no Brasil e nos EUA, pois esta solução é menos ácida e mais semelhante a composição plasmática normal do eletrólito, em comparação a outras soluções. As duas fórmulas de reanimação dominantes nos dias atuais recomendam o uso exclusivo de cristaloides nas primeiras 24 h. A fórmula de Parkland calcula o líquido requerido nas primeiras 24 h em 4 mℓ × kg × %SCQ. Caso seja necessário um fluxo urinário maior, como nos casos em que há mioglobinúria (p. ex., queimaduras elétricas), é evidente a necessidade de mais líquido, o que resulta em mais edema. A fórmula de Parkland sugere que 50% do líquido estimado sejam infundidos nas primeiras 8 h, pois, devido aos fatores já descritos, esse é o período em que ocorrem as maiores perdas. Parte substancial do cristaloide infundido nas 16 h seguintes (25%/8 h + 25%/8 h) termina no tecido não queimado, aumentando também o edema. A fórmula de Brooke modificada é similar, mas recomenda um volume menor em 24 h, de 2 mℓ × kg × %SCQ.

    As lesões pulmonares potencializam as necessidades totais de líquidos, possivelmente porque os pulmões lesionados funcionariam como reservatório adicional desses líquidos. Os pacientes com queimaduras elétricas também exigem maior aporte de líquidos, em vista da necessidade de manter um fluxo horário de urina mais intenso para possibilitar uma eliminação adequada de pigmentos depositados nos túbulos renais (mioglobinúria), oriundos do maior dano tissular (inclusive rabdomiólise) provocado por esse tipo de queimadura.

    b. Coloides. A morbidade relacionada com o edema decorrente da infusão excessiva de cristaloides tem sido identificada cada vez com mais propriedade. Uma de suas possíveis causas é o declínio do uso de coloides, em especial soluções de albumina, no final do século 20. Essa percepção recente motivou o estudo da introdução de coloides como estratégia para reduzir o volume total infundido para reanimação inicial de pacientes com grandes queimaduras. Existem fortes evidências de que coloides aumentam a pressão osmótica, expandem o volume intravascular e reduzem o edema nos tecidos não queimados.

    A escolha do tipo de solução de proteínas e de quando se deve iniciar seu uso é controversa. Gelatinas, dextranas e hidroxietilamidos não são recomendados, em vista do risco aumentado de insuficiência renal no paciente queimado. Plasma fresco congelado (PFC) é uma opção que se mostrou eficaz na reanimação imediata, reduzindo a quantidade de líquido administrada quando comparado ao uso exclusivo de cristaloides. Porém, o uso de PFC traz o risco de infecções transmitidas pela transfusão sanguínea, como vírus da imunodeficiência humana (HIV), hepatite C e hepatite B. Além disso, é preocupante a possibilidade de lesão pulmonar aguda associada a transfusão, que é a causa mais comum de morte relacionada com hemotransfusões.

    As soluções de albumina humana (AH) são comprovadamente as mais seguras; não há caso relatado de transmissão viral com o uso de AH. É

possível que o uso de albumina nas primeiras 8 a 12 h de queimadura aumente o edema pulmonar, pois os capilares dos tecidos não queimados ainda não teriam a capacidade de reter as proteínas infundidas, impedindo assim a manutenção de uma pressão oncótica efetiva no espaço intravascular. Por outro lado, a administração de albumina após as 12 h iniciais já foi associada a aumento do tempo de sobrevida, redução do tempo de ventilação mecânica e do risco de síndrome do compartimento. Em geral, a AH está indicada para pacientes que necessitam de volumes infundidos maiores dos que os previstos pela fórmula de Parkland. Não há consenso sobre a dose a ser usada; existem relatos de infusão contínua de albumina a 5% variando entre 33 e 100% do volume total necessário. Está claro que nem todo paciente queimado grave requer grandes infusões de proteína; no entanto, queimados com mais de 50% da SCQ, pacientes mais idosos e aqueles com lesões de inalação concomitantes, além de desenvolverem menos edema, parecem conseguir melhor estabilidade hemodinâmica com a infusão de proteínas.
2. **Monitoramento.** Muitos parâmetros clínicos têm sido utilizados para o acompanhamento da evolução adequada da reanimação hídrica (Quadro 4.5). Pacientes em quem se infunde grande quantidade de líquidos devem ser acompanhados cuidadosamente, e deve ser constantemente avaliado um limite entre o que é considerado perfusão aceitável e hiper-hidratação. O excesso de volume infundido aumenta consideravelmente o risco de síndrome do compartimento abdominal, edema pulmonar e edema de vias aéreas superiores. Tais condições são associadas a aumento de mortalidade em pacientes queimados.

Quadro 4.5 Parâmetros clínicos úteis no monitoramento hídrico.

Parâmetros quantitativos

- Sinais vitais
- Fluxo urinário horário
- Pressão intra-arterial
- Exames laboratoriais:
  - Hematócrito
  - Hemograma*
  - Lactato*
  - Coagulograma*
  - Ionograma*
  - Glicemia*
  - Ureia e creatinina*
  - Gases arteriais*
  - Creatinofosfoquinase
- Radiografia de tórax*
- Ultrassonografia de veia cava inferior
- Saturação venosa central

Parâmetros qualitativos

- Circulação periférica
- Nível de ansiedade crescente
- Confusão mental na ausência de intoxicação por drogas ilícitas

*Exames realizados diariamente na fase aguda.

Frequência cardíaca, pressão arterial e débito urinário ainda são os parâmetros mais utilizados para guiar a reanimação. Frequências acima de 120 bpm são indicadoras de hipovolemia. Aferições não invasivas da pressão arterial são imprecisas no paciente queimado, devido ao edema periférico que se forma. Sendo assim, é recomendado o implante de cateter arterial. Em geral, uma pressão arterial média (PAM) acima de 65 mmHg é utilizada para se determinar uma reanimação adequada. Porém, mesmo após a normalização da PAM, muitos pacientes ainda apresentam sinais de hipoxia tissular, deixando claro que esse parâmetro não deve ser avaliado de maneira isolada. O fluxo horário de urina é o melhor método para se avaliar uma reposição de líquidos adequada, porque a manutenção de um fluxo sanguíneo renal reflete perfusão adequada dos outros órgãos. Considera-se adequado um fluxo urinário de 0,3 a 0,5 mℓ/kg/h em adultos e de 1,0 mℓ/kg/h em crianças.

A aferição da saturação venosa central de oxigênio (SvcO$_2$) tem sido proposta como indicador de choque hipovolêmico e cardiogênico. Valores inferiores a 70% indicam hipoxia tissular e necessidade de continuar a reanimação. Seu uso ainda não está bem estabelecido no manejo inicial da queimadura, mas pode ser utilizado como parâmetro de reanimação de pacientes em choque séptico.

Outro parâmetro utilizado em medicina intensiva para avaliação de líquido-responsividade é a medição da veia cava inferior (VCI), visualizada por ultrassonografia. Diâmetro menor que 2 cm ou visualização de colabamento da VCI com as variações respiratórias são indícios de que é necessário manter a reanimação. A ultrassonografia à beira do leito, apesar da necessidade de treinamento específico, é um método prático e não invasivo para avaliação de pacientes em choque e pode ser utilizado para o manejo inicial de queimaduras extensas.

A dosagem do lactato no soro fornece informações sobre o estado de hipoxia do organismo, desde que o paciente apresente funções renal e hepática preservadas. Devido à sua forte correlação com mortalidade, o lactato faz parte de vários protocolos de reanimação volêmica direcionada. A redução do lactato sérico a níveis normais deve ser um dos objetivos da reanimação de grandes queimados, e a persistência de níveis elevados de lactato sugere a necessidade de manter reposição volêmica.

3. **Situações especiais de reanimação.** As lesões pulmonares potencializam as necessidades totais de líquidos, possivelmente porque os pulmões lesionados funcionariam como reservatório adicional desses líquidos. As queimaduras elétricas também requerem maior aporte de líquidos, vista a necessidade de manter um fluxo horário de urina mais intenso para possibilitar a eliminação adequada de pigmentos depositados nos túbulos renais (mioglobinúria), oriundos do maior dano tissular (inclusive rabdomiólise) provocado por esse tipo de queimadura.

De maneira semelhante, queimaduras que envolvam mais de 80% da SCQ ou associadas a traumatismos por esmagamento costumam requerer maior volume de líquido, visto que podem estar associadas a danos tissulares mais profundos e maior destruição eritrocitária – fatores que favorecem a ocorrência de mioglobinúria. As grandes destruições tissulares também favorecem o aparecimento de hiperpotassemia, às vezes requerendo ajustes hidreletrolíticos.

Em geral, as queimaduras associadas a politraumatismos também requerem maior volume de líquidos, e, quando associadas a hemorragia, pode ser necessário o uso de sangue total como parte do esquema de reanimação hídrica, substituindo os coloides proteicos que costumam ser utilizados. A administração precoce de sangue total nesses casos pode favorecer uma estabilização mais rápida do indivíduo. Pacientes com doenças pulmonares e cardíacas preexistentes exigem monitoramento rigoroso e cuidados especiais durante a reanimação hídrica, para que não seja ultrapassada sua capacidade cardiopulmonar. Caso estejam em uso de diuréticos, não é incomum que os níveis de potássio no soro desses pacientes se tornem criticamente baixos na fase aguda, exigindo suplementação de potássio, especialmente se estiverem fazendo uso concomitante de digitálicos.

Lactentes e crianças devem apresentar um fluxo urinário de 1 mℓ/kg/h. Uma diminuição nas reservas de glicogênio, com potencial hipoglicemia grave na criança, torna necessário o monitoramento seriado dos níveis de glicemia, com a possível necessidade de inclusão de soro glicosado já na fase inicial de reanimação.

São necessários cuidados especiais aos pacientes diabéticos queimados. Para aqueles que faziam uso de insulina antes do acidente, pode ser necessário o uso de soro glicosado nas primeiras fases da reanimação. É possível que ocorra hiperglicemia com diurese osmótica, tornando o fluxo urinário horário um parâmetro irreal. Finalmente, os níveis séricos de potássio devem ser acompanhados de perto quando glicose e insulina são administradas em conjunto.

Nos pacientes com insuficiência renal, os líquidos de reanimação devem ser titulados cuidadosamente, com base em outros parâmetros que não o fluxo horário de urina.

Após o traumatismo, o paciente com queimadura moderada a grave apresentará níveis aumentados de glicemia e íleo paralítico. Como, em geral, o paciente encontra-se em estado nutricional adequado antes do traumatismo, o início de alimentação enteral pode ser postergado em 72 h. Se possível, a nutrição enteral deve ser iniciada mais precocemente.

4. **Terapias adjuvantes**
   a. **Ácido ascórbico (vitamina C).** As queimaduras levam à liberação de radicais livres de oxigênio que promovem vazamento de líquidos para o interstício. O ácido ascórbico, por sua vez, é um antioxidante que pode melhorar a resposta inflamatória diminuindo esses radicais. Estudos clínicos e pré-clínicos demonstraram que a vitamina C pode ser um adjunto efetivo para reanimação de pacientes queimados, diminuindo as necessidades totais de líquidos e o edema. A vitamina C parece ser bem tolerada e segura. Ainda são necessários ensaios multicêntricos robustos para caracterizar o potencial impacto dessa vitamina na reanimação de pacientes queimados.
   b. **Profilaxia contra tétano.** Com base em relato de casos de pacientes não imunizados ou imunizados incompletamente, a imunização contra tétano deve ser administrada a pacientes com queimaduras mais graves que as de primeiro grau (superficiais) se tiverem decorrido mais de 5 anos da dose de reforço do paciente.
   c. **Betabloqueadores.** Melhoram o controle glicêmico e aumentam a resistência dos pacientes à sepse. Uso de betabloqueadores antes da queimadura

é associado a melhor recuperação e diminuição da mortalidade. Um ensaio clínico randomizado em que os pacientes receberam propranolol comprovou benefício quanto ao tempo de recuperação, resultando em menor estadia hospitalar. Em vista disso, o propranolol é recomendado, e a prática atual é iniciar o uso após concluída a reanimação inicial.

C. **Cuidados com queimaduras de vias aéreas.** Na investigação da causa das queimaduras, devemos indagar se o acidente ocorreu em ambiente fechado, se houve inalação de fumaça ou de vapor superaquecido (p. ex., explosões de caldeiras). Além da história e do exame físico (p. ex., vibrissas nasais queimadas, secreções com fuligem), pode ser necessária broncoscopia para um diagnóstico precoce dessa grave complicação, muitas vezes fatal.

Se houver suspeita desse diagnóstico, tais pacientes devem ser intubados o mais precocemente possível, para evitar dificuldades posteriores decorrentes do edema secundário às queimaduras e à reanimação hídrica. O leito deve ser moderadamente elevado para facilitar a drenagem linfática e venosa.

Vítimas de queimadura em ambientes fechados podem apresentar intoxicação por monóxido de carbono (CO) ou cianeto de hidrogênio (HCN), que leva ao quadro de diminuição da consciência; é importante o diagnóstico diferencial com intoxicação por álcool ou outras substâncias psicoativas, a qual tem sintomas semelhantes. A confirmação diagnóstica de intoxicação por CO é feita através de dosagem da carboxi-hemoglobina sanguínea, que deve ser realizada em todos os casos suspeitos. A afinidade do CO com a hemoglobina é 200 vezes maior do que a do oxigênio; além disso, o CO combina com o citocromo, interferindo na utilização do oxigênio pela célula. O HCN, presente na combustão de plásticos, tecidos e papel, interfere na oxigenação celular principalmente pela inibição das citocromo oxidases. Como tratamento usa-se a hidroxicobalamina; mas, para que seu efeito seja útil, a administração deve ser imediata.

O tratamento da intoxicação por CO é a administração de oxigênio a 100% em alto fluxo (8 a 15 ℓ/min) por pelo menos 6 h.

A traqueostomia deve ser evitada de todas as maneiras na fase aguda, estando a região cervical queimada ou não. Obviamente, haverá mais morbidade e mortalidade nos casos de traqueostomias realizadas sobre áreas queimadas, que propiciarão a ocorrência de infecções pulmonares secundárias, na maioria das vezes fatais. A traqueostomia está indicada após a segunda semana de intubação.

Radiografia de tórax e oxigenação normais não excluem o diagnóstico, pois a queimadura de vias aéreas provoca uma lesão progressiva, com intenso edema da mucosa brônquica, podendo ocorrer broncospasmo progressivo com a possibilidade de culminar em grave quadro de insuficiência respiratória.

Feito o diagnóstico, estando o paciente intubado, parece haver diminuição da morbidade, mas não da mortalidade. A ventilação com pressão positiva causa dano ao pulmão; por esta razão, deve-se manter um platô de pressão abaixo de 31 cm de H_2O e com volume corrente abaixo de 7 mℓ/kg.

A lesão de vias aéreas talvez possa ser considerada a mais grave das complicações que um queimado pode apresentar.

D. **Manejo da anemia.** As causas da anemia em cada estágio do tratamento de queimados diferem. Recomenda-se as expressões anemia por perda de sangue e anemia de doença crítica para descrever os dois tipos de anemia presentes em pacientes queimados, pois essa diferenciação é importante para guiar o tratamento e evitar transfusões desnecessárias. Anemia aguda por perda de sangue ocorre durante as primeiras 1 a 2 semanas após uma lesão por queimadura. A perda de sangue deve-se diretamente à lesão térmica e ao manejo cirúrgico das feridas. Outras fontes de perda de sangue podem ser lesão traumática concomitante, sequestro de glóbulos vermelhos e destruição dos eritrócitos. Em relação à anemia da doença crítica, pouco se sabe. Provavelmente é multifatorial e resulta de um desequilíbrio entre produção (eritropoese interrompida) e destruição (aumento do sequestro) dos glóbulos vermelhos.

Vários estudos definiram as tendências de transfusão em pacientes queimados. Com o aumento do tamanho da queimadura, aumentam as necessidades de transfusão de sangue. Isso pode ser atribuído ao aumento da perda cirúrgica de sangue devido a excisão e enxerto mais extensos (anemia aguda por perda de sangue) e também ao aumento da gravidade da doença, levando a eritropoese comprometida (anemia de doença crítica).

A transfusão de componentes do sangue é um tratamento imediato e eficaz para anemia, mas não está isenta de riscos. É bem conhecido que a transfusão de concentrado de hemácias pode levar à transmissão direta de doenças infecciosas. Embora melhores métodos de triagem tenham reduzido a transmissão, ainda podem ser adquiridos o HIV, hepatite B e hepatite C a partir de uma transfusão de concentrado de hemácias. Uma consequência caracterizada mais recentemente é a lesão pulmonar aguda relacionada com a transfusão, a qual é diagnosticada clínica e radiograficamente e definida como "um novo episódio de lesão pulmonar aguda que ocorre durante ou dentro de 6 h de uma transfusão concluída, que não está temporalmente relacionado com uma lesão pulmonar aguda concorrente". Devido a esses riscos, muito se tem estudado a respeito de técnicas que minimizem a necessidade de transfusões, como administração de eritropoetina exógena, uso de torniquetes nos procedimentos cirúrgicos ou utilização de epinefrina tópica, todas com pouco efeito prático. Seja como for, a restrição de transfusão para concentrações de hemoglobina de 7 a 8 g/dℓ em pacientes sem evidência de isquemia cardíaca ou sangramento ativo é hoje prática comum, com bons resultados na literatura mundial.

E. **Escarotomia e fasciotomias.** Trata-se do procedimento cirúrgico durante o qual a escara produzida pela queimadura profunda é incisada até o tecido gorduroso subcutâneo para permitir a expansão dos tecidos subjacentes. Deve ser realizada em queimaduras profundas quando circunferenciais ou quase circunferenciais nas extremidades, quando há comprometimento da circulação, e no tronco e pescoço quando há comprometimento da respiração. Deve ser feita logo após o início da reposição de líquidos ou em até 72 h após a queimadura, conforme a evolução do quadro clínico.

Oxímetro de pulso, quando colocado nas extremidades, indicando saturação menor que 90% determina escarotomia do membro. As incisões são realizadas sempre em sentido axial na área afetada, seguindo a direção dos troncos neurovasculares, da pele normal até a outra parte com pele normal. O objetivo do oxímetro de pulso é acabar com o efeito torniquete causado pela escara, que afeta o fluxo sanguíneo. Usa-se preferencialmente um eletrocautério para controle do sangramento, e o procedimento deve ser realizado sob sedação ou analgesia.

Na região do tórax e do abdome, a escarotomia deve ser feita em sentidos longitudinal e transversal para permitir a expansão em todos os eixos.

Quando se está em dúvida quanto à realização de escarotomia, deve-se realizá-la, pois os danos decorrentes de sua realização são sempre menores que os danos da sua não realização.

Na fasciotomia, além de abrir a escara e o tecido gorduroso subcutâneo, é feita a incisão da fáscia muscular. Este procedimento está indicado se houver confirmação da presença de síndrome compartimental, particularmente em casos de queimaduras muito profundas. Deve ser realizado quando o quadro clínico e os sinais de compressão persistirem após a escarotomia. Em casos de queimadura elétrica, principalmente quando há necrose muscular evidente, além da inspeção da viabilidade muscular pode-se proceder ao desbridamento precoce da musculatura necrosada, para prevenir a ocorrência de insuficiência renal aguda, infecção e perda de membros.

F. **Cuidados iniciais com as feridas.** Paralelamente ao tratamento local definitivo das queimaduras, cuidados locais iniciais no queimado são mais padronizados e não motivam muita controvérsia.

Os objetivos desses cuidados em casos de queimaduras são: preservação dos elementos dérmicos poupados pela lesão original nas queimaduras de espessura parcial; controle da infecção nas queimaduras de espessura total; manutenção de perfusão sanguínea adequada das extremidades; manutenção de expansibilidade torácica adequada.

Na fase aguda das queimaduras, a maioria dos autores é acorde em que, para alcance dos dois primeiros objetivos, a limpeza das feridas, a raspagem dos pelos nas áreas afetadas e próximas, o desbridamento das bolhas e dos tecidos desvitalizados e a realização de curativos, oclusivos ou não, são medidas efetivas e que aumentam o conforto do paciente.

Para alcançar os dois últimos objetivos, também parece não haver controvérsia quanto à necessidade de realização de escarotomias no tórax e nas extremidades afetadas por queimaduras de espessura total.

Conforme a avaliação da gravidade das queimaduras, é possível realizar os cuidados iniciais das feridas no ambulatório, no quarto do paciente, na Unidade de Tratamento Intensivo ou na sala de cirurgia. Para manejo da dor, os agentes mais comumente usados são os opioides, e a fentanila e a hidromorfina têm sido preferidas em comparação à morfina (a queimadura aumenta a meia-vida da morfina, o que contribui para hipotensão e prurido como efeitos indesejados da medicação). Propofol é um agente sedativo que atua com sinergia no controle da dor. Os benzodiazepínicos, por sua vez, podem ser usados quando há ansiedade e também atuam em sinergia com os analgésicos. São necessários dados de melhor qualidade para guiar monoterapia não opioide; contudo, cetorolaco, dexmetomidina e cetamina são agentes potenciais para a realização de pequenos desbridamentos e mudanças de curativos.

As queimaduras de espessura total resultam em escaras inelásticas, e por isso são necessárias as escarotomias. Inicialmente, a constrição causada por escaras circunferenciais inelásticas, agravada pelo edema acentuado dos tecidos subjacentes, causa estase venosa, o que piora o edema. O processo acaba levando a insuficiência arterial das extremidades.

Na avaliação inicial, ao notar que um ou mais membros apresentam queimaduras de espessura total circunferenciais, o cirurgião deve antecipar a realização de escarotomias e pesquisar perfusão capilar diminuída, cianose e resfriamento das extremidades. Se o paciente estiver consciente, devem ser levados em consideração sintomas como dor, parestesia e incapacidade de movimentar os dedos.

Escaras circunferenciais inelásticas no tórax podem restringir gravemente os movimentos respiratórios e contribuir para insuficiência respiratória.

As queimaduras podem ser tratadas de maneira "aberta" ou "fechada", de acordo com sua localização, gravidade e idade do paciente. Por exemplo, são convenientemente tratadas de maneira "aberta" as queimaduras na face, no períneo e as extensas que acometem as porções dorsais e ventrais do organismo. Queimaduras de mãos ou pés em crianças, em adultos não cooperativos e em pacientes com queimaduras leves que serão atendidos ambulatorialmente são mais bem tratadas na fase aguda, com curativos oclusivos, os quais são feitos após limpeza, tricotomia e desbridamento das lesões.

A limpeza das lesões, que deve ser feita com delicadeza para prevenir traumatismo das camadas inferiores da derme responsável pela regeneração e cicatrização, é o primeiro passo para prevenir infecção e promover a cura. Deve ser realizada com produtos à base de polivinilpirrolidona-iodo (PVP-I) a 10%, degermantes ou de uso tópico, e solução fisiológica a 0,9% estéril. O principal objetivo da limpeza consiste em remover agentes contaminantes, corpos estranhos, tecidos necrosados, exsudatos, crostas e fibrinas aderidas. Nos casos de áreas contaminadas, está indicada limpeza mais rigorosa e frequente para prevenção de infecção e formação de biofilme.

Esses procedimentos podem ser realizados na maca do ambulatório, na banheira do quarto do paciente, na mesa operatória da sala de cirurgia ou no leito da UTI, conforme a gravidade das queimaduras e o estado geral do paciente. O paciente queimado perde a capacidade de termorregulação corporal; portanto, deve-se evitar o uso de soro fisiológico gelado ou gelo para prevenir hipotermia, pois podem levar ao aprofundamento da queimadura, coagulopatias, arritmia cardíaca e morte. Pacientes de pouca idade são particularmente suscetíveis a hipotermia e necessitam de medidas para aumentar o aquecimento.

Após esses cuidados, se a opção escolhida tiver sido tratamento "aberto", preferimos utilizar uma pomada oftálmica nas proximidades dos olhos e outra à base de vaselina ou petrolato, em camada fina, nas queimaduras de espessura parcial superficial. Em geral, optamos por esses produtos em vista de sua capacidade de lubrificar bem e evitar o ressecamento das lesões; sempre que necessário, nova limpeza e novas camadas são aplicadas. Nas queimaduras mais profundas, utilizamos sulfadiazina de prata a 1%.

Se a opção for pelo tratamento "fechado", realiza-se curativo oclusivo. As queimaduras de espessura parcial superficial se beneficiam com o uso de curativos oclusivos por longo período (pelo menos 1 semana). Curativos úmidos que preservam o calor são os preferidos; nossa preferência é pelo uso de curativos com liberação lenta de prata e de alta absorção, que podem permanecer ocluídos por até 14 dias, uma camada mais espessa de gaze seca e enfaixamento.

As características de um curativo ideal são:
- Promove um ótimo ambiente para a cicatrização da ferida
- Permite troca gasosa e vapor de água
- Promove isolamento térmico
- Impermeável a microrganismos
- Não aderente
- Bem aceito pelo paciente

- Tem propriedade de alta absorção
- Permite monitoramento da ferida
- Promove proteção mecânica
- Estéril
- Sem necessidade de trocas frequentes.

Ainda não existe um curativo que apresente todas essas especificações, mas atualmente há curativos que reúnem as principais características descritas.

Para prevenir contaminação, ressecamento e evaporação pela ferida e efeitos mecânicos negativos, é sábio deixar o curativo pelo maior tempo possível, nos casos de queimaduras limpas sem contaminação e com menos de 24 h de evolução, assim dando maior chance para a cicatrização espontânea. As queimaduras parciais têm uma exsudação moderada a alta; os curativos absortivos, de alginato, iodo e à base de prata são as melhores escolhas. O desbridamento cirúrgico com retirada das bolhas deve preceder ao curativo; apenas bolhas muito pequenas e íntegras podem ser mantidas. O primeiro curativo deve ser trocado em 3 a 5 dias, e os subsequentes podem permanecer por maior tempo.

Em casos de queimaduras com mais de 24 h de evolução, contaminação, presença de corpos estranhos (teia de aranha, carvão, areia etc.) e sinais de infecção, os curativos devem ser realizados diariamente, para possibilitar uma melhor avaliação da ferida.

Nas queimaduras mais profundas, em que há perda de toda a espessura da epiderme e da derme, a necessidade de evitar perda de calor e líquido é mais importante que nas queimaduras superficiais. A perda completa da barreira cutânea deixa as áreas mais suscetíveis a contaminação e infecção. A infecção inicial se dá pelas bactérias comensais, muitas das quais são patogênicas. Já no curativo inicial utilizamos sulfadiazina de prata, uma camada espessa de gaze seca e enfaixamento, que deve ser trocado a cada 12 h.

Durante as primeiras horas de queimadura, geralmente as feridas são estéreis ou em estágio superficial de colonização bacteriana; a colonização extensa ocorre após o 4º ou 5º dias. Portanto, está contraindicado o uso de antibióticos na fase aguda.

Alguns tipos de queimadura requerem cuidados iniciais diferenciados; as queimaduras químicas, por exemplo, requerem lavagem copiosa o mais rapidamente possível, de preferência com muita água no próprio local do acidente, e depois com sabão líquido e muita solução fisiológica, no hospital. A diluição rápida e eficaz dos agentes químicos é a melhor solução contra o agravamento das lesões iniciais.

Nas queimaduras elétricas, as lesões de entrada e saída de corrente costumam acometer um pequeno percentual da superfície corporal e não exprimem a verdadeira gravidade dessas queimaduras. A corrente elétrica atravessa o interior dos tecidos e pode lesioná-los, principalmente os sistemas vascular e muscular da área afetada. Se as extremidades forem acometidas, devem-se realizar fasciotomias, não escarotomias, pois existem lesões profundas, inicialmente inaparentes, que levarão a edema acentuado e necrose muscular. Desbridamento precoce dos músculos necrosados vai reduzir a chance de insuficência renal aguda e quadro de hiperpotassemia. Os músculos, contidos por suas respectivas fáscias e aponeuroses, podem então causar síndrome de compartimento e insuficiência vascular do membro acometido, o que torna imperiosa a abertura dessas fáscias.

Nos membros com necrose extensa, deve-se avaliar a amputação, para prevenir complicações sistêmicas fatais.

O ponto comum de todas as técnicas aceitáveis de tratamento local das queimaduras, de qualquer etiologia, é o cuidado meticuloso e diário das feridas, para prevenção de ressecamento e infecção, fatores que podem destruir os elementos dérmicos poupados pela lesão inicial.

G. Agentes tópicos. O uso de agentes tópicos efetivos no controle bacteriano das escaras de queimadura provém dos anos 1960, quando se popularizou o uso de nitrato de prata, em soluções a 0,5%, de mafenida e sulfadiazina de prata. Essas substâncias são as únicas com capacidade comprovada de penetrar nas escaras de queimaduras (citadas em ordem crescente de capacidade de penetração) e controlar de maneira efetiva a proliferação de bactérias, evitando septicemia pela infecção das feridas em grande número de pacientes. Outros agentes, como creme de gentamicina e polimixina B, apresentam incidência inaceitável de oto- e nefrotoxicidade e possibilitam o rápido surgimento de cepas bacterianas resistentes. As pomadas de PVP-I têm sido comumente utilizadas na Europa, mas não se mostraram tão efetivas quanto os agentes citados, em testes laboratoriais ou em séries clínicas, e há relatos de incidências de toxicidade.

O nitrato de prata, em solução a 0,5%, é um agente efetivo, mas pode causar hiponatremia e convulsões em crianças pequenas, e não é efetivo em pacientes que já apresentem escaras infectadas em profundidade. Além disso, tem o inconveniente de escurecer as lesões e tudo aquilo com que entra em contato. Praticamente não é mais utilizado.

A sulfadiazina de prata continua sendo a substância de escolha na maioria dos Centros de Queimados, pois apresenta boa capacidade de penetração nas escaras, controla a proliferação de bactérias, é eficaz contra um amplo espectro de microrganismos, é pouco dolorosa e de fácil aplicação. Pode ser utilizada com técnica "aberta" ou com curativos oclusivos, trocados 1 ou 2 vezes ao dia. Apresenta uma pequena incidência de reações de hipersensibilidade, podendo levar a neutropenia.

Assim, nos queimados graves, não há evidências científicas que recomendem a utilização rotineira de quaisquer outros agentes tópicos que não o nitrato de prata em solução a 0,5% ou a sulfadiazina de prata, associada ou não a nitrato de cério.

Bibliografia

Arturson G, Hedlund A. Primary treatment of 50 patients with high-tension electrical injuries: I. Fluid resuscitation. Scand J Plast Reconst Surg. 1984; 18:111-8.

Baxter CR. Problems and complications of burn shock resuscitation. Surg Clin North Am. 1978; 58:1313-22.

Bingham H. Electrical burns. Clinics in Plastic Surgery. 1986; 13(1):75-86.

Brasil. Ministério da Saúde (MS). DATASUS. Disponível em: http://www.datasus.gov.br/DATASUS/index.php. Acesso em: 21 de fevereiro de 2017.

Cancio LC, Salinas J, Kramer GC. Protocolized Resuscitation of Burn Patients. Crit Care Clin. 2016; 32(4):599-610.

Cartotto R, Greenhalgh D. Colloids in acute burn resuscitation. Crit Care Clin. 2016; 32(4):507-23.

Caruso DM, Matthews MR. Monitoring end points of burn resuscitation. Crit Care Clin. 2016; 32(4):525-37.

Clark WR. Smoke inhalation: diagnosis and treatment. World J Surg. 1992; 16:24-9.

Converse JM, Wood-Smith D. Electrical burns. In: Converse JM et al. Reconstructive plastic surgery. v. 1. Philadelphia: W.B. Saunders Co.; 1977. p. 512-6.

Deitch EA. The management of burns. New Engl J Med. 1990; 323(18):1249-53.
Demling RH. Fluid replacement in burned patients. Surg Clin North Am. 1987; 67(2):15-30.
Feller I, Jones CA. Horizons in burn care. Clinics in Plastic Surgery. 1986; 13(1):151-9.
Ipaktchi K, Arbabi S. Advances in burn critical care. Crit Care Med. 2006; 34(9 Suppl):S239-44.
Luce EA. Electrical injuries. In: McCarthy JG et al. Plastic Surgery. Philadelphia: W.B. Saunders Co.; 1990. p. 814-30.
Mann R, Heinbach D. Prognosis and treatment of burns. West J Med. 1996; 165. p. 215-20.
Monafo WW et al. Cerium nitrate: a new topic antisseptic for extensive burns. Surgery. 1976; 80:465.
Moncrief JA. Medical progress-burns. N Engl J Med. 1973; 288:444-54.
Muller MJ, Herndon DN. The challenge of burns. Lancet. 1994; 343:216-20.
Muller MJ, Pegg SP, Rule MR. Determinants of death following burn injury. Brit J Surg. 2001; 88: 583-7.
Palao R, Monge I, Ruiz M, Barret JP. Chemical burns: Pathophysiology and treatment. Burns. 2009. [Epub ahead of print.]
Palmieri TL. What's new in critical care of the burn-injured patient? Clin Plast Surg. 2009; 36(4):607-15.
Preston R, Ray J, Robert C et al. Critical care of severe thermal burn injury. EM Critical Care. 2016; 2(6).
Rae L, Fidler P, Gibran N. The Physiologic Basis of Burn Shock and the Need for Aggressive Fluid Resuscitation. Crit Care Clin. 2016; 32(4):491-505.
Rizzo JA, Rowan MP, Driscoll IR et al. Vitamin C in Burn Resuscitation. Crit Care Clin. 2016; 32(4):539-46.
Rubin WD, Mani MM, Hiebert JM. Fluid resuscitation of the thermally injured patient. Clinics in Plastic Surgery. 1986; 13(1):9-20.
Saffle JR. Predicting outcomes of burns. N Engl J Med. 1998; 338:387-8 (Editorial).
Sargent RL. Management of blisters in the partial-thickness burn: an integrative research review. J Burn Care Res. 2006; 27:66-81.
Silverstein P, Lack B. Fire prevention in the United States. Surg Clin North Am. 1987; 67(1):1-14.
Stone NH, Boswick JA. Emergency and intermediate treatment and adaptations for definitive care in a general hospital. In: Stone NH. Profiles of Burn Management. Miami: IMS., 1969:8-16.
Warden GD. Burn shock resuscitation. World J Surg. 1992; 16:16-23.
White CE, Renz EM. Advances in surgical care: management of severe burn injury. Crit Care Med. 2008; 36(7 Suppl):S318-24.

ATENDIMENTO CLÍNICO-HOSPITALAR AO PACIENTE QUEIMADO

Ilmeu Cosme Dias

I. **Generalidades.** No Brasil, são atendidos cerca de 1 milhão de pacientes queimados por ano. Aproximadamente 85% dos acidentes com queimaduras acontecem no ambiente domiciliar, sendo a cozinha o local em que ocorrem em maior número. Crianças de 0 a 14 anos de idade são as principais vítimas; os causadores mais comuns de queimaduras são líquidos quentes (água, leite, café, chá, sopa etc.), principalmente em situações em que as crianças estão brincando perto do fogão ou quando adultos as mantêm no colo enquanto cozinham.

Os adultos se queimam frequentemente com gordura quente e álcool incandescente. Líquidos quentes costumam provocar queimaduras de 1º e 2º graus, consideradas as mais brandas e quase sempre tratadas e acompanhadas em regime ambulatorial.

As queimaduras de 2º grau profundo e 3º grau são provocadas por gordura quente e álcool. Nessas lesões, ocorre destruição parcial ou total das camadas da pele, que deixam marcas (cicatrizes) permanentes.

As queimaduras de 3º grau são muito graves, pois, com a destruição de todas as camadas da pele, são necessários enxertos autólogos (com tecido do próprio paciente) para recompor a pele destruída. Os causadores mais comuns de lesões de 3º grau são fogo e combustíveis inflamáveis (p. ex., álcool, gasolina, querosene, óleo diesel); tais lesões acontecem também em consequência de explosão de gases, fogos de artifício, acidentes com ácidos, bases, descarga elétrica, entre outros agentes.

As queimaduras também podem estar associadas a grandes acidentes com traumatismos torácicos, abdominais, neurológicos, fraturas e lesão de vias aéreas, por inalação de produtos da combustão (que geralmente ocorrem em ambientes fechados).

Por ocasião da admissão do paciente queimado, é necessário pesquisar, além do tipo de acidente ocorrido, a história de moléstias pregressas (diabetes, hipertensão, cardiopatia, doença pulmonar, doença renal etc.). Informações sobre o esquema de vacinação e a presença de alergia a substâncias também são fundamentais.

II. **Critérios para admissão ao hospital**
   A. **Grande queimado.** Paciente com queimaduras acima de 30% da superfície corporal (20% em crianças).
   Paciente vítima de queimadura por descarga elétrica, queimadura de vias aéreas, queimadura em regiões nobres como face, olhos, mãos, áreas genitais e pés.
   B. **Médio queimado.** Pacientes adultos com queimaduras em 15 a 30% da superfície corporal e crianças com 10 a 20% de área corporal queimada. Muitas vezes, são internados pacientes considerados pequenos queimados devido às condições socioeconômicas, que impedem o tratamento domiciliar.

III. **Tratamento inicial do paciente queimado.** Devem ser evitadas medidas invasivas, tais como dissecção de veias, punção de subclávia e uso de sondas, pois esses procedimentos podem aumentar o risco de infecção. Nos grandes queimados, quando devemos ter um acesso venoso para reanimação hidreletrolítica e quando há acometimento das áreas genitais, tais medidas são necessárias, uma vez que nas primeiras horas o principal objetivo é o equilíbrio hemodinâmico do paciente.

Observação clínica, cuidados e exames laboratoriais são de extrema importância, sendo necessário pesquisar a possibilidade de comprometimento pulmonar, alterações cardíacas e renais, principalmente nos casos de queimaduras elétricas (observar eletrocardiograma) e quando há associação de outros traumatismos.

Em casos de pacientes com história de queimadura em ambiente fechado, é preciso atentar para sinais que indiquem existência de lesões das vias aéreas, tais como lesões faciais, escarro carbonáceo, vibrissas nasais queimadas, entre outros.

A. **Reanimação.** A reanimação inicial do grande queimado, a reposição hidreletrolítica e a volemia são abordadas no Capítulo 4, *Queimaduras | Fase Aguda*.

B. **Função cardíaca após a queimadura.** Com o grande edema formado após a queimadura – devido ao extravasamento do líquido intracelular para o espaço extracelular –, há grande redução do volume de plasma, provocando drástica alteração na função cardíaca, em consequência da queda do débito cardíaco. Com a adequada reposição do volume, o débito cardíaco tende a voltar rapidamente ao normal.

O fator de depressão do miocárdio é mais acentuado em queimaduras que atingem acima de 40% da superfície corporal. Nos pacientes com mais de 60% da superfície queimada, esse fator depressor pode ser a causa primária da ineficácia das medidas de reanimação.

C. **Função pulmonar após a queimadura.** O aumento da frequência respiratória é proporcional à magnitude do traumatismo. A hiperventilação é detectada nos primeiros dias e tende a diminuir gradativamente, a menos que haja alguma complicação.

O consumo de oxigênio aumenta acentuadamente e, ao que tudo indica, não depende do desempenho ventilatório na ausência de qualquer obstáculo significativo às trocas respiratórias.

A resistência das vias aéreas pode estar elevada em casos de lesão por inalação.

D. **Curativo nas áreas queimadas.** A medicação tópica mais usada nos últimos anos é a sulfadiazina de prata, que pode ser aplicada em creme a 1% ou como curativo oclusivo de liberação lenta da prata. A sulfadiazina de prata em creme a 1% deve ser trocada a cada 12 h. O curativo com liberação lenta da prata pode ser trocado a cada 4 dias.

Existem ainda outros tipos de cobertura; contudo, o importante é manter a observação da lesão, para evitar infecção.

E. **Outras complicações das queimaduras.** Após a queimadura, a viscosidade do sangue aumenta de maneira rápida, elevando o hematócrito. A viscosidade é influenciada pela eficácia da terapia de reposição de líquidos.

A adesividade plaquetária fica elevada e observa-se queda acentuada do fibrinogênio, o qual tende a se normalizar nos primeiros dias. A elevação das enzimas hepáticas é imediata, chegando a um rápido aumento em 2 a 3 dias, e pode persistir por várias semanas, seguindo-se declínio gradual. Não é rara a ocorrência de icterícia, que em geral está associada a sepse.

Ácidos graxos livres e triglicerídeos apresentam-se elevados proporcionalmente à área queimada, mas isso ocorre por breve período. Renina, angiotensina, hormônio adrenocorticotrófico (ACTH) e cortisol aumentam de modo proporcional à área queimada e com longa persistência.

Proteínas no plasma mostram queda rápida e persistente, com determinações proteicas totais abaixo de 40 g por 100 mℓ. A principal perda é de albumina, com inversão da taxa entre albumina e globulina. As imunoglobulinas apresentam queda imediata, seguida de elevação lenta.

IV. Nutrição do paciente queimado. A terapia nutricional para o paciente queimado é de extrema importância, devido às grandes perdas de proteínas causadas pela destruição da barreira protetora (a pele), associadas a hipermetabolismo descontrolado. Essa terapia é essencial para o favorecimento das respostas metabólicas, bem como para aceleração do processo cicatricial, minimizando a resposta inflamatória, controlando a perda de peso acentuada e diminuindo a morbidade e a mortalidade.

Cerca de 50% das calorias devem ser administradas como carboidratos, desde que não exceda a capacidade do paciente de metabolizar a glicose oferecida. A administração de 20 a 25% das calorias não proteicas como gordura diminui a oferta elevada de glicose. A administração de lipídios deve ser distribuída em cerca de 10% para ácidos graxos poli-insaturados, 10 a 15% de ácidos graxos monoinsaturados e 8 a 10% de ácidos graxos saturados, não excedendo o valor total calórico estimado. A oferta de proteína deve ser de 2 a 3 g/kg/dia; a administração de nutrientes específicos e fatores de crescimento atua como estimulante específico para órgãos e tecidos, mantendo ou reparando sua função fisiológica.

A ingesta total na dieta deve ser dividida entre via oral e via enteral; a oral deve ser sempre mantida, complementando-se com dieta enteral nos pacientes médios e grandes queimados, para os quais somente a dieta oral é insuficiente. O volume da dieta enteral inicial é de 500 a 1.000 mℓ para adultos, e 1 a 2 mℓ/kg/h para crianças. A dieta enteral poderá ser diminuída ou suspensa a partir da melhora nutricional do paciente e do processo de cicatrização das queimaduras.

É importante salientar que, como reflexo do intenso catabolismo, um médio ou grande queimado chega a perder cerca de 40% do peso corporal, levando a um estado de má nutrição.

A. Sangue e plasma. Em geral, não se administram nas primeiras 24 a 72 h após a queimadura, exceto em situações extremas. A transfusão de glóbulos é feita conforme avaliação clínica e laboratorial do paciente.

V. Infecção no paciente queimado. Há alguns anos, a desidratação e os distúrbios eletrolíticos eram considerados os grandes vilões do tratamento de pacientes queimados, pois eram os responsáveis pela maioria dos óbitos.

Com a melhor abordagem terapêutica da reposição hidreletrolítica, a infecção passou a ser responsável por aproximadamente 75% dos óbitos nesses pacientes.

O traumatismo térmico, que destrói a pele, importante barreira protetora do organismo, proporciona a invasão de microrganismos patógenos, associado a significativa deficiência imunológica, ocasionando o desenvolvimento de um foco infeccioso e, posteriormente, sepse. No sistema imunológico humoral, ocorre importante redução das imunoglobulinas e também do sistema complemento.

A reação inflamatória proporcionada por mediadores químicos é intensificada nas lesões mais graves, induzindo respostas mais exuberantes e inadequadas. Há ocorrência de estase venosa e trombose microvascular, com modificação do fluxo sanguíneo local, formação de barreiras mecânicas, com acúmulo de hemácias e marginalização de leucócitos, distanciando as bactérias dos fagócitos.

Esse processo compromete o fornecimento de anticorpos, células e oxigênio ao tecido lesionado; há redução dos estímulos quimiotáxicos às células fagocitárias, em resposta à reação inflamatória, além de diminuição da atividade fagocitária dos macrófagos e neutrófilos.

Os microrganismos predominantes na queimadura são os componentes da microbiota da pele normal íntegra: *Staphylococcus epidermidis*, *Staphylococcus aureus*, *Streptococcus* sp., *Escherichia coli* (períneo), *Pseudomonas aeruginosa* (axilas e regiões inguinais) e *Candida albicans*. Estudos recentes mostram que a autocontaminação é responsável por 75% das infecções em pacientes com queimaduras. A transmissão cruzada de microrganismos por profissionais de saúde que assistem o paciente e a inadequada manipulação de material de procedimentos invasivos (cateteres, sonda etc.) também contribuem para a colonização do paciente.

A. Apresentações clínicas e laboratoriais que sugerem infecção
1. Hipertermia > 38°C.
2. Hipotermia < 36°C.
3. Invasão de tecidos não queimados.
4. Falha cardíaca.
5. Trombocitopenia.
6. Azotemia não explicada.
7. Deterioração do estado mental.
8. > 10^5 bactérias/g de tecido.

Um dos sinais de sepse que chamam a atenção é o aparecimento da terceira bulha (B_3), sugestivo de falência cardíaca, em pacientes sem história prévia de problemas cardíacos.

Deve-se suspeitar de quadro de sepse incipiente em pacientes queimados que evoluem com quadro clínico estável, bom débito urinário e que, sem outras explicações, passam a apresentar elevação de escórias azotadas, hemodinamicamente estáveis.

Queimaduras com intensa secreção, apresentando reação inflamatória exuberante, em pacientes com leucocitose, hipertermia importante e delírio sugerem infecção por bactéria gram-positiva.

Uma queimadura com aspecto seco, em paciente com hipotermia, leucopenia e lúcido, levanta a suspeita de provável infecção por bactérias gram-negativas.

Considera-se colonização microbiana quando a contagem de colônias não ultrapassa 100.000 por grama de tecido. A partir desse valor, considera-se infecção ou potencial de invasão, levando à indicação de antibioticoterapia sistêmica.

Amostras de sangue para culturas de bactérias e fungos sempre devem ser coletadas quando houver sinais de sepse, mesmo quando o paciente estiver em uso de antibiótico sistêmico.

Caso as hemoculturas sejam negativas, é possível obter orientação por bacterioscopia, biopsia e cultura de secreção da lesão infectada.

B. Tratamento da infecção
1. **A antibioticoterapia sistêmica deve ser iniciada quando:**
   a. Houver sinais clínicos de sepse.
   b. A análise quantitativa da ferida revelar número igual ou superior a 100.000 UFC/g de tecido submetido a biopsia.
   c. O estudo histológico demonstrar microrganismos em tecido sadio.
2. **Rotina de antibioticoterapia na Unidade de Tratamento de Queimados do Hospital João XXIII (FHEMIG), em Belo Horizonte.** Não se faz antibioticoterapia preventiva. Quando é detectada a infecção, a primeira escolha é combater as bactérias gram-negativas, que são os microrganismos mais

frequentes, administrando-se meropeném e polimixina; pode-se associar vancomicina para combater os gram-positivos. Quando houver suspeita ou comprometimento da função renal do paciente, prescreve-se linezolida por 14 dias; diante de infecções por fungos, administra-se fluconazol.

O protocolo de antibioticoterapia é aplicado sempre sob orientação e supervisão da Comissão de Controle de Infecção Hospitalar (CCIH).

C. Prevenção de infecção
1. Reposição volêmica adequada.
2. Balneoterapia diária.
3. Desbridamento sequencial.
4. Terapia tópica adequada.
5. Rotina de troca do acesso venoso.
6. Terapia antimicrobiana correta.
7. Fisioterapia respiratória.
8. Suporte nutricional agressivo.

VI. Tratamento cirúrgico do paciente queimado. Desde a internação do paciente queimado, a abordagem cirúrgica é fundamental no processo de recuperação e tratamento das áreas lesionadas. Em caso de urgência, o paciente é encaminhado ao bloco cirúrgico para ser submetido a antissepsia e desbridamento das áreas queimadas, dando-se início à remoção do tecido desvitalizado.

Muitas vezes, em lesões de 3º grau, são necessários vários desbridamentos, que são realizados a cada 3 dias ou de acordo com as necessidades do paciente, até completa preparação das áreas para receber o enxerto de pele. A área receptora deve estar granulada, livre de sinais de infecção e sem tecido necrótico.

Reanimação adequada do paciente nas primeiras horas, bem como manutenção e estabilidade do quadro clínico nos dias subsequentes, abordagem nutricional monitorada e controle da infecção são fatores fundamentais para um bom resultado cirúrgico do paciente. Quanto mais rápidas e frequentes forem as intervenções cirúrgicas, mais rápida será a recuperação do paciente e menores serão as sequelas e o tempo de internação no hospital.

Nos médios e grandes queimados, a evolução clínica favorável está diretamente relacionada com o tratamento cirúrgico. Quanto mais rápida for a remoção das áreas necróticas, menores serão os riscos de disseminação da infecção. A antibioticoterapia só será eficaz se a medicação atingir a área lesionada, considerando-se que a existência de crostas necróticas impede que o antibiótico chegue à lesão.

Os desbridamentos sequenciais irão favorecer a aceleração do processo de granulação. Uma vez totalmente granulada a área queimada, é feita a enxertia de pele, retirando-se a pele em locais próximos à área receptora, para melhor recuperação anatômica e estética. Em geral se usam como áreas doadoras de pele a região da coxa ou a região da perna, em virtude da grande extensão de tecido e da facilidade de remoção cutânea. Em casos de comprometimento das áreas dos membros inferiores (MMII), utiliza-se a região que apresentar melhores condições para retirada de pele parcial (enxerto dermoepidérmico). A precocidade do enxerto na área queimada evitará o desenvolvimento excessivo do tecido cicatricial (tecido de granulação), que proporciona grandes retrações, principalmente em áreas de dobras do corpo, como as articulações e o pescoço.

Como auxílio na recuperação clinicocirúrgica do paciente queimado, a oxigenoterapia hiperbárica acelera a oxigenação local, o que impede a progressão das áreas necróticas, reduz o processo infeccioso e estimula a cicatrização. Tem sido usada principalmente em pacientes com queimaduras elétricas e naqueles com queimaduras de grande extensão da área corporal.

É fundamental o acompanhamento fisioterápico do paciente queimado, para evitar sequelas motoras e cicatriciais, bem como a abordagem psicológica, estimulando o paciente a uma recuperação mais rápida e menos traumática, do ponto de vista psicoemocional.

Após a alta hospitalar, o paciente deve ser acompanhado, em regime ambulatorial, por meio de cirurgia plástica, fisioterapia e psicologia, por um período que pode variar de meses a anos, até completa recuperação.

Visando às complicações dos pacientes grandes queimados – tais como infecções repetidas, pneumonias, complicações renais, hepáticas, óbitos e sequelas permanentes, bem como o período de internação e o alto custo de tratamento –, é possível encontrar no mercado os chamados "curativos biológicos", que substituem temporariamente a pele lesionada, minimizando as "perdas" dos pacientes.

Entre os chamados substitutos temporários de pele, ressaltamos a matriz de regeneração dérmica (p. ex., o Integra®), já utilizada nos últimos anos em vários países e em hospitais espalhados pelo Brasil.

Sua função básica é promover a regeneração da derme, tornando-a biologicamente adequada para receber um enxerto cutâneo fino, e reconstituir a pele do paciente em sua espessura total. Além de melhorar a qualidade do enxerto de pele, evita hipertrofia do tecido cicatricial, que ocasiona o surgimento de cicatrizes hipertróficas e queloides; e possibilita a recuperação funcional das áreas tratadas, bem como melhor resultado estético.

A matriz de regeneração dérmica também é utilizada para correção de sequelas das queimaduras, tais como retrações, aderências e queloides.

A seguir, mostramos o aspecto de queimaduras de 2º e 3º graus de várias etiologias (Figuras 5.1 a 5.6).

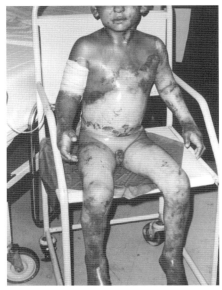

Figura 5.1 Queimaduras de 2º e 3º graus provocada por álcool. (Esta figura encontra-se reproduzida em cores no Encarte.)

Capítulo 5 | Atendimento Clínico-Hospitalar ao Paciente Queimado

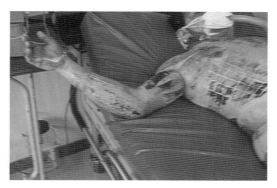

Figura 5.2 Grande queimado por explosão. (Esta figura encontra-se reproduzida em cores no Encarte.)

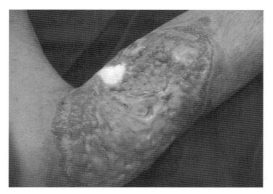

Figura 5.3 Queimadura de 3º grau em fase de desbridamento. (Esta figura encontra-se reproduzida em cores no Encarte.)

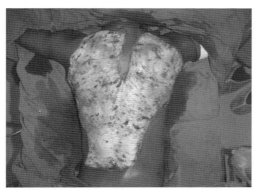

Figura 5.4 Queimadura de 3º grau em fase de granulação. (Esta figura encontra-se reproduzida em cores no Encarte.)

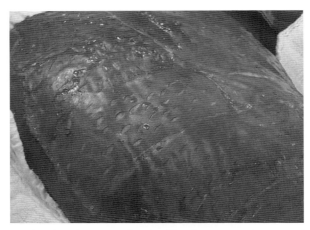

Figura 5.5 Área queimada após enxerto de pele. (Esta figura encontra-se reproduzida em cores no Encarte.)

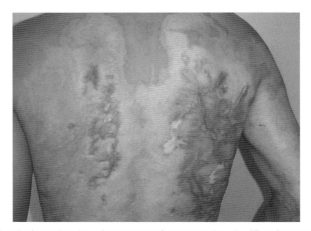

Figura 5.6 Cicatriz de queimadura de 3º grau após enxerto de pele. (Esta figura encontra-se reproduzida em cores no Encarte.)

Bibliografia

American Burn Association. Guidelines for service standards and severity classification in the treatment of burn injury. Bull Am Coll Surg. 1984; 69:24.

Atiyeh BS, Costagliola M, Hayek SN. Burn prevention mechanisms and outcomes: pitfalls, failures and successes. Burns. 2009; 35(2):181-93.

Bacha EA, Sheridan RL, Donohue GA et al. Staphylococcal toxic shock syndrome in a paediatric burn unit. Burns. 1994; 20(6):499-502.

Carleton SC. Cardiac problems associated with burns. Cardiol Clin. 1995; 13(2):257-62.

Cianci P, Sato R. Adjunctive hyperbaric oxygen therapy in treatment of thermal burns: a review. Burns. 1994; 20(1):5-14.

Cole RP et al. Toxic shock syndrome in scalded children. Burns. 1990; 16:221-4.

Dolton M, Xu H, Cheong E et al. Vancomycin pharmacokinetics in patients with severe burn injuries. Burns. 2009; 27.

Edelman LS. Social and economic factors associated with the risk of burn injury. Burns. 2007; 33(8):958-65.

Forjuoh SN. Burns in low and middle-income countries: a review of available literature on descriptive epidemiology, risk factors, treatment, and prevention. Burns. 2006; 32(5):529-37.

Gang RK. Staphylococcal septicaemia in burns. Burns. 2000; 26:359-66.

Gomes DR. Infecção em queimados. In: Gomes DR, Serra MC, Pellon MA. Tratamento de queimaduras. Rio de Janeiro: Revinter; 1997. p. 42-64.

Gomes DR. Infecção no queimado. In: Gomes DR, Serra MC, Júnior LM. Condutas atuais em queimaduras. Rio de Janeiro: Revinter; 2001. p. 8:49-55.

Hettiaratchy S, Dziewulski P. ABC of burns: pathophysiology and types of burns. BMJ. 2004; 328(7453):1427-9.

Liao CC, Rossignol AM. Landmarks in burn prevention. Burns. 2000; 26(5):422-34.

Marvin J, Heimbach D. Burn depth: a review. World J Surgery. 1992; 16:10-5.

Monafo WW. Initial management of burns. N Eng J Med. 1996; 335:1581-6.

Monafo WW. Thermal injuries. In: Stine RJ, Chudnofsky CR. Emergency medicine. 2. ed. Boston: Little, Brown and Company; 1994. p. 564.

Palmieri TL. What's new in critical care of the burn-injured patient? Clin Plast Surg. 2009; 36(4):607-15.

Pereima MJ, Mignoni ISP, Bernz LM et al. Análise da incidência e da gravidade de queimaduras por álcool em crianças no período de 2001 a 2006: impacto da Resolução 46. Rev Bras Queimaduras. 2009; 8(2):51-9.

Sheridan RL. Cutaneous herpetic infections complicating. Burns. 2000; 26:621-4.

Souza AA, Mattar CA, Almeida PCC et al. Perfil epidemiológico dos pacientes internados na Unidade de Queimaduras do Hospital do Servidor Público Estadual de São Paulo. Rev Bras Queimaduras. 2009; 8(3):87-90.

White CE, Renz EM. Advances in surgical care: management of severe burn injury. Crit Care Med. 2008; 36(7 Suppl):S318-24.

Young AE, Thornton KL. Toxic shock syndrome in burns: diagnosis and management. Arch Dis Child Edc Pract Ed. 2007; 92(4):ep97-100.

TRATAMENTO INICIAL DO POLITRAUMATIZADO

Marco Tulio Baccarini Pires

I. Introdução. As lesões traumáticas provocam um imenso impacto na sociedade. Tanto para a vítima como os seus familiares, ocorrem danos físicos e emocionais, além de prejuízos materiais e financeiros que se prolongam pelo período de recuperação. O traumatismo continua sendo uma das três principais causas de morte em todo o mundo, e é a principal causa de morte entre crianças, adolescentes e adultos jovens na América do Norte e no Reino Unido. Os traumatismos violentos e os acidentes automobilísticos causam a morte de mais de 2,5 milhões de pessoas por ano em todo o mundo. No Brasil, em 2011, ocorreram 972.847 internações hospitalares por causas externas (tais como queimaduras, agressões, acidentes automobilísticos); nesse universo, os acidentes de trânsito, isoladamente, foram responsáveis por 174.273 internações; em 2010, o Brasil registrou 143.256 óbitos por causas externas. Em um *ranking* de 92 países do mundo, apenas El Salvador, Venezuela e Guatemala apresentam taxas de homicídio maiores que as do Brasil (44,2 casos em 100 mil jovens de 15 a 19 anos).

A abordagem ao paciente politraumatizado é uma tarefa complexa que requer do médico amplo conhecimento, habilidade técnica e capacidade de julgamento e de liderança. O politraumatizado é diferente de qualquer outro tipo de paciente, pelas próprias circunstâncias que originaram o seu estado; de modo geral, era uma pessoa hígida e com saúde, até que, subitamente, em razão de algum acidente, passou a um estado grave, necessitando de assistência médica imediata, sem que se encontrasse preparado para aquela situação. Por outro lado, esse paciente, exatamente por ser antes um indivíduo hígido, apresenta, caso seja salvo, uma grande possibilidade de ter uma vida normal, o que justifica o investimento de recursos na tentativa de salvá-lo.

Além disso, em nosso país, uma parte dos sistemas médicos não se encontra ainda em condições de fornecer um atendimento sistematizado, que se inicie no local do acidente e tenha continuidade em unidades hospitalares especialmente preparadas para tal. Para que o êxito no socorro seja obtido, é fundamental que o paciente e suas lesões sejam tratados corretamente desde o local do acidente, a fim de se evitar o agravamento ainda maior de seu estado (p. ex., avaliar a possibilidade de lesão da coluna cervical, mantendo, nesse caso, a cabeça alinhada com o restante do corpo [Figura 6.1]).

Durante os anos 1990, muitas cidades brasileiras passaram a adotar padrões de atendimento com base em experiências internacionais bem-sucedidas, com a criação de equipes de tipo "resgate", centros de trauma e treinamento de profissionais com base no ATLS® (Advanced Trauma Life Support). O ATLS® é publicado pelo Colégio Americano de Cirurgiões e provê a sustentação para a abordagem ao paciente ferido. Com o ATLS®, espera-se que um único médico, até mesmo em um hospital rural, possa avaliar efetivamente e realizar o tratamento inicial de pacientes com traumatismo múltiplo. Muitos dos conceitos introduzidos pelo ATLS® mudaram completamente a maneira de se abordar um paciente politraumatizado, como, por exemplo, o ordenamento das prioridades de atendimento e a atenção às condições que levam a risco de vida primeiramente. Outras novidades são que a falta de um diagnóstico definitivo e a de um histórico médico do paciente não deveriam influir/retardar o tratamento.

Capítulo 6 | Tratamento Inicial do Politraumatizado

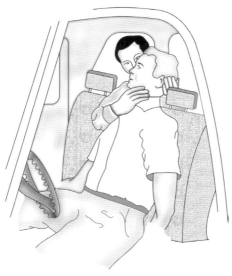

Figura 6.1 As mãos do socorrista devem apoiar a região traumatizada do paciente, mantendo sempre alinhada a cabeça com o restante do corpo.

O ATLS® teve suas origens nos EUA, em 1976, quando um cirurgião ortopédico, pilotando um pequeno avião, foi vítima de um acidente aéreo na região rural do estado de Nebraska. A esposa dele morreu imediatamente, e três de seus quatro filhos sofreram traumatismos graves. Ao verificar *in loco* o tratamento pouco adequado que seus filhos receberam, o médico iniciou, posteriormente, uma campanha para buscar a padronização de atendimentos em pacientes politraumatizados. Os protocolos criados, preparados inicialmente por diversos grupos e sociedades médicas do estado do Nebraska, foram em seguida apresentados ao Colégio Americano de Cirurgiões, que, em 1980, após revisão e diversas modificações, publicou as diretrizes do atendimento aos pacientes politraumatizados sob o nome de ATLS®.

A estratificação da resposta ao traumatismo é capaz de diminuir o uso desnecessário de uma equipe de trauma multidisciplinar e assegurar que os recursos humanos e de equipamentos do centro de trauma sejam moldados às necessidades específicas do paciente politraumatizado.

Em relação ao treinamento médico, seria desejável que todos os residentes de especialidade cirúrgica fizessem um estágio rotatório de 6 meses no departamento de trauma. Esse estágio provê um benefício adicional em relação a prática de procedimentos operatórios e exposição do médico em fase de treinamento a outras situações cirúrgicas agudas. O indivíduo mais importante em um centro de trauma é o cirurgião geral, que, dentre as especialidades, é a mais adequada ao tipo de atendimento realizado; esse cirurgião deve estar envolvido em todas as fases do atendimento ao politraumatizado.

As equipes de atendimento ao politraumatizado devem ter um líder, capaz de coordenar e dirigir os esforços de reanimação. Os princípios básicos que norteiam o atendimento ao paciente politraumatizado podem ser vistos no Quadro 6.1.

Quadro 6.1 Princípios básicos do atendimento ao politraumatizado.

Abordagem organizada por equipe médica treinada
Estabelecimento de prioridades no tratamento e reanimação
Verificação/constatação da lesão mais grave
Tratamento antes do diagnóstico
Exame completo
Reavaliação frequente
Monitoramento

A lesão cerebral traumática concomitante aumenta a mortalidade e reduz a qualidade de vida dos pacientes com politraumatismo. Esses fatos exigem estratégias de tratamento eficazes. A mortalidade dos pacientes politraumatizados segue um padrão trimodal (essa distribuição pode ser observada na Figura 6.2). Observa-se a maior mortalidade no momento do traumatismo, com pico nas primeiras 24 h e nova elevação após o terceiro dia. O primeiro pico de mortalidade representa as mortes imediatas que ocorrem na primeira hora e invariavelmente são causadas por lacerações de cérebro, tronco cerebral, medula espinal, coração e grandes vasos. Já o segundo pico na curva de mortalidade está ligado às mortes precoces que ocorrem nas primeiras 4 h e são geralmente provocadas por hemorragia intensa resultante das lesões no sistema respiratório, em órgãos abdominais e no sistema nervoso central; quase todas as lesões desse grupo são consideradas tratáveis pelos procedimentos médicos disponíveis atualmente. Já o terceiro pico na curva representa as mortes tardias, que ocorrem dias ou semanas após o traumatismo; em quase 80% dos casos, a morte é causada por infecção ou falência de múltiplos órgãos.

Um conceito bastante atual é a **prevenção** da morte por traumatismo: o índice de mortes preveníveis no traumatismo (PDR – *preventable death rate*) é definido como a proporção de todas as mortes que poderiam ser evitadas caso o atendimento tivesse sido considerado **ótimo**.

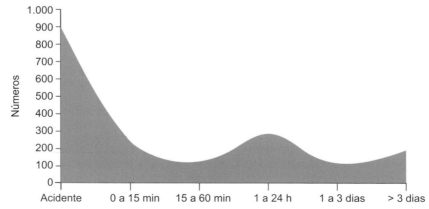

Figura 6.2 Gráfico que mostra a distribuição das mortes após traumatismo. Observa-se o aspecto trimodal da curva. Este gráfico mostra o momento da morte de pacientes traumatizados admitidos em um único centro de trauma durante um período de 10 anos. (*Fonte*: adaptada de Acosta et al., 1998.)

II. Escala de pacientes críticos. Escalonar as patologias tem-se tornado um método comum de avaliação de pacientes, possibilitando um tipo mais rígido de observação e terapia. A caracterização da gravidade da lesão teve início na década de 1950, como um método de quantificação de lesões diversas e de diferentes gravidades, e com a finalidade de prever a evolução final dos pacientes. Inicialmente, foi dada ênfase a pacientes que sofreram lesões resultantes de acidentes de trânsito. As escalas de lesões, entretanto, só deverão ser utilizadas se soubermos compreender totalmente suas limitações.

As muitas aplicações das escalas de lesões incluem:
- Triagem pré-hospitalar, incluindo a ativação adequada de sistemas de transporte aéreo
- Encaminhamento a centros regionais de trauma a partir de hospitais rurais
- Predição da evolução dos pacientes traumatizados
- Melhoria da qualidade do atendimento intra-hospitalar.

Algumas das escalas, especificamente as mais utilizadas, são descritas a seguir.

A. Escala de coma de Glasgow (Capítulo 64, *Coma*). A escala de coma de Glasgow é puramente fisiológica e verifica a extensão dos comas em pacientes com traumatismo cranioencefálico; baseia-se em abertura ocular, resposta verbal e resposta motora. O total é a soma de cada resposta, variando de 3 a 15 pontos. Ela é extremamente fácil de ser usada na fase de atendimento pré-hospitalar e se incorpora a várias outras escalas.

B. Escala de gravidade da lesão (ISS – *injury severity score*). Esta escala tenta quantificar a extensão de lesões múltiplas; são dadas notas a diferentes regiões e sistemas do corpo. Para a pior lesão em cada região, é atribuído um valor numérico, que é elevado ao quadrado. A ISS é a soma dos quadrados de cada uma das três lesões mais graves. Os valores variam de 0 a 75; quanto maior a nota, maior a mortalidade.

Um dos maiores problemas da ISS é considerar apenas a nota mais alta de qualquer região do corpo e considerar lesões de notas iguais como sendo de igual importância, independentemente da região do corpo onde elas ocorrem (Quadro 6.2).

Quadro 6.2 Escala de gravidade da lesão (ISS).

Sistemas e aparelhos	Pontos
Aparelho respiratório	
Sem lesão	0
Alterações mínimas	1
Fratura simples de costela ou esterno; contusão da parede torácica com dor pleural; contusão pulmonar	2
Fratura da primeira costela; fratura de múltiplas costelas; hemotórax e/ou pneumotórax	3
Ferida torácica aberta; respiração paradoxal unilateral; pneumotórax hipertensivo; ruptura diafragmática simples; ruptura da traqueia	4
Aspiração; respiração paradoxal bilateral; rupturas múltiplas do diafragma	5
Aparelho cardiovascular	
Sem lesão	0
Perda sanguínea < 500 mℓ; perfusão capilar normal	1
Perda sanguínea de 500 a 1.000 mℓ; perfusão capilar diminuída; contusão miocárdica com PA normal	2

(*continua*)

Quadro 6.2 Escala de gravidade da lesão (ISS). (*Continuação*)

Perda sanguínea de 1.000 a 1.500 mℓ, com PA < 100 mmHg; contusão miocárdica com hipotensão	3
Perda sanguínea de 1.500 a 2.000 mℓ, com PA < 80 mmHg; tamponamento cardíaco	4
Perda sanguínea > 2.000 mℓ; parada cardíaca devido à hemorragia	5
Sistema nervoso central	
Sem lesão	0
TCE sem perda de consciência	1
TCE com curta perda da consciência (< 15 min); fratura de crânio; uma fratura de face; dor cervical sem fraturas	2
TCE com perda da consciência (15 a 60 min); afundamento de crânio; fratura cervical com ou sem alterações neurológicas leves; múltiplas fraturas de face	3
TCE com coma (> 60 min) ou alterações neurológicas; fratura cervical com paraplegia	4
TCE com coma (> 60 h); fratura cervical com tetraplegia	5
Abdome	
Sem lesão	0
Dor leve na parede abdominal, flanco ou dorso; sem sinais de irritação peritoneal	1
Desconforto agudo com dor no abdome, flanco ou dorso; fratura de uma costela (números 7 a 12); hematúria	2
Lesão hepática leve, lesão de intestino delgado, baço, rim, corpo do pâncreas, mesentério, ureter ou uretra; fraturas costais (7 a 12)	3
Ruptura hepática, de bexiga, da cabeça do pâncreas, do duodeno, colo ou mesentério (grave)	4
Esmagamento hepático, sangramento vascular intra-abdominal de importância (incluindo aorta e veia cava) e/ou veias ilíacas e hepáticas	5
Membros	
Sem lesão	0
Lesões menores e fraturas (exceto ossos longos)	1
Fratura simples (úmero, clavícula, antebraço ou perna); lesão neural única; lesão ligamentosa única	2
Fraturas múltiplas moderadas, fratura exposta moderada; fratura do fêmur, fratura estável da pelve; fratura estável da coluna; lesão neural importante; luxação importante	3
Fratura exposta de fêmur; esmagamento ou amputação de membro; fratura instável da pelve; fratura instável de coluna	4
Fratura exposta ou esmagamento da pelve	5
Pele e tecido subcutâneo	
Sem lesão	0
Queimadura < 5%; abrasão; contusão; ferimento simples	1
Queimadura 5 a 15%; abrasões; contusões; ferimentos extensos	2
Queimaduras 15 a 30%; avulsão (> 30 × 30 cm)	3
Queimaduras 30 a 45%; avulsão de todo o membro	4
Queimadura > 45%	5

PA: pressão arterial; TCE: traumatismo cranioencefálico.

C. **Escala politrauma – Schlussel (PTS).** Esta escala foi introduzida em 1985 e se compara, em termos de prognóstico do paciente, à ISS. Como sua aplicabilidade e seus resultados são bastante similares aos da ISS, ela não será descrita em detalhes.

D. **Escala de trauma (*trauma score*) e escala de trauma revisada (*revised trauma score*).** A escala de trauma, introduzida em 1981, baseia-se na escala de coma de Glasgow e no estado dos aparelhos cardiovascular e respiratório. São dados valores com pesos diferentes a cada parâmetro (pressão arterial sistólica, esforço respiratório e enchimento capilar). Os valores da escala de trauma variam de 1 a 16 (Quadro 6.3).

Avaliações posteriores demonstraram que a escala de trauma subestimava a importância dos traumatismos cranianos, sendo então desenvolvida a escala de trauma revisada (RTS) (Quadro 6.4). Ela se baseia na escala de coma de Glasgow, na pressão arterial sistólica e na frequência respiratória. Valores com pesos diferentes são atribuídos a esses parâmetros, que então devem ser somados; os valores mais altos obtidos associam-se a um melhor prognóstico. Recomenda-se que a RTS seja recalculada a intervalos frequentes, durante a permanência do paciente no departamento de emergência. A RTS é uma boa ferramenta para que médicos com pouca experiência consigam avaliar a gravidade do caso de um paciente.

Quadro 6.3 Escala de trauma.

A. Pressão sistólica (mmHg)	
> 90	4
70 a 90	3
59 a 69	2
< 50	1
0	0
B. Frequência respiratória (ir/min)	
10 a 24	4
25 a 35	3
> 35	2
10	1
0	0
C. Esforço respiratório	
Normal	1
Dificuldade ou respiração superficial	0
D. Enchimento capilar	
Normal	2
Retardado	1
Nenhum	0
E. Pontos da escala de coma de Glasgow	
Total de Glasgow	**Pontos**
14 a 15	5
11 a 13	4
8 a 10	3
5 a 7	2
3 a 4	1

Escala de trauma (*trauma score*) = A + B + C + D + E.

Quadro 6.4 Escala de trauma revisada (RTS).

Escala de coma de Glasgow (GCS)	Pressão sistólica (PS) mmHg	Frequência respiratória (FR) ir/min	Valor (v)
13 a 15	> 89	10 a 29	4
9 a 12	76 a 89	> 29	3
6 a 8	50 a 75	6 a 9	2
4 a 5	1 a 49	1 a 5	1
3	0	0	0

RTS = 0,9368 GCSv + 0,7326 PSv + 0,2908 FRv (v se refere ao valor de código).

E. **Escala CRAMS** (*circulation, respiration, abdome, motor, speech*). Esta escala, que se baseia em dados de circulação, respiração, abdome, motricidade e fala, conseguiu alguma aceitação regional nos EUA. Quanto menor a pontuação CRAMS, maior a necessidade de terapia intensiva. Ela pode ser usada para uma avaliação rápida (p. ex., por paramédicos atendendo no local de um acidente) (Quadro 6.5).

Quadro 6.5 Escala CRAMS.

Circulação	
Enchimento capilar normal e PA > 100 mmHg	2
Enchimento capilar retardado ou PA entre 85 e 100 mmHg	1
Sem enchimento capilar ou PA < 85 mmHg	0
Respiração	
Normal	2
Anormal (dificultosa ou superficial)	1
Ausente	0
Abdome	
Abdome e tórax não dolorosos	2
Abdome ou tórax dolorosos	1
Abdome rígido ou respiração paradoxal	0
Motricidade	
Normal	2
Responde apenas à dor (menos descerebrando)	1
Sem resposta (ou descerebrando)	0
Fala	
Normal	2
Confusa	1
Sem palavras inteligíveis	0

Um valor inferior ou igual a 8 indica traumatismo grave; um valor superior ou igual a 9 indica traumatismo mais leve ou moderado. PA: pressão arterial.

F. **Escala Apache III (*acute physiology, age, chronic health evaluation*).** Esta escala de pacientes críticos é muito utilizada, possibilitando comparações entre grupos de pacientes de uma mesma (ou de diferentes) instituição(ões). O sistema Apache III tem por objetivo estimar o risco de um paciente vir a falecer, e consiste em duas opções: (1) uma escala e (2) uma série de equações preditivas, que podem ser usadas para estimar a mortalidade hospitalar de determinado paciente em momentos diferentes de sua permanência em um centro de tratamento intensivo. São utilizadas 17 variáveis fisiológicas; o Apache III utiliza ainda uma escala de coma, a idade e a ocorrência de outras condições de morbidade. Por ser principalmente usada em terapia intensiva, com menor aplicação na fase aguda do traumatismo, e apresentar grande complexidade (devido ao número de variáveis usadas), a escala Apache III não será descrita em detalhes.

III. **Preparo para o atendimento ao paciente traumatizado.** O esquema de atendimento ao paciente politraumatizado deve incluir duas diferentes situações: o atendimento pré-hospitalar e o hospitalar.

   A. **Fase pré-hospitalar.** Deve existir uma coordenação central na comunidade (no Brasil, em muitos estados, implementada pelo Corpo de Bombeiros, que realizam a operação de Unidades de Resgate, e também pelo SAMU) que receba o pedido de socorro e que envie a unidade móvel mais próxima (e/ou a mais bem equipada para cada tipo específico de atendimento), para realizar o socorro emergencial. Uma central deve receber todas as informações da unidade móvel a respeito das condições clínicas do doente e repassá-las ao hospital que irá recebê-lo, **antes** de sua chegada. A ênfase deve ser centrada na manutenção das vias aéreas, no controle dos sangramentos externos, na imobilização do paciente e no transporte imediato. Além de procurar diminuir o tempo de permanência no local do acidente e agilizar o transporte, os socorristas devem obter dados referentes a hora do traumatismo, eventos relacionados com o acidente e história pregressa do paciente. O controle do atendimento a distância pode ser acompanhado na central de controle por um médico supervisor, que permanece em contato com a unidade móvel usando telefone celular ou rádio, fornecendo orientações pertinentes ao caso. Unidades dotadas de recursos de telemedicina, com câmeras de vídeo, têm sido usadas no exterior ou em regiões distantes, sendo capazes de fornecer ao médico supervisor informações muito mais completas e, portanto, possibilitando um atendimento de melhor qualidade.

   B. **Fase hospitalar.** Na sala de emergência, de posse das informações recebidas da central de atendimento, deve ser feito o preparo para a chegada do paciente (separar material de intubação e soluções salinas aquecidas, preparar os monitores, comunicar à radiologia para que se prepare, disponibilizar sangue e derivados, preparar a sala de cirurgia etc.).

   O pessoal que recebe este tipo de paciente deve encontrar-se paramentado, para proteção individual contra hepatite e AIDS, por exemplo, usando avental cirúrgico, máscara, luvas e óculos de proteção.

   Os momentos iniciais do atendimento na sala de emergência são conhecidos como *golden hour*. O conceito da *golden hour* não é 1 h (60 min), mas é um período definido como o tempo necessário para tomar medidas que levem à preservação da vida e dos membros de um paciente traumatizado. Para alguns pacientes, esse intervalo de tempo pode ser de apenas alguns minutos (p. ex., aqueles que necessitem de uma via aérea definitiva); para outros, pode ser medido em horas (p. ex., portadores de lesões vasculares de extremidades não

sangrantes). Aproximadamente 60% de todas as mortes hospitalares de pacientes traumatizados ocorrem neste período.
IV. **Prioridades na avaliação e reanimação do paciente politraumatizado I Modelo do ATLS®.** O processo de identificação e abordagem do politraumatizado constitui o ABCDE do traumatismo preconizado pelo ATLS® (Advanced Trauma Life Support) do Colégio Americano de Cirurgiões. Este processo de treinamento é muito útil, pois alerta o médico em relação a condições rapidamente fatais, e de como o seu atendimento a um paciente politraumatizado deve ser realizado. Disponível como cursos em muitas cidades brasileiras, recentemente o ATLS® tem sido reavaliado por diferentes autores internacionais. Verifica-se que sua utilidade é menor para médicos dos setores de emergência que estejam em atividade, tendo maior utilidade para profissionais de outras especialidades (e que não estejam habituados à emergência).

A maneira como o ATLS® aborda o paciente é bastante simples e objetiva, sendo capaz de identificar condições de risco de vida, seguindo a sequência:
- **A** – vias aéreas (com imobilização cervical) (A – *airway*)
- **B** – respiração e ventilação (B – *breathing*)
- **C** – circulação e controle da hemorragia (C – *circulation*)
- **D** – incapacidade: estado neurológico (D – *disability*)
- **E** – exposição/controle ambiental: despir completamente o paciente, mas prevenir a hipotermia (E – *exposure*).

Em seguida, serão descritas as condições que são rapidamente fatais nos pacientes politraumatizados.
A. **Condições rapidamente fatais**
   1. **Ventilação inadequada.** As indicações para controle urgente ou emergencial das vias aéreas podem ocorrer em diversas situações, como, por exemplo: baixo nível de consciência (ou piora do nível de consciência, com diminuição no nível da escala de coma de Glasgow ≥ 2); choque; hipoxia; lesão das vias aéreas; traumatismo maxilofacial; queimaduras da face; lesão por inalação; agitação intensa com potencial risco para o paciente; lesão medular cervical.

   Em condições normais, a não oxigenação cerebral por mais de 4 min irá produzir lesões cerebrais irreversíveis. A diminuição do débito cardíaco devido a situações de hipovolemia, com instabilidade hemodinâmica, poderá tornar ainda mais sérios os efeitos da hipoxemia. Assim, é indispensável, no politraumatizado, a manutenção de vias aéreas permeáveis e ventilação adequada. O primeiro passo (e também o mais importante) na abordagem de um paciente politraumatizado é ter a certeza de vias aéreas pérvias. Essa medida deve ser tomada antes de qualquer outra decisão. Para tal, a limpeza da cavidade oral e a retirada de corpos estranhos e próteses dentárias do paciente inconsciente deverão ser o procedimento inicial. Secreções como sangue, vômitos e muco são aspiradas ou limpas com um pano, desobstruindo-se a orofaringe. Duas manobras podem ser realizadas ao se abordar o paciente: o levantamento do queixo (*chin lift*) ou a anteriorização da mandíbula (*jaw thrust*); essas manobras devem ser efetuadas sem que haja manipulação da coluna cervical. Em casos de queda posterior da língua, com obstrução traqueal, esta deve ser tracionada (Figura 6.3); caso uma cânula orofaríngea esteja disponível, ela será bastante útil para impedir a queda da língua em indivíduos inconscientes (Figura 6.4), possibilitando inclusive a ventilação com ambu e máscara.

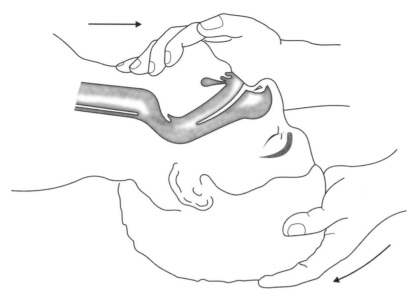

Figura 6.3 Hiperextensão e retificação da mandíbula desobstruem a traqueia nos casos de queda da língua posteriormente.

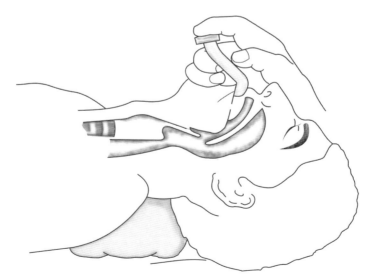

Figura 6.4 Nos casos de inconsciência com queda da língua posteriormente, coloca-se uma cânula de borracha para manter a via aérea permeável.

Parte 1 | Urgências Cirúrgicas

Se ocorrer a melhora do quadro respiratório com essas manobras, e o paciente voltar a respirar espontaneamente, a ventilação poderá ser mantida simplesmente com oxigenoterapia pela cânula. Nos casos, entretanto, em que for necessária a manutenção da ventilação por mais tempo, deverá ser realizada a intubação endotraqueal. A técnica para exposição da orofaringe com laringoscópio é mostrada nas Figuras 6.5 e 6.6. O material utilizado consiste em: laringoscópio (lâmina reta ou curva), tubos endotraqueais com balonete (diversos tamanhos), aspirador e sondas para aspiração, luvas, seringa para insuflar o balonete, fonte de oxigênio e ambu.

Para que seja realizada a intubação, o paciente deve estar em decúbito dorsal, com hiperextensão cervical e com a mandíbula retificada. Aberta a boca do paciente, a lâmina do laringoscópio é introduzida com a mão esquerda, enquanto a mão direita mantém a hiperextensão. Se estiver sendo utilizado um instrumento de lâmina curva (Macintosh), este empurrará a língua para a esquerda, até que seja visualizada a base da epiglote; em seguida, a epiglote deverá ser levantada com a ponta da lâmina, expondo-se a glote, em uma manobra de báscula. As cordas vocais são visualizadas, sendo o tubo colocado entre elas com a mão direita. Em alguns casos, para melhor visualização, pede-se a um auxiliar que pressione o pomo de Adão, o que melhorará a exposição da glote (Figuras 6.6 e 6.7). Depois de ter sido introduzido o tubo, insufla-se o seu balonete, ventila-se o paciente com ambu e auscultam-se os dois pulmões (para verificar a posição adequada do tubo na traqueia, e não no esôfago, ou se o tubo foi por demais introduzido, chegando seletivamente ao brônquio principal direito). O tórax também poderá ser pressionado externamente com

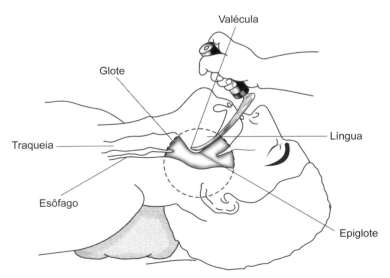

Figura 6.5 Visualização da orofaringe com laringoscópio. Afasta-se a epiglote, apoiando-se o aparelho na base da epiglote, e observam-se as cordas vocais.

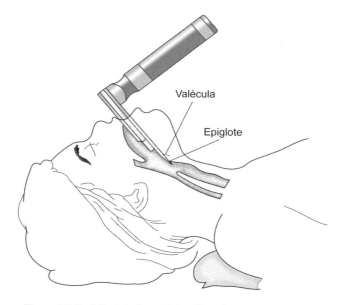

Figura 6.6 Posição do laringoscópio utilizando-se uma lâmina reta.

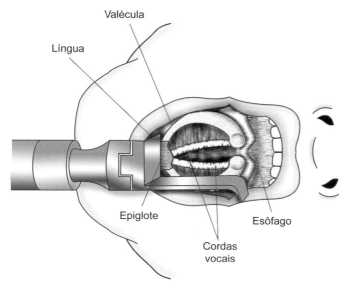

Figura 6.7 As cordas vocais semiabertas são visualizadas; o tubo endotraqueal deverá ser colocado através dessa abertura.

as mãos, para se verificar se o ar está saindo pelo orifício do tubo – esta é outra maneira de avaliar se o tubo está na traqueia, e não no esôfago. A intubação errônea do esôfago, além de levar à distensão gástrica, provocará também hipoxemia. O tubo deve sempre ser bem fixado com esparadrapo, para que sejam evitados problemas de deslocamento, que podem ocorrer durante transporte ou manipulação do doente.

A insuflação do balonete impedirá a passagem de secreções, vômitos ou sangue porventura existentes na cavidade oral para dentro dos pulmões, o que sem dúvida aumentaria a morbidade e a mortalidade (hipoxemia, pneumonia de aspiração etc.).

De modo geral, usa-se tubo de 6,5 a 7 mm em mulheres e de 7,5 a 8 mm em homens. Em crianças, quando possível, a intubação nasotraqueal é a mais indicada.

Ao ser usado um laringoscópio de lâmina reta, coloca-se a ponta da lâmina sobre a epiglote, para expor as cordas vocais.

A passagem prévia de uma sonda nasogástrica antes da intubação diminui os riscos de refluxo gástrico e de aspiração, porém nem sempre isso é possível, em virtude da urgência das situações.

As técnicas de intubação endotraqueal devem ser de conhecimento de médicos e de enfermeiros, principalmente daqueles que trabalham em áreas de atendimento de urgência (pronto-socorro, centro cirúrgico, unidade de terapia intensiva etc.). Em alguns países, que dispõem de sistemas de atendimento emergencial por ambulâncias em domicílio, com equipes de paramédicos socorristas, estes próprios técnicos são treinados para executar a intubação endotraqueal. Nos casos de traumatismos graves de face (inclusive queimaduras), quando o paciente está preso no local do acidente, impossibilitando a intubação, e/ou no caso de lesões de traqueia, poderá ser necessária a realização da **cricotomia**; posteriormente, já no hospital e com o paciente estabilizado, ela será substituída por traqueostomia eletiva, realizada ao nível do terceiro anel traqueal (Capítulo 3, *Pequenos Procedimentos em Cirurgia*). Outra técnica que vem ganhando adeptos e que tem se mostrado segura é a traqueostomia percutânea de emergência.

Outras possíveis causas de dificuldade respiratória a serem pesquisadas incluem pneumotórax, hemotórax, hemopneumotórax, corpos estranhos intrabrônquicos e queimaduras de vias aéreas superiores.

No quadro de insuficiência respiratória aguda, com timpanismo à percussão torácica, ausência de murmúrio vesicular à ausculta, expansibilidade assimétrica, secundários a **pneumotórax hipertensivo**, a conduta imediata é a realização de punção torácica com agulha de grosso calibre, ainda na sala de reanimação.

Em pacientes nos quais haja **pneumotórax aberto** (p. ex., causado por projétil de grosso calibre), com ferida torácica aspirante, a rápida entrada de ar do meio ambiente pode levar rapidamente a colapso pulmonar. O pneumotórax aberto surge quando um defeito na parede torácica é superior a dois terços do diâmetro da traqueia. O aumento da pressão intratorácica leva, também, a desvio do mediastino e dificuldade no retorno venoso – esta condição é, portanto, rapidamente fatal. A prioridade é a transformação do pneumotórax aberto em fechado, por vedação do ferimento com qualquer material que esteja disponível no momento (pano, esparadrapo etc.), para que, na mesma sequência, seja realizada drenagem torácica em selo d'água. O dreno de tórax jamais deve ser introduzido pela própria lesão da parede torácica. Opções de tratamento emergencial temporário para essa situação incluem a realização de um curativo de "três lados", em que o quarto lado fica aberto, tornando possível que o ar saia da cavidade pleural e que o ar ambiente não penetre. Esta opção, entretanto, não costuma funcionar muito bem, devendo ser executada na impossibilidade de se realizar a operação de oclusão do ferimento aspirante seguida da drenagem torácica em selo d'água.

2. **Circulação inadequada.** Este estado pode ser provocado fundamentalmente por hipovolemia aguda ou por restrição diastólica aguda ao coração (tamponamento cardíaco). **O princípio de manuseio mais importante no tratamento de choque hemorrágico é encontrar a fonte de perda sanguínea e pará-la.**

   a. **Hipovolemia aguda.** Um paciente que esteja apresentando sangramento externo visível, com possibilidade de compressão, deverá ser atendido sem perda de tempo, para que sejam evitados problemas com o agravamento da perda sanguínea. Nesses casos de sangramento externo, o controle do sangramento e a reposição volêmica deverão ser simultâneos. A hemorragia externa deverá ser controlada por compressão direta. A aplicação de pinças hemostáticas de modo abrupto (às cegas) não deve ser realizada; porém, o pinçamento de vasos sob visão direta é um procedimento recomendável.

   Em caso de sangramento interno, como na hemorragia intra-abdominal, a reposição precede a hemostasia. O tratamento dos estados de choque hipovolêmico deve ser direcionado à infusão de volume e ao controle de qualquer hemorragia existente. Medidas de compressão externa circunferencial podem ser usadas em situações de sangramento pélvico.

   Em casos de sangramento vascular de extremidades, o uso de torniquetes aplicados na raiz do membro pode vir a ser uma medida salvadora, apesar dos riscos e das possíveis complicações decorrentes do procedimento.

   Na ocorrência de rápida perda sanguínea, os principais parâmetros que deverão guiar a reposição volêmica encontram-se expostos a seguir.

   (1) Pulso. Esta é uma maneira simples de controle da volemia do paciente, porém pouco exata e confiável, já que a perda sanguínea pode ser volumosa antes que ocorra taquicardia acentuada; por outro lado, a própria ansiedade e o estresse do traumatismo podem causar taquicardia, sem que tenha havido perda sanguínea correspondente.

   (2) Pressão arterial. Assim como o pulso, ela pode não ser representativa da perda sanguínea, quando a hemorragia não é significativa. Um quadro de hipotensão poderá ocorrer no chamado choque neurogênico, em que, devido à descarga vagal, se tem bradicardia inicial e hipotensão. De maneira geral, entretanto, após traumatismo, a pressão arterial baixa indicará hipovolemia ou mesmo choque hipovolêmico; a pressão arterial alta geralmente indica hipertensão arterial existente anteriormente ou lesão do sistema nervoso central (Figura 6.8).

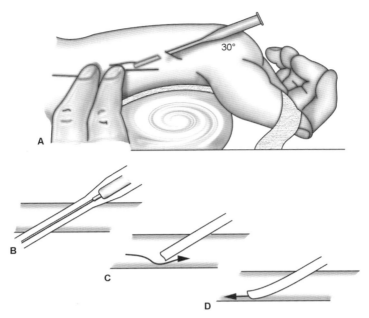

Figura 6.8 Canulação percutânea da artéria radial. **A.** Posição do punho. **B.** Introdução do Jelco® (artéria transfixada). **C.** Recuo do cateter de plástico. **D.** Artéria é canulada.

(3) **Diurese.** A diurese mínima aceitável em paciente traumatizado é de 40 mℓ/h. Valores menores do que este, ou mesmo anúria, podem indicar a ocorrência de lesão de uretra, de bexiga ou mesmo de artéria renal, ou ser compatíveis com um quadro de choque hipovolêmico instalado.

(4) **Palidez cutaneomucosa.** Pode existir tanto por perda volêmica (choque hemorrágico) quanto por choque neurogênico. A diferença é que no choque neurogênico a palidez cutânea desaparece rapidamente com a infusão de solução salina, enquanto na hipovolemia grave a palidez é muito mais persistente.

(5) **Sudorese.** O quadro de sudorese fria e profusa aparece em todos os pacientes chocados, de qualquer etiologia.

(6) **Pressão venosa central.** A medida da pressão venosa central (PVC) fornece dados importantes no que se refere ao estado volêmico do paciente. Para que sua medida seja fidedigna, alguns pontos importantes deverão ser considerados: a ponta do cateter deverá ser posicionada na junção da veia cava superior com o átrio direito (um cateter mal posicionado [p. ex., em ventrículo direito] irá falsear totalmente a medida); utilizar um mesmo ponto de leitura da PVC no paciente (p. ex., linha axilar média).

A leitura da PVC exige um equipo especial, em ípsilon (Y), sendo a medida feita por meio do princípio dos vasos comunicantes, no qual a pressão da veia cava superior é igualada à de um dos ramos do equipo, colocado por sobre uma régua graduada de 0 a 40 cm. Geralmente, o ponto zero corresponde ao nível da junção da veia cava superior com o átrio direito, onde se encontra a ponta do cateter.

PVC elevada, superior a 15 cm de água (medida no nível da linha axilar média), pode ser causada por hiperidratação, por falência de bomba cardíaca ou tamponamento cardíaco; PVC baixa, inferior a 5 cm de água, é indicativa de hipovolemia grave. Durante a fase de reposição volêmica, a PVC deverá ser monitorada constantemente, para se averiguar a resposta ao tratamento.

Os dados da PVC para determinação da pré-carga do coração esquerdo não são precisos. Esses dados, apenas secundariamente, mostrariam as mudanças na pressão venosa pulmonar e nas pressões do lado esquerdo do coração.

A PVC pode ser medida em centímetros de água ou em milímetros de mercúrio. Como o mercúrio é mais denso do que a água, a pressão registrada em medida de água deverá ser dividida por 1,36 para que seja obtido o número de medida da pressão em milímetros de mercúrio. A variação normal da pressão em mmHg vai de 24 a 115 mmHg.

(7) **Pressão da artéria pulmonar.** A cateterização da artéria pulmonar com cateter balão flutuante foi introduzida pela primeira vez em 1970, por H.J. Swan e Ganz W., tendo sido amplamente divulgada como uma ferramenta de diagnóstico em pacientes graves, sem uma avaliação rigorosa da sua utilidade clínica e eficácia. Um cateter de artéria pulmonar (CAP) é inserido através de um acesso venoso central no lado direito do coração e inserido por "flutuação" até a artéria pulmonar. Utiliza-se o cateter para medir o volume de ejeção, o débito cardíaco, a saturação de oxigênio no sangue venoso misto e as pressões intracardíacas, com uma gama de outras variáveis calculadas para orientar o diagnóstico e tratamento. As complicações do procedimento são principalmente relacionadas com a inserção de linha. Complicações relativamente incomuns incluem arritmias cardíacas, hemorragia pulmonar e infarto, e mortalidade associada de ruptura do balão na ponta. O cateter de Swan-Ganz é geralmente passado à beira do leito, sem radioscopia, a partir de punção da veia subclávia ou da veia jugular interna (Figuras 6.9 e 6.10). Para confirmar que a posição final do cateter tenha sido atingida, observam-se ao monitor as ondas de pressão, que são características de cada local (Figura 6.11).

A introdução do cateter de Swan-Ganz, apesar de relativamente simples, não é feita rotineiramente em situações de emergência, devido ao tempo gasto para realizá-la. A medida da pressão em cunha da pulmonar (PCWP – *pulmonary capilary wedge pressure*) é um indicador preciso da pressão diastólica final do ventrículo esquerdo. A melhor relação da PCWP se faz com a pressão do átrio esquerdo, quando esta é inferior a 25 mmHg. Entretanto, a PCWP será menor do que a pressão do átrio esquerdo se o paciente estiver hipovolêmico.

124 Parte 1 | Urgências Cirúrgicas

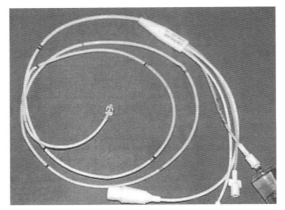

Figura 6.9 Cateter de Swan-Ganz utilizado para medida do débito cardíaco e da pressão em cunha pulmonar.

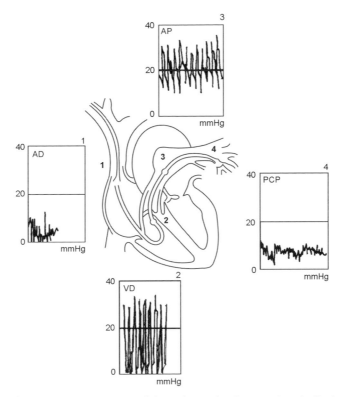

Figura 6.10 Gráficos de pressão característicos observados durante a introdução do cateter de Swan-Ganz.

Apesar do uso do cateter de Swan-Ganz em Medicina de Urgência e Intensiva nas últimas quatro décadas, uma recente revisão Cochrane concluiu que o uso de um CAP não alterou a mortalidade geral dos pacientes em UTI, assim como não alterou o custo de pacientes adultos em tratamento intensivo. Ferramentas de monitoramento hemodinâmico mais novas e menos invasivas precisam ser validadas *versus* o CAP antes de seu uso clínico em pacientes criticamente enfermos.

O Quadro 6.6 resume as principais manifestações clínicas observadas na hipovolemia.

Após o paciente dar entrada na sala de politraumatizados, realiza-se a punção venosa de imediato, para infusão de solução eletrolítica e outros medicamentos. Assim, pelo menos duas (podendo chegar a quatro) veias periféricas são puncionadas, utilizando-se cateter plástico

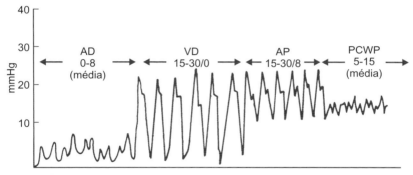

Figura 6.11 Pressões normais e curvas de pressão obtidas durante passagem do cateter de Swan-Ganz. AD: átrio direito; VD: ventrículo direito; AP: artéria pulmonar; PCWP: pressão capilar pulmonar (*wedge*).

Quadro 6.6 Manifestações clínicas da hipovolemia.

Estado clínico	Sinais vitais	Déficit intravascular
Paciente bem, calmo	Pulso 70 a 80 bpm PVC 5 a 10 cmH$_2$O PA sistólica 120 Diurese 40 a 50 mℓ/h	700 mℓ
Pouca ansiedade, agitação, frio, sudorese, palidez, sede, lipotimia postural	Pulso 90 a 100 bpm PVC 5 a 10 cmH$_2$O PA sistólica 120 Diurese 30 mℓ/h	1 a 2 ℓ
Grande desorientação, "fome de ar", extremidades frias, hipotermia, sede intensa	Pulso 130 bpm PVC 5 cmH$_2$O PA sistólica 70 Anúria	2 a 3,5 ℓ

PVC: pressão nervosa central; PA: pressão arterial

calibroso, preferencialmente em membros superiores. A punção de veia para infusão em membros inferiores não está totalmente contraindicada, mesmo quando há lesão vascular intra-abdominal; o que ocorre é que a incidência de flebite pós-punção ou dissecção venosa em membros inferiores é maior do que em membros superiores. Assim que for possível e seguro, um cateter poderá ser colocado em posição central, seja por dissecção (de preferência veia basílica ou cefálica ou, ainda, a veia safena magna, tanto na região inguinal como no nível do maléolo medial da tíbia), seja por punção de veia subclávia ou jugular, sendo este um procedimento que deverá ser executado por profissional experiente devido aos seus riscos. Uma técnica para abordagem venosa rápida também usada inclui a punção e o cateterismo das veias femorais, na região inguinal – através das veias femorais, um volume muito grande poderá ser infundido rapidamente.

Deve-se estar atento para não puncionar uma veia central, caso exista traumatismo torácico próximo (p. ex., não puncionar a veia subclávia direita em caso de traumatismo no hemitórax direito). Estrita observância de preceitos de antissepsia, com preparo adequado da área de punção venosa central, deve ser seguida, devido ao alto risco de infecção – os índices de colonização bacteriana de cateter central variam de 6 a 12,7%, com septicemia provocada por cateter tendo um índice médio de 3%. Mais detalhes sobre as punções e dissecções venosas são abordados no Capítulo 3, *Pequenos Procedimentos em Cirurgia*.

Nos casos de crianças com menos de 6 anos, nas quais punções ou dissecções venosas podem ser mais difíceis, uma opção é a punção intraóssea percutânea da tíbia (Figura 6.12). Esta é, entretanto, uma técnica de uso excepcional, não sendo de utilização rotineira e nunca por período superior a 24 h. A punção é feita na superfície anteromedial da região proximal da tíbia. É usada uma agulha de número 18 (p. ex., do tipo utilizado em raquianestesia). Com movimentos de rotação, a agulha é introduzida até a medula óssea, onde é feita a infusão de solução salina.

Logo após a punção venosa, é coletado sangue para exames e tipagem, sendo feita a solicitação de concentrado de hemácias ou de sangue total para reposição. Enquanto se aguarda o seu envio, inicia-se de imediato a infusão de solução cristaloide, em quantidades suficientes para reanimação do paciente (podendo-se chegar até mesmo à infusão de 2.000 mℓ em 20 min por meio de métodos convencionais de infusão). O lactato de Ringer, preferencialmente aquecido, é a solução mais utilizada, devido ao seu componente mais balanceado em eletrólitos; além disso, mais tarde, o lactato é convertido em bicarbonato, melhorando o quadro de acidose dos pacientes em choque. Segundo o ATLS®, após a infusão de 2.000 mℓ de lactato de Ringer, deve seguir-se a infusão de sangue. Em crianças, a dose de reposição de lactato de Ringer é de 20 mℓ/kg de peso.

A utilização de mais de 5.000 mℓ de solução cristaloide na reanimação pode provocar complicações adicionais, inclusive de aumento de risco de síndrome da angústia respiratória aguda (SARA). Caso este volume seja usado na reanimação, deve ser acompanhado da infusão de coloides, para aumentar a retenção da solução salina no componente intravascular.

Capítulo 6 | Tratamento Inicial do Politraumatizado 127

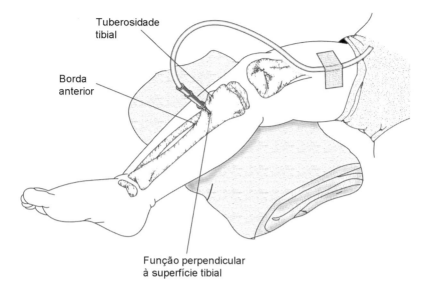

Figura 6.12 Técnica de hidratação intraóssea.

Caso venha a ser utilizado sangue total, deve-se ter em mente a possível necessidade de reposição de cálcio e de bicarbonato de sódio. De qualquer modo, tanto os íons como a gasometria do paciente deverão ser monitorados tantas vezes quantas necessárias.

Equipamentos de infusão, que administram grandes quantidades de solução hidreletrolítica aquecida ou concentrado de hemácias aquecido sob pressão, já vêm sendo utilizados. Esse tipo de equipamento possibilita a infusão de até 1,5 ℓ por minuto de solução em pacientes politraumatizados.

Tem-se pesquisado a utilização de soluções hipertônicas de cloreto de sódio (NaCl a 7,5%) por paramédicos no local do acidente, que permitem a rápida elevação da pressão arterial com pouco volume administrado. Em casos extremos, é descrito o uso de soluções coloidais de dextrana 70 a 6%, adicionadas ao NaCl hipertônico, com a finalidade de manter o paciente com níveis pressóricos mais elevados até a chegada ao hospital, onde se inicia a infusão habitual de lactato de Ringer. O inconveniente dessas soluções está na impossibilidade de seu uso por tempo prolongado ou em grandes quantidades, devido à hipernatremia provocada, com desidratação celular subsequente. Não há evidências de ensaios clínicos randomizados em pacientes com traumatismo, queimaduras ou após cirurgia de que a reanimação com coloides reduza o risco de morte, em comparação com a reanimação com cristaloides. Além disso, a utilização de amido de hidroxietil pode aumentar a mortalidade. Como os coloides não estão associados a um aumento na sobrevida e são consideravelmente mais caros do que cristaloides, é difícil justificar seu uso continuado na prática clínica.

A tentativa de desenvolver um substituto do sangue viável se estende por mais de sete décadas. Esses esforços têm se voltado essencialmente para a capacidade de os glóbulos vermelhos transportarem oxigênio. Assim, a maior parte dos produtos que estão em fase avançada de estudos são os derivados de hemoglobina, e são conhecidos como veículos de oxigênio baseados em hemoglobina (HBOC).

Atualmente, um aumento no número de cirurgias eletivas e o risco baixo, mas ainda prevalente, de transmissão de agentes patogênicos do sangue, tais como o HIV, têm servido como um estímulo para o desenvolvimento de um substituto sintético para o sangue humano. Substitutos do sangue que possam ser aceitos para uso clínico deveriam ser capazes de carrear pelo menos a mesma quantidade de oxigênio transportado pela hemoglobina (1,34 mℓ de oxigênio por grama de hemoglobina). Além disso, essas moléculas deveriam se manter estáveis e ter uma meia-vida aceitável, a fim de proporcionar uma permanência razoável no organismo humano; as moléculas ainda deveriam ser capazes de se saturar completamente com o oxigênio ao se respirar o ar atmosférico. As soluções deveriam ser altamente purificadas e livres de endotoxinas e contaminantes. O Quadro 6.7 mostra os benefícios clínicos potenciais do uso de soluções carreadoras de oxigênio baseadas em hemoglobina.

No entanto, até este momento não há substitutos de transporte de oxigênio no sangue aprovados para uso pela Food and Drug Administration (FDA) dos EUA, e nem por outras agências reguladoras.

No Capítulo 8, *Choque*, deste livro, são descritos mais detalhes quanto à reposição da volemia e às fases de reanimação do paciente politraumatizado em choque.

b. Tamponamento cardíaco (Capítulo 3, *Pequenos Procedimentos em Cirurgia* e Capítulo 13, *Traumatismos Cardíacos*). O quadro de circulação inadequada que surge no tamponamento cardíaco é explicado pela rapidez

---

Quadro 6.7 Benefícios clínicos potenciais de soluções capazes de carrear oxigênio baseadas em hemoglobina.

Disponibilidade
Suprimento abundante
Universalmente compatível
Capaz de se manter estocada por longo tempo
Armazenamento à temperatura ambiente
Segurança
Nenhuma transmissão de doença
Nenhuma reação antigênica
Nenhum efeito imunológico
Eficácia
Entrega de oxigênio aumentada
Propriedades reológicas melhoradas

com que o espaço virtual normalmente existente entre o pericárdio visceral e o parietal se enche de sangue, impedindo a máxima expansão cardíaca ocorrida na diástole (restrição diastólica). O volume de sangue no saco pericárdico aumenta progressivamente até levar à restrição completa e à parada cardíaca.

O diagnóstico é basicamente clínico, devendo ser rápido, assim como o tratamento. Na emergência, o tratamento consiste na infusão imediata de volume para obter um melhor enchimento ventricular diastólico (e, portanto, uma sístole mais eficaz) e na **punção pericárdica (pericardiocentese)**, preferencialmente subxifoidiana. A aspiração de volumes pequenos (20 a 30 mℓ) poderá ser suficiente para aliviar o tamponamento, permitindo o encaminhamento do paciente ao centro cirúrgico para toracotomia. Uma opção à realização da pericardiocentese (a qual pode, ocasionalmente, acabar por levar à perfuração iatrogênica do coração) consiste na confecção cirúrgica de uma **janela pericárdica** subxifoidiana – este procedimento, em mãos experientes, pode ser rapidamente executado sob anestesia local.

c. **Outros cuidados.** A imobilização cervical é essencial para prevenir lesão medular em pacientes sob risco deste tipo de lesão ou para evitar a progressão de déficits neurológicos em pacientes que os apresentem no momento do atendimento inicial. Os pacientes com indicação para tal devem receber um colar cervical semirrígido ou rígido. Todo cuidado é necessário ao se realizarem as manobras de intubação em paciente portador de possível lesão cervical.

A prevenção e o tratamento da hipotermia devem ser uma preocupação durante a realização da reanimação. O Quadro 6.8 indica os principais cuidados e medidas a serem tomados.

V. **Outras lesões e complicações em pacientes politraumatizados.** Existem outras lesões frequentes nos politraumatizados que, apesar de sua gravidade, não apresentam um risco imediato, mas que podem levar à morte, se não tratadas adequadamente ou se passarem despercebidas. Neste grupo, poderíamos considerar: traumatismos cranioencefálicos mais brandos; fraturas de ossos longos; traumatismo fechado torácico

Quadro 6.8 Prevenção e tratamento da hipotermia.

Racionalizar a temperatura ambiente; evitar ambientes muito frios
Manter a pele do paciente seca
Evitar exposição corporal desnecessária
Limitar a exposição de cavidades
Administrar soluções salinas e sangue aquecidos
Administrar gases umidificados
Corrigir o choque o mais rapidamente possível
Aquecer o paciente de modo ativo; aquecimento da superfície corpórea
Realizar aquecimento arteriovenoso continuado; *bypass* cardiopulmonar (o mais eficaz)
Aquecer as cavidades (não recomendado)

Fonte: adaptado de Garcia, 2006.

e/ou abdominal; lesões das artérias e veias; lesões do trato urinário; lesões da pelve; lesões dos ossos da face; lesões medulares; contusão miocárdica; traumatismo de aorta torácica (sem ruptura imediata); alterações da coagulação sanguínea.

Isso implica que, após a estabilização de um paciente politraumatizado, ele deverá ter suas vestes removidas, sendo minuciosamente examinado em busca de lesões associadas, quando então será instituído o tratamento específico de cada uma delas. Esta é a etapa da **exposição** descrita no ATLS®, e é o momento para a identificação de lesões no dorso, períneo ou outras áreas que não sejam de identificação imediata à chegada do paciente. Orifícios de entrada e de saída de projéteis, escoriações, hematomas, existência de otorragia, de hematúria, de sangramento de aspecto arterial e outros mais são sinais que deverão ser valorizados.

A coagulopatia induzida por traumatismos (CIT) é uma síndrome clínica causada pelo desequilíbrio entre coagulação, anticoagulação e fibrinólise resultante de múltiplos fatores patológicos, como hemorragia e lesão tecidual no estágio inicial do traumatismo e está intimamente relacionada ao resultado evolutivo de pacientes com traumatismos. Está provado em evidências crescentes que a alteração da coagulação endógena no traumatismo em si é o fator ativador da CIT, em vez de diluição ou outra coagulopatia adquirida. A CIT é uma falha multifatorial global do sistema de coagulação para sustentar uma hemostasia adequada após hemorragia de traumatismo. A reanimação do controle de dano está associada a resultados melhorados, embora os mecanismos de como ele corrige as CIT ainda não estejam totalmente caracterizados. A identificação de vias fisiopatológicas predominantes na CIT é necessária para desenvolver algoritmos de tratamento eficazes para hemorragia de traumatismo.

Nos capítulos subsequentes deste livro, serão abordados os principais traumatismos encontrados em nível hospitalar.

VI. **Exames complementares.** Os exames complementares listados a seguir são os mais usados em pacientes politraumatizados. Os detalhes de cada um deles se encontram descritos nos capítulos de traumatismos específicos deste livro.
   A. **Radiologia.** A radiologia é o método mais utilizado nas emergências traumatológicas. Todo paciente politraumatizado deverá ser submetido a exames radiológicos na admissão, desde que apresente estabilidade hemodinâmica mínima que permita o seu deslocamento ao setor de radiologia, ou se houver tempo para executá-los.

   As radiografias básicas, realizadas obrigatoriamente, são: radiografia de crânio em AP e lateral; radiografia de coluna cervical, torácica e lombar; radiografia de tórax em PA (se possível, em ortostatismo); radiogradia de bacia; radiografia de abdome em ortostatismo (quando possível), decúbito dorsal e decúbito lateral esquerdo (dentre essas, a radiografia de abdome é a que menos fornece informações no traumatismo agudo).
   B. **Punção abdominal.** A punção abdominal com lavado peritoneal é outro exame muito realizado, sendo obrigatório nos pacientes politraumatizados inconscientes quando não se dispuser de técnicas diagnósticas mais avançadas capazes de diagnosticar a presença de sangue livre na cavidade peritoneal.
   C. **Ultrassonografia.** Outros exames muito úteis são os com base em ultrassonografia; dentre eles, os mais utilizados são a ultrassonografia abdominal e a ecocardiografia. Exames de ultrassonografia podem ser de grande valia por poderem ser executados à beira do leito do paciente, na própria sala de emergências, pelo cirurgião, caso necessário, como no caso da técnica FAST (*focused assessment with sonography in trauma*) e objetiva a pesquisa de sangramento intracavitário.

D. Tomografia computadorizada. A tomografia computadorizada (de crânio e de outros segmentos do corpo) teve um grande desenvolvimento nos serviços de emergência de todo o mundo nos últimos anos. Seu principal ponto negativo é a necessidade de transporte do paciente para a sala de exames de tomografia, o que pode causar um retardo no tratamento do paciente. É, hoje, um exame essencial no atendimento e manuseio dos pacientes politraumatizados.

E. Outros exames radiológicos. As arteriografias seletivas, a urografia excretora, a uretrocistografia e os exames contrastados do tubo digestivo são realizados em diversas condições específicas (ver capítulos subsequentes deste livro, em que são abordados os traumatismos específicos de órgãos e sistemas).

F. Outros exames complementares. A ressonância magnética, a videolaparoscopia e as cintigrafias das vísceras maciças são outros exames complementares realizados, porém de maneira menos frequente.

VII. Consequências tardias do traumatismo I Distúrbio do estresse pós-traumático. O distúrbio do estresse pós-traumático (*PTSD – post-traumatic stress disorder*) é uma condição que pode surgir depois da ocorrência de um evento no qual o paciente foi agredido fisicamente, de maneira violenta, ou sofreu muitas ameaças. Os eventos traumáticos que podem desencadear o PTSD incluem assaltos, estupros, desastres naturais ou causados pelo homem, acidentes e guerras. Familiares das vítimas podem também desenvolver a condição, e esta pode surgir em qualquer idade, até mesmo na infância.

Situações que possam lembrar à vítima a ocorrência do estresse podem desencadear os distúrbios, mesmo após longos períodos. São comuns problemas como alteração do sono, distúrbios emocionais, depressão, ansiedade, sentimento de culpa e irritabilidade. Os sintomas físicos incluem cefaleia, alterações gastrintestinais, tonturas, dor torácica e mal-estar incaracterístico. Para que uma pessoa tenha seu diagnóstico de PTSD estabelecido, é necessário que os sintomas durem mais de 1 mês.

Estima-se que nos EUA existam 5,2 milhões de portadores desta síndrome, entre as idades de 18 e 54 anos. Cerca de 30% dos veteranos da Guerra do Vietnã desenvolveram esse problema; 8% dos veteranos da Guerra do Golfo também tiveram essa condição diagnosticada. As mulheres são mais afetadas do que os homens, na proporção de 2:1, após ter ocorrido um evento marcante.

O tratamento consiste em terapia de grupo, terapia comportamental e terapia de exposição (na qual a pessoa revê a situação sob condições controladas). Medicamentos antidepressivos são usados. O tratamento e o acompanhamento devem ser iniciados tão logo seja possível, pois se obtêm melhores resultados do que quando há um retardo em seu início.

Bibliografia

Abramovici S, Souza RL. Abordagem em criança politraumatizada. J Pediatr (Rio J). 1999; 75(Suppl 2):S268-78.

Acosta JA, Yang JC, Winchell RJ et al. Lethal injuries and time to death in a level I trauma center. J Am Coll Surg. 1998; 186:528-33.

Alam HB, Rhee P. New developments in fluid resuscitation. Surg Clin N Am. 2007; 87:55-72.

Alexander DA. Normal and pathological reactions to severe stress: their features and management. J R Army Med Corps. 2000; 146(3):165-70.

American College of Surgeons Committee on Trauma – Advanced Trauma Life Support ATLS®. Chapter 3: Shock. 5th Student Manual, 1993.

Antoni A, Heinz T, Leitgeb J. [Polytrauma and concomitant traumatic brain injury: The role of the trauma surgeon. Unfallchirurg. 2017. doi: 10.1007/s00113-017-0354-x. [Article in German]

Battistella FD, Wisner DH. Combined hemorragic shock and head injury: effects of hypertonic saline (7,5%) resuscitation. J Trauma. 1991; 31:182-8.
Ben-Nun A, Altman E, Best LAE. Emergency percutaneous tracheostomy in trauma patients: an early experience. Ann Thorac Surg. 2004; 77:1045-7.
Bode PJ, Niezen A, Van Vugt AB et al. Abdominal ultrasound as a reliable indicator for conclusive laparotomy in blunt abdominal trauma. J Trauma. 1993; 34:27-31.
Bongard FS, Sue DY. Critical care monitoring. In: Bongard FS, Sue DY. Critical care diagnosis and treatment. East Norwalk: Appleton & Lange; 1994. p. 170-90.
Braga Junior MB, Chagas Neto FA, Porto MA et al. Epidemiologia e grau de satisfação do paciente vítima de trauma musculo esquelético atendido em hospital de emergência da rede pública brasileira. Acta Ortop Bras. 2005; 13(3):137-40.
Britten S. All basic surgical trainees should rotate through an accident and emergency post. Ann R Coll Surg Engl. 2001; 83(1):23-5.
Buchman TG, Menker JB, Lipsett PA. Strategies for trauma resuscitation. Surg Gynecol Obstet. 1991; 172:8-12.
Carbajal R, Paupe A, Lenclen R et al. Intraosseous infusion in children. Arch Pediatr. 1995; 2(4):339-42.
Carley S, Driscoll P. Trauma education. Resuscitation. 2001; 48(1):47-56.
Chameides L. Textbook of Pediatric Advanced Life Support. American Heart Association and American Academy of Pediatrics; 1988.
Chen JY, Scerbo M, Kramer G. A review of blood substitutes: examining the history, clinical trial results, and ethics of hemoglobin-based oxygen carriers. Clinics (Sao Paulo). 2009; 64(8):803-13.
Datasus. Número de Internações Hospitalares por causas externas por local de internação. Ministério da Saúde. Disponível em: http://www.datasus.gov.br. Acesso em: abril 2013.
Davenport RA, Brohi K. Cause of trauma-induced coagulopathy. Curr Opin Anaesthesiol. 2016; 29(2):212-9. doi: 10.1097/ACO.0000000000000295.
Dubick MA, Shek P, Wade CE. ROC trials update on prehospital hypertonic saline resuscitation in the aftermath of the US-Canadian trials. Clinics (São Paulo). 2013; 68(6):883-6. doi: 10.6061/clinics/2013(06)25.
Garcia A. Critical care issues in the early management of severe trauma. Surg Clin N Am. 2006; 86:1359-87.
Gilpin DA, Nelson PG. Revised trauma score: a triage tool in the accident and emergency department. Injury. 1991; 22(1):35-7.
Gross D, Landau EH, Assalia A et al. Is hypertonic saline resuscitation safe in "uncontrolled" hemorrhagic shock? J Trauma. 1988; 28:751-6.
Hoyt DB, Coimbra R, Winchell RJ. Management of acute trauma. In: Townsend: Sabiston Textbook of Surgery. 16. ed. W.B. Saunders Company; 2001.
Kirk B. Infection and monitoring catheters. Intensive Crit Care Digest. 1993; 12:41.
Knaus WA, Wagner DP, Draper EA et al. The Apache III prognostic system; risk projection of hospital mortality for critically ill hospitalized adults. Chest. 1991; 100:1619-36.
Kurtzman RS. Radiologia do traumatismo abdominal fechado. Clin Cir An. 1977; 211-26.
Lipinski J, Lasek J. Modern approach to management of patients following major trauma. Przegl Lek. 2000; 57(Suppl. 5):120-3.
Lloyd DA, Patterson M, Robson J et al. A stratified response system for the emergency management of the severely injured. Ann R Coll Surg Engl. 2001; 83(1):15-20.
Lucas CE. Reanimação do paciente traumatizado: as três fases do tratamento. Clin Cir An. 1977; 3-15.
Mangiante EC, Hoots AV, Fabian TC. The percutaneous common femoral vein catheter for volume replacement in critically injured patients. J Trauma. 1988; 28:1644-9.
Mattox KL et al. Prehospital hypertonic saline/dextran infusion for post-traumatic hypotension: the USA multicenter trial. Ann Surg. 1991; 213:482.
Moore EE. Blood substitutes: the future is now. J Am Coll Surg. 2003; 196(1):1-17.
Oriot D, Cardona J, Berthier M et al. Intraosseous vascular access, a technique previously underestimated in France. Arch Pediatr. 1994; 1(7):684-8.
Peng N, Su L. Progresses in understanding trauma-induced coagulopathy and the underlying mechanism. Chin J Traumatol. 2017; 20(3):133-6. doi: 10.1016/j.cjtee.2017.03.002. Epub 2017 May 10.

Perel P, Roberts I, Ker K. Colloids versus crystalloids for fluid resuscitation in critically ill patients. Cochrane Database Syst Rev. 2013; 2:CD000567.

Rabinovici R. Trauma evaluation and resuscitation. Current Problems in Surgery. 2003; 40(10):599-681.

Rabinovici R, Krausz MM, Feuerstein G. Control of bleeding is essential for a successful treatment of hemorrhagic shock with 7.5% NaCl solution. Surg Gynecol Obstet. 1991; 173:98.

Rajaram SS, Desai NK, Kalra A et al. Pulmonary artery catheters for adult patients in intensive care. Cochrane Database Syst Rev. 2013; 2:CD003408.

Reed II RL, Johnston TD, Chen Y et al. Hypertonic saline alters plasma clotting times and platelet aggregation. J Trauma. 1991; 31:8-14.

Richards JR, Panacek EA, Brofeldt BT. Advanced Trauma Life Support (ATLS®): necessary for emergency physicians? Eur J Emerg Med. 2000; 7(3):207-10.

Seaghell LR, Rosen AL, Gould SA et al. Artificial blood: Current status of fluorocarbon and hemoglobin solution. Anesthesiol Rev. 1990; 17(Suppl 3):38.

Shatney CH. Initial resuscitation and assessment of patients with multisystem blunt trauma. South Med J. 1988; 81:501-6.

Shatney CH. Resuscitation and evaluation of victims of blunt multisystem trauma. Acta Anaesth Belg. 1987; 38:267-74.

Snook R. Principles of primary care of the injured. In: Dudley HAF. Emergency. 10 ed. London: John Wright and Sons; 1977. p. 47-57.

Stewart RM, Myers JG, Dent DL et al. Seven hundred fifty-three consecutive deaths in a level I trauma center: the argument for injury prevention. J Trauma. 2003; 54(1):66-70.

Sue DY, Bongard FS. Philosophy and principles of critical care. In: Bongard FS, Sue DY. Current Critical Care Diagnosis and Treatment. East Norwalk: Appleton and Lange; 1994.

Teijink JAW, Dwars BJ, Patka PE et al. Scoring multitrauma patients: which scoring system? Injury. 1993; 24:13-6.

Xeropotamos NS, Coats TJ, Wilson AW. Prehospital surgical airway management: 1 year experience from the Helicopter Emergency Medical Service. Injury. 1993; 24:222-4.

FUNDAMENTOS DA ANESTESIA EM CIRURGIA DO TRAUMA E DE EMERGÊNCIA

Maria Clara Bellavinha Thomazi
Vinícius Caldeira Quintão
Loyara Rocha Miranda Teixeira

I. **Introdução.** As cirurgias de urgência englobam grande número de procedimentos com amplo espectro de gravidade e acometimento orgânico, que variam de traumatismo ocular a politraumatismo grave com várias fraturas, lesões de vísceras e traumatismo cranioencefálico (TCE), passando por litíase renal, abdome agudo e uma gama de outras doenças e morbidades de inúmeras especialidades médicas. Nesse contexto, o anestesiologista tem papel fundamental, influindo na sobrevivência do indivíduo e com função de reanimador primário nas cirurgias de emergência.

A realização do ato anestésico nos hospitais de urgência e emergência é um desafio, pois os pacientes podem ser das mais diferentes faixas etárias, com condições clínicas das mais diversas e com peculiaridades não encontradas em uma anestesia eletiva. A falta de preparo pré-operatório em tais situações pode levar o anestesiologista a se deparar com pacientes nas seguintes condições: estômago cheio, intoxicação por bebida alcoólica ou por drogas ilícitas, alteração do nível de consciência, instabilidade cardiovascular, estado físico e doenças prévias desconhecidos e uso de medicamentos. Ainda assim, deve-se priorizar a estabilização dos sinais vitais (frequência cardíaca, pressão arterial, respiração) e garantir os conceitos da anestesia com analgesia, hipnose, relaxamento muscular e controle dos reflexos autônomos.

Nesse cenário, o anestesiologista precisa realizar uma avaliação rápida do paciente, escolher a técnica anestésica mais adequada e, ao mesmo tempo, evitar "armadilhas" ou erros que ocorrem mais frequentemente, quando é necessário tomar decisões rápidas. São exemplos: reposição volêmica inadequada, assistência incorreta às vias aéreas, erros transfusionais ou na administração de medicamentos, desconexões acidentais de tubos e drenos, entre outros. Neste capítulo, vamos descrever o papel do anestesiologista nas cirurgias de urgência e revisar aspectos importantes do atendimento ao paciente nesse contexto.

II. **Avaliação e preparo do paciente para cirurgia de urgência.** A estratégia inicial do manejo em caso de urgência pode ser definida como um processo contínuo, guiado por prioridades, e que consiste em avaliação, reanimação e reavaliação. Uma vez tomada a decisão cirúrgica, é necessário reunir o máximo de informações sobre a condição clínica atual e prévia do paciente, avaliar os preditores de via aérea difícil e antecipar grandes perdas volêmicas ou outras condições de instabilidade peroperatória, solicitando quanto antes exames complementares e reserva de hemocomponentes.

Em casos de traumatismo, a avaliação inicial é dividida em primária, secundária e terciária. A primária segue a sequência ABCDE: vias aéreas, respiração, circulação, estado mental (*disability*) e exposição. Após estabilização inicial, começa a investigação secundária, quando o paciente é reavaliado dos "pés à cabeça" e os exames complementares, solicitados (radiografias, testes laboratoriais, ultrassonografia para traumatismo [FAST], tomografias computadorizadas [TC]). A avaliação terciária é fundamental para detecção de lesões inicialmente despercebidas; trata-se de uma avaliação tardia, feita com o paciente mais acordado, comunicando suas queixas e dando mais informações sobre seu quadro clínico inicial.

Capítulo 7 | Fundamentos da Anestesia em Cirurgia do Trauma e de Emergência

Antes da indução anestésica de urgência, devem ser checados monitoramento, equipamento e fármacos. O monitoramento mínimo, conforme a resolução do Conselho Federal de Medicina nº 1.802/2006 (cardioscopia, pressão não invasiva, oximetria de pulso e capnografia), deve ser aplicado em todos os pacientes, sendo a capnografia utilizada em pacientes sob anestesia geral. Constituem foco de monitoramento adicional: pressão intra-arterial, pressão venosa central, cateter de artéria pulmonar ou outros monitores de débito cardíaco disponíveis, temperatura, débito urinário e, ocasionalmente, pressão intra-abdominal e pressão intracraniana.

Em situações de urgência, o anestesiologista deve utilizar medicações e técnicas anestésicas que busquem a preservação da estabilidade hemodinâmica, maior segurança da via aérea, e evitar danos secundários. A anestesia regional, representada pelos bloqueios de neuroeixo (raquianestesia ou anestesia peridural), bloqueio de plexo braquial ou bloqueio de nervos periféricos de membros inferiores, pode ser utilizada em vigência de lesões exclusivas de extremidades em pacientes hemodinamicamente estáveis, sem lesões neurológicas ou vasculares e sem distúrbios de coagulação. Na presença de quaisquer dessas condições, torna-se mais prudente a escolha de anestesia geral.

Uma vez que em caso de urgência os pacientes geralmente não estão em jejum e apresentam-se para o ato cirúrgico-anestésico de estômago cheio, é mais cauteloso não associar sedação à anestesia regional; ou, caso se faça tal associação, que seja superficial, para que os reflexos de proteção de via aérea não sejam abolidos.

A anestesia geral tem ampla indicação em situações de urgência, pois permite intervenção cirúrgica em qualquer região do corpo (particularmente indicada em pacientes com vários traumatismos), melhor controle das vias aéreas e assistência ventilatória. Entretanto, os efeitos depressores cardiovascular e respiratório dos anestésicos gerais devem ser manejados, especialmente em pacientes hemodinamicamente instáveis ou que se apresentem sem reflexos protetores das vias aéreas já na indução anestésica.

Há poucos estudos que demonstrem eficácia de um fármaco anestésico sobre o outro. Deve-se optar por fármacos que sejam eficazes e que mantenham maior estabilidade cardiovascular. O uso de opioides deve ser fracionado, dando-se preferência, na indução anestésica, àqueles que têm rápido início de ação e, de preferência, alto poder analgésico (fentanila, alfentanila, remifentanila).

Entre os hipnóticos, é preferível aquele com rápido início de ação, pouco efeito depressor do miocárdio e mínima vasodilatação periférica. Os principais agentes hipnóticos são tiopental, cetamina, etomidato, benzodiazepínicos (midazolam) e propofol. Historicamente, o etomidato foi o agente mais utilizado em pacientes hemodinamicamente instáveis, devido aos seus mínimos efeitos cardiovasculares. Entretanto, seu uso tem sido questionado, devido a efeitos depressores na síntese de esteroides pela medula da suprarrenal em doentes em situação crítica, tanto em infusões contínuas quanto em dose única.

A cetamina promove estimulação simpática, aumentando a liberação de catecolaminas endógenas, o que pode ser interessante em pacientes em estado de choque hipovolêmico. Contudo, tem efeito depressor miocárdico direto, aumenta a pressão intracraniana (PIC) e a pressão intraocular (PIO), o que pode ser deletério nos pacientes com TCE ou lesão ocular com olho aberto. O propofol, apesar de ser o agente hipnótico mais utilizado na prática clínica, pode causar hipotensão importante na indução anestésica, com prejuízo sobretudo para a população mais suscetível a complicações (idosos, cardiopatas, pacientes com hipertensão intracraniana).

No caso dos bloqueadores neuromusculares, deve-se levar em conta se a indução anestésica é ou não em sequência rápida. Em caso afirmativo, deve-se optar por agentes de início de ação rápido, succinilcolina (1 mg/kg) ou rocurônio (1,2 mg/kg). A succinilcolina tem início rápido e curta duração, mas traz efeitos colaterais importantes, como hiperpotassemia (que pode ser grave em pacientes queimados ou doentes renais crônicos), aumento da PIC, aumento da PIO, indução de hipertermia maligna em pacientes suscetíveis e mialgia.

Depois de intubado, o paciente é mantido em ventilação mecânica com pressão positiva de modo a manter a normocapnia (PaCO$_2$ de 35 a 45 mmHg). A manutenção anestésica pode ser feita com agentes inalatórios e/ou com agentes venosos, que devem ser acrescentados paulatinamente, observando-se os efeitos cardiovasculares.

A reposição volêmica deve ser feita com cristaloides (solução salina de NaCl a 0,9% ou lactato de Ringer), de modo a manter a normovolemia. Em caso de instabilidade hemodinâmica persistente, deve-se optar pelo uso de fármacos vasoativos (norepinefrina) ou transfusão, conforme avaliação clínica. Outro problema a ser abordado nesse contexto é a hipotermia, que induz coagulopatia, depressão miocárdica, má perfusão periférica e arritmias. Deve-se optar por infusão de líquidos aquecidos e uso de colchão ou manta térmicos.

Os pacientes com quadro pós-operatório crítico, hemodinamicamente instáveis, com uso de aminas contínuas, complicações pulmonares, quadro metabólico grave e demora em recuperar a consciência devem ser encaminhados para recuperação em unidade de terapia intensiva.

III. **Fisiopatologia do politraumatizado.** O traumatismo pode ser responsável por uma cascata de eventos desencadeada por perda sanguínea aguda em grande volume e reposição inadequada do volume perdido.

Durante o choque hemorrágico, o organismo comporta-se de maneira a tentar manter fluxo sanguíneo e perfusão tecidual adequados para órgãos e tecidos nobres como cérebro, fígado e coração, até que hipovolemia atinja níveis críticos.

A perda de volume circulante de sangue leva a diminuição do retorno venoso (RV) e do débito cardíaco (DC), com consequente queda na pressão arterial (PA). O sistema nervoso simpático é então ativado, em resposta aos barorreceptores do arco aórtico e do seio carotídeo, com liberação de catecolaminas (epinefrina e norepinefrina), que por sua vez atuam promovendo aumento da frequência cardíaca (FC) e vasoconstrição periférica e em leitos vasculares de alta capacidade venosa, como o leito esplâncnico.

Outros hormônios mediadores do traumatismo e pró-inflamatórios também são liberados: hormônio antidiurético, hormônio do crescimento, cortisol, glucagon, hormônio adrenocorticotrófico (ACTH), renina, angiotensina e vasopressina. Os níveis de insulina, por sua vez, mostram-se diminuídos, levando a hiperglicemia.

IV. **O desafio de garantir a via aérea em situação de urgência e prevenir aspiração**
   A. **Introdução.** Não há estudos disponíveis que nos orientem na determinação do período ideal de jejum para cirurgias de urgência, e o esvaziamento gástrico pode estar comprometido em situações de dor, estresse, altos níveis de catecolaminas circulantes e pela administração de opioides. **A decisão quanto ao momento de operar um paciente deve ser baseada na indicação cirúrgica, nunca em horas de jejum.** Cabe ao anestesiologista, portanto, estar preparado para situações de urgência e emergência nas quais os pacientes não apresentarão tempo de esvaziamento gástrico adequado.

   Recentemente, a ultrassonografia gástrica surgiu como nova maneira de avaliação de quantidade e qualidade do conteúdo gástrico, e permite-nos classificá-lo como sólido, pastoso ou totalmente líquido, além de estimar seu volume. Esta técnica, embora requeira treinamento específico, garante ao anestesiologista maior segurança em situações de urgência, em que há dificuldade de comunicação e alteração do sensório, ou em condições nas quais o tempo de esvaziamento gástrico esteja normalmente diminuído.

Alguns pacientes correm risco aumentado de aspirar conteúdo gástrico, e por isso são sempre considerados "de estômago cheio". São eles:
- Vítimas de traumatismo
- Portadores de obstrução ou semiobstrução intestinal
- Pacientes com sonda orogástrica ou nasogástrica
- Pacientes com náuseas e/ou vômitos pré-operatórios
- Obesos (índice de massa corporal > 35)
- Portadores de diabetes melito com disautonomia e polineuropatia diabética
- Portadores de doença do refluxo gastresofágico e hérnia de hiato
- Gestantes com mais de 20 semanas (alteração hormonal do tônus do esfíncter esofágico e alteração da posição do piloro pelo útero gravídico)
- Pacientes com rebaixamento do nível de consciência (diminuição dos reflexos protetores das vias aéreas e redução do tônus de esfíncter esofágico inferior).

O esvaziamento gástrico com sonda orogástrica antes de cirurgias de urgência raramente é indicado. Este procedimento fica reservado a casos de obstrução intestinal acompanhados de vômitos, e está contraindicado em condições em que haja risco de ruptura gástrica, lesão cervical, hipertensão ocular ou intracraniana.

O uso de pró-cinéticos não é rotineiramente recomendado para reduzir regurgitação ou broncoaspiração durante a intubação. Metoclopramida pode ser administrada 90 min antes da indução anestésica e intubação orotraqueal, para diminuir o volume de resíduo estomacal, mas não a acidez desse resíduo.

Para diminuição do pH gástrico recomenda-se uso de agente bloqueador de histamina (ranitidina) ou inibidor da bomba de prótons (omeprazol). Uma primeira dose deve ser administrada, se possível, 6 a 12 h antes da indução anestésica, repetida cerca de 30 min antes da intubação orotraqueal.

Antiácidos não particulados também podem ser administrados 30 min antes da indução anestésica, com objetivo de aumentar o pH gástrico para valores quase neutros. A neutralização do pH estomacal ocorre em cerca de 5 min após a administração de 30 mℓ de citrato de sódio por via oral e desaparece em 1 h. O uso de antiácidos não particulados é recomendado apenas para pacientes sob alto risco de broncoaspiração durante a intubação (p. ex., em procedimentos obstétricos sob anestesia geral).

Antieméticos e anticolinérgicos não são recomendados para diminuir o risco de broncoaspiração.

B. **Avaliação da via aérea em condições de emergência.** Uma avaliação rápida e sumária, mas não menos importante, da via aérea e dos preditores de dificuldades para intubação deve ser realizada em todo paciente antes da indução anestésica em situações de urgência, para evitar surpresas.

Essa avaliação pode ser feita com base nos critérios descritos no Advanced Trauma Life Support (ATLS®), que se baseia no protocolo LEMON:
- **L** – *Look*: procurar por estigmas de via aérea difícil
- **E** – *Evaluate*: regra do 3-3-2 (Figuras 7.1 a 7.3)

- **M** – *Mallampati*: com o paciente sentado, quando possível, solicita-se que abra ao máximo a boca e mantenha em protrusão a língua, para que se possa visualizar a hipofaringe (Figura 7.4)
- **O** – *Obstruction*: avaliação de qualquer evento ou fator que possa causar obstrução de vias aéreas (p. ex., traumatismo, abscessos ou corpo estranho)
- **N** – *Neck mobility*: solicitar ao paciente que toque o peito com o queixo. O uso de colar cervical pode dificultar a intubação.

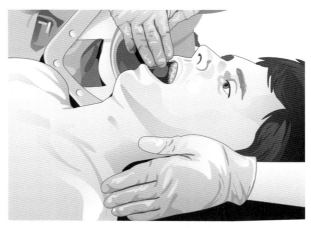

Figura 7.1 A distância entre os incisivos superiores e inferiores, estando o paciente com a boca aberta, deve ser no mínimo de 3 dedos. (*Fonte*: adaptada de ATLS®, 2012.)

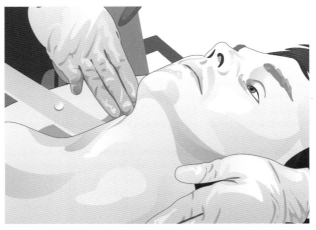

Figura 7.2 A distância entre o osso hioide e o queixo também deve ser, no mínimo, de três dedos. (*Fonte*: adaptada de ATLS®, 2012.)

Capítulo 7 | Fundamentos da Anestesia em Cirurgia do Trauma e de Emergência 139

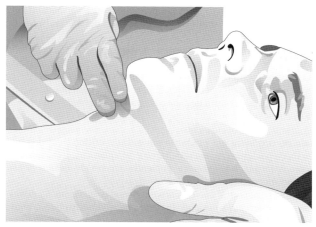

Figura 7.3 Distância entre cartilagem tireóidea e o assoalho da boca: mínimo de dois dedos. (*Fonte*: adaptada de ATLS®, 2012.)

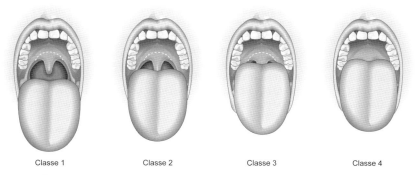

Classe 1   Classe 2   Classe 3   Classe 4

Figura 7.4 Classificação de Mallampati. Classe 1: palato mole, fauce, úvula e pilares amigdalianos; Classe 2: palato mole, úvula e fauce; Classe 3: palato mole e base da úvula; Classe 4: palato duro. (*Fonte*: adaptada de ALTS, 2012.)

C. **Intubação em sequência rápida.** A indução anestésica em sequência rápida e intubação sem ventilação manual do paciente deve ser realizada em indivíduos que não estejam em jejum, sempre que o médico assistente tiver dúvidas a esse respeito e nos casos sob risco aumentado de broncoaspiração durante a intubação, já citados anteriormente.
  1. **Pré-oxigenação.** Deve-se fornecer ao paciente oxigênio por máscara adaptada à face, a um fluxo de 10 ℓ/min durante 3 min. Tal manobra tem como objetivo promover capacidade de suportar a apneia pelo maior tempo possível, para que possamos resolver situações do tipo "não intubo e não ventilo".
  2. **Pressão cricóidea.** A pressão cricóidea, ou manobra de Sellick, consiste em aplicar pressão externa sobre a cartilagem cricoide para ocluir o lúmen do

esôfago entre a cartilagem cricoide e a coluna vertebral (C5/C6) e prevenir broncoaspiração durante a intubação orotraqueal. É utilizada rotineiramente, mas sua eficácia é questionável.

D. **Intubação com fibrobroncoscópio.** A via aérea dos pacientes politraumatizados pode vir a ser um desafio, inclusive para os anestesiologistas mais experientes.

O fibrobroncoscópio deve ser utilizado para intubação de pacientes com traumatismo cervical em uso de colar, naqueles com abertura bucal restrita por dor, trismo ou por fratura de face e naqueles com preditores de via aérea difícil.

Em casos selecionados, a opção é por intubação com o paciente acordado e colaborando no procedimento.

V. **Anestesia de urgência em paciente em estado crítico.** Um dos maiores desafios da anestesia de pacientes em estado crítico é adequar a técnica anestésica ao paciente gravemente enfermo. Em geral, os pacientes em estado crítico já estão intubados, sedados e monitorados com dispositivos invasivos.

É comum os pacientes gravemente enfermos precisarem de novas intervenções depois de uma intervenção inicial. Em caso de traumatismo, é comum a realização de cirurgias de controle de dano, em que será estabelecido o equilíbrio fisiológico do paciente (hemodinâmico, respiratório, equilíbrio entre ácido e base, coagulação e outros), e posteriormente serão tratadas as lesões anatômicas.

É preciso tomar alguns cuidados com pacientes que voltam ao centro cirúrgico vindos da Unidade de Terapia Intensiva (UTI). Esses pacientes podem estar tão instáveis que até o simples transporte intra-hospitalar e a transferência de leito da UTI para a mesa cirúrgica podem ser perigosos, e demandam atenção extra do anestesiologista.

Com relação ao sistema neurológico, é importante procurar por sinais de hipertensão intracraniana (HIC), como: tríade de Cushing (hipertensão, bradicardia e alterações do padrão respiratório; tais alterações podem não estar presentes se o paciente já tiver sido intubado), posturas anormais (extensão e flexão anormal), anisocoria e outros. Muitos pacientes, principalmente aqueles que sofreram traumatismo cranioencefálico grave, voltam ao centro cirúrgico para instalação de monitores da pressão intracraniana (PIC). Esses pacientes podem apresentar sinais de HIC descompensada e é necessário iniciar medidas de neuroproteção, assim como monitoramento invasivo da pressão arterial para aferir a pressão de perfusão encefálica. Outras medidas de neuroproteção incluem: cabeceira elevada, posicionamento neutro da cabeça para otimizar o retorno venoso intracraniano, normotermia, normoglicemia (manter níveis abaixo de 180 mg/dℓ), correção dos desequilíbrios entre ácido e base e hidreletrolítico, principalmente de sódio. O uso de terapia osmótica para controle da HIC pode ser indicado em alguns casos; uma opção é o diurético osmótico manitol, ou solução salina hipertônica. É importante lembrar que o paciente deve estar com a volemia adequada.

Para o sistema respiratório, é importante conferir o posicionamento do tubo endotraqueal, que pode se deslocar durante o transporte, podendo extubar ou ficar seletivo para um dos pulmões. Pacientes gravemente enfermos muito secretivos, ou pacientes que tiveram contusão pulmonar ou que foram submetidos a operação do tórax podem apresentar rolhas no tubo endotraqueal, o que torna a ventilação muito difícil. É importante identificar esta complicação e prontamente trocar o tubo através de laringoscopia direta ou trocadores de tubo. Outra medida importante com relação aos pulmões é o cálculo do índice de oxigenação, que consiste na razão entre a PaO_2 e a FiO_2. Em pacientes normais, não intubados, com FiO_2 de 0,21 (ou 21%) e PaO_2 em torno de 100, o índice de oxigenação seria de cerca de 470. No paciente gravemente enfermo, o anestesiologista deve otimizar esse índice para mantê-lo acima de 200.

É importante evitar sobrecarga volêmica nos pacientes com pulmões muito comprometidos, além de instituir ventilação mecânica protetora para evitar barotrauma, atelectotrauma e volutrauma. Estas medidas incluem volume corrente de 6 mℓ/kg (peso predito), pressão de platô menor que 30 cmH$_2$O, frequência respiratória acima de 20 e evitar pressão positiva expiratória final (PEEP) menor que 5 cmH$_2$O. É importante conferir os drenos torácicos (borbulhamento e oscilação). Drenos não funcionantes ou fechados podem levar a pneumotórax hipertensivo, principalmente nos pacientes que serão ventilados mecanicamente.

Com relação ao sistema cardiovascular, é importante adequar o monitoramento ao grau de gravidade do paciente. Se o paciente já vier monitorado da UTI, é necessário conferir a qualidade e a permeabilidade dos acessos vasculares. O monitoramento invasivo da pressão arterial é mandatário, tanto para aferição da pressão arterial batimento por batimento, quanto para coleta de exames laboratoriais. Outros monitores hemodinâmicos incluem o ultrassom *point-of-care*, muito importante para diagnóstico diferencial de choque, e ecocardiograma transesofágico (ETE). O ETE é um monitor pouco invasivo e que pode mostrar lesões traumáticas do coração, informar sobre o débito cardíaco, mostrar o grau de motilidade miocárdica, além de evidenciar gordura ou ar intracardíacos, que podem levar a embolia pulmonar e choque obstrutivo. É importante tomar cuidado na passagem do *probe* do ETE em pacientes com mecanismos de traumatismo compatível com lesão esofágica. Outra medida oportuna em relação ao sistema cardiovascular é avaliar a necessidade de fármacos vasopressores e inotrópicos. É fundamental conferir a dosagem desses fármacos e adequar a infusão às necessidades do paciente. Pacientes em situação crítica geralmente já estão com acesso venoso central. Para reposição volêmica ou de hemocomponentes, o acesso venoso periférico é mais utilizado, por ser um cateter curto e calibroso. Fármacos vasopressores e inotrópicos podem ser infundidos em acessos periféricos, caso a punção do acesso venoso central seja causa de atraso para se iniciar a cirurgia. Mas a punção do acesso venoso central é mandatória no paciente gravemente enfermo. Pode-se utilizar o ultrassom para guiar essa punção.

Outro parâmetro relevante é o débito urinário, que é utilizado para monitoramento da rabdomiólise, da hemólise e, principalmente, da perfusão tecidual, além de ser utilizado como forma de tratamento de algumas lesões traumáticas do trato urinário.

Hipoperfusão não reconhecida pode levar a isquemia esplâncnica, resultando em lesão da parede intestinal e passagem de microrganismos, o que pode levar a sepse e choque séptico. Uma das formas de monitorar a perfusão tecidual é através do *base excess* e lactato arterial. Outro parâmetro utilizado é a diferença entre PaCO$_2$ e o CO$_2$ expirado. Valores acima de 10 mmHg predizem mortalidade.

Recentemente, foram modificados os conceitos de sepse e choque séptico. Os novos conceitos foram publicados no estudo SEPSIS-3. Sepse é considerada uma disfunção orgânica grave devido a resposta exagerada à infecção. A disfunção orgânica é definida pelos critérios SOFA (Sequential [Sepsis-related] Organ Failure Assessement Score). Não é mais necessário procurar por critérios de síndrome da resposta inflamatória sistêmica (SIRS). Pacientes com infecção diagnosticada ou presumida e com pontuação SOFA ≥ 2 apresentam sepse. O escore SOFA (Quadro 7.1) utiliza vários parâmetros para definição de disfunção orgânica, tais como: índice de oxigenação PaO$_2$/F$_1$O$_2$, número de plaquetas, estado cardiovascular (pressão arterial média [PAM] e uso de fármacos vasopressores), nível de consciência (escala de Glasgow), níveis de bilirrubina e função renal. Os autores recomendam empregar calculadoras de uso médico para cálculo de SOFA.

Quadro 7.1 Escore SOFA (Sequential [Sepsis-related] Organ Failure Assessment).

Sistema	Escore 0	1	2	3	4
Respiratório					
PaO$_2$/FiO$_2$ mmHg	≥ 400	< 400	< 300	< 200, suporte ventilatório	< 100, suporte ventilatório
Coagulação					
Plaquetas, 10^3 μℓ	≥ 150	< 150	< 100	< 50	< 20
Fígado					
Bilirrubina mg/dℓ	< 1,2	1,2 a 1,9	2,0 a 5,9	6,0 a 11,9	> 12
Cardiovascular PAM, mmHg	≥ 70	< 70	Dopamina < 5* Dobutamina (qualquer dose)	Dopamina 5,1 a 15* Epinefrina ≤ 0,1* Norepinefrina ≤ 0,1*	Dopamina > 15* Epinefrina > 0,1* Norepinefrina > 0,1*
SNC[b]					
Glasgow	15	13 a 14	10 a 12	6 a 9	< 6
Renal					
Creatinina	< 1,2	1,2 a 1,9	2,0 a 3,4	3,4 a 4,9	> 5
Débito urinário				< 500 mℓ/dia	< 200 mℓ/dia

PaO$_2$: pressão arterial de oxigênio; FiO$_2$: fração inspirada de oxigênio; PAM: pressão arterial média; SNC: sistema nervoso central. *doses em mcg/kg/min por pelo menos 1 h.
Fonte: adaptado de Singer et al., 2016.

Um algoritmo para diagnóstico de sepse e choque séptico foi proposto pelos autores do estudo (Figura 7.5). Nesse algoritmo, para uma primeira avaliação em busca de sinais de disfunção orgânica utiliza-se uma escala mais simples, chamada QuickSOFA. Esta escala consiste em: frequência respiratória ≥ 22, alteração do nível de consciência e pressão arterial sistólica ≤ 100 mmHg. Se o paciente apresentar dois ou mais sinais na escala QuickSOFA, recomenda-se fazer uma avaliação completa, utilizando-se todos os critérios SOFA.

A expressão sepse grave não é mais adotada, por ser considerada redundante, já que toda sepse é considerada uma disfunção orgânica grave. Pacientes com sepse e que continuam com sinais de hipoperfusão – tais como: uso de vasopressores para manter PAM ≥ 65 mmHg e lactato > 2 mmol/ℓ, apesar de reposição volêmica adequada (30 mℓ/kg de cristaloide) – apresentam choque séptico.

Outro cuidado muito importante com pacientes em estado crítico é o controle da coagulação. Esses pacientes geralmente apresentam coagulopatia, que deve ser corrigida caso seja necessária nova cirurgia. O uso do tromboelastograma (TEG ou ROTEM) é uma forma de monitoramento *point-of-care* da coagulação, guiando o anestesiologista no tratamento da coagulopatia. O TEG ou ROTEM fornecem dados como: tempo para formação inicial da fibrina, tempo para deposição da fibrina, consistência e força do coágulo, e tempo para lise. A partir da análise gráfica do TEG ou ROTEM, serão tomadas medidas para correção das coagulopatias, tais como: plasma fresco congelado, concentrado de plaquetas, fibrinogênio, crioprecipitado, fator VIIa recombinante, antifibrinolíticos ou complexo protrombínico. Manutenção de normotermia e de normocalcemia é fundamental para uma coagulação adequada.

Capítulo 7 | Fundamentos da Anestesia em Cirurgia do Trauma e de Emergência

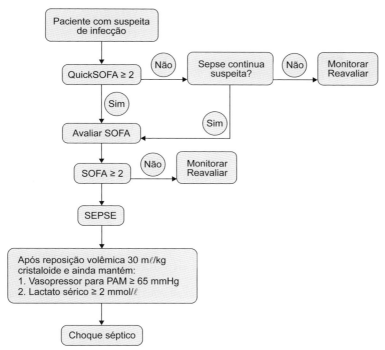

Figura 7.5 Algoritmo para diagnóstico de sepse e choque séptico. SOFA: Sequential [Sepsis-related] Organ Failure Assessment. (*Fonte*: adaptada de Singer et al., 2016.)

Não existe consenso sobre qual técnica ou fármaco anestésico seriam superiores para pacientes em estado crítico. É importante adotar técnicas que mantenham a estabilidade hemodinâmica e com maior segurança da via aérea. Pacientes hipovolêmicos têm baixa tolerância a anestésicos venosos e inalatórios. É importante adequar as doses dos anestésicos ao grau de hipovolemia dos pacientes, mas, de preferência, restaurar a volemia antes da indução anestésica. Para a indução, etomidato, cetamina, pequenas doses de opioides e bloqueadores neuromusculares de curta duração são bem tolerados. Mesmo assim, a anestesia em pacientes em estado crítico é fator de risco para consciência intraoperatória e *recall*. Se o paciente tolerar, pequenas doses de midazolam podem diminuir essas complicações. Disfunção renal é comum nos pacientes em estado crítico; portanto, é mandatório evitar fármacos de eliminação renal, como alguns bloqueadores neuromusculares. É importante evitar a succinilcolina em pacientes com fatores de risco para proliferação de receptores nicotínicos extrajuncionais, tais como traumatismo raquimedular, grandes queimaduras e politraumatismo, e em pacientes acamados há muitos dias. Esses pacientes podem desenvolver hiperpotassemia se a succinilcolina for usada em alguns dias após a lesão e assim permanecem por vários meses. A manutenção da anestesia deve ser balanceada com doses mais baixas de anestésicos inalatórios e suplementação com opioides, que é bem tolerada e indicada para esses pacientes.

VI. Anestesia de urgência em pacientes usuários de drogas ilícitas. O consumo de drogas ilícitas atinge 4,2% da população mundial. A maconha é a mais consumida, seguida pelas anfetaminas, cocaína e derivados, e pelos opioides (principalmente a heroína). Na unidade de toxicologia do Hospital João XXIII, em Belo Horizonte, 74% dos atendimentos de intoxicação por drogas ilícitas foram motivados por consumo de cocaína e derivados (principalmente o *crack*), 5% por maconha e o restante por outras drogas.

É importante que o médico da urgência esteja familiarizado com os diagnósticos sindrômicos relacionados com uso abusivo de drogas ilícitas. Pacientes traumatizados que fizeram uso de drogas ilícitas têm maior risco de complicações pulmonares, como hipoventilação, pneumonite por aspiração e edema agudo de pulmão.

A abordagem inicial deve ser focada na história clínica e no exame físico. O conhecimento da farmacologia das substâncias de abuso facilita o atendimento inicial dos pacientes.

Pode ser que os pacientes de traumatismo tenham feito uso de drogas ilícitas e podem necessitar de intervenção cirúrgica. Portanto, o anestesiologista tem que estar familiarizado com as interações entre as drogas ilícitas e os anestésicos, além de entender as complicações relacionadas com o uso e abstinência dessas drogas. Nesta seção, vamos abordar as considerações anestésicas em pacientes com intoxicação aguda por cocaína e derivados, maconha, *ecstasy* e heroína.

A. Cocaína e derivados. Entre as drogas ilícitas, a cocaína e seus derivados (principalmente o *crack*) são os responsáveis pelo maior número de mortes associadas a complicações cardiovasculares.

Os efeitos da cocaína podem ser explicados por sua ação em vários receptores. A cocaína bloqueia a recaptação de catecolaminas nos terminais pré-sinápticos. Os efeitos psicoestimulantes podem ser explicados pelo aumento dos níveis de dopamina, norepinefrina e serotonina no cérebro. A intoxicação aguda pode estar associada a hipertermia, hipertensão arterial, taquicardia, midríase, estupor, depressão respiratória e dor torácica. Pode levar a arritmias cardíacas e, em altas doses, pode promover agitação, insônia, alucinações e convulsões. Usuários crônicos podem apresentar sintomas psicóticos. Usuários de *crack* podem desenvolver sintomas respiratórios, como fibrose intersticial, hemorragia alveolar e hipertensão pulmonar. Pacientes com o chamado "pulmão de *crack*" correm maior risco de desenvolver barotrauma, o que torna a ventilação mecânica desses pacientes um desafio.

É importante reconhecer as complicações cardiovasculares em usuários de cocaína. É possível que os pacientes apresentem dor torácica na sala de emergência; essa dor pode estar associada a infarto agudo do miocárdio, dissecção de aorta e taquiarritmias. O manejo anestésico deve ser focado no controle hemodinâmico e na prevenção de complicações do vasospasmo. A hipertensão arterial pode ser tratada com nitroglicerina ou com bloqueadores dos canais de cálcio. Bloqueadores dos receptores beta-adrenérgicos não devem ser usados, pois podem levar a piora da hipertensão por aumentarem o agonismo em receptores alfa. Pacientes intoxicados com cocaína podem desenvolver hipotensão tardia devido à depleção de catecolaminas. A hipotensão pode ser tratada com vasopressores como efedrina ou fenilefrina. A cetamina deve ser evitada devido ao efeito similar ao da cocaína em aumentar as catecolaminas circulantes. Deve-se tomar muito cuidado na intubação orotraqueal e na sondagem gástrica desses pacientes. Usuários crônicos de cocaína podem ter necrose de septo nasal e de palato mole. Usuários de cocaína e de *crack* apresentam mucosa traqueobrônquica muito sensível e com exposição de receptores colinérgicos.

Por este motivo, podem desenvolver broncospasmo grave durante a intubação orotraqueal. Usuários crônicos geralmente precisam de doses mais baixas de anestésicos inalatórios, e o contrário ocorre em casos de intoxicações agudas. Na intoxicação aguda, o efeito da succinilcolina pode durar mais, devido à competição com a cocaína pela pseudocolinesterase.

A cocaína e seus derivados exercem efeitos diversos em vários receptores e por vários mecanismos, sendo difícil prever como irão interagir com os fármacos anestésicos. A compreensão e o reconhecimento precoce das complicações são essenciais para uma assistência anestésica segura e individualizada. Tanto a anestesia geral quanto a regional implicam riscos, e o anestesiologista deve estar preparado para prestar uma assistência adequada a esses pacientes.

B. **Maconha.** É uma das drogas psicoativas ilícitas mais consumidas no mundo. Em alguns países, seu consumo não é mais considerado ilícito. Compostos derivados da maconha são comprovadamente eficazes em algumas situações, como glaucoma e tratamento da espasticidade da esclerose múltipla. Podem ser utilizados como antieméticos, broncodilatadores, anticonvulsivantes e estimuladores do apetite em pacientes com câncer ou AIDS. A maconha pode ser fumada ou ingerida.

A intoxicação aguda por altas doses pode levar a hipotensão, bradicardia, arritmias e alterações do segmento ST. O paciente pode apresentar alucinações, ansiedade, ataxia, amnésia anterógrada, hiperatividade e confusão mental. Apesar do efeito broncodilatador, o paciente pode apresentar sinais de obstrução expiratória e pode desenvolver broncospasmo durante a intubação orotraqueal. Pacientes agitados e ansiosos podem se beneficiar de baixas doses de benzodiazepínicos. Não existe uma técnica anestésica de eleição para pacientes com intoxicação aguda por maconha. É importante que o anestesiologista reconheça que os pacientes irão necessitar de doses mais baixas de anestésicos inalatórios e de opioides, uma vez que a maconha pode potencializar os efeitos depressores desses fármacos anestésicos.

C. *Ecstasy.* O *ecstasy* é uma metanfetamina e faz parte de um grupo de drogas chamadas *Club Drugs.* Essas drogas recebem esta denominação devido ao fato de serem consumidas em casas noturnas. Além do *ecstasy*, fazem parte das *Club Drugs* o gama-hidrobutirato (*ecstasy* líquido), a cetamina, o LSD e o flunitrazepam, entre outras. O *ecstasy* é composto por 3,4-metilenodioximetanfetamina (MDMA). A MDMA é consumida em forma de comprimidos pela via oral. O *ecstasy* promove liberação de serotonina e dopamina, e inibe a recaptação de serotonina, dopamina e norepinefrina. Intoxicação aguda por altas doses pode levar a hipertermina, taquicardia, hipertensão arterial (com consequente hipotensão arterial tardia), aumento do tônus muscular, alucinações, insuficiência renal aguda, hepatotoxicidade, rabdomiólise e coagulação intravascular disseminada.

Os pacientes com intoxicação aguda devem receber suporte ventilatório com manutenção da permeabilidade das vias aéreas, além de tratamento rigoroso da hipertermia. A reposição volêmica deve ser rigorosa para manter um débito urinário adequado e evitar insuficiência renal aguda. Em casos de aumento do tônus muscular, pode ser necessário o uso de bloqueadores neuromusculares. A hipertensão arterial pode ser tratada com nitroprussiato de sódio, nitroglicerina ou bloqueadores de canais de cálcio.

D. **Heroína.** Heroína e outros opioides são muito utilizados como drogas de abuso. A heroína estimula receptores opioides que podem levar a apresentações clínicas como: depressão respiratória, broncospasmo, edema agudo de pulmão, euforia, sedação, coma, bradicardia, hipotensão ortostática, diminuição da motilidade gástrica e miose. A assistência anestésica em pacientes usuários crônicos ou com intoxicação aguda deve ser diferenciada. Pacientes usuários crônicos podem apresentar tolerância aumentada aos opioides, além de apresentarem hiperalgesia ou hiperestesia associadas. O uso de cetamina pode ser benéfico a esses pacientes. O retardo no esvaziamento gástrico pode aumentar a chance de aspiração do conteúdo durante a intubação orotraqueal. Na intoxicação aguda, há maior probabilidade de menor necessidade de opioides. Em alguns pacientes, é necessário mantê-los no pós-operatório e evitar o uso de reversores (como a naloxona) para não precipitar síndrome de abstinência.

Consumo de heroína é um problema de saúde pública nos EUA e em outros países desenvolvidos. Em 2012, a intoxicação por heroína e outros opioides foi a principal causa de morte não intencional em pacientes de 26 a 50 anos, ultrapassando as causas de morte por colisão entre veículos automotores. Por este motivo, a atualização dos protocolos da American Heart Association de 2015 incluiu uma seção sobre tratamento da intoxicação por heroína e outros opioides. A Figura 7.6 estabelece um algoritmo utilizado para tratamento das situações com risco de morte associadas a intoxicação aguda por heroína e outros opioides.

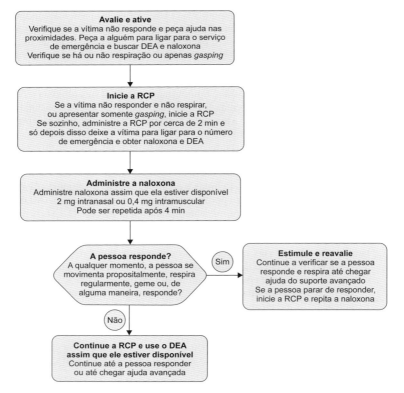

Figura 7.6 Algoritmo para tratamento de emergências relacionadas com o uso de opioides. DEA: desfibrilador externo automático; RCP: reanimação cardiopulmonar. (*Fonte*: adaptada de Lavonas et al., 2015.)

Bibliografia

Advanced Trauma Life Support (ATLS®). 9. ed. American College of Surgeons; 2012.
Andrade Filho A, Campolina D, Dias MB. Toxicologia na prática clínica. 2. ed. Belo Horizonte: Folium; 2013.
Aziz M. Use of video-assisted intubation devices in the management of patients with trauma. Anesthesiology Clin. 2013; 31:157-66.
Bagatini A, Cangiani LM, Carneiro AF et al. Bases do ensino da anestesiologia. Rio de Janeiro: Sociedade Brasileira de Anestesiologia (SBA); 2016.
Baillard C, Cohen Y, Fosse JP et al. Haemodynamic measurements (continuous cardiac output and systemic vascular resistance) in critically ill patients: Transoesophageal Doppler versus continuous thermodilution. Anaesth Intensive Care. 1999; 27:33-7.
Barash PG, Cullen BF, Stoelting RK et al. Clinical anesthesia. 7. ed. Philadelphia: Lippincott; 2013.
Briel M, Meade M, Mercat A et al. Higher vs lower positive end-expiratory pressure in patients with acute lung injury and acute respiratory distress syndrome: systematic review and meta-analysis. JAMA. 2010; 303:865-73.
Butterworth JF et al. Morgan and mikhails clinical anesthesiology. 5. ed. New York: McGraw-Hill; 2013.
Cecconi M, Aya HD. Central venous pressure cannot predict fluid-responsiveness. Evid Based Med. 2014; 19:63.
Cecconi M, Corredor C, Arulkumaran N et al. Clinical review: goal-directed therapy – what is the evidence in surgical patients? The effect on different risk groups. Crit Care. 2013; 17:209.
Gastric UltraSound. Disponível em: www.gastricultrasound.org/. Acesso em: 21 de fevereiro de 2017.
Gray LD, Morris C. The principles and conduct os anaesthesia for emergency surgery. Anaesthesia. 2013; 68 (1):14-29.
Haddad SH, Arabi YM. Critical care management of severe traumatic brain injury in adults. Scand J Trauma Resusc Emerg Med. 2012; 20:12.
Harris T et al. Improving the outcome in severe trauma: trauma systems and initial management – intubation, ventilation, resuscitation. Postgrad Med J. 2012; 88:588-94.
Lavonas EJ, Drennan IR, Gabrielli A et al. Part 10: Special circumstances of resuscitation: 2015 American Heart Association Guidelines update for cardiopulmonary resuscitation and emergency cardiovascular care. Circulation. 2015; 132(2):S501-18.
Luft A, Mendes FF. Anestesia no paciente usuário de cocaína. Rev Bras Anestesiol. 2007; 57(3):307-14.
Manica J et al. Anestesiologia: princípios e técnicas. 3. ed. Porto Alegre: Artmed; 2004.
Melamed R, Sprenkle MD, Ulstad VK et al. Assessment of left ventricular function by intensivists using hand-held echocardiography. Chest. 2009; 135:1416-20.
Michard F. Stroke volume variation: from applied physiology to improved outcomes. Crit Care Med. 2011; 39:402-3.
Miller RD, Cohen NH, Eriksson LI et al. Millers's anesthesia. 8. ed. Canada: Saunders; 2014.
Moro ET, Ferraz AAF, Módolo NSP. Anestesia e o usuário de ecstasy. Rev Bras Anestesiol. 2006; 56 (2):183-8.
NICE-SUGAR Study Investigators for the Australian and New Zealand Intensive Care Society Clinical Trials Group and the Canadian Critical Care Trials Group. Intensive versus conventional glucose control in critically ill patients with traumatic brain injury: long-term follow-up of a subgrup of patients from the NICE-SUGAR study. Intensive Care Med. 2015; 41:1037-47.
Nidhi B, Hermant B, Indu S. Cricoid pressure: where do we stand? J Anaesthesiol Clin Pharmacol. 2014; 30(1).
Penden C, Scott M. Anesthesia for emergency: abdominal surgery. Anesthesiology Clin. 2015; 33:209-21.
Rugeri L, Levrat A, David JS et al. Diagnosis of early coagulation abnormalities in trauma patients by rotation thrombelastography. J Thromb Haemost. 2007; 5:289-95.
Singer M, Deutschman CS et al. The Third International Consensus Definitions for Sepsis and Septic Shock (Sepsis-3). JAMA. 2016; 315(8):801-10.
The Acute Respiratory Distress Syndrome Network. Ventilation with lower tidal volumes as compared with traditional tidal volumes for acute lung injury and the acute respiratory distress syndrome. N Engl J Med. 2000; 342:1301-8.

The NICE-SUGAR investigators. Intensive versus conventional glucose control in critically ill patients. N Engl J Med. 2009; 360:1283-97.

Vázquez Moyano M, Uña Orejón R. Tratamiento anestésico del paciente con adicción a drogas. Rev Esp Anetesiol Reanim. 2011; 58:97-109.

Wig J et al. Emergency anaesthesia for unprepared pacients: a review. Indian J Anaesth. 2008; 52(Suppl 5):676-87.

CHOQUE

Enio Pietra Pedroso
Marco Tulio Baccarini Pires
Edmundo Clarindo Oliveira
Leonor Garcia Rincon
Renato Camargos Couto
Sílvia Helena Sousa Pietra Pedroso

I. Introdução. O estado de choque constitui emergência médica grave e, independentemente de sua etiopatogenia, decorre de desequilíbrio da homeostasia hemodinâmica, em que há predomínio da hipoperfusão tecidual sistêmica (isquemia), devido a um fluxo sanguíneo inadequado, acompanhado de redução da pressão de enchimento capilar (PEC), que reduz a oferta de oxigênio (hipoxia) e nutrientes necessários para suprir as necessidades do metabolismo celular, acúmulo e insuficiência de remoção de produtos metabólicos de excreção da célula (como resíduos nitrogenados e gás carbônico). A consequência é o desenvolvimento de lesão e disfunção celulares, agravadas pela ação de diversos mediadores (humorais endógenos, inflamatórios) e substâncias ativas e tóxicas que atuam sobre a membrana citoplasmática. Esses fatores contribuem decisivamente para o desenvolvimento dessa insuficiência circulatória aguda, generalizada, intensa e persistente – ou seja, hipotensão ou choque – e as apresentações clínicas que definem a falência circulatória aguda e morte, se não for revertida imediatamente e de modo conveniente.

A mortalidade geral associada aos vários estados de choque ultrapassa a 20%, desde 12% até 100% nos choques hipovolêmico e neurogênico, respectivamente, quando abordados de maneira adequada, com recuperação do débito cardíaco (DC), da perfusão e da oxigenação teciduais, antes que ocorram lesão miocárdica, renal, cerebral, pulmonar, hepática, gastrintestinal e suas complicações secundárias (p. ex., sepse); e as síndromes da angústia respiratória do adulto (SARA), coagulação intravascular disseminada (CIVD) e de disfunção de múltiplos órgãos (SDMO).

A sobrevida associada aos estados de choque depende da instituição adequada de medidas iniciais de reanimação e da intensidade da disfunção dos órgãos e sistemas acometidos. São essenciais o rápido reconhecimento do estado de choque e abordagem imediata e sem perda de tempo, o que requer valorização da: história clínica e sua associação com parâmetros fundamentais da hemodinâmica (função cardíaca, tônus vascular, conteúdo hemodinâmico); identificação de patologias subjacentes e da reserva funcional de órgãos principais, incluindo a capacidade de defesa contra a microbiota do próprio hospedeiro ou de microrganismos externos, e a previsibilidade de sua recuperação; monitoramento e disponibilidade de recursos técnicos e laboratoriais para a manipulação dessas funções hemodinâmicas.

O estado de choque, apesar da redução da PEC, não cursa necessariamente com hipotensão arterial sistêmica e DC diminuído, característica que muitas vezes pode retardar o diagnóstico e diminuir as chances de reversão. Em algumas situações, a pressão arterial sistêmica (PAS) pode estar próxima dos níveis normais, ainda que o paciente se encontre em insuficiência circulatória devido a PEC reduzida. Pode ainda ocorrer redução significativa da PAS (até cerca de metade do valor normal) sem que a perfusão tecidual fique comprometida, ou seja, sem que haja choque. O DC pode estar normal ou aumentado, dependendo da condição patológica. Existem condições clínicas em que a necessidade metabólica do organismo está tão aumentada que, mesmo com o DC aumentado, ocorre insuficiência de aporte de nutrientes para os tecidos; ou o DC pode se apresentrar normal, mas a perfusão tecidual não é suficiente, por alteração nas trocas na microcirculação.

II. **Bases fisiológicas do sistema cardiovascular.** A circulação sistêmica depende da interação de vários componentes funcionais para que haja a integração de todos os órgãos e sistemas do organismo, e permite a obtenção de sua homeostasia, ou seja, o equilíbrio dinâmico que mantém com o meio ambiente, do qual é autônomo mas não independente. Esses pressupostos essenciais da vida e sua saudabilidade requerem que a força de ejeção ventricular cardíaca (FEVC), determinada pelo inotropismo (força de contração ou contratilidade) cardíaco, ou seja, a força por unidade de área (pressão) que o coração produz (bomba hidráulica), seja capaz de impulsionar o sangue para vencer a resistência imposta ao seu fluxo em direção aos órgãos e tecidos pelo seu atrito com as paredes dos vasos pelos quais passa. Esses mecanismos estão diretamente associados aos descritos a seguir.

A. **Pré-carga.** Constitui a tensão na parede ventricular antes de sua contração, e depende do volume de sangue circulante (volemia) e da capacidade do ventrículo de acomodar volume (complacência ventricular).

B. **Pós-carga.** Consiste na pressão que o ventrículo precisa vencer para ejetar o sangue no sistema arterial; é determinada pela pressão na emergência da aorta, ou seja, da PAS.

C. **Sistema arterial de resistência.** Constitui o tônus arterial, ou seja, a manutenção da musculatura lisa das artérias em constante estado de semicontração, o que ajuda a impulsionar o sangue (como se o ordenhasse) em direção distal para todos os vasos e para os órgãos e tecidos. Contém cerca de 30% do volume de sangue do organismo.

D. **Sistema venoso de capacitância.** Constitui um reservatório de sangue venoso, com alta capacidade de acomodar volume (complacência), e abriga 70% do volume de sangue.

E. **Rede capilar (microcirculação).** Constitui a maior unidade hemodinâmica, e inclui 90% de todos os vasos, funcionalmente muito importantes e compostos por: arteríolas terminais, metarteríolas, capilares e vênulas coletoras, esfíncteres pré-capilares e anastomoses (*shunts*) arteriovenosos. Sua distribuição no organismo ocorre como galhos de árvore, que se ramificam em todas as direções, possibilita a perfusão sanguínea dos tecidos e células, e propicia as condições adequadas para as trocas de nutrientes e gases respiratórios entre os vários compartimentos do corpo. As arteríolas e as vênulas sofrem regulação autônomica simpática, enquanto as outras estruturas têm seu tônus intensamente influenciado por mecanismos de autorregulação controlados pela concentração de oxigênio e pelo metabolismo celular. Os esfíncteres pré-capilares sofrem relaxamento devido ao aumento, em seu ambiente, de concentrações de íons hidrogênio e potássio, CO_2, adenosina, histamina, óxido nítrico, bradicinina e outros fatores; e se contraem quando há redução dessas substâncias e presença de catecolaminas. O ventrículo exerce sobre a coluna de sangue pressão e energia cinética (velocidade) que a impulsionam em direção à rede capilar. À medida que a coluna de sangue flui e se distancia do coração, observa-se decaimento de sua pressão e sua velocidade, devido ao atrito com a parede das artérias e entre as suas próprias células, além do aumento da área (somatório) de todos os vasos pelos quais passa o fluxo sanguíneo. O sangue, por isso, atinge a rede capilar sob baixas pressão e velocidade, o que é essencial para que não haja ruptura de capilares, que têm parede muito fina e risco de se romper diante de pressão excessiva, e velocidade adequada para permitir a ocorrência das trocas de gases e nutrientes entre os compartimentos intra- e extracelulares. A pressão capilar, apesar de baixa, é necessária para que haja perfusão; caso contrário, estabelece-se hipoperfusão tecidual. A pressão capilar é indicada pela pressão hidrostática ou PEC; seu valor varia para cada tecido e depende de diferentes condições fisiológicas (temperatura, repouso, tensão emocional).

A circulação sistêmica depende, portanto, da interação entre: PAS, que é determinada pela equação: Pressão arterial sistêmica média (PAM) − Pressão venosa central (PVC) = DC × Resistência vascular sistêmica (RVS); e por DC = Frequência cardíaca (FC) × Volume sistólico (VS).

O VS é determinado pela pré-carga, pós-carga, contratilidade e tamanho dos ventrículos, e a pré-carga depende de retorno venoso adequado (Quadro 8.1). Esses mecanismos se associam ao controle do armazenamento e distribuição do volume de sangue disponível (conteúdo vascular: sangue, plasma, volume intravascular).

A insuficiência circulatória sistêmica decorre de perda da capacidade de pelo menos um dos esteios responsáveis pela perfusão de órgãos e sistemas, ou seja: força de contração miocárdica (débito cardíaco); tônus vascular (continente); e conteúdo vascular (sangue, volume).

III. **Classificação dos estados de choque.** Os estados de choque são classificados de acordo com os princípios fisiopatológicos de cada tipo, ou seja, pelo predomínio inicial de distúrbios que determinam alterações no conteúdo hemodinâmico (hematogênicos) e na capacidade (deficiência, restrição, obstrução) de contração do miocárdio (cardiogênico) ou no tônus vascular (neurogênico, vasogênico, distributivo); e ainda de acordo com o seu tratamento primário (Quadros 8.2 e 8.3).

Quadro 8.1 Parâmetros de avaliação da hemodinâmica.

Parâmetro	Conceito	Valor normal
Débito cardíaco (DC)	Volume sistólico × frequência cardíaca	2 a 4 ℓ/min/m²
Volume de oxigênio transportado	DC × conteúdo de oxigênio no sangue	250 m ℓ/min/m²

Quadro 8.2 Classificação dos estados de choque de acordo com seu tratamento básico.

Requer em seu tratamento	Causas
Volume	Desidratação por perda insensível, hemorragia, hipovolemia, perdas digestivas, sequestro para terceiro espaço, traumatismo
Melhora na função cardíaca (suporte inotrópico ou reversão da causa da disfunção)	Arritmia (fibrilação arterial com resposta rápida; taquicardia ventricular ou supraventricular), medicamentos ou superdosagem de fármacos (antagonistas de canais de cálcio, betabloqueadores, fármacos inotrópicos negativos), cardiomiopatia, choque séptico hipodinâmico, hipotensão arterial com hipoxemia, isquemia miocárdica (infarto agudo do miocárdio), lesão cardíaca estrutural, miocardite aguda
Volume e suporte vasopressor	Anafilaxia, choque neurogênico central, sepse, superdosagem de fármacos
Reversão imediata da obstrução ao DC	Algumas cardiopatias congênitas do recém-nascido, disfunção aguda de prótese valvar, embolia pulmonar, estenose aórtica grave, estenose subaórtica idiopática grave, pneumotórax, tamponamento cardíaco
Antídotos para tóxicos celulares	Cianeto, metemoglobinemia, monóxido de carbono, sulfeto de hidrogênio

Fonte: adaptado de Jones e Kline, 2006.

Quadro 8.3 Causas de choque.

Tipo		Causas
Hipovolêmico	Perda gastrintestinal	Diarreia aguda, drenagem externa, gastrenterite, hemorragia, vômitos
	Hemorragia aguda	Aborto, cirurgia, fratura do quadril, hemorragia (gastrintestinal, intracraniana, retroperitoneal, ruptura de fígado ou baço), lesão de artérias ou de grandes vasos, parto complicado, traumatismo
	Perda renal	Diabetes (melito, insípido, nefrogênico), diuréticos, hipoaldosteronismo, insuficiência renal poliúrica, nefropatias perdedoras de sal
	Perda cutânea	Lesões cutâneas extensas, queimaduras
	Formação de terceiro espaço	Ascite, esmagamento, hipoproteinemia grave, obstrução intestinal, pancreatite aguda, peritonite aguda, queimadura
	Outros	Baixo aporte (privação de água), broncorreia, sudorese extrema
Cardiogênico	Falência miocárdica	Doença cardíaca (degenerativa, de depósito, metabólica), escorpionismo, infarto agudo do miocárdio, miocardiopatia, miocardite aguda, pós-operatório cardiovascular, pós-parada cardíaca, radiação, septicemia, toxicidade por substâncias, traumatismo cardíaco
	Valvulopatias e arritmias	Arritmias (bloqueio atrioventricular total, taquicardia supraventricular ou ventricular), disfunção valvar aguda ou de prótese, doença de Kawasaki, endocardite aguda, ruptura de cordoalha ou aguda do septo interventricular
	Obstrutivo	Ventrículo esquerdo (dissecção aórtica, estenose aórtica grave, crise hipertensiva, embolia pulmonar maciça, mixoma atrial, tumor ventricular)
	Aumento da pressão pericárdica ou intratorácica	Asma grave, pericardite constritiva, pneumotórax hipertensivo, tamponamento cardíaco, tumor obstrutivo intratorácico, ventilação mecânica com pressão positiva intermitente alta
Distributivo	Séptico	Bactérias (*S. pneumoniae, N. meningitidis, Streptococcus* grupo B, *Listeria, H. influenzae* tipo B, enterobactérias, *S. aureus, Pseudomonas, Mycobacterium tuberculosis*), vírus, riquétsias, fungos, *Plasmodium* (malária)
	Anafilático	Aditivos alimentares, alimentos, látex, medicamentos (anestésicos, antibióticos, contraste iodado), picada de insetos, sangue e derivados, soro heterólogo, vacinas
	Neurogênico	Encefalites, hipertensão intracraniana, morte encefálica, traumatismo (craniano, raquimedular)
	Endócrino	Crise tireotóxica, insuficiência adrenal grave, mixedema
	Fármacos	Anti-hipertensivos, antraciclinas, barbitúrico, betabloqueador, bloqueador de canais de cálcio, bretílio, fenotiazinas, narcóticos, nitroprussiato de sódio, sedativos, tricíclicos
Misto		Choque séptico avançado, miocardiopatia hipertrófica, peritonite, traumatismo

Capítulo 8 | Choque

A seguir, é apresentada a terminologia usada para descrever os estados de choque:
- Alérgico, anafilático (associado a: endotoxinas, histamina, peptonas, queimadura, torniquete)
- Cardiogênico
- Cirúrgico
- Distributivo
- Hematogênico
- Hipovolêmico
- Indeterminado
- Medular
- Misto
- Neurogênico
- Séptico
- Traumático
- Vasogênico
- Vasovagal.

A. **Hipovolêmico.** Associa-se a diminuição aguda do volume de sangue circulante, seja devido a uma perda aguda de mais de 15% da água corpórea total (desidratação com hemoconcentração, como se observa em queimaduras, gastrenterites, peritonite, íleo paralítico, formação de terceiro espaço) ou de mais de 20% do volume de sangue (hemorragia externa: ferimentos traumáticos, cirurgias prolongadas; hemorragia interna: ruptura de víscera sólida e vasos, fraturas ósseas). Essa perda de volume ultrapassa a capacidade de compensação (vasoconstrição e contração de veias por efeito catecolamínico), e isso reduz o retorno venoso (pré-carga) e o DC, o que se associa a hipotensão e choque.

B. **Cardiogênico.** Associa-se a interferência sobre o fluxo cardíaco e o retorno venoso (tamponamento cardíaco) ou ao esvaziamento do ventrículo (distúrbios de condução) e, em consequência, diminuição aguda da função cardíaca (Quadro 8.4), o que determina aumento das pressões e volumes de enchimento ventricular; ou diminuição do DC, do volume sistólico e da PASM (infarto agudo do miocárdio extenso, miocardiopatia aguda grave, agravamento agudo de insuficiência cardíaca de classe IV); ou, por meio de obstrução (choque obstrutivo extracardíaco) ao fluxo sanguíneo (pneumotórax, tamponamento pericárdico e embolia pulmonar maciça com aumento da pós-carga ventricular direita), em que se constata redução aguda do DC por obstrução da circulação, ou impedimento do enchimento cardíaco (emergência que pode ser revertida por drenagem torácica ou pericárdica imediata, ou desobstrução pulmonar com trombolíticos por cateterismo terapêutico).

Quadro 8.4 Mecanismos reguladores da perfusão de órgãos e tecidos.

Função	Mecanismos anatomofuncionais
Cardíaca, PAS	Pré-carga, pós-carga, contratilidade, frequência cardíaca, retorno venoso
Vascular	Distribuição do DC: sistemas reguladores extrínsecos (simpático, hormônios da suprarrenal) e intrínsecos; microvascular (esfíncteres pré- e pós-capilares, integridade endocapilar)
Celular	Oxigenação (2,3-difosfoglicerato dos eritrócitos, pH do sangue, temperatura); produção de energia e uso de substratos celulares (ciclo ácido cítrico, fosforilação oxidativa, outras vias metabólicas energéticas)

DC: débito cardíaco; PAS: pressão arterial sistêmica.

C. **Distributivo (vasculogênico, séptico, anafilático, neurogênico).** Associa-se a infecção e invasão do tecido do hospedeiro (choque séptico), que em geral é estéril, por organismo(s) vivo(s); ou devido a anafilaxia ou vasodilatação neurogênica. Caracteriza-se, a depender de cada uma dessas formas etiopatogênicas, por desenvolvimento agudo de intensa vasodilatação arterial (hipotensão) e venosa (redução da pré-carga) e *shunts* arteriolovenosos, ou seja, aumento agudo da capacitância do leito vascular sem perda do volume intravascular. Inicialmente, o DC pode ser normal ou aumentado, e a volemia preservada, condição determinada pela ação de mediadores inflamatórios da síndrome de resposta inflamatória sistêmica (SIRS). O desenvolvimento de hipovolemia relativa (decorrente de vasodilatação arterial e venosa) e sua progressão com SIRS tem como consequência: alteração do DC; extravasamento de plasma, por meio do endotélio lesionado, ou formação de terceiro espaço; má distribuição do fluxo circulatório e do volume de oxigênio transportado. A pressão de perfusão torna-se insuficiente para garantir o funcionamento adequado de órgãos e sistemas. As características específicas de cada uma das formas pelas quais o choque distributivo se expressa são:
  1. **Séptico.** Em que se observa, frequentemente, associação com:
     a. **Bacteriemia, sepse.** Ocorre disseminação de microrganismos para órgãos e tecidos estéreis, favorecida por algum fator que os lesiona (cirurgia, foco séptico, queimadura, pancreatite grave, traumatismo) ou diminuição da capacidade de defesa do organismo (autoimunidade, cirurgia, defeito da fagocitose, imunossupressão, neoplasia, terapia antiblástica, tromboembolia, vasculite).
     b. **Liberação sistêmica e maciça.** De histamina e outras cininas.
     c. **Vasoplegia.** Decorrente de perda do tônus vascular neuroendocrinológico.
  2. **Anafilático.** Devido à atuação de agentes vasoativos de anafilaxia (medicamentos; intoxicação exógena por picadas de serpentes; transfusão de sangue).
  3. **Neurogênico.** Associado a paralisia vasomotora (traumatismo medular, barbitúricos, fármaco hipotensor).
D. **Combinado (misto).** Decorre da coexistência dos vários tipos de choque, como pode ocorrer em casos de septicemia, hipovolemia, acometimento cardiogênico ou distributivo (efeitos da inflamação, permeabilidade vascular e vasodilatação).
E. **Indeterminado.** Quando é impossível reconhecer a causa básica.
F. **Outras formas (Ver Quadros 8.2 e 8.3).**
IV. **Fisiopatologia.** O choque associa-se a alterações fisiopatológicas e subcelulares que possibilitam seu reconhecimento e a observação de sua evolução e constituem a base de apoio para sua terapêutica (Quadro 8.4).

O estado de hipoperfusão próprio do choque afeta, inicialmente, as mitocôndrias, que utilizam quase todo o oxigênio consumido pelo organismo. A hipoxia resultante altera a via metabólica celular que transforma os substratos de energia (carboidratos, gorduras, cetonas) em lactato, o qual se acumula indevidamente e se difunde por meio da corrente sanguínea. Lactacidemia elevada, independentemente da etiologia do choque, indica perfusão tissular sistêmica inadequada, e desaparece com o restabelecimento da perfusão de órgãos e sistemas.

A fase inicial do choque pode ser, especialmente em caso de sepse, como pré-choque (choque quente ou compensado), em que predominam mecanismos adaptativos de alto débito e redução da oferta de oxigênio para as células, que evolui rapidamente com mecanismos compensatórios de vasoconstrição, taquicardia, pequeno aumento ou diminuição da PAS, que conseguem manter a PAS, e menor comprometimento da perfusão central, especialmente para o cérebro, coração e rins, em detrimento da circulação periférica e de outros órgãos.

A evolução do choque nem sempre requer a persistência dos fatores que o precipitaram, uma vez que muitos de seus mediadores podem perpetuar o processo. A efetividade da terapia farmacológica deve, portanto, promover a defesa natural do organismo e, simultaneamente, impedir os efeitos indevidos da resposta adaptativa, especialmente da inflamação que ocorre na sepse.

A consequência da ação desses fenômenos é o desenvolvimento de:

A. **Lesão precoce de vasos sanguíneos por hipoxia e por ação de endotoxinas que ativam os linfócitos, monócitos e neutrófilos, o que desencadeia inflamação e liberação dos vários mediadores humorais – e, em consequência, respostas imunofisiológicas de defesa e, a depender de sua intensidade – e aumentam a lesão endotelial e tecidual, o que mantém um ciclo vicioso de liberação de mais mediadores inflamatórios.** A vasodilatação propiciada pelo fator ativador das plaquetas (FAP), prostaglandinas, óxido nítrico e algumas toxinas desencadeia hipotensão, hipoperfusão e hipoxemia tecidual. No endotélio capilar, principalmente aquele localizado no baço, no fígado, nos linfonodos e na medula óssea, a hipoxia, a marginalização celular e a aderência de neutrófilos, associadas às endotoxinas, reduzem a resposta imunológica, aumentam a permeabilidade capilar e propiciam extravasamento de conteúdo vascular para o interstício.

B. **Acometimento do fígado.** Precoce e intenso, e provoca diminuição da:
   1. Síntese das proteínas (plasmáticas, fibrinogênio, protrombina) e da heparina.
   2. Desaminação de aminoácidos.
   3. Excreção biliar.
   4. Reserva de glicogênio.
   5. Destoxificação.

C. **Isquemia intestinal.** Constitui fator de manutenção do processo inflamatório em casos de choque. A tonometria gástrica, que possibilita a aferição da pressão parcial de dióxido de carbono (PCO_2) da mucosa gástrica, constitui um bom método para se avaliar a perfusão local, sendo preditora de desfecho em paciente em estado grave. A isquemia intestinal propicia a translocação bacteriana ou a penetração no organismo de toxinas, e a ação sistêmica destas, além de reduzir a atividade da IgA. Não se sabe como a tonometria gástrica pode ajudar a definir a abordagem para reanimação em paciente com sepse.

D. **Alterações da microvasculatura pulmonar.** Caracterizada por vasoconstrição; obstáculo mecânico por agregados, microcoágulos, glóbulos de gordura; edema intersticial e alveolar, congestão, vasoconstrição e broncoconstrição, hemorragia alveolar, microatelectasias, fístulas arteriovenosas e formação de membrana hialina, o que desencadeia SARA.

E. **Vasoconstrição renal.** Propicia diminuição da filtração glomerular, retenção de escórias e necrose tubulointersticial aguda.

F. **Efeitos cardíacos.** Caracterizados por redução da perfusão coronariana e da atividade de: peptídios tóxicos, ácido láctico, FNT, proteases lisossômicas, fator de depressão miocárdica (do pâncreas) e opioides endógenos, que resultam em falência cardíaca.

G. **Perfusão cerebral.** Inicialmente mantida graças à manutenção de seu fluxo autorregulado, mesmo com a PAS < 60 mmHg (em normovolemia) ou < 40 mmHg (em hipovolemia).

H. **Estimulação endócrina e de outros sistemas.** A partir da hipoxia.
I. **SDMO.** Devido a deficiência metabólica progressiva. A ausência de resolução do choque e da SIRS determina refratariedade do choque e o desenvolvimento de SDMO, que constitui a associação de disfunção renal aguda, CIVD, SARA, disfunção miocárdica, insuficiência hepática e neurológica agudas, íleo ou enterocolite e depressão medular. Essa sequência de reações em cadeia, sejam inflamatórias, vasomotoras ou endocrinológicas, e de CIVD pode se manter apesar de cessado o estímulo agressor inicial.

A exaustão de mecanismos compensatórios faz com que apareça disfunção orgânica, em que predominam fenômenos da síndrome catecolamínica e caracteriza-se por: taquicardia, taquipneia-hiperpneia ou polipneia, agitação, sudorese, acidose metabólica, diminuição do volume urinário ou oligúria, pele pegajosa e fria. Esses mecanismos coincidem com a redução de pelo menos 25% do volume de sangue arterial (choque hipovolêmico); ou, 2,5 ℓ/min/m² no índice cardíaco (choque cardiogênico); ou na ativação de mediadores (Quadro 8.5) da SIRS (choque distributivo).

A evolução natural do choque, caso o organismo não consiga reverter o quadro ou a intervenção médica não se faça com sucesso, é para SDMO (insuficiência renal, acidemia, diminuição do débito cardíaco, agitação, obnubilação e coma) e morte.

J. **Velocidade de progressão do choque.** Quanto à evolução, o choque varia, desde insidioso até rapidamente fatal, como se observa no choque.
   1. **Hipovolêmico.** A intensidade e a velocidade de sua progressão dependem do volume e da velocidade da hemorragia ou da perda de líquidos. A laceração arterial ou lesão de grande vaso pode tornar o choque irreversível em poucos minutos, sem que haja tempo de atuação dos mecanismos hemodinâmicos compensadores.
   2. **Cardiogênico.** Pode se instalar de maneira súbita (p. ex., em casos de IAM, tamponamento cardíaco ou tromboembolia pulmonar maciça), de modo que a morte (arritmia cardíaca fatal) pode ocorrer como primeiro sinal de sua ocorrência.
   3. **Séptico.** Tem evolução que depende de alguns fatores específicos do hospedeiro (p. ex., imunidade, padrão e variabilidade de resposta inflamatória) e do agente (sua patogenicidade, capacidade de produção de toxinas e tamanho do inóculo). Pode evoluir, às vezes, com enorme rapidez para o óbito, apesar da ação médica.
   4. **Anafilático.** Sua gravidade depende do grau da vasodilatação e da insuficiência ventilatória obstrutiva que o acompanham.

Quadro 8.5 Fatores que associam o IAM ao risco de choque cardiogênico.

Fatores	Associação
Evento vascular prévio (infarto, reinfarto, AVE, vasculopatia), idade avançada, diabetes melito, sexo feminino, ejeção inicial de VE < 35%, ausência de hipercinesia compensadora em segmentos distantes	Choque
Idade avançada, IAM prévio, sensório alterado, vasoconstrição periférica, hipertensão arterial sistêmica sistólica, débito cardíaco reduzido, frequência cardíaca elevada	Mortalidade

AVE: acidente vascular encefálico; IAM: infarto agudo do miocárdio.

5. **Neurogênico.** A evolução usual é para irreversibilidade.
6. **Endócrino-metabólico.** Em geral, sua evolução é lenta, como ocorre em caso de insuficiência suprarrenal.

O resultado final de todos os tipos de choque é redução do DC, o que determina diminuição do transporte de volume adequado de oxigênio para órgãos e tecidos, com efeito generalizado ou predomínio maior em um ou outro órgão como rins, intestinos ou fígado.

K. **Principais disfunções nos vários órgãos e sistemas associados aos estados de choque.** As principais alterações fisiopatológicas que ocorrem nos estados de choque, e observadas entre os vários órgãos e sistemas, caracterizam-se especialmente por acometimento:
   1. **Nervoso.** Caracterizadas por encefalopatia isquêmica ou séptica, e necrose cortical.
   2. **Cardiovascular.** Predominam as arritmias (taquicardia e bradicardia, extrassistolia), a isquemia miocárdica e redução da fração de ejeção ventricular.
   3. **Respiratório.** Sobressaem-se insuficiência respiratória aguda e SARA.
   4. **Renal.** A alteração da perfusão renal associa-se a insuficiência pré-renal (hipovolemia) e renal (necrose tubulointersticial aguda, e cortical bilateral).
   5. **Digestório.** Ocorre uma multiplicidade de alterações, como: gastrite erosiva, pancreatite, colecistite acalculosa, hepatopatia (isquêmica, colestática intra-hepática), íleo, hemorragia submucosa colônica, translocação bacteriana pela alteração da barreira digestória.
   6. **Hematológico.** Provoca repercussões sistêmicas graves determinadas por: CIVD, trombocitopenia dilucional, alteração da fagocitose neutrofílica.
   7. **Metabólico.** Associa-se a: hiper- e hipoglicemia, glicogenólise e glicogênese, hipertrigliceridemia.
   8. **Imunológico.** Com consequências dependentes da intensidade da depressão da imunidade celular e humoral.

L. **Dinâmica do choque.** A presença de alguma agressão ao funcionamento adequado do sistema hemodinâmico desencadeia ativação de vários mecanismos homeostáticos, que têm como objetivo a restauração de sua fisiologia. A evolução do choque é entendida em fases em que o organismo tenta recuperar sua higidez homeostática circulatória e que definem sua gravidade, irreversibilidade e fatalidade, como:
   1. **Fase I.** Observa-se o desenvolvimento de reflexos compensatórios, mediados por meio das vias neural, humoral e autorreguladora. A manutenção da PAS depende do DC e da resistência vascular periférica. A diminuição do volume intravascular reduz o DC; contudo, a PAS pode se manter normal, devido ao aumento da resistência vascular periférica. Essa adaptação varia, pois a resistência vascular periférica e a diminuição do volume intravascular que determina vasoconstrição ou vasodilatação variam de acordo com cada órgão ou sistema. Observa-se fluxo preferencial de sangue para o coração e o cérebro, e sua diminuição para a maioria dos outros órgãos. O coração passa a receber até 25% do DC, quando normalmente recebe 5 a 8%; enquanto isso, há grande redução de fluxo vascular para rins, pele e músculos esqueléticos, por aumento da resistência vascular nestes locais. A consequência desses fenômenos é aumento da produção de ácido láctico, devido ao metabolismo anaeróbico. Essa adaptação possibilita que a PAS não se altere muito, até que a redução no DC ou no volume intravascular sejam tão intensas que os mecanismos de homeostase não conseguem compensar a hipovolemia.

A produção de ácido láctico determina alteração no equilíbrio acidobásico que, em geral, precede qualquer mudança significativa no DC. A adaptação cardiovascular à hipovolemia intravascular depende especialmente do volume e da velocidade do líquido intravascular perdido, como ocorre em caso de hemorragia rápida, maciça (sangramento arterial grave) ou lenta e insidiosa (lesão venosa periférica). Perda de sangue rápida está associada a hipotensão grave, não compensada, independentemente da idade do paciente. Perda lenta pode ser compensada pela retenção de líquido pelos rins e pela reorganização dos líquidos corporais. Nesse caso, nem sempre ocorrem distúrbios hemodinâmicos de importância. Em geral, a hipotensão arterial é definida como PAS sistólica menor que 90 mmHg ou de 100 mmHg em portadores de hipertensão arterial sistêmica prévia, e em pessoas de mais de 60 anos. A redução da PAS provoca sobre os barorreceptores (pressorreceptores), localizados nos seios carotídeos e arco aórtico, diminuição instantânea de seu estímulo aferente ao sistema nervoso central, o que reduz a atividade vagal eferente, e determina predomínio do tônus simpático, o que se expressa por taquicardia e vasoconstrição. A vasoconstrição acentuada é predominante na pele, musculatura esquelética, rins e leito vascular esplâncnico, em que predominam os alfarreceptores, o que desvia a circulação sanguínea para órgãos essenciais como: coração, sistema nervoso central e pulmões. Pressão arteriolar muito baixa, além de reduzir a perfusão tecidual, estimula os quimiorreceptores periféricos sensíveis à anoxia, o que acentua a vasoconstrição periférica, e provoca taquipneia, que aumenta o retorno venoso ao coração, devido à aspiração de sangue determinada pela inspiração. PASM abaixo de 40 mmHg provoca isquemia no sistema nervoso central, devido ao afluxo inadequado de sangue, o que intensifica o estímulo simpático, e aumenta a contratilidade miocárdica. A medula da suprarrenal também participa desse esforço para melhorar a perfusão orgânica, liberando cerca de 50 vezes mais epinefrina do que a produzida em condições fisiológicas, o que promove vasoconstrição periférica e estímulo cronotrópico e inotrópico miocárdicos. A perfusão renal, sob pressão abaixo de 60 mmHg, estimula a liberação de renina pelo aparelho justaglomerular, o que transforma o angiotensinogênio no plasma em angiotensina, que exerce potente ação vasoconstritora adicional; e estimula a secreção da aldosterona, que reabsorve sódio e água a partir dos túbulos contorcidos distais dos rins (além da pele e do cólon). A ação da PAS baixa sobre os átrios e os pressorreceptores promove a liberação de hormônio antidiurético (HAD) ou vasopressina (cerca de 20 a 50 vezes quando está abaixo de 50 mmHg) e sobre a hipófise, e a liberação de hormônio adrenocorticotrófico (ACTH). O ACTH estimula a secreção de corticosteroides (aldosterona e hidrocortisona) que potencializam o efeito das catecolaminas; a aldosterona aumenta a reabsorção de sódio pelos rins; e a hidrocortisona estimula a gliconeogênese e favorece a estabilização do volume de plasma. O fator determinante da hipotensão pode ser tão intenso e duradouro que o organismo não consegue regularizar sua homeostasia – em consequência, instala-se insuficiência circulatória aguda (choque).

2. **Fase II.** O estímulo agressor sobre o organismo evolui de maneira progressiva e descompensada. A insuficiência circulatória diminui o fluxo sanguíneo para as artérias coronárias, o que potencializa a depressão da função cardíaca, agrava a hipotensão e aumenta a probabilidade de sua irreversibilidade. Esses mecanismos compensatórios do choque determinam insuficiência

microcirculatória isquêmica, e o sangue flui, inicialmente, apenas pelas metarteríolas, devido ao fechamento dos esfíncteres pré-capilares. O líquido intersticial encaminha-se para o lúmen capilar, tentando repor a volemia. À medida que se acentua a constrição na arteríola terminal o fluxo sanguíneo desvia-se, por meio das comunicações arteriovenosas, para as vênulas distais. A persistência da constrição sistêmica e a hipoxia tecidual associada determinam o desenvolvimento de acidose, que aumenta a produção de fatores vasotrópicos locais, que relaxam os esfíncteres pré-capilares, e permitem que o sangue flua para o leito capilar – que, nesse momento, apresenta-se muito ampliado – e, em consequência, promovem:
   a. Diminuição do retorno venoso, da PVC e do DC, devido à retenção de sangue na microcirculação vasodilatada, impossível de ser repletada mesmo com normovolemia.
   b. Estase e adinamia do fluxo capilar, que não é capaz, nessas circunstâncias, de suprir as necessidades metabólicas da célula, que se torna anóxica. A constrição das arteríolas proximais e vênulas distais, sob efeito dos fatores vasotrópicos sistêmicos, agrava mais ainda a perfusão celular. A pressão hidrostática sistêmica não é transmitida ao sangue estagnado, e os catabólitos não são drenados pela circulação venosa para serem excretados. Essa acentuada redução no fluxo periférico propicia o acúmulo de fatores vasotrópicos locais, não drenados, que diminuem o tônus vascular periférico, e agrava ainda mais a hipotensão. Esses fatores determinam a característica típica dessa fase, que é a expansão do leito vascular. A acidose resultante da hipoxia celular deprime diretamente o miocárdio e diminui sua resposta ao estímulo simpático das catecolaminas.
3. **Fase III.** Esses fenômenos aumentam a isquemia e favorecem o aparecimento de lesões endoteliais, liberação de tromboplastina e agregação de hemácias, favorecendo a hipercoagulabilidade do sangue e o desencadeamento de CIVD. A perda funcional da barreira epitelial do trato gastrintestinal permite a passagem da microbiota local e de toxinas para o meio circulante.
4. **Fase IV (ou choque irreversível).** As funções de órgãos vitais começam a se deteriorar (p. ex., generalização e agravamento da hipoxia tissular), propiciando a ocorrência de hemorragias por coagulopatia de consumo, ativação generalizada de plasminogênio com fibrinólise sistêmica, microinfartos, vasoplegia, necrose tubulointersticial aguda e falência de vários órgãos.

M. **Características específicas do choque hipovolêmico.** É o tipo mais frequente de choque, e caracteriza-se principalmente por redução do volume de sangue (hipovolemia). Associa-se a hemorragia (causa mais frequente) externa (traumatismos) ou interna (hemorragia digestiva), seja pela perda de sangue (células sanguíneas e de plasma) ou de plasma, ou por desidratação. Associa-se a queda na pressão de enchimento capilar (PEC) ou na pressão hidrostática.

A redução da perfusão tecidual promove ativação simpática, que desencadeia:
1. Contração das arteríolas, que aumenta a resistência vascular periférica (RVP).
2. Contração das veias, que aumenta o retorno venoso e, consequentemente, a pré-carga.
3. Aumentos da frequência cardíaca (efeito cronotrópico positivo) e da força de contração do coração (efeito inotrópico positivo) em resposta ao estímulo catecolamínico.

Pode ser facilmente diagnosticado quando existem nítidos sinais clínicos de instabilidade hemodinâmica ou evidência de perda de sangue; caso contrário, pode ser confundido com outros tipos de choque ou até mesmo não ser diagnosticado.

N. Características específicas do choque cardiogênico. Decorre da má perfusão tecidual secundária a DC baixo, oriundo de patologia cardíaca propriamente dita. Associa-se mais comumente a infarto agudo do miocárdio (IAM) com falência da contração cardíaca, ocasionada por necrose de parede ventricular; ou ainda a causas mecânicas, como doenças valvares (Quadro 8.5).

A alteração do DC promove:

1. Ativação simpática desencadeada pelos barorreceptores e quimiorreceptores.
2. Aumento do consumo de oxigênio devido a taquicardia e aumento da contração cardíaca.
3. Oferta de oxigênio diminuída devido a insuficiência coronariana (como no IAM), o que agrava o DC.

O. Características específicas do choque distributivo. É desencadeado, em especial, por fatores sépticos, anafiláticos, neurogênicos e por insuficiência adrenal.

As seguintes características são observadas principalmente no choque distributivo:

1. Vasodilatação periférica global, que determina má perfusão tecidual.
2. Redução intensa da PEC, o que compromete o fornecimento de oxigênio pelos capilares e a captura de oxigênio pelos tecidos.
3. DC preservado, desde que não haja problema com a força de contração cardíaca, nem com o volume circulante de sangue.

É a única forma de choque que se inicia por vasodilatação, uma vez que nos outros tipos ocorre vasoconstrição reflexa, como mecanismo compensatório determinado pela ativação simpática.

Cada um dos modos de expressão do choque distributivo tem características próprias, como se observa no:

1. **Choque séptico.** A resposta inflamatória constitui um mecanismo essencial para a defesa do organismo, mas pode desencadear várias ações autodeletérias, como:

    a. **A cascata (sequência) inflamatória da SIRS e suas consequências.** Os mecanismos de defesa do hospedeiro frente aos microrganismos agressores determinam respostas que dependem de sua intensidade, que podem promover processos fisiopatológicos graves e irreversíveis, e que apresentam determinada sequência, como:

    (1) **Resposta à infecção, papel das endotoxinas, citocinas e seus moduladores.** A defesa do hospedeiro diante de agressão determinada pelos agentes infecciosos é feita por meio do desencadeamento da resposta inflamatória. A parede dos microrganismos gram-negativos e gram-positivos tem componentes que são, respectivamente, as endotoxinas (lipopolissacarídeos, principalmente o lipídio A) e o ácido teicoico, os principais ativadores da resposta inflamatória do hospedeiro, que é mediada por células fagocitárias (monócitos, linfócitos e granulócitos), ativação indireta da cascata inflamatória, e indução da produção de citocinas pelos macrófagos e monócitos. As toxinas estafilocócicas ou estreptocócicas podem atuar como superantígenos, que estimulam os linfócitos T a produzirem grande quantidade de

citocinas. Essa interação entre antígeno e hospedeiro provoca lesão no endotélio vascular, o que aumenta sua permeabilidade; e as endotoxinas determinam diretamente no hospedeiro reação de defesa específica ou inespecífica, por meio de células e liberação ou aumento da produção de várias proteínas moduladoras da resposta inflamatória, como:
- Citocinas (bradicinina, calidina, endotelina, histamina, interleucina, serotonina), que são pequenas proteínas produzidas por várias células e liberadas na corrente sanguínea, que atuam por meio da ligação a receptores específicos
- Derivados do ácido araquidônico (leucotrienos, lipoxinas, prostaciclinas, prostaglandinas, tromboxano)
- Enzimas proteolíticas, fatores quimiotáxicos e outros mediadores químicos da resposta inflamatória (Quadro 8.6), que exercem várias ações, por meio dos itens descritos a seguir.

(2) **Fator de necrose tumoral alfa (FNT).** Atua de modo a ativar a defesa local contra a infecção; no entanto, com a disseminação de microrganismos no sangue, sua ação torna-se altamente autolesiva ao provocar vasodilatação sistêmica; aumento da permeabilidade vascular, com risco de perda do volume de plasma; deflagração de CIVD, com formação de coágulos nos pequenos vasos e consumo de proteínas da coagulação, o que promove incoagulabilidade do sangue. Todos esses fenômenos propiciam a insuficiência de perfusão e o desenvolvimento de SDMO (rins, fígado, coração e pulmões). A elevação de seus níveis associa-se a morbidade e mortalidade do choque associado a bacteriemia por bacilos gram-negativos.

(3) **IL-1.** Promove a ativação e a maturação, em condições normais, de linfócitos, mas comporta-se como mediador humoral lesivo em caso

Quadro 8.6 Mediadores da SIRS observada em caso de choque e seus efeitos sobre o organismo.

Mediadores	Efeitos
Ácido láctico, acetilcolina, angiotensina, bradicinina, calicreína, calidina, complemento ativo, endotelina, enzimas lisossômicas, epinefrina, fator de ativação plaquetária, fator de necrose tumoral, ferritina, fosfolipase A, histamina, interferon γ, interleucina, leucotaxina, leucotrienos, lipoxinas, metabólitos de globulinas, norepinefrina, nucleotídios, óxido nítrico, oxidrila, peróxidos, polissacarídeos, produtos de proteólise, prostaciclina, prostaglandinas, proteases, radicais livres de oxigênio, renina, substância P, sulfidrilas, superóxidos, serotonina, tióis, vasopressina	Acidose, agravamento da hipoxia tecidual, agregação plaquetária, acúmulo de escórias, aumento da produção de fibroblastos, broncospasmo, depressão miocárdica, distúrbios da bomba de Na^+/K^+, disfunção hepática, edema (celular, intersticial generalizado e pulmonar), extravasamento de plasma, hemorragia alveolar, inflamação tecidual, lesão endotelial, lesão da parede celular, liberação de enzimas lisossômicas, microtrombose, microderivação arteriovenosa, necrose tubulointersticial renal aguda, proteólise muscular, quimiotaxia, redução da imunidade, SARA, translocação bacteriana, vasoconstrição pulmonar, vasodilatação, vasoplegia

de choque séptico, quando é liberada em níveis elevados, provocando hipermetabolismo, proteólise muscular, febre, proliferação de neutrófilos e linfócitos.
(4) **IL-6.** Promove a diferenciação e o crescimento de linfócitos T e B, a produção de proteínas de fase aguda (pelo fígado) e febre. É produzida por todas as células do organismo; mas, em caso de sepse, seus principais produtores são os monócitos, macrófagos e células endoteliais, estimulada pela ação de FNT, IL-1 e endotoxina.
(5) **Proteína C reativa (PCR).** Tem propriedades pró-inflamatórias e antiinflamatórias. É a proteína de fase aguda, como alfa 1-antitripsina, glicoproteína ácida, haptoglobina, ceruloplasmina, fibrinogênio, produzida pelo hepatócito, após estímulo de mediadores inflamatórios, como IL-6 e 8. Sua elevação permite-nos inferir com segurança sobre o diagnóstico e a evolução da inflamação; de tal modo que, entre as proteínas de fase aguda, é a que se eleva mais rapidamente, e mais precocemente se reduz ao normal com o sucesso terapêutico da infecção. Seu nível no plasma, ao contrário do que ocorre com as citocinas e a procalcitonina (PCT), atinge o máximo 24 a 36 h após o início da sepse. É o marcador mais utilizado para determinar a presença e avaliar a gravidade da reação inflamatória, mesmo que seu valor seja controverso.
(6) **PCT.** Pró-peptídio do hormônio calcitonina, normalmente produzido pelas células parafoliculares da tireoide. Seus níveis normais no sangue são inferiores a 0,1 ng/mℓ; entretanto, em caso de sepse torna-se muito elevado, acima de várias centenas do normal, e diante de choque séptico até 100 a 10.000 vezes mais. Seus valores no início do choque séptico são mais elevados, quando comparados aos de outras causas de inflamação. Valor da PCT em 1,1 ng/mℓ tem sensibilidade de 87% e especificidade de 78% para diferenciar pacientes com SRIS daqueles com sepse e choque séptico. Níveis persistentemente elevados no plasma associam-se a prognóstico reservado, gravidade da sepse e SDMO.
(7) **Óxido nítrico (NO), ânion superóxido e outros radicais livres de oxigênio.** Vasodilatador endógeno produzido pelas enzimas óxido nítrico sintetases (NOS), sendo identificadas as isoformas neuronal, induzível e endotelial, cada qual codificada por genes diferentes, e produzidas diretamente pelas células fagocitárias. As isoformas endotelial e neuronal são expressas em condições normais e denominadas óxido nítrico sintetases constitucionais (cNOS). A superprodução da forma induzível (iNOS) contribui para a vasodilatação e a hipotensão observadas no paciente com choque séptico. O gene da iNOS é induzido em quase todos os órgãos e em inúmeras células durante a endotoxemia. A hiperprodução de NO pode contribuir para falência circulatória, disfunção miocárdica, lesão orgânica e precipitar o desenvolvimento de SDMO.
(8) **Ácido láctico (lactato).** Constitui um intermediário do metabolismo dos carboidratos, derivado principalmente do músculo esquelético, cérebro e eritrócitos. A lactacidemia depende de sua taxa de produção e do metabolismo no fígado e nos rins. A acidose ocorre, no estado

de choque, devido a má oxigenação tecidual. A acidose láctica pode resultar em taxa de mortalidade superior a 60%, que pode chegar a 100% quando combinada com hipovolemia. As dosagens seriadas de lactato são realizadas no acompanhamento terapêutico do estado de choque, e seus níveis devem ser mantidos abaixo de 2,0 mmol/ℓ ou 18,9 mg/dℓ. A acidose láctica indica gravidade quando sua concentração ultrapassa 5 mmol/ℓ ou o pH é inferior a 7,25. Lactacidemia elevada em pacientes graves pode indicar perfusão tecidual inadequada; e, se presente no início do choque, geralmente se associa a maior mortalidade do que se ocorrer tardiamente.

Essas substâncias são secretadas em grande quantidade na circulação sanguínea, em aproximadamente 1 h após o organismo ter sido exposto a alguma toxina, com efeitos locais e a distância. São muito tóxicas, mas essenciais para a defesa corpórea; por isto, sua secreção precisa ser bem controlada, o que é feito em vários níveis. Há a liberação inicial do FNT; e, em seguida, das citocinas IL-1, 6 e 8 (citocinas pró-inflamatórias). As citocinas FNT e IL-1 são os principais mediadores endógenos da resposta inflamatória, com atividades semelhantes e sinérgicas, que provocam intenso estímulo à resposta celular e a liberação de mediadores secundários, quimiotaxia e nova ativação de granulócitos. Os macrófagos e monócitos, ativados, produzem em sequência: FNT e IL-1, 6 e 8. Estas citocinas atuam em várias células (polimorfonucleares, células endoteliais, fibroblastos, plaquetas e nos próprios monócitos), por meio da ligação a seus receptores de superfície, induzindo a produção e liberação de mediadores, o que contribui para resposta inflamatória tardia. O ácido araquidônico (ácido graxo abundante na maioria das membranas celulares) é metabolizado após a liberação de FNT, IL-1 e fator ativador das plaquetas (FAP), dando origem aos leucotrienos, tromboxano A_2 e prostaglandinas (PEG), especialmente 2 e I2. As IL-1 e 6 ativam a produção de interferon gama e de IL-2 e 4 pelos linfócitos T. Quase todas essas citocinas atuam diretamente no endotélio vascular. Os efeitos locais dessas citocinas (efeitos parácrinos) são de quimiotaxia das células fagocitárias, essencial para a eliminação dos microrganismos invasores, mas seus altos níveis na circulação sistêmica provocam lesão ao hospedeiro, em especial por meio do FNT. O FNT liga-se, preferencialmente, aos rins, pulmões e fígado; enquanto o FAP contribui para a ulceração do trato gastrintestinal. A lesão endotelial pode favorecer a translocação de novos microrganismos para a corrente sanguínea, o que pode acontecer no trato gastrintestinal, com liberação de quantidades adicionais desses mediadores.

b. **Amplificação da resposta inflamatória e das reações de defesa por esses mediadores, causando alterações** metabólicas (catabolismo), neuroendócrinas (aumento da produção de renina, epinefrina e norepinefirna, vasopressina, glucagon, cortisol, hormônio de crescimento), vasomotoras (hemodinâmicas e na microcirculação) e da coagulação (ativação pelo sistema complemento).

c. **Papel dos agranulócitos.** Ocorre, em seguida, a ação imunológica específica, por meio das imunoglobulinas e das células imunocompetentes. Os macrófagos e monócitos atuam contra as infecções, após os microrganismos ultrapassarem as barreiras naturais da pele e das mucosas. Os microrganismos presentes no foco da infecção são fagocitados, o que causa aumento do consumo de oxigênio pelos macrófagos e a produção de radicais livres de oxigênio (superóxidos, peroxidases), juntamente com proteases e hidrolases (lisozimas, elastase, colagenase), que são capazes de lesionar os microrganismos. Essa ação fagocitária e bactericida é fundamental para a defesa do hospedeiro, mas se essa ativação dos macrófagos se descontrola, desencadeia reação inflamatória generalizada. Os macrófagos ativados também secretam muitos mediadores inflamatórios, como leucotrienos e FAP, que são ativos em células distantes e amplificam a reação inflamatória. Os mediadores secundários de ativação das células fagocitárias mantêm ativada a cascata inflamatória; entretanto, não conseguem evitar seus potenciais efeitos deletérios, com o risco de efetuação dessa inflamação em muitos órgãos e evolução para choque, SDMO e morte.

d. **Papel dos granulócitos.** Os granulócitos são ativados pela presença de foco infeccioso, endotoxinas, citocinas, desencadeamento da coagulação; e de vários fatores quimiotáticos, como fragmentos do complemento, IL-8, peptídios quimiotáticos e leucotrienos, que os atraem para as vênulas pós-capilares adjacentes ao foco infeccioso, onde passam a parede endotelial (diapedese) e chegam à área infectada, ampliando a resposta inflamatória. Esses leucócitos, ao aderirem ao endotélio vascular, podem determinar a destruição do endotélio, aumentar a permeabilidade vascular e favorecer o edema intersticial, amplificando a reação inflamatória, particularmente nos pulmões. Provocam modificação do fluxo sanguíneo na microcirculação em que estão, ao promoverem estreitamento dos microvasos, aumento da resistência vascular e redistribuição do fluxo sanguíneo e das hemácias, fatores que alteram a oferta de oxigênio aos tecidos. O consumo de oxigênio sofre aumento, identificado por maior atividade da NADPH oxidase, que produz as formas ativas de oxigênio, incluindo os radicais superóxidos e peróxidos, que durante a sepse, e junto com as proteases, são essenciais para a destruição de bactérias fagocitadas e a limpeza de áreas necróticas. As alterações anatomofuncionais microvasculares determinam sobre as hemácias alterações em sua forma, devido a: modificações nas propriedades viscoelásticas de sua membrana celular; viscosidade do seu citoplasma; fatores que podem estar alterados durante o choque; acidose, hipotermia, e modificações na arquitetura da hemácia. Esses fenômenos lentificam o trânsito das hemácias pelos capilares (estagnação) e podem resultar em bloqueio do lúmen vascular, especialmente favorecido pela diminuição da pressão de perfusão — o que determina aumento do desvio (*shunt*) arteriovenoso do sangue e diminuição mais intensa do fluxo de sangue pela microcirculação durante o choque séptico, e isso reduz o aporte de oxigênio além da área de obstrução vascular e altera o metabolismo. A endotoxina também aumenta a permeabilidade capilar, independentemente de modificações nas pressões hidrostática ou coloidosmótica, e, como a volemia está sob sequestro na microcirculação,

ocorre extravasamento do líquido intravascular para o interstício, que normalmente acomoda cerca de 50% do volume de sangue, e contribui para queda na PAS e no DC.
e. **Papel do endotélio vascular.** A microcirculação é o principal local afetado durante o choque, e pode se tornar ambiente propício para o crescimento de microrganismos. A atividade do endotélio vascular é essencial para a homeostasia, devido à sua atuação como:
   (1) Barreira mecânica ativa, que aumenta ou limita a entrada e saída de substâncias no vaso.
   (2) Modulador do tônus vascular (constrição e dilatação), da coagulação e da permeabilidade vascular. Tem o potencial de secretar, ativar ou metabolizar muitas moléculas ativas, quando ativadas diretamente pelo lipopolissacarídeo da membrana bacteriana (endotoxina) ou por citocinas como renina, enzima conversora da angiotensina em sua superfície que degrada a bradicinina e converte a angiotensina I inativa em angiotensina II, endotelina, prostaciclina, óxido nítrico, PGE, aminas ativas, tromboplastina, inibidor do ativador do plasminogênio e do FAP; difosfatase adenosina (que inibe a agregação de plaquetas), ativador tecidual do plasminogênio. Também tem o potencial de diminuir a produção de trombomodulina.
   (3) Produtor de várias substâncias mediadoras da inflamação, como: IL-1, 6 e 8, FAP, prostaciclina, endotelina (capaz de aumentar adversamente o tônus vascular) e o óxido nítrico (fator relaxante derivado do endotélio). Por sua ação vasodilatadora, o óxido nítrico é essencial para a regulação do tônus vascular, sendo sintetizado, pela célula endotelial, a partir da L-arginina e óxido nítrico sintetase.

   O fator de desencadeamento inicial da multiplicidade dos fenômenos fisiopatológicos relacionados com o choque, especialmente séptico, parece depender dos FNT, IL-1 ou FAP. Outras variáveis devem ser consideradas na discussão sobre o papel dos mediadores em caso de sepse, como:
f. **Estado de saúde do paciente antes do desenvolvimento do choque.** Os pacientes de maior risco são: idosos, imunossuprimidos, obesos; portadores de: neoplasias malignas, cirrose, asplenia, doenças autoimunes, distúrbios metabólicos sistêmicos como diabetes melito, insuficiência renal ou doença cardíaca, que têm altos níveis circulantes de um ou mais dos mediadores do choque séptico; além de alguns dos mediadores estarem alterados, como os que são sintetizados no endotélio vascular. Pode-se considerar que o aumento na produção de alguns mediadores pode associar-se a diminuição da produção de outros, modificando o equilíbrio da homeostasia.
g. **Tempo de doença.** Pode alterar o conjunto de mediadores, diminuir a síntese de citocinas ou a estimulação dos receptores e até produzir inibidores de reações.
h. **Genética.** Variações inatas na capacidade de secretar esses mediadores.
i. **Dificuldade de avaliar os resultados de modelos experimentais.** Em animais e em humanos, devido às diferenças de efeitos provocados por endotoxinas e outros mediadores.

Em conjunto, esses fatores, resultantes da relação entre o agente causador da infecção e o hospedeiro e intermediados pela ação de endotoxinas (com efeito tóxico direto) liberadas pela morte das bactérias, promovem:

(1) Ativação do complemento.

(2) Liberação de substâncias vasoativas (histamina, serotonina, epinefrina, norepinefrina e cininas) pelas plaquetas e leucócitos, que afetam todos os órgãos e sistemas e podem provocar lesão na musculatura lisa das arteríolas, produção adicional de vasodilatação generalizada e refratária a qualquer mecanismo compensatório e ao seu tratamento, e resposta inflamatória localizada.

(3) Estimulação do fator de Hageman, o que pode desencadear CIVD, e a formação de múltiplos microtrombos capilares e agravamento da anoxia. A deficiência de oxigênio aumenta a produção de ácido láctico, determina acidose metabólica e promove mais relaxamento das arteríolas e ingurgitamento capilar, propiciando mais extravasamento de plasma e células sanguíneas.

(4) SIRS em resposta à atuação de toxinas do agente causal, que induzem a produção de mediadores inflamatórios com potente ação vasodilatadora local, os quais representam resposta essencial e sem malefício em infecção localizada; entretanto, diante de infecção sistêmica, a vasodilatação generalizada promove:

- Diminuição da RVP (vasodilatação arterial e hipotensão), da PAS e da PEC. A taquicardia constitui um dos mecanismos responsáveis pela manutenção da PAS. No intervalo de 24 a 48 h após o início do choque, ocorre dilatação do ventrículo esquerdo, que constitui um mecanismo compensatório e possibilita o aumento do volume diastólico final, que eleva o volume ejetado, mesmo com a fração de ejeção diminuída. Essa dilatação regride com a regressão do choque
- Diminuição da pré-carga (vasodilatação venosa, *shunts* arteriolovenosos) e do retorno venoso
- DC inicialmente elevado até a fase pré-terminal, quando então diminui
- Aumento da permeabilidade vascular, o que promove perda de plasma (proteínas) para o espaço intersticial. A hipoproteinemia resultante diminui a pressão coloidosmótica capilar e permite o extravasamento de plasma para o interstício, o que agrava o choque
- Alteração no equilíbrio entre oferta e consumo de oxigênio. A extração de oxigênio pelos diversos órgãos não é homogênea, pois alguns órgãos recebem mais do que o normal, enquanto outros ficam isquêmicos. A isquemia ocorre especialmente na área esplâncnica, e na circulação hepática
- Ação de fator depressor do miocárdio, constituído por uma proteína de baixo peso molecular, possivelmente originária da parede intestinal
- Diminuição do volume de plasma circulante, devido a permeabilidade capilar aumentada, o que favorece o extravasamento de líquido intravascular para o interstício e seu sequestro para o terceiro espaço; o que promove redução na pré-carga decorre

especialmente dessa movimentação líquida, a qual diminui a volemia intravascular, o DC e a perfusão capilar.

O desenvolvimento de SDMO determina o acometimento em sequência de vários órgãos (p. ex., pulmão, fígado e rim). A mortalidade é proporcional ao número de órgãos e sistemas acometidos (80 a 100%, quando há três ou mais sistemas envolvidos). É frequente a ocorrência de SARA, com hipoxemia refratária, e necessidade cada vez maior de suporte ventilatório. O evento final decorre da liberação de lisozimas e autólise celular.

Esses fatores determinam a ativação da resposta simpática (o que explica a taquicardia nos estágios iniciais desse choque), mas essa ativação não consegue reverter a vasodilatação, porque a musculatura lisa arteriolar e a microcirculação estão gravemente acometidas, o que torna o choque séptico muito grave, com prognóstico reservado e elevado índice de mortalidade.

Essas peculiaridades do choque séptico, em comparação aos outros estados de choque, determinam repercussões:

j. **Volêmicas.** A dilatação arterial e venosa, e a perda de líquido do compartimento intravascular para o compartimento extravascular (terceiro espaço) justificam a necessidade de infusão volêmica expressiva para a correção da hipovolemia, e revelam a presença de baixa resistência vascular, DC normal ou elevado e alteração da extração de oxigênio pelos tecidos. A elevação precoce do DC coexiste com disfunção miocárdica, dilatação e diminuição da fração de ejeção ventriculares, que parece associar-se a edema miocárdico, alterações na fibrocélula cardíaca, ação de substâncias depressoras do miocárdio e, talvez, diminuição do suprimento de sangue nas coronárias. A redução na fração de ejeção e dilatação biventriculares ocorrem 24 a 48 h após o início da sepse, e são reversíveis nos sobreviventes, 5 a 10 dias após seu início.

k. **Metabólicas.** Devidas às anormalidades da respiração celular e caracterizadas por aumento da lactacidemia, da glicólise e da acidemia (acidose metabólica); maior consumo de oxigênio (aumento do VO_2), que depende da oferta (o consumo de oxigênio continua a aumentar, até certo limite, com o aumento de sua oferta), e diminuição de sua extração pela célula; diminuição na diferença arteriovenosa de oxigênio, o que sugere que o oxigênio não é captado ou não é usado pelas células. A hipoxia tecidual pode ser aferida pela lactacidemia, uma vez que o lactato é produzido pelo metabolismo anaeróbico, embora também possa ocorrer em resposta ao hipermetabolismo. A aferição seriada da lactacidemia orienta a conduta e avalia o prognóstico em caso de sepse; entretanto, a produção de lactato não aumenta apenas durante a hipoxia celular, e pode decorrer de alteração primária na glicólise. A hipoxia celular e a redução da reserva de fosfatos energéticos (ATP) não explicam, por si, todas as anormalidades na patogênese do choque séptico. O hipercatabolismo proteico também promove o acúmulo de piruvato, que não é usado no ciclo de Krebs, mas desviado para a formação de lactato, o que aumenta a concentração desses ácidos e mantém constante a relação entre lactato e piruvato. Essa relação pode indicar que o aumento da lactacidemia depende do excesso de produção de lactato, e não necessariamente do acúmulo de piruvato, devido a hipoxia ou excesso de produção de piruvato. A acidose láctica pode também ser mecanismo compensatório, em que a acidose intracelular é necessária para aumentar a liberação de oxigênio (desvio da curva de hemoglobina para cima e para a direita). O resultado de todo esse fenômeno são uma progressiva diminuição da perfusão tecidual, hipoxia celular e disfunção progressiva de órgãos, à semelhança do que se observa no DC muito baixo, como ocorre nos choques cardiogênico e hipovolêmico; entretanto, pode decorrer de perfusão tecidual adequada e metabolismo celular reduzido. Em caso de choque séptico, a disfunção celular relaciona-se principalmente com a menor disponibilidade de oxigênio para a mitocôndria e os tecidos, junto com a resposta inflamatória exacerbada; e decorre de hipotensão arterial (vasodilatação periférica e síndrome de extravasamento vascular), diminuição do DC (hipovolemia, depressão miocárdica), redistribuição do fluxo sanguíneo para os tecidos, *shunt* periférico e trombose difusa da microcirculação. A resposta inflamatória sistêmica associa-se a disfunção endotelial, com alterações na adesividade celular, na coagulação e na regulação do tônus vasomotor, capazes de desencadear disfunções orgânicas.

l. **Hemodinâmicas.** Alguns fatores são preditores de sobrevivência no paciente em choque séptico, como a bradicardia, a diminuição da fração de ejeção e a dilatação ventricular. Esses fenômenos adaptativos podem refletir maior compensação ventricular (mecanismo de Frank-Starling) para a depressão miocárdica induzida por sepse. As aferições hemodinâmicas seriadas, por meio de cateter de Swan-Ganz, revelam que, no choque séptico, a resposta terapêutica favorável associa-se a aumento do tônus vascular sistêmico e normalização do índice cardíaco elevado, enquanto a manutenção do estado hiperdinâmico aumenta o risco de mortalidade. O uso de termometria indireta, à beira do leito, constitui maneira eficaz de se quantificarem as alterações do consumo de oxigênio e da produção de gás carbônico; e permite-nos avaliar o resultado da reposição volêmica, suporte nutricional e administração de fármacos vasoativos.

m. **Respiratórias.** Observa-se no início do choque séptico a presença de lesão do endotélio vascular pulmonar (lesão pulmonar aguda), devido à inflamação, o que determina edema intersticial (fase edematosa). À medida que o choque evolui, ocorrem maior infiltrado pulmonar; aumento do gradiente alveoloarterial e diminuição da pressão parcial de oxigênio no sangue arterial (PO_2); com desequilíbrio entre a ventilação e a perfusão pulmonares, resultando em hipoxemia refratária, diminuição da complacência pulmonar, caracterizando insuficiência respiratória aguda e SARA.

n. **Renais.** A hipoperfusão tecidual (com ou sem hipotensão) e a lesão inflamatória resultam, desde o início da sepse, em isquemia e disfunção tubular renal; o que se associa a insuficiência pré-renal (hipovolemia) e renal (necrose tubulointersticial aguda, e cortical bilateral).

o. **Digestórias.** Observam-se retardo precoce no esvaziamento gástrico e aparecimento de úlceras de estresse, que se seguem por alteração estrutural da mucosa intestinal e translocação bacteriana e de seus produtos tóxicos para os vasos sanguíneos (hipótese de que o intestino mantém o estímulo inflamatório mesmo após a eliminação do foco infeccioso inicial). A presença de DC normal ou elevado nem sempre evita a isquemia intestinal. Por esse motivo, o monitoramento da perfusão regional por meio de tonometria gástrica pode ser útil para avaliação, terapêutica e prognóstico, especialmente ao se reconhecer que a circulação esplâncnica é precocemente reduzida no paciente em choque séptico. A aferição do pH intramucoso gástrico pode indicar precocemente a inadequação da oxigenação tecidual, e auxiliar na administração adequada dos líquidos e dos agentes inotrópicos. A maior mortalidade associa-se à presença de lactato elevado no soro (> 2 mEq/ℓ), principalmente após 24 h do início do choque séptico, e a pH intramucoso menor que 7,32; entretanto, o custo e a dificuldade de realização dessas aferições são problemas a serem resolvidos para que de fato sejam dados úteis na prática.

p. **Hepáticas.** Associam-se a diminuição do fluxo sanguíneo para o fígado, congestão venosa e lesão inflamatória dos hepatócitos.

2. **Choque anafilático.** Representa reação de hipersensibilidade imediata (de tipo I) que ocorre em pessoa previamente sensibilizada, alguns minutos após reexposição a antígenos ou a haptenos de baixo peso molecular, mediada por anticorpos tipo IgE. A combinação de antígeno e IgE na superfície dos basófilos e eosinófilos (mastócitos) desencadeia liberação de mediadores primários (histamina, leucotrienos, fatores quimiotáticos) e secundários (prostaglandinas, cininas) da anafilaxia. Os efeitos dessas substâncias mediadoras incluem constrição de músculo liso, vasodilatação arteriolar e venodilatação, alteração do tônus vascular (sistêmico e pulmonar) com diminuição da resistência vascular periférica, aumento da permeabilidade vascular, extravasamento de plasma e proteínas de capilares para o interstício, diminuição do retorno venoso, indução a degranulação de plaquetas e atração de células inflamatórias. O aumento da permeabilidade pode provocar edema de glote, capaz de levar a óbito antes mesmo que se estabeleça o choque circulatório. A intensidade e a distribuição dessa reação dependerão do grau de hipersensibilidade do indivíduo ao antígeno. As reações anafilactoides provavelmente envolvem liberação não imunologicamente mediada de substâncias como: curare, soluções hipertônicas (manitol), agentes anti-inflamatórios não esteroides (ácido acetilsalicílico, aminopirina, indometacina) e materiais de contraste radiopaco; podem ocorrer em pessoas não sensibilizadas previamente. Os principais agentes causadores de anafilaxia são:

   a. **Proteínas.** Venenos de insetos, himenópteros, pólen, alimentos (ovos, frutos do mar, nozes, grãos, amendoim, algodão, chocolate), soros heterólogos, hormônios (insulina), enzimas (tripsina) e outras proteínas humanas (p. ex., líquido seminal).

   b. **Haptenos.** Antibióticos (penicilinas, cefalosporinas, tetraciclinas, anfotericina B, nitrofurantoína, aminoglicosídeos), anestésicos locais (lidocaína, procaína), vitaminas (tiamina, ácido fólico) e dextranas.

   Parece provável que as pessoas atópicas e com teste de sensibilidade cutânea positivo apresentem maior incidência dessas reações.

3. **Choque neurogênico.** Trata-se de choque vasogênico, em que se observa desequilíbrio do tônus vasomotor, com predomínio de vasodilatação, o que determina hipotensão arterial sistêmica. As causas mais comuns decorrem de lesão ou intensa depressão do sistema nervoso central com paralisia vasomotora, especialmente do centro vasomotor, associado principalmente a anestesia geral profunda ou raquimedular (bloqueio da descarga simpática

acima da medula espinal), lesão cerebral difusa (hemorragia intracraniana, traumatismo raquimedular, hipertensão intracraniana, herniação cerebral ou cerebelar), fármacos depressores do sistema nervoso central. Deve ser diferenciado, em casos de traumatismo, do choque hipovolêmico pela associação de hipotensão arterial sistêmica com bradicardia.

IV. **Apresentações clínicas do choque.** O exame clínico deve ser rápido, objetivo, e avaliar a perfusão periférica (coloração das mucosas, tempo de enchimento capilar), estado de hidratação, frequência e qualidade do pulso, PAS, funções renal, pulmonar e cardíaca, temperatura corporal e estado mental; além disso, o avaliador deve aliviar a tensão emocional do paciente e seus familiares, infundindo esperança e luta pela vida, inclusive em familiares do paciente, sem falsa esperança, e dar início imediatamente às medidas terapêuticas adequadas.

Deve-se proceder a novo exame mais pormenorizado, após a administração inicial das medidas terapêuticas, avaliando-se o estado acidobásico e hidreletrolítico, gasometria sanguínea, hemograma (hematócrito, hemoglobina, eritrograma, leucograma) e PVC.

As apresentações clínicas do choque variam de acordo com a causa e o tipo, mas algumas são comuns a todos os tipos de choque, especialmente:

- **Hipotensão:** apesar de a hipotensão ser um dos principais sinais de choque, a PAS sistólica pode estar normal em seu início devido a compensação adrenérgica e passagem de líquido intersticial para o espaço intravascular. À medida que o choque evolui, ocorre hipotensão sistólica e diastólica por hipovolemia, queda do DC e vasoplegia. A hipotensão, caracterizada por PAS sistólica < 90 mmHg ou diminuição além de 40 mmHg, ou PAS média < 60 mmHg, é sinal frequente de choque em evolução, mas que precisa ser confirmado por outros sinais. Queda da PAS superior a 30% ou 50 mmHg dos níveis de base e com alteração da consciência e redução do volume urinário constitui forte evidência de choque. Na hipotensão isolada, sem choque, a redução da PAS não ultrapassa a 30% do valor normal e não há alteração da consciência nem da diurese. Em casos de hemorragias agudas, a queda da PAS sistólica abaixo de 80 mmHg está associada a perda de um terço da volemia. PAS diminuída e convergente é sinal de volume sistólico (débito por batimento) reduzido. É maior a intensidade de vasoconstrição quanto mais elevados forem os níveis anteriores da PAS

- **Pele pálida, cianótica, fria e pegajosa:** os mecanismos de vasoconstrição desviam o sangue da pele, das mucosas e da circulação esplâncnica para os órgãos vitais, para manter especialmente a perfusão coronária e cerebral, o que determina pele fria e úmida. Em geral, a pele apresenta-se pálida, esbranquiçada, moteada e úmida. É possível observar-se cianose, mais evidente em dedos, lábios, ponta do nariz e orelhas, e em geral acompanhada de sudorese fria e hipotermia. A hipotermia das extremidades é progressiva do hálux para o tronco, à proporção que o choque progride ou perdura. A incapacidade de manter a temperatura do hálux em pelo menos 4°C acima da temperatura ambiental tem relação com mau prognóstico. O efeito adrenérgico tende a determinar pele fria e úmida. e a vasoconstrição e baixa perfusão tornam a pele pálida e cianótica. Na fase inicial do choque distributivo, em geral a pele apresenta-se com a temperatura aumentada (quente), por vasodilatação (choque "quente"), microfistulização e pirogenemia (interleucina, fator de necrose tumoral), e, ao final de sua evolução, pode estar seca e fria, devido à vasoconstrição periférica e ao desvio do fluxo sanguíneo para o cérebro e o coração

- **Diminuição do volume urinário:** é causada por desvio do fluxo sanguíneo para os órgãos vitais, para manutenção imediata da vida, e reflete a depleção do volume intravascular. Outros sinais de hipovolemia incluem taquicardia, hipotensão ortostática, diminuição do turgor da pele, ausência de sudorese axilar e ressecamento das mucosas
- **Estado de consciência:** é sinal dos mais confiáveis para se avaliar a recuperação ou agravamento clínico do estado de choque. Apresenta grande variabilidade, desde apreensão inicial, desconforto, inquietação, vertigem, lipotimia, apatia, sonolência, confusão mental ou delírio, obnubilação ou coma. A manutenção de lucidez sugere melhor prognóstico. A evolução dos sinais de consciência ajuda a avaliar a progressão em resposta ao tratamento. Observa-se ainda diminuição da sensibilidade, dos reflexos e da motricidade
- **Acidose metabólica:** na fase inicial do choque, ocorre alcalose respiratória. À proporção que o choque progride, surge acidose metabólica, que reflete a diminuição da depuração do lactato no fígado, rins e músculo esquelético. O agravamento do estado de choque determina hipoxemia tissular, o que aumenta a produção de lactato (devido ao metabolismo anaeróbico) e intensifica a acidose metabólica
- **Frequência cardíaca ou de pulso:** a taquicardia é o sinal mais sensível e precoce de alerta da presença de choque. É proporcional à sua gravidade, apesar de pouco específico. A bradicardia associada ao choque revela a presença de miocardiopatia grave, bloqueio do sistema de condução ou ritmo agônico, préparada cardiorrespiratória. A taquicardia é característica da redução do volume intravascular, devido à excitação simpaticossuprarrenal do sistema nervoso autônomo (causada pela hipotensão) e à inibição simultânea do centro vagal medular. Nenhuma alteração ocorre antes da perda de pelo menos 1.000 mℓ de volume intravascular (no adulto), quando a velocidade de perda é lenta e gradual ou o paciente está em decúbito dorsal. Outros fatores podem alterar esse mecanismo compensatório, como redução do retorno venoso e a qualidade da função ventricular esquerda. Ansiedade e medo, comuns em politraumatizados, podem provocar taquicardia. Por isso, diante de hipovolemia, as **alterações na frequência cardíaca só têm valor quando o paciente é mantido em observação mais prolongada**
- **Pulsos arteriais finos, vasoconstrição:** o aumento da resistência vascular periférica, que ocorre após a rápida perda de volume intravascular, alcança seu máximo muito rapidamente ao tentar compensar a diminuição do DC (que, por sua vez, se deve tanto à hipovolemia como à existência de um fator depressor miocárdico). Essa resistência vascular periférica só pode ser medida indiretamente. A vasoconstrição máxima ocorre na pele; em seguida, nos rins, no fígado e, finalmente, no cérebro. Ao mesmo tempo, observa-se vasoconstrição generalizada no sistema venoso. Como parte da vasoconstrição, a venoconstrição é mecanismo importante para que a PAS seja mantida na hipovolemia aguda, pois cerca de 50 a 60% do volume total de sangue estão no sistema venoso. As respostas vasculares à hemorragia são imediatas, e ocorrem segundos após o início da hemorragia, assim como são as ativações do sistema simpático e das suprarrenais. Os níveis de catecolaminas no soro aumentam imediatamente, por ação da medular e do córtex da suprarrenal, e da hipófise. As alterações que ocorrem no músculo esquelético, em sua microcirculação, são fundamentais, pois, além de ser o tecido com a maior massa celular corpórea, também apresenta

os principais locais-alvo para os ajustes compensatórios vasculares neuro-humorais. O fluxo na rede microvascular no músculo esquelético é intermitente no início do período pós-hemorragia, o que provavelmente indica interação entre as atividades vasoconstritoras alfa-adrenérgicas e vasodilatadoras beta-adrenérgicas. Essa interação (vasoconstrição-vasodilatação) provavelmente determina aumento da mobilização compensatória do líquido intersticial para o compartimento intravascular, como uma autotransfusão. Em seguida, ocorre período de completa parada microcirculatória, seguido de reperfusão de 30 a 50% dos capilares que eram anteriormente perfundidos. Além disso, observa-se nesses capilares a existência de agregados de leucócitos, que lentificam o fluxo sanguíneo, mas sem grumos de hemácias no interior dos capilares. O pulso das artérias periféricas evolui de diminuído para fino, difícil de palpação em vista de sua reduzida amplitude (pequena pressão diferencial por baixo volume ejetado por batimento cardíaco), e torna-se facilmente (mole) depressível (pela hipotensão). Aos poucos a pulsação se torna impalpável, seguido de dificuldade de palpação também de pulsos centrais, e tornar-se impalpável pode indicar parada cardíaca em assistolia, fibrilação ou dissociação eletromecânica. A presença de assimetria de pulso (entre as artérias dos membros superiores) sugere a instalação de dissecção da aorta

- **Exame do precórdio:** o exame do *ictus cordis* ajuda a identificar indícios de insuficiência cardíaca por meio da presença de sopros; sua localização (sugere aumento de ventrículo direito, se desviado para cima e esquerda do quinto espaço intercostal e da linha axilar média; e do ventrículo esquerdo, se desviado para baixo, em direção ao diafragma), impulsão (muscular, propulsivo) e tempo de incursão (aumentado em caso de insuficiência cardíaca); balanço epigástrico e da área aórtica acessória (aumento de ventrículo direito e do cone da pulmonar); tamanho da área cardíaca; sopros novos (endocardite, IAM, ruptura valvar ou do septo interventricular)
- **Diferença de PAS e FC entre o decúbito e ortostatismo:** consiste em um teste simples, prático e objetivo para detecção de hipovolemia. É indício de hipovolemia uma queda da PAS de 10 ou 20 mmHg em relação à PAS habitual, acompanhada de aumento de 15 bpm na frequência cardíaca entre o decúbito dorsal e o ortostatismo. Nos pacientes com neuropatia periférica (por diabetes melito, por exemplo) ou em uso de betabloqueador, essa redução da PAS ocorre em ortostatismo mas não é acompanhada de taquicardia
- **Pressão venosa:** apresenta-se reduzida no choque hipovolêmico e distributivo, com colapso de veias jugulares, das veias do dorso do pé em declive. Está aumentada com ingurgitamento venoso quando há diminuição da fração de enchimento ventricular ou se ocorrer algum obstáculo circulatório. A presença de onda de pletismografia variando com o movimento ventilatório pode ser o primeiro sinal de alarme de hipovolemia absoluta ou relativa
- **Tempo de recoloração da pele:** é avaliado por meio de flexão intensa, passiva ou ativa dos dedos da mão, por 5 s; e, em seguida, mensuração do tempo de recoloração da palma após sua extensão, o que geralmente ocorre em 1 a 3 s. Vasoconstrição ou anemia dificultam essa observação nas extremidades, e é necessário observar a recoloração também na pele do tronco
- **Alteração da dinâmica ventilatória pulmonar:** podem ocorrer taquipneia (aumento da frequência), hiperpneia (aumento da profundidade) ou polipneia (aumento da frequência e da profundidade), com ou sem esforço ventilatório,

pela acidose metabólica ou broncospasmo, SIRS/SARA, atelectasia, pneumonia. A hiperventilação pode ser notada por ausculta da entrada de ar combinada com inspeção da expansibilidade do tórax. Ventilação e expansibilidade torácicas aumentadas prenunciam SARA, pneumonia ou atelectasias
- **Variação da pressão de pulso no ciclo respiratório (Δpp):** constitui um índice hemodinâmico que pode evidenciar disponibilidade de volume recuperável para elevar a pré-carga; mesmo não sendo ainda muito bem conhecido, revela-se melhor preditor que a PVC e a pressão de oclusão da artéria pulmonar em relação ao aumento do índice cardíaco, após reposição volêmica
- **Colapso venoso:** leitos venosos da jugular e do dorso das mãos e dos pés planos em relação ao que eram, ou mesmo deprimidos, mesmo com a extremidade em declive, correspondem a PVC baixa e indicam hipovolemia importante. A presença de onda de pletismografia variando com a respiração pode ser o primeiro sinal de alarme de hipovolemia absoluta ou relativa
- **Diminuição do volume urinário:** caracteriza-se por diurese menor que 30 mℓ/h ou 14 mℓ/m²/h devido a hipoperfusão renal e a consequente redução da filtração glomerular, e tende a melhorar com a infusão intravascular de volume. O volume urinário é afetado não só pela hipovolemia absoluta ou relativa e pela hipotensão arterial sistêmica, mas também pelos efeitos de aminas endógenas e por mediadores inflamatórios e vasoativos. Persistência do volume urinário reduzido após adequada reposição de volume pode indicar lesão renal secundária (mais frequentemente, necrose tubulointersticial aguda), e deve ser diferenciada de disfunção pré-renal e renal a ser feita pela resposta à infusão de volume – e, caso não responda, à infusão de manitol; e, se ainda assim não responder com restituição da diurese, pela administração de furosemida; e corroborada por avaliação laboratorial da depuração de sódio, ureia e creatinina no soro
- **Hemodiluição:** o líquido do compartimento extravascular tem os mesmos componentes do plasma, exceto quanto ao menor conteúdo proteico. A mobilização de líquido do espaço extravascular para o intravascular provoca hemodiluição progressiva, que se torna mais intensa principalmente após o início da reposição da volemia com NaCl a 0,9%. Há diferença de comportamento com relação à hemodiluição quando o choque se caracteriza principalmente por perda do componente intravascular do plasma (queimaduras, peritonites graves, infecções extensas de partes moles, síndromes de esmagamento). Nesses casos, em vez de hemodiluição, haverá hemoconcentração, com alto hematócrito
- **Alterações bioquímicas:** o estresse associado ao choque desencadeia várias adaptações, secundárias aos seguintes fatores:
  ◦ **Estímulo endocrinometabólico:** o eixo hipófise-suprarrenal é logo estimulado, o que provoca elevados níveis de epinefrina, aumento da atividade simpática e liberação de renina, angiotensina, aldosterona, hormônio adrenocorticotrófico e glicocorticosteroides. Há aumento das betaendorfinas, hormônio antidiurético, eritropoetina, glucagon, 2,3-difosfoglicerato, prostaglandinas e complemento. No início do choque observam-se eosinopenia, linfocitopenia e trombocitopenia, retenção de sódio e água, grande aumento na excreção de potássio e balanço negativo de nitrogênio
  ◦ **Fluxo sanguíneo lento:** a produção de ATP como fonte de energia pelo metabolismo tissular, em associação com oxidação da glicose no ciclo de Krebs (metabolismo aeróbico), depende de fluxo sanguíneo adequado. O fluxo lento reduz a oxigenação dos órgãos vitais e, em consequência, torna

o metabolismo anaeróbico. A produção de ATP quando há hipoxia é feita pela glicólise anaeróbica, o que resulta em produção de ácido láctico, acidose metabólica e redução do poder de combinação do CO_2 com o sangue. A compensação respiratória que ocorre no início do choque hemorrágico costuma ser insuficiente; e, à proporção que o choque evolui, observa-se diminuição contínua do pH, com acidose progressiva. A redução do metabolismo aeróbico paralisa a bomba de sódio-potássio, o que desencadeia intumescimento e até lise celular. Observa-se ainda hiperglicemia, que é diretamente relacionada com a gravidade da hipovolemia e do choque. O aumento da glicemia associa-se a aumento da glicólise hepática (por mudança para anaerobiose); no entanto, pode decorrer de diminuição da secreção de insulina e de uso periférico da glicose. Essas alterações nos gases arteriais, no pH e no lactato no soro ocorrem cerca de 50 min antes do estabelecimento das alterações hemodinâmicas. Na fase de recuperação, esses parâmetros bioquímicos retornam ao normal 50 min antes da normalização hemodinâmica. O hipofluxo tissular desencadeia progressivamente, em nível celular, choque irreversível

○ **Falhas no funcionamento de órgãos específicos:** na hipovolemia, o sangue é desviado para o coração e o cérebro, em detrimento do restante do organismo. As alterações observadas em órgãos específicos dependem, na maioria das vezes, da duração e da gravidade do estado de choque. As lesões renais devem-se diretamente à má perfusão renal e, indiretamente, à ocorrência de *shunts* intrarrenais, com o sangue desviado no interior dos rins para os néfrons corticais externos. As alterações renais podem variar desde diminuição do volume urinário até insuficiência renal de alto débito (com urina de baixa densidade e pH básico), ou insuficiência renal aguda com anúria, e determinar aumento das concentrações de potássio, magnésio e creatinina no soro. As alterações em outros órgãos decorrem especialmente de acometimento pulmonar (pulmão de choque ou SARA); hepático, com falha do hepatócito em gerar ATP em estado anaeróbico, o que lesiona organelas intracelulares e das membranas celulares e provoca insuficiência hepática, comprometendo a síntese de muitas das proteínas envolvidas nos sistemas de coagulação, ocasionando distúrbios de coagulação e hemorragias persistentes; e gastrintestinais, com isquemia e risco de translocação bacteriana. Observa-se ainda a interação entre substâncias opioides endógenas e a dor; no entanto, é controverso o efeito de antagonista de opiáceos (como a naloxona)

• **Comprometimento de outros órgãos:** podem estar presentes outras alterações relevantes em outros aparelhos ou sistemas, e sinais que podem ajudar a estabelecer a intensidade e gravidade do acometimento sistêmico. Síndrome febril acompanhada de calafrios sugere septicemia; a identificação de púrpura (petéquias, sufusões, equimoses) pode indicar traumatismo, CIVD, endocardite, septicemia por *Neisseria*, eritema gangrenoso (*Pseudomonas aeruginosa*), eritrodermia sistêmica (estafilococcia ou estreptococcia).

Os efeitos de todas essas alterações determinam **sobre os diversos sistemas repercussões variadas em que se destacam:** insuficiência renal e respiratória pós-traumática, hemorragia digestiva e SDMO (Quadro 8.7).

É necessário reconhecer rapidamente a evolução do paciente para choque ou insuficiência respiratória e buscar na história indicativos de: cardiopatia, síndrome febril recente, uso de farmacoterapia e seu motivo, risco de tromboembolia, presença de hemorragia (Quadros 8.7 a 8.10).

Quadro 8.7 Principais sinais do estado de choque.

Instalação	Sinais
Precoce	Taquicardia inexplicada; pulso fino, fraco, difícil de palpar; extremidades frias; tempo de recoloração capilar ou reenchimento capilar lento, acima de 4 s (pode ser tardio no choque séptico); diurese diminuída e sensação de sede; palidez, cianose, pele moteada; sudorese fria, acidose metabólica
Tardia	Pressão arterial reduz tardiamente (hipotensão significa que o choque está descompensado e grave); taquicardia, taquidispneia e/ou respiração acidótica; alterações do SNC (irritabilidade, agitação, confusão ou delírios, sonolência, torpor, coma); diurese muito diminuída ou anúria; isquemia gastrintestinal (hipomotilidade, distensão, hemorragia), edema pulmonar não hidrostático (SARA)

Quadro 8.8 Valores de referência de parâmetros hemodinâmicos aferidos e calculados.

Valores	Parâmetros	Unidades de aferição
Aferidos diretamente	Débito cardíaco (DC = Volume sistólico × Frequência cardíaca)	4 a 7 ℓ/min
	Pressão arterial sistólica (PAS)	120 a 140 mmHg
	Pressão arterial diastólica (PAD)	80 a 100 mmHg
	Frequência cardíaca (FC)	60 a 90 bpm
	Pressão arterial pulmonar (PAP) sistólica/diastólica	20 a 30/8 a 12 mmHg
	Pressão arterial pulmonar média (PAPM)	12 a 15 mmHg
	Pressão em cunha capilar pulmonar (PECP)	5 a 12 mmHg
	Pressão venosa central (PVC) = Pressão do átrio direito	6 a 12 mmHg (7 a 12 cmH$_2$O)
Derivados ou calculados a partir dos parâmetros aferidos	Consumo de oxigênio (VO$_2$) = DC × Hb × 1,39 × [SatO$_2$ × VSO$_2$] + 0,003 × (PaO$_2$-PVO$_2$)	200 a 400 mℓ/min
	Índice cardíaco (IC) = DC ÷ Superfície corporal	2,5 a 4,2 ℓ/min/m²
	Pressão arterial média (PAM) = (PAD × 2 + PAS) ÷ 3	80 a 100 mmHg
	Resistência vascular sistêmica (RVS) = (PAM-PVC) × 80 ÷ DC	800 a 1.440 dinas·s·cm^{-5}
	Índice de resistência vascular sistêmica (IRVS) = RVS ÷ Superfície corporal	1.680 a 2.580 dinas·s·cm^{-5}·m²
	Volume sistólico (VS) = DC ÷ FC	60 a 130 mℓ/bpm
	Índice de volume sistólico (IVS) = VS ÷ Superfície corporal	30 a 75 mℓ/bpm/m²
	Pressão de perfusão (PP) = PAM − PECP	≥ 50 mmHg
	Resistência vascular pulmonar (RVP) = (PAPM − PECP) × 80 ÷ DC	150 a 250 dinas·s·cm^{-5}
	Conteúdo arterial de oxigênio (CaO$_2$) = Hb × SatO$_2$ × 1,39	15 a 20
	Suprimento de oxigênio (DO$_2$) = DC × CaO$_2$	700 a 1.200 mℓ/min
	Índice de impulso apical do VE (IIAVE) = (PAM − PECP) × IVS × 0,0136	35 a 85 g/m²/bpm
	Distribuição de oxigênio (DO$_2$) = DC × [Hg × 1,38 × SaO$_2$] + [0,003 × PO$_2$]	1 ℓ/min

Parte 1 | Urgências Cirúrgicas

A. **Apresentações clinicopatológicas especiais do choque hipovolêmico.** As apresentações clínicas do choque dependem da velocidade e do volume da perda de sangue ou líquidos, sendo moderadas quando há perda de cerca de 25% do volume circulante. Observam-se diminuição do DC, da PAS e da PVC, taquicardia com pulso rápido e fraco, insuficiência de perfusão periférica que se expressam por pele e mucosas frias, descoradas e úmidas (em situações críticas, pode ocorrer

Quadro 8.9 Parâmetros hemodinâmicos invasivos e sua variação entre os tipos de choque.

Choque	Etiologia	Pré-carga (PVC-PCP)	Débito cardíaco	Resistência
Cardiogênico	Infarto, miocardiopatia aguda	Muito aumentada	Diminuído (< 2 ℓ/min/m²)	Alta (> 1.500 dinas·s/cm⁵)
	Ruptura de septo interventricular	Aumentada (> 18 mmHg)	VE diminuído (VD > VE)	
	Regurgitação mitral aguda	PCP muito aumentada	Anterógrado diminuído	
Obstrutivo	Tamponamento pericárdico	Aumentada (> 18 mmHg)	Diminuído (< 2 ℓ/min/m²)	Alta (> 1.500 dinas·s/cm⁵)
	Embolia pulmonar	Muito aumentada	Muito diminuído	
Hipovolêmico	Hemorragia, desidratação, 3º espaço	Muito reduzida (< 5 mmHg)	Muito diminuído	Alta (> 1.500 dinas·s/cm⁵)
Distributivo	Séptico precoce (quente)	Normal ou reduzida	Aumentado (> 4 ℓ/min/m²)	Baixa (< 800 dinas·s/cm⁵)
	Séptico avançado, anafilático		Aumentado ou normal	

Quadro 8.10 Parâmetros hemodinâmicos invasivos e sua variação entre os tipos de choque.

Alteração no choque		PAM	FC	PVC	PECP	IC	IRVS	IRVP	DO₂
Cardiogênico	Disfunção miocárdica	↓	↑	↑	↑	↓↓	↑	N	↓
	Defeito de septo ventricular	↓	↑	↑	↑	↓ VD > VE	↑	N	↓
	IAM de VD	↓	↑	↑	↑	↓	↑	N	↓
Obstrutivo	Tamponamento pericárdico	↓	↑	↑	↑	↓↓	↑N	↑	↓
	Embolia pulmonar maciça	↓	↑	↑	N↓	↓↓	↑N	↑	↓
Hipovolêmico		↓	↓	↓	↓	↓	↑	N	↓
Distributivo		↓	↓	2	N↓	N	↓	N	N

Valores normais: PAM, 80 a 90 mmHg; FC, 60 a 90 bpm; PVC, 2 a 6 mmHg; PECP, 5 a 12 mmHg; IC, 2,5 a 4,2 ℓ/min/m²; IRVS, 1.680 a 2.580 dinas·s·cm⁻⁵·m²; IRVP, 20 a 120 dinas·s·cm⁻⁵·m²; DO₂, 700 a 1.200 m ℓ/min. N: normal; ↑: aumentado; ↓: diminuído.

cianose), tempo de enchimento capilar aumentado (> 2 s), desaparecimento do batimento do pulso em pequenas artérias periféricas e colabamento vascular e hiperpneia; com seu agravamento, pode-se instalar depressão respiratória. O valor da temperatura corporal varia; a presença de hipotermia indica choque grave.

B. **Apresentações clinicopatológicas especiais do choque cardiogênico.** O choque cardiogênico decorre de insuficiência aguda da perfusão tissular (diminuição do DC), secundária a qualquer fator que provoque perda importante da capacidade funcional do músculo cardíaco. Associa-se predominantemente a necrose ou isquemia miocárdica, o que promove hipotensão e consequente diminuição da perfusão tissular (hipoxia tecidual com volume intravascular adequado), o que agrava ainda mais a função cardíaca, com repercussões em outros órgãos (p. ex., rins, fígado e cérebro), como sucede em outros tipos de choque. A maior parte dos casos de choque cardiogênico decorre de obstrução da artéria coronária descendente anterior.

Sua etiologia associa-se principalmente a:
1. IAM do ventrículo esquerdo ou direito, especialmente associado a (Quadros 8.5 e 8.6):
   a. Ruptura aguda do septo interventricular.
   b. Ruptura de músculos papilares ou da cordoalha tendínea com insuficiência mitral grave.
   c. Tamponamento cardíaco, com ou sem ruptura da parede livre ventricular.
2. Alterações anatomofuncionais miocárdicas: miocardite, miocardiopatias como doença de Chagas, miocardiopatias hipertróficas obstrutivas.
3. Lesões pericárdicas (pericardite, tamponamento cardíaco).
4. Alterações do ritmo cardíaco (bradicardias, bloqueios, taquicardias) e das valvas (disfunções de origem reumática ou de qualquer outra etiologia).

Associa-se em 5 a 8% e 2,5% a IAM com e sem elevação do segmento ST, respectivamente; todavia, com as intervenções percutâneas de angioplastia, sua frequência tem diminuído.

O diagnóstico clínico e laboratorial do choque cardiogênico pode ser estabelecido por exame clínico e monitoramento hemodinâmico. É mais comum quando se associa a IAM em idosos; em pessoas com IAM prévio ou que se instala em parede anterior, ou que apresentam insuficiência cardíaca congestiva. Caracteriza-se por diminuição do DC e da PAS, sinais de hipertensão venosa sistêmica (ingurgitamento jugular, edema dos membros inferiores, ascite, hepatomegalia), hipertensão venocapilar pulmonar (dispneia, ortopneia) e insuficiência de perfusão sistêmica. As características clínicas são similares às do choque hipovolêmico; entretanto, observam-se PVC aumentada, jugulares ingurgitadas e com esvaziamento lento, congestão pulmonar, estertores pulmonares teleinspiratórios difusos, hepatomegalia, terceira ou quarta bulhas com taquicardia (galope ou galope de soma), aumento de área cardíaca, edema, aparecimento de sopro novo. Os critérios hemodinâmicos para o diagnóstico de choque cardiogênico são:
5. Hipotensão contínua (PAS sistólica < 80 a 90 mmHg ou PAS média 30 mmHg inferior à aferição basal).
6. Índice cardíaco reduzido (< 1,8 ℓ/min/m^2 em suporte terapêutico, ou < 2,0 ℓ/min/m^2 com suporte terapêutico).
7. Pressão de capilar pulmonar elevada (> 15 mmHg).

O diagnóstico é feito a partir dos seguintes dados:
8. Volume urinário < 20 mℓ/h.
9. Pele fria e enchimento capilar diminuído.
10. PAS sistólica < 80 a 90 mmHg.
11. Acidose metabólica (acidose láctica).
12. Alterações do estado de consciência (agitação, sonolência, confusão, coma).
13. Pressão capilar pulmonar > 15 mmHg.
14. Índice cardíaco reduzido. O esclarecimento pode ser estabelecido por ecocardiografia transtorácica ou transesofágica, associada a Doppler, cintilografia de ventilação e perfusão pulmonar e angiografia pulmonar.

A evolução relaciona-se com a gravidade de suas alterações hemodinâmicas.
C. **Apresentações clinicopatológicas especiais da sepse e choque séptico.** A sepse tem incidência de 300 casos por 100.000 pessoas, que aumenta em 13% ao ano, e evolução, em 50% das vezes, para choque séptico. A taxa média de mortalidade da sepse no Brasil, 30 dias após seu início, é de 50%; a morbidade é elevada; compromete a função cognitiva e a qualidade de vida dos sobreviventes; e tem custo médio de US$ 22.100 por paciente. Pode ser desencadeada por qualquer microrganismo (bactéria, vírus, fungos, protozoários, helmintos), e as bactérias são os agentes mais comuns, especialmente as gram-negativas (*Escherichia coli*, *Klebsiella pneumoniae*, *Enterobacter* sp., *Pseudomonas aeruginosa*), e gram-positivas (*Staphylococcus aureus* e *Streptococcus pneumoniae*). Em pacientes imunossuprimidos, são também importantes os fungos. O choque séptico pode ser provocado também por vírus, protozoários e riquétsias.

O risco aumentado de ocorrência de sepse e choque séptico se associa a: bacteriemia, idade acima de 65 anos, diminuição das defesas do hospedeiro (neoplasia, insuficiência renal ou hepática, imunodeficiência adquirida, uso de imunossupressores), doença crônica; presença de neoplasia, ferimentos, queimaduras ou procedimentos invasivos (sonda, cateteres, tubos); terapêutica imunossupressora, pneumonia, alcoolismo, infecção hospitalar e distúrbios genéticos associados a aumento da suscetibilidade a microrganismos, asplenia, desnutrição.

Cerca de 70% dos casos de **choque séptico se associam a microrganismos** gram-negativos, relacionados especialmente com infecções hospitalares, e têm maior incidência em recém-nascidos, idosos, puérperas, pós-aborto séptico, após manipulações urológicas e cirurgias gastrintestinais. Em hospital geral, sua ocorrência se distribui em 15%, 10%, 10% e 5% dos pacientes com doenças hematológicas, neoplásicas malignas, diabetes melito (em geral, de origem geniturinária) e hepatopatias graves, respectivamente. Em hospital de traumatologia, a maioria dos casos se associa a cirurgias ortopédicas, abdominais, grandes queimados; cateterismo vesical ou vascular; e outros procedimentos invasivos. O choque tóxico (toxina estafilocócica) associa-se com mais frequência ao uso de absorventes intravaginais durante a menstruação e a outras causas em várias idades e ambos os sexos, que são responsáveis pela maioria dos casos de choque extra-hospitalares.

As apresentações clínicas iniciais de choque séptico incluem pele quente e avermelhada, pulsos amplos, hipotensão moderada (ou níveis pressóricos abaixo do normal), débito urinário reduzido e febre (98% dos casos), com manutenção do nível de consciência e alerta. A curva térmica pode ser intermitente, remitente, contínua ou variável. O início da bacteriemia associa-se a elevação brusca da curva térmica (25%), calafrios ou mal-estar, cefaleia, prostração, mialgia, apreensão, agitação, anorexia, acrocianose, necrose isquêmica distal, lesões cutâneas hemorrágicas (petéquias) com bolhas e celulite, hematúria, calafrios, mialgia, diarreia, íleo, icterícia, náuseas e vômitos. É raro o encontro de delírio, estupor, coma e distensão abdominal, que em geral se devem a doença subjacente.

A relação entre agente e hospedeiro pode ser entendida como:
1. **Infecção.** Resposta inflamatória desencadeada pela presença ou invasão de micróbios em tecidos normalmente estéreis.
2. **Bacteriemia.** Presença de bactérias viáveis na corrente sanguínea.
3. **SIRS.** Resposta à inflamação devido a várias condições clínicas graves (tumor, pancreatite, infecção sistêmica, queimadura), manifestadas por ≥ 2 das seguintes condições (Quadro 8.11):
   a. Temperatura > 38°C ou < 36°C.
   b. Frequência cardíaca > 90 bpm.
   c. Frequência respiratória > 20 irpm ou PCO_2 < 32 mmHg.
   d. Contagem de leucócitos > 12.000/mm³ ou < 4.000/mm³ ou bastonetes > 10%.

Quadro 8.11 Escala para abordagem sequencial de insuficiência orgânica relacionada com sepse (*Sequential sepse-related Organ Failure Assessment Score – SOFA*).

Parâmetro	Escala 0	1	2	3	4
Respiratório PaO_2/FIO_2 mmHg (kPa)	≥ 400 (53,3)	< 400 (53,3)	< 300 (40)	< 200 (< 26,7) sob ventilação	< 100 (< 13,3) sob ventilação
Plaquetas × 10³ µl	≥ 150	< 150	< 100	< 50	< 20
Bilirrubina mg/dℓ (µmol/ℓ)	< 1,2 (20)	1,2 a 1,9 (20 a 32)	2,0 a 5,9 (33 a 101)	6,0 a 11,9 (102 a 204)	> 12 (204)
Pressão arterial média	≥ 70 mmHg	< 70 mmHg	Pelo menos 1 h: dopamina < 5 µg/kg/min ou dobutamina qualquer dose	Pelo menos 1 h: dopamina 5,1 a 15 µg/kg/min ou epinefrina ≤ 0,1 µg/kg/min ou norepinefrina ≤ 0,1 µg/kg/min	Pelo menos 1 h: dopamina > 15 µg/kg/min ou epinefrina > 0,1 µg/kg/min ou norepinefrina > 0,1 µg/kg/min
Escala de Glasgow	15	13 a 14	10 a 12	6 a 9	< 6
Creatininemia mg/dℓ (µmol/ℓ)	< 1,2 (110)	1,2 a 1,9 (110 a 170)	2,0 a 3,4 (171 a 299)	3,5 a 4,9 (300 a 440)	> 5,0 (440)
Débito urinário mℓ/dia	> 500	> 500	> 500	< 500	< 200

PaO_2: pressão parcial de oxigênio arterial; FIO_2: fração inspirada de oxigênio.

4. **Sepse.** Cogita-se sua presença quando a SIRS decorre de resposta inflamatória a infecção comprovada, manifestada por ≥ 2 das seguintes condições:
   a. Temperatura > 38°C ou < 36°C.
   b. Frequência cardíaca > 90 bpm.
   c. Frequência respiratória > 20 irpm ou PCO$_2$ < 32 mmHg.
   d. Contagem de leucócitos > 12.000/mm^3 ou < 4.000/mm^3 ou bastonetes > 10%.

   A definição de sepse, entretanto, não deve basear-se apenas em critérios da SIRS, cuja utilidade clínica é limitada devido a sua inespecificidade; sua presença em infecções simples, não complicadas; e ao fato de ser desencadeada também por estímulos não infecciosos (traumatismo, pancreatite, síndrome pós-parada cardíaca), ou estar ausente em paciente grave e com evidência de infecção com risco de morte. As alterações clínicas secundárias à inflamação são inespecíficas e incluem aumento ou diminuição da temperatura corpórea, taquicardia, taquipneia, alcalose respiratória, leucocitose ou leucopenia com aumento no número de bastonetes, hipermetabolismo, consumo elevado de oxigênio, hipoperfusão sistêmica, acidose metabólica e estado circulatório hiperdinâmico. A intensidade dessas alterações não parece associar-se à gravidade da sepse, mas a hipotermia e a leucopenia podem ser fatores independentes associados a prognóstico sombrio.

5. **Choque séptico.** Em 35 a 40% das vezes a sepse manifesta-se por instalação abrupta de falência circulatória, em que se observam intensas alterações circulatórias, celulares e metabólicas, e risco de mortalidade de cerca de 50%. Sua frequência tem aumentado em Centros de Tratamento Intensivo, associada, em especial, a: aumento da população idosa, sobrevivência maior de pacientes com imunossupressão e doenças debilitantes, e práticas de saúde e uso de técnicas (sondas, tubos, cateteres) invasivas (Quadros 8.7 a 8.11). Pode ser clinicamente identificado pela presença de pelo menos um dos seguintes critérios, apesar de reposição volêmica adequada:
   a. PASM < 60 mmHg, ou < 80 mmHg em paciente hipertenso, apesar de reposição volêmica adequada.
   b. Necessidade de manter a PASM > 60 mmHg ou > 80 mmHg em paciente hipertenso, com a administração de dopamina > 5 mg/kg/min, ou norepinefrina < 0,25 mg/kg/min, ou epinefrina < 0,25 mg/kg/min apesar de reposição volêmica adequada (infusão de 20 a 30 mℓ/kg de SGI, 40 a 60 mℓ/kg de NaCl a 0,9%, pressão capilar pulmonar de 12 a 20 mmHg ou pressão venosa central de 8 a 12 mmHg).
   c. Lactacidemia ≥ 2 mmol/ℓ.

   Os distúrbios hemodinâmicos que caracterizam o choque séptico apresentam pelo menos duas fases distintas:
   (1) **Fase inicial, hiperdinâmica (ou choque quente).** As extremidades apresentam-se aquecidas e há baixa resistência periférica, DC normal ou elevado, PAS normal e amplitude de pulso aumentada. A estase do sangue nas circulações esplâncnica e periférica pode reduzir o retorno venoso e o DC. Observam-se hiperventilação, alcalose respiratória, confusão mental, débito urinário normal e febre (raramente, ocorre hipotermia). A probabilidade de recuperação é maior quando o tratamento é instituído nessa fase.

(2) **Fase avançada, hipodinâmica (choque frio).** As extremidades mostram-se frias, e há presença de: resistência periférica elevada, DC reduzido, hipotensão arterial sistêmica, pequena pressão de pulso e intensa vasoconstrição arterial. À medida que diminuem a perfusão e a oxigenação tissulares, intensificam-se o metabolismo anaeróbico e a acidose láctica. Podem ocorrer, com o agravamento das alterações hemodinâmicas, da insuficiência respiratória, obnubilação progressiva e redução da função renal. Nessa fase, a possibilidade de reversão do choque é menor. A mortalidade relaciona-se mais com a gravidade da doença de base.

6. **Choque séptico refratário.** Caracteriza-se pelos seguintes critérios:
   a. Necessidade de manter a PASM > 60 mmHg, ou > 80 mmHg em paciente hipertenso, com a administração de: dopamina > 15 µg/kg/min, ou norepinefrina < 0,25 µg/kg/min, ou epinefrina < 0,25 µg/kg/min, por mais de 1 h, apesar de reposição volêmica adequada (infusão de 20 a 30 mℓ/kg de SGI, 40 a 60 mℓ/kg de NaCl a 0,9%, ou pressão capilar pulmonar de 12 a 20 mmHg ou PVC de 8 a 12 mmHg), oxigenação, correção da acidose e sustentação inotrópica adequadas. O choque séptico tende a levar a SDMO e alta mortalidade, que se caracteriza por disfunção progressiva de órgãos em paciente com doença aguda e manutenção da homeostase apenas com intervenção médica, e pode ser:
   - Primária: resultado de lesão definida e disfunção precoce de órgãos atribuída a essa lesão (hemólise e insuficiência renal)
   - Secundária: insuficiência de órgão não acometido diretamente pela lesão (SARA e pancreatite), definida por meio de: relação PO_2/FIO_2; creatininemia; contagem de plaquetas; escala de coma de Glasgow; bilirrubinemia; pressão ajustada à frequência cardíaca (frequência cardíaca × PVC × PASM).

7. **Escala para Avaliação Sequencial de Disfunção Orgânica (*Sequential Organ Failure Assessment* – SOFA).** Constitui um método simples baseado em escala de pontuação de 0 a 4, em que são necessários pelo menos 2 pontos para se definir disfunção orgânica associada à sepse, inferir o risco de morte e a indicar a taxa de mortalidade global de aproximadamente 10% em pacientes sob internação hospitalar. São usados parâmetros decorrentes de alterações observadas nos sistemas (Quadros 8.11 e 8.12):
   a. Respiratório (PaO_2/FIO_2 – mmHg).
   b. Hematológico-coagulação (plaquetas × 10^3 µ^l).
   c. Digestório-hepático (bilirrubinas, mg/dℓ).
   d. Cardiovascular (PAM – pressão arterial média).
   e. Neurológico (escala de Glasgow).
   f. Renal (creatininemia mg/dℓ, débito urinário).

8. **Escala para Avaliação Sequencial Rápida de Disfunção Orgânica (Quick-SOFA ou qSOFA).** Útil em pacientes cujo monitoramento não é rotineiro ou possível, como naqueles que estão em casa, em Unidade Básica de Saúde ou Unidade de Pronto Atendimento, por meio de pontuação ≥ 2, segundo 1 ponto para cada uma das seguintes alterações:
   a. Frequência respiratória ≥ 22/min.
   b. Alteração do nível de consciência.
   c. PAS ≤ 100 mmHg.

Quadro 8.12 Modificações dos conceitos sobre sepse e choque séptico.

Conceito	Anterior	Atual
Sepse	Resultado da SRIS do hospedeiro à infecção	Disfunção de órgãos com risco de morte devido a resposta desregulada do hospedeiro à infecção
Sepse	Infecção suspeita associada a SRIS e pelo menos 2 dos seguintes parâmetros: Temperatura > 38°C ou < 36°C; FC > 90 bpmin; FR > 20 irpmin ou $PaCO_2$ < 32 mmHg; leucócitos sanguíneos > 12.000 mm³ ou < 4.000 mm³ ou > 10% de bastonetes	Suspeita de infecção e aumento de pelo menos 2 pontos na escala SOFA ou 2 a 3 pontos na escala q-SOFA: hipotensão com PAS ≤ 100 mmHg, alteração do nível de consciência, FR ≥ 22 irpmin
Sepse grave	Sepse com PAS < 90 mmHg ou PAM < 65 mmHg; lactato > 2,0 mmol/ℓ; RNI > 1,5; SpO_2 < 90% em ar ambiente; bilirrubinemia > 4 mg/dℓ; aumento de 0,5 mg/dℓ na creatininemia; plaquetas < 100.000/mm³	Exclusão dessa terminologia
Choque séptico	Sepse mais hipotensão após adequada reposição volêmica	Sepse mais necessidade de vasopressor para manter PAM > 65 mmHg mais lactacidemia > 2,0 mmol/ℓ após adequada reposição volêmica

SRIS: síndrome de resposta inflamatória sistêmica.

A aplicação das escalas SOFA e qSOFA, mesmo sem preenchimento completo de seus critérios, não pode atrasar a investigação nem o tratamento da sepse. Constituem propostas simples realizadas à beira do leito, para se inferir sobre evolução reservada em pacientes que não estão internados em unidade de terapia intensiva e com suspeita clínica de sepse. Esses dados, entretanto, devem ser analisados com base na perspectiva de cada Unidade Básica de Saúde, Pronto-socorro ou Enfermaria Hospitalar, na presença de comorbidades, nos riscos de cada paciente, e não substituem a abordagem determinada pela experiência de cada médico em prover rápido atendimento de distúrbio com alto grau de mortalidade;

9. **SDMO.** Constitui-se na presença de alteração na função orgânica, em paciente agudamente enfermo, de modo que a homeostasia não pode ser mantida sem suporte avançado de vida. Essas definições levam em conta que as diversas entidades clínicas representam diferentes fases evolutivas de entidade fisiopatológica única, cuja evolução natural, se não for contida, é a SDMO. A aplicação dessas definições melhora a detecção de disfunção e a intervenção terapêutica precoce da septicemia à beira do leito, além de possibilitar a uniformização de protocolos terapêuticos e de pesquisa clínica. As apresentações de disfunção no choque séptico se caracterizam como:
    a. **Cardiovascular.** Em 90% dos casos observam-se manifestações associadas a:

(1) Hiperdinamicidade, como taquicardia, extremidades quentes, divergência da pressão de pulso.
(2) Hipovolemia, como hipotensão arterial e choque, sudorese, estase no lúmen gastrintestinal, sequestro de líquidos para o terceiro espaço.
(3) Vasodilatação generalizada e progressiva, com fluxo sanguíneo distribuído de modo heterogêneo em várias regiões do organismo, caracterizando choque distributivo.
b. **Pulmonar.** Observam-se, inicialmente, edema intersticial, poucos infiltrados (lesão pulmonar aguda), hipoxemia discreta (relação PaO_2/FIO_2 entre 200 e 300). Os infiltrados tornam-se aos poucos mais intensos, e localizam-se principalmente em áreas em que predomina o efeito da gravidade. A hipoxemia torna-se progressivamente refratária (relação $PaO_2/FIO_2 < 200$), caracterizando SARA, que ocorre em 25% dos pacientes com SIRS, e torna-se necessária ventilação mecânica para adequada oxigenação tecidual.
c. **Renal.** Observa-se diminuição progressiva do volume urinário, até atingir menos de 500 mℓ/dia (oligúria), com redução da taxa de filtração glomerular e elevação da creatininemia. Restauração da volemia e uso de fármacos vasoativos podem evitar necrose tubulointersticial aguda. O estabelecimento de insuficiência renal aumenta muito a morbidade e a mortalidade do choque séptico, que se situa em até 80%, apesar da instalação precoce de terapia renal substitutiva.
d. **Neurológica.** A encefalopatia séptica é a manifestação clínica inicial observada em 70% dos pacientes sépticos, e se acompanha, em seguida, de polineuropatia do doente em situação crítica. A polineuropatia associa-se a fraqueza dos membros e debilidade da musculatura ventilatória, o que pode dificultar a descontinuidade da ventilação mecânica, caso tenha sido instalada. A eletromiografia revela degeneração axônica de fibras motoras e sensitivas, com creatina fosfoquinase sérica normal, e a biopsia de músculo mostra atrofia muscular e desnervação. Essas alterações são semelhantes às da neuropatia motora aguda, associada ao uso de bloqueadores neuromusculares competitivos (pancurônio e vecurônio) por mais de 48 h. Associam-se ainda a SIRS e:
(1) Defeitos transitórios da transmissão neuromuscular, também em pacientes em uso de bloqueadores neuromusculares.
(2) Miopatia: pela destruição de filamentos de miosina em asmáticos, agravada por corticoterapia em altas doses e uso de bloqueadores neuromusculares; por desuso (caquexia); ou a forma necrosante aguda.
Também se podem observar alterações do nível de consciência, desde estado confusional leve até estupor e coma, sendo maior a suscetibilidade quando há aterosclerose difusa. O diagnóstico diferencial inclui: distrofia muscular progressiva, infecção aguda, miastenia grave, repercussões cardiorrespiratórias de alguma doença de base, síndrome de Guillain-Barré, com alterações que se seguem após o desenvolvimento de SIRS, compressão medular neoplásica ou traumática, ou envolvimento da medula espinal cervical alta, nervos periféricos, junção neuromuscular e músculos. A propedêutica pode requerer a realização de ressonância magnética da medula cervical, estudo da condução nervosa motora e sensitiva (potencial evocado),

estimulação nervosa repetitiva para o estudo de defeitos da transmissão neuromuscular (condução do nervo frênico), eletromiografia por punção dos músculos da parede torácica e do diafragma, aferições da concentração sérica de creatina fosfoquinase e biopsia de músculos.
- e. **Gastrintestinal.** Ocorrem retardo precoce no esvaziamento gástrico e aparecimento de úlceras de estresse. Em seguida, observam-se comprometimento estrutural da mucosa intestinal e translocação de bactérias e de seus produtos tóxicos para os vasos sanguíneos, o que sugere que o intestino pode manter o estímulo inflamatório na sepse, mesmo após eliminação do foco infeccioso inicial.
- f. **Hepática.** A deterioração da função hepática só é importante tardiamente, no curso da sepse. Colestase é a manifestação mais comum, e caracteriza-se por elevação das bilirrubinas (especialmente direta), sem obstrução biliar e sem aumento significativo nas transaminases. O aparecimento de icterícia expressa pior prognóstico, e tardiamente surgem insuficiência hepática e encefalopatia.
- g. **Hematológica.** Observam-se, em geral, leucocitose, com aumento do número de bastonetes (> 10%), e linfocitopenia; entretanto, pode haver leucopenia, o que parece indicar prognóstico reservado. A anemia é progressiva e decorre de diminuição da produção de eritropoetina, bloqueio medular e hemorragia. A trombocitopenia ocorre devido a consumo periférico aumentado (infecção, drogas, CIVD). A CIVD pode se desenvolver pelo estímulo inflamatório da coagulação e facilita o sangramento e a deposição de fibrina na microcirculação, propiciando a isquemia de órgãos. A plaquetopenia pode persistir, retornando aos valores normais apenas 3 ou 4 semanas após o início do choque.
- h. **Metabólica.** São as alterações mais comuns e precoces na sepse, caracterizada por hiperglicemia, hipertrigliceridemia, estímulo da glicogenólise e da neoglicogênese e aumento do catabolismo proteico e lipídico, decorrentes de elevação da secreção de insulina, mas não proporcional aos níveis glicêmicos, e de aumento da resistência periférica a seus efeitos, além de elevação da secreção de catecolaminas, glucagon e glicocorticosteroides endógenos.

O Quadro 8.13 mostra as apresentações clínicas de sepse e SIRS.
D. **Apresentações clinicopatológicas especiais de choque anafilático.** Surgem após algum estímulo antigênico, capaz de provocar reação de hipersensibilidade do tipo I, com liberação de histamina, em que inicialmente predominam alterações cutâneas (p. ex., eritema, prurido, urticária e angioedema). Pode associar-se

---

Quadro 8.13 Apresentações clínicas iniciais de sepse e SIRS.
- Alterações do estado de consciência
- Febre e leucocitose
- Taquipneia (hipoxemia/hipocapnia)
- Acidose metabólica (láctica)
- Intolerância periférica à glicose
- Diminuição do volume urinário
- Elevação da ureia e creatinina no plasma
- Hipermetabolismo e desnutrição

a sintomas em outros sistemas, especialmente redução súbita e inesperada da PAS, e ao surgimento de dois padrões de insuficiência respiratória com asfixia decorrente de: obstrução das vias aéreas superiores (edema de laringe e glote) ou inferiores (broncospasmo intenso e difuso). Associa-se ainda a perda súbita de volume circulatório efetivo, devido a vasodilatação generalizada e aumento da permeabilidade capilar, com estagnação do sangue. Podem ocorrer alterações eletrocardiográficas que sugerem alteração miocárdica e caracterizadas por: distúrbios da condução, arritmias, padrões de isquemia e necrose. São raras as queixas gastrintestinais (p. ex., vômito, náuseas e diarreia) ou do sistema nervoso central e distúrbios da coagulação.

Pode ser necessária a distinção entre reações anafiláticas e asma brônquica, síncope vasovagal, intoxicação exógena, angioedema hereditário e urticária angiopática. Devido à extrema rapidez de instalação do choque anafilático, o laboratório dificilmente fornece subsídios para o diagnóstico.

As alterações da perfusão tecidual e da hemodinâmica são similares às do choque séptico (vasodilatação generalizada).

E. **Apresentações clinicopatológicas especiais do choque neurogênico.** As apresentações clínicas do choque neurogênico se associam a hipoperfusão tecidual por perda súbita do tônus vascular determinada pelo sistema nervoso autônomo. A contração vascular é essencial para manutenção da PA e da PEC, e sua perda sistêmica dilata as arteríolas (diminui a RVP) e as vênulas, o que diminui o retorno venoso. O desequilíbrio hemodinâmico que provoca é similar ao que ocorre no choque anafilático e no choque séptico. Em caso de lesão medular, observa-se, ao exame clínico, PAS muito baixa, com taquicardia, e as extremidades acima e abaixo do nível da lesão tornam-se, respectivamente, quentes e frias. É importante o suporte do exame de imagem (radiológico), para nos certificarmos da ocorrência de fraturas.

F. **Apresentações clinicopatológicas especiais do choque da crise adrenal.** O cortisol tem como um de seus efeitos a manutenção do tônus vascular, que é essencial para a ação da epinefrina, e sua insuficiência associa-se a vasodilatação generalizada e redução da PEC. A insuficiência de cortisol associa-se a: uso crônico de corticosteroide, o que promove inibição crônica do ACTH e atrofia da zona fasciculada do córtex adrenal; hemorragia total das suprarrenais, observada eventualmente em caso de sepse; defeitos congênitos que afetam a síntese de esteroides adrenais (hiperplasia adrenal congênita, que pode acometer recém-nascidos). Em muitos desses casos há também acometimento da zona glomerular suprarrenal, o que pode determinar insuficiência de aldosterona e redução da reabsorção de sódio e água, podendo provocar choque hipovolêmico, associado a choque distributivo por falta de cortisol.

G. **Apresentações clinicopatológicas especiais do choque obstrutivo.** O choque obstrutivo é ocasionado por obstrução ou compressão dos grandes vasos da base ou do próprio coração, e associa-se a:
  1. **Pneumotórax hipertensivo.** O aumento agudo da pressão intratorácica atua sobre a superfície externa das grandes veias da base, o que pode diminuir muito o calibre dessas veias, mesmo que não as obstrua totalmente. Não é necessário que o calibre de um vaso sofra grande diminuição para que haja redução significativa do fluxo em seu interior (conforme a lei de Poiseuille, que relaciona diretamente o fluxo no interior de um conduto cilíndrico à quarta potência de seu raio). Observa-se que a veia cava inferior, ao ultrapassar o

diafragma, na parte direita do centro tendíneo, pode ser desviada em direção lateral pelo pneumotórax, como todas as outras estruturas torácicas; mas, como está fixada em seu forame, fica estrangulada, o que compromete o retorno venoso, diminui o DC e ocasiona o choque.
2. **Tamponamento cardíaco.** Decorre do acúmulo de líquido entre as lâminas parietal e visceral do pericárdio. O pericárdio parietal é fibroso, com consistência firme (fibras elásticas unidas à camada densa de fibras colágenas), o que impede a expansão indefinida das membranas serosas (visceral e parietal) e determina aumento concêntrico do pericárdio, que comprime o coração. A compressão cardíaca compromete sua dilatação na diástole, e reduz seu volume diastólico final (volume telediastólico ventricular), o que determina redução do DC e leva ao choque.
3. **Tromboembolia pulmonar.** O trombo na circulação venosa, em geral em membros inferiores ou na região pélvica, pode ser atritado pelo fluxo sanguíneo e se destacar em forma de pequenos êmbolos, que se deslocam em direção ao átrio e ventrículo direitos, artérias e capilares pulmonares e, a depender de seu diâmetro, podem impedir a passagem do sangue em direção ao átrio esquerdo. A obstrução em poucos capilares pulmonares nem sempre desencadeia alterações patológicas importantes; entretanto, a significativa obstrução capilar repercute sobre o retorno venoso para o átrio e ventrículo esquerdos, o que reduz o DC e desencadeia o choque.

H. **Alterações relacionadas com choque observadas nos vários órgãos.** As alterações clinicopatológicas que se associam ao choque repercutem sobre os vários órgãos e sistemas, e podem ocorrer em determinada hierarquia cronológica e com sequelas variadas, como:
1. **Sistema nervoso central.** Os mecanismos que regulam o fluxo sanguíneo intracraniano são responsáveis pelo fato de o cérebro sofrer menos interferência das variações volêmicas sistêmicas. O tônus vascular do sistema nervoso central não é regulado pelo sistema simpático, mas principalmente pelo oxigênio, dióxido de carbono e íons hidrogênio que, dependendo de sua concentração, promovem, durante o choque, vasodilatação cerebral. A hipovolemia promove também variações do tônus vascular cerebral e do seu fluxo sanguíneo, o que promove a redistribuição desse fluxo, e parece favorecer áreas nas quais se localizam os neurônios relacionados com o controle cardiovascular. Manutenção da PAS em cerca de 35 mmHg por mais de 2 h provoca lesão irreversível no sistema nervoso central.
2. **Pulmonar.** Os pulmões, por serem muito resistentes a isquemia, raramente são afetados por choque hipovolêmico isolado; entretanto, são muito sensíveis a sepse ou traumatismo. As principais alterações pulmonares podem surgir antes mesmo do desenvolvimento de choque; decorrem de SARA e são favorecidas por alguns fatores como hiper-hidratação, microembolia ou sepse. Sua ocorrência é mais frequente em: pós-operatório de cirurgias de grande porte, insuficiência cardíaca ou renal agudas, sepse ou traumatismo grave. A SARA associa-se a aumento da permeabilidade endotelial, extravasamento de plasma para o interstício pulmonar e edema intersticial, inclusive para as unidades bronquioloalveolares (edema e hemorragia parenquimal), redução de surfactante devido a hipofunção dos pneumócitos tipo II, atelectasia, e possibilidade de evoluir com fibrose de septos pulmonares. A resolução do choque nem sempre se acompanha de reversibilidade imediata ou tardia

dessas alterações, podendo evoluir para hipoxia, hipercapnia, insuficiência respiratória e parada cardíaca.
3. **Renais.** Os rins sofrem intensa vasoconstrição e isquemia, devido à ação dos alfarreceptores na fase adrenérgica do choque, a qual depende da intensidade da hipotensão a que se submete, o que diminui a filtração glomerular e intensifica a acidose. A diminuição do fluxo arterial renal pouco afeta o metabolismo do lactato. Na medida em que a hipotensão aguda perdura, entretanto, surgem alterações perfusionais importantes e redução do metabolismo do lactato, de modo que para PASM < 50 mmHg ocorre redistribuição de seu fluxo na corrente sanguínea, sendo a camada medular adequadamente perfundida ao contrário da cortical, o que pode promover lesão dos túbulos renais se perdurar por 24 h, sendo mais frequente a instalação de necrose tubulointersticial aguda (NTA). Essa vasoconstrição renal pode continuar após a normalização dos valores fisiológicos da PAS. As apresentações da fase inicial do choque, especialmente da sepse, caracterizam-se por poliúria sem insuficiência renal e na ausência de alteração no fluxo sanguíneo renal. Em fase tardia, a diminuição da resistência vascular sistêmica parece precipitar insuficiência renal associada à retenção de sódio. Nesse estágio, a recuperação da hemodinâmica tem o potencial de restabelecer a função renal. A NTA instala-se à medida que permanecem a duração e a gravidade da sepse, junto com a isquemia determinada pelas alterações hemodinâmicas. Esses pacientes são, em geral, hipercatabólicos, com uremia elevada, necessitando de sessões de diálise mais duradouras e frequentes, sem possibilidade de remoção de líquidos, devido à instabilidade hemodinâmica. Podem ocorrer alterações da coagulação, independentemente da disfunção plaquetária associada a uremia, o que favorece o aparecimento de hemorragia, associada ao uso de heparina no circuito extracorpóreo da hemodiálise. As apresentações clínicas que acompanham a NTA consistem em: oligúria ou anúria, isostenúria, glicosúria e presença de células renais na urina. Pode evoluir para insuficiência renal aguda com oligoanúria e distúrbios eletrolíticos e incapacidade de excretar escórias nitrogenadas e hidrogênio.
4. **Cardíacas.** O fluxo coronariano diminui proporcionalmente com a redução do DC quando a PASM sofre redução de 70 mmHg. A depressão da função cardíaca se associa com a redução da tensão de oxigênio nas coronárias, o desenvolvimento de acidose mista e a ação de várias substâncias (peptídios tóxicos) liberadas pelos tecidos isquemiados, tais como: pâncreas (fator depressor do miocárdio) ou intestinos (fatores cardiodepressores). Hipotensão e taquicardia acima de 260 bpm diminuem a perfusão coronariana devido à redução da duração da diástole, o que determina menor afluxo sanguíneo para as coronárias. As principais lesões observadas, e que são próprias do choque, são: hemorragias e necrose subendocárdicas, lesões zonais decorrentes da aparente hipercontração do cardiomiócito, com encurtamento e deformação do sarcômero.
5. **Suprarrenais.** Observa-se intensa redução focal de lipídios nas células corticais, devido a hiperprodução de esteroides, para suprir a demanda solicitada pela gravidade do estresse.
6. **Gastrintestinais.** A isquemia intestinal representa risco elevado de determinar:

a. Lesões do epitélio e vilosidades (áreas de necrose, ulceração com hemorragia de mucosa em placa), com risco de provocar hemorragia digestiva (alta e baixa).
b. Alterações hepáticas, como infiltração gordurosa e necrose hemorrágica central no fígado, e determinar encefalopatia.

7. **Celulares.** A insuficiência perfusional do choque provoca hipoxia celular e tecidual que determina:
   a. Bloqueio da fosforilação oxidativa mitocondrial.
   b. Depleção de ATP.
   c. Desvio do metabolismo aeróbio para anaeróbio.
   d. Aumento da produção de: lactato, acidose láctica, hipoxantina; conversão da xantina desidrogenase em xantina oxidase, que produz radicais livres de oxigênio (capaz de destruir tecidos); redução da atividade da ATPase de membrana; aumento da concentração intracelular de sódio e cálcio; formação de edema celular, que pode destruir a matriz citoplasmática com ruptura de vesículas lisossômicas, o que promove falência celular.

VI. **Diagnóstico etiológico.** A definição do diagnóstico baseia-se, inicialmente, na avaliação dos dados clínicos que nos permitem estabelecer a causa mais provável em relação à faixa etária, profissão, sexo, epidemiologia, existência de porta de entrada para algum agente (infeccioso ou não), e ao seu tropismo para órgãos e sistemas, ao estado clínico e ocorrência de alguma doença imunossupressora ou familiar.

Algumas pistas diagnósticas incluem o tipo e mudanças recentes na ingestão de alimentos e medicamentos, história de alergias, intoxicação por drogas e estado de hipercoagulabilidade.

A suspeita clínica tornará possível o início de terapêutica por meio da administração de antibioticoterapia empírica ou às cegas, infusão de volume ou de fármacos vasoativos.

A. **Choque hipovolêmico.** O choque hipovolêmico decorre da perda de volume de sangue ou de outras soluções corpóreas, por meio de hemorragia visível (exsanguinação) ou não (traumatismo, ruptura de fígado ou baço, ruptura de grandes vasos, hemorragia gastrintestinal); perdas para o exterior (diarreia, vômito, sudorese, diurese aumentada); sequestro para o terceiro espaço (fístulas, retroperitônio) e possibilidade de ser dissimulada.

Deve-se suspeitar da presença de choque hipovolêmico a partir dos sinais da doença de base (pancreatite, peritonite, queimadura). Alguns órgãos ou sistemas podem apresentar maior grau de exsanguinação (perda de 40% ou mais do volume de sangue) do que outros. A velocidade da perda de sangue capaz de causar exsanguinação pode ultrapassar a 250 mℓ/min, velocidade que determina a perda de metade da volemia em 10 min. A exsanguinação associada a traumatismo ocorre predominantemente devido a lesão no coração, nos sistemas vasculares do tórax e do abdome (aorta abdominal, artéria mesentérica superior, veia cava inferior, veia porta) e no fígado.

Os órgãos e sistemas com incidência de maior exsanguinação em caso de traumatismo são: coração, sistema vascular do tórax, sistema vascular do abdome (sistema arterial do abdome: aorta abdominal, artéria mesentérica superior; sistema venoso do abdome: veia cava inferior, veia porta) e fígado.

O choque pode ser caracterizado, com base em seu nível de gravidade, como compensado, descompensado ou exsanguinado. Os principais parâmetros para avaliação da situação clínica do paciente com choque hipovolêmico são de fácil obtenção em ambulatório de atendimento a politraumatizados, e constituídos por:

1. Apresentações clínicas relacionadas com: depleção do volume (diminuição da perfusão periférica, lassidão, sede, cãibras, e tontura postural); o tipo de líquido perdido, e distúrbios hidreletrolíticos e acidobásicos decorrentes. A perda é grave diante de dor abdominal ou retroesternal e confusão mental. A perda isosmótica depleta predominantemente o líquido extracelular com repercussões hemodinâmicas, enquanto a perda de água livre (diabetes insípido) reduz o compartimento intracelular com repercussões metabólicas significativas, incluindo alterações do sensório e convulsões.
2. Pulso (amplitude); pele pálida, fria e úmida; mucosas visíveis hipocoradas, PAS e PVC diminuídas, diurese, sudorese, secura da pele na região axilar, secura da língua.
3. Taquicardia, veias colapsadas, volume urinário diminuído (menos de 800 mℓ/dia) ou presença de oligúria (volume urinário entre 500 e 150 mℓ/dia), e sinais de baixa perfusão cerebral.
4. Presença de poliúria, que pode associar-se a hipopotassemia ou hiperglicemia, letargia, confusão mental, convulsões e coma com hipo- ou hipernatremia, hiper- ou hipoglicemia (Quadro 8.14).
5. Em caso de insuficiência suprarrenal extrema, ocorre desejo por ingestão extrema de sal.
6. O DC é parâmetro importante, de fácil obtenção por meio de técnicas de monitoramento especial.

O traumatismo está relacionado, quase sempre, com várias condições clínicas que devem ser diagnosticadas e não subestimadas, e tratadas juntamente com o choque hemorrágico, como:

7. Alcoolismo: pode desencadear resposta orgânica alterada, devido à redução significativa da pressão arterial sistólica.
8. Hemorragia para o interior de cavidades serosas (peritônio, pleura), e nem sempre é possível estimar, à primeira vista, a quantidade de perda.
9. Fraturas ósseas em membros: a estimativa da perda de sangue é mais fácil de ser feita, mesmo quando não se exterioriza; pode-se considerar o efeito do aumento do diâmetro no membro afetado como associado ao grau da hemorragia.
10. Outras hemorragias: deve ser considerada a possibilidade de tamponamento cardíaco e pneumotórax hipertensivo.
11. Efeito da vasogenicidade: pode provocar instabilidade hemodinâmica.

Quadro 8.14 Apresentações clínicas de hipovolemia.

Apresentações clínicas	Sinais vitais	Perda intravascular
Paciente bem, sem ansiedade	Pulso 70 a 80 bpm, PAS sistólica 120, PVC 5 a 10 cmH$_2$O, vol. urinário 40 a 50 mℓ/h	0,7 ℓ
Pouca ansiedade, agitação, frio, palidez, suor, sede, lipotimia postural	Pulso 90 a 100 bpm, PAS sistólica 120, PVC 5 a 10 cmH$_2$O, vol. urinário 30 mℓ/h	1 a 2 ℓ
Grande ansiedade, desorientação, dispneia, extremidades frias, hipotermia, sede intensa	Pulso 130 bpm, PAS sistólica 70, PVC 5 cmH$_2$O, vol. urinário nulo	2 a 3,5 ℓ

B. **Choque séptico.** O início da antibioticoterapia deve ser precedido, se possível, da coleta de amostras de urina, sangue, escarro, fezes e outras secreções ou excreções disponíveis para estudo microbiológico; e, caso não seja pertinente, deve ser feita quando for apropriado e sem interromper a administração das medidas terapêuticas apropriadas. A bacteriemia associa-se a elevação da uremia, hiperpotassemia e diminuição da natremia, cloremia e bicarbonato no soro. Leucocitose é frequente, mas pode haver leucopenia inicial. Na bacteriemia por *Pseudomonas*, é comum haver leucopenia acentuada e persistente.

No início do choque séptico, quando se manifesta hiperventilação, a alcalose respiratória pode predominar; com o agravamento da alcalose, sobrevém aumento na produção de ácido láctico, com acidose metabólica. O equilíbrio acidobásico e os gases arteriais podem se alterar também em função de lesões provocadas pelas alterações do choque sobre os pulmões e os rins. As aferições seriadas do lactato, do débito urinário e da função de vários órgãos e sistemas podem ser úteis para avaliação do prognóstico.

C. **Apresentações laboratoriais e monitoramento do estado de choque.** Nos pacientes em estado grave ou sob risco de desenvolver choque, é suficiente um monitoramento frequente, médico e de enfermagem, associado a saturimetria e eletrocardiografia.

O tratamento não pode esperar o estabelecimento do diagnóstico laboratorial, ou seja, a avaliação propedêutica complementar deve ser simultânea à abordagem de suporte básico e avançado de vida. Os exames complementares são realizados, em geral, após o início do tratamento.

Assim que for possível, é necessário coletar amostra de sangue para a realização de:

1. **Hemograma, leucograma, contagem de plaquetas.** Ajudam a avaliar, por meio da diminuição da deformabilidade, da produção e da sobrevida das hemácias (que têm relação com o aumento do tempo necessário para a passagem das hemácias pelos capilares, ou bloqueio da microcirculação) e a influência fisiopatológica da acidose e da coagulopatia, que, junto com a hipotermia, formam a tríade da morte, que indica mau prognóstico. O leucograma apresenta, em geral, leucocitose (> 12.000/mm^3) ou leucopenia (< 4.000/mm^3) com mais de 10% de bastonetes, desvio para a esquerda ou reação leucemoide; e alterações morfológicas nos neutrófilos (mais importante do que a leucocitose), como presença de granulações tóxicas finas ou grosseiras e vacuolização citoplasmática, que indicam atividade e destruição celulares intensas, inflamação ativa e sistêmica.
2. **Gasometria arterial seriada.** Útil para se avaliar a intensidade e a duração da hipoperfusão tecidual e como corrigi-la, o que impede a ação da acidose metabólica (excesso de base e bicarbonato) sobre a:
   a. Depressão da contratilidade miocárdica.
   b. Lesão celular e a SDMO.
   c. Elevação da resistência vascular pulmonar e sistêmica.

É útil também para se monitorar a ventilação e a oxigenação a fim de se definir o início e o suporte ventilatório mais adequado. Na SARA e em outros distúrbios pulmonares, é importante obter o consumo (VO_2) e a distribuição (DO_2) de O_2, a relação entre ventilação e perfusão (VA/Q), o gradiente alveoloarterial O_2 (A-aDO_2), o PO_2 e o PCO_2 teciduais, em especial da mucosa gástrica (pHi).

Capítulo 8 | Choque 191

3. **Coagulograma (atividade de protrombina ou RNI, tempo de tromboplastina parcial ativado, fibrinogênio, monômeros e produtos de degradação da fibrina, dímero D, degradação do fibrinogênio, lise da euglobulina, retração do coágulo na primeira hora), pesquisa de eritrócitos fragmentados no esfregaço.** No paciente com choque grave, em geral a hemostasia está alterada, com a ocorrência, inicialmente, de hipercoagulabilidade e, em fase tardia, hipo- ou incoagulabilidade do sangue. Trombocitopenia é comum na CIVD, mas em geral os sintomas clínicos aparecem quando a contagem das plaquetas está aquém de 100.000/mm^3. Pode-se encontrar trombocitopenia isolada em cerca de 30% dos casos no início da septicemia. O nível de fibrinogênio eleva-se com os outros reagentes de fase aguda; e diminui diante de CIVD devido à depleção dos fatores de coagulação. O dímero D constitui um dos produtos de degradação da fibrina; portanto, representa teste específico para a detecção de fibrinólise devida aos fenômenos trombóticos. Níveis elevados são encontrados em caso de CIVD.
4. **Ionograma (Na, K, Cl, Ca, Mg, PO).** Tem valor devido às repercussões do choque sobre a variação hidreletrolítica e acidobásica e suas repercussões sobre a perfusão sistêmica. É importante a análise de:
    a. **Sódio (Na+).** A hipoxia modifica o metabolismo celular de aeróbico normal para anaeróbico, reduzindo a produção de trifosfato de adenosina (ATP), essencial para ativação da bomba de sódio, o que altera o potencial de membrana, dificulta o transporte do sódio do espaço intracelular para o interstício, e permite a entrada de água na célula, o que promove edema celular. Natremia inferior a 120 mmol/ℓ resulta em fraqueza, e entre 90 e 105 mmol/ℓ provoca náuseas, cefaleia, letargia, confusão, coma e insuficiência respiratória.
    b. **Potássio (K+).** É o cátion em maior concentração no espaço intracelular, mantido pela ativação da bomba de sódio, que depende da produção de ATP; transporta o sódio da célula para o interstício e o potássio intersticial para a célula. A instabilidade da membrana determinada pela hipoxia associada ao choque é potencializada pelas alterações da potassemia, seja pela hipopotassemia associada às perdas gastrintestinais e volume urinário elevado acompanhado de maior eliminação de sódio, água e potássio, como ocorre no diabetes melito, e uso excessivo de diuréticos; seja por hiperpotassemia com acidose metabólica, que acompanha o choque, insuficiência renal aguda ou hipoaldosteronismo, em geral assintomática, e representa gravidade quando ultrapassa a 6,5 mmol/ℓ, devido ao seu potencial arritmogênico.
    c. **Cálcio (Ca++).** Hipocalcemia pode ser encontrada no choque séptico, com risco de determinar impulsos espontâneos em nervos periféricos, contração tetânica, paralisia respiratória e morte.
    d. **Magnésio (Mg2+).** Hipomagnesemia é observada no paciente com choque séptico, e causa irritabilidade neuromuscular grave, tetania, convulsão, vasodilatação periférica e arritmia cardíaca. Em geral, a hipomagnesemia ocorre associada a alterações no metabolismo do potássio, cálcio e fósforo.
5. **Marcadores da função renal.** A isquemia renal associada a deficiência de perfusão pode determinar diminuição da filtração glomerular, retenção de resíduos nitrogenados e autointoxicação. É importante analisar a evolução dos resíduos nitrogenados, como:

a. **Creatininemia.** Produto catabólico da fosfatocreatina, do músculo esquelético, excretada pelos rins, principalmente por filtração glomerular. A duplicação da creatininemia indica perda de 50% da função renal.
b. **Uremia.** Principal produto final do catabolismo de aminoácidos e proteínas, produzida no fígado e excretada, quase inteiramente, pelos rins. Seus níveis são alterados por: função renal, conteúdo proteico da dieta, teor do catabolismo proteico e estado de hidratação do paciente. Apesar dessas limitações, entretanto, o nível de uremia serve como marcador de insuficiência renal.
c. **Exame de urina (caracteres gerais, elementos anormais, sedimentoscopia).** De fácil realização, traz excelentes informações anatomofuncionais sobre o rim.
6. **Glicemia.** Observa-se hiperglicemia no paciente em choque séptico devido a gliconeogênese hepática (principalmente a partir de proteínas), em decorrência de hipoxia. No paciente com sepse, ocorre alteração na relação de antagonismo entre a insulina e seus hormônios contrarreguladores (glucagon, cortisol e catecolaminas); em consequência, observa-se a ação de valores elevados da glicemia sobre o processo inflamatório, com liberação adicional de mediadores pró-inflamatórios (FNT e IL-6) e disfunção endotelial e neutrofílica. Sua análise representa inferência sobre as alterações metabólicas presentes na vigência de choque, e tem grande valor na presença de diabetes melito.
7. **Marcadores da função hepática.** O fígado é responsável pelo metabolismo de proteínas, carboidratos e lipídios; a insuficiência deste órgão pode: comprometer a síntese das proteínas no plasma, do fibrinogênio, da protrombina; impedir a desaminação de aminoácidos e a excreção da bile; e associar-se a distúrbios de outros sistemas enzimáticos, como:
    a. **Aminotransferases.** A lesão hepatocelular aguda associa-se, em geral, a aumento na atividade das aminotransferases, até mais de 50 vezes o normal. Pode-se observar aumento intenso e agudo da aspartato aminotransferase (AST), com rápido retorno ao valor basal, devido à anoxia associada ao choque. O nível aumentado de alanina aminotransferase (ALT) também se associa a lesão hepatocelular, de maneira mais específica e por mais tempo do que a AST.
    b. **Bilirrubinas.** Pode ocorrer hiperbilirrubinemia em caso de lesão hepatocelular. A icterícia é sinal precoce em várias patologias hepatobiliares, inclusive choque séptico.
8. **Radiografia de tórax, eletrocardiograma, ecocardiograma.** Importantes em relação ao diagnóstico diferencial que envolve tamponamento cardíaco, pneumotórax, tromboembolia pulmonar, edema agudo do pulmão, endocardite bacteriana.
9. **Proteínas totais e albumina e tipagem sanguínea para transfusão.** Marcadores que ajudam a definir o componente coloidosmótico e hematológico das repercussões perfusionais e que podem ser modificados por interferência terapêutica.
10. **Pesquisa de foco infeccioso.** Essencial no paciente em choque, especialmente choque séptico; deve ser realizada a coleta de amostras de sangue, urina, outras secreções e excreções (p. ex., líquidos cavitários ou coleções localizadas e sob suspeita de serem o foco infeccioso), para a realização de

exame direto por métodos de rápida execução a fresco, para pesquisa de fungos e parasitos, e Gram, e para culturas de agentes aeróbicos e anaeróbicos, se possível, antes da administração de antibiótico. O agente infeccioso pode ser detectado por meio de provas imunológicas e técnicas de biologia molecular em amostras clínicas, o que ajuda a determinar a etiopatologia e a escolha adequada do antibiótico.
11. **Marcadores de lesão miocárdica.** As troponinas cardíacas constituem marcadores sensíveis e específicos para se determinar lesão miocárdica. A forma principal da troponina localiza-se dentro do miócito, e pequenas frações de troponina T (cTnT) e troponina I (cTnI) estão livres no citoplasma. As troponinas cardíacas T e I não são encontradas em outro tecido que não seja o coração. A troponina I tem sensibilidade semelhante à da enzima creatina quinase, fração MB (CKMB), e pode ser usada para detecção precoce, acompanhamento e prognóstico das coronariopatias agudas. Sua elevação ocorre 3 a 6 h após o início dos sintomas, e atinge o máximo entre 14 e 20 h, retornando a níveis próximos do normal em 5 a 7 dias. Observa-se no choque séptico correlação entre a concentração de cTnI no soro e disfunção miocárdica. O aumento dos valores de cTnI prediz sobre a maior gravidade do choque séptico e elevação da mortalidade. A vantagem da cTnI é sua capacidade de detectar lesão miocárdica, função que em geral não é realizada por outros métodos enzimáticos.
12. **Outros exames.** Determinados pela evolução e pela clínica, podem ser importantes para definir a etiologia do choque, como:
    a. **Amilasemia, lipasemia.** Diante da suspeita de pancreatite.
    b. **Concentração de sódio na urina.** Para confirmação de hipovolemia, condição em que, em geral, deve ser inferior a 25 mEq/ℓ.
    c. **Outros exames de imagem.** Ultrassonografia, tomografia, ressonância, cintilografia e radiologia contrastada quando a etiologia persistir obscura.
    d. **Marcadores de inflamação no choque séptico.** Vários marcadores podem ser úteis para definição de inflamação com ou sem infecção, como:
        (1) **Citocinas.** Associadas a morbidade e aumento da mortalidade em caso de choque associado a bacteriemia por bacilos gram-negativos.
        (2) **Proteína C reativa.** Proteína de fase aguda que se eleva mais rapidamente e que, com o sucesso terapêutico, retorna mais precocemente ao normal. Apesar de sua pouca especificidade, é o biomarcador mais usado para se aventar a presença de inflamação e avaliar sua gravidade, entretanto, eleva-se em infecções menos graves e permanece aumentada dias após a eliminação do foco infeccioso, e pode não se alterar em estados não infecciosos (p. ex., doenças autoimunes ou neoplásicas, e pós-operatórios).
        (3) **Procalcitonina (PCT).** O nível normal no plasma é inferior a 0,1 ng/mℓ; em casos de sepse e de choque séptico, situa-se em 10 a 1.000 ng/mℓ. É muito mais elevada no início do choque séptico do que em outros tipos de choque. O valor em 1,1 ng/mℓ da PCT tem sensibilidade de 87% e especificidade de 78% para diferenciar SRIS de sepse, e choque séptico. A vantagem sobre outros biomarcadores decorre de sua ampla faixa biológica (até 10.000 vezes), rapidez em sua detecção após o estímulo bacteriano (2 h), meia-vida longa (24 h), fácil manejo laboratorial, e correlação com a gravidade da sepse e da

SDMO quando seu nível se mantém elevado. A determinação dos níveis de PCR e PCT no soro pode ajudar a distinguir entre SRIS não infecciosa e infecciosa (sepse); nesses casos, a PCR > 10 mg/dℓ e a PCT > 2 ng/mℓ.
(4) **Óxido nítrico (NO).** Revela gravidade do choque.
(5) **Ácido láctico.** Valores > 5 mmol/ℓ e pH < 7,25 indicam acidose láctica significativa. Em geral, lactacidemia elevada é sinal de hipoperfusão tecidual, mas varia individualmente com a função hepática e a administração de epinefrina. Sua evolução em medidas seriadas é mais confiável. A hiperlactatemia no início do choque associa-se a maior mortalidade do que a que se desenvolve tardiamente.

VII. **Tratamento.** O tratamento inicial do estado de choque independe da causa, porque seu objetivo é tornar o DC normal ou suficiente para atender às necessidades do organismo e maximizar o transporte de oxigênio para os tecidos. É essencial identificar precocemente o tipo de choque e iniciar o tratamento antes que ocorram lesões irreversíveis em órgãos e sistemas (Quadro 8.15).

O paciente em choque evidente deve ser internado em Centro de Tratamento Intensivo; entretanto, enquanto isto não ocorre, todos os cuidados e as medidas de emergência devem ser tomados onde ele estiver, seja em enfermaria ou sala de emergência, pelo médico assistente.

É preciso que o paciente muito grave seja estabilizado antes do transporte, por meio de: reanimação volumétrica, sustentação inotrópica, antibioticoterapia, correção da acidose e, se houver necessidade, sedação, intubação para ventilação e oxigenação adequada. Transportar antes de estabilizar constitui alto risco de parada cardiorrespiratória durante o trajeto.

A abordagem dos estados de choque requer a simultaneidade de tratamento e o diagnóstico, e as principais medidas instituídas, independentemente da etiologia, são:
- Manter via aérea pérvia, com oxigênio e ventilação adequadas
- Instalar acesso venoso de urgência (opção intraóssea)
- Promover a reanimação volumétrica e determinar ajustes secundários da volemia
- Corrigir a acidose metabólica
- Normalizar o DC por ações sobre pré-carga (reposição volêmica), contratilidade (oxigenação, ventilação, fármacos inotrópicos, correção de acidose) e pós-carga, além da frequência cardíaca (nos casos de bloqueio atrioventricular ou de taquiarritmia)
- Tratar e impedir distúrbios metabólicos, hidreletrolíticos, sangramento e anemia

Quadro 8.15 Objetivos do tratamento do choque.

Variáveis	Parâmetros a serem obtidos
Hemodinâmico	Pressão arterial sistêmica média: 60 a 90 mmHg; pressão capilar pulmonar: 15 a 18 mmHg; pressão venosa central: 8 a 12 mmHg; débito cardíaco: 2 a 4 ℓ/min/m² (> 4 no choque séptico)
Transporte de oxigênio	Hemoglobina > 10 g/dℓ; saturimetria > 92%; saturação de O_2 venoso central > 70%
Função dos órgãos	Lactato no soro < 2,2 mM/ℓ; débito urinário > 30 a 40 mℓ/h (ou 0,5 mℓ/kg/h); consciência, lucidez; melhora das funções renal e hepática

- Administrar antibióticos e, se necessário, curetar, drenar, limpar, eliminar foco infeccioso
- Tratar CIVD
- Tratar as situações associadas específicas.

Essas medidas devem ser implementadas por meio de:
A. **Posição no leito.** Os membros inferiores devem ser elevados a um ângulo de 30° em relação ao tronco.
B. **Monitoramento hemodinâmico.** Deve ser instituído à recepção do paciente na Unidade apropriada, seja para estabelecer diagnóstico ou para dar início à terapêutica, por meio da aferição dos seguintes controles:
   1. **Monitor de aferição contínua de vários parâmetros.** Permite a expressão simultânea em tela de vários parâmetros, como eletrocardiograma, saturimetria, pletismografia, frequências cardíaca e respiratória, pressão (intra-arterial ou não invasiva por oscilometria), PVC, capnografia; e podem ser acrescidos dados do monitoramento por cateter de Swan-Ganz, da mecânica ventilatória e do ecocardiograma. O uso de cateter de Swan-Ganz, desde que seja possível, permite medir o DC. A instalação do cateter de Swan-Ganz não constitui procedimento de rotina, especialmente no início do atendimento do paciente, devido à exigência de preparo técnico e tempo para sua inserção; entretanto, pode tornar o monitoramento hemodinâmico mais preciso, e constituir uma via de infusão de medicamentos. A medida padrão-ouro para aferição da volemia é constituída pelos métodos que utilizam hemácias marcadas com corantes ou radioisótopos, de pouca importância e praticidade. A aferição da PVC comumente nos permite inferir sobre a pré-carga, mas apresenta erros mecânicos (doença orovalvular, hipertensão e doenças pulmonares). O valor absoluto da PVC não guarda a mesma importância em relação à aferição da volemia; contudo, sua dinamicidade após reposição volêmica tem grande valor. A aferição da pressão pulmonar em cunha requer a introdução de cateter de Swan-Ganz em artéria pulmonar e, da mesma maneira que a PVC, sua aferição dinâmica é mais importante que seu número absoluto, além de possibilitar o registro da curva de pressão de enchimento *versus* DC à beira do leito, visando obter o melhor DC, e guiado pela lei de Starling. A pré-carga é estimada (volume diastólico final) através de aferição da pressão, que não tem relação linear – ou seja: diante de pressão baixa, a possibilidade de hipovolemia relativa é grande, enquanto pressão elevada pode decorrer de hipervolemia ou de variação na complacência cardiocirculatória. O monitoramento hemodinâmico invasivo deve ser realizado quando não houver resposta imediata à reposição volêmica. A infusão de líquidos deve ser titulada com base no valor da pressão de enchimento que permita obter os maiores DC e volume sistólico. O monitoramento da pressão intra-arterial (PIA) deve ser rigoroso e requer a introdução de cateter na artéria radial, por punção percutânea ou dissecção, ligado a transdutor e monitor de pressão que torna possível a vigilância hemodinâmica contínua, inclusive da tendência da sua curva de pressão. Se não for introduzido cateter para mensuração da PIA, a frequência cardíaca e a PAS devem ser aferidas com frequência, mesmo com esfigmomanômetro comum ou meio eletrônico não invasivo. O monitoramento do DC por cateter de Swan-Ganz pode ser útil diante de instabilidade e de choque grave, especialmente associado a IAM, sepse ou embolia pulmonar maciça, e no pós-operatório de cirurgia cardiovascular.

O cateter de Swan-Ganz permite-nos aferir os seguintes parâmetros: pressão pulmonar em cunha (que reflete a pressão do átrio esquerdo), pressão de artéria pulmonar, saturação venosa mista, DC por termodiluição, cálculo da resistência vascular pulmonar e sistêmica, consumo de oxigênio. Pressão pulmonar em cunha de até 16, entre 20 e 30 e acima de 30 mmHg indica segurança na reposição de volume, início da congestão pulmonar (leve), e presença ou iminência de edema pulmonar, respectivamente. Seu emprego torna fácil a tomada de decisões terapêuticas com base nos dados numéricos do monitoramento invasivo; entretanto, seu uso isolado não evita o aumento da mortalidade. A persistência de DC baixo, menor que 2 $\ell/min/m^2$ em qualquer momento do tratamento, indica necessidade de medidas como administração de inotrópicos potentes e suporte mecânico. O sistema de gravação (planilha, memória gráfica) permite-nos recuperar a evolução anterior desses dados e entender a cronologia de algum evento ou complicação, o que facilita a compreensão de sua etiopatogenia. A ecocardiografia pode ser realizada devido à disponibilidade de aparelhos portáteis em pronto-socorro, e ajuda a distinguir choque cardiogênico (com baixo débito) de choque séptico (geralmente com débito aumentado ou normal), avaliar a função ventricular e afastar valvulopatia, derrame e tamponamento pericárdicos, e pneumotórax. Deve ser realizado como urgência em todos os casos de etiologia indefinida. A ecocardiografia seriada para aferição do DC (medida pouco acurada), da pressão pulmonar e da função ventricular pode ser uma alternativa ao uso de cateter de Swan-Ganz. A capnografia é método útil em paciente sob ventilação e com parâmetros altos, geralmente em choque com SARA, ou cardiogênico com edema pulmonar importante. A $ETCO_2$ na capnografia tende a ser mais baixa enquanto persiste o choque e aumenta quando há melhora.

2. **De 15 em 15 min.** Nível de consciência; frequência respiratória, características da ventilação, ausculta dos pulmões; frequência e características do pulso, coloração da pele, enchimento capilar e estado de hidratação; PVC e PAS se não estiver implantado cateter próprio para sua aferição. O diagnóstico precoce das alterações pulmonares é fundamental para que sejam revertidas e para permitir oxigenação adequada dos tecidos. A recuperação da capacidade respiratória indica prognóstico favorável. O tempo de enchimento capilar indica perfusão periférica, sendo maior que 2 s quando observado na vigência de hipotensão, hipovolemia ou vasoconstrição periférica. Hiperemia das mucosas sugere sepse, e cianose indica hipoxemia grave. O retorno da frequência, do ritmo e do tônus à normalidade, durante a terapia, indica prognóstico favorável. Deve ser verificada em mais de um local, devido à distribuição irregular do fluxo sanguíneo no choque.
3. **De 1 em 1 h.** Volume da diurese e balanço hídrico.
4. **De 4 em 4 h.** Temperatura axilar. O paciente deve ser mantido em normotermia. Temperatura corporal abaixo de 33°C representa prognóstico sombrio e requer que seja feito cuidadoso aquecimento das soluções de grande infusão antes de serem administradas; se tal aquecimento for excessivo, pode determinar vasodilatação cutânea, com risco de agravar o choque.
5. **Diário.** O peso, se possível.

C. **Acesso venoso.** No momento de internação do paciente, devem ser obtidas, no mínimo, duas vias de infusão periférica com cateter, para administração, a depender da necessidade, de soluções cristaloides ou coloides, sangue, medicamentos;

para implantação de dispositivos que permitam a ressincronização cardíaca ou que avaliem os parâmetros fisiológicos hemodinâmicos ou de órgãos e sistemas fisiológicos principais instáveis, para permitir o reconhecimento e o controle de medidas terapêuticas mais apropriadas; além de favorecer a coleta de sangue para a propedêutica completa; e a aferição seriada da PVC. Devem ser evitadas, inicialmente, punções de veias centrais, devido ao risco de complicações técnicas, como pneumotórax e hemotórax. Deve-se dar preferência, em ordem decrescente, às vias em subclávia, jugular e femoral; caso não seja assim obtido, opta-se rapidamente pela dissecção de veia periférica (safena em região maleolar ou basílica ou cefálica no braço). As punções centrais, entretanto, devem ser feitas assim que as condições do paciente permitam. Em situações desesperadoras, a veia safena magna pode ser dissecada cirurgicamente e canulada por incisão no tornozelo ou na virilha. Este método pode ser mais rápido para assegurar uma via para infusão intravenosa (IV) de grosso calibre diante de choque grave. O uso de cateteres calibrosos inseridos na veia femoral, em associação com bombas especiais de infusão, possibilita a reposição de solução cristaloide aquecida com rapidez e em grande volume (1,5 ℓ/min). A cateterização de veia (punção ou dissecção) em membro superior requer avaliação prévia do comprimento do cateter, para que sua ponta chegue à junção da veia cava superior com o átrio direito para permitir a aferição da PVC. Deve-se dar preferência à introdução de cateteres de duplo ou triplo lúmen, para infusão de fármacos incompatíveis.

D. **Dieta por meio de sonda nasogástrica ou entérica.** Deve ser introduzida sonda para avaliar presença de sangramento e descomprimir o estômago, e impedir refluxo gastroesofágico e aspiração para a traqueia. A dieta deve ser suspensa, e instituída administração de proteção gástrica contra a acidez. A aferição do pH da mucosa gástrica indica má perfusão esplâncnica, ajuda a prever SDMO, e facilita o monitoramento do tratamento.

E. **Reanimação volumétrica, reposição de volume (pré-carga).** A volemia ideal consiste em volume circulante capaz de manter a hemodinâmica adequada, com perfusão, oferta de oxigênio e nutrientes necessários aos órgãos e sistemas, e que permita a normalidade do metabolismo oxidativo, e tem grande valor para estabelecimento da normalidade e avaliação dos parâmetros da oxigenação corpórea. A saturação venosa mista de oxigênio (SvO_2), para o cálculo da taxa de extração de oxigênio (TEO_2), é obtida por meio de cateter de artéria pulmonar e pode auxiliar na avaliação da volemia, principalmente se for continuamente aferida. Observa-se, no choque séptico, que o DC está elevado e ocorre má distribuição do fluxo em diversos órgãos, o que permite manter a SvO_2 alta, sem perfusão e oxigenação teciduais adequadas; valor inferior a 65% indica má perfusão tecidual. A saturação central de oxigênio (ScO_2) aferida em amostra de sangue, facilmente obtida pelo acesso da veia cava superior, pode ajudar na interpretação da perfusão tecidual, à semelhança da SvO_2; sua manutenção acima de 70% constitui ótima resposta à reanimação volumétrica, mas é menos sensível no choque séptico. A reposição volêmica inicial pode ser feita, com efetividade igual, por meio de líquidos coloides ou cristaloides, sob titulação para obtenção dos índices clínicos, hemodinâmicos e de oxigenação. Na ausência de resposta imediata às medidas de reposição volêmica, deve-se cogitar monitoramento hemodinâmico invasivo. A infusão de líquidos deve ser titulada ao nível de pressão de enchimento que equivale aos maiores valores de DC e de volume sistólico. A reanimação volumétrica deve ser feita com reavaliações clínicas de 15 em 15 min, e a continuidade da infusão requer vigilância de: frequência cardíaca, PAS, volume urinário, turgência jugular e das veias periféricas, PVC, sinais de congestão ou persistência dos sinais de choque. A reposição rápida de volume não está indicada apenas em caso de choque cardiogênico, mas especialmente diante de cardiomegalia e sinais de congestão pulmonar. É pouco provável que nos demais tipos de choque a infusão de volume provoque congestão e edema pulmonar (hipervolemia), porque a hipovolemia é muito intensa. A reposição de perdas baseia-se na relação entre o peso e a volumetria do paciente. Um adulto com 50 kg de peso tem 60% de água corpórea, ou seja, 30 ℓ – sendo 21 ℓ (70%) no espaço intracelular e 9 ℓ (30%) no extracelular –, constituídos, respectivamente, pelas soluções contidas nas hemácias: 1,4 ℓ (40%) e líquido contido nos músculos e órgãos [19,6 ℓ (60%); no plasma: 2,1 ℓ (20%) e no interstício: 6,9 ℓ (80%)]. A soma da massa de plasma e de eritrócitos, para o peso corpóreo de 50 kg, é de 3,5 ℓ, que circulam continuamente pela via hemodinâmica, diante de DC normal. No paciente em choque hemorrágico, deve ser feita restauração imediata das perdas de eritrócitos e eletrólitos. A infusão de eletrólitos para repor a perda de sangue deve ser de 3:1, ou seja, uma perda aguda de 1.000 mℓ de sangue requer administração de 3.000 mℓ de solução eletrolítica isosmolar, para restaurar o volume de plasma e as perdas de líquido intersticial. A reposição volumétrica deve ser feita com soluções à base de NaCl a 0,9% ou lactato de Ringer. As soluções infundidas inicialmente não devem conter glicose, devido à hiperglicemia endógena presente no paciente com choque hemorrágico. Os riscos associados à infusão inicial decorrem da alta concentração de cloreto (154 mEq/ℓ) presente no NaCl a 0,9%, que pode desencadear acidose metabólica hiperclorêmica; e de lactato, no lactato de Ringer, que deve ser transformado em bicarbonato no hepatócito, para que não aumente a lactacidemia. Por isso, é necessário cuidado com a infusão dessas soluções, especialmente devido ao grande volume necessário nessas circunstâncias. No paciente em choque grave, pode ser infundido inicialmente NaCl a 0,9%, 50 a 60 mℓ/kg (ou 2 ℓ de NaCl a 0,9%), em cerca de 2 h; a infusão pode ser feita, no máximo da gravidade, em até 20 min, ou 300 a 500 mℓ em etapas de 10 min; após exclusão de choque cardiogênico, enquanto se espera para infusão, se pertinente, de concentrado de hemácias. Diante de diagnóstico ainda indefinido e paciente hipotenso, pode-se também fazer teste com infusão de 500 a 1.000 mℓ de cristaloides, mantida até que se restaure a perfusão periférica e diurese de 30 a 40 mℓ/h ou 0,5 mℓ/kg/h. No paciente em choque séptico, há hipovolemia absoluta por extravasamento de líquido (lesão endotelial) e relativa por vasodilatação (mediadores inflamatórios vasoativos) e, em geral, a reposição de volume deve ser muito rápida, com NaCl a 0,9%, com os primeiros 50 mℓ/kg ou 2.000 mℓ em 10 a 30 min, continuando a reanimação com novas infusões, enquanto for necessário. A reposição de volume, após a reanimação de urgência, pode ser guiada por monitoramento contínuo (monitor eletrônico) da PVC. É mais importante a resposta da PVC à infusão de 4 mℓ/kg de NaCl a 0,9% em 10 min do que ao valor absoluto da PVC, o que constitui a "regra 4 por 2", que indica que, se não aumentar a PVC em 2 mmHg (2 mmHg = 2,7 cmH$_2$O), deve-se prosseguir com a reposição de volume; entretanto, se o aumento for entre 2 e 4 mmHg, provavelmente não há hipovolemia significativa (para converter mmHg em cmH$_2$O, basta multiplicar por 1,36); e, se for além de 4 mmHg (5,4 cmH$_2$O), em geral não é necessário repor volume. É importante ainda, após essa infusão de volume, observar a evolução da PVC por 10 min ou mais, para se certificar de que não é necessária mais infusão de volume, o que é determinado pela ausência de redução do valor da PVC. Considera-se ainda como valor absoluto indicativo de hipovolemia PVC < 5 mmHg (7 cmH$_2$O); e ausência de hipovolemia quando for > 15 mmHg. Os parâmetros usados em relação à pressão capilar pulmonar em cunha referem-se aos aumentos de 7 e 3 mmHg em vez de 4 e 2 mmHg usados para a PVC, e valores entre 8 e 15 mmHg são considerados indicativos de volemia adequada. No paciente com SARA ou SIRS, devem ser usados valores de 8 a 10 mmHg para a PVC e para a pressão capilar pulmonar. Na falta de monitoramento da PVC, a observação de ingurgitamentos venosos e de hepatomegalia, área cardíaca, congestão pulmonar e tamanho dos átrios à ecocardiografia oferece parâmetros para avaliação da situação da volemia e da pré-carga. Nos casos com suspeita ou confirmação de CIVD, parte da reposição deve ser feita com plasma fresco congelado para se obter ao mesmo tempo efeito de volume e de reposição de fatores de coagulação. Se a hipotensão permanecer, deve-se iniciar a administração de aminas vasopressoras, enquanto prossegue a busca pela causa. Os idosos que apresentam aterosclerose e os que têm metabolismo anaeróbico continuado podem requerer hematócrito de 30% ou mais para transportar adequadamente o oxigênio, enquanto os jovens podem suportar 20 a 25%. Não haverá resposta efetiva a essa infusão se a hipovolemia for grave, se persistir o sangramento, ou se surgir(em) fístula(s) com perda(s) contínua(s) de solução(ões) hidreletrolítica(s). É necessário maior cuidado quando existe a possibilidade de disfunção cardíaca ou renal associadas e em caso de SARA. A expansão de volume pode continuar até pressão capilar pulmonar de 16 a 18 mmHg. A infusão volumétrica deve ser interrompida se aparecerem sinais sugestivos de congestão pulmonar ou sistêmica (p. ex., aumento do fígado, distensão venosa, crepitações à ausculta pulmonar, terceira bulha, aumento da área cardíaca e sinais de SARA), ou se a PVC aferida na linha axilar média subir acima de 15 cm de H$_2$O e continuar aumentando com pequenas reposições de volume. A infusão de cristaloides no tratamento de choque séptico aumenta a pressão hidrostática e diminui a pressão coloidosmótica do plasma, o que, associado ao aumento da permeabilidade vascular, contribui para o desenvolvimento de edema pulmonar e sistêmico. Não há diferença no desenvolvimento de edema pulmonar com o uso de soluções cristaloides ou coloides. Os coloides para a terapêutica encontram-se em forma de albumina, gelatina, dextrana e hidroxietilamido (HES) a 6%. O HES mantém para 1 ℓ de infusão, 0,7 ℓ no espaço intravascular por longos períodos, podendo alterar a coagulação de maneira dependente da dose por depressão do fator VIII. A albumina não deve ser usada na reposição volêmica inicial. A reposição com albumina em solução de 100 mℓ de albumina a 20% diluída em 300 mℓ de NaCl a 0,9% pode ser feita em situações específicas. Constitui uma alternativa cara, sem evidência de superioridade sobre os cristaloides, e com risco de induzir anafilaxia e coagulopatia. É usada em caso de hipovolemia com edema intersticial intenso, seguida da administração de diuréticos. A dextrana (peso molecular de 40.000) é opção para reposição de volume intravascular quando há suspeita de agregação de células sanguíneas; e deve ser evitada em caso de risco de sangramento. O Haemaccel® (substituto sanguíneo para reposição de volume a base de polipeptídios de gelatina bovina) tem as mesmas indicações do plasma, sem os seus efeitos colaterais. Outros riscos associados à reposição inicial intensa de soluções cristaloides decorrem de maior incidência de complicações pulmonares (SARA) e de sangramento diante de choque hemorrágico, antes da chegada do paciente ao hospital, onde será possível realizar cirurgia para conter a hemorragia e promover a infusão adequada de soluções cristaloides. Para evitar hipotermia, os cristaloides infundidos devem estar, preferencialmente, aquecidos a 37°C. A administração de NaCl a 3 ou 7,5% (hipertônica), isolada ou associada à solução de glicose isotônica, constitui medida controversa a ser usada em substituição aos outros cristaloides. Deve ser evitado em paciente politraumatizado, pois ainda não está adequadamente confirmada a sua utilidade, e pode ter relação com maior incidência de sangramento e infusão rápida de sódio capaz de provocar mielinólise pontina. Estas soluções têm sido usadas apenas em situações de gravidade absoluta por paramédico, durante o transporte de politraumatizados ou em situações em que haja necessidade, com o paciente em ambiente hospitalar e em início do tratamento cirúrgico. A infusão de concentrado de hemácias com solução eletrolítica substitui a administração de sangue total no paciente em choque hipovolêmico, com economia de plasma e plaquetas. A recuperação coincide com o restabelecimento do metabolismo e da bomba de sódio-potássio, o que é indicado pela rápida expansão líquida dos espaços intravascular e intersticial, grande diurese e natriurese; aumento da amplitude do pulso, da PAS e do DC; e melhora das funções renal e respiratória. Essa etapa, que perdura por 24 a 48 h, termina com a normalização dos volumes plasmático e intersticial. Alguns pacientes podem não tolerar o rápido aumento do volume intravascular, evoluindo com hipertensão arterial sistêmica, insuficiência respiratória, edema cerebral e, às vezes, insuficiência renal de alto fluxo. A terapêutica, nesse momento, baseia-se na manutenção da PAS e da volemia bem próximas do normal.

F. **Controle do débito urinário.** Para controle do débito urinário, deve-se introduzir sonda vesical de longa permanência tão logo seja possível; trata-se de medida útil para avaliação do grau de perfusão e função renais, e da eficácia terapêutica. O volume urinário ideal deve ser mantido entre 40 e 50 mℓ/h, e deve-se evitar a administração de diuréticos, pois a oligoanúria é, em geral, consequência de hipovolemia e hipotensão. Volume urinário abaixo de 30 mℓ/h significa redução da perfusão renal e pode decorrer de reposição volêmica insuficiente, resposta neuroendócrina aumentada, ou insuficiência renal aguda (pré-renal ou renal). A prova terapêutica com a infusão de volume (cristaloide) ou diurético (furosemida, manitol) ajuda a diferenciar insuficiência renal aguda (IRA) de origem renal (ausência de resposta) da IRA pré-renal (com diurese). A persistência de oligúria após restauração eficaz do volume de sangue requer restrição de líquidos e o uso de diuréticos (furosemida por via IV), na tentativa de forçar a diurese, ou instalação de diálise diante de insuficiência renal aguda, identificada pela existência isolada ou em conjunto de isostenúria, sódio urinário menor que 60 mEq/ℓ, urina alcalina, uremia e creatininemia elevadas, cilindrúria tubular e hiperpotassemia.

G. **Controle por meio de hematócrito (Hct) e total de sólidos (TS).** No início do choque hemorrágico, o Hct e o TS podem ser normais. Estes parâmetros indicam, isoladamente, poucas informações sobre o volume circulante, mas juntos permitem a reposição volêmica correta. O Hct (normal = 35 a 48%) informa sobre alteração no número de hemácias; já o TS informa sobre a concentração de proteínas plasmáticas (normal 5,5 a 8 g/100 mℓ). Devem ser feitas aferições seriadas desses parâmetros, devido ao fato de que uma só aferição pode ser insuficiente para se inferir sobre a movimentação das soluções corpóreas, como indicam:
1. **Hct e TS aumentados: perda de água.**
2. **Hct aumentado e TS normal ou baixo: perda de plasma.**

3. **Hct normal e TS aumentado: hipovolemia com anemia.**
4. **Hct e TS baixos: perda de sangue total.** No início do choque hemorrágico, o Hct e o TS podem estar normais devido aos mecanismos compensatórios, e não é possível avaliar a extensão da hemorragia (as alterações surgem tardiamente). A terapia volêmica correta faz com que o TS se normalize mais rapidamente que o Hct. A diferença entre o Hct do sangue periférico e de sangue central pode informar sobre a eficiência terapêutica. O Hct central é 3% menor que o periférico, por isso o aumento na diferença entre Hct e o TS indica hipoperfusão periférica. Durante a reposição volêmica, o Hct e o TS devem ser usados para se decidir qual será a reposição mais adequada (cristaloides, sangue ou plasma). A redução do Hct para 20% e do TS para 3,5 g/100 mℓ é tolerada desde que os pulmões estejam normais, ao passo que reduções maiores afetam a oferta de oxigênio aos tecidos e podem desencadear edema pulmonar agudo. Hct maior que 50% afeta a perfusão tecidual e o trabalho cardíaco, devido ao aumento da viscosidade do sangue.

H. **Transfusão de sangue e derivados.** A administração de sangue total ou de concentrado de hemácias deve ser feita na ausência de resposta à infusão de cristaloides, para restaurar a taxa de hemoglobina em 10 g%, ou o Hct em pelo menos 30%, e pode ainda ser necessária para aumentar a pré-carga cardíaca e elevar o conteúdo arterial de oxigênio. Não existem evidências de que valores mais elevados de hemoglobina (> 10 g%) sejam benéficos na ausência de coronariopatia ou de acidente vascular encefálico; há ainda maior risco de que a hemoglobina armazenada tenha maior afinidade pelo oxigênio. Diante de pacientes com perda de sangue acima de 30%, ou em estado agônico, e que continuam sangrando, não se deve esperar até que a prova cruzada seja realizada, para fazer a transfusão de sangue. Nesse caso, devem-se realizar tipagem simples e imediata administração de sangue total ou de concentrado de hemácias do tipo O, com título baixo de anticorpos. Em algumas condições, o sangue perdido pode ser recuperado e reinfundido, por meio de aparelhos que o aspiram e o reinfundem, após dupla filtragem e acréscimo de anticoagulante. Esse procedimento é útil em casos de hemorragias intratorácicas, cranianas e ortopédicas. A recuperação e a reinfusão do sangue intra-abdominal só podem ser feitas na ausência de ruptura do fígado ou de alça intestinal. A transfusão maciça de sangue pode desencadear hipocalcemia, por isto a infusão de mais de 1 unidade de sangue, a cada 10 min, requer o controle do cálcio iônico, e, se necessária, sua normalização com administração de solução de gliconato de cálcio a 10% (10 mℓ para cada 3 frascos de sangue ou derivados sob anticoagulação com ACDP). A infusão de coloides (albumina, dextranas e amido) não deve ser feita na fase inicial da reposição em caso de choque hemorrágico, pois associa-se a aumento de:
1. Retenção de sódio e água e necessidade de administração de diuréticos.
2. Incidência de insuficiência renal aguda e de insuficiência respiratória pós-traumática no pós-operatório.
3. PVC, *shunts* fisiológicos pulmonares, além de necessidade de suporte ventilatório.
4. Risco de provocar reação anafilactoide (associadas às dextranas).
5. Mortalidade global.
    A administração de albumina humana pela via IV com objetivo de elevar a pressão coloidosmótica deve ser feita quando a albumina no plasma for inferior a 2 g% ou para manter a pressão capilar pulmonar entre 15 e 18 mmHg. Na

ocorrência de hemodiluição, será necessária a reposição com sangue total ou concentrado de hemácias. A diminuição da pressão coloidosmótica deve ser evitada, e a quantidade de cristaloide necessária pode ser duas a cinco vezes maior que a de coloide. Os vários substitutos do plasma são considerados tão efetivos quanto a albumina no seu potencial de expansão volêmica, e seu uso deve ser preferencial, devido aos custos mais baixos; entretanto, alguns deles produzem efeitos indesejáveis sobre a homeostasia. O controle do sangramento, mesmo que a volemia tenha sido adequadamente restaurada, nem sempre é acompanhado de recuperação dos níveis pressóricos, especialmente quando a perda volêmica tiver sido acentuada.

I. **PVC.** Constitui um parâmetro simples, barato e de grande utilidade para o diagnóstico, tratamento e controle da evolução do choque, edema associado a hipovolemia (hipoalbuminemia ou lesão endotelial difusa) ou acometimento cardíaco primário ou de hipertensão intracraniana. Ajuda na reposição segura e rápida de volume; e na avaliação da resposta à retirada de sangue no tratamento de edema agudo refratário. Devem ser observados os seguintes cuidados em relação à PVC:
1. A aferição da PVC deve ser feita com o paciente na mesma posição, de preferência em decúbito dorsal, com a cabeceira a 0°C do plano da cama.
2. Seu valor normal é individual, sendo mais adequado considerar seu ponto 0 no plano do esterno e o paciente em decúbito dorsal.
3. Variação da PVC < 3 cmH_2O entre as aferições não tem valor significativo.
4. Pode ser muito aumentada pela administração de fármacos vasoconstritores.
5. A oclusão mecânica (coágulo) do cateter pode causar falsa elevação da PVC, mas nesse caso a coluna de água não flutua com a respiração.
6. O cateter para aferição da PVC deve ser "lavado" de 6 em 6 h ou no intervalo entre um registro e outro, com NaCl a 0,9% heparinizada (2.000 UI/ℓ).
7. Seu valor:
   a. Baixo indica deficiência circulatória.
   b. > 8 a 10 cmH_2O indica volume de sangue expandido por velocidade de infusão alta.
   c. > 15 cmH_2O indica falência miocárdica direita.
   d. Alto e associado a PAS baixa, pressão de pulso baixa e tempo de enchimento capilar aumentado indica: falência miocárdica, hiper-hidratação ou tamponamento cardíaco.

J. **Pressão venosa regional.** Pode ser usada em casos menos graves, com o mesmo significado da turgência venosa. Reflete a volemia ou a insuficiência cardíaca e é aferida pela altura da coluna líquida do equipo de infusão de soro quando a infusão é interrompida.

K. **Pressão arterial sistêmica.** Pode ser monitorada por método direto, indireto ou por palpação, como:
1. **Direto: requer cateterização arterial (radial, femoral), considerada medida mais precisa, e possibilita a obtenção de amostras de sangue arterial para exames periódicos.** O cateter é ligado ao esfigmomanômetro e, nos intervalos entre as aferições, ou de 4 em 4 h, deve ser "lavado" com NaCl a 0,9% heparinizada para evitar oclusão.
2. **Indireto: tem menos precisão, e usa esfigmomanômetro ou detector de fluxo ultrassônico na artéria dorsal do pé, sendo considerada normal com valor de 90 a 140 mmHg; entretanto, é mais importante o valor absoluto da PAS, e seu comportamento durante o tratamento.**

3. **Palpação: presença ou ausência de pulso arterial, como:**
   a. Pulso femoral ausente: PAS média deve estar a 50 mmHg ou menos.
   b. Pulso femoral débil e da artéria dorsal do pé ausente: PAS média deve estar entre 50 e 70 mmHg.
L. **Suporte ventilatório e oxigenoterapia.** A concentração de gases sanguíneos, pH, ionograma, lactacidemia deve ser mantida em níveis próximos da normalidade, por meio da oferta e consumo efetivo de oxigênio pelos tecidos, e ajuda na avaliação da evolução do estado de choque e estabelecimento de seu prognóstico. A acidemia e a hipoxemia são tratadas com a administração de oxigênio e hiperventilação. Acidemia grave aumenta, ocasionalmente, a resistência vascular periférica, reduz o DC e causa arritmias cardíacas, corrigíveis por controle do pH plasmático. A tensão arterial de PO_2 deve ser mantida acima de 70 mmHg; e, se a hipoxemia não for corrigida por meio da administração de oxigênio por máscara facial, é necessário intubar o paciente e instituir ventilação mecânica, com pressão expiratória final positiva. As aferições da saturação de oxigênio em sangue venoso misto ($SvcO_2$) feitas no sangue coletado por meio de cateter introduzido na artéria pulmonar; e da SvO_2 feita em sangue coletado da veia cava superior, em sua entrada para o átrio direito, podem ajudar na avaliação das variações da oxigenação tecidual, pois o consumo de oxigênio pode ser adequado, em condições em que é reduzida a sua oferta, desde que o tecido consiga aumentar proporcionalmente a extração de oxigênio do sangue. Os valores da $SvcO_2$ não são iguais aos da SvO_2, e a diferença pode variar em diferentes condições clínicas; entretanto, a tendência geral dessas aferições é semelhante. Considerando-se saturação de oxigênio arterial de 100%, pode-se estabelecer a taxa de extração de oxigênio (TEO_2) em $(1 - SvO_2)$, que constitui um método mais simples do que usar os cálculos do consumo e da oferta de oxigênio para orientar a terapia à beira do leito. A taxa de extração de oxigênio deve ser analisada em função do DC e associada a outros parâmetros de perfusão, de modo que a $SvcO_2$ baixa pode ser adequada em caso de insuficiência cardíaca crônica compensada ou em recuperação de choque (redistribuição do fluxo), e pode ser alta e adequada em pacientes com cirrose hepática crônica. A recomendação para que seja atingida uma $SvO_2 \geq 65\%$ ou $SvcO_2 \geq 70\%$ constitui objetivo nas primeiras 6 h de choque séptico. A redução persistente da oferta de oxigênio torna o metabolismo anaeróbico, com aumento do ácido láctico e precipitação de disfunção orgânica. A otimização dos índices de oxigenação é feita com o uso titulado das aminas vasoativas e transfusão de sangue, de tal forma que o índice de consumo de oxigênio (VO_2I) deve ser maior que 150 a 170 mℓ/min/m², o índice de oferta de oxigênio (DO_2I) maior que 600 mℓ/min/m² e o índice cardíaco (IC) maior que 4,5 ℓ/min/m². As aferições do pH, PO_2 e PCO_2 são realizadas no sangue arterial, e decisivas para a identificação da gravidade da evolução do choque e para indicação da melhor terapêutica, como:
   1. **pH arterial: é essencial para o diagnóstico de desequilíbrio entre ácido e base, informando sobre a normalidade, acidemia (pH < 7,35) ou alcalemia (pH > 7,45).** No paciente em choque séptico ocorre acidose metabólica devido ao aumento da formação de ácido láctico por hipoxia, associada a má oxigenação tecidual.
   2. **PCO_2: ajuda a avaliar a ventilação, como expresso para:**
      a. PCO_2 < 30 mm/Hg, existe hiperventilação pulmonar.
      b. PCO_2 < 32 mm/Hg no choque séptico indica hiperventilação.
      c. PCO_2 entre 30 e 45 mm/Hg, existe ventilação normal.
      d. PCO_2 > 45 mm/Hg, existe insuficiência respiratória.

3. **PO$_2$ arterial: avalia a ventilação e a eficiência da oxigenoterapia.** Revela o grau de hipoxemia, e valores < 80 mmHg indicam hipoxemia. O oxigênio deve ser administrado na maior concentração, a 100% se possível, para corrigir ou evitar hipoxemia e maximizar o transporte de oxigênio. A saturimetria deve ser mantida entre 95 e 100%, e a PO$_2$, acima de 65 a 70 mmHg. Caso haja sinais de obstrução traqueobrônquica (compressão extrínseca, corpo estranho, sangue, secreção), é necessário posicionar o paciente, aspirar secreções existentes, desfazer atelectasias (retração da caixa torácica, cianose, sibilos especialmente localizados e estertores) e garantir que a via aérea esteja livre, por meio de cânula orofaríngea ou nasofaríngea e, se preciso, por intubação traqueal, e possibilitar ventilação e oxigenação estáveis. A intubação e a ventilação mecânica estão indicadas diante de instabilidade ou deterioração da ventilação pulmonar, ou surgimento de obnubilação e coma. Diante de esforço respiratório significativo ou SARA, a intubação deve ser precoce. A intubação e a ventilação artificial prolongada (VAP) devem ser precoces. A hipoxemia e a acidose respiratória pela retenção de CO$_2$ são potentes depressores do miocárdio e potencializam a SDMO. Pode ser necessária ventilação artificial prolongada com pressão expiratória final positiva. O suporte ventilatório objetiva diminuir o trabalho respiratório e o gasto energético e evitar a lesão induzida pela ventilação mecânica. Usa-se a ventilação com volumes correntes de 6 mℓ/kg e com ajuste individualizado da pressão expiratória final positiva para que os alvéolos possam ter ventilação homogênea. Monitoramento da qualidade da analgesia, do nível de sedação e do grau de bloqueio neuromuscular é essencial para definição de ventilação adequada. A interferência dos agentes usados em sedação e analgesia sobre a resposta imunológica não contraindica seu uso, mas precisa ser considerada. Opioides e sedativos reduzem o tônus adrenérgico, e por isto podem precipitar hipotensão arterial sistêmica em pacientes dependentes da resposta autonômica e com reserva cardíaca limitada; devem ainda ser evitados fármacos que aumentem a liberação de histamina. Não se recomenda o uso de antagonistas de benzodiazepínicos e de opioides, devido ao risco de precipitarem abstinência ou promoverem sedação.

M. **Correção de acidose metabólica.** O estado de choque é acompanhado de acidose metabólica, cuja gravidade tem relação direta com a extensão e a duração da hipoperfusão tecidual, ou com ventilação pulmonar inadequada. A hiperventilação, que em geral ocorre associada a hemorragia e sepse, não impede a acidose tecidual; e, à medida que o choque progride, torna-se menos significativa. A acidemia deprime a contratilidade miocárdica e aumenta a resistência vascular e a lesão celular. O distúrbio acidobásico é revertido se for precoce a restauração da perfusão tecidual, pela eliminação pulmonar do CO$_2$ e metabolismo hepático do lactato tecidual. Deve ser feita a administração de bicarbonato de sódio (NaHCO$_3$) a partir da determinação do pH e da PCO$_2$ arterial, concentração de HCO$_3$ circulante e déficit de base; se a acidose atingir níveis de risco (pH < 7,28), por meio da fórmula:

Bicarbonato a ser administrado (mEq/kg) =
Valor absoluto do excesso de base × 0,3 × Peso corporal.

O controle terapêutico deve ser feito por meio da gasometria frequente, até a reversão da acidemia, sempre que o excesso de base for < –6. A deficiência de base deve ser corrigida empiricamente com 1 a 2 mEq/kg de bicarbonato de sódio, em infusão IV, lenta, por período superior a 20 min, diante de choque grave e prolongado, em caso de indisponibilidade da gasometria. É possível acrescentar 2 mℓ/kg de NaHCO$_3$ a 8,4% a uma das etapas de reposição de volume. O uso inadvertido ou sem controle adequado de NaHCO$_3$ pode causar alcalemia (infusão rápida), hipercapnia, hipocalcemia, e exacerbar hipopotassemia.

N. **Recuperação da função renal.** A normalização da função renal depende da instalação das medidas de reanimação volumétrica e do suporte pressórico, o que em geral se associa a normalização da volemia e do débito urinário. Em situações em que a oligúria persiste após reposição volêmica, pode-se administrar:
   1. **Manitol.** Na dose de 1 a 3 g/kg, sob infusão IV rápida, tem efeito benéfico por meio de aumento do volume circulante, retenção de água no néfron proximal, aumento do fluxo sanguíneo renal, redução do edema das células epiteliais tubulares e restabelecimento da filtração glomerular.
   2. **Furosemida.** Na dose de 2 mg/kg IV, pode ser administrada diante da iminência ou instalação de edema pulmonar agudo; quando sua dose pode ser ajustada para 5 a 10 mg/kg IV; quando o manitol não tiver restabelecido a diurese após 1 h de infusão, e não há sinais de necrose tubular. Provoca grande perda de potássio.
   3. **Dopamina.** Em doses baixas (sem efeito inotrópico positivo ou pressor significativos), pode ser associada a epinefrina, norepinefrina ou dobutamina, e a furosemida (20 a 100 mg IV) e manitol (100 mℓ a 20% IV).

O. **CIVD.** A existência de CIVD caracteriza-se pelo surgimento de plaquetopenia e diminuição do fibrinogênio, e aumento da razão de normatização internacional (RNI), do tempo de tromboplastina parcial ativado (TTPa) e dos produtos de degradação de fibrina (dímero D); além de fragmentação das hemácias ao exame de esfregaço sanguíneo. Na maioria das vezes, é assintomática, sem hemorragias visíveis, até a fase final. O tratamento requer a transfusão de plaquetas para que sejam mantidas acima de 80.000/mm^3 (cada unidade de plaquetas aumenta em 8.000/mm^3 a contagem de plaquetas em pessoa com 1,73 m^2 de superfície corporal) e de transfusões de 10 mℓ/kg de plasma fresco congelado a cada 4 ou 6 h até normalizar o RNI e o TTPa.

P. **Anticoagulação.** A agregação de células sanguíneas pode ser inicialmente evitada com o uso de dextrana a 40%, 1.000 a 2.000 mℓ nas primeiras 24 h, ou corticosteroide ou pentoxifilina (1 mg/kg/dia) ou heparina não fracionada (10.000 U IV, seguida de 5.000 U IV, de 12 em 12 h) ou de baixo peso molecular (3.000 U, de 12 em 12 h, até normalizar a RNI e o TTPa). A profilaxia de trombose venosa profunda deve ser iniciada com a administração de heparina de baixo peso molecular, 5.000 UI, subcutânea, de 12 em 12 h. Deve ter seu uso restrito à fase inicial de CIVD. A heparina é contraindicada nas fases tardias da CIVD devido ao risco de desenvolvimento de coagulopatia de consumo. A dose é de 250 UI/kg IV e pode ser repetida após 4 h.

VIII. **Características especiais do choque hipovolêmico e hemorrágico.** A hemorragia associada a traumatismo grave requer adequada e imediata hemostasia e o transporte eficiente do paciente até o hospital. O paciente politraumatizado requer tratamento preferencial sobre qualquer outra condição fisiopatológica, exceto insuficiência respiratória. Diante de traumatismo grave, em pacientes agônicos com lesão torácica, deve-se cogitar a realização de toracotomia na sala de emergência para drenagem pericárdica e clampagem de vasos com grande hemorragia. Em caso de choque hipovolêmico ou hemorrágico, não é necessária a administração de aminas vasopressoras, sendo suficiente a reposição volumétrica ou de sangue; contudo, diante de grandes perdas, com restituição de volume insuficiente para estabilizar a PAS, pode ser necessário administrar simultaneamente norepinefrina, epinefrina ou dopamina em dose alta, para manter a PASM ≥ 65 mmHg. O monitoramento hemodinâmico baseia-se na manutenção do índice cardíaco (IC) acima de 4 a 4,5 ℓ/min/m² e DO_2 acima de 550 mℓ/min, ou VO_2 acima de 150 mℓ/min/m². O controle da hemorragia constitui também objetivo a ser alcançado simultânea ou imediatamente após a estabilização hemodinâmica. A mortalidade depende da causa e ocorre, aproximadamente, em menos de 12% dos pacientes (Quadros 8.16 e 8.17).

IX. **Características especiais do choque cardiogênico.** A terapêutica e o diagnóstico são, muitas vezes, realizados de maneira simultânea, e dependem do monitoramento dos dados vitais, que deve permitir seu controle rigoroso, devido à sua natureza dinâmica, em que os parâmetros podem variar em períodos curtos e permitir que se definam as medidas mais adequadas a serem tomadas em cada momento, com (Quadro 8.18):

Quadro 8.16 Volume de sangue estimado em hemorragias em função das alterações clínicas.

Perdas (%)	Pressão arterial sistêmica	Pulso (bpm)	Recoloração	FR (min)	Diurese (mℓ/kg/h)	Outros
Até 15	Normal	↑10 a 20%	Normal	Normal	Normal	Ansiedade leve
20 a 25	Sistólica, diferencial ↓	> 150	Prolongada	35 a 40	> 1	Pressão arterial ↓10 a 15 mmHg em pé
30 a 35	Sistólica, diferencial ↓↓	> 150, fino	Prolongada	35 a 40	< 1	Letargia, vômitos, Extremidades frias
40 a 50	Sistólica, diferencial ↓↓↓	Impalpável	Prolongada	35 a 40	<< 1	Obnubilado, comatoso

Quadro 8.17 Avaliação da perda de volume em função das alterações clínicas.

Perda (litros)	Estado mental	Pulso (bpm)	PA sistólica (mmHg)	PVC (cmH₂O)	Diurese (mℓ/h)	Outros
0,70	Preservado, tranquilo	70 a 80	120	5 a 10	40 a 50	–
1 a 2	Ansiedade, agitação, frio e sede	90 a 100	100 a 120	5 a 10	30	Palidez, sudorese, hipotensão em pé
2 a 3,5	Agitação, ansiedade, desorientação, muita sede	> 130	70	5	0	Extremidade fria, hipotermia

Capítulo 8 | Choque

Quadro 8.18 Abordagem do choque cardiogênico de acordo com suas características hemodinâmicas.

Subtipo	Pressão capilar pulmonar	Índice cardíaco	PAS sistólica	Outros
1	Elevada: > 18 mmHg	Baixo: < 2,2 ℓ/min/m²	< 100 mmHg	Vasodilatador ou dobutamina (ou anrinona/milrinona)
2	Elevada: > 18 mmHg	Baixo: < 2,2 ℓ/min/m²	< 90 mmHg	Dopamina se hipotensão grave; se não houver resposta, associar norepinefrina, e avaliar balão intra-aórtico
3	Elevada: > 18 mmHg e pressão do átrio direito ou diastólica de VD > 10	Baixo: < 2,2 ℓ/min/m²	< 100 mmHg	Evitar diuréticos. Considerar reidratação com ou sem dobutamina.

PAS: pressão arterial sistêmica sistólica.

A. **Monitoramento hemodinâmico: por meio da avaliação dos parâmetros:**
- Ritmo e frequência cardíacos (monitoramento eletrocardiográfico contínuo)
- Volume urinário horário (por sonda vesical de longa permanência)
- PVC horária
- Frequência respiratória, perfusão tissular e PAS a cada 15 min. Pode ser instalada aferição da PIA; e, quando possível, a pressão em cunha da artéria pulmonar, por meio do cateter de Swan-Ganz; além do DC.

O uso da pressão em cunha de capilar pulmonar para orientar a terapêutica constitui medida útil diante de hipotensão intensa e resistente, IAM de ventrículo direito, com o seguinte padrão referencial:
- < 22 mmHg: infundir volume, NaCl a 0,9% ou soro glicosado isotônico com albumina ou plasma até alcançar 22 mmHg
- > 22 mmHg, ou quando se alcança esse nível e o choque se mantém: iniciar dopamina, 5 μg/kg/min, até obtenção de PAS e débito urinário adequados.

B. **Manutenção da volemia suficiente para permitir a contratilidade máxima do miocárdio.** Com pré-carga ideal, e sem sinais de congestão pulmonar. A linha axilar média é utilizada como referência (ponto zero) para aferição da PVC e da PIA. A linha axilar posterior também pode ser usada para a realização dessas duas aferições, mas deve-se tomar cuidado para que todas as aferições sejam referenciadas ao mesmo nível. A medida da pressão capilar pulmonar com cateter de Swan-Ganz utiliza como base a linha axilar média, sendo aferida a pressão com um transdutor em mmHg. É possível calcular a PVC pelo valor em centímetros da distância desde o plano do esterno (ângulo de Louis) até a linha axilar anterior, média e posterior. O paciente com 15 cm de espessura torácica, por exemplo, pode ter PVC de 15, 10 e 0 mmHg tomando-se como ponto de referência de sua aferição as linhas axilares posterior, média e anterior, respectivamente. Para fins de padronização, deve-se transformar as aferições de pressão obtidas em cmH$_2$O para valores em mmHg. Em condições normais, a PVC tem valores de 1 a 8 mmHg. A pressão capilar pulmonar normal aferida com cateter de Swan-Ganz é de 2 a

12 mmHg (aferição direta com transdutor). Para a interconversão dos valores em cmH$_2$O para valores em mmHg (o mercúrio tem densidade 13,6 vezes maior que a da água), aplica-se a fórmula (quando não se usa o transdutor para realizar a aferição direta da pressão): Valor em mmHg = cmH$_2$O × 0,72.

C. **Manutenção da PAS (ou PIA, quando disponível).** Deve ser suficiente para assegurar volume urinário maior que 50 mℓ/h e impedir acidose metabólica, por meio de fármacos vasopressores isolados ou em associação com:

1. **Nitroprussiato de sódio – redução da pós-carga (vasodilatadores).** Deve-se cogitar a associação com um vasodilatador quando houver sinais de vasoconstrição, aumento da resistência vascular periférica, depressão da contratilidade miocárdica (miocardite, pós-operatório de cirurgia cardiovascular), insuficiência ventricular esquerda grave, ausência de melhora com o suporte inotrópico e pressor potente; e para reduzir o espasmo arterial da hiperatividade simpática que ocasionalmente persiste após a reposição volêmica, impedindo a normalização da perfusão tecidual. Essa associação pode ser útil devido ao seu efeito de redução da pré-carga ou da pós-carga, o que atenua a congestão pulmonar e reduz o trabalho cardíaco. O nitroprussiato de sódio é vasodilatador com ação direta no músculo liso arteriolar e venular. A redução da resistência periférica facilita a ejeção ventricular esquerda, aumenta o DC em cerca de 30% e reduz a pressão capilar pulmonar. O paciente em choque com baixo DC, resistência periférica aumentada e refratariedade aos agentes inotrópicos positivos pode responder bem ao nitroprussiato de sódio, com melhora da função ventricular, da perfusão tecidual e do débito urinário. Deve-se administrar 0,5 a 8 mg/kg/min, após diluir 1 ampola de 50 mg em 500 mℓ de solução de glicose a 5% quando é necessário dopamina em dose > 15 µg/kg/min para manter a PAS > 90 mmHg, mas com vasoconstrição periférica acentuada e sem diurese; se necessário, associa-se furosemida por via IV. O frasco e o equipo devem ser protegidos da luz; e o uso deve ser monitorado, com cuidado, especialmente em vista da PAS.

2. **Norepinefrina, 0,04 a 0,4 µg/kg/min, e nitroprussiato de sódio.** Diante de taquicardia (FC > 130 bpm) em reação à infusão de dopamina e ausência de elevação adequada da PAS, com dose de dopamina superior a 15 µg/kg/min. A dopamina em altas doses aumenta a pós-carga pela vasoconstrição e pela ação de seu efeito predominante nos receptores alfa-1. A dobutamina pode ser usada em substituição à dopamina, ou em associação com esta, quando a dopamina não atua adequadamente. A dobutamina tem efeito inotrópico positivo com ação predominante em receptores beta-1 e aumenta o consumo de oxigênio pelo miocárdio, o que pode se estender à área de IAM. A dose é de 2,5 µg/kg/min (inicial), podendo chegar a 30 µg/kg/min.

3. **Outras opções:**
   a. **Milrinona.** O benefício decorre de sua potente ação inotrópica positiva, associada a vasodilatação e nenhum efeito pressor. A dose de ataque é de 50 µg/kg, seguida de infusão contínua de 0,5 µg/kg/min. De eficácia comparável à da dobutamina, pode ser associada a dobutamina ou a epinefrina. Não apresenta vantagem ao ser associada a anrinona em comparação com as outras substâncias, e sua utilidade maior é no pós-operatório de cirurgia cardíaca. A principal limitação da milrinona é a taquifilaxia, que em geral requer sua substituição após 48 h de uso. O uso prolongado predispõe a arritmia, hipotensão, disfunção ventricular, hipotensão e plaquetopenia.

b. **Isoproterenol.** Tem indicação restrita, e é pouco usado; trata-se de potente inotrópico e cronotrópico e pode estar indicado devido a sua ação vasodilatadora sistêmica e pulmonar com aumento do fluxo renal, esplâncnico, em pele e músculos. Causa hiperglicemia, hipotensão e arritmia, e pode agravar a isquemia miocárdica.
c. **Glicosídeos digitálicos.** Têm ação inotrópica positiva, que está indicada diante de redução intensa da capacidade contrátil do miocárdio. A dose baseia-se no grau de redução da frequência cardíaca e nas alterações eletrocardiográficas de intoxicação. Pode ser administrado o lanatosídeo C, por ser mais potente e ter ação e eliminação mais rápidas que as dos outros digitálicos. A dose total média de digitalização varia de 0,022 a 0,044 mg/kg; 25 a 50% dessa dose devem ser lentamente injetados por via IV. Após 1 h, injetam-se mais 25% e assim por diante, até obtenção do efeito desejado. São indispensáveis na digitalização rápida o conhecimento da potassemia e monitoramento eletrocardiográfico. Trata-se de fármacos de baixo índice terapêutico e de elevado potencial tóxico.
d. **Glucagon.** Tem atividade cardioestimuladora, sem efeito arritmogênico, que potencializa o efeito inotrópico positivo do digital, através de redução da potassemia. Promove aumento do débito urinário, da excreção de sódio e da PAS, e redução da pressão venosa, o que pode ser útil no choque cardiogênico. A dose é de 50 µg/kg IV, e pode ser repetida após 30 min. Além do custo elevado, induz vômito e hiperglicemia.

D. **Gliconato de cálcio.** Indicado quando se evidenciam efeitos deletérios da hiperpotassemia sobre o miocárdio. A dose é de 10 a 20 mℓ/kg IV, em infusão lenta, em solução a 10%.

E. **Antiarrítmicos.** A lidocaína está indicada como terapêutica de arritmias na dosagem de 1 a 2 mg/kg em forma de bólus ou 40 a 80 µg/kg/min.

F. **Instalação de aparelhos especiais de suporte hemodinâmico em caso de suspeita de disfunção mecânica aguda.** O balão intra-aórtico pode ser útil para estabilizar temporariamente a hemodinâmica. Promove o deslocamento de volume em contrapulsação, contribuindo para aumentar o DC. Sua instalação precoce associa-se a melhor resultado em pacientes com choque cardiogênico refratário à terapêutica farmacológica. Está contraindicado diante de insuficiência aórtica, dissecção aórtica e arritmias, que impedem a sincronização do ritmo cardíaco com a insuflação e desinsuflação do balão. Os fármacos inotrópicos positivos, especialmente a dobutamina, podem ser usados com a contrapulsação aórtica, com melhores resultados e menor risco de estender o IAM. Os aparelhos de assistência ventricular esquerda são de uso restrito. Pode ser necessária intervenção cirúrgica.

G. **Trombólise medicamentosa.** Constitui medida usual em pacientes com IAM, e associa-se a melhor prognóstico ao evitar ou diminuir a área de músculo cardíaco lesionada; contudo, é menos eficaz quando é possível realizar a intervenção coronária percutânea-angioplastia com menos de 6 h ou até 48 h após IAM e até 18 h após instalado o choque cardiogênico. A realização de angioplastia, instalação de *stents* intracoronários e a cirurgia de revascularização miocárdica melhoram o prognóstico.

H. **Correção de distúrbios metabólicos.** São exemplos a acidose e o distúrbio hidreletrolítico.

I. **Identificação de obstrução extracardíaca.** Requer pericardiocentese ou drenagem cirúrgica imediata.

J. **Administração de heparina, terapia tromboembólica, embolectomia ou cirurgia de urgência.** Diante, em especial, de tromboembolia pulmonar ou em outras localizações.
K. **Sedação ou redução da ansiedade.** Não devem ser administrados barbitúricos, morfina e benzodiazepínicos no paciente em choque cardiogênico, porque o inotropismo negativo que esses agentes provocam acentua-se diante de insuficiência cardíaca. As opções terapêuticas para esse caso devem ser fentanila e etomidato, que reduzem menos a contratilidade miocárdica.
L. **Inibidores da SIRS.** São constituídos pelos anticorpos monoclonais antiendotoxina, anticorpos anti-FNT, ibuprofeno venoso, antagonistas de receptores de interleucina 1, e proteína C ativada. Têm uso muito limitado. A infusão de proteína C ativada, 24 μg/kg/h durante 96 h, pode diminuir, em caso de choque séptico, a mortalidade e melhorar a disfunção de órgãos, além de reduzir os biomarcadores de inflamação e coagulação. Pode ser usada diante de choque séptico APACHE II, classificado em pelo menos 25 ou com pelo menos dois órgãos disfuncionais.
M. **Outras medidas.** Algumas medidas podem ser administradas diante de situação clínica especial, e consistem em:
   1. Fator estimulador de colônias de granulócitos: diante de neutropenia.
   2. Aprotinina: para reduzir a atividade enzimática, a lise celular e a lipidemia, na dosagem de 15.000 U/kg/24 h.
   3. Antagonista bloqueador H2: para profilaxia de úlcera de estresse, como ranitidina, 50 mg IV, de 8 em 8 h.
   4. Sedação: medida a ser avaliada em cada caso, sendo necessário manter o paciente acordado durante o dia.

   A terapêutica não baseada na aferição da pressão capilar pulmonar requer a realização cuidadosa do teste de infusão de volume, com NaCl a 0,9%, para evitar congestão pulmonar, e sob monitoramento da frequência respiratória, ausculta pulmonar e oximetria arterial. A prova deverá ser suspensa e iniciada dopamina quando surgem congestão pulmonar, aumento da frequência respiratória para mais de 20% da frequência respiratória basal, ou redução da PO_2 arterial, mesmo sem alteração da PVC (Quadros 8.11 e 8.19).

   O índice de mortalidade do choque cardiogênico situa-se entre 60 e 90%, mas tem diminuído após 30 dias e 1 ano, com o uso de procedimentos invasivos. O mau prognóstico associa-se a baixo DC, pressão em cunha da artéria pulmonar elevada, idade avançada, oligúria, PAS média elevada, taquicardia e história de IAM (Quadros 8.19 a 8.22).
X. **Características especiais do choque (distributivo) séptico.** Após a realização das medidas iniciais para reconhecimento do agente etiológico, deve-se proceder a:
   A. **Identificação e controle do foco infeccioso.** Trata-se de medida essencial, realizada por meio dos exames clínico, epidemiológico, físico e microbiológico. A conduta terapêutica, incluindo a antimicrobiana, vai diferir conforme o local da infecção primária; caso esta não seja descoberta, será maior a probabilidade de erro terapêutico. A origem da infecção pode ser:
      1. **Respiratória.** Trata-se da causa mais comum de sepse. As apresentações clínicas comumente associadas às pneumonias são: síndrome febril (com temperatura axilar geralmente acima de 38°C), leucocitose, escarro purulento e redução de transparência radiológica pulmonar, mas outras entidades nosológicas apresentam estas características clínicas em sua evolução. A síndrome febril pode ser desencadeada em várias situações clínicas, e pacientes graves podem ter infecção sem febre. A febre constitui alerta e vigilância redobrada em paciente sob internação em terapia intensiva. O estudo radiológico do

tórax (PA ou AP no leito) deve ser feito diante de suspeita de pneumonia. A identificação de condensação pulmonar não é específica, mas auxilia muito na decisão terapêutica. A determinação etiológica das infecções requer a coleta de amostras de escarro, lavado broncoalveolar ou outro espécime clínico das vias aéreas, e encaminhamento ao laboratório no intervalo máximo de 2 h, para serem analisadas por exame direto (Gram, BAAR, pesquisa de fungos) e cultura. A detecção isolada de alguma bactéria em amostras de secreção traqueal ou lavado bronquioloalveolar pode sugerir o agente etiológico, mas pode não ser suficiente. O derrame pleural deve ser puncionado e examinado por meio de coloração de Gram, contagem leucocitária, glicose, pH, desidrogenase láctica e dosagem de proteínas, além de cultura. A hemocultura deve ser coletada em todo paciente sob suspeita de pneumonia grave, em duas amostras para microrganismos aeróbicos e anaeróbicos, em locais diferentes, a intervalo de 10 a 90 min, apesar de se obter resultado positivo em um terço dos casos, no máximo. A intubação e a aspiração traqueais devem ser realizadas com todo o cuidado de antissepsia. O tempo de permanência em ventilação mecânica aumenta o risco de infecção; portanto, a extubação deve ser realizada assim que seja possível. Os circuitos de ventiladores não devem ser trocados em menos de 48 h e não está estabelecido qual deve ser o tempo máximo de permanência. O uso de tubo traqueal especial, que permite aspiração subglótica intermitente, associa-se a redução da incidência de pneumonia associada a ventilação mecânica (PAVM). O uso de protetores gástricos, inclusive de sucralfato, permite o crescimento bacteriano e pode aumentar a incidência de PAVM.

Quadro 8.19 Efeitos principais da epinefrina e da norepinefrina.

Efeito	Epinefrina	Norepinefrina
Frequência cardíaca	↑	↓
Volume sistólico	↑↑	↑↑
Débito cardíaco	↑↑↑	Não altera ou ↓
Resistência periférica	Não altera	↑↑
Arritmias	↑↑↑↑	↑↑
Fluxo coronariano		
Pressão arterial sistólica	↑↑↑	↑↑↑
Pressão arterial diastólica	↑, Não altera ou ↓	↑↑
Pressão arterial média	↑	↑↑
Pressão arterial pulmonar	↑↑	↑↑
Fluxo sanguíneo cerebral	↑	Não altera ou ↓
Fluxo sanguíneo muscular	↑↑↑	Não altera ou ↓
Fluxo sanguíneo da pele	↓↓	↓↓
Fluxo sanguíneo renal	↓	↓
Fluxo sanguíneo esplâncnico	↑↑↑	Não altera ou ↓
Consumo de oxigênio	↑↑	Não altera ou ↓
Lactacidemia	↑↑↑	Não altera ou ↓
Glicemia	↑↑↑	Não altera ou ↓
Eosinopenia	↑	Não altera
Respiração	↑	↑

Quadro 8.20 Efeitos comparativos entre dobutamina e dopamina.

Substância	Efeito em dose alta	Uso preferencial
Dobutamina	↑ pressão capilar pulmonar; ↑ resistência vascular sistêmica; maior dilatação arterial sistêmica e agravamento de hipotensão	Disfunção miocárdica leve como causa principal ou primária do choque; DC ↓ com pressão capilar pulmonar ↑, resistência vascular pulmonar ↑, hipotensão leve
Dopamina	↓ pressão capilar pulmonar; ↓ resistência vascular sistêmica	DC ↓, pressão capilar pulmonar N ou ↑↑↑, hipertensão moderada ou grave

Quadro 8.21 Fármacos de uso em paciente com choque e seus efeitos em função da dose.

Fármacos	Dose	Efeito Alfa	Beta 1	Beta 2	FC	I	Vaso CS	DS	DR	Concentração de infusão
Anrinona	Bólus 0,75 mg/kg + 5 a 20 µg/kg/min	–	–	–	+	++++	–	+++	0	1.000 a 2.000 µg/mℓ
Dobutamina	2 a 15 µg/kg/min	+	+++	+++	+	++++	0	+++	0	800 a 1.600 µg/mℓ
Dopamina	0,5 a 2 µg/kg/min	–	–	–	–	–	–	–	+++	
	2,5 µg/kg/min	–	+	–	+	+	+	–	++	
	5 a 10 µg/kg/min	+	++	–	++	++	+++	–	–	
	> 15 µg/kg/min	+++	++	–	+++	++	++++	–	–	
Epinefrina	0,01 a 0,1 µg/kg/min	+	+++	++	++	+++	–	+	–	4 a 8 µg/mℓ
	> 0,1 µg/kg/min	+++	++	++	++	++	+++	–	–	
Isoproterenol	1 a 5 µg/kg/min	–	+++	+++	++++	++++	–	++++	–	4 a 8 µg/mℓ
Milrinona	Bólus 50 µg/kg + 0,375 a 0,75 µg/kg/min	–	–	–	+	+++	–	+++	–	-----
Norepinefrina	0,5 a 1 µg/kg/min, titular para PA 90 a 100	+++	++	–	++	++	++++	–	–	16 a 32 µg/m
Fenilefrina	0,5 a 5 µg/kg/min e titular pelo efeito	+++	–	–	–	–	++++	–	–	40 a 80 µg/m
Vasopressina	0,1 U/min	–	–	–	–	–	++++	–	–	-----

FC: frequência cardíaca; I: inotropismo; CS: constrição sistêmica; DS: dilatação sistêmica; DR: dilatação renal.

Quadro 8.22 Fármacos e dispositivos para impedir isquemia miocárdica em paciente com choque cardiogênico.

Fármacos, medidas	Efeito
Dopamina	Inotrópico +, aumenta fluxo renal, pouco altera a FC em doses < 5 µg/kg/min
Dobutamina	Melhor inotropismo do que dopamina e menos taquicardizante. Pode chegar a 30 µg/kg/min. Aumenta menos a PAS do que faz a dopamina. Mais usada em caso de insuficiência cardíaca grave sem choque
Norepinefrina	Vasoconstritor potente, pode dificultar a perfusão tissular, e requerer associação com vasodilatador; eleva pouco a FC. Dose: 0,5 a 4 µg/kg/min
Epinefrina	Raramente empregada, devido à potente ação cronotrópica e vasoconstritora. Reservada principalmente para parada cardíaca. Dose: 1 a 4 mg/min
Nitroprussiato de sódio	Diante de PAS sistólica > 90 mmHg ou PIA > 70 mmHg, associado a resistência aumentada, dose: 0,5 a 8 µg/kg/min, associado a dopamina, norepinefrina, ou ambas. Está indicado com balão intra-aórtico e resistência sistêmica aumentada
Trombolítico	No IAM
Marca-passo provisório	Nas bradiarritmias
Cardioversão elétrica	Nas arritmias graves
Antiarrítmicos	Nas arritmias cardíacas
Balão intra-aórtico	Suporte hemodinâmico, reversão de isquemia miocárdica
Coronariografia diagnóstica de urgência, angioplastia com ou sem colocação de *stent*	
Revascularização miocárdica	

FC: frequência cardíaca.

2. **Corrente sanguínea.** A suspeita de infecção da corrente sanguínea requer coleta imediata de amostra de sangue para cultura. Associa-se mais comumente à presença de: síndrome febril ou hipotermia, calafrios, leucocitose com ou sem desvio à esquerda, neutropenia e choque. Hemocultura positiva relaciona-se com prognóstico ruim, uma vez que a mortalidade associada a infecção da corrente sanguínea atinge taxas de 20 a 40%. A mortalidade é diminuída quando é logo administrada antibioticoterapia empírica adequada. Deve ser realizada a coleta de duas amostras de sangue, de pelo menos 10 a 15 mℓ, em locais de venopunção diferentes, após desinfecção da pele com iodopovidona, para pacientes sem cateter vascular; e, quando não é possível obter amostras de sangue periférico, de dois locais diferentes, e que uma das amostras seja de sangue periférico, e a outra de sangue obtido por cateter central. A hemocultura deve ser indicada diante de novo episódio de febre, mesmo sem sugestão clínica de infecção; e sem suspeita significativa de bacteriemia ou fungemia.

3. **Geniturinária.** A permanência de sonda vesical de longa permanência por mais de 7 dias frequentemente se associa à presença de bactéria na urina. A introdução de sonda vesical deve ser feita por técnica asséptica, sendo escolhida a sonda de menor diâmetro que permita boa drenagem, fixada na pele para evitar tração uretral. A irrigação da sonda só deve ser realizada quando houver obstrução. Não há indicação de troca da sonda, nem de monitoramento microbiológico, nem de cultura da ponta da sonda vesical. A coleta de urina para urocultura de paciente com sonda vesical deve ser realizada na porção final da sonda, não na bolsa coletora. O transporte da urina para o laboratório deve ser rápido, para evitar proliferação bacteriana; e permanecer sob refrigeração, caso exista possibilidade de o transporte demorar mais de 1 h.
4. **Abdominal e de ferida cirúrgica.** O diagnóstico e a terapêutica das alterações abdominais podem depender da realização de ultrassonografia e de tomografia computadorizada (exame do retroperitônio). A terapêutica pode requerer intervenção cirúrgica imediata, por meio de punção percutânea direta guiada por visão radiológica ou laparoscópica; ou de laparotomia, diante da presença, em cicatriz cirúrgica, de edema, eritema, secreção purulenta; ou da presença, no interior do abdome, de secreção ou área necrosada, ou ainda agravamento clínico e desenvolvimento de SDMO. Toda intervenção visa à drenagem da secreção, e o material coletado deve ser examinado microbiologicamente. É preciso também coletar amostra de sangue para duas hemoculturas. A realização de laparotomia constitui um método superior à lavagem peritoneal contínua e à peritoniostomia. A diverticulite perfurada deve ser tratada preferencialmente por ressecção definitiva e não por desvio proximal e drenagem, quando a ressecção pode ser realizada com segurança. A anastomose primária na presença de perfuração diverticular evita a necessidade de novo procedimento para fechar a colostomia. Há risco de vazamento anastomótico, porém diante de inflamação aguda – o que se associa a morbidade elevada. Ambas as técnicas têm eficácia semelhante diante de diverticulite, após ressecção do cólon. No paciente com fasciite necrosante, o desbridamento de tecidos infectados ou desvitalizados deve ser realizado o mais rapidamente possível, após o paciente estar hemodinamicamente estabilizado. Em caso de necrose pancreática infectada, a cirurgia precoce não melhora a evolução clínica geral, e deve ser retardada quando há estabilidade para permitir a demarcação dos planos teciduais. As infecções cirúrgicas profundas ou de órgãos ou cavidades são, em geral, polimicrobianas, predominantemente por microrganismos anaeróbios, e associadas a bacteriemia. Em feridas abdominais que desenvolvem sinais de infecção operatória, deve ser considerado o diagnóstico de infecção anaeróbica, independentemente da identificação pela microbiologia de rotina.
5. **Relacionada com cateteres venosos centrais.** O acesso venoso central é fundamental para o tratamento de pacientes graves, mas este procedimento favorece o desenvolvimento de síndrome febril associada a infecção no local da punção, ou infecção sistêmica devido a contaminação intravascular do cateter. Diante dessa circunstância, o cateter deve ser retirado, e sua extremidade distal (5 cm) será enviada, em tubo seco, para cultura. Devem-se coletar duas amostras de sangue periférico, por venopunção, para realização de hemoculturas, sem usar o cateter suspeito para obtenção das amostras, em caso de suspeita de infecção relacionada com o cateter.

Pode-se coletar amostra de sangue pelo cateter suspeito e outra amostra por venopunção, diante da possibilidade de realização de culturas por técnicas quantitativas. A implantação de novo cateter deve ser feita, preferencialmente, em outro local de punção. O cateter (venoso, arterial, de pressão intracraniana, outros) não deve ser retirado diante de febre recente de causa desconhecida, nem trocado rotineiramente, exceto se for cateter de Swan-Ganz, que deve ser retirado ou trocado antes do quinto dia de uso. Outras medidas de segurança incluem:
   a. Introduzir o cateter venoso por meio de técnica asséptica para evitar acesso de bactérias à corrente sanguínea. O acesso por via subclávia implica menor probabilidade de infecção do que pela via jugular ou femoral, principalmente quando não é tunelizado.
   b. Realizar cultura do introdutor e da ponta do cateter de Swan-Ganz, em caso de suspeita de infecção relacionada com cateter. Não realizar culturas rotineiras dos líquidos infundidos pelo cateter, a não ser diante de significativa evidência epidemiológica.
   c. Realizar a troca rotineira de cateter através de fio-guia apenas se o cateter estiver obstruído, sem sinais ou suspeita de infecção, inclusive ao seu redor (hiperemia, edema ou secreções). Se a cultura do cateter retirado for positiva, deve-se introduzir o cateter em outro local.
   d. Remover cateter inserido em condições de emergência apenas se isto tiver sido feito sem antissepsia.
   e. Em paciente imunodeprimido ou portador de valvas prostéticas, considerar o tratamento, ou cultura subsequente de novas amostras de sangue para cultura, diante de hemoculturas negativas e culturas de ponta de cateter positivas.
   f. Investigar endocardite bacteriana, tromboflebite séptica, ou outra infecção metastática, quando, 48 a 72 h após a remoção do cateter colonizado associado a infecção da corrente sanguínea, persistirem bacteriemia ou fungemia ou ausência de melhora clínica, mesmo com tratamento empírico adequado. O paciente que requer cateter de triplo lúmen pode se beneficiar com o uso de cateter impregnado com antibióticos.
6. **Endocardite.** Constitui condição clínica grave e de rápida disseminação por meio de êmbolos sépticos para a corrente sanguínea. A confirmação é feita pela presença de hemocultura positiva e evidência ecocardiográfica transtorácica (ou transesofágica) de vegetação no endocárdio, geralmente sobre um folheto valvar. Pode requerer intervenção cirúrgica, para controle do foco infeccioso, como diante de: lesões da válvula mitral e da aorta, infecção perivalvular e ausência de melhora com antibioticoterapia indicada pelas culturas, lesões volumosas que embolizam com frequência e recorrência, infecções por fungos e por gram-positivos (p. ex., *S. aureus*).
7. **Sistema nervoso central.** O encéfalo pode ser o local primário do processo desencadeador de sepse. Em caso de meningite, o cuidado consiste apenas em antibioticoterapia; entretanto, é necessária drenagem cirúrgica no abscesso encefálico enorme e solitário, e empiema intracraniano. A punção de liquor deve ser realizada após a tomografia, diante de alteração inexplicável do sensório ou sinais focais e febre. O material coletado deve ser examinado microbiologicamente e cultivado para bactérias, fungos e micobactérias, diante de suspeita clínica.

8. **Outras infecções.** Focos infecciosos responsáveis por sepse de causa desconhecida são, em geral, colecistite acalculosa e sinusite. Deve-se suspeitar de colecistite acalculosa em paciente grave em jejum, com sintomas atribuídos ao hipocôndrio direito, e alterações da função hepática. A ultrassonografia ajuda no esclarecimento, e pode ser necessário controle cirúrgico. A sinusite é mais frequente em paciente com sonda nasal (traqueal ou gástrica), e o exame dos seios da face deve ser realizado com fibronasoscopia; o material coletado será analisado por Gram, e semeado em culturas para bactérias aeróbias e anaeróbias, e para fungos.

B. **Vigilância no controle das infecções.** Representa a base do controle associado às práticas em saúde, e sua realização adequada reduz em 32% as taxas — em especial quando há envolvimento de infecções urinária, respiratória, de local cirúrgico e da corrente sanguínea —, e depende de dados e ações baseadas em vigilância:
  1. **Epidemiológica.** Baseia-se na coleta diária de dados das infecções hospitalares, com tabulações, análises e divulgação para os profissionais de saúde.
  2. **Do processo de trabalho.** Recomendações incorporadas e estimuladas no trabalho diário pelos profissionais de saúde para prevenção de infecções, as quais incluem adoção de medidas preconizadas e comportamento adequado em suas atividades habituais.

C. **Antibioticoterapia.** Constitui medida essencial, sem a qual não é possível obter melhora. A antibioticoterapia deve ser instituída precocemente, e em geral baseia-se em abordagem empírica com base em dados clínicos, epidemiológicos e laboratoriais. Sempre que possível, devem-se comparar espécimes clínicos coletados no foco suspeito, em momentos diferentes, para avaliação da suscetibilidade antimicrobiana. Os locais que mais comumente propiciam invasão da corrente sanguínea são os sistemas geniturinário, gastrintestinal e pulmonar, a pele e o útero. Em 10 a 20% dos casos, nenhum foco é determinado. É preciso estar alerta à importância dos anaeróbios, que requerem técnicas de coleta e isolamento especiais. Uma antibioticoterapia inicial inadequada associa-se a risco de morte aumentado em até cinco vezes; e, se for indiscriminada, é responsável pelo surgimento de bactérias multirresistentes e infecções fúngicas. Deve-se iniciar antibioticoterapia de amplo espectro, preferencialmente bactericida, por via parenteral, após obtenção de culturas de sangue, urina, ou outras excreções e secreções. Na maioria das vezes, mesmo diante de foco desconhecido, é suficiente a administração de um aminoglicosídeo associado a uma cefalosporina ou penicilina resistente a penicilinase, associação que constitui também a escolha inicial em casos de foco desconhecido. O antibiótico deve ser escolhido, sempre que possível, com base na microbiota prevalente do hospital, na suscetibilidade do microrganismo responsável pela infecção aos antibacterianos, na localização da infecção e no estado clínico geral do paciente. Isoladamente, as características clínicas não nos permitem definir se a sepse é determinada por microrganismo gram-negativo ou gram-positivo; entretanto, as características epidemiológicas e as apresentações clínicas ajudam a definir os microrganismos que mais provavelmente estão envolvidos, e em geral baseiam-se em abordagem empírica com base em dados clínicos, epidemiológicos e laboratoriais. Alguns ajustamentos especiais facilitam a escolha da antibioticoterapia, que deve consistir em:
  1. **Cefalosporina adequada diante da suspeita de infecção por *Pseudomonas* ou em pacientes leucopênicos.**
  2. **Cloranfenicol, clindamicina ou cefoxitina nas infecções anaeróbicas, especialmente por *Bacteroides fragilis*.**

3. **Penicilina resistente a penicilinase, cefalosporina, vancomicina ou clindamicina,** diante da presença de *S. aureus*.
4. **Vancomicina, gentamicina, metronidazol ou ceftazidima e gentamicina** em infecção por cateter venoso, sob suspeita de estafilococo resistente a oxacilina.
5. **Anfotericina B** precocemente em imunossuprimidos, neutropênicos, naqueles sem resposta aos antimicrobianos empregados.

Devem ser feitas reavaliação e modificação dos esquemas, com o uso de fármacos mais específicos, ou associação de anfotericina B, diante de resposta desfavorável, ou isolado o patógeno. A antibioticoterapia inicial depende, em situações específicas, de características do hospedeiro, como:

6. **Adulto imunocompetente.** Administrar ceftriaxona 2 g/dia ou ticarcilina-clavulanato 3,1 g, de 4 em 4 h ou 6 em 6 h, ou piperacilina-tazobactam 3,375 g, de 4 em 4 h ou 6 em 6 h, ou imipeném-cilastatina 0,5 g, de 6 em 6 h; ou meropeném 1 g, de 8 em 8 h, ou cefepima 2 g, de 12 em 12 h. Pode-se acrescentar a cada um desses esquemas gentamicina 5 a 7 mg/kg, de 24 em 24 h. Em caso de alergia a betalactâmicos, usar ciprofloxacino 400 mg, de 12 em 12 h, ou levofloxacino 500 a 750 mg, de 12 em 12 h, mais clindamicina 600 mg, de 8 em 8 h. A prevalência elevada de estafilococo resistente à oxacilina requer o acréscimo de vancomicina 15 mg/kg, de 12 em 12 h, a cada um dos esquemas.
7. **Neutropênico (< 500 neutrófilos/mm³).** Administrar imipeném-cilastatina 0,5 g, de 6 em 6 h; ou meropeném 1 g, de 8 em 8 h, ou cefepima 2 g, de 8 em 8 h; ou ticarcilina-clavulanato 3,1 g, de 4 em 4 h, ou piperacilina-tazobactam 3,375 g, de 4 em 4 h, mais tobramicina 5 a 7 mg/kg, de 24 em 24 h, e vancomicina 15 mg/kg, de 12 em 12 h, diante de: cateter vascular infectado, suspeita de estafilococcia, tendo recebido profilaxia com quinolonas, quimioterapia intensiva que tenha provocado lesão na mucosa, ou caso a instituição registre elevada incidência de infecções por estafilococos resistentes à oxacilina, ou se os isolados de estafilococos resistentes à oxacilina tiverem elevada prevalência na comunidade.
8. **Esplenectomizado.** Cefotaxima 2 g, de 6 em 6 h e de 8 em 8 h, ou ceftriaxona 2 g, de 12 em 12 h; se a prevalência local de pneumococos resistentes à cefalosporina for elevada, acrescentar vancomicina. Diante de alergia aos antibióticos betalactâmicos, usar vancomicina 15 mg/kg, de 12 em 12 h, mais ciproflaxacino 400 mg, de 12 em 12 h, ou levofloxacino 750 mg, de 12 em 12 h, ou aztreonam 2 g, de 8 em 8 h.
9. **Usuários de substâncias injetáveis.** Nafcilina ou oxacilina 2 g, de 8 em 8 h mais gentamicina 5 a 7 mg/kg, de 24 em 24 h. Usar vancomicina 15 mg/kg, de 12 em 12 h, com gentamicina se a prevalência local de *Staphylococcus aureus* resistentes a oxacilina for elevada ou em paciente alérgico aos betalactâmicos.
10. **Síndrome de imunodeficiência adquirida.** Cefepima 2 g, de 8 em 8 h, ticarcilina-clavulanato 3,1 g, de 4 em 4 h, ou piperacilina-tazobactam 3,375 g, de 4 em 4 h, mais tobramicina 5 a 7 mg/kg, de 24 em 24 h. Em paciente alérgico aos betalactâmicos, usar ciprofloxacino 400 mg, de 12 em 12 h, ou levofloxacino 750 mg, de 12 em 12 h, mais vancomicina 15 mg/kg, de 12 em 12 h, mais tobramicina.
11. **Pneumonias adquiridas no hospital.** Ocorrem com maior frequência em pacientes sob ventilação mecânica (> 70%). A pneumonia associada

ao ventilador (PAV) é infecção mais frequente em terapia intensiva, com mortalidade de 5 a 20%, e maior em pacientes clínicos do que cirúrgicos. O tratamento para pneumonia adquirida no hospital, em particular para PAV, deve ser precoce; para esta decisão, utilizam-se parâmetros clínicos e radiológicos. Os resultados de cultura devem ser usados para ajustar o esquema de tratamento:
   a. **PAV que se desenvolve até 5 dias após internação hospitalar requer:** ceftriaxona. Alternativas: levofloxacino, piperacilina-tazobactan, cefuroxima; e considerar cobertura para agentes atípicos em casos mais graves com eritromicina ou claritromicina (exceto com o uso de quinolonas). Cogitar cobertura para estafilococos (clindamicina ou oxacilina) em paciente neurológico (traumatismo ou acidente vascular encefálico). A cobertura deve ser mais ampla para paciente proveniente de casa de repouso ou asilo.
   b. **Pneumonia leve a moderada após 5 dias de internação hospitalar sem uso prévio de antibióticos:** ceftriaxona e clindamicina. Alternativas: ciprofloxacino, piperacilina-tazobactan, aztreonam e clindamicina. A aspiração presenciada requer cobertura para anaeróbios, quando a opção for ciprofloxacino.
   c. **Pneumonia grave após 5 dias de internação, sem uso prévio de antimicrobianos:** cefepima e vancomicina. Alternativas: ciprofloxacino, ou amicacina e vancomicina, ou ceftazidima e vancomicina. Em caso de alergia à vancomicina ou insuficiência renal em uso de fármacos potencialmente nefrotóxicos, substituir a vancomicina por linezolida.
   d. **Pneumonia leve a moderada após 5 dias de internação com uso prévio de antimicrobianos:** a primeira opção e alternativas dependem dos antimicrobianos usados previamente; de modo mais geral, devem ser indicadas: cefepima e vancomicina. As alternativas são: ciprofloxacino e vancomicina, ou cefepima; ou imipeném ou meropeném e vancomicina, ou piperacilina-tazobactam e vancomicina. Em caso de alergia à vancomicina ou insuficiência renal em uso de fármacos nefrotóxicos, substituir vancomicina por linezolida.
   e. **Pneumonia grave após 5 dias de internação com uso prévio de antimicrobianos:** a primeira opção e alternativas dependem dos antimicrobianos usados previamente. De modo geral, devem ser indicados: imipeném ou meropeném e ciprofloxacino e vancomicina. As alternativas são: imipeném ou meropeném e vancomicina, ou cefepima e ciprofloxacino e vancomicina, ou ciprofloxacino e amicacina e vancomicina, ou cefepima e amicacina e vancomicina, ou polimixina B e vancomicina. Deve-se reservar a amicacina e polimixina para casos extremos ou se o antibiograma mostrar sensibilidade. Em caso de alergia à vancomicina ou insuficiência renal em uso de fármacos potencialmente nefrotóxicos, considerar substituição da vancomicina por linezolida.
12. **Ventilação mecânica.** Os principais parâmetros epidemiológicos para se avaliar o risco de agentes multirresistentes e os critérios para escolha de antimicrobianos são o tempo de internação e de ventilação mecânica, e antibioticoterapia prévia. Os pacientes com mais de 7 dias de internação e uso prévio de antibióticos de amplo espectro são propensos a infecções por agentes multirresistentes; já aqueles com menos de 72 h de internação,

apresentam infecções, mesmo associadas à ventilação mecânica, por agentes comumente encontrados na comunidade. *Candida* spp. é causa rara de pneumonia associada à terapia intensiva. O tratamento deve perdurar pelo tempo máximo de 14 dias.
13. **Infecções graves.** Associam-se a elevada mortalidade, antibioticoterapia inadequada (dose ou espectro de ação inadequados), e início demorado.
14. **Infecções fúngicas.** A incidência de infecção por fungos aumentou nas últimas décadas. A *Candida* spp. ocupa o quarto lugar em frequência entre os agentes que se associam a infecções hospitalares na corrente sanguínea em Terapia Intensiva, nos EUA; dois terços das fungemias primárias associam-se ao uso de cateter venoso central, e a mortalidade geral de até 55%. No Brasil, a maior prevalência é de espécies de *Candida* não *albicans*, que tendem a ser mais resistentes aos agentes azólicos. A terapêutica antifúngica baseia-se na presença de:
    a. *Candida albicans*, *Candida parapsilosis*, *Candida tropicalis* ou *Candida* spp. (sem identificação) em pacientes estáveis que não receberam azólicos previamente: fluconazol 200 mg IV, de 12 em 12 h, sendo de 600 mg/dia em infecções intra-abdominais.
    b. *Candida albicans*, *Candida parapsilosis*, *Candida tropicalis* ou *Candida* spp. (sem identificação) e *Candida glabrata* em pacientes instáveis (sepse, choque séptico): anfotericina B: 0,7 mg/kg/dia; e *Candida krusei* em pacientes instáveis (sepse, choque séptico): anfotericina B: 1 mg/kg/dia.
    c. Candidíase disseminada em não neutropênicos e instáveis: anfotericina B: 0,7 mg/kg/dia IV; e estáveis: fluconazol 400 a 800 mg/dia, VO ou IV.
       Considerar a candidúria relevante quando representar indício de candidemia sistêmica; associada a sintomas urinários ou em pacientes em uso de sonda; ou com febre sem outro foco evidente; ou neutropênico, ou receptor de transplante ou submetido a manipulação de via urinária: fluconazol: 200 mg/dia IV, por 7 a 14 dias; ou anfotericina B: se houver resistência no teste de sensibilidade.
    d. Endocardite: anfotericina B, 0,7 a 1 mg/kg/dia, IV, por tempo não inferior a 6 semanas; considerar ainda tratamento cirúrgico e terapia supressiva sequencial com fluconazol. Não existe evidência de maior eficácia da anfotericina lipossômica em relação à anfotericina convencional, mas causa redução de toxicidade renal e efeitos sistêmicos. A melhor indicação para o uso de preparados lipossômicos são creatinina sérica > 2,5 mg% ou depuração de creatinina < 25 mℓ/min; agravamento progressivo da função renal; reações sistêmicas graves; infecções fúngicas refratárias ao tratamento com anfotericina convencional. A caspofungina é eficaz no tratamento de cepas de Candida (sensíveis e resistentes ao fluconazol), Aspergillus spp. e Histoplasma, e pode ser opção em caso de intolerância à anfotericina convencional. O tratamento de candidemia envolvendo caspofungina e voriconazol constitui alternativa segura e eficaz.
15. **Infecções intra-abdominais (peritonite: bacteriana espontânea; secundária; terciária; abscessos intraperitoneais; infecções de vias biliares: colecistite aguda; colangite).** São mais frequentemente causadas por bacilos gram-negativos e anaeróbios, em geral polimicrobianas; com exceção das infecções por enterococos, que em geral surgem após antibioticoterapia prévia, infecções fúngicas; abscessos viscerais decorrentes de disseminação

hematogênica (*Staphylococcus aureus* é o agente mais comum); e abscesso hepático amebiano. Na peritonite bacteriana espontânea, os agentes mais comuns são *Escherichia coli* e *Streptococcus pneumoniae*, enquanto as secundárias associadas, em geral perfuração de vísceras ocas, têm etiologia polimicrobiana. As infecções das vias biliares também são polimicrobianas e incluem bacilos gram-negativos, anaeróbios e enterococos. A terapia presuntiva para peritonite bacteriana secundária requer a administração de: piperacilina-tazobactam: 4,5 g, IV, de 6 em 6 h, e metronidazol 500 mg, IV, de 8 em 8 h; ou imipeném 500 mg, IV, de 6 em 6 h; ou meropeném 1 g, IV, de 6 em 6 h; ou ciprofloxacino 400 mg, IV, de 12 em 12 h e metronidazol 500 mg IV, de 8 em 8 h; ou cefalosporina de terceira ou quarta geração e metronidazol 500 mg, IV, de 8 em 8 h, e de segunda escolha: clindamicina como anaerobicida. Os abscessos devem ser drenados, por ato cirúrgico ou punção guiada por tomografia ou ultrassonografia.

16. **Meningite bacteriana.** Implica alta taxa de morbidade e mortalidade, especialmente se for diagnosticada com atraso. Os agentes mais comuns são *Streptococcus pneumoniae*, *Neisseria meningitidis* e *Haemophilus influenzae*, inclusive em caso de sepse secundária a meningite. Em portadores de doenças imunossupressoras (p. ex., colagenoses e neoplasias) e usuários crônicos de corticosteroides, podem associar-se a *Lysteria monocytogenes*. O diagnóstico de meningite associa-se a febre, cefaleia, sinais meníngeos e vômitos, mas o diagnóstico definitivo deve ser feito por meio do exame de liquor. Exames de imagem, como tomografia computadorizada de crânio, são necessários para o diagnóstico das complicações supurativas. A dexametasona deve ser administrada em adultos com meningite bacteriana, na dose de 10 mg, de 6 em 6 h, por 4 dias, iniciada até 20 min antes do início dos antibióticos, e tem maior eficácia contra meningite por pneumococo. A antibioticoterapia após o conhecimento do agente etiológico abrange:
    a. *Neisseria meningitidis* e *Streptococcus pneumoniae* suscetíveis à penicilina, MIC < 0,1 µg/mℓ: penicilina G adultos: 4 milhões UI, de 4 em 4 h, e alérgicos à penicilina: cloranfenicol.
    b. *Streptococcus pneumoniae* suscetíveis à penicilina, e MIC entre 0,1 e 1 µg/mℓ: ceftriaxona 2 g, IV, de 12 em 12 h, ou cefotaxima 2 g, IV, de 4 a 6 em 4 a 6 h.
    c. *Streptococcus pneumoniae* suscetíveis à penicilina, e MIC > 1,0 µg/mℓ: vancomicina 500 mg, IV, de 6 em 6 h.
    d. *Haemophilus influenzae*: ceftriaxona 2 g, IV, de 12 em 12 h, ou cefotaxima 2 g, IV, de 4 a 6 em 4 a 6 h.
    e. Estreptococo do grupo B: ampicilina 2 g, IV, de 4 em 4 h, e cefotaxima 2 g, IV, de 6 em 6 h.
    f. *Lysteria monocytogenes*: ampicilina 2 g, IV, de 4 em 4 h.
    g. *Staphylococcus aureus*: oxacilina 2 g, IV, de 4 em 4 h ou vancomicina: 500 mg, IV, de 6 em 6 h.
    h. Bacilos gram-negativos (*Pseudomonas*, *Enterobacter* e *Acinetobacter*): cefepima, ou ceftazidima, ou carbapeném: 2 g, IV, de 8 em 8 h, ou meropeném: 2 g, IV, de 8 em 8 h, ou imipeném: 1 g, IV, de 8 em 8 h; e cepas resistentes às cefalosporinas: aminoglicosídeos, via subaracnóidea, como gentamicina: 0,03 mg/mℓ estimado de liquor ou amicacina: 0,1 mg/mℓ estimado de liquor.

O Quadro 8.23 mostra o esquema de antibióticos para o tratamento de choque séptico.
D. **Controle metabólico.** As alterações do metabolismo se revelam nas variações observadas nas concentrações de ácido láctico no sangue, que se elevam mais intensamente do que em outros estados de choque. O nível normal de lactato arterial é inferior a 2 mmol/ℓ. Nos estados de choque que evoluem especialmente com baixo DC, o valor da hiperlactatemia é proporcional à hipoxia celular de órgãos-alvo devido à hipoperfusão tecidual. A hipoxia pode ser mantida mesmo após a normalização de parâmetros hemodinâmicos como PVC, PASM, DC e SvO_2; por isto, o lactato constitui marcador de hipoperfusão tecidual e de morbidade e mortalidade no paciente com choque séptico. Níveis de lactato intermediário (2 a 3,9 mmol/ℓ) e alto (≥ 4 mmol/ℓ) no soro associam-se a risco aumentado de morte. A depuração de lactato é definida como o percentual depurado de lactato, em geral em 2 a 6 h, período que transcorre desde o início do choque séptico e a admissão do paciente em algum setor de emergência. O aumento de 10% na depuração de lactato indica redução de 11% na probabilidade de morte; e depuração de lactato inferior a 10% de seu nível basal é valor preditivo independente, de aumento da mortalidade intra-hospitalar, valor comparável em fidedignidade à SvO_2 como indicador da oferta adequada de oxigênio tecidual, durante a reanimação inicial no choque séptico. A depuração de lactato de no mínimo 10% associa-se a taxa de sobrevida, a curto prazo, semelhante à associada a $SvcO_2$. A depuração de lactato constitui, portanto, opção para o monitoramento da $SvcO_2$, com as vantagens de não exigir a introdução de cateter central e ausência de associação com seus riscos e custos. A correção do aumento da lactacidemia depende da reversão das alterações hemodinâmicas. A correção pode ser feita com base na fórmula:

Quantidade de bicarbonato [mEq] = 0,3 × Peso × Valor absoluto do excesso de base

e pela infusão, IV, de 1/3 a 1/2 da dose calculada para pacientes sem melhora com reposição de volume e com oxigenação adequada.
E. **Manutenção da pressão de enchimento do átrio.** A pressão de enchimento do átrio deve ser suficiente para determinar a eficácia do DC; por isto, a administração adequada de volume de líquidos pela via IV constitui um dos objetivos do tratamento da sepse. A abordagem do choque séptico baseia-se na obtenção, nas 6 h iniciais de seu tratamento, de manutenção da:

Quadro 8.23 Esquemas de antibióticos para tratamento de choque séptico de acordo com causa e comorbidade.

Causa/comorbidade	Esquema antibiótico
Desconhecida	Betalactâmico com inibidor de betalactamase (ampicilina-sulbactam + ticarcilina-clavulanato) + aminoglicosídeo
Possível intra-abdominal	Ampicilina + aminoglicosídeo + cloranfenicol ou clindamicina
Imunodeprimidos e queimados	Penicilina resistente a penicilinase ou vancomicina + aminoglicosídeo + cefalosporina de 3ª geração antipseudômonas
Urinária	Ampicilina + aminoglicosídeo

1. PVC entre 8 e 12 mmHg em paciente sob ventilação espontânea, ou de 12 a 15 mmHg, se estiver sob ventilação mecânica, ou se a complacência ventricular estiver reduzida.
2. PAS média ≥ 65 mmHg.
3. $SvcO_2$ ou SvO_2 ≥ 70% e 65%, respectivamente.
4. Depuração de lactato ≥ 10%.
5. Débito urinário ≥ 0,5 mℓ/kg/h.

A hipovolemia e a hipoperfusão tecidual devem ser inicialmente corrigidas com administração de soluções hidreletrolíticas, com o objetivo de aumentar a pré-carga, o DC e a oferta de oxigênio (DO_2) aos tecidos. A hipovolemia não deve ser subestimada; sua correção pode ser baseada em parâmetros hemodinâmicos objetivos, sendo confiável avaliar a pressão de enchimento ventricular esquerdo, por meio de aferição da pressão atrial direita, inferida a partir da PVC, como:

6. PVC no máximo 5 mmHg: autorizada a reposição volêmica, pois indica com segurança que a pressão capilar pulmonar deve estar baixa.
7. PVC normal ou elevada: apenas a aferição da pressão capilar pulmonar, através de monitoramento hemodinâmico invasivo, com o uso de cateter de Swan-Ganz, pode aferir o risco de edema pulmonar.

A medida prioritária a ser administrada é recuperação da hipovolemia associada a extravasamento capilar, fístulas, diarreia ou vômitos. Nem sempre é possível calcular com precisão, no início do tratamento, o volume adequado dessa infusão, que deve ser capaz de restaurar eficazmente a perfusão tecidual e a diurese, sem sobrecarregar a circulação. Devem ser administradas as seguintes medidas:

8. Solução cristaloide: NaCl a 0,9%, inicialmente 30 mℓ/kg (desafio volêmico); ou SGI a 5% + NaCl a 0,9% na proporção de 1:1 até 3:1.
9. Repetir a infusão de cristaloides até que a pressão capilar média da artéria pulmonar permaneça entre 15 e 18 mmHg.
10. Em paciente com PVC normal ou reduzida, infundir cerca de 20 mℓ/min, durante 10 a 20 min, monitorando-se a elevação da PVC, o padrão ventilatório e a ausculta pulmonar. Elevação da PVC acima de 3,0 cmH_2O (= 2,16 mmHg) exige suspensão da infusão até seu retorno ao nível anterior.
11. A recuperação da PAS com pouca alteração da PVC sugere importante hipovolemia.

A aferição da PVC nem sempre reflete adequadamente a pré-carga do ventrículo esquerdo; em algumas situações, é mais adequado monitorar a pressão capilar pulmonar e tentar mantê-la entre 10 e 15 mmHg. O hidroxietilamido (HES) não deve ser usado para reanimação volêmica, devido ao risco de se associar a aumento da hemorragia, e precipitar insuficiência renal aguda e à necessidade de terapia de reposição da função renal. O estudo da variação da PAS, por suas inter-relações cardiopulmonares, constitui ótimo marcador dinâmico e preciso da capacidade de resposta à infusão de volume, e pode ser usado para identificar pacientes que aumentarão ou não o DC após a infusão de volume (desafio volêmico). A variação da pressão do pulso requer cateterização arterial e bloqueio do esforço ventilatório do paciente, o que pode ser obtido por sedação profunda e administração de bloqueadores neuromusculares; ventilação mecânica com volume corrente controlado entre 8 e 12 ≥/kg; pressão expiratória final positiva inferior a 10 cm H_2O, e ritmo cardíaco. A resposta à infusão de volume em paciente grave pode também ser obtida por outros métodos, como a análise por meio de ultrassonografia da veia cava inferior e teste de elevação passiva da perna à beira do leito. O índice de distensibilidade da veia cava inferior é calculado a partir do modo M do ecocardiograma torácico, na janela subcostal, por meio de aferição da diferença entre o diâmetro máximo e o mínimo da veia cava inferior, dividido por esse diâmetro máximo. Índice de distensibilidade da veia cava inferior acima de 18% associa-se a aumento de 15% no índice cardíaco após a infusão de volume. Para o teste de elevação passiva da perna, o paciente é colocado em posição semideitada e em seguida as duas pernas são elevadas a 45° em relação ao plano da cama, com o paciente em decúbito dorsal durante 1 min. Esse teste simula a infusão de volume por meio de mobilização do sangue dos membros inferiores para o coração. Aumento superior a 10% do fluxo sanguíneo mensurado é preditivo de resposta à infusão de volume, e esta pode ser feita em paciente com ventilação espontânea e na presença de arritmia cardíaca. O edema ou anasarca observado na fase de recuperação do choque séptico, junto com sequelas hemodinâmicas, respiratórias e de outros órgãos, nem sempre significa congestão ou reanimação volumétrica exagerada. Pode decorrer de permeabilidade capilar aumentada, com edema intracelular, causada por lesão vascular difusa (escleredema) e disfunção da bomba de sódio e potássio. O peso do paciente pode, por isso, aumentar em 10 a 15%, e ainda estar hipovolêmico. A anasarca diminui em torno de 7 dias, junto com melhora clínica. A PAS pode ser mantida, se necessário, pela administração simultânea de norepinefrina ou dopamina em dose alta, quando há necessidade de grandes infusões venosas de volume. A reposição de volume deve ser limitada nessa fase, pois o excesso pode agravar a disfunção pulmonar e existe grande instabilidade da função renal. É preciso ter cuidado, entretanto, porque a redução da infusão de volume diante de hipovolemia e anasarca pode agravar o estado hemodinâmico e precipitar insuficiência renal. A decisão quanto a qual será a melhor estratégia em relação à reposição de cristaloide, coloide e de aminas pode requerer monitoração de PVC, PAS, sinais de congestão, tamanho da área cardíaca, gravidade do estado pulmonar, situação da ventilação e oxigenação, diurese e densidade urinária e sua resposta a diuréticos, ionograma, proteínas séricas e função renal (Figura 8.1).

F. **Abordagem cirúrgica do foco infeccioso.** É necessário remover o foco de infecção passível de tratamento cirúrgico logo após a estabilização inicial do paciente. A demora na erradicação do foco infeccioso pode determinar refratariedade ao tratamento, e morte. Os cateteres, sondas (vesicais), tubos são também focos de infecção. É preciso drenar qualquer coleção, substituir as sondas usadas para drenagem e excluir a ocorrência de sinusite no paciente sob intubação nasal.

G. **Administração de aminas vasopressoras para efeito inotrópico e pressórico.** A persistência da hipotensão, apesar de infusão volumétrica adequada, 1.000 a 2.000 mℓ de cristaloides, oxigenação e ventilação adequadas, exige a administração de fármacos vasopressores e inotrópicos positivos (especialmente norepinefrina, dobutamina, dopamina) ou vasodilatadores (principalmente nitroprussiato). Deve-se esperar no máximo 30 min para obtenção do efeito pressórico pela infusão de volume. Após esse tempo, será iniciada a infusão de fármacos vasoativos, procurando-se atingir a PAS de 90 mmHg em até 60 min. Essa hipotensão refratária à infusão de cristaloides requer monitoramento invasivo da PAS e pode ser necessária a introdução de cateter de Swan-Ganz. A norepinefrina e a dopamina são igualmente

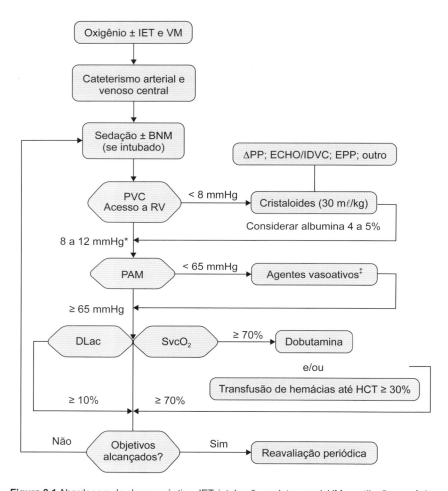

Figura 8.1 Abordagem do choque séptico. IET: intubação endotraqueal; VM: ventilação mecânica; BNM: bloqueadores neuromusculares; PVC: pressão venosa central; RV: responsividade do volume; PAM: pressão arterial média; DLac: depuração de lactato no sangue; $SvcO_2$: saturação venosa central de oxigênio; ΔPP: variação da pressão de pulso; ECHO: ecocardiografia hemodinâmica; IDVC: índice de distensibilidade da veia cava inferior; EPP: elevação passiva da perna; Hct: hematócrito; *: para pacientes sob ventilação mecânica; ‡: norepinefrina é o vasopressor de primeira escolha.

efetivas em restaurar a PAM em pacientes sépticos, após reposição volêmica. O objetivo final da reposição volêmica e do emprego de fármacos vasoativos é restaurar a perfusão tecidual sistêmica e regional, reverter a acidose láctica e normalizar o metabolismo celular. O aumento do consumo de oxigênio pelo miocárdio pode ser deletério em pacientes com coronariopatia prévia. O DC pode ser mais ainda reduzido com a administração de vasopressores, quando há insuficiência cardíaca associada, e grande aumento da pós-carga com a administração de vasopressores. A dose das catecolaminas deve ser diminuída sempre que o volume sistólico for prejudicado. Os vasopressores podem também determinar alterações imprevisíveis do fluxo esplâncnico. A disfunção cardíaca associada à sepse apresenta mecanismo complexo, sem evidência de isquemia, com prevalência em até 30% dos casos, e evolui com grande dilatação das câmaras cardíacas e diminuição da fração de ejeção ventricular e de mecanismo ainda não determinado. A anrinona e a milrinona, inibidores da fosfodiesterase, têm pouco efeito. Os inotrópicos que atuam na mobilização do cálcio intracelular causam grande gasto energético no miocárdio, com risco de isquemia miocárdica e IAM em pacientes com doença coronariana prévia. Os inotrópicos sensibilizadores do cálcio (p. ex., levosimendana), que não aumentam o gasto energético pelo coração, ainda não mereceram estudos adequados em caso de sepse. A escolha do fármaco vasopressor a ser administrado em caso de choque séptico (dopamina em dose alta ou epinefrina, no baixo débito; e norepinefrina, no alto débito) depende de cada caso e especialmente da experiência do médico; entretanto, pode-se considerar como fármaco inicial a dopamina para terapia vasopressora em pacientes com choque séptico após vigorosa reposição com líquidos; caso não atue adequadamente, inicia-se norepinefrina. A estimulação inotrópica positiva é ineficaz se não ocorrer enchimento ventricular adequado na diástole devido a pré-carga baixa associada a vasodilatação e hipovolemia relativa, que só melhoram com reposição adequada de volume. As doses moderadas de dobutamina (8 a 15 µg/kg/min) são úteis nos casos em que, apesar de boa reposição de volume, persiste hipoperfusão periférica (extremidades frias, pulsos finos, taquicardia, sudorese, baixa diurese). A infusão de norepinefrina deve ser iniciada diante da constatação de que a hipotensão é resistente à dopamina em dose alta. Os fármacos de importância nessa fase do choque são:

1. **Norepinefrina.** Tem efeito predominantemente alfa e pouco efeito beta, o que resulta em intensa vasoconstrição associada a inotropismo positivo. Sua principal vantagem é a manutenção da PAS diante de hipotensão diastólica grave, que compromete a perfusão coronária ou esplâncnica. Deve ser administrada em caso de choque depois de adequada reanimação volumétrica, sob infusão contínua, especialmente quando persiste hipotensão, com PAM < 65 mmHg e DC normal (IC > 4 a 4,5 ℓ/min/m^2), e titulada para manter a PAM > 65 mmHg e a IRVS < 800 a 1.100 dinas·s·cm^{-5}·m^2 para evitar vasoconstrição excessiva, e sem deprimir o DC nem aumentar a frequência cardíaca. De modo geral, deve ser iniciada em dose de 0,1 µg/kg/min, e titulada de acordo com a PAS, ainda durante a reanimação volumétrica, quando a pressão diferencial está muito aumentada (sinal de vasodilatação), na fase quente do choque séptico. É usada diluindo-se 1 ampola de 4 mg em solução de NaCl a 0,9%, sendo em 250 mℓ, 32 µg/mℓ. Em caso de choque refratário, pode ser necessária dosagem de até 30 µg/kg/min. Devem-se usar em associação com norepinefrina, em dose elevada, dopamina em dose baixa, para aumentar o fluxo sanguíneo renal, 5 a 10 µg/kg/min, até 20 µg/kg/min; ou dobutamina, 2 a 8 µg/kg/min.
2. **Dopamina.** Precursor imediato da norepinefrina e da epinefrina, capaz de estimular os receptores alfa 1, beta 1 e dopaminérgicos nos leitos renal, mesentérico e coronariano; causa aumento da taxa de filtração glomerular, do fluxo sanguíneo renal e da excreção de sódio, mas o aumento da diurese decorre de inibição da bomba de sódio-potássio ATPase nos túbulos, diminuindo a

reabsorção de sódio. Estes efeitos seletivos são dependentes da dose, ou seja: 2 a 5 µg/kg/min aumentam o fluxo sanguíneo renal e coronariano, e 5 a 10 µg/kg/min são inotrópicos positivos. Doses maiores aumentam a frequência cardíaca e contraem os vasos renais. Deve ser diluída em NaCl a 0,9%, na proporção de 200 mg/500 mℓ, e administrada gota a gota. Os efeitos colaterais, como hiperatividade adrenérgica, podem ser impedidos pela redução da velocidade ou interrupção da infusão, devido à sua meia-vida curta. Seu extravasamento do compartimento intravascular causa necrose isquêmica do tecido perivascular. Deve ser administrada se a PAS < 65 mmHg e o índice cardíaco (< 3,5 ℓ/min/m^2) estiverem baixos. É usada diluindo-se uma ampola de 10 mℓ com 5 mg/mℓ em 240 mℓ de SGI, o que constitui solução de 250 mℓ com 200 µg/mℓ ou 10 µg/gota. A infusão a uma velocidade correspondente ao peso do paciente em gotas por minuto (60 gotas/min em paciente de 60 kg) corresponde a 10 µg/kg/min. Pode ser usada nas seguintes dosagens: alta (> 15 µg/kg/min): tem efeito pressor, mantendo a PAS em casos de choque grave e descompensado; intermediária (4 a 10 µg/kg/min): tem efeito inotrópico semelhante ao da dobutamina; baixa (0,5 a 3 µg/kg/min): melhora a perfusão renal e a diurese (efeito dopaminérgico, com vasodilatador e aumento de 50% no fluxo renal). Associa-se a maior risco de morte e de arritmias cardíacas, em comparação à norepinefrina; por isto, a norepinefrina constitui a opção em caso de choque séptico. Não se deve usar dopamina em doses baixas com o intuito de preservar a função renal.

3. **Dobutamina.** É catecolamina sintética com inotropismo, sem alterar o cronotropismo. Tem semelhança farmacológica com a dopamina. Em geral, é usada diluindo-se uma ampola de 20 mℓ com 12,5 mg/mℓ em 230 mℓ de SGI (solução de 250 mℓ com 1.000 g/mℓ). O efeito inotrópico da dobutamina pode corrigir o baixo DC por meio de redução da contratilidade miocárdica, ou elevar artificialmente o DC acima dos níveis basais e, em consequência, aumentar o transporte e a oferta de oxigênio aos tecidos. Os efeitos inotrópicos da dobutamina e da dopamina são comparáveis, mas o maior efeito cronotrópico da dopamina pode ser importante em alguns pacientes. Atua de modo a promover aumento do fluxo urinário através de melhora do DC. Não ativa o receptor alfa 1, por isto não mantém a PAS, podendo inclusive reduzir a PAS diastólica, o que exige suspensão do uso se o paciente se tornar hipotenso. A dosagem é de 2,5 a 10 µg/kg/min com o objetivo de conseguir PAM > 65 mmHg e manter IC > 4 ℓ/min/m^2. É útil quando, após reposição volêmica, o DC é baixo, a PASM é normal e há evidência de má perfusão tecidual.

4. **Metaraminol.** Fármaco adrenérgico de ação mista que tem efeitos sobre o coração, vasos e rins semelhantes aos da norepinefrina. A dose inicial é de 1 µg/min, podendo ser alterada, a depender do efeito pressórico desejado.

5. **Vasopressina (hormônio antidiurético).** É sintetizada em resposta a diminuição do volume intravascular e aumento da osmolalidade plasmática. É hormônio relacionado com o estresse; com a progressão do choque séptico, pode ocorrer deficiência relativa de vasopressina. Promove vasoconstrição periférica com vasodilatação pulmonar, redução da frequência cardíaca, melhora do fluxo cerebral e coronariano e da hemostasia. Pode ser administrada em caso de choque séptico refratário, na dose de 0,003 a 0,004 U/min, com norepinefrina > 0,5 µg/kg/min, para manter a PAS, o que pode permitir em seguida a redução da dose de norepinefrina. O principal risco é diminuição

do fluxo sanguíneo para o coração, intestino e membros, especialmente diante de doses elevadas. Pode ainda ser útil em caso de choque séptico com SIRS e hemorragia gastrintestinal.
6. **Epinefrina.** Trata-se de uma catecolamina agonista alfa-l, alfa-2, beta-l e beta-2. Sua ação decorre de efeito vasopressor, com elevação da PASM em pacientes que não respondem aos outros agonistas adrenérgicos, do DC e do volume sistólico, sem aumentar significativamente a frequência cardíaca e a resistência vascular. Promove ainda diminuição do fluxo esplâncnico e pode aumentar, transitoriamente, a lactacidemia, provavelmente devido ao aumento da glicólise aeróbica, por meio da estimulação de $Na^+K^+ATPase$ nos músculos esqueléticos. Pode ser administrada a pacientes em estado pós-parada cardiorrespiratória em hipotensão, e em choque grave irresponsivo às outras aminas. É administrada em dose contínua, inicialmente de 0,05 a 0,2 µg/kg/min e ajustada de acordo com a resposta, até 2 µg/kg/min; pode atingir, em paciente em choque refratário, até 20 µg/kg/min.
H. **Imunoterapia.** Constitui medida que se baseia no bloqueio da ação da endotoxina, ou dos mediadores da sepse e dos efeitos do óxido nítrico, que são fatores de grande importância no paciente com sepse. As medidas instituídas são:
   1. **Anticorpos monoclonais e policlonais antiendotoxina.** Constituem medida que parece ser efetiva quando instituída precocemente; entretanto, na prática nem sempre é possível prever o diagnóstico de sepse, o que a torna pouco efetiva.
   2. **Anticorpos anticitocinas.** O uso de anticorpos monoclonais do FNT, de antagonistas do receptor de interleucina 1 e receptores solúveis (inativos) do fator de necrose tumoral é decepcionante.
I. **Corticoterapia e anti-inflamatórios não esteroides.** A corticoterapia está indicada em caso de choque associado a insuficiência suprarrenal aguda; e pode ser benéfica em seus efeitos relacionados com:
   1. **Inibição da fosfolipase A_2 e da cascata de ácido araquidônico.**
   2. **Acúmulo de leucotrienos.**
   3. **Formação de radicais livres de oxigênio, ativação de complemento, produção de citocinas e outros mediadores pró-inflamatórios que estabilizam as membranas celulares e intracelulares, aumento da sensibilidade e densidade de betarreceptores e contribuição para a estabilidade hemodinâmica.**

   Seu benefício é pequeno ou controverso, seja no paciente em choque hipovolêmico ou naquele em choque séptico grave; mas pode ser útil em caso de choque associado a síndrome de imunodeficiência adquirida, devido à frequência de sua associação com insuficiência suprarrenal, e por reduzir as sequelas neurológicas associadas a meningite bacteriana, especialmente pneumocócica. A corticoterapia causa vasodilatação e não deve ser administrada sem reposição volêmica adequada. Podem ser administradas: hidrocortisona: 150 a 300 mg/kg IV; prednisolona: 15 a 30 mg/kg IV; metilprednisolona: 15 a 30 mg/kg IV; e dexametasona: 4 a 8 mg/kg IV. Estas doses podem ser repetidas cada 4 a 6 h por até 48 h. As apresentações de toxicidade associam-se especialmente a imunossupressão e ulceração gástrica. A corticoterapia pode ser associada a fludrocortisona, 50 µg/dia/20 dias, por via nasogástrica ou oral, durante 7 dias. Os análogos de esteroides não corticosteroides, como os 21-aminoesteroides (lazaroides), são potentes antioxidantes, e não está estabelecida sua utilidade em caso de choque. Anti-inflamatórios não hormonais como ibuprofeno, cetoprofeno e flunixina meglumina têm sido usados em pacientes em choque endotóxico, mas os resultados são inconclusivos.

J. **Terapias experimentais.** A endotoxina das bactérias gram-negativas é um lipopolissacarídeo (LPS), que tem em sua porção mais interna o lipídio A, seguido do core e, na região externa, o antígeno O, composto por cadeias repetidas de oligossacarídeos. O lipídio A é a porção responsável pela toxicidade da molécula. O uso de anticorpos antilipídio A não exerceu nenhum efeito de proteção contra sepse.

K. **Drotrecogina alfa (ativada) ou proteína C ativada humana recombinante.** Substâncias com ação antitrombótica, anti-inflamatória e pró-fibrinolítica, úteis para redução da mortalidade em pacientes com sepse e pelo menos em duas falências orgânicas agudas ou relacionada com escala APACHE II em 25 ou mais. O uso de drotrecogina alfa ativada está indicada para pacientes com sepse e alto risco de morte, em que se observam os seguintes critérios:
1. **Diagnóstico definitivo de infecção.**
2. **Pelo menos três sinais de SRIS secundários à infecção.**
3. **Presença de pelo menos duas disfunções orgânicas secundárias à infecção.**

A dosagem dos níveis de proteína C no plasma não é necessária para indicar a administração de drotrecogina alfa ativada. Deve ser administrada na dosagem de 24 µg/kg/h por 96 h, por IV contínua. A principal contraindicação é o risco aumentado de hemorragia. Não existem dados conclusivos sobre o uso de concentrado de proteína C reativa.

L. **Nutrição.** A nutrição requer atenção especial em pacientes em choque, especialmente choque séptico, em que se observa a presença de hipercatabolismo com aumento do consumo de O_2 e da produção de CO_2, em coexistência com aumento da concentração de vários hormônios no plasma (fase de resposta ao traumatismo), como: catecolaminas, ACTH, glicocorticosteroides, insulina, glucagon, hormônio do crescimento, renina, aldosterona. O efeito conjunto de todos esses estímulos é mobilização da reserva orgânica de proteínas, lipídios e carboidratos; é necessário, como parte essencial do tratamento do hipermetabolismo, preservar ou reduzir a perda de massa corpórea e favorecer balanço nitrogenado positivo. A SIRS associa-se especialmente a hipermetabolismo e potencializa a perda de massa muscular magra, desproporcionada ao período de jejum, e balanço nitrogenado muito negativo. O papel da dieta é fundamental para se contrapor a esse contexto, a fim de impedir que o hipermetabolismo influa contra os processos de defesa (imunológicos ou não) e a reconstituição tecidual. A nutrição parenteral deve ser instituída exclusivamente, ou complementada por nutrição enteral, por impossibilidade parcial ou temporária de acesso ou absorção enteral de nutrientes. Observa-se que a nutrição enteral iniciada nas primeiras 72 h após o traumatismo associa-se a redução na incidência de complicações sépticas. A nutrição beneficia-se, durante o choque séptico, com a administração de:
1. **Solução de aminoácidos convencionais: 2 a 3 g/kg/dia.**
2. **Parte das calorias administradas como lipídios em vez de glicídios: com o objetivo de evitar aumento de:**
   a. Produção de CO_2 e de consumo de O_2, que se associa a aumento do quociente respiratório.

b. Gasto energético basal.
c. Glicemia, e impedir suas complicações.
d. Hiperosmolaridade e instalação de esteatose hepática.
Infusão parenteral excessiva de triglicerídeos de cadeia longa provoca, entretanto, acúmulo de lipídios no sistema reticuloendotelial e, em consequência, imunodepressão.
3. **Suplementação parenteral ou enteral de glutamina (aminoácido mais abundante no compartimento intracelular): o hipermetabolismo reduz a glutamina no músculo esquelético e no sangue.** As células do intestino delgado e do intestino grosso utilizam glutamina como fonte energética, ao mesmo tempo que excretam amônia pela veia porta e síntese de ureia. O hipermetabolismo, associado a liberação aumentada de cortisol, acelera o consumo de glutamina pelo intestino; promove proteólise e desvio da glutamina do músculo esquelético e aumento de sua captação pelo intestino. Esses efeitos preservam ou recuperam o trofismo intestinal, protegem o intestino em caso de enterocolite, diminuem a probabilidade de translocação bacteriana e favorecem a imunidade intestinal; entretanto, retiram a glutamina dos músculos.
4. **Suplementação de ácidos graxos ômega-3: os dois ácidos graxos essenciais são o linoleico (ômega-6), precursor do ácido araquidônico, cuja metabolização origina prostanoides (prostaglandinas, prostaciclina e tromboxanos) e leucotrienos, todos indutores de reação inflamatória e imunossupressão, presente principalmente em alimentos de origem animal** (p. ex., carnes e derivados do leite), mas também em óleo de milho, girassol, soja e açafrão; e o alfalinoleico (ômega-3). Tanto um como o outro são indutores de prostanoides trienoicos, leucotrienos pentaenoicos e tromboxano 3, associados a redução da síntese de prostaglandinas e diminuição da reação inflamatória, presente em quantidades limitadas em vegetais (semente de uva, nozes, germe de trigo e soja) e nos óleos de peixe, moluscos e mariscos. A ausência de ácidos graxos ômega-3 pode fazer com que os eicosanoides atuem de maneira exagerada nas respostas agudas ao estresse, o que causa imunossupressão, agregação plaquetária ou inflamação excessiva. Os ácidos graxos ômega-3 têm o potencial de impedir a ação exagerada dos derivados do ácido araquidônico.

XI. **Características especiais do choque anafilático.** Nas reações anafiláticas sistêmicas com apresentações gastrintestinais, respiratórias e cardiovasculares é essencial a instituição imediata de medidas gerais e específicas, como:
   A. **Manutenção das vias aéreas pérvias.** Podem ser necessárias intubação orotraqueal ou a realização de traqueostomia e administração de oxigênio suplementar.
   B. **Infusão de volume.** É essencial a administração rápida de soluções cristaloides, com o objetivo de expandir o volume de sangue eficaz, como na sepse.
   C. **Administração de substância vasopressora.** A epinefrina é o fármaco de escolha para tratamento das reações anafiláticas sistêmicas (potentes efeitos adrenérgicos alfa, beta$_1$ e beta$_2$), com o objetivo de reduzir os efeitos das reações pelos mediadores da anafilaxia. Sua ação aumenta PAS e reverte a vasodilatação e a hipotensão sistêmicas, e a vasoconstrição periférica diminui o angioedema e a urticária. As ações beta-agonistas são broncodilatadoras, inotrópicas e cronotrópicas positivas, e aumentam a produção de AMP cíclico. A via de administração e a dose de epinefrina dependem da gravidade da reação anafilática inicial, sendo na reação:

1. **Localizada (urticária ou angioedema ao redor do local de inoculação do antígeno).** 0,3 a 0,5 mg da solução a 1:1.000 (0,3 a 0,5 mℓ), por via subcutânea, repetida, se necessário, até de 15 em 15 ou de 20 em 20 min. Pode-se injetar cerca de 0,5 mg de solução a 1:1.000 no local de entrada do antígeno, para retardar sua absorção.
2. **Sistêmica sem choque.** 0,3 a 0,5 mg de solução a 1:1.000 SC, repetida conforme a necessidade.
3. **Choque estabelecido.** Epinefrina aquosa é o fármaco de escolha, na dose de 0,1 mg (0,1 mℓ de solução a 1:1.000) em 10 mℓ de NaCl a 0,9%, o que resulta em diluição final de 1:100.000, infundida em 10 a 15 min, por via IV. A administração de epinefrina requer vigilância contínua durante a infusão. Segue-se, após essa infusão, em pacientes sem melhora, a infusão contínua de: 1 mg (1 mℓ) da solução a 1:1.000 em 250 mℓ de soro glicosado isotônico, o que nos possibilita obter a concentração final de 4 mg/mℓ. O ritmo de administração deve ser ajustado para 1 mg/min (ou 15 microgotas/min), aumentando-se para 4 mg/min se não houver melhora. As ações farmacológicas da epinefrina podem ser usadas para monitorar sua administração e reduzir a possibilidade de efeitos tóxicos. Os receptores beta respondem a doses menores de epinefrina do que os alfa. Na infusão lenta, predominam a saturação dos receptores beta, e o contrário ocorre na infusão rápida; ou seja, uma dose baixa e lenta de epinefrina IV deve produzir broncodilatação e aumento moderado da PAS sistólica, sem ocasionar efeitos adversos. Atividade alfa-adrenérgica excessiva pode aumentar a PAS sistólica e diastólica e ocasionar crise hipertensiva ou hemorragia intracraniana. O excesso de estimulação beta pode resultar em aumento do consumo de oxigênio pelo miocárdio, devido a taquicardia ou aumento de sua contratilidade, com isquemia miocárdica e arritmias (principalmente extrassístoles atriais e ventriculares).

D. **Administração de outros fármacos associados a epinefrina.** Apesar de controversos (os mediadores mais potentes da anafilaxia são os leucotrienos, que não são inibidos pelos anti-histamínicos), os anti-histamínicos são empregados para evitar nova ligação de epinefrina aos receptores, embora não exerçam efeito sobre o processo já desencadeado. A difenidramina é usada na dose de 50 mg IM, logo no início do tratamento. A corticoterapia não tem a rapidez de ação necessária para reverter as apresentações clínicas iniciais; contudo, na anafilaxia prolongada ou hipotensão e broncospasmo persistentes, devem ser administrados succinato de hidrocortisona 100 a 500 mg, IV, de 6 em 6 h, ou doses correspondentes de dexametasona. A administração de corticosteroides em altas doses por tempo curto (até 72 h) não foi relacionada com efeitos adversos importantes.

E. **Medidas propedêuticas e terapêuticas complementares.** Na ausência de causa aparente, em paciente consciente deve ser feita pesquisa de sangue oculto nas fezes, à beira do leito; e, se estiver inconsciente, administrar, como teste, 40 mℓ de glicose a 50% IV, seguidos, se não houver resposta, de 2 mg de naloxona IV ou IM para descartar intoxicação por opioides.

XII. **Características especiais do choque neurogênico.** Deve ser feita a infusão rápida de soluções cristaloides, para restaurar um volume de sangue eficaz (NaCl a 0,9% ou lactato de Ringer). A refratariedade da hipotensão arterial sistêmica à infusão de volume requer o uso de agonistas alfa-adrenérgicos como: metaraminol, metoxamina e fenilefrina. Quando não decorre de processo fisiopatológico irreversível, o choque neurogênico é, em geral, fugaz e facilmente reversível.

Bibliografia

American College of Chest Physicians/Society of Critical Care Medicine Consensus Conference Committee: ACCP/SCCM Consensus Conference: Definitions for sepsis and organ failure and guidelines for the use of innovative therapies in sepsis. Crit Care Med. 1992; 20:864-74.

Annane D, Bellisant E, Cavaillon JM. Septic shock. Lancet. 2005; 365:63.

Annane D, Siami S, Jaber S et al. Effects of fluid resuscitation with colloids *vs.* crystalloids on mortality in critically ill patients presenting with hypovolemic shock: the Cristal randomized trial. J Am Med Assoc. 2013; 310:1809-17.

Antman EM, Anbe DT, Armstrong PW et al. ACC/AHA guidelines for the management of patients with ST-elevation myocardial infarction: executive summary: a report of the American College of Cardiology/American Heart Association Task Force on Practice Guidelines (Writing Committee to Revise the 1999 Guidelines for the Management of Patients with Acute Myocardial Infarction). Circulation. 2004; 110:588-636.

Asfar P, Meziani F, Hamel JF et al. High versus low blood pressure target in patients with septic shock. N Engl J Med. 2014; 370:1583-93.

Bone RC, Balk RA, Cerra FB et al. Definitions for sepsis and organ failure and guidelines for the use of innovative therapies in sepsis. The ACCP/SCCM Consensus Conference Committee. American College of Chest Physicians/Society of Critical Care Medicine. Chest. 1992; 101(6):1644-55.

Bonow RO, Carabello B, de Leon AC Jr et al. ACC/AHA guidelines for the management of patients with valvular heart disease: a report of the American College of Cardiology/American Heart Association Task Force on Practice Guidelines (Committee on Management of Patients with Valvular Heart Disease). J Heart Valve Dis. 1998; 7:672-707.

Caironi P, Tognoni G, Masson S et al. Albumin replacement in patients with severe sepsis or septic shock. N Engl J Med. 2014; 370:1412-21.

Cavallazi R, Bennin CL, Hirani A et al. Is the band count useful in the diagnosis of infection? An accuracy study in critically ill patients. J Intensive Care Med. 2010; 25:353.

De Baker D, Biston P, Devriendt J et al. Comparison of dopamine and norepinephrine in the treatment of shock. N Engl J Med. 2010; 362:779.

De Backer D, Aldecoa C, Njimi H et al. Dopamine versus norepinephrine in the treatment of septic shock: a meta-analysis. Crit Care Med. 2012; 40:725-30.

Dellinger RP, Levy MM, Carlet JM et al. Surviving Sepsis Campaign: international guidelines for management of severe sepsis and septic shock: 2008. Crit Care Med. 2008; 36:296.

Dellinger RP, Levy MM, Rhodes A et al. Surviving sepsis campaign: international guidelines for management of severe sepsis and septic shock: 2012. Crit Care Med. 2013; 41:580-637.

Finfer S, McEvoy S, Bellomo R et al. Impact of albumin compared to saline on organ function and mortality of patients with severe sepsis.Intensive Care Med. 2011; 37:86-96.

Gaieski DF, Mikkelsen ME, Band RA et al. Impact of time to antibiotics on survival in patients with severe sepsis or septic shock in whom early goal-directed therapy was initiated in the emergency department. Crit Care Med. 2010; 38:1045.

Hall JE. Guyton & Hall: Tratado de fisiologia médica. 12. ed. Rio de Janeiro: Elsevier; 2011. p. 289-302.

Huang CC, Tsai YH, Lin MC et al. Gastric intramucosal PCO_2 and pH variability in ventilated critically ill patients. Crit Care Med. 2001; 29:88-95.

Jones AE, Kline JA. Schock. In: Mark JA. Rosen's emergency medicine: concepts and clinical practice. 6. ed. Mosby Elsevier; 2006.

Jones AE, Shapiro NI, Trzeciak S et al. Lactate clearance *vs* central venous oxygen saturation as goals of early sepsis therapy: a randomized clinical trial. JAMA. 2010; 303:739.

Levy MM, Fink MP, Marshall JC et al. International Sepsis Definitions Conference. 2001 SCCM/ESICM/ACCP/ATS/SIS International Sepsis Definitions Conference. Intensive Care Med. 2003; 29(4):530-38.

Magder S. Central venous pressure monitoring. Curr Opin Crit Care. 2006; 12:219-27.

Marik PE, Baram M, Vahid B. Does central venous pressure predict fluid responsiveness? A systematic review of the literature and the tale of seven mares. Chest. 2008; 134:172-8.

Mikkelsen ME, Miltiades AN, Gaieski DF et al. Serum lactate is associated with mortality in severe sepsis independent of organ failure and shock. Crit Care Med. 2009; 37:1670-7.

Perner A, Haase N, Guttormsen AB et al. Hydroxyethyl starch 130/0.42 versus Ringer's acetate in severe sepsis. N Engl J Med. 2012; 367:124-34.

Reynolds HR, Hochman JS. Cardiogenic shock: current concepts and improving outcomes. Circulation. 2008; 117:686-97.

Ruiz-Alvarez MJ, García-Valdecasas S, De Pablo R et al. Diagnostic efficacy and prognostic value of serum procalcitonin concentration in patients with suspected sepsis. J Intensive Care Med. 2009; 24:63.

Russell JA. Bench to bedside review: vasopressin in the management of septic shock. Crit Care. 2011; 15:226.

Seymour CW, Liu V, Iwashyna TJ et al. Assessment of clinical criteria for sepsis: For the Third International Consensus Definitions for Sepsis and Septic Shock (Sepsis-3). JAMA. 2016; 315(8):762-74.

Shankar-Hari M, Deutschman CS, Singer M. Do we need a new definition of sepsis? Intensive Care Med. 2015; 41(5):909-11.

Shankar-Hari M, Phillips G, Levy ML et al. Assessment of clinical criteria for sepsis: For the Third International Consensus Definitions for Sepsis and Septic Shock (Sepsis-3). JAMA. 2016; 315(8):775-87.

Silva E, Pedro MA, Sogayar AC et al. Brazilian sepsis epidemiological study (Bases study). Crit Care. 2008; 8:R251-60.

Singer M, Deutschman CS, Seymour CW et al. The Sepsis Definitions Task Force. The Third International Consensus Definitions for Sepsis and Septic Shock (Sepsis-3). JAMA. 2016; 315(8):801-10.

Vincent JL, De Backer D. Circulatory Shock. New England J Med. 2013; 369(18):1726-34.

Wang D, Sun J, Solomon SB et al. Transfusion of older stored blood and risk of death: a meta-analysis. Transfusion. 2012; 52:1184-95.

Wilkes MM, Navickis RJ. Patient survival after human albumin administration. A meta-analysis of randomized, controlled trials. Ann Intern Med. 2001; 135(3):149-64.

Zarychanski R, Abou-Setta AM, Turgeon AF et al. Association of hydroxyethyl starch administration with mortality and acute kidney injury in critically ill patients requiring volume resuscitation: a systematic review and meta-analysis. J Am Med Assoc. 2013; 309:678-88.

Zavariz SMR, Leite CE, Pires MGS et al. Marcadores laboratoriais do choque séptico. Scientia Medica. 2006; 16(1):29-37.

Zhang K, Mao X, Fang Q et al. Impaired long-term quality of life in survivors of severe sepsis: Chinese multicenter study over 6 years. Anaesthetist. 2013; 62:995-1002.

INSUFICIÊNCIA RESPIRATÓRIA PÓS-TRAUMÁTICA

Marco Tulio Baccarini Pires

I. Introdução. O paciente politraumatizado pode, por diversos motivos, desenvolver um quadro de insuficiência respiratória. A contusão pulmonar direta, as atelectasias, a aspiração de sangue e de conteúdo gástrico, a embolia pulmonar, o pneumotórax e o hemotórax são fatores causais bem conhecidos que acometem o politraumatizado. A síndrome da angústia respiratória aguda (SARA), por outro lado, é uma condição isolada, diferente das citadas, que já vinha sendo observada desde 1880 por Laennec, mas que somente em 1967 foi descrita por Ashbaug et al. Durante a Guerra do Vietnã, essa síndrome pôde ser adequadamente estudada, e sabe-se hoje que ela ocorre em cerca de 16% dos pacientes portadores de traumatismos graves (politraumatizados, pacientes com lesões por arma de fogo ou branca).

A SARA continua a representar um imenso desafio para a medicina. Essa síndrome leva ao aumento do uso de recursos críticos de cuidados e custos de saúde, mas a mortalidade global associada a essa condição permanece elevada. É necessário que sejam desenvolvidas estratégias centradas na prevenção e identificação de pacientes em risco de desenvolver SARA, para evitar seu curso clínico e a progressão da doença. Até agora, poucas dessas estratégias têm-se demonstrado úteis.

A SARA consiste na combinação de hipoxia grave refratária a aumento da concentração do oxigênio inspirado. Foi primeiramente reconhecida como uma síndrome clínica de lesão pulmonar aguda. O termo **lesão pulmonar aguda** define um espectro de disfunções pulmonares secundárias a um dano celular parenquimatoso. Patologicamente, o espectro começa com uma disfunção predominante da célula endotelial e progride para disfunção tanto da célula endotelial quanto da célula epitelial.

A SARA pode ser definida como a insuficiência respiratória consequente à alteração da permeabilidade da membrana capilar pulmonar, que aumenta, resultando no acúmulo de edema intersticial. No quadro, observam-se hipoxemia arterial aguda, *shunt* intrapulmonar aumentado, diminuição da complacência pulmonar, infiltrados na radiografia de tórax e pressão em cunha pulmonar normal. Sua taxa de mortalidade é alta, variando de 10 a 90%, dependendo da idade do paciente e do grau de insuficiência de múltiplos órgãos. Nos EUA, a SARA apresenta uma incidência anual de 150.000 casos.

Dentre as principais causas de SARA, podemos citar: uso abusivo de drogas ilícitas, carcinomatose, circulação extracorpórea, doença vascular periférica, eclâmpsia, edema pulmonar das grandes altitudes, embolia arterial, embolia gordurosa, embolia por agregados plaquetários, embolia por líquido amniótico, feto morto, fraturas, grandes cirurgias, hipotermia, infarto intestinal, infusão hídrica em excesso, internação prolongada, lesão pulmonar isquêmica, malária, microatelectasia, pneumonias, queimaduras, reação transfusional, ruptura de aneurisma, septicemia por bacilos gram-negativos, septicemia por *Clostridium*, toxicidade por oxigênio, transfusões sanguíneas múltiplas, transplantes de órgãos, traumatismos cranianos e traumatismos pulmonares diretos. A prevalência da SARA aumenta com a gravidade do traumatismo e quando ocorre a combinação de lesões em mais de uma região anatômica.

A Figura 9.1 mostra a relação entre condições predisponentes, fatores genéticos, pulmões do paciente, tratamento e fatores capazes de modificar o quadro evolutivo. De acordo com Morel et al.(1985), a falência respiratória pode ser classificada em quatro gradações, descritas no Quadro 9.1.

A ocorrência de barotraumatismo depende da gravidade da SARA, da duração da ventilação artificial, do nível de pressão expiratória final positiva (PEEP, *positive end-expiratory pressure*) e da pressão de pico na via aérea (PAP, *peak airway pressure*).

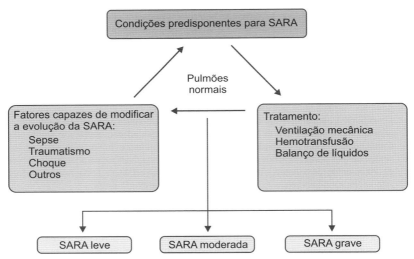

Figura 9.1 Relação entre condições predisponentes, fatores genéticos, pulmões do paciente, tratamento e fatores capazes de modificar o quadro evolutivo da síndrome da angústia respiratória aguda (SARA). (*Fonte*: adaptada de de Haro et al., 2013.)

Quadro 9.1 Classificação da insuficiência respiratória, segundo Morel et al. (1985).

Estágio	Radiografia de tórax	PO_2/FIO_2 (mmHg)	Complacência estática (mmHg)	Pressão média da artéria pulmonar (mmHg)
0	Normal	< 300	> 80	< 20
1	Interstício aumentado moderadamente	300 a 375	70 a 80	20 a 25
2	Aumento intersticial importante	375 a 450	50 a 70	25 a 30
3	Consolidação esparsa do parênquima	450 a 525	30 a 50	30 a 35
4	Consolidação extensa do parênquima	> 525	< 30	> 35

II. **Quadro clínico.** As manifestações clínicas mais comuns da insuficiência respiratória são a taquipneia e a hipoxemia. Essas manifestações, entretanto, podem variar desde uma pequena insuficiência respiratória até um quadro letal de falha pulmonar. A gravidade de cada caso depende, inclusive, da grande variedade de circunstâncias que podem causar a síndrome. São mais frequentes os casos mais brandos de SARA. Os critérios para o diagnóstico da SARA incluem um início agudo, infiltrados pulmonares bilaterais na radiografia de tórax, ausência de edema pulmonar cardiogênico, ou seja, pressão de oclusão da artéria pulmonar [em cunha; wedge] < 18 mmHg) e hipoxemia pressão parcial de oxigênio (PaO_2)/fração de oxigênio inspirado (FIO_2) ≥ 200. Com características parecidas, a lesão pulmonar aguda é uma forma mais branda do quadro da SARA, com PaO_2/FIO_2 variando de 201 a 300.

Apenas para fins descritivos, podemos dividir o quadro clínico dos pacientes em quatro estágios que são descritos a seguir.

A. **Lesão, reanimação e alcalose seguem-se imediatamente à lesão inicial e são caracterizadas por hiperventilação espontânea, com hipocarbia, complacência pulmonar diminuída, alcalose mista e radiografia de tórax normais.**
B. **Caracteriza-se pelo paciente que alcançou a estabilidade circulatória ao término da primeira fase e pelo início da dificuldade respiratória.** Este estágio dura de várias horas a dias. Persistem a hiperventilação, a hipocarbia progressiva, o aumento do débito cardíaco, a diminuição progressiva da complacência pulmonar, a queda da PO_2 e o aumento dos *shunts* pulmonares.
C. **Caracteriza-se por insuficiência respiratória franca e progressiva.**
D. **Estágio terminal, com hipoxemia final e assistolia.**

A hipoxemia na SARA responde pouco às elevações da concentração de O_2 inspirado, o que indica alteração no balanço ventilação-perfusão e ocorrência de *shunts*. A diminuição da complacência pulmonar leva à necessidade de aumento progressivo na pressão ventilatória, para que seja alcançado um volume tidal adequado.

Os critérios diagnósticos na SARA estão descritos no Quadro 9.2.

A sepse é encontrada em cerca de 50% dos pacientes com SARA. Nos pacientes traumatizados, surge após as primeiras 48 h.

No diagnóstico diferencial, o edema pulmonar cardiogênico é o quadro mais comumente confundido com a SARA, devendo ser afastado. Esta diferenciação pode ser mais difícil quando a SARA é vista juntamente com sobrecarga hídrica ou com insuficiência cardíaca congestiva. Em situações normais, não se observa, na SARA, o aumento da pressão da artéria pulmonar, o que a diferencia de um edema pulmonar cardiogênico.

Quadro 9.2 Critérios diagnósticos na SARA.

Maiores	Hipoxemia (não responsiva ao O_2)
	Baixa complacência pulmonar
	Diminuição da capacidade residual pulmonar
	Edema intersticial à radiografia de tórax
	Aumento da ventilação do espaço morto
Menores	Aumento do débito cardíaco
	Hiperventilação
	Traumatismo não torácico

III. **Alterações patológicas.** As alterações patológicas pulmonares são semelhantes em todos os casos de SARA, independentemente de sua etiologia. O tecido pulmonar em pacientes com SARA é caracterizado por inflamação, com exuberante infiltração de neutrófilos, ativação e degranulação que, acredita-se, inicie a lesão tissular por meio da liberação de proteases e radicais de oxigênio.

Nos estágios iniciais, os pulmões podem estar normais ou mostrar hemorragias petequiais e edema. Com a progressão do quadro, os pulmões se tornam congestos e hemorrágicos. Podem surgir exsudatos fibrinosos na superfície pleural. Um quadro de broncopneumonia sobrejacente também pode ocorrer. Microscopicamente, há congestão na microcirculação, com agregados de neutrófilos, fibrina e plaquetas (após 4 a 6 h). Nas 12 a 48 h seguintes, surgem a hemorragia e o edema intersticial. Nesse momento, à ausculta, os pulmões estão costumeiramente limpos, a pressão da artéria pulmonar e a pressão venosa central (PVC) estão normais, e a radiografia de tórax também pode não apresentar alterações. Ao final dessa fase, entretanto, as radiografias do tórax já mostram um padrão reticular difuso e simétrico. Quanto maior a gravidade do quadro de SARA, mais precoces são as alterações radiológicas (Figuras 9.2 e 9.3).

Após 48 a 72 h, têm-se aumento do edema intersticial, microatelectasias, hipertrofia das células alveolares e, finalmente, hemorragia e edema intra-alveolares. Na radiografia, esta fase mostra consolidação radiográfica em todo o campo pulmonar.

Depois de 48 a 72 h, podem eventualmente surgir membranas hialinas, e estas podem tornar-se as lesões predominantes, diminuindo a hemorragia e a congestão. À radiografia, observa-se densa consolidação dos segmentos e dos lobos pulmonares. Nos casos mais graves, apesar da administração de oxigênio a 100% e PEEP elevada, a PO_2 cai a níveis críticos, com o surgimento de hipotensão e arritmias, e o paciente vai a óbito.

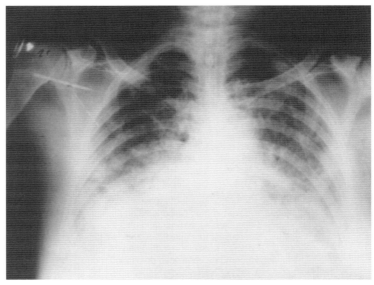

Figura 9.2 Imagem radiológica de SARA em que se observam infiltrados pulmonares difusos, com imagens em "flocos de algodão".

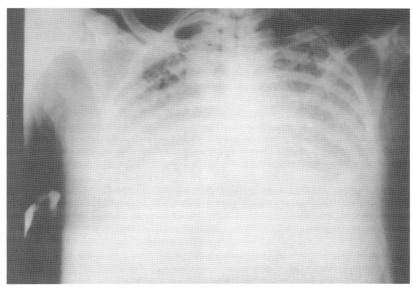

Figura 9.3 Imagem radiológica de SARA (mesmo paciente representado na Figura 9.2) em fase final do quadro. Observam-se infiltrados extensos. Evolução para óbito.

Uma semana após o início do quadro, nos pacientes que continuam vivos, porém nos quais o quadro da SARA permanece, a broncopneumonia geralmente surge como superposição. Se a infecção não ocorrer, a proliferação de fibroblastos, a deposição de colágeno e a formação de pneumatoceles podem ocorrer, a médio prazo. A própria utilização de oxigenoterapia a 100%, sob altas pressões, favorece o surgimento de barotraumatismo, levando, inclusive, a algumas situações que exijam tratamento cirúrgico, como a drenagem torácica, caso ocorra pneumotórax.

IV. **Tratamento.** O tratamento da SARA é suportivo, primariamente pelo fato de a fisiopatologia subjacente ser pouco compreendida. Esforços de pesquisas recentes têm sido direcionados a identificar pontos comuns nas múltiplas vias envolvidas no quadro. Os objetivos específicos do tratamento são dirigidos às causas precipitantes: proporcionar trocas gasosas adequadas; minimizar lesões pulmonares adicionais; evitar infecções hospitalares; evitar o excesso de volume extravascular; manter o estado nutricional do paciente; evitar complicações associadas, como doença tromboembólica ou hemorragias digestivas; manter a circulação sanguínea e a pressão arterial adequadas; manipular o fluxo sanguíneo pulmonar, aumentar a perfusão dos locais pulmonares bem ventilados e diminuir a perfusão nos locais mal ventilados; reverter diretamente a lesão capilar por correção da membrana; reduzir indiretamente o edema intersticial; melhorar a ventilação de alvéolos parcialmente colapsados e prevenir o colapso de outros; e realizar a remoção extracorpórea de dióxido de carbono, por meio da implantação de *bypass* venovenoso.

Na prática, o tratamento da SARA é muito controverso em relação a como alcançar os objetivos expostos, e, levando-se em consideração que são inúmeras as possíveis causas da síndrome, o tratamento deve englobar, sempre que possível, a causa-base.

Deve-se enfatizar que, apesar da melhoria das técnicas de terapia intensiva disponíveis, a mortalidade global da SARA não se alterou muito nos últimos anos, permanecendo elevada. É, pois, sempre preferível evitar a SARA, identificando-se os pacientes mais propensos a apresentá-la e iniciando-se o tratamento de prevenção (Quadro 9.3).

Quadro 9.3 Pacientes com maior risco de apresentar SARA.

Casos de sepse (sistêmica e pulmonar)
Lesão maciça de tecidos moles (com ou sem fraturas de ossos longos)
Lesão pulmonar direta
Transfusões maciças de sangue total
Aspiração de conteúdo gástrico

O monitoramento da função pulmonar é de extrema importância para a identificação precoce do paciente que esteja evoluindo para a SARA. A terapia para a SARA deverá ter início se: a tensão de O_2 (PO_2) arterial cair abaixo de 90 mmHg com uma concentração de oxigênio (FIO_2) de 40%, estando o paciente em respirador; se a frequência respiratória passar de 25 irp/min; se a saturação da hemoglobina cair abaixo de 90% no oxímetro de pulso (no respirador, com O_2 a 40%); e se a relação PO_2/FIO_2 cair abaixo de 300. Evidentemente, outras causas de problemas respiratórios devem ser afastadas antes, tais como problemas com o tubo endotraqueal, atelectasias, embolia pulmonar, problemas com o respirador artificial, pneumotórax e hemotórax, edema pulmonar agudo ou quaisquer outros de natureza semelhante.

A seguir, são apresentadas as medidas que podem ser tomadas em um paciente que apresente a síndrome.

A. Suporte ventilatório. A ventilação mecânica é crítica para a maioria dos pacientes com lesão pulmonar aguda e SARA. O suporte ventilatório está indicado principalmente de acordo com os níveis de saturação de O_2 arterial. O nível crítico para a intubação endotraqueal em pacientes com maior possibilidade de SARA é de PO_2 inferior a 60 mmHg, em um paciente que esteja recebendo O_2 por máscara ou cateter nasal a 100%; em determinadas situações, o paciente deverá ser intubado com níveis de PO_2 até mesmo um pouco maiores (casos nos quais a possibilidade de SARA seja muito aumentada). A acidose respiratória com PO_2 maior do que 60 mmHg, em um paciente com taquipneia (acima de 35 ir/min) e com capacidade vital menor do que 10 a 12 mℓ/kg de peso também leva à indicação de intubação.

Para a obtenção de ventilação adequada, usa-se respirador de volume, com fluxo relativamente alto: de 10 a 12 mℓ/kg de peso. A fim de aumentar a capacidade residual funcional, usa-se, ainda no respirador, a PEEP, que possibilita maior expansão alveolar e utiliza também um maior número de alvéolos, diminuindo, desse modo, o grau de *shunt* existente, melhorando tanto a PO_2 como a complacência pulmonar. A indicação de PEEP na SARA é a de um paciente ventilado com FIO_2 de 60% em que a PO_2 arterial não alcance 60 mmHg. Habitualmente, iniciamos com PEEP de 5 a 8 cmH_2O, chegando até 10 a 12 cmH_2O, com respirador programado com volume tidal normal e frequência respiratória normal. Níveis máximos de PEEP podem chegar a 25 a 35 cmH_2O, caso se utilizem mecanismos extracorpóreos para remoção do CO_2 (ver adiante). Quanto maior a PEEP, maior a queda no débito cardíaco, ocasionada pela diminuição do retorno venoso para o ventrículo direito (como cuidado, nesses pacientes, é aconselhável a passagem de cateter de Swan-Ganz para a medida das pressões pulmonares e adequação do débito cardíaco). Por outro lado, níveis de PEEP mais elevados possibilitam que as metas de oxigenação sejam alcançadas com o uso de uma fração de oxigênio inspirado mais baixa (FIO_2), o que poderia reduzir os efeitos adversos do oxigênio sobre os pulmões.

Um ensaio clínico randomizado piloto em pacientes com SARA comparou a estratégia em que a PEEP foi instituída para manter a pressão transpulmonar positiva medida por um balão esofágico (grupo de intervenção) com uma escala em que a PEEP foi titulada de acordo com a oxigenação (grupo controle). O grupo de intervenção teve melhora na mecânica do sistema respiratório, oxigenação, e uma vantagem não significativa na sobrevivência.

Deve-se lembrar que a PEEP não atua diretamente no edema intersticial já formado – ela apenas melhora a oxigenação do sangue. As complicações da terapêutica com ventilação prolongada, já citadas, incluem barotraumatismo, pneumatoceles, pneumotórax, pneumomediastino, queda no débito cardíaco e infecção tardia.

A incidência de barotraumatismo na PEEP tem sido relatada como de 0,5 a 50%. Embora o barotraumatismo ocorra mais comumente em pacientes com alta pressão nas vias aéreas, parece ser resultado de alterações subjacentes do parênquima pulmonar, que levam ao desenvolvimento de alta pressão nas vias aéreas em vez da própria pressão. A PEEP, quando indicada, não deve ser postergada por medo de barotraumatismo.

A PEEP pode ainda aumentar a pressão intracraniana em pacientes com baixa complacência intracraniana e complacência pulmonar normal, efeito que pode ser amenizado ao elevar-se a cabeça do paciente a 30°. O uso de níveis apropriados de PEEP em pacientes com lesão pulmonar aguda e pulmões não complacentes não tem sido associado a aumento significativo da pressão intracraniana.

A retenção aguda de água e sódio associada à PEEP parece ser decorrente das respostas neuro-humorais e hemodinâmicas alteradas. Esses efeitos podem ser minimizados pela manutenção de volume intravascular adequado e infusões de dopamina em baixas doses.

Existem evidências que sugerem benefício significativo da aplicação precoce de baixos níveis de PEEP para possibilitar uma oxigenação arterial adequada em pacientes cirúrgicos ou com traumatismo que têm risco de desenvolver SARA. A PEEP otimizada (definida após o recrutamento pulmonar) pode reverter os efeitos nocivos da respiração espontânea, reduzindo o esforço inspiratório.

Os pacientes deverão ser traqueostomizados precocemente (tão mais precocemente quanto maior for a gravidade do caso), para diminuição do espaço morto e para facilitar a aspiração de secreções (que normalmente não são muito aumentadas, mas que, mesmo em quantidades menores, poderão influir no quadro respiratório, devido à instabilidade do paciente).

A ventilação percussiva de alta frequência (HFPV) e a ventilação oscilatória de alta frequência (HFOV) são mais comumente usadas e foram referidas como modos de resgate ou salvamento para a SARA. Seu uso tem sido limitado aos pacientes que permaneceram hipoxêmicos nos modos mais convencionais, como a ventilação por controle de pressão ou volume. As fases exsudativas e fibroproliferativas da SARA causam uma diminuição acentuada da complacência pulmonar e as altas pressões de pico de via aérea geradas pelos modos convencionais podem resultar em barotraumatismo significativo. Tanto HFPV como HFOV criam pressões de pico muito mais baixas, mas mantêm ou

aumentam ligeiramente as pressões médias das vias aéreas em comparação com os modos convencionais, sendo um mecanismo pelo qual se obtém a melhora da oxigenação.
B. **Capacidade de carreamento de O$_2$ pelo sangue.** A fim de ser alcançado um completo aproveitamento do oxigênio pelos tecidos, é necessário que os níveis de hemoglobina sejam mantidos entre 12 e 14%. Deve-se evitar tanto a acidose quanto a alcalose, pois ambas alteram a curva de dissociação HbO$_2$ – o estado ideal, portanto, é o do equilíbrio metabólico.
C. **Diuréticos.** O uso de diuréticos, especificamente a furosemida, foi proposto como meio de reduzir o edema intersticial. Entretanto, não existe qualquer comprovação da ocorrência desse tipo de efeito. Assim, é possível a administração de furosemida, de acordo com as necessidades, nos pacientes em que se observe sobrecarga hídrica. Não se trata de "secar" o paciente, o que não teria utilidade. Vasopressores, plasma e papas de hemácias são administrados quando o emprego de diuréticos produz hipotensão.
D. **Agentes vasopressores.** A Dobutamina deve ser iniciada na dose de 5 µg/kg/min e aumentada em 5 µg/kg/min a cada intervalo de 15 min, até que a circulação ineficiente seja revertida, ou até que a dose máxima de 20 µg/kg/min seja obtida. Da mesma forma, a norepinefrina pode ser usada, em doses preconizadas para obtenção de uma pressão sistólica adequada (Capítulo 8, *Choque*).
E. **Aporte hídrico.** É controversa a abordagem do aporte hídrico no paciente com SARA. O aumento da diurese e/ou a restrição hídrica podem melhorar a função pulmonar; essa estratégia, porém, poderia afetar a perfusão extrapulmonar dos demais órgãos e sistemas, e provocar queda do débito cardíaco. Estudos randomizados recentes têm dado suporte à utilização de terapêuticas conservadoras, com diminuição da mortalidade e do tempo de suporte ventilatório.

O ideal é que a administração de volume seja feita com base na pressão em cunha (*wedge*) da artéria pulmonar. Em estudo retrospectivo no qual foram avaliados 40 pacientes com SARA, aqueles que apresentaram redução de pelo menos 25% na pressão em cunha pulmonar durante a fase aguda do manuseio de sua condição (primeiras 48 h) tiveram taxa de sobrevida superior à daqueles que não tiveram esse tipo de abordagem (75 *vs.* 29% sobrevida, $p < 0,02$).

O uso de coloides é discutível. Anteriormente, presumia-se que, com o uso de coloides em maior quantidade, o edema intersticial poderia ser diminuído, o que, na realidade, não ocorre. Além do mais, na ocorrência de infecção secundária em pacientes com SARA, o uso de albumina pode até mesmo aumentar o edema. A administração de plasma é adequada apenas nos casos em que a pressão venosa central e a pressão arterial pulmonar estejam baixas, podendo ser associada à infusão de concentrado de hemácias, para que se mantenham níveis hematínicos mais elevados, favorecendo o aporte mais adequado de O$_2$ aos tecidos.
F. **Aumento das defesas antioxidantes.** O estresse oxidativo é um dos fatores que aumentam a lesão pulmonar na SARA. Uma terapêutica lógica para corrigir o problema é procurar aumentar as defesas antioxidantes do pulmão. Defesas enzimáticas, como a superóxido dismutase, catalase ou enzimas do ciclo da glutationa, podem ser aumentadas tanto pela oferta de proteínas como por terapia genética. Outra abordagem usada experimentalmente é procurar tratar o quadro com antioxidantes não biológicos, tais como amifostina, em casos de lesão pulmonar causada pela bleomicina.

Alguns estudos avaliaram o efeito de antioxidantes em seres humanos pela administração de N-acetilcisteína (NAC) intravenosa, que foi capaz de reduzir o número de dias de persistência do quadro de lesão pulmonar aguda (mas não a mortalidade).

Apesar de estudos em animais terem se mostrado promissores, e os estudos iniciais em humanos terem apresentado alguns resultados, ainda é cedo para concluir que os pacientes deveriam receber esse tipo de tratamento.

G. Corticosteroides, anti-inflamatórios não esteroides e prostaglandina E$_1$ (PGE$_1$).
Da mesma maneira que os antioxidantes, esses fármacos seriam utilizados na tentativa de reduzir a lesão aguda pulmonar. Os corticosteroides foram, inclusive, muito utilizados no passado. Estudos clínicos amplos demonstraram, entretanto, que não há qualquer prova conclusiva de que esses grupos de medicamentos tenham valor benéfico no tratamento da SARA.

H. Heparina. É um fármaco que apresenta efeitos colaterais de sangramento, principalmente se administrado em paciente politraumatizado ou recém-operado. Só deverá ser administrado caso o paciente seja portador de coagulação intravascular disseminada. Como tratamento coadjuvante, é importante na prevenção de episódios tromboembólicos do paciente com SARA acamado por um longo período (na forma de heparina de baixo peso molecular, aplicada por via subcutânea).

I. Antibióticos. São frequentes os casos de SARA com infecção associada (infecção nosocomial). Entretanto, o uso indiscriminado de antibióticos pode levar ao surgimento de cepas resistentes, de alta virulência. Desse modo, deve-se evitar a administração de fármacos profilaticamente, prescrevendo-se sua utilização específica para cada tipo de infecção, caso esta surja.

J. Vasodilatadores. Podem ser úteis simplesmente por provocarem diminuição na pressão microvascular pulmonar em nível capilar, com redução do edema. O emprego da PGE$_1$ em doses progressivas de 1 a 30 mg/min reduz de modo acentuado as pressões pulmonares (arterial e venosa), aumentando o débito cardíaco e o transporte de O$_2$. Esta ainda não é uma terapêutica padronizada, porém poderá ser útil no futuro.

K. Óxido nitroso. O óxido nitroso, administrado por via inalatória, tem demonstrado aumento na sobrevida dos pacientes portadores de SARA. É uma técnica segura, efetiva e de fácil utilização. Associada à instituição de posição prona, tem sido ainda mais eficaz. Seu uso ainda é limitado.

L. Posição prona. Mudanças frequentes de posição podem levar a melhora significativa da oxigenação do paciente. A acomodação de pacientes portadores de SARA sedados e em ventilação mecânica na posição prona é capaz de melhorar sensivelmente a sua oxigenação. Porém, investigações randomizadas ainda não encontraram um benefício de sobrevivência nessa estratégia, que mostra maiores inconvenientes e taxas de complicações, sobretudo na necessidade de aumento da sedação, uso de bloqueio neuromuscular, instabilidade hemodinâmica e deslocamento do dispositivo ventilatório do paciente. O cuidado com o paciente na posição propensa exige uma grande mão de obra, e é preciso prestar atenção meticulosa para minimizar complicações, como ulceração por pressão e extubação acidental.

M. Cuidados respiratórios auxiliares. Outros cuidados respiratórios envolvem a aspiração de secreções, a tapotagem, as vibrações torácicas e os cuidados de assepsia ao se manusear o tubo traqueal ou a cânula de traqueostomia. Deve-se fazer o possível para evitar uma infecção pulmonar, que pode piorar ainda mais o quadro respiratório.

N. **Traqueostomia.** Quase sempre obrigatória, deve ser realizada tanto mais precocemente quanto maior for a gravidade do quadro. Eletivamente, deveria estar indicada em torno do 14º dia de intubação orotraqueal.
O. **Sedação.** Muitos pacientes poderão apresentar-se agitados com o quadro de hipoxemia. A sedação tem as vantagens de diminuir o consumo de O_2 por um paciente muito agitado e possibilitar a ciclagem mais adequada do respirador, sem competição, além de posicionar o paciente no leito, a fim de se tentar melhor oxigenação (posição prona).
P. **Suporte extracorpóreo à vida (ECLS – extracorporeal life support).** A técnica ECLS inclui acesso vascular venovenoso ou venoarterial (*bypass* para inserção de dispositivo de membrana pulmonar artificial), "repouso" pulmonar usando-se baixa FIO_2 e baixa pressão inspiratória, anticoagulação mínima e otimização da oferta sistêmica de oxigênio. É feita a remoção do CO_2 através de membrana pulmonar artificial, possibilitando que o espaço alveolar pulmonar seja aproveitado somente para oxigenação. O uso dessa técnica para casos de SARA grave é uma opção terapêutica em adultos que pode ser bem-sucedida nos pacientes que não respondam a estratégias terapêuticas convencionais. Uma recente modificação técnica no tratamento extracorpóreo preconiza não mais o "repouso pulmonar" ventilatório, e sim a HFPV para melhorar a recuperação durante o tratamento com ECLS.
Q. **Ventilação líquida parcial.** A ventilação líquida (VL) é uma técnica de ventilação mecânica em que os pulmões são insuflados com um líquido oxigenado perfluorquímico em vez de uma mistura de gás contendo oxigênio. O uso de produtos perfluorcarbonos (PFC), em vez de nitrogênio como transportador inerte de O_2 e CO_2 oferece uma série de vantagens para o tratamento de lesões pulmonares agudas. Além disso, existem aplicações não respiratórias com potencial de expansão, incluindo distribuição de drogas pulmonares e obtenção de imagens radiográficas. A VL parcial, na qual grande parte da pesquisa existente se concentrou, requer preenchimento parcial de pulmões com PFC e ventilação com volumes correntes de gás usando ventiladores mecânicos convencionais. Os PFC são líquidos inertes que podem dissolver grandes quantidades de O_2 e CO_2 e podem ser usados como meios respiratórios.

A VL parcial utiliza PFC para preencher parcialmente os pulmões de pacientes com SARA a fim de melhorar a troca de gasosa. Estudos em animais e humanos (principalmente neonatos) usando perflubron, que atualmente é o único PFC aprovado para uso clínico, demonstraram que eles são seguros e eficazes para melhorar a oxigenação. Nenhum efeito secundário a longo prazo foi relatado. O seu uso resulta em uma melhoria dramática na conformidade pulmonar e na oxigenação, além de diminuição na pressão média da via aérea e nos requisitos de oxigênio.
R. **Alimentação.** Existem também evidências recentes de que a alimentação enteral rica em óleo de peixe, especificamente ácidos graxos poli-insaturados Ômega-3 e arginina, oferece benefício clínico. Os ácidos graxos poli-insaturados Ômega-3 demonstraram melhorar a oxigenação, diminuir a mortalidade e reduzir complicações globais e o tempo de permanência da UTI.
S. **Transplante pulmonar.** Já foi relatado o transplante pulmonar bilateral em paciente após uso de suporte circulatório extracorpóreo prolongado, com sobrevida de mais de 1 ano após o procedimento.
V. **Prevenção de complicações e prognóstico.** Devem ser tomados todos os cuidados possíveis para que sejam evitadas as infecções, além de se procurar estabelecer um

aporte nutricional adequado (sonda nasoentérica ou nutrição parenteral), pois o paciente poderá permanecer por muito tempo na UTI.

Existem poucos dados disponíveis a respeito da evolução tardia dos pacientes que sobrevivem à SARA. Provas de função pulmonar verificaram, em alguns grupos de pacientes que haviam sofrido SARA e permanecido ventilados artificialmente, que apenas o fluxo expiratório forçado havia sido reduzido a níveis abaixo de 80%, sendo esta diminuição reversível em função do tempo.

Bibliografia

Adhikari NK, Scales DC. Corticosteroids for acute respiratory distress syndrome. BMJ. 2008; 336(7651):969-70.
Amato MB, Barbas CS, Medeiros DM et al. Effect of a protective-ventilation strategy on mortality in the acute respiratory distress syndrome. N Engl J Med. 1998; 338(6):347-54.
Ashbaug DG, Bigelow DB, Petty TL et al. Acute respiratory distress in adults. Lancet. 1967; 2:319-23.
Basile FA, Paschoal IA, Diniz M et al. Avaliação da função respiratória tardia em pacientes sobreviventes da síndrome de angústia respiratória do adulto. Arq Bras Med. 1989; 63:461-3.
Bernard GR, Artigas A et al. Report of the American-European consensus conference on ARDS: definitions, mechanisms, relevant outcomes and clinical trial coordination. Intensive Care Med. 1994; 20:225-32.
Bone RC. A new therapy for the adult respiratory distress syndrome. N Engl J Med. 1993; 328:431.
Brower RG, Lanken PN, MacIntyre N et al. National Heart, Lung, and Blood Institute ARDS Clinical Trials Network. Higher versus lower positive end-expiratory pressures in patients with the acute respiratory distress syndrome. N Engl J Med. 2004; 351(4):327-36.
Carvalho CRR, Amato MBP. Tratamento da síndrome do desconforto respiratório do adulto. J Pneumol. 1990; 16:212-28.
Clinical Trials Network, Wiedemann HP, Wheeler AP, Bernard GR, Thompson BT, Hayden D, deBoisblanc B, Connors AF Jr, Hite RD, Harabin AL National Heart, Lung, and Blood Institute Acute Respiratory Distress Syndrome (ARDS). Comparison of two fluid-management strategies in acute lung injury. N Engl J Med. 2006; 354(24):2.564-75.
Cuthbertson BH, Dellinger P, Dyar OJ et al. UK guidelines for the use of inhaled nitric oxide therapy in adult ICUs. American-European Consensus Conference on ALI/ARDS. Intensive Care Med. 1997; 23(12):1.212-8.
de Haro C, Martin-Loeches I, Torrents E et al. Acute respiratory distress syndrome: prevention and early recognition. Ann Intensive Care. 2013; 3(1):11.
Deslauriers J, Awad JA. Is extracorporeal CO_2 removal an option in the treatment of adult respiratory distress syndrome? Ann Thorac Surg. 1997; 64(6):1581-2.
Eastman A, Holland D, Higgins J et al. High-frequency percussive ventilation improves oxygenation in trauma patients with acute respiratory distress syndrome: A retrospective review. Am J Surg. 2006; 192:191-5.
Fan E, Villar J, Slutsky AS. Novel approaches to minimize ventilator-induced lung injury. BMC Med. 2013; 11:85.
Fleming A, Bishop M, Shoemaker W et al. Prospective trial of supranormal values as goals of resuscitation in severe trauma. Arch Surg. 1992; 127:1175-910.
Gasche Y, Romand JA, Pretre R et al. ARDS: respiratory effects and serious complications. Eur Respirar J. 1994; 7:821-3.
Haile DT, Schears GJ. Optimal time for initiating extracorporeal membrane oxygenation. Semin Cardiothorac Vasc Anesth. 2009; 13(3):146-53.
Hemmila MR, Rowe SA, Boules TN et al. Extracorporeal life support for severe acute respiratory distress syndrome in adults. Ann Surg. 2004; 240(4):595-605 (discussion on 605-7).
Hirschl RB, Pranikoff T, Wise C et al. Initial experience with partial liquid ventilation in adult patients with the acute respiratory distress syndrome. JAMA. 1996; 275:383-9.
Hou S, Ding H, Lv Q et al. Therapeutic effect of intravenous infusion of perfluorocarbon emulsion on LPS-induced acute lung injury in rats. PLoS One. 2014; 9(1):e87826. doi: 10.1371/journal. pone.0087826. eCollection 2014.
Iacono A, Groves S, Garcia JB et al. Lung transplantation following 107 days of extracorporeal membrane oxygenation. Eur J Cardiothorac Surg. 2009. [Epub ahead of print]

Ingbar DH. Mechanisms of repair and remodeling following acute lung injury. Clin Chest Med. 2000; 21(3):589-616.

Kane C, Galanes S. Adult respiratory distress syndrome. Crit Care Nurs Q. 2004; 27(4):325-35.

Lee J, Turner JS, Morgan GJ et al. Adult respiratory distress syndrome: has there been a change in outcome predictive measures? Thorax. 1994; 49:596-7.

Levy B, Bollaert PE, Bauer P et al. Therapeutic optimization including inhaled nitric oxide in adult respiratory distress syndrome in a polyvalent intensive care unit. J Trauma. 1995; 38(3):370-4.

Levy MM. PEEP in ARDS – how much is enough? N Engl J Med. 2004; 351(4):389-91.

Michaels AJ, Hill JG, Sperley BP et al. Use of HFPV for adults with ARDS: the protocolized use of high-frequency percussive ventilation for adults with acute respiratory failure treated with extracorporeal membrane oxygenation. ASAIO J. 2015; 61(3):345-9. doi: 10.1097/MAT.0000000000000196.

Mondrinos MJ, Kennedy PA, Lyons M et al. Protein kinase C and acute respiratory distress syndrome. Shock. 2013. [Epub ahead of print]

Morel DR, Dargent F et al. Pulmonary extraction of serotonin and propranolol in patients with adult respiratory distress syndrome. Am Rev Respir Dis. 1985; 132:479-84.

Mounier R, Adrie C, Français A et al. on behalf of the Outcomerea Study Group. Study of prone positioning to reduce ventilator-associated pneumonia in hypoxemic patients. Eur Respir J. 2009. [Epub ahead of print]

Murdoch IA, Storman MO. Improved arterial oxygenation in children with the adult respiratory distress syndrome: the prone position. Acta Paediatr. 1994; 33(10):1043-6.

O'Brien-Ladner A, Pingleton SK. Acute respiratory failure and adult respiratory distress syndrome. In: Khan GM. Medical Diagnosis and Therapy. Philadelphia: Lea & Febiger; 1994. p. 360-75.

Papazian L, Bregeon F, Gaillat F et al. Respective and combined effects of prone position and inhaled nitric oxide in patients with acute respiratory distress syndrome. Am J Respir Crit Care Med. 1998; 157(2):580-5.

Peter JV, John P, Graham PL et al. Corticosteroids in the prevention and treatment of acute respiratory distress syndrome (ARDS) in adults: meta-analysis. BMJ. 2008; 336(7651):1006-9.

Prezant DJ, Aldrich TK et al. Inspiratory flow dynamics during mechanical ventilation in patients with respiratory failure. Am Rev Resp Dis. 1990; 142:1284-7.

Putensen C, Theuerkauf N, Zinserling J et al. Meta-analysis: ventilation strategies and outcomes of the acute respiratory distress syndrome and acute lung injury. Ann Intern Med. 2009; 151(8):566-76.

Reickert C. The pulmonary and systemic distribution and elimination of perflubron from adult patients treated with partial liquid ventilation. Chest. 2001; 119(2):515-22.

Sarkar S, Paswan A, Prakas S. Liquid ventilation. Anesth Essays Res. 2014; 8(3):277-82. doi: 10.4103/0259-1162.143109.

Schuller D et al. Fluid balance during pulmonary edema. Is fluid gain a marker of poor outcome? Chest. 1991; 100:1068-75.

Singer P, Shapiro H. Enteral omega-3 in acute respiratory distress syndrome. Curr Opin Clin Nutr Metab Care. 2009; 12:123-8.

Stewart TE, Meade MO, Cook DJ et al. Evaluation of a ventilation strategy to prevent barotrauma in patients at high risk for acute respiratory distress syndrome. Pressure and Volume Limited Ventilation Strategy Group. N Engl J Med. 1998; 338(6):355-61.

Sue DY. Respiratory failure. In: Bongard FS, Sue DY. Critical Care Diagnosis and Treatment. East Norwalk: Appleton & Lange; 1994. p. 27-87.

Wagner PK, Knoch M et al. Extracorporeal gas exchange in adult respiratory distress syndrome: associated morbidity and its surgical treatment. Br J Surg. 1990; 77:1395-8.

White TO, Jenkins PJ, Smith RD et al. The epidemiology of posttraumatic adult respiratory distress syndrome. J Bone Joint Surg Am. 2004; 86-A(11):2366-76.

Yoshida T, Roldan R, Beraldo MA et al. Spontaneous Effort During Mechanical Ventilation: Maximal Injury With Less Positive End-Expiratory Pressure. Crit Care Med. 2016; 44(8):e678-88. doi: 10.1097/CCM.0000000000001649.

CONTROLE DE DANOS E REANIMAÇÃO HEMOSTÁTICA

Bruno Monteiro T. Pereira
Gustavo Pereira Fraga

10

I. **Introdução.** Vários avanços têm contribuído para redução da mortalidade em pacientes traumatizados graves nos últimos anos. O primeiro deles é a implantação de sistemas de trauma, com a otimização do atendimento pré-hospitalar e o transporte rápido das vítimas, com medidas de reanimação, contribuindo para que os traumatizados cheguem com vida ao hospital. Esses sistemas ainda não existem no Brasil ou são muito incipientes; entretanto, a criação da Política Nacional de Urgências e Emergências, a publicação de portarias direcionando recursos para esta área e o crescimento do Serviço de Atendimento Móvel de Urgência (SAMU) indicam atenção atual das mais altas autoridades, assim como já ocorre em países desenvolvidos. Outro avanço é a capacitação dos cirurgiões no tratamento adequado de lesões mais graves, com o retorno do conceito de, em um paciente fisiologicamente consumido, controlar prioritariamente a hemorragia em tais lesões, e não repará-las definitivamente.

O conceito de controlar o dano foi originalmente criado pela Marinha norte-americana em referência à "capacidade de um navio de absorver um dano e manter a integridade de sua missão". Esse conceito foi parafraseado para um paciente traumatizado que apresenta inúmeras lesões e em choque hemorrágico, indicando as manobras a serem realizadas para mantê-lo vivo.

Desde a Guerra Civil Americana, há relatos de controle do sangramento de lesões por meio de tamponamento com compressas. Pringle, em 1908, descreveu os princípios de compressão e tamponamento hepáticos para controle de hemorragia venosa portal. Na literatura nacional, há o relato de um caso descrito em 1906 por Mauro, que utilizou gazes para tamponar sangramento do fígado. Outras publicações vieram posteriormente, destacando-se o estudo de Stone et al., em 1983, em que é proposta a tática de tamponamento com compressas durante a laparotomia e interrupção da cirurgia até correção da coagulopatia na unidade de terapia intensiva, completando-se o reparo das lesões em um segundo tempo cirúrgico. Com isso, foi observada redução da mortalidade nos 31 pacientes avaliados, de 92,9% para 35,3% (Parreira et al., 2002).

A expressão "controle de danos" (*damage control*) foi descrita por Rotondo et al. em 1993, a mesma época em que diversos autores descreviam outras expressões, como laparotomia abreviada e reoperação programada, também utilizadas como sinônimos.

II. **Definição.** Define-se controle de danos como a tática cirúrgica de interromper a cirurgia com tamponamento abdominal com compressas, para controle do sangramento mecânico e complementação subsequente do reparo cirúrgico definitivo, quando o paciente estiver em melhores condições fisiológicas. Tal técnica é indicada para evitar que as condições fisiológicas ultrapassem o limite da reversibilidade e sobrevida, em pacientes já com falência metabólica. Essa falência caracteriza-se por hipotermia, coagulopatia e acidose. Atualmente, esse conceito – descrito inicialmente em casos de traumatismo abdominal – estendeu-se graças a novas táticas cirúrgicas e para outras lesões como, por exemplo, traumatismo torácico, lesões vasculares, traumatismo ortopédico e neurocirurgia, entre outros.

III. Tríade letal. A tríade letal em traumatizados é assim denominada por caracterizar hipotermia grave, acidose persistente e coagulopatia decorrentes da elevada taxa de mortalidade que esses pacientes apresentam (Figura 10.1).

O controle térmico do paciente depende do balanço entre os fatores que levam à perda de calor (condução, convecção, evaporação e radiação) e da capacidade do organismo de produzir e manter o metabolismo energético. A perda de calor pode começar logo após o traumatismo, devido ao sangramento de lesões, choque hipovolêmico e má perfusão tecidual, além da imobilização do paciente e a temperatura baixa do ambiente ao qual pode estar exposto. Em geral, considera-se hipotermia quando a temperatura está abaixo de 35°C. A situação se agrava na sala de urgência, em virtude do ar-condicionado, além da exposição do paciente e reposição volêmica com líquidos não aquecidos. Estima-se que ocorra hipotermia em 21% dos traumatizados graves e em aproximadamente 46% dos que são submetidos a laparotomia, quando são usados agentes anestésicos, que paralisam o paciente, e a cavidade abdominal é aberta e eventualmente irrigada com solução à temperatura ambiente ("frio"). A hipotermia acaba influindo diretamente na cascata de coagulação, na função plaquetária e no metabolismo enzimático bioquímico, agravando ainda mais o estado hipoperfusional agudo.

A acidose é desencadeada pelo choque hipovolêmico que, devido à má perfusão tecidual, resulta em metabolismo anaeróbico. Assim, há agravo da coagulopatia, provocando um ciclo vicioso.

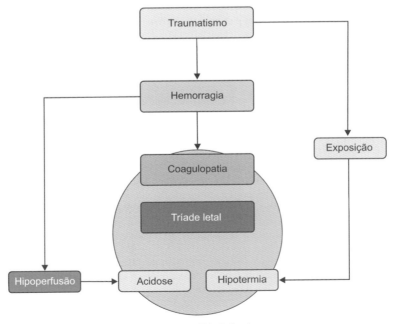

Figura 10.1 Tríade letal.

Capítulo 10 | Controle de Danos e Reanimação Hemostática

A coagulopatia, por sua vez, é desencadeada por diluição dos fatores de coagulação e plaquetas devido a reposição volêmica maciça, hipocalcemia, choque, acidose e hipotermia. Além disso, ocorrem disfunção plaquetária e aumento da atividade fibrinolítica. Essa falência metabólica, caso não seja prontamente interrompida, é iminentemente fatal.

IV. Reanimação hemostática. Reanimação hemostática passou a ser um tipo popular de terapia de transfusão sanguínea. O conceito de doar sangue fracionado em uma tentativa de fazê-lo como sangue total faz bastante sentido. Nesse contexto, a reanimação hemostática fornece transfusões com plasma e plaquetas, além de hemácias de maneira imediata e sustentada, como parte do protocolo de transfusão maciça para pacientes com hemorragia. O tratamento rápido e proativo de coagulopatia associada a traumatismo é reconhecido como essencial para diminuição da mortalidade. Embora a reversão precoce e eficaz de coagulopatia esteja bem documentada, o modo mais eficaz de se prevenir coagulopatia de transfusão maciça permanece em debate, e estudos randomizados e controlados são escassos.

Assim, tornou-se claro que a alta prevalência e o profundo impacto da coagulopatia associada ao traumatismo demandam tratamento oportuno de pacientes vítimas de traumatismo. Estratégias de ação proativa nas salas de emergência e de cirurgia incluem: administração de concentrado de hemácias, plasma fresco congelado (PFC) e plaquetas; uso de fator recombinante VIIa, crioprecipitado e ácido tranexâmico; e reposição de cálcio.

Testes de diagnóstico comumente disponíveis, tais como o tempo de protrombina e tempo de tromboplastina parcial ativada, são inadequados para orientar o tratamento em pacientes com traumatismo, em virtude de sua baixa sensibilidade e demora na obtenção de resultados; desse modo, a decisão de se iniciar a reposição do fator de coagulação é clínica.

A. Protocolo de transfusão maciça. Pacientes com sangramento intenso exigem ativação do protocolo de transfusão maciça (PTM). A definição tradicional de transfusão maciça é de 20 unidades de concentrado de hemácias (CH) em 24 h; em caso de traumatismo, a definição adotada é mais de 10 unidades de CH em 24 h. Ambas são razoáveis para publicações, mas não são práticas no curso da reanimação. Outras definições são: perda estimada de 50% do volume de sangue dentro de 3 h; utilização de 50 unidades de componentes do sangue em 24 h; uso de seis unidades de CH em 12 h. Do ponto de vista prático, a exigência de transfusão de > 4 CH em 1 h, com necessidade contínua de transfusão, ou perda de sangue > 150 mℓ/min com instabilidade hemodinâmica e necessidade de transfusão são definições razoáveis no contexto de uma situação de emprego do PTM.

Uma vez iniciado o PTM, a meta é alcançar uma estreita relação de 1:1:1, ou seja, 1 unidade de PFC para 1 unidade de plaquetas (PLTS) para 1 unidade de CH. A lógica que há por trás da administração precoce e sustentada do PFC envolve a substituição de fibrinogênio e fatores de coagulação. Em estudos matemáticos, Hirshberg et al. (2003) observaram que a reanimação com mais de cinco unidades de CH conduz a coagulopatia por diluição e que a maneira ideal para se corrigir a coagulopatia seria adicionar PFC ao CH a uma razão de 2:3. Outro estudo realizado por Ho et al. (2005) indica que, uma vez que a deficiência excessiva de fatores é desenvolvida, deve ser transfundida 1 a 1,5 unidade de PFC para cada unidade de CH.

É necessário enfatizar que, por si só, a substituição de PFC não resolve a coagulopatia apresentada por pacientes vítimas de traumatismo com hemorragia grave. Comprovou-se que a disfunção plaquetária quantitativa e qualitativa desempenha papel importante no mecanismo de coagulação; embora não seja tão extensa como a transfusão de PFC, a substituição de plaquetas como parte dos protocolos de transfusão tem sido estudada para se determinar a relação mais eficaz de plaquetas para cada CH. Hirshberg et al. (2003) sugerem que uma proporção de plaquetas para CH de 8:10 é eficaz para prevenção de diluição de plaquetas abaixo do limiar hemostático. No entanto, ambos os estudos foram modelos teóricos e não levam em conta fatores como hipotermia, acidose, trombocitopenia ou coagulopatia aguda do paciente politraumatizado. Estes modelos matemáticos para PFC e plaquetas, estabelecidos por Hirschberg e Ho, têm ajudado a modificar índices usados para os PTM em todo o mundo.

Aproximadamente 3 a 5% dos pacientes adultos civis que são vítimas de traumatismo recebem transfusão maciça. A identificação precoce dos pacientes que necessitam do PTM foi avaliada a partir da atribuição de um valor de 0 ou 1 para os seguintes parâmetros: mecanismo penetrante, FAST positivo, pressão arterial sistólica de chegada < 90 mmHg e pulso de chegada > 120 bpm. A pontuação é de 75% de sensibilidade e 85% de especificidade; quando é de 2 ou mais, é considerada positiva.

B. **Fator VIIa recombinante.** A utilização do fator VIIa recombinante em casos de traumatismo surgiu devido à necessidade adicional de se corrigir a coagulopatia associada ao traumatismo (ACoTS). Pesquisas sugeriam que um fator farmacológico adjuvante seria útil para o tratamento da ACoTS.

Fator VII recombinante ativado (rFVIIa) é um agente hemostático originalmente desenvolvido para o tratamento de hemofilia, deficiência de fator VII, trombocitopenia de Glanzmann e pacientes refratários à transfusão de plaquetas. A ativação de plaquetas no local da lesão é o motivo para a ação localizada do rFVIIa, uma vez que provoca coagulação no local da hemorragia. São necessários ensaios clínicos controlados, randomizados e prospectivos, realizados com diferentes doses de rFVIIa, para explorar a eficácia potencial de doses mais baixas em casos de coagulopatia no traumatismo para reduzir custos e efeitos adversos (p. ex., complicações tromboembólicas). A eficácia e a segurança de rFVIIa como terapia adjuvante para o controle de pacientes com traumatismo contuso e penetrante grave foram avaliadas em um estudo randomizado, duplo-cego, controlado por placebo. Os autores compararam três doses de rFVIIa (200, 100 e 100 mg/kg), com três doses de placebo, em adição ao tratamento-padrão para os pacientes que receberam 6 unidades de CH em um período de 4 h. Em 143 pacientes vítimas de traumatismo, a transfusão de CH foi significativamente reduzida com o rFVIIa, em comparação ao placebo, e a necessidade de transfusão maciça (definida como 20 unidades de CH) foi reduzida (14 *versus* 33%, respectivamente). Nos pacientes com traumatismo penetrante (134 pacientes), não houve redução na mortalidade. Os efeitos adversos, incluindo eventos tromboembólicos (em um total de 12, seis em cada grupo), foram igualmente distribuídos entre os grupos. Os autores concluíram que o rFVIIa é seguro quando administrado na dosagem investigada e pode ser um adjuvante promissor para a terapia existente no traumatismo. Os efeitos da administração liberal de rFVIIa em pacientes vítimas de traumatismo com

hemorragia são desconhecidos, porque o seu resultado pró-coagulante deve ser equilibrado contra um risco real de eventos tromboembólicos.
C. **Fibrinogênio e crioprecipitado.** A deficiência de fibrinogênio se desenvolve mais cedo que a de outros fatores de coagulação. O fibrinogênio é, portanto, um alvo óbvio para a substituição ou com crioprecipitado que contenha fibrinogênio, fator VIII, fator XIII e fator de von Willebrand ou com concentrado de fibrinogênio. Diretrizes atualizadas recomendam administrar um dos dois produtos, se os níveis de fibrinogênio no plasma caírem para menos de 1,0 g/ℓ. Preocupações quanto à exposição do paciente a um grande número de doadores e ao risco associado de transmissão viral limitam a utilização do crioprecipitado a situações em que o tratamento convencional tenha falhado.
D. **Ácido tranexâmico.** A fibrinólise é uma resposta normal à cirurgia e ao traumatismo, a fim de manter a permeabilidade vascular; em alguns casos, pode tornar-se exagerada (hiperfibrinólise). O ácido tranexâmico (TXA) é um antifibrinolítico, análogo da lisina, e interfere na ligação da fibrina ao plasminogênio, que é necessário para ativação da plasmina. Fármacos antifribrinolíticos podem evitar a quebra do coágulo e, assim, reduzir a perda de sangue em caso de traumatismo. Os resultados do estudo CRASH-2 mostraram que o tratamento precoce com ácido tranexâmico é mais eficaz em reduzir o risco de morte por hemorragia. Entre os pacientes que receberam ácido tranexâmico em até 1 h após a lesão foi menor a taxa de mortalidade relacionada com o sangramento (5,3 *versus* 7,7% para placebo). Da mesma maneira, entre os pacientes que receberam tratamento 1 a 3 h após a lesão também foi significativamente menor o risco de morte por hemorragia. No entanto, pacientes que receberam o TXA mais de 3 h após a lesão apresentaram risco significativamente aumentado de morte, em comparação com pacientes que receberam placebo (4,4 *versus* 3,1%, respectivamente). As atuais recomendações para a utilização do TXA são: (1) utilizar rotineiramente em pacientes com traumatismo e evidência de sangramento; (2) incluir nos protocolos de transfusão maciça; (3) administrar no prazo de até 3 h após a lesão; (4) administrar 1 g por via intravenosa (IV) (*bolus* ao longo de 10 min), seguido de infusão de 1 g ao longo de 8 h.
E. **Administração de cálcio.** A hipocalcemia ionizada é comum em pacientes em estado crítico e está associada a aumento da mortalidade. O cálcio é um cofator importante para muitos componentes da cascata de coagulação. Citrato, utilizado como anticoagulante, em muitos dos componentes do sangue preparados para transfusão promove quelação do cálcio e exacerbação da hipocalcemia. É difícil mensurar o efeito dose-resposta de hipocalcemia na coagulação; contudo, recentemente uma revisão não sistemática mostrou que concentrações de cálcio menores que 0,6 a 0,7 mmol/ℓ podem conduzir a alterações importantes de coagulação, e recomendou a manutenção de uma concentração de pelo menos 0,9 mmol/ℓ.
F. **Hemácias antigas.** A transfusão de hemácias com idade elevada de armazenamento tem sido associada a aumento das taxas de complicações infecciosas e falência de vários órgãos. Apesar de a vida útil de unidades de hemácias ser de aproximadamente 6 semanas, os efeitos adversos da administração (que se pensa ser mediada por leucócitos passageiros) têm sido mostrados com uma idade de aproximadamente 2 semanas. Quando o sangue é armazenado, o nível de antioxidantes diminui, resultando em danos oxidativos, o que converte a hemoglobina em metemoglobina, não sendo possível ligar ao oxigênio. Se o sangue for armazenado por mais de 7 dias, perde 2,3-DPG; sem isso, a curva de dissociação

oxigênio-hemoglobina desloca-se para a esquerda e, consequentemente, menos oxigênio chega aos tecidos. O armazenamento também promove hemólise e acidose. Pesquisadores demonstraram que o sangue transfundido é um preditor independente de falência de vários órgãos e morte.

Um grande estudo retrospectivo de coorte de pacientes com traumatismo recente mostrou que a transfusão de hemácias armazenadas por mais de 2 semanas foi associada a aumento significativo da chance de morte. Esse achado foi observado apesar da leucorredução, mas era evidente apenas entre os pacientes que receberam pelo menos seis unidades de concentrado de hemácias. Hemácias recém-doadas são, portanto, preferíveis para pacientes vítimas de traumatismo que exijam transfusão maciça, mesmo que tal prática tenha implicações logísticas e de recursos óbvios.

V. **Indicações para o controle de danos.** Um dos segredos para o sucesso desta tática cirúrgica é a identificação precoce dos casos que tenham indicação de controle de danos. Isso ocorre desde o atendimento pré-hospitalar até a fase hospitalar inicial de reanimação. Casos bem-sucedidos dependem dos seguintes fatores: rápido transporte do traumatizado e reanimação com imediato controle da hemorragia (externa e interna, com tratamento cirúrgico), uso de hemoderivados e prevenção de hipotermia. Não existe uma regra fixa ou valores de exames laboratoriais definidos que indiquem com precisão a realização do controle de danos, e a experiência em cirurgia do trauma é importante para que ele possa definir o paciente candidato e o momento ideal. Na verdade, muitos desses cirurgiões aprenderam com o tempo, na prática, que não é prudente prolongar uma cirurgia em um paciente instável, pois muitos já realizaram cirurgias complexas e extensas, porém com resultados catastróficos.

A literatura indica um perfil de pacientes que podem ser candidatos ao controle de danos, tais como:
- Traumatismo abdominal penetrante com pressão arterial sistólica menor que 90 mmHg
- Vários ferimentos por projétil de arma de fogo
- Traumatismo em diferentes segmentos do corpo com lesão abdominal complexa
- Traumatismo vascular abdominal complexo com associação de lesões viscerais
- Fratura pélvica em paciente instável com lesões abdominais associadas
- Várias lesões que exijam prioridade simultaneamente
- Lesões em ambiente de guerra
- Limitação de recursos para o tratamento ideal.

Todas as situações citadas mostram maior tendência do cirurgião a indicar o controle de danos. Merece discussão a indisponibilidade de recursos, tanto de materiais quanto de profissionais, para se tratar uma lesão complexa. Embora não seja muito abordada na literatura estrangeira, a falta de recursos é uma situação que ocorre no Brasil e deve ser levada em conta em hospitais menores, onde o cirurgião geral pode receber um paciente em estado crítico. Nesse caso, o monitoramento de danos é uma excelente conduta, pois a hemorragia é controlada, o que possibilita que o paciente seja transferido para um hospital de referência em atendimento ao traumatizado. A adoção desta prática não significa demérito nem despreparo do profissional, mas sim uma medida que possibilitará ao paciente maior probabilidade de sobrevida. O importante é que a indicação seja precoce, a transferência seja rápida e a recepção do paciente no hospital de referência seja feita de maneira ágil e ética.

Entre as indicações do controle de danos, algumas são clássicas, tais como:
- Pressão arterial sistólica menor que 90 mmHg

- Temperatura corpórea menor que 35°C
- Evidência clínica de coagulopatia
- Acidose com pH < 7,2 e excesso de base > –8
- Transfusão de CH > 10
- Lesões abdominais vasculares.

No entanto, esses critérios ainda são controversos na literatura. Os valores variam conforme diferentes estudos, e outros fatores são acrescentados, a saber: pH varia de valores menores que 7,3 a 7,1; temperatura corpórea, de 35 a 33°C; excesso de base (BE) menor que –6 a –15; coagulopatia varia desde parâmetros clínicos a tempo de protrombina (TP) maior que 19 s e tempo parcial de tromboplastina ativado (TTPA) maior que 60 s; índice de gravidade da lesão (ISS, *injury severity score*) maior que 25 a 35; reposição de CH maior que 10 a 15 unidades. Os parâmetros citados anteriormente são os que costumamos adotar em nosso serviço, mas ressaltamos que a experiência do cirurgião e a tomada de decisão crítica são fundamentais para se definir o momento certo.

VI. **Fases do controle de danos.** O controle de danos é classicamente dividido em três fases. Inicialmente, tal tática só era indicada para pacientes submetidos a laparotomia; no entanto, tal conduta passou a ser adotada em outros procedimentos cirúrgicos e por outros especialistas que tratam traumatizados. Outros autores preferem dividir em cinco fases, como o curso *Definitive Surgical Trauma Care* (Cuidados Cirúrgicos Definitivos em Trauma), organizado e difundido mundialmente sob os auspícios da International Association for Trauma Surgery and Intensive Care (IATSIC) e, no Brasil, pela Sociedade Brasileira de Atendimento Integrado ao Traumatizado (SBAIT), que acrescenta uma fase inicial de seleção do paciente candidato à cirurgia de controle de danos, e uma quinta fase final que seria a de reconstrução da parede abdominal ao realizar-se peritoniostomia. A seguir, será detalhada cada uma das fases clássicas.

A. **Primeira fase I Cirurgia abreviada.** A decisão por realizar uma cirurgia abreviada é feita pelo cirurgião quando há possibilidade de o reparo definitivo exceder as condições fisiológicas do paciente ou quando a execução desse reparo é inviável devido à escassez de recursos. Ao realizar uma laparotomia exploradora em um traumatizado, a meta inicial do cirurgião consiste em controlar a hemorragia e a contaminação abdominal. Primeiramente, é feita uma incisão mediana ampla, com tamponamento provisório com compressas dos quatro quadrantes abdominais, e atenção maior ao principal foco em que se suspeita de hemorragia maciça. Simultaneamente, a equipe anestésica deve reanimar o paciente e realizar a reposição de hemoderivados. A contaminação grosseira deve ser coibida com pinçamento ou até "ligadura" provisória de vísceras intestinais. É necessário verificar a existência de hematoma no retroperitônio; após a retirada de compressas, já com diagnóstico do foco hemorrágico, o cirurgião deve proceder ao reparo das lesões, seja definitivo ou temporário. O reparo temporário, que faz parte do controle de danos, inclui uma série de condutas nos diferentes órgãos e vísceras que eventualmente podem ser indicadas, e que são apresentadas a seguir.

1. **Esôfago abdominal.** Raramente lesionado, mas em lesões extensas, com outras associadas que indiquem controle de danos, pode ser fechado ou ressecado, para reconstrução no segundo tempo cirúrgico.
2. **Estômago.** Pode ser utilizada sutura mecânica, mesmo em raros casos em que haja necessidade de ressecção. Caso não se disponha de grampeador, é necessário realizar uma sutura manual provisória, que pode ser refeita na segunda cirurgia.

3. **Baço.** Lesões menores podem ser tamponadas com compressas, mas o tratamento ideal nessas condições é esplenectomia no primeiro tempo cirúrgico.
4. **Fígado.** É o órgão que frequentemente exige a indicação de controle de danos. Em caso de hemorragia intensa, o cirurgião deve tentar controlar o sangramento dos grandes vasos por meio de manobras clássicas: Pringle (oclusão do ligamento hepatoduodenal interrompendo o fluxo pela veia porta e artéria hepática), exposição do fígado com secção dos ligamentos hepáticos, manobra de Pachter (digitoclasia com ligadura direta dos vasos) e ressecção não regrada. Ferimentos transfixantes com sangramento ativo podem ser tratados com balão intra-hepático (Sungstaken-Blackmore ou artesanal confeccionado com dreno de Penrose). Caso persista o sangramento, o cirurgião não esteja habituado com essas manobras ou o paciente já apresente coagulopatia, a melhor opção será o tamponamento com compressas. As compressas devem comprimir o fígado conforme os seguintes princípios: o aumento da pressão com a compressão diminui o sangramento; os vetores de pressão devem recriar os planos do fígado para não aumentar a lesão; e a viabilidade do tecido hepático deve ser preservada. Alguns cirurgiões preferem colocar um plástico ou o epíploo entre o fígado e as compressas; no entanto, esta não é a conduta no nosso serviço, em que a compressa fica em contato direto com o fígado.
5. **Duodeno.** Sutura provisória, manual ou mecânica, com revisão na reoperação. Em lesões com indicação de exclusão pilórica ou ressecção com anastomose, em paciente instável, essas condutas devem ser realizadas na reoperação.
6. **Pâncreas.** Controle de hemorragia com ligadura de vasos e tamponamento com compressas. Ressecções podem ser realizadas no segundo tempo cirúrgico.
7. **Lesões vasculares.** O clampeamento provisório da aorta pode ser necessário em pacientes em choque hipovolêmico; é possível realizá-lo pela via abdominal, com colocação de pinça vascular (*clamp*) na aorta junto ao pilar diafragmático, ou por meio de toracotomia anterolateral esquerda, clampeando-se a aorta torácica descendente. As lesões vasculares devem ser abordadas com uma boa exposição, controle do vaso proximal e distal à lesão, e, sempre que possível, realização de reparo primário. A colocação de *shunts* temporários faz parte do controle de danos. Vários vasos abdominais podem ser tratados com ligadura, e as consequências dessa conduta devem ser conhecidas não só pelo cirurgião, mas também pelo médico intensivista responsável pelo pós-operatório dos pacientes.
8. **Rins.** Em lesões menores, pode ser realizado tamponamento com compressas, mas lesões maiores com sangramento ativo devem ser tratadas com nefrectomia.
9. **Ureter.** A ureterostomia externa com sonda de Levine pode ser indicada nos casos em que o tratamento definitivo dessa lesão esteja contraindicado pelas condições fisiológicas do paciente; realizam-se a reconstrução e a passagem de cateter duplo em J (*pigtail*) na reoperação.
10. **Jejuno, íleo e intestino grosso.** Lesões menores são rapidamente suturadas. Aquelas que exigem ressecção e anastomose podem ter os cotos fechados com sutura mecânica ou ligadura com fita cardíaca, deixando-se a reconstrução (anastomose) para ser realizada na reoperação. Não devem

Capítulo 10 | Controle de Danos e Reanimação Hemostática

ser realizadas ostomias na primeira cirurgia; esta opção fica reservada para a cirurgia seguinte.

11. **Hematoma pélvico com fratura de bacia.** Na fase inicial, com suspeita ou confirmação clínica, fratura de bacia com exame radiográfico simples, com abertura do anel pélvico, deve ser feita uma estabilização provisória da bacia por meio de cintas (ou até mesmo lençol) ou fixador externo temporário em formato de C. Nos traumatismos contusos, os hematomas pélvicos não devem ser abordados durante a laparotomia; a melhor opção é tamponamento com compressas em casos de sangramento ativo. A fixação da fratura deve ser realizada quando indicada pela equipe ortopédica. Arteriografia com embolização, desde que disponível, é uma excelente opção para controle da hemorragia em casos selecionados.

12. **Fechamento da parede abdominal.** Como será necessário reoperar o paciente, deve-se realizar o fechamento temporário da cavidade abdominal. A opção utilizada de início era a aproximação da pele com pinças de Backaus justapostas paralelamente. Contudo, o procedimento pode ocasionar isquemia da pele e síndrome compartimental abdominal, e atualmente evita-se esta técnica. A peritoniostomia está indicada, e em geral há edema importante das alças intestinais. Para contenção do conteúdo intra-abdominal, devem ser utilizadas próteses ou telas, fixadas preferencialmente na pele (alguns cirurgiões preferem a aponeurose, mas o ideal é preservá-la para a síntese definitiva), o que foi descrito inicialmente como tela de "Bogotá", utilizando-se plástico coletor de urina ou frasco estéril de soro. Outra opção é o uso de telas comerciais próprias, com sistema de drenagem associado, possibilitando a coleta e o controle de perdas de líquido peritoneal, além de minimizar a ocorrência de fístulas. A terapia com pressão negativa ou subatmosférica é uma excelente opção para reduzir o edema de alças e facilitar o fechamento da cavidade abdominal.

13. **Lesões torácicas.** A toracotomia de reanimação (TR) é um procedimento tido como controle de danos e costuma ser indicado para pacientes em condições extremas (choque hipovolêmico em grau IV ou em pacientes com parada cardiorrespiratória), quase sempre vítimas de traumatismo penetrante. Os objetivos da TR são: alívio de tamponamento cardíaco, controle de sangramento torácico maciço (sutura provisória no coração), realização de massagem cardíaca interna, clampeamento da aorta torácica descendente e monitoramento de fístula aérea maciça e embolia gasosa. A TR pode ser realizada na sala de emergência do pronto-socorro ou no centro cirúrgico, variando conforme a estrutura e o protocolo dos diferentes serviços, além das condições clínicas do paciente. No centro cirúrgico, algumas outras manobras são consideradas como da primeira fase do controle de danos. A sutura cardíaca, caso tenha sido realizada inicialmente apenas para controle de sangramento maciço, deve ser reforçada com pontos em "U" (em ventrículo, sendo possível utilizar sutura contínua no átrio) de fio não absorvível (polipropileno), amarrados sobre fragmento de Teflon® ou pericárdio para evitar laceração do miocárdio. Lesões distais da artéria coronária podem ser tratadas com ligadura; lesões pulmonares podem ser tratadas com sutura manual ou mecânica, tratotomia, lobectomia ou pneumectomia. Em lesões extensas, próximas ao hilo, ou transfixantes com sangramento ativo, a sutura mecânica pelo trajeto da lesão, dividindo-se o parênquima pulmonar em dois (tratotomia), possibilita acesso

a vasos mais profundos e calibrosos para realização de ligadura, além de controlar escapamento de ar. Lesões do hilo pulmonar podem ser tratadas com ligadura em bloco com grampeador mecânico, e a mortalidade é muito elevada nesses casos de pneumectomia após traumatismo. Outra opção de controle de dano em paciente com lesão de hilo pulmonar é a secção dos ligamentos com rotação de 180° do pulmão, com controle da hemorragia, deixando-se a conduta definitiva para a reoperação. Em lesões de grandes vasos torácicos, pode ser utilizado *shunt* temporário (na aorta, pode ser usado dreno torácico). É possível tratar com ligadura as lesões complexas de veias subclávia, jugular e inominada. A artéria subclávia, em casos críticos, também pode ser ligada, sendo baixa a incidência de isquemia no membro superior ipsolateral. Lesões extensas do esôfago eventualmente podem ser ressecadas, ficando a reconstrução do trânsito para outro tempo cirúrgico.
14. **Lesões de extremidades.** Atualmente, existe o conceito de controle de danos ortopédico, caracterizado por controle rápido e temporário de fraturas em pacientes instáveis. Nesta situação, devem ser evitados procedimentos ortopédicos de longa duração (osteossíntese definitiva primária). A fixação externa deve ser realizada, e o tratamento definitivo das fraturas deve ser programado apenas após a melhora clínica do paciente na unidade de terapia intensiva (UTI).
15. **Neurocirurgia.** Os conceitos para controle de danos são os mesmos e os procedimentos realizados são: controle do sangramento intracraniano, evacuação de hematomas intracranianos e controle da contaminação com desbridamento de tecidos desvitalizados. Em pacientes com traumatismo cranioencefálico com edema cerebral intenso, pode ser indicada craniectomia descompressiva com remoção de fragmento ósseo, para evitar hipertensão intracraniana.

Ainda na primeira fase, com o paciente no centro cirúrgico, as medidas terapêuticas auxiliares importantes são: reposição de hemoderivados (concentrado de hemácias, plasma fresco congelado, plaquetas e/ou crioprecipitado), aquecimento do paciente, correção da acidose e uso de fatores de ativação da coagulação. Recentemente, estudos têm apontado que o fator VIIa reverte a coagulopatia e diminui a necessidade de transfusões sanguíneas. O fator VIIa deve ser administrado nas primeiras horas de tratamento. O custo é elevado e estudos multicêntricos prospectivos estão sendo realizados atualmente para definir a real eficiência dessa terapia.

B. **Segunda fase I Reanimação em terapia intensiva.** A introdução da cirurgia de controle de danos tem aumentado o número de traumatizados graves e instáveis na UTI, para reanimação e restauração de suas condições fisiológicas.

Após o término da cirurgia, o paciente deve ser transferido para a UTI. É preciso que toda a equipe esteja atenta ao transporte desse paciente, que, invariavelmente está em ventilação mecânica assistida e, na maioria das vezes, medicado com fármacos vasoativos. A tríade letal exige correção "agressiva" dos distúrbios. Inicialmente, o leito da UTI em que o paciente será internado deve ser preparado com controle da temperatura ambiente (se possível, acima de 28°C, o que é inviável em muitas unidades) e uso de colchão térmico aquecido, além de preparo de líquidos aquecidos para reposição, preparo de aparelho de ventilação mecânica adequado e comunicação ao banco de sangue sobre a transferência do paciente.

Capítulo 10 | Controle de Danos e Reanimação Hemostática

O cirurgião deve passar, pessoalmente, as informações do paciente para o médico intensivista responsável, bem como o planejamento para controle "clínico" do sangramento e reoperação. O intensivista, por sua vez, deve estar atento ao controle hemodinâmico e dos distúrbios fisiológicos do paciente, sabedor das consequências dos procedimentos adotados na primeira fase, acionando a equipe cirúrgica no caso de evolução não programada e discutindo sobre medidas terapêuticas exageradas em pacientes sem prognóstico favorável.

Uma vez admitido o paciente, deve ser realizado um exame físico completo, pois pode ter ocorrido mobilização de dispositivos durante o transporte (cânula de intubação traqueal, dreno torácico) e lesões menores podem ter passado despercebidas (pequenos ferimentos cortocontusos, fraturas em extremidades, e até o uso de lentes de contato). Os pontos-chave mais importantes para o tratamento do paciente na UTI são discutidos adiante.

1. **Correção da hipotermia.** Temperatura corpórea abaixo de 35°C está associada a redução do débito cardíaco, aumento da resistência vascular periférica, risco de arritmia cardíaca, acidose metabólica, desvio da curva de dissociação da hemoglobina e coagulopatia. A hipotermia mais grave (abaixo de 33°C) aumenta a arritmia e a depressão cardíacas, o que implica risco iminente à vida. As medidas para aquecimento do paciente são: manter a temperatura no quarto acima de 28°C, usar colchão e cobertores térmicos, repor líquidos aquecidos, usar aparelho de ventilação mecânica com ar umidificado e aquecido, irrigar a cavidade peritoneal ou pleural com solução a 39°C e, em casos de hipotermia grave, usar dispositivos extracorpóreos (arteriovenoso ou venovenoso, com ou sem o uso de bomba de infusão). Alguns autores sugerem que sejam utilizadas técnicas de aquecimento extracorpóreo quando a temperatura corpórea estiver abaixo de 33°C.

2. **Correção da coagulopatia.** A coagulopatia clinicamente observada nem sempre tem correlação com os resultados dos exames laboratoriais, o que mostra que outros elementos além da contagem de plaquetas e fatores de coagulação estão envolvidos na falência da hemostasia. As medidas para correção da coagulopatia são: reversão da hipotermia, restauração do volume intravascular e oxigenação dos tecidos; transfusão de plasma fresco congelado (10 a 15 mℓ/kg); reposição de plaquetas; transfusão de crioprecipitado (se a dosagem de fibrinogênio estiver abaixo de 1 g/ℓ); reposição de cálcio; avaliação da disponibilidade de uso do fator VIIa; e reposição de vitamina K. A tromboelastografia pode ser utilizada para determinação de anormalidades na coagulação e expressar atividade fibrinolítica e função plaquetária; deve-se cogitar o uso de medicamentos para reduzir a fibrinólise (aprotinina) e para minimizar a coagulação intravascular disseminada (heparina e ácido aminocaproico). Os exames de avaliação da coagulação e dosagem de hemoglobina, plaquetas e fibrinogênio devem ser repetidos até reversão do distúrbio.

4. **Correção da acidose.** A acidose láctica reflete o grau de metabolismo anaeróbio em caso de má perfusão tecidual. O excesso de base (BE) e o lactato sérico, além do pH, são utilizados como monitores laboratoriais de reanimação do paciente. A correção da acidose exige o controle da hemorragia, da hipotermia, da coagulopatia e, finalmente, da otimização da perfusão tecidual. Isso é obtido com a reposição de líquidos e hemoderivados, associados a outras medidas, tais como: uso de fármacos vasopressores e

inotrópicos; e, para pacientes com pH < 7,2, deve-se considerar a reposição de bicarbonato de sódio.
5. **Uso de antibióticos.** A indicação de antibióticos dependerá da localização e contaminação determinadas pelas lesões diagnosticadas na cirurgia, com base no protocolo de uso de antimicrobianos do serviço em que o paciente está sendo tratado. O uso de antibióticos por curto tempo (dose no centro cirúrgico ou profilaxia até 24 h) pode ser adotado desde que a cirurgia inicial não tenha sido considerada infectada ou contaminada.
6. **Uso de sedativos e analgésicos.** Como será necessário operar novamente o paciente, ele deve ser mantido sedado e com analgésicos, para possibilitar melhor ventilação, facilitar a troca de curativos e evitar desgaste psicológico.
7. **Controle da pressão abdominal.** Deve ser realizado pelo menos a cada 6 h, mesmo em pacientes com peritoniostomia, por meio de aferição da pressão intravesical.
8. **Outras medidas auxiliares.** Na fase inicial, o uso de anticoagulantes para profilaxia de trombose venosa e tromboembolia pulmonar não está indicado, uma vez que o paciente já apresenta coagulopatia. A profilaxia de gastrite hemorrágica ou úlcera péptica deve ser realizada com omeprazol ou ranitidina; além disso, é importante checar a profilaxia antitetânica e realizá-la quando for indicado, caso esta conduta não tenha sido adotada na sala de urgência.
9. **Indicação de arteriografia e embolização.** Em alguns pacientes, podem ser indicados métodos adjuvantes para controle da hemorragia, desde que estejam disponíveis. A arteriografia com embolização é muito eficiente em casos de traumatismo hepático e fratura de bacia.
10. **Reoperação.** Em geral, a abordagem cirúrgica do paciente é programada após o restabelecimento de suas condições fisiológicas, em 24 a 48 h. No entanto, em alguns casos, é necessária a indicação de reoperação não programada, geralmente devido a sangramento não controlado. Nesses pacientes, a morbidade e a mortalidade são extremamente elevadas, uma vez que não houve tempo suficiente para restabelecimento de suas condições fisiológicas. Outra indicação menos frequente de relaparotomia não programada é a síndrome compartimental abdominal. A equipe de terapia intensiva deve tentar compensar o paciente para que, em conjunto com as outras especialidades (cirurgião, hematologista, ortopedista, anestesiologista), indiquem o momento certo para a relaparotomia programada, que é a terceira fase do controle de danos.

C. **Terceira fase | Reoperação programada.** O ideal é reoperar o paciente quando ele já estiver normotérmico, com correção da coagulopatia e da plaquetopenia e com reversão da acidose. A reoperação precoce, em até 24 h, é bem indicada nos casos em que houve contaminação grosseira da cavidade peritoneal, a fim de reduzir a incidência de complicações infecciosas. Na maioria dos pacientes, a reoperação é indicada cerca de 48 h após a primeira cirurgia. Intervalos maiores que 72 a 96 h, às vezes necessários em caso de tamponamento com compressas em lesões hepáticas complexas, estão associados a maior possibilidade de contaminação da cavidade.

Na relaparotomia, a cavidade peritoneal deve ser constantemente irrigada com solução fisiológica aquecida, deixando-se para retirar por último as compressas que estejam em contato direto com a lesão. Antes disso, deve ser feito um novo inventário da cavidade a fim de verificar se nenhuma lesão passou despercebida. Após retiradas todas as compressas, é necessário avaliar se o sangramento foi totalmente controlado, visto que, em alguns casos, deve ser feito um novo tamponamento temporário com compressas, reiniciando-se novamente o ciclo. As lesões intestinais inicialmente tratadas apenas com clampeamento devem ser tratadas definitivamente com anastomose, e caso haja indicação de ostomia, esta deve ser realizada bem lateralmente na parede abdominal caso o paciente seja mantido ainda com peritoniostomia. A nutrição enteral pode ser garantida com passagem de sonda nasoenteral, evitando-se, se possível, a realização de jejunostomia. No tratamento das lesões hepáticas maiores, nas duodenais e nas pancreáticas, deve ser realizada drenagem da cavidade. A cavidade abdominal deve ser lavada com solução fisiológica, e é preciso que a realização da contagem de compressas seja rigorosa, para impedir que fique corpo estranho inadvertidamente na cavidade abdominal.

O fechamento primário da cavidade abdominal deve ser realizado sempre que possível; no entanto, muitas vezes o edema de alças impede a síntese da parede abdominal, sendo preferível manter o paciente com peritoniostomia. Em nosso serviço, utilizamos a bolsa de plástico para proteção das alças intestinais e tentamos fechar a cavidade abdominal em até 1 semana. Contudo, caso isso não seja tecnicamente possível, o paciente terá o defeito da parede abdominal corrigido tardiamente, após 6 a 12 meses. O uso de enxertos de pele ou retalhos é indicado por alguns cirurgiões.

Após a reoperação, o paciente deve ser encaminhado à UTI, onde a equipe deve estar atenta para intervir a qualquer momento, evitando-se assim as elevadas morbidade e mortalidade associadas a esses pacientes.

VII. Complicações e mortalidade. O paciente que retorna para a UTI e posteriormente para a enfermaria é sobrevivente de uma situação com elevada letalidade, alto risco de complicações e período de internação geralmente prolongado. As complicações variam conforme a localização e a gravidade das lesões. A mortalidade também varia muito em diferentes séries, de 12 a 79%.

Bibliografia

Cannon JW, Khan MA, Raja AS et al. Damage control resuscitation in patients with severe traumatic hemorrhage: a practice management guideline from the Eastern Association for the Surgery of Trauma. J Trauma Acute Care Surg. 2017; 82(3):605-17.
Duchesne JC. Lyophilized fibrinogen for hemorrhage after trauma. J Trauma. 2011; 70(5 Suppl):S50-2.
Duchesne JC, Holcomb JB. Damage control resuscitation: addressing trauma-induced coagulopathy. Br J Hosp Med. 2009; 70(1):22-5.
Duchesne JC, Kimonis K, Marr AB et al. Damage control resuscitation in combination with damage control laparotomy: a survival advantage. J Trauma. 2010; 69(1):46-52.
Duchesne JC, Mathew KA, Marr AB et al. Current evidence based guidelines for factor VIIa use in trauma: the good, the bad, and the ugly. Am Surg. 2008; 74(12):1159-65.
Fraga GP, Bansal V, Coimbra R. Transfusion of blood products in trauma: an update. J Emerg Med. 2009 [Epub ahead of print].
Fraga GP, Genghini EB, Mantovani M et al. Toracotomia de Reanimação: racionalização do uso do procedimento. Rev Col Bras Cir. 2006; 33(6):354-60.
Fraga GP, Mantovani M, Andreollo NA et al. Perfurações traumáticas do esôfago. Arq Bras Cir Dig. 2004; 17:155-62.
Giannoudis PV, Pape HC. Damage control orthopaedics in unstable pelvic ring injuries. Injury. 2004; 35:671-7.

Hess JR, Brohi K, Dutton RP et al. The coagulopathy of trauma: a review of mechanisms. J Trauma. 2008; 65(4):748-54.

Hirshberg A, Dugas M, Banez EI et al. Minimizing dilutional coagulopathy in exsanguinating hemorrhage: a computer simulation. J Trauma. 2003; 54(3):454-63.

Ho AM, Dion PW, Cheng CA et al. A mathematical model for fresh frozen plasma transfusion strategies during major trauma resuscitation with ongoing hemorrhage. Can J Surg. 2005; 48(6):470-8.

Kaufmann CR, Dwyer KM, Crews JD et al. Usefulness of thrombelastography in assessment of trauma patient coagulation. J Trauma. 1997; 42:716-22.

Kushimoto S, Arai M, Aiboshi J et al. The role of interventional radiology in patients requiring damage control laparotomy. J Trauma. 2003; 54(1):171-6.

Luz L, Sankarankutty A, Passos E et al. Tranexamic acid for traumatic hemorrhage. Rev Col Bras Cir. 2012; 39(1):77-80.

Mitra B, Mori A, Cameron PA et al. Fresh frozen plasma (FFP) use during massive blood transfusion in trauma resuscitation. Injury. 2010; 41(1):35-9.

Nunez TC, Young PP, Holcomb JB et al. Creation, implementation, and maturation of a massive transfusion protocol for the exsanguinating trauma patient. J Trauma. 2010; 68(6):1498-505.

Offner PJ, Souza AL, Moore EE et al. Avoidance of abdominal compartment syndrome in damage-control laparotomy after trauma. Arch Surg. 2001; 136:676-80.

Parr MJA, Alabdi T. Damage control surgery and intensive care. Injury. 2004; 35:713-22.

Parreira JG, Soldá S, Rasslan S. Controle de danos: uma opção tática no tratamento dos traumatizados com hemorragia grave. Arq Gastroenterol. 2002; 39(3):188-97.

Rizoli SB, Nascimento B Jr, Osman F et al. Recombinant activated coagulation factor VII and bleeding trauma patients. J Trauma. 2006; 61(6):1419-25.

Roberts I, Shakur H, Afolabi A et al. The importance of early treatment with tranexamic acid in bleeding trauma patients: an exploratory analysis of the CRASH-2 randomised controlled trial. Lancet. 2011; 377(9771):1096-101, 101 e 1-2.

Rosenfeld JV. Damage control neurosurgery. Injury. 2004; 35:655-60.

Rotondo MF, Bard MR. Damage control surgery for thoracic injuries. Injury. 2004; 35:649-54.

Rotondo MF, Schwab CW, McGonigal MD et al. "Damage control": an approach for improved survival in exsanguinating penetrating abdominal injury. J Trauma. 1993; 35(3):375-82.

Savage SA, Zarzaur BL, Brewer BL et al. 1: 1 Transfusion strategies are right for the wrong reasons. J Trauma Acute Care Surg. 2017.

Schwab CW. Introduction: damage control at the start of 21st century (editorial). Injury. 2004; 35:639-41.

Stalhschmidt CMM, Formighieri B, Lubachevski FL. Controle de danos no trauma abdominal e lesões associadas: experiência de cinco anos em um serviço de emergência. Rev Col Bras Cir. 2006; 33(4):215-9.

Sugrue M, D'Amours SK, Joshipura M. Damage control surgery and the abdomen. Injury. 2004; 35:642-8.

Wade CE, del Junco DJ, Holcomb JB et al. Variations between level I trauma centers in 24-hour mortality in severely injured patients requiring a massive transfusion. J Trauma. 2011; 71(2 Suppl 3):S389-93.

TRAUMATISMOS TORÁCICOS
Evilázio Teubner Ferreira
Sizenando Vieira Starling

I. Introdução. A cavidade torácica contém órgãos vitais dos sistemas respiratório e circulatório, e desempenha papel importante na fisiologia desses sistemas. Essa característica justifica a relevância e a gravidade dos traumatismos torácicos, comprovadas pela análise das estatísticas: os traumatismos torácicos são responsáveis diretos por 25% das mortes de politraumatizados e representam fator agravante em 25 a 50% das mortes decorrentes de traumatismos de outros sistemas. Grande parte das vítimas de traumatismo torácico morre antes de conseguir assistência médica adequada. Entretanto, os grandes progressos alcançados em relação ao transporte rápido do paciente traumatizado, à utilização de socorristas com treinamento adequado (Resgate e SAMU), à padronização do atendimento médico inicial de politraumatizados (Advanced Trauma Life Support [ATLS®]) e a introdução e utilização de novos conceitos e abordagens do politraumatizado grave (hipotensão permissiva, cirurgia de controle de danos, coagulopatia do traumatizado, entre outras) têm resultado em maior sobrevida dos pacientes vítimas de traumatismos mais graves.

O diagnóstico e o tratamento dos traumatismos torácicos, na maioria dos casos, envolvem procedimentos relativamente simples. Assim, o exame clínico e uma radiografia simples do tórax ainda são, de modo geral, os métodos empregados para diagnosticar esses traumatismos. Em alguns casos, o exame radiológico pode não revelar as possíveis lesões, principalmente pequenos hemotórax e pneumotórax e graus variados de contusão pulmonar. Nessas circunstâncias, a tomografia computadorizada tem-se mostrado muito útil e está, de maneira gradual, substituindo a utilização da radiografia de tórax na avaliação de traumatismo torácico. A endoscopia pode e deve ser realizada para confirmar lesões traqueobrônquicas e esofágicas. Em relação ao tratamento, podem ser utilizados, na maioria dos casos, procedimentos cirúrgicos menores; o índice de toracotomia de urgência é inferior a 10%, e a realização desse procedimento se torna restrita aos grandes hemotórax, às lesões cardíacas e dos vasos da base, às rupturas diafragmáticas, às lesões do esôfago, da traqueia e dos grandes brônquios e às grandes lacerações pulmonares.

Esses fatos devem ser conhecidos pelos médicos que atuam fora dos grandes centros urbanos, pois serão eles os primeiros a atender muitos pacientes que sofrem traumatismos torácicos nos locais em que trabalham ou residem.

Em tese, podem ocorrer lesões graves e potencialmente fatais em todo paciente com traumatismo torácico de qualquer etiologia; por isso, o atendimento inicial, como em qualquer outro paciente traumatizado, deve ser normatizado e sequenciado. O ATLS® é um dos métodos preconizados que tem como base uma ordem cronológica de atendimento, priorizando o diagnóstico e o tratamento das lesões que põem em risco iminente a vida do paciente. O método mnemônico do ABCDE, sem dúvida, torna possível um atendimento rápido, eficaz e seguro.

É importante lembrar que todo traumatismo torácico é acompanhado de dor de intensidade variada. A dor pode provocar respiração superficial, taquipneia e hipoventilação; isso leva a aumento do espaço morto e menor eficácia da tosse, e provoca retenção de secreções. Portanto, o controle eficaz da dor em todo paciente com traumatismo torácico é muito importante; caso contrário, poderão ocorrer hipercapnia, hipoxia, infecção pulmonar e até mesmo síndrome da angústia respiratória aguda (SARA).

II. **Lesões que exigem tratamento imediato.** Manifestam-se por meio de insuficiência respiratória e/ou circulatória aguda que, se não for(em) tratada(s) rápida e adequadamente, leva(m) à morte em curto tempo.

As principais condições são representadas por tórax instável, pneumotórax aberto, pneumotórax hipertensivo, hemotórax volumoso e tamponamento cardíaco. Essas últimas condições serão abordadas em mais detalhe no Capítulo 12, *Hemotórax e Pneumotórax* e Capítulo 13, *Traumatismos Cardíacos*. Neste, será estudado apenas o tórax instável.

A. **Tórax instável.** Condição decorrente da fratura de vários arcos costais consecutivos, em mais de um local, que ocasiona descontinuidade da área acometida com o restante da parede torácica, de modo que esta passa a se movimentar paradoxalmente durante a respiração. Os segmentos instáveis localizam-se principalmente nas porções anteriores e laterais do tórax; a parede posterior é poupada por ser mais protegida e estabilizada pela musculatura paravertebral e pela escápula. Quando a área envolvida é extensa, geralmente há insuficiência respiratória.

1. **Fisiopatologia.** As alterações respiratórias decorrentes de tórax instável foram inicialmente explicadas pela teoria do movimento "em pêndulo" do ar nos pulmões. De acordo com essa teoria, durante a inspiração, em decorrência da retração do segmento instável, há passagem de ar do pulmão contido no hemitórax lesionado para o pulmão do hemitórax íntegro. Durante a expiração, em vez de ser exalado, o ar retorna ao pulmão no hemitórax instável, devido ao abaulamento expiratório. Desse modo, o volume do ar permutado entre os dois pulmões, em decorrência da respiração paradoxal, não contribui para a ventilação, aumentando o espaço morto. Entretanto, há controvérsias clínicas e experimentais em relação a essa teoria (Figura 11.1).

Outros mecanismos são propostos para explicar os distúrbios ventilatórios no tórax instável. O movimento paradoxal do segmento instável ocasiona redução do gradiente pressórico gerado pelo fole torácico, diminuindo a mobilização do ar pelos pulmões, o que pode provocar hipoventilação alveolar. A dor reduz a eficiência dos movimentos respiratórios e da tosse, ocasionando retenção de secreções e atelectasias. A existência de outros fatores restritivos, como hemotórax e pneumotórax, pode provocar hipoventilação e também contribuir para a instalação de insuficiência respiratória aguda. A contusão pulmonar geralmente está associada a tórax instável e é o principal e mais importante fator que contribui para a patogênese da insuficiência respiratória que se instala gradativamente em razão das alterações na relação entre ventilação e perfusão que ocasiona.

Desse modo, a insuficiência respiratória aguda no tórax instável tem origem multifatorial, com componentes ventilatórios (movimento paradoxal, dor e outros fatores restritivos) e alveolares (contusão pulmonar) (Figura 11.2).

Capítulo 11 | Traumatismos Torácicos 261

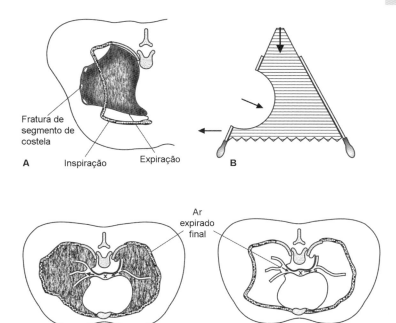

Figura 11.1 Fisiopatologia do tórax instável. A e B. Aspectos da respiração paradoxal. C e D. Exemplificação da controversa teoria do movimento "em pêndulo" durante a inspiração e a expiração.

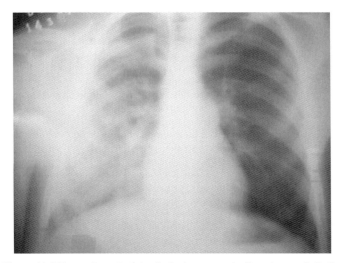

Figura 11.2 Traumatismo torácico fechado com contusão pulmonar à direita.

2. **Diagnóstico.** É essencialmente clínico, sendo confirmado pela observação de movimentos paradoxais durante a respiração. Assim, durante a inspiração, o segmento da parede torácica acometido move-se para dentro e, durante a expiração, para fora. Entretanto, logo após o traumatismo, devido ao espasmo muscular, o movimento paradoxal pode passar despercebido à inspeção. Nessa eventualidade, bem como nos pacientes obesos e nas mulheres com mamas volumosas, ele é mais bem detectado por meio de palpação.

A visualização de várias fraturas de costelas na radiografia do tórax sugere, embora não confirme, o diagnóstico de tórax instável. Entretanto, o estudo radiológico do tórax deve ser realizado com vistas à detecção de lesões associadas. Atualmente, a realização de tomografia computadorizada do tórax é uma boa indicação porque revela, de maneira precisa, a contusão pulmonar, assim como outras lesões torácicas não diagnosticadas por meio da radiografia de tórax.

3. **Tratamento.** O tratamento é dirigido para manutenção de boa ventilação, redução do dano pulmonar subjacente e prevenção de complicações. É primordial a realização de gasometria à admissão desses pacientes, devendo ser repetida sempre que necessário. A terapia é dividida em três níveis: (1) imobilização esquelética; (2) controle da dor e da infecção; e (3) imobilização interna com ventilação com pressão positiva através de tubo endotraqueal.

A estabilização imediata do segmento instável pode ser alcançada por compressão do segmento torácico comprometido até que o paciente seja transportado para um hospital. Para tal, é usado um apoio externo, como pressão manual firme, ou a colocação de objetos pesados (como sacos de areia) sobre a área acometida. Uma abordagem útil no local do acidente é posicionar o paciente, desde que possível, com o lado lesionado para baixo. Lesões associadas, como pneumotórax, hemotórax e contusão pulmonar, devem ser sempre pesquisadas e adequadamente tratadas.

Pacientes sem evidência clínica e laboratorial de insuficiência respiratória com graus menores de instabilidade torácica e contusão pulmonar são tratados com controle da dor por meio de analgésicos (bloqueios intercostais e analgesia peridural) e da remoção de secreções, empregando-se fisioterapia respiratória e, quando necessário, broncoaspiração com broncoscópio flexível. Esses pacientes devem ser mantidos em observação rigorosa em vista da possibilidade de evoluírem para insuficiência respiratória aguda em decorrência da exaustão muscular ou da instalação de edema pulmonar secundário à contusão pulmonar, o que pode surgir em até 72 h após o traumatismo.

A estabilização do tórax foi inicialmente realizada por meio de fixação dos fragmentos costais e do esterno com fios de aço, seguida de tração. As desvantagens desse método são: persistência da dor secundária à tração e possibilidade de infecção nos locais de fixação. Se for necessária toracotomia, o defeito na parede torácica pode ser corrigido no mesmo ato cirúrgico. Atualmente existe uma nova proposta de abordagem desses pacientes através de redução e fixação precoce das costelas fraturadas, realizadas com moldes de arcos costais e fixadas com parafusos. Apesar dos bons resultados conseguidos com essa abordagem, com diminuição da morbidade e da mortalidade e do tempo de internação hospitalar, são necessários mais estudos para que sua utilização encontre melhor aceitação. Outro grande fator que dificulta sua utilização é o alto custo do material.

A ventilação artificial mecânica, pelo emprego de ventiladores ciclados por volume, constitui o método mais adequado de tratamento de tórax instável. A indicação desse método depende da análise de vários fatores, como o grau de instabilidade da parede torácica e se há contusão pulmonar grave e lesões neurológicas associadas, ocasionando depressão respiratória. Em geral, a ventilação mecânica está indicada, de imediato, nos pacientes mais graves, com evidências clínicas e laboratoriais de insuficiência respiratória aguda. Para um resultado eficaz, o paciente deve receber ventilação controlada, o que muitas vezes exige a administração de depressores de respiração ou, até mesmo, curarização. A opção por ventilação mecânica deve ser mais precoce na vigência de traumatismo cranioencefálico (TCE) grave (escala de Glasgow igual ou abaixo de 8), de choque hipovolêmico, quando houver mais de sete arcos costais fraturados, e em pacientes idosos ou com doença pulmonar preexistente.

A ventilação artificial oferece controle adequado do volume corrente, diminui a dor e possibilita uma consolidação anatômica mais fisiológica, e deve ser mantida por um período de 7 a 14 dias. Geralmente é realizada traqueostomia devido ao período prolongado de respiração artificial. Deve ser sempre um procedimento eletivo, precedido de intubação endotraqueal, a não ser que o paciente apresente lesões associadas que contraindiquem a intubação. A traqueostomia é mais bem tolerada por pacientes conscientes do que a intubação e facilita a remoção de secreções. Entretanto, não é isenta de complicações, destacando-se, entre elas, as infecções pulmonares.

O pneumotórax, mesmo laminar, justifica a drenagem torácica se o paciente passar a ser ventilado artificialmente, pelo risco de evolução para pneumotórax hipertensivo. Essa é uma complicação potencial da ventilação artificial nos pacientes com tórax instável, pela possibilidade de haver laceração pleural e pulmonar por um fragmento de arco costal.

A ventilação artificial não é um método isento de riscos, e os pacientes que necessitam desse procedimento devem ser mantidos em observação contínua de enfermagem e ser examinados frequentemente pelo médico, mesmo quando o ventilador for dotado de alarme sonoro que indique anormalidades em seu funcionamento.

O balanço hídrico deve ser rigoroso, e a reposição de líquidos, realizada com cautela e parcimônia, objetivando prevenir o agravamento do edema pulmonar decorrente da contusão.

Apesar dos progressos verificados no tratamento de tórax instável, a mortalidade associada a esta condição permanece elevada, oscilando entre 30 e 50%. Entretanto, a morte em muitos pacientes pode não ocorrer diretamente por causa da lesão torácica, mas por lesões associadas graves, cujo tratamento tem menor possibilidade de bom êxito.

III. **Outras lesões causadas por traumatismos torácicos.** Os traumatismos torácicos podem causar outros tipos de lesões que repercutem com menos intensidade sobre a fisiologia cardiorrespiratória. O pneumotórax, o hemotórax e as lesões cardíacas e dos vasos da base, devido às suas peculiaridades, são abordados em mais detalhes nos Capítulos 12 e 13.

A. **Fraturas.** Resultam de traumatismos nos quais forças de grande intensidade atuam diretamente sobre a caixa torácica.

As fraturas de clavícula são relativamente comuns e, em geral, de fácil tratamento. O médico deve estar alerta à possibilidade de lesão dos vasos subclávios ocasionada por fragmentos ósseos. Examinar os pulsos radiais do paciente é essencial. As luxações que envolvem a clavícula ocorrem, na maioria das vezes, em sua junção com o acrômio. Entretanto, quando a luxação envolve a junção esternoclavicular com desvio posterior da cabeça da clavícula, esta pode comprimir a traqueia a ponto de causar insuficiência respiratória aguda. Pode-se conseguir redução imediata da luxação tracionando-se ambos os ombros do paciente para trás, uma manobra capaz de lhe salvar a vida.

As fraturas dos arcos costais costumam ocorrer na vida adulta, durante a terceira e quarta décadas de vida. Os primeiros arcos costais estão protegidos anteriormente pelas clavículas, posteriormente pelas escápulas e lateralmente pelos braços. Por isso, quando fraturados, indicam traumatismos de grande intensidade. A fratura do primeiro arco costal é encontrada geralmente em associação com lesões graves intratorácicas, abdominais e cranianas, podendo ocasionar lesão da artéria subclávia e do plexo braquial e complicações tardias, como síndrome de compressão do desfiladeiro torácico. Tal como as fraturas de primeira costela, as fraturas de escápula denotam traumatismos graves.

As costelas inferiores, graças a sua mobilidade, raramente são fraturadas por forças que atuam indiretamente. Quando o impacto é direto e direcionado posteriormente, pode ocorrer fratura dessas costelas e ocasionar laceração nos rins, no baço ou no fígado. Portanto, principalmente em crianças e jovens com fraturas da 10ª, 11ª ou 12ª costelas, é necessário pesquisar lesões nessas vísceras. Atualmente, a ultrassonografia abdominal e a tomografia computadorizada, em particular, constituem os métodos mais indicados.

As fraturas costais ocorrem, assim, com maior frequência, da 5ª à 9ª costela. Quando isoladas, raramente constituem problema grave. Entretanto, por causarem dor intensa, têm o potencial de limitar os movimentos respiratórios e diminuir a eficácia da tosse, ocasionando retenção de secreções, atelectasia e infecção respiratória. Podem, também, lesionar o parênquima pulmonar subjacente.

Fraturas do esterno são raras e resultam de traumatismos de grande intensidade, envolvendo forças direcionadas para a porção anterior do tórax. Em geral estão associadas a fraturas costais ou disjunção costocondral, bem como a contusões cardíacas. A contusão miocárdica deve ser pesquisada em todos os pacientes com fraturas de esterno.

1. **Diagnóstico.** Deve-se suspeitar de fraturas costais nos pacientes que apresentem dor torácica localizada, agravada por tosse, inspiração profunda ou mudança de posição. A mobilidade da área em que se localiza a fratura pode estar diminuída. A compressão do tórax, tanto no sentido anteroposterior como no laterolateral, em um local afastado da fratura, provoca dor e, com frequência, crepitação da área fraturada. Fraturas de cartilagens costais ou luxações costocondrais não são visualizadas à radiografia. Nas fraturas esternais, geralmente se observa anormalidade na movimentação do esterno ou se constatam crepitações sobre ele. Deve ser feita radiografia de tórax em todo paciente sob suspeita de fraturas costais, não só para confirmá-las, como também para avaliar se existem outras lesões intratorácicas. Entretanto, muitas vezes a radiografia não mostra a fratura, mesmo quando se utilizam várias incidências. Geralmente são necessárias radiografias em incidências oblíquas para evidenciar fraturas esternais. A tomografia com multidetectores, que possibilita reconstruções ósseas, constitui, nos dias atuais, o método diagnóstico mais preciso. É necessário afastar a possibilidade de contusão

miocárdica em todo paciente com fratura de esterno. Recomenda-se realizar eletrocardiograma, dosagem de enzimas cardíacas e, nos casos mais graves, ecodoppler transtorácico ou trans-esofágico.

2. **Tratamento.** Aconselha-se internar o paciente nas primeiras 24 a 48 h, para observação cirúrgica e radiológica. O tratamento é iniciado com analgésicos como codeína, tramadol ou até mesmo meperidina, administrados inicialmente por via intravenosa. Podem-se associar anti-inflamatórios não esteroides (nimesulida, cetoprofeno). Nas fraturas costais, não se deve realizar imobilização da parede torácica, porque esta pode limitar a expansão do tórax e predispor ao aparecimento de atelectasias e infecção pulmonar secundária, além de dificultar o exame do tórax. Em hipótese alguma se deve fazer enfaixamento circunferencial do tórax.

Quando a dor é intensa a ponto de exigir doses excessivas de analgésicos capazes de deprimir a respiração, seu controle pode ser obtido por meio de bloqueio intercostal com anestésicos locais de ação prolongada. Para se ter sucesso, o bloqueio intercostal deve incluir dois nervos intercostais superiores e inferiores à costela fraturada. O uso de analgesia peridural tem sido relacionado com melhora da função pulmonar, diminuição da insuficiência respiratória e recuperação mais rápida do paciente, por isso tem sido proposto com mais frequência. A maior parte das fraturas costais se consolida bem após 3 a 6 semanas. Como já relatamos, também no tratamento de fraturas de várias costelas, mesmo sem tórax instável, a fixação precoce das costelas com moldes parafusados está sendo proposta, mas ainda não tem grande aceitação.

O tratamento das fraturas esternais é sintomático, consistindo em supressão da dor com administração de analgésicos. A fixação cirúrgica está indicada quando existe superposição dos fragmentos fraturados e não se obtém um alinhamento satisfatório com a hiperextensão do tórax.

B. **Lesões traqueobrônquicas.** Inicialmente tidas como raras, essas lesões têm sido relatadas com frequência cada vez maior na literatura. Podem resultar de traumatismos abertos ou fechados do tórax. Nos traumatismos fechados, vários mecanismos têm sido propostos para explicar a gênese das lesões. Quando o traumatismo é intenso, a traqueia e os grandes brônquios podem ser comprimidos entre o esterno e a coluna vertebral. Se a glote estiver fechada no momento do acidente, as rupturas na árvore traqueobrônquica poderão ser decorrentes de elevação brusca da pressão em seu interior. Por outro lado, supõe-se que a maioria das lesões seja indireta, provocada por aceleração e/ou desaceleração dos pulmões, que são órgãos elásticos e com boa mobilidade, não sendo acompanhados, nesses movimentos, pela traqueia nem pelos grandes brônquios, que são estruturas relativamente rígidas e bem fixadas. Esse mecanismo explica por que as rupturas, totais ou parciais, ocorrem com maior frequência nas proximidades da carina (na emergência do brônquio principal), especialmente à direita. A ocorrência de lesões associadas é comum, e as fraturas de costelas (traumatismo fechado) e lesões esofágicas (traumatismo penetrante) são as mais frequentes.

1. **Diagnóstico.** O quadro clínico é muito variável. Depende do mecanismo de trauma, do nível e tamanho da lesão e se existe ou não ruptura da pleura mediastinal, comunicando o mediastino com o espaço pleural. Deve-se suspeitar de ruptura da árvore traqueobrônquica em paciente que, após traumatismo, apresenta grande enfisema mediastinal, do pescoço ou da parede anterior do tórax, acompanhado ou não de pneumotórax hipertensivo; quando o pulmão

não se expande após drenagem torácica adequada de um pneumotórax, persistindo grande borbulhamento de ar no frasco de drenagem; e nos pacientes com atelectasia total do pulmão ou de um lobo pulmonar que não respondem ao tratamento clínico. Nesta última situação, há grande possibilidade de lesão brônquica tamponada, que pode cicatrizar-se com estenose parcial ou total do brônquio. Pode ocorrer infecção do pulmão atelectasiado, e é mais frequente quando a obstrução brônquica não é total. Em geral, são observadas dispneia, tosse, hemoptise e cianose. Pode acontecer piora progressiva do quadro clínico do paciente, desproporcional à intensidade das lesões previamente constatadas.

A radiologia pode fornecer subsídios para o diagnóstico. Sinais particularmente sugestivos são enfisema mediastinal e, quando há ruptura completa do brônquio, pneumotórax, em que o pulmão colapsado, por perder o brônquio de suporte, está posicionado no fundo da cavidade pleural, em vez de situar-se no mediastino (pulmão caído). A tomografia computadorizada do tórax vem se tornando o exame de maior acurácia e é usado mais frequentemente; pode mostrar, além do enfisema de mediastino, o local da lesão.

O meio mais fidedigno para estabelecer o local, a natureza e a extensão da lesão é a broncoscopia. Os principais achados são: obstrução do brônquio por sangue ou secreção, impedindo a progressão para os brônquios lobares distais, e saída de ar pela lesão e visualização da laceração. A broncoscopia pode ser dispensada nos casos em que o diagnóstico de lesão brônquica é evidente.

2. **Tratamento.** O controle da via aérea é a prioridade e depende da gravidade do paciente e da lesão. Se houver sangue na via aérea, é indispensável fazer sua aspiração, que deve ser cuidadosa e frequente. Na maioria das vezes, é necessário obter uma via aérea definitiva por meio de intubação orotraqueal, devendo-se posicionar o tubo, preferencialmente, distal à lesão. Esse procedimento pode ser difícil e não é isento de complicações, pois pode realizar falso trajeto e/ou aumentar a lesão. O mais seguro é guiar-se por fibronasobroncoscopia, se esta estiver disponível e de fácil acesso. Após conseguir uma via aérea segura, deve-se encaminhar o paciente para a cirurgia com o objetivo de fazer o reparo definitivo da lesão traqueal. De modo geral, a melhor via de acesso é toracotomia posterolateral direita.

As pequenas lesões de traqueia podem ser tratadas pela simples rafia da lesão. Nas lesões maiores, é necessário realizar reconstruções, que são, muitas vezes, complexas. Por isso, deve-se imediatamente repará-las por cirurgia, preferencialmente realizada por um especialista. Pode-se fazer ao mesmo tempo uma traqueostomia, dependendo da complexidade da lesão. Desse modo, reduz-se a pressão na via aérea, facilitando que a cicatrização ocorra sem complicação. Entretanto, o uso rotineiro da traqueostomia é controverso.

As rupturas brônquicas devem ser tratadas cirurgicamente, de preferência logo após a definição do diagnóstico. O procedimento cirúrgico consiste em rafia do brônquio lesionado ou ressecção pulmonar, dependendo das condições gerais do paciente e das condições anatômicas locais. A traqueostomia também pode ser indicada, e a cânula pode ser retirada depois de 2 semanas.

C. **Lesões pulmonares.** Podem ser secundárias a contusões ou feridas torácicas que provocam laceração ou contusão pulmonar. A laceração pulmonar manifesta-se por meio de quadros de hemopneumotórax, na maioria das vezes de médio volume, e como tal deve ser tratada (Capítulo 12, *Hemotórax e Pneumotórax*). A drenagem torácica por um período de 48 a 72 h geralmente é suficiente para que ocorram expansão pulmonar e cicatrização da lesão.

Contusão pulmonar é a denominação de um espectro de lesão caracterizado por infiltrados de líquido e hemorragia no parênquima pulmonar, e vários graus de insuficiência respiratória. A transmissão de energia proporcionada por um traumatismo contuso resulta em lesão pulmonar caracterizada por edema alveolar e intersticial, hemorragia e subsequente colapso alveolar. Na área lesionada, ocorrem diminuição da oxigenação e do fluxo sanguíneo e aumento da resistência vascular pulmonar, dificultando as trocas gasosas alveolocapilares que proporcionam alterações significativas na dinâmica respiratória. Lesões associadas torácicas e extratorácicas são frequentes e estão associadas a aumento da mortalidade. O quadro clínico caracteriza-se por hipoxia e dificuldade respiratória progressivas nas primeiras 24 a 48 h (devido à diminuição do nível de surfactante pulmonar), mas pode evoluir mais precocemente, dependendo da extensão da lesão e do volume e da velocidade da reposição volêmica (que ajuda o processo). A possibilidade de desenvolver SARA é proporcional à extensão da contusão. Na radiografia de tórax, que inicialmente pode não mostrar alterações, nota-se hipotransparência difusa e heterogênea, podendo apresentar broncograma aéreo. Se essas alterações forem precoces, a gravidade da lesão será maior. A tomografia computadorizada do tórax é exame importante porque, além de revelar precocemente as alterações, gradua bem a lesão, revela sua extensão, permite que o examinador preveja a evolução clínica e detecta lesões torácicas que tenham passado despercebidas (p. ex., pequenos pneumotórax). Por isso, a tomografia é atualmente considerada um exame primordial para avaliação de pacientes sob suspeita de contusão pulmonar. O tratamento é, em geral, de suporte. A oferta de oxigênio por máscara facial e o monitoramento da saturação de oxigênio O_2 com uso de oxímetro de pulso devem ser precoces. A gasometria arterial deve ser realizada logo após a admissão e repetida de acordo com a evolução do quadro clínico. Para os pacientes com hipoxia importante, isto é, com $PaO_2 < 65$ mmHg ou saturação de $O_2 < 90\%$, está indicada intubação orotraqueal. A reposição volêmica deve ser criteriosa e, quando possível, restrita para não agravar o edema pulmonar. As indicações de intubação orotraqueal e ventilação mecânica devem seguir os padrões habituais. O uso de corticosteroide é controverso e não encontra evidência para ser utilizado. A maioria dos relatos sugere que a administração rápida de grandes volumes de cristaloides agrava o edema pulmonar.

D. **Corpos estranhos.** A conduta a ser adotada com relação aos corpos estranhos depende de sua natureza, localização e tamanho. Projéteis de arma de fogo só deverão ser retirados se localizados junto a estruturas nobres ou se forem facilmente identificados durante a toracotomia.

Pacientes vítimas de tiro de cartucheira, a curta distância, devem ser sempre encaminhados para cirurgia, para desbridamento e higienização, pois, com frequência, sofrem infecções com sequelas importantes.

Nos ferimentos causados por arma branca em que esta permanece encravada no tórax, a remoção deve ser realizada sob visualização direta por meio de toracotomia; quando realizada às cegas, pode ocasionar lesões graves de estruturas vitais ou destamponar lesões vasculares. Habitualmente, a retirada só deve ser feita depois de realização de exame de imagem (radiografia em PA e perfil e tomografia computadorizada, para que se possa ter uma noção da localização do objeto agressor e planejar a abordagem mais segura. Atualmente, a toracoscopia assistida por vídeo vem sendo utilizada com grande frequência para retirada de corpos estranhos intratorácicos, desde que não estejam encravados em estruturas nobres.

Bibliografia

Alberty RE, Egan JM. Blunt trauma to the chest. Am Surg. 1976; 42:511.
Bates M. Rupture of the bronchus. In: Williams WG, Smith RE. Trauma of the Chest. Bristol: John Wright and Sons Ltd.; 1977.
Beall AC, Crawford HW, DeBakey ME. Considerations in the management of acute traumatic hemothorax. J Thor Cardiovasc Surg. 1966; 52:351.
Bertelsen S, Howitz P. Injuries of the trachea and bronchi. Thorax. 1972; 27:188.
Cassada DC, Munykwa MP, Moniz MP et al. Acute injuries of the trachea and major bronchi: importance of early diagnosis. Ann Thorac Surg. 2000; 69:1583-7.
Cordice JW, Cabezon J. Chest trauma with pneumothorax and hemothorax. J Thor Cardiovasc Surg. 1965; 50:316.
Diethelm AG, Battle W. Management of fail chest injuries: a review of 75 cases. Am Surg. 1971; 37:667.
Errion AR, Houk VN, Ketterring DL. Pulmonary hematoma due to blunt nonpenetrating thoracic trauma. Am Rev Resp Dis. 1963; 88:384.
Ferreira ET, Amaral CFS. Traumatismo torácico. In: Lopez M. Emergências médicas. 3. ed. Rio de Janeiro: Guanabara Koogan; 1982.
Jones KW. Traumatismo torácico. Clin Cir Am Norte. 1980; 60:957-82.
Karmy-Jones R, Jurkowich GJ. Blunt chest trauma. Curr Probl Surg. 2004; 41:211-380.
Karmy-Jones R, Nathens A, Jurkovich GJ et al. Urgent and emergent thoracotomy for penetrating chest trauma. J Trauma. 2004; 56:664-9.
Kerr-Valentic MA, Arthur M, Mullins RJ et al. Rib fracture pain and disability: can we do better? J Trauma. 2003; 54:1058-64.
Kiser AC, O'Brien SM, Detterbeck FC. Blunt tracheobronquial injuries: treatment and outcomes. Ann Thorac Surg. 2001; 71:2059-65.
Lewis FR. Traumatismo torácico. Clin Cir Am Norte. 1982; 62:113-21.
Martis BM, Durhan R, Shapiro M et al. Computed tomography in the diagnosis of blunt thoracic injury. Am J Surg. 1994; 168:688-92.
Matox KL. Indicações para toracotomia: Decisão de operar. Clin Cir Am Norte. 1989; 69:51-64.
Pate JW. Lesões da parede torácica. Clin Cir Am Norte. 1989; 69:65-78.
Pate JW. Lesões traqueobrônquicas e esofagianas. Clin Cir Am Norte. 1989; 69:121-34.
Pillgram-Larsen J, Loustakken K, Hafrahh G et al. Initial axial computerized tomography examination in chest injury. Injury. 1993; 24:182-4.
Wilson JM et al. Severe chest trauma: morbity implication of first and second rib fratures in 120 patients. Arch Surg. 1978; 113:846.
Wilson RF, Murray C, Antonenko AR. Traumatismos torácicos fechados. Clin Cir Am Norte. 1977; 57:17-36.

HEMOTÓRAX E PNEUMOTÓRAX
Evilázio Teubner Ferreira
Sizenando Vieira Starling

I. **Hemotórax.** Geralmente, são traumáticos. Os hemotórax espontâneos são raros e podem ser secundários à ruptura de aderências vascularizadas nos pneumotórax espontâneos ou consequentes à ruptura de aneurismas ou hemangiomas. Na verdade, os hemotórax ocorridos no infarto pulmonar, na tuberculose pleural e nos tumores malignos primários ou secundários da pleura são, em quase todos os casos, derrames sero-hemorrágicos, e como tal devem ser tratados.
   A. **Etiologia.** Os hemotórax traumáticos podem ocorrer por lesão do parênquima pulmonar, lesão cardíaca ou lesão dos vasos da parede torácica, do mediastino ou do pedículo pulmonar em consequência de traumatismo aberto ou fechado.

   Os hemotórax secundários a lesão do parênquima pulmonar, que são a grande maioria, apresentam sangramento moderado, geralmente em torno de 700 mℓ de sangue. São os chamados hemotórax médios. Na quase totalidade dos casos, o sangramento cessa espontaneamente, em virtude da baixa pressão hidrostática dos vasos pulmonares, da grande atividade local dos fatores da coagulação e, principalmente, da expansão pulmonar. Na maioria dos casos, não há necessidade de reposição sanguínea.

   Os hemotórax secundários a lesões dos vasos do mediastino e do pedículo pulmonar são volumosos, levando rapidamente o paciente a choque hipovolêmico e dispneia por colapso pulmonar. Poucos sobrevivem a tempo de receberem um atendimento eficaz. Os hemotórax secundários a lesões das artérias intercostais e da mamária interna são progressivos e, após drenagem torácica, mantêm um débito superior a 150 mℓ/h através do dreno. Algumas vezes, essas lesões dão origem ao que chamamos de hemotórax recidivante.

   É importante ressaltar que o movimento do diafragma e das estruturas torácicas causa desfibrinação parcial do sangue que é coletado dentro da cavidade pleural; portanto, a coagulação do hemotórax é incompleta. Além disso, as enzimas pleurais começam a produzir a lise do coágulo poucas horas após o sangramento ter cessado.
   B. **Classificação e aspectos gerais.** Quanto ao volume, o hemotórax é classificado como pequeno, médio e grande; e, quanto ao seu estado, como contínuo, recidivante, coagulado, infectado e organizado.
      1. **Hemotórax pequenos.** Apresentam volume menor que 300 mℓ de sangue e sintomatologia discreta. A radiografia de tórax mostra pouco mais que um velamento do seio costofrênico. Na maioria das vezes, são secundários a lesão periférica do parênquima pulmonar.
      2. **Hemotórax médios.** São aqueles com 300 a 800 mℓ de sangue na cavidade torácica. No estudo radiológico do tórax, nota-se velamento de, no máximo, um terço do hemitórax. Os pacientes portadores desses hemotórax apresentam discreta ou nenhuma dispneia e hipovolemia compensada. Tais hemotórax geralmente são secundários a lesões do parênquima pulmonar e constituem a maioria absoluta dos hemotórax.

3. **Hemotórax grandes.** São aqueles com sangramento superior a 1.000 mℓ. A radiografia do tórax revela velamento de mais de metade do hemitórax. São secundários a grandes lacerações pulmonares, lesões próximas do pedículo, lesões cardíacas, lesões de vasos importantes da parede torácica, do mediastino e do próprio pedículo pulmonar. Nessas últimas eventualidades, o sangramento intratorácico pode ser extremamente grave e ocorre um acúmulo rápido e em grande volume de sangue na cavidade torácica, na maioria das vezes superior a 1.500 mℓ. É o denominado hemotórax maciço. Nessa situação, o paciente deve ser tratado prontamente, de preferência durante a avaliação inicial.
4. **Hemotórax contínuos ou progressivos.** São hemotórax que, se colocados em observação clínica com controle radiológico, crescem progressivamente. Se drenados, mantêm uma drenagem superior a 150 mℓ/h. Geralmente são secundários a lesões das artérias intercostais ou da mamária interna.
5. **Hemotórax recidivantes.** São hemotórax que, 2 ou 3 dias após a estabilização, voltam a sangrar e aumentam de volume. Se forem esvaziados, voltam a se formar, devido a novo sangramento. Em geral são originários de lesões de artérias intercostais. Esses vasos, devido ao sangramento e à hipotensão, trombosam e param de sangrar. Alguns dias depois, ocorre a lise desses coágulos, levando a um novo sangramento e recidiva do hemotórax.
6. **Hemotórax coagulados.** São hemotórax nos quais, apesar dos quadros clínico e radiológico, a toracocentese é negativa ou ineficaz. Apresentam risco proeminente de se tornarem infectados. Ocorrem em 2 a 30% dos casos.
7. **Hemotórax infectados.** Em geral, os hemotórax são infectados por meio de punção ou drenagem executada sem os devidos cuidados, ou por manutenção de drenagem por um período superior a 72 h, principalmente nos hemotórax coagulados. Essa é uma situação de alta morbidade e de difícil abordagem. É muito importante que os procedimentos cirúrgicos, toracocentese ou drenagem, realizados nos casos de hemotórax sejam feitos com o máximo de cuidado quanto à antissepsia. Apesar de serem procedimentos de pequeno porte, dado o seu potencial de complicação infecciosa, devem ser realizados, sempre que possível, em bloco cirúrgico, com antissepsia rigorosa.
8. **Hemotórax organizados.** São os hemotórax que, se não forem tratados ou bem cuidados, levam a encarceramento pulmonar 3 semanas após o traumatismo.

C. **Diagnóstico.** Na maioria das vezes, o diagnóstico de hemotórax não é difícil. O paciente que é vítima de traumatismo torácico, aberto ou fechado, geralmente se queixa de dor torácica de intensidade variável e de dispneia. Ao exame físico, pode parecer normal ou apresentar sinais clássicos de derrame pleural – murmúrio vesicular diminuído e macicez à percussão do hemitórax acometido – e também sinais sistêmicos de perda sanguínea, se o hemotórax for volumoso.

Portanto, em todo paciente traumatizado, torna-se imprescindível uma radiografia de tórax em incidência posteroanterior (PA), para não passar despercebida qualquer lesão torácica, por mais discreta que seja. Preferencialmente, esse exame deve ser feito com o paciente em ortostatismo, exceto em casos de traumatismo raquimedular associado ou choque grave (Figura 12.1). A radiografia realizada em decúbito dorsal não traduz uma situação real e torna a interpretação difícil, podendo, nos casos de hemopneumotórax, causar certa confusão para estabelecimento do diagnóstico. Entretanto, quando a radiografia só puder ser realizada nessa incidência, o achado de uma hipotransparência

Capítulo 12 | Hemotórax e Pneumotórax

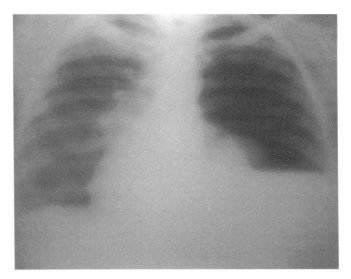

Figura 12.1 Hemopneumotórax traumático à esquerda.

difusa e homogênea no hemitórax acometido, tornando-o mais opaco do que o contralateral, será suficiente para confirmar o diagnóstico de hemotórax. Nessas situações, quando se necessita de um diagnóstico rápido, a ultrassonografia do tórax tem se mostrado bastante útil para evidenciar derrames de qualquer volume, principalmente os pequenos.

Nas radiografias de tórax realizadas em ortostatismo, evidencia-se um velamento homogêneo de proporções variáveis no hemitórax acometido, o que orienta a classificação e evolução. A tomografia computadorizada do tórax tem sido utilizada para esclarecer o diagnóstico quando a imagem radiológica é duvidosa e quantificar a extensão e o volume do hemotórax. A tomografia fornece ainda informações adicionais com as quais se pode estabelecer um diagnóstico diferencial entre contusão pulmonar, derrame pleural, pneumonia, hemotórax organizado, coagulado e/ou infectado (empiema). O seu uso tem ajudado em uma abordagem mais precoce e específica.

Em pacientes com hemotórax maciço, o diagnóstico deve ser exclusivamente clínico, pois não há tempo suficiente para a realização de exames complementares a fim de confirmar o diagnóstico. Em pacientes traumatizados, com quadro de hipotensão, taquicardia, dispneia, murmúrio vesicular abolido e macicez à percussão, o diagnóstico de hemotórax maciço se impõe, e o tratamento deve ser urgente (Capítulo 6, *Tratamento Inicial do Politraumatizado*).

D. Conduta e tratamento
1. **Hemotórax pequenos.** O paciente deve ficar em observação cirúrgica com controle radiológico de 12 em 12 h nas primeiras 24 h. O tratamento é conservador e consiste em exercícios respiratórios e no uso criterioso de anti-inflamatórios. Na maioria das vezes, o sangue é reabsorvido espontaneamente.

2. **Hemotórax médios.** O paciente também deve ficar em observação cirúrgica e radiológica rigorosa nas primeiras horas. A perda de sangue nos hemotórax médios cessa espontaneamente, e em geral não há necessidade de transfusão. O problema se restringe à remoção do sangue da cavidade pleural, que pode ser realizada por toracocentese ou drenagem torácica.

A drenagem torácica é realizada, de preferência, no 6º espaço intercostal, na linha medioaxilar, com todo o rigor de antissepsia, usando-se drenos calibrosos (de número 34 ou maior). Durante a realização da drenagem torácica, o sangue drenado pode (e deve) ser coletado em recipientes adequados e administrado ao paciente (autotransfusão). O período de drenagem não deve exceder a 72 h.

A toracocentese evacuadora oferece melhores resultados quando feita a partir de 48 h após o traumatismo. É indicada para pacientes com hemotórax médio que evoluíram bem, com observação clínica e radiológica nas primeiras horas, e não há necessidade de drenagem. A punção deve ser feita, de preferência, com o paciente assentado, no 9º espaço intercostal, posteriormente (abaixo da ponta da escápula). Usa-se agulha de biopsia pleural (agulha de Cope) ou agulha calibrosa e descartável, de bisel curto (Jelco® de 14 G).

Nos pacientes com taquipneia e/ou dispneia, hemotórax progressivo, especialmente se decorrente de traumatismo penetrante por arma branca ou de fogo, a drenagem torácica é sempre necessária.

3. **Hemotórax grandes.** Os grandes hemotórax com dispneia, anemia e hipovolemia (instabilidade hemodinâmica grave) devem ser tratados com toracotomia de urgência. Os pacientes estáveis hemodinamicamente devem ser submetidos a drenagem torácica. Aqueles que apresentam drenagem imediata superior a 1.500 mℓ, ou os que mantêm uma drenagem horária, por 3 h consecutivas, superior a 200 mℓ de sangue, devem ser submetidos a toracotomia. A autotransfusão não só pode, como deve, ser realizada em todos os pacientes com hemotórax grande.

4. **Hemotórax recidivantes e contínuos.** São tratados com toracotomia e hemostasia do vaso lesionado. A videotoracoscopia tem sido utilizada com frequência nesses pacientes, em centros que têm experiência na aplicação do método. Esse exame revela o local do sangramento, além de ajudar a definir o tipo de tratamento que pode ser realizado pela própria toracoscopia ou orientar quanto ao tipo de toracotomia mais adequado para hemostasia definitiva do vaso lesionado.

5. **Hemotórax coagulados.** São frequentemente residuais após drenagem de urgência, devem ser tratados por meio de remoção dos coágulos, de preferência até o 7º dia após o traumatismo. Esse objetivo pode ser alcançado por meio de videotoracoscopia, pleuroscopia ou minitoracotomia, dependendo dos recursos disponíveis. A videotoracoscopia geralmente é realizada nos primeiros 5 dias. Em geral, a remoção dos coágulos por pleuroscopia e minitoracotomia é possível até o 15º dia. A partir de então, a conduta mais adequada é toracotomia tradicional com decorticação pulmonar, para tratar o encarceramento pulmonar que, na maioria das vezes, já se instalou. Na primeira semana, podem ser tentadas toracocenteses repetidas, na expectativa de liquefazer os coágulos. Entretanto, alguns autores optam por toracoscopia mais precoce (2 a 5 dias), se a toracocentese for negativa. Isso porque a organização dos coágulos limita a utilização desse procedimento, uma vez que este método requer bom colapso pulmonar para se obterem boa visualização de

toda a cavidade torácica e boa aspiração dos coágulos. A videotoracoscopia diminui a dor pós-operatória e o tempo de permanência desses pacientes no hospital.
6. **Hemotórax infectados.** Na maioria dos casos, são iatrogênicos, em consequência da falta de rigor na antissepsia da drenagem torácica ou de persistência da drenagem por mais de 72 h. A drenagem pode ser realizada, inicialmente, para controle da toxemia do paciente. Por conterem coágulos e fibrina, os hemotórax infectados raramente evoluem para a cura com esse procedimento. Atualmente, a conduta mais utilizada é a realização de uma toracotomia pequena para remoção de coágulos, fibrina e limpeza da cavidade pleural. A drenagem torácica deve sempre acompanhar a aplicação desse método.
7. **Hemotórax organizados.** Hoje, esses hemotórax com mais de 3 semanas raramente são encontrados e, de início, são tratados com punção ou drenagem. Caso não haja expansão pulmonar, realiza-se toracotomia com decorticação pulmonar, que pode ser precedida de pleuroscopia ou toracoscopia.

II. **Pneumotórax.** O pneumotórax é definido como a existência de ar na cavidade pleural, que se torna real, com consequente colapso do pulmão. O ar tem acesso à cavidade pleural através de lesões do parênquima pulmonar, das vias aéreas ou da parede torácica. Trata-se de condição muito frequente.

Quanto à etiologia, os pneumotórax se dividem em dois grandes grupos: traumáticos e espontâneos. Ainda que apresentem muitos aspectos em comum, os dois grupos serão aqui estudados separadamente.
A. **Pneumotórax traumáticos.** Resultam de traumatismos torácicos abertos ou fechados, com comprometimento do parênquima pulmonar, das vias aéreas ou da parede torácica (Figura 12.2).

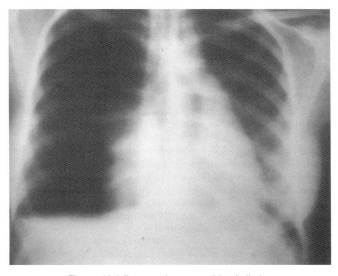

Figura 12.2 Pneumotórax traumático à direita.

1. **Classificação.** Quanto à integridade da parede torácica, os pneumotórax traumáticos dividem-se em dois grandes grupos: abertos ou fechados. Os classificados como abertos são aqueles que têm uma solução de continuidade entre a cavidade pleural e o meio externo. Quanto ao volume e à intensidade, os pneumotórax se classificam como: (a) pequeno: colapso de até 10% do pulmão; (b) médio: colapso de 10 a 30% do pulmão; (c) grande: colapso de mais de 30% do pulmão; (d) hipertensivo ou valvular: aquele que, além de grande, com colapso total do pulmão, apresenta hipertensão intrapleural com desvio e compressão do mediastino e, através deste, compressão do pulmão contralateral.
2. **Etiologia**
   a. **Pneumotórax pequeno.** Ocorre devido a lesões superficiais do parênquima pulmonar.
   b. **Pneumotórax médio e grande.** São ocasionados por feridas penetrantes do parênquima pulmonar ou por lacerações profundas. Nesses casos, frequentemente ocorrem hemopneumotórax.
   c. **Pneumotórax hipertensivo.** Ocorre principalmente em consequência de: (a) lesões de vias aéreas importantes (traqueia e brônquios principais); (b) grandes lacerações pulmonares que provocam, junto com o acometimento do parênquima, lesões de brônquios periféricos; (c) ruptura traumática de cistos; (d) ventilação mecânica com lesão pleuropulmonar.
   d. **Pneumotórax aberto.** Forma-se devido a uma abertura traumática da parede torácica, comunicando, assim, a cavidade pleural com o exterior. A pressão intrapleural se iguala à pressão atmosférica, com consequente formação de grande pneumotórax e colapso pulmonar.
3. **Fisiopatologia.** Os pneumotórax causam alterações respiratórias mais ou menos intensas, dependendo de sua extensão, do mecanismo e da reserva respiratória do paciente.

   Os pneumotórax pequeno, médio e grande levam a diminuição da ventilação proporcional ao grau de colapso pulmonar. O distúrbio é leve nos pequenos pneumotórax, e a dispneia é importante nos grandes. Em virtude da irritação das terminações nervosas pleurais, frequentemente se observam dor e tosse.

   Nos pneumotórax hipertensivos, forma-se um mecanismo valvular. O ar entra na cavidade pleural durante a inspiração e não sai durante a expiração, devido à elasticidade da parede da lesão. Em virtude desse mecanismo, o ar acumula-se no interior da cavidade pleural e a torna hipertensiva, com colapso do pulmão, desvio e compressão do mediastino e, através deste, do pulmão contralateral. Instala-se uma insuficiência respiratória grave e, em decorrência da compressão do mediastino, é estabelecido um bloqueio ao retorno venoso, que, nos casos mais graves, pode levar a hipotensão arterial e choque. Essa é uma situação muito grave, que deve ser diagnosticada e tratada com urgência, pois pode levar a morte por asfixia e choque.

   No pneumotórax aberto, a comunicação da cavidade pleural com a pressão atmosférica produz colapso importante do pulmão ipsolateral; por outro lado, devido à abertura da parede torácica, é estabelecido um mecanismo de competição com a ventilação normal. Assim é que, durante a inspiração, com a pressão negativa intratorácica, entra ar pela traqueia e pela abertura da parede torácica e, durante a expiração, elimina-se o ar pelas vias aéreas e pela abertura na parede, o que leva, evidentemente, a diminuição do ar corrente. Esse é um mecanismo semelhante ao de um fole que tivesse sua parede lesionada e que, assim, perderia sua eficiência. Além disso, ocorre um balanço do mediastino com torção e compressão das veias cavas e diminuição da eficiência da tosse, em virtude do impedimento de formação de pressão positiva, pela abertura da parede torácica. Todos esses fatores levam à insuficiência respiratória, que é proporcional ao calibre da lesão da parede torácica, e à morte, se não forem corrigidos a tempo.

4. **Diagnóstico.** É estabelecido por meio dos achados do exame clínico e do estudo radiológico, o qual deve ser realizado em todo paciente traumatizado. Nos casos em que se suspeita de lesão brônquica ou traqueal, pode-se recorrer à broncoscopia.

Nos pneumotórax pequenos, os discretos achados ao exame clínico o tornam pouco eficaz para o diagnóstico. O exame radiológico do tórax em PA realizado em ortostatismo durante inspiração e expiração mostra com maior nitidez o pneumotórax.

Nos pneumotórax grandes, ocorrem dispneia moderada, murmúrio vesicular diminuído e timpanismo à percussão do hemitórax acometido. A radiografia do tórax evidencia colapso pulmonar. Os pneumotórax médios revelam alterações intermediárias. Os pacientes com pneumotórax hipertensivos apresentam quadro característico, e o diagnóstico é essencialmente clínico. Medidas terapêuticas devem ser tomadas imediatamente, e na maioria das vezes não há tempo para exame radiológico. Esses pacientes apresentam dispneia intensa, cianose, desvio da traqueia constatado na região cervical, desvio do *ictus cordis*, murmúrio vesicular praticamente abolido, hipersonoridade à percussão, veias jugulares ingurgitadas, hipotensão arterial e, às vezes, enfisema subcutâneo. Os achados radiológicos mostram, além do grande pneumotórax e do colapso total do pulmão, desvio do mediastino e rebaixamento da cúpula frênica. É importante ressaltar que o diagnóstico de pneumotórax hipertensivo é eminentemente clínico. Quando a lesão que provocou o pneumotórax hipertensivo é uma grande laceração pulmonar, há hemotórax associado.

No pneumotórax aberto, o diagnóstico é evidente pela existência de ferida soprante na parede torácica.

A tomografia computadorizada do tórax tem sido utilizada com maior frequência em pacientes traumatizados, possibilitando o diagnóstico de pneumotórax que antes passavam despercebidos, até mesmo nas radiografias de tórax, como os laminares e os anteriores. Estes são denominados pneumotórax ocultos, cuja incidência está, atualmente, em torno de 20%. Devido à sua grande acurácica no diagnóstico de lesões torácicas, a tomografia está paulatinamente substituindo a radiografia de tórax como método ideal para o diagnóstico dessas lesões, principalmente de contusão pulmonar e pneumotórax.

5. **Conduta e tratamento.** O tratamento do pneumotórax tem por objetivos corrigir a insuficiência respiratória e promover a expansão dos pulmões e o fechamento da lesão. Esses objetivos são alcançados por meio de medidas conservadoras e drenagem torácica. Somente nos casos de grandes lacerações pulmonares e lesões traqueobrônquicas, que são pouco frequentes, é que há indicação de toracotomia.

A drenagem torácica deve ser realizada no 6º espaço intercostal, na linha medioaxilar do hemitórax acometido. Vale lembrar que, embora seja um procedimento de pequeno porte, a drenagem torácica deve ser realizada no bloco cirúrgico, com toda a antissepsia possível. Deve ser mantida até expansão total do pulmão e cessação do escape de ar pelo dreno. Podem-se, assim, sintetizar as condutas nos vários tipos de pneumotórax.

a. **Pneumotórax pequenos.** O paciente deve ser observado em regime hospitalar nas primeiras 24 h. Deve-se sedar a tosse e empregar analgésicos, se necessário. A fisioterapia respiratória deve ser precoce. Se não houver aumento de volume, o tratamento é conservador, não sendo necessário procedimento cirúrgico. Em caso de traumatismo contuso do tórax, se o paciente estiver lúcido e informando bem, eupneico e com saturação de oxigênio normal, não há necessidade de drenagem torácica de rotina, apenas controle radiológico e tratamento clínico. Entretanto, em politraumatizados graves, os pneumotórax pequenos podem não ser diagnosticados clinicamente. Nesses casos, se o paciente for submetido a anestesia geral com intubação traqueal para cirurgias corretivas de outras lesões, poderá ocorrer um pneumotórax hipertensivo com consequências drásticas se o cirurgião e o anestesista não estiverem atentos. Essa é mais uma justificativa para a necessidade de radiografia de tórax em todo paciente politraumatizado. A conduta mais segura nos pacientes com pneumotórax pequenos é realizar drenagem torácica previamente, se forem submetidos a anestesia geral.

b. **Pneumotórax médios.** Os pacientes que apresentam dispneia devem ser submetidos a drenagem torácica e colocados em observação cuidadosa. Se estiverem assintomáticos e com saturação de oxigênio nos valores normais, a conduta adotada será semelhante à dos pneumotórax pequenos. Nos casos tratados de modo conservador, cerca 1,25% do ar contido na cavidade pleural é reabsorvido por dia, e espera-se expansão total do pulmão em 3 a 6 semanas, dependendo do tamanho do pneumotórax. Nos traumatismos penetrantes, a melhor opção ainda é a drenagem torácica.

c. **Pneumotórax grandes.** Como a maioria dos pacientes apresenta dispneia, deve ser submetida a drenagem torácica e observada minuciosamente.

d. **Pneumotórax hipertensivos.** Os pacientes portadores de pneumotórax hipertensivo devem ser prontamente submetidos a toracocentese, que deve anteceder o exame radiológico. De preferência, a toracocentese deve ser realizada no nível do 2º espaço intercostal, na linha medioclavicular, na borda superior do arco costal. Em seguida, eles devem ser drenados.

Os pneumotórax grandes e hipertensivos que não respondem bem ao tratamento com drenagem, permanecendo com fístula de alto débito, dispneia e má expansão pulmonar, e aqueles que evoluem com atelectasia lobar ou segmentar são candidatos a toracotomia exploradora, em vista da possibilidade de haver lesões brônquicas importantes ou grandes lacerações pulmonares. Nos casos duvidosos, deve-se proceder à broncoscopia para confirmação da lesão.

Também o pneumotórax em que a fístula aérea persiste por mais de 5 dias após drenagem tem indicação cirúrgica (toracotomia ou toracoscopia), mesmo sem lesão brônquica à broncoscopia.

e. **Pneumotórax abertos.** Devem ser tratados de imediato com oclusão da lesão, seguida de exame radiológico para avaliação. Após isso, praticam-se desbridamento e sutura da ferida da parede torácica com drenagem concomitante, objetivando tratar o pneumotórax residual, bem como prevenir e tratar um possível pneumotórax hipertensivo.

Os pneumotórax abertos atendidos fora do ambiente hospitalar devem ser ocluídos com os recursos disponíveis no local. Considerando-se a possibilidade de existência de lesões associadas que possam levar a um pneumotórax hipertensivo, recomenda-se que a oclusão seja sempre valvular, permitindo a saída de ar durante a expiração e impedindo a entrada de ar à inspiração. Uma das maneiras para se alcançar esse objetivo consiste em se fazer um curativo oclusivo quadriculado com esparadrapo, deixando livre uma de suas bordas. O curativo assim realizado funcionaria como uma válvula (curativo de três pontas). Não se deve drenar o tórax pelo local da ferida.

B. **Pneumotórax espontâneos.** Em sua quase totalidade, os pneumotórax espontâneos são provocados por ruptura de bolhas subpleurais e surgem após esforço físico, tosse ou até sem fator desencadeante. Quanto ao volume, podem ser classificados como: pequenos, médios, grandes e hipertensivos. Às vezes, podem se originar de rupturas de aderências vascularizadas, provocando hemopneumotórax.

O quadro clínico é dominado por dor torácica dependente do sistema ventilatório e dispneia, que apresenta graus variados, podendo até mesmo estar ausente. O exame físico varia de acordo com o grau de colapso pulmonar, e os achados clássicos são murmúrio vesicular diminuído ou mesmo abolido e timpanismo à percussão. A radiografia simples do tórax confirma o diagnóstico.

A conduta é a mesma dos casos de pneumotórax traumáticos. Drenagem de ar por mais de 7 dias ou recidiva do pneumotórax indicam, a depender das condições do paciente, toracotomia ou toracoscopia para ressecção das bolhas, escarificação da pleura ou pleurectomia.

Abscessos subpleurais, lesões escavadas tuberculosas, cistos pulmonares e carcinoma broncogênico podem provocar pneumotórax. Nesses casos, quase sempre existe empiema. Após a drenagem, é necessário estudo propedêutico mais detalhado para a conclusão do diagnóstico. Todos os casos de pneumotórax cujo exame radiológico revele suspeita de patologia pulmonar diferente de bolhas subpleurais, que normalmente não são visualizadas na radiografia simples de tórax, exigem propedêutica de imagem para esclarecimento do diagnóstico, sendo a tomografia computadorizada o exame inicial.

Bibliografia

Beall AC, Crowford HW, DeBakey ME. Considerations in the management of acute traumatic hemothorax. J Thor Cardiovasc Surg. 1966; 52:351-60.

Brow WT. Atlas of video assisted thoracic surgery. Nova York: W.B. Saunders Company; 1994.

Cordice JWV, Cabezon J. Chest trauma with pneumothorax and hemothorax. J Thor Cardiovasc Surg. 1965; 50:316-33.

De Vries WC, Wolf WG. Tratamento do pneumotórax espontâneo e do enfisema bolhoso. Clin Cir Am Norte. 1980; 60:849-64.

Dorgan Neto V, Saad Jr. R, Rasslan S. Videotoracoscopia no trauma de tórax. Rev Col Bras Cir. 2001; 28:3-8.

Ferreira ET, Amaral CFS. Traumatismo torácico. In: Lopez M. Emergências médicas. 3. ed. Rio de Janeiro: Guanabara Koogan; 1982.

Gay WA, McCabe JC. Trauma of the chest. In: Shires GT. Care of the Trauma Patient. 2. ed. Nova York: McGraw-Hill Book Company; 1979.

Griffith GL et al. Acute traumatic hemothorax. Ann Thorac Surg. 1978; 26:204.

Jones KW. Traumatismo torácico. Clin Cir Am Norte. 1980; 60:957-82.

Lewis FR. Traumatismo torácico. Clin Cir Am Norte. 1982; 62:113-21.

Mancini M, Smith LM, Buchter KJ. Early evacuation of clotted blod in hemothorax using thoracoscopy. Case reports. J Trauma. 1993; 34:144-7.

Richardson JD, Miller FB, Carildo EH et al. Lesões torácicas complexas. Clin Cir Am Norte. 1996; 76:729-53.

Rutheford RB. In: Zuidema GD, Rutherford RB, Balinger WF. The Management of Trauma. 3. ed. Philadelphia: W.B. Saunders Company; 1979.

Symbas PN. Autotransfusion from hemothorax: experimental and clinical studies. J Trauma. 1972; 12:689.

Trunkey DD, Lewis FR. Traumatismos de tórax. Clin Cir Am Norte. 1980; 60:1537-45.

Velmahos GC, Demetriades D, Chan L et al. Predicting the need of thoracoscopic evacuation of residual traumatic hemothorax. Chest radiography is insufficient. J Trauma. 1999; 46:65-70.

Wilson FR, Murray C, Antonenko DR. Traumatismos torácicos fechados. Clin Cir Am Norte. 1977; 57:17-23.

Wilson M, Boren CH Jr., Peterson SR et al. Traumatic hemothorax: is decortication necessary? J Thor Cardiovasc Surg. 1979; 77:489.

13
TRAUMATISMOS CARDÍACOS
Marco Tulio Baccarini Pires

I. **Introdução.** No passado, as feridas do coração e dos grandes vasos eram sempre consideradas fatais e intratáveis. No século 18, Billroth, um dos pioneiros da cirurgia, escreveu: "O cirurgião que tentar suturar uma ferida no coração perderá o respeito de seus colegas." Entretanto, pouco tempo depois, em 1896, Rehn, na Alemanha, realizou com sucesso a primeira sutura de uma lesão no miocárdio provocada por arma branca. Ao apresentar seu trabalho acerca desse caso 1 ano depois, em uma conferência médica, essa cirurgia pioneira levantou considerável discussão ética.

Atualmente, com o desenvolvimento e aprimoramento dos materiais e técnicas de cirurgia cardíaca, tornou-se possível prestar melhor atendimento aos portadores de lesões traumáticas do coração, com redução acentuada na mortalidade e na morbidade.

II. **Classificação.** As lesões do coração podem ser penetrantes, não penetrantes ou iatrogênicas.

  A. **Lesões penetrantes.** São as lesões mais frequentemente observadas na prática clínica. A maioria das vítimas é do sexo masculino. Os ferimentos ocupam uma ampla área, que compreende todo o precórdio, a região cervical, a região axilar e o abdome (Figura 13.1).

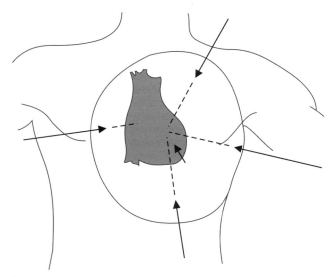

Figura 13.1 Área em que um ferimento penetrante deve ser considerado capaz de causar lesão cardíaca.

Qualquer ferimento penetrante nesses locais deve ser considerado suspeito de provocar lesão cardíaca. Nos casos de ferimentos penetrantes do coração, apenas 40% dos pacientes chegam com vida ao hospital. No meio urbano brasileiro, a arma branca predomina como principal agente causador de lesão, vindo em segundo lugar os ferimentos por arma de fogo. A câmara cardíaca mais atingida nos traumatismos penetrantes do coração é o ventrículo direito, devido a seu tamanho e sua posição mais anterior (Figura 13.2). A taxa de sobrevivência de pacientes vítimas de ferimentos penetrantes causados por arma branca é de 70 a 80%, enquanto a de sobrevivência após ferimentos por arma de fogo é de 30 a 50%.

B. **Lesões não penetrantes.** Um traumatismo fechado (não penetrante) do coração refere-se a uma contusão do músculo cardíaco, cuja gravidade pode variar, dependendo da gravidade da lesão e do momento em que ocorreu. É uma das principais causas de morte rápida que ocorre após traumatismo torácico fechado e deve ser cogitado durante a avaliação inicial do paciente no setor de emergência. Tem havido grande aumento de casos de traumatismos cardíacos fechados (contusões miocárdicas), devido à elevação do número de acidentes automobilísticos. As lesões podem variar de simples contusão ventricular (com formação de hematoma intramuscular), passando pelos casos de rupturas valvares e dos septos interatrial e interventricular, até ruptura completa da parede ventricular (nesses casos, a mortalidade pode chegar a 100%). Tardiamente, poderá ocorrer o aparecimento

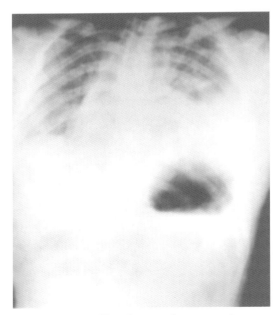

Figura 13.2 Radiografia de tórax de vítima de agressão por arma branca no ventrículo direito. Observam-se coração de formato arredondado e imagem de hipotransparência no hemitórax esquerdo, correspondendo a hemotórax.

de quadro de insuficiência cardíaca pós-traumática, como consequência da própria contusão ou da formação de um falso aneurisma ventricular. Também tardiamente é relatada oclusão trombótica de artéria coronária secundária à contusão, com consequente infarto agudo do miocárdio.

Ruptura isolada do pericárdio após traumatismo contuso pode ocorrer, mas é rara; nesse caso, ocasionalmente é descrita herniação do coração para a cavidade pleural, com consequente diminuição do débito cardíaco. O exame físico poderá detectar a ocorrência de atrito pericárdico.

Seis mecanismos de lesão cardíaca com traumatismo fechado foram descritos: dano precordial direto; efeito hidráulico (ocorre quando há grande impacto sobre o abdome e as extremidades inferiores, com aumento da pressão no sistema da veia cava inferior, levando, principalmente, à ruptura do átrio direito); compressão entre o esterno e a coluna vertebral; lesões de aceleração ou desaceleração; concussão (leva a ruptura retardada); e penetração (fragmento do esterno ou da costela). O *air bag*, um excelente mecanismo de proteção de adultos contra traumatismos cardíacos fechados em acidentes automobilísticos, tem sido implicado como causador de lesões traumáticas do coração em crianças pequenas que, no momento do acidente, viajavam no banco da frente do carro.

C. **Lesões iatrogênicas.** As lesões iatrogênicas do coração podem ocorrer tanto em procedimentos terapêuticos (p. ex., implante de eletrodo endocavitário de marca-passo; angioplastia coronariana com ou sem implante de *stent*; valvoplastia mitral com balão; após massagem cardíaca externa; implantes de cateteres venosos centrais; terapêutica de ablação de focos arritmogênicos) como em procedimentos diagnósticos (p. ex., cateterismos cardíacos; biopsia de endocárdio; passagem de cateter de Swan-Ganz). Durante o implante de eletrodo de marca-passo, pode ocorrer perfuração da parede ventricular ou mesmo da válvula tricúspide.

Outra situação peroperatória em que podem ocorrer perfuração cardíaca ou ruptura do seio coronário é durante o implante de eletrodo em seio coronário, em procedimento para colocação de marca-passo biventricular (terapia de ressincronização cardíaca). Já nos procedimentos de cateterismo cardíaco, a perfuração miocárdica é menos frequente; nesse tipo de procedimento, entretanto, outra complicação possível é injeção intramural de contraste, durante a realização de angiografia cardíaca.

A biopsia endocárdica, rotineira no pós-operatório dos transplantes de coração, tem como complicação a perfuração da parede ventricular livre, com tamponamento cardíaco fatal. Felizmente, a ocorrência dessa complicação é muito baixa, da ordem de 0,13% durante os procedimentos de biopsia.

O procedimento de trombólise medicamentosa, usado no tratamento de infarto agudo do miocárdio, tem o potencial de desencadear um tamponamento cardíaco que também pode ser considerado de origem iatrogênica.

Perfuração cardíaca é uma complicação reconhecida dos procedimentos de ablação de focos arritmogênicos por cateter, sendo mais frequentemente observada durante ablação da fibrilação atrial. Pode, entretanto, ocorrer durante a ablação de focos arritmogênicos ventriculares, principalmente quando o procedimento estiver sendo executado em pacientes não submetidos previamente a cirurgia cardíaca. A perfuração cardíaca secundária a ablação de arritmias poderá demandar tratamento cirúrgico.

III. **Fisiopatologia.** O paciente que é vítima de lesão cardíaca (penetrante ou não penetrante) pode apresentar hipovolemia (sangramento), tamponamento cardíaco ou ambos.

Quando o sangramento se faz para o meio externo ou para as cavidades pleurais, ocorre rápida perda de sangue, seguindo-se choque e, comumente, morte. Nesses casos, existem extensas lesões no pericárdio, pelas quais o sangue é drenado, não havendo o tamponamento. Predominam as grandes lesões de ventrículo, que levam a rápido choque hemorrágico, com todas as suas consequências.

Quando o sangramento não se faz para o meio externo nem para a cavidade pleural, ocorre o tamponamento cardíaco. O pericárdio normal é uma membrana de tecido serofibroso, pouco distensível, de tal sorte que pequenos aumentos (desde que ocorridos de maneira abrupta) na sua pressão levam a baixo débito cardíaco, devido à restrição na diástole ventricular. O volume necessário para a produção de tamponamento pode ser pequeno, de 60 a 100 mℓ. Assim, o tamponamento pode ocorrer como consequência de pequenas lesões atriais ou ventriculares, mesmo com mínima perda de sangue para o paciente. O aumento da pressão intrapericárdica leva à diminuição do retorno venoso ao coração, que ocorre mais predominantemente na fase de diástole ventricular. Devido a essa restrição diastólica, a pressão venosa central (PVC) e a pressão diastólica final do ventrículo direito se elevam. Clinicamente, surgem ingurgitamento venoso cervical, abafamento das bulhas cardíacas, queda da pressão arterial (que se torna convergente), taquicardia, pulso paradoxal, hipoxia e choque.

Deve-se lembrar que, em casos crônicos, o saco pericárdico pode acomodar grandes volumes de líquido (p. ex., no derrame pericárdico urêmico observado na insuficiência renal crônica). Nesses casos, o saco irá se distendendo lenta e progressivamente, podendo não levar a tamponamento cardíaco; esta é uma situação que difere bastante do derrame agudo.

Arritmias cardíacas podem surgir em consequência do traumatismo, não havendo, muitas vezes, correlação entre o tamanho da lesão e a malignidade da arritmia. Projéteis retidos na massa miocárdica e hematomas ventriculares (secundários a contusões) são potenciais focos arritmogênicos. Projéteis de arma de fogo no interior das câmaras atriais ou ventriculares poderão funcionar como áreas de formação de trombos ou, ainda, infectar-se, causando endocardite.

A migração de um projétil intracavitário (êmbolo balístico) é descrita tanto no setor arterial como no venoso do coração e da circulação, mas é rara. A ocorrência de necrose cardíaca nos pacientes que apresentam projéteis retidos no miocárdio ou no saco pericárdico é considerada uma complicação importante; chega a haver indicação de retirada da bala, mesmo quando estiver em região não perigosa.

Lacerações das principais artérias coronárias, quando existem, devem ser tratadas com circulação extracorpórea e revascularização do miocárdio; caso contrário, a área irrigada pela artéria que foi lesionada geralmente irá apresentar infarto do miocárdio em 3 a 6 h. A principal causa de morte nos casos de lesão coronariana é, entretanto, o tamponamento cardíaco, provocado por hemopericárdio agudo.

Nos casos de lesões contusas, o mecanismo mais frequente da lesão é compressão entre o esterno e a coluna vertebral. Caso se forme hematoma na parede ventricular, este poderá ser subepicárdico, subendocárdico ou transmural (este, o mais grave, pode acarretar ruptura ventricular ou levar à formação crônica de falso aneurisma).

A insuficiência cardíaca pós-traumática tem várias causas; entre elas, a própria contusão, lacerações valvulares ou de aparelhos subvalvulares, rupturas septais e a formação crônica de falso aneurisma ventricular. Este, inclusive, poderá romper-se tardiamente, levando a uma forma retardada de tamponamento.

IV. Quadro clínico e diagnóstico. O diagnóstico em pacientes com tamponamento cardíaco agudo deve ser feito clinicamente, pois apenas em raras ocasiões haverá tempo para exames complementares. É fundamental o papel do socorrista no momento inicial, uma vez que será ele quem realizará o diagnóstico e o primeiro atendimento. É clássica a **tríade de Beck**, que compreende ingurgitamento venoso cervical, choque e abafamento das bulhas cardíacas.

Sempre se deve considerar o orifício de uma lesão externa (no caso de traumatismo penetrante), estando em área suspeita. Ao ser colocado um cateter venoso central, verificamos se a PVC está elevada. Geralmente, o paciente apresenta-se com respiração pré-agônica e cianose, sugerindo morte iminente.

Caso haja tempo ou dúvida diagnóstica, o paciente poderá ser submetido a outros exames: as radiografias de tórax em PA revelam coração globoso, em forma de "moringa" ou "bilha". O eletrocardiograma (ECG) mostra as seguintes alterações principais: baixa voltagem do complexo QRS, ocorrência de arritmias cardíacas (que se apresentam como extrassístoles ventriculares) e alterações da repolarização ventricular decorrentes do traumatismo. O surgimento de bloqueios cardíacos pós-traumatismo é raro, mas já foi relatado.

Pacientes sob suspeita de contusão miocárdica com ECGs e testes de biomarcadores normais podem ser descartados com segurança. No entanto, se os resultados desses exames estiverem alterados, os passos seguintes devem ser exame de ecocardiografia e medidas mais avançadas. Muitas vezes, diagnosticar uma contusão miocárdica é difícil, pelo fato de os sintomas serem por vezes inespecíficos.

A ultrassonografia (US) do coração, com a utilização de ecocardiografia transtorácica e transesofágica, é valiosa ferramenta diagnóstica; ambos os exames podem ser usados de forma intercambiável em conjunto com outras modalidades, como o ECG e a tomografia computadorizada (TC), para o diagnóstico de anormalidades cardiovasculares em pacientes com traumatismo. Embora seja muitas vezes subutilizada no cenário de traumatismo, a US do coração tem as vantagens de ser ferramenta de avaliação facilmente acessível, não invasiva e de rápida utilização na cabeceira do leito.

A realização de emergência de uma US FAST (*focused assessment with sonography for trauma*) possibilita ao cirurgião avaliar quatro janelas anatômicas em busca de líquido no interior das cavidades abdominal e pericárdica. De posse da US, nesse caso como auxílio para a tomada de decisão terapêutica, o cirurgião busca apenas verificar se há líquido nas cavidades, sem obter o detalhamento das lesões existentes. Trata-se de um procedimento seguro, prático e rápido, que pode ser repetido tantas vezes quantas forem necessárias. Se realizado por cirurgião treinado, o exame FAST tem sensibilidade de quase 100% e especificidade de 97,3%. Se estiver disponível e o paciente suficientemente estável para possibilitar sua realização, o ecocardiograma poderá mostrar no tamponamento se há derrame pericárdico e outras alterações (p. ex., lesões valvulares, comunicação interventricular), bem como outras anormalidades, como alterações no movimento das paredes ventriculares e na função ventricular. Esse é um exame simples e de extrema utilidade, que pode detectar pequenas quantidades de líquido no saco pericárdico (Figura 13.3). Entretanto, o exame pode ser prejudicado em situações em que haja comprometimento de partes moles da parede torácica e em pacientes vítimas de traumatismo contuso no coração.

A TC do tórax com uso de contraste é uma poderosa ferramenta de diagnóstico em pacientes sob suspeita de traumatismo cardíaco, e seus achados podem ajudar a estabelecer ou confirmar o diagnóstico correto de uma lesão. A ruptura cardíaca raramente é visualizada na TC, devido ao seu prognóstico grave imediato; no entanto, trata-se de uma entidade que não deve ser negligenciada, uma vez que é fundamental o manuseio correto da lesão.

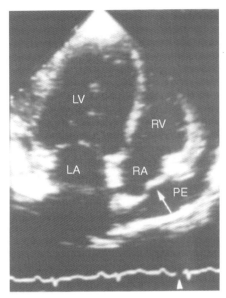

Figura 13.3 Visão ecocardiográfica (quatro câmaras) que mostra uma diástole tardia (*ponta de seta* no ECG) e colapso da parede do átrio direito (*seta*). Este é um sinal de alta sensibilidade (porém não específico) para tamponamento cardíaco. RA: átrio direito; RV: ventrículo direito; LV: ventrículo esquerdo; LA: átrio esquerdo; PE: pericárdio. (*Fonte*: De Oh et al., 1997.)

A criação de uma janela subxifoidiana para diagnóstico de hemopericárdio pode ser feita tanto na sala de emergência como no centro cirúrgico, tanto sob anestesia geral como sob anestesia local. É um método de alta especificidade e de alta sensibilidade, e sua desvantagem é ser um procedimento invasivo. A evolução do diagnóstico quando se adotam métodos de US praticamente eliminou a necessidade desse procedimento para avaliação de traumatismo cardíaco.

Um estudo hemodinâmico será valioso em casos mais crônicos, como, por exemplo, presença de projéteis intramurais retidos ou de lesão coronariana (Figura 13.4).

Nos traumatismos fechados do coração, entre os pacientes que sobrevivem a acidentes e chegam vivos ao hospital, o diagnóstico às vezes é mais difícil de ser feito. Essa é a situação nas contusões ventriculares, em que uma arritmia cardíaca, até então inexistente, poderá manifestar-se. Outra manifestação possível é dor de caráter anginoso, que não cede com a administração de vasodilatadores coronarianos. ICC aguda pode ser resultante da contusão ou de lesão valvular ou do septo interventricular. Exsudação para o saco pericárdico e tamponamento secundário poderão surgir (raramente), assim como pericardite.

Na propedêutica dos traumatismos contusos do coração, além dos métodos descritos anteriormente, utiliza-se, se necessário, o estudo radioisotópico para mapeamento de áreas não captantes.

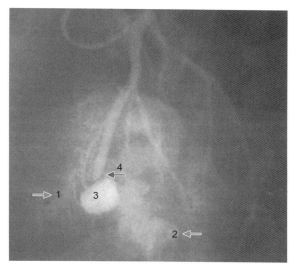

Figura 13.4 Cinecoronariografia. Paciente vítima de agressão por arma branca (punhal), que levou à secção e trombose da artéria coronária descendente anterior, com formação de falso aneurisma no septo interventricular e escape de sangue para os ventrículos direito e esquerdo. 1. Escape para ventrículo direito. 2. Escape para ventrículo esquerdo. 3. Falso aneurisma no septo interventricular. 4. Coronária descendente anterior ocluída, com subsequente infarto distal da parede anterior do ventrículo esquerdo.

A dosagem de enzimas fica prejudicada nos casos de traumatismo. Nenhuma relação entre os resultados de exames de laboratório para aferição das enzimas séricas (ou seja, fração miocárdica da creatina fosfoquinase, troponina cardíaca T, troponina cardíaca I) e identificação e prognóstico da lesão foi demonstrada no traumatismo cardíaco fechado. Assim, as dosagens de enzimas cardíacas não devem ser solicitadas nesta situação, a não ser que se suspeite ser o paciente portador de uma doença coronariana concomitante.

As feridas pericárdicas normalmente ocorrem associadas às feridas do coração. Se ocorrem isoladamente, não revelam sintomas na maior parte dos casos – a ocorrência de hérnia do coração para as cavidades pleurais no caso de extensa lesão do saco pericárdico é possível, mas bastante rara. Uma ferida pericárdica pode evoluir com atrito à ausculta, que varia de intensidade com a respiração e com a mudança de decúbito. Nas radiografias de tórax pode-se observar a ocorrência de pneumopericárdio. Como sequela desse tipo de lesão, poderão surgir hemopericárdio, pericardite constritiva ou piopericárdio (pericardite purulenta).

A pericardite pós-traumatismo não apresenta etiologia bem definida, mas sugere resposta inflamatória ao traumatismo e reação ao sangue intrapericárdico, causando síndrome pós-pericardiotomia (que geralmente responde bem ao tratamento clínico com ácido acetilsalicílico).

Vírus e bactérias têm sido responsabilizados pelas reações de hipersensibilidade em pacientes com lesões miocárdicas e pericárdicas. As apresentações clínicas incluem: febre, dor torácica, exsudato pleural e alterações ao ECG e ao ecocardiograma, e na radiografia de tórax observam-se pneumopericárdio e aumento da silhueta cardíaca.

A ocorrência de tamponamento tardio, dias após o traumatismo (tamponamento retardado), foi descrita em casos não tratados cirurgicamente no momento inicial do atendimento.

V. **Tratamento.** Deverá ser instituído mesmo antes de o diagnóstico ser definido e visa principalmente à manutenção da vida do paciente. Se ocorrer uma contusão miocárdica, deve-se prever choque cardiogênico ou arritmia, e o paciente deve ser cuidadosamente monitorado. Este tratamento pode ser dividido em duas fases: a fase **imediata** visa à manutenção da vida e compreende o tratamento do choque, o tratamento do tamponamento e toracotomia com tratamento da lesão no coração; na fase **tardia**, o tratamento irá se impor à medida que se esclareça a natureza das lesões.

A. **Tratamento do choque.** O paciente deve ser colocado na posição horizontal ou na posição de Trendelenburg; providenciam-se um acesso venoso central e punção de uma ou mais veias periféricas, de acordo com a necessidade. Inicia-se infusão rápida de lactato de Ringer e, em seguida, de sangue. Deve-se prover uma via aérea, realizando-se intubação orotraqueal, se necessário, e instituindo-se respiração artificial. Nos casos de parada cardíaca, deve-se instituir prontamente massagem externa, ou mesmo interna (caso existam condições para realização de uma toracotomia na sala de emergência, este tipo de abordagem se justifica em paciente portador de tamponamento cardíaco em parada cardíaca). São utilizados medicamentos empregados na abordagem de parada cardíaca. A partir da melhora da volemia e do melhor enchimento cardíaco, obtém-se sístole ventricular mais efetiva.

B. **Tamponamento cardíaco.** Consiste em compressão do coração devido a uma quantidade anormal de líquido no pericárdio. A pressão pericárdica aumentada impede a expansão cardíaca normal da diástole, e, como consequência, caem o volume ejetado, a pressão arterial e o débito cardíaco. O tamponamento é uma emergência cardíaca. Se o líquido presente (sangue, no caso de traumatismo) não for removido rapidamente, o paciente irá morrer em choque cardiogênico.

A criação de uma janela pericárdica e/ou pericardiocentese e a toracotomia ou esternotomia são às vezes empregadas, uma em seguida à outra ou isoladamente, de acordo com as necessidades do paciente. Em geral, um paciente que esteja em estado grave devido ao tamponamento cardíaco apresentará grande melhora após uma pericardiocentese de alívio, mesmo que seja pequena a quantidade retirada de sangue (p. ex., 30 a 50 mℓ). Essa melhora possibilita que o paciente seja levado ao centro cirúrgico e operado em melhores condições hemodinâmicas.

A pericardiocentese pode ser realizada no nível do quinto espaço intercostal esquerdo, ou por via paraxifoidiana (preferencial). A agulha geralmente é inserida entre o processo xifoide e o rebordo costal esquerdo; em pacientes com a pele muito dura, pode ser feita uma pequena incisão com bisturi antes da introdução da agulha.

A agulha é inserida a um ângulo de 15° para se evitar o rebordo costal e é aprofundada de tal modo que sua ponta é direcionada para o ombro esquerdo. A agulha é então introduzida lentamente, até que o pericárdio seja perfurado e o líquido seja aspirado. Durante a pericardiocentese, deve-se evitar lesão ao miocárdio. Caso se disponha de tempo, a punção pode ser executada sob controle de radioscopia ou sob observação por meio de ecocardiografia. O ECG não deve ser utilizado para monitorar a adequação da punção, pois acoplar à agulha da punção o cabo da derivação precordial do ECG, obtendo-se um registro eletrocardiográfico contínuo, pode levar a resultados enganosos. A queda da PVC, após aspiração sugere ter havido uma punção adequada. O fato de haver uma punção negativa não exclui a possibilidade de tamponamento, já que o sangue intrapericárdico pode estar parcialmente coagulado.

Comparada à janela pericárdica, a pericardiocentese é um procedimento diagnóstico inferior, pois não proporciona uma precisão diagnóstica tão boa (veja-se a alta incidência de resultados falso-negativos) e tem potencial para causar lesões iatrogênicas. Hoje, tem sido utilizada em atendimentos emergenciais, principalmente em casos de lesões ocorridas durante procedimentos cardíacos com complicações, como nos cateterismos cardíacos e nos tratamentos de ablação de arritmias.

A toracotomia (ou esternotomia) precisa ser bem programada e alcança maior sucesso quando realizada de maneira semieletiva, após já ter sido obtida pelo menos uma estabilização hemodinâmica inicial do paciente. Lesões associadas às lesões do coração e dos grandes vasos, como as abdominais, cranianas, ósseas e outras, podem (e devem) ser corrigidas no mesmo ato cirúrgico.

O conceito de toracotomia na própria sala de emergência ganhou muitos adeptos nos últimos anos, pois os pacientes agonizantes ou em parada cardíaca (que antes faleciam no local do acidente) têm chegado cada vez mais às salas de emergência dos hospitais, graças ao transporte rápido. Estatísticas recentes mostram um aumento no uso dessa abordagem. Os melhores resultados desse procedimento são obtidos em vítimas de traumatismos cardíacos penetrantes que chegam ainda vivas ao hospital e apresentam parada cardíaca na própria sala de emergência ou pouco antes de serem admitidas no hospital.

As feridas cardíacas podem ser abordadas por toracotomia esquerda ou direita, no nível do 4º ou 5º espaço intercostal, por toracotomia anterior bilateral, ou, preferencialmente, por esternotomia mediana. No momento da pericardiotomia, quando se desfaz a pressão intrapericárdica, pode ocorrer hemorragia volumosa, que, em algumas situações, pode ser até mesmo incontrolável.

Alguns detalhes da técnica operatória devem ser observados: (a) a incisão deve ser ampla; quando possível, deve-se fazer esternotomia mediana (na sala de emergência, usa-se toracotomia esquerda ou direita, por ser incisão mais rápida que a esternotomia); (b) todo o material vascular e de reanimação, incluindo o desfibrilador, deve estar à mão; (c) grandes quantidades de sangue e de plasma devem estar disponíveis; (d) deve-se realizar monitoramento eletrocardiográfico; (e) sondas vesical e nasogástrica devem ser inseridas, se houver tempo; (f) vias para infusão venosa rápida devem estar disponíveis.

As suturas do coração e dos vasos são efetuadas com fios não absorvíveis: náilon, seda, Prolene®, Ethibond® etc. O músculo cardíaco é muito friável, podendo lacerar-se ao ser suturado. Nesse caso, um fragmento de pericárdio (do próprio paciente, ou ainda pericárdio heterólogo bovino fixado em glutaraldeído) pode servir de base para se ancorar um ponto (em cirurgias de urgência, devem-se evitar materiais sintéticos, tais como o Dacron®). Os pontos devem abranger todas as camadas do músculo cardíaco. Dá-se preferência à sutura com pontos em "U" ou em "X" separados. O auxiliar comprime o local lesionado, enquanto a sutura é feita sob o seu dedo (Figura 13.5).

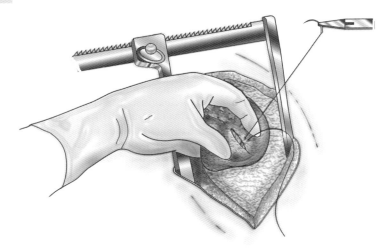

Figura 13.5 Manobra utilizada para contenção manual de hemorragia e sutura de ferimento cardíaco. (*Fonte*: adaptada de De Legatti et al., 1994.)

No caso das lesões atriais, principalmente em lesões do átrio direito, existe a possibilidade de se colocar um clampe lateral tipo Satinsky, estancar a hemorragia e realizar a sutura com segurança.

Lesões **proximais** em coronárias mais importantes não são comuns e, se ocorrerem, poderão ser reparadas até 6 h após o traumatismo, com interposição de um enxerto de artéria mamária ou um segmento de veia safena autóloga entre a coronária (distalmente à lesão) e a aorta ascendente, geralmente com o uso de circulação extracorpórea (CEC). Opcionalmente, a revascularização pode ser realizada sem CEC por cirurgião cardíaco habituado a esse tipo de procedimento.

Coronárias **mais distais** lesionadas poderão ser ligadas, ocasionando pequeno infarto do miocárdio, que normalmente não causa maiores repercussões, uma vez que a maioria das vítimas é jovem, não sendo portadora de cardiopatia prévia.

As suturas realizadas são feitas apenas externamente no coração. Caso persistam defeitos intracavitários (comunicações interventriculares, lesões valvulares, fístulas coronariocavitárias etc.), a correção será realizada posteriormente, com o uso de circulação extracorpórea. Ultimamente, têm sido descritas ocasionalmente correções com dispositivos inseridos por via percutânea, para tratamento de lesões como, por exemplo, uma comunicação interventricular residual pós-traumatismo.

Por fim, deve-se lembrar que o pericárdio é fechado apenas em parte, para facilitar a drenagem pós-operatória e evitar tamponamento. Grandes defeitos no pericárdio que não são passíveis de serem fechados por sutura direta podem ser deixados abertos ou ser reparados com um *patch* (p. ex., de pericárdio bovino).

A antibioticoterapia é essencial no pós-operatório de pacientes vítimas de traumatismo cardíaco, iniciando-se o mais cedo possível (geralmente se usa uma cefalosporina por via intravenosa, mantendo-se o uso por pelo menos 7 dias). A ocorrência de infecção em uma incisão torácica, com surgimento de empiema e/ou mediastinite, deve ser evitada a todo custo.

Em relação aos resultados do tratamento das vítimas de traumatismo cardíaco ao estado clínico do paciente, situações como ocorrência de choque, parada cardiorrespiratória e necessidade de toracotomia na sala de emergência geralmente sinalizam pior prognóstico e estão associadas a altos índices de mortalidade.

Bibliografia

Aaland MO, Sherman RT. Delayed pericardial tamponade in penetrating chest trauma: case report. J Trauma. 1991; 31:1563-5.
Alborzi Z, Zangouri V, Paydar S et al. Diagnosing myocardial contusion after blunt chest trauma. J Tehran Heart Cent. 2016; 11(2):49-54.
Arbelo E, Brugada J, Hindricks G et al. Atrial Fibrillation Ablation Pilot Study Investigators. ESC-EURObservational Research Programme: the atrial fibrillationablation pilot study, conducted by the European Heart Rhythm Association. Europace. 2012; 14(8):1094-103.
Arruda Filho MB, Maia e Silva H, Santos FAG et al. Tratamento cirúrgico de ruptura traumática da valva aórtica e do septo interatrial após traumatismo fechado do tórax: revisão da literatura e apresentação de um caso raro. Rev Bras Cir Cardiov. 2003; 18(2):181-5.
Asensio JA, Stewart BM, Murray J et al. Penetrating cardiac injuries. Surg Clin North Am. 1996; 76(4):685-724.
Baranchuk A, Simpson CS, Pinto S et al. Pneumopericardium after attempted left ventricular lead insertion. Can J Cardiol. 2008; 24(8):e56.
Bertinchant JP, Polge A, Mohty D et al. Evaluation of incidence, clinical significance, and prognostic value of circulating cardiac troponin I and T elevation in hemodynamically stable patients with suspected myocardial contusion after blunt chest trauma. J Trauma. 2000; 48(5):924-31.
Cachencho R, Grindlinger GA, Lee VW. The clinical significance of myocardial contusion. J Trauma. 1992; 33:68-73.
Cassel P, Cullum P. The management of cardiac tamponade. Drainage of pericardial effusion. Brit J Surg. 1967; 54:620.
Cheitlin MD. The internist's role in the management of the patient with traumatic heart disease. Cardiol Clin. 1991; 9:675-88.
Chirillo F, Totis O, Cavarzerani A et al. Usefullness of transthoracic and transesophageal echocardiography in recognition and management of cardiovascular injuries after blunt chest trauma. Heart. 1996; 75(3):301-6.
Clarke DL, Quazi MA, Reddy K et al. Emergency operation for penetrating thoracic trauma in a metropolitan surgical service in South Africa. J Thorac Cardiovasc Surg. 2011; 142(3):563-8.
Costa CA, Birolini D, de Araújo AO et al. Retrospective study of heart injuries occurred in Manaus – Amazon. Rev Col Bras Cir. 2012; 39(4):272-9.
Craven CM, Allred T et al. Three cases of fatal cardiac tamponade following ventricular endocardial biopsy. Arch Pathol Lab Med. 1990; 114:836-9.
De Legatti JB, Lázaro da Silva A, Pimenta LG. Trauma do tórax. In: Lázaro da Silva A. Cirurgia de urgência. 2. ed. v. I. Rio de Janeiro: Medsi; 1994. p. 621.
De Oh JK, Seward JB, Tajik AJ. Ecocardiografia. Rio de Janeiro: Medsi; 1997.
Farin M, Moskowitz WB. Traumatic heart block as a presentation of myocardial injury in two young children. Clin Pediatr Phila. 1996; 35(1):47-50.
Fasol R, Lowka K, Noldge G et al. Traumatic herniation of the heart into the right pleura. Thoracic Cardiovasc Surg. 1990; 38:379-80.
Fulda G, Brathwaite CEM et al. Blunt traumatic rupture of the heart and pericardium: a ten-year experience (1979-1989). J Trauma. 1991; 31:167-72.
Garth AP, Hwang JQ, Schuur JD et al. Ultrasound guided pericardiocentesis of cardiac tamponade. Acad Emerg Med. 2009; 16(8):811.
Genoni M, Jenni R, Turma M. Traumatic ventricular septal defect. Heart. 1997; 78(3):316-8.
Golshani B, Dong P, Evans S. Traumatic cardiac injury: ventricular perforation caught on CT. Case Rep Radiol. 2016; 2016:9696107. doi: 10.1155/2016/9696107. Epub 2016 Jun 12.
Greeno E, Parenti C. Pulmonary artery rupture from Swan-Ganz catheter insertion: report of two cases. Crit Care Nurs Q. 1992; 15:71-4.

Gwely NN, Mowafy A, Khalaf S et al. Management of stab wounds of the heart: analysis of 73 cases in 10 years. Thorac Cardiovasc Surg. 2010; 58(4):210-4.
Hancock EW. Tamponamento cardíaco. In: Clínicas cirúrgicas da América do Norte – emergências cardíacas. Rio de Janeiro: Interamericana; 1979. p. 223.
Hilton T, Mezei L, Pearson AC. Delayed rupture of tricuspid papillary muscle following blunt chest trauma. Am Heart J. 1990; 119:1410-2.
Ivatury RR, Rohman M. O coração lesado. In: Clínicas cirúrgicas da América do Norte – traumatismo torácico, v. I. Rio de Janeiro: Interlivros; 1979. p. 101-19.
Jenson BP, Hoffman I, Follis FM et al. Surgical repair of atrial septal rupture due to blunt trauma. Ann Thorac Surg. 1993; 56:1172-4.
Karmy-Jones R, Jurkovich GJ, Nathens AB et al. Timing of urgent thoracotomy for hemorrhage after trauma: a multicenter study. Arch Surg. 2001; 136(5):513-8.
Lancaster GI, DeFrance JH, Borruso JJ. Air-bag-associated rupture of the right atrium. N Engl J Med. 1993; 328:358.
Lee HY, Ju YM, Lee SJ et al. A case of post-traumatic coronary occlusion. Korean J Intern Med. 1991; 6:33-7.
Lee YM, Kim HJ, Lee JE et al. Cardiac tamponade following insertion of an internal jugular vein catheter for hemodialysis. Clin Nephrol. 2009; 72(3):220-3.
Lincoln C. Tamponamento cardíaco. In: Luchesi FA. Tratamento intensivo pós-operatório. São Paulo: Fundo Editorial BYK-Procienx; 1985.
McCrory D, Craig B, Okane H. Traumatic mitral valve rupture in a child. Ann Thorac Surg. 1991; 51:821-2.
Minutiello L. Cardiac tamponade: emergency pericardiocentesis using a common set for central venous catheterization. Minerva Cardioangiol. 1996; 44(4):209-20.
Mohammad S, Axin SM. Hemopericardium with cardiac tamponade after intravenous thrombolysis for acute myocardial infarction. Clin Cardiol. 1996; 19(5):432-4.
Moront M, Lefrak EA, Akl BE. Traumatic rupture of the interventricular septum and tricuspid valve: case report. J Trauma. 1991; 31:134-6.
Noera G, Sanguinetti M et al. Tricuspid valve incompetence caused by nonpenetrating thoracic trauma. Annals Thorac Surg. 1991; 51:320-2.
Pires MTB. Traumatismos cardiovasculares. In: Pires MTB. Manual de Urgências em Cardiologia. Rio de Janeiro: MEDSI; 1992. p. 411-22.
Pires MTB, Abrantes W et al. Ferimentos cardíacos penetrantes. Rev Col Bras Cir. 1984; 11:190.
Porter JM, Page R, Wood AE et al. Ventricular perforation associated with central venous introducer-dilator systems. Can J Anaesth. 1997; 44(3):317-20.
Rashid MA, Lund JT. Trauma to the heart and thoracic aorta: the Copenhagen experience. Interactive Cardiovascular and Thoracic Surgery. 2003; 2:53-57.
Reissman P, Rivking A, Jurim O et al. Case report: the management of penetrating cardiac trauma with major coronary artery injury – is cardiopulmonary bypass essential? J Trauma. 1992; 33:773-5.
Rubio PA, Al-Bassam MS. Pacemaker lead puncture of the tricuspid valve. Chest 1991; 99:1.519-20.
Sali A, Velmahos GC, Jindal A et al. Clinically significant blunt cardiac trauma: Role of serum troponin levels combined with electrocardiographic findings. J Trauma. 2001; 50:237-43.
Saranteas T, Mavrogenis AF, Mandila C et al. Ultrasound in cardiac trauma. J Crit Care. 2016; 38:144-151. doi: 10.1016/j.jcrc.2016.10.032. [Epub ahead of print]
Spodick DH. Acute cardiac tamponade. N Engl J Med. 2003; 349:684-90.
Tokuda M, Kojodjojo P, Epstein LM et al. Outcomes of cardiac perforation complicating catheter ablation of ventricular arrhythmias. Circ Arrhythm Electrophysiol. 2011; 4(5):660-6.
Van Arsdell GS, Razzouk AJ et al. Bullet fragment venous embolus to the heart: case report. J Trauma. 1991; 31:137-9.
Wait MA, Mueller M, Barth MJ et al. Traumatic coronary sinocameral fistula from a penetrating cardiac injury: case report and review of the literature. J Trauma. 1994; 36:894-7.
Wall Jr MJ, Chu D, Mattox KL. Traumatic heart disease. In: Libbly P, Bonow RO, Mann DL et al. Branwald's heart disease. A textbook of cardiovascular medicine. E-edition of printed 8th edition. Saunders Elsevier, Philadelphia; 2008.

Wang A, Bashore TM. Cardiac perforation and tamponade: being at the wrong place but at predictable times during balloon mitral commissurotomy. Cathet Cardiovasc Diagn. 1997; 42(2):149-50.

Werner OJ, Sohns C, Popov AF et al. Ludwig Rehn (1849-1930): the German surgeon who performed the worldwide first successful cardiac operation. J Med Biogr. 2012; 20(1):32-4.

Worley SJ, Gohn DC, Pulliam RW. Coronary vein rupture during venoplasty for LV lead placement. Pacing Clin Electrophysiol. 2008; 31(7):904-7.

Xi EP, Zhu J, Zhu SB et al. Percutaneous closure of a post-traumatic ventricular septal defect with a patent ductus arteriosus occluder. Clinics (Sao Paulo). 2012; 67(11):1281-3.

14
TRAUMATISMO TORACOABDOMINAL
Otaviano Augusto de Paula Freitas
João Batista Monteiro

I. **Introdução.** Ao descrever um caso de hérnia diafragmática secundária a um ferimento provocado por arma de fogo, Ambroise Paré, no século 16, fez o primeiro registro conhecido de traumatismo toracoabdominal na literatura médica do Ocidente, apenas para, posteriormente, registrar o primeiro óbito por esta causa. Desde então, as condições de diagnóstico e tratamento dessas lesões melhoraram significativamente, mas ainda é muito frequente seu diagnóstico puramente acidental, com tratamento retardado e complicações graves.

As particularidades desse tipo de traumatismo estão ligadas ao envolvimento de órgãos localizados no abdome superior, uma região clinicamente **silenciosa**, pois fica sob o gradil costal. Além disso, a atenção do médico está quase sempre voltada para traumatismo **torácico** ou **abdominal**, fazendo dessa dicotomia um risco para o paciente. O raciocínio clínico deve considerar sempre que o tórax e o abdome são partes interpenetradas e inseparáveis do tronco, uma interação vantajosa do ponto de vista orgânico, mas muito fácil de ser esquecida na rotina agitada das salas de emergência.

A rigor – e até que se prove o contrário –, deve ser considerado como toracoabdominal o traumatismo que acomete a parte do tronco situada abaixo do quarto espaço intercostal anterior, sexto lateral e sétimo posterior de ambos hemitórax e uma linha imaginária que passa pelos limites inferiores dos hipocôndrios. A investigação subsequente revela que os casos toracoabdominais propriamente ditos apresentam lesão do diafragma. Os ferimentos mais inferiormente situados dentro desses limites costumam ser encarados como de natureza apenas abdominal, sem grandes consequências desde que o paciente seja operado, porque a laparotomia possibilita a descoberta e o tratamento das lesões diafragmáticas. Por outro lado, considerar um ferimento mais alto como puramente torácico e tratá-lo conservadoramente quando houver lesão de víscera oca abdominal concomitante pode ser desastroso.

II. **Classificação.** Classificam-se os traumatismos toracoabdominais em penetrantes, não penetrantes e iatrogênicos. Dentre os primeiros, destacam-se os provocados pelas agressões civis (arma branca e arma de fogo). Os acidentes de veículos a motor são a maior causa de traumatismos não penetrantes e, dentre os iatrogênicos, despontam os causados por punção e drenagem torácicas (Quadro 14.1) (Figuras 14.1 e 14.2).

Quadro 14.1 Classificação dos traumatismos toracoabdominais.

Penetrantes	Não penetrantes	Iatrogênicos
Arma branca	Contusão	Punção torácica
Arma de fogo	Esmagamento	Drenagem torácica
Quedas sobre objetos pontiagudos	Explosão	Massagem cardíaca externa
Outros	Outros	Outros

Capítulo 14 | Traumatismo Toracoabdominal 293

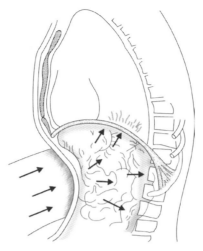

Figura 14.1 Traumatismo abdominal com propagação da pressão na cúpula diafragmática. (*Fonte*: adaptada de Abrantes e Drumond, 1994.)

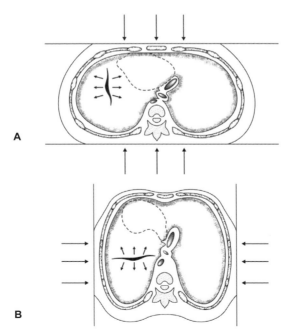

Figura 14.2 A. Compressão do diafragma no sentido anteroposterior. **B.** Compressão no sentido laterolateral. (*Fonte*: adaptada de Abrantes e Drumond, 1994.)

III. Diagnóstico
A. Avaliação inicial do paciente no traumatismo. A sequência da abordagem deve ser como em qualquer outra situação de traumatismo. As vias aéreas devem ser avaliadas e protegidas de acordo com o protocolo do Advanced Trauma Life Support (ATLS®). Quanto à avaliação da respiração, já aparecem desde a avaliação primária questões próprias do traumatismo toracoabdominal. Um paciente consciente que informa que tem uma piora acentuada de sua capacidade respiratória quando fica em decúbito dorsal e que melhora com a elevação da prancha exibe um sinal compatível com uma grande herniação diafragmática. A drenagem torácica, em qualquer circunstância no traumatismo, pode ser uma manobra salvadora e com potencial iatrogênico considerável. A passagem de um dreno na cavidade torácica deve ser sempre precedida por um exame realizado pelo dedo do socorrista pela incisão de drenagem na tentativa de identificar uma víscera herniada para o tórax através de uma ruptura do diafragma. Nem sempre uma radiografia do tórax é realizada antes de uma drenagem torácica na sala de emergência, e, mesmo diante de uma radiografia aparentemente normal, a investigação digital da cavidade torácica deve ser realizada.

B. Anamnese. Na maioria dos traumatismos penetrantes, e sempre após o controle das lesões que colocam em risco imediato a vida do paciente, é possível obter uma história sucinta da agressão e do tempo transcorrido. Em alguns casos, a queixa de dor abdominal e dispneia concomitantes pode chamar a atenção do médico para a real extensão do problema; no entanto, nos casos de traumatismos contusos – e mesmo em uma parte dos penetrantes –, o mais comum é observar um paciente com grave politraumatismo, inconsciente, em confusão mental ou emocionalmente perturbado, incapaz de prestar esclarecimentos úteis. Quando possível, é importante obter alguma informação a respeito de doença respiratória e traumatismos prévios; isso facilita a interpretação dos achados clínicos e radiológicos.

Já na apresentação do paciente na sala de emergência, principalmente levando em consideração o mecanismo do trauma, o médico assistente deve voltar seu raciocínio para a possibilidade da lesão do diafragma. Assim, o diagnóstico requer alto índice de suspeição.

C. Exame físico. O ferimento toracoabdominal por si só não constitui causa muito comum de falência aguda da função cardiopulmonar. A repercussão da perda sanguínea varia, em geral, com a magnitude das lesões do baço (53% dos casos) e do fígado (35% dos casos), que são os órgãos mais comumente acometidos. Nas lesões pequenas, o paciente pode não apresentar sinais de hipovolemia; contudo, não é raro que ele já apresente choque hipovolêmico grave ao chegar ao hospital, devido a fraturas graves do baço e do fígado, em geral associadas a lesões de múltiplos órgãos, dentre os quais sobressai frequentemente fratura dos ossos da bacia (26% dos casos). O choque e o traumatismo cranioencefálico constituem importantes causas de diagnóstico retardado, monopolizando a atenção médica já no início do tratamento. Deve ser rigorosamente obedecida a sequência clássica determinada pelo ATLS®, na qual são avaliados e resolvidos os problemas de vias aéreas com proteção da coluna cervical, respiração, choque com controle da hemorragia e avaliação do estado neurológico.

A maioria das feridas toracoabdominais por arma branca localiza-se no lado esquerdo, visto que a maior parte dos agressores é destra. Contudo, quaisquer ferimentos, equimoses, hematomas ou escoriações situados dentro dos limites anteriormente citados têm valor diagnóstico; não é demais lembrar que ali estão incluídos o epigástrio e parte do flanco e da região lombar de cada lado. A ferida pode sangrar, soprar/aspirar ou ser sede de evisceração de parte do omento maior ou até mesmo de alças do intestino delgado. Muitas vezes, o trajeto de um projétil de arma de fogo é imprevisível, e o traumatismo toracoabdominal pode estar presente sempre que o tronco for acometido. Dentre as feridas penetrantes no abdome, 1/4 apresenta envolvimento torácico.

1. **Ausculta e percussão.** Alças intestinais no interior do tórax podem ser evidenciadas pela ausculta de ruídos peristálticos. A diminuição ou abolição dos sons pulmonares e o achado de submacicez ou macicez torácicas sugerem a ocorrência de hemotórax ou de grande herniação do fígado. A diminuição do murmúrio vesicular na ausculta e a ocorrência de hiper-ressonância à percussão sugerem pneumotórax. A associação de ambos é comum; quando pequenos, podem passar despercebidos ao exame físico.

    Na ausculta do abdome, é de importância diagnóstica a ausência de ruídos peristálticos. A ausculta de peristaltismo não deve tranquilizar o médico que investiga a lesão intra-abdominal, porque em casos de presença de sangue, urina e mesmo secreções digestivas na cavidade peritoneal, ainda mais quando o tempo de exposição não tiver sido prolongado, a abolição do peristaltismo demora certo tempo para acontecer.

2. **Palpação.** O sinal que evidencia a existência de fraturas costais é a crepitação, que deve ser delicadamente pesquisada no trajeto de cada arco costal. Fraturas dos arcos inferiores tornam mais provável a lesão combinada de vísceras de ambas as cavidades. Enfisema subcutâneo indica lesões intratorácicas ou mediastinais, mesmo na ausência de fraturas costais; quando encontrado no flanco direito, o enfisema pode ser consequência de uma ruptura duodenal.

    Nas herniações maciças das vísceras abdominais para a cavidade torácica, é possível observar eventualmente flacidez aumentada e esvaziamento do quadrante abdominal superior correspondente.

    A identificação de víscera abdominal em situação intratorácica feita pelo dedo do examinador precedendo a uma drenagem torácica não deve coibir a passagem de um dreno, o que deve ser realizado com especial cuidado para não provocar o ferimento da víscera herniada, e já indica a realização de procedimento cirúrgico de urgência para correção do defeito.

3. **Dor.** Nos casos de lesão do estômago ou grandes coleções sanguíneas na cavidade peritoneal, dor abdominal espontânea ou provocada pode constituir importante indício na orientação do médico. Contudo, a ausência de dor abdominal não tem valor de exclusão; as secreções irritantes de um estômago perfurado podem estar dentro do tórax.

4. **Defesa e rigidez abdominais.** Tal como a dor, elas têm grande importância quando presentes, mas sua ausência carece de valor propedêutico. Constituem sempre armadilhas caprichosas os casos em que o traumatismo contuso da parede é o único responsável pela acentuada defesa abdominal. Outros achados físicos e o exame repetido tornam possível a opção correta por tratamento conservador. O bloqueio anestésico de algumas raízes intercostais pode estar indicado para a obtenção de alívio da dor de determinada área e maior colaboração do paciente no exame.

5. **Dor referida.** Alguns pacientes podem queixar-se de dor no ombro ipsilateral, mediada pelo nervo frênico, principalmente nos casos com maior tempo de lesão. Quando ausente, a queixa pode ser eventualmente provocada pela colocação do paciente na posição de Trendelenburg. Outro achado do exame

físico que sugere a natureza toracoabdominal do traumatismo são as fraturas das últimas vértebras torácicas ou das primeiras lombares.
IV. **Lesão do diafragma.** Apesar de constituir o componente chave do traumatismo toracoabdominal, a lesão do diafragma é frequentemente negligenciada, e seu diagnóstico pré-operatório é feito apenas em uma minoria de casos. A causa mais comum são as agressões por arma branca, seguida por arma de fogo e acidentes automobilísticos. Nas laparotomias por traumatismo contuso, a lesão do diafragma está presente em 4,5 a 5,6% dos casos. O fígado protege de alguma maneira a cúpula direita; por isso, a ruptura da cúpula esquerda é muito mais comum, apresentando proporção de 20:1. Acredita-se que a diferença entre as rupturas das cúpulas direita e esquerda seja bem menor nas mesas de necropsia, para onde devem ir quase todos os casos de ruptura do diafragma direito, que não sobrevivem às graves lesões do fígado e das veias cava, porta e hepáticas, quase sempre presentes.

As grandes hérnias diafragmáticas costumam trazer importante repercussão respiratória. A perda unilateral da função diafragmática acarreta déficit de 25% da função respiratória. Além disso, as vísceras herniadas ocupam espaço na cavidade torácica e comprimem o pulmão, diminuindo o volume respiratório útil e ocasionando atelectasias segmentares, com formação de *shunts* e queda consequente da PO_2. O volume respiratório pode ser ainda afetado pelo movimento paradoxal das vísceras para dentro do tórax a cada inspiração. A lesão bilateral é muito rara nos traumatismos contusos, mas costuma ser mais encontrada nas feridas por arma de fogo.

As grandes hérnias podem deslocar o mediastino e provocar decréscimo no débito cardíaco por dificuldade de enchimento do coração. A contusão miocárdica associada às grandes hérnias contribui para a piora da função cardíaca e costuma ser um dos motivos de morte **inesperada**. A herniação do coração para a cavidade abdominal tem sido descrita nas lesões à esquerda, que se estendem ao pericárdio. Pela situação estratégica do diafragma e pelas proporções da força exigida, no trauma fechado, para sua ruptura, existe uma alta incidência de outras lesões associadas. Em 90% deles, existem lesões intra-abdominais; em 25%, lesões torácicas (da parede ou da cavidade); em 8%, ruptura da aorta torácica; em outros 8%, avulsão do pedículo renal. A taxa de mortalidade pode chegar aos 37%.

Se a lesão do diafragma não for tratada e o paciente sobreviver, passa a existir restrição respiratória progressiva. Além disso, a área atelectasiada pode ser ampliada, com ocorrência de pneumonia, abscesso pulmonar e bronquiectasias.

Frequentemente, a ruptura do diafragma não é reconhecida no momento do traumatismo. O diagnóstico precoce tem sido feito em menos de 50% dos casos, e a maioria dos pacientes sem esse diagnóstico vai apresentar, além de manifestações de estrangulamento de órgão abdominal herniado para o tórax, nos 3 anos seguintes ao traumatismo, mortalidade alta, de 30 a 50%, de acordo com várias séries publicadas. Essas cifras indicam a necessidade de estudos complementares imediatos sempre que houver a suspeita diagnóstica.
V. **Investigação complementar**
   A. **Estudo radiológico.** É particularmente importante a radiografia do tórax em PA, com o paciente em posição ortostática, quando possível. Uma radiografia tomada em decúbito de um paciente com impossibilidade de ser colocado sentado (p. ex., com fratura da coluna vertebral) pode servir como triagem. Caso seja encontrado o velamento de um hemitórax ou qualquer imagem suspeita, deve ser feito um estudo em ortostatismo, se possível, ou com o tronco elevado.

Não existe, contudo, um padrão definido para o diagnóstico de ruptura diafragmática. Os alertas que o médico deve interpretar corretamente como indicadores de lesão diafragmática são: apagamento ou falta de nitidez do contorno diafragmático; níveis hidroaéreos no interior do tórax; opacificação parcial e irregular da parte inferior do campo pleuropulmonar; elevação permanente da cúpula frênica; pneumotórax de **base** ou **loculado**; desvio do mediastino; fratura das costelas inferiores e modificação no padrão radiológico em estudos consecutivos (Figuras 14.3 e 14.4). No entanto, é necessário lembrar que a radiografia de tórax é absolutamente normal em até 25% dos casos (a laceração incompleta, com superfície peritoneal íntegra na face inferior da cúpula diafragmática, explica parte desses casos). Além de apresentar tantos **falso-negativos**, ainda apresenta baixa especificidade; e o diagnóstico de ruptura traumática do diafragma é sugerido em 17 a 40% dos casos.

A herniação do estômago pode ser reconhecida em uma radiografia simples, quando a sonda nasogástrica, que é radiopaca, é vista com sua extremidade no tórax.

Grande parte dos pacientes apresenta outras indicações de exploração cirúrgica e dispensa estudos diagnósticos subsequentes. Quando isso não acontece, a investigação deve prosseguir. Se há suspeita de lesão à esquerda, a introdução de contraste no estômago herniado pode possibilitar a confirmação diagnóstica (Figura 14.5); o enema baritado pode ter valor semelhante para visualização de alças intestinais na cavidade torácica.

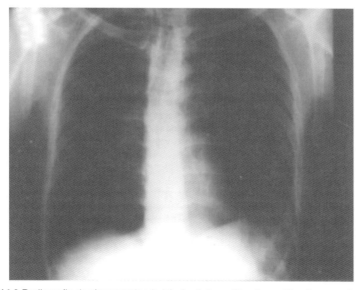

Figura 14.3 Radiografia de tórax revelando hérnia diafragmática traumática à esquerda causada por arma branca.

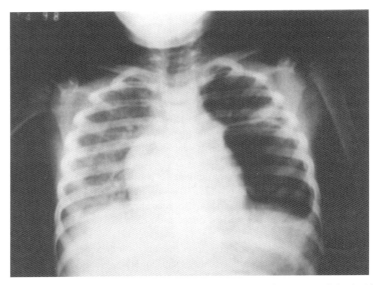

Figura 14.4 Hérnia diafragmática à esquerda em criança com traumatismo toracoabdominal fechado decorrente de acidente automobilístico.

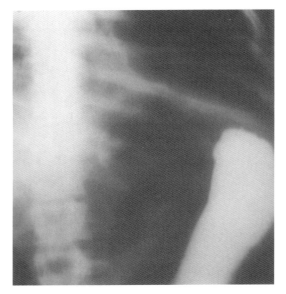

Figura 14.5 Hérnia diafragmática à esquerda causada por agressão por arma branca 5 anos antes. Após administração de contraste por via oral, visualiza-se o estômago na cavidade torácica esquerda. (*Fonte*: imagem cedida pelo Dr. Dionísio Bichara.)

Outro método que também pode ser lembrado é o pneumoperitônio, principalmente pela sua importância histórica. Ele é realizado com a injeção de 250 a 500 mℓ de CO_2 ou ar ambiente filtrado na cavidade peritoneal, por meio de agulha introduzida sob anestesia local no quadrante inferior esquerdo do abdome, lateralmente ao músculo reto. Uma cúpula lesada estabelece uma comunicação entre as cavidades abdominal e torácica e torna possível a passagem de gás e o surgimento de pneumotórax ipsilateral. Contudo, não se trata de um método de positividade absoluta, visto que a ferida diafragmática pode estar tamponada por conteúdo herniário. Em uma série de 50 pacientes com ruptura diafragmática por traumatismo fechado, atendidos no Hospital João XXIII, oito foram submetidos ao pneumoperitônio; seis tiveram o diagnóstico feito pelo método, havendo dois falso-negativos. Além disso, trata-se de um método invasivo e com alguma morbidade; dos oito pacientes referidos, um deles necessitou de drenagem torácica imediata para alívio do pneumotórax formado. Atualmente, não é empregado nos grandes centros, tendo sido substituído por outros métodos menos invasivos e mais seguros. O médico deve, no entanto, conhecer a técnica, a qual pode ser útil em locais com poucos recursos.

B. **Lavado peritoneal diagnóstico.** Tem sido reafirmado que esse não é um bom método para a confirmação de lesão diafragmática e tem importância apenas histórica. Quando existem outras lesões intra-abdominais associadas, o lavado peritoneal pode ser negativo em até 24% dos casos, pelo fato de o sangue estar no interior do tórax ou de as lesões tamponadas estarem na área subfrênica. Na ausência de outras lesões, a negatividade do lavado aproxima-se de 100% dos casos. Atualmente, tem sido pouco utilizado devido à evolução dos métodos de imagem. Entretanto, em locais de poucos recursos, ainda pode ser utilizado em casos bem selecionados.

C. **Ultrassonografia.** É necessário estudar os pacientes estáveis hemodinamicamente e sem uma indicação formal de laparotomia. A ultrassonografia tem sido largamente utilizada. De maneira geral, ela apresenta um alto grau de positividade para a detecção de líquido livre na cavidade peritoneal. As principais características do método são: não é invasivo, pode ser feito na sala de emergência (com um aparelho portátil), pode ser repetido quantas vezes forem necessárias, é rápido (de 2 a 20 min), tem baixo custo, não requer administração de contraste e, em alguns centros, é realizado pelo próprio cirurgião que atende o caso. No entanto, no paciente politraumatizado, na presença de distensão gasosa do intestino ou de enfisema de subcutâneo na parede abdominal, o método pode apresentar dificuldades. Os gases no intestino ou no subcutâneo dificultam a passagem dos ecos, impossibilitando a correta interpretação do exame. A integridade do diafragma nem sempre pode ser confirmada pelo método, e os achados negativos não excluem a possibilidade diagnóstica, devendo ser interpretados de maneira crítica e em comparação com outros achados. Outra limitação considerável deve-se ao fato de ser um exame dependente do examinador. Quanto mais experiente é o médico que realiza o exame, maior é a sensibilidade do método.

D. **Tomografia computadorizada.** A tomografia computadorizada (TC) do abdome fornece o diagnóstico da maioria das rupturas traumáticas do diafragma. O método é considerado, na atualidade, como o que apresenta maior acurácia para a lesão frênica. Com o advento dos tomógrafos com multidetectores, que possibilitam realização de exames em até 3 min e reconstrução em 3D, a possibilidade de constatação de lesão diafragmática passou a ser muito mais frequente.

Como desvantagens da TC, são considerados o seu alto custo e a necessidade de administração de contrastes e de transferência do paciente da sala de emergência para o centro radiológico.

Os sinais tomográficos mais encontrados são descontinuidade abrupta da imagem do diafragma; herniação intratorácica de conteúdo abdominal, vísceras ou gordura omental; e ausência da imagem do diafragma. O estômago, o intestino ou o fígado herniado pode apresentar uma constrição anular no local da herniação (sinal do colar). É possível encontrar sinais associados, como a ruptura do fígado ou do baço, para o que a tomografia computadorizada apresente alto grau de positividade e especificidade. O uso de contraste oral e a introdução de uma sonda nasogástrica melhoram a acurácia desse método.

Quando a ruptura ocorrer na cúpula diafragmática, esta pode não ser identificada, visto que os cortes tomográficos passam tangencialmente à mesma. As lesões pequenas ocasionadas por traumatismo penetrante são de diagnóstico difícil.

A **ressonância magnética** apresenta características e resultados semelhantes aos da TC.

E. **Toracoscopia.** Este é o método ideal para o estudo do diafragma. Para os pacientes estáveis, com alto grau de suspeita do diagnóstico e com acometimento torácico conhecido, é o método diagnóstico de escolha. A formação de aderências intratorácicas pode acarretar uma laceração pulmonar no momento da passagem do trocarte. É realizada com o paciente sob anestesia geral, de preferência com intubação seletiva dos brônquios, e em decúbito lateral, com o lado acometido para cima. O toracoscópio é introduzido, e toda a cúpula frênica pode ser vista. Apresenta ainda a vantagem de possibilitar o diagnóstico de uma perfuração no saco pericárdio. Alguns consideram este método superior à laparoscopia, que apresentaria limitações quanto ao diagnóstico de pequenas rupturas no diafragma direito, devido à existência limitante do fígado. Outra vantagem seria a conservação da cavidade abdominal virgem de manipulação, no caso da constatação da integridade do diafragma. O dreno torácico pode ser passado sob visão direta ou pelo orifício pelo qual foi passado o toracoscópio; no entanto, nos traumatismos contusos, não há qualquer informação sobre a integridade dos órgãos abdominais. Quando o exame é realizado precocemente, o achado de lesão do diafragma obriga o cirurgião a realizar uma laparotomia, pois há possibilidade considerável de lesão de vísceras intra-abdominais. O tratamento do diafragma é realizado, então, durante a laparotomia. Quando houver segurança da integridade das vísceras do abdome, a lesão diafragmática pode ser tratada pela toracoscopia, como tem sido provado em numerosos relatos. Pelo fato de ser um método invasivo, sua utilização fica limitada para os pacientes com alto grau de suspeita em que os métodos de imagem, principalmente a tomografia, foram inconclusivos.

F. **Laparoscopia.** A avaliação do diafragma, sobretudo do lado esquerdo, é provavelmente a área em que a laparoscopia diagnóstica está sendo empregada com maior benefício em traumatologia. O traumatismo toracoabdominal é, portanto, a principal indicação de laparoscopia no pronto-socorro; assim como os outros métodos, deve ser indicada para o paciente estável. Em alguns centros, é realizada sob anestesia local, na sala de emergência e com um laparoscópio propedêutico pouco mais calibroso que uma agulha de lavado peritoneal diagnóstico. Em nosso meio, ela é realizada em centro cirúrgico, sob anestesia geral.

A laparoscopia possibilita ótima visão do diafragma esquerdo e de grande parte do direito, assim como o inventário acurado da cavidade abdominal, o reconhecimento de líquidos, sangue e secreções, o achado de lesões de órgãos e a localização de orifícios de entrada de arma branca e de projéteis de arma de fogo. O paciente deve ser posicionado em decúbito dorsal horizontal, e o laparoscópio é introduzido pela cicatriz umbilical após insuflação de CO_2, a qual pode produzir pneumotórax, se houver ruptura do diafragma, sendo necessário avisar ao anestesista sobre essa possibilidade. O tórax deve estar preparado para receber um dreno durante o exame, caso ainda não tenha sido drenado na sala de emergência. A possibilidade de um pneumotórax pode ser minimizada com o uso de baixa pressão de insuflação (menor que 12 mmHg).

Assim como na toracoscopia, várias lesões diafragmáticas têm sido tratadas pela laparoscopia. A laparoscopia na urgência é tema do Capítulo 37, *Laparoscopia na Emergência*.

VI. **Tratamento.** As medidas gerais do tratamento inicial do paciente traumatizado foram consideradas em outros capítulos deste livro. Ainda no caso de portador de traumatismo toracoabdominal, o tratamento começa na abordagem inicial do paciente e prossegue enquanto se completa o diagnóstico. A introdução de sonda nasogástrica para descompressão do estômago melhora a dispneia associada às grandes hérnias; além disso, quando for necessário, pode ser usada para a introdução de contraste no estômago. A própria sonda muitas vezes funciona como contraste radiológico, quando existe herniação do estômago. No centro cirúrgico, o tórax e o abdome do paciente devem ser rotineiramente preparados, e é preciso que seu posicionamento na mesa operatória seja feito de modo a permitir extensão da incisão para o tórax, se necessário.

Nos casos de suspeita de lesão da cúpula frênica esquerda, a via de acesso indicada é a laparotomia mediana, que possibilita a correção das outras lesões intra-abdominais e a fácil exposição do diafragma lesado. A associação de lesão frênica e perfuração de víscera oca abdominal constitui um dilema terapêutico para o cirurgião. O conteúdo da víscera oca é facilmente **aspirado** para o tórax, devido à pressão negativa do espaço pleural, e determina contaminação maciça. A necessidade de limpeza rigorosa é indiscutível, podendo ser usada para tal fim a própria lesão diafragmática ampliada ou toracotomia formal. Ainda não está suficientemente estabelecida qual técnica apresenta os melhores resultados e a menor morbidade.

Quando há suspeita de lesão da cúpula frênica direita, a via de acesso também é a laparotomia mediana, muito embora, em certos casos, a reparação do diafragma exija a associação de toracotomia independente. Nas lesões extensas do lobo hepático direito, pode ser necessária a toracolaparotomia. Em pacientes com ferimentos toracoabdominais direitos que apresentam lesão hepática exclusiva, tem sido proposta a realização de tratamento não operatório. Nesta opção terapêutica, são condições indispensáveis: estabilidade hemodinâmica, ausência de sinais de irritação peritoneal e estudo detalhado da lesão por meio da TC.

Caso o diagnóstico seja obtido já com alguns dias de evolução, as lesões intra-abdominais estarão descartadas, e a via de acesso indicada em qualquer dos lados será a toracotomia, sendo possível realizar a laparotomia, se houver necessidade. Após 2 semanas de evolução, a possibilidade de ocorrer aderências entre as vísceras herniadas e o pulmão torna a toracotomia a via de acesso preferencial. Em algumas situações bem selecionadas em lesões tardias do diafragma esquerdo, pode-se iniciar o tratamento através de laparoscopia. Conseguindo reduzir o conteúdo herniário do tórax, até mesmo o tratamento definitivo pode ser realizado por meio dessa via.

O tratamento da lesão consiste na sutura do diafragma. Ela deve ser realizada com pontos separados de fio não absorvível.

VII. **Complicações.** Dentre as complicações precoces, destacam-se as respiratórias, já citadas, como atelectasia, pneumonia, abscesso pulmonar e empiema pleural, este quase sempre devido à contaminação da cavidade pleural pelo conteúdo das vísceras ocas abdominais. A deiscência da sutura diafragmática representa um problema de difícil solução. Tardiamente, a restrição respiratória pode tornar-se incapacitante; a associação de bronquiectasias contribui para a piora da função respiratória, e a retração e a atrofia do diafragma podem exigir o emprego de telas sintéticas para sua reconstituição. Na criança, a hérnia diafragmática volumosa e de longa duração pode apresentar como consequência o desenvolvimento insuficiente da cavidade abdominal, ocasionando problemas mecânicos praticamente insolúveis, como a perda de domicílio das vísceras abdominais.

Como já citado, os casos não diagnosticados na ocasião do traumatismo evoluem para um quadro de hérnia diafragmática estrangulada, com importante taxa de morbimortalidade.

Bibliografia

Abrantes WL, Drumond DAF. Trauma toracoabdominal (trauma do diafragma). In: Lázaro da Silva A. Cirurgia de urgência. 2. ed. Rio de Janeiro: Medsi; 1994. p. 629.

Alexander RH, Proctor HJ. Traumatic diaphragmatic rupture. In: Advanced Trauma Life Support – ATLS®. 5. ed. 1993. p. 120-1.

Anderson CB, Ballinger WF. Abdominal injuries. In: Zuidema GD, Rutherford RB, Ballinger WF. The management of trauma. 3. ed. Philadelphia: W.B. Saunders Co. 1979. p. 429-82.

Asensio JA, Demetriades D, Rodriguez A. Injury to the diaphragm. In: Feliciano DV, Moore EE, Mattox KL. Trauma. 3. ed. Connecticut: Appleton & Lange; 1995. p. 461-85.

Bergstein JM, Aprahamian C, Frantzides CT. Diagnostic and therapeutic laparoscopy for trauma. In: Frantzides CT. Laparoscopic and thoracoscopic surgery. Milwaukee: Mosby; 1995. p. 135-72.

Brandt CP, Priebe PP, Jacobs DG. Potential of laparoscopy to reduce non-therapeutic trauma laparotomies. The American Surgeon. 1994; 80(6):416-20.

Demetriades D, Rabinowitz B, Sofianos C. Non-operative management of penetrating liver injuries: a prospective study. Br J Surg. 1986; 73:736-7.

Frame SB. Thoracoscopy for trauma. Int Surg. 1997; 82(3):223-8.

Ikejiri CI, Machado MAC, Borrelli Jr M et al. Hérnia diafragmática traumática direita. Relato de caso e revisão de métodos diagnósticos. Rev Hosp Clin Fac Med S Paulo. 1993; 48(1):35-8.

Ivatury RR, Simon RL, Stahl WM. A critical evaluation of laparoscopy in penetrating abdominal trauma. J Trauma. 1993; 34(6):822-8.

Ivatury RR, Simon RL, Stahl WM. Selective celiotomy for missile wounds of the abdome based on laparoscopy. Surg Endosc. 1994; 8(5):366-9.

Mansour KA, Joseph B. Trauma to the diaphragm. Chest Surg Clin N Am. 1997; 7(2):373-83.

Martinez M, Briz JE, Carillo EH. Video thoracoscopy expedites the diagnosis and treatment of penetrating diaphragmatic injuries. Surg Endosc. 2001; 15(1):28-32; discussion on 33.

Morales CH, Villegas MI, Angel W et al. Value of digital exploration for diagnosing injuries to the left side of the diaphragm caused by stab wounds. Arch Surg. 2001; 136(10):1131-5.

Murray JA, Demetriades D, Corbwell EE 3rd et al. Penetrating left thoracoabdominal trauma. J Trauma. 1997; 43(4):624-6.

Nau T, Seitz H, Mousavi M et al. The diagnostic dilemma of traumatic rupture of the diaphragm. Surg Endosc. 2001; 15(9):992-6.

Ortega AE, Tang E, Froes ET et al. Laparoscopic evaluation of penetrating thoracoabdominal traumatic injuries. Surg Endosc. 1996; 10(1):19-22.

Renz BM, Feliciano DV. Gunshot wounds to the right thorocoabdomen: a prospective study of non-operative management. J Trauma. 1994; 37:737-44.

Rozycki GS, Oschsner MG, Jaffin JH et al. Prospective evaluation of surgeon's use of ultrasound in the evaluation of trauma patients. J Trauma. 1993; 34(4):516-27.

Rubikas R. Diaphragmatic injuries. Eur J Cardiothorac Surg. 2001; 20(1):53-7.

Rutherford RB. Thoracic injuries. In: Zuidema GD, Rutherford RB, Ballinger WF. The Management of Trauma. 3. ed. Philadelphia: W.B. Saunders Co.; 197. p. 371-428.

Shah R, Sabanathan S, Meams AJ et al. Traumatic rupture of diaphragm. Ann Thorac Surg. 1995; 60(5):1444-9.

Shanmuganathan K, Mirvis SE, Chiu WC et al. Triple-contrast helical CT in penetrating torso trauma: a prospective study to determine peritoneal violation and the need for laparotomy. AJR Am J Roentgenol. 2001; 177(6):1247-56.

Simon RJ, Ivatury RR. Current concepts in the use of cavitary endoscopy in the evaluation and treatment of blunt and penetrating truncal injuries. Surg Clin Nort Am. 1995; 75(2):157-74.

Sleth JC, Chircop R, Lubier P. Apport de la coelioscopie au diagnostic d'une rupture diaphragmatique droite. Am Fr Anesth Réanim. 1994; 12:276.

Spann JC, Nwariaku FE, Wait M. Evaluation of videoassisted thoracoscopic surgery in the diagnosis of diaphragmatic injuries. Am J Surg. 1995; 170(6):628-30.

Stein DM, York GB, Boswel S et al. Accuracy of computed tomography (CT) scan in the detection of penetrating diaphragm injury. J Trauma. 2007; 63:538-43.

Uribe RA, Panchon CE, Frame SB et al. A prospective evaluation of thoracoscopy for the diagnosis of penetrating thoracoabdominal trauma. J Trauma. 1994; 37(4):650-4.

Worthy SA, Kang EY, Hartman TE et al. Diaphragmatic rupture: CT findings in 11 patients. Radiology. 1995; 194(3):885-8.

Zantut LFC, Machado MAC, Volpe P et al. Bilateral diaphragm injury diagnosed by laparoscopy. Rev Paul Med. 1993; 113(3):430-2.

TRAUMATISMO ABDOMINAL

Carolina Trancoso de Almeida
Marcos Campos Wanderley Reis

I. Introdução. O traumatismo abdominal é um dos tópicos mais desafiadores na avaliação do paciente traumatizado e requer especial atenção, uma vez que o abdome é sede frequente de lesões despercebidas responsáveis por mortes evitáveis no traumatismo. O sucesso no manejo do traumatismo abdominal é caracterizado pela eficiência da abordagem inicial que possibilita instituir o diagnóstico precoce e o tratamento oportuno das lesões. Todo traumatizado, sem exceção, deverá ter, em algum momento da avaliação, seu abdome e pelve completamente examinados, lançando-se mão, quando necessário, de exames propedêuticos complementares e de reavaliações periódicas.
   A sistematização da abordagem inicial aos pacientes traumatizados deve seguir as recomendações do ATLS® (Advanced Trauma Life Support), preconizadas pelo Colégio Americano de Cirurgiões (Capítulo 6, *Tratamento Inicial do Politraumatizado*).
II. Mecanismo de trauma. O conhecimento do mecanismo de trauma determina o índice de suspeita de lesões.
   A. Penetrante. Feridas penetrantes no tronco (entre o mamilo e o períneo) devem ser consideradas suspeitas de que tenha ocorrido penetração do agente agressor na cavidade peritoneal e esse agente tenha exercido seus efeitos diretamente sobre as vísceras. Quando o ferimento for causado por projetil de alta velocidade, deve-se atentar à magnitude das lesões causadas pela cavitação temporária. Os órgãos mais lesionados no traumatismo penetrante abdominal quando decorrentes de arma branca são: fígado (40%), intestino delgado, (30%), diafragma (20%) e cólons (15%). Ferimentos por arma de fogo acometem mais o intestino delgado (50%), os cólons (40%), o fígado (30%) e vasos abdominais (25%).
   B. Contuso. Nas contusões abdominais a energia é transmitida às vísceras através da parede abdominal por contragolpe, esmagamento ou desaceleração. A maioria (75%) dos casos é decorrente de acidente envolvendo veículos automotores. A prevalência de lesões intra-abdominais entre pacientes admitidos com contusão abdominal é de 13%. Os órgãos mais atingidos neste tipo de traumatismo são baço, fígado e intestino delgado.
III. Abordagem inicial. Na avaliação inicial do traumatismo abdominal, existem duas situações distintas: o paciente instável hemodinamicamente (choque hipovolêmico) e o paciente estável hemodinamicamente.
   A. Nos pacientes traumatizados admitidos com instabilidade hemodinâmica, após a avaliação das vias aéreas e ventilação, é mandatório definir a fonte de perda volêmica, e o abdome deve ser sempre considerado como suspeito, mesmo que existam outras fontes de sangramento evidentes já diagnosticadas; em outras palavras, todo paciente traumatizado instável deve ter seu abdome avaliado quanto à possibilidade de hemoperitônio. É importante ressaltar que uma porcentagem significativa de pacientes com hemoperitônio apresenta exame físico do abdome normal. Portanto, não se deve esperar irritação peritoneal ou distensão abdominal no exame inicial dos pacientes para que seja diagnosticado sangramento intra-abdominal. Muitas vezes, é necessária a utilização de recursos propedêuticos,

como o lavado peritoneal diagnóstico (LPD), ou a ultrassonografia abdominal para pesquisa de líquido livre no traumatismo (FAST), todos realizados na sala de emergência sem atrasar as manobras de reanimação.
B. **O paciente estável hemodinamicamente, sem sinais de peritonite, possibilita uma avaliação mais minuciosa e tranquila do seu abdome.** Essa avaliação pode incluir exames físicos seriados, além de recursos propedêuticos com maior especificidade, como a tomografia computadorizada (TC) do abdome e exames radiológicos contrastados: radiografia do esôfago, estômago e duodeno (REED), angiografias, uretrografia, cistografia etc.

IV. **Exame físico**
A. **Exame físico do abdome.** O traumatismo abdominal pode apresentar sinais e sintomas variáveis, estando o início deles relacionado com o mecanismo de lesão, vísceras acometidas e tempo decorrente entre o traumatismo e a admissão. A acurácia do exame físico isolado é variável e depende da experiência do examinador, isto é, a ausência de sinais e sintomas **não** exclui lesão, especialmente em pacientes com nível de consciência alterado ou com dor importante devido a lesões extra-abdominais. O paciente deverá ser totalmente despido, lembrando-se do cuidado para a prevenção da hipotermia (cobrir o paciente, infundir líquidos aquecidos e evitar ambientes frios). Deve-se procurar áreas de escoriações, equimoses, tatuagens traumáticas, orifícios de projéteis ou feridas por arma branca. Todas as evidências encontradas devem ser registradas em prontuário. As tatuagens traumáticas por cinto de segurança estão associadas à lesão intra-abdominal em um terço dos pacientes. O dorso do paciente assim como a região glútea são regiões frequentemente negligenciadas, e deve-se proceder à sua avaliação de rotina. A distensão localizada no epigástrio é muito comum em crianças traumatizadas e sugere distensão gástrica aguda.

Achados de irritação peritoneal indicam laparotomia exploradora. A palpação do abdome pode ser normal nesse primeiro momento, mesmo na vigência de hemoperitônio ou perfuração de vísceras ocas. Portanto, todo paciente portador de traumatismo abdominal merece observação hospitalar durante as primeiras 24 h, com avaliações repetidas, preferencialmente pela mesma equipe de cirurgiões. Deve ser pesquisado, também, útero gravídico nas mulheres em idade fértil.

Todo politraumatizado deve ter seu períneo examinado, sendo o toque retal de extrema importância, principalmente para os pacientes que apresentam traumatismo pélvico. Ao exame, devem ser pesquisados o tônus do esfíncter (hipotônico no traumatismo raquimedular), a presença de sangue ou espículas ósseas no reto (traumatismo retal) e a posição da próstata (quando deslocada cranialmente ou não palpável, sugere traumatismo uretral). O enfisema perirretal (achado mais tardio) sugere perfuração de víscera oca retroperitoneal (p. ex., duodeno). O toque vaginal deve ser realizado quando houver suspeita de lesão. Os glúteos também devem ser examinados, uma vez que lesões penetrantes nesta área estão associadas a 50% de lesões intra-abdominais.

B. **Sonda vesical de demora.** A inserção de sonda vesical permite obter duas informações valiosas: o monitoramento da diurese, que é o melhor indicador da perfusão tissular na avaliação inicial, e a existência de lesões do trato geniturinário, indicada pela hematúria ou pela ausência de urina na bexiga. A colocação de sonda vesical de demora deve ser evitada se existirem indicativos de lesão uretral, como incapacidade de urinar espontaneamente, uretrorragia, hematomas perineal e escrotal e fraturas pélvicas importantes. Nesses pacientes, está indicada

a uretrografia retrógrada; diante da confirmação de lesão uretral, pode ser indicada a realização de uma cistostomia suprapúbica.
C. **Sonda gástrica.** O uso da sonda gástrica aponta para a possibilidade de sangramento no tubo gastrintestinal alto (diferenciar de sangue deglutido nos traumatismos de face) e descomprime o estômago, geralmente repleto de alimentos e/ou ar nos traumatizados, diminuindo o risco de aspiração. Contraindicações ao posicionamento de sonda via nasal são as fraturas de base do crânio e os traumatismos faciais graves; nesses casos, a sonda poderá ser passada por via oral.
D. **Situações especiais.** Pacientes alcoolizados, drogados ou que apresentam traumatismos cranioencefálicos com diminuição do nível de consciência; pacientes que apresentam traumatismos raquimedulares com déficit sensitivo na região abdominal; pacientes com lesões graves de parede torácica, pelve e/ou coluna vertebral com a possibilidade de dor irradiada para o abdome e pacientes que vão ausentar-se da observação cirúrgica por um período maior de tempo para realização de exames complexos ou cirurgias extra-abdominais merecem atenção especial. Em todos esses casos, o médico deve ter alto índice de suspeição para lesões intraperitoneais, baseando-se no mecanismo do trauma, e lançar mão de recursos propedêuticos (LPD, ultrassonografia, TC ou exames radiológicos contrastados), pois somente a observação clínica com exames físicos seriados, mesmo no paciente estável hemodinamicamente, pode levar a diagnósticos tardios com maior morbimortalidade.
E. **Exploração de ferimentos.** Cerca de 60% dos pacientes com ferimentos penetrantes por arma branca na parede anterior do abdome apresentam-se com indicação formal de laparotomia: hipotensão, peritonite ou evisceração. Nos demais, em torno de 25 a 30% dos pacientes apresentam ferimentos superficiais que não demandam laparotomia. A exploração cirúrgica sob anestesia local, no intuito de determinar a penetração na cavidade peritoneal (penetração além do plano muscular), pode ser utilizada desde que os ferimentos não sejam nas regiões lombar (baixa sensibilidade devido à espessa camada muscular) e torácica (risco de pneumotórax). Quando realizada, a exploração deve ser feita em bloco cirúrgico com todos os cuidados adequados de um procedimento cirúrgico.
V. **Propedêutica.** A propedêutica a ser utilizada no paciente politraumatizado vai depender do direcionamento clínico do diagnóstico e do estado hemodinâmico do paciente. Traumatizados instáveis hemodinamicamente com alto índice de probabilidade de lesão intra-abdominal devem ser encaminhados diretamente à laparotomia exploradora ou podem ser investigados apenas com radiografia de tórax e pelve, LPD ou FAST. Os pacientes estáveis hemodinamicamente permitem, quando indicada, a ampliação da propedêutica:
A. **Radiografia simples de tórax.** Deve ser realizada em todo paciente traumatizado. Além das lesões torácicas, esta radiografia pode informar sobre a ocorrência de pneumoperitônio e mostrar sinais de herniação diafragmática (cúpula frênica com definição imprecisa, níveis hidroaéreos ou sonda nasogástrica no tórax).
B. **Radiografia pélvica anteroposterior.** Deve ser realizada para avaliação da integridade óssea da pelve.
C. **Avaliação ultrassonográfica direcionada para o traumatismo.** O ultrassom direcionado para o traumatismo, também chamado de FAST (*focused assessment with sonography for trauma*), tem se tornado praticamente uma extensão do exame físico de todo paciente traumatizado. Pode ser realizado na sala de emergência e é altamente sensível para a detecção de sangramento intraperitoneal (até 98%

em mãos experientes), com a vantagem de ser um método não invasivo e que, portanto, pode ser repetido quantas vezes forem necessárias sem alterar o exame físico do paciente. Deve ser pesquisada a existência de líquido em posição xifóidea, posição pélvica, quadrante superior direito e quadrante superior esquerdo. Obesidade, enfisema subcutâneo e existência de cirurgias abdominais prévias podem comprometer a sua acurácia. A realização de um novo exame 30 min após o primeiro aumenta a sensibilidade do método, especialmente quando o tempo entre o traumatismo e o primeiro exame foi curto.

D. **Lavado peritoneal diagnóstico.** O LPD é um exame invasivo para detecção de sangramento intraperitoneal altamente sensível (98%), rápido e que pode ser realizado em qualquer paciente, pois é executado na sala de emergência. Deve ser conduzido sempre pela equipe que prestará o tratamento definitivo ao paciente, uma vez que altera o exame físico e o resultado dos métodos de imagem subsequentes. O LPD pode ser realizado pela técnica aberta, utilizando-se um cateter de diálise peritoneal em posição infraumbilical, ou pela técnica fechada, na qual o cateter é inserido por meio da utilização de fio guia introduzido por punção também na linha infraumbilical. São injetados até 1.000 mℓ de soro fisiológico aquecido (10 mℓ/kg em crianças), o qual é recuperado e analisado macro e microscopicamente. Os critérios de positividade estão no Quadro 15.1. Antes da realização do LPD, é prudente a sondagem vesical e gástrica, para diminuir a possibilidade de lesão iatrogênica desses órgãos. As causas de falso-positivos no LPD são sangramento da parede (minimizado pelo uso de anestésico com vasoconstritor) e traumatismo pélvico (85% dos pacientes com fratura pélvica têm seu exame positivo), enquanto as causas de falso-negativos são infusão do soro na parede abdominal, lesões retroperitoneais e lesão diafragmática (soro aspirado para o tórax). Laparotomias prévias, obesidade mórbida e coagulopatias são contraindicações relativas ao método, estando o método contraindicado de modo absoluto apenas se já houver indicação de laparotomia exploradora. Em pacientes grávidas e com fraturas pélvicas, o LPD deve ser realizado em posição supraumbilical. Em serviços que dispõem de US e tomógrafo helicoidal, seu uso caiu significativamente, sendo substituído pelos mesmos.

E. **Tomografia computadorizada abdominal.** A melhora na velocidade e resolução das imagens com o advento dos tomógrafos helicoidais aumentou a sua importância e utilidade, especialmente nos casos contusos. Trata-se do exame mais sensível na detecção de lesões de órgãos maciços, pneumoperitônio, retropneumoperitônio e lesões pancreáticas, mas só pode ser realizado em pacientes **estáveis hemodinamicamente**, uma vez que requer transferência para a sala de exame e demanda maior tempo para sua realização. Devem ser realizados cortes incluindo a região torácica baixa, o abdome e a pelve, com utilização de contraste via oral (ou sonda

Quadro 15.1 Critérios de positividade do lavado peritoneal diagnóstico.

Aspiração de sangue no cateter
Recuperação de soro hemorrágico (vermelho)
Achados de bile, fibras vegetais ou suco entérico no soro
Achados de mais de 100.000 hemácias/mm^3 do soro recuperado
Achados de mais de 500 leucócitos/mm^3 do soro recuperado
Achados de bactérias no soro recuperado (Gram)

nasogástrica [SNG]) e intravenoso. Casos específicos necessitam de contrastação por via retal. A realização de TC é imperativa para determinar a extensão, o tipo e o grau das lesões intra-abdominais, resultando na possibilidade de se planejar de maneira mais segura quando se opta por manejo conservador de lesões hepáticas, esplênicas ou renais. A TC também tem sido utilizada para auxiliar na definição de penetração na cavidade de projéteis de arma de fogo quando há alta suspeição de o trajeto ser tangencial.

F. **Exames contrastados.** Uretrografia, cistografia e urografia excretora são exames contrastados utilizados quando o exame do paciente e o mecanismo do trauma sugerem lesão do aparelho urinário, como, por exemplo, em pacientes que apresentam uretrorragia ou hematúria. A urografia excretora tem perdido espaço para a TC do abdome, que permite avaliar com maior sensibilidade a morfologia e a função dos rins. Exames contrastados do tubo gastrintestinal alto e baixo – REED e enema opaco – também podem ser utilizados na tentativa de diagnóstico de lesões duodenais e colônicas, respectivamente. A TC com contraste duplo (intravenoso e oral) ou triplo (intravenoso, oral e retal) tem alta acurácia para detectar lesões retroperitoneais; no entanto, é um método demorado.

G. **Angiografias.** Pacientes com traumatismo abdominal contuso ou fratura pélvica com sinais de sangramento persistente de origem arterial podem ser beneficiados pela angiografia, pois ela possibilita embolização de vasos pélvicos, manejo da hemorragia de vísceras maciças (baço, fígado e rim) em algumas lesões selecionadas.

H. **Radiografia simples de abdome em ortostatismo e em decúbito dorsal.** Nas fases iniciais do traumatismo abdominal, os sinais de peritonite não são muito evidentes, e o exame radiológico não é muito útil para o diagnóstico de lesões inflamatórias. Existem, contudo, alguns sinais radiológicos frequentemente esquecidos, que são de grande importância e que devem ser minuciosamente investigados: (a) fratura da 9ª à 12ª costela: frequente associação com lesões hepáticas, esplênicas ou renais; (b) retropneumoperitônio: bolhas de ar no retroperitônio ou lâmina de ar dissecando a sombra renal e o músculo psoas sugerem lesão do duodeno retroperitoneal; (c) escoliose e apagamento da sombra do músculo psoas sugerem lesões duodenopancreáticas. Especial importância deve ser conferida às fraturas de coluna lombar (L1 e L2) devido ao alto índice de lesões associadas – duodeno, pâncreas e intestino delgado. Também podem ser realizadas radiografias simples para determinar, nos casos de traumatismo por arma de fogo, a localização do projetil.

I. **Laparoscopia.** A laparoscopia propedêutica no traumatismo abdominal tem grande indicação na avaliação da penetração intra-abdominal de ferimentos e diagnóstico das lesões diafragmáticas. Necessita de anestesia geral, treinamento e equipamento específicos para sua execução. Devido ao seu acesso restrito ao retroperitônio, a laparoscopia deve ser utilizada apenas como método propedêutico para ferimentos da parede anterior do abdome e em casos bem selecionados de traumatismo contuso (Capítulo 37, *Laparoscopia na Emergência*).

J. **Exames laboratoriais.** Os exames laboratoriais têm uso limitado na abordagem inicial ao paciente traumatizado. Rotineiramente, deve ser enviada amostra de sangue para sorotipagem e prova cruzada. Pode ser realizado hemograma completo, amilasemia (embora inespecífica, quando elevada, sugere lesão pancreática), glicemia, gasometria arterial, lactato sérico e dosagem de gonadotrofinas coriônicas nas mulheres em idade fértil. Outros exames podem ser solicitados de acordo com doenças preexistentes no paciente.

VI. Indicações de laparotomia. Algumas situações no traumatismo abdominal são indicativas de laparotomia exploradora sem outros exames propedêuticos; são elas: (a) traumatismo abdominal contuso com hipotensão e LPD ou FAST positivo para líquido livre na cavidade; (b) traumatismo penetrante no abdome com choque hipovolêmico; (c) pacientes que apresentam evisceração; (d) sinais de irritação peritoneal; (e) pneumoperitônio à radiografia de tórax ou TC de abdome; (f) retropneumoperitônio à radiografia de abdome ou TC de abdome; (g) extravasamento de contraste nos estudos radiológicos ou tomográficos gastrintestinais; (h) ruptura intraperitoneal da bexiga à cistografia; (i) evidência de ruptura diafragmática a radiografia de tórax, REED ou TC de abdome. O traumatismo abdominal por projetil de arma de fogo apresenta alta incidência de lesões intraperitoneais (cerca de 90%); no entanto, em serviços com recursos e equipe de cirurgia do traumatismo, alguns pacientes são passíveis de manejo não operatório. A utilização da TC é mandatória para determinar penetração ou não na cavidade, assim como, para diagnóstico de lesão isolada de víscera maciça, habitualmente o fígado. Tais pacientes devem ser observados por no mínimo 24 h, com exame clínico seriado (a cada 4 h).

VII. Traumatismo pélvico. Durante o exame do abdome do paciente traumatizado, deve ser incluída, também, a avaliação da pelve. O traumatismo pélvico tem especial importância, uma vez que se supõe alta energia envolvida no momento em que ocorre. Portanto, deve-se esperar e pesquisar sempre a existência de outras lesões graves intra-abdominais, torácicas, cranioencefálicas e musculoesqueléticas.

As lesões do anel pélvico, constituído por sacro, ílio, ísquio e púbis, e dos seus respectivos ligamentos habitualmente são responsáveis por grandes perdas volêmicas e por graves lesões viscerais associadas.

As fraturas e/ou luxações pélvicas levam à hipovolemia pelo sangramento oriundo de extremidades ósseas, de partes moles (musculatura pélvica) e do sistema vascular local (vasos ilíacos e plexo venoso sacral). O exame da pelve tem base na palpação dos ossos (ílio, ísquio e púbis) à procura de fraturas e instabilidade do anel pélvico, e deve ser sempre complementado pela radiografia da pelve em AP. A TC também pode ser utilizada em pacientes estáveis hemodinamicamente, pois é capaz de identificar fraturas e condições de instabilidade do anel pélvico não observadas à radiografia. Não se pode esquecer de avaliar a genitália externa e o períneo e de realizar o toque retal e vaginal.

Deve-se ter alto índice de suspeição para a possibilidade de lesões uretral (sobretudo em homens), vesical e retal. A ruptura de bexiga urinária pode inclusive ser responsável por líquido livre encontrado na propedêutica realizada. A ruptura diafragmática (mais comum à esquerda) por elevação súbita da pressão intra-abdominal também deve ser pesquisada. As fraturas pélvicas expostas são responsáveis por alta morbidade e por uma taxa de 40% de mortalidade.

O paciente em choque decorrente de traumatismo pélvico deve ter seu tratamento norteado pelo algoritmo mostrado na Figura 15.1. As manobras temporárias visam estabilizar o anel pélvico, assim como a fixação externa, que deve ser realizada o mais precoce possível nos pacientes com instabilidade pélvica, rotação externa ou ruptura dos elementos anteriores e posteriores. Para pacientes com sinais de sangramento persistente ou recorrente, a fixação externa da pelve e o tamponamento pélvico por via extraperitoneal são as abordagens que devem ser inicialmente realizadas. Se não houver melhora imediata do sangramento, a possibilidade de origem arterial deve ser considerada. Nessa situação, a angiografia com embolização é o exame que deve ser utilizado. Entretanto, esse método só necessita ser utilizado em aproximadamente 10% dos pacientes.

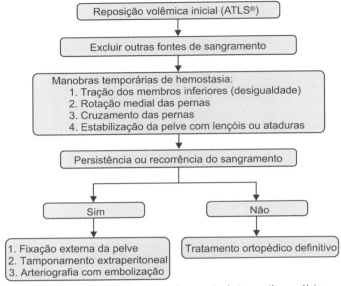

Figura 15.1 Tratamento do choque decorrente de traumatismo pélvico.

VIII. **Associações de lesões.** Existem algumas lesões no traumatismo abdominal que se associam com certa frequência, como mostra o Quadro 15.2.

Quadro 15.2 Associação de lesões nos traumatismos abdominais.

Fraturas dos arcos costais inferiores	Lesão esplênica (à esquerda)
	Lesão hepática (à direita)
Tatuagem traumática no abdome pelo cinto de segurança	Lesão de intestino delgado
	Fratura de coluna lombar
Ruptura de músculos retos do abdome	Lesão de intestino delgado
Fratura pélvica grave	Hemorragia vultosa
	Lesão de reto
	Lesão de uretra (masculina)
	Lesão de bexiga
	Ruptura diafragmática
Equimose em epigástrio	Lesão pancreática
	Lesão duodenal

IX. **Considerações finais.** Em conclusão, o médico que atende ao paciente traumatizado deve ter sempre alta suspeição de lesões intra-abdominais, particularmente aqueles com mecanismo de traumatismo sugestivo, sinais externos de traumatismo e naqueles pacientes com alteração do sensório por traumatismo cranioencefálico ou intoxicações. Tal avaliação realizada de forma sistematizada, com utilização criteriosa de propedêutica, representa uma forma segura de diminuir a incidência de mortes evitáveis.

Bibliografia

Agolini SF, Shah K, Jaffe J et al. Arterial embolization is a rapid and effective technique for controlling pelvic fracture hemorrhage. J Trauma. 1997; 43(3):395-9.
American College of Surgeons – Committee on Trauma. Advanced Trauma Life Support Manual. 8. ed. 2008.
Blackbourne LH, Soffer D, McKenney M et al. Secondary ultrasound examination increases the sensitivity of the FAST exam in blunt trauma. J Trauma. 2004; 57:934.
Brasel KJ, Nirula R. What mechanism justifies abdominal evaluation in motor vehicle crashes? J Trauma. 2005; 59:1057.
Como JJ, Bokhari F, Chiu WC et al. Practice management guidelines for selective nonoperative management of penetrating abdominal trauma. J Trauma. 2010; 68:721.
Cryer HM, Miller FB, Evers BM et al. Pelvic fracture classification: correlation with hemorrhage. J Trauma. 1988; 28:973-80.
Feliciano DV. Diagnostic modalities in abdominal trauma. Peritoneal lavage, ultrasonography, computed tomography scanning and arteriography. Surg Clin North Am. 1997; 77(4):813-20.
Gunst M, O'Keeffe T, Hollett L et al. Trauma operative skills in the era of nonoperative management: the trauma exposure course (TEC). J Trauma. 2009; 67(5):1091-6.
Holmes JF, Wisner DH, McGahan JP et al. Clinical prediction rules for identifying adults at very low risk for intra-abdominal injuries after blunt trauma. Ann Emerg Med. 2009; 54:575.
Inaba K, Barmparas G, Foster A et al. Selective nonoperative management of torso gunshot wounds: when is it safe to discharge? J Trauma. 2010; 68:1301.
Inaba K, Branco BC, Moe D et al. Prospective evaluation of selective nonoperative management of torso gunshot wounds: when is it safe to discharge? J Trauma Acute Care Surg. 2012; 72:884.
Liu M, Lee C, Peng F. Prospective comparison of peritoneal lavage, ultrasonography and computed tomography scanning for the diagnosis of blunt abdominal trauma. J Trauma. 1993; 35:267-70.
Lucas CE. Diagnóstico e tratamento das lesões pancreáticas e duodenais. Clin Cir Am Norte. 1977; 49:65.
Nishijima DK, Simel DL, Wisner DH et al. Does this adult patient have a blunt intra-abdominal injury? JAMA. 2012; 307:1517.
Peitzman AB, Ferrada P, Puyana JC. Nonoperative management of blunt abdominal trauma: have we gone too far? Surg Infect (Larchmt). 2009 [Epub ahead of print].
Philips T, Sclafani SJA, Goldstein A et al. Use of the contrast-enhanced CT enema in the management of penetrating trauma to the flank and back. J Trauma. 1986; 26:593-601.
Poletti PA, Mirvis SE, Shanmuganathan K et al. Blunt abdominal trauma patients: can organ injury be excluded without performing computed tomography? J Trauma. 2004; 57:1072.
Schnüriger B, Kilz J, Inderbitzin D et al. The accuracy of FAST in relation to grade of solid organ injuries: a retrospective analysis of 226 trauma patients with liver or splenic lesion. BMC Med Imaging. 2009; 9:3.
Schurink GW, Bode PJ, van Luijt PA et al. The value of physical examination in the diagnosis of patients with blunt abdominal trauma: a retrospective study. Injury. 1997; 28(4):261-5.
Shapiro OP, McDonald AA, Knight D et al. The role of repeat angiography in the management of pelvic fractures. J Trauma. 2005; 58(2):227-231.
Tillou A, Gupta M, Baraff LJ et al. Is the use of pancomputed tomography for blunt trauma justified? A prospective evaluation. J Trauma. 2009; 67(4):779-87.
Udobi KF, Roderiques A, Chiu WC et al. Role of ultra-sonography in penetrating abdominal trauma: a prospective clinical study. J Trauma. 2001; 50(3):475-9.
Vafaci A, Heidari K, Saboorizadeh A. Diagnostic accuracy of abdominal wall ultrasonography and local wound exploration in predicting the need for laparotomy following stab wound. Emergency. 2017; 5(1):e34.

16

TRAUMATISMO HEPÁTICO E DAS VIAS BILIARES EXTRA-HEPÁTICAS

Sizenando Vieira Starling

I. **Traumatismo hepático**
   A. **Generalidades.** Os traumatismos hepáticos ocorrem com grande frequência nos pacientes vítimas de traumatismo abdominal, seja aberto ou fechado, principalmente em decorrência da posição que o fígado ocupa na cavidade abdominal e do seu tamanho.
   Entre os traumatismos hepáticos abertos, as lesões provocadas por projéteis de arma de fogo são as mais frequentes e, em geral, as mais graves. As lesões provocadas por arma branca, em virtude de suas próprias características, têm menor gravidade.
   Nos traumatismos hepáticos fechados, o acidente provocado por automóvel ainda é, sem dúvida, a causa mais frequente, apresentando incidência progressivamente maior devido ao maior número e à maior gravidade desses acidentes. Os acidentes com motocicletas, quedas e contusões por motivos diversos também contribuem para aumento do número de lesões hepáticas. Entretanto, os acidentes provocados por motocicleta, principalmente nos países em desenvolvimento, têm se tornado desde o final do século 20 a principal causa de lesão hepática. No traumatismo contuso, em razão da fragilidade e da pouca elasticidade do parênquima hepático, a lesão ocorre por impacto direto do agente lesivo, por compressão do órgão entre o gradil costal e a coluna vertebral ou em decorrência das forças de desaceleração.
   A mortalidade do traumatismo hepático decresceu nas últimas décadas, passando de 60%, durante a Primeira Guerra Mundial, para cerca de 15% nos dias atuais, devido principalmente aos avanços no seu diagnóstico e ao tratamento das lesões traumáticas, assim como ao aperfeiçoamento da técnica cirúrgica. Os fatores que aumentam a morbidade e a mortalidade são: choque à admissão, gravidade da lesão hepática e número de lesões associadas. Entre as lesões encontradas em associação com lesões hepáticas, as mais frequentes são: do trato gastrintestinal, da parede torácica e dos órgãos intratorácicos, renais, esplênicas e cranioencefálicas. A incidência de lesão isolada do fígado varia dependendo do mecanismo de traumatismo. O lobo direito é o mais atingido.
   O fígado ocupa o hipocôndrio direito e ultrapassa a linha média, relacionando-se com estômago, cólon transverso e baço. Os ligamentos hepáticos são reflexões do peritônio sobre a sua superfície. A divisão em lobos direito e esquerdo, os ligamentos hepáticos e a distribuição segmentar dos canais biliares e das veias hepáticas podem ser observados nas Figuras 16.1 a 16.4.
   A anatomia hepática utilizada atualmente consiste em dividir o fígado em oito segmentos com base na distribuição dos pedículos venosos do sistema portal e na localização das veias hepáticas. O ramo esquerdo da veia porta irriga o lobo esquerdo, e o ramo direito, o lobo direito. O segmento I é o lobo caudado que recebe ramificações dos ramos direito e esquerdo da veia porta. O lobo esquerdo se divide em três segmentos. O segmento II posterior e o segmento III anterior

Capítulo 16 | Traumatismo Hepático e das Vias Biliares Extra-Hepáticas

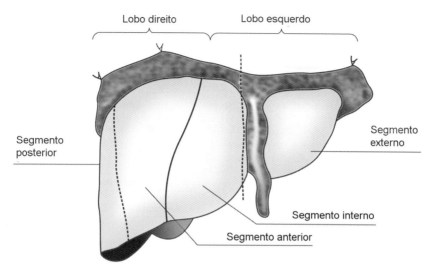

Figura 16.1 Anatomia superficial do fígado (vista anterior). Divisão em lobos e segmentos. (*Fonte*: adaptada de De Pereira, 1994.)

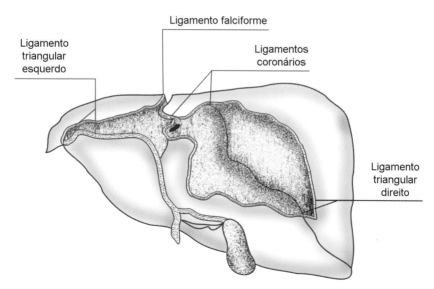

Figura 16.2 Ligamentos coronários e triangulares do fígado (vista posterossuperior). (*Fonte*: adaptada de De Pereira, 1994.)

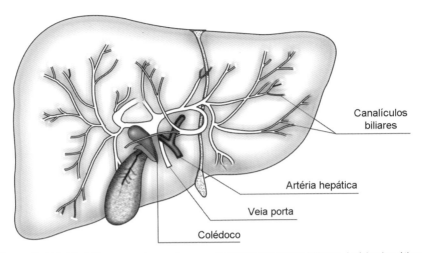

Figura 16.3 Distribuição segmentar e subsegmentar lobar dos canais biliares. Artérias hepáticas, veia porta e seus ramos seguem a mesma distribuição. (*Fonte*: adaptada de De Pereira, 1994.)

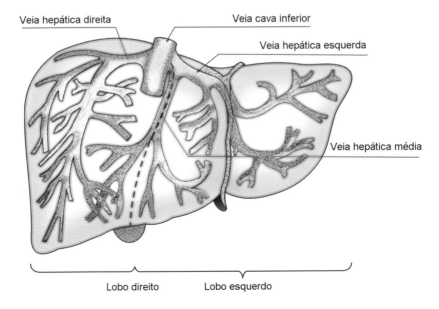

Figura 16.4 Distribuição anatômica das veias hepáticas. Esses vasos não acompanham a anatomia lobar segmentar. (*Fonte*: adaptada de De Pereira, 1994.)

formam o que tradicionalmente se denomina segmento lateral do lobo esquerdo. A porção medial do lobo esquerdo é o segmento IV. O lobo direito é dividido em quatro segmentos. O segmento V é anterior, imediatamente à direita da fossa vesicular, e o segmento VI situa-se na parte lateroinferior direita do fígado. O segmento VII localiza-se superior e posteriormente, ficando à direita do trajeto da veia hepática direita. Por fim, o segmento VIII situa-se na superfície superior entre as veias hepáticas direita e média e imediatamente acima do segmento V.

B. **Diagnóstico.** Avaliação imediata do estado geral do paciente, com as medidas usuais de suporte terapêutico do politraumatizado, preconizadas pelo Advanced Trauma Life Support (ATLS®), é regra geral.

Algumas das lesões hepáticas por traumatismo abdominal fechado podem passar despercebidas, quando não existem outras lesões intra-abdominais associadas, devido à grande capacidade hemostática do órgão e à pequena irritação peritoneal que o extravasamento de sangue provoca. Muitos pacientes com traumatismo hepático isolado podem permanecer assintomáticos. A análise do mecanismo de trauma é essencial e principal indício para pesquisa de lesão hepática nessa circunstância. As pequenas lesões são quase sempre encontradas em laparotomias realizadas para tratamento de lesões em outras vísceras.

Nos traumatismos penetrantes, a localização do ferimento provocado pelo agente lesivo, assim como seu possível trajeto chamam atenção para a existência de lesão do fígado. Nos pacientes vítimas de traumatismo localizado na região toracoabdominal direita, deve-se suspeitar de lesão hepática. Em caso de traumatismo fechado, os achados de tatuagem traumática nessa localização e de fraturas dos últimos arcos costais direitos vistos na radiografia de tórax dirigem a atenção do médico para a ocorrência dessa lesão. Os pacientes com essas alterações devem ser obrigatoriamente investigados por meio de exames complementares.

O exame clínico, os exames laboratoriais, a punção abdominal, os estudos de imagem (ultrassonografia [US] e tomografia computadorizada [TC]) e a videolaparoscopia constituem os meios pelos quais podemos estabelecer o diagnóstico e acompanhar o tratamento da lesão hepática.

No exame clínico, dor localizada no hipocôndrio direito e sinais de perda volêmica (o fígado é órgão maciço muito vascularizado, e a hemorragia é sua principal manifestação clínica) devem ser investigados para pesquisa de lesão hepática. Os sinais encontrados variam em função da magnitude da perda sanguínea. Se a perda sanguínea for de 10 a 20% do volume sanguíneo total, o organismo tolera bem, e sinais de irritação peritoneal, embora leves, podem ser evidenciados ao longo da observação do paciente. Nesses casos, a estabilidade hemodinâmica é comum e pode-se optar por um tratamento conservador (não operatório).

Se a perda sanguínea for de 20 a 30% da volemia, o débito cardíaco é reduzido para 50% do valor normal. Como resultado, o paciente apresenta taquicardia e diminuição da pressão arterial média. A administração de até 1.500 mℓ de solução eletrolítica balanceada e aquecida é suficiente para corrigir o déficit do volume sanguíneo, se o sangramento tiver cessado.

Caso a perda sanguínea seja de mais de 30% da volemia, irão instalar-se hipotensão e perfusão celular inadequada. A hipotensão, portanto, reflete um choque hipovolêmico grave. Devem ser administrados, além de solução eletrolítica balanceada, hemocomponentes (concentrado de hemácias e plasma fresco congelado, plaquetas) após tipagem e prova cruzada. Nessa situação, em grande parte dos casos é necessário tratamento cirúrgico.

Exames de sangue são de pouca utilidade diagnóstica. As perdas sanguíneas agudas não levam a alterações precoces do hemograma. Entretanto, têm grande valor no seguimento de pacientes em quem foi adotado tratamento conservador (não operatório) da lesão hepática.

Deve ser realizado estudo radiológico do tórax e do abdome, pois apresenta sinais indiretos de lesão hepática (fraturas dos últimos arcos costais direitos). Muitas vezes, essas fraturas são mais bem visualizadas na radiografia de abdome.

O lavado peritoneal consegue detectar pequenas quantidades de sangue no abdome. Entretanto, é exame pouco específico e não revela o local do sangramento nem a extensão da lesão. Nos dias atuais, é realizado esporadicamente. Sempre que a condição clínica do paciente permitir, o lavado deverá ser realizado, quando necessário, após os estudos de imagem, já que a presença de ar ou líquido na cavidade abdominal, que ocorre após esse procedimento, pode ser confundida com lesão de víscera oca.

A cintilografia deve ser limitada aos pacientes com diagnóstico incerto e cujas condições permaneçam estáveis. Pode evidenciar a existência de hematomas intraparenquimatosos. Trata-se de um exame caro, de difícil execução e pouco acessível.

A US abdominal é, atualmente, o exame complementar de grande importância em todo paciente traumatizado. Seu principal objetivo é diagnosticar e, se possível, quantificar a existência de líquido livre intra-abdominal, evidenciando, dessa maneira, que existe uma provável lesão visceral. Como vantagem, além de ser exame rápido e não invasivo, pode ser repetido durante a evolução do paciente quantas vezes forem necessárias, de acordo com alterações no quadro clínico. Quando o aparelho utilizado é de alta resolução e o examinador tem grande experiência em aplicação do método, pode, inclusive, mostrar qual órgão está lesionado.

A TC do abdome é, nos dias de hoje, considerada o exame complementar padrão-ouro para se diagnosticar lesão hepática. Revela a existência, a localização, o tipo e a extensão da lesão, e se existe sangramento ativo ou não. Torna possível, portanto, classificá-la e orientar o tratamento. A TC também detecta a ocorrência de lesão de outras vísceras intra-abdominais, retroperitoneais, de líquido livre intracavitário. Deve ser realizada com contraste venoso e, sempre que possível, em pacientes com estabilidade hemodinâmica.

A angiografia é um exame que pode estabelecer a existência de lesão vascular e o local em que ocorre, bem como propiciar o controle da hemorragia por meio de embolização da artéria hepática. A embolização da artéria hepática é recomendada nos casos de lesões em que existam sinais de sangramento ativo persistente (*blush* de contraste na TC, queda persistente de hemoglobina) e no tratamento da hemobilia.

A videolaparoscopia é indicada, excepcionalmente, em caso de suspeita de lesão intra-abdominal, principalmente por arma branca, em paciente com estabilidade hemodinâmica.

C. **Classificação.** A classificação da lesão hepática é muito importante por mostrar a gravidade, orientar o tipo de tratamento a ser realizado e indicar a probabilidade de ocorrência de complicações. Existem várias classificações para as lesões

hepáticas. Atualmente, a mais utilizada é a proposta pela American Association for the Surgery of Trauma (AAST):
- **Grau I:** hematoma subcapsular não expansivo < 10% da área de superfície. Laceração capsular não sangrante, com menos de 1 cm de profundidade do parênquima
- **Grau II:** hematoma subcapsular não expansivo – 10 a 50% da superfície; intraparenquimatoso menor que 2 cm de diâmetro. Laceração com menos de 3 cm de profundidade no parênquima e menos de 10 cm de comprimento
- **Grau III:** hematoma subcapsular > 50% de área ou expansivo ou roto; intraparenquimatoso maior que 2 cm de diâmetro. Laceração com mais de 3 cm de profundidade
- **Grau IV:** hematoma intraparenquimatoso roto. Laceração parenquimatosa envolvendo 25 a 75% do lobo hepático ou um a três segmentos de Couinaud em um único lobo hepático
- **Grau V:** laceração parenquimatosa maior que 75% do lobo hepático ou mais de três segmentos de Couinaud. Vascular: lesão venosa justa-hepática (cava retro-hepática ou veias supra-hepáticas)
- **Grau VI:** vascular/avulsão hepática.

D. **Tratamento.** Atualmente, o tratamento das lesões do fígado depende, essencialmente, da causa do traumatismo, das condições hemodinâmicas do paciente e de um diagnóstico detalhado e preciso.

1. **Tratamento não operatório.** O tratamento não operatório de traumatismo hepático contuso evoluiu muito nos últimos anos. A partir de sua utilização, houve redução da mortalidade, inclusive nas lesões mais graves e complexas, o que o torna uma modalidade mundialmente aceita. Esse tratamento só foi possível com o advento da TC. Isso porque a utilização da TC possibilita o diagnóstico precoce e preciso da lesão hepática, quantifica o volume de líquido livre existente na cavidade abdominal, avalia se há sangramento ativo ou não e pode descartar dúvidas sobre a presença, ou não, de outras lesões viscerais. Atualmente, o tratamento não operatório é considerado método seguro, eficaz e, portanto, deve ser visto como primeira opção em pacientes vítimas de traumatismo contuso. Entretanto, só deve ser realizado em locais que tenham protocolo organizado, infraestrutura adequada e que preencham os critérios necessários.

O emprego do tratamento não operatório de lesão hepática se baseia em uma série de observações. A primeira delas é a constatação de que na maioria dessas lesões o sangramento já havia cessado durante a exploração cirúrgica, não sendo necessário o emprego de nenhum método para realizar a hemostasia. Esse fato é potencialmente explicado pela irrigação aferente do fígado, que é, principalmente, de origem venosa e tem baixa pressão. Outra observação, muitas vezes desagradável, que ocorre com certa frequência, é o sangramento vultoso originário de uma lesão hepática extensa que foi destamponada no momento em que o cirurgião expõe o fígado para examiná-lo adequadamente. Esta situação exige emprego de técnicas cirúrgicas complexas com o intuito de coibir a hemorragia.

Para realizar o tratamento não operatório com segurança, devem-se adotar protocolos rígidos e bem feitos que apresentem como critérios indispensáveis: (1) estabilidade hemodinâmica do paciente à admissão ou estabilização persistente após reposição volêmica adequada; (2) diagnóstico preciso e classificação da lesão por meio de TC; (3) ausência de sinais de irritação peritoneal ou outros sinais que evidenciem lesão de víscera oca; (4) local adequado com infraestrutura para acompanhamento clínico, monitoramento hemodinâmico e laboratorial (hematócrito sequenciado) do paciente; (5) bloco cirúrgico disponível 24 h para cirurgia de urgência; e (6) acompanhamento do paciente por cirurgião de trauma experiente.

O volume do hemoperitônio e o grau da lesão, a idade do paciente, o estado de consciência, a presença de traumatismo cranioencefálico ou traumatismo raquimedular associados não são mais considerados critérios essenciais para a não realização desse tipo de tratamento. Os exames de imagem (US e TC) são necessários para acompanhamento da cicatrização da lesão hepática, principalmente nos pacientes com lesão em grau IV ou superior.

Se, durante o curso do tratamento não operatório, surgirem sinais de complicação, tais como febre, dor abdominal com irritação peritoneal, sinais de perda volêmica progressiva ou súbita e icterícia, é necessário repetir o exame de imagem para se definir a sua causa. Dependendo da etiologia da complicação, o tratamento pode ser executado pelo emprego de técnicas endoscópicas (colangiopancreatografia retrógrada com posicionamento de *stent*), angiográficas (embolização), minimamente invasivas (punção percutânea guiada por método de imagem, videolaparoscopia) ou requerer cirurgia convencional.

O sucesso obtido com esse tipo de tratamento, empregado inicialmente em casos de traumatismo abdominal fechado, tem feito com que sua indicação seja estendida para casos especiais de pacientes com lesão hepática por traumatismo penetrante.

2. **Tratamento cirúrgico.** O tratamento cirúrgico está indicado para pacientes com lesão hepática provocada por traumatismo penetrante e pacientes com traumatismo contuso admitidos com instabilidade hemodinâmica refratária mesmo com reposição volêmica adequada.

No tratamento cirúrgico das lesões hepáticas, são empregadas diversas técnicas, que variam desde simples sutura ou hemostasia com agentes locais até técnicas complexas, como ressecções, *shunt* intracaval e isolamento vascular do órgão. A técnica a ser empregada varia de acordo com o grau, a extensão e a gravidade da lesão. Em relação ao uso de drenos nessas lesões, a tendência atual é usá-los em sistema fechado, visto que o uso do dreno Penrose tem sido relacionado com aumento da frequência de casos de abscessos intra-abdominais.

Nas lesões em grau I, são suficientes as condutas mais simples, como tamponamento compressivo da lesão e uso de agentes hemostáticos locais, quando necessário. Nas lesões em grau II, o tratamento cirúrgico resume-se à ligadura direta dos vasos sangrantes e dos canalículos biliares e à aproximação das bordas da ferida. A hepatorrafia deve ser realizada com categute cromado 0 ou 1-0 com pontos em X ou em U, evitando-se apertar em demasia o nó.

Nas lesões mais extensas (grau III e maiores), muitas vezes é necessária a realização de uma liberação adequada do fígado com secção de seus ligamentos, assim como da manobra de Pringle (pinçamento do pedículo hepático no nível do ligamento hepatoduodenal). Essas condutas possibilitam obtermos uma hemostasia temporária para melhor avaliação e exposição adequada da lesão, assim como um planejamento mais seguro para o tratamento.

Nas lesões em grau III, além do desbridamento dos tecidos desvascularizados e da ligadura dos vasos sanguíneos e canalículos biliares, pode ser necessária a utilização de sutura de um segmento vascularizado de epíploo (*patch*) nas bordas da lesão, cobrindo a superfície cruenta, para se conseguir uma hemostasia adequada.

Nas lesões em grau IV, o tratamento exige manobras mais arrojadas e complexas, como ressecção dos tecidos necróticos e isquêmicos (segmentectomia ou lobectomias não anatômicas), ligadura vascular seletiva (ao ser ligada a artéria hepática direita, deve-se realizar a colecistectomia) e hepatostomia (tamponamento com balão de ferimento transfixante, geralmente provocado por arma de fogo). Nesses pacientes, o risco de instabilidade fisiológica, traduzida por acidose metabólica, hipotermia e coagulopatia, é uma realidade. Antes que essa instabilidade ocorra, deve-se interromper a cirurgia e realizar o "empacotamento hepático com compressas" (cirurgia de controle do dano), para obtenção de hemostasia temporária. O paciente deve ser encaminhado para a UTI, onde os distúrbios de coagulação, hidreletrolíticos, acidose, hipotermia e hemodinâmicos serão corrigidos. A melhora do paciente e de sua condição clínica torna possível que ele seja, novamente, encaminhado ao bloco cirúrgico para remoção das compressas e realização de hemostasia definitiva, se for necessário. A utilização dessa técnica tem proporcionado diminuição da mortalidade de lesão hepática complexa.

No tratamento das lesões em grau V, os métodos a serem empregados são os mesmos descritos anteriormente, inclusive a técnica de controle de danos. Alguns autores sugerem ainda o uso de hepatotomia com controle vasculobiliar seletivo, podendo ser por digitoclasia, com abordagem e pinçamento dos vasos sangrantes. Nos casos em que existir suspeita de lesão das veias supra-hepáticas ou cava retro-hepática, são necessárias, para abordagem da lesão, manobras mais críticas e trabalhosas, como *shunt* intracaval (Figura 16.5)

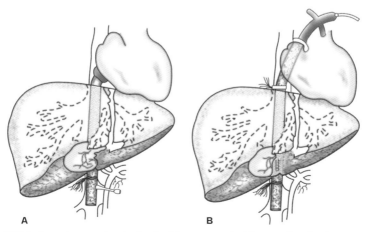

Figura 16.5 Isolamento vascular do fígado. Clampagem do hilo e realização de anastomoses. **A.** Anastomose através da veia cava inferior. **B.** Anastomose do átrio direito. (*Fonte*: adaptada de De Pereira, 1994.)

ou isolamento vascular do fígado. Mesmo realizadas adequadamente, estas manobras muitas vezes não resultam em sucesso. As lesões em grau VI são de extrema gravidade. A lesão hepática é tão extensa que, mesmo usando-se todas as técnicas disponíveis, não se consegue hemostasia definitiva da lesão. Uma das principais causas de mortalidade na lesão hepática, mesmo se forem adotadas todas as medidas possíveis, ainda continua sendo sangramento incontrolável durante o ato cirúrgico.

E. **Complicações.** As complicações das lesões hepáticas surgem, quase sempre, em decorrência de lesões associadas. Outras causas menos comuns variam em função do tipo de lesão, do instrumento que a provocou e das iatrogenias. O índice de complicações de lesões hepáticas é de cerca de 12,5%, e as complicações mais comuns são descritas a seguir.

1. **Abscessos subfrênicos.** Juntamente com as fístulas biliares, constituem as complicações mais frequentes, sobretudo quando há lesão de víscera oca associada. Podem ser drenados por cirurgia convencional através de incisão específica ou por via percutânea guiada por ultrassom. As drenagens, sempre que possível, devem ser extraperitoneais.

2. **Fístulas biliares.** Frequentes, surgem em decorrência de perda de solução de continuidade da superfície hepática e da existência de edema em toda ou em parte da víscera traumatizada, dificultando a drenagem biliar pelas vias usuais. Geralmente são benignas se a drenagem for adequada. O tempo de resolução varia em função da redução do edema. Se a drenagem de bile persistir após as duas primeiras semanas, será conveniente proceder a estudos colangiográficos (principalmente a colangiorressonância) com a finalidade de estudar a árvore biliar verificando o local, o tamanho da fístula e possíveis causas obstrutivas. Entretanto, é bom lembrar que a origem de uma fístula biliar pode decorrer, na maioria das vezes, de uma lesão dos canalículos biliares intra- ou extra-hepático.

3. **Icterícia.** Pode ser decorrente de hemólise pós-traumática, obstrução da via biliar por edema hepático e existência de coágulos na árvore biliar. Na grande maioria das vezes é o principal sintoma de uma complicação bem característica. Sua presença traduz a necessidade de se proceder a exames hematológicos e de imagem, especificamente de estudos colangiográficos.

4. **Abscessos intra-hepáticos.** São relativamente raros e têm como causa principal a existência de massa necrótica e hematomas intra-hepáticos. Apresentam alta taxa de mortalidade e manifestam-se por febre e mal-estar. O paciente pode apresentar sudorese noturna e dor abdominal no hipocôndrio direito. TC e US são os métodos diagnósticos mais eficientes. A essência do tratamento dos abscessos intra-hepáticos inclui drenagem cirúrgica ou percutânea com acompanhamento radiológico e colocação de drenos calibrosos.

5. **Hemobilia.** Relativamente rara, pode ser definida como conexão anormal entre artérias e canais biliares, decorrente de laceração direta das estruturas afetadas, ou pode representar o resultado de dano na parede arterial, com subsequente necrose e ruptura para dentro da árvore biliar. Manifesta-se com quadro de dor recidivante em cólica no abdome superior, acompanhada de sangramento gastrintestinal (hematêmese ou melena) e icterícia do tipo obstrutiva. O sangramento pode variar de maciço a microscópico. Além da história de traumatismo prévio, o diagnóstico é feito por meio de endoscopia e arteriografia. A conduta mais adequada consiste em embolização do vaso

lesionado por angiografia seletiva. Exploração cirúrgica direta com ligadura do vaso sangrante, desbridamento e drenagem do fígado é outra opção. Quando o hematoma ou a destruição hepática são extensos, o isolamento e a ligadura da artéria lobar correspondente constituem tratamento eficaz.
6. **Biliomas.** São coleções de bile localizadas no interior do parênquima hepático. Ocorrem, com maior frequência, em pacientes submetidos a tratamento não operatório e devido ao fluxo de bile no interior de um hematoma intraparenquimatoso ocasionado por lesão de canalículos biliares secundários ou por necrose do tecido hepático circunvizinho ao hematoma (por causa do aumento da pressão em seu interior). O achado na TC de coleção hipodensa intraparenquimatosa ou subcapsular confirma o diagnóstico. O tratamento consiste em observação apenas com controle por meio de método de imagem (US ou TC) de 6 em 6 meses até total reabsorção. Nos casos de infecção secundária, crescimento importante causando dor ou comprimindo a via biliar com icterícia, a drenagem guiada por método de imagem é o tratamento de escolha. Naqueles que evoluirem com fístula biliar após a drenagem que não se cicatrizam em 2 a 3 semanas, geralmente devido a hipertensão na via biliar, a colangiopancreatografia com papilotomia e inserção ou não de *stent* na via biliar estão indicadas.
7. **Bilhemia.** Também denominada fístula bileovenosa, é uma complicação rara que vem se tornando mais frequente nas últimas décadas porque os pacientes com lesões hepáticas complexas têm sobrevivido, principalmente aqueles submetidos a tratamento não operatório. Ocorre, caracteristicamente, após o 5º dia de traumatismo em pacientes com lesões hepáticas centrais e extensas com formação de uma cavidade com tecido hepático necrosado e sangue. Quando há lesão canalicular concomitante a lesão venosa, aparece fluxo de bile diretamente para a circulação sistêmica, porque o gradiente de pressão canalicular é maior do que o do sistema venoso. A diferença de pressão entre esses dois sistemas pode oscilar entre 15 e 20 mmH_2O. O quadro clínico caracteriza-se por icterícia intensa com bilirrubinas aumentadas, principalmente a fração direta, e sem alteração significativa nas dosagens das enzimas hepáticas. Os valores da dosagem de bilirrubina podem ultrapassar 20 mg/dℓ. O diagnóstico é confirmado por colangiografia retrógrada endoscópica, assim como o tratamento, que consiste em diminuir a pressão na via biliar (por meio de esfincterotomia) e posicionamento, se possível, de um stent no nível da lesão.

II. **Traumatismo das vias biliares extra-hepáticas.** Lesão das vias biliares extra-hepáticas é pouco frequente, e responde por cerca de 2 a 5% dos traumatismos abdominais. Em geral, está associada a traumatismo abdominal penetrante (por arma de fogo ou arma branca) e, às vezes, a contusão abdominal. Em adultos, predominam as lesões penetrantes e, em crianças, as contusões (geralmente no quadrante superior direito do abdome). Associação com outras lesões intra-abdominais é a regra. Lesão isolada ocorre principalmente em caso de traumatismo contuso e é bastante rara.

A apresentação clínica decorre da lesão associada de outras vísceras intra-abdominais e traduz-se por sinais de choque hipovolêmico e peritonite. A lesão isolada das vias biliares pode passar despercebida, por ser a bile estéril e pouco irritativa, cursando o quadro com dor abdominal leve e sinais hipovolêmicos de pouca gravidade. O paciente pode receber alta do hospital e, em alguns dias ou semanas, retornar com icterícia, náuseas, vômitos, distensão abdominal, ascite, fezes acólicas, dor e elevação moderada da temperatura corporal. O diagnóstico demanda exames complementares, como TC, US e colangiografia retrógrada endoscópica. A angiografia seletiva pode ser indicada para descartar hemobilia em casos com presença concomitante de hemorragia digestiva.

Mesmo durante laparotomias exploradoras, o reconhecimento da lesão pode passar despercebido. É importante ter alto índice de suspeita. Deve-se pesquisar minuciosamente se há lesão de qualquer segmento da via biliar extra-hepática na presença, durante o ato cirúrgico, de coleperitônio e/ou hematoma ou coleção de bile infiltrando-se no retroperitônio ou no pedículo hepático. A realização de manobra de Kocher ampla e dissecção e visualização de toda a extensão da via biliar principal no pedículo hepático são essenciais. Nos casos duvidosos, a colangiografia intraoperatória (por meio de punção da vesícula biliar) pode ser útil para identificação da lesão. No tratamento, a preferência é pela utilização de procedimentos reparadores, e estes variam, dependendo da extensão e localização da lesão, além das condições hemodinâmicas do paciente.

A. Vesícula biliar. Corresponde ao segmento das vias biliares extra-hepáticas mais atingido em casos de traumatismo. Os fatores que predispõem à ocorrência de lesão são a fina parede da vesícula normal e distensão pós-prandial. A ingestão de bebida alcoólica propicia um aumento da pressão no interior da vesícula biliar por aumentar o fluxo e a produção de bile (devido à secreção de gastrina e secretina) e o tônus do esfíncter de Oddi. Esse fato, associado ao relaxamento da musculatura da parede abdominal anterior (ocasionado por intoxicação alcoólica), propicia a ruptura do órgão nos traumatismos contusos. A vesícula pode sofrer laceração ou perfuração, avulsão ou contusão, podendo ainda ser sede de colecistite traumática devido a sangramento em seu interior.

O tratamento de escolha é a colecistectomia, por ser um processo simples e seguro. A colecistorrafia, apesar de descrita na literatura com um procedimento de sucesso, não deve ser realizada, devido ao risco de formação de cálculos e colecistite subsequente. Entretanto, em pacientes com instabilidade hemodinâmica grave, quando é necessário utilizar a cirurgia para controle de danos, deve ser a opção de escolha. O tratamento conservador é reservado a pequenas contusões e avulsões parciais.

A mortalidade associada à lesão de vesícula biliar isolada é praticamente nula. Os casos de óbito devem-se, em geral, ao traumatismo de outros órgãos intra-abdominais.

B. Ductos biliares. De acometimento ainda menos comum, as lesões de ductos biliares podem atingir o colédoco e os ductos hepáticos comum, direito ou esquerdo.

Os traumatismos penetrantes estão associados à lesão de outras estruturas intra-abdominais, principalmente as do hilo hepático, como veia porta e artéria hepática. Os traumatismos contusos lesionam os ductos biliares, mas poupam os elementos vasculares da tríade portal, devido ao fato de a artéria hepática ser tortuosa e sem pontos de fixação, e porque a veia porta, não tendo válvulas, esvazia rapidamente em direção à circulação esplâncnica. Ao contrário, o ducto biliar comum tem dois pontos de fixação (junção pancreatoduodenal e bifurcação dos canais hepáticos), ocorrendo ruptura, em geral no ponto em que o canal penetra no pâncreas e, menos comumente, no local de bifurcação dos ductos hepáticos. O tratamento das lesões ductais extra-hepáticas varia de acordo com a localização da lesão, a extensão do dano tecidual e o quadro clínico geral do paciente no momento da cirurgia.

1. **Lesões parciais.** É recomendado, em geral, o reparo primário da lesão com fio absorvível e drenagem com tubo em T; o tempo de permanência desse tubo não está claramente definido, e varia de 2 semanas a 6 meses.
2. **Secção completa do colédoco.** Podem-se utilizar várias técnicas. A anastomose terminoterminal com o uso do dreno em T (Kehr) está associada a alto índice de estenose, mas pode ser usada em lesões provocadas por arma branca e sem perda de substância. A anastomose bilioentérica em Y de Roux associa-se a menor taxa de estenose e deve ser o tratamento de escolha. A coledocoduodenostomia é de difícil realização, uma vez que o ducto é de fino calibre, podendo levar ao risco de fístula duodenal lateral em caso de deiscência (alta morbidade). A anastomose colecistojejunal em Y de Roux pode ser empregada em destruições extensas do colédoco ou quando, por qualquer motivo, não for possível utilizá-lo para anastomose, e está associada a menor índice de complicação. Esta última opção só pode ser empregada se a lesão for distal à junção do ducto cístico com o ducto hepático comum.

    A cirurgia de Whipple (duodenopancreatectomia cefálica) pode ser necessária em lesões do ducto biliar associadas a lesões pancreatoduodenais complexas ou da ampola de Vater. Reimplantes de ampola de Vater foram realizados com sucesso. A mortalidade provocada pelas lesões dos ductos está associada a lesões de outras vísceras intra-abdominais. A morbidade pode ser alta em decorrência de fístulas e estenoses.
3. **Secção completa do ducto hepático comum.** A ressecção hepática é indicada quando há lesão extensa associada ao fígado, apresentando morbidade e mortalidade elevadas. A ligadura do ramo hepático direito ou esquerdo pode ser realizada quando não se consegue fazer anastomose, e leva a atrofia do lobo ipsolateral do ducto ligado e hipertrofia do lobo contralateral. A anastomose hepaticojejunal em Y de Roux é preferível à anastomose primária. É de difícil execução técnica, devido ao calibre do ducto e à sua posição anatômica.

    Em pacientes hemodinamicamente instáveis, com lesões graves associadas, e em quem se utiliza a cirurgia de controle de danos, as opções de tratamento existentes recaem em uma drenagem terminal com tubo rígido ou simples ligadura do ducto lesionado. Nessa situação, o fluxo biliar é reconstituído na intervenção seguinte, realizada caso ocorra estabilização clínica do paciente.

Bibliografia

Abrantes WL. Nova abordagem para o tratamento de lesões operatórias de junção dos canais hepáticos. Rev Col Bras Cir. 1986; 8:251.

Becker CD, Mentha G, Terrier F. Blunt abdominal trauma in adults: role of CT in the diagnosis and management of visceral injuries. Part 1: Liver and spleen. Eur Radiol. 1998; 8(4):553-62.

Belyi V, Polishchuk NE, Baramiia NN et al. The specifics of the diagnosis of hepatic trauma in a closed combined injury. Klin Khir. 1997; 7-8:29-31.

Brasel KJ, DeLisle CM, Olson CJ et al. Trends in the management of hepatic injury. Am J Surg. 1997; 174(6):674-7.

Busuttil NW, Kitahama A, Cerise E et al. Management of blunt and penetrating injuries to the hepatis. Am Surg. 1980; 191:641.

Carrillo EH, Platz A, Miller FB et al. Non-operative management of blunt hepatic trauma. Br J Surg. 1998; 85(4):461-8.

Carrillo EH, Spain DA, Miller FB et al. Intrahepaticvascular clamping in complex hepatic vein injuries. J Trauma. 1997; 43(1):131-3.

Ciraulo DL, Nikkanen HE, Palter M et al. Clinical analysis of the utility of repeat computed tomographic scan before discharge in blunt hepatic injury. J Trauma. 1996; 41(5):821-4.

Denton JR, Moore EE, Coldwell DM. Multimodality for grade V hepatic injuries: perihepatic packing, arterial embolization, and venous stenting. J Trauma. 1997; 42(5):964-7.

De Pereira WA. Traumas hepáticos. In: Lázaro da Silva A. Cirurgia de urgência. 2. ed. Rio de Janeiro: Medsi; 1994:652;655.

Erdek MA, Brotman S. Liver packing for uncontrolled hepatic haemorrhage after trauma. Eur J Emerg Med. 1994; 1(2):88-91.

Hagiwara A, Yukioka T, Ohta S et al. Nonsurgical management of patients with blunt hepatic injury: efficacy of transcatheter arterial embolization. AJR Am J Roentgenol. 1997; 169(4):1151-6.

Losty PD, Okoye BO, Walter DP et al. Management of blunt liver trauma in children. Br J Surg. 1997; 84(7):1006-8.

Lunca S, Romedea NS. Treatment of hepatic trauma by hepatotomy with selective vasculo-biliary control. Technical aspects and outcomes. Chirurgia (Bucur). 2004; 99(5):329-35.

McClusky 3rd DA, Skandalakis LJ, Colborn GL et al. Hepatic surgery and hepatic surgical anatomy: historical partners in progress. World J Surg. 1997; 21(3):330-42.

Nast-Kolb D, Trupka A, Ruchholtz S et al. Abdominal trauma. Unfallchirurg. 1998; 101(2):82-91.

Patcher HL, Knudson MM et al. Status of nonoperative management of blunt hepatic injuries in 1995: A multicenter experience with 404 patients. J Trauma. 1996; 40:31-8.

Rodriguez-Montes JA, Rojo E, Martin LG. Complications following repair of extrahepatic bile duct injuries after blunt abdominal trauma. World J Surg. 2001; 25(10):1313-6.

Rogers FB, Reese J, Shackford SR et al. The use of venovenous bypass and total vascular isolation of the liver in the surgical management of juxtahepatic venous injuries in blunt hepatic trauma. J Trauma. 1997; 43(3):530-3.

Shanmuganathan K, Mirvis SE. CT scan evaluation of blunt hepatic trauma. Radiol Clin North Am. 1998; 36(2):399-411.

Shin H, Tepas JJ 3rd, Ismail N et al. Blunt hepatic injury in adolescents: age makes a difference. Am Surg. 1997; 63(1):29-36.

Siplovich L, Kawar B. Changes in the management of pediatric blunt splenic and hepatic injuries. J Pediatr Surg. 1997; 32(10):1464-5.

Strong RW, Lynch SV, Wall DR et al. Anatomic resection for severe liver trauma. Surgery. 1998; 123(3):251-7.

Stylianos S. Abdominal packing for severe hemorrhage. J Pediatr Surg. 1998; 33(2):339-42.

Tarabarin SA, Suvorov IA, Ruppel GG. Method of gunshot liver wound suturing. Khirurgiia. 1997; 5:66.

Uranus S, Mischinger HJ, Pfeifer J et al. Hemostatic methods for the management of spleen and liver injuries. World J Surg. 1996; 20(8):1107-11.

Vladimirova ES, Abakumov MM. Surgical tactics in closed injuries of the liver. Khirurgiia. 1997; 3:53-7.

Vyhnanek F, Duchac V. Non-surgical aproach in blunt injuries to the liver and spleen. Rozhl Chir. 2004; 83(10):509-13.

Yoon W, Jeong YY, Kim JK et al. CT in blunt liver trauma. Radiographics. 2005; 25(1):87-104.

TRAUMATISMOS ESPLÊNICOS
Marcos Campos Wanderley Reis
Carolina Trancoso de Almeida
Bruno de Lima Rodrigues

17

I. Introdução. O tratamento de traumatismo do baço, víscera mais frequentemente acometida em casos de lesões contusas abdominais, foi fundamentalmente alterado nas últimas décadas. Durante a maior parte do século 20, a esplenectomia total era o tratamento padrão até para lesões simples do órgão, uma vez que se acreditava que o baço fosse um órgão dispensável, de cicatrização difícil e com grande risco de ruptura tardia e exsanguinação. A definição de sepse fulminante pós-esplenectomia na década de 1950, por King e Shumacker, propiciou a uma reavaliação da conduta em casos de traumatismo esplênico, com o incentivo a cirurgias conservadoras do baço (esplenorrafias e esplenectomias parciais) a partir dos anos 1980. O tratamento não operatório das lesões esplênicas, relatado inicialmente em 1966, adquiriu segurança com o advento da tomografia computadorizada (TC). Atualmente, essa alternativa terapêutica é aplicada com sucesso nos centros de trauma, como primeira opção, na maioria dos pacientes vítimas de traumatismo esplênico contuso, sobretudo em crianças. Portanto, os desafios atuais para os cirurgiões na abordagem de traumatismo esplênico são a seleção e o acompanhamento adequado dos pacientes candidatos a tratamento não operatório. Todos os esforços devem ser voltados para a tentativa de preservar o órgão, mas a devoção cega à filosofia de se manter o baço pode acarretar morbidade e mortalidade para os pacientes cuja laparotomia se impõe, e para quem a esplenectomia total ainda é o tratamento indicado.

II. Anatomia. O baço é um órgão linfoide, muito vascularizado, friável e drenado pelo sistema porta. É formado por tecido esponjoso, composto pela reunião de folículos linfáticos (polpa branca) rodeados por lacunas vasculares amplas (polpa vermelha), envoltos por uma túnica fibrosa e pelo peritônio, que formam a cápsula esplênica. Em um indivíduo adulto, tem em média 11 a 13 cm de comprimento, 6 a 8 cm de largura, 3 a 4 cm de espessura, e peso médio de 200 g, contendo 25% da massa linfoide corporal do adulto.

É considerado um órgão toracoabdominal, pois situa-se no hipocôndrio esquerdo sob o 9º, o 10º e o 11º arcos costais, na loja subfrênica esquerda, posterolateralmente ao estômago e acima da flexura cólica esquerda e do polo superior do rim esquerdo. O peritônio recobre o baço em sua quase totalidade e forma os ligamentos gastresplênico, pancreaticoesplênico, frenoesplênico e esplenomesocólico (de Buy), que unem o baço ao estômago, pâncreas, diafragma e cólon, respectivamente. A cápsula do baço em crianças é mais espessa e o parênquima contém mais musculatura lisa do que em adultos, o que favorece melhor hemostasia após traumatismos.

O conhecimento da vascularização do baço é de fundamental importância, principalmente nas esplenectomias segmentares. A artéria esplênica, ramo do tronco celíaco, segue a margem superior do pâncreas, emitindo os ramos pancreáticos, até chegar ao hilo do baço, dividindo-se em ramo lobar superior e ramo lobar inferior. O ramo superior da artéria esplênica dirige-se para a parte alta do hilo e daí emite ramos segmentares que penetram no parênquima; ramo inferior dirige-se para o terço inferior do hilo, originando os ramos segmentares que irrigam também o parênquima esplênico e a artéria gastroepiploica esquerda, que se direciona para a grande curvatura do estômago. Os ramos lobares superior e inferior da artéria esplênica também dão origem às artérias gástricas curtas que irrigam o fundo gástrico.

Os ramos segmentares não se anastomosam entre si na intimidade do parênquima esplênico. Por isso, existe uma segmentação vascular bem definida no baço, a qual possibilita a realização de ressecções parciais com segurança e favorece a hemostasia espontânea nas lesões paralelas ao eixo dos vasos lobares. Noventa e quatro por cento dos baços apresentam três a cinco artérias segmentares, e 6% deles apresentam seis ou mais segmentos.

A veia esplênica acompanha o trajeto da artéria esplênica e recebe sangue proveniente do baço e das veias gastroepiploica esquerda, gástricas curtas, inúmeras veias pancreáticas, gástrica esquerda e mesentérica inferior. A veia porta é formada pela sua confluência com a veia mesentérica superior.

III. **Funções.** O baço desempenha importante papel na resposta imunológica celular e humoral à infecção e à inflamação. Além disso, participa como filtro primário das células senis, de antígenos e microrganismos e como reservatório de elementos sanguíneos (cerca de 30% das plaquetas circulantes). Todas as funções do baço podem ser exercidas com aproximadamente 25% de sua massa normal.

O baço recebe 200 a 300 mℓ de sangue por minuto, totalizando 350 ℓ por dia. Esse alto fluxo sanguíneo (5% do débito cardíaco) passa pela polpa vermelha, que contém cordões esplênicos repletos de macrófagos, os quais não necessitam da opsonização das partículas para exercer suas funções fagocitárias, fazendo com que sejam as primeiras células do organismo a poder remover agentes patogênicos do sangue.

Na sua polpa branca, são produzidos linfócitos e plasmócitos, que irão opsonizar os elementos que deverão ser fagocitados pelos macrófagos circulantes. Além da produção desses elementos, o baço participa da maturação e recirculação dos linfócitos.

Sua importância quanto à ação imunológica é explicada por participar dos mecanismos de produção de imunoglobulinas (Igs), properdina e tufsina. A IgM, componente inicial na defesa do organismo, é produzida pelos plasmoblastos reativos encontrados na polpa branca do baço. A produção de tufsinas (tetrapeptídio que recobre os neutrófilos, promovendo fagocitose) e de properdinas (componente vital da via alternativa de ativação de complemento) também ocorre predominantemente no tecido esplênico.

Quanto à função de filtro, que ocorre na polpa vermelha, o baço retira do sangue circulante partículas anômalas, como os corpos de Heinz (hemoglobina degradada), os corpos de Howell-Jolly (remanescentes de núcleos hemáticos) e outros fragmentos do citoplasma ou de núcleos.

O baço também participa do metabolismo de alguns elementos, como ferro, enxofre, materiais albuminoides, colesterol e carboidratos.

IV. **Epidemiologia.** As lesões esplênicas podem ser decorrentes de traumatismos contusos ou penetrantes. Colisões de veículos e quedas de motocicleta são, nos dias de hoje, as maiores responsáveis por essas lesões. O baço, seguido de perto pelo fígado, é o principal órgão acometido em casos de traumatismo contuso, e o tratamento conservador é o padrão-ouro na atualidade.
   A. **Sexo.** Os homens são mais acometidos (proporção de 4:1), em razão da maior exposição a traumatismos (acidentes e agressões interpessoais).
   B. **Idade.** Todas as faixas etárias são passíveis de traumatismo esplênico; entretanto, predomina a faixa do adulto jovem (20 a 30 anos).
V. **Quadro clínico.** As principais apresentações clínicas de traumatismo esplênico decorrem de hemorragia intraperitoneal. Pacientes com quadro de choque hipovolêmico e

traumatismo abdominal devem sempre ser investigados em busca de lesão esplênica. São sinais e sintomas importantes:
- Mecanismo de trauma
- Sinais clínicos de choque (sudorese fria, hipotermia, palidez cutânea, mucosas descoradas, agitação, taquicardia e hipotensão arterial)
- Dor abdominal
- Escoriações ou equimoses (tatuagens traumáticas) nas regiões torácicas inferior esquerda, dorsal esquerda, hipocôndrio e flanco esquerdo
- Fraturas de arcos costais inferiores esquerdos ou da pelve.

VI. **Medidas terapêuticas iniciais.** O tratamento do paciente que sofreu lesão no baço deve obedecer aos mesmos preceitos de qualquer vítima de traumatismo, sendo realizado o atendimento conforme o programa do Advanced Trauma Life Support (ATLS®). Frequentemente, quando existe instabilidade hemodinâmica, o tratamento da lesão esplênica obriga à interrupção do exame primário no item C para a realização de laparotomia e controle cirúrgico da hemorragia, em geral mediante esplenectomia total.

VII. **Mecanismo de trauma.** A suspeita de lesão esplênica deve ser baseada no mecanismo de trauma e no exame clínico. Traumatismos torácicos e abdominais esquerdos com tatuagem traumática, e sobretudo associados a fraturas de arcos costais inferiores esquerdos, são fortemente sugestivos de traumatismo esplênico. Choque hipovolêmico associado aos achados citados aumenta a possibilidade de lesão esplênica. Na hérnia diafragmática decorrente de traumatismo abdominal contuso, o baço é uma das vísceras mais frequentemente encontradas na cavidade torácica, muitas vezes apresentando lesões graves.

O diagnóstico de certeza pode ser realizado por métodos de imagem e depende da estabilidade hemodinâmica do paciente. Pacientes hemodinamicamente instáveis devem ser submetidos a ultrassonografia (US) abdominal ou lavado peritoneal diagnóstico. Nos pacientes estáveis, pode ser realizada TC, que confirma o diagnóstico e classifica a lesão do baço.

VIII. **Exames laboratoriais.** Os exames laboratoriais são importantes no seguimento dos pacientes com traumatismo esplênico, em especial naqueles submetidos ao tratamento conservador. Eritrograma seriado com queda da hemoglobina ou do hematócrito é evidência de sangramento persistente ou ressangramento de lesões esplênicas.

IX. **Exames de imagem.** A radiografia de tórax pode mostrar indícios do mecanismo de traumatismo sugestivo de lesão esplênica, como fraturas de arcos costais inferiores esquerdos.

A. **Ultrassonografia.** A US constitui um método propedêutico cujo emprego tem aumentado muito na avaliação de pacientes com traumatismo abdominal, especialmente em traumatismos contusos. O único objetivo desse exame para avaliação inicial do traumatizado é a constatação da existência, ou não, de sangue (líquido livre) na cavidade peritoneal. Por ser um método de aplicação rápida e não invasivo, pode ser realizada na sala de emergência pela equipe de atendimento inicial. Eventualmente, a US pode sugerir a possibilidade da lesão esplênica como origem do sangramento (Figura 17.1).

B. **Lavado peritoneal diagnóstico.** O lavado peritoneal diagnóstico continua sendo uma técnica primária para diagnóstico de hemoperitônio em paciente com possíveis lesões intra-abdominais traumáticas e instabilidade hemodinâmica, quando não é possível a realização de US. Trata-se de método invasivo que pode interferir nas reavaliações do abdome e deve ser realizado apenas pela equipe responsável pelo tratamento definitivo do paciente.

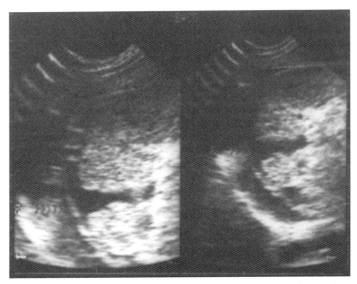

Figura 17.1 Ultrassonografia mostrando lesão do baço em grau II ou III com fratura do parênquima e hematoma subcapsular.

- **C. Tomografia computadorizada.** Exame indicado para diagnóstico e classificação das lesões esplênicas, só pode ser realizado em pacientes que apresentem estabilidade hemodinâmica. Não existe limitação de idade, e esse exame deve ser realizado sempre com contraste venoso para melhor visualização das estruturas vasculares e vísceras maciças. Neste exame, pode-se observar e quantificar hemoperitônio e classificar as lesões esplênicas. A TC é essencial para se instituir o tratamento conservador do baço lesionado. Entre todas as classificações propostas, a mais amplamente utilizada para estadiamento das lesões esplênicas é a da American Association for the Surgery of Trauma (AAST; AIS-90 [*Abbreviated Injury Scale*], escala que classifica lesões em várias áreas do corpo), que define a lesão esplênica em 5 graus, conforme as lesões anatômicas encontradas, com o acréscimo de 1 grau se houver várias lesões em mais de uma região do baço (Quadro 17.1). A especificidade da TC é de 96,8%, e sua precisão é de 97,6%, enquanto sua sensibilidade alcança 100%. Com o surgimento de tomógrafos mais rápidos e de maior resolução, a TC abdominal tornou-se o exame padrão-ouro para diagnóstico e acompanhamento das lesões esplênicas.
- **D. Arteriografia e embolização.** Nos pacientes com lesão traumática contusa do baço, podem-se utilizar angiografia e embolização seletiva da artéria esplênica ou de seus ramos para controlar o sangramento. Estabilidade hemodinâmica e serviço de angiografia com pessoal capacitado são critérios essenciais para realização do procedimento. Complicações como persistência do sangramento, febre por isquemia esplênica, infarto e abscesso esplênico podem ser observadas em até 20% dos casos após a embolização. A TC é o exame de escolha para o seguimento desses pacientes.

Quadro 17.1 Classificação das lesões esplênicas segundo a AAST.

Grau	Descrição da lesão	AIS
I	Hematoma subcapsular < 10% da superfície	2
	Laceração da cápsula < 1 cm de profundidade	2
II	Hematoma subcapsular em 10 a 50% da superfície	2
	Hematoma intraparenquimatoso < 5 cm de profundidade	
	Laceração da cápsula a 1 a 3 cm de profundidade, sem lesionar vasos trabeculares	2
III	Hematoma subcapsular > 50% da superfície, roto ou em expansão	3
	Hematoma intraparenquimatoso > 5 cm ou em expansão	
	Lesão da cápsula > 3 cm ou lesão de vasos trabeculares	3
IV	Laceração que envolve vasos hilares ou trabeculares, produzindo grande desvascularização (> 25% do baço)	4
V	Laceração com fragmentação completa do baço	5
	Lesão vascular do hilo que desvasculariza o órgão	5

AAST: American Association for the Surgery of Trauma; AIS: *Abbreviated Injury Scale*.

X. **Tratamento.** O tratamento a ser instituído nas lesões esplênicas depende do quadro clínico, do mecanismo do traumatismo, da existência ou não de lesões associadas abdominais ou lesões extra-abdominais e da gravidade do traumatismo do baço.
  A. **Traumatismo esplênico contuso.** O tratamento das lesões esplênicas contusas foi significativamente modificado no decorrer do século 20. Até a década de 1960, a primeira opção terapêutica para todas as lesões do baço, mesmo as de pequeno porte, era esplenectomia total. Em 1962, Campos Christo relatou oito reparos esplênicos bem-sucedidos, e a cirurgia conservadora do baço ganhou notoriedade nas décadas de 1970 e 1980. Naquela ocasião, em alguns centros de traumatismo, 50 a 75% dos traumatismos esplênicos eram tratados com esplenorrafia ou ressecções segmentares do órgão. A partir da década de 1980, com o advento da utilização da TC para avaliação do traumatismo abdominal contuso, aumentaram em grande escala os trabalhos que propunham tratamento não operatório das lesões esplênicas, com taxas de sucesso na atualidade de cerca de 90 a 98% em crianças. Em razão de instabilidade hemodinâmica ou peritonite, cerca de 15 a 20% dos pacientes vítimas de traumatismo esplênico contuso ainda necessitam de laparotomia de emergência.
    1. **Tratamento não operatório.** O tratamento não operatório das lesões esplênicas contusas é hoje a opção de escolha para pacientes hemodinamicamente estáveis e que não apresentem peritonite, independentemente da idade, ou da existência de lesões associadas em ambiente que possibilite monitoramento contínuo e tratamento cirúrgico imediato. Entretanto, alguns estudos mostraram que as taxas de sucesso do tratamento não operatório do traumatismo esplênico variam conforme o grau da lesão, o volume do hemoperitônio e a faixa etária estudada, sendo maiores na população pediátrica e nos portadores de lesões em graus I a III. A Eastern Association for the Surgery of Trauma evidenciou, em 1999, uma taxa de fracasso do tratamento não operatório em adultos de 10,8%, e 61% dessas falências ocorreram em um período de 24 h após a admissão no hospital. Em crianças, essa mesma taxa de insucesso do tratamento não operatório foi de 2%. Atualmente, existem relatos de taxa de sucesso do tratamento não operatório de 96%, e sabe-se que 82 a 95%

das falências do tratamento conservador ocorrem em até 72 h. O achado de extravasamento ativo de contraste durante a tomografia (*blush* de contraste) está associado a maior índice de fracasso do tratamento não operatório. Nesses casos é mais seguro optar por arteriografia e embolização. Quando esta não estiver disponível, a cirurgia é necessária para parar o sangramento. Alguns protocolos preconizem a embolização esplênica mesmo em pacientes hemodinamicamente estáveis que apresentem esse achado na tomografia inicial. O uso liberal de embolização da artéria esplênica tem resultado em altas taxas de sucesso do tratamento não operatório de traumatismo esplênico em alguns centros de trauma, sendo que pacientes com lesões em grau IV estão sendo encaminhados mais precocemente para angioembolização. Não há dúvida de que o tratamento não operatório tem alta taxa de sucesso em lesões em graus I, II e possivelmente III do baço; entretanto, apenas a minoria dos portadores de lesões esplênicas em graus IV e V pode ser tratada sem cirurgia. Neste grupo de pacientes com lesões graves do baço, o tratamento não operatório deve ser instituído em caráter de exceção, com cautela, e apenas quando o monitoramento intensivo e a resposta cirúrgica imediata forem disponíveis. O tratamento cirúrgico ainda é a opção mais segura, principalmente na lesão de grau IV.

Pacientes com traumatismos cranioencefálicos associados podem ser submetidos ao tratamento não operatório das lesões esplênicas, desde que observados em unidade de terapia intensiva. Pacientes idosos podem também ser submetidos ao tratamento não operatório, e sabe-se que nesse grupo a taxa de falência é duas vezes maior do que na população adulta jovem. Fatores que antes eram considerados preditivos de falência do tratamento não operatório, como idade acima de 55 anos, doença esplênica prévia, várias lesões abdominais, número de hemotransfusões e volume do hemoperitônio, são contestados em estudos recentes.

Não há consenso na literatura sobre quando a vítima de traumatismo esplênico pode retornar a atividades esportivas de contato nem sobre a duração da observação hospitalar e a necessidade de exames de imagem para controle. O período de cicatrização das lesões esplênicas depende do seu grau e varia de 3 semanas, para lesões em grau I, a 21 semanas, para lesões em grau IV. Em humanos, foi relatada a cicatrização tomográfica do baço em um tempo médio de 87 dias após a lesão. Um período de afastamento das atividades físicas por 3 meses para lesões em graus I e II e por 6 meses para lesões em graus superiores ao grau III parece suficiente. A realização de TC do abdome antes do retorno às atividades físicas, sobretudo aos esportes de contato, aumenta a segurança do acompanhamento e torna possível o diagnóstico de cistos esplênicos, hematomas parenquimatosos ou pseudoaneurismas, complicações tardias raras do tratamento não operatório das lesões esplênicas.

O protocolo para tratamento das lesões esplênicas contusas do Hospital João XXIII, em Belo Horizonte-MG, propõe tratamento não operatório para todos os pacientes com lesões esplênicas em graus I a IV (em crianças também grau V) identificadas à tomografia, desde que estáveis hemodinamicamente e sem sinais de irritação peritoneal. Os pacientes são monitorados em unidade de tratamento semi-intensivo com exame físico seriado e hemogramas realizados até estabilização dos níveis de hemoglobina. Uma nova TC do abdome é realizada antes da alta apenas em casos de lesões mais graves (graus III a V).

Atualmente, ainda se realiza a tomografia de controle com 2 meses de traumatismo apenas nesses casos considerados mais graves, mas alguns autores têm questionado essa necessidade. É considerado fracasso do tratamento não operatório quando existem evidências de sangramento contínuo, por meio da queda progressiva da hemoglobina, instabilidade hemodinâmica ou irritação peritoneal, que implicam necessidade de tratamento cirúrgico. Sangramento persistente, mas sem repercussão hemodinâmica, durante a observação hospitalar pode ser abordado por meio de angiografia e embolização. De 2004 a 2015, 950 pacientes foram submetidos a tratamento não operatório no Hospital João XXIII, com taxa de sucesso de 91,5%.

2. **Tratamento cirúrgico.** Pacientes com indicação de laparotomia, mas que se apresentem hemodinamicamente estáveis à cirurgia e sem necessidade de abreviação do tempo cirúrgico em virtude de outras lesões associadas, são candidatos a reparo cirúrgico das lesões esplênicas, por meio de esplenorrafias ou esplenectomias segmentares. Lesões em grau I ou II podem ser tratadas com eletrocoagulação e/ou rafia esplênica com fios absorvíveis em sutura contínua ou pontos separados. Lesões em grau III em geral requerem sutura do parênquima, seguida de envolvimento do baço com uma lâmina do grande omento (omentoplastia). Lesões em grau IV geralmente requerem ligadura de vasos segmentares, ressecções de tecidos desvitalizados e suturas hemostáticas. Selantes de fibrina, cautérios de argônio, colágenos hemostáticos e telas absorvíveis podem ser utilizados como adjuvantes no tratamento das lesões, e estão hoje mais disponíveis em nosso meio. Como regra geral, devem ser preservados pelo menos 25% do baço para manutenção adequada de sua função imunológica.

Para a realização das cirurgias reparadoras, o baço deve ser totalmente mobilizado, iniciando-se a manobra por sua rotação medial e a secção de seus ligamentos laterais, superiores e inferiores. O ligamento esplenocólico, inferiormente, em geral é o único que requer hemostasia durante a secção. Após essa secção, o baço é descolado de forma romba da loja esplênica, possibilitando a ligadura dos vasos gástricos curtos, se necessário, e o controle do sangramento por meio de compressão manual do pedículo esplênico.

A esplenectomia total está indicada quando se evidencia, à cirurgia, lesão esplênica em grau V, quando não há sucesso na tentativa de reparo das lesões, na falência do tratamento não operatório e nas cirurgias para controle do dano, seja qual for a gravidade das lesões esplênicas encontradas. Quando se opta pela esplenectomia, o baço também deve ser mobilizado da maneira descrita, depois da ligadura e secção dos vasos esplênicos, tendo-se o cuidado de evitar lesão da cauda pancreática, intimamente relacionada com o hilo esplênico. Drenos não são utilizados em caso de esplenectomia total ou parcial ou em casos de rafias, exceto se houver lesão pancreática associada ou iatrogênica. A possibilidade de hemotransfusão autóloga deve sempre ser lembrada diante do tratamento cirúrgico das lesões esplênicas contusas com hemoperitônio significativo, reduzindo assim os riscos transfusionais.

B. **Traumatismo esplênico penetrante.** Nos traumatismos penetrantes da cavidade peritoneal, o tratamento das lesões esplênicas depende também de sua gravidade, mas em geral é cirúrgico. Lesões periféricas ou tangenciais do órgão podem ser tratadas com esplenorrafias e esplenectomias parciais associadas a omentoplastia. O tratamento de lesões extensas ou com acometimento hilar (graus IV ou V) costuma ter indicação de esplenectomia total. Traumatismos esplênicos por arma branca têm maior possibilidade de reparo cirúrgico do que os decorrentes de armas de fogo, devido à menor quantidade de energia transferida ao órgão.

Pela proximidade anatômica, as lesões gástricas, renais esquerdas e diafragmáticas são as mais frequentemente associadas a traumatismo esplênico penetrante.

C. **Complicações pós-esplenectomia.** A complicação mais temível após a esplenectomia é sepse fulminante. Esta síndrome, descrita na década de 1950, consiste em um quadro séptico rapidamente fatal em pacientes esplenectomizados, relacionado com as bactérias encapsuladas (*Streptococcus pneumoniae*, *Haemophilus influenzae* tipo B e *Neisseria meningitidis*); pneumococo é o agente mais comum (50% dos casos). A mortalidade da sepse fulminante pós-esplenectomia é extremamente alta, variando de 50 a 60%.

Crianças esplenectomizadas, especialmente com menos de 5 anos, têm incidência de sepse fulminante pós-esplenectomia que varia de 0,6 a 10%. Na população adulta esplenectomizada, essa incidência é de 0,3 a 1,5%. O quadro clínico de sepse fulminante pós-esplenectomia é devastador e cursa com náuseas, vômitos, diarreia, prostração, hipotensão grave, cefaleia, febre e coma. Podem ser observadas hipoglicemia refratária e hiponatremia. A evolução do quadro, do início dos sintomas à morte, pode ocorrer em 18 a 24 h.

O risco de morte por sepse grave nos pacientes esplenectomizados permanece elevado durante toda a vida, e, embora a maior parte dos casos ocorra nos primeiros 2 anos, existem descrições de casos ocorridos mais de 20 anos após a esplenectomia. Vacinação adequada, antibioticoterapia profilática e hábitos de vida preventivos são essenciais para prevenção desse quadro séptico fulminante pós-esplenectomia.

A imunização antipneumocócica (Pneumovax® 23), anti-*H. influenzae* tipo B e antimeningocócica deve ser realizada o mais cedo possível após a esplenectomia traumática, preferencialmente antes da alta hospitalar em todos os pacientes com idade superior a 2 anos. A vacina antipneumocócica confere imunidade a 23 dos 84 sorótipos reconhecidos do *S. pneumoniae*, que são responsáveis por 90% dos episódios de bacteriemia, e deve ser repetida a cada 3 a 5 anos. A eficácia da vacinação anti-*H. influenzae* tipo B é menos reconhecida do que a antipneumocócica, pois muitos adultos já carregam imunidade a este patógeno e são frequentes as infecções que envolvem outros tipos não B de *Haemophilus*. A vacinação antimeningocócica também é recomendada, mas não previne infecções pelo meningococo do grupo B. Não é bem definida a necessidade de revacinação antimeningocócica e anti-*H. influenzae* tipo B. A vacinação anual anti-*influenza* tem valor pelo fato de reduzir o risco de infecção bacteriana secundária aos quadros gripais.

Antibioticoprofilaxia é indicada após esplenectomia em pacientes idosos, imunossuprimidos, e em crianças, pelo período mínimo de 2 anos. As crianças submetidas a esplenectomia devem receber profilaxia com penicilina oral, nas doses de 125 mg, de 12 em 12 h, até os 6 anos, e de 250 mg, 1 vez ao dia, até os 16 anos. A eritromicina pode ser utilizada nos casos de alergia à penicilina, e tem sido relatada a amoxicilina como alternativa de opção antibiótica. Pacientes esplenectomizados também devem receber profilaxia com penicilina oral, na dose de 500 mg, 3 vezes ao dia, antes de qualquer procedimento médico ou dentário invasivo. A penicilina benzatina intramuscular, a cada 21 dias, é muito utilizada em substituição à penicilina oral.

É essencial que os pacientes esplenectomizados recebam esclarecimento quanto aos riscos e à importância do reconhecimento e tratamento precoce das infecções. Vários serviços fornecem aos pacientes um cartão ou bracelete informando seu estado asplênico, dados clínicos e contatos telefônicos. O paciente esplenectomizado deve procurar atendimento médico de urgência diante da suspeita de qualquer tipo de infecção, sobretudo das vias aéreas. Mordidas de animais e picadas de insetos podem evoluir com gravidade nesse grupo de pacientes.

Entre as complicações pós-operatórias, predominam as pulmonares após cirurgia de traumatismo esplênico, sendo a pneumonia, a atelectasia e o derrame pleural as mais frequentes. As infecções pulmonares são mais comuns em pacientes esplenectomizados do que naqueles submetidos a esplenorrafia. Infecções de partes moles, urinárias e abscesso intra-abdominal também podem ocorrer.

A taxa de reoperação por sangramento varia de 1,6%, para esplenectomia, a 2,5% para esplenorrafia. A principal fonte de sangramento pós-operatório são os vasos gástricos curtos, seguidos de ligamentos do baço e estruturas retroperitoneais. Outras complicações incluem fístula gástrica, pancreática e colônica devido a secção, ligadura inadvertida desses órgãos e pancreatite decorrente de manipulação excessiva do pâncreas durante a mobilização do baço.

É frequente a ocorrência de trombocitose temporária após esplenectomia, com pico nos primeiros 15 dias. Alguns serviços indicam o uso oral de ácido acetilsalicílico quando a contagem de plaquetas ultrapassa 1 milhão/mm^3.

D. **Autotransplante esplênico (esplenose).** Evidências de que o tecido esplênico autoimplantado permanece viável, desenvolve-se e apresenta alguma função residual após esplenectomia total são conhecidas há décadas. A fragmentação cirúrgica do baço ressecado em 20 a 30 pequenos cubos de 0,5 a 1 cm^3 e sua implantação no grande omento, por meio de pontos de fio absorvível, seguida de revestimento dos implantes pelo próprio grande omento dobrado sobre si mesmo, é a técnica mais rápida e adequada para esplenose. A rica vascularização do grande omento, com abundância de células inflamatórias, fatores de crescimento e citocinas, o capacita como o melhor local para autotransplante esplênico.

Vários estudos realizados em seres humanos e animais mostraram que o autotransplante esplênico preserva algumas funções hematológicas, reticuloendoteliais e imunológicas do baço após esplenectomia; entretanto, não está comprovado que esse fato resulte em redução na incidência, morbidade e mortalidade de sepse fulminante pós-esplenectomia. Há casos descritos de sepse fatais em pacientes esplenectomizados submetidos a autotransplante, assim como de desenvolvimento de abscessos abdominais e abdome agudo obstrutivo por aderências intestinais no local do implante.

Em virtude desse comportamento incerto do autotransplante esplênico, os pacientes submetidos ao procedimento devem ser acompanhados, orientados, tratados e vacinados conforme os protocolos para pacientes asplênicos.

Bibliografia
Albrecht RM, Schermer CR, Morris A. Nonoperative management of blunt splenic injuries: factors influencing sucess in ages > 55 years. Am Surg. 2002; 68(3):227-30.
Barone JE, Burns G et al. Management of blunt splenic trauma in patients older than 55 years. J Trauma. 1999; 87-90.

Bem C, Echun D. Regeneration of the spleen and splenic autotransplantation. Br J Surg. 1991; 78:12761.
Bianchi JD, Collin GR. Management of splenic trauma at a rural, level I trauma center. Am Sur. 1997; 63(6):490-5.
Bond SJ, Eichelberger MR, Gotschall CS et al. Nonoperative management of blunt hepatic and splenic injury in children. Ann Surg. 1996; 223(3):286-9.
Brasel KJ, De Lisle CM, Olson CJ et al. Splenic injury: trends in evaluation and management. J Trauma. 1998; 44(2):283-6.
Buntain WL, Gouda HR, Maull KI. Predictability of splenic salvage by computed tomography. J Trauma. 1988; 28:24-34.
Campos Christo M. Esplenectomias parciais regradas (nota prévia sobre os três primeiros casos operados). O Hospital. 1959; 56:646.
Campos Christo M. Segmental resections of the spleen. Report of the first light cases operated up. O Hospital. 1962; 62:575.
Campos Christo M, DiDio LJA. Anatomical and surgical aspects of splenic segmentectomies. Ann Anat. 1997; 179:461-74.
Chattopadhay B. Splenectomy, pneumococcal vaccination and antibiotic prophylaxis. Br J Hosp Med. 1989; 41:172-4.
Clancy TV, Weintritt DC, Ramshaw DG et al. Splenic salvage in adults at a level II-community hospital trauma center. Am Surg. 1996; 62(12):1045-9.
Davis KA, Fabian TC. Improved sucess in nonoperative management of blunt splenic injuries: Embolization of splenic artery pseudoaneurysms. J Trauma. 1998; 1008-15.
Douglas GJ, Simpson JS. The conservative management of splenic trauma. J Pediatr Surg. 1971; 6:565-70.
Ellison E, Fabri PJ. Complications of splenectomy: etiology, prevention and management. Surg Clin North Am. 1983; 63:1313-30.
Evans D. Post-splenectomy sepsis 10 years or more after operation. J Clin Path. 1985; 38:309-11.
Federle MP, Jeffrey RB. Hemoperitoneum studied by computed tomography. Radiology. 1983; 148:187-92.
Feliciano DV, Bitondo CG, Mattox KL et al. A four-year experience with splenectomy *versus* splenorrhaphy. Am Surg. 1984; 201:568-75.
Goan YG, Huang MS, Lin JM. Nonoperative management for extensive hepatic and splenic injuries with significant hemoperitoneum in adults. J Trauma.1998; 360-5.
Holdsworth RJ, Erving AD, Cuschieri A. Post-splenectomy sepsis and its mortality rate: actual *versus* perceived risks. Br J Surg. 1991; 78:1031-8.
Huebner S, Reed MH. Analysis of the value of imaging as part of the follow-up of splenic injuries in children. Pediatr Radiol. 2001; 31:852-5.
Jacobs IA, Kelly K, Valenziano C et al. Nonoperative management of blunt splenic and hepatic trauma in the pediatric population: Significant differences between adult and pediatric surgeons. Am Surg. 2001; 149-54.
Jalovec LM, Boe BS, Wyffels PL. The advantages of early operation with splenorrhaphy *versus* nonoperative management for the blunt splenic trauma patient. Am Surg. 1993; 59(10):698-705.
Jeffrey RB, Laing FC, Federle MP. Computed tomography of splenic trauma. Radiology. 1981; 141:729-32.
King H, Schumaker HB. Splenic studies: Susceptibility to infection after splenectomy performed in infancy. Ann Surg. 1952; 136:239-42.
Liu DL, Xia S, Xu W et al. Anatomy of vasculature of 850 spleen specimens and its application in partial splenectomy. Surgery. 1996; 119:27-33.
Lucas CE. Splenic trauma: choice of management. Ann Surg. 1991; 213:98-112.
Lyass S, Sela T et al. Follow-up imaging studies of blunt splenic injury: do they influence management? IMAJ. 2001; 3:731-3.
Lynch JM, Meza MP, Newman B et al. Computed tomography grade of splenic injury is predictive of the time required for radiography healing. J Pedtr Surg. 1997; 32:1093-6.
Lynne MJ, Brian SB, Patrick W. The advantages of early operations with splenorrhaphy *versus* nonoperative management for the blunt splenic trauma patients. Am Surg. 1993; 59:698-705.
McCluskey DA, Skandalakis LJ, Colborn GL et al. Tribute to a triad: history of splenic anatomy, physiology and surgery: part I. World J Surg. 1999; 23:311-25.

McClusky DA, Skandalakis LJ, Colborn GL et al. Tribute to a triad: history of splenic anatomy, fisiology and surgery: part II. World J Surg. 1999; 23:514-26.
McCray VW et al. Observation for nonoperative management of the spleen: How long is long enough? J Trauma. 2008; 65:1354-8.
Millan MAD, Deballon PO. Computed tomography, angiography and ERCP in the nonoperative management of hepatic and splenic trauma. World J Surg. 2001; 25:1397-402.
Mirvis SE, Whitley NO, Gens DR. Blunt splenic trauma in adults: CT-based classification and correlation with prognosis and treatment. Radiology. 1989; 171:33-9.
Morrel DG, Chang FC, Helmer SD. Changing trends in the management of splenic injury. Am J Surg. 1995; 170:686-90.
Ochsner MG. Factors of failure for nonoperative management of blunt liver and splenic injuries. World J Surg. 2001; 25:1393-6.
Pabst R, Kamran D. Autotransplantation of splenic tissue. J Pediatr Surg. 1986; 21:120-4.
Pachter HL, Guth AA, Hosftetter SR et al. Changing patterns in the management of splenic trauma. Ann Surg. 1998; 227(5):708-19.
Peitzman AB, Ford HR et al. Injurie to the spleen. Cur Prob Surg. 2001; 38:932-1008.
Peitzman AB, Makaroun MS et al. Prospective study of computed tomography in initial management of blunt abdominal trauma. J Trauma. 1986; 26:585-92.
Pinto DM, Rabelo GD, Bez LG et al. Trauma esplênico no Hospital João XXIII – Análise do período de 17 anos de cirurgia conservadora do baço. Rev Col Bra Cir. 1999; 26(Suppl):222.
Pisters PW, Pachter HL. Autologous splenic transplantation for splenic trauma. Ann Surg. 1994; 219:225-35.
Powell M, Courcoulas A, Gardner M et al. Management of blunt splenic trauma: significant diferences between adults and children. Surgery. 1997; 122:654-60.
Rabelo GD, Abrantes WL, Drumond DAF. Esplenectomia *versus* cirurgia conservadora do trauma esplênico. Rev Col Bras Cirurg. 1991; 80:86.
Resciniti A, Fink MP et al. Nonoperative treatment of adult splenic trauma: development of a computed tomographic scoring system that detects appropriate candidates for expectant management. J Trauma. 1988; 828-31.
Resende V, Petroianu A. Estudo funcional tardio do autoimplante esplênico após trauma complexo do baço humano. Rev Col Bras Cir. 28(3):165-70.
Rovin JD, Alford BA et al. Follow-up abdominal computed tomography after splenic trauma in children may not be necessary. The Am Surg. 2001; 127-30.
Schwab CW. Selection of nonoperative management candidates. World J Surg. 2001; 25:1389-92.
Shafi S, Gilbert JC et al. Risk of hemorrhage and appropriate use of blood transfusions in pediatric blunt splenic injuries. J Trauma. 1997; 42:1029-32.
Shatz DV. Vaccination practices among North America trauma surgeons in splenectomy for trauma. J Trauma. 2002; 53:950-6.
Smith JS, Cooney RN, Mucha P. Nonoperative management of the ruptured spleen: A revalidation of criteria. Surgery. 1996; 120:745-51.
Stassen NA et al. Selective nonoperative management of blunt splenic injury: An Eastern Association for the Surgery of trauma practice management guideline. J Trauma. 2012; 73(5):s294-s298.
Tiferes DA, Mello GGN. A tomografia computadorizada na avaliação do trauma abdominal fechado. Revista da Imagem. 2000; 22:91-102.
Toombs BD, Lestes RG, Ben-Menachem Y et al. Computed tomography in blunt trauma. Rad Clin North Am. 1981; 19:17-35.
Traub AC, Giebink GS, Smith C et al. Splenic reticuloendothelial function after splenectomy, spleen repair and spleen autotransplantation. N Engl J Med. 1987; 317:1559-64.
Traub AC, Perry JF. Splenic preservation following splenic trauma. J Trauma. 1982; 22:496-501.
Uecker J, Pickett C, Dunn E. The role of follow-up studies in nonoperative management of spleen trauma. Am Surg. 2001; 22-5.
Uranus S, Pfeifer J. Nonoperative treatment of blunt splenic injuries. World J Surg. 2001; 25:1405-7.
Velmahos GC et al. Management of the most severely injured spleen. Arch Surg. 2010; 145(5):456-60.
Waghorn DJ. Prevention of post-splenectomy sepsis. Lancet. 1993; 341:8.
Wasvary H, Howells G, Villalba M et al. Nonoperative management of adult blunt splenic trauma: a 15-year experience. Am Surg. 1997; 63(8):694-700.
Williams MK, Young DH, Schiller WR. Trend toward nonoperative management of splenic injuries. Am J Surg. 1990; 160:588-93.

TRAUMATISMO PANCREÁTICO
Sizenando Vieira Starling

I. Generalidades. O traumatismo pancreático adquire importância quando se sabe de sua incidência crescente, das dificuldades para o diagnóstico precoce e dos altos índices de morbidade e mortalidade que envolve. Atualmente, observa-se lesão pancreática em 3 a 12% de todos os traumatismos abdominais.

O pâncreas é uma glândula tubuloalveolar que contém tanto células endócrinas quanto exócrinas. As células acinares, centroacinares e ductais são responsáveis pela secreção exócrina. Elas produzem as enzimas digestivas pancreáticas, os hormônios colecistoquinina e pancreozimina, e liberam água, bicarbonato e outros eletrólitos. As células endócrinas estão localizadas nas ilhotas de Langerhans. As células insulares alfa, beta e gama produzem, respectivamente, glucagon, insulina e gastrina. Esses hormônios desempenham papel de grande importância no metabolismo dos carboidratos. Para provocar insuficiência endócrina ou exócrina em um pâncreas previamente normal, é necessária a ressecção de mais de 80% do seu parênquima.

Uma compreensão adequada da anatomia do pâncreas é fundamental para entendermos as apresentações clínicas da lesão nesse órgão, como também para realizarmos uma abordagem cirúrgica segura. O pâncreas localiza-se transversalmente na parte superior do abdome, posterior ao estômago e ao cólon transverso e superiormente ao mesocólon transverso. Atrás do pâncreas situam-se a veia cava inferior, a aorta, o rim esquerdo, ambas as veias renais e a artéria renal direita. A cabeça do pâncreas localiza-se em íntimo contato com o arco duodenal; o corpo cruza a coluna vertebral e se dirige para a esquerda, com a cauda mantendo estreita relação com o baço. A artéria esplênica localiza-se ao longo da sua borda superior, e a veia esplênica, posteriormente, pouco acima da sua borda inferior. Os vasos mesentéricos superiores situam-se logo posteriormente ao colo do pâncreas. O ducto pancreático principal (Wirsung) atravessa toda a extensão da glândula ligeiramente acima do meio de uma linha que une as bordas superior e inferior e termina unindo-se ao colédoco e desembocando na papila duodenal maior.

Devido à sua localização anatômica, o pâncreas fica até certo ponto protegido de impactos – superiormente, pelo fígado; lateral e posteriormente, pela parte inferior da caixa torácica, musculatura lombar e coluna vertebral; e, anteriormente, pelo estômago e cólon transverso. Mesmo assim, cada vez mais frequentemente esse órgão é lesionado em casos de traumatismos abdominais fechados, principalmente em acidentes com veículos em alta velocidade, e de traumatismos abertos por projéteis de arma de fogo.

Quando, porém, ocorre lesão, a mesma localização retroperitoneal que o protege minimiza – e, por isso, retarda – as apresentações clínicas, dificultando o diagnóstico precoce. Isso torna possível o desenvolvimento incipiente tanto de inflamação local, que dificulta o reparo técnico, quanto de infecção sistêmica, que aumenta acentuadamente a morbidade e a mortalidade pós-operatórias, decorrentes da falência de vários órgãos e sistemas. Esse retardo no diagnóstico e as lesões associadas, principalmente as duodenais e vasculares, são importantes fatores na determinação da morbidade e da mortalidade.

Capítulo 18 | Traumatismo Pancreático

II. Mecanismos de lesão. O traumatismo penetrante é responsável por cerca de dois terços das lesões pancreáticas, e o contuso, por um terço. Nas feridas penetrantes, o órgão é lesionado diretamente pelo agente agressor. Nos traumatismos fechados, o mecanismo da lesão pancreática é facilmente compreendido pela relação do órgão com a coluna vertebral, que atuaria como anteparo quando a força traumatizante é aplicada anteriormente. Dependendo da magnitude dessa força, ocorrerá contusão ou ruptura do tecido, com extravasamento de suco pancreático. A região a ser lesionada dependerá do sentido da força: se anteroposterior, possivelmente a lesão ocorrerá no nível do corpo pancreático, junto aos vasos mesentéricos superiores e anteriormente aos corpos vertebrais; se da direita para a esquerda, é possível que a cabeça do pâncreas seja esmagada contra a face anterolateral dos mesmos corpos vertebrais, juntamente com o duodeno. É importante assinalar que, em caso de traumatismo penetrante, a quase totalidade dos casos de lesão pancreática apresenta lesões em outros órgãos abdominais (com uma média de 3,5 lesões intra-abdominais associadas por paciente). Já nos traumatismos fechados, é comum a lesão isolada do pâncreas. Em algumas ocasiões, a lesão isolada do pâncreas pode passar despercebida e cicatrizar espontaneamente. Quando isso acontece, a apresentação clínica é tardia e consiste em formação de pseudocisto ou estenose do ducto pancreático principal, associada ou não a pancreatite crônica e suas complicações.

III. Diagnóstico. A abordagem diagnóstica difere nos traumatismos abdominais penetrantes e nos fechados. Nos traumatismos penetrantes, faz diferença, ainda, o fato de terem sido provocados por arma de fogo ou arma branca. Quanto às lesões por arma de fogo, está indicada laparotomia exploradora sempre que houver penetração peritoneal ou violação de espaço retroperitoneal, pois nessas circunstâncias ocorre lesão visceral em cerca de 90% dos casos. Portanto, o diagnóstico é, na maioria das vezes, peroperatório. Se existir dúvida quanto à penetração, poderá ser esclarecida por meio de ultrassonografia (US) (existência de líquido livre), tomografia computadorizada (TC) (estudo do trajeto) ou peritonioscopia. Em relação às lesões por arma branca, existem duas correntes principais: exploração cirúrgica de rotina, se houver penetração peritoneal; ou observação seletiva, apesar da penetração. Só se indica cirurgia na presença de sinais de lesão visceral (cerca de 30 a 40% dos casos). Também nesse caso, o diagnóstico de lesão pancreática é realizado durante o inventário da cavidade abdominal no peroperatório.

No traumatismo fechado, a regra é grande dificuldade para a realização de diagnóstico precoce, pelos motivos já expostos, principalmente se o pâncreas for o único órgão lesionado. A demora de até 24 h para o tratamento cirúrgico não parece afetar tanto o resultado final do tratamento, mas a partir desse período há um aumento acentuado da morbidade e da mortalidade, o que é especialmente verdadeiro nos pacientes com grave lesão pancreatoduodenal. Atraso no diagnóstico é fator crítico para o sucesso do tratamento de lesão pancreática. O diagnóstico precoce em caso de traumatismo pancreático pode ser feito de acordo com os exames e métodos descritos a seguir.

    A. Análise do mecanismo de trauma. Deve estar voltada para a possibilidade de lesão em todos os casos de contusão do abdome superior. História de alcoolismo de longa data deve tornar ainda maior a suspeita, pois o pâncreas enfermo e edemaciado tem menor complacência e, consequentemente, menor resistência ao traumatismo. Manter um alto índice de suspeição é fundamental. A história e o mecanismo de trauma são dados importantes que nos despertam a atenção para lesões pancreáticas. Estas ocorrem, caracteristicamente, quando a força de impacto de alta energia é aplicada no abdome superior (epigástrio e hipocôndrios). Alguns exemplos são: queda de objeto pesado (p. ex., um tanque de lavar roupas) sobre uma criança e acidentes automobilísticos em que ocorre choque do volante sobre o abdome superior.

B. **Identificação dos sintomas e sinais críticos físicos iniciais do abdome.** Os sinais e sintomas mais comuns são dor abdominal leve, em geral localizada na região supraumbilical, e defesa abdominal presentes logo após o traumatismo, podendo melhorar no período de 1 a 2 h, para novamente piorarem em cerca de 6 h. A ausência de sinais de irritação peritoneal deve-se, em parte, à localização retroperitoneal do pâncreas e, na falta de lesões intestinais, ao estado inativo das enzimas pancreáticas. É difícil ou impossível notar tais sinais em pacientes alcoolizados ou comatosos. No paciente alcoolizado, o surgimento de defesa abdominal, quando ele se torna sóbrio, deve ser valorizado. Em um grande número de casos, o retardo no diagnóstico decorre de incapacidade do médico para interpretar esses sinais abdominais discretos mas significativos, especialmente a defesa abdominal.

C. **Exames laboratoriais.** Os pacientes com traumatismo abdominal fechado deverão ter sua amilase sérica determinada no momento da admissão, e essa determinação será repetida 6 h depois se houver presença de dor abdominal, mesmo mínima ou moderada. Uma elevação progressiva dos níveis de amilase sérica nessa segunda dosagem, associada aos sinais abdominais (dor e/ou defesa), é muito significativa e indica necessidade de realizar exames de imagem ou de laparotomia exploradora. A amilasemia pode se elevar em casos de contusão pancreática importante, e também em lesões de outros órgãos, notadamente do duodeno e do intestino delgado. A dosagem da isoenzima da amilase (fração pancreática) não aumenta sua sensibilidade.

D. **Estudos radiológicos.** Os achados radiográficos abdominais e torácicos são mínimos e, em geral, não contribuem para o diagnóstico precoce. As alterações tardias incluem aspecto de vidro fosco na parte média do abdome, devido a infecção da retrocavidade, e outros sinais decorrentes da peritonite. Nesta fase, o melhor momento para uma intervenção cirúrgica com maior probabilidade de sucesso já terá passado.

E. **Punção e lavado peritoneal diagnóstico.** Em lesão isolada de pâncreas, esses procedimentos têm alto índice de falso-negativo. A dosagem da amilase no líquido obtido pelo lavado, quando alterada, tem valor diagnóstico importante. Por ser um método invasivo, atualmente vem perdendo espaço para os métodos de imagem.

F. **Ultrassonografia e tomografia computadorizada.** Podem ser úteis, especialmente se existirem coleções líquidas no ou ao redor do pâncreas. A US é utilizada graças à simplicidade e rapidez de realização, e ao fato de poder ser realizada em pacientes com instabilidade hemodinâmica e repetida quando for necessário.

A TC do abdome progrediu muito com o advento dos tomógrafos multidetectores (*multislice*), mas exige estabilidade hemodinâmica para ser realizada. Hoje, acredita-se ser o método de imagem de escolha para identificação de lesões no pâncreas, embora as alterações sejam tardias. Os achados por meio de tomógrafos associados a lesão pancreática são: líquido na retrocavidade dos epíploos; líquido entre a veia esplênica e o pâncreas; edema, hematoma ou falta de continuidade do parênquima pancreático; e espessamento da gordura peripancreática. A sensibilidade da TC aumenta com o passar do tempo porque as alterações provocadas pela lesão ficam mais evidentes.

G. **Estudos angiográficos.** Podem delinear lesões vasculares do pâncreas, sendo usados em hospitais que dispõem de equipamento adequado e em pacientes com estabilidade hemodinâmica.
H. **Colangiopancreatografia endoscópica retrógrada (CPRE).** É considerada, atualmente, o padrão-ouro para o diagnóstico e para orientar a terapêutica de lesões pancreáticas. Infelizmente, devido a seu alto custo e por exigir profissional altamente capacitado, sua disponibilidade nos hospitais que atendem traumatismo é escassa. Tem sido utilizada quando a TC é inconclusiva em pacientes com hiperamilasemia, pacientes com traumatismo na cabeça do pâncreas e em quem exista dúvida quanto a lesão no ducto pancreático principal, e nos pacientes atendidos tardiamente e que já apresentem complicações decorrentes da lesão pancreática (principalmente pseudocistos). Alguns serviços usam a CPRE como critério de triagem para realização de tratamento não operatório; esse exame pode ser utilizado, também, como método terapêutico por meio do posicionamento de um *stent* no ducto pancreático principal, quando este estiver lesionado.
I. **Ressonância magnética.** Este método tem sido utilizado de maneira tímida em alguns centros, para o diagnóstico de lesões canaliculares, com sucesso encorajador. Como principais vantagens podem-se relacionar: não tem complicações, o meio de contraste utilizado causa menos efeitos adversos, e não é invasivo. Entretanto, trata-se de um método caro e que não realiza procedimentos terapêuticos.

Na verdade, em caso de traumatismo abdominal fechado, não existe um critério clínico absoluto para um diagnóstico pré-operatório seguro de lesão pancreática. Dor no abdome superior, contratura muscular, diminuição do peristaltismo com distensão abdominal, assim como elevação da amilase sérica, podem resultar de uma variedade de outras lesões intraperitoneais. O importante, então, é a seleção do paciente com traumatismo abdominal que deve ser levado à cirurgia. Quando não se dispõe de métodos de imagem para melhorar a acurácia diagnóstica, deve-se realizar intervenção cirúrgica nas seguintes situações: sinais evidentes de peritonite (nesta fase, já terá passado o melhor período para a instituição do tratamento com maior possibilidade de sucesso) e, ainda, dor e defesa abdominais, mesmo mínimas ou moderadas, acompanhadas de níveis de amilase sérica persistentemente elevados, sugestivos de lesão pancreática ainda em fase precoce, ideal para o tratamento cirúrgico. É importante ressaltar que a laparotomia exploradora ainda persiste como método de maior acurácia para detecção de lesões traumáticas das vísceras abdominais.

IV. **Classificação.** A morbidade, a mortalidade e o tipo de tratamento a ser utilizado em caso de traumatismo pancreático estão diretamente relacionados com a localização e a extensão da lesão pancreática, e a existência de lesão duodenal associada. A presença de lesão do ducto pancreático principal é, isoladamente, o principal fator que determina a classificação, o tipo de tratamento a ser instituído e o prognóstico do paciente com lesão do pâncreas. O uso do sistema de classificação do grau da lesão possibilita uma comparação entre as pesquisas clínicas e os resultados de vários centros. É, também, um guia para o tipo de tratamento e do prognóstico. Muitos sistemas de classificação foram utilizados para lesão pancreática. Atualmente, adota-se com mais frequência a classificação proposta pela American Association for the Surgery of Trauma (AAST):
- Grau I: pequena contusão ou laceração sem lesão ductal
- Grau II: grande contusão ou laceração sem lesão ductal
- Grau III: transecção ou lesão do parênquima distal (à esquerda da veia mesentérica superior) com lesão do ducto pancreático

- Grau IV: transecção ou lesão do parênquima proximal (à direita da veia mesentérica superior) com lesão do ducto pancreático ou da ampola
- Grau V: ruptura maciça da cabeça do pâncreas.

V. **Tratamento.** A lesão pancreática sem tratamento precoce e adequado pode ser fatal ou levar à formação de pseudocistos, fístulas ou estenose canalicular cicatricial, com consequente pancreatite persistente.

A. **Tratamento cirúrgico.** Tanto nos ferimentos penetrantes como nos traumatismos contusos, a determinação da existência, extensão e classificação da lesão pancreática durante o ato cirúrgico exige que o cirurgião reconheça os achados que chamam atenção para a possível lesão, que visualize toda a glândula e que defina se houve lesão do parênquima e do ducto pancreático principal.

Os indícios de lesão pancreática que justificam exposição adequada do órgão são: hematoma retroperitoneal central (zona I), edema nas proximidades do pâncreas e na retrocavidade dos epíploos, coloração biliar retroperitoneal, além dos possíveis trajetos do agente agressor.

A avaliação do pâncreas requer incisão ampla e exposição adequada da glândula, à qual inicialmente se tem acesso abrindo-se a retrocavidade dos epíploos através do ligamento gastrocólico, imediatamente por fora dos vasos gastroepiploicos, deslocando-se o cólon transverso inferiormente e o estômago anterior e superiormente. Dessa maneira, expõem-se a superfície anterior do corpo e a cauda do pâncreas, assim como suas bordas superior e inferior. A cabeça do pâncreas e o processo uncinado são expostos por meio da liberação medial da segunda porção duodenal até os vasos mesentéricos superiores, combinada com a mobilização e o deslocamento inferior do ângulo hepático do cólon ascendente (manobra de Kocher ampla). Para visualização da cauda do pâncreas e de sua face posterior, é necessária a liberação das inserções peritoneais do baço e do cólon descendente, sendo estes órgãos mobilizados medialmente junto com o pâncreas em um plano situado anteriormente ao rim esquerdo. Deve-se ter extremo cuidado com as lesões posteriores do pâncreas, sobretudo quando não existe lesão evidente na face anterior.

O tratamento das lesões pancreáticas ainda é controverso. A concepção atual é realizar o tratamento mais simples, principalmente de lesões mais complexas. Os princípios fundamentais em que esse tratamento se baseia são: controle inicial da hemorragia, desbridamento parcimonioso do tecido pancreático desvitalizado e controle adequado da secreção pancreática (drenagem ampla e eficaz).

Após constatar a existência da lesão pancreática, é importante avaliar se há lesões associadas de outras vísceras intra-abdominais, a localização da lesão no pâncreas e a integridade ou não do ducto pancreático principal. Esses são os fatores que, isoladamente ou em conjunto, são importantes para aumentar a morbidade e a mortalidade do paciente.

Em toda lesão do parênquima pancreático (de qualquer grau), existe lesão ductal (de fino, médio ou grosso calibre), daí a necessidade de sempre drenar de maneira adequada essa lesão. Portanto, ao se constatar uma lesão no pâncreas, é imprescindível determinar a integridade do ducto pancreático principal. Na maioria das vezes, isso pode ser conseguido por meio de simples observação e inspeção. Os indicadores de lesão canalicular são: visualização direta com saída de suco pancreático pela lesão, transecção completa da glândula, laceração maior do que metade do pâncreas e perfuração central. Isso é de grande importância na classificação do tipo de lesão, porque interfere diretamente no tipo de tratamento a ser utilizado e também porque a lesão canalicular despercebida constitui um dos principais fatores de aumento da morbidade e da mortalidade. Às vezes, é difícil confirmar ou excluir a presença de lesão ductal. Alguns autores chegam a indicar colangiopancreatografia peroperatória em casos duvidosos. Quando possível, embora em raras ocasiões, esse exame pode ser realizado por endoscopia. Outras possibilidades seriam: (a) por meio de cateterização da papila quando houver lesão duodenal concomitante e a papila for de fácil acesso; a realização de uma duodenotomia para realizar esse procedimento aumenta a morbidade da lesão pancreática e não deve ser estimulada; (b) punção da vesícula biliar e injeção do contraste; (c) transecção da cauda do pâncreas e cateterização do ducto pancreático principal para injeção do contraste (também aumenta a morbidade e não deve ser encorajada). Portanto, se não for possível evidenciar a presença de lesão ductal por meio de manobras mais conservadoras e o pâncreas não estiver obviamente seccionado, será mais prudente realizar uma drenagem eficaz do leito pancreático, aceitando a possibilidade de surgimento de uma fístula ou pseudocisto, que podem ser tratados posteriormente.

O tipo de tratamento a ser utilizado depende, em primeiro lugar, da estabilidade hemodinâmica do paciente. Em paciente instável, hemostasia e tamponamento da lesão constituem a opção inicial (cirurgia de controle de danos). Os pacientes que sobreviverem serão submetidos a procedimentos adicionais de acordo com a necessidade e o grau da lesão. Em paciente estável, existem várias opções de técnicas de tratamento, que serão utilizadas a depender da localização da lesão, de sua magnitude, de sua classificação e da presença de lesões associadas.

Em caso de lesões menores, que envolvam apenas dano ao parênquima, sem lesão ductal (graus I e II), estão indicadas hemostasia e drenagem externa ampla (Figura 18.1). Há controvérsia quanto ao tipo de dreno a ser usado, e a tendência atual é usar dreno calibroso de sucção com sistema fechado.

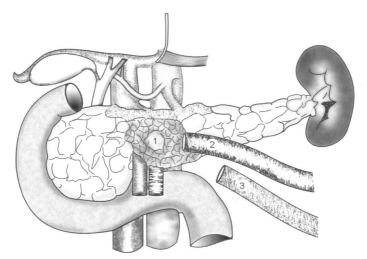

Figura 18.1 Contusão pancreática. 1. Área de contusão do pâncreas. 2 e 3. Drenagens da cavidade e da retrocavidade dos epíploos. (*Fonte*: adaptada de De Silva et al., 1994.)

Para lesões distais (à esquerda dos vasos mesentéricos) com provável lesão ductal (grau III), o tratamento mais seguro é pancreatectomia distal, de preferência com preservação do baço. A ligadura individual do ducto pancreático principal deve ser realizada sempre que possível, mas não é obrigatória. O coto proximal pode ser fechado primariamente com sutura simples ou por meio de grampeadores. A pancreatojejunostomia em Y de Roux com o coto proximal está indicada apenas quando houver suspeita de obstrução canalicular proximal, por contusão e edema da cabeça pancreática residual, o que é muito raro. A cirurgia é complementada por drenagem generosa da região.

Diante de lesões graves e profundas da cabeça do pâncreas, sem lesão duodenal (grau IV), existem duas possibilidades. Se houver lesão ductal, faz-se a complementação da secção pancreática, se esta já não for total, seguida de fechamento primário do coto proximal após ligadura do ducto pancreático; e pancreatectomia distal ou pancreatojejunostomia em Y de Roux com o coto pancreático distal preservando a maior parte da glândula. Esta última opção deve ser realizada apenas quando houver lesão isolada de pâncreas ou quando o remanescente pancreático proximal (junto ao duodeno) for de tamanho reduzido, com grande possibilidade de ocorrer insuficiência pancreática exócrina ou endócrina, e se o paciente estiver hemodinamicamente estável. Drenagem regional complementa a cirurgia. Se, ao contrário, não houver lesão ductal ou se pairar dúvida quanto a sua existência, a conduta deverá ser a mais simples possível e se restringir a drenagem generosa da região.

Outro tipo de lesão é ruptura pancreatoduodenal combinada grave (grau V). Nessas lesões, a escolha do método terapêutico depende da integridade do ducto pancreático principal, do colédoco distal, da papila e da gravidade da lesão duodenal. Nas lesões maciças associadas a desvascularização do duodeno e/ou cabeça do pâncreas com destruição da papila e secção do ducto pancreático principal, a duodenopancreatectomia cefálica é a opção de escolha. Entretanto, esta cirurgia apresenta alto índice de mortalidade e deve ficar reservada como último recurso. A outra opção para casos menos graves e menor destruição tecidual seria fechamento e descompressão da lesão duodenal pela técnica das três sondas ou pela realização de exclusão pilórica (técnica de Jordan) por meio da cerclagem do piloro e de uma gastroenteroanastomose (Capítulo 20, *Traumatismo Duodenal*). Outra opção para esse caso seria a diverticulização duodenal, técnica mais agressiva, que pode ocasionar sequelas digestivas funcionais importantes. A utilização dessa técnica deve ser evitada sempre que possível. Uma drenagem generosa da região deve complementar todos os tipos de tratamento, pois é essencial que qualquer suco pancreático extravasado seja desviado para o exterior.

As técnicas citadas poderão ser complementadas ainda por gastrostomia, jejunostomia, colecistostomia, coledocostomia e pancreatostomia, se as circunstâncias exigirem.

Os cuidados pós-operatórios incluem assistência ventilatória, reposição volêmica, manutenção das funções hemodinâmica e renal, descompressão nasogástrica e antibioticoterapia. Suporte nutricional, por meio de nutrição enteral ou parenteral total, é frequentemente necessário.

B. **Tratamento não operatório.** O tratamento não operatório de lesão pancreática contusa ainda é muito controverso, exige uma infraestrutura hospitalar bem montada e uma equipe atenta e preparada para tratar as possíveis complicações (pseudocisto e fístula pancreática), que são frequentes. É mais recomendado para abordagem de crianças, principalmente com lesões em graus I e II. O ideal é que os candidatos ao tratamento não operatório sejam submetidos a colangiopancreatografia retrógada para confirmação da integridade do ducto pancreático principal. Em pacientes com lesão pancreática que são admitidos tardiamente nos hospitais (após 2 dias ou mais do traumatismo), em bom estado geral, sem sinais de irritação peritoneal e que, à TC do abdome, já apresentam reação inflamatória importante, coleções ou pseudocistos já em formação, o tratamento não operatório é uma boa opção e permite que as complicações possam ser abordadas por métodos poucos invasivos (drenagem percutânea guiada por ultrassom ou transgástrica).

É recomendável que esses pacientes fiquem em jejum para diminuir o estímulo da secreção pancreática, com o intuito de diminuir a possibilidade de complicações. Nutrição parenteral periférica ou central é recomendável na fase inicial do tratamento. O uso de octreotídio é controverso.

C. **Tratamento endoscópico.** A possibilidade de tratamento endoscópico foi descrita recentemente e consiste no posicionamento de um *stent* no local da lesão do ducto pancreático principal. Entretanto, o número de centros que dispõem desse tipo de abordagem no setor de urgência em nosso país é extremamente escasso.

VI. **Complicações.** As complicações no decorrer do tratamento das lesões pancreáticas surgem, principalmente, devido ao retardo no diagnóstico, ao tipo de traumatismo, ao agente etiológico e às lesões associadas. A mortalidade precoce geralmente se deve a hemorragia maciça decorrente de lesões associadas (fígado, baço e grandes vasos). Menos de 10% das mortes podem ser atribuídas, primariamente, à lesão pancreática. As complicações que ocorrem no pós-operatório, em cerca de um terço dos pacientes, são responsáveis pela mortalidade tardia. Complicações mais frequentes e específicas são descritas a seguir.

A. **Fístulas pancreáticas.** Constituem a complicação mais frequente. Geralmente são definidas como drenagem de suco pancreático (amilase aumentada) de 100 mℓ/dia ou mais. A maioria fecha espontaneamente em um período que varia de 2 semanas a 2 meses. Surgem em decorrência de solução de continuidade da glândula, com lesão de canais pancreáticos. A morbidade varia com o calibre dos canais lesionados e é tanto mais grave quanto mais proximal for a lesão. Em geral evoluem bem, se a região for convenientemente drenada e quando se institui o tratamento apropriado precocemente (nutrição parenteral total ou enteral, descompressão com sondas, cuidados com a pele etc.). Atualmente, o uso de análogos da somatostatina (octreotídio) tem se mostrado útil no tratamento das fístulas, reduzindo o seu débito e acelerando o fechamento. As fístulas de alto débito (500 mℓ/24 h ou mais) que persistem por mais de 2 semanas devem ser estudadas por meio de CPRE.

B. **Pancreatite.** Surge em pacientes com lesões pancreáticas extensas. Deve ser tratada com descompressão nasogástrica, reposição volêmica, analgésicos e suporte nutricional. Na maioria das vezes, é autolimitada e regride com tratamento clínico. Não deve se confundida com a hiperamilasemia pós-traumática transitória.

C. **Pseudocistos.** São menos frequentes (5% dos pacientes) e surgem quando a drenagem utilizada foi inadequada ou ineficaz. Quando não sofrem regressão espontânea, devem ser tratados cirurgicamente e, de preferência, quando já apresentam paredes espessadas, propícias à realização de anastomoses com o trato gastrintestinal (drenagem interna). Nesses casos, geralmente existe lesão de ducto pancreático principal. Em casos selecionados, pode-se utilizar a drenagem percutânea ou transgástrica associada ao posicionamento de um *stent* por via endoscópica. Quando são decorrentes de lesão apenas do parênquima pancreático, a drenagem percutânea guiada por ultrassom costuma ser eficaz.

D. Diabetes. Representa a sequela de ampla ressecção do pâncreas em lesões muito extensas.

E. Hemorragia e septicemia. Pode ser necessária uma correção cirúrgica. Representam as principais causas de morte no pós-operatório de pacientes com traumatismo pancreático.

F. Infecção. Os abscessos de parede abdominal e intracavitários ocorrem em até 35% dos pacientes. Lesão de víscera oca associada (principalmente de intestino grosso) favorece a ocorrência de infecção. Os abscessos pancreáticos com necrose exigem tratamento cirúrgico convencional.

Bibliografia

Alchrass R, Kim K, Brandt C. Computed tomography: an unreliable indicator of pancreatic trauma. Am Surg. 1996; 62:647-51.

Ascencio JA, Petrone P, Roldán G et al. Pancreatoduodenectomy: a rare procedure for the management of complex pancreaticoduodenal injuries. J Am Coll Surg. 2003; 97:937-42.

Aucar JA, Losanoff JE. Primary repair of blunt pancreatic transection. Injury. 2004; 35:29-34.

Bendahan J, Van Rewsbeng CJ, Van Vuren B et al. Endoscopic intrapancreatic stent for traumatic duct injury. Injury. 1995; 26:553-4.

Berne C, Donovan A, White E et al. Duodenal diverticulization for duodenal and pancreatic injuries. Am J Surg. 1974; 127:503.

Bradley EL III, Young Jr PR, Chang MC et al. Diagnosis and initial management of blunt pancreatic trauma; guidelines from multiinstitutional review. Ann Surg. 1998; 227:861-9.

Cattaneo SM, Sedlack JD, Kalloo NA et al. Management of pancreatic duct injury with an endoscopically placed stent. Surg. 2004; 135:690-2.

Cirillo RL, Koniaris LG. Detecting blunt pancreatic injuries. J Gastroint Surg. 2002; 6:587-98.

Cogbill TH, Moore EE, Kashuk JL. Changing trends in the management of pancreatic trauma. Arch Surg. 1982; 117:722-8.

Cogbill TH, Moore EE, Morris Jr JA et al. Distal pancreatectomy for trauma: a multicentre experience. J Trauma. 1991; 31:1.600-6.

Craig MH, Talton DS, Hauser CJ et al. Pancreatic injuries from blunt trauma. Am Surg. 1995; 61:125-8.

De Silva NC. Traumas do estômago, duodeno e pâncreas. In: Lázaro SA. Cirurgia de urgência. 2. ed. Rio de Janeiro: Medsi; 1994. p. 637.

Dickerman RM, Dunn EL. Traumatismos esplênicos, pancreáticos e hepáticos. Clin Cir Am Norte. 1981; 61:11.

Fabian TC, Croce MA, Minard G et al. Treatment of pancreatic trauma: simple is better. Curr Probl Surg. 2002; 39:1.190-201.

Fabian TC, Kudsk KA, Croce MA et al. Superiority of closed suction drainage for pancreatic trauma: a randomized prospective study. Ann Surg. 1990; 211:724-30.

Graham JM, Mattox KL, Jordan GL. Traumatic injuries of the pancreas. Am J Surg. 1978; 136:744-8.

Heitsch RC, Knutson CO, Fulton RL et al. Delineation of critical factors in the treatment of pancreatic trauma. Surg. 1976; 80:523-9.

Ilahi O, Bochichio GU, Sealec TM. Efficacy of computed tomography in the diagnosis of pancreatic injury in adult blunt trauma: a single institutional study. Am Surgeon. 2002; 68:704-8.

Ivatury RR, Nallathambi M, Rao P et al. Penetrating pancreatic injuries: analysis of 103 consecutive cases. Am Surgeon. 1990; 56:90-5.

Jones RC. Management of pancreatic trauma. Am J Surg. 1985; 150:698-704.

Jurkovich GJ, Carrico CJ. Traumatismo pancreático. Clin Cir Am Norte. 1990; 70:595-615.

Kao LS, Bulger EM, Parks DL et al. Predictors of morbidity after traumatic pancreatic injury. J Trauma. 2003; 55:898-905.

Leppaniemi A, Haapiainen R, Kiviluoto T et al. Pancreatic trauma: acute and late manifestations. Br J Surg. 1988; 75:165-7.
Lewis G, Knottbelt JD, Krige EJ. Conservative surgery for trauma to the pancreatic head: is it safe? Injury. 1991; 22:372-4.
Lin B, Chen R, Fan J et al. Management of blunt major pancreatic injury. J Trauma. 2004; 56:774-8.
Lucas CE. Diagnóstico e tratamento das lesões pancreáticas e duodenais. Clin Cir Am Norte. 1977; 57:3.
Madiba TE, Mokoena TR. Favourable prognosis after surgical drainage of gunshot, stab or blunt trauma of the pancreas. Br J Surg. 1995; 82:1236-9.
Moore EE, Cogbill TH, Malangioni MA et al. Organ injury scalling II: pancreas, duodenum, small bowel, colon and rectum. J Trauma. 1990; 30:1427-9.
Moretez J, Campbell P, Parker D et al. Significance of serum amylase in evaluating pancreatic trauma. Am J Surg. 1975; 130:739.
Nadler EP, Gardner M, Schall LC et al. Management of blunt pancreatic injury in children. J Trauma. 1999; 47:1098-103.
Nirula RM, Velmahos GC, Demetriades D. Magnetic resonance cholangiopancreatography in pancreatic trauma: a new diagnostic modality? J Trauma. 1999; 47:585-7.
Pachter HL, Hofstetter SR, Liang HG et al. Traumatic injuries to the pancreas: the role of distal pancreatectomy with splenic preservation. J Trauma. 1989; 29:1352-5.
Patton Jr JH, Fabian TC. Lesões pancreáticas complexas. Clin Cir Am Norte. 1996; 76:791-804.
Patton Jr JH, Lyden SP, Croce MA et al. Pancreatic trauma: a simplified management guideline. J Trauma. 1997; 43:234-41.
Takishima T, Sugimoto K, Hirata M et al. Serum amylase level on admission in the diagnosis of blunt injury to the pancreas: its significance and limitations. Ann Surg. 1997; 226:70-6.
Vassiliu P, Toutouzar G, Velmahos GC. A prospective study of post-traumatic biliary and pancreatic fistuli. The role of expectant management. Injury. 2004; 35:223-7.
Vaughan GD, Frazier OH, Graham DY et al. The use of pyloric exclusion in the management of severe duodenal injuries. Am J Sug. 1977; 134:785-90.
Wisner DH, Wold RL, Frey CF. Diagnosis and treatment of pancreatic injuries: an analysis of management principles. Arch Surg. 1990; 125:1109-12.
Wright MJ, Stanski C. Blunt pancreatic trauma: a difficult injury. South Med J. 2000; 93:383-5.

TRAUMATISMO DO ESÔFAGO
Dyonisio Saad José Bichara
Danilo Gil Bichara

19

I. Introdução. A lesão traumática do esôfago é pouco frequente, mas constitui uma situação clínica grave, que acarreta altos índices de morbidade e mortalidade em decorrência, principalmente, da gravidade e da violência do traumatismo, da associação com lesões em órgãos vizinhos de importância vital, das dificuldades em se constatar precocemente o diagnóstico de lesão e do retardo em se iniciar o tratamento indicado.

Em serviços de urgência, prevalece o atendimento de lesões por traumatismo penetrante decorrente de agressões por arma branca, mais raro, ou por projétil de arma de fogo, mais comum; tais lesões acometem e perfuram o esôfago em sua porção cervical, torácica ou abdominal. Ao percorrer regiões combinadas, como cervicotorácica e toracoabdominal, ou transfixar as regiões cervical e torácica, o agente traumático determina alta possibilidade de lesão do esôfago e, com frequência, a associação de lesões graves aos órgãos vizinhos.

A lesão do esôfago em decorrência de traumatismo torácico contuso é rara e de diagnóstico difícil. Traumatismo torácico grave que acomete o mediastino quase sempre compromete o coração e os vasos da base, superando os sintomas da lesão do esôfago, a qual pode passar despercebida, o que aumenta a incidência de óbito.

Perfuração espontânea é relatada na ocorrência de vômitos incoercíveis ou em pacientes com patologia esofágica prévia que acometa o esôfago abdominal.

A perfuração instrumental, iatrogênica, é significativa; ocorre durante dilatações endoscópicas sobre o esôfago comprometido por uma patologia prévia ou para retirada de corpos estranhos deglutidos acidentalmente (p. ex., próteses dentárias, metais pontiagudos, espinhos).

A ingestão, inadvertida ou proposital, de líquidos corrosivos ocasiona queimadura química, necrose de tecidos e perfuração tardia. Esta complicação pode ocorrer após sessões de escleroterapia, método utilizado no tratamento de varizes esofágicas.

A perfuração do esôfago é uma situação clínica grave e responsável por altos índices de mortalidade, devido a complicações em sua evolução e por estar associada a lesões que comportam alto índice de morbidade. As medidas fundamentais para uma evolução clínica favorável incluem análise da possibilidade de lesão e estabelecimento de normas de conduta para se excluir ou confirmar o diagnóstico, iniciando-se o tratamento precocemente.

As estatísticas apresentadas nos Quadros 19.1 e 19.2 foram obtidas da revisão de casos tratados no Hospital do Pronto-socorro (Hospital João XXIII – FHEMIG), nos períodos de 1980 a 1994 e 2002 a 2003, totalizando 78 casos.

II. Fisiopatologia. A evolução clínica da lesão do esôfago e as complicações dela decorrentes dependem do segmento de esôfago lesionado, do tempo decorrido desde o traumatismo, do diagnóstico e da abordagem terapêutica empregada. O conteúdo do esôfago consiste em saliva, detrito alimentar e líquido gaseificado; é considerado altamente contaminado, com uma flora bacteriana composta por microrganismos aeróbios e anaeróbios.

Quadro 19.1 Localização da lesão do esôfago.

Cervical	45 casos: 57,7%
Torácica	24 casos: 30,8%
Abdominal	9 casos: 11,5%
Total	**78 casos**

Quadro 19.2 Causas da lesão do esôfago.

Arma branca	16 casos: 20,5%
Arma de fogo	38 casos: 48,7%
Instrumental	12 casos: 15,4%
Cáustico	7 casos: 9,0%
Ingestão de corpo estranho	4 casos: 5,1%
Traumatismo contuso	1 caso: 1,3%

A. **Esôfago cervical.** Em caso de perfuração cervical, ocorre extravasamento de conteúdo do esôfago para os tecidos vizinhos, rápida proliferação de bactérias, levando a um quadro clínico de infecção localizada no pescoço e na região dorsal, com formação de celulite, enfisema tecidual e abscesso. Ocasionalmente, a infecção pode disseminar-se para o mediastino, através dos espaços anatômicos contornados pela fáscia cervical, determinando quadro grave de mediastinite (Figura 19.1).

B. **Esôfago torácico.** Se houver perfuração do esôfago torácico, nos terços superior e médio, o conteúdo esofágico será prontamente aspirado para o mediastino, devido à pressão intratorácica negativa, com disseminação e proliferação de bactérias e mediastinite (Figura 19.2). A repercussão sobre o estado geral do paciente é grave e rápida, instalando-se em um espaço de tempo que varia de 12 a 24 h. A mediastinite manifesta-se clinicamente com hipertermia, dispneia, taquicardia, desidratação, distúrbio hidreletrolítico, bacteriemia e choque séptico; pode ser irreversível e levar ao óbito. É frequente o refluxo de secreção gástrica e biliar com extravasamento para o mediastino pela lesão do esôfago, o que causa irritação química e necrose de tecidos, agravando o quadro de contaminação do mediastino (Figura 19.3). A infecção do mediastino pode evoluir com a formação de abscesso localizado ou propagar-se para a cavidade pleural por um trajeto previamente formado por ocasião da transfixação do agente traumático. A contaminação por bactérias, o extravasamento de restos alimentares e a penetração de ar deglutido do esôfago para a cavidade pleural levam à formação de derrame pleural, pneumotórax e empiema, uni- ou bilateral.

Quando a lesão se localiza no terço inferior do esôfago torácico, há tendência de que propicie o extravasamento direto de conteúdo do esôfago, contaminando a cavidade pleural direita ou esquerda.

C. **Esôfago abdominal.** Com a perfuração do esôfago abdominal, há extravasamento de seu conteúdo, associado a refluxo de secreção gástrica, para a cavidade abdominal, determinando um quadro clínico de contaminação e irritação peritoneal, caracterizado por dor, parada do peristaltismo, vômitos e defesa abdominal – sintomas e sinais de síndrome de perfuração visceral.

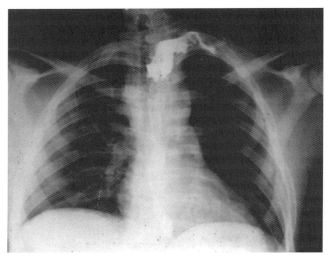

Figura 19.1 Esofagograma mostrando ferida por arma branca penetrante na região cervical: extravasamento de contraste baritado pela lesão do esôfago cervical.

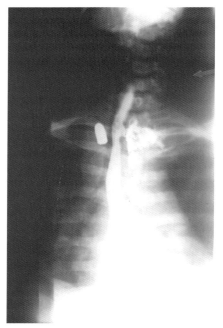

Figura 19.2 Esofagograma mostrando ferida por arma de fogo, transfixante (cervicotorácica): extravasamento de contraste baritado por lesão do esôfago torácico (terço superior) e mediastino superior.

Capítulo 19 | Traumatismo do Esôfago 349

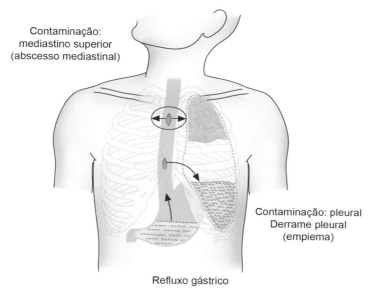

Figura 19.3 Fisiopatologia da lesão do esôfago torácico.

III. **Classificação das lesões do esôfago.** As lesões traumáticas do esôfago são classificadas de acordo com os critérios propostos pela American for the Surgery of Trauma (AAST) (Quadro 19.3).

IV. **Diagnóstico.** É importante confirmar precocemente a existência, ou não, de perfuração do esôfago, principalmente nos casos em que o índice de suspeita clínica é alto. A história clínica, o exame físico, a análise do provável trajeto percorrido pelo agente traumatizante e os achados por radiologia (ou por meio de métodos de imagem) ou endoscopia podem confirmar o diagnóstico; no entanto, quando negativos, não significam exclusão da presença de lesão do esôfago.

A. **A perfuração do esôfago cervical** associa-se à existência de ferimento penetrante na região cervical. Ocorrem dor local ou durante a deglutição, salivação pelo

Quadro 19.3 Classificação das lesões do esôfago de acordo com a American for the Surgery of Trauma (AAST).

Grau	Descrição
I	Contusão ou hematoma Laceração parcial da parede do esôfago
II	Laceração igual ou inferior a 50% da circunferência
III	Laceração superior a 50% da circunferência
IV	Perda de segmento ou desvascularização igual ou inferior a 2 cm
V	Perda de segmento ou desvascularização superior a 2 cm

orifício causado pelo ferimento, infiltração de ar determinando crepitação cervical à palpação, com formação de enfisema subcutâneo, mudança na tonalidade da voz e presença de sangue na cavidade oral, proveniente do esôfago. Lesões vasculares associadas levam ao aumento de volume e à formação de hematoma cervical, às vezes com sangramento de grande intensidade pelos orifícios de penetração.

Os exames complementares, descritos a seguir, são realizados de acordo com a estabilidade hemodinâmica e respiratória do paciente.

1. **Radiografias simples da região cervical,** em duas incidências (projeção posteroanterior e perfil), complementadas com uma radiografia simples de tórax têm o potencial de evidenciar sinais radiológicos indiretos que levantem a suspeita de lesão do esôfago, como a ocorrência de enfisema subcutâneo cervical ou retrofaríngeo. Radiografias após a ingestão de contraste, de preferência com solução de bário, podem confirmar a perfuração por extravasamento do contraste, estabelecendo definitivamente o diagnóstico. A esofagografia, ou deglutição contrastada, é realizada com o paciente em posição de decúbito lateral.
2. **Endoscopia esofágica alta com aparelho rígido,** sob sedação e anestesia local da orofaringe, pode mostrar lesões de mucosa, sangramento ativo, hematoma, coágulo tamponando o local provável da perfuração ou o orifício da própria lesão.
3. **Métodos de imagem.** Tomografia computadorizada da região cervical com contraste oral, disponível na maioria dos serviços de traumatismo, permite a avaliação de diversas estruturas cervicais ao mesmo tempo.

Com frequência, devido à gravidade dos ferimentos penetrantes na região cervical, acometendo vias aéreas superiores e vasos de grande calibre, com sangramento ativo ou formação de hematoma compressivo ou expansível, os pacientes são submetidos a uma cervicotomia exploradora, durante a qual se constata a lesão do esôfago.

B. **Na perfuração do esôfago torácico, devido à contaminação do mediastino, as manifestações clínicas são mais evidentes, principalmente após algumas horas de evolução.** O paciente relata vômitos de alimento, disfagia, dor retroesternal e dispneia. A contaminação pode ficar restrita ao mediastino superior, com formação de abscesso localizado; contudo, essa infecção tende a se disseminar pelo mediastino, determinando queda progressiva do estado geral, hipertermia, desidratação e hipotensão arterial, instalando-se em pouco tempo um quadro clínico de choque séptico. Quando houver lesão da pleura mediastinal, ocorre contaminação de graus variados da cavidade torácica, culminando em quadros graves de empiema.

Devem ser solicitados os seguintes exames complementares:
1. **O exame radiológico simples do tórax,** em incidência anteroposterior, evidencia vários sinais, de localização mediastinal ou pleural, que, embora inespecíficos, podem sugerir o diagnóstico de perfuração. São descritos os seguintes:
   (a) **Sinais radiológicos decorrentes da passagem de ar através da lesão no esôfago.** Enfisema mediastinal, delimitando o arco aórtico; pneumomediastino; pneumopericárdio; pneumotórax.
   (b) **Sinais radiológicos decorrentes de extravasamento de líquido no mediastino ou na cavidade torácica.** Alargamento do mediastino; derrame pericárdio; derrame pleural.

2. **O esofagograma,** realizado com a ingestão de contraste radiológico, pode confirmar, por meio do extravasamento desse contraste, a perfuração do esôfago. A imagem radiológica obtida com contraste hidrossolúvel apresenta menor densidade, em comparação com a obtida com bário. Com o contraste hidrossolúvel, evitam-se os inconvenientes causados pelo bário no mediastino e na cavidade pleural. Apesar disso, o bário, em nosso meio, é usado com frequência por ser mais denso e espesso, provocando maior distensão do esôfago e saída de contraste pela lesão. O índice de resultados falso-negativos é considerado alto.
3. **À endoscopia esofágica,** de preferência com endoscópio rígido, é possível visualizar a perfuração ou seus sinais indiretos, tais como hiperemia ou hematomas na mucosa esofágica ou coágulos tamponando a lesão. A esofagoscopia flexível encontra-se cada vez mais disponível; é empregada com segurança e precisão e pode ser aplicada em pacientes intubados (Arantes et al., 2009).
4. **A broncoscopia,** um método útil para auxiliar o diagnóstico de lesão do esôfago, está indicada em casos de traumatismo transfixante de mediastino, com suspeita de trajeto fistuloso traqueoesofágico.
5. **Atualmente, a tomografia computadorizada** tem sido utilizada como exame de rotina em pacientes hemodinamicamente estáveis e com ferimentos transfixantes do mediastino. Pode mostrar enfisema do mediastino, lesão de traqueia e lesão do esôfago, principalmente quando se utiliza, além do contraste venoso, o contraste oral.
6. **A administração oral de azul de metileno** em casos suspeitos e que tiveram o tórax drenado pode mostrar o extravasamento desse corante pelo tubo de drenagem pleural.

C. **Na perfuração do esôfago abdominal, os sintomas predominantes são abdominais.** A irritação da cavidade abdominal pelo conteúdo esofágico extravasado determina um quadro de abdome perfurativo evidente ao exame físico. Os principais exames complementares solicitados são citados a seguir.
1. **O exame radiológico simples do tórax,** de preferência com o paciente em ortostatismo, constata pneumoperitônio ou derrame pleural, quando houver ferimento toracoabdominal associado.
2. **O exame radiológico simples do abdome,** além do pneumoperitônio, pode revelar íleo paralítico, níveis hidroaéreos e sinais indiretos de líquido extravasado na cavidade abdominal.
3. **O esofagograma** mostra extravasamento de contraste para as cavidades abdominal ou pleural.

V. **Tratamento.** O tratamento da perfuração do esôfago cervical e abdominal é bastante definido na literatura. A perfuração do esôfago torácico com relato de mediastinite torna muito controversa a conduta a ser adotada, e constitui um desafio para o cirurgião. Aliada à técnica cirúrgica, é importante a utilização precoce de medidas de suporte nutricional, antibioticoterapia e cuidados pós-operatórios em unidades de terapia intensiva. O diagnóstico precoce possibilita a indicação de tratamento cirúrgico imediato da lesão do esôfago.

A demora em realizar o reparo cirúrgico aumenta os índices de morbidade e mortalidade. Considera-se que um intervalo de 12 a 24 h de evolução seja favorável para a abordagem cirúrgica de lesão no esôfago torácico. Após esse período, a contaminação bacteriana e o comprometimento do estado geral do paciente influem de maneira significativa nos resultados pós-operatórios, sendo prudente a aplicação de técnicas cirúrgicas que excluam o trânsito esofágico e promovam a drenagem eficiente dos focos de contaminação do mediastino e da pleura, evitando-se a abordagem direta da lesão.

A. **O tratamento da lesão do esôfago cervical** consiste em exploração cirúrgica por meio de cervicotomia oblíqua esquerda sobre a borda anterior do músculo esternoclidomastóideo, com exposição e reparo por sutura primária da lesão e drenagem do espaço retroesofágico, com exteriorização do dreno por contra-abertura. Nas lesões extensas, e principalmente em associação com lesão da traqueia, é importante cobrir a sutura do esôfago ou interpor a sutura da traqueia e do esôfago com um segmento pediculado de músculo, para protegê-la com o objetivo de minimizar a ocorrência de deiscência da sutura com formação de fístula. Uma sonda nasogástrica (SNG) é passada e mantida por 48 h. Após um período de 72 h de jejum, inicia-se dieta líquida, sendo liberada gradualmente conforme a aceitação do paciente (Figura 19.4). Quando o período de não ingestão de alimentos por via oral for mais prolongado, é preferível o posicionamento de sonda nasoentérica.

Nos casos de lesões complexas, extensas ou diagnosticadas tardiamente do esôfago cervical, nem sempre é possível o reparo primário. Nesses casos, é feita a abordagem da lesão para introduzir no lúmen do esôfago um dreno em T (dreno de Kehr), com a finalidade de orientar um trajeto fistuloso. A ferida cervical e a lesão do esôfago são mantidas abertas e o processo de cicatrização ocorre por segunda intenção. A ingestão precoce de alimentos por via oral está contraindicada; é necessária gastrostomia para alimentação por um período aproximado de 3 semanas, tempo suficiente para a cicatrização por segunda intenção da lesão do esôfago ou formação de um trajeto definido (Figura 19.5).

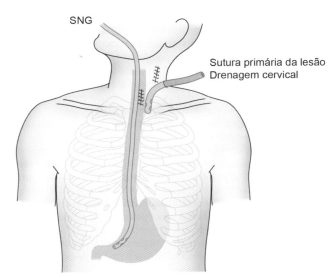

Figura 19.4 Lesão cervical, diagnóstico precoce: sutura primária da lesão, sonda nasogástrica (SNG), drenagem cervical.

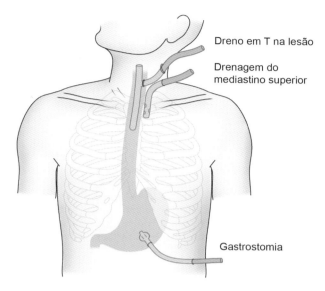

Figura 19.5 Lesão cervical complexa, diagnóstico tardio: ferida aberta, dreno em T na lesão (fístula dirigida), drenagem cervical do mediastino superior, gastrostomia.

Outra conduta que pode ser empregada é a introdução de uma sonda nasoentérica por ocasião da abordagem inicial; isso possibilita a alimentação enteral precoce por um tempo prolongado e evita a gastrostomia.

É possível empregar o tratamento conservador nos casos de lesão bem definida e livre de lesões associadas do esôfago cervical; esse tratamento consiste em manter a ferida cervical aberta, tornando possível vazão livre do conteúdo esofágico pelo orifício traumático, sonda nasogástrica, jejum por 72 h e observação da evolução clínica do paciente. O trajeto da fístula esofagocutânea é definido e sua cicatrização ocorre por segunda intenção (Figura 19.6). Apesar de relatada na literatura, a conduta conservadora não conquistou grande apoio.

A frequência de lesões associadas acometendo laringe, traqueia e vasos sanguíneos cervicais reforça a conduta de exploração cirúrgica da região cervical e, portanto, do esôfago.

B. **O tratamento de lesão do esôfago torácico** diagnosticada em tempo hábil deve ser realizado a partir de abordagem cirúrgica direta da lesão, com exposição, desbridamento e sutura primária.

A toracotomia posterolateral direita, realizada no 4º ou 5º espaços intercostais, é a via de acesso para exposição e reparo primário das lesões localizadas no esôfago torácico, superior e médio (Figura 19.7). A drenagem do mediastino superior com exteriorização do dreno por contra-abertura na região cervical complementa o tratamento cirúrgico, e também serve para orientar um trajeto para uma possível fístula, evitando que esta drene para a cavidade pleural. É necessário instituir a drenagem da cavidade torácica, em selo d'água, antes da síntese da toracotomia. O jejum e a sonda nasogástrica são mantidos por um período de 72 h.

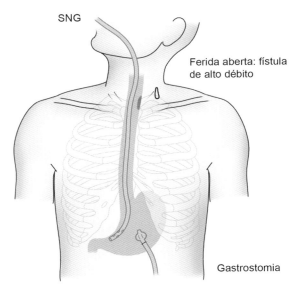

Figura 19.6 Lesão cervical, tratamento conservador: ferida aberta, sonda nasogástrica (SNG), jejum.

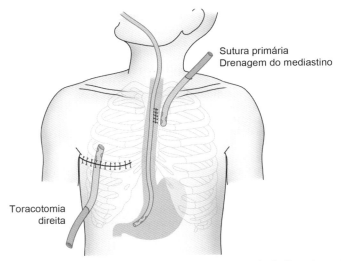

Figura 19.7 Lesão torácica superior, diagnóstico precoce: toracotomia direita, sutura primária da lesão, sonda nasogástrica, drenagem mediastinal superior e torácica.

A toracotomia esquerda, lateral ou posterolateral, realizada no 6º ou 7º espaços intercostais, possibilita a exposição e o reparo de lesões que acometem o esôfago torácico em seu terço inferior.

A drenagem do mediastino inferior é realizada com o dreno colocado próximo à lesão, exteriorizando-se através da cavidade pleural, pela parede torácica (Figura 19.8).

Grillo e Wilkins, em 1975, recomendaram que se envolvesse a sutura da lesão com um retalho pleural pediculado, com a finalidade de reforçar a sutura primária; com isso, obtiveram melhores resultados. Com a mesma finalidade, é possível utilizar retalho de pericárdio, tecido muscular ou tela inorgânica (menos indicado), cobrindo a lesão suturada ou envolvendo metade da circunferência do esôfago. Um retalho pediculado de diafragma pode ser rodado sobre a lesão, reparando uma perda parcial da parede esofágica.

C. **Tratamento cirúrgico de lesão de esôfago torácico, diagnóstico tardio.** Apesar das controvérsias, existe na literatura uma tendência que contraindica a abordagem e a sutura primária de lesão do esôfago quando o diagnóstico foi feito tardiamente, após 48 h de evolução. Nessa fase, além da contaminação do mediastino e da pleura repercutindo no estado geral do paciente, as bordas da lesão encontram-se friáveis e desvitalizadas, impedindo uma síntese adequada, o que favorece a deiscência da sutura. Como medida salvadora, indica-se uma conduta cirúrgica radical, com a finalidade de excluir temporariamente o esôfago do trânsito alimentar. Com esse propósito, surgiram várias publicações e proposições técnicas, a partir do mesmo objetivo.

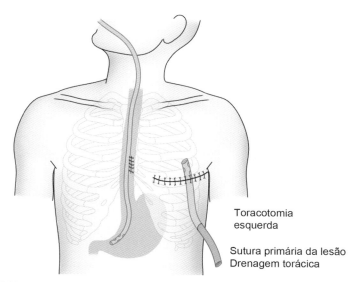

Figura 19.8 Lesão torácica inferior, diagnóstico precoce: toracotomia esquerda, sutura primária da lesão, sonda nasogástrica, drenagem torácica.

Urschel et al., em 1974, propuseram uma abordagem cirúrgica radical para exclusão funcional do esôfago lesionado do trânsito alimentar. Eles realizaram uma esofagostomia cervical com exposição total do esôfago proximal, oclusão (ligadura) do segmento esofágico distal, gastrostomia, drenagem ampla do mediastino superior e drenagem, em selo d'água, da cavidade pleural contaminada (Figura 19.9A). Posteriormente, a reconstituição do esôfago pode apresentar dificuldades técnicas, sendo necessária esofagectomia distal, utilizando-se o estômago ou o cólon para restabelecer o trânsito.

Como alternativa à proposta de Urschel et al., indica-se: esofagostomia com exteriorização e contenção externa do esôfago cervical, em vez de uma esofagostomia total com exposição do esôfago proximal (Figura 19.9B); cerclagem provisória do esôfago distal próximo à cárdia, no lugar da ligadura esofágica, como medida para evitar refluxo de secreção gástrica; gastrostomia, para drenagem e aspiração do conteúdo gástrico; e jejunostomia, para alimentação enteral prolongada e para possibilitar, futuramente, a reconstituição do trânsito alimentar com o próprio esôfago.

Com o mesmo intuito, como alternativa para evitar a esofagostomia com exteriorização do esôfago cervical, indica-se cerclagem provisória do esôfago, que permanece em seu leito, introduzindo-se um dreno em T no seu lúmen proximal à cerclagem, para aspiração da saliva (Figura 19.9C).

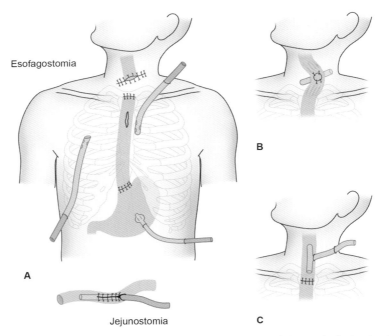

Figura 19.9 A. Lesões complexas; diagnóstico tardio, esôfago torácico: exclusão funcional total do esôfago, esofagostomia cervical, cerclagem da cárdia, gastrostomia, jejunostomia, drenagem do mediastino superior e torácica. **B.** Esofagostomia com exteriorização do esôfago cervical. **C.** Esofagostomia com dreno em T.

D. **Esofagostomia com dreno em T.** Abbott et al., em 1970 relatou resultados satisfatórios com o emprego de uma técnica cirúrgica para exclusão temporária do esôfago do trânsito alimentar. Esse método consiste em abordagem direta da lesão por meio de toracotomia, colocação de um dreno em T na lesão do esôfago, exteriorizando o ramo mais longo do tubo pela parede torácica, e aproximação das bordas da lesão em volta do tubo. Uma sonda nasogástrica é passada através desse tubo, para aspiração no esôfago e no estômago, gastrostomia para drenagem e jejunostomia para alimentação. Após 3 semanas, o dreno em T é substituído por um dreno tubular para manter o trajeto fistuloso, sendo retirado lentamente. A conservação da integridade do esôfago evita reconstituições do trânsito, consideradas cirurgias de alta complexidade (Figura 19.10).

A partir de 1984, surgiram publicações mostrando que a exclusão temporária do trânsito esofágico, por dupla ligadura, pode ser obtida com o uso de grampeadores absorvíveis ou não absorvíveis (Bardini et al., 1992). O esôfago cervical é identificado e grampeado, por cervicotomia esquerda; o esôfago inferior é abordado e grampeado por laparotomia; o mediastino superior é drenado pela incisão cervical; e o mediastino inferior, pelo hiato diafragmático, através do abdome. Havendo contaminação da cavidade pleural, realiza-se drenagem dessa cavidade, e faz-se necessária uma jejunostomia para alimentação enteral. Com a evolução favorável do paciente, observa-se recanalização espontânea do trânsito esofágico após 2 semanas.

Uma variação da conduta anterior consiste em explorar a lesão do esôfago por meio de uma toracotomia e realizar grampeamento duplo do esôfago, 2 cm acima e abaixo da lesão, drenando amplamente a região ou a própria lesão (dreno em T), com exteriorização do dreno pela cavidade pleural, gastrostomia

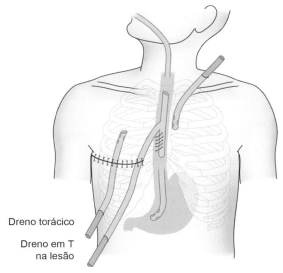

Figura 19.10 Lesões complexas, esôfago torácico superior: toracotomia direita, sutura primária da lesão + dreno em T (fístula dirigida), drenagem do mediastino superior e torácica.

e jejunostomia. Uma esofagostomia cervical lateral torna possível a aspiração das secreções do esôfago proximal.

Essas alternativas devem ser levadas em conta, pois a reconstituição primária do esôfago cervical pode ser de difícil execução técnica, sendo necessárias interposição do estômago, ou de um segmento do cólon por via retroesternal, e anastomose cervical.

Uma possível estenose na anastomose cervical deve ser resolvida com sessões de dilatação endoscópica.

O tratamento cirúrgico radical, para retirada do esôfago lesionado e do foco infeccioso, com ampla drenagem do mediastino, pode ser indicado em casos graves ou nos quais não houve êxito; indica-se então uma esofagectomia subtotal transmediastinal, sem toracotomia, drenagem mediastinal e torácica, esofagostomia cervical, gastrostomia aspirativa e jejunostomia. Posteriormente, o trânsito é reconstituído por interposição gástrica ou colônica.

Quando existem várias opções técnicas para resolver uma lesão grave, nenhuma é superior à outra. No caso específico de lesão do esôfago torácico tratada tardiamente, principalmente devido a sua ocorrência pouco frequente, nenhum cirurgião, isoladamente, tem grande experiência no tratamento. Portanto, para se obter bom resultado na abordagem dessa grave lesão, é necessário estudar o caso a fundo, avaliar o paciente pormenorizadamente e melhorar suas condições clínicas (antibioticoterapia sistêmica, hidratação venosa e correção dos distúrbios acidobásicos e hidreletrolíticos) e, então, realizar a abordagem com uma equipe cirúrgica experiente e descansada. Trata-se de uma lesão que não deve ser abordada no período da madrugada, por uma equipe inexperiente e cansada.

O pós-operatório desses pacientes, devido à sua complexidade, deve ocorrer em um centro de tratamento intensivo com monitoramento e assistência ventilatória até estabilização clínica.

O **tratamento conservador** com sonda nasogástrica para aspiração no esôfago, drenagem no mediastino ou na pleura, antibioticoterapia e nutrição parenteral não apresenta bons resultados e deve ser contraindicado em casos de lesões traumáticas agudas do esôfago torácico.

Diante de **perfurações crônicas** (paciente estabilizado pelo tempo de evolução) com abscessos mediastinais localizados, uma abordagem mais conservadora, como drenagem mediastinal por via cervical, supraesternal, sonda nasogástrica ou nasoentérica e medidas de suporte, apresenta resultados satisfatórios.

E. **O tratamento de lesão do esôfago intra-abdominal** é realizado por laparotomia mediana com exposição do esôfago abdominal, identificação da lesão, desbridamento e sutura primária, devendo ser protegida por gastrofundoplicatura. Como a manipulação da junção esofagocárdica propicia a ocorrência de refluxo gastresofágico, é necessário um procedimento cirúrgico complementar preventivo: valvuloplastia antirrefluxo de Nissen ou Lind.

Em **lesões complexas ou com desvitalização do esôfago abdominal**, é indicada a esofagectomia distal com reconstrução do trânsito alimentar, interpondo-se um segmento de alça intestinal entre o esôfago e o estômago, drenagem da região e jejunostomia para alimentação enteral. A via de acesso abdominal, caso seja necessária melhor exposição, pode ser prolongada por uma toracofrenolaparotomia esquerda, ou por uma transecção mediana do diafragma. Além disso, a utilização de sonda nasogástrica é essencial.

VI. **Prognóstico.** O diagnóstico em tempo hábil possibilita a abordagem cirúrgica precoce da lesão do esôfago, empregando-se técnicas mais conservadoras, com melhores resultados pós-operatórios e menos complicações, tais como deiscências de suturas, abscessos mediastinais, pleurais e fístulas esofágicas ou traqueoesofágicas. Nos casos em que ocorrem complicações mediastinais ou pleurais, decorrentes de diagnóstico tardio ou de conduta inadequada por ocasião do primeiro atendimento, o índice de mortalidade é alto, em torno de 45%.

Não é possível a padronização de uma técnica cirúrgica para todos os tipos de lesão do esôfago; a localização e a complexidade de cada lesão frequentemente exigem uma conduta individualizada.

O tratamento cirúrgico radical, em busca de exclusão do esôfago, deve ser experimentado em todos os pacientes, mesmo naqueles gravemente comprometidos, pois esta conduta, associada a medidas de suporte nutricional, combate à infecção sistêmica e acompanhamento em centro de terapia intensiva, constitui a única possibilidade de recuperação do paciente.

Bibliografia

Abbott OA, Mansour KA, Logan WD et al. Atraumatic so called "spontaneous" rupture of the esophagus. J Thoracic Cardiovac Surg. 1970; 59:67.
Akaishi E. Esofagectomia nas perfurações do esôfago doente. J Trauma HCFMUSP. 1991; 9.
Andrade AC, Andrade AP. Perfuração de esôfago – análise de 11 casos. Rev Col Bras Cir. 2008; 35(5). Disponível em: http://www.scielo.br/rcbc.
Arantes V, Campolina C, Valerio SH et al. Flexible esophagoscopy as a diagnostic tool for traumatic esophageal injuries. J Trauma. 2009; 66(6):1677-82.
Bardini R et al. Temporary double exclusion of the perforated esophagus using absorbable staples. Ann Thorac Surg. 1992; 54:1165-7.
Biancari F, D'Andrea V, Paone R et al. Current treatment and outcome of esophageal perforations in adults: systematic review and meta analysis of 75 studies. World J Surg. 2013; 37(5):1051-9.
Bogossian L. Traumatismo torácico. São Paulo: Atheneu; 1986.
Fraga GP, Coimbra R. Trauma de esôfago. In: Sociedade Panamericana de Trauma. Trauma. 2. ed. São Paulo: Atheneu; 2010. p. 273-88.
Fraga GP, Mantovani M, Andreollo NA et al. Perfurações traumáticas do esôfago; Traumatic esophageal perforation. ABCD Arq Bras Cir Dig. 2004; 17(4):155-62.
Gallucci C. Traumatismos torácicos. São Paulo: Panamed Editorial; 1882.
Grillo HC, Wilkins Jr EW. Esophageal repair following late diagnosis of intrathoracic perforation. Ann Thoracic Surg. 1975; 20:387.
Marsico GA, Azevedo DE, Guimarães CA et al. Perfurações do esôfago; Injuries of the esophagus. Rev Col Bras Cir. 2003; 30(3):216-23.
Moser JJ et al. La place du traitement conservateur, du traitement chirurgical et de la radiologie interventionelle dans les perforations et ruptures de eosophage. Helv Chir Acta. 1993; 60:11-5.
Nasr A, Oliveira JT, Mazepai MM et al. Avaliação da utilização da tomografia computadorizada no trauma cervical penetrante. Rev Col Bras Cir. 2015; 42(4):215-9.
Paramesh V, Rumisek JD, Chang FC. Spontaneous recanalization of the esophagus after exclusion using nonabsorbable staples. Ann Thorac Surg. 1995; 39:1214-6.
Pate JW. Lesões traqueobrônquicas e esofagianas. Clin Cir Am Norte. 1989; 1121-34.
Richardson JD. Management of esophageal perforations: the value of aggressive surgical treatment. Am J Surg. 2005; 190(2):161-5.
Salo JA, Isolauri JO, Heikkilä LJ et al. Management of delayed esophageal perforation with mediastinal sepsis. J Thoracic Cardiovasc Surg. 1993; 106(6).
Shaker H, Elsayed H, Whittle I et al. The influence of the 'golden 24-h rule' on the prognosis of oesophageal perforation in the modern era. Eur J Cardiothorac Surg. 2010; 38(2):216-22.
Thala P, Hatafuku T. Improved operation for esophageal rupture. JAMA. 1964; 1188:826.
Urschel HC, Razzuk MA, Wood RE et al. Improved management of esophageal perforation: Exclusion and diversion in continuity. Ann Surg. 1974; 179:587.
Wu JT, Mattox KL, Wall MJ Jr. Esophageal perforations, new perpectives and treatment paradigms. J. Trauma. 2007; 63(5):1173-84.

# TRAUMATISMO DUODENAL
Marcos Campos Wanderley Reis
Bruno de Lima Rodrigues

I. Introdução. Os traumatismos duodenais são lesões incomuns; respondem por 1 a 4% de todas as lesões intra-abdominais, mas implicam alto potencial de complicações graves. A posição retroperitoneal da maior parte do órgão, a qual explica o quadro clínico inicial pouco exuberante, principalmente quando o traumatismo abdominal é fechado, e a frequente associação com traumatismo no pâncreas dificultam o diagnóstico e o tratamento adequado das lesões no duodeno.

Ao avaliar pacientes vítimas de traumatismo abdominal fechado, principalmente se estiver localizado no epigástrio, o cirurgião deve sempre ter alto índice de suspeita de lesões duodenais, procurar por sinais mais precoces e utilizar toda a propedêutica de imagem disponível para o diagnóstico. Esses cuidados podem levar a um diagnóstico mais precoce da lesão e favorecer o tratamento cirúrgico no duodeno em melhores condições de reconstrução e com chances menores de deiscência e fístula.

II. Etiopatogenia. O duodeno localiza-se, na maior parte de sua extensão, no retroperitônio, e é razoavelmente bem protegido de traumatismos abdominais mais superficiais. As causas mais frequentes de lesões duodenais são feridas penetrantes por arma de fogo (57%) e por arma branca (28%), seguidas de traumatismos contusos (18%). Outras causas de perfuração duodenal, embora raras, são corpos estranhos intraluminais deglutidos, como palitos, ossos e agulhas. Por receber secreção gástrica, biliar e pancreática, estima-se que o volume diário de líquidos no lúmen duodenal seja de cerca de 6 ℓ.

O duodeno é uma víscera que apresenta certa mobilidade apenas na região pilórica e no ângulo duodenojejunal. Por esse motivo, em caso de traumatismo abdominal fechado, ao ser atingido por uma força no sentido anteroposterior o duodeno pode ter sua porção fixa comprimida e esmagada contra a coluna lombar e se romper. Outro mecanismo de lesão duodenal em caso de traumatismo abdominal contuso é aumento súbito da pressão intraluminal, podendo levar à explosão do órgão com graves lesões em sua parede; esta situação geralmente ocorre quando, no momento do traumatismo, o duodeno se encontra distendido por gás ou bolo alimentar, o piloro está fechado e o ângulo duodenojejunal está tracionado por ação do ligamento fibromuscular de Treitz.

O traumatismo abdominal fechado corresponde a aproximadamente 20% dos casos de lesão duodenal, sendo acidentes automobilísticos a causa mais frequente (11%). É clássica a situação da vítima de abalroamento, sem a adequada utilização dos equipamentos de restrição, ter o epigástrio comprimido pelo volante do automóvel ou mesmo pelo próprio cinto de segurança mal posicionado, e ser admitida no pronto-socorro com tatuagem traumática impressa no abdome superior.

Em crianças, as causas mais frequentes de lesão duodenal por traumatismo fechado são quedas de bicicleta e acidentes automobilísticos.

O duodeno que sofreu traumatismo contuso pode apresentar também, embora raramente, hematoma de sua parede. Esses hematomas podem determinar um quadro obstrutivo e eventualmente motivar a formação de abscesso.

A incidência de lesão duodenal em relação à sua localização é a seguinte: primeira porção: 17%; segunda porção: 36%; terceira porção: 19%; quarta porção: 13%; combinadas: 15% – ou seja, cerca de 70% das lesões no duodeno ocorrem em sua porção retroperitoneal.

A proporção de lesões duodenais entre o sexo masculino e o feminino é de 5:1, e a faixa etária mais comprometida vai dos 16 aos 30 anos (70%).

III. **Diagnóstico.** Em traumatismos abdominais penetrantes ou abertos, quando há indicação cirúrgica o diagnóstico de lesões duodenais é favorecido, uma vez que durante a laparotomia exploradora é mandatório um inventário completo e sistemático da cavidade abdominal. Nessa situação, em geral constata-se a lesão duodenal em fase precoce e sem processo inflamatório exacerbado no local, possibilitando que o tratamento cirúrgico possa ser realizado em estruturas viáveis, com melhores possibilidades de sucesso. Em estudo realizado no Hospital João XXIII, em Belo Horizonte (MG), o tempo médio entre o traumatismo abdominal penetrante e o tratamento cirúrgico das lesões duodenais foi de 90 min.

A apresentação clínica de lesões das porções duodenais intraperitoneais consiste em uma perfuração livre de víscera oca para a cavidade, o que ocasiona quadro clínico de irritação peritoneal franca, e a indicação de cirurgia é definida também precocemente.

A grande dificuldade diagnóstica se dá em casos de lesão duodenal resultante de traumatismo abdominal fechado, com a ruptura do duodeno ocorrendo em sua porção retroperitoneal. Em tal situação, o cirurgião que atende o paciente deve ter perspicácia e atenção redobrada na investigação de alguns sinais precoces e sugestivos de lesão duodenal: alto índice de suspeição associado a compreensão do mecanismo de trauma e o uso da propedêutica com métodos de imagem são as bases do diagnóstico.

A. **Cinemática do trauma.** Pacientes que apresentam traumatismos toracoabdominais ou nas regiões superiores do abdome, principalmente vítimas de abalroamentos, ou pacientes alcoolizados traumatizados que se encontravam sem defesa abdominal no momento do traumatismo (parede abdominal relaxada) devem ser submetidos a propedêutica (tomografia computadorizada), além de acompanhamento clínico intensivo com reavaliações repetidas e observação hospitalar por um período mínimo de 24 h. Fraturas da coluna lombar, em especial de L1 e L2, merecem especial atenção à lesão associada de duodeno. É importante conferir atenção especial às crianças com traumatismo abdominal fechado por queda de bicicleta ou acidentes automobilísticos, principalmente se apresentarem contusões, escoriações e equimoses no epigástrio.

B. **História e exame clínico.** História de dor abdominal leve logo após o traumatismo, que apresenta melhora espontânea nas primeiras horas e que retorna com maior intensidade posteriormente, é sugestiva de lesão duodenal. Um paciente com esses sintomas e mecanismo de traumatismo compatível deve ser submetido a propedêutica imaginológica do duodeno. A palpação do abdome na fase inicial do traumatismo duodenal fornece poucos achados, pois ainda não existe irritação do peritônio parietal e, portanto, a dor é difusa, não característica e mal definida – portanto, a observação clínica deve ser atenta, com exames físicos repetidos. Qualquer sinal ou modificação, por menor que seja, deve ser valorizado. História do traumatismo e existência de contusão ou equimose no epigástrio nunca devem ser menosprezadas. Ruptura do músculo reto do abdome sugere fortemente lesão intra-abdominal associada.

A evolução do extravasamento do conteúdo duodenal para o retroperitônio determina extensão da dor para a região lombar e flancos e também sinais de íleo paralítico e de processo inflamatório retroperitoneal, como vômito, febre, leucocitose e taquicardia. Sinais clínicos de sepse podem surgir em fases mais avançadas da lesão. Hematoma de parede duodenal é sugerido por vômitos incoercíveis, geralmente 24 a 48 h após o traumatismo, causados por obstrução do lúmen do órgão.

A existência de massa palpável no epigástrio ou no hipocôndrio direito pode representar um hematoma da parede duodenal. O ar que extravasa do lúmen do órgão disseca o espaço retroperitoneal e pode, raramente, ser palpado como enfisema na região lombar ou por meio de toque retal quando o diagnóstico é tardio.

A ausculta abdominal pode demonstrar íleo paralítico à medida que aumentam a coleção líquida e o processo inflamatório retroperitoneal.

C. **Métodos diagnósticos complementares.** Não existem exames laboratoriais específicos para o diagnóstico de lesões duodenais. A amilase sérica está elevada em aproximadamente 50% dos pacientes com lesão duodenal. Quando há hiperamilasemia, devemos direcionar os métodos propedêuticos e clínicos para o diagnóstico de ruptura duodenal, mas aferição normal de amilase não significa ausência de lesão. Pode ocorrer leucocitose. Dosagem de amilase e hemograma devem ser solicitados rotineiramente em todo paciente politraumatizado.

Exames radiológicos abdominais simples podem ser úteis para o diagnóstico, mas são pouco utilizados atualmente nos centros de trauma. Cerca de 90% dos pacientes têm algum sinal de lesão duodenal à radiografia simples do abdome, mas a maioria dos sinais, tais como apagamento da sombra do músculo psoas direito e escoliose antálgica lombar, é inespecífica. A existência de bolhas de ar distribuídas ao longo da margem do músculo psoas direito (Figura 20.1), delineando o rim direito, ou no mediastino superior é altamente sugestiva de traumatismo duodenal, e ocorre em 56% dos pacientes 6 h após o traumatismo. É importante muita atenção na análise dessas radiografias, para que não se confunda retropneumoperitônio com gases e fezes no interior do cólon direito. Pneumoperitônio também pode ser observado ao estudo radiológico do tórax. Os sinais radiológicos em fases mais avançadas da evolução das lesões duodenais incluem níveis hidroaéreos, distensão e edema de parede de alças de delgado, distensão do intestino grosso e aumento da densidade radiológica na região central do abdome (líquido livre).

O estudo radiológico contrastado do duodeno (REED) pode evidenciar extravasamento de contraste na região do duodeno. O meio de contraste a ser usado deve ser preferencialmente o hidrossolúvel (iodado). Um exame negativo pode ser repetido com a utilização de bário. O hematoma da parede duodenal leva a uma deformidade clássica durante o estudo contrastado, com formação de imagem em "mola em espiral" ou "bico de pássaro" (Figura 20.2).

A tomografia computadorizada do abdome, com o uso de contrastes oral e venoso, é o método diagnóstico de escolha em pacientes estáveis à admissão ou após a reanimação, sob suspeita de lesão retroperitoneal por traumatismo abdominal contuso, por ser um exame muito sensível para detecção de pequenas quantidades de ar no retroperitônio (Figura 20.3), sangue ou contraste extravasado do duodeno lesionado e também para o diagnóstico de hematoma da parede duodenal (Figura 20.4).

A laparotomia exploradora tem seu lugar como último método diagnóstico, sempre que persistir um alto índice de suspeição, mesmo diante de achados imaginológicos normais.

Capítulo 20 | Traumatismo Duodenal

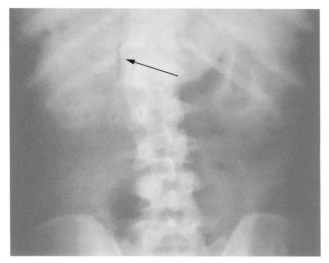

Figura 20.1 Radiografia simples de abdome, em incidência anteroposterior, mostrando ar delimitando o músculo psoas direito (*seta*) em vítima de traumatismo abdominal contuso com lesão duodenal. (*Fonte*: imagem gentilmente cedida pelo Dr. Cláudio Bueno.)

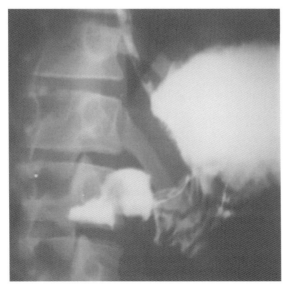

Figura 20.2 Radiografia contrastada do estômago e duodeno em incidência anteroposterior mostrando obstrução completa do duodeno (imagem em bico de pássaro) por hematoma de parede decorrente de traumatismo abdominal contuso. (*Fonte*: arquivo do Dr. Marcos Reis.)

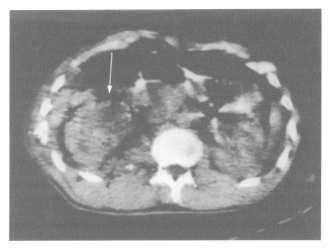

Figura 20.3 Tomografia computadorizada abdominal com contrastes oral e venoso demonstrando bolhas de ar no retroperitônio, na projeção do rim direito (*seta*) em paciente vítima de traumatismo abdominal contuso com lesões duodenal e renal direita. (*Fonte*: imagem gentilmente cedida pela Dra. Eliana Valle.)

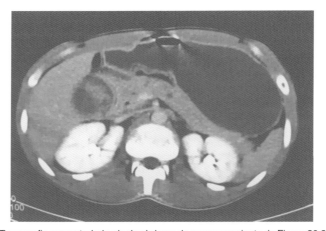

Figura 20.4 Tomografia computadorizada de abdome do mesmo paciente da Figura 20.2, mostrando volumoso hematoma de parede duodenal por traumatismo abdominal contuso, com compressão completa do lúmen do órgão. (*Fonte*: arquivo do Dr. Marcos Reis.)

IV. Tratamento
  A. **Avaliação peroperatória.** Todo paciente deve ter o retroperitônio inventariado durante a laparotomia exploradora. Pacientes que apresentarem as condições a seguir terão maior probabilidade de lesão duodenal retroperitoneal.
  1. Bolhas de ar nos tecidos periduodenais e mesocólon transverso.

2. Coloração biliar esverdeada em qualquer parte do retroperitônio – a compressão delicada da vesícula biliar pode ajudar na detecção de extravasamento biliar.
3. Hematoma sobre o duodeno, ao longo da base do mesentério, adjacente à grande curvatura gástrica ou no mesocólon transverso.
4. Trajeto de arma branca ou projétil de arma de fogo nas proximidades do duodeno.
5. Qualquer achado pré-operatório (exames complementares) sugestivo de lesão duodenal.

A completa exposição do duodeno requer a realização de duas manobras cirúrgicas associadas: de Kocher e de Cattel-Braasch.

A manobra de Kocher consiste no descolamento da segunda porção do duodeno, juntamente com a cabeça do pâncreas, da parede abdominal posterior, por meio de uma incisão no peritônio posterior, à direita do arco duodenal. Essa dissecção é realizada em plano avascular, e o bloco duodenopancreático é descolado em direção à esquerda até exposição completa da veia cava inferior, possibilitando a exploração da primeira e da segunda porções duodenais.

A manobra de Cattel-Braasch, por sua vez, consiste na liberação e dissecção do ceco, cólon ascendente e intestino delgado para cima e para a esquerda, possibilitando a exposição do espaço retroperitoneal, grandes vasos e da terceira e quarta porções duodenais. Essa dissecção é obtida por uma incisão no peritônio posterior no nível da goteira parietocólica direita. A liberação do ligamento de Treitz facilita a avaliação da quarta porção duodenal.

Sempre que uma lesão duodenal for diagnosticada, devemos investigar a existência de lesões pancreáticas, biliares, hepáticas, vasculares, gástricas e colônicas associadas. O cateterismo da papila através da lesão duodenal, para a realização de colangiopancreatografia retrógrada peroperatória, pode auxiliar no diagnóstico de lesões biliopancreáticas concomitantes ao traumatismo duodenal. Pode ser necessária a abertura do duodeno para visualização da papila diante de trajetos suspeitos em casos de lesões transfixantes do órgão.

A classificação das lesões duodenais, descrita por Moore em 1990, é útil para delinearmos o tratamento adequado (AIS-90):
- Grau I: hematoma em uma porção duodenal. Laceração parcial da parede (sem perfuração)
- Grau II: hematoma em mais de uma porção. Laceração menor do que 50% da circunferência
- Grau III: laceração de 50 a 75% da circunferência em D2. Laceração de 50 a 100% da circunferência em D1, 3, 4
- Grau IV: laceração de 75 a 100% da circunferência em D2. Lesões envolvendo colédoco ou papila duodenal
- Grau V: laceração duodenopancreática maciça. Desvascularização do duodeno.

Observação: D1, 2, 3, 4 – primeira, segunda, terceira e quarta porções do duodeno
- Lesões em graus III e V são consideradas lesões duodenais complexas
- Lesões tratadas tardiamente, apresentando tecidos edemaciados e inflamados, devem também ser consideradas complexas.

B. **Procedimento cirúrgico.** A abordagem cirúrgica de lesão duodenal muda de acordo com o quadro clínico encontrado, que pode variar entre: paciente estável com diagnóstico precoce de lesão, paciente hemodinamicamente instável no momento da cirurgia, e paciente séptico devido a diagnóstico tardio.
   1. **Pacientes hemodinamicamente instáveis no momento da cirurgia, que apresentem acidose, hipotermia ou coagulopatia devem ser precocemente definidos como candidatos a cirurgia para controle do dano.** Nessa situação o foco deve ser no controle rápido da hemorragia (ligadura e/ou tamponamento com compressas) e fechamento rápido das lesões do tubo gastrintestinal. Habitualmente o paciente é mantido em laparostomia e encaminhado à Unidade de Terapia Intensiva para estabilização e, posteriormente, ser submetido a cirurgia definitiva.
   2. **Pacientes estáveis com diagnóstico de traumatismo duodenal na maioria das vezes devem ser submetidos a laparotomia, e a conduta vai ser definida de acordo com a lesão diagnosticada.**
      a. **Lesões em grau I.** O hematoma da parede duodenal responde bem, na maioria das vezes, ao tratamento conservador por meio de descompressão por sonda nasogástrica e reposição hidreletrolítica, com o paciente permanecendo em observação em regime hospitalar nos primeiros dias. Caso não haja melhora clínica dentro de aproximadamente 7 dias, o paciente deverá ser submetido a tratamento cirúrgico. Pode-se realizar drenagem cirúrgica com abertura da parede duodenal sem abrir a mucosa, evacuação do hematoma e reconstituição por planos. Alternativa que vem ganhando cada vez mais espaço é a drenagem percutânea do hematoma guiada por tomografia ou ultrassonografia. Em casos selecionados, a anastomose gastrojejunal laterolateral pode ser a melhor opção. As lesões parciais da parede duodenal (sem abertura do lúmen) merecem apenas reconstrução com sutura seromuscular simples. A laparoscopia pode ser utilizada para evacuação tardia do hematoma da parede duodenal. Procedimentos menos invasivos tendem a minimizar a resposta inflamatória e o tempo de recuperação do paciente.
      b. **Lesões em grau II.** Correspondem à maioria das lesões e são adequadamente tratadas por meio de sutura simples, preferencialmente no sentido transversal do órgão.
      c. **Lesões complexas (graus III, IV, V ou com processo inflamatório).** A maioria das lesões em graus III e IV são passíveis também de rafia simples. A drenagem periduodenal é frequentemente utilizada, mas não existem evidências em nível 1 que atestem a necessidade ou contraindicação ao uso de drenos nessa situação. Diante de lesões em grau V ou quando a sutura for impraticável, podemos adotar as seguintes opções:
         • **Duodenopancreatectomia.** A ressecção do bloco duodenopancreático em caso de traumatismo tem sua indicação restrita a pacientes com desvascularização da região pancreatoduodenal ou que apresentem lesões graves de ducto pancreático e papila duodenal sem possibilidade de reconstrução. Deve-se sempre tentar a preservação do piloro durante o procedimento. Muitas vezes, diante da gravidade do traumatismo a cirurgia para controle do dano é a melhor opção na primeira abordagem, por se tratar de cirurgia prolongada e que demanda equipe experiente e especializada para esse procedimento

- **Outros procedimentos.** Quando a sutura sem tensão da parede duodenal for inexequível, pode-se confeccionar uma alça em Y de Roux e suturar a lesão ou fechar o duodeno distalmente e anastomosar essa alça em Y de Roux no duodeno proximal. Lesões graves na primeira porção do duodeno podem ser tratadas por ligadura do duodeno e do antro associada a uma gastroenteroanastomose (preferencialmente em Y de Roux).
3. **Para o tratamento de pacientes sépticos, com diagnóstico tardio, que apresentem contaminação grosseira e más condições teciduais para reparo cirúrgico à laparotomia, são necessárias abordagens específicas.**
   a. **Técnica das três sondas**
      (1) Mobilização e exposição adequadas com desbridamento e rafia da lesão duodenal. Se tiver havido perda de substância, pode-se usar *patch* de alça jejunal para recobrir a falha na parede do duodeno.
      (2) Duodenostomia lateral com dreno de Kehr (dreno em "T") exteriorizado pela própria lesão ou por contra-abertura na borda duodenal contrapancreática. O dreno deve ser envolto por epíploo, quando possível.
      (3) Gastrostomia à Stamm.
      (4) Jejunostomia à Witzel.
      (5) Drenagem periduodenal.

      Esta técnica foi muito utilizada no Hospital João XXIII com bons resultados e tem a vantagem de promover a formação de fístula superdirigida, removendo todo o suco gastrobiliopancreático do lúmen duodenal, descomprimindo o órgão e mantendo-o em repouso, evitando tensão sobre a linha de sutura, o que facilita a cicatrização da lesão. A gastrostomia ajuda na descompressão do duodeno e na derivação do suco gástrico. A jejunostomia pode ser substituída pelo posicionamento de sonda nasoenteral como via alimentar.

      Em razão da sua alta morbidade, esta técnica vem perdendo espaço para a cirurgia de Jordan, descrita a seguir.
   b. **Cirurgia de exclusão pilórica – cirurgia de Jordan**
      (1) Sutura primária da lesão duodenal.
      (2) Gastrotomia na grande curvatura no nível do antro.
      (3) Eversão do piloro através de gastrotomia e fechamento do piloro utilizando-se sutura contínua com fio não absorvível.
      (4) Gastrojejunostomia laterolateral pré-cólica no local da gastrotomia.
      (5) Drenagem periduodenal.

      A cirurgia de exclusão pilórica foi utilizada pela primeira vez por Jordan, no início da década de 1970, e apresenta uma taxa de fístula duodenal pós-operatória semelhante à da técnica das três sondas, em torno de 5%. A reabertura do piloro geralmente acontece espontaneamente no pós-operatório tardio. Esta técnica apresenta ótimos resultados, com morbidade significativamente menor do que a cirurgia das três sondas.

      A exclusão pilórica não é necessária em todas as lesões complexas duodenais (graus III, IV e V); pacientes selecionados podem ser tratados com rafia primária. A hipotensão per- e pós-operatória continua sendo um dos maiores fatores de risco de complicação das rafias duodenais.

É importante enfatizar que drenagem generosa da região periduodenal é essencial no tratamento das lesões complexas e de diagnóstico tardio, e que sempre se deve cogitar uma via alimentar enteral (sonda nasoentérica ou jejunostomia) ainda no peroperatório. Em toda lesão duodenal proximal, a integridade do ducto biliar deve ser exaustivamente investigada.

V. **Morbidade e mortalidade.** A morbidade e a mortalidade do traumatismo duodenal estão diretamente relacionadas com a gravidade da lesão, o tempo entre a ocorrência do traumatismo e o atendimento (tempo de evolução) e a existência de lesões associadas.

O diagnóstico tardio (após 24 h de traumatismo) está intimamente relacionado com aumento da morbidade, da mortalidade e da incidência de complicações.

A pior complicação do traumatismo duodenal é deiscência de sutura com a formação de fístula duodenal, o que ocorre com uma incidência média de 6,6% e está relacionado com a friabilidade dos tecidos (tratamento tardio na vigência de retroperitonite), presença de choque per- e pós-operatório e ação do suco pancreático sobre a linha de sutura (lesão pancreática associada). Fístulas duodenais se associam a peritonite e retroperitonite graves e, mesmo quando dirigidas, apresentam alta morbidade devido a graves distúrbios hidreletrolíticos e desnutrição grave. A fístula duodenal tem, na drenagem adequada, suporte nutricional e antibioticoterapia, a base do sucesso terapêutico. A mortalidade relacionada com essas fístulas duodenais varia de 0 a 4%. Outras complicações encontradas são: abscesso intraperitoneal, pancreatite, obstrução duodenal e fístula biliar.

A mortalidade geral no traumatismo duodenal ainda é significativa e varia de 5 a 30%, com média de 17%, e é mais dependente das lesões associadas e do tempo entre a lesão e o reparo do que da anatomia da lesão ou do tipo de reparo utilizado.

Bibliografia

Abrantes WL, Henriques PRF, Bichara D et al. Duodenostomia lateral com sonda em T nos traumatismos duodenais. Rev Assoc Med Minas Gerais. 1981; 32(1/4):48-9.
American College of Surgeons (ACS). Committee on trauma. Advanced Trauma Life Support Manual. 6. ed. 1997.
Ballard RB, Badellino MM, Eynon CA et al. Blunt duodenal rupture: a 6-year statewide experience. J Trauma. 1997; 43(2):229-32; discussion on 233.
Costa e Silva N. Trauma do estômago, duodeno e pâncreas. In: Lázaro da Silva A. Cirurgia de urgência. Rio de Janeiro: Medsi; 1985.
Degiannis E, Boffard K. Duodenal injuries. Br J Surg. 2000; 87(11):1473-9.
Duodenal injuries – editorial. Injury. Int J Care Injured. 2003; 34:167-8.
Fang JF, Chen RJ, Lin BC. Surgical treatment and outcome after delayed diagnosis of blunt duodenal injury. Eur J Surg. 1999; 165(2):133-9.
Fang JF, Chen RJ, Lin BC et al. Retroperitoneal laparostomy an effective treatment of extensive intractable retroperitoneal abscess after blunt duodenal trauma. J Trauma. 1999; 46(4):652-5.
Ivatury RR, Nassoura ZE, Simon RJ et al. Complex duodenal injuries. Surg Clin North Am. 1996; 76(4):797-812.
Lucas CE. Diagnóstico e tratamento das lesões pancreáticas e duodenais. Clin Cir Am Norte. 1987; 67:49-65.
Maemura T, Yamaguchi Y, Yukioka T et al. Laparoscopic drainage of an intramural duodenal hematoma. J Gastroenterol. 1999; 34(1):199-222.
Malhorta A et al. Western trauma association critical decisions in trauma: diagnosis and management of duodenal injuries. J Trauma Acute Care Surg. 2015; 79(6): 1096-101.
Timaran CH, Martinez O, Ospina JA. Prognostic factors and management of civilian penetrating duodenal trauma. J Trauma. 1999; 47(2):330-5.
Velmahos GC, Chan LS, Kamel E et al. Complex repair for the management of duodenal injuries. Am Surg. 1999; 65(10):972-5.

TRAUMATISMO DO
INTESTINO DELGADO

21

Sizenando Vieira Starling
Evilázio Teubner Ferreira

I. Introdução. As vísceras ocas intra-abdominais são frequentemente lesionadas nos mais diversos tipos de traumatismo, principalmente nos penetrantes. Neste capítulo, serão abordados apenas os traumatismos do jejuno e do íleo, pois o duodeno, embora seja anatomicamente integrante do intestino delgado, é estudado no Capítulo 20.

O intestino delgado pode ser lesionado nos traumatismos penetrantes (traumatismo aberto) e nos contusos (traumatismo fechado). Nos traumatismos fechados, o diagnóstico é difícil, e em grande parte dos casos o paciente é tratado tardiamente.

Os traumatismos abertos podem ser causados por arma de fogo e por arma branca. Nas lesões por arma branca, a ação lesiva ocorre diretamente sobre a parede da víscera e em geral está limitada ao trajeto de ação do instrumento agressor. Nos traumatismos causados por arma de fogo, o efeito lesivo é maior e depende, basicamente, da energia cinética transmitida ao órgão atingido pelo projétil, a qual é diretamente proporcional à velocidade do projétil.

Os traumatismos fechados podem ter várias causas: agressões, atropelamentos, abalroamentos, quedas etc. O mecanismo pelo qual ocorre lesão da alça intestinal pode ser explicado por uma de três hipóteses: aumento súbito da pressão intraluminal de uma alça cheia; compressão da alça contra a coluna vertebral; ou desaceleração brusca. Um exemplo típico são as lesões de íleo terminal ocorridas em casos de abalroamento e que atingem indivíduos que estavam usando cinto de segurança subabdominal (de dois pontos). Em razão da obrigatoriedade de uso do cinto de segurança e do seu posicionamento de maneira incorreta, esse tipo de lesão tem ocorrido com mais frequência.

Algumas características anatômicas nos ajudam a entender o mecanismo de lesão dessas vísceras. O jejuno inicial, logo após a quarta porção do duodeno, é fixo e situa-se à frente da coluna vertebral. O íleo terminal também é considerado segmento fixo, devido ao seu mesentério curto e por estar o ceco fixo na goteira parietocólica direita. Essas condições proporcionam menor mobilidade desses segmentos, ocasionando maior predisposição à ocorrência de lesões. As demais porções do intestino delgado, intercaladas entre esses dois segmentos, são móveis e têm fácil deslocamento, o que possibilita que escapem dos agentes agressores com certa facilidade.

A fraqueza na parede abdominal anterior (hérnias), as cicatrizes cirúrgicas no abdome (aderências de alças) e o estado de repleção da alça (alça cheia) são fatores que propiciam a ocorrência de lesão intestinal.

Não se pode deixar de citar as lesões por esgarçamento do mesentério. Tais lesões ocorrem quando um indivíduo é vítima de traumatismo abdominal com deslocamento do intestino delgado da região de maior pressão, determinando distensão súbita e ruptura do mesentério, em virtude de sua baixa elasticidade. Os vasos sanguíneos que nutrem a alça se rompem, causando hemoperitônio e, às vezes, isquemia e necrose da alça intestinal.

Em casos de traumatismo abdominal aberto, a lesão não tem local preferencial e pode ocorrer em toda a extensão do jejuno e do íleo, dependendo da região de penetração na parede abdominal do agente agressor. Nos ferimentos por arma de fogo é frequente a ocorrência de lesão múltipla e transfixante. Com menor frequência, é tangencial, determinando perfuração única. A existência de lesões de outras vísceras abdominais não é comum. No traumatismo fechado, as lesões do jejuno e do íleo, assim como as lesões do mesentério, ocorrem com maior frequência nos segmentos considerados fixos. Caracteristicamente, são lesões únicas, localizadas na borda antimesentérica, e estão associadas a outras lesões intra-abdominais em minoria dos casos.

II. **Diagnóstico.** Para as vítimas de traumatismo abdominal aberto, na maioria das vezes a indicação cirúrgica é precoce, e em geral o diagnóstico de lesão do jejuno e do íleo é realizado durante o ato cirúrgico. Isso é particularmente verdadeiro para os pacientes vítimas de agressão por arma de fogo, porque, desde que se constate, por meio de exame físico ou de imagem, violação da cavidade abdominal ou do espaço retroperitoneal pelo projétil, a cirurgia deve ser realizada de rotina. Em vítimas de agressão por arma branca, a conduta varia. Caso a opção seja por cirurgia de rotina, a lesão do jejuno e do íleo é também diagnosticada no peroperatório. Quando se opta por esta conduta, o índice de laparotomia desnecessária é alto, chegando a 40%; por isso, alguns autores adotam a conduta de laparotomia seletiva. Esta conduta consiste em operar o paciente que apresente evisceração de epíploo e/ou de víscera intra-abdominal ou sinais de lesão de víscera intra-abdominal: por perda volêmica (choque ou hipotensão), por irritação peritoneal (defesa e contratura abdominal) ou por sangramento digestivo (hematêmese ou enterorragia). Se o paciente não apresenta esses sinais à admissão, é internado para observação cirúrgica com o intuito de se confirmar ou excluir a presença de lesão intra-abdominal. Havendo evidência de lesão intra-abdominal, ou mesmo dúvida sobre sua existência, deve ser realizada laparotomia. Lesão do intestino delgado encontrada durante o ato cirúrgico torna possível um tratamento adequado, o que garante o sucesso do tratamento.

Nas vítimas de traumatismo abdominal fechado, o diagnóstico é mais difícil, e por isso o médico deve valorizar o mecanismo de trauma e o exame clínico do paciente, para não tratar tardiamente a lesão. Assim, todo paciente com traumatismo abdominal fechado deve permanecer hospitalizado e em observação cirúrgica, sendo submetido a um exame clínico a intervalos regulares, pelo período mínimo de 24 h. Dessa maneira consegue-se, na maioria das vezes, um diagnóstico precoce das lesões intra-abdominais. Especial atenção deve ser dada ao paciente portador de tatuagem traumática provocada por mal posicionamento do cinto de segurança. Ao exame físico, são notados hematomas, equimoses ou escoriações em faixa na parede abdominal anterior (sinal do cinto de segurança). O paciente que apresenta esse sinal tem 64% de possibilidade de lesão intestinal.

As lesões por contusão abdominal apresentam-se clinicamente por quadro de perfuração de uma víscera oca para o peritônio livre. Dor abdominal é o sintoma mais característico e ocorre em todos os casos, com intensidade variável, dependendo do nível da lesão e do grau de contaminação da cavidade abdominal. Em geral, nas lesões mais altas, a dor é mais forte e, à medida que o tempo vai passando, aumenta de intensidade e se difunde para todo o abdome. Ao exame físico, chamam atenção a desidratação progressiva, a taquicardia e, às vezes, febre de graus variáveis. Ao exame do abdome, são achados importantes: dor à palpação com defesa muscular e, às vezes, contratura da parede abdominal; percussão dolorosa; grau variado de distensão abdominal; e peristaltismo diminuído ou abolido. Esses achados caracterizam um quadro de peritonite.

Nos casos em que o diagnóstico é realizado tardiamente, o quadro geral e abdominal é mais grave. O paciente apresenta-se séptico, hipovolêmico e oligúrico. Antes de ser encaminhado à cirurgia, é necessário submetê-lo a um rápido tratamento de suporte.

Capítulo 21 | Traumatismo do Intestino Delgado

O diagnóstico de lesão do intestino delgado é essencialmente clínico. Os exames laboratoriais são inespecíficos. Os exames radiológicos são de grande valor, sobretudo quando feitos sucessivamente e analisados comparativamente durante a evolução do paciente. O estudo radiológico do tórax pode revelar pneumoperitônio e deve ser realizado rotineiramente. A radiografia simples de abdome, realizada com o paciente em decúbito dorsal e ortostatismo, deve ser feita durante a evolução do quadro, quantas vezes forem necessárias. As alterações neste exame são progressivas e variam desde uma alça-sentinela em um dos quadrantes do abdome até um quadro de íleo paralítico típico.

A punção abdominal com lavado peritoneal, por ser método invasivo e pouco sensível para o diagnóstico de lesão intestinal, tem sido pouco utilizada. Entretanto, achados de líquido entérico e/ou bile na punção, ou contagem de leucócitos acima de 500/mℓ e níveis elevados de fosfatase alcalina (superior a 3 UI/mℓ) no líquido obtido pelo lavado peritoneal são considerados diagnósticos de lesão intestinal e justificam a exploração cirúrgica.

Os modernos métodos de diagnóstico por imagem, como ultrassonografia (US) do abdome e tomografia computadorizada (TC) do abdome, oferecerem auxílio para o diagnóstico de lesões do intestino delgado. O achado ultrassonográfico se resume à existência de líquido livre intraperitoneal. A TC do abdome, nos dias atuais, é o principal e mais importante método propedêutico para casos de traumatismo abdominal fechado. Suas vantagens são óbvias: não é invasiva, diagnostica e quantifica o volume de líquido intra-abdominal, examina órgãos intraperitoneais e retroperitoneais, identifica e classifica as lesões encontradas e pode ser repetida, para acompanhamento da evolução das lesões. Sua utilização para o diagnóstico de lesões intestinais, entre elas a lesão do jejuno e do íleo, tem valor controverso e varia de um serviço para outro. Quando realizada precocemente, pode não revelar alteração alguma. Seus achados são sutis. Para se obter um bom índice de acerto, deve-se realizar este exame com: técnica adequada para diminuir os artefatos; tomógrafos de boa resolução; cortes com espessura de 1 mm; contraste oral e venoso; e inclusão da pelve no exame. Além disso, é necessário um radiologista experiente que conheça os sinais tomográficos de lesão intestinal e os procure com atenção. Os principais e mais sugestivos achados tomográficos de lesão intestinal são: (a) espessamento da parede da alça (maior que 3 mm e circunferencial); (b) extravasamento do contraste oral; (c) líquido livre, principalmente na ausência de lesão de víscera maciça; (d) pneumoperitônio, na maioria das vezes localizado perto do ligamento falciforme; (e) dilatação da alça com líquido em seu interior, podendo haver líquido também em torno da alça; (f) espessamento e alterações da densidade do mesentério; e (g) descontinuidade da parede intestinal. Entretanto, é importante ressaltar que uma TC normal não exclui a presença de lesão intestinal. Em cerca de 13% dos pacientes com lesão intestinal, a tomografia é normal. A acurácia do exame aumenta proporcionalmente ao tempo de evolução da lesão.

A laparoscopia como método propedêutico para lesão do intestino delgado ainda não ganhou aceitação geral devido à dificuldade de se examinar com precisão toda a sua extensão. Entretanto, a sua utilização tem sido descrita com frequência cada vez maior em casos selecionados. A estabilidade hemodinâmica é condição imprescindível para sua utilização. Para realizá-la, é preciso ter experiência com o método e usar pinças adequadas, com aparelhagem de boa resolução.

Quando ocorre lesão do mesentério sem lesão do lúmen visceral, a apresentação clínica observada é um pouco diferente e caracteriza-se por perda de sangue de intensidade variável. Ao exame clínico, nota-se instalação progressiva de um quadro de hipovolemia: queda da pressão arterial, aumento da frequência do pulso, mucosas hipocoradas e palidez cutânea. A dor abdominal, nesses casos, tem menor intensidade, mas ocorre. A palpação e a percussão do abdome são dolorosas, e o peristaltismo está diminuído. Nessa situação, deve ser realizada US para pesquisa de líquido livre. Se não for possível realizar US, está indicado lavado peritoneal abdominal. A TC pode ser diagnóstica quando mostrar extravasamento de contraste oriundo dos vasos mesentéricos (Figura 21.1). Às vezes a lesão do mesentério pode interromper o suprimento de sangue do segmento de alça por ele nutrido, resultando em isquemia, necrose e perfuração do intestino. Nessa circunstância, instala-se um quadro séptico grave, acompanhado de sinais de irritação peritoneal. Caracteristicamente, o paciente apresenta quadro de acidose metabólica importante com lactato elevado. A TC mostra os sinais de lesão intestinal já relacionados anteriormente. O tratamento é cirúrgico e deve ser precedido de estabilização clínica rápida, incluindo antibioticoterapia precoce.

III. **Tratamento.** O tratamento das lesões traumáticas do intestino delgado é sempre cirúrgico e envolve procedimentos simples e seguros, desde que realizados precocemente (em até 12 h após o traumatismo) e por meio de técnica adequada. Antes do início do ato cirúrgico, o paciente deve ser convenientemente preparado, incluindo: punção de veia periférica calibrosa para classificação e tipagem sanguínea, hidratação e administração de antibiótico pré-operatório, tricotomia abdominal e pubiana ampla e cateterismo vesical de longa permanência.

Em pacientes politraumatizados, deve-se dedicar mais atenção ao tratamento das lesões associadas e de maior gravidade, que colocam em risco a vida do paciente.

A laparotomia deve ser realizada por meio de incisão vertical mediana ampla, pois esta é feita com rapidez e permite exploração de toda a cavidade abdominal. As lesões encontradas devem ser classificadas de acordo com os critérios propostos pela American Association for the Surgery of Trauma (AAST) (Quadro 21.1).

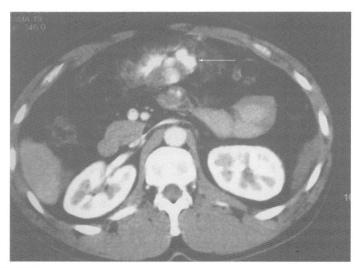

Figura 21.1 TC de abdome com contraste venoso mostrando fuga do contraste devido a lesão de mesentério (*seta*).

Nos pacientes operados precocemente, as lesões do jejuno e do íleo são passíveis de sutura primária, que não precisa ser complementada por nenhum outro procedimento. Em algumas situações, torna-se necessária a ressecção do segmento de alça lesionado, seguida de anastomose (Quadro 21.2).

Tanto a enterorrafia quanto a enterectomia devem ser realizadas segundo os princípios básicos da cirurgia intestinal do trauma (Quadro 21.3).

Nos pacientes em quem o diagnóstico e o tratamento são estabelecidos tardiamente (mais de 12 h após o traumatismo), com frequência vítimas de traumatismos fechados, a situação muda de aspecto, tornando-se mais grave e complexa. O paciente, nesses casos, apresenta-se séptico e com quadro já instalado de peritonite bacteriana. Portanto,

Quadro 21.1 Classificação das lesões do intestino delgado.

Grau	Tipo de lesão
I	Contusão ou hematoma sem desvascularização Laceração parcial da parede sem perfuração
II	Laceração inferior a 50% da circunferência da alça
III	Laceração igual ou superior a 50% da circunferência da alça
IV	Transecção do intestino delgado
V	Transecção do intestino delgado com perda tecidual Comprometimento vascular → segmento desvascularizado

Quadro 21.2 Condições que exigem enterectomia.

Ferimentos extensos e irregulares

Lesões em que a sutura primária leva a estenose do lúmen da alça intestinal

Várias perfurações concomitantes em um segmento curto da alça intestinal

Lacerações longitudinais extensas

Áreas com esmagamento e/ou sofrimento vascular

Grandes hematomas e lacerações do mesentério

Quadro 21.3 Princípios básicos da cirurgia intestinal de traumatismo.

As bordas da ferida intestinal devem ter irrigação perfeita

Nos ferimentos por armas de fogo, realizar desbridamento das bordas da lesão, uma vez que estão contundidas e com o tecido desvitalizado

Toda a extensão do jejuno e do íleo deve ser examinada minuciosamente, pois a maioria das lesões é transfixante

Todos os hematomas da parede da alça e do mesentério devem ser explorados, para evitar que alguma lesão passe despercebida

As lesões que atingem a camada serosa ou seromuscular, sem lesionar a camada mucosa, devem ser suturadas

As suturas podem ser realizadas em um ou dois planos, usando-se fio não absorvível na camada seromuscular

A cavidade abdominal deve ser cuidadosamente higienizada com soro fisiológico aquecido antes do fechamento da cavidade abdominal antes da cirurgia devem ser melhoradas as suas condições gerais, para que ele suporte o traumatismo cirúrgico. Durante o ato cirúrgico, se a lesão estiver com bordas friáveis e inflamadas, a execução segura da sutura primária não é recomendável, pois o risco de deiscência da sutura com formação de fístula no pós-operatório é muito elevado. Nessa situação, uma opção que pode ser adotada é realizar uma sutura parcial da lesão e colocar, no interior do lúmen intestinal, um dreno em "T" de calibre grosso (dreno de Kehr). Em seguida, deve-se exteriorizar o seu ramo vertical por contra-abertura na parede abdominal e fixar esse segmento de alça no peritônio parietal (como se faz em uma jejunostomia). Essa enterostomia com sonda "T" oferece as seguintes vantagens: (a) promove a formação de uma fístula superdirigida, impossibilitando que o conteúdo da alça extravase para a cavidade abdominal; (b) remove o líquido entérico de dentro do lúmen da alça; (c) mantém a alça em repouso e descomprimida, evitando tensão na linha de sutura e propiciando que a cicatrização da lesão evolua de maneira favorável. Assim, provê-se uma proteção maior ao paciente, evitando que se instale uma fístula entérica, com suas graves repercussões. Após 2 semanas de tratamento, se o paciente estiver bem e sem sinais de infecção abdominal, o dreno será retirado, e a fístula se fechará espontaneamente.

O tratamento laparoscópico das lesões do intestino delgado pode ser utilizado em casos especiais e selecionados, desde que o cirurgião tenha ampla experiência com o método. Mesmo assim, o risco de uma lesão passar despercebida existe.

IV. **Complicações.** Desde que tratadas precocemente, as lesões do intestino delgado evoluem bem, sem complicações. O paciente inicia alimentação por via oral a partir do terceiro dia de pós-operatório, e a alta é precoce.

Complicações de ordem geral, como atelectasias, infecções urinárias e abscesso de parede, podem ocorrer.

As complicações intra-abdominais são mais comuns em pacientes tratados com peritonite purulenta já instalada. As complicações que oferecem mais riscos ao paciente são os abscessos intra-abdominais (pélvico, subfrênico e interalças) e as deiscências de sutura, originando fístulas entéricas.

Bibliografia

Bosworth BM. Perforation of the small intestine from non-penetrating abdominal trauma. Am J Surg. 1948; 76:472-9.
Burney RE, Mueller GL, Coon WW et al. Diagnosis of isolated small bowel injury following blunt abdominal trauma. Am Emerg Med. 1983; 22:71-4.
Cerise EJ, Scully JH. Blunt trauma to the small intestine. J Trauma. 1970; 10:46-50.
Chambers WL, Card RY. Rupture of the jejunum due to nonpenetrating trauma as an isolated injury. Am Surg. 1961; 27:556-60.
Chandler CF, Lane JS, Waxman KS. Seatbelt sign following blunt trauma is associated with increased incidence of abdominal injury. Am Surg. 1997; 63:885-8.
Counseller US, McCormack CJ. Subcutaneous perforation of the jejunum. Ann Surg. 1935; 102:365-74.
Donohue JH, Federle MP, Griffiths BG et al. Computed tomography in the diagnosis of blunt intestinal and mesenteric injuries. J Trauma. 1987; 27:11-7.
Duncan Jr JT. Rupture of the small intestine through the intact abdominal wall without associated intraperitoneal injury. Am Surg. 1956; 22:1215-21.
Evans JP. Traumatic rupture of the ileum. Brit J Surg. 1956; 60:119-21.
Fakhry SM, Watts DD, Luchette FA. Current diagnosis approaches lack sensitivity in the diagnosis of perforated blunt small bowel injury: analysis from 275,557 trauma admissions from the EAST multi-institucional HVI trial. J Trauma. 2003; 54:295-306.
Fang JF, Chen RJ, Lin BC et al. Small bowel perforation: is urgent surgery necessary? J Trauma. 1999; 47:515-20.

Geohegan T, Brush BE. The mechanism of intestinal perforation from nonpenetrating abdominal trauma. Arch Surg. 1956; 73:455-64.

Hall A, Angles A. Traumatic injuries to the small intestine. Am Surg. 1969; 35:130-4.

Ianelli A, Fabiani P, Karimdjee BS et al. Therapeutic laparoscopy for blunt abdominal trauma with bowel injuries. J Laparoendosc Adv Surg Tech. 2003; 13:189-91.

Jaffin JH, Ochsner G, Cole JF et al. Alkaline phosphatase levels in diagnostic peritoneal lavage fluid as a predictor of hollow visceral injury. J Trauma. 1993; 34:829-33.

Levine CD, Gonzales RN, Wachsberg RH et al. CT findings of bowel and mesenteric injury. J Comp Assist Tomog. 1997; 21:974-9.

Mantovani M, Kobata CM, Chacon JP et al. Traumatismo do jejuno e íleo. In: Chacon JP, Leonardi LS, Kobata CM. Traumatismos abdominais. São Paulo: Sarvier; 1982. p. 41-4.

Mauli KI, Reath DB. Impact of early recognition on outcome in nonpenetrating wounds of the small bowel. South Med J. 1984; 77:1075-7.

Mirvis SE, Gens DR, Shanmuganathan K. Rupture of bowel after blunt abdominal trauma: Diagnosis with CT. Am J Roentgenol. 1992; 159:1217-21.

Morimoto R, Horita LT. Lesões traumáticas do tubo digestivo. In: Birolini D, Oliveira M. Cirurgia do trauma. Rio de Janeiro: Atheneu; 1985. p. 271-9.

Nghiem HV, Jeffrey RB, Midelzun RE. CT of blunt trauma to the bowel and mesentery. Amer J Roentgen. 1993; 160:53-8.

Orloff MJ, Charters AC. Injuries of the small bowel and mesentery and retroperitoneal hematoma. Surg Clin North Am. 1972; 52:729-34.

Phillips TF, Brotman S, Cleveland S, Cowley RA. Perforating injuries of the small bowel from blunt abdominal trauma. Ann Emerg Med. 1983; 12:75-9.

Robbs JV, Moore SW, Pilay SP. Blunt abdominal trauma with jejunal injury: a review. J Trauma. 1980; 20:308-11.

Schenk III WG, Lonchyna V, Moylan JA. Perforation of the jejunum from blunt abdominal trauma. J Trauma. 1983; 23:54-6.

Scherck J, Shatney C, Sensaki K et al. The accuracy of computed tomography in the diagnosis of blunt small-bowel perforation. Amer J Surg. 1994; 168:670-5.

Scherck JP, Oakes DD. Intestinal injuries missed by computed tomography. J Trauma. 1990; 30:1-7.

Shaftan W. Indications for operation in abdominal trauma. Am J Surg. 1960; 99:657-64.

Sivit CJ, Taylor GA, Bulas DI et al. Blunt trauma in children: significance of peritoneal fluid. Radiology. 1991; 178:185-8.

Steinamn E, Utyama EM, Bevilacqua R et al. Lesão intestinal exclusiva em contusões abdominais. Rev Col Bras Cir. 1988; 15:231-4.

Stevens SL, Maull KI. Lesões do intestino delgado. Clin Cirur Am Norte. 1990; 70:557-78.

TRAUMATISMO DO INTESTINO GROSSO

Sizenando Vieira Starling
Evilázio Teubner Ferreira

I. Introdução. Em razão de sua extensão, o intestino grosso tem segmentos localizados na cavidade peritoneal propriamente dita, no espaço retroperitoneal e na cavidade pélvica. Por isso, as lesões colônicas são relativamente frequentes e, em 95% dos casos, causadas por traumatismo penetrante; os 5% restantes são constituídos por contusões ou lesões iatrogênicas.

Em virtude do tipo de flora e das características anatômicas e fisiológicas dos intestinos, as lesões colônicas ainda hoje são acompanhadas de graus consideráveis de morbidade e mortalidade.

A não ser em casos de lesões extraperitoneais isoladas, o diagnóstico não apresenta grande dificuldade. Há, contudo, grande controvérsia quanto ao melhor tratamento a ser empregado nos diversos tipos de lesões existentes.

II. Diagnóstico. Nos pacientes que foram vítimas de agressões por arma de fogo, a indicação cirúrgica é imediata, e o diagnóstico de lesão colônica é confirmado durante o ato cirúrgico, ao ser realizado exame minucioso das lesões da cavidade abdominal.

Nas vítimas de agressão por arma branca com evidência de lesão visceral, a cirurgia também é indicada precocemente.

O diagnóstico é mais difícil nos casos de traumatismo fechado e nos casos de agressão por arma branca que não apresentam, à admissão, sinais de lesão visceral. Nessa situação, deve-se examinar cuidadosamente o paciente a intervalos de tempo regulares, pois o surgimento de sinais de irritação peritoneal é importante para orientar o médico quanto à necessidade de exploração cirúrgica.

Diante de traumatismo contuso, deve-se valorizar o mecanismo de trauma. Tal como nas lesões do intestino delgado, a ruptura por aumento da pressão intraluminal, a desaceleração súbita e o efeito de cisalhamento explicam como acontece a maioria das lesões colônicas contusas. Portanto, o sinal do cinto de segurança, é forte indício dessa lesão.

Deve-se dedicar especial atenção às prováveis lesões extraperitoneais do cólon e do reto em que não são observados sinais de irritação peritoneal. Os exames laboratoriais e de imagem não são específicos. Nas lesões do cólon extraperitoneal (parede posterior do cólon ascendente e descendente), além de manifestações sistêmicas e de leucocitose com desvio à esquerda, pode-se constatar ar no retroperitônio por meio de palpação e/ou por radiografia simples do abdome (retropneumoperitônio). Os achados tomográficos sugestivos de lesão mais frequentes são: ar extraluminal, espessamento da parede intestinal e densificação da gordura do mesocólon. A tomografia com triplo contraste (oral, venoso e retal) é indicada em casos suspeitos, principalmente de traumatismo penetrante por arma branca ou por arma de fogo localizado no dorso, e pode revelar, além de retropneumoperitônio, escape de contraste pelo local da lesão.

Diante de lesões localizadas no reto extraperitoneal, frequentes nos casos de empalamento, fraturas graves de bacia e traumatismos por arma branca ou de fogo, abaixo da cicatriz umbilical ou nas nádegas, o toque retal é imprescindível, e a retossigmoidoscopia deve ser realizada sempre que possível. Estes cuidados garantem o diagnóstico precoce dessas lesões, possibilitando um tratamento em tempo hábil, o que implica redução das taxas de morbidade e mortalidade.

Nos pacientes submetidos a retossigmoidoscopia, colonoscopia ou enema opaco e que desenvolvem dor abdominal com sinais de irritação peritoneal, é grande a possibilidade de lesão do cólon, e deve ser indicada exploração cirúrgica.

III. **Tratamento.** O tratamento de lesões traumáticas do intestino grosso, apesar dos inequívocos progressos obtidos, ainda gera polêmica e controvérsia. A taxa de mortalidade decorrente de lesões de cólon diminuiu progressivamente com o avanço da tecnologia, com o uso da colostomia e com o aprimoramento da reanimação e do transporte de pacientes, tornando possível um tratamento mais eficaz e rápido.

Um breve relato histórico nos possibilita vislumbrar este fato: a taxa de mortalidade por lesões de cólon durante a Guerra Civil Americana era de quase 100%, e, durante a I Guerra Mundial, esse percentual foi reduzido a 60%. Na II Guerra Mundial, Ogilvie, um cirurgião do exército britânico, determinou que todas as lesões colônicas ocorridas em combate deveriam ser tratadas por meio de colostomia; isto resultou em uma taxa de mortalidade em torno de 30%. Houve ainda redução dessa taxa para 10 a 15% durante as guerras da Coreia e do Vietnã.

As lesões causadas por acidentes civis são menos graves do que as provocadas durante uma guerra. Com base nessa constatação e no progresso da assistência médica, alguns cirurgiões têm recomendado cada vez mais o emprego de sutura primária do cólon e menos o emprego de colostomia. Esta proposta foi preconizada inicialmente por Woodwall e Ochsner, em 1951.

Independentemente do tipo de tratamento empregado, essas lesões devem ser abordadas por meio de laparotomia mediana ampla, para possibilitar a exposição adequada e o exame das vísceras intra-abdominais. Há na literatura evidências que demonstram que, quanto mais precocemente for administrado o antibiótico sistêmico aos pacientes com traumatismos abdominais, mais baixa será a incidência global de complicações infecciosas, assim como de infecção das feridas cirúrgicas. Por esse motivo, antes de se iniciar o ato cirúrgico devem ser administradas doses terapêuticas de antibióticos.

Durante o ato cirúrgico, é imprescindível um exame adequado de toda a extensão do cólon. Recomenda-se iniciar a inspeção pela junção ileocecal e percorrer o cólon distalmente até a reflexão peritoneal do reto superior (reto intraperitoneal). Todo hematoma deve ser inspecionado em busca de lesão subjacente. Deve-se realizar, sempre, descolamento das goteiras parietocólicas direita e esquerda para se ter acesso à face posterior do cólon ascendente e descendente, respectivamente. Se houver dúvida quanto à existência, ou não, de lesão da mucosa, pode-se utilizar a manobra de aumentar a pressão intraluminal por meio de compressão digital para observar se, pelo local suspeito, existe extravasamento de ar, suco entérico ou fezes. Cuidado especial deve ser tomado durante a inspeção da flexura hepática, da flexura esplênica e da junção retossigmoidiana, uma vez que esses locais são sede frequente de lesão despercebida.

Alguns fatores de risco são reconhecidamente capazes de contribuir para aumentar o índice de complicações pós-operatórias (Quadro 22.1).

Quadro 22.1 Fatores de risco no tratamento de lesões do cólon.

Choque
Grau de contaminação fecal
Número de lesões associadas
Intervalo de tempo entre o traumatismo e o tratamento
Número de transfusões sanguíneas
Mecanismo da lesão
Tamanho e número das lesões
Localização anatômica da lesão

O choque tem sido considerado uma contraindicação relativa de sutura primária da lesão colônica, porque, durante a hipotensão, o fluxo sanguíneo do intestino é reduzido, podendo contribuir para a ocorrência de deiscência da anastomose. Esse conceito, no entanto, tem sido questionado por alguns autores. Considera-se que a hipotensão prolongada contribui para aumento da mortalidade, enquanto a hipotensão transitória e rapidamente corrigida, não.

A intensidade da contaminação fecal, embora de difícil avaliação, é relacionada como um elemento de risco no tratamento das lesões colônicas, principalmente quando associada a outros fatores. George et al. classificam a contaminação fecal como: ligeira, quando a disseminação das fezes se confina à área imediata ao redor da lesão; moderada, quando a disseminação se localiza em apenas um quadrante do abdome; e grande, quando um expressivo volume fecal é encontrado em mais de um quadrante do abdome. Achados de sangue na cavidade dificultam muito a avaliação do grau de contaminação.

A ocorrência de lesões associadas, tanto em número quanto em complexidade, evidencia a intensidade do traumatismo e a gravidade do paciente, e influi na terapêutica a ser instituída. Qualquer lesão intra-abdominal deve ser considerada fator agravante, na tentativa de uma sutura primária do cólon, principalmente se for de duodeno, pâncreas ou ureter.

O intervalo de tempo compreendido entre o traumatismo e o reparo da lesão exerce certa influência sobre a opção de tratamento. O período considerado ideal para a realização de uma sutura primária oscila entre 6 e 8 h após o traumatismo. É importante avaliar, além do tempo transcorrido, o aspecto da lesão, o tipo de secreção encontrado na cavidade e a repercussão sistêmica (se há ou não septicemia).

A quantidade de transfusões sanguíneas reflete a gravidade do traumatismo. Complicações sépticas ocorrem com mais frequência nos pacientes que requerem quatro ou mais unidades de sangue; portanto, nesses casos, a colostomia é a opção de tratamento mais segura. O mecanismo de trauma que ocasionou a lesão também influi na escolha do tratamento; os traumatismos por arma de fogo são considerados mais graves do que aqueles causados por arma branca. Alguns autores consideram o tamanho e o número de lesões fatores que aumentam o risco de complicações das lesões do intestino grosso. Lesões com diâmetro maior que metade da circunferência da alça são consideradas complexas e mais suscetíveis a complicações.

Quanto à localização anatômica das lesões, admite-se que as que ocorrem do lado direito evoluem bem com sutura primária, enquanto naquelas do lado esquerdo o tratamento mais seguro consiste em colostomia. Atualmente, embora existam diferenças anatômicas e fisiológicas entre os cólons direito e esquerdo, a maioria dos autores recomenda que as lesões sejam tratadas de modo semelhante, não se considerando a sua localização anatômica. Em relação ao mecanismo de traumatismo, tem-se empregado a colostomia mais frequentemente em pacientes vítimas de trauma fechado. Para avaliar e comparar o tipo e as consequências do tratamento, foram propostas várias classificações das lesões colônicas. A mais recomendada é a proposta pela American Association for the Surgery of Trauma (AAST) (Quadro 22.2). Depois de observados os fatores de risco e a classificação da lesão, a escolha da técnica empregada em seu tratamento recairá em uma das opções que são descritas no Quadro 22.3.

A sutura primária das lesões colônicas vem sendo empregada com mais frequência. Deve ser realizada por meio de técnica adequada; normalmente, utilizam-se dois planos de sutura. O emprego de drenos é controverso, e atualmente não é recomendado. Apesar das evidências de que a sutura primária parece ser cada vez mais segura, ainda é necessário cautela quanto a seu uso (Quadro 22.4). Na prática, em certas ocasiões, poderá ser difícil selecionar um paciente para fechamento primário de lesão do cólon. Entretanto, este poderá ser o tratamento de escolha levando-se em consideração a experiência do cirurgião. É sempre bom lembrar que o sucesso de uma rafia ou anastomose primária está diretamente relacionado com a técnica cirúrgica empregada. Ela deve ser confeccionada sem tensão nas bordas da lesão, e estas devem ter suprimento sanguíneo adequado e sem evidência de processo inflamatório.

Quadro 22.2 Classificação das lesões do intestino grosso.

I	Contusão ou hematoma sem desvascularização Laceração parcial da parede sem perfuração
II	Laceração inferior a 50% da circunferência da alça
III	Laceração igual ou superior a 50% da circunferência da alça
IV	Transecção do intestino grosso
V	Transecção do intestino grosso com perda tecidual Comprometimento vascular com segmento desvascularizado

Quadro 22.3 Técnicas empregadas no tratamento das lesões colônicas.

Sutura primária
Exteriorização da lesão (como colostomia)
Exteriorização da lesão suturada
Sutura da lesão e colostomia proximal
Ressecção e anastomose primária
Ressecção e anastomose, seguida de colostomia proximal
Ressecção com colostomia de ambas as extremidades (fístula mucosa)
Ressecção com colostomia proximal e sutura do cólon distal (Hartmann)

Quadro 22.4 Critérios ideais para sutura primária.

Pressão arterial sistólica nunca inferior a 80 mmHg
Hemoperitônio inferior a 1.000 mℓ
Contaminação fecal mínima
Lesões associadas de, no máximo, dois órgãos intra-abdominais
Cirurgia iniciada até 8 h após o traumatismo

A exteriorização da lesão como colostomia constitui um tratamento rápido e seguro, desde que a localização anatômica do ferimento possibilite esse tipo de tratamento, ou seja, desde que a lesão esteja localizada em uma parte do cólon que possa ser mobilizada com segurança até a pele, sem provocar tensão. A técnica empregada é colostomia em alça tipo maturação precoce. Nos casos de lesões que se encontrem na parte fixa do cólon, ou quando existem várias lesões, a melhor opção são rafia da(s) lesão(ões) e colostomia em alça da lesão proximal. Essa colostomia deve ser feita sob uma haste de apoio, para se criar um bom desvio fecal em relação ao conteúdo distal. O fechamento da colostomia deve ser realizado a partir de 2 meses após o traumatismo. Recomenda-se fazer um enema opaco antes de operar o paciente, com o intuito de verificar se as lesões cicatrizaram e se o lúmen da alça está pérvio. Esse procedimento implica maior risco de complicações antes de 2 meses, além de ser tecnicamente mais difícil.

Nos pacientes em quem a lesão colônica se encontre em condições limítrofes entre uma colostomia e uma rafia primária, existe a opção de exteriorizar a lesão suturada no subcutâneo. É necessário, entretanto, realizar esse procedimento com técnica adequada. Para um procedimento bem-sucedido, é fundamental que se garanta uma boa mobilização do segmento de cólon suturado e se mantenha o intestino sempre úmido. Em torno do décimo dia de pós-operatório, se ocorrer cicatrização adequada da ferida, o cólon suturado será recolocado na cavidade abdominal. Nos casos em que não tiver ocorrido cicatrização, a sutura poderá facilmente ser transformada em uma colostomia. Esta conduta, que de início despertou grande entusiasmo, tem sofrido muitas críticas, e gradativamente vem sendo menos empregada.

Quando existem várias lesões em um segmento pequeno do cólon, ou quando este se encontra lesionado e/ou desvitalizado, o tratamento mais adequado é a ressecção desse segmento. A reconstrução do trânsito poderá ser feita por meio de uma anastomose primária, quando a lesão localizar-se no cólon direito. Quando localizada no cólon esquerdo (situado à esquerda da artéria cólica média), as opções para reconstrução do trânsito são: anastomose primária, anastomose primária protegida por colostomia proximal e anastomose da parede posterior e exteriorização da parede anterior em forma de colostomia. A escolha depende das condições locais e sistêmicas, da magnitude do traumatismo e da experiência do cirurgião. Nos pacientes graves, hemodinamicamente instáveis, ou quando o cólon sigmoide for ressecado, as opções se voltarão para a colostomia das duas extremidades, ou para uma colostomia proximal, e o consequente fechamento do coto distal (cirurgia de Hartmann). Neste caso, a reconstrução do trânsito intestinal é feita posteriormente, por meio de nova intervenção cirúrgica.

A principal controvérsia no tratamento de traumatismo do intestino grosso consiste em decidir se o cólon lesionado pode ser suturado em primeira intenção ou se deve ser exteriorizado como colostomia. As duas condutas são válidas e corretas. O reparo primário é, atualmente, bem estabelecido como o tratamento mais empregado e melhor para as lesões colônicas na vida civil. Entretanto, em certas circunstâncias, é difícil determinar quando essa técnica pode ser seguramente empregada. Quando não se tem grande experiência em cirurgia do trauma, pode não ser fácil a avaliação de todos os fatores de risco envolvidos, e uma atitude conservadora pode ser a mais sensata ("a anastomose cólica que não é feita não pode dar deiscência"). Entretanto, um cirurgião experiente tem condição de avaliar adequadamente os fatores de risco e fazer a opção pelo tratamento que lhe pareça mais seguro para o paciente.

Em ferimentos por arma de fogo e em que há lesão do intestino grosso, recomenda-se que o projétil que perfurou o intestino grosso seja removido quando sua localização for de fácil acesso, não exigir dissecção cirúrgica trabalhosa e não aumentar o tempo cirúrgico. Têm sido relatados casos de infecção no local em que o projétil fica alojado, inclusive com formação de abscesso que requer drenagem cirúrgica e de fasciite necrosante.

Após tratar as lesões associadas (lembre-se de que a hemostasia é a prioridade), caso existam, deverão ser realizadas revisão da hemostasia e limpeza da cavidade abdominal, empregando-se soro fisiológico aquecido, e em seguida procede-se ao fechamento, por planos, da incisão cirúrgica. Os antibióticos devem, então, ser empregados em doses terapêuticas. Em casos de contaminação fecal importante, é recomendável deixar a pele e o tecido subcutâneo abertos para cicatrizarem por segunda intenção.

As lesões localizadas no reto extraperitoneal devem ser sempre consideradas lesões graves. O tratamento tem base nos seguintes princípios: desvio, drenagem, reparo e lavagem distal. Sempre se deve tentar a sutura da lesão, mas este procedimento não é prioritário. Sem dúvida, a construção de um desvio do conteúdo do intestino grosso é a etapa mais importante. A colostomia em alça é adequada, mas alguns autores recomendem a colostomia terminal. A drenagem, realizada no períneo, deve ser pré-sacra e ampla, em geral com dreno Penrose. Atualmente, a utilização de drenagem pré-sacra em todos os casos está sendo questionada; o procedimento pode ser empregado em casos mais graves e com contaminação já presente no momento da cirurgia. A lavagem distal, realizada através da extremidade distal na colostomia, é um procedimento que não deve ser esquecido. É considerada satisfatória quando o líquido eliminado através do ânus, previamente dilatado, apresentar-se claro.

IV. **Complicações.** A lesão colônica não é fatal por si só, mas aumenta a morbidade e a mortalidade quando associada a outras lesões intra-abdominais. As complicações mais temíveis no tratamento das lesões do intestino grosso são as de origem infecciosa. A frequência varia de acordo com o tipo de tratamento instituído, o tempo transcorrido entre o traumatismo e o tratamento, a existência de choque e o número de lesões associadas. Normalmente, é maior nos pacientes mais graves.

Os abscessos intra-abdominais (pélvicos, interalças e subfrênicos) constituem complicações das mais temidas e exigem do médico diagnóstico precoce e tratamento agressivo com drenagem ampla e eficaz. Febre no pós-operatório é um dos sinais mais sugestivos da ocorrência de tais abscessos. Com o uso de ultrassonografia e de tomografia computadorizada, o diagnóstico desses abscessos tornou-se mais precoce e seguro.

Sem dúvida, a deiscência de sutura, originando uma fístula intestinal, é a complicação mais grave e desagradável nesses pacientes. Em geral surge em torno do quinto dia de pós-operatório. Pode ocorrer em pacientes submetidos a rafia ou anastomose primária (mais comum), na rafia protegida por colostomia (quando não propicia proteção completa da sutura), no coto distal quando se emprega a técnica de Hartmann, no cólon recolocado dentro da cavidade abdominal após exteriorização no subcutâneo e nos pacientes em quem a lesão passou despercebida. O fechamento dessas fístulas pode ocorrer de maneira espontânea ou demandar tratamento cirúrgico. Em pacientes graves que são submetidos à cirurgia de controle do dano (devido à ocorrência de coagulopatia, hipotermia e acidose) ou naqueles que desenvolvem síndrome de compartimento no pós-operatório, a frequência de deiscência de sutura é maior.

A contaminação do espaço retrorretal com infecção do tecido gorduroso aí localizado é a complicação mais grave nos pacientes com lesão do reto extraperitoneal. A infecção se propaga para o espaço retroperitoneal com grande rapidez e facilidade, acometendo toda a parede abdominal, o períneo e até mesmo a raiz das coxas, mesmo com tratamento adequado. Esses pacientes tornam-se sépticos rapidamente, e na maioria das vezes não conseguem sobreviver.

Osteomielite da bacia também pode ocorrer nesses pacientes, principalmente naqueles que foram vítimas de agressão por arma de fogo, o que aumenta muito a sua morbidade.

As complicações decorrentes do ato cirúrgico consistem em abscessos de parede que são encontrados, mais frequentemente, nos pacientes com lesões colônicas.

Bibliografia

Abcarian H, Lowe R. Traumatismo do cólon e reto. Clin Cir Am Norte. 1978; 58:519-37.
Barwick WJ, Schoffstall RO. Routine exteriorization in the treatment of civilian colon injuries: a reappraisal. Am Surg. 1978; 44:716-22.
Behrman SW, Bertkan KA, Stejanacci HA et al. Breakdown of intestinal repair after laparotomy for trauma: incidence, risk factors and strategies for prevention. J Trauma. 1998; 45:227-33.
Burch JM. Injury to the colon and rectum. In: Feliciano DV, Moore EE, Mattox KL. Trauma. 3. ed. Stamford, Connecticut: Appleton & Lange. 1996; 595-613.
Dauterive AH, Flancbaun L, Cox EF. Blunt intestinal trauma. Am Surg. 1985; 201:198-203.
Falcone RE, Carey LC. Traumatismo colorretal. Clin Cir Am Norte. 1988; 68:1377-90.
Fullen WD, Hunt J, Altemeier WA. Prophylactic antibiotics in penetrating wounds of the abdome. J Trauma. 1972; 12:282.
George Jr SM, Fabian TC, Voeller GR. Primary repair for colon wounds. Am Surg. 1989; 209:728-34.
Huber Jr PJ, Thal ER. Tratamento das lesões colônicas. Clin Cir Am Norte. 1990; 70:579.
Kirkpatrick JR. Lesões do colo. Clin Cir Am Norte. 1977; 57:67-75.
Murray JA, Demetriades D, Colson M et al. Colonic resection in trauma: colostomy x anastomosis. J Trauma. 1999; 46:250-4.
Okies JE, Bricker DL, Jordan GL et al. Exteriorized primary repair of colon injuries. Am J Surg. 1972; 124:807-10.
Pedersen S, Jansen U. Intestinal lesions caused by incorrectly placed seat belt. Acta Cir Scan. 1979; 145:15-8.
Poret HA III, Fabian TC, Croce MA et al. Analysis of septic morbidity following gunshot wounds to the colon: the missile is an adjuvant of abscess. J Trauma. 1991; 31:1088-94.
Roberts LW, Kim D, Hoyt DB et al. Trauma de colon, recto y ano. In: Rodriguez A, Ferrada R. Trauma. Sociedade Panamericana de Trauma. 1997;397-410.
Ross SE, Cobean RA, Hoyt DE et al. Blunt colonic injury: a multicenter review. J Trauma. 1992; 33:379-84.
Snyder CJ. Bowel injuries from automobile seat belts. Am J Surg. 1972; 123:312-6.
Thompson JS, Moore EE. Factors affecting the outcome of exteriorized colon repairs. J Trauma. 1982; 22:403-6.
Tuggle D, Huber Jr PJ. Management of retal trauma. Am J Surg. 1984; 148:806-8.
Witte CL. Mesentery and bowel injury from automobile seat belts. Ann Surg. 1968; 167:486-92.
Woodwall JP, Ochsner A. The management of perforative injuries of the colon and rectum in civilian practice. Surg. 1951; 29:305-11.

TRAUMATISMO DO RIM E URETER
Francisco de Paula Câmara
Felipe Magalhães Câmara

I. **Introdução.** Os rins e os ureteres compõem o trato urinário superior, sendo os rins os órgãos geniturinários mais acometidos por traumatismos. No adulto, essas estruturas encontram-se bem protegidas, porém, nas crianças, como os elementos anatômicos protetores estão pouco desenvolvidos e também há maior prevalência de anomalias congênitas, a possibilidade de lesão grave após um traumatismo aumenta.

As lesões iatrogênicas são o maior risco para o ureter, pouco acometido por traumatismo externo (menos de 1% dos traumatismos fechados). Além disso, o desenvolvimento da endourologia e da laparoscopia aumentou o risco de traumatismo ureteral não identificado no peroperatório em virtude da manipulação instrumental.

Os meios propedêuticos melhoraram, e a tomografia computadorizada (TC) praticamente substituiu a arteriografia renal na urgência.

No tratamento cirúrgico das lesões renais, o acesso transperitoneal e o cuidado de controlar o pedículo vascular renal antes da abertura do hematoma na área renal reduziram muito as taxas de nefrectomia (de 56 a 75% para 13 a 30%), assim como o uso mais liberal do tratamento não operatório.

O prognóstico das lesões renoureterais é bom, embora possa melhorar, especialmente nas lesões do ureter, que requeiram muita suspeição e exames específicos para seu diagnóstico precoce. Com o cateterismo ureteral prévio, nos procedimentos de maior risco como colectomias e tumores volumosos da pelve, muitas lesões ureterais podem ser evitadas.

II. **Etiopatogenia.** Os traumatismos renoureterais podem ser acidentais por violência externa, iatrogênicos ou espontâneos. Os traumatismos por violência externa podem ser abertos (20%) ou fechados (80%). As agressões com arma branca e arma de fogo produzem a maioria dos traumatismos abertos, enquanto os traumatismos fechados devem-se principalmente a acidentes automobilísticos (75%), quedas (bicicleta, animais, altura), agressões com socos e chutes e práticas esportivas.

O agente traumático pode atuar diretamente sobre o órgão, perfurando-o, comprimindo-o contra a coluna ou costela, ou indiretamente, como nos acidentes por aceleração/desaceleração (p. ex., caso de queda, atropelamento, pela inércia). Nos traumatismos por violência externa, as lesões podem situar-se no parênquima renal, no sistema coletor, no pedículo vascular ou acometer todo o órgão, assim como qualquer segmento do ureter, sendo de vários tipos: contusão, laceração e lesões do pedículo vascular (no rim); avulsão, transecção e perfuração (no ureter).

As lesões iatrogênicas renais são raras e geralmente não têm significado clínico. As ureterais são frequentes, principalmente em cirurgias pélvicas e nos procedimentos endoscópicos propedêuticos ou terapêuticos, sendo de vários tipos: ligadura, transecção, avulsão, perfuração e desvitalização.

As lesões espontâneas do rim, como a ruptura, ocorrem em órgãos patológicos, como rim com doença cística, com neoplasia ou em rejeição aguda após transplante.

III. **Diagnóstico.** A maioria dos pacientes com traumatismo renoureteral apresenta-se hemodinamicamente estável e, portanto, tolera uma propedêutica adequada. Raros são os pacientes que vão diretamente para a sala de cirurgia, onde o urologista é chamado a opinar.

A história de traumatismo abdominal, em pacientes com dor lombar e no flanco, e hematúria, sugere traumatismo do trato urinário superior. Os acidentes, como queda ou atropelamento (aceleração/desaceleração), podem causar lesões do pedículo vascular, muitas vezes sem hematúria.

Sempre há dor, localizada na região lombar ou irradiando-se para o testículo homolateral, contínua ou em cólica, e, neste caso, ocorre devido à eliminação de coágulos. Na lesão ureteral, a dor é não característica.

A hematúria é o sinal mais importante, mas pode estar ausente mesmo quando houver lesão renoureteral grave, como nas lesões do pedículo. Quando há hematúria, sua intensidade não tem relação com a gravidade da lesão; contudo, raramente um paciente adulto clinicamente bem e com hematúria microscópica apresentará lesão renoureteral importante. A história pregressa pode revelar patologias prévias.

Ao exame físico, o achado de escoliose antálgica, lesões lombares, nos hipocôndrios e flancos, é valioso. Abdome assimétrico por massa no flanco denuncia uma coleção retroperitoneal de sangue e/ou urina, e estes pacientes sempre preferem o decúbito sobre o lado lesado. Esta massa pode e deve ser bem delimitada por palpação e percussão, e sua evolução, controlada. Esta coleção retroperitoneal pode fazer diminuir o peristaltismo. Caso não haja lesões intraperitoneais associadas, não surgem sinais de peritonite, a menos que exista solução de continuidade de peritônio posterior e que sangue e/ou urina infectada penetrem na cavidade peritoneal.

A lesão renal grave, isolada, é rara. Frequentemente ela se associa a lesões hepáticas, esplênicas, gástricas, pancreáticas etc.

O laboratório é útil não só para revelar hematúria microscópica, como também para os exames seriados nos pacientes em observação (hemácias, hemoglobina, hematócrito).

O estudo radiológico tem quatro principais objetivos: estadiar cuidadosamente o grau de traumatismo, reconhecer doenças preexistentes renais, documentar a função do rim contralateral, e detectar lesões de outros órgãos.

O exame inicial de imagem deverá ser ajustado de acordo com a estabilidade do paciente e modificado se houver necessidade imediata de uma intervenção devido a sangramento e choque não controlado. É solicitado quando houver história clínica, com hematúria macro ou microscópica e com pressão arterial sistólica menor de 90 mmHg nos traumatismos fechados, bem como em pacientes com lesões penetrantes do tórax, flancos e abdome.

Atualmente a TC com contraste venoso e fases tardias é o exame mais sensível e o recomendado para o estudo inicial de pacientes com suspeita de traumatismo renoureteral. Identifica lesões vasculares, laceração do parênquima, extravasamento de urina e hematomas perirrenais.

Depois da injeção intravenosa de contraste, são necessárias imagens da fase arteriovenosa, para observar a saída do contraste para o exterior dos vasos, e imagens após 10 a 20 min para localizar extravasamento do sistema coletor urinário. A TC também ajuda consideravelmente no estudo de outros órgãos lesados, que geralmente estão associados ao traumatismo renal.

Como alternativa à TC, há a urografia excretora, que pode ser realizada em pacientes estáveis com suspeita de traumatismo renoureteral, usando-se 60 cc de contraste iodado a 50 ou 75% na veia e obtendo-se radiografias com 1, 2, 3, 15 e 20 min após o término da injeção, e a urografia excretora com infusão contínua, que apresenta maior eficiência diagnóstica; nesta, são utilizados 2 cc de contraste por quilograma de peso do paciente (até 150 mℓ), diluídos em igual volume de soro fisiológico. Esta solução flui livremente em veia puncionada com agulha calibrosa nº 12. As radiografias são obtidas na mesma sequência descrita anteriormente.

Lesões menores podem produzir a exclusão funcional, e lesões graves podem mostrar-se com urografia excretora pouco alterada. As alterações mostradas pela urografia excretora podem incluir retardo na eliminação do contraste, defeito de enchimento, distorções de cálices, extravasamento de contraste, nefrograma parcial, exclusão renal etc. A lesão ureteral raramente (30%) é diagnosticada com a urografia excretora; por isso, seu diagnóstico geralmente é tardio, devido às suas complicações.

A pielografia retrógrada é o exame de escolha para diagnóstico das lesões ureterais.

A ultrassonografia (US) também é útil, porém menos sensível que a TC, além de ser dependente do operador. É não invasiva, com alto valor preditivo negativo. Poderá ser utilizada para acompanhamento no pós-operatório de coleções líquidas, hidronefrose e lacerações renais tratadas de modo conservador.

Atualmente, a cintigrafia renal e a ressonância magnética nada acrescentam aos exames já citados na avaliação do paciente vítima de traumatismo.

IV. **Classificação e frequência das lesões renais fechadas**
- Lesões menores (85%): contusões renais, lacerações superficiais e lacerações profundas atingindo o sistema coletor
- Lesões maiores (10%): lacerações da pelve renal, lacerações desvitalizando o polo renal, fratura renal, desinserção de bacinete
- Lesões graves (5%): lacerações profundas e múltiplas, esmagamento renal, lesões do pedículo vascular.

A American Association for the Surgery of Trauma (AAST) propôs (em 1989) e validou (em 2001) uma nova padronização em graus dos traumatismos renais (ver Figura 23.1 e Quadro 23.1).

V. **Tratamento.** Os pacientes com traumatismo renal podem ser tratados clínica ou cirurgicamente, e a cirurgia pode ser de urgência ou não. O principal fator determinante da abordagem ao doente será a avaliação de sua estabilidade hemodinâmica (pressão sistólica acima de 90 mmHg).

A maioria dos pacientes com lesões menores (Grau I, II ou III AAST) respondem bem ao tratamento não operatório, e isso inclui a maioria das lesões renais fechadas, devendo ser a opção inicial de abordagem.

Para os pacientes com lesões mais graves (Grau IV ou V AAST), a abordagem não operatória ainda é possível em casos selecionados e com estabilidade hemodinâmica, sendo fundamental acompanhamento clínico rigoroso do hematócrito e sinais vitais.

Recomenda-se novo exame de imagem (TC) em casos de pacientes que apresentam sintomas ou sinais de evolução da lesão (febre, dor no flanco, queda do hematócrito, persistência da hematúria).

Já os pacientes com traumatismo renoureteral aberto devem ser operados, pois 90% deles têm lesões associadas de outros órgãos abdominais. Quase todos os pacientes com lesões renais graves irão requerer a cirurgia de urgência; alguns por apresentarem hemorragia grave e ativa, com risco de morte imediata, e outros, embora estáveis hemodinamicamente, por terem lesão de artéria renal devido, principalmente, aos traumatismos por aceleração/desaceleração (queda, atropelamento). Pacientes com lesões espontâneas maiores e graves devem sempre ser tratados cirurgicamente. O tratamento das lacerações renais é controverso. A decisão baseia-se no quadro clínico. Pacientes que estejam bem, estáveis hemodinamicamente, devem ser observados. A piora da dor, a necessidade de transfusão sanguínea superior a 1.000 a 2.000 mℓ/24 h para manter a PA, os sinais de infecção da coleção retroperitoneal (sangue e/ou urina) ou íleo são indicações para o tratamento cirúrgico. O tratamento clínico pode diminuir o número de cirurgias e a taxa de nefrectomia, mas aumenta a morbidade e o período

Parte 1 | Urgências Cirúrgicas

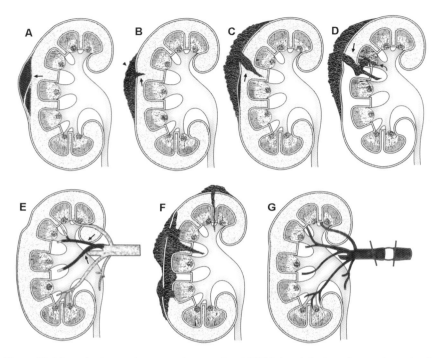

Figura 23.1 Grau dos traumatismos renais segundo a AAST. A descrição de cada grau determinado na figura encontra-se no Quadro 23.1.

Quadro 23.1 Padronização em graus dos traumatismos renais (AAST, 2001).

Grau	Tipo	Descrição
I	Contusão	Hematúria macro ou microscópica com estudo urológico normal
	Hematoma	Subcapsular, não expansivo e sem laceração do parênquima (Figura 23.1A)
II	Hematoma	Hematoma não expansivo, confinado ao retroperitônio perirrenal
	Laceração	Com profundidade < 1,0 cm no parênquima, sem extravasar urina (Figura 23.1B)
III	Laceração	Com profundidade > 1,0 cm no parênquima, sem ruptura do sistema coletor, ou extravasamento de urina (Figura 23.1C)
IV	Laceração	Laceração do parênquima renal estendendo-se através do córtex medular e sistema coletor (Figura 23.1D)
	Vascular	Lesão dos ramos principais da artéria ou veia renal, com a hemorragia contida (Figura 23.1E)
V	Laceração	Estilhaçamento completo do rim (Figura 23.1F)
	Vascular	Avulsão do hilo renal, com perda completa da vascularização do rim (Figura 23.1G)

de hospitalização. Ele consiste em repouso no leito, até cessar a hematúria macroscópica, avaliação clínica periódica, avaliação laboratorial e reavaliação com urografia excretora ou TC, caso se façam necessárias, bem como antimicrobianos, hidratação e transfusões de sangue total, segundo a necessidade. O tratamento clínico justifica-se porque a gordura perirrenal promove um bom tamponamento, o parênquima renal cicatriza bem e a coleção retroperitoneal (sangue e/ou urina) normalmente é absorvida.

O tratamento cirúrgico bem conduzido – acesso transperitoneal, exploração das vísceras intraperitoneais, inclusive do rim contralateral, e controle prévio do pedículo renal, ao se explorar o hematoma retroperitoneal na área do rim – diminui a morbidade e o período de internação, e não contribui para nefrectomias desnecessárias.

O acesso ao pedículo renal pode ser feito pela abertura vertical do peritônio posterior, sobre a aorta, entre o ângulo de Treitz e a veia mesentérica inferior. Às vezes, hematomas grandes dificultam este acesso; nestes casos, a opção é pela abertura ampla da goteira parietocólica do lado comprometido e o rebatimento medial do cólon, com identificação dos vasos renais, clampagem ou reparo desses vasos, abertura da fáscia de Gerota, evacuação dos coágulos, identificação e avaliação das lesões renais. O tratamento da lesão renal pode consistir apenas em drenagem perirrenal ou desbridamento e sutura, nas lacerações; em nefrectomia polar nas lesões que desvitalizam o polo renal e, por último, em nefrectomia total, na explosão renal, avulsão do pedículo vascular etc. A sutura do parênquima ou do sistema coletor é feita com Sertix® 3-0 cromado e pontos simples. Usa-se também Sertix® 3-0 cromado para a sutura-ligadura dos vasos do parênquima renal.

As lesões vasculares à direita geralmente são tratadas com nefrectomia. À esquerda, às vezes se consegue o reparo. As lesões na veia renal após a desembocadura da veia gonadal podem ser tratadas com ligadura da veia renal, e a drenagem sanguínea se fará pelas veias gonadal e suprarrenal. As lesões arteriais podem requerer desbridamento e enxerto. Deve ser lembrado que a liberação do rim, com sua aproximação da aorta, possibilita um reparo sem enxerto e sem tensão.

Em casos de complicações hemorrágicas isoladas que indiquem intervenção cirúrgica, a opção de angioembolização pode ser aventada em hospitais que possuam serviço com esta experiência, contanto que não atrasem o tratamento do paciente.

Sempre se deve drenar extraperitonealmente o espaço retroperitoneal.

A transecção do ureter terminal deve ser tratada com o reimplante ureteral, isso em pacientes livres de patologias ureterais ou vesicais que o impeçam, e sem contaminação grosseira da área. Nessas condições desfavoráveis, o tratamento indicado é a nefrostomia percutânea guiada por US ou a céu aberto. As lesões ureterais altas são tratadas com desbridamento, se necessário, e anastomose terminoterminal, após espatular os cotos ureterais. Em ureteres normais, após a anastomose com fios absorvíveis e sem tensão, o uso de um cateter duplo J previne extravasamentos e estenoses futuras.

As ligaduras do ureter terminal, lacerações e perfurações podem ser tratadas com métodos pouco invasivos por meio dos recursos de endourologia. Com o ureteroscópio rígido ou com cateter de balão dilatador, pode-se desfazer a ligadura do ureter.

O cateter duplo J é uma derivação interna; quando sua colocação por via endoscópica for possível, soluciona diversas lesões parciais do ureter, podendo ser o tratamento definitivo. O importante para o tratamento endoscópico da lesão ureteral é seu diagnóstico precoce, o que não acontece comumente.

As lesões extensas do ureter ou associadas a lesões vesicais, lesões do intestino grosso, como pode ocorrer em casos de empalamento, podem requerer apenas uma derivação urinária a montante, nefrostomia percutânea uni ou bilateral, como tratamento inicial, ficando o tratamento definitivo para um segundo tempo. O ureter não tolera próteses biológicas ou sintéticas, mas a liberação do rim e sua fixação em posição mais baixa pode permitir uma reanastomose ureteral sem tensão. O cateter ureteral tipo J é deixado em pacientes com ureteres previamente patológicos ou irradiados, com lesões produzidas por arma de fogo, ou quando a anastomose ureteral tornar-se um pouco tensa. A área operada sempre é drenada, e o dreno é extraperitoneal. Os fios usados em cirurgias do trato urinário são fios absorvíveis.

VI. **Complicações.** Pacientes com lesões renais, tratados clinicamente, podem apresentar de imediato hemorragia ou infecção. Mais tarde, as complicações podem ser hidronefroses, hipertensão etc. As lesões ureterais podem apresentar estenoses. Ureteres reimplantados podem tornar-se obstruídos ou apresentar refluxo vesicoureteral. Contudo, as lesões renais isoladas raramente levam ao óbito (0,8 a 4%), e a taxa de nefrectomia tem-se reduzido (13%), principalmente se usada a manobra de controle do pedículo renal antes da exploração do hematoma retroperitoneal.

VII. **Prognóstico.** O prognóstico é bom, o paciente deve ser controlado clinicamente por um período de 2 anos, a intervalos de 6 meses, e submeter-se a exames de imagem periódicos.

Bibliografia

Barata HS, Carvalhal GF. Urologia princípios e prática. Porto Alegre: Artes Médicas; 1999.
Breen KJ, Sweeney P, Nicholson PJ et al. Adult blunt renal trauma: Routine follow-up imaging is excessive. Urology. 2014; 84(1):62-7.
Bryk DJ, Zhao LC. Guideline of guidelines : a review of urological trauma guidelines, BJU Int. 2016; 117(2):226-34.
Carlton CE. Injuries of the kidney and ureter. In: Harrison JH, Gitters RF, Perlmutter AD et al. Urology. 4 ed. Philadelphia: W.B. Saunders Co.; 1978. p. 881-905.
Cass AS. Immediate radiologic and surgical management of renal injuries. J Trauma. 1982; 22(5):361-3.
Cass AS. Preliminary vascular control before renal exploration for trauma. Br J Urol. 1993; 71:493.
Cormio L, Battaglia M, Traficante A et al. Endourological treatment of ureteric injuries. Br J Urol. 1993; 72:165.
Federle MP et al. The role of computed tomograph in renal trauma. Radiology. 1981; 141(2):455-60.
Fiard G et al. Long-term renal function assesment with dimercaptosuccinic acid scintigraphy after conservative treatmente of major renal trauma. J Urol. 2012; 187:1306-9.
Herschorn S et al. Evaluation and treatment of blunt renal trauma. J Urol. 1991; 146:274.
Heyns CF. Renal trauma: indications for imaging and surgical exploration. BJU International. 2004; 93:1165-70.
Lee YL et al. Renal trauma. Radiologic Clinics of America. 2007; 45:581-92.
Leppaniemi AK, Kivissaari AO, Haapiainew RK et al. Role of magnetic resonance/imaging in blunt renal parenchymal trauma. Br J Urol. 1991; 68:355.
Levy JB et al. Nonoperative management of blunt pediatric major renal trauma. Urology. 1993; 42:418.
Mogensen P et al. A conservative approach to the management of blunt renal trauma. Results of a follow-up study. Brit J Urol. 1980; 52(5):338-41.
Moolman C et al. Nonoperative management of penetrating kidney injuries: a prospective audit. J Urol. 2012; 188:169-73.
Morey AF, Brandes S, Dugi DD et al. Urotrauma: AUA guideline. J Urol. 2014; 192(2):327-35.
Nash PA, Bruce JE, McSmith JW. Nephrectomy for traumatic renal injuries. J Urol. 1995; 153:609.
Sargent JC, Marquardt CR. Renal injuries. J Urol. 1950; 63:1-8.
Shahrokh F et al. Evidence-based validation of the predictive value of the AAST of kidney injure scale. 2007; 64(4):933-9.
Shariat SF et al. Development of a highly accurate nomogram for prediction of need for exploration in patients with renal trauma. The J of Trauma: Injury, Infction, and Critical Care. 2008; 64(6):1451-8.
Silva de Assis A, Pereira JL, Rocha Sobrinho FV. Traumatismo do sistema urinário. In: Lopez M. Emergências Médicas. 4. ed. Rio de Janeiro: Guanabara Koogan; 1984. p. 743-59.
Spain DA et al. Nonoperative management of bilateral shattered kidneys from blunt trauma. Urology. 1993; 41:579.
Toporoff B et al. Percutaneous anterograde ureteral stenting as an adjunct for treatment of complicated ureteral injuries. J Trauma. 1992; 32:534.

TRAUMATISMO DA BEXIGA

Francisco de Paula Câmara
Felipe Magalhães Câmara

I. **Introdução.** No adulto, a bexiga é um órgão pélvico e, portanto, bem protegido dos traumatismos externos pelos ossos da bacia; sua lesão é pouco frequente. Nas crianças, a bexiga situa-se mais alta no abdome, tornando-se mais exposta a um traumatismo; entretanto, incidência de lesões vesicais é baixa, uma vez que a ocorrência geral de traumatismos em crianças é menor que em adultos. A bexiga pode ser lesada em decorrência de traumatismos externos (abertos ou fechados) ou internos, iatrogênicos ou acidentais; suas lesões ocorrem com ou sem solução de continuidade da própria parede e são dos seguintes tipos: contusão, laceração, ruptura, ferida e perfuração, baseando-se em sua patogênese. Anatomicamente, as lesões com solução de continuidade da parede vesical podem ser intra (30%), extraperitoneais (60%) ou combinadas (10%). Somente a contusão não se apresenta com solução de continuidade da parede vesical e, consequentemente, não possibilita o extravasamento de urina, e apenas as feridas da bexiga se acompanham de solução de continuidade da sua parede. Bexigas patológicas ou irradiadas são mais suscetíveis aos traumatismos e podem apresentar até ruptura espontânea, que também ocorre em alcoolistas e deficientes mentais. A vulnerabilidade da bexiga aos traumatismos externos é tanto maior quanto mais elevado for o seu grau de distensão no momento do acidente, que, se contundente sobre o hipogástrio e a pelve, pode provocar ruptura intraperitoneal; a cúpula é o seu ponto mais frágil. Traumatismos penetrantes nas nádegas não raramente conduzem a lesão da bexiga e/ou do reto. Os traumatismos com fratura da bacia, que frequentemente se acompanham de lesões da uretra posterior e/ou da bexiga, também determinam a ruptura do diafragma em um expressivo número de casos.
II. **Etiologia.** As causas mais comuns de lesões da bexiga são os traumatismos internos iatrogênicos consequentes a manipulações instrumentais intravesicais, como litotrícia, ressecção transuretral da próstata ou de tumores vesicais etc. São também causas frequentes os traumatismos externos fechados, devidos a acidentes automobilísticos, soterramentos e quedas que levam à fratura da bacia; em seguida estão os traumatismos externos iatrogênicos, decorrentes de partos cirúrgicos (cesariana e fórceps). Lesões vesicais produzidas por arma de fogo são menos comuns, e aquelas causadas pela introdução de corpos estranhos através da uretra são raras.
III. **Diagnóstico.** O diagnóstico clínico baseia-se na anamnese, na história pregressa e no exame físico. A história de traumatismo hipogástrico em pacientes com dor suprapúbica, hematúria e distúrbios miccionais sugere fortemente lesão vesical.
   A. **Dor suprapúbica.** É constante e pode tornar-se intensa quando ocorre também fratura de ossos da bacia e são realizadas as manobras para pesquisá-la (compressão do pube, compressão medial de ambas as cristas ilíacas). Nos pacientes com ruptura extraperitoneal, o extravasamento de urina, com sua infiltração súbita nos tecidos da parede abdominal, pode despertar dor suprapúbica intensa, quando eles se esforçam, inutilmente, para urinar.

B. **Hematúria.** Ocorre hematúria macro ou microscópica em 94% dos pacientes com lesões vesicais. Se a hematúria associa-se à fratura de bacia, há a possibilidade de lesão vesical e/ou da uretra posterior em até 50% dos casos.
C. **Distúrbios miccionais.** Polaciúria, algúria, disúria e até retenção urinária são comuns no traumatismo vesical.

Não se notam sinais de irritação peritoneal (dor abdominal e contratura muscular difusa, náuseas e vômitos, parada de peristaltismo), a menos que haja lesões associadas de vísceras intraperitoneais, ruptura vesical intraperitoneal com extravasamento de urina infectada e/ou razoável volume de sangue, pois a urina estéril ou pequena quantidade de sangue não irritam o peritônio. Daí a dificuldade de se fazer o diagnóstico clínico de ruptura espontânea da bexiga. O choque hemorrágico é raro nas lesões vesicais isoladas (3%). Quando ocorre, sugere lesões associadas – hepáticas, esplênicas e renais, principalmente. A fratura da bacia, que está frequentemente associada às lesões da bexiga (72%), provoca hemorragia, conduzindo 10% dos pacientes ao choque.

As lesões iatrogênicas da bexiga são diagnosticadas pela observação de urina no campo operatório em cirurgia de órgãos próximos à mesma, ou suspeitadas nos pacientes sob manipulação instrumental intravesical e com raquianestesia, devido a modificação dos tecidos (procedimentos endoscópicos), hemorragia, surgimento de dor abdominal, em geral periumbilical ou referida no ombro, com náuseas e vômitos.

O laboratório é útil na detecção de hematúria microscópica e para controles com hemogramas e leucogramas em pacientes sob observação.

A propedêutica radiológica, que confirma o diagnóstico, varia de acordo com a intensidade do traumatismo. Para pacientes estáveis com hematúria e fratura dos ossos da bacia ou mecanismos de trauma que levantem a suspeita de lesão vesical, recomenda-se a realização rotineira da cistografia convencional ou tomográfica.

Nas vítimas de politraumatismo, os achados da tomografia computadorizada (TC) abdominal e pélvica podem sugerir traumatismo vesical, como coleções líquidas e a gravidade da fratura na região pélvica, além de identificarem lesões de outros órgãos associadas. A introdução de contraste na bexiga através de cateter uretral, previamente ao uso de contraste oral e venoso, na realização da TC, aumenta consideravelmente a sensibilidade para o achado de lesões da bexiga. A avaliação do padrão de extravasamento do contraste permite a classificação das lesões vesicais em extra ou intraperitoneais, o que tem importante valor na definição das condutas terapêuticas.

Na radiografia simples de abdome a fratura de ossos da bacia aumenta muito a possibilidade de lesão vesical. Em pacientes já com peritonite, a radiografia simples em AP, em ortostatismo ou em decúbito lateral com raios horizontais mostra níveis hidroaéreos e até mesmo edema de alças, nos casos já adiantados. Caso as condições do paciente permitam, faz-se uma urografia excretora, que fornece informações importantes a respeito do trato urinário superior, e seu cistograma, se presente, permite a análise da bexiga. Pacientes nos quais há forte suspeita de lesão do ureter terminal e da bexiga devem ser submetidos a urografia excretora com cateter vesical aberto, para evitar que o contraste se acumule na bexiga, extravase pela lesão vesical e mascare a lesão ureteral. A lesão vesical é diagnosticada pela cistografia retrógrada. Nos pacientes com lesões associadas da uretra posterior e da bexiga, a urografia excretora, por meio de seu cistograma, é o único exame que pode mostrar a lesão vesical.

É discutível se a cistografia retrógrada nesses casos está contraindicada devido ao risco de o cateterismo uretral agravar a lesão da uretra. Pode-se realizar uma cistografia, injetando-se a solução de contraste diretamente através da uretra, na tentativa de atingir e distender a bexiga, mas a solução pode fluir através de lesões uretrais, impossibilitando a obtenção do cistograma. A cistografia é obtida injetando-se a solução de contraste através de um cateter uretral nº 14 Ch., passado até a bexiga após antissepsia rigorosa da genitália externa. A concentração da solução de contraste varia de 10 a 20%, e o volume a ser injetado deve ser de 400 cm^3, mas há pacientes que toleram apenas 200 ou 300 cm^3. A injeção de 400 cm^3 não acarreta riscos de ruptura iatrogênica da bexiga (p. ex., em paciente inconsciente) e aumenta a eficiência diagnóstica do exame. São realizadas radiografias em incidências anteroposterior (AP) e oblíquas direita e esquerda. Radiografias tardias, 10 min após, aumentam ainda mais a precisão do exame, diminuindo, então, o número de exames inconclusivos ou falso-negativos. Finalmente, evacua-se a solução de contraste e obtém-se uma radiografia, em que se pode revelar algum contraste extravasado.

A cistoscopia não é o exame de rotina nos pacientes com traumatismo vesical, mas torna-se útil naqueles em que a suspeita dessa lesão é forte, como nos casos de traumatismos penetrantes no hipogástrio e com cistografias normais; a incidência de cistogramas com resultados falso-negativos é alta.

IV. **Tratamento.** A contusão vesical não demanda tratamento específico. O tratamento clássico das rupturas vesicais é cirúrgico e visa suturar a lesão, quando possível, derivar a urina e estabelecer drenagem perivesical adequada, sempre. Nos pacientes com ruptura espontânea da bexiga fazem-se também biopsias da borda da lesão. A derivação da urina pode ser feita por cateter uretral ou por cistostomia. A cistostomia é reservada somente a casos benignos, jamais a pacientes com a bexiga já patológica, com rupturas múltiplas e/ou extensas que já tenham sido submetidos à radioterapia pélvica, ou cujas lesões tenham sido produzidas por projéteis de arma de fogo ou estejam grosseiramente contaminadas, uma vez que em todos esses casos a cicatrização pode ser retardada ou não ocorrer, e o cateter uretral por período prolongado pode conduzir à estenose uretral. Quando a suspeita clínica de lesão do ureter terminal persiste, pesquisa-se a lesão, observando-se a urina ejaculada pelos meatos ureterais, naturalmente, ou após injeção intravenosa de 3 cm^3 de índigo carmim, que tinge a urina e é eliminado 3 a 8 min depois. Caso persista dúvida, faz-se a exploração cirúrgica dos ureteres.

As lesões vesicais são tratadas com sutura (cistorrafia) sempre com fios absorvíveis e idealmente em dois planos: um plano invertendo a mucosa vesical com sutura contínua e um plano englobando a adventícia e a muscular. Quando próximas aos ureteres serão mais seguramente tratadas quando for feito o cateterismo prévio dos mesmos.

Extravasamentos intraperitoneais devem ser tratados cirurgicamente, embora tenham sido descritos casos de tratamento conservador bem-sucedidos. Pacientes em condições precárias, que não suportam a cirurgia, podem beneficiar-se desta opção. Algumas lesões iatrogênicas intraperitoneais podem ser tratadas por via laparoscópica.

O tratamento cirúrgico das rupturas intraperitoneais envolve a liberação do peritônio, isto é, extraperitonização da bexiga. A ferida cirúrgica da bexiga (cistotomia) é suturada de maneira idêntica às demais lesões. A urina da cavidade peritoneal é aspirada e, caso seja urina infectada, a cavidade é lavada exaustivamente com soro fisiológico morno, mas em nenhum dos casos é drenada. Os drenos são todos perivesicais e extraperitoneais.

No pós-operatório, o paciente recebe líquidos, antibióticos para gram-negativos e sangue, se necessário. A cistostomia ou o cateter uretral permanece em drenagem contínua por um período de 10 dias, quando é feita uma cistografia retrógrada de controle, que define a conduta a ser seguida.

Nas rupturas extraperitoneais tratamento conservador, com cateter uretral nº 20 Ch., por um período de 10 dias e com antibioticoterapia, pode ser instituído. Contraindicam o tratamento conservador a necessidade de laparotomia para tratamento de lesões associadas, infecção urinária ou presença de outras patologias do trato urinário, inclusive as que possam contraindicar ou impedir o cateterismo vesical, ou nos casos de diagnóstico tardio, após 12 h do traumatismo. O paciente fica internado e sob controle rigoroso. Sinais de piora clínica, como aumento da dor suprapúbica, febre alta ou dificuldade em se manter drenagem vesical eficiente, autorizam a suspensão do tratamento clínico e a instituição do tratamento cirúrgico. Deve-se sempre realizar uma cistografia de controle antes da retirada da drenagem vesical.

V. Técnica de cistostomia. A via de acesso é uma laparotomia, quando necessária a exploração da cavidade abdominal. Caso contrário, faz-se uma incisão mediana infraumbilical da pele, do subcutâneo e da linha alba e penetra-se no espaço perivesical. Nos casos com fratura da bacia, pode ocorrer hematoma extenso nessa área, o que dificulta a identificação da bexiga. Recomenda-se descolar os tecidos do pube e, com uma seringa com agulha calibrosa, fazer punções e aspirações, até que a bexiga seja identificada. Em seguida, faz-se a cistostomia, isto é, a abertura da parede vesical, entre reparos com pinças de Allis.

Quando não se identifica a bexiga com as punções e aspirações (uma vez que pode não haver urina dentro da bexiga), a cistostomia deve ser baixa, evitando-se assim abertura do peritônio e possível lesão visceral. Aberta a bexiga, pode-se ampliar a incisão para possibilitar uma boa exploração e o tratamento correto de lesões não diagnosticadas clinicamente. Com uma pinça em ângulo reto, perfura-se a parede vesical próximo à cúpula, por onde passa o cateter de Foley (p. ex., nº 24 Ch.). Faz-se aí uma sutura em bolsa com categute nº 2-0 cromado, fixando-se o cateter. A cistorrafia é feita em dois planos, uma sutura contínua submucosa e outra também contínua, englobando a adventícia e a muscular, sempre com fio absorvível. Após a cistorrafia, distende-se o balão do cateter com 10 a 20 cm^3 de soro fisiológico. A bexiga é ancorada na parede abdominal, alta, impedindo a sua descida para a pelve, com a consequente aderência do peritônio nesta área, o que dificultaria futuras cirurgias sobre a bexiga ou a próstata deste paciente.

O cateter de cistostomia pode sair pela incisão cirúrgica ou por contra-abertura. Fecha-se a aponeurose, o subcutâneo e a pele. Deixa-se o cateter em drenagem contínua e, de preferência, em um sistema fechado.

VI. Complicações. A infecção é uma complicação precoce e comum. Nas lesões intraperitoneais, a peritonite não é rara e, nas lesões extraperitoneais, é frequente a celulite pélvica com formação de abscessos e septicemia e osteomielite dos ossos da bacia, em especial quando fraturados.

As complicações tardias são a litíase vesical, devido ao uso de fios não absorvíveis, o cateterismo vesical prolongado ou a não retirada de corpos estranhos da bexiga. Quando o colo vesical é sede da lesão, pode ocorrer a estenose cicatricial do mesmo.

VII. Prognóstico. As lesões com solução de continuidade da parede vesical são graves, especialmente nos casos com lesões associadas de outras vísceras, quando a taxa de mortalidade chega a 44%. Diagnóstico e/ou tratamento tardios também agravam muito o prognóstico; eles apresentam taxa de mortalidade mínima de 11%.

Bibliografia

Antoci PJ, Shiff M. Bladder and urethral injuries in patients with pelvic fractures. J Urol. 1982; 128(1):25-6.

Andrich DE, Day AC, Mundy AR. Proposed mechanism of lower urinary tract injury in fractures of the pelvic ring. BJU Int. 2007; 100(3):567-73.

Bourdeau GV, Jindal SL, Gilles RR et al. Urinary ascites secondary to ureteroperitoneal fistula. Urology. 1974; 6:209-11.

Bright III FC, Peters PC. Injuries to the bladder and urethra. In: Harrison JM, Gittes RF, Perlmutter AD et al. Urology. 4. ed. Philadelphia: W. B. Saunders Co.; 1978. p. 906-30.

Cass AS. Bladder trauma in the multiple injurical patient. J Urol. 1976; 115:667-9.

Gomes RG et al. Consensus Statement on Bladder Injuries. BJU International. 2004; 94(1):27-32.

Hochberg E, Stone NN. Bladder rupture associated with pelvic fracture due to blunt trauma. Urology. 1993; 41:531.

Hsieh CH, Chen RJ et al. Diagnosis and management of bladder injury by trauma surgeons. Am J Surg. 2002; 184(2):143-7.

Ishak C, Kanth N. Bladder trauma: multidetector computed tomography cistography. Emerg Radiol. 2011; 18:321-7.

Parra RO. Laparoscopic repair of intraperitoneal bladder perforations. J Urol. 1994; 151:1003.

Quaqliano PV, Delair SM, Malhotra AK. Diagnose of blunt bladder injury: a prospective comparative study of computed tomography cystography and retrograde cystography. J Trauma. 2006; 61(2):410-21.

Richardson Jr JR, Leadbetter Jr GW. Non-operative treatment of the ruptured bladder. J Urol. 1975; 114:213-6.

Rieser C, Nicholas E. Rupture of the bladder: unusual features. J Urol. 1963; 90:53-7.

Shlamovitz GZ. McCullough L. Blind urethral catheterization in trauma patients suffering from lower urinary tract injuries. J Trauma. 2007; 62(2):330-5.

Silva de Assis A, Pereira JL, Rocha Sobrinho FV. Traumatismo do sistema urinário. In: Lopez M. Emergências médicas. 4. ed. Rio de Janeiro: Guanabara Koogan; 1984. p. 743-59.

TRAUMATISMO DA URETRA

Francisco de Paula Câmara
Felipe Magalhães Câmara

I. Introdução. Do ponto de vista didático, a uretra é composta de três partes: prostática, membranosa e esponjosa. As partes prostática e membranosa constituem a uretra posterior, que se estende do colo vesical ao diafragma urogenital. A parte esponjosa, distal ao diafragma urogenital, é a uretra anterior, que pode ser subdividida em duas porções: bulbar e peniana.

O traumatismo da uretra não é muito frequente, e pode ser externo (aberto ou fechado) ou interno. De acordo com sua origem, pode ser acidental ou iatrogênico. Quanto à localização e à apresentação, a lesão pode ser encontrada na região anterior ou posterior, acometendo parte (parcial) das camadas da parede ou todas (total) elas e um segmento (incompleta) ou toda a circunferência (completa) do órgão.

As lesões são de vários tipos: contusão, ferida, ruptura, laceração e perfuração. Somente a contusão da uretra não apresenta solução de continuidade na parede uretral.

A lesão uretral, de início, não coloca em risco a vida do paciente, mas a estenose da uretra, que é uma complicação comum, pode acarretar intenso sofrimento ao requerer dilatações frequentes ou uretroplastias de resultados duvidosos, derivação urinária e, às vezes, levar a hidronefrose e/ou infecção urinária crônica e insuficiência renal.

II. Etiologia. Os traumatismos iatrogênicos internos são os que mais frequentemente acarretam lesão uretral; são decorrentes de manipulações instrumentais, como dilatação uretral e procedimentos endoscópicos.

Seguem-se os traumatismos fechados, provocados por acidentes automobilísticos, soterramentos e quedas (que levam à fratura pélvica e, em 25% dos casos, à lesão da uretra posterior) e por "quedas a cavaleiro" ou chutes no períneo (que frequentemente levam à lesão da uretra bulbar). As lesões iatrogênicas provocadas por manobras obstétricas ou cirurgias por via baixa não são raras, como também não o são as lesões uretrais decorrentes de trabalho de parto prolongado.

III. Diagnóstico. A descrição do acidente ou a história de cirurgia, a sintomatologia e os dados do exame físico fornecem o diagnóstico da lesão uretral, inclusive anatômico, isto é, se a lesão se situa na uretra anterior ou na posterior. Nas lesões da uretra posterior, por traumatismos externos, chamam a atenção a dor, a uretrorragia, a retenção urinária e a distensão vesical. Estas lesões estão frequentemente (93%) associadas a fratura de ossos da bacia que, em repouso ou com manobras para pesquisá-la (compressão do pube e compressão medial de ambas as cristas ilíacas), causa intensa dor suprapúbica. A uretrorragia é mínima, às vezes uma gota de sangue no meato uretral, mas sua confirmação é importante, já que é um dado significativo de suspeição de traumatismo uretral. A retenção urinária depende muitas vezes da existência de lesões uretrais mais graves, e a bexiga estará distendida, caso não seja sede de lesões associadas, o que não é raro (25%) nos casos de fratura de bacia.

O toque retal pode mostrar uma massa cística no local da próstata, que é o uroematoma. Caso ocorra a ruptura completa da uretra membranosa, pode-se ter a sensação de próstata "flutuante".

Nas lesões da uretra anterior, a história de "queda a cavaleiro", sobre estruturas rígidas, ou de chutes no períneo, aliada a dor e, às vezes, tumefação local e hematoma perineal, com uretrorragia de intensidade variável, algúria, disúria e até retenção urinária, sela o diagnóstico.

O paciente em geral consegue urinar, mas ao fazê-lo parte da urina extravasa pela lesão uretral e infiltra os tecidos ao longo do corpo do pênis, caso a fáscia de Buck esteja íntegra; caso a fáscia de Buck esteja lesada, a urina se estenderá dentro dos limites da fáscia de Colles, isto é, períneo, escroto, pube e, mais tarde, a parede do abdome e do tórax. O toque retal não revelará alterações ligadas ao acidente.

As lesões iatrogênicas por manipulação instrumental intrauretral ocorrem em qualquer parte da uretra, ao contrário das lesões provocadas por introdução de corpos estranhos, que geralmente se situam na uretra anterior. Nenhum paciente com suspeita de lesão uretral, em qualquer nível, deve submeter-se a cateterismo uretral propedêutico ou terapêutico sem que antes sejam feitas a confirmação e a avaliação de sua extensão.

O diagnóstico radiológico é dado pela uretrografia retrógrada, sempre precedida de uma radiografia simples de abdome que inclua os ossos da bacia. A fratura dos ossos da bacia sempre faz pensar em lesão da uretra posterior. A uretrografia retrógrada é obtida injetando-se a solução de contraste com concentração de 25 a 50%, diretamente através do meato uretral. Fazem-se radiografias em incidência oblíqua esquerda ou direita, sem interromper a injeção do contraste no momento do disparo dos raios. Somente desse modo a uretra é vista em toda sua extensão. Tanto o extravasamento do contraste como a interrupção de sua progressão, no nível da lesão, são achados radiológicos compatíveis com lesões incompletas e completas, respectivamente. Geralmente é difícil a avaliação da extensão correta da lesão.

A uretrografia também possibilita a classificação dos traumatismos uretrais.

Alguns pacientes são submetidos à urografia excretora para a pesquisa da integridade de trato urinário superior e médio. Outros, por apresentarem lesão uretral e possível lesão vesical associada, submetem-se à urografia excretora como único meio não cirúrgico para o diagnóstico; nesses casos, a cistografia retrógrada é contraindicada pelo risco de o cateterismo vesical agravar a lesão uretral. A tentativa de se obter uma uretrocistografia injetando-se diretamente o contraste através do meato uretral talvez não tenha êxito, pois o contraste pode fluir através da lesão uretral ou não progredir além dela, não alcançando a bexiga.

IV. **Classificação.** Com base nos achados da uretrografia, as lesões da uretra posterior se classificam em:
- Tipo 1: o hematoma pélvico eleva a bexiga e a próstata, provocando um estiramento da uretra, sem sua ruptura
- Tipo 2: lesão parcial ou completa da uretra acima do diafragma urogenital, com extravasamento de contraste neste nível
- Tipo 3: é o mais frequente, com extravasamento do contraste na pelve e no períneo, sugerindo lesão associada do diafragma urogenital
- Tipo 4: lesão do colo vesical, estendendo-se à uretra
- Tipo 5: ruptura completa ou parcial apenas da uretra anterior

V. **Tratamento.** A uretra tem grande capacidade de regeneração, podendo reconstituir-se a partir de pequeno segmento que permaneça íntegro, contínuo, na área traumatizada.

A cistostomia, quando usada para tratamento das lesões incompletas da uretra anterior, geralmente dispensa tratamento posterior e, caso haja necessidade de uretroplastia, esta pode ser realizada em melhores condições em um segundo tempo, 3 a 6 meses após.

Atualmente, é controverso o tratamento das rupturas da uretra posterior. O importante na decisão é reduzir o risco de disfunção erétil, incontinência urinária, e com menor incidência de estenose uretral.

A abordagem poderá ser feita de imediato, com menos de 48 h após o acidente nos pacientes estáveis, retardado por 2 a 14 dias até estabilização dos pacientes mais graves, ou realizar o tratamento tardiamente, após 3 meses, quando o hematoma pélvico é absorvido, e a bexiga e a próstata voltam a sua posição normal.

Deve ser evitada a intervenção imediata com tentativa cirúrgica de anastomose da uretra rompida, pois as complicações advindas deste procedimento são maiores do que quando se faz o tratamento tardio, realizando apenas a cistostomia. Com a melhoria dos equipamentos de endourologia, como os cistoscópios flexíveis, é possível tentar realinhar a uretra rompida, e colocação de cateter uretral de demora (4 a 6 semanas), sem aumentar o risco de disfunção erétil, incontinência ou contaminação do hematoma pélvico, reduzindo consideravelmente a incidência de estenoses.

Quando não for possível o realinhamento, por problemas técnicos, ou mesmo por não se conseguir o realinhamento, a melhor opção será realizar apenas a cistostomia, quer seja por punção suprapúbica em uma bexiga distendida e palpada ou guiada por ultrassom, ou então por cirurgia aberta. Neste caso não há necessidade de drenagem do espaço retropúbico. Às vezes, a intervenção do ortopedista é útil para o tratamento correto da fratura da bacia. O paciente permanece com a cistostomia em drenagem contínua por 30 dias e em uso de antibiótico de amplo espectro por 1 semana. Por volta do 30º dia, o paciente é submetido a uma uretrografia retrógrada, que dita a conduta a ser seguida.

As lesões da uretra anterior também podem ser tratadas somente com cistostomia. Entretanto, as rupturas completas da uretra bulbar e as lesões completas produzidas por arma branca podem ser tratadas com cistostomia e uretroplastia em um só tempo, se as condições locais possibilitarem. Pacientes com feridas contaminadas, uroematomas, sinais de infecção já instalada, com diagnósticos tardios, devem submeter-se apenas à cistostomia e à drenagem da área lesada; jamais, neste primeiro tempo, à uretroplastia.

As feridas causadas por arma de fogo são sempre tratadas com cistostomia, dada a impossibilidade de se determinar a extensão de tecido desvitalizado para o correto desbridamento.

As feridas iatrogênicas são tratadas com sutura e cistostomia e, nos traumatismos menores, sem extravasamento de urina e/ou contraste, apenas com a colocação de cateter uretral.

VI. Complicações. A infecção é uma complicação comum, e as fístulas uretrocutâneas não são raras.

A estenose uretral, a impotência e a incontinência urinária são complicações frequentes nos pacientes com ruptura da uretra posterior, quando se tenta realizar reanastomose imediata ao traumatismo. Com a cistostomia, a incidência de estenose uretral é alta (97%), porém, com grande chance de cura por meio de uma uretroplastia tardia. A impotência incide entre 15 e 20% e a incontinência urinária em torno de 4%. Esses parâmetros estão bem estabelecidos, servindo de comparação para outras opções terapêuticas.

VII. Prognóstico. O prognóstico depende da causa, do tipo e da extensão da lesão uretral, mas fundamentalmente do método escolhido para o tratamento inicial. O prognóstico será melhor sempre que se utilizar a cistostomia para tratar as lesões maiores da uretra e for feita a drenagem do períneo, quando necessária.

Devem ser tratadas com cateter uretral somente as lesões mínimas e, mesmo assim, mantendo observação do paciente.

VIII. **Ruptura espontânea da uretra.** Esta é uma condição que acomete pacientes portadores de estenose da uretra e que não se submetem a tratamento. O quadro é súbito e ocorre durante uma micção, comumente difícil, caracterizada por disúria total, intensa. A ruptura da parede uretral ocorre em áreas enfraquecidas, por inflamação ou necrose, e o extravasamento de sangue e/ou urina se dá dentro dos limites da fáscia de Buck ou da de Colles. No momento da ruptura, o paciente pode notar dor no períneo, uretrorragia e sensação de facilidade para urinar, sem, contudo, eliminar mais urina. Nos casos examinados tardiamente, até mesmo a parede abdominal pode estar infiltrada. Alguns casos apresentam uma fístula uretrocutânea, sem grande infiltração de urina. O tratamento é feito com cistostomia e drenagem dos tecidos infiltrados, como escroto, períneo e parede abdominal, e antibioticoterapia. O tratamento da estenose é feito posterior e oportunamente.

Bibliografia

Baskin LS, McAninch JW. Childhood urethral injuries: perspectives on outcome and treatment. Br J Urol. 1993; 72:241.

Belis JA, Recht KA, Milan DF. Simultaneous traumatic bladder perforation and disruption of the prostatomembranous urethra. J Urol. 1979; 122(3):412-4.

Brandes S. Inicial management of anterior and posterior urethral injury. Urol Clin Nort Am. 2006; 33(1):87-95.

Bright FC, Peters PC. Injuries to the bladder and urethra. In: Harrison JH, Gittes RF, Perlmutter AD et al. Urology. 4. ed. Philadelphia: W. B. Saunders Co.; 1978. p. 906-30.

Follis HW, Koch MO, McDougal WS. Immediate management of prostatomembranous urethral disruptions. J Urol. 1992; 147:1259.

Guerreiro WG. Trauma to the kidneys, ureters, bladder and urethra. Surg Clin N Amer. 1983; 62(6):1047-74.

McAninch JW. Traumatic injuries to the urethra. J Trauma. 1981; 21(4):291-7.

Mitchell JP. Injuries to the urethra. Brit J Urol. 1968; 40:649-70.

Morehouse DD, MacKinnon KJ. Management of prostatomembranous urethral disruption: 13 years experience. J Urol. 1980; 123:173-4.

Mouraviev EV. Santucci RA. Cadaveric anatomy of pelvic fracture urethral distraction injury: most injuries are distal to the external urrinary sphincter. J Urol. 2005; 173(3): 869-72.

Rosenstein DI, Alsikafi NF. Diagnosis and classification of urethral injuries. Urol Clin North Am. 2006; 33(1):73-85.

Weaver RG, Schulte JW. Clinical aspects of urethral regeneration. J Urol. 1965; 93:247-54.

Webster GD et al. Prostatomembranous urethral injuries: A review of the literature and a rational approach to their management. J Urol. 1983; 130:898.

TRAUMATISMOS DA GENITÁLIA EXTERNA

26

Francisco de Paula Câmara
Felipe Magalhães Câmara

I. **Introdução.** O pênis e o escroto compõem a genitália externa masculina. Ambos são raramente lesados em consequência de traumatismos por violência externa, em razão da posição e da mobilidade que apresentam. As lesões que comumente aparecem são as feridas incisas e perfurantes, as contusões, lacerações e, especificamente no pênis, a ruptura (fratura) e a constrição. Alguns pacientes com traumatismo da genitália externa, especialmente os que requerem tratamento prolongado, podem necessitar, também, de apoio psicológico adequado para que sua potência sexual não seja afetada.

II. **Etiologia.** A maioria das lesões é secundária a acidentes com arma de fogo e arma branca. Não é rara a isquemia do pênis em decorrência da constrição provocada por anéis ou fitas colocadas ou amarradas em sua base para produzir ou prolongar a ereção. A necrose do pênis, nessas condições, é excepcional, porém com frequência ocorre comprometimento da sua pele. A ruptura do pênis deve-se a acidentes durante o coito ou ao envergamento do membro realizado com a intenção de inibir a ereção.

III. **Diagnóstico.** O diagnóstico é fácil e baseia-se na anamnese e, principalmente, no exame físico. É importante definir o tipo e a extensão da lesão.

Sempre há dor, sendo discreta nas contusões e intensa nos casos de ruptura do pênis. A hemorragia também é frequente.

Contusões leves podem levar a hematomas extensos, por causa da frouxidão dos tecidos do escroto e do pênis.

Nas lesões dos corpos cavernosos, o sangramento pode ser intenso e infiltrar os tecidos nos limites da fáscia de Buck ou de Colles e, neste caso, estender-se ao escroto, pube, abdome e até mesmo ao tórax. Quando há suspeita de fratura ou lesão dos corpos cavernosos, a exploração cirúrgica é recomendada sem a necessidade de exames de imagem. Faz-se uma incisão na pele, circulando o membro próximo ao sulco balanoprepucial, rebatendo a pele e as demais camadas até sua base, o que torna possível um bom acesso para o diagnóstico e o tratamento das lesões encontradas.

Nas lesões escrotais abertas com suspeita de penetração da túnica vaginal do testículo ou nas fechadas que apresentam ao exame alterações na superfície testicular ou grandes hematomas alterando a sua forma, pode-se realizar ultrassonografia (US) escrotal para identificação de possível ruptura testicular. Em casos positivos ou duvidosos, a indicação é de exploração cirúrgica da lesão para diagnóstico e tratamento.

Deve-se sempre pensar em uma lesão de uretra, nos casos com traumatismos de genitália externa, principalmente se associados a uretrorragia, e pesquisá-la.

IV. **Tratamento.** As contusões são de tratamento conservador. De início, indica-se administração de anti-inflamatório, bem como repouso e aplicação de bolsa de gelo. Posteriormente, compressas mornas favorecem a absorção do hematoma. São cirúrgicos os casos de pacientes com hematoma expansivo ou que se torna infectado.

A constrição do pênis é tratada com a remoção da peça constritora. O paciente é observado, pois pode ser requerida a amputação, em caso de necrose. A pele do pênis tem um grande potencial de recuperação, devendo ser preservado qualquer fragmento viável, pois poderá recuperar segmentos perdidos.

A ruptura do pênis e as lesões que atingem os corpos cavernosos, com abertura da albugínea, são de tratamento cirúrgico. As lesões da albugínea são suturadas com Prolene® ou fios de longa absorção 2-0 ou 3-0. Deve ser deixado um dreno na área. A pele é suturada com categute ou Sertix® 3-0 cromado, com pontos separados.

As lesões do escroto, quando atingem a membrana vaginal, são exploradas. Após limpeza da cavidade vaginal, deixa-se dreno, e as camadas da bolsa são fechadas com pontos separados de categute ou Sertix® 2-0 ou 3-0 cromado. Acometimento testicular é tratado com desbridamento de tecidos desvitalizados e sutura da túnica albugínea testicular nos casos de sua ruptura. Em casos de identificação apenas de hematoma intratesticular, pode-se optar por tratamento conservador (anti-inflamatórios não esteroides [AINEs] e gelo), mas em casos de grandes hematomas, sua drenagem é indicada para se evitarem infecções secundárias ou isquemia por síndrome compartimental do testículo.

Pacientes que sofrem amputação traumática do pênis podem, às vezes, beneficiar-se do reparo com recuperação de sua função. Fazem-se as anastomoses vasculares, se possível com microcirurgia e preferencialmente dos vasos dorsais, com fios 9-0 ou mais finos, anastomose uretral com Sertix® 3-0 cromado e pontos separados; a sutura dos corpos cavernosos é feita com Prolene® ou fio monofilamentar de absorção prolongada 2-0 ou 3-0, e a pele, com categute 3-0 cromado. A derivação urinária, por cistostomia suprapúbica, é indispensável.

As queimaduras profundas e extensas e as lesões com grandes perdas de substância requerem tratamento especializado, sendo, inicialmente, prioritário o tratamento conservador.

V. Priapismo. Consiste na ereção prolongada por mais de 4 a 6 h, não relacionada com o estímulo sexual. Ele afeta somente os corpos cavernosos; portanto, o corpo esponjoso e a glande permanecem flácidos. Em 48% dos casos, a causa primária é desconhecida. Como fatores conhecidos, citam-se anemia falciforme, leucemia, neoplasias disseminadas, prostatites, alguns medicamentos e, ocasionalmente, traumatismos. O priapismo secundário ao traumatismo pode ser devido a trombose local, ou fístulas arteriais para os corpos cavernosos – priapismo de alto fluxo – ou a reflexos neurogênicos anormais.

Deve-se sempre tentar o tratamento conservador, como massagem prostática, estimulação da ejaculação, enemas mornos, raquianestesia, mas sem se esquecer de que, quanto mais rapidamente for instituído um tratamento eficaz, menor será o risco de complicações, como a impotência. Os melhores resultados são obtidos com os tratamentos realizados nas primeiras 6 h. Como tratamento cruento, pode-se valer da lavagem e drenagem dos corpos cavernosos com soro fisiológico e uso de simpaticomiméticos. Faz-se punção de um corpo cavernoso com agulha 14-16 distalmente, próximo à glande, e do outro corpo cavernoso, na base do pênis, com agulha também calibrosa, e realizam-se várias irrigações e aspirações com soro. Se o tratamento for ineficaz, o paciente será levado à cirurgia. Há várias técnicas de drenagem das estruturas cavernosas do pênis. Para se estabelecer a anastomose cavernoesponjosa com agulha de Coppe, o paciente é cateterizado com cateter uretral nº 16 Ch., para diminuir o risco de lesão ureteral. Posteriormente, faz-se a anestesia local em dois pontos laterais na glande, onde se introduz a agulha no sentido longitudinal, até penetrar em um corpo cavernoso, e, depois, pelo outro ponto, penetra-se no outro corpo cavernoso. Evacua-se o sangue com manobras de ordenha, lavam-se os corpos cavernosos com soro fisiológico e depois enfaixa-se o pênis após serem suturados, com pontos em X de Sertix® 4-0, os dois orifícios na glande.

Para a anastomose cavernoesponjosa de Quackles, o paciente é colocado em posição de litotomia, e faz-se uma incisão perineal na rafe mediana. Com dissecção romba, expõem-se os corpos cavernosos e o corpo esponjoso. Com bisturi, faz-se uma incisão de mais ou menos 2,0 cm em cada corpo cavernoso, na parte medial e em níveis diferentes. Após se comprimirem repetidas vezes os corpos cavernosos, com evacuação do sangue aí retido, faz-se a incisão do corpo esponjoso, lateral e simetricamente a cada uma das incisões dos corpos cavernosos. A sutura é realizada com fio não absorvível 4-0 ou 5-0, contínua e impermeável. Coloca-se um dreno por contra-abertura e procede-se ao fechamento por planos. O prognóstico com relação à potência sexual é reservado, e o bom resultado depende mais da duração do priapismo do que da terapêutica instituída.

Mais estudos sobre a patologia do priapismo têm favorecido o surgimento de medicamentos para seu tratamento. O uso oral de terbutalina e baclofeno pode reduzir as recidivas em alguns pacientes. Pesquisas recentes com a fosfodiesterase do tipo 5 (PDE5) mostram resultados animadores na abordagem clínica do priapismo.

Bibliografia

Bright III TC, Peters PC. Injuries of the external genitalia. In: Harrison JH, Gittes RF, Perlmutter AD et al. Urology. 4. ed. Philadelphia: W. B. Saunders Co.; 1978. p. 931-45.
Carson CC. Surgery for stuttering priapism. J Urol. 2009; 181(2):449-50.
Frederico SB, Sampaio RF, Chaves EL, Marques E. Fístula esponjocavernosa, por agulhas, como tratamento de priapismo. J Urol. 1980; 6(3):226-30.
Jolly BB et al. Gunshot wounds of the male external genitalia. Urol Int. 1994; 53:92.
Quackels R. Cure d'un cas de priapisme par anastomose cavernospongieuse. Acta Urol Bel. 1964; 32:5-13.
Schneider RE. Genitourinary trauma. Emerg Med Clin North Am. 1994; 11:137.
Wessells H, Long L. Penile and genital injuries. Urol Clin North Am. 2006; 33(1):117-26.

TRAUMATISMOS ARTERIAIS PERIFÉRICOS

27

Marco Tulio Baccarini Pires

I. Introdução. Os traumatismos arteriais das extremidades representam um grande desafio para o cirurgião de trauma. Sabe-se que o reparo imediato das lesões arteriais das extremidades melhora a recuperação dos pacientes vítimas de traumatismos, seja em relação à recuperação funcional do membro, seja quanto à mortalidade que resulta da perda sanguínea volumosa. Desde os primórdios da Medicina, as lesões arteriais periféricas traumáticas sempre foram um problema grave, tanto em razão de sua morbidade (alto risco de sequelas e perda de membros) quanto de sua mortalidade, quando não são tratadas a tempo e adequadamente.

Na Idade Média, a ausência de técnicas e instrumental adequados fazia com que a tentativa de tratamento de um ferimento traumático, com sangramento arterial, consistisse em estancar o sangramento a qualquer preço, a fim de preservar a vida do paciente. Para isso, instrumentos primitivos, como ferro em brasa e óleo fervente, eram utilizados nas lesões sangrantes. Entretanto, apesar de cessarem o sangramento, essas técnicas provocavam extensas áreas de necrose, favorecendo infecções e gangrena.

No século 16, Ambroise Paré, cirurgião do exército francês na Guerra dos Cem Anos, passou a utilizar um método menos traumático para controlar as hemorragias, com melhor resultado – a **ligadura dos vasos**.

Os grandes progressos observados no atendimento das lesões arteriais agudas sempre foram alcançados em períodos de guerra: no século 20, até a Primeira Guerra Mundial, o método preferencial para tratamento de traumatismo arterial continuava sendo a **ligadura** da artéria; evidentemente, esse método era seguido de grande número de cirurgias de amputação, pois a necrose isquêmica se estabelecia, ocorrendo gangrena da extremidade. Durante a Segunda Guerra Mundial, entretanto, maiores facilidades cirúrgicas e rapidez no transporte de soldados feridos, juntamente com melhora dos recursos cirúrgicos nos hospitais de campanha, fizeram com que o método de tratamento mais utilizado passasse a ser o reparo da lesão.

Em seguida, nas Guerras da Coreia e do Vietnã, o atendimento das lesões arteriais chegou a ser padronizado nos hospitais de campanha norte-americanos, o que diminuiu ainda mais a morbidade desse tipo de lesão. O transporte rápido, por meio de helicópteros, dos soldados feridos da área de combate para as unidades hospitalares militares foi fundamental para que fosse alcançada melhora dos resultados cirúrgicos no Vietnã, já que 6 h após o traumatismo o quadro isquêmico de um membro é praticamente irreversível. Um retardo no diagnóstico e no tratamento pode resultar em isquemia irreversível e perda do membro.

No âmbito civil, as lesões arteriais agudas se assemelham bastante às encontradas nos períodos de guerra, acrescidas de outras que resultam de acidentes automobilísticos. Nos últimos anos, tem havido um aumento na incidência de lesões causadas por armas de fogo.

O desenvolvimento de novas técnicas cirúrgicas, a utilização de material cada vez mais apropriado e o treinamento das equipes que prestam o primeiro atendimento de reanimação (incluindo a sistematização preconizada pelo ATLS® – Advanced Trauma Life Support) ao paciente portador de traumatismo arterial são fatores que contribuíram para reduzir os índices de mortalidade e de outras complicações, como perda de membros, acidentes vasculares cerebrais e perda de função.

Ultimamente, a utilização de técnicas para abordagem endovascular de lesões traumáticas, em especial aquelas que não representam risco imediato à vida do paciente (em situações em que não existe o componente de choque hemorrágico), somou-se ao arsenal de técnicas para tratamento dos pacientes (p. ex., nos casos de um pseudoaneurisma arterial pós-traumático já estabelecido).

Deve-se ressaltar que é grande o número de lesões neurais e venosas que acompanham as lesões arteriais, pelas próprias características da anatomia humana; as lesões ósseas, quando ocorrem, geralmente representam fator agravante para o paciente e contribuem para maior morbidade da lesão arterial.

Outro fator agravante que ainda poderá ocorrer em caso de traumatismo arterial é a ateromatose já instalada na artéria lesionada; assim, um traumatismo sobre uma artéria que já tenha placas ou mesmo calcificação geralmente é bem mais grave do que um traumatismo semelhante em artéria previamente sadia, sendo propenso a maior número de complicações e pior resultado operatório.

II. **Incidência.** As artérias mais frequentemente lesionadas no meio urbano são a femoral superficial (por ser longa e pouco protegida, ao cursar na face interna da coxa) e a braquial. Entre os agentes causais de lesão arterial, também na população urbana, predominam armas de fogo e armas brancas; com menor frequência, têm-se ainda lesões por acidentes automobilísticos e lesões por esmagamento.

O índice de mortalidade nos traumatismos arteriais não é alto em pacientes atendidos em prontos-socorros com infraestrutura de atendimento a pacientes politraumatizados – 3,6%, em Belo Horizonte, MG; a morbidade já é mais elevada, no que se refere à amputação – 9,6% (também em Belo Horizonte).

Esse índice de amputações é ainda mais elevado quando se trata de lesões da artéria poplítea (em torno de 32,5%, na Guerra do Vietnã); esta é a artéria que apresenta a maior morbidade quando lesionada, por se tratar de um vaso terminal, com poucas colaterais, e também por serem frequentes as lesões venosas e ósseas concomitantes. No meio urbano, não são raras as lesões da artéria poplítea nos casos de fratura do platô tibial, frequentemente observada em acidentes de motocicleta.

Em crianças com menos de 12 anos de idade, a maior incidência de lesões arteriais se encontra nos traumatismos fechados (não penetrantes).

III. **Tipos de lesão arterial.** As lesões das artérias podem ser causadas por traumatismos penetrantes ou não penetrantes. Podem ainda ser de causa iatrogênica; estas, em dois terços dos casos, resultam de procedimentos de punção percutânea.

As lesões penetrantes correspondem a índices de 64 a 90% de todas as lesões vasculares, segundo as estatísticas mais recentes. Entre as feridas penetrantes, as principais são as causadas por arma de fogo e por arma branca. Nos últimos anos, devido ao aumento da violência nas grandes cidades, as lesões arteriais por arma de fogo tornaram-se as mais frequentes, e inclusive são observadas lesões provocadas por armas automáticas e semiautomáticas, de alta velocidade, que antes só se observavam em ferimentos de guerra.

As lesões não penetrantes (contusas) acompanham mais frequentemente fraturas ósseas. São associadas, em incidências que variam de 80 a 92% dos casos, a acidentes automobilísticos. Acidentes de motocicleta, quedas e atropelamentos também estão comumente associados a traumatismos arteriais contusos. Qualquer traumatismo ligado a uma desaceleração súbita pode causar esse tipo de lesão. O traumatismo arterial contuso representa um imenso desafio para o médico do setor de emergência. A incidência global desse tipo de traumatismo é baixa. Com frequência, esses traumatismos estão clinicamente ocultos a uma apresentação inicial; sem tratamento, resultam frequentemente em consequências devastadoras.

Do ponto de vista prático, poderíamos descrever os principais tipos de lesão arterial (Figura 27.1) como se segue.

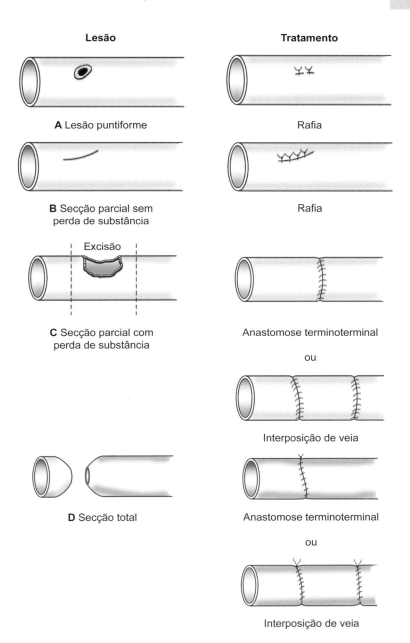

Figura 27.1 Principais tipos de lesão arterial. (*Continua*)

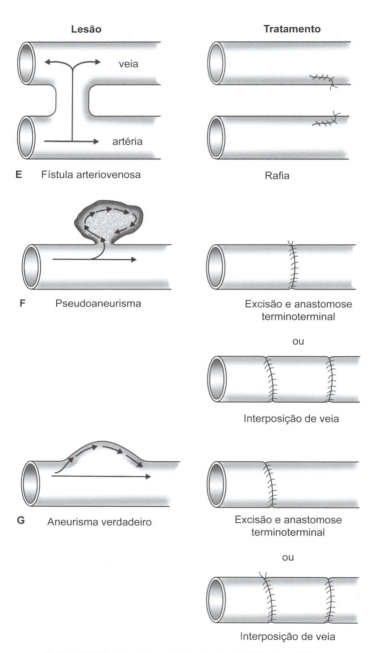

Figura 27.1 Principais tipos de lesão arterial. (*Continuação*)

Capítulo 27 | Traumatismos Arteriais Periféricos

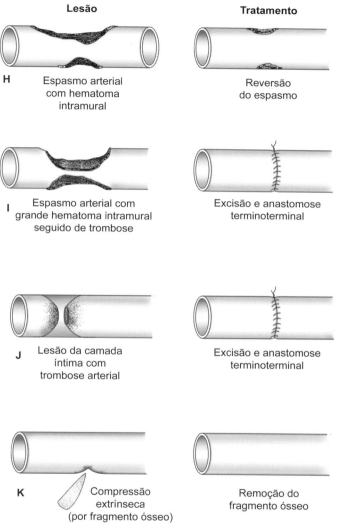

Figura 27.1 Principais tipos de lesão arterial. (*Continuação*)

A. **Lesões puntiformes.** Não são comuns; podem ocorrer após traumatismo com estilete ou, de modo iatrogênico, após algum tipo de punção arterial em que sangramento persistente surja em seguida. Este é um fato mais frequentemente observado ao serem manuseadas artérias extremamente calcificadas, já com perda de elasticidade. O tratamento é feito por meio de exploração cirúrgica da artéria e rafia simples do local sangrante.

B. **Secção parcial sem perda de substância.** Refere-se a lesão na qual uma porção da artéria é lacerada, sem perda de substância. Trata-se de uma lesão bastante simples, como a que ocorre por traumatismo provocado por arma branca. Apesar de grande sangramento, o reparo cirúrgico geralmente consiste apenas em rafia arterial, e o prognóstico é bom.

C. **Secção parcial com perda de substância.** Trata-se de lesão comumente causada por traumatismo por arma de fogo. Neste caso, ocorre solução de continuidade na parede da artéria, mas, como uma porção continua íntegra, se realizarmos apenas a rafia da lesão ocorrerá estenose do diâmetro vascular; além disso, nos traumatismos por arma de fogo, a bala queima as bordas da lesão e, para repará-las, são necessárias excisão das bordas arteriais e rafia terminoterminal (quando isso não for possível, torna-se necessária a interposição de enxerto vascular).

D. **Secção arterial total.** Poderá ser encontrada tanto nos vários tipos de traumatismo penetrante (mais frequente) como acompanhando fraturas ósseas muito graves (mais raro). Geralmente, observa-se um sangramento arterial vultoso, seguido de espasmo e de contração dos cotos com parada do sangramento (a camada elástica da artéria se retrai, diminuindo ou até mesmo parando o sangramento). Isso implica que lesões com secção arterial total geralmente sangrem **menos** do que lesões com secção parcial (com ou sem perda de substância). Poderá ocorrer trombose da porção distal da artéria. O tratamento consiste em desbridamento dos cotos (em caso de traumatismo por arma de fogo, deve-se ressecar pelo menos 0,5 a 1,0 cm, tanto proximal como distalmente) e tentativa de realizar anastomose terminoterminal; ou, quando esta for impossível, deve-se realizar a interposição de enxerto vascular com veia autóloga.

E. **Fístulas arteriovenosas.** Ocorrem como consequência de lesões concomitantes de artéria e veia. São encontradas em traumatismos vasculares penetrantes (arma de fogo ou arma branca). Acompanham-se de frêmito e sopro localizados. Pode ou não haver trombose arterial concomitante.

F. **Pseudoaneurismas.** São achados frequentemente em casos não tratados de imediato e não passam de hematomas pulsáteis organizados, cuja cápsula é formada por fibrose, musculatura e tecidos periarteriais. A manutenção de seu enchimento se dá por uma comunicação entre a artéria no local da lesão e a cavidade pseudoaneurismática. Podem vir a se infectar, causando grande deterioração no estado geral do paciente (Figuras 27.2 e 27.3).

G. **Aneurismas verdadeiros.** São pouco frequentes como consequência de traumatismos. Diferentemente dos pseudoaneurismas, têm na composição de sua cápsula as três camadas da parede arterial, ou seja, adventícia, média e íntima. Relacionam-se principalmente com traumatismos crônicos ou de repetição que provoquem enfraquecimento das diversas camadas arteriais.

H. **Espasmo arterial.** O espasmo é uma propriedade da musculatura lisa das artérias que faz com que estas apresentem constrição ao serem manipuladas ou sofrerem traumatismo. O espasmo arterial verdadeiro é fugaz, desaparecendo em não mais que 40 min. Poderão ocorrer ou não hematomas intramurais associados. Deve ser diferenciado do espasmo seguido de trombose arterial, que exige exploração cirúrgica.

I. **Espasmo seguido de trombose arterial.** Trata-se de caso em que, geralmente após traumatismo contuso de artérias muito finas, formando-se hematomas intramurais, com espasmo subsequente, surge trombose intraluminal. Por ser muito difícil a diferenciação entre os itens **H** e **I**, e, para evitar uma tendência muitas vezes demasiadamente contemplativa do cirurgião em casos nos quais ele deveria

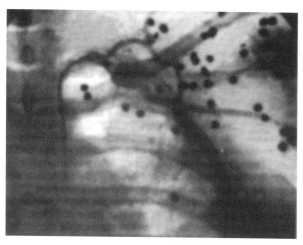

Figura 27.2 Arteriografia mostrando pseudoaneurisma da artéria subclávia em caso de agressão por arma de fogo (espingarda de cartucheira).

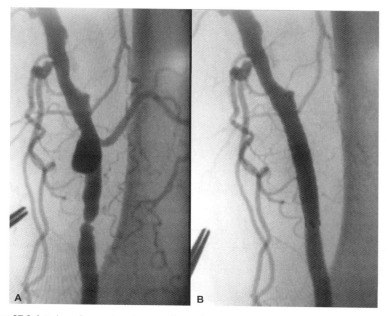

Figura 27.3 Arteriografia mostrando correção endovascular de falso aneurisma traumático com obstrução distal da artéria femoral superficial. **A.** Imagem pré-operatória. **B.** Imagem pós-operatória, após implante de *stent* revestido.

ser mais agressivo, é opinião de muitos autores que o diagnóstico de "espasmo arterial" deva ser abandonado, abordando-se o paciente como se fosse sempre uma trombose arterial. Outra possibilidade seria aguardar cerca de 40 min antes da intervenção e reexaminar o paciente; nesse período, o espasmo isolado, verdadeiro, já deverá ter desaparecido.
- J. **Lesão da camada íntima.** Trata-se de um tipo de lesão decorrente de contusão arterial, com "quebra" e descolamento do endotélio, acompanhados de trombose arterial distal. É frequentemente associada a fraturas ósseas: uma força suficiente para causar fratura de fêmur é bastante para romper o endotélio arterial; entretanto, as camadas média e adventícia não se rompem, uma vez que têm maior elasticidade e espessura. Artérias já comprometidas por processos patológicos de aterosclerose e/ou calcificação são mais propensas a sofrer lesões em suas camadas íntimas. O diagnóstico arteriográfico é mandatório nesses casos. A abordagem cirúrgica compreende arteriotomia, avaliação da extensão da lesão, ressecção do segmento arterial lesionado, embolectomia distal e proximal com cateter de Fogarty e reconstituição arterial (por anastomose terminoterminal ou por enxerto de veia safena autóloga).
- K. **Compressão extrínseca.** Tipo de traumatismo vascular mais frequente nos traumatismos contusos, em que grandes hematomas "extramurais" ou fragmentos ósseos comprimem o lúmen vascular, sem solução de continuidade na parede da artéria ou trombose. O tratamento consiste tão somente em remoção do agente causal, uma vez que não existe lesão própria da artéria.

IV. **Quadro clínico.** Um exame físico cuidadoso, feito por cirurgião experiente, muitas vezes é suficiente para elucidação do quadro do paciente. Ao ser admitido em um serviço de urgência, todo paciente deve ser examinado à procura de lesões localizadas no trajeto das artérias. O estado geral do paciente, a existência ou não de choque, a constatação de lesão sangrante vultosa, a ocorrência de hematoma pulsátil, de sopro e de frêmito locais, a ausência ou diminuição dos pulsos distais à lesão, sinais de má perfusão tissular, hipotermia e cianose devem levar à suspeita de lesão arterial. Os principais sinais que sugerem a ocorrência de lesão arterial são:
- A. **Sinais maiores**
    1. Déficit circulatório na extremidade: isquemia e pulsos diminuídos ou ausentes.
    2. Sopro.
    3. Hematoma pulsátil ou em expansão.
    4. Sangramento arterial.
- B. **Sinais menores**
    1. Hematoma pequeno ou moderado estável.
    2. Lesão de nervo adjacente.
    3. Choque (não explicado por outras lesões).
    4. Proximidade de ferimento penetrante de um trajeto vascular importante.

Deve-se ressaltar que, muitas vezes, poderão existir pulsos distais em pacientes portadores de lesão arterial (p. ex., pulsos tibiais em lesão de artéria femoral) – são os casos em que não houve trombose total da artéria, com lesão parcial e fluxo distal preservado. Assim, nunca é demais lembrar que **a ocorrência de pulsos distais não exclui a presença de lesão arterial**.

Esses pacientes, principalmente os portadores de traumatismo penetrante próximo a um vaso sanguíneo de importância mas que não tenham sinais ou sintomas de lesão arterial ao exame clínico, representam um desafio diagnóstico para o socorrista.

V. Exames complementares. O uso de Doppler vascular, com aferição das pressões, pode ser de importante utilidade diagnóstica; o exame sempre deverá ser realizado comparativamente, tomando-se como base o membro não acometido. Uma desigualdade das pressões tibiais posteriores, em indivíduo jovem e previamente hígido, poderá levar ao diagnóstico de lesão arterial a montante. O Doppler vascular é um bom método, e seu uso criterioso (por equipes experientes em atendimento de traumatismo vascular) tem o potencial de reduzir a necessidade de exames arteriográficos.

O *duplex scan* (ultrassonografia arterial associada ao Doppler vascular) é de grande utilidade em casos mais crônicos de arteriopatias, mas seu uso em condições de urgência ainda não foi bem estabelecido. Entretanto, em situações mais definidas, como nas fístulas arteriovenosas ou nos pseudoaneurismas traumáticos, sua utilidade é inquestionável, podendo inclusive substituir a angiografia em alguns casos. Exige, contudo, equipamento especial e examinador treinado. O exame de *duplex scan* pode, em mãos de examinadores bem treinados e que tenham alto índice de suspeição, ter sensibilidade de até 95 a 100% para o diagnóstico de traumatismos vasculares. Por ser um exame que depende do examinador, deve-se sempre levar em conta a experiência do ultrassonografista em avaliação de resultados.

Os recursos propedêuticos mais empregados nos traumatismos de artérias são principalmente os de radiologia. Primeiramente, deverão ser feitas radiografias simples dos locais afetados, para verificar se há fraturas ósseas concomitantes. Nos casos em que haja suspeita de lesão arterial mas que clinicamente não tenham definição clara, a indicação é a realização de uma arteriografia ou de uma angiotomografia computadorizada. O procedimento da arteriografia ganhou impulso a partir dos anos 1970, tornando possível um diagnóstico acurado de lesões arteriais com um procedimento menos invasivo do que a exploração cirúrgica aberta dos vasos. Tem morbidade associada de 1 a 2%, mas os benefícios de um diagnóstico preciso e a possibilidade de complementar o método com intervenção percutânea precoce (dependendo do tipo de caso) se sobrepujam aos riscos de falha em diagnosticar uma lesão traumática arterial aguda de extremidade.

Diante de fístulas arteriovenosas e de falsos aneurismas, a arteriografia é de grande valia para diagnosticar e delimitar a lesão e definir o prognóstico do caso. Quando a lesão externa se localiza sobre o trajeto dos vasos, com sangramento abundante agudo, é desnecessária a arteriografia: exploração cirúrgica imediata é a medida a ser tomada.

A arteriografia femoral é realizada por meio de punção da artéria femoral comum na região inguinal, usando-se um cateter Jelco® 16 ou 18. A bainha de plástico é inserida na artéria, e aplica-se uma injeção rápida de contraste diatrizoato de meglumina (de 20 a 50 mℓ). As radiografias são obtidas em série ao término da injeção (se o equipamento usado o permitir); caso o equipamento de radiologia seja simples, são realizadas uma ou duas radiografias que compreendam a coxa, o joelho e a perna, até a altura do tornozelo. A técnica de arteriografia em outras artérias periféricas (p. ex., braquial) é similar e bastante simples, fazendo-se as injeções sempre proximalmente ao local em que se suspeita haver lesão.

A angiotomografia computadorizada é um exame de imagem conveniente e confiável para o diagnóstico de traumatismo arterial das extremidades, tanto penetrante como fechado. Sua característica não invasiva pode substituir a arteriografia convencional em casos de traumatismos arteriais, como ferramenta diagnóstica inicial.

VI. Tratamento. Estabelecido o diagnóstico de lesão arterial, o tratamento cirúrgico deve ser instituído o mais rapidamente possível, pois o tempo máximo de isquemia tolerável, caso não exista circulação colateral, é de 6 h. Além disso, o rápido atendimento cirúrgico evita outras complicações, como infecção e a formação de pseudoaneurisma.

A abordagem pré-hospitalar de reanimação desses pacientes é fundamental para um bom resultado do tratamento.

Mais recentemente, tem se observado uma tendência a se evitar o tratamento cirúrgico em um grupo seleto de pacientes, nos quais se acredita que a lesão arterial seja mínima (p. ex., pequenos defeitos da camada íntima e pequenos pseudoaneurismas). Neste caso, uma boa opção é a cirurgia endovascular, com a utilização de um *stent* revestido de politetrafluoroetileno (PTFE®).

As cirurgias abertas, quando indicadas, deverão seguir rigorosamente os princípios gerais de cirurgia das artérias, que são: ampla via de acesso; técnica atraumática; material vascular apropriado; heparinização peroperatória (local ou sistêmica; neste último caso, utilizar 5.000 a 10.000 U de heparina IV, antes da clampagem arterial); uso de cateter de Fogarty para a realização de tromboembolectomias proximais e distais à lesão; desbridamento das bordas arteriais; sutura evertente não estenosante com fios vasculares não absorvíveis; cobertura da anastomose com tecido sadio; desbridamento dos tecidos desvitalizados circunjacentes; proibida drenagem local; cobertura antibiótica no per- e no pós-operatório; oxigenoterapia hiperbárica associada a lesões com destruição tissular extensa.

Orientações cirúrgicas dos últimos 40 anos ensinaram que a aplicação de torniquetes era uma abordagem de último recurso, adotada somente para salvar a vida do paciente (em vez de seu membro). Entretanto, em ambientes de guerras recentes, na tentativa de salvar vidas durante o transporte o exército dos EUA implementou um programa de aplicação de torniquetes, que foram usados de modo bem-sucedido nos campos de batalha do Afeganistão e do Iraque.

As técnicas cirúrgicas abertas de reconstrução mais utilizadas em traumatismos arteriais são as descritas a seguir.

A. Anastomose arterial terminoterminal. É feita com fio de polipropileno (Prolene®) arterial 4-0, 5-0 ou 6-0, em chuleio contínuo evertente ou com pontos separados em "U", dependendo de cada caso. Em crianças, a sutura é feita preferencialmente com pontos separados, pelo menos em metade da circunferência arterial. Em lesões por arma de fogo, deve-se desbridar 0,5 a 1 cm no coto proximal e a mesma extensão no coto distal, pois o projétil queima as bordas arteriais, levando a deiscência tardia.

B. Sutura simples da lesão. Usada em casos em que não há perda de substância arterial. Deve-se ter o cuidado de não estenosar o lúmen da artéria quando se fizer a sutura. É o método mais simples e que apresenta o melhor resultado tardio.

C. Interposição de segmento de veia (enxerto). Técnica empregada nos casos em que haja grandes perdas de substância arterial. A veia mais utilizada para enxerto é a safena. É sempre importante lembrar que, ao ser colocada em uma artéria, essa veia deverá ser posicionada na direção da abertura das suas válvulas, para que não haja impedimento ao fluxo de sangue.

D. Plastia com veia (*patch*). Técnica empregada quando ocorre perda de substância arterial, para promover alargamento do lúmen vascular e evitar estenose, que ocorreria em uma sutura simples. Para tal, retira-se um segmento venoso, que é aberto longitudinalmente; em seguida, esse segmento é suturado, tal como uma telha ou um remendo, sobre o local em que houve perda de substância. Essa técnica se presta a todas as lesões localizadas com perda de substância, não muito extensas, com exceção de lesões causadas por arma de fogo, pois a borda da lesão poderá estar queimada, surgindo deiscência posterior; neste caso, é sempre preferível ressecar a lesão e fazer anastomose terminoterminal.

E. **Ligadura.** Trata-se da mais antiga técnica de cirurgia arterial; consiste em um procedimento reservado apenas aos casos de lesões muito distais (p. ex., artéria radial), quando se verifica que há outra artéria pulsátil e que é suficiente para manter a vascularização da extremidade.
F. **Tromboembolectomia.** Trata-se de procedimento complementar, feito com cateter de Fogarty. Deve ser rotineira, para retirada de coágulos intravasculares que se encontram tanto distais como proximais à lesão.

VII. **Lesões arteriais específicas.** As artérias de médio e grosso calibres que mais frequentemente se apresentam lesionadas são a artéria femoral superficial, a braquial e a poplítea. A lesão da artéria poplítea, além de sua incidência, chama atenção pela extrema gravidade, com alto índice de perda de membros. As artérias ilíaca e carótida apresentam-se com alguns problemas próprios. A seguir, são apresentados alguns comentários a respeito dos traumatismos de artérias específicas.

A. **Artéria femoral superficial.** Esta artéria origina-se na artéria femoral comum, na região inguinal. Por ser uma artéria muito longa, a possibilidade de lesão é grande. A maioria das lesões da artéria femoral superficial é causada por traumatismos penetrantes, a maior parte deles ocasionada por lesões por armas de fogo. O ramo profundo também surge na região inguinal e mergulha posteriormente ao músculo adutor longo (superficialmente ao qual a femoral superficial se mantém), originando ramos musculares. A artéria femoral superficial penetra no canal adutor de Hunter, junto da veia femoral e do nervo safeno. O canal corre do ápex do trígono femoral até o hiato tendinoso no músculo adutor magno, através do qual os vasos femorais entram na fossa poplítea. A artéria femoral superficial é ligada por tecido conjuntivo à veia femoral. O ramo superior geniculado surge da artéria femoral superficial próximo de sua terminação.

Inicia-se a incisão cirúrgica para acesso à artéria femoral superficial no ponto médio do ligamento inguinal em direção ao tubérculo adutor. Em casos de ligadura dessa artéria, ramos anastomóticos com a artéria femoral profunda passam a funcionar, principalmente através do ramo geniculado superior. Entretanto, o índice de amputação é alto em casos de ligadura da artéria (54,8%, segundo a estatística de DeBakey e Simeone, da Segunda Guerra Mundial), pois as colaterais são insuficientes, o que favorece o reparo arterial como cirurgia de escolha.

Em casos de lesão simultânea femoral arterial e venosa, o reparo venoso é feito primeiramente. A escolha do tipo de reparo vascular é definida pela extensão do traumatismo. Na maioria dos casos, os vasos podem ser mobilizados por até 2 cm, o que possibilita a realização de uma anastomose terminoterminal. Caso exista tensão na linha de sutura, pode ser colocado um enxerto de veia safena magna. Enxertos sintéticos ficam como última opção de reconstrução. Caso exista contaminação grosseira no local do ferimento, o cirurgião poderá optar pela realização de um *bypass* extra-anatômico, para garantir o aporte de sangue na extremidade distal.

B. **Artéria braquial.** A artéria braquial é continuação da artéria axilar; na região da fossa cubital, ela se bifurca nas artérias radial e ulnar. Pode ser dividida em três porções: proximal, média e distal. Na porção proximal, surge o ramo superior profundo (artéria braquial profunda). Este ramo produz anastomose no nível do cotovelo. Existem outros ramos anastomóticos: a artéria ulnar superior colateral (anastomose desde o terço médio da artéria braquial até a artéria ulnar) e a artéria inferior ulnar colateral.

Assim, esta rica circulação colateral propicia que, em casos de ligadura da artéria braquial, quadros isquêmicos da extremidade superior surjam em apenas 10% dos casos; entretanto, como esta isquemia surge de modo imprevisível, é sempre aconselhável que os procedimentos de reconstituição da artéria braquial sejam utilizados nos casos de traumatismo.

Em razão da grande possibilidade de lesão neural concomitante às lesões da artéria braquial, a incidência de incapacidade definitiva é grande.

C. **Artéria poplítea.** A artéria poplítea é continuação da artéria femoral superficial, que entra na fossa poplítea. Em seu curso, a artéria se coloca profundamente, permanecendo em contato direto com o ligamento posterior do joelho.

Por ser uma artéria terminal, em casos de traumatismo é muito alta a incidência de gangrena ao ser ligada a artéria poplítea (72,5%). Mesmo ao ser reparada, a ocorrência de perda do membro ainda é alta (cerca de 30%), porque são frequentes as lesões venosas associadas, com formação de grandes edemas, e devido à síndrome compartimental que surge (muitas vezes exigindo fasciotomia precoce).

Em casos de fratura do platô tibial e de luxações da articulação do joelho, o examinador deverá ter sempre em mente a possibilidade de lesão da artéria poplítea. A incidência de lesões da artéria poplítea é maior nas luxações posteriores do joelho do que nas anteriores, devido à maior intensidade do traumatismo para provocar a luxação posterior. A incidência de lesão da artéria poplítea nos casos de luxação do joelho varia de 14 a 65%, segundo diversos autores.

Caso haja suspeita de lesão da artéria poplítea, uma arteriografia poderá ser realizada, a fim de detalhar a lesão. Por outro lado, a arteriografia irá retardar o tratamento cirúrgico, além de não ser um exame isento de complicações. Caso se opte por realizar este exame, a via de acesso para arteriografia da artéria poplítea é através de punção da artéria femoral.

Ruptura total ou oclusão da artéria poplítea devem ser consideradas situações de emergência que põem em risco a viabilidade do membro. Em casos de suspeita de lesão dessa artéria, um cirurgião vascular deve ser consultado imediatamente. O tratamento cirúrgico deve ser realizado o mais precocemente possível.

A via de acesso cirúrgico à artéria poplítea pode ser medial (face interna da coxa e joelho) ou posterior (em formato de "S", que garante a melhor exposição mas exige maior conhecimento anatômico, devido à existência do feixe neural, que poderá ser lesionado por um cirurgião menos experiente).

D. **Artéria ilíaca.** Lesões da artéria ilíaca são devidas, principalmente, a traumatismos penetrantes, por se tratar de artéria bem protegida. Comumente, tais lesões se associam a lesões venosas. Devido a seu calibre mais grosso, e com exceção dos casos de lesão por arma de fogo, a sutura lateral da artéria é o primeiro procedimento a ser escolhido. Os problemas específicos devem-se a lesões intestinais concomitantes, com contaminação da cavidade abdominal. Nesses casos, a morbidade e a mortalidade global têm grande aumento. A mortalidade geral nas lesões penetrantes da artéria ilíaca é de 28%. O uso de próteses sintéticas de Dacron®, assim como em outras lesões arteriais, apresenta alto índice de infecção, estando, por isso, contraindicado (essas próteses podem ser utilizadas apenas em situações críticas, em que nenhum outro tratamento seja possível).

Já estudos experimentais recentes, realizados em animais infectados com *Staphylococcus aureus* e portadores de próteses de PTFE®, mostraram maior resistência desse material à infecção; no ser humano, em uma grande série de

pacientes operados em Houston, Texas, nos quais o PTFE® foi usado como substituto arterial em casos de traumatismo, os resultados foram bastante animadores.
E. **Artéria carótida.** Lesões na carótida se associam a índice aumentado de acidentes vasculares cerebrais isquêmicos, devido à trombose arterial frequentemente associada. As lesões cervicais penetrantes com sangramento importante são indicação de abordagem cirúrgica imediata. Já os traumatismos fechados da carótida são pouco frequentes, podendo apresentar-se como grandes hematomas cervicais ou com quadro neurológico específico. No caso de traumatismos fechados, a importância de métodos diagnósticos complementares é fundamental; o traumatismo não penetrante da carótida não é comum e frequentemente passa despercebido a uma avaliação inicial. Entre os métodos complementares utilizados para o diagnóstico, citamos a angiografia por cateterismo da artéria braquial, a ultrassonografia com Doppler das carótidas e o *duplex scan*. É importante lembrar que, nas lesões da carótida, todo esforço deve ser feito para preservar o fluxo cerebral, evitando-se a ligadura arterial.

Ao se tornarem crônicas, as lesões da carótida podem evoluir com a formação de pseudoaneurisma, com sangramento tardio, tanto externo como para o interior da nasofaringe, no caso de lesões da carótida interna.

F. **Artérias tibiais.** A maioria das lesões observadas nas artérias tibiais anterior e posterior é secundária a traumatismos contusos, e frequentemente associada a lesões ósseas. Quando há uma lesão isolada de uma das artérias tibiais, se a outra artéria tibial e a artéria fibular estiverem patentes, pode-se optar pela ligadura arterial sem muito risco para o paciente. A patência das duas outras artérias, entretanto, deverá ser comprovada previamente, em geral por arteriografia.

Havendo necessidade de abordagem da artéria tibial, esta deverá ser feita imediatamente, pois retardar a cirurgia tornará o procedimento mais difícil, comprometendo o resultado cirúrgico. Na maioria dos casos de reparo das artérias tibiais, é necessária a interposição de um enxerto venoso.

VIII. **Técnicas de imagem e endovasculares.** Com o surgimento das novas tecnologias de imagem, o diagnóstico e a abordagem dos traumatismos vasculares rapidamente evoluíram. Por exemplo, exames de *duplex scan* a cores são úteis para identificar e direcionar o tratamento de fístulas arteriovenosas e falsos aneurismas.

Aplicações de cirurgias endovasculares por cateter têm sido usadas com frequência, sobretudo por cirurgiões previamente familiarizados com técnicas de acesso vascular e arteriografias. Esses conceitos foram usados inicialmente em centros de traumas urbanos e têm evoluído com o passar dos anos, na medida em que as salas de cirurgia foram adaptadas para permitir intervenções endovasculares em pacientes com traumatismo agudo.

A embolização vascular com *coils* de aço tem sido útil no controle de hemorragias pélvicas e no tratamento de falsos aneurismas de exposição difícil. Enxertos endovasculares de *stents* revestidos expandiram as possíveis opções de tratamentos para lesões vasculares (Figura 27.3).

Recentemente, publicações descreveram situações de transecção arterial completa tratadas com implante de *stents* não revestidos.

IX. **Complicações.** As três complicações mais importantes associadas a reparo arterial em casos de traumatismo são: trombose, infecção e estenose.
A. **Trombose.** Trombose arterial aguda é a complicação mais importante encontrada nas cirurgias de reparo arterial, por ser relativamente comum quando comparada a outras complicações; em geral é possível uma correção bem-sucedida da

complicação, sobretudo se for diagnosticada precocemente. As causas de trombose pós-cirúrgicas estão ligadas tanto a lesões com grande destruição tissular como a reparos arteriais inadequados.
- B. **Infecção.** Capaz de causar ruptura de um reparo arterial, a infecção pode conduzir a um sangramento agudo e drástico, com exsanguinação e risco de morte. Como em outras áreas de cirurgia, a prevenção é, de longe, o melhor tratamento. O diagnóstico imediato de lesão arterial, o uso de antibióticos apropriados, desbridamento adequado do ferimento e das bordas arteriais, a melhor restauração da continuidade vascular possível e uma adequada nutrição sistêmica, em conjunto, devem ajudar a prevenir infecção vascular. No período pós-operatório, observação meticulosa do estado geral do paciente e da evolução da ferida operatória é obrigatória.
- C. **Estenose.** Dois tipos principais de estenose podem ocorrer como complicação do reparo de uma lesão arterial. O primeiro tipo é puramente uma complicação técnica, causada pela ocorrência de muita tensão na linha de sutura, ou por se tentar executar uma sutura lateral levando à estenose ou, ainda, por algum outro problema relacionado com a própria linha de sutura. O segundo tipo importante de estenose se desenvolve, em geral, à custa de hiperplasia da camada íntima arterial no nível da linha de sutura, que ocorre a médio prazo, depois de algumas semanas ou meses.

X. **Discussão.** No atendimento de lesões arteriais periféricas agudas, têm sido levantados inúmeros pontos de controvérsia, como, por exemplo: a realização ou não de arteriografia preliminar; o valor da arteriografia para se estabelecer o prognóstico; o tipo de tratamento instituído, ou seja, a interposição de veia ou anastomose terminoterminal, com ou sem ressecção de segmento arterial; o uso de materiais sintéticos (próteses vasculares), como Dacron®, PTFE®, ou de material biológico (veia umbilical humana, enxerto vascular de pericárdio bovino, mamária bovina); a necessidade de fasciotomia precoce (em alguns casos, até mesmo profilática); a fixação de fraturas concomitantes existentes; o uso de heparina, vasodilatadores, oxigenoterapia hiperbárica; o tratamento de lesões venosas e neurais associadas.

A experiência dos autores norte-americanos durante a Guerra do Vietnã, quando um enorme contingente de lesões vasculares pôde ser observado, contribuiu muito para elucidar a resposta a essas questões; transpostas para o meio urbano, as conclusões obtidas no período da guerra têm uma perfeita adaptação e funcionam de modo semelhante. Assim, a posição atual tem sido a descrita a seguir.
- A. **Momento da cirurgia.** As lesões arteriais agudas devem ser abordadas cirurgicamente o mais rápido possível, proporcionando revascularização precoce do membro, para evitar a ocorrência de necrose tissular.
- B. **Desbridamento arterial.** É necessária a ressecção de cerca de 0,5 a 1,0 cm tanto proximal quanto distalmente, nos cotos arteriais, em casos de lesão por arma de fogo. Contudo, caso a aproximação das duas extremidades resulte em tensão na linha de sutura, a tentativa de anastomose T-T deverá ser abandonada, e um enxerto venoso deverá ser interposto. Um enxerto de PTFE® é uma opção possível em artérias de médio e grosso calibres (enxertos de 4 mm ou menos de diâmetro tendem a ocluir), quando não for possível a colocação de um enxerto venoso. Enxertos biológicos, como a veia umbilical humana, a mamária bovina ou enxerto vascular de pericárdio bovino, têm sido usados ocasionalmente em casos de traumatismo, de tal modo que seu comportamento não é de todo conhecido.
- C. **Uso de *patch* (telha).** Não se deve utilizar *patch* em casos de lesão por arma de fogo com perda de substância – quando necessário, deverão ser feitas ressecção do segmento e colocação de um segmento de veia.

D. **Lesões venosas concomitantes.** O reparo das lesões venosas é sempre preferível à ligadura, para que seja evitado edema das extremidades (Capítulo 28, *Traumatismos Venosos Periféricos*).
E. **Lesões ósseas concomitantes.** Nos casos de fratura em que houver necessidade de fixação interna, o risco de infecção estará sempre aumentado. Nesses pacientes, a abordagem deverá ser feita em conjunto por equipes de ortopedia e de cirurgia vascular. Antibioticoterapia deverá sempre ser considerada nesses casos.
F. **Uso de anticoagulantes.** O uso de heparina sistêmica por via intravenosa no pós-operatório estará contraindicado, ficando reservado apenas para os casos mais graves com grandes perdas de tecido, em que estejam acometidas as artérias de fino calibre, com maior possibilidade de trombose pós-operatória. Se a reconstituição cirúrgica de uma artéria de médio ou grosso calibre foi bem efetuada, não se justifica o uso de heparina intravenosa; se a cirurgia foi mal executada, por maior que seja a quantidade de heparina utilizada, a patência da artéria não será mantida. Já o uso de heparina por via subcutânea (principalmente as heparinas de baixo peso molecular) pode ser feito com a finalidade de prevenir trombose intravascular, e também como prevenção de quadros de trombose venosa.

Em relação à manutenção da anticoagulação oral, não se trata de conduta normalmente adotada.

Não existem trabalhos que relatem a utilização dos novos anticoagulantes orais, como dabigatrana e rivaroxabana, em casos de traumatismo arterial agudo.
G. **Uso de vasodilatadores.** O uso de vasodilatadores arteriais convencionais para tratamento de traumatismo agudo não tem fundamento clínico; assim, em princípio, esses fármacos não devem ser usados.
H. **Simpatectomias.** A realização de procedimentos de simpatectomias lombar e cervicotorácica em casos de lesões arteriais agudas tem resultados questionáveis. Não são procedimentos de rotina e raramente levam a algum resultado positivo.
I. **Câmara hiperbárica.** O uso de oxigênio em câmara hiperbárica pode reduzir o índice de amputação que se segue à lesão dos vasos femorais (artéria e veia) em casos nos quais exista comprometimento tissular. A utilização da câmara hiperbárica deve ser associada à cirurgia reconstrutiva arterial e de partes moles, e ao uso de antibióticos.
J. **Técnicas endovasculares.** Têm sido usadas de maneira inicial em portadores de traumatismos arteriais. Seu uso, entretanto, é ainda limitado, devido à pouca disponibilidade dessas técnicas (e dos equipamentos e profissionais necessários para realizá-las). Sua grande utilidade é demonstrada em pacientes cujo quadro clínico eseja estabilizado, propiciando um planejamento de abordagem de modo eletivo ou semieletivo.

Bibliografia

Arthurs ZM, Sohn VY, Starnes BW. Vascular trauma: endovascular management and techniques. Surg Clin N Am. 2007; 87:1179-92.
Baker WE, Wassermann J. Unsuspected vascular trauma: blunt arterial injuries. Emerg Med Clin North Am. 2004; 22(4):1081-98.
Belczak S, da Silva ES, Aun R et al. Endovascular treatment of peripheral arterial injury with covered stents: an experimental study in pigs. Clinics. 2011; 66(8):1425-30. doi:10.1590/S1807-59322011000800020.
Burch JM, Richardson RL, Martin RR et al. Penetrating iliac vascular injuries: recent experience with 233 consecutive patients. J Trauma. 1990; 30:1450.
Cargile JS, Hunt JL, Purdue GE. Acute trauma of the femoral artery and vein. J Trauma. 1992; 32:364-71.
Carrillo EH, Spain DA, Miller FB et al. Femoral vessel injuries. Surg Clin North Am. 2002; 82(1):49-65.

Chatt A. Johnson. Endovascular management of peripheral vascular trauma. Semin Intervent Radiol. 2010; 27(1):38-43. doi: 10.1055/s-0030-1247887.

Davis JW, Holbrook TL, Hoyt DB et al. Blunt carotid artery dissection: incidence, associated injuries, screening, and treatment. J Trauma. 1990; 30:1514.

Davison BD, Polak JF. Arterial injuries: a sonographic approach. Radiol Clin North Am. 2004; 42(2):383-96.

DeBakey ME, Simeone FA. Battle injuries of the arteries in World War II: an analysis of 2.471 cases. Am Surg. 1946; 123:534.

Ekim H, Kutay V, Demirbag R et al. Management of the lower extremity arterial injuries. Eastern Journal of Medicine. 2004; 9(1):39-43.

Feliciano DV, Mattox KL, Graham JM et al. Five year experience with PTFE grafts in vascular wounds. J Trauma. 1985; 25:71.

Fox CJ, Starnes BV. Vascular surgery on the modern battlefield. Surg Clin. N Am. 2007; 87:1193-21.

Gakhal MS, Sartip KA. CT angiography signs of lower extremity vascular trauma. AJR Am J Roentgenol. 2009; 193(1):W49-57.

Gillespie DL, Cantelmo NL. Traumatic popliteal artery pseudoaneurysms: case report and review of literature. J Trauma. 1991; 31:412.

Giswold ME, Landry GJ, Taylor LM, Moneta GL. Iatrogenic arterial injury is an increasingly important cause of arterial trauma. Am J Surg. 2004; 187(5):590-2; discussion on 592-3.

Gonzalez RP, Falimirski ME. The utility of physical examination in proximity penetrating extremity trauma. Am Surg. 1999; 65(8):784-9.

Hammond DC, Gould JS, Hanel DP. Management of acute and chronic vascular injuries to the arm and forearm. Indications and technique. Hand Clin. 1992; 8:453-63.

Hede Yan, Bin Zhao, John Kolkin et al. The management of lower extremity multilevel arterial injuries: a 10-year experience. PLoS One. 2015; 10(3): e0121769. Published online 2015. doi: 10.1371/journal.pone.0121769.

Hood DB, Yellin AE, Weaver FA. Vascular trauma. In: Dean RH, Yao JST, Brewster DC. Current Diagnosis and Treatment in Vascular Surgery. Prentice-Hall International, Inc.; 1995; 405-7.

Johansen K, Lynch K, Paun M et al. Non-invasive vascular tests reliably exclude occult arterial trauma in injured extremities. J Trauma. 1991; 31(4):515-9; discussion on 519-22.

Laasomen EW. Emergency angiography in extremity trauma: prognostic aspects. Acta Radiol. 1978; 19:42.

Lazarides MK, Arvanitis DP, Liatas AC et al. Iatrogenic and noniatrogenic arterial trauma: a comparative study. Eur J Surg. 1991; 157:17.

Li MS, Smith BM, Espinosa J et al. Nonpenetrating trauma to the carotid artery: seven cases and literature review. J Trauma. 1994; 36:265-72.

Martin LC, McKenney MG, Sosa JL et al. Management of lower extremity arterial trauma. J Trauma. 1994; 37(4):591-8; discussion on 598-9.

Melton SM, Croce MA, Patton Jr JH et al. Popliteal artery trauma. Systemic anticoagulation and intraoperative thrombolysis improves limb salvage. Ann Surg. 1997; 225(5):518-27; discussion on 527-9.

Miller-Thomas MM, West OC, Cohen AM. Diagnosing traumatic arterial injury in the extremities with CT angiography: pearls and pitfalls. Radiographics. 2005; 25(Suppl 1):S133-42.

Mills RP, Robbs JV. Pediatric arterial injury: management options at the time of injury. JR Col Surg Edinb. 1991; 36:13.

Modral JG. Diagnosis and management of penetrating vascular trauma and the injured extremity. Emerg Med Clin North Am. 1998; 16(1):129-44.

Modral JG, Weaver FA, Yellin AE. Vascular considerations in extremity trauma. Orthop Clin North Am. 1993; 24:557-63.

Monteiro ELC. Trauma arterial. In: Lázaro da Silva A. Cirurgia de Urgência. 2. ed. Rio de Janeiro: Medsi; 1994. p. 794-7.

Pires MTB et al. Traumatismos arteriais periféricos: análise de 48 casos. Rev Assoc Med Brasil. 1981; 27:337.

Radonic V, Baric D, Petricevic A et al. War injuries of the crural arteries. Br J Surg. 1995; 82(6):777-83.

Rich NM. Complications of vascular injury management. Surg Clin North Am. 2002; 82(1):143-74.

Rich NM, Spencer FC. Vascular Trauma. Philadelphia: W.B. Saunders Co.; 1978.

Saim L, Rejab E, Hamzah M et al. Massive epistaxis from traumatic aneurysms of the internal carotid artery. Aust NZJ Surg. 1993; 63:906-10.

Shah DM, Corson JD, Karmody AM et al. Optimal management of tibial arterial trauma. J Trauma. 1988; 28(2):228-34.

Shan Zhong, Xiquan Zhang, Zhong Chen et al. Endovascular repair of blunt popliteal arterial injuries. Korean J Radiol. 2016; 17(5):789-96. Published online 2016. doi: 10.3348/kjr.2016.17.5.789.

Stovall RT, Pieracci FM, Johnson JL. Perioperative management of peripheral vascular trauma. Semin Cardiothorac Vasc Anesth. 2012; 16(3):133-41.

Thal ER, Snyder III WH, Peny MO. Vascular injuries of the extremities. In: Rutherford RB. Vascular Surgery. 41. ed. v. 1, Philadelphia: W.B. Saunders Co.; 1995; 713-3.

Turowski GA, Amjadi N, Sterling A et al. Aneurysm of the radial artery following blunt trauma to the wrist. Ann Plast Surg. 1997; 38(5):527-30.

Wascher DC. High-velocity knee dislocation with vascular injury. Treatment principles. Clin Sports Med. 2000; 19(3):457-77.

28
TRAUMATISMOS VENOSOS PERIFÉRICOS
Marco Tulio Baccarini Pires

I. Introdução. Ao longo dos anos, as lesões arteriais têm sido sempre as mais profundamente estudadas ao se abordarem os traumatismos vasculares, que ocupam uma posição de maior destaque e importância. Isso se deve, principalmente, a quase sempre os traumatismos arteriais levarem a sangramento mais vultoso do que as lesões venosas; além disso, as consequências e sequelas de uma lesão arterial são, na maioria das vezes, mais graves e imediatas, representando maior morbidade e mortalidade.

Mesmo após a Segunda Guerra Mundial, quando se iniciou a fase moderna dos reparos arteriais (Capítulo 27, *Traumatismos Arteriais Periféricos*), as cirurgias venosas por trauma têm consistido principalmente em procedimentos de **ligadura** da veia, e não em sua reconstrução. A ligadura venosa tem sido realizada pelos seguintes motivos: pouco prejuízo funcional para o paciente na maioria dos casos (mesmo em veias de maior calibre); cirurgia de reconstrução venosa tem eficácia discutível (devido à baixa pressão intravenosa, a trombose pós-operatória é frequente); crença antiga (e absurda), que afirma que a ligadura venosa diminuiria a possibilidade da ocorrência de gangrena nos casos de lesão arterial concomitante em que fosse necessário ligar a artéria correspondente (baseando-se na restauração do balanço entre aporte de sangue e retorno venoso).

Após uma cirurgia de reparo venoso, torna-se difícil verificar se a restauração do fluxo saiu a contento; diferentemente das artérias, não é possível a observação de pulsações em uma veia para avaliar a patência de uma anastomose.

Em rigor, as cirurgias de reparo venoso só começaram a ser realizadas de maneira mais efetiva após a experiência americana na Guerra do Vietnã. O trabalho preliminar preparado pelo Vietnam Vascular Registry, em 1970, encorajou a realização de cirurgias reconstrutoras nas veias de maior calibre dos membros, principalmente nos membros inferiores.

A importância do reparo venoso está basicamente ligada a: prevenção da insuficiência venosa crônica nas lesões de veias de grande calibre dos membros inferiores; lesões da veia poplítea, como prevenção de edema e da ocorrência da síndrome compartimental (que podem levar à perda do membro nos casos de lesão arterial concomitante); ocorrência de grandes destruições tissulares com grave comprometimento de partes moles, a tal ponto que essa destruição possa interromper o retorno venoso; casos de lesão de todas as principais veias que fazem o retorno venoso de uma extremidade.

Em cada um desses casos, se não realizado o reparo venoso, a estase venosa e o edema consequentes à lesão poderão levar à diminuição do aporte arterial de sangue para o membro, com graus variáveis de isquemia. Mesmo nas situações em que o reparo venoso seja transitório, com oclusão posterior da cirurgia efetuada, a existência de um fluxo, ainda que temporário, poderá tornar possível que a circulação colateral se forme, minimizando as sequelas tardias.

Até alguns anos atrás, havia preocupação sobre a possibilidade de ocorrência de embolia pulmonar por formação de coágulo na área anastomosada. Entretanto, demonstrou-se que esta complicação é rara depois de reparo venoso. Não obstante, existem indicações para uso de anticoagulante, tanto parenteral quanto oral, após lesões venosas de determinados tipos tratadas por reparo cirúrgico.

A incidência real de traumatismos venosos isolados entre os portadores de traumatismo vascular é da ordem de 10%; diferentes estudos mostram que, em caso de lesão arterial, a lesão venosa pode ser verificada em 50 a 66% dos casos.

A determinação da veia lesada também é variável, dada a extrema diversidade anatômica do sistema venoso. Entretanto, foi observado que a veia mais lesada nos diversos tipos de traumatismo (penetrantes ou não) é a femoral, representando em média 18% das lesões, seguindo-se o segmento venoso axilobraquial (14%).

As lesões venosas traumáticas podem ser devidas a múltiplas causas. Em nosso meio, predominam as lesões venosas causadas por arma de fogo, seguindo-se as provocadas por arma branca e as decorrentes de traumatismos fechados. Outros tipos de lesões que podem ocorrer são as iatrogênicas (p. ex., cirurgias de hérnia inguinal, de varizes dos membros inferiores, procedimentos de punção de veia subclávia e jugular interna, cateterismos cardíacos etc.).

Os acidentes elétricos (p. ex., queimaduras por eletricidade) podem ser os causadores de outro tipo de lesão venosa, mais rara, com trombose e hemorragia vascular.

II. **Classificação.** Podemos classificar os traumatismos venosos periféricos, de acordo com seu agente causal, em: traumatismos penetrantes; traumatismos contusos (indiretos) e traumatismos iatrogênicos.

A. **Traumatismos penetrantes.** Os traumatismos venosos penetrantes podem ser de três tipos: **lesão parcial** – com ruptura parcial da parede, sem penetração no lúmen (este tipo de traumatismo não tem importância prática, pois não há solução de continuidade na parede da veia); **laceração** – ocorre penetração no lúmen do vaso, e é a lesão mais comum, ocasionando hemorragia interna ou externa; **transecção completa da veia** – lesão de veias de maior calibre, geralmente associada à lesão arterial.

Diferentemente das artérias, nas quais a secção completa leva à contração dos cotos, nas veias, pela falta de uma camada elástica mais importante, essa contração não ocorre. Desse modo, a perda sanguínea poderá ser vultosa após lesão venosa completa.

B. **Traumatismos fechados.** A lesão nos traumatismos venosos fechados pode ser de três tipos: **lesão da íntima, lesão da íntima e da média** e **lesão completa** do vaso. Nos casos de lesão completa do vaso com esmagamento, o quadro clínico é bem característico imediatamente após o traumatismo. A obstrução venosa aguda, principalmente em veia de maior importância, leva a edema, palidez do membro e ingurgitamento das veias do tecido subcutâneo.

Outro tipo de traumatismo fechado é observado de maneira indireta durante luxação de grandes articulações – o estiramento (p. ex., o estiramento da veia braquial na luxação da articulação do ombro). As lesões de estiramento levam à trombose e, mais raramente, à hemorragia.

Mais recentemente, no fim da década de 1990, foi criada a expressão "síndrome da classe econômica", que rapidamente caiu em uso popular, para designar casos de trombose venosa associados à permanência de passageiros assentados por longos períodos. Pensou-se na possibilidade de que a pressão nas veias dos membros inferiores provocada pela parte posterior dos assentos fosse uma causa importante na gênese desse problema (portanto, uma etiologia traumática), o que, na realidade, não ocorre. Este parece ser mais um problema de múltiplas causas e que acomete pessoas que tenham maior predisposição para doença tromboembólica, muito mais do que um aspecto puramente traumático (Capítulo 45, *Trombose Venosa dos Membros Inferiores*).

C. **Traumatismos iatrogênicos.** Lesões venosas iatrogênicas podem ocorrer em uma série de procedimentos médicos de diversas especialidades. Na criança, as lesões vasculares iatrogênicas secundárias à realização de procedimentos parecem ser as responsáveis pela maioria das ocorrências de traumatismo venoso.

Exemplos de lesões iatrogênicas seriam aquelas ocorridas durante punção da veia subclávia e veia jugular interna, nos procedimentos de cateterismo cardíaco, nas cirurgias de hérnias inguinais, na introdução e na retirada de filtros de veia cava inferior, em procedimentos de angioplastia e implante de *stents* venosos, e mesmo nas cirurgias de varizes dos membros inferiores.

Nas punções da veia subclávia, pode haver grandes lacerações, com a formação de hematomas locais e mesmo de hemotórax. Apesar de a punção da veia subclávia ser um procedimento simples, ele só deve ser executado por pessoa habilitada.

Nas lesões da veia femoral, que podem ocorrer durante hernioplastia inguinal ou varicectomia dos membros inferiores, hemorragias de vulto são observadas. Nesses casos, em geral existe insuficiência venosa profunda crônica, com acometimento do membro por edema e por estase venosa acentuada.

III. **Diagnóstico.** A maior parte das lesões venosas ocorre nas extremidades superiores e inferiores, principalmente devido à localização superficial de muitas veias, o que as torna mais vulneráveis ao traumatismo. O tipo de sangramento observado é caracterizado pelo fato de ser contínuo, não pulsátil, diferentemente do sangramento arterial. A cor do sangue venoso, mais escura, também auxilia no diagnóstico. Em uma ferida fechada, um grande hematoma pode desenvolver-se.

Nas primeiras 12 a 24 h após a lesão, sinais de insuficiência venosa aguda podem surgir. Eles se caracterizam por edema, estase venosa, diminuição da temperatura distal e coloração azulada. Nos casos crônicos, observam-se edema, varizes superficiais, pigmentação marrom na pele e, em uma fase mais tardia, úlceras de estase.

Um dado importante nos casos agudos é a existência de lesão externa no trajeto de veias calibrosas (mesmo naqueles pacientes em que não se observe sangramento externo vultoso). Há um alto grau de suspeição de lesão venosa (bem como de lesão arterial) nos casos de lesão externa penetrante no trajeto vascular.

A pesquisa de lesão arterial concomitante deve ser feita. O Doppler vascular deve ser usado como método complementar no diagnóstico, nos casos de lesões venosas e arteriais. A radiografia simples do local acometido deve sempre ser feita, pois mostrará, também, a existência de outras lesões, como as fraturas ósseas. Nos casos de lesão por arma de fogo, a radiografia poderá revelar o trajeto do projétil, por meio dos fragmentos da bala.

Os exames contrastados (flebografias) são mais indicados nos casos crônicos; raramente, eles podem ser úteis em um caso agudo.

Técnicas de ultrassonografia associadas ao estudo com Doppler vascular (*duplex scan*) têm alta sensibilidade para avaliar o sistema venoso e a sua função. Este tem sido atualmente o exame cada vez mais utilizado em situações de urgência.

IV. **Tratamento.** Deve-se ter em mente, em primeiro lugar, que o paciente precisa ser avaliado como um todo. São comuns graves alterações hemodinâmicas no paciente com traumatismo venoso. Todas as medidas para o tratamento deste quadro de choque devem ser instituídas.

Se houver hemorragia ativa, o seu controle deverá ser feito de imediato. Procura-se realizar a compressão da lesão; o garroteamento de membros, nos casos de lesão venosa, é de pouca valia. Se ele for utilizado em casos de lesões arterial e venosa concomitantes, o procedimento não deverá ultrapassar 30 a 40 min. Imobiliza-se o local afetado, principalmente se existir fratura óssea. O uso de antibióticos de largo espectro deve ser instituído nos casos de lesão venosa, pelo risco de desenvolvimento de flebites. Outras lesões devem ser identificadas e tratadas. Se também houver lesão arterial, esta deverá ser tratada em primeiro lugar.

Os fatores mais importantes para o sucesso de uma cirurgia de reconstrução venosa são: a remoção completa de trombos proximais e distais; o tratamento precoce da lesão (ideal até 4 h); o reparo perfeito da lesão, evitando qualquer estenose, por mínima que seja, com coaptação total da camada íntima; e o uso sistemático de heparinização intravenosa peroperatória.

A cirurgia venosa segue os princípios básicos das cirurgias arteriais, ou seja, vias amplas de acesso, sutura evertente, uso de instrumental adequado e de fios próprios (Prolene® 6-0 ou 7-0), técnica atraumática, uso de heparina e desobstrução vascular. A preferência para as suturas vasculares (arteriais e venosas) são os fios não absorvíveis.

Cinco tipos de reparo podem ser considerados para o tratamento das lesões venosas: ligaduras, reparo com sutura lateral, anastomose terminoterminal, utilização de telha (retalho) e utilização de enxerto venoso. O procedimento mais amplamente utilizado no tratamento das lesões venosas tem sido a ligadura. No entanto, esse procedimento só deve ser utilizado em veias de menor calibre e naquelas em que a ligadura não cause um comprometimento maior no fluxo venoso. Nos casos de ligadura em veias mais importantes em membro inferior, é obrigatório que se proceda à elevação do membro no pós-operatório de maneira rotineira, bem como ao seu enfaixamento. A utilização de faixa de crepom ou de meias elásticas de alta compressão, por períodos que variam até um prazo máximo de 3 meses, é fundamental nesses casos, para impedir a formação de um trombo ao longo da veia acometida.

O controle de sangramento venoso deverá ser obtido por meio da compressão com "bonecas" de gaze, montadas em pinças hemostáticas, acima e abaixo da lesão. Deve-se lembrar que as lesões venosas podem ser aumentadas de forma iatrogênica, pelo mau uso de clampes vasculares; muitas vezes, o cirurgião, ansioso frente a um sangramento venoso intenso, pode tentar clampear o vaso de qualquer modo, de maneira abrupta ou incorreta, aumentando a lesão.

Além disso, clampes vasculares menos delicados podem lesar as delicadas paredes venosas, propiciando pequenas lesões na camada íntima e favorecendo tromboses pós-operatórias. Sempre que possível, podem ser utilizados torniquetes e cadarços, colocados proximal e distalmente à lesão, para ajudar no controle do sangramento. A tração com cadarços (Fita Cardíaca®) pode realizar uma boa hemostasia, sem os riscos de aumento da lesão que um clampe vascular pode provocar.

Entre os procedimentos de reparo, o mais utilizado é a sutura venosa lateral, que é feita com fios apropriados (Prolene® 6-0 ou 7-0), em sutura contínua, na maioria dos casos. A principal preocupação relacionada com esta técnica é a de não estenosar o lúmen da veia. Caso ela venha a ocorrer, pode ser necessária a utilização de um *patch* venoso, para alargar o diâmetro da veia.

A utilização de uma anastomose venosa terminoterminal (T-T) é possível, porém é uma técnica bem mais complexa do que uma anastomose T-T arterial, uma vez que as veias não têm a mesma elasticidade das artérias. Um enxerto venoso com veia safena magna poderá ser utilizado. Nos casos de traumatismo venoso em membro inferior, a veia deverá ser obtida, sempre, no membro são.

Mesmo utilizando-se todas as técnicas descritas, com todos os cuidados necessários, é alto o índice de trombose venosa pós-operatória, chegando a ultrapassar os 30% nas lesões da veia femoral. Entre os enxertos sintéticos existentes comercialmente no Brasil, podemos citar os mesmos usados como substitutos arteriais, ou seja, os inorgânicos (PTFE® e Dacron®) e os orgânicos (veia umbilical humana preservada, enxerto vascular confeccionado com pericárdio bovino e artéria carótida bovina). O PTFE® tem sido usado ocasionalmente na substituição da veia cava inferior lesionada no traumatismo.

O PTFE® foi utilizado como substituto da veia cava inferior, mas o seu uso em traumatismos venosos periféricos não foi adequadamente estudado. Em princípio, ele não deveria ser utilizado, pois a ocorrência de trombose e de infecção é maior nesses casos.

Nas lesões específicas da veia femoral e da veia ilíaca, pode-se utilizar a veia safena contralateral, conduzida através de um túnel suprapúbico subcutâneo; é a chamada cirurgia de Palma, pouco difundida no nosso meio, mas que proporciona resultados excelentes.

Uma opção que se apresenta para substituição venosa em veias de maior diâmetro é o uso da veia safena aberta longitudinalmente e suturada de maneira **espiralada**, obtendo-se, com isso, um enxerto de bom calibre, adequado para uso em veias de maior diâmetro, como a femoral. Esta é uma boa técnica para substituição da veia femoral, mas requer um cirurgião vascular bem treinado, para confecção intraoperatória rápida do enxerto espiralado, e deve ficar reservada para os casos em que não exista outra opção de tratamento cirúrgico.

Após 30 dias, a patência global de uma cirurgia de reconstituição venosa se encontra em cerca de 73%, com os maiores índices de permeabilidade obtidos nos casos de anastomose venosa terminoterminal (88% dos casos patentes).

A fasciotomia (abertura longitudinal das aponeuroses musculares) é uma cirurgia complementar a ser utilizada em determinadas situações, como nos casos de lesões vasculares poplíteas, em que é comum a síndrome compartimental.

Em alguns casos, pode-se realizar técnica endovascular de reparo, com o implante de *stent* revestido, selando internamente a lesão. Durante procedimentos de angioplastia venosa (p. ex., ao se realizar a dilatação de veia axilar/subclávia devido a estenose venosa comprometendo uma fístula arteriovenosa usada para hemodiálise), um implante de *stent* revestido pode ser capaz de resolver uma situação emergencial.

V. **Cuidados pós-operatórios.** Os cuidados no pós-operatório das lesões venosas periféricas dividem-se em imediatos e tardios.

Entre os cuidados imediatos, podem-se destacar a elevação e o enfaixamento do membro. O enfaixamento não deve ser feito quando da realização de anastomose venosa, pelo risco de trombose, ficando reservado às ligaduras.

A utilização de heparina e/ou anticoagulantes orais no pós-operatório deverá ser reservada para aqueles casos de lesão de veias poplítea, femoral, braquial ou axilar, dependendo da extensão da lesão e do tipo de reparo utilizado. Reparos do tipo enxerto venoso ou remendo devem ser os mais considerados para uso de anticoagulante. No adulto, quando a anticoagulação plena estiver indicada, iniciamos com heparina, 5.000 UI IV a cada 4 h, por um período de 5 a 10 dias, ou, de preferência, em infusão contínua IV na bomba de infusão, na dose de 1.000 a 2.000 UI por hora. Apesar de o uso de heparina subcutânea de baixo peso molecular (enoxaparina – Clexane®) não ter sido formalmente estabelecido no traumatismo venoso, pode ser uma alternativa de tratamento quando a anticoagulação por via parenteral for necessária, devido à menor possibilidade de sangramento (fornecendo maior segurança em pacientes mais idosos).

Caso se pretenda manter o paciente com anticoagulante oral, em torno do terceiro ao sexto dia de pós-operatório, deve-se iniciar com varfarina sódica (Marevan®), na dose ajustada para um valor de relação normalizada internacional (RNI) médio de cerca de 3 (variando de 2,5 a 3,5). Atualmente, existe a opção do uso, quando necessário, dos modernos medicamentos anticoagulantes orais, como a rivaroxabana (Xarelto®), a apixabana (Eliquis®) e a dabigatrana (Pradaxa®), sendo desnecessário o controle da RNI. Esses medicamentos, entretanto, não estão ainda formalmente indicados nas situações de traumatismo venoso.

O uso de soluções de dextranas de baixo peso molecular tem sido útil na manutenção da patência das cirurgias de reparo no traumatismo venoso.

A utilização do ácido acetilsalicílico e outros fármacos antiplaquetários tem sido citada no período pós-operatório recente.

As principais complicações das lesões venosas são tromboembolismo pulmonar, síndrome pós-trombótica e fístulas arteriovenosas (na existência de lesão arterial concomitante).

A síndrome pós-trombótica constitui a principal preocupação entre os cuidados pós-operatórios tardios. São inúmeros os pacientes que se apresentam com edemas crônicos, de difícil resolução clínica. O uso de meia elástica apropriada em membro inferior pode ser mandatório por longos períodos.

VI. Discussão. Controvérsias acerca da reconstrução venosa têm persistido até os dias atuais. A ligadura venosa seria a opção mais simples de tratamento, notadamente em pacientes instáveis e portadores de traumatismos venosos intra-abdominais. Entre os militares, nas zonas de combate, a ligadura venosa ainda é o procedimento mais utilizado.

A ligadura venosa, entretanto, não é, necessariamente, a melhor solução para todos os pacientes, e em todas as veias lesionadas, pelas complicações e sequelas advindas do procedimento. A maioria dos dados da literatura dá suporte à reconstrução venosa e relata taxas maiores de complicações e de amputações quando a ligadura venosa foi realizada. Os autores que criticam as técnicas de reconstrução venosa costumam referir-se a elas como destinadas ao fracasso e à trombose, e também a episódios de tromboembolismo. No entanto, sabe-se que as técnicas de reconstrução têm uma boa chance de se manterem pérvias, caso decorram pelo menos 2 semanas da cirurgia.

Revisões da literatura realizadas acerca do atendimento a traumatismos venosos em uma população militar não encontraram diferenças na incidência de complicações tromboembólicas entre lesões venosas tratadas por reconstrução ou por ligadura.

As abordagens endovasculares se apresentam como uma nova opção de tratamento para certas lesões venosas. Deve-se ressaltar que existe a necessidade de pessoal treinado neste tipo de procedimento, a possibilidade de diagnóstico preciso, de equipamento de radiologia adequado e da disponibilidade de materiais para utilização emergencial.

Talvez o bom senso seja o melhor parâmetro para se tomar uma decisão quanto ao tipo de tratamento a ser utilizado no traumatismo venoso. Em pacientes com colapso hemodinâmico e risco à vida, a ligadura venosa seria a melhor e mais rápida escolha; em pacientes estáveis, deve-se se fazer um esforço para que o fluxo na veia comprometida pelo traumatismo seja restabelecida.

Bibliografia

Bermudez KM, Knudson MM, Nelken NA et al. Long-term results of lower-extremity venous injuries. Arch Surg. 1977; 132(9):963-7; discussion on 967-8.

Beşir Y, Gökalp O, Eygi B et al. A surgical approach to iatrogenic vascular injuries in pediatric cases. Ulus Travma Acil Cerrahi Derg. 2017; 23(3):217-22. doi: 10.5505/tjtes.2016.61282.

Bowers AL, Bautista SR, Bassora R et al. Traumatic lower extremity arteriovenous fistulae in children. Orthopedics. 2008; 31(6):612.

Burihan E. Traumatismos vasculares. In: Maffei FHA. Doenças vasculares periféricas. 2. ed. Rio de Janeiro: Medsi; 1995. p. 1113.

Cargile JS, Hunt JL, Purdue GF. Acute trauma of the femoral artery and vein. J Trauma. 1992; 32:364-71.

Debakey ME, Simeone FA. Battle injuries of the arteries in World War II: an analysis of 2.471 cases. Ann Surg. 1946; 123:534.

Egermayer P. The "Economy Class Syndrome". Chest. 2001; 120(4):1.047-8.

Ekim H, Dilek I, Aydin M et al. Outcome in the management of venous injury without arterial injury. East J Med. 1998; 3(2):67-70.

Fry WR, Smith RS, Sayers DV et al. The success of duplex ultrasonographic scanning in diagnosis of extremity vascular proximity trauma. Arch Surg. 1993; 128(12):1368-72.

Iriz E, Kolbakir F, Sarac A et al. Retrospective assessment of vascular injuries: 23 years of experience. Ann Thorac Cardiovasc Surg. 2004; 10(6):373-8.

Kraaijenhagen RA. Travel and risk of venous thrombosis. Lancet. 2000; 356(9.240):1492-3.

Kumar V. Endovascular treatment of penetrating injury of axillary vein with Viabahn endoprosthesis. J Vasc Surg. 2004; 40(6):1243-4.

Modrall JG, Weaver FA, Yellin AE. Vascular considerations in extremity trauma. Orthop Clin North Am. 1993; 24(3):557-63.

Odendaal J, Kong VY, Sartorius B et al. Mechanical complications of central venous catheterisation in trauma patients. Ann R Coll Surg Engl. 2017; 99(5):390-3. doi: 10.1308/rcsann.2017.0022.

Pappas PJ, Haser PB, Teehan EP et al. Outcome of complex venous reconstructions in patients with trauma. J Vasc Surg. 1997; 25(2):398-404.

Patel D, Ray CE Jr, Lokken RP et al. Advanced stent graft treatment of venous stenosis affecting hemodialysis vascular access: case illustrations. Semin Intervent Radiol. 2016; 33(1):39-45. doi: 10.1055/s-0036-1572550.

Pires MTB. Lesões traumáticas da veia cava inferior [tese]. Belo Horizonte: UFMG; 1993.

Pires MTB et al. Traumatismos arteriais periféricos: análise de 48 casos. Rev Assoc Med Brasil. 1981; 27:337.

Pires MTB, Lázaro da Silva A. Traumatismos venosos periféricos. In: Lázaro da Silva A. Cirurgia de urgência. 2. ed. Rio de Janeiro: Medsi; 1995. p. 797-800.

Qi Y, Gillespie DL. Venous trauma – new lessons and old debates. Perspect Vasc Surg Endovasc Ther. 2011; 23(2):74-9.

Quan RW, Gillespie DL, Stuart RP et al. The effect of vein repair on the risk of venous thromboembolic events: a review of more than 100 traumatic military venous injuries. J Vasc Surg. 2008; 47(3):571-7.

Rich NM. Management of venous trauma. Surg Clin North Am. 1988; 68:809-21.

Rich NM. Venous disease, venous trauma and perspective. Phlebologie. 1993; 46(3):345-8.

Rich NM, Spencer FC. Vascular trauma. Philadelphia: W.B. Saunders Co.; 1978.

Smith LM, Block EFJ, Buetcher KJ et al. The natural history of extremity venous repair performed for trauma. The American Surgeon. 1999; 65:116-20.

Thal ER, Snyder III WH, Perry MO. Vascular injuries of the extremities. In: Rutherford RB. Vascular surgery. Philadelphia: W.B. Saunders Co.; 1995. p. 713.

Valentin CN, Zangan SM. Axillary vein rupture after angioplasty. Semin Intervent Radiol. 2009; 26(3):276-8. doi: 10.1055/s-0029-1225673.

Velmahos GC, Spaniolas K, Tabbara M et al. Pulmonary embolism and deep venous thrombosis in trauma: are they related? Arch Surg. 2009; 144(10):928-32.

Yim NY, Kim JK, Kim HO et al. Iliac vein stent fracture due to a migrated retrievable vena cava filter. Vasc Endovascular Surg. 2016; 50(2):94-7. doi: 10.1177/1538574416628653. Epub 2016 Feb 11.

TRAUMATISMOS CRANIOENCEFÁLICOS 29
Rodrigo Moreira Faleiro
Camila Carvalhais Costa

Traumatismo Cranioencefálico no Adulto

I. Introdução. Define-se traumatismo cranioencefálico (TCE) como o comprometimento estrutural e/ou funcional de couro cabeludo, crânio, meninges, encéfalo e/ou vasos secundários a um evento traumático. A importância do estudo do TCE relaciona-se principalmente com a magnitude dos problemas causados por ele.

Neste capítulo, são apresentadas as características mais úteis ao diagnóstico, salientando-se o valor da escala de coma de Glasgow (ECG). É descrita a importância dos exames subsidiários, notadamente da tomografia computadorizada (TC) do encéfalo e do monitoramento da pressão intracraniana (PIC). Apresenta-se uma classificação dos traumatismos cranioencefálicos, com especial ênfase à fisiopatologia, à anatomia patológica, ao quadro clínico e ao tratamento conservador e/ou cirúrgico de cada entidade, destacando-se ainda a importância do centro de tratamento intensivo (CTI). Finalmente, relacionam-se as complicações e sequelas, incluindo processos variados, cuja etiopatogenia depende, principalmente, de como é feita a abordagem inicial do paciente.

II. Epidemiologia. Atualmente, nos países ocidentais, o traumatismo é a primeira causa de morte entre os adultos jovens (15 aos 29 anos de idade), sendo a terceira causa de morte na população em geral, considerando-se todas as faixas etárias. Existem ainda dois outros grupos etários nos quais ocorre pico de incidência do TCE: na primeira década de vida e em pacientes com mais de 60 anos de idade. Os homens são mais frequentemente acometidos que as mulheres – em torno de 3 a 4 vezes.

Aproximadamente 40% dos pacientes admitidos em uma unidade de emergência foram vítimas de traumatismo mecânico. O TCE é responsável por cerca de 50% dos óbitos e pela maioria das mortes precoces relacionadas com esses traumatismos, além de causar comprometimento funcional grave e prolongado nos sobreviventes.

No Brasil, de acordo com os dados do Ministério da Saúde registrados no formulário eletrônico do Datasus para o período de 2014, o número de internações e o valor gasto por internação devido ao TCE são mais elevados para o sexo masculino na faixa etária entre 20 e 24 anos. Já a média de permanência hospitalar e a taxa de mortalidade por TCE são maiores no sexo masculino na faixa etária acima de 75 anos.

Nos EUA, a cada 7 s, 1 pessoa sofre traumatismo craniano e, a cada 5 min, 1 delas morre. Tal proporção equivale a 500.000 novas admissões anuais decorrentes de TCE. Destas, cerca de 50 mil indivíduos morrem antes de chegar ao hospital, e mais 15 a 20 mil falecem após o atendimento hospitalar. Dos cerca de 430 mil restantes, outros 50 mil evoluem com sequelas neurológicas de maior ou menor gravidade.

Considerando que as mortes e as sequelas funcionais relacionadas com o TCE acometem mais frequentemente pessoas em plena atividade produtiva, pode-se estimar os prejuízos econômicos e sociais decorrentes desta lesão.

Embora a principal causa de TCE varie entre diferentes localidades ou regiões e de acordo com a faixa etária, a mais importante é representada pelos acidentes com meios de transporte (cerca de 50%), seguidos por quedas, agressões e outras causas. Nos acidentes automobilísticos, 53% dos ocupantes sofrem traumatismo e, destes, 70% apresentam TCE. A confirmação da ingestão de bebidas alcoólicas nos pacientes envolvidos no TCE chega a 72%, o que contribui para a gravidade do traumatismo e prejudica a avaliação neurológica do paciente.

A maneira como é conduzido o caso desde os primeiros momentos após o acidente influi sobremaneira no resultado final. Entre os acidentes fatais, 43% poderiam apresentar uma evolução mais favorável se fossem abordados de maneira adequada nos primeiros minutos. Desde 1978, verificava-se que a maioria das mortes previsíveis nos pacientes com TCE decorria de uma abordagem inadequada dos pacientes que chegavam conscientes ao hospital. Felizmente, esse quadro tem mudado, em especial nos centros de referência para atendimento de politraumatizados, após o desenvolvimento dos protocolos de triagem e da sistematização do atendimento a esses pacientes (suportes de vida pré-hospitalar e avançado).

O índice de sobrevida e o grau de invalidez são determinados pelo nível de consciência no momento do traumatismo (a mortalidade é de 7%, mesmo nos pacientes lúcidos à admissão, e de 49% nos irresponsivos), pela existência ou não de hipoxia e/ou hipotensão arterial e pelas características da equipe médica que realiza o atendimento. Com o melhor entendimento da fisiopatologia do TCE, reconheceu-se que o atendimento pré-hospitalar deve ser focalizado na prevenção das lesões secundárias, as quais aumentam bastante a morbidade. A prevenção deve ser observada nos seguintes aspectos: evitar os acidentes – principalmente por meio de incentivo à educação e à normalização do trânsito, minimizar os traumatismos sofridos no impacto e assegurar que o dano cerebral subsequente a eventos secundários seja reduzido.

III. Fisiopatologia e anatomia patológica
  A. Generalidades. A fisiopatologia do TCE depende, principalmente, do mecanismo do trauma, que envolve a atuação de forças dinâmicas de impacto e/ou inercial, as quais, quando aplicadas ao crânio, causam deformação, aceleração ou desaceleração, com consequente compressão, tensão e distração das estruturas intracranianas, tanto vasculares quanto neurais.
  B. Classificação. Atualmente, enfatiza-se a classificação das lesões relacionadas com o TCE em primárias e secundárias. Tal abordagem tem como objetivo estabelecer correlações clinicopatológicas e auxiliar na identificação das complicações potencialmente evitáveis que ocorrem nos pacientes que "falam e morrem". O paradigma dessa divisão, portanto, seria evitar a deterioração clínica nos pacientes inicialmente considerados de baixo risco, e não a instituição de medidas heroicas e espetaculares nos pacientes graves. A lesão cerebral primária ocorre no momento do traumatismo e decorre da ação imediata do mecanismo do trauma. A lesão cerebral secundária é determinada por processos complicadores, os quais se iniciam no momento do traumatismo, mas que só são evidenciados clinicamente algum tempo depois.

  Do ponto de vista anatomopatológico, as lesões são classificadas em focais e difusas. As lesões focais costumam ser macroscópicas e limitadas a determinada área. São consequentes ao traumatismo localizado, sendo encontradas em cerca da metade dos pacientes com lesão cerebral grave e causam 2/3 das mortes por TCE. Compreendem as lesões do escalpo, as fraturas do crânio, as contusões cerebrais, os hematomas intracranianos e o infarto do tronco encefálico causado pela hipertensão intracraniana. As lesões difusas, por outro lado, geralmente são microscópicas e estão associadas à disfunção difusa do encéfalo. São representadas por lesão axonal difusa (LAD), lesão cerebral hipóxica, tumefação cerebral difusa e lesão vascular focal múltipla. Ocorrem em aproximadamente 40% dos pacientes com lesão cerebral grave, causam 1/3 das mortes por TCE e são a origem mais frequente de incapacidade neurológica persistente.

O TCE pode ainda ser classificado em aberto, quando ocorre exposição da dura-máter ou do parênquima nas fraturas expostas da convexidade ou da base; e fechado, quando a fratura não determina exposição dural. Quanto à gravidade clínica, o TCE é classificado em leve (Glasgow 13 a 15), moderado (Glasgow 9 a 12) e grave (Glasgow 3 a 8). A importância dessa classificação clínica será demonstrada no decorrer do texto.

C. **Anatomia funcional do controle pupilar.** As fibras simpáticas com origem em núcleos hipotalâmicos projetam-se para o centro ciliospinal da medula cervicotorácica, atravessando o tronco encefálico. Do centro ciliospinal, elas seguem o trajeto geral das fibras simpáticas cervicais. As fibras parassimpáticas originam-se, provavelmente, no hipotálamo, mas é possível traçá-las com precisão apenas a partir do núcleo de Edinger-Westphal, no teto do mesencéfalo, a partir do qual se projetam através do terceiro nervo craniano para os gânglios ciliares. As alterações pupilares são de extrema importância na semiologia dos TCE. Elas contribuem para o diagnóstico diferencial entre os quadros metabólicos e os originados por lesões estruturais do sistema nervoso, pois as vias neurais de controle pupilar são altamente resistentes a alterações metabólicas. É necessário pesquisar o modo, a reação à luz e o reflexo ciliospinal, formado pela dilatação causada por estimulação álgica da face e do pescoço. Nas lesões hipotalâmicas ou na herniação central, surge a síndrome de Horner central, caracterizada por miose ipsolateral, fotorreatividade, semiptose e anidrose. Nas lesões mesencefálicas, há midríase variável (*hippus*). Nas lesões mesencefálicas tegmentares ou nucleares, as pupilas são semifixas, irregulares e não reagem à luz. Por sua vez, nas lesões das fibras do terceiro nervo, há completa paralisia ipsolateral da pupila e da motricidade extrínseca. A midríase unilateral é sinal importantíssimo de herniação transtentorial do úncus, com chance de preceder acometimento da consciência. Ela sugere a existência de hematoma intracraniano, podendo aparecer na compressão temporal. É de grande auxílio na localização da lesão, chegando a 79% ipsolateralmente e 8% contralateralmente. Nas lesões pontinas, as pupilas são puntiformes, devido à interrupção das vias simpáticas.

D. **Distúrbios do nível e do conteúdo da consciência.** O distúrbio de consciência é o sintoma mais comum do traumatismo craniano. O paciente pode apresentar desde leves alterações na consciência até perda completa do contato com o ambiente – o coma. Outros achados que podem ser observados em pacientes confusos são perda da orientação temporoespacial e alterações da memória.

O coma pode ser mais prolongado, durante muitas horas, dias ou semanas, quando existem outras alterações associadas, como tumefação, hemorragia, contusão ou laceração do córtex. A duração do coma depende do local e da intensidade do traumatismo. Ou seja, conforme o local do traumatismo, a perda de consciência pode ser mais ou menos exacerbada. Por exemplo, a penetração de um pequeno projétil na região dos lobos parietais ou frontais pode não causar perda considerável de consciência. Enquanto isso, o mesmo projétil, ao passar pelo osso petroso e atingir a fossa posterior, pode produzir coma grave por um período prolongado. A recuperação do coma também ocorre de acordo com a extensão e a gravidade do traumatismo sofrido e sua localização.

Após um TCE, podem ocorrer: amnésia pós-traumática ou lacunar, causada por eventos logo após o traumatismo; amnésia anterógrada, que consiste no esquecimento de fatos recentes; e, por fim, amnésia retrógrada, menos frequente e manifestada pelo esquecimento de fatos mais remotos. Tais quadros de amnésia, principalmente o de amnésia anterógrada, podem manter-se por tempo variado. Na maioria das situações, esse intervalo de tempo correlaciona-se com a gravidade do traumatismo.

Por ser o distúrbio da consciência um dos sinais mais precoces e mais importantes que podem ser evidenciados durante a avaliação de um paciente com TCE, é fundamental que se evitem termos como "estupor", "semicomatoso", "obnubilação" e "inconsciente". Esses termos são pouco confiáveis, pois traduzem diferentes significados de acordo com o examinador. Portanto, dificultam sobremaneira o seguimento do estado de consciência dos pacientes. O mais adequado é classificá-lo por meio da pontuação pela escala de coma de Glasgow, universal e objetiva.

E. **Lesões específicas relacionadas com o TCE**
   1. **Lesões do couro cabeludo.** É frequente a ocorrência de contusões e lacerações do couro cabeludo no TCE. Estas lesões indicam o local do impacto, além de estabelecerem importantes indícios do traumatismo. Ou seja, pacientes que se apresentam com essas lesões devem ser suspeitos de terem sido vítimas de TCE ("TCE em potencial"). As lesões observadas são escoriação, contusão, equimose e laceração.
      a. **Escoriação.** Consiste na perda superficial de pequenas áreas da pele.
      b. **Contusão.** Consiste em uma lesão traumática dos tecidos com ruptura de vasos sanguíneos e sem solução de continuidade da pele.
      c. **Equimose.** Ocorre extravasamento de sangue de um local para outro. Dois tipos de equimoses são de observação importante no crânio: a periorbitária e a da mastoide.
      d. **Laceração.** Trata-se de uma ruptura tecidual por golpe.
   2. **Fraturas do crânio**
      a. **Fratura linear.** Trata-se de uma lesão que tende a originar-se no ponto de impacto e a estender-se para a convexidade ou para a base. A fratura linear é causada por um objeto de consistência dura colidindo contra o crânio. Este objeto é suficientemente grande para que não ocorra penetração no crânio e pequeno o bastante para a força de contato não ser distribuída difusamente sobre a superfície da cabeça. Pode ocorrer lesão por aceleração associada à fratura linear quando o impacto causa significativo movimento da cabeça. Uma força estática aplicada à cabeça, como nas lesões por compressão, é capaz de causar lesão intensa do crânio sem perda primária de consciência.
      b. **Fratura em afundamento.** Na fratura com afundamento, as bordas encontram-se desniveladas em graus variáveis (pelo menos a espessura da tábua óssea). Pode ser fechada ou aberta (exposta) e associa-se mais frequentemente a lesões durais, lesões corticais e hematomas intracranianos. Caso não seja tratada corretamente, há grande risco de fístula liquórica e consequente infecção leptomeníngea ou abscesso.
      c. **Fratura diastática.** Em fraturas com aspecto diastático, as bordas encontram-se afastadas, sendo mais comuns nas linhas de sutura cranianas e em crianças. Nesse tipo de fratura, há maior risco de lesão dural com

relação às fraturas lineares sem diástase, bem como a possibilidade de desenvolvimento de cistos leptomeníngeos ("fraturas em crescimento") e cicatrizes meningocorticais.

d. **Fratura da base média.** As fraturas do osso temporal são acompanhadas por equimose retroauricular (sinal de Battle) e otorragia, substituída pela otoliquorreia que, pela anatomia funcional regional, se extingue espontaneamente ao final de algumas horas ou dias. Raramente necessita de correção cirúrgica. Podem vir acompanhadas também pelo acometimento do nervo facial do lado da fratura.

e. **Fratura da base anterior.** A apresentação do quadro clínico varia de acordo com a gravidade do traumatismo frontobasal e o tempo decorrido desde o evento, podendo se manifestar com equimose subconjuntival e periorbitária uni ou bilateral, aumento da distância intercantal e rinorreia. Nesse tipo de traumatismo, são comuns as lesões do globo ocular e a fratura dos ossos da face. A existência de ar intracraniano ao exame de imagem é uma prova da perda da integridade meníngea, chamada de pneumatocele. Na maioria dos pacientes com traumatismo frontobasal, há anosmia. No entanto, quando não diagnosticada a lesão, os pacientes podem chegar ao hospital com um quadro infeccioso muitos anos após o traumatismo.

As expressões anatomoclínicas dessas lesões variam, mas a apresentação mais grave e mais frequente é representada pelo traumatismo do complexo frontonasoetmoidal, cuja predisposição à cominuição se acompanha sempre pela lesão dural. A importância do traumatismo do andar anterior da base do crânio está relacionada com as altas taxas de morbimortalidade associadas, principalmente quanto à infecção póstraumática do SNC. Isso ocorre quando uma fratura passa despercebida ou é mal avaliada em caso de ausência de sinais de comunicação craniossinusal ou de cessação espontânea de rinorreia por vários mecanismos, ou ainda quando os princípios básicos do tratamento não são observados.

3. **Contusão cerebral.** Nos estágios iniciais (contusões recentes), as contusões são caracterizadas por hemorragias perivasculares puntiformes na superfície cortical (cúpulas dos giros). Em casos de maior intensidade, a hemorragia pode estender-se para dentro da substância branca. Quando em grande número e intensidade, os extravasamentos de sangue podem unir-se, tornando difícil a distinção entre a contusão e o hematoma intracerebral. Os neurônios do córtex adjacente à hemorragia desenvolvem necrose isquêmica.

Classicamente, distingue-se a contusão da laceração. Na contusão, a integridade da pia-máter e da aracnoide é mantida, e não há solução de continuidade do tecido nervoso. Na laceração, ocorre ruptura da pia-máter, da aracnoide e do tecido nervoso subjacente. Contudo, ambos os termos costumam ser usados como sinônimos.

As evidências clínicas e experimentais indicam que a contusão cerebral, mesmo extensa, pode estar associada ao pleno estado de consciência e à evolução clínica favorável, desde que não ocorram complicações e que não haja associação à LAD.

Independentemente da região do impacto sobre o crânio, as contusões apresentam localização típica. Distribuem-se principalmente junto aos polos frontais, à superfície orbital dos lobos frontais, aos polos temporais, às superfícies lateral e inferior dos lobos temporais e ao córtex próximo ao sulco lateral. Em geral, são múltiplas e bilaterais, porém assimétricas.

As contusões subjacentes ao local do impacto (contusões por golpe) resultam da deformação provocada pela depressão óssea com consequente lesão da superfície cortical e dos vasos da pia-máter. A teoria da aceleração do encéfalo é a mais aceita atualmente para explicar a patogenia da contusão distante da área de impacto (por contragolpe). No momento do impacto com a cabeça em movimento, a aceleração do crânio é interrompida de modo abrupto, mas o encéfalo continua em movimento em virtude de sua maior inércia com relação ao crânio. Assim, opõe maior resistência à interrupção do movimento, em decorrência de sua maior massa. Em consequência deste movimento diferencial entre crânio e encéfalo, ocorre maior atrito no local em que o deslizamento do encéfalo é retardado, especialmente na superfície irregular da base do crânio, na qual a superfície do cérebro colide com relevos ósseos, como a asa menor do osso esfenoide e o teto da órbita. Assim se explica a maior frequência das contusões junto à base do lobo frontal, ao polo temporal e às bordas da fissura de Sylvius.

4. **Hemorragia intracraniana.** A hemorragia intracraniana é complicação frequente do TCE, especialmente nos pacientes com fratura de crânio. A maioria dos hematomas intracranianos está presente nas primeiras 48 h após o traumatismo. Pode ocorrer sangramento nos espaços extradural, subdural e subaracnóideo, no cérebro e nos ventrículos.

   a. **Hemorragia subaracnóidea.** Trata-se da existência de sangue entre a aracnoide e a pia-máter, no espaço ocupado pelo liquor. Quase todos os casos de TCE de intensidade significativa estão associados a algum grau de hemorragia subaracnóidea. É provocada, na maioria dos casos, pela rotação do encéfalo no interior do espaço subaracnóideo. Este movimento causa a ruptura de pequenos vasos subaracnóideos, levando a sangramento que geralmente não tem maior significado clínico. Em geral, não se associa a vasospasmo, ao contrário do que se verifica na hemorragia subaracnóidea espontânea (notadamente a relacionada com ruptura aneurismática).

   b. **Hemorragia intraventricular.** Ocorre de modo relativamente frequente no TCE associado à lesão cerebral profunda, sobretudo quando se verifica comprometimento do corpo caloso, do septo pelúcido e do fórnix. Pode também ser consequente à extensão de um hematoma intracerebral para dentro dos ventrículos.

   c. **Lesão vascular focal múltipla.** A ocorrência de pequenas hemorragias disseminadas pelo encéfalo é observada em pacientes que morreram rapidamente após o TCE, sendo lesão impossível em vida. Trata-se de lesão cerebral difusa primária, que ocorre no momento do impacto, sendo praticamente restrita aos casos de acidente de trânsito. A força inercial seria a responsável pela ruptura dos pequenos vasos.

   d. **Hematoma extradural.** O hematoma extradural ou epidural é a coleção de sangue coagulado situada entre a dura-máter e a tábua óssea interna. À medida que o hematoma extradural aumenta de volume, ocorre gradual descolamento da dura-máter com relação ao crânio e formação de massa de sangue coagulado de conformação biconvexa.

   O sangramento é, na maioria das vezes, arterial (85%), sendo a artéria meníngea média a maior responsável por tais sangramentos. Apesar de

Capítulo 29 | Traumatismos Cranioencefálicos

pouco frequentes, existem casos em que o hematoma epidural tem origem de sangramentos venosos, principalmente do seio sagital superior.

Observa-se que, em aproximadamente 68% dos casos, o hematoma epidural se acompanha de outras anormalidades intracranianas. As fraturas estão presentes em cerca de 60% dos pacientes, mas as fraturas deprimidas e compostas são menos frequentes.

Os hematomas epidurais, em sua fase aguda, costumam ser uniformemente hiperdensos, embora haja casos em que podemos encontrar bolhas. Estas se originam do aumento dos gases liberados pelas membranas, ou então em decorrência da fratura que pode estar contígua à lesão.

Pela pequena espessura da escama do osso temporal, pelo contato das artérias e das veias meníngeas médias com a tábua interna deste osso e pela menor aderência entre a dura-máter e a tábua interna dos ossos temporal e parietal (zona descolável de Gérard-Marchand), aproximadamente 70% dos hematomas extradurais ocorrem na região temporoparietal, com epicentro no ptérion. São circunscritos, por a dura-máter ser relativamente aderida ao crânio, sendo descolada com dificuldade.

O efeito patológico do hematoma extradural é, inicialmente, a compressão cerebral subjacente. Em seguida, há a tumefação do hemisfério cerebral comprometido e, por fim, a hipertensão intracraniana, que tende a comprimir o tronco encefálico por hérnia tentorial lateral.

O hematoma extradural predomina no sexo masculino em 80% dos casos (4 homens para 1 mulher) e é próprio do adulto jovem, sendo mais frequente entre os 20 e 40 anos de idade.

A aparência radiológica clássica (84%) é a de uma hiperdensidade uniforme, biconvexa (lenticular), adjacente à tábua óssea interna do crânio e com margens bem definidas em vários cortes. No entanto, deve ser lembrado que o hematoma extradural pode assumir outras configurações tomográficas, sendo, em 11% dos casos, convexo no lado adjacente ao crânio e plano no lado do cérebro, ou ainda, em formato de crescente como o hematoma subdural, o que ocorre em 5% dos pacientes.

e. **Hematoma subdural.** Esta lesão consiste no acúmulo de sangue entre a dura-máter e a aracnoide. Ao contrário do espaço extradural, este espaço é facilmente dilatado, o que possibilita o grande acúmulo de sangue com o hematoma subdural tendendo a cobrir todo o hemisfério cerebral. Os hematomas subdurais tendem a localizar-se nas convexidades do cérebro, com maior frequência do mesmo lado do traumatismo, mas aproximadamente 33% dos hematomas podem se mostrar contralateralmente ao traumatismo.

Em geral, o hematoma subdural é de origem venosa, mas raramente, em casos de traumatismos mais graves, uma artéria do parênquima contíguo à lesão pode se romper e causar hematoma subdural. Mesmo os hematomas subdurais pequenos se associam a efeitos de massa sobre os ventrículos. Em um estudo, observou-se que aproximadamente 95% dos hematomas subdurais levam a efeito de massa. A mortalidade dos hematomas subdurais é extremamente alta quando não submetidos à cirurgia em tempo hábil. Holbourn (1943, 1945) postulou que, durante o movimento do encéfalo, o qual acompanha a aceleração ou a desaceleração da cabeça ao impacto, as margens superiores dos hemisférios cerebrais seriam submetidas a grande força de cisalhamento. Como a dura-máter está aderida ao crânio, ocorreria, durante o movimento diferencial do encéfalo associado ao crânio, o deslizamento da aracnoide com relação à dura-máter. Com isso, haveria a ruptura das veias-ponte (veias corticomeníngeas) que cruzam o espaço subdural, formando-se o hematoma subdural, sem associação à contusão cerebral.

Apresenta aspecto côncavo ("em crescente") à tomografia, sendo mais difuso, menos uniforme e frequentemente menos denso (mistura com liquor) que o hematoma extradural. O hematoma subdural pode ser classificado tomograficamente em 3 fases: aguda, subaguda e crônica. A fase aguda compreende um período inferior a 1 semana do traumatismo; nesta, a imagem se mostra hiperdensa. A fase subaguda pode ainda ser subdividida em duas outras fases que seriam a subaguda recente e a tardia. A subaguda recente situa-se em um intervalo de tempo de 1 a 2 semanas. Já a tardia compreende os traumatismos ocorridos em um período de 2 semanas a 1 mês. Tanto na fase subaguda recente quanto tardia, o hematoma tende a ficar mais isodenso. Por fim, a fase crônica envolve os hematomas subdurais com mais de 1 mês de evolução, e a imagem se mostra hipodensa à tomografia. O hematoma subdural necessita, em média, de 6 h para assumir seu formato de crescente, ou seja, côncavo-convexo.

O hematoma subdural crônico pode ocorrer semanas ou meses após o traumatismo craniano, incidindo quase exclusivamente em pacientes idosos ou alcoólatras com atrofia cerebral.

f. **Hematoma intracerebral.** Trata-se de coleção compacta de sangue situada dentro do parênquima cerebral. É mais comum nos lobos frontal e temporal, mas ocorre também profundamente nos hemisférios cerebrais. Pode ser múltiplo. Sugere-se que a aceleração angular cause a lesão simultânea de vasos cerebrais intrínsecos e dos axônios, no momento do traumatismo (lesão primária). A ruptura vascular seria consequente à força de cisalhamento por movimento diferencial entre as regiões do cérebro.

Em determinadas ocasiões, é difícil diferenciar esta entidade de casos de contusões. Para tanto, podemos observar se a região acometida evidencia pequenas áreas hipodensas ou se mostra apenas como uma imagem hiperdensa. No primeiro caso, é mais provável que seja uma contusão, pois, como citado anteriormente, há parênquima lesado. Por sua vez, a imagem unicamente hiperdensa é mais certa de ser um hematoma intraparenquimatoso, visto que este se compõe de sangue, mas não de parênquima necrosado.

g. **Explosão lobar.** Caracteriza-se pela coexistência de contusão cerebral, com sangue no espaço subdural, causada por hemorragia dos vasos corticais superficiais, e hematoma no interior da substância branca, no fundo da contusão.

Este tipo de lesão decorre da aplicação de força inercial sobre a cabeça e do consequente movimento do encéfalo com relação ao crânio e à dura-máter. Tal movimento produz forças de tensão e de cisalhamento na superfície do cérebro, com consequente deformação dos tecidos e lesão de neurônios e vasos sanguíneos. Resulta em contusões nos locais em que a superfície do encéfalo (polos dos lobos temporal e frontal) se

atrita contra acidentes ósseos da base das fossas anterior e média. De fato, 80 a 90% dos hematomas intracerebrais associados a contusões e a hematomas subdurais (explosões lobares) são encontrados na substância branca dos polos dos lobos temporal e frontal.
5. **Lesão cerebral hipóxica.** A lesão hipóxica é uma das causas de coma traumático na ausência de lesão expansiva intracraniana. É o segundo achado mais frequente (depois da LAD) em pacientes que permanecem em estado vegetativo ou com incapacidade grave após o TCE.

A distribuição da lesão cerebral isquêmica é mais frequente no hipocampo (80%), seguida pelos núcleos da base (79%), pelo córtex cerebral (46%) e pelo cerebelo (44%). Os seguintes tipos de hipoxia cerebral são de ocorrência frequente no TCE: (1) isquêmica, quando o suprimento sanguíneo do cérebro ou de algumas de suas partes é interrompido; (2) hipóxica, quando a tensão reduzida de oxigênio nos alvéolos leva à hipoxia do tecido cerebral por meio de hipoxemia; e (3) anêmica, quando, por redução da taxa de hemoglobina, há consequente diminuição do conteúdo de oxigênio no sangue. A tensão de oxigênio no sangue arterial é de 96 mmHg. Sinais de hipoxia cerebral surgem quando a tensão arterial de oxigênio cai para menos de 50 mmHg, ocorrendo, então, perda rápida da capacidade de julgamento crítico e diminuição do nível de consciência. Quando alcança 30 mmHg, ocorre inconsciência. Algumas evidências experimentais sugerem que, após o TCE, o cérebro torna-se particularmente suscetível à hipoxia.

6. **Tumefação encefálica.** No TCE, são observados três tipos de tumefação cerebral: (1) tumefação adjacente a uma contusão; (2) tumefação difusa de apenas um hemisfério; e (3) tumefação difusa de ambos os hemisférios.

A tumefação da substância branca adjacente à contusão é de ocorrência comum. A contusão é circundada por alteração dos vasos; o aumento da permeabilidade vascular possibilita o escapamento dos constituintes do soro, cuja difusão é impulsionada pela pressão hidrostática da circulação sistêmica. A tumefação cerebral focal pode complicar as contusões e hematomas dos polos frontal e temporal. Neste caso, a tomografia computadorizada mostra a diminuição de densidade em torno da área lesada e, durante a cirurgia descompressiva, observa-se o cérebro amolecido e necrótico.

A tumefação de apenas um hemisfério cerebral é observada mais frequentemente em associação ao hematoma subdural agudo homolateral. Quando o hematoma é drenado, ocorre a expansão rápida do cérebro para ocupação do espaço criado. Atribui-se o fenômeno ao enchimento do leito vascular, que se torna não reativo (paralisia vasomotora cerebral), em virtude da isquemia por hipertensão intracraniana.

A tumefação de ambos os hemisférios cerebrais ocorre, principalmente, em crianças e adolescentes. Quase todos os pacientes com tumefação cerebral difusa são vítimas de traumatismo com aceleração e desaceleração A congestão vascular causa hipertensão intracraniana, compressão das veias cerebrais, aumento da resistência cerebrovascular, diminuição do fluxo sanguíneo cerebral, isquemia e edema. A vasodilatação poderia também ser resposta direta dos vasos cerebrais ao traumatismo mecânico.

7. **Lesão axonal difusa.** A LAD, descrita por Strich (1956), é considerada o fator mais importante na determinação da morbidade e da mortalidade no TCE e o substrato morfológico da inconsciência traumática de instalação imediata. Ocorre em aproximadamente 50% dos TCE graves, sendo também a maior

causa de sequelas após o TCE, levando os sobreviventes à vida vegetativa. As anormalidades estruturais fundamentalmente encontradas na LAD são: lesão focal do corpo caloso, lesão focal do quadrante dorsolateral da porção rostral do tronco encefálico adjacente ao pedúnculo cerebelar superior e alterações morfológicas dos axônios.

A lesão focal do corpo caloso é hemorrágica e está localizada, sobretudo, na porção inferior, lateralmente à linha média. A lesão focal do tronco encefálico é lateral, tegmental e geralmente unilateral, ocorrendo em tronco encefálico não deformado. Consistem em áreas de necrose isquêmica e hemorragias petequiais ou micro-hemorragias, associadas à ruptura e à degeneração de axônios. A lesão focal do tronco encefálico localiza-se tipicamente na porção dorsolateral da ponte e do mesencéfalo, em geral envolvendo o pedúnculo cerebelar superior.

As alterações microscópicas da LAD apresentam-se de três maneiras: esferoides de retração, estrelas de micróglia e degeneração walleriana. A força de cisalhamento, consequente à aceleração rotacional da cabeça, é o mecanismo da lesão axonal.

Podem ser classificadas em três graus:
- Primeiro grau: existem apenas alterações microscópicas dos axônios. Incidência, em média, de 20% das LAD
- Segundo grau: além das alterações microscópicas, há lesão do corpo caloso, representando maior gravidade do TCE. Em média, correspondem a 50% das LAD
- Terceiro grau: além das alterações microscópicas, com lesão do corpo caloso, há lesões de tronco encefálico. Tem incidência, em média, de 30% das LAD.

8. **Traumatismo penetrante do crânio.** Vários tipos de objetos que caem ou são impulsionados podem provocar lesão cranioencefálica. O mais importante é o traumatismo por projétil de arma de fogo, cuja capacidade para destruir o tecido está diretamente relacionada com sua energia cinética no momento do impacto. Conforme o projétil penetra no encéfalo, o parênquima cerebral é lacerado, criando uma cavidade permanente ligeiramente maior que o diâmetro do projétil. Uma secção de lesão cerebral provocada por projétil mostra três diferentes áreas: uma central, que contém tecido cerebral lacerado e sangue; uma intermediária de necrose tecidual; e uma marginal de tecido cerebral descolorido. No momento de penetração do projétil, ocorrem ondas de choque que determinam um aumento momentâneo da pressão intracraniana. Tal hipertensão é capaz de produzir hérnia e lesão do parênquima cerebral (contusão e hemorragia) em torno do trajeto do projétil e de longe. O edema cerebral ocorre frequentemente nas primeiras 12 h e pode ser observado minutos após o traumatismo. Supõe-se que o impacto do projétil seria transmitido aos vasos cerebrais com consequente alteração da barreira hematencefálica.

F. **Lesão cerebral secundária à hipertensão intracraniana**
1. **Hérnia do giro do cíngulo.** Nas lesões expansivas unilaterais, as estruturas da linha média são desviadas para o lado oposto. O septo interventricular e o terceiro ventrículo são desviados, e o giro do cíngulo hernia sob a borda livre da foice do cérebro.

Capítulo 29 | Traumatismos Cranioencefálicos

2. Hérnias tentoriais
   a. Hérnia tentorial lateral. A hérnia tentorial lateral ou do úncus consiste na passagem parcial do úncus e da porção medial do giro para-hipocampal entre a borda da tenda e o mesencéfalo, que é comprimido no sentido lateral, ocorrendo um alongamento no seu diâmetro anteroposterior. Além disso, poderá ocorrer uma compressão do nervo oculomotor e da artéria cerebral posterior pelo cérebro herniado. Na necropsia, também poderá ser evidenciado infarto do córtex occipital medial homolateral consequente à oclusão da artéria posterior. O quadro clínico manifesta-se por: (1) depressão do estado de consciência decorrente de possível desaferentação da porção superior do sistema reticular ativador ascendente (SRAA); (2) hemiparesia contralateral, que pode progredir para rigidez em descerebração; e (3) midríase homolateral e paralisia dos músculos oculares extrínsecos inervados pelo oculomotor. O infarto occipital não se manifesta clinicamente, devido ao estado de consciência do paciente não possibilitar a avaliação do campo visual.
   b. Hérnia tentorial central do tronco encefálico. Na hérnia transtentorial central do tronco encefálico, ocorre um deslocamento para baixo de todo tronco encefálico. Durante este processo, foi demonstrada a ocorrência de um estiramento das artérias perfurantes do tronco encefálico provenientes da artéria basilar. Isso acontece porque o tronco encefálico desloca-se para baixo, enquanto a artéria basilar mantém-se relativamente fixa. Este estiramento produz isquemia e hemorragia. Quando a compressão supratentorial continua agindo, o quadro de hérnia tentorial é seguido pela hérnia das tonsilas cerebelares. Neste caso, as tonsilas passam através do forame magno, obliterando a cisterna magna e comprimindo o bulbo. A consequência fisiopatológica é a apneia.
G. Lesões a distância
   1. Compressão da veia cava superior. Ocorre nos casos de esmagamentos torácicos, em que há diminuição da drenagem venosa encefálica com aumento da pressão venosa intracraniana, causando hemorragias, edema por anoxia e dificuldade de reabsorção liquórica.
   2. Embolia gordurosa. É consequente à fratura de ossos longos. Uma teoria que poderia explicar este evento seria a da aspiração, por meio de vasos lesados, de gotículas de gordura da medula óssea e dos tecidos vizinhos. Segundo outra teoria, a físico-química, seria um distúrbio de emulsão da gordura do sangue, formando gotículas. Isso ocorreria independentemente das fraturas.
   A embolia gordurosa ocorre poucas horas após o acidente ou a manipulação cirúrgica; entre 24 e 72 h, há reação inflamatória, piorando o quadro. Após a decomposição do êmbolo gorduroso, surge inflamação nos capilares, com consequentes congestão e hemorragia. O pulmão é o órgão mais acometido, seguido pelo cérebro. O quadro clínico é composto por alteração do estado de consciência, que pode chegar ao coma, e pela existência de petéquias na conjuntiva (20% dos casos).
IV. Escala de coma de Glasgow. Em 1928, Symonds sugeriu que a duração da inconsciência seria proporcional ao dano cerebral durante o TCE, o que foi confirmado posteriormente. Repetidas avaliações do estado de consciência formam a base do monitoramento do paciente com TCE. Dessa maneira, há necessidade de um sistema consistente, mesmo quando usado por diferentes observadores, podendo ficar registrado para estudo da evolução. Com esse propósito, a escala de coma de Glasgow

(ECG), descrita em 1974 na clássica publicação de Teasdale e Jennett, resistiu à prova do tempo, ao fornecer uma medida quantitativa da gravidade do dano neurológico a partir da avaliação de três aspectos: abertura ocular, resposta verbal e resposta motora (Quadro 29.1). Trata-se de escala sistematizada, fácil de ser aplicada, de rápida execução e capaz de identificar precocemente a deterioração neurológica. Com base no escore da avaliação, que pode variar de 3 a 15, o TCE pode ser classificado de acordo com sua gravidade em leve (escore de 13 a 15), moderado (escore de 9 a 12) e grave (escore de 3 a 8). Ao registrar os valores, é importante descrever o escore de cada componente avaliado, e não somente o valor total. Não se deve utilizar a ECG para análise da evolução final dos pacientes vítimas de lesão neurológica intracraniana, por não ser uma avaliação funcional. Para tal objetivo, a escala de resultados de Glasgow (*Glasgow Outcome Scale*) é mais apropriada.

V. **Abordagem pré-hospitalar.** O objetivo primordial do atendimento pré-hospitalar consiste na prevenção das lesões secundárias, ao mesmo tempo em que se reconhecem e estabilizam os traumatismos associados. Com o intuito de se alcançar esse objetivo, convém estabelecer, proteger e manter as vias aéreas pérvias, evitar e corrigir a hipoxia e a hipotensão (principais causas de lesão secundária no TCE), estabilizar e imobilizar a coluna cervical e examinar de maneira sistemática todos os pacientes, enquanto é providenciada e realizada a transferência.

De acordo com a Organização Mundial da Saúde, o atendimento adequado na cena do acidente reduz em 20% a mortalidade.

VI. **Abordagem inicial na sala de emergência.** O manejo do paciente que sofre traumatismo obedece aos preceitos determinados pelo protocolo do Advanced Trauma Life Support (ATLS®), do American College of Surgeons. Assim, primeiramente são tratadas as condições que mais ameaçam a vida (o ABCDE do traumatismo).

Na letra D (*disability*), os objetivos são a determinação da gravidade do paciente com TCE, a identificação dos pacientes que devem ser admitidos e daqueles com risco de deterioração neurológica e o estabelecimento do diagnóstico topográfico. Concomitantemente, mantêm-se as medidas previamente descritas na abordagem pré-hospitalar.

Quadro 29.1 Escala de coma de Glasgow.

Abertura ocular	Espontânea	4
	Ao estímulo sonoro	3
	Ao estímulo doloroso	2
	Ausente	1
Resposta verbal	Orientado	5
	Confuso	4
	Palavras inapropriadas	3
	Sons incompreensíveis	2
	Ausente	1
Resposta motora	Obedece a comandos verbais	6
	Localiza estímulos dolorosos	5
	Flexão inespecífica (movimento de retirada)	4
	Postura em reflexão anormal (decorticação)	3
	Postura em extensão (descerebração)	2
	Ausente	1

Capítulo 29 | Traumatismos Cranioencefálicos

É necessário que o paciente tenha sua pontuação na escala de coma de Glasgow determinada, e suas pupilas devem ser examinadas quanto ao diâmetro e à simetria. Diferença de tamanho maior que 1 mm ou assimetria na reatividade ao estímulo luminoso devem ser consideradas anormais. Além disso, devem ser pesquisados sinais que indiquem a existência de lesões intracranianas focais (déficits motores ou da sensibilidade, movimentos anormais, assimetria de reflexos) ou de lesões medulares ou radiculares (o traumatismo raquidiano e/ou medular está presente em 5 a 10% dos pacientes com TCE). A avaliação neurológica deve ainda incluir a pesquisa de fraturas (inspeção visual quanto à ocorrência de equimose periorbitária e/ou retroauricular, de otorreia/rinorreia, de proptose ou de fraturas nasais) e a ausculta de ambas as artérias carótidas cervicais e dos globos oculares, em que a existência de sopros pode ser indício de dissecção traumática ou de fístula carotídeo-cavernosa, respectivamente.

Nos pacientes que não se apresentam comatosos, deve ser realizada uma avaliação do estado mental. Essa avaliação sucinta, porém indispensável, pode evidenciar amnésia para o evento traumático ou para as circunstâncias que o precederam, ou então demonstrar comprometimento do conteúdo da consciência (a escala de coma de Glasgow não corresponde a uma avaliação do estado mental, apenas fornecendo uma apreciação global do nível de consciência). Em um importante artigo publicado em 1990, que avaliava o uso da tomografia computadorizada nos pacientes considerados de "baixo risco", Stein e Ross demonstraram a ocorrência de alterações tomográficas em 18% dos pacientes, tendo 5% necessitado de abordagem cirúrgica.

Ressalta-se, ainda, que uma redução de pelo menos 2 pontos na escala de coma de Glasgow ou o aparecimento de sinal focal novo exigem reavaliação radiológica imediata, a fim de se poder agir rapidamente, caso necessário.

A. Classificação quanto ao risco de lesão intracraniana e quanto à necessidade de admissão
  1. **Baixo risco.** Pacientes que se apresentam na sala de emergência, com história positiva para TCE, em Glasgow 15, assintomáticos e sem amnésia pós-traumática ou perda transitória de consciência, podendo apresentar céfalo-hematoma, laceração, contusão ou abrasão do escalpo.

     Nesse grupo de pacientes, nenhum exame radiológico é necessário. Portanto, ressalta-se a relevância de uma coleta detalhada e adequada da história do paciente e um exame neurológico completo, em detrimento da realização de exames complementares.

     Os pacientes que se enquadram nessa população devem receber instruções por escrito quanto aos aspectos que precisam ser observados e ser liberados para observação domiciliar, desde que pelo menos um familiar ou acompanhante assuma esse compromisso. O paciente nunca deve ser liberado sozinho. Caso essa precondição não seja garantida, deve-se proceder à observação no hospital, por período de pelo menos 6 h a partir do momento do traumatismo.
  2. **Risco moderado.** Pacientes que apresentam alteração do estado mental, história de perda transitória da consciência imediatamente após o traumatismo, amnésia lacunar, convulsão após o traumatismo, vômitos, cefaleia progressiva, história de intoxicação alcoólica ou por outras substâncias, sinais de fratura da base do crânio ou fratura em afundamento, fratura do terço médio ou complexa da face, possível traumatismo penetrante no crânio, traumatismo multissistêmico, história incerta quanto ao mecanismo do traumatismo e idade inferior a 2 anos.

Uma tomografia computadorizada do crânio sem contraste deve ser realizada em todos esses pacientes, pois a avaliação clínica pode subestimar a importância do traumatismo nessas situações. Até 46% dos pacientes com traumatismo leve e que apresentam pelo menos um desses sintomas ou sinais podem portar lesão intracraniana insuspeita clinicamente. A radiografia do crânio não é recomendada, pois sua normalidade não exclui, em nenhuma situação, a existência de lesão intracraniana.

O paciente poderá receber alta hospitalar para observação domiciliar, com orientações verbais e por escrito, caso preencha os seguintes critérios: tomografia de crânio normal, Glasgow inicial igual ou maior que 14, estabilização dos sintomas iniciais, presença de adulto responsável para assumir a observação domiciliar, facilidade em retornar ao hospital caso necessário e ausência de fatores complicadores, como suspeita de violência doméstica ou de maus-tratos a criança.

3. **Risco alto.** Inclui os pacientes com comprometimento do nível de consciência não relacionado com uso abusivo de álcool, intoxicação, alterações metabólicas ou período pós-comicial. Pacientes com sinais neurológicos focais, com fratura em afundamento do crânio ou com traumatismo penetrante do crânio, também são enquadrados nessa categoria, bem como aqueles que nitidamente cursam com deterioração neurológica.

Uma tomografia computadorizada do crânio deve ser realizada o mais breve possível, e a equipe do centro cirúrgico precisa ser notificada quanto à possibilidade de cirurgia em caráter emergencial. A radiografia do crânio pode ser útil para determinar a existência de corpo estranho radiopaco (projétil de arma de fogo, pedaço de faca). Deve, contudo, ser descartada se o tempo para sua execução comprometer as demais medidas, mesmo porque a tomografia também irá demonstrar tais alterações, e as fraturas nesses pacientes costumam ser evidentes ao exame clínico.

VII. **Exames de imagem no TCE**
   A. **Controvérsia da radiografia do crânio no TCE.** Em geral, a radiografia do crânio é realizada na maioria dos pacientes com TCE, independentemente de sua gravidade. Trata-se de conduta difundida no meio médico e até mesmo no imaginário popular, sendo comum o questionamento por parte dos pacientes ou de seus acompanhantes no que se refere à sua execução. Considera-se que, em todo traumatismo significativo o suficiente para exigir estudo neurorradiológico, salvo em situações muito específicas (ver adiante), deve ser realizada a tomografia computadorizada do crânio, conforme já discutido. Tal conduta é corroborada pela literatura. Uma metanálise de diversos estudos realizados a partir do início da década de 1980, englobando um total de mais de 2.000 pacientes, demonstrou o seguinte: dos pacientes com fratura craniana identificada na radiografia, 91% não apresentavam lesão intracraniana à tomografia computadorizada; e 51% dos pacientes com lesão intracraniana não apresentavam fratura do crânio. A fratura do crânio constitui-se de um epifenômeno no traumatismo, não devendo ser enfatizada sua importância, exceto nas fraturas abertas ou com afundamento, ou nas fraturas associadas à fístula liquórica, em que, no entanto, a tomografia computadorizada é fundamental. Assim, constata-se que, nos pacientes classificados como de baixo risco para lesão intracraniana pós-traumática, a radiografia simples do crânio é desnecessária. Já nos pacientes que preenchem os critérios tanto do grupo de risco moderado quanto de alto risco, a tomografia computadorizada do crânio é

imprescindível, sendo a radiografia, notadamente no grupo de risco moderado, insuficiente, podendo, quando normal, provocar falsa sensação de segurança, incompatível com as escassas informações que este método é capaz de oferecer quando utilizado para avaliação do TCE.

Situação específica na qual a radiografia pode ser indicada é o TCE por arma de fogo ou por arma branca, quando não é possível comprovar se ocorreu penetração craniana. Caso a radiografia indique que não houve penetração, a investigação é encerrada. De qualquer modo, se a penetração for evidente ao clínico, indica-se a tomografia computadorizada do crânio, sem necessidade da radiografia. Essa talvez seja a única utilidade da radiografia do crânio no TCE.

O argumento de que a tomografia pode não evidenciar eventual fratura, dado seu caráter multiplanar, não nos parece convincente. Se a tomografia computadorizada não demonstra lesão intracraniana associada a essa fratura "oculta" (como hemorragias, contusão ou pneumoencéfalo – indício indireto de que houve lesão dural), ela não tem maior significado clínico.

B. **Tomografia computadorizada do crânio (TCC) no paciente com TCE.** A TCC possibilita, junto com os outros meios de investigação, melhor aproximação da fisiopatologia e dos fatores de gravidade relacionados ao traumatismo, contribuindo para o diagnóstico, o acompanhamento e o prognóstico do TCE de maneira mais segura.

A TCC possibilita a avaliação de lesões traumáticas de maneira global, nas seguintes etapas do TCE:

1. **Fase aguda (0 a 7 dias).** A TCC pode estar alterada nas seguintes condições: tumefação encefálica difusa isolada (*brain swelling*); lesões por distração da substância branca (lesão axonal difusa); lesões encefálicas focais; hemorragia subaracnóidea; hematoma extra ou subdural; existência de ar intracraniano (pneumoencéfalo); lesões da fossa posterior; ferimentos por projéteis de arma de fogo; e lesões ósseas da base.

   Os exames repetidos nesta fase poderão determinar o caráter evolutivo das lesões primárias e secundárias, em que a evolução da imagem pode preceder o agravamento clínico, principalmente nas situações em que a utilização de depressores do SNC impede uma observação apropriada.

2. **Fase subaguda (8 a 30 dias).** Uma nova TC nesta fase pode evidenciar hidrocefalia, hematoma subdural subagudo e outras coleções. Além disso, quando repetida em cortes coronais, assim que as condições respiratórias e hemodinâmicas possibilitarem, constituirá o melhor estudo para um inventário completo de todo o andar anterior da base do crânio.

3. **Fase crônica (> 30 dias).** A TC evidencia as sequelas que persistirão, com base na intensidade das alterações atróficas nesta fase, estabelecendo um prognóstico relativamente mais acurado.

A avaliação da TCC também pode ser base para a identificação do TCE de acordo com a classificação de Marshall, descrita em 1991 e adaptada posteriormente, que analisa as cisternas perimesencefálicas, o grau de desvio das estruturas da linha mediana e a presença ou a ausência de lesões cirúrgicas:

- Marshall I – lesão difusa sem patologia visível à TC
- Marshall II – lesão difusa, com cisternas presentes, desvio da linha média entre 0 e 5 mm, ausência de lesões > 25 mℓ
- Marshall III – lesão difusa com cisternas comprimidas ou ausentes com desvio da linha média entre 0 e 5 mm, ausência de lesões > 25 mℓ

- Marshall IV – lesão difusa com desvio da linha média > 5 mm, ausência de lesões > 25 mℓ
- TC após a retirada cirúrgica de qualquer lesão
- TC que apresenta lesão > 25 mℓ, não abordada.

C. **Outros exames de imagem no paciente com TCE**
1. **Radiografia de coluna.** A coluna cervical deve ser investigada por meio de radiografias nas incidências anteroposterior e em perfil. Nos pacientes sintomáticos (cervicalgia, radiculalgia, áreas de hipoestesia etc.), a incidência transoral deve ser acrescentada, para melhor avaliação do processo odontoide da 2ª vértebra cervical. As radiografias devem sempre incluir a transição craniocervical e a junção C7-T1. Nos pacientes conscientes que apresentam cervicalgia com exame físico normal (ausência de alterações da motricidade ou de déficit sensitivo), cujas radiografias nas três incidências anteriormente descritas foram normais, deve ser realizada prova funcional da coluna cervical, com supervisão do neurocirurgião. O paciente é levado à sala de exames radiológicos e colocado em posição sentada. O colar cervical é então retirado, e solicita-se ao paciente que realize hiperextensão e, em seguida, hiperflexão do pescoço, sendo obtidas radiografias em perfil nas duas posições. É necessário orientar o paciente a interromper o movimento caso ocorram dor cervical ou fenômenos sensitivos anormais nos membros, sendo as radiografias então obtidas mesmo que a dinâmica cervical não tenha sido completa. O colar cervical deve ser recolocado até a avaliação adequada de todos os filmes radiológicos obtidos, com o cuidado de rever os primeiros e compará-los com estes últimos.

    Quando a visualização da junção cervicotorácica (C7-T1) não for possível, mesmo tracionando-se os braços do paciente contra o tronco, pode ser realizada tomografia computadorizada dessa região, desde que sua execução não promova atrasos na condução de outros elementos prioritários do traumatismo.

    Radiografias das colunas torácica e/ou lombossacra serão realizadas conforme a avaliação clínica, devendo ser solicitadas nos casos em que o paciente apresentar dor relacionada com essas estruturas; se houver déficit motor ou sensitivo sugestivo de lesão medular e/ou radicular; quando o paciente estiver com comprometimento da consciência (sonolência, torpor, intoxicação, confusão mental); nas situações em que se tratar de crianças; caso tenha ocorrido ejeção do veículo ou quando o traumatismo for decorrente de queda a partir de 2 metros de altura; e quando as circunstâncias do traumatismo não forem conhecidas.

2. **Ressonância magnética do crânio.** Em 1980, a primeira imagem por ressonância magnética do cérebro foi publicada, demonstrando ser superior à tomografia computadorizada em definir os detalhes anatômicos e algumas das lesões que anteriormente não eram visíveis mediante o uso da tomografia computadorizada.

    No entanto, a ressonância magnética, apesar de fornecer mais detalhes anatômicos e, eventualmente, até funcionais, não é rotineiramente utilizada na avaliação dos traumatismos cranioencefálicos. O principal motivo para essa pouca utilização é que o tempo de aquisição das imagens é longo. Como em geral trata-se de pacientes que demandam uma decisão terapêutica rápida, esse hiato não é tolerado. Associados ao atraso causado em sua realização, estão a incompatibilidade do campo magnético com a maioria dos dispositivos

de reanimação e monitoramento (respiradores, trações, bombas de infusão) e seu alto custo. Duas razoáveis indicações para sua execução nos casos de traumatismo são a de lesões vasculares cervicais ou intracranianas (p. ex., dissecção arterial, aneurismas pós-traumáticos) em pacientes que se encontram estáveis; e a pesquisa de hérnias discais e lesões ligamentares da coluna vertebral. O exame também é útil na avaliação de embolia gordurosa para o encéfalo, complicação rara, porém de diagnóstico difícil e implicações graves.
3. **Arteriografia.** A arteriografia carotideana também é útil na avaliação dos pacientes com sinais neurológicos focais, cuja etiologia seja atribuída a lesões vasculares (como na dissecção arterial ou na fístula arteriovenosa pós-traumáticas).

VIII. **Considerações especiais**
A. **A remoção do paciente, mesmo para o setor de radiologia ou para o bloco cirúrgico, só pode ser feita após segurança absoluta de uma via aérea adequada, esvaziamento gástrico e estabilidade hemodinâmica.**
B. **A midríase e a cessação dos reflexos integrados no tronco encefálico não autorizam a suspensão das medidas de reanimação na abordagem inicial do paciente politraumatizado.**
C. **O TCE nunca é causa de hipovolemia, devendo-se sempre procurar por hemorragia em outro sistema.** Nessas situações, o TCE não exclui a importância do problema abdominal ou torácico. Se há hipovolemia, é necessário corrigi-la para evitar oligoemia e hipoxemia encefálicas, o que resultaria inexoravelmente em piora neurológica.
D. **Quanto ao problema da agitação, há uma tendência a atribuí-la ao TCE.** Contudo, este por si só não leva à agitação. Se o paciente está inquieto, é prudente associar tal sinal à hipoxia de origem respiratória ou hipovolêmica, à dor por fraturas múltiplas ou por distensão vesical ou à cefaleia por hematoma em evolução. Por isso, não se deve sedá-lo, mas tratar a dor mediante analgésicos comuns, até que a tomografia computadorizada do crânio nos autorize uma sedação.

IX. **Abordagem específica**
A. **Cuidados gerais.** Para todos os pacientes cujo traumatismo causou a necessidade de admissão e internação, é necessário adotar medidas cujo objetivo seja evitar o desenvolvimento ou o agravamento da hipertensão intracraniana e o monitoramento rigoroso do estado de consciência e dos dados vitais.
1. **Pacientes com escala de coma de Glasgow ≥ 13**
   a. Cabeceira elevada 30 a 45° e em posição neutra (para evitar dobras na veia jugular interna), o que aumenta a drenagem venosa do encéfalo.
   b. Reavaliação do estado neurológico a cada 30 min até alcançar o escore 15 na ECG.
   c. Dieta suspensa até que a conduta seja definida.
   d. Administração intravenosa de solução isotônica em dose de manutenção (p. ex., soro fisiológico 0,9% + 20 mEq de KCl/ℓ a 100 mℓ/h). Deve-se evitar tanto a hiper-hidratação quanto a desidratação. Ambas podem agravar a lesão neurológica.
   e. Evitar uso frequente de antieméticos, os quais podem causar sedação.
   f. Analgesia com analgésicos comuns (dipirona, paracetamol) ou com codeína, se necessário.
2. **Pacientes com escala de coma de Glasgow 9 a 12**
   a. Mesmas medidas descritas anteriormente.

b. Admissão na Unidade de Terapia Intensiva se a Glasgow for menor que 13. A transferência para a UTI tem como objetivos a prevenção, o reconhecimento e o tratamento precoces das alterações clínicas, além da promoção das medidas de controle da pressão intracraniana, o que melhora o prognóstico.

3. **Pacientes com escala de coma de Glasgow < 9**
   a. Mesmas medidas descritas anteriormente.
   b. Instalação de sonda vesical de demora.
   c. Instalação de sonda orogástrica para esvaziamento do conteúdo gástrico (a sondagem não deve ser feita por via nasal devido aos riscos de penetração da sonda no crânio se houver fratura da base anterior do crânio).
   d. Intubação e suporte ventilatório (*discussão a seguir*).
   e. Monitoramento da pressão intracraniana se preencher os critérios (*discussão a seguir*).
   f. *Bolus* de manitol conforme a pressão intracraniana (*discussão a seguir*).

B. **Intubação e hiperventilação.** Pelo fato de as anormalidades respiratórias serem habituais no TCE grave, e a hipoxia e a hipercapnia serem altamente lesivas ao encéfalo, há a necessidade de se aplicar controle ventilatório adequado. Assim, é melhor intubar e ventilar todos os pacientes inconscientes, em vez de esperar pelo desenvolvimento das anormalidades enquanto se aguarda a constatação da necessidade de instituição de hiperventilação. A hiperventilação não deve ser realizada nas primeiras 24 h após o traumatismo. Estudos têm confirmado os resultados negativos do uso profilático da hiperventilação aleatória. Talvez seja um instrumento valioso no tratamento da hipertensão intracraniana apenas quando cuidadosamente balanceada. Antes de indicar a hiperventilação, é preciso ter consciência quanto a seus limites e desvantagens. Ela interfere na avaliação do paciente. As falhas técnicas no controle de hiperventilação são frequentes, havendo o risco de isquemia devido à vasoconstrição maior e ao possível aumento dos níveis de lactato, com aumento das anormalidades; esgotando o surfactante tensioativo pulmonar, favorece o colapso alveolar, causando atelectasias, diminuindo a complacência pulmonar; aumenta o espaço morto respiratório. Soma-se ainda o risco de infecção pulmonar. Isso pode contribuir negativamente para o prognóstico. A hiperventilação apresenta, ainda, efeitos adversos sobre a função cardiovascular, diminuindo o volume minuto cardíaco.

As vantagens da intubação e ventilação mecânica são o controle e a limpeza mais segura das vias aéreas, a facilidade de regulação da concentração de O_2, o alívio do esforço respiratório, a redução da atividade motora anormal e do risco de convulsão por estar o paciente sedado. Além disso, evita-se ou possibilita-se a correção da hipoxia e da hipercapnia, o que melhora a distribuição do fluxo sanguíneo cerebral e corrige a acidose cerebral e do LCR. Isso apresenta como resultado final a redução da hipertensão intracraniana.

Se o paciente apresentar alguma das condições descritas a seguir, ele deverá ser intubado. Convém o cuidado de evitar a intubação nasotraqueal se houver fratura da base do crânio (risco de introduzir o tubo na cavidade intracraniana):
- Redução do nível de consciência, para proteção das vias aéreas – em geral Glasgow < 8
- Traumatismo facial grave, com obstrução das vias aéreas por edema ou sangue, ou quando tal ocorrência for antecipada.

Sempre que for realizada a intubação, e desde que não haja contraindicação específica, deve ser administrada lidocaína venosa antes da laringoscopia e da administração da succinilcolina (agente bloqueador neuromuscular mais comumente empregado em situações de emergência no nosso meio, devido a seu ultrarrápido início de ação). Ambas causam aumento da pressão intracraniana, podendo, portanto, agravar uma situação hipertensiva intracraniana que já possa estar instalada (o que geralmente é o caso quando o paciente necessita ser intubado). A lidocaína minimiza os efeitos cardiovasculares reflexos da laringoscopia e da introdução do tubo orotraqueal, reduzindo os efeitos deletérios desse procedimento sobre a pressão intracraniana. O uso tópico da lidocaína na orofaringe também é capaz de reduzir esses efeitos, porém ocorre um hiato de pelo menos 5 min entre sua aplicação e o início do efeito. Isso não é adequado diante da gravidade da situação. Quanto à succinilcolina, o efeito deletério na pressão intracraniana decorre das intensas fasciculações promovidas ao causar despolarização da unidade motora. Daí a importância de se usar a lidocaína. Essas considerações também se aplicam sempre que for realizada aspiração do tubo e/ou da cavidade oral nesses pacientes. A dose recomendada é de 1,5 mg/kg, devendo-se ter o cuidado de utilizar o agente anestésico não associado a vasoconstritor.

A hiperventilação pode, em tese, auxiliar no controle da pressão intracraniana por determinar vasoconstrição nos vasos encefálicos, com consequente redução da pressão de perfusão cerebral. Tal medida deverá ser instituída, de maneira breve, na vigência de sinais indicativos de hipertensão intracraniana; nunca com objetivos profiláticos, pelo potencial de agravar a lesão neurológica. A $PaCO_2$ deverá permanecer entre 30 e 35 mmHg, não podendo ser reduzida para menos de 25 mmHg, pelo risco de isquemia encefálica por vasoconstrição intensa. Assim que possível, o paciente deverá ser reavaliado por tomografia computadorizada e submetido ao monitoramento da pressão intracraniana, a partir do qual serão adotadas medidas mais eficientes.

C. **Uso de soluções hiperosmolares**
  1. **Manitol.** A atuação do manitol na redução da hipertensão intracraniana ocorre por dois diferentes efeitos. O mais rápido e menos duradouro decorre de sua propriedade vasoconstritora, o que leva à redução do volume sanguíneo encefálico. O outro efeito, mais tardio, embora mais prolongado, deve-se à desidratação do encéfalo determinada por sua propriedade osmótica. As indicações para seu uso são as seguintes:
     a. Evidência de hipertensão intracraniana, a rigor a partir do monitoramento da pressão intracraniana, quando então é administrado em *bolus*.
     b. Deterioração rápida antes de a tomografia computadorizada do crânio ter sido realizada.
     c. Após a realização da tomografia computadorizada do crânio, caso uma lesão com efeito de massa que demande intervenção cirúrgica tenha sido evidenciada.
     d. Avaliação da irreversibilidade do coma, antes de se iniciar o protocolo de investigação para morte encefálica.
     As contraindicações são poucas, como:
     (1) **Hipotensão arterial.** Inicialmente, é necessário tentar controlar a hipertensão intracraniana por meio de outras medidas, como sedação, bloqueio neuromuscular e drenagem de liquor pela derivação

ventricular externa, se esta tiver sido realizada. Caso seu uso seja imprescindível, deve-se antes otimizar a volemia do paciente.

(2) **Distúrbio da coagulação (relativa).** A despeito de sua eficácia teórica e prática, deve ser lembrado que a utilização do manitol apresenta inconvenientes. A respeito de sua propriedade osmótica, ressalta-se que, quando dissipado o gradiente osmótico, ocorre aumento da osmolaridade intracelular, e o tecido encefálico então se adapta à hiperosmolaridade plasmática. Isso faz com que, para que seja possível a diminuição da PIC, quantidades cada vez maiores de manitol são requeridas para aumentar a osmolaridade plasmática. Tal fato pode acarretar graves efeitos secundários (grande acidose sistêmica e insuficiência renal). Os efeitos do manitol dependem ainda de uma barreira hematencefálica intacta. Além disso, a água eliminada pode proceder principalmente das partes relativamente normais do encéfalo, o que faz com que o manitol extravasado na área edematosa aumente o edema.

Pelo exposto, o uso contínuo de doses repetidas de manitol não tem muita utilidade, podendo inclusive ser perigoso. No entanto, algumas poucas doses podem ser úteis, especialmente para ganhar tempo para a investigação e para o tratamento definitivo (p. ex., evacuação de um hematoma), ou minimizar os efeitos dos picos hipertensivos intracranianos durante procedimentos como intubação e aspiração das vias aéreas. A dose tradicionalmente recomendada é de 0,25 a 1,0 g/kg em *bolus*, de acordo com a necessidade.

Apesar das considerações feitas, de acordo com as diretrizes da Brain Trauma Foundation de 2016, a literatura atual ainda não apresenta dados suficientes para o estabelecimento de uma conduta baseada em evidências com relação ao uso do manitol como agente hiperosmolar, assim como sua dose e sua via de administração ideais, além do esclarecimento dos seus mecanismos de ação.

2. **Solução salina hiperosmolar (SSH).** A SSH tem se mostrado superior ao manitol quanto à duração do efeito hipotensor intracraniano, além de melhorar o fluxo sanguíneo cerebral. Pode ser administrado nas concentrações de 23,4%, 7,5% e 3%.

D. **Monitoramento da PIC.** A instalação de dispositivo para monitoramento da pressão intracraniana é indicada nos seguintes casos:
  1. **Pacientes com TCE grave (Glasgow ≤ 8 após as manobras de reanimação iniciais)**
     a. Com alteração identificada na tomografia computadorizada do crânio;
     b. Com tomografia normal, porém com pelo menos um dos fatores de risco listados:
        • Idade superior a 40 anos
        • Pressão arterial sistólica < 90 mmHg
        • Postura em decorticação ou descerebração, tanto bilateral quanto unilateral.
  2. **Pacientes com TCE leve ou moderado (Glasgow > 8), mas com traumatismo multissistêmico, nos quais as medidas para o tratamento desses outros traumatismos puderem interferir na pressão intracraniana (uso de ventilação mecânica com PEEP alta; necessidade de administração**

de grandes volumes de fluidos; e necessidade de cirurgia torácica ou abdominal prolongada ou de suporte ventilatório prolongado). As contraindicações, ambas relativas, para o monitoramento da pressão intracraniana são: paciente com Glasgow > 8 que não se enquadre nas situações descritas anteriormente e paciente com coagulopatia.

Os aspectos práticos relevantes do monitoramento da pressão intracranianas são:

a. Racionalização do uso do manitol. Com a pressão intracraniana continuamente monitorada, o manitol fica reservado para os momentos nos quais ocorrer elevação da pressão intracraniana, quando então é administrado em *bolus*. Evita-se, assim, o uso empírico desse agente, minimizando-se os riscos associados a seu uso.

b. Paciente sedado e com ventilação mecânica, não sendo mais possível acompanhar seu estado neurológico. O monitoramento da pressão intracraniana fornece indiretamente subsídios para o tratamento dos pacientes (necessidade de novos exames de imagem, aporte volêmico e vasoativo para manutenção de pressão de perfusão cerebral adequada, seguimento das intervenções cirúrgicas etc.), tornando desnecessária, portanto, a suspensão intermitente da sedação para a análise neurológica. Isso reduz o risco de ocorrência de picos hipertensivos intracranianos quando houver suspensão da sedação e do bloqueio neuromuscular (paciente reage ao tubo, desencadeando manobra de Valsalva e piorando a ventilação, com consequente hipercapnia/hipoxemia).

c. Avaliação da eficácia da terapêutica instituída (ventilação, "coma" barbitúrico, craniectomia descompressiva) e possíveis efeitos indesejáveis do suporte ventilatório (altos valores de pressão expiratória final positiva [PEEP], volume corrente inadequado com hipoxemia etc.).

d. Adequação da pressão de perfusão encefálica. O monitoramento da pressão intracraniana deve ser suspenso quando o paciente apresentar PIC normal por, pelo menos, 48 a 72 h após a suspensão das medidas para sua redução (coma barbitúrico, manitol etc.).

E. **Terapia barbitúrica com altas doses ("coma barbitúrico")**. O uso de agentes barbitúricos em altas doses deve ser reservado para as situações nas quais não foi possível reduzir a hipertensão intracraniana pelos outros métodos (hipertensão intracraniana refratária).

São descritos vários efeitos benéficos teóricos dos barbitúricos quando utilizados para controle da pressão intracraniana, como estabilização de lisossomos, remoção de radicais livres, redução da demanda metabólica (diminuição da taxa de consumo de O_2 pelo encéfalo), diminuição do cálcio intracelular e vasoconstrição regional nas áreas encefálicas normais (com consequente desvio do fluxo sanguíneo para as áreas lesadas). Esses fármacos conferem, portanto, maior tolerância do encéfalo à hipoxia/anoxia e à isquemia. Parece haver um subgrupo de pacientes – que mantêm sua vasorreatividade preservada a despeito da gravidade do traumatismo – que se beneficia da terapia barbitúrica, fato ainda não completamente compreendido.

O fator limitante para a terapia barbitúrica é a hipotensão arterial, que ocorre em cerca de 50% dos pacientes. A hipotensão arterial ocorre devido ao efeito depressor sobre o miocárdio e à redução do tônus simpático, a despeito da observância das condições hemodinâmicas necessárias para a instituição desse tipo de tratamento.

Não existe consenso quanto ao agente de escolha, em virtude da ausência de dados disponíveis na literatura que o justifiquem. Recomenda-se o uso do pentobarbital, por ser o mais estudado, na dose de 5 a 20 mg/kg em *bolus*, seguido de 1 a 4 mg/kg por hora. O tiopental deve ser reservado para as situações nas quais não houver disponibilidade do primeiro – teoricamente, possui efeitos similares, porém não tem sido utilizado para essa finalidade nos estudos publicados.

O uso profilático da terapia barbitúrica não demonstrou efeito benéfico na evolução dos pacientes, sendo inclusive responsável por graves complicações cardiopulmonares.

Vale lembrar que a terapia barbitúrica não se constitui no último estágio do tratamento da hipertensão intracraniana. Se houver refratariedade à sua instituição, devem-se pesquisar lesões intracranianas passíveis de ser abordadas cirurgicamente (hematomas, contusões, hidrocefalia) ou que determinem a necessidade de craniectomia descompressiva, caso ainda não tenha sido realizada.

F. **Terapias que devem ser abandonadas no tratamento do TCE**
   1. **Corticosteroides.** Apesar de seu amplo uso empírico anteriormente, nunca foi demonstrado qualquer benefício da terapia com corticosteroides, os quais parecem não afetar a dinâmica intracraniana na situação do TCE. Portanto, não proporcionam efeitos favoráveis nessas circunstâncias. Em virtude dos riscos inerentes à sua administração, especialmente nesse grupo de pacientes graves, seu uso deve ser abandonado.
   2. **Hipotermia.** Até o presente momento, não existem dados na literatura que corroborem de maneira convincente a instituição de hipotermia nos pacientes com TCE grave. Assim, seu uso não deve ser preconizado.

G. **Uso da eletroencefalografia.** Fundamental nas crises epilépticas, na observação durante certos tratamentos com barbitúricos, no seguimento de comas prolongados e no diagnóstico da morte encefálica.

X. **Indicações de cirurgia de emergência.** Alguns pacientes apresentam a tríade rebaixamento do nível de consciência, assimetria pupilar com comprometimento da reatividade à luz e hemiparesia/hemiplegia contralateral – indício de herniação uncal transtentorial que, nos pacientes com TCE, geralmente é causada por hematoma intracraniano. Nesses indivíduos, a realização de orifícios de trepanação exploratórios pode ser útil no diagnóstico do hematoma, além de possibilitar descompressão. Esta, ainda que parcial, pode manter o paciente vivo até a realização de uma craniotomia. Logo, a conduta – de exceção – deve ser adotada quando o paciente apresentar deterioração neurológica refratária a outras medidas (manitol e hiperventilação) ou quando necessitar de intervenção cirúrgica imediata para uma lesão sistêmica, situação na qual não há tempo para a realização da tomografia computadorizada do crânio (p. ex., hemoperitônio com instabilidade hemodinâmica).

A rigor, a trepanação exploradora deve ser feita em centro cirúrgico, exceto se houver risco iminente de morte por compressão do tronco encefálico, quando poderá ser realizada na própria sala de emergência. Caso exista confirmação pela trepanação, e após a descompressão inicial, completa-se a craniotomia de maneira habitual.

O lado da descompressão deve ser aquele no qual a pupila encontra-se dilatada. Caso o paciente já apresente midríase bilateral, deve ser realizada a exploração no lado em que ocorreu a primeira dilatação (se presenciada). Se o lado no qual primeiramente ocorreu a dilatação não for possível de ser determinado, deverá ser feita no lado do crânio que apresente sinais evidentes de traumatismo (hematomas, lacerações etc.).

Sem qualquer sinal, a trepanação exploradora deverá ser realizada no lado esquerdo, descomprimindo-se, assim, o hemisfério dominante primeiramente.
XI. **Conduta nas lesões cranioencefálicas específicas (Figura 29.1).** De maneira geral, a indicação cirúrgica depende do volume e da localização da lesão. Ela é tanto mais precisa e imediata quanto maior e mais próxima a lesão estiver da região temporal. Os pacientes que não preenchem os critérios de indicação operatória devem ser admitidos em um protocolo para observação acurada da evolução clínica (escala de coma de Glasgow, PIC) e radiológica (TC), enquanto o tratamento clínico é instituído. Diante de qualquer piora, nova discussão deve ser feita para redirecionamento da conduta.

Em um paciente portador de efeito de massa no espaço intracraniano com indicação de cirurgia, a intervenção é fundamental, antes que ela cause um dano encefálico secundário irreversível, devido a uma herniação tentorial. Para indicação precisa, utiliza-se:
1. **Informação clínica**
    a. Piora progressiva do estado de consciência.
    b. Deterioração cefalocaudal por meio de sinais neurológicos focais.
    c. Aumento da PIC.
2. **Informação radiológica (TC)**
    a. Massa extra ou intraparenquimatosa com desvio importante.
    b. Massa extra ou intraparenquimatosa bilateral, levando à diminuição do tamanho dos ventrículos.

A. **Fraturas do crânio**
 1. **Fratura linear sem lesão intracraniana associada.** Pacientes com fraturas que cruzam o trajeto das artérias meníngeas, a sutura lambdoide, o plano sagital ou o forame magno são observados por um prazo mínimo de 24 h no hospital, mesmo com exame neurológico e tomografia de crânio inicialmente normais, pelo risco de hematoma epidural.
 2. **Afundamento fechado.** A primeira indicação para o tratamento cirúrgico é a estética. Quando esta não for importante, não haverá indicação. A simples elevação do fragmento afundado não traz benefício comprovado no sentido de aliviar um efeito de massa ou inibir um foco de epilepsia. No entanto, se a fratura for a causa de déficit neurológico progressivo ou aumento do distúrbio de consciência, a operação é indicada.
 3. **Afundamento exposto.** A indicação cirúrgica é absoluta, devido às complicações infecciosas inerentes a este tipo de traumatismo.
 4. **Fratura da base anterior do crânio.** A cirurgia está indicada quando houver fístula liquórica por mais de 7 dias, apesar de punções lombares, ou quando houver uma espícula óssea com clara laceração dural.

A técnica cirúrgica procura suprimir a comunicação e restabelecer a anatomia regional por meio do tratamento adequado dos seios lesados e das lesões cerebrais, maxilofaciais e oftalmológicas. A única via que satisfaz esses objetivos é a craniotomia bifrontal bitragal de Cairns-Unterberger o mais cedo possível, quando as condições possibilitarem. Deve ser feito inventário completo, intra e extradural, até os limites mais recuados do andar anterior, utilizando-se o microscópio operatório e o adesivo de fibrina para reforçar a estabilidade dos enxertos. Todo e qualquer material estranho deve ser rejeitado – prefere-se um autoenxerto vascularizado, pediculado, como pericrânio e/ou osso vivo esponjoso.

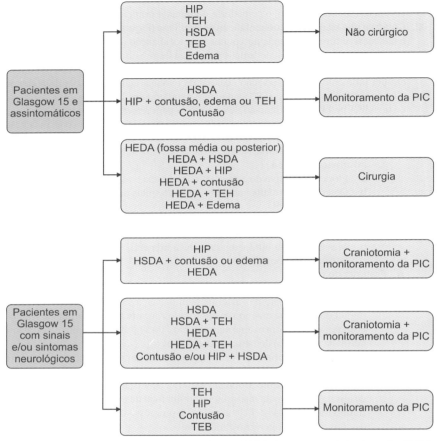

Figura 29.1 Conduta nos traumatismos cranianos. HSDA: hematoma subdural agudo; HEDA: hematoma extradural agudo; HIP: hematoma intraparenquimatoso; TEH: tumefação encefálica hemisférica; TEB: tumefação encefálica bi-hemisférica.

B. **Hematoma extradural.** A cirurgia deve ser imediata se o paciente apresentar sinais de efeito de massa, herniação cerebral interna ou instabilidade cardiorrespiratória. De maneira geral, as indicações para cirurgia são:
1. **Qualquer hematoma extradural > 1 cm de espessura (considere a maior espessura) e/ou com volume > 30 mℓ**
2. **Qualquer hematoma extradural sintomático**
3. **Hematoma extradural em crianças: a indicação cirúrgica é mais frequente, devido ao maior conteúdo intracraniano relativo nesse grupo etário.**
C. **Hematoma subdural agudo.** Pacientes com ECG < 9 devem ter a pressão intracraniana (PIC) monitorada. De maneira geral, as indicações para cirurgia são:

1. **Pacientes sintomáticos.**
2. **Hematoma com espessura > 1 cm e/ou desvio da linha média > 5 mm.**
3. **PIC > 20 mmHg.**
4. **Paciente com ECG < 9, espessura do hematoma subdural < 1 cm e desvio da linha média < 5 mm, caso haja queda de 2 ou mais pontos na ECG.**
É universalmente aceito o fato de o prognóstico ser melhor em pacientes operados até 4 h de traumatismo ("regra das 4 h"). No entanto, outros fatores irão contribuir para o resultado funcional: mecanismo do traumatismo, estado neurológico à admissão, idade e PIC pós-operatória.
D. **Hematoma subdural subagudo e crônico.** A drenagem cirúrgica desse tipo de hematoma encontra-se indicada nos seguintes casos:
   1. **Paciente sintomático (déficit focal, alterações do estado mental, torpor, coma, convulsões).**
   2. **Hematomas com maior espessura acima de 1 cm.**
E. **Sistematização da abordagem dos hematomas.** É evidente que, com relação aos vários tipos de lesões intracranianas, e às várias combinações de lesões possíveis, a conduta deve ser individualizada. Contudo, uma sistematização da abordagem é essencial. Para isso, utilizam-se dois elementos básicos: o volume da lesão e o desvio da linha média (DLM), ambos obtidos pela tomografia computadorizada. A partir da análise desses dois elementos, a conduta deve ter como base as orientações que se seguem.
   1. **Compartimento supratentorial (fossas anterior e média):**
      a. Volume ≤ 30 cm^3: não cirúrgico.
      b. Volume > 30 cm^3: cirúrgico.
   2. **Compartimento infratentorial (fossa posterior):**
      a. Volume ≤ 16 cm^3: não cirúrgico.
      b. Volume > 16 cm^3: cirúrgico.
   3. **DLM:**
      a. ≤ 5 mm: não cirúrgico (monitoramento da PIC, se preencher critérios).
      b. > 5 mm: cirúrgico.
      Para os pacientes com desvio da linha média e volume da lesão pequenos, a sistematização recomendável é: DLM ≤ 5 mm + volume ≤ 30 cm^3 *ou* ≤ 16 cm^3.
XII. **Conduta nos traumatismos penetrantes do crânio**
   A. **Ferimento por projétil de arma de fogo.** Inicialmente, é necessário definir a qual dos três grupos a seguir o paciente pertence:
      1. **Paciente com TC de crânio normal e sintomático.** Trata-se de LAD, lesão vascular, hipoxia e/ou isquemia. A conduta será direcionada ao tipo de lesão.
      2. **Paciente com laceração encefálica, hemorragia, infarto, corpos estranhos e/ou fragmentos metálicos.** A conduta tem base na escala de coma de Glasgow:
         a. **Glasgow = 3:** síntese do ferimento do couro cabeludo.
         b. **Glasgow ≥ 4:** craniotomia em torno do orifício de entrada e/ou saída do projétil para limpeza, desbridamento do tecido encefálico necrótico, drenagem de eventual hematoma e/ou corpo estranho e/ou fragmentos metálicos. Caso seja encontrado projétil dentro da cavidade ventricular, é necessário retirá-lo, pelo risco de migração e hidrocefalia aguda. Nas situações em que o projétil encontra-se aderido ao osso, não precisa ser retirado, principalmente se estiver em contato com alguma estrutura

vascular. Síntese dural hermética primária ou por duroplastia autóloga (pericrânio). A profilaxia antimicrobiana e antitetânica também está indicada.
3. **Paciente com hematoma intracraniano e/ou contusão encefálica.** Utilize os parâmetros de volume da lesão e desvio da linha média para definir a indicação de cirurgia e/ou o monitoramento da PIC.
B. **Ferimento por arma branca.** A abordagem desse tipo de ferimento baseia-se, em linhas gerais, nas orientações a seguir.
1. **Se não houver perfuração do crânio, deve-se proceder à limpeza e à sutura do couro cabeludo.** Eventuais corpos estranhos presentes no couro cabeludo devem ser retirados antes de se proceder à sutura.
2. **Penetração no crânio, com tomografia computadorizada evidenciando:** lesão perfurocortante do encéfalo e hemorragia, ou tumefação encefálica e/ou edema cerebral, hematomas intracranianos, hemorragia subaracnóidea, pneumoencéfalo ou afundamento craniano.
   a. **Glasgow = 3:** sutura do ferimento do couro cabeludo.
   b. **Glasgow ≥ 4:** craniotomia em torno do trajeto da lesão encefálica ou da arma branca retida para limpeza, desbridamento do tecido desvitalizado, drenagem de eventuais hematomas e tratamento do afundamento ósseo. Durante o procedimento operatório, deve ser realizada inspeção das estruturas vasculares com o auxílio do microscópio cirúrgico, bem como a retirada cuidadosa da arma branca. A dura-máter deve ser fechada hermeticamente, tanto por síntese primária quanto por duroplastia com pericrânio (convém evitar a duroplastia aloplástica por tratar-se de procedimento contaminado). Também está indicada a profilaxia antimicrobiana e antitetânica.
      Rotineiramente, deve também ser realizado estudo arteriográfico encefálico à admissão do paciente, a fim de se investigar a ocorrência de pseudoaneurisma, trombose, fístula carotídeo-cavernosa e vasoespasmo.
XIII. **Complicações**
A. **Complicações referentes ao traumatismo de base de crânio**
1. **Infecciosas.** Meningites, cerebrites, abscessos cerebrais e ventriculites (especialmente se o paciente foi submetido à derivação ventricular externa).
2. **Síndrome de HIC causada pelo pneumoencéfalo.**
3. **Fístula carotídeo-cavernosa.** Comunicação entre o segmento cavernoso (C4) da artéria carótida interna e o seio cavernoso, devido à fratura do esfenoide. Causa exoftalmo pulsátil, congestão ocular e paralisia do III, do IV e do VI nervos cranianos, além de frêmito e sopro periorbitários. Pode levar a amaurose, em virtude da estase papilar prolongada (atrofia óptica), e úlcera de córnea.
4. **Lesões oftalmológicas, otorrinolaringológicas e endócrinas.**
B. **Hidrocefalia**
1. **Hidrocefalia aguda obstrutiva associada ao traumatismo pode resultar de desvios cerebrais que causam obstruções do aqueduto cerebral (de Sylvius) e das cisternas subaracnóideas ou de massa na fossa posterior que obstrui o IV ventrículo.** A hemorragia subaracnóidea ou intraventricular pode causar bloqueio agudo do fluxo liquórico. Em tal circunstância, pode haver necessidade de derivação ventricular externa (DVE), ventriculoperitoneal (DVP) ou ventriculossubgaleal (DVSG), dependendo da situação.

2. **A dilatação ventricular *ex vacuo* é mais comum e se manifesta ao final do primeiro mês, devido à hipotrofia cerebral.** Nesses casos, não há indicação de derivação liquórica.

C. **Fístula liquórica**
Ocorre em aproximadamente 3% dos pacientes com traumatismo craniano, 60% dos quais quase 48 h após o traumatismo, podendo, contudo, aparecer até 3 meses depois de ocorrido o evento traumático. O diagnóstico costuma ser fácil, sendo suspeitado mediante o relato e a observação de drenagem de fluido nasal, sobretudo quando o paciente abaixa a cabeça ou se deita.

O desenvolvimento de fístula liquórica após um traumatismo aumenta a chance de infecção do sistema nervoso central, com relação aos traumatismos penetrantes não associados à fístula (50% × 4,6%).

A maior parte das fístulas liquóricas pós-traumáticas fecha-se espontaneamente, devendo o tratamento cirúrgico ser cogitado nos casos em que não ocorre melhora após tratamento conservador.

As medidas iniciais na vigência da fístula são: cabeceira elevada 30°; acetazolamida (250 mg 6/6 h); e restrição hídrica leve. Se a fístula persistir após 48 h, deve-se inicialmente investigar a existência de hidrocefalia como mantenedora da fístula e, em caso negativo, realizar punções lombares de repetição (2 vezes/dia), ou então instalar derivação lombar externa (atenção para o risco de pneumoencéfalo; nesses casos, deve-se interromper imediatamente a drenagem, colocar o paciente em decúbito plano, administrar O_2 por cateter nasal e realizar tomografia de crânio – se indisponível, solicitar radiografia de crânio). Se mesmo com essas medidas não houver resolução da fístula até no máximo 2 semanas, estará então indicado o tratamento cirúrgico (derivação lomboperitoneal com válvula ou craniotomia, dependendo da situação).

A meningite relacionada com a fístula liquórica pós-traumática é menos frequente que aquela com a fístula espontânea e pós-neurocirúrgica. O agente mais comum é o pneumococo. A instituição de profilaxia antimicrobiana é controversa, não sendo indicada na opinião dos autores, pelo risco de mascarar uma infecção (neurológica ou extraneurológica) e de induzir resistência bacteriana.

D. **Convulsões e epilepsia.** As crises convulsivas são sintomas relativamente frequentes na fase aguda do traumatismo craniano. São habitualmente classificadas em precoces (início até 7 dias após o traumatismo) e tardias (após 7 dias do traumatismo). No entanto, uma terceira categoria deve ser considerada, correspondente às crises imediatas (minutos a 1 h após o traumatismo). As crises podem ser de qualquer tipo, exceto as de ausência, sendo as generalizadas mais frequentes que as focais.

Postula-se que o mecanismo de instalação da epilepsia tardia decorra do fenômeno conhecido como *kindling* ("abrasamento", em português). Tal fenômeno corresponderia à ocorrência de descargas subliminares em regiões do cérebro, incapazes de provocar alterações, mas que levariam a crises repetidas ao longo do tempo, ou seja, ao quadro de epilepsia.

A exata incidência de crises convulsivas após o traumatismo não está muito definida, situando-se em um intervalo amplo que varia de 2,5 a 40%.

São fatores de risco para a ocorrência de crises convulsivas pós-traumáticas:
- Glasgow à admissão ≤ 10
- Crises convulsivas imediatas

- Amnésia pós-traumática com duração > 30 min
- Existência de hematomas (subdural, extradural ou parenquimatoso)
- Fratura craniana linear ou com afundamento e lesão parenquimatosa
- Contusão cortical
- Traumatismos penetrantes
- História de uso abusivo de álcool.

Curiosamente, se as crises ocorrem durante a fase aguda do traumatismo, é pouco provável que recorram na fase tardia, especialmente em crianças (grupo etário que apresenta a maior incidência de crises precoces). O uso de anticonvulsivantes profiláticos não reduz a incidência de crises convulsivas pós-traumáticas tardias, porém convém iniciar a fenitoína nos pacientes que se enquadram no grupo de alto risco (anteriormente citados). Isso diminui a incidência de crises convulsivas pós-traumáticas precoces e evita as drásticas consequências que uma convulsão generalizada pode desencadear em um paciente com TCE (elevação da PIC, alterações na pressão arterial, hipoxia e liberação excessiva de neurotransmissores).

Nos pacientes em que foi iniciado fármaco anticonvulsivante, deve-se proceder à suspensão gradual dele após 1 semana, exceto nos casos em que o traumatismo foi penetrante, o paciente apresentou convulsão tardia ou o indivíduo possui história de convulsão prévia ao traumatismo e tenha sido necessária craniotomia. Nesses casos, a terapia deve ser mantida por período de 6 a 12 meses. Após este tempo, caso tenha permanecido sem novas crises e tiver sido registrada a ausência de foco epiléptico no eletroencefalograma, ela pode ser retirada (sempre gradualmente).

E. **Disfunção de nervos cranianos.** Alterações das funções dos nervos cranianos são frequentes após TCE com fratura de base de crânio. As alterações dos nervos cranianos podem ser identificadas tão logo ocorra recuperação do nível de consciência do paciente. Os nervos mais comumente lesados são: facial (fratura temporal), olfatório (fratura placa cribriforme, tração, acessos para tratamento cirúrgico da fístula liquórica da base anterior) e oculomotor (compressão por hérnia transtentorial, neuropraxia por LAD).

F. **Cefaleia pós-traumática.** A dor de cabeça após o TCE costuma ser generalizada, bilateral e lancinante, havendo sensibilidade do couro cabeludo na região que sofreu o impacto. Embora a cefaleia pós-traumática possa ser observada imediatamente após o TCE, seu início também pode ser tardio. Em geral, é um sintoma proeminente e persiste após o período esperado para a resolução do edema cerebral. A cefaleia por mais de 2 meses após TCE é denominada pós-traumática crônica.

A intensidade da cefaleia pós-traumática não se relaciona com a gravidade do traumatismo (avaliada a partir de parâmetros como amnésia, coma e elevação da PIC). Muitos quadros álgicos ocorrem após traumatismos banais. A cefaleia do tipo tensão muscular pode persistir nesses casos. Os nervos sensitivos no couro cabeludo podem causar neuralgias, com dor e hipersensibilidade do couro cabeludo. As cefaleias enxaquecosas também podem ser desencadeadas após traumatismo craniano.

G. **Síndrome pós-traumática ("síndrome pós-concussão").** É rica em sintomatologia, com sintomas enquadrados em três grupos: cognitivo (dificuldade de concentração, comprometimento da capacidade de julgamento), somático (anosmia, cefaleia, tonturas, desequilíbrio, borramento visual, zumbidos) e psicossocial (transtornos do humor – depressão, euforia, irritabilidade fácil – alterações da personalidade, redução da libido, cansaço fácil, maior incidência de faltas ao trabalho e divórcios). Na verdade, teoricamente, qualquer sintoma pode ser associado a essa condição. Muita controvérsia ainda existe quanto à origem orgânica ou psicológica dos sintomas. É interessante observar que quadros mais floridos tendem a estar associados a traumatismos menos intensos. Além disso, foi possível notar que os pacientes que iniciam o quadro precocemente tendem a apresentar prognóstico mais favorável, enquanto aqueles com desenvolvimento dos sintomas em fase tardia após o traumatismo costumam cursar com sintomas mais intensos e protraídos.

Tal sintomatologia pode melhorar com o uso de ansiolíticos, antidepressivos e psicoterapia. O mais importante, contudo, é oferecer ao paciente enfoque multidisciplinar.

XIV. **Prognóstico.** O prognóstico do paciente com TCE apresentou nítida melhora na última década, o que pode ser atribuído ao conhecimento mais aprofundado da fisiopatologia e da anatomia patológica das lesões às quais está associado. O advento da TC, a concepção da importância do tratamento desses pacientes na unidade de terapia intensiva e a atuação da fisioterapia (motora e respiratória), da fonoaudiologia e da terapia ocupacional vieram, de fato, revolucionar a neurotraumatologia.

Outros fatores que contribuíram para a melhor apreciação do prognóstico, e assim orientar um tratamento mais adequado, foram: a medida contínua da PIC, o estudo dos potenciais evocados e o monitoramento hemometabólico. A disponibilidade dessas ferramentas proporcionou observação e tratamento mais adequados das anormalidades associadas ao TCE, evitando ou limitando a extensão das lesões secundárias.

A idade é o fator prognóstico independente que mais afeta os resultados. As estatísticas revelam que a faixa etária entre 9 e 21 anos ocupa a posição de melhor prognóstico, enquanto o TCE de qualquer magnitude no idoso é um evento bastante sombrio. O segundo fator mais importante para o prognóstico consiste na intensidade da lesão encefálica, cuja medida é dada pelo nível de consciência à admissão (determinado pela escala de coma de Glasgow). Por fim, a ocorrência de hipotensão arterial e/ou hipoxia também afeta o resultado final do paciente vítima de TCE, na medida em que pioram as condições hemometabólicas neuronais, levando a lesões encefálicas secundárias. Finalmente, destaca-se que os portadores do genótipo alelo *e4* da apolipoproteína E têm prognóstico pior após o TCE.

Em decorrência dos altos custos sociais, econômicos e psicológicos oriundos do TCE, é nosso dever unir esforços no sentido de ampliar a capacidade logística para o atendimento dos pacientes, aperfeiçoar o conhecimento da fisiopatologia do TCE e instituir medidas preventivas em todos os segmentos da sociedade.

Particularidades do TCE na Criança

I. **Introdução.** O estudo do traumatismo cranioencefálico (TCE) na criança apresenta a mesma importância já citada com relação ao adulto, destacando-se a grande incidência do TCE leve, em virtude das frequentes quedas de pequena altura a que as crianças estão sujeitas. No entanto, o TCE em crianças, especialmente nos lactentes, apresenta características diferentes das observadas no adulto. Tais diferenças se devem à maior flexibilidade do crânio das crianças, pela fusão incompleta dos ossos, às diferentes reações do encéfalo ao traumatismo e, especialmente, à maior plasticidade do sistema nervoso da criança, que possibilita maior recuperação da função cerebral com relação ao adulto.

II. **Epidemiologia.** O TCE é uma das principais causas de morte e déficit neurológico adquirido na infância. No Brasil, o traumatismo é a maior causa de morte entre 10 e 29 anos e responsável por 40% das mortes na faixa etária entre 5 e 9 anos e 18% entre 1 e 4 anos. Nos EUA, estima-se que em torno de 155 a 180 crianças por 100.000 habitantes sejam atendidas anualmente por traumatismos cranianos fechados. Destes, 74 a 80% dos casos de TCE são considerados traumatismos leves. Nas crianças com idade inferior a 3 anos, as quedas são as causas mais frequentes de lesão cerebral. Outra etiologia que não pode ser ignorada e que representa 24% de lesões cerebrais em crianças são os maus-tratos, principalmente nas com idade inferior a 2 anos. A maioria dos casos dos traumatismos cranianos em crianças é classificada como de natureza leve. A despeito disso, quando se trata da população pediátrica, a apresentação clínica muitas vezes é assintomática, com alterações na neuroimagem. O manejo nessa faixa etária diferencia-se do atendimento ao traumatismo craniano em adultos. Cerca de 12% das crianças com TCE necessitam de cuidados médicos e, destas, 2% são hospitalizadas, o que gera cerca de 100.000 internações pediátricas nos EUA por ano. A taxa de mortalidade é de aproximadamente 10% (compare-se com a mortalidade por leucemia – segunda causa de morte na infância – de cerca de 2%). Os meninos são acometidos duas vezes mais do que as meninas, havendo, também, maior probabilidade de que seu TCE seja grave ou fatal. Embora a maioria das crianças com TCE grave torne-se dependente permanentemente, as que sofrem um traumatismo menos grave apresentam complicações sutis, como dificuldades neuropsicológicas, que predispõem a rendimento insuficiente escolar e dificuldade em empregar-se, além de desajustes sociais.

III. **Avaliação da criança.** Para uma avaliação apropriada, deverá ser analisado todo o contexto do atendimento ao paciente pediátrico. As condições relacionadas com a criança devem ser consideradas, como:
- Idade
- Nível de consciência, utilizando-se a escala de Glasgow para o coma (ver Quadro 29.1)
- Sinais neurológicos focais
- Ocorrência de crise convulsiva
- Alterações no comportamento da criança (p. ex., irritabilidade ou agitação, ou acentuada apatia ou indiferença)
- Cefaleia intensa e progressiva
- Vômitos recorrentes
- Anamnese objetiva, buscando-se sempre elucidar as exatas condições de como o traumatismo ocorreu, principalmente na suspeita de maus-tratos
- Observação das alterações verificadas na calota craniana ou no escalpo ou das equimoses orbitopalpebrais
- TCE com múltiplos traumatismos
- Líquido em nariz ou conduto auditivo externo, com possibilidade de tratar-se de uma fístula liquórica
- Hematoma retroauricular

A. **Classificação de gravidade do TCE baseando-se na escala de coma de Glasgow (ECG):**
1. **Mínima.** ECG 15, sem perda de consciência nem amnésia.

2. **Leve.** ECG 13 a 15 com história de perda de consciência e/ou alteração da memória ou atenção maior que 5 min.
3. **Moderada.** ECG 8 a 12 ou perda de consciência maior ou igual a 5 min e/ou déficit neurológico focal.
4. **Grave.** ECG menor que 8 pontos.

A escala de coma de Glasgow é recomendada a partir dos 4 anos de idade, devendo-se recorrer às modificações de Shapiro e de Traumer e James quando se tratar de crianças menores (Quadros 29.2 e 29.3) (Tatman et al., 1997).

B. **TCE leve na criança com idade inferior a 2 anos.** Convém atenção especial a este grupo de crianças, pois 76% dos casos de TCE são classificados como leves. Não obstante o traumatismo craniano seja considerado leve, algumas crianças abaixo de 2 anos apresentam complicações. Destaca-se que o fator de risco é inversamente proporcional à idade da criança. Ou seja, maiores cuidados devem ser dispensados aos lactentes abaixo dos 3 meses de idade.

1. **TCE de leve-baixo risco.** Traumatismo de baixo impacto, quedas abaixo de 1 metro, em que não há manifestações clínicas pós-traumatismo de pelo menos 2 h, sem suspeita de abuso ou negligência, sem hematoma subgaleal e com radiografia de crânio normal.
2. **TCE leve-alto risco.** Alteração do nível de consciência, verificação de anormalidades neurológicas focais, sinal de depressão da calota craniana, sinais clínicos de fratura craniana ou na radiografia de crânio, irritabilidade ao manuseio, fontanela abaulada, ocorrência de convulsões e/ou vômitos persistentes, embora estes últimos sejam relativamente comuns em crianças. Na prática, a recorrência de mais de 5 episódios de vômitos em 6 h deve ser considerada.

Quadro 29.2 Escala de Coma de Glasgow adaptada para crianças de 1 a 4 anos de idade (segundo Traumer e James).

Abertura ocular	Espontânea	4
	Ordem verbal	3
	Ao estímulo doloroso	2
	Ausente	1
Melhor resposta verbal	Balbucio	5
	Choro irritado	4
	Choro por estímulo doloroso	3
	Gemido à dor	2
	Ausente	1
Resposta motora	Espontânea e normal	6
	Reage ao toque	5
	Reage à dor	4
	Decorticação	3
	Descerebração	2
	Ausente	1

Quadro 29.3 Escala de coma de Glasgow adaptada para crianças de 1 a 12 meses de idade.

1 mês	Emite ruídos	5
	Pisca os olhos quando estimulada	4
	Grita espontaneamente	3
	Grita ao ser estimulada	2
	Ausência de resposta	1
2 meses	Balbucia (sons vogais)	5
	Sorri quando acariciada	4
	Fecha os olhos ao estímulo luminoso	3
	Grita ao ser estimulada	2
	Ausência de resposta	1
3 meses	Ri disfarçadamente	5
	Sorri à estimulação sonora	4
	Fixa o olhar ao ser estimulada, olhando também o ambiente	3
	Grita ao ser estimulada	2
	Ausência de resposta	1
4 meses	Modulação da voz e vocalização correta de vogais	5
	Sorri espontaneamente ou, quando estimulada, ri quando socialmente estimulada	4
	Vira a cabeça em direção ao estímulo sonoro	3
	Grita ao ser estimulada	2
	Ausência de resposta	1
5 a 6 meses	Balbucia para pessoas e brinquedos	5
	Reconhece pessoas da família	4
	Localiza a direção dos sons	3
	Grita/geme ao ser estimulada	2
	Ausência de resposta	1
7 a 8 meses	Fala "ba", "ma", "dada"	5
	Balbucia	4
	Reconhece a família e vozes familiares	3
	Grita/geme ao ser estimulada	2
	Ausência de resposta	1
9 a 10 meses	Fala "mama", "dada"	5
	Balbucia	4
	Reconhece por meio de sorriso ou risada	3
	Grita ao ser estimulada	2
	Ausência de resposta	1

IV. **Estudos de imagem.** A radiografia de crânio (RC) tem baixo valor preditivo de complicações neurológicas, e sua realização é controversa. A RC tem boa indicação em caso de suspeita de fratura craniana, principalmente nas fraturas lineares, e em crianças de baixa idade. A tomografia computadorizada do crânio (TCC) é o exame de escolha em crianças com disfunção neurológica ou cognitiva, ou suspeita de uma fratura de base de crânio ou com afundamento. Inclusive a TCC deverá ser realizada se houver dúvida ou confirmação de fratura na RC. Um obstáculo é que, na maioria das vezes, há necessidade de sedação e/ou anestesia geral da criança para a realização da TCC, o que pode determinar sintomas, como sonolência e vômitos pós-anestesia. Tais sintomas podem ser confundidos com os sintomas próprios do TCE e, com isso, ampliar o período de obervação e permanência hospitalar.

V. **Classificação das lesões**
   A. **Lesões do couro cabeludo**
   1. **Contusão.** É frequente nas crianças, devido ao TCE leve. Como no adulto, o tratamento é sintomático.
   2. **Laceração.** É também bastante frequente e apresenta como principais complicações a hemorragia e a infecção. O tratamento consiste na limpeza cuidadosa e na sutura da ferida, após retirada de corpos estranhos e desbridamentos dos tecidos contundidos.
   3. **Avulsão do couro cabeludo.** Trata-se com o emprego de retalhos de áreas adjacentes, em caso de avulsão parcial, e com enxertos de pele na avulsão total do couro cabeludo (escalpo).
   4. **Céfalo-hematoma subgaleal.** Ocorre devido ao sangramento do tecido aureolar frouxo que existe entre a gálea (tendão plano entre os dois corpos do músculo occipitofrontal) e o pericrânio (periósteo dos ossos do crânio), por onde passam as veias emissárias e as pequenas artérias que penetram o crânio.
   5. **Céfalo-hematoma subperiosteal.** Trata-se de uma coleção sanguínea entre o periósteo e a calota craniana, geralmente associada a uma fratura. O céfalo-hematoma do lactente pode simular, à palpação, um afundamento ósseo, devido ao fato de ser a área depressível com relação à maior resistência nas bordas do hematoma.

   B. **Lesões ósseas**
   1. **Fratura linear.** A fratura linear da convexidade está geralmente associada ao céfalo-hematoma e, nos lactentes, tende a atravessar um dos ossos da calota, indo de uma sutura a outra. Nas crianças, são comuns as disjunções traumáticas das suturas e a separação progressiva das bordas da fratura, que pode estar na origem dos cistos leptomeníngeos (fraturas diastáticas).

   A maioria das fraturas lineares da criança não é acompanhada por lesão do encéfalo, sendo necessária apenas observação clínica, principalmente quando a fratura cruza o trajeto da artéria meníngea média ou dos seios durais, em virtude da possibilidade de desenvolvimento de hematoma extradural. As fraturas diastáticas cujas bordas estão separadas por uma distância maior do que meio centímetro devem ser exploradas cirurgicamente, pela grande incidência de lesões da dura-máter e pelo possível desenvolvimento de cistos da aracnoide.

   2. **Afundamento.** Define-se como afundamento a fratura cujas bordas estejam em desnível de, pelo menos, a espessura da tábua óssea. Geralmente, ele não está associado a graves lesões cerebrais, porque a própria fratura absorve a energia do traumatismo. O diagnóstico é feito pela radiografia simples e pela palpação do crânio.

   O afundamento "em bola de pingue-pongue" ocorre em crianças com menos de 2 anos, sendo decorrente de traumatismo craniano no lactente ou de compressão da cabeça fetal contra o promontório do sacro materno ou pelo fórceps. Grande parte dos autores indica o tratamento cirúrgico, que consiste

em incisão próxima ao limite da lesão, trepanação e levantamento ósseo com um descolador da dura-máter, até que seja desfeito o desnível.
C. **Lesões meníngeas**
1. **Fístula liquórica.** Ocasiona-se por fraturas frontobasais (fístula nasal) e do osso temporal (otoliquorreia), acompanhadas por lesões da dura-máter e aracnoide. O quadro clínico é dominado pela perda liquórica (rinoliquorreia ou otoliquorreia) e pela cefaleia por hipotensão intracraniana. O tratamento pode ser: clínico, repouso em posição semissentada e punções lombares diárias; derivação lombar externa por 48 h; e, em alguns casos, abordagem direta por craniotomia bifrontal.
2. **Cisto leptomeníngeo.** Consiste em uma coleção líquida entre a pia-máter e a aracnoide, sendo uma complicação das fraturas diastáticas (fraturas que aumentam). Ocorre nas crianças com menos de 6 anos. Os fatores fundamentais desta condição são a fratura com lesão da dura-máter e a consequente formação de um cisto de aracnoide, para onde é drenado o líquido cefalorraquidiano. Ao exame físico, observa-se tumoração cística sob o couro cabeludo. O diagnóstico é feito por radiografia simples e tomografia computadorizada. O tratamento é cirúrgico, consistindo na retirada do cisto e na correção das falhas dural e óssea.
D. **Lesões intracranianas**
1. **Contusão cerebral.** É a entidade anatomopatológica mais frequente entre as decorrentes do TCE, incluindo-se sob tal título a concussão cerebral, a contusão cerebral propriamente dita e a laceração cerebral. A concussão cerebral é caracterizada por distúrbio temporário da função cerebral, de instalação súbita, ocorrendo após o traumatismo craniano, não havendo lesão estrutural do sistema nervoso. Esta é a entidade mais frequentemente observada na criança, a qual normalmente denominamos TCE leve. Ela pode estar associada a uma lesão do couro cabeludo (contusão, laceração, hematoma subgaleal) e à fratura linear. Vômitos são particularmente frequentes nas crianças, observados mesmo nos traumatismos mínimos. Eles não apresentam gravidade e, geralmente, estão associados a traumatismo labiríntico. Essas crianças devem ser observadas.

A contusão cerebral propriamente dita é definida como um distúrbio da função cerebral associado à alteração estrutural do tecido encefálico. Quando ocorre a perda de continuidade do tecido cerebral, a lesão é classificada como laceração cerebral, que pode ser considerada como uma contusão cerebral em grau máximo. Estas duas entidades anatomopatológicas estão, geralmente, associadas ao que classificamos como TCE grave e que requer cuidados semelhantes aos tomados com os adultos. Os pacientes portadores dessas duas entidades são submetidos à realização de tomografia computadorizada.
2. **Hematoma extradural.** É mais raro do que no adulto, pela maior elasticidade dos vasos na criança e pela ausência do sulco ósseo, que aloja a artéria meníngea média, tornando-a, portanto, menos suscetível a lesões. Assim, o hematoma extradural na criança costuma ser ocasionado por sangramento venoso. Por esse motivo, e também pelo fato de a dura-máter estar aderida à calota, o quadro clínico pode ser mais crônico do que o observado no adulto. O diagnóstico e o tratamento seguem as mesmas normas aplicadas ao adulto.
3. **Hematoma da fossa posterior.** É raro nos TCE em geral, mas a maior parte dos hematomas da fossa posterior foi observada em crianças. São, em geral,

extra e subdurais. O diagnóstico é obtido por meio da tomografia computadorizada. O tratamento cirúrgico consiste em craniectomia occipital.
4. **Hematoma subdural agudo.** É raro na criança, acompanhando geralmente as grandes contusões cerebrais. O tratamento, como no adulto, consiste em ampla craniotomia descompressiva.
5. **Coleção subdural do lactente.** Trata-se de coleção líquida pericerebral que, segundo o aspecto do líquido, os autores chamam de hematoma (líquido sanguinolento), higroma (líquido xantocrômico) ou hidroma (líquido claro, semelhante ao liquor). A tendência atual, em vista da moderna concepção fisiopatológica, é de se englobarem todas as entidades com o nome genérico de coleção subdural do lactente.

Admite-se, atualmente, que a coleção subdural, em virtude de ruptura de uma veia-ponte, acompanhe-se frequentemente de perfuração aracnóidea e alterações da dinâmica do LCR. Essas alterações levariam ao desenvolvimento de hidrocefalia, e o LCR insuficientemente reabsorvido passa para o espaço subdural. A importância das perturbações dinâmicas da circulação do LCR foi evidenciada durante as derivações externas das coleções subdurais. Estas mostraram que as características do líquido drenado se aproximam progressivamente daquelas do LCR. O quadro clínico compreende vômitos, anorexia, macrocefalia, tensão da fontanela e hipotonia. Não sendo tratada precocemente, a coleção subdural do lactente pode ocasionar crises convulsivas. Realiza-se o diagnóstico por meio de tomografia computadorizada. Tendo em vista a moderna concepção fisiopatológica, o objetivo do tratamento é drenar a coleção subdural de maneira progressiva e prolongada, devido à cronicidade e à tendência de ela se formar novamente. Assim, o tratamento tradicional, por meio de punções subdurais repetidas, drenagem por meio de trepanação e craniotomia com ressecção das membranas, foi progressivamente abandonado e, atualmente, a drenagem interna por derivação subduroperitoneal tornou-se o método terapêutico de escolha. A tomografia computadorizada vem demonstrando a eficácia dessa técnica terapêutica, por meio de exames de controle que evidenciaram progressiva redução da coleção subdural.
6. **Síndrome do bebê sacudido.** Sacudir vigorosamente uma criança produz uma aceleração-desaceleração angular intensa na cabeça, o que pode levar a lesões cerebrais significativas. Os achados característicos são hemorragias retinianas, hematomas subdurais (bilaterais em 80%) e hemorragias subaracnóideas. Geralmente, há pouco ou nenhum sinal externo de traumatismo. Em alguns casos, pode haver marcas de dedo no tórax, fraturas múltiplas de costelas e compressão pulmonar. A morte quase sempre é causada por hipertensão intracraniana incontrolável.

VI. **Prevenção.** Sem dúvida, a prevenção é melhor que qualquer tratamento. As crianças em fase de crescimento e desenvolvimento estão sujeitas a diferentes tipos de traumatismo craniano. Traumatismos que vão de tocotraumatismos a acidentes automobilísticos, traumatismos banais e, particularmente nas crianças menores, maus-tratos e negligência causados pelos próprios familiares. Algumas estratégias de prevenção são:
- Usar capacetes para ciclismo, *skate*, patins e hipismo
- Colocar redes ou barras nas janelas
- Não utilizar andadores
- Evitar lajes ou vãos livres altos

- Usar cintos de segurança e cadeiras apropriados para as crianças
- Prevenir e combater o uso de drogas ilícitas na infância e na adolescência.

VII. Observações domiciliares. A todo paciente liberado, deve ser dada a orientação aos familiares ou aos responsáveis, com relação a eventuais alterações que possam ainda ocorrer, como: excessiva sonolência, mudança no padrão comportamental e/ou vômitos persistentes, especialmente em lactentes de baixa idade. Recomenda-se o retorno imediato ao centro de atendimento, caso tais anormalidades venham a surgir após a alta.

Bibliografia

Aarabi B et al. Management and prognosis of penetrating brain injury. J Trauma. 2001; 51:S1-S86.

Aicardi J, Gouttières F. Les épanchements sous-duraux du nourrison. Arch Française Pédiatr. 1971; 28:232-47.

Almeida GM, Barros NG. Fraturas cranianas em crianças com diástase progressiva das bordas ósseas e herniação de conteúdo intracraniano. Arq Neuropsiquiat. 1965; 23:180-6.

Ambrose J, Hounsfield G. Computerized transverse axial tomography. Br J Radiol. 1973; 46(542): 148-9.

Andrews BT et al. The effect of intracerebral hematoma location on the risk of brain-sistem compression and on clinical outcome. J Neurosurg. 1988; 69:518-22.

Binder LM. Persisting symptoms after mild head injury: a review of the postconcussive syndrome. J Clin Exp Neuropsychol. 1986; 8:323-46.

Clifton GL et al. Lack of effect of induction of hipothermia after acute brain injury. New Engl J Med. 2001; 344:556-563.

Cruz J et al. Successful use of the new high dose mannitol treatment in patients with Glasgow Coma Scale of 3 and bilateral abnormal pupillar widening: a randomized study. J Neurosurg. 2004; 100(3): 376-83.

Diringer MN, Videen TO, Yundt K. Regional cerebrovascular and metabolic effects of hyperventilation after severe traumatic brain injury. J Neurosurg. 2002; 96:103-108.

Durkin MS, Olsen S, Barlow B et al. The epidemiology of urban pediatric neurological trauma: evaluation of, and implications for, injury prevention program. Neurosurgery. 1998; 42(2):300-10.

DynaMed [Internet]. Ipswich (MA): EBSCO Information Services. 1995. Record No. 900588, Moderate to severe traumatic brain injury. Disponível em: http://search.ebscohost.com/login.aspx?direct=true&db=dnh&AN=900588&site=dynamed-live&scope=site. Acesso em: 11 de agosto de 2017.

Eisenberg HM et al. High-dose barbiturate control of elevated intracranial pressure in patients with severe head injury. J Neurosurg. 1988; 69:15-23.

Feuerman T, Wackym PA, Gade GF et al. Value of skull radiography, head CT scanning and admission for observation in cases of minor head injury. Neurosurgery. 1988; 22:449-53.

Finfer SR, Cohen J. Severe traumatic brain injury. Ressucitation. 2001; 48:77-90.

Gusmão SNS. Estudo anatomopatológico do encéfalo de 120 vítimas de acidentes de trânsito, com enfoque na lesão axonal difusa. [Tese]. Escola Paulista de Medicina. São Paulo; 1993.

Gusmão SS, Campos GB. Exame neurológico – bases anatomofuncionais. Rio de Janeiro: Revinter; 1992. p. 181-3.

Hans P, Albert A, Born JD. Predicting recovery from head injury. British J Hosp Med. 1987; 535-40.

Jennett B. Epidemiology of head injury. J Neurol Neurosurg Psychiatry. 1996; 60: 362-69.

Krauss JF, McArthur DL. Epidemiology of brain injury. In: Evans RW (ed). Neurology and trauma Houston: Saunders;1996. p. 3-17.

Luersen THG et al. Outcome from head injury related to patient's age. J Neurosurg. 1988; 68:409-16.

Marshall LF. High dose mannitol. J Neurosurg. 2004; 100:67.

Masters ST, McClean PM, Arcarese JS. Skull x-ray examinations after head trauma: recommendations by a multidisciplinary panel and validation study. NEJM. 1987; 316:84-91.

Matge G. Contribuition à l'étude des épanchements sous-duraux du nourrison. These Méd (Strasbourg); 1978.

Mendelow AD, Campbell DA, Jeffrey PR et al. Admission after mild head injury: benefits and costs. Br Med J. 1982; 285: 1530-32.

Mendelow AD, Teasdale G, Jennett B et al. Risks of intracranial hematoma in head injured adults. Br Med J. 1983; 287: 1173-76.

Narayan RK. Hypothermia for traumatic brain injury – a good idea proved ineffective. New Engl J Med. 2001; 344:602-3.

Rambaud P, Joannard A, Borge M et al. Collections sous-durales du nourrison. Considérations étiologiques, diagnostiques, thérapeutiques, évolutives, à propos de 60 observations. Pédiatrie. 1972; 27-127.

Snyder CL, Jain VN, Saltzman DA et al. Blunt trauma in adults and children: a comparative analysis. J Trauma. 1998;30:1239-45.

Sociedade Paranaense de Pediatria. Comitê de Neuropediatria. Manual de Neuropediatria. Curitiba: Veja Gráfica e Editora; 1997.

Stein SC, Ross SE. The value of CT scans in patients with low risk head injuries. Neurosurgery. 1990; 26:638-40.

Strich SJ. Diffuse degeneration of the cerebral white matter in severe dementia following head injury. J Neurol Neurosurg Psychiatry. 1956; 19:163-85.

Symonds CP. Observations on the differential diagnosis and treatment of cerebral states consequent upon head injurie. Br Med J. 1928; 2(3540):829-32.

Tatman A, Warren A, Willians A et al. Development of a modified paediatric coma scale in intensive care clinical practice. Arch Dis Child. 1997; 77(6):519-21.

Teasdale G, Jennett B. Assessment of coma and impaired consciousness: a practical scale. Lancet. 1974; 2:81-3.

Welch K. The intracranial pressure in infants. J Neurosurg. 1980; 52:693-9.

Young AB et al. The acute-phase response of the brain-injured patient. J Neurosurg. 1988; 69:375-80.

Young B et al. Effect of total parenteral nutrition upon intracranial pressure in severe head injury. J Neurosurg. 1987; 67:76-80.

TRAUMATISMOS RAQUIMEDULARES
Odilon Braz Cardoso

30

I. **Introdução.** Traumatismos raquimedulares (TRM) são lesões causadas por golpes sobre a coluna vertebral, com acometimento da medula espinal e/ou de seus envoltórios. As causas mais comuns são acidentes de trânsito (cerca de 40%), seguidos de queda de altura, mergulho em local raso, projéteis de arma de fogo (PAF), arma branca e acidentes esportivos. Os TRM estão entre as causas mais comuns de morte e sequelas sérias após traumatismo, principalmente em jovens, sendo às vezes agravados por não terem sido reconhecidos ou por conduta inadequada. Os pacientes com paraplegia ou tetraplegia já instalada geralmente têm resultado precário, sendo importantes as medidas preventivas, que devem ser iniciadas com o transporte do paciente do local do acidente para o hospital. O paciente politraumatizado ou com suspeita de TRM deve ser transportado em decúbito dorsal retilíneo ou com pequena extensão da coluna, imobilizado com colar para resgate ou de Miami J. Para isso, sempre que possível, deve ser carregado sobre uma tábua, maca ou prancha rígida por várias pessoas, uma ou duas para cada um destes segmentos: membros inferiores, quadril, tórax com membros superiores e cabeça e pescoço, na maior imobilidade possível. As pessoas que sustentam os membros inferiores e a cabeça devem exercer certa tração, como se estivessem "esticando" o paciente. Os movimentos de flexão são os mais perigosos e devem ser evitados.

As lesões mais comuns são as da coluna cervical, seguindo-se as da coluna lombar, devido à grande mobilidade dessas regiões. As lesões da coluna torácica requerem força muito intensa, devido à rigidez das estruturas ósseas desse segmento, e geralmente levam a paralisia completa abaixo do nível da lesão. Nesse tipo de ocorrência, as lesões ósseas são muitas vezes múltiplas e associadas a fraturas de costelas e lesão pulmonar. O traumatismo cranioencefálico (TCE) aumenta o risco de TRM associado, se a escala de coma de Glasgow estiver 13 a 15 em 1,4% e menor que 8 em 10,2%.

O grande avanço surgido no tratamento deveu-se ao desenvolvimento de técnicas de tração e fixação cirúrgicas, materiais para sustentação e coletes para imobilização temporária, impedindo a progressão da lesão neural e possibilitando a mobilização de um paciente cuja coluna se tornou instável (deslizamento na articulação) pelo traumatismo.

II. **Fisiopatologia.** As lesões surgem quando a força que as produz ultrapassa a amplitude máxima de movimento de cada segmento da coluna vertebral, levando a danos ligamentares e/ou ósseos, cuja combinação determina o resultado da lesão. Os mecanismos são de flexão, extensão, compressão e rotação, que se correlacionam às estruturas anatômicas e aos vários níveis da coluna vertebral e da medula espinal.

Aproximadamente 80% dos traumatismos da coluna cervical resultam de colisão do corpo em movimento contra um objeto estacionário, com consequentes hiperflexão e hiperextensão da coluna. O traumatismo direto sobre o vértice do crânio pode exercer pressão sobre as massas laterais do atlas, e o deslocamento lateral das massas laterais de mais de 7 mm é indicativo de ruptura do ligamento transverso com instabilidade da articulação nesse nível.

As lesões no nível da junção atlantoaxial geralmente não causam déficit neurológico, devido à grande largura do canal espinal nesse local, ao contrário do que ocorre no nível torácico, em que a medula ocupa quase todo o canal.

Em fratura de C2-C3 (espondilolistese traumática: "fratura do enforcado"), um distanciamento superior a 3,5 mm entre os lados posteroinferior da vértebra superior e posterossuperior da vértebra inferior indica ruptura ligamentar.

De C3 a T1, o deslocamento de duas vértebras adjacentes acima de 3,5 mm ou uma angulação maior que 11° indicam ruptura ligamentar significativa. Esse ângulo é estabelecido estendendo-se as linhas horizontais das superfícies inferiores de quatro corpos vertebrais, com os dois envolvidos no meio.

A medula espinal termina no nível da L2, com as raízes nervosas lombares e sacrais, que são as referências anatômicas em traumatismos nesse nível; o saco dural vai até S2. As fraturas sacrais geralmente são estáveis com fixação externa (gesso).

Não existe relação direta entre o déficit neurológico e a lesão histopatológica da medula espinal traumatizada. Às vezes, em pacientes com lesão clínica completa, notam-se sinais incompletos de contusão e hemorragia parenquimatosas, e ocorrem casos de pacientes com síndrome clínica incompleta da porção anterior da medula, revelando medula espinal microscopicamente normal, o que sugere um mecanismo isquêmico. As arteríolas que irrigam as colunas anteriores da medula (trato corticoespinal) são terminais.

III. **Diagnóstico.** Todos os pacientes politraumatizados devem ser examinados quanto às movimentações dos membros superiores e inferiores. Caso haja fratura em algum desses membros, ou outro impedimento, solicita-se ao paciente que movimente apenas os dedos das mãos e dos pés, e testam-se os reflexos tendíneos e cutâneos. Se houver suspeita de algum déficit, essa região deverá ser testada quanto à sensibilidade, sendo estimulada com uma agulha, e o mesmo é feito com uma região em nível superior, considerada normal, para comparação. Testam-se também as regiões genital e perianal, cuja preservação (preservação sacral) pode indicar lesão medular incompleta. Os cordões posteriores são avaliados por exame da propriocepção, movimentando-se os dedos do paciente para cima e para baixo sem que ele veja, e perguntando-lhe a direção imprimida.

A compressão do trato espinotalâmico lateral, acima da região lombar, frequentemente leva a diminuição da percepção de dor e temperatura nos segmentos sacral e lombar antes do torácico, devido à distribuição das fibras nesse trato, e assim pode levar a erro no diagnóstico do nível de acometimento. Examinam-se o abdome e a pelve, considerando-se que uma lesão abdominal pode levar o paciente a evitar usar membros inferiores, simulando uma paresia ou paralisia. Examinam-se também os pulsos arteriais periféricos, já que a obstrução de uma artéria pode reduzir, ou praticamente abolir, a movimentação de um membro. A lesão raquimedular pode mascarar outras lesões.

Deve-se coletar a história cronológica do déficit (se imediato, progressivo ou tardio). A instalação imediata sugere contusão; as outras, compressão. Deve-se anotar o nível da lesão com a maior precisão possível, para indicar o segmento a ser submetido a exame complementar e para observação da evolução clínica. A redução do nível de acometimento sensitivo indica melhora correspondente. O nível da fúrcula esternal corresponde às raízes de C4; os mamilos, a T4; o umbigo, a T10; e as regiões genital e perianal, às raízes sacras. Testa-se a sensibilidade da face, porque o trato espinal do trigêmeo às vezes pode descer até C4. A maioria dos músculos recebe inervação de dois níveis espinais, mas consideram-se os principais: C5 (deltoide ou bíceps – abdução do ombro ou flexão do cotovelo), C6 (extensores do punho – rotação do punho para cima), C7 (tríceps – extensão do cotovelo), C8 (flexor profundo dos dedos – aperto de mão), T1 (intrínsecos da mão – abdução do dedo mínimo), L2 (iliopsoas – flexão do quadril), L3 (quadríceps – retificação do joelho), L4 (tibial anterior – dorsiflexão do pé), L5 (elevador do hálux – dorsiflexão do hálux), S1 (gastrocnêmio – flexão plantar do pé), S2 (flexão dos artelhos). A alça reflexa do cutâneo abdominal ascende ao córtex cerebral; sua presença indica lesão raquimedular incompleta. Mais detalhes sobre a inervação devem ser pesquisados em livros sobre exame neurológico.

Dor nas regiões cervical, torácica ou lombar pode ser a única manifestação de lesão importante da coluna vertebral. Nos pacientes cujo traumatismo não parece justificar o grau do déficit neurológico encontrado, cogita-se a possibilidade de doença prévia não reconhecida associada (mieloma múltiplo, linfoma, tuberculose ou metástase vertebral, hipoplasia do processo odontoide, espondilose, malformação da junção craniocervical etc.). Quando há imbricação de facetas, a dor pode ser referida no ombro e não cervical.

Nos casos de hemissecção medular lateral (síndrome de Brown-Sequard), verificam-se paresia dos membros do lado da lesão (trato corticoespinal cruza na decussação das pirâmides) e diminuição ou abolição das sensibilidades térmica e dolorosa do lado oposto (cruzam-se na medula, próximo a cada nível). Esse quadro é mais comum em lesões penetrantes (projéteis ou faca).

O exame neurológico do paciente que apresenta fratura segue as escalas da American Spine Injury Association (ASIA) (Figura 30.1):

A. Completa. Não há função motora ou sensitiva preservada nos segmentos sacros S4-S5, nem sensibilidade perineal nem contração anal voluntária (força 0 = não há qualquer contração muscular).

B. Incompleta. Há função sensitiva, mas não motora, preservada abaixo do nível neurológio, incluindo os segmentos sacros S4-S5 (força 1 = contrai músculos, mas não movimenta).

C. Incompleta. Há função motora preservada abaixo do nível neurológico, e a maioria dos músculos principais abaixo do nível neurológico tem grau inferior a 3 (força 2 = movimenta arrastando, sem vencer a gravidade).

D. Incompleta. Há função motora preservada abaixo do nível neurológico, e a maioria dos músculos principais abaixo do nível neurológico tem grau 3 ou mais (força de grau 3/4: 3 = vence a gravidade; 4 = vence a gravidade mais alguma resistência).

E. Normal. As funções sensitivas e motoras são normais (força = 5).

Será considerado nível motor o último segmento muscular com força 3 (alguma funcionalidade), o nível sensitivo o último segmento com sensibilidade normal, e tetraplégico quando houver déficit acima de T1.

IV. Radiologia. Realizam-se radiografias nas incidências AP e lateral do segmento sob suspeita, acrescentando-se a incidência transoral no caso da coluna cervical, para visualização do processo odontoide. Quinze por cento das lesões passam despercebidas na radiografia. A sensibilidade da radiografia é de cerca de 50%, e a da tomografia computadorizada (TC), de 95 a 100%; lesões ligamentares não são visualizadas. Nas junções craniocervical e cervicotorácica, a sensibilidade da radiografia cai para 23%. Em pacientes sintomáticos faz-se a TC *multislice* com cortes de até 3 mm e reconstruções de imagens sagitais e coronais. O piloto de fórmula-1 Ralf Schumacher, irmão do heptacampeão Michael, sofreu acidente no Grande Prêmio (GP) dos EUA em Indianápolis; duas semanas depois, foram descobertas duas fraturas na coluna, em uma clínica na cidade de Bad Nauheim, na Alemanha (*Folha de S. Paulo*, 1º/7/2004). A ressonância magnética (RM) esclarece sobre a existência de lesões ligamentares, discais ou

Capítulo 30 | Traumatismos Raquimedulares 465

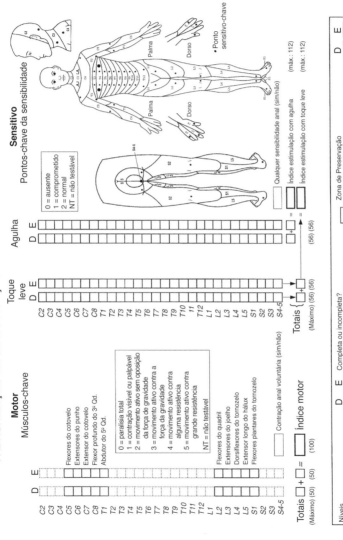

Figura 30.1 Classificação neurológica da lesão raquimedular.

medular e deve ser feita quando houver déficit medular sem evidente compressão óssea ou suspeita de lesão ligamentar em paciente impossibilitado para radiografia dinâmica. A TC mostra melhor a parte óssea, e a RM, as partes moles. O risco de a TC não detectar uma lesão instável é de 1/1.000. Cateter de pressão intracraniana (PIC) é incompatível com campo magnético; assim, impossibilita a realização de RM. A RM apresenta hipersinal em T2, onde há lesão ligamentar; o exame é tão sensível que, às vezes, pode atrapalhar mais que ajudar, com 20 a 40% de resultados falso-positivos (nem todo achado implica instabilidade). RM pode ser indicada para pacientes inconscientes com TC normal, para descartar lesões ocultas. A RM ajuda na escolha da via de acesso cirúrgico em casos de luxação cervical bifacetária com falha na redução; após tração fechada, biparietal, deve-se lembrar do risco de transporte desses pacientes.

As imagens mostradas nas Figuras 30.2 e 30.3 são do mesmo paciente. A radiografia foi considerada normal na urgência; ao retornar no dia seguinte por causa de cervicalgia, a TC mostrou fratura grave de C3. O paciente foi imobilizado com colar e depois operado. Os fragmentos ósseos relativamente próximos e a radiografia de baixa qualidade formaram uma falsa imagem de continuidade.

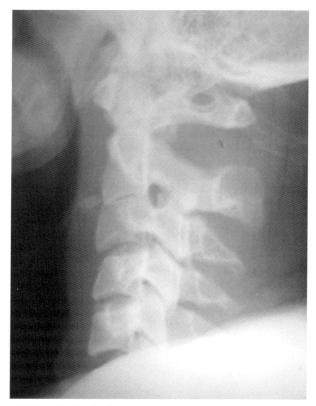

Figura 30.2 Cervicalgia. Radiografia que apresenta imagem falsamente normal.

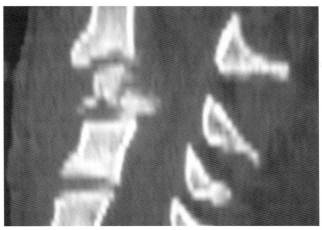

Figura 30.3 A tomografia computadorizada mostra a fratura cominutiva de C3, não visualizada por radiologia.

Quando há lesão da coluna lombar ou torácica com luxação, o processo espinhoso pode tornar-se desnivelado e ser visto e palpado. Diante de paciente politraumatizado com déficit ou comatoso, em quem não é possível verificar se há ou não déficit neurológico, especialmente motor, deve-se radiografar toda a coluna, pelo menos na incidência lateral, e solicitar TC dos locais sob suspeita. Se o paciente for submetido a TC de tórax e/ou abdome, esta deve ser reconstruída para visualização da coluna.

A existência ou não de instabilidade (luxação com movimentação) é verificada por estudo dinâmico, que consiste em radiografias laterais com flexão e extensão cuidadosas da coluna – feitas pelo paciente; o examinador não pode fazer tais movimentos pelo paciente. Esta prova deve ser imediatamente interrompida se surgir dor ou parestesia. Nenhum ato médico é desprovido de risco. A prova funcional com radiografia não é isenta de risco; por isso, é melhor fazer a TC antes. Instabilidade indica lesão de ligamentos e/ou facetas articulares, que são os elementos responsáveis pela estabilidade da coluna vertebral. A prova funcional deve ser feita também depois da retirada de imobilizações, com ou sem cirurgia, em vista da possibilidade de instabilidade persistente ou tardia, e após melhora da dor para descartar deslizamento que vinha sendo impedido por contratura muscular reflexa. A TC é indicada especialmente em casos de lesões que envolvam os elementos posteriores: fraturas dos pedículos, lâminas e processos articulares frequentemente não visualizados nos exames de rotina, principalmente na região cervical, em especial para C1-C3. As fraturas do processo odontoide têm margem irregular, diferenciando-se da ausência congênita de sua fusão, na qual as margens são lisas. A compressão da medula pelo processo odontoide fraturado pode ocorrer na posição de flexão e desaparecer na extensão. Portanto, antes do estudo dinâmico, é preciso obter dados da incidência transoral ou TC para se descartar tal possibilidade. Para visualização da porção inferior da coluna cervical, a radiografia deve ser feita com um auxiliar puxando os membros superiores em direção aos pés.

Em pacientes musculosos ou obesos, emprega-se a "posição do nadador", que consiste em estender um dos membros superiores abduzido a 180°, elevá-lo acima da cabeça e posicionar o filme desse lado. Dirige-se, em seguida, o foco perpendicular à porção inferior da coluna cervical do outro lado, puxando-se o membro desse lado para baixo. A TC é sempre melhor, mais rápida e de menor risco para se visualizar o início da coluna torácica, o final da cervical (C7-T1) e a junção craniocervical (C1-C2), e deve ser realizada em sequência à TC de crânio e encéfalo. As fraturas mais difíceis de serem visualizadas são as da junção cervicotorácica e as do processo odontoide de C2. A TC com reconstruções tridimensionais nos planos sagital e coronal, e cortes com distanciamento de 3 mm melhoram a visualização.

A TC e a RM podem revelar fragmentos de disco e de cartilagem dentro do canal espinal ou entre partes de fratura do corpo vertebral, hematoma ou fragmentos ósseos, também visualizados pelo emprego de contraste radiológico hidrossolúvel intratecal ou por mielotomografia, injetando-se 10 mℓ de Iopamiron® 300 mg 3 h antes do exame (especialmente indicado em casos de déficits parciais ou progressivos).

As radiografias devem ser iniciadas pela incidência lateral, com a coluna do paciente imobilizada. As incidências oblíquas a 60° à direita e à esquerda são importantes nos casos de lesões radiculares, para se visualizarem os forames de conjugação, as facetas articulares (imbrincamento uni- ou bilateral), pedículos e lâminas vertebrais. A ampola do aparelho deve ser inclinada a 60°, e não o paciente. Às vezes, após cessarem a dor e o espasmo, pode ser necessária radiografia para se verificar a possibilidade de instabilidade tardia.

Síndrome anterior da medula é indicação para TC e RM (déficit motor com preservação do tato e da propriocepção, que vão pelos cordões posteriores), bem como TRM com recuperação lenta ou pequena após 1 ou 2 semanas, principalmente nas lesões dorsolombares.

A mielografia pode ser satisfatória para se detectar engastamento no forame intervertebral, avaliando-se a existência e a extensão da compressão radicular. Usam-se 20 mℓ de Iopamiron® 300 mg. A presença de sangue no liquor torna este procedimento de risco, pois pode causar aracnoidite, que é um processo inflamatório reacional, geralmente irreversível, com manifestações equivalentes a uma compressão ou secção da medula espinal. A hérnia de disco pode ocorrer com ou sem fratura. Uma piora espontânea do paciente nas primeiras horas ou dias pode ser decorrente de progressão do edema.

A ruptura dos ligamentos posteriores se evidencia nas radiografias em incidência lateral por alargamento do espaço entre os processos espinhosos, bem como por fratura ou deslocamento da vértebra, ou de suas partes. Isso às vezes só é evidenciado quando se aplica uma tração longitudinal sobre a coluna, o que torna a radiografia nesta condição necessária para o diagnóstico seguro do estado dos ligamentos posteriores. Quando a lesão da coluna cervical inclui deslocamento bilateral ou subluxação entre os processos articulares, a fratura do corpo vertebral em geral causa ruptura dos ligamentos posteriores e pode preservar o ligamento longitudinal anterior.

Cerca de 20% dos pacientes com fratura da coluna cervical têm fratura em outro local da coluna, e é necessário realizar radiografia de toda a coluna.

V. **Tratamento.** Inicialmente, deve-se verificar o posicionamento do paciente, como já descrevemos, e, se necessário, podem-se usar saquinhos de areia nas laterais da cabeça, para imobilizá-la, ou colar cervical de Miami J, concomitantemente à verificação do estado geral e das demais lesões existentes (arterial, venosa, traqueia, esôfago, faringe etc.). Pode ser necessário cobrir o paciente com cobertor para evitar a perda de calor. Podem ocorrer hipotensão e bradicardia, ao contrário da taquicardia do choque hipovolêmico (choque raquimedular dura 2 a 4 semanas, raramente meses), que devem ser tratadas, respectivamente, com dopamina e atropina, além de hidratação venosa e evitar PAS < 90 mmHg. Íleo paralítico pode durar vários dias, requerendo SNG para se descomprimir estômago e abdome. Pode-se eventualmente necessitar de tubo retal. Inicia-se nutrição assim que o peristaltismo estiver presente.

O colar cervical pode ser retirado do paciente inconsciente, não examinável, após TC normal, pois o risco de mantê-lo é maior que o benefício. Esse colar não imobiliza lesões instáveis da junção craniocervical e é muito limitado para a junção cervicotorácica. Se houver dor cervical, o colar poderá ser retirado, desde que a TC e a radiografia em flexão e extensão estejam normais (Figura 30.4). Em um inquérito com um grupo de neurocirurgiões dos EUA e Europa sobre retirada do colar cervical, a resposta foi afirmativa entre 12% dos norte-americanos e 60% dos europeus; essa conduta foi influenciada pelo número de processos contra médicos, que é maior em um local que no outro. A imobilização cervical deve ser mantida até o paciente ficar assintomático, mais seguro com RM e prova dinâmica negativa.

Havendo desalinhamento, luxação ou instabilidade da coluna cervical, instala-se tração transesquelética biparietal com aparelho de Gardner, sob anestesia local (Figura 30.5), 3 a 4 cm acima da pina, no alinhamento do meato acústico externo para posição neutra, ou 2 a 3 cm posteriormente para flexão e/ou facetas travadas,

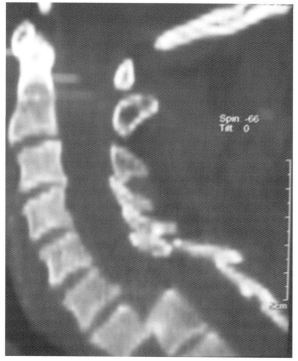

Figura 30.4 Luxação anterior de C7 grave em paciente sem déficits, porém com dor.

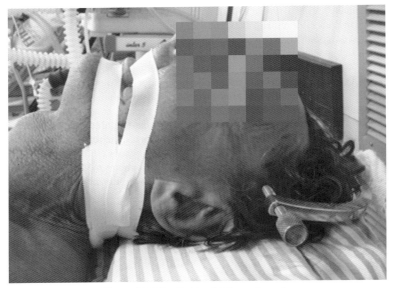

Figura 30.5 Tração biparietal para luxação.

ou 2 a 3 cm anteriormente para extensão. Ou estabelece-se o sentido da cordinha de tração que sustenta o peso anterior ou posteriormente, conforme a luxação, seja posterior ou anterior, tendo por base fixa a porção caudal da coluna cervical. Inicia-se a tração com 2,5 kg por vértebra até no máximo cerca de 10% do peso corporal. Alguns autores sugerem iniciar com 0,5 a 1 kg por nível (p. ex., para luxação C6-C7, iniciar com 3 a 6 kg). O eixo da tração deve seguir o eixo da coluna, e uma boa referência anatômica é o meato acústico externo. São feitas radiografias na posição lateral, para verificar a evolução do alinhamento da coluna, aumentando-se gradativamente o peso da tração conforme se fizer necessário, com atenção para evitar hiperdistensão em caso de instabilidade ligamentar. O ideal é que o paciente seja levado ao bloco cirúrgico, submetido à tração do aparelho com as mãos e, após o alinhamento da coluna, submetido a cirurgia de fixação com artrodese pela via anterior; se necessário, depois será virado e completados 360° pelas abordagens anterior e posterior. Podem-se usar 5 mg de Diazepam® via oral (VO) de 8 em 8 h, como miorrelaxante. Quando há imbricação de facetas articulares, a luxação poderá não se desfazer, e é perigoso usar tração com pesos ou força maiores; nesses casos, faz-se a redução cirúrgica, e a RM deve ser feita antes da cirurgia. A tração cervical piora 8,1% dos pacientes com déficit incompleto e pode ser feita após RM da coluna cervical para se excluir a possibilidade de hérnia discal traumática. Os pacientes que não podem colaborar no exame neurológico durante a redução por tração, às vezes acrescida de torção manual leve para o lado da faceta travada unilateral, ou tensão posterior se a trava for bilateral, devem ser monitorados com potencial evocado somatossensorial pelo neurofisiologista.

    Cerca de 1% dos pacientes submetidos a tração cervical sofrem piora neurológica; o percentual sobe para 10% quando existem lesões cervicais rostrais, que são contraindicações relativas. Nesses casos, alguns autores preconizam redução aberta, cirúrgica, principalmente nos pacientes neurologicamente intactos. A RM pré-redução pode identificar hérnia discal traumática.

Após as cirurgias de fusão da coluna cervical, o paciente será imobilizado com colar de Miami J. Pacientes tetraplégicos comumente não toleram o colar cervical, devido a problemas respiratórios, hipotensão ou necrose de pele anestesiada; pode-se optar pelo colar de espuma, que limita em parte os movimentos da coluna.

A cirurgia de descompressão da medula espinal edemaciada, na fase aguda, resulta em herniação desta através de incisão na dura-máter, com aumento do dano, e por isso não é indicada. Em casos de lesão direta sobre o arco dorsal, com fragmentos ósseos ou discais comprimindo a medula, tais fragmentos devem ser retirados logo que o paciente é admitido, ou até 24 h após o traumatismo.

Quando ocorrer fratura-luxação com lesão raquimedular cervical completa, a cirurgia de fixação será realizada cerca de 4 semanas depois, ou após estabilização do estado geral. Quando a lesão raquimedular cervical for parcial, com ruptura dos ligamentos posteriores e evidência de compressão anterior após a tração esquelética, o paciente deverá ser submetido a artrodese por via posterior e, em seguida, a descompressão por via anterior, ou apenas a descompressão por via anterior, com artrodese anterior para fixação com placa e parafusos. Havendo preservação dos ligamentos posteriores, fazem-se apenas descompressão e artrodese por via anterior. No deslocamento unilateral da faceta articular cervical, geralmente há compressão da raiz no forame intervertebral correspondente. Radiografia oblíqua a 60° confirma o deslocamento da faceta; a TC é ainda melhor, e a RM detecta disco herniado, que pode agravar a lesão raquimedular durante a redução. É difícil a redução por tração nos níveis cervicais mais baixos, sendo requerida a foraminotomia para descomprimir e visualizar a raiz se for sintomática, seguida de artrodese por via posterior ou anterior mais posterior, a 360°. O deslocamento de facetas articulares sem lesão óssea significativa indica rompimento de ligamentos e é mais bem estabilizado com artrodese por via posterior, após ter sido reduzido por tração biparietal. Atualmente, tem-se preferido apenas imobilização por colar de Miami J por 12 semanas. Se a tração não reduzir o deslocamento, procede-se então à redução aberta, cirúrgica, seguida de artrodese por via posterior. Durante o ato cirúrgico, deve-se fazer radiografia para confirmar o nível vertebral, pois o processo espinhoso de C7 pode ser confundido com o de T1, e frequentemente o processo espinhoso de C3 está completamente sob o de C2.

Nos casos de contusão com síndrome central da medula (diminuição maior de força nos membros superiores, principalmente mãos, do que nos membros inferiores, com ou sem sensação de mãos queimando), sem fratura ou deslocamento ou fratura do processo laminar ou do espinhoso, sem luxação ou instabilidade, indica-se apenas o uso de colar cervical macio por 4 semanas.

Traumatismo no vértice do crânio pode ocasionar fraturas: tipo 1 – impactada, cominutiva, sem desvio do côndilo occipital; pode ocorrer de o ligamento alar ipsolateral estar rompido ou não, e o contralateral estar intacto; tipo 2 – há extensão de uma fratura da base do crânio que se dirige ao forame magno; o ligamento alar e a membrana tectorial estão intactos; tipos 1 e 2 geralmente são estáveis e tratados apenas com colar cervical rígido de Miami J por 2 a 3 meses; tipo 3 – fratura e avulsão do côndilo, desviadas por carga rotacional e/ou inclinação lateral; ocorre ruptura do ligamento alar contralateral e da membrana tectorial, potencialmente instável. A TC mostra desalinhamento, espaçamento articular occipital-C1 maior que 2 mm, por estiramento dos ligamentos alares e condilares, visto como hipersinal em T2 na RM;

imobiliza-se com colar de Miami J e procede-se à fixação cirúrgica occipitocervical. Nesses casos, a tração cervical pode agravar a condição; se necessário, deve-se colocar no máximo força de 1 a 2 kg, apenas para manter a posição.

A instabilidade occipitocervical é duas vezes mais frequente em crianças. TC mostra partes moles retrofaríngeas com mais de 7 mm ao nível de C2, desvio da linha de Wackenheim's, distância do topo do processo odontoide para a base do crânio (mais de 10 mm em crianças e mais de 5 mm em adultos). Há incongruência entre a margem posterior do forame magno e a linha espinolaminar de C1. Segundo a classificação de Traynellis, tipo 1: subluxação anterior do occipito sobre C1 (é a mais comum); tipo 2: distração vertical; tipo 3: subluxação posterior do occipito sobre C1. Indica-se artrodese occipitocervical em todos os três tipos. A RM axial de gradiente eco pode mostrar hipersinal no ligamento transverso. A distância máxima entre o processo odontoide e o arco anterior de C1 é de 3 mm ou menos, no adulto. Em crianças com menos de 12 anos, pode chegar a 5 mm. Distâncias maiores indicam instabilidade. Não se deve aplicar tração no deslocamento atlanto-occipital, pelo risco de lesão das artérias vertebrais. Pode ser necessária traqueostomia para insuficiência respiratória, em vista do grande risco da manipulação cervical.

As fraturas de C1 vistas à TC raramente se acompanham de lesão nervosa devido à largura do forame. RM é feita quando há suspeita de lesão do ligamento transverso.

- Tipo A: fratura do arco posterior do atlas, mais comum, e, se isolada, é estável
- Tipo B: Jefferson ou explosão, divide em 3 ou 4 partes
- Tipo C: fratura do arco anterior
- Tipo D: fratura do processo transverso
- Tipo E: fratura da massa lateral.

As fraturas estáveis são tratadas com colar cervical duro por 10 a 12 semanas. As instáveis são tratadas por cirurgia, se houver integridade das massas laterais (tipo B) por redução, após alinhamento, e osteossíntese da fratura, associada ou não a artrodese atlantoaxial. Se houver inviabilidade das massas laterais de C1, indica-se artrodese occipitocervical. Há instabilidade, ruptura do ligamento transverso, se ocorrer deslocamento maior que 7 mm das massas laterais de C1 sobre C2, regra de Spencer (radiografia transoral e/ou TC). A fratura de C1 é estável, avulsão óssea, se o intervalo entre o atlas e o processo odontoide for menor que 4 mm e a soma dos desvios das massas laterais de C1, direita e esquerda, for menor que 5,7 mm na TC ou menor que 8,1 mm na radiografia transoral.

Lesões do ligamento transverso de C1 são infrequentes e associadas a alta mortalidade.

- Tipo I: lesão da substância do ligamento transverso
- Tipo II: lesão por avulsão do ligamento transverso.

Nas lesões de tipo I, procede-se à artrodese C1-C2 e o tratamento é conservador; nas lesões de tipo II, 96% apresentam fratura por explosão (Jefferson), com 75% de sucesso com o uso de colar cervical rígido por 10 a 12 semanas.

Luxação rotatória C1-C2 é rara, associada frequentemente a óbito e mais bem observada por meio de TC. A radiografia em perfil mostra distância entre a margem posterior do arco anterior de C1 e a margem anterior do processo odontoide do áxis maior que 3 mm no adulto e superior 5 mm na criança, e a radiografia transoral revela rotação da massa lateral.

- Tipo 1: rotação anterior sem subluxação, desvio menor que 3 mm
- Tipo 2: luxação rotatória anterior com desvio entre 3 e 5 mm (o ligamento transverso pode estar rompido)

- Tipo 3: luxação rotatória anterior com desvio maior que 5 mm (ligamento transverso está rompido)
- Tipo 4: desvio posterior (em pacientes com artrite reumatoide).

O tratamento é conservador, com colar cervical duro, anti-inflamatórios não esteroides (AINEs) e relaxante muscular, em crianças sem déficits com tipos 2 e 3 e no tipo 1 traumático agudo. Se não houver redução após 5 a 7 dias, deve-se fazer tração com 1,8 a 2,4 kg por 1 a 2 semanas, seguida do uso de colar rígido. O tratamento será conservador em adultos, com colete Hallo por 12 semanas; ou cirúrgico, com artrodese em C1-C2, técnicas de Harms, ou Books, ou cerclagem (Gallie e Landim), ou parafuso transarticular (Magerl) se houver falha na tentativa de redução por tração nos tipos 2 e 3, déficit neurológico, recorrência de deformidade ou deformidade com mais de 3 meses de evolução.

Colete Hallo é indicado para pacientes que sofreram fraturas cervicais altas. Até a colocação do Hallo o paciente será mantido em tração com Gardner ou com a própria coroa do Hallo, com peso não superior a 2 kg. Pode ser necessário reposicionar o colete Hallo até mais duas ou três vezes, se relaxar. Se falhar essa tentativa ou se surgir cifose, retira-se o colar e faz-se artrodese por via posterior. Pacientes em uso de Hallo devem ser submetidos a radiografia de acompanhamento, para se descartar um novo deslocamento, e radiografia em flexão-extensão logo após sua remoção. Instabilidade ligamentar pode não melhorar e necessitar de cirurgia por via posterior. O Hallo estabiliza melhor a coluna cervical superior e inferior em comparação à média. Se surgir infecção na entrada de um de seus pinos, este será retirado e outro pino será instalado em outro local do Hallo. Após 6 a 8 semanas, faz-se radiografia lateral e em flexão e extensão; se houver subluxação irredutível, ou evidência de instabilidade atlantoaxial por ruptura do ligamento atlantotransverso, será necessária uma fusão cirúrgica pela via posterior de C1-C2, se C1 estiver intacta. Fraturas de C2 são as mais comuns na coluna cervical em pessoas abaixo de 7 anos e acima de 80 anos de idade.

Fraturas do processo odontoide descobertas tardiamente, com compressão raquimedular, serão submetidas a remoção desse processo e do arco da primeira vértebra cervical, por via transoral ou transnasoesfenoidal logo após; ou, depois de 2 semanas, a fusão por via posterior da primeira e segunda vértebras cervicais. Pode ser suficiente apenas a abordagem descompressiva por via posterior, com craniectomia na linha média occipital baixa mais laminectomia de C1 ou até C2 ou C3, associada a artrodese occipitocervical com haste curva de titânio, como se descomprime em casos de invaginação basilar com processo odontoide que esteja comprimindo a junção bulbomedular. Artrodese posterior está indicada em caso de instabilidade atlantoaxial demonstrada na radiografia em flexão-extensão tardia. As fraturas da ponta do processo odontoide ou do terço superior (tipo I, Anderson e D'Alonzo) geralmente são estáveis; porém, se instável, indica-se colar cervical rígido de Miami J por 12 semanas; diante de avulsão do ligamento alar e apical associada a luxação atlanto-occipital, faz-se artrodese posterior. Fraturas da junção do processo odontoide com o corpo do áxis (tipo II) são mais instáveis; após tração ou redução, instala-se o colete Hallo; contudo, se este não estabilizá-las, se houver deslocamento igual ou maior que 5 mm e angulação de mais de 11° entre os fragmentos que não se reduz, se forem fraturas cominutivas, ou se houver pseudoartrose tardia (25% dos casos), indica-se cirurgia de fixação e fusão posterior de C1-C2. Em paciente de mais de 60 anos com fratura do corpo do processo odontoide, faz-se a fusão de C1-C2 ou fixação destas por parafusos pediculares, seguida de imobilização por colar de Miami J por 12 semanas; em alguns casos, foi usado apenas o colar, conforme o resultado e a evolução, mas a maioria requer cirurgia. Conforme o traço da fratura, pode-se fazer a fixação do processo odontoide com parafuso por via anterior, especialmente quando houver fratura do arco anterior de C1. Com isso, evita-se a redução do movimento de rotação; se a inclinação do traço da fratura não permitir, indica-se artrodese de C1-C2 ou C1-C2-C3 por via posterior. Fraturas do odontoide podem passar despercebidas em deslocamento atlanto-occipital ou em pacientes com outras lesões importantes. C1-C2 é responsável por 50% da rotação axial da cabeça. Fraturas do corpo de C2 (tipo III) geralmente consolidam bem e são tratadas com imobilização externa por colar de Miami J por 12 semanas (taxa de fusão de 50 a 70%) ou colete Hallo (taxa de fusão de 90 a 100%); são instáveis se houver desvio maior que 2 mm na radiografia dinâmica, com indicação para cirurgia. Nas fraturas com cominuição significativa da base do processo odontoide (tipo IIA, acrescentado por Hadley), o tratamento é cirúrgico.

As fraturas do processo espinhoso ou de lâminas de C2 são imobilizadas com colar de Miami J por 12 semanas, e as do corpo, da massa lateral ou da faceta, com colete Hallo. Fraturas combinadas de C1 e processo odontoide de tipo II com afastamento atlantodental ≥ 5 mm e C1-C2-C3 com angulação > 11° serão operadas. Diante de fraturas de C2-C3 ("do enforcado"), com fratura bilateral dos pedículos de C2 e subluxação anterior de C2 sobre C3, é desnecessário e perigoso aumentar a tração para desfazer a luxação, devido à grande largura do canal espinal nesse nível e à proximidade do bulbo. A tração pode aumentar a deformidade. Tais fraturas geralmente são estáveis e tratadas com colar de Miami J. Se instáveis ou se houver também fraturas de C1-C2, serão reduzidas com colete Hallo em extensão e compressão para aproximação, por 12 semanas. Será indicada cirurgia se as facetas estiverem travadas, impedindo a redução da fratura, para ruptura discal com subluxação > 5 mm ou angulação > 10° entre C2 e C3, se a imobilização externa não impedir o movimento no local da fratura visualizado na radiografia da coluna cervical em lateral, com o paciente em pé, ou se verificar-se ausência de união na radiografia em flexão-extensão de controle posterior. Se a fratura não for reduzida e a distância entre as partes for grande, não ocorrerá cicatrização. Indica-se cirurgia por via posterior de C2-C3 com fios, às vezes incluindo C1 ou até o occipital, ou hastes e parafusos para massa lateral, ou por via anterior com discectomia de C2-C3 com placa e parafusos. A fixação de C1 limita muito os movimentos cervicais. Os pacientes com cicatrização com muita angulação apresentam dor cervical posterossuperior por compressão do nervo occipital (neuralgia occipital).

A espondilolistese traumática do áxis é classificada (Levine e Edwards, modificada por Efendi) como: tipo 1: fratura bilateral através do *pars* com menos de 3 mm de desvio entre C2 e C3, sem angulação e corpo de C3 íntegro; tipo 2: desvio > 3 mm e angulação (geralmente existe uma cunha no aspecto anterossuperior de C3) com fratura e avulsão posteroinferior no corpo de C2; tipo 2A: angulação importante mas sem desvio; tipo 3: fratura e luxação de C2 sobre C3 com luxação uni- ou bilateral da faceta articular. O tratamento de todas essas fraturas é feito com imobilização por 3 meses. Nos tipos 2A e 3, podem ser necessárias redução aberta por via posterior e fixação de C2-C3 ou C1-C2-C3.

Algumas fraturas de C2 não se enquadram na classificação descrita. São classificadas (Fujimura) como: tipo 1: avulsão anteroinferior; tipo 2: traço transversal; tipo 3: explosão associada a fratura do enforcado; tipo 4: traço sagital. Tratam-se os tipos 1 e 2 com imobilização conservadora. No tipo 4 é possível a artrodese por via anterior de C2-C3, e no tipo 3 faz-se artrodese por via posterior de C2-C3 ou C1-C2-C3.

Em crianças, pode haver pseudossubluxação de C2-C3. O deslocamento atlanto-axial (radiografia transoral) é mais comum em crianças, nas quais pode ocorrer após traumatismo leve; a TC mostra se há rotação do atlas sobre o áxis, e a RM avalia o ligamento transverso. A TC ou a radiografia em lateral mostram separação anormal do processo odontoide ao arco anterior de C1, e uma flexão-extensão cuidadosa demonstra hipermobilidade. A luxação de C1-C2 sem fratura (lesão do ligamento cruzado transverso) é instável, como também são as fraturas da base do processo odontoide; indica-se tração parietal (3 a 7 kg em crianças, com aumentos gradativos, e 7 a 10 kg em adultos) por 1 a 2 semanas para se obter redução máxima, seguida de cirurgia, se o ligamento transverso estiver roto ou em sublocações irredutíveis, a qual consiste em colocação de amarilho entre as lâminas de C1-C2, com fios de titânio e artrodese interlaminar C1-C2 com fragmentos de osso ilíaco. O fio se parte após cerca de 6 meses, e as pontes ósseas promovem a soldadura definitiva da articulação (artrodese). Atualmente, tem-se indicado apenas colete Hallo após tração não superior a 2 kg de peso e artrodese se houver recidiva. Parafusos, placas, hastes e fios de titânio são melhores opções, por não interferirem na TC nem na RM. As fraturas do corpo de C2 deslocadas se consolidam graças a imobilização por colete Hallo, se o ligamento estiver intacto, e com órtese cervicotorácica (de Aspen) se não estiverem deslocadas.

As fraturas da coluna cervical média são as mais comuns, e em 28% dos casos coexiste lesão de artéria vertebral. São classificadas conforme o mecanismo da lesão. tipo A, por compressão; tipo A1, impacção; A2, separação (*split*); A3, explosão; tipo B, por distração; tipo B1, lesão ligamentar pura, posterior com corpo vertebral íntegro; B1.1, distensão grave; B1.2, luxação bilateral; B1.3, fratura com luxação bilateral; B2, lesão ligamentar posterior + tipo A; B2.1, impacção; B2.2, separação (*split*); B2.3, explosão; B3, distração anterior e hiperextensão; B3.1, sem luxação; B3.2, luxação posterior; B3.3, luxação anterior; tipo C, por rotação: C1, fratura com luxação facetária unilateral; C2, luxação facetária unilateral; C3, fratura do maciço articular. O tratamento é conservador em A1, alguns A2 e A3 sem déficit, e em B3.1 sem estenose, com imobilização por 12 semanas ou melhora dos sintomas; em alguns A2 e A3 sem déficit; e em C1 e C2 redutíveis com tração e imobilização com colete Hallo por 12 semanas. Indica-se tratamento cirúrgico para alguns A2 e A3 com déficit, B1, B2, B3.1, B3.2, B3.3 e C3 se houver estenose e sintomas pela compressão. Nos tipos A2 e A3, a abordagem é feita por via anterior com corpectomia parcial mais enxerto e artrodese com placa e parafusos de titânio nos corpos vertebrais adjacentes, acima e abaixo. Se houver compressão medular, faz-se a descompressão por via posterior. Nos tipos B1, realiza-se artrodese por via anterior ou posterior. Para fraturas de tipo B2, ainda há controvérsia se a melhor via de acesso é anterior ou posterior; a anterior é mais usada para reconstrução do pilar anterior, quando a destruição do corpo vertebral é grande. Nos tipos B3, indica-se artrodese por via anterior com placa e parafusos. Para C3, fratura isolada com separação do maciço articular, faz-se artrodese por via anterior, ou posterior, se houver compressão; e, se estiver associada aos tipos A ou B, procede-se a artrodese combinada, por vias anterior e posterior.

Deslocamento no espaço discal tende a ser instável e indica cirurgia; deslocamentos através do corpo vertebral em geral consolidam-se bem após imobilização por período adequado. A existência de material discal no espaço da fratura do corpo vertebral dificulta a consolidação e favorece o desenvolvimento de pseudoartrose. Em crianças, devido à maior elasticidade, pode ocorrer lesão raquimedular sem lesão óssea ou ligamentar, e poder haver um intervalo de 30 min a 4 dias para instalação do déficit, demandando repouso, observação, repetição de exames e colocação de colar cervical rígido de Miami J. A tolerância ao estiramento diminui com a idade.

Para fraturas cervicais médias e baixas ou subaxiais, de C3 a T1, sem lesão ou com pequeno dano medular, a cirurgia deverá ser feita o mais brevemente possível, tão logo se obtenha o alinhamento da coluna por meio de tração; ou, quando essa tentativa falhar, em luxações com imbricação das facetas realiza-se redução cirúrgica por via posterior com artrodese. Em caso subluxação sem evidência de fratura ou hérnia discal após tração e redução, será instalado colar de Miami J por 3 meses.

Fraturas cominutivas do corpo vertebral maiores que 50% são indicação de ressecção deste por via anterior e encaixe de um retalho cortical da fíbula ou crista ilíaca, estendendo-se de um nível vertebral acima a um nível vertebral abaixo do corpo vertebral esmagado. Quando um ou mais corpos vertebrais são removidos, o defeito resultante deverá ser preenchido com retalho ósseo ou um suporte de metilmetacrilato; este suporte tem a desvantagem de não se fixar no osso e de enfraquecer com o tempo. A fíbula é o melhor doador, de fácil acesso e de dimensões ideais. Em fraturas do corpo menores que 30%, sem luxação, faz-se a prova funcional em flexão e extensão; estando estáveis, coloca-se colar cervical de Miami J. Fraturas maiores que 30% ou com instabilidade à prova funcional serão submetidas a artrodese anterior com fixação através de placa e parafusos de titânio unicorticais autobloqueantes nos corpos vertebrais acima e abaixo da lesão, ou artrodese por via posterior. Se houver fraturas de lâminas, podem-se usar placas pediculares. Caso haja evidência de compressão da medula por esquírula óssea ou disco herniado, procede-se à discectomia e/ou corpectomia anterior com artrodese e placa e parafusos ocupando o espaço discal com *cage* preenchido com fragmentos do osso retirado, ou retalho ósseo de crista ilíaca, fíbula, costela, ou gaiola de titânio ou de poliéter-éter-cetona.

As artrodeses são feitas por via posterior, em caso de luxações irredutíveis, travamento de facetas ou rompimento do complexo ligamentar posterior; e por via anterior e intercorpo vertebral, quando houver preservação de tais ligamentos, com fratura retropulsada do corpo vertebral, diante de fraturas graves dos elementos posteriores impedindo sua estabilização e fusão, quando ocorrerem massas anteriores ou luxação maior que um terço da largura do corpo vertebral. Quando combinadas, a descompressão por via anterior precede a fusão posterior. Fraturas de lâminas e facetas causam instabilidade rotatória e requerem tratamento com fios fixando o processo espinhoso nas facetas bilateralmente, ou fixação e fusão de faceta com faceta. Para paciente laminectomizado ou com lâminas fraturadas existe a alternativa de fixação por placas na massa lateral cervical. O embrincamento facetário bilateral é mais frequente que o unilateral e geralmente se desfaz pela tração cervical; o unilateral será abordado por via posterior se houver compressão radicular.

As fraturas na transição cervicotorácica têm grande potencial de instabilidade; a abordagem combinada anterior e posterior é a mais indicada, ou apenas a posterior estendida.

Fraturas na coluna torácica e lombar são classificadas conforme o mecanismo da lesão: tipo A compressão; tipo A0, fratura de processo espinhoso ou transverso; A1, impacção de uma placa terminal, sem acometimento do muro posterior; A2, separação (*split*), sem acometimento do muro posterior; A3, explosão de uma placa terminal com acometimento do muro posterior; A4, explosão com envolvimento de ambas as placas terminais com comprometimento do muro posterior. Pode haver fratura de lâmina posterior no sentido sagital. As fraturas por compressão podem também ser classificadas como leve, moderada ou grave, conforme cominuição do corpo vertebral, distribuição dos fragmentos do corpo vertebral, cifose do segmento vertebral e desvio do segmento vertebral. Tipo B: ruptura do complexo ligamentar posterior; tipo B1, monossegmentar com lesão transóssea ("chance"); B2: qualquer outro tipo de lesão do complexo ligamentar posterior, devendo ser subclassificada com os subtipos A (A1, A2, A3, A4). Tipo C: deslocamento; Tipo C1, hiperextensão; C2, translação deve ser subclassificada com os subtipos A (A1, A2, A3, A4); C3, separação completa. Indica-se tratamento conservador com órtese toracolombar por 3 meses para os tipos A0, A1, A2 e A3 com menos de 40 a 50% de acunhamento ou cifose inferior a 25%, fragmento no canal menor que 50%. No tipo B1 ("chance") o tecido ósseo dá estabilidade, repouso no leito nas fases iniciais e imobilização em hiperextensão por 3 a 4 meses. A indicação cirúrgica é absoluta se surgir déficit neurológico após intervalo assintomático, progressão de déficit neurológico, para lesões abertas e fraturas ou luxações não redutíveis, pelo risco de lesão neurológica decorrente da instabilidade. Trata-se com cirurgia a lesão de tipo A3 com mais de 40 a 50% de acunhamento ou cifose de mais de 25%, com compressão do canal vertebral maior que 50% e fixação por via posterior até uma vértebra acima e abaixo da vértebra fraturada. Para tipos A4, B2A3, B2A4 e C, indica-se cirurgia por via posterior com fixação de duas vértebras acima e duas abaixo da vértebra fraturada; porém, se o índice de Gaines for maior que 6, deve-se complementar com as vias anterior ou posterolateral. Para lesões de tipos B1, B2A1 e B2A2 indica-se artrodese por via posterior, uma acima e uma abaixo.

Fratura torácica por compressão-flexão da porção anterior do corpo vertebral é tratada com órtese toracolombossacral (OTLS) moldada, ou de Jewett, em hiperextensão por 4 a 6 semanas; se cominutiva, por 3 a 5 meses. Fragmentos ósseos isolados no canal geralmente são absorvidos. Indica-se cirurgia se houver perda de mais de 50% da altura do corpo vertebral com angulação em cunha com ponta para a frente; se o diâmetro do canal for reduzido em 50% ou mais; se houver déficit neurológico incompleto; se a angulação cifótica for maior que 30 a 40° ou se surgir cifose progressiva. Radiografias seriadas devem ser feitas até 5 meses após o traumatismo. Fraturas com acometimento da porção anterior e média do corpo vertebral sem lesão do complexo ligamentar posterior são estáveis e passíveis de reconstrução por via anterior. A fratura que envolve as partes anterior e posterior do corpo vertebral pode levar a compressão raquimedular e ser instável, requerendo descompressão por via anterior – antes desta, será feita a fixação por fusão por via posterior. As fraturas com deslocamento lateral são instáveis e submetidas a redução cruenta com estabilização por técnicas de fixação interna e artrodese por via posterior, incluindo 2 níveis acima e abaixo da lesão (instrumentação com hastes e parafusos). Na subluxação com deslocamento anterior do corpo vertebral, devem ser consideradas redução cirúrgica e fixação interna por artrodese por via posterior. Deve-se tentar antibioticoterapia prolongada se surgir infecção e se a retirada dos instrumentos e a desbridação não forem suficientes. Repouso prolongado no leito pode promover osteoporose por desuso; desse modo, a cirurgia precoce de estabilização da coluna, mesmo com déficit neurológico completo, libera o paciente para a reabilitação.

As descompressões por lesões de corpos vertebrais torácicos ou lombares devem ser feitas por via anterior, exceto quando apenas um nível for acometido, quando a descompressão poderá ser possível por laminectomia mais artrodese posterior, ou costotransversectomia; essa via de acesso é muito limitada à porção anterior do corpo vertebral, e sua vantagem é não provocar instabilidade, o que ocorre com a laminectomia. T1 e T2 são abordadas por via supraclavicular, e T3 e T4, na região do mediastino, por via posterolateral (costotransversectomia). Fraturas toracolombares que envolvam menos de 50% da porção anterógrada do corpo vertebral são estáveis, exigindo apenas repouso no leito por 4 semanas. Quando acometem também a porção posterior do corpo vertebral, são potencialmente instáveis, exigindo imobilização em hiperextensão; e, se estiverem lesionando o arco posterior, são muito instáveis, demandando fusão e fixação por via posterior. Se a TC mostrar fragmentos no canal espinal, a descompressão deverá ser precoce, pois, se for tardia, o osso estará sólido e esclerótico.

A fratura lombar por flexão-distração (ou "do cinto de segurança") resulta de expansão dos elementos posteriores (processos espinhosos, lâminas, pedículos e porção posterior do corpo vertebral) e é tratada por imobilização em extensão por 4 semanas; porém, se houver maior rompimento de ligamentos (observa-se maior distanciamento nas radiografias laterais em flexão e extensão), deverá ser feita fusão posterior com instrumentação. Pacientes com fratura lateral ou posterolateral, com corpo vertebral praticamente preservado e com fragmentos no canal espinal, são candidatos a descompressão posterolateral, com limitada laminotomia e excisão do pedículo, que pode ser feita uni- ou bilateralmente; se houver instabilidade, devem-se fazer a fusão e a instrumentação por via posterior.

Pacientes submetidos a artrodese de coluna desenvolvem degeneração nas articulações adjacentes em 25 a 40% dos casos, pseudoartrose em 30%, e são sintomáticos em 25%.

A laminectomia é de uso mais restrito, por aumentar a instabilidade da coluna e causar deformidade progressiva, especialmente em pacientes com menos de 25 anos, quando então é preferível a laminoplastia, ou associação de laminectomia com artrodese por via posterior. Está indicada em casos de hematoma epidural (raríssimo) e de corpo estranho no canal espinal ou lesão penetrante, se a lesão for incompleta e estiver progredindo a despeito de redução e estabilização, e apenas se essas lesões forem intramedulares ou posteriores.

Fraturas do sacro podem ou não estar associadas a traumatismo pélvico e acometimento de esfíncteres. São classificadas como: zona 1, traço longitudinal passa lateral aos forames sacrais; zona 2, traço longitudinal passa pelos forames sacrais; zona 3, traço longitudinal passa medial aos forames sacrais. Segundo Roy Camille, conforme traço transverso no sacro, disjunção lombopélvica, tipo 1, deformidade em flexão apenas com angulação; tipo 2, deformidade em flexão com desvio posterior do fragmento proximal do sacro; tipo 3, deformidade em hiperextensão com desvio anterior do fragmento proximal; tipo 4, explosão do fragmento proximal do sacro sem translação. O tratamento deve ser individualizado, dependendo do tipo de fratura, do estado neurológico e das condições clínicas do paciente.

Lesões por projéteis de arma de fogo (PAF) são classificadas (HC-USP) como: tipo I, ferimento por PAF transfixante, sem observação de projéteis ou fragmentos no canal vertebral; tipo II, ferimento por PAF com projétil ou fragmentos dentro do canal vertebral; tipo III, ferimento por PAF que se localiza no espaço intervertebral. São subdivididos em dois subtipos: não associado a perfuração de vísceras abdominais e associado a perfuração de vísceras abdominais. Por si sós, não são indicação para antibioticoprofilaxia. A cirurgia, quando indicada, deverá ser realizada antes do 2º dia ou após a 2ª semana. São indicações para cirurgia: déficit em progressão, hematoma, fístulas persistentes (raras, a maioria fecha apenas com pontos na pele), instabilidade óssea da coluna, PAF intrarraquidiano abaixo de T12 (independentemente de ser o déficit parcial ou total, deve ser removido), plumbismo e dor radicular por compressão do PAF. Não são indicações para cirurgia: PAF intrarraquidiano cervical ou torácico, déficit neurológico parcial estável ou perfuração concomitante de vísceras ocas.

VI. Cuidados. Em paciente tetraplégico ou paraplégico agudo, deve-se manter sonda vesical de longa permanência fechada; a sonda será aberta de 4 em 4 h por 15 min, para treinamento do automatismo vesical, e trocada semanalmente. Pode-se também fazer cateterismo intermitente asséptico 4 vezes ao dia, especialmente na bexiga arrefléxica por lesão da cauda equina, quando o risco de grande volume residual é alto e predispõe a repetidas infecções. Não se preconiza lavagem vesical com solução antisséptica ou soro fisiológico, porque podem levar a contaminação da bexiga urinária. O uso prolongado de sonda aumenta o risco de estenose uretral.

A paralisia é inicialmente flácida e posteriormente torna-se espástica, com tendência às posturas fixas em flexão. A atividade reflexa começa a desenvolver-se após 1 mês, e, a partir daí, tenta-se o esvaziamento da bexiga com manobra de Credé (massagem, compressão profunda suprapúbica). Os riscos de infecção e de cálculo serão diminuídos com hidratação e acidificação da urina, com uso de 1 g de vitamina C, por VO, de 6 em 6 h, desde o início. As infecções sintomáticas devem ser tratadas logo que percebidas com os antibióticos apropriados, conforme a clínica, a urocultura e o antibiograma, mas bacteriúria assintomática é comum e não deve ser tratada. O manuseio da sonda deve ser delicado, para evitar lesão da uretra, pois, com as alterações tróficas da região paralítica, a cicatrização torna-se prejudicada e as fístulas são de difícil fechamento, podendo demandar cistostomia temporária. A bexiga infectada, muito flácida (lesão da cauda equina) ou muito espástica (lesões acima de T12-L1), não desenvolverá o esvaziamento automático. O sistema de drenagem deverá ser sempre estéril. Não se pode lavar e reutilizar a sonda simplesmente. O betanecol aumenta a peristalse ureteral, contrai o músculo detrusor da bexiga e relaxa o trígono do esfíncter externo, auxiliando o esvaziamento vesical, que pode também ser melhorado pelo uso de baclofeno, que relaxa o esfíncter externo. A capacidade vesical de retenção urinária pode ser aumentada com fenilefrina, que promove a contração do colo vesical, ou pela redução da espasticidade do detrusor com fármaco anticolinérgico, sendo mais eficaz o cloreto de oxibutinina em dose média de 5 mg de 8 em 8 h; este pode ser associado ao diazepam (5 a 20 mg/dia), que ajuda a inibir a contração do detrusor e a do esfíncter uretral externo. Cefaleia, congestão nasal e outros sintomas podem ser decorrentes de distensão vesical, e o paciente aprenderá a reconhecê-los.

Quando não se consegue uma continência urinária satisfatória e há repercussão para o trato urinário superior, pode-se tentar tratamento paliativo cirúrgico com aumento da bexiga por enterocistoplastia, ou por desnervação. Pode-se tentar esfíncter artificial em caso de incontinência e incapacidade esfincteriana de armazenamento vesical. Diante de falência de esvaziamento, indica-se esfincterotomia e, em pacientes do sexo masculino, até prostatectomia.

Devem-se proteger (acolchoar) as proeminências ósseas (tornozelos, joelhos, sacro, cristas ilíacas e cotovelos). É importante mudar o paciente de decúbito, mesmo quando sob tração, de 2 em 2 h. Os lençóis de algodão e claros devem ser mantidos secos e bem estendidos, para não lesionarem a pele. Colchão d'água deve ser usado apenas em casos de escaras já instaladas e de má evolução, porque leva, às vezes, à formação de escaras, devido à imobilidade a que os pacientes são submetidos. O paciente deve receber banho no leito diariamente; em seguida, deve-se secá-lo bem, podendo-se completar a higiene com talco. Áreas de avermelhamento e de perda de epiderme são protegidas, sendo cobertas com tintura de benjoim ou similar. Os membros inferiores devem ficar estendidos e, quando em decúbito lateral, com o de baixo fletido e com um travesseiro entre os joelhos. Não se deve deixar plástico em contato direto com a pele. Os pés deverão ser fixados em ângulo reto, para evitar retração do tendão do calcâneo.

Pode-se evitar o peso das roupas de cama sobre o paciente com o uso de arcos. Se houver sudorese excessiva, administra-se 0,5 mg de atropina (Sulfato de Atropina®, tomar o líquido da ampola VO) ou 15 mg de propantelina (Pro-Banthine®) à noite.

A dieta deve ser rica em fibras vegetais; portanto, deve-se complementar as refeições com 1 colher (de sopa) de farelo de trigo (Fibrapur®, apenas de sabor neutro, pois os demais se tornam enjoativos) após o almoço e o jantar, e 2 a 4 ℓ de líquido por dia. Pode ser necessário suplemento vitamínico ou proteico. A ingestão de leite deve ser controlada, devido ao aumento do risco de cálculo urinário. A perda de albumina é importante quando surgirem escaras de decúbito. Quando a perda de proteína ou o emagrecimento forem acentuados, pode ser benéfico o uso de anabolizantes. Os pacientes tetraplégicos devem ficar em jejum nos primeiros 4 a 5 dias (íleo paralítico temporário, depois o peristaltismo retorna). Os movimentos peristálticos podem ser auxiliados por medicações que aumentem o bolo fecal (muciloide hidrofílico de psílio = Metamucil®) ou que amaciem as fezes (dioctilsulfossuccinato de sódio = Humectol D®). Quando os pacientes se tornarem mais ativos, supositórios substituirão os enemas. Após 5 dias de constipação intestinal, receita-se um comprimido de bisacodil de 12 em 12 ou de 8 em 8 h e, após 10 dias, lavagem intestinal com 500 a 1.000 mℓ de solução glicerinada a 12% morna. Em caso de estase gástrica, instala-se sonda nasogástrica, que é deixada aberta, reiniciando-se a dieta progressivamente. Se persistir a estase, deve-se aplicar 1 ampola de metoclopramida (Plasil®) ou similar, por via intravenosa (IV), de 8 em 8 h. O reflexo de defecação pode ser desencadeado por compressão abdominal ou colocação de supositório, e pode ser necessária a retirada regular manual das fezes com o uso de luvas de borracha.

Em caso de dispneia, eleva-se a cabeceira do paciente. Deve-se realizar vaporização por 20 min de 3 em 3 h, seguida de tapotagem e aspiração de secreções, se necessário. Traqueostomia deve ser evitada. Dores disestésicas podem melhorar com antidepressivos, especialmente os tricíclicos, ou antiepilépticos. Deve-se administrar amitriptilina, nortriptilina, imipramina, carbamazepina, gabapentina, pregabalina, fenitoína ou outros; se a dispneia for refratária, pode-se associá-los.

Pacientes com déficit motor grave devem receber profilaxia de TVP, mecânica e química (heparina de baixo peso molecular). O uso de heparina deve ser suspenso 1 dia antes e reiniciado 1 dia após procedimento cirúrgico.

VII. **Prognóstico.** Os pacientes cujo déficit neurológico não tiver apresentado melhora alguma (p. ex., baixa do nível de acometimento sensitivo) após as primeiras 24 h não se recuperaram, segundo várias séries publicadas. Apesar disso, é boa norma aguardar 5 semanas nos casos de tetraplégicos e 3 semanas nos de paraplégicos.

As lesões da cauda equina são mais passíveis de recuperação e, quando não divididas, têm potencial de regeneração.

VIII. **Complicações.** As mais comuns devem-se a infecções urinárias, pneumonias e escaras de decúbito. O alívio da pressão mecânica sobre proeminências ósseas de 2 em 2 h durante o dia e de 4 em 4 h durante a noite é suficiente para o tratamento e para evitar a formação de úlceras de pressão iniciais (hiperemia com necrose subcutânea) ou com flictenas (bolhas). É fundamental evitar a contaminação da área por fezes, urina ou outros infectantes. Se surgir necrose, deve-se usar curativo que hidrate e isole a pele (placa de hidrocoloide, para uso prolongado, ou gazes e pomada à base de papaína ou óleo mineral). O esparadrapo só deve ser colado à distância da pele lesionada. Em caso de contaminação, usa-se sulfadiazina de prata (Dermazine®) ou de cério (Dermacerium®), que também favorecem o desbridamento e a hidratação. Se acometerem o osso (p. ex., trocantéricas), pode ocorrer osteomielite ou pioartrite, que podem causar febre e requerem desbridamento cirúrgico. As condições nutricionais são fundamentais para regeneração por segunda intenção ou até que sejam cobertas por retalhos teciduais perilesionais. A dieta deve ser hipercalórica e hiperproteica. Higiene rigorosa das feridas é indispensável.

A fisioterapia deve ser iniciada logo após a estabilização do quadro geral do paciente, mesmo no leito, bem como os cuidados de posicionamento das articulações em ângulos adequados, visando à prevenção de retrações tendíneas por posições viciosas, ossificação heterotópica para-articular, osteoporose e TVP. Fístulas liquóricas que não regridem devem ser tratadas cirurgicamente.

Falha no diagnóstico de uma instabilidade leva a lesão precoce ou tardia, já que os ligamentos rompidos geralmente não se reconstituem. Alguns casos devem ter acompanhamento após o traumatismo, para se diagnosticar uma instabilidade tardia. A paralisia inicialmente flácida é substituída nos meses seguintes por paralisia espástica definitiva. Pode ocorrer o fenômeno de contração involuntária e súbita ("contração em massa") dos membros inferiores, que incomoda o paciente e pode despertá-lo durante o sono. Esse fenômeno pode ser desencadeado por estímulo interno: uretrite, cistite, úlcera de decúbito, distensão retal ou vesical. O tratamento consiste em fisioterapia por toda a vida; caso isso não seja suficiente, recorre-se ao uso de medicação antiespasmódica de ação raquimedular, baclofeno (Lioresal®) e/ou diazepam como miorrelaxante. Quando essas medidas não dão resultado satisfatório, recorre-se à mielotomia longitudinal em T (de Bischof), às neurotomias periféricas ou à *dreztomia*, em pacientes com secção medular clinicamente completa, realizando-se antes avaliação urológica. Perda da capacidade de ereção ou esvaziamento reflexo da bexiga podem causar incômodo. A bexiga espástica pode ser melhorada pela secção seletiva da segunda e terceira raízes sacrais. A esfincterotomia ou a colocação de *stent* uretral podem melhorar a retenção, devendo ser realizadas antes do procedimento neurocirúrgico. Podem ocorrer cálculo renal ou vesical, hidronefrose e priapismo. Diante de retenção urinária crônica, usa-se cateterismo intermitente a cada 6 ou 8 h, pela técnica mais asséptica possível. O uso contínuo de sonda predispõe a infecções. Eventualmente, pode ser necessária cistostomia para tratar uma infecção urinária. A manobra de Credé facilita o esvaziamento vesical. Pode ocorrer crise hipertensiva por estímulo interno ou externo abaixo do nível da lesão; nesse caso, deve-se usar anestésico para intervenção mesmo na área insensível. O surgimento de taquicardia, dispneia, dor torácica ou hipotensão pode indicar embolia pulmonar.

Já foi descrita degeneração cística progressiva da medula espinal pós-traumatismo (siringomielia traumática). Podem ocorrer meningite, mielite, distúrbio da regulação térmica e hipotensão postural.

Hiper-reflexia autonômica ocorre apenas com lesões medulares acima de T6: resposta exagerada a pequenos estímulos, hipertensão arterial (enalapril VO); hipertensão, ansiedade, taquicardia, sudorese, tremor e midríase (clonidina, atenolol, propranolol); raramente, bradicardia; cefaleia latejante (eleva-se a cabeceira); ansiedade (diazepam); eritema e diaforese acima da lesão e palidez abaixo; síndrome de Horner; ereção peniana ou aumento da espasticidade (diazepam). Os estímulos desencadeantes podem ser bexiga distendida ou com cálculos, impactação fecal, úlceras de decúbito, infecções, TVP ou procedimentos invasivos. Episódios recorrentes podem ser prevenidos com um bloqueador alfa, fenoxibenzamina 20 a 30 mg, VO, 2 vezes ao dia; pode ser necessário adicionar um betabloqueador para evitar uma possível hipotensão. O captopril 25 mg VO pode ser usado profilaticamente quando forem realizados procedimentos invasivos. Anestésicos locais são usados mesmo nas áreas anestésicas.

IX. Psicoterapia. Pode ser necessário um reajustamento familiar. Muitas vezes, é possível conseguir o coito estimulando-se o pênis manualmente, com uma companheira cooperativa e instruída. No caso de se desejar um filho, a ejaculação pode ocorrer após estimulação da glande por um vibrador, estimulação elétrica transretal, ou por injeção intratecal de pequenas doses de neostigmina; o esperma será coletado, e a mulher, fecundada por inseminação artificial ou fertilização *in vitro*. Os medicamentos utilizados para disfunção erétil podem ser eficazes. Na mulher, a fertilidade não é alterada; alguns meses após o traumatismo, o ciclo menstrual retorna ao habitual.

A terapia ocupacional deve ser iniciada o mais cedo possível, e o paciente deve aprender a utilizar ao máximo suas potencialidades, em uma comunidade acolhedora.

X. Técnica da tração cervical. Fazem-se botões anestésicos com lidocaína e epinefrina nas regiões parietais, em um plano que passa pelos meatos acústicos externos e pelos processos transversos das vértebras cervicais (plano coronal), equidistantes ao meato acústico externo, 3 a 4 cm acima da orelha, um de cada lado. Aí será fixado, bem aparafusado, o aparelho-pinça de tração, de Gardner, que apresenta uma ponta em cada local de fixação no crânio, que deve ser reapertado no dia seguinte. Esse aparelho não deve ser usado em crianças com menos de 4 anos, pelo risco de perfuração, que pode atingir a dura-máter e o cérebro.

Em seguida, o paciente será colocado no leito em posição horizontal; coloca-se então a cordinha, que sai do aparelho-pinça, passa por uma roldana fixada à cama e em cuja porção descendente coloca-se o peso. A roldana dará a direção da tração, devendo ficar na horizontal, ou para cima, ou para baixo, conforme a direção da luxação. Nos pontos de penetração da tábua óssea externa, os pinos deverão ser envolvidos com gaze aberta, enrolada como um cadarço, untada com pomada de antibiótico. Outra gaze-cadarço será amarrada sobre esta, fixando-a. Logo após, deve-se fazer radiografia em incidência lateral para verificar o alinhamento, a cada aumento de peso e diariamente.

Bibliografia

Black P. Cerebrospinal fluid leaks following spinal surgery: use of fat grafts for prevention and repair. J Neurosurg. 2002; 96:250-2.
Diretrizes Clínicas – protocolos clínicos, disponível em www.fhemig.mg.gov.br e intranet.
Epstein NE. A review of interspinous fusion devices: High complication, reoperation rates, and costs with poor outcomes. Surg Neurol Int. 2012; 3:7.
Fehlings MG, Vaccaro AR, Boakye M et al. Essentials of spinal cord injury: basic research to clinical pratice. Thieme; 2012.
Herkowitz HN, Garfin SR, Eismont FJ et al. Rothman-Simenone. The Spine. Elsevier Saunders; 2011.
Kim DH, Henn JS, Vaccaro AR et al. Coluna vertebral. Anatomia & técnicas cirúrgicas. Dilivros; 2007.
Lee H, Kim D et al. Reliability of magnetic imaging in detecting posterior ligament complex injury in thoracolumbar spinal fractures. Spine, 2000; 25(16):2079-84.
Lin VW et al. Spinal cord medicine. 2. ed. Demos Medical Publishing; 2010.
Roy-Camille R, Saillant G, Gagna G et al. Transverse fracture of the upper sacrum. Suicidal jumper's fracture. Spire (Phila Pa 1976). 1985; 10(9):838-45.
Verhaagen J, McDonald III JW. Spinal Cord Injury. v. 109. Handbook of Clinical Neurology Series. Elsevier; 2012.
Winn HR. Youmans Neurological Surgery. v. 3; 7. ed. Elsevier Saunders; 2016.

31

ABDOME AGUDO
Domingos André Fernandes Drumond

I. Introdução. A expressão abdome agudo refere-se a uma síndrome clínica, cuja principal característica é dor abdominal aguda, que requer abordagem imediata, clínica ou cirúrgica. Pela possibilidade iminente de um tratamento cirúrgico, é prudente que esses pacientes também sejam avaliados, o mais precocemente possível, por um cirurgião. São inúmeras as causas de abdome agudo.

As síndromes abdominais agudas, que se manifestam por dor abdominal súbita, decorrem de uma das seguintes condições: síndromes perfurativa, inflamatória, obstrutiva, vascular ou hemorrágica. Assim, na prática, diante de determinado quadro clínico, define-se, em situação de urgência, estar o paciente com quadro de abdome agudo perfurativo (p. ex., úlcera gastroduodenal perfurada, neoplasia perfurada do trato digestivo), abdome agudo inflamatório (p. ex., apendicite aguda, colecistite, diverticulite, pancreatite, anexite, adenite mesentérica), obstrutivo (p. ex., obstrução intestinal, vólvulo, neoplasias), vascular (p. ex., isquemia mesentérica), ou hemorrágico (p. ex., gravidez ectópica rota). O abdome traumático, embora se apresente de modo súbito, não está entre essas síndromes clínicas.

Na maior parte dos casos, a dor caracteriza o tipo de abdome agudo. A interpretação correta da dor é fundamental para se definir qual síndrome abdominal aguda o paciente apresenta.

Não existe abdome agudo sem dor. A dor acaba por ter uma função muito útil, por conduzir o paciente a um serviço de urgência para avaliação clínica. Na verdade, a correta interpretação da dor em caso de abdome agudo conduz ao diagnóstico na maioria dos casos. A não ser que se trate do tipo em cólica, a dor não deve ser tratada de imediato. O tratamento precoce, sem uma interpretação da dor, pode afastar o examinador do paciente e retardar o diagnóstico correto.

Por outro lado, a tomada de decisão diante de pacientes com dor abdominal com base unicamente na avaliação clínica ou laboratorial é inespecífica, e pode resultar em intervenção desnecessária ou atraso do tratamento de situações de gravidade. Para muitos pacientes será necessária propedêutica complementar de alta sensibilidade diagnóstica, de modo que pacientes que deveriam ser encaminhados para cirurgia tenham o diagnóstico retardado ou que sejam liberados para casa sem o devido tratamento. Diagnósticos falso-positivos de condições urgentes podem levar a tratamentos desnecessários.

Algumas décadas atrás, quando exames de imagem não eram amplamente disponíveis, a acurácia do diagnóstico etiológico de abdome agudo era baixa, e os pacientes eram encaminhados à sala de operação em muitas situações desnecessárias. Atualmente, muitas causas podem receber tratamento conservador e não se beneficiam da laparoscopia diagnóstica ou laparotomia.

Na primeira instância, o diagnóstico etiológico não é o mais importante. Essencial é definir se o quadro é de abdome agudo cirúrgico ou de tratamento clínico.

Em caso de abdome agudo cirúrgico, a dor precede os vômitos e a febre. Dor abdominal que foi precedida de febre raramente tem indicação cirúrgica. Estar ao lado do paciente, saber ouvi-lo e elaborar um interrogatório consistente são medidas indispensáveis na avaliação da dor abdominal de natureza súbita.

II. **Interpretação da dor abdominal.** A interpretação da dor de abdome agudo é fundamental. Reconhecer o envolvimento ou não do peritônio é o principal aspecto para o diagnóstico, visto que a irritação do peritônio parietal traduz "peritonite", e constitui indicação para tratamento cirúrgico até que se prove o contrário.

O exame de abdome agudo é uma arte. Enquanto o examinador inexperiente "amassa" diretamente a área de dor, o experiente evita essa área o máximo possível. O peritônio é uma estrutura anatômica que colabora com o examinador, pois possibilita a realização de manobras que favorecem a obtenção de um diagnóstico.

A dor súbita, intensa e constante geralmente é verificada em casos de pancreatite aguda, trombose mesentérica, e de estrangulamento intestinal. Na presença de perfuração de víscera oca e de ruptura dos aneurismas, a dor é lancinante, violenta, e invariavelmente se manifesta com sensação de desfalecimento, acompanhada de sudorese profusa, como acontece em caso de infarto agudo do miocárdio. Em caso de abdome agudo inflamatório (apendicite, colecistite, diverticulite), por sua vez, a dor é gradativa e contínua.

Já a dor em cólica é naturalmente a queixa apresentada em casos de afecções agudas não inflamatórias, biliar e renal, assim como de obstrução intestinal.

A dor pode ser dividida em: parietal, visceral e referida.

A. **Dor parietal.** Dor fixa, constante, e se agrava com movimento e tosse. O peritônio parietal é inervado pelos seis últimos nervos intercostais (a mesma inervação dos músculos da parede abdominal). Daí a possibilidade de o próprio paciente apontar e localizar a dor, traduzindo irritação do peritônio parietal. Esta condição é comum em caso de abdome agudo inflamatório, que, na maioria das vezes, requer tratamento cirúrgico.

B. **Dor visceral.** Dor mal localizada. Também é mal interpretada pelo paciente, que procura identificar o local da dor por meio de palpação, mas não a localiza. A dor piora com a distensão e contração das alças intestinais. Isto se deve ao tipo de inervação. É importante recordar que o território esplâncnico é inervado pelo sistema nervoso autônomo.

C. **Dor referida.** Manifesta-se quando fibras aferentes de uma víscera acometida penetram na medula no mesmo nível das fibras aferentes somáticas de determinada região anatômica. A dor referida no ombro direito ocorre em casos de afecções agudas do fígado, vesícula biliar e diafragma direito. No ombro esquerdo, a dor está frequentemente relacionada com afecções do coração, a cauda do pâncreas, o baço e o diafragma esquerdo. A dor referida no escroto e testículo ocorre na presença de afecções do ureter. Reconhecer a dor como visceral, parietal ou referida é importante e depende de anamnese bem conduzida.

III. **Considerações sobre o exame físico.** Como já foi mencionado, todo paciente com dor abdominal aguda deve ser examinado também por um cirurgião. Uma anamnese bem conduzida e exame físico cuidadoso são os pilares que sustentam a avaliação inicial do paciente com abdome agudo.

Diante dos sinais e sintomas, é preciso pensar anatomicamente. Saber obter informações sobre o envolvimento de determinada estrutura durante o exame físico é uma arte. O músculo psoas, por exemplo, pela sua origem e inserção, contribui para a avaliação do retroperitônio quanto ao envolvimento inflamatório de suas fibras. É clássico o teste do psoas ao exame físico, quando o paciente se posiciona em decúbito lateral e o examinador, com uma das mãos na pelve e outra no joelho do paciente, procura fazer hiperextensão da coxa. O aumento da dor abdominal ocorrerá se a musculatura do psoas daquele lado estiver envolvida no processo abdominal que está sendo definido. Há processos inflamatórios retroperitoneais em que o teste do psoas é frequentemente positivo (apendicite retrocecal).

O teste do obturador é um indicador de irritação do músculo obturador interno. Pode estar presente também em casos de processos inflamatórios retroperitoneais pélvicos. Com o paciente em decúbito dorsal, faz-se flexão passiva da perna sobre a coxa e da coxa sobre a bacia. Em seguida, faz-se rotação interna e externa da coxa. O teste é positivo quando o paciente se queixa de dor hipogástrica durante a manobra.

Além dessas manobras, o examinador pode chegar bem perto do peritônio pélvico quando faz os toques retal e vaginal. Pode-se suspeitar de coleções pélvicas, principalmente as infectadas, que, além de se apresentarem por meio de diarreia de pequeno volume e grande frequência (estímulo direto e infiltração da parede do reto), provocam aumento da dor ao toque retal e/ou vaginal. Esta observação não é rara em casos de apendicite pélvica e de doenças inflamatórias pélvicas. Esse é um aspecto fundamental do exame físico. O peritônio pélvico não tem representatividade na parede abdominal anterior, visto que sua inervação tem origem no plexo lombossacral. Vale lembrar que a tendência de qualquer conteúdo líquido da cavidade abdominal é escoar pelas goteiras parietocólicas até a cavidade pélvica, contígua à cavidade abdominal e ponto anatômico de maior declive. A investigação clínica de irritação desse peritônio pélvico por alguma secreção tem valor diagnóstico em uma avaliação feita por um examinador experiente. O grau de irritação peritoneal frente às mais diversas secreções que podem estar livres na cavidade peritoneal em caso de abdome agudo é mostrado na Figura 31.1.

É compreensível, por exemplo, que o conteúdo de uma perfuração gástrica cause dor abdominal aguda, fruto da existência de secreção de baixo pH, que irrita violentamente o peritônio. A expressão **abdome em tábua** é muito utilizada nesses casos, e traduz "contratura muscular verdadeira". Trata-se de um fenômeno reflexo, que denuncia irritação do peritônio parietal.

Urina ou sangue na cavidade peritoneal não proporcionam dor de tamanha intensidade, pelo fato de o pH ser muito mais elevado. Nesses casos, observa-se uma

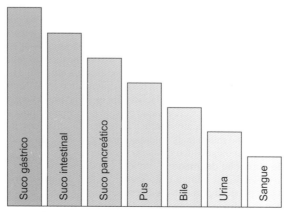

Figura 31.1 Grau de irritação do peritônio frente às diversas secreções.

contratura muscular denominada "contratura muscular voluntária", que traduz uma simples defesa à palpação da parede abdominal.

IV. **Exames laboratoriais para abdome agudo.** Apesar de os exames de imagem serem considerados mais importantes na avaliação da dor abdominal aguda, os exames laboratoriais contribuem para confirmação do processo inflamatório agudo, como também para avaliação e orientação quanto à gravidade do processo.

Muito frequentemente, é solicitado hemograma completo. Contagem de leucócitos, desvio para a esquerda, existência de granulações grosseiras nos neutrófilos são informações úteis que contribuem para o diagnóstico etiológico de quadro abdominal agudo. É preciso ter cuidado ao interpretar o leucograma de pacientes imunossuprimidos, porque pode apresentar-se praticamente normal mesmo na vigência de abdome agudo inflamatório grave. A máxima de que abdome agudo é uma síndrome clínica para médicos experientes e cujo diagnóstico complementar deve ser avaliado à luz de cada situação, isoladamente, é verdadeira.

Apesar da inespecificidade, a velocidade de hemossedimentação e a proteína C reativa titulada são exames úteis para definição de abdome inflamatório.

A dosagem de β-hCG em mulheres em idade fértil com dor abdominal aguda é mandatória. Este exame tem valor inestimável para definir se há gravidez, e é importante para o diagnóstico de abdome agudo hemorrágico secundário a uma gravidez tubária rota.

O exame rotineiro de urina fornece informações que podem levar ao diagnóstico da causa da dor. Hematúria e piúria são achados importantes para o diagnóstico de cálculo renal ou de infecção urinária. Por outro lado, cilindros piocitários são vistos em caso de pielonefrite aguda. É preciso cuidado ao interpretar o exame de urina, porque nem todo achado de elementos anormais traduz-se em doença do trato urinário. Exemplo disso é o achado de piúria em casos de apendicite retrocecal pela proximidade do apêndice com o ureter ipsolateral.

A avaliação bioquímica no paciente com abdome agudo torna-se importante para estudo das condições prévias do paciente. Não raro, pacientes idosos, em uso de diuréticos, podem apresentar hiponatremia, hipopotassemia e manifestar hiperperistalse intestinal que simula abdome agudo obstrutivo, o que traz dificuldades na interpretação do quadro clínico.

Conhecer o paciente do ponto de vista laboratorial e saber interpretar seus exames é essencial. A solicitação de glicemia, dosagem de ureia ou creatinina, enzimas hepatobiliares, tempo de atividade de protrombina e tempo de tromboplastina parcial ativado é praticamente obrigatória nos quadros abdominais agudos. As enzimas pancreáticas (amilase e lipase) podem ajudar no diagnóstico de pancreatite aguda. A amilase, embora menos específica, encontra-se elevada em 70% das vezes, e a lipase em 63%, sendo que ambas contribuem para o diagnóstico em 80% dos casos. A gasometria arterial e a dosagem de ácido láctico têm especial importância, principalmente nos casos de afecções agudas graves que cursam com sinais clínicos de insuficiência respiratória, sepse, sangramento significativo e demais situações de igual gravidade. Essas orientações são muito mais voltadas para a gravidade do quadro clínico do que propriamente para o diagnóstico da causa do abdome agudo.

V. **Métodos de obtenção de imagem.** Embora o abdome agudo seja uma condição de diagnóstico baseado na clínica e no exame físico, alguns métodos de obtenção de imagem têm papel importante na investigação, tais como: radiografia simples de tórax e abdome; radiografia com contraste; ultrassonografia (US); tomografia computadorizada (TC) abdominal; e videolaparoscopia.

Capítulo 31 | Abdome Agudo

A **radiografia de tórax** em incidência posteroanterior, com o paciente em posição de ortostatismo, faz parte da rotina radiológica simples para abdome agudo. Além de tornar possível a investigação de afecções pleuropulmonares que podem provocar dor na parte superior do abdome, a radiografia é importante para identificação de pneumoperitônio. Quando há abdome agudo perfurativo, o exame tem o potencial de defini-lo (Figura 31.2).

As perfurações do estômago e do cólon, do ponto de vista radiológico, costumam manifestar-se por grande pneumoperitônio. Isso não acontece em casos de perfuração do delgado. Outro exame simples, que também faz parte da rotina radiológica para abdome agudo, é a **radiografia de abdome em decúbito dorsal e ortostatismo**. Os casos de abdome agudo mais frequentes são os inflamatórios, e, entre eles, o mais comum tem como causa apendicite aguda. A radiografia simples pode evidenciar edema segmentar em alça do delgado e níveis líquidos, velamento em áreas específicas da cavidade, traduzindo processo inflamatório em evolução. Deve ser o primeiro exame a ser solicitado para paciente com abdome agudo, principalmente se houver suspeita de abdome agudo obstrutivo (Figura 31.3).

Nesses casos, as imagens radiológicas são características. Distensão de alças, níveis líquidos, válvulas coniventes e ausência de gás no cólon são achados frequentes em caso de obstrução intestinal. As válvulas coniventes apresentam-se como pregas da parede intestinal, vistas radiologicamente pelo edema da alça. Têm conformação espiralada, como molas, formando imagem conhecida como "pilhas de moedas". É muito importante o reconhecimento dessa imagem, porque ela pode representar uma pista diagnóstica em caso de abdome agudo tanto inflamatório quanto obstrutivo (Figura 31.4).

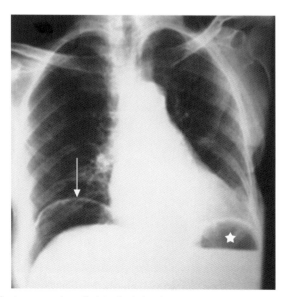

Figura 31.2 Paciente com perfuração intestinal. A *seta* aponta para o pneumoperitônio e a *estrela*, para a câmara de ar gástrica.

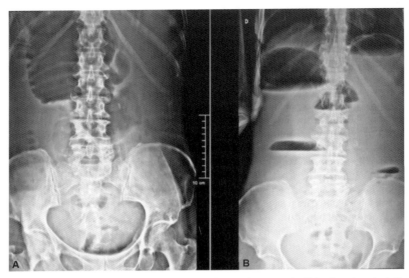

Figura 31.3 Radiografia simples de abdome estando o paciente em decúbito dorsal e ortostatismo. **A.** Observa-se distensão segmentar do intestino delgado com a presença de válvulas coniventes. **B.** Achados de níveis hidroaéreos e ausência de gases nos cólons. Esses achados indicam obstrução do intestino delgado.

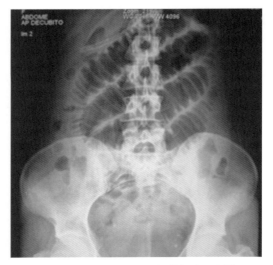

Figura 31.4 Radiografia de abdome com paciente em decúbito dorsal. Observam-se a morfologia do intestino delgado com edema das alças e evidência de suas válvulas coniventes (pregas circulares próximas e paralelas). A imagem é característica de obstrução do intestino delgado.

Obstrução em alça fechada é uma condição especial de obstrução intestinal em que um segmento de delgado ou de cólon encontra-se ocluído em dois pontos de seu trajeto. Vólvulo de sigmoide e obstruções intestinais decorrentes de hérnias internas são bons exemplos. Nesses casos, não é raro o sofrimento vascular da alça comprometida (Figura 31.5).

Nos casos de abdome agudo vascular e de abdome agudo obstrutivo com sofrimento vascular, frequentemente se observa perda das pregas coniventes, e a parede da alça se torna lisa, conhecida como "alça careca".

O emprego de **radiografia com contraste baritado** é reservado a casos muito especiais, porque a TC de alta resolução provocou grande impacto no diagnóstico, dispensando exames utilizados no passado. Porém, o enema baritado é ainda empregado em pacientes com vólvulo de sigmoide. A parada de progressão ascendente do contraste fornece uma imagem característica, conhecida como "imagem em bico de pássaro", patognomônica dessa condição.

VI. **Ultrassonografia em abdome agudo.** A US é amplamente utilizada como modalidade de obtenção de imagem de primeira linha para avaliação de abdome agudo. Tem as vantagens de ser um exame de baixo custo, de obtenção de imagem à beira do leito em tempo real, acessibilidade, portabilidade, sem o uso de radiação ionizante e o fato de não ser invasivo. O exame também é exclusivamente interativo e frequentemente direciona o operador para a suspeita clínica. O uso do Doppler permite ao examinador

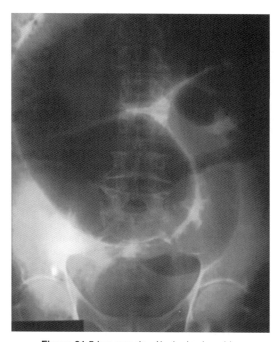

Figura 31.5 Imagem do vólvulo de sigmoide.

detectar alteração na vascularização, que pode ser uma característica de inflamação, traumatismo e neoplasia.

Tem a desvantagem de ser dependente do examinador; sofre interferência do biotipo e da colaboração do paciente, e do fato de que o gás intestinal provoca sombreamento acústico denso que pode dificultar a avaliação do intestino e limitar a visão de órgãos retroperitoneais.

Em casos de suspeita de abdome agudo inflamatório, a US pode ser um exame decisivo: colecistite, alguns casos de apendicite, e doenças inflamatórias pélvicas são situações nas quais o exame permite ao radiologista definir com maior segurança o diagnóstico. Na pesquisa de abscessos, empiemas, perfurações e outras complicações, o exame também auxilia na decisão terapêutica.

A colecistite aguda tem em sua etiopatogenia a obstrução do ducto cístico por um cálculo – fenômeno muito frequente.

A US é o exame inicial de escolha para o diagnóstico (sensibilidade de 85% a 94%). Os achados ultrassonográficos incluem: espessamento da parede da vesícula biliar (> 3 mm), "divisão" da parede da vesícula biliar com uma camada média edematosa, sinal de Murphy positivo, detritos na bile (como resultado de pus, sangue ou lama). Não é raro verificar-se aumento do fluxo Doppler colorido na parede da vesícula biliar e líquido pericolecístico. Cálculos biliares são identificados em mais de 90% dos casos.

As complicações da colecistite aguda incluem gangrena da vesícula biliar, perfuração da vesícula, colecistite enfisematosa e empiema da vesícula biliar, situações em que a US pode também ser útil para definição do diagnóstico.

Em paciente com icterícia, o principal papel da US é mostrar se a condição é de causa hepática ou secundária a obstrução biliar. Em condições de icterícia obstrutiva, a árvore biliar apresenta-se dilatada e o papel da US é estabelecer o nível e, eventualmente, a causa da obstrução.

O pâncreas, pela sua localização anatômica, não é estudado através de US. No estádio inicial da pancreatite aguda, a US tem um papel bastante limitado, sendo usada principalmente para avaliação da via biliar e de eventuais cálculos no hepatocolédoco, em busca de reconhecimento da natureza da pancreatite. Na vigência de pancreatite edematosa leve, o pâncreas pode parecer ecograficamente normal e a US não se presta como auxílio diagnóstico.

A apendicite aguda é uma das causas mais comuns de abdome agudo. Geralmente resulta de obstrução do lúmen do apêndice por um fecálito impactado. Se o tratamento for retardado, podem ocorrer perfuração e formação de abscessos. A apresentação geralmente é característica, mas pode simular afecções ginecológicas e condições não cirúrgicas, como adenite mesentérica.

A US tem sensibilidade de 65 a 94% e especificidade de 80 a 90% em caso de apendicite aguda. O apêndice inflamado é visto como uma estrutura tubular, aperistáltica, não compressível, distendida, com uma parede hipoecoica espessada > 2 mm e diâmetro transversal total > 6 mm. Pode haver aumento do fluxo sanguíneo ao Doppler, visualizado no interior e ao redor do apêndice, com líquido periapendicular, e na gordura ecogênica mesoapendicular ou cecal (indício de inflamação). Caso o apêndice pareça normal, é importante visualizar todo o comprimento, uma vez que a inflamação pode estar confinada à ponta (< 5%).

Giljaca et al., em um estudo recente, avaliaram a precisão diagnóstica da US abdominal para diagnóstico de apendicite aguda, em uma revisão sistemática e metanálise com inclusão de 2.841 pacientes. O padrão utilizado foi a histopatologia, pois todos os estudos selecionados tiveram pacientes submetidos a cirurgia. Não incluiu pacientes com menor probabilidade de pré-teste e US negativa que não foram submetidos a cirurgia – que constituem grande parte dos pacientes que se apresentam com suspeita desse diagnóstico. Diante dessa ponderação, verificou-se que a sensibilidade e a especificidade da US para o diagnóstico de apendicite aguda foram de 69% (intervalo de confiança de 95%) e 81% (intervalo de confiança de 95%), respectivamente.

No estudo, os autores concluíram que a US não parece ter papel importante no diagnóstico de apendicite aguda. A sensibilidade e a especificidade da US não excedem as do exame físico. Na opinião dos autores, pacientes com suspeita de apendicite aguda que requerem propedêutica de imagem devem ser encaminhados para TC. Tendo em vista a alta frequência com que se faz US em pacientes com suspeita de apendicite, essas informações são, no mínimo, instigantes. Parecem, mais uma vez, confirmar que uma avaliação clínica bem feita continua insubstituível.

Em se tratando de afecções agudas do trato urinário, vale lembrar que são por demais importantes e carecem de rápido reconhecimento. Destaca-se a importância da US na investigação, por exemplo, de cólica nefrética. Nesses casos, o exame é muito sensível e muito utilizado para detecção de obstrução das vias urinárias, ocasião em que uma dilatação pielocalicinal é um achado de grande significado clínico. No entanto, o nível e a causa da obstrução podem ser difíceis de identificar pela US. São mais bem demonstrados na fase excretora por meio de TC.

Na nefrolitíase, a US tem sensibilidade de 96% para detecção de cálculos renais como causa de dor abdominal aguda. Cálculos maiores que 5 mm são detectados com sensibilidade de 100%. São focos altamente ecogênicos, com sombreamento acústico posterior bem definido. Cálculos pequenos também podem ser perdidos no seio renal por causa da ecogenicidade semelhante à da gordura do seio renal. Por estas razões, os estudos falso-positivos e falso-negativos são bem conhecidos e o urograma intravenoso da TC é a investigação de escolha para detecção de cálculos.

A pielonefrite aguda pode se manifestar com achados ultrassonográficos de rins normais. Por outro lado, o rim pode se encontrar edemaciado, com ecogenicidade cortical reduzida e perda de diferenciação corticomedular. A necrose hemorrágica é vista como áreas hiperecoicas.

Doppler ultrassonográfico frequentemente apresenta fluxo sanguíneo reduzido como resultado de edema em oposição à hiperemia esperada. Pode-se ver hiperemia em torno de áreas focais de inflamação. Na presença de pielonefrite enfisematosa, o gás produz caracteristicamente áreas focais de ecogenicidade aumentada com sombreamento acústico posterior mal definido.

Em casos de doenças agudas do sistema reprodutor, os sinais abdominais agudos são os seguintes: adenite, torção do cisto ovariano e ruptura da gestação extrauterina. A US transvaginal é o exame inicial básico em ginecologia para o diagnóstico de algumas afecções. As anexites geralmente ocorrem em dias próximos à menstruação. O exame por meio de US pode mostrar anexos aumentados e líquido livre no saco de Douglas. Anexite não tratada pode levar ao desenvolvimento de hidrocele ou empiema, seguido da formação de abscesso. A torção de um cisto ovariano é uma emergência cirúrgica. A imagem da US mostra um cisto ovariano com parede espessada e áreas de hiperecogenicidade. Além disso, pode-se observar a presença de líquido na cavidade peritoneal. Ruptura de gestação extrauterina manifesta-se pela presença de líquido hiperecogênico na escavação retouterina, hipertrofia do endométrio e útero alargado, que pode ter sido deslocado pela prenhez tubária.

Pode-se concluir que a **ultrassonografia** é um exame não invasivo, indolor, muito útil na avaliação inicial de dor abdominal. Sua utilização é crescente e este exame tem a vantagem de poder ser repetido sem causar danos ao paciente. O exame é importante para o diagnóstico de afecções agudas do quadrante superior direito (colecistite), da fossa ilíaca direita (apendicite) e de afecções pélvicas (doenças anexiais). Apesar de ser dependente do examinador, o advento de melhores aparelhos tem aumentado a sensibilidade do método. O gás é um péssimo condutor do som. Assim, a distensão gasosa e a falta de preparo intestinal são fatores que limitam a utilização da US em situações de urgência. É importante reconhecer que uma US normal não afasta importantes causas de abdome agudo. Nesses casos, o exame, no mínimo, deve ser repetido algumas horas depois, ou se deve prosseguir na investigação da dor por meio de outros recursos propedêuticos.

VII. **A tomografia em abdome agudo.** Desde que se façam exames de imagem no paciente certo e em momento apropriado, a propedêutica tem efeito positivo na acurácia do diagnóstico clínico e leva a mudanças na condução dos casos, aumentando o nível de diagnósticos corretos em pacientes com dor abdominal aguda. O uso da TC tem levado a redução do número de diagnósticos falso-negativos.

Por outro lado, um fato importante é o vertiginoso aumento do custo do tratamento médico-hospitalar justificado pela utilização indiscriminada de métodos de obtenção de imagem durante atendimentos de urgência.

Vários modelos e diretrizes foram propostos nos últimos anos, na tentativa de se criarem organogramas para o atendimento de pacientes com dor abdominal aguda em ambientes de pronto atendimento. Para muitos, o diagnóstico baseado na anamnese, no exame físico e em parâmetros laboratoriais está correto em apenas 50% dos pacientes que apresentam dor abdominal. Também não existe disponível na literatura nenhum escore de pontos que contribua para o aumento da acurácia do diagnóstico com base em parâmetros clínicos. Não é possível concluir com precisão qual é a real diferença nas conduções de casos entre residentes e médicos mais experientes. É certo que, quanto menor a experiência em avaliação de abdome agudo, mais propedêutica se faz na elucidação da causa da dor abdominal.

É preciso reconhecer que, entre todos os métodos de imagem utilizados na condução de abdome agudo, a TC é o que possibilita as mais altas sensibilidade e especificidade. Contudo, a TC oferece o maior risco de efeitos colaterais, principalmente no que se refere a toxicidade do contraste iodado, em especial a nefrotoxicidade, e a exposição a radiação ionizante. O problema é a indicação desnecessária do exame, atropelando a clínica, o laboratório e o tempo de apresentação da dor abdominal.

Por outro lado, não menos importante é o conhecimento do cirurgião para interpretar os achados do exame juntamente ao radiologista. A fase pré-contraste do exame, a fase arterial, as fases portal, nefrográfica e excretora, devem ser conhecidas sempre que utilizadas. O cirurgião deve reconhecer também que a tomografia sem contraste pode ser suficiente para o estudo diagnóstico de apendicite não complicada, diverticulite, ureterolitíase, apendagite epiploica, identificação de corpos estranhos, obstrução intestinal, entre outras afecções agudas abdominais. Há que reconhecer também a importância do contraste oral para o diagnóstico tomográfico diferencial entre obstrução intestinal funcional e mecânica, enquanto o contraste venoso tem seu valor para o estudo da vitalidade das alças. O parecer do cirurgião deverá enriquecer a discussão e a interpretação do exame.

Há na literatura diversos trabalhos caminhando em direção à utilização da TC tão somente quando a avaliação ultrassonográfica se mostrar negativa ou inconclusiva; essa nova abordagem é conhecida como *conditional computed tomography strategy*.

Em direção oposta, o Colégio Americano de Radiologia recomenda a realização de US para dor abdominal no quadrante superior direito e na pelve, e TC para os pacientes que apresentam dor nos demais quadrantes ou dor abdominal difusa.

Parece claro que a **tomografia** mudou a história da investigação de abdome agudo, acrescentando avanço significativo. Sua principal contribuição foi à abordagem de abdome agudo inflamatório. A TC tem sido considerada indispensável para o diagnóstico de pancreatite aguda e outras afecções retroperitoneais (doenças do trato urinário). O exame também contribuiu grandemente na abordagem das diverticulites e no diagnóstico diferencial de apendicite aguda.

No abdome agudo vascular, a TC representa grande avanço pela sua alta sensibilidade.

Além disso, a TC tem grande acurácia para o diagnóstico de abdome agudo perfurativo ou obstrutivo, por elucidar pneumoperitônio pequeno (de difícil identificação à radiografia) e, eventualmente, revelar a etiologia de uma obstrução (tumor).

Por fim, graças a sua sensibilidade, a TC tem sido cada vez mais solicitada em casos de abdome agudo em idosos e pacientes imunossuprimidos, em gestantes e pacientes em pós-operatório imediato.

Como métodos propedêuticos, todos esses exames podem ser evitados quando os sinais e sintomas já traduzem quadro de peritonite, a maioria de tratamento cirúrgico.

VIII. **A laparoscopia em abdome agudo.** A laparoscopia permite a inspeção direta da cavidade peritoneal, e não só facilita o diagnóstico como também possibilita a intervenção e o tratamento da doença em casos selecionados.

O procedimento exige domínio da técnica e anestesia geral. Um número crescente de doentes bem selecionados se beneficia atualmente da abordagem laparoscópica em situações de abdome agudo. Entretanto, é incorreto pensar que grande parte dos pacientes com dor abdominal aguda irá necessitar de laparoscopia diagnóstica.

O uso da laparoscopia tem sido considerado para pacientes com dor abdominal de apresentação arrastada, sem causa definida, apesar de avaliação clínica detalhada, exames laboratoriais e tempo de observação adequados. A laparoscopia é uma alternativa ao acompanhamento clínico e laboratorial exclusivos, por 24 a 48 h após a admissão do paciente na emergência do hospital, salvo contraindicações (p. ex., cirurgia abdominal prévia).

Muitos estudos demonstram a alta acurácia da laparoscopia (70 a 99%) em casos de abdome agudo. Decadt et al. (1999), em estudo sobre laparoscopia precoce na investigação de dor abdominal aguda, concluíram que o diagnóstico foi estabelecido através de laparoscopia precoce em mais pacientes quando comparado ao grupo de observação ativa (81% e 36%, respectivamente). Outro estudo evidencia diagnóstico significativamente mais precoce no grupo de mulheres com dor abdominal pélvica submetidas a laparoscopia, em comparação a observação clínica (85% *versus* 79%, respectivamente). Também se demonstrou o papel significativo da laparoscopia para a mudança de conduta no tratamento em 10 a 58% dos pacientes.

Vários estudos fazem menção a pacientes admitidos em situação clínica crítica e comorbidades importantes (p. ex., obesidade, idosos, diabéticos e imunossuprimidos), observando que a acurácia da radiografia de abdome foi de 75%; da US, de 60 a 89%; e da TC, de 84 a 98%, sendo a TC mais cara, nem sempre disponível e dependente da condição de transporte do paciente.

A laparoscopia tem se mostrado um excelente método diagnóstico para dor pélvica, principalmente em mulheres em idade fértil. Diversas afecções pélvicas se apresentam com dor abdominal aguda, e os exames clínico, ginecológico e laboratorial às vezes são insuficientes para um diagnóstico preciso. Estudos mostram que, através da laparoscopia, a confirmação diagnóstica ocorre em 78 a 84% dos pacientes com doença pélvica aguda. Em caso de endometriose, a taxa diagnóstica aumenta em cerca de 20% em relação a outros métodos de investigação. Para a doença inflamatória pélvica, a acurácia é também alta, sendo a sensibilidade de 27% e a especificidade de 92%. Pacientes obesos mórbidos também se beneficiam da laparoscopia, já que o exame clínico e o acesso convencional à cavidade peritoneal se mostram tecnicamente mais difíceis. O exame pode ser realizado de forma segura na maioria dos pacientes e tem baixas morbidade e mortalidade. As complicações incluem embolia pulmonar, íleo prolongado, infecção do local cirúrgico, hematoma, abscesso abdominal, pneumonia e lesões intraoperatórias de intestino delgado ou de estruturas vasculares.

A laparoscopia na UTI e em pacientes sépticos tem sido considerada em inúmeras publicações.

O principal argumento para a utilização da laparoscopia é a suspeita de doença intra-abdominal em pacientes em situação crítica. Segundo vários autores, pacientes sépticos sem foco definido e sem critérios para laparotomia compulsória fazem parte do grupo que se beneficia do procedimento, particularmente quando a suspeita persiste mesmo após TC. A acurácia do procedimento é alta, podendo variar de 90 a 100% em estudos recentes, principalmente em pacientes com doenças abdominais mais prevalentes na UTI (colecistite alitiásica e isquemia mesentérica). Laparoscopia em abdome agudo em terapia intensiva é um assunto em debate. As recomendações não são robustas e não há estudos que assegurem seu real benefício.

Pode-se concluir que o papel da **laparoscopia** no abdome agudo é um assunto especial, pelo fato de o exame ter o potencial de elucidar o diagnóstico, quando bem indicado, e também pela oportunidade de tratamento definitivo simultaneamente, como ocorre nas apendicites e nas doenças agudas anexiais. A apendicite aguda pode ser diagnosticada e tratada por meio de videolaparoscopia nas diversas fases da doença. Essa propedêutica é objetiva e segura. Oferece grande contribuição à investigação da dor abdominal aguda em mulheres, facilitando o diagnóstico diferencial entre afecções ginecológicas e apendicite.

Acerca de abdome agudo obstrutivo e vascular, a literatura atual reserva comentários controversos sobre a possibilidade de lise de aderências em casos selecionados e como auxílio diagnóstico de isquemia mesentérica quando não for possível a realização de arteriografia.

Tanto na propedêutica quanto no papel terapêutico, a laparoscopia tem seu lugar na abordagem de abdome agudo. Há de se considerar que é um método invasivo; exige capacitação e experiência do cirurgião, e os serviços de urgência devem reservar sua indicação para casos selecionados (protocolo). A laparoscopia, no entanto, não deve ser usada como substituta de bom julgamento clínico e exame físico, que são a base da pirâmide da investigação de abdome agudo.

IX. **Causas de erro diagnóstico em abdome agudo.** Algumas situações, relativamente frequentes, que levam a retardo do diagnóstico ou interpretação equivocada da dor abdominal, são: (1) atendimento domiciliar; (2) omissão de propedêutica nos casos duvidosos; (3) US normal; (4) rodízio médico nos serviços de urgência; e (5) experiência na interpretação dos sinais e sintomas.

X. **Considerações finais.** É verdade que os recentes avanços de propedêutica são extremamente úteis em certas situações, mas não podem substituir o tirocínio clínico, fundamentado em boa anamnese e exame físico completo. Saber interpretar a dor, saber ouvir o paciente e organizar suas informações à procura de síndrome abdominal aguda é indispensável. É preciso familiarizar-se com o peritônio, uma das estruturas anatômicas mais importantes na avaliação das urgências abdominais. A inervação do peritônio é singular. Reconhecer ou descartar os sinais de irritação peritoneal faz a grande diferença no estudo de abdome agudo. É exatamente esse um dos aspectos clínicos mais importantes relacionados com as urgências abdominais (Figura 31.6).

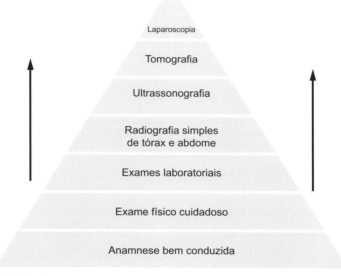

Figura 31.6 Pirâmide de avaliação de abdome agudo. Estudo compartimentalizado da base para o ápice. O diagnóstico pode ser concluído em qualquer bloco dessa pirâmide.

Bibliografia

Abrantes WL. Abdome agudo. In: López M. Emergências médicas. 2. ed. Rio de Janeiro: Guanabara Koogan; 1979. p. 424-41.
Abrantes WL. Abdome agudo: noções gerais. In: Dani R, Castro LP, Pérez V et al. Gastroenterologia. Rio de Janeiro: Guanabara Koogan; 1978. p. 890-908.
Accetta P, Accetta I. Abdome agudo. In: Petroianu A. Urgências clínicas e cirúrgicas. Rio de Janeiro: Guanabara Koogan; 2002. p. 914-29.
Alves JG. Exames laboratoriais no abdome agudo: qual o seu real valor? In: Rocha PRS, Coelho LGV, Diniz MTC et al. Tópicos em gastroenterologia. Rio de Janeiro: Editora Médica e Científica, 2003. p. 181-90.
Azaro EM, Amaral PC, Fahel E et al. Laparoscopic versus open appendicectomy: a comparative study. JSLS. 1999; 3:279-83.
Cartwright SL, Knudson MP. Diagnostic imaging of acute abdominal pain in adults. Am Fam Physician. 2015; 91(7):452-9.
Decadt B, Sussman L, Lewis MP et al. Randomized clinical trial of early laparoscopy in the management of acute non-specific abdominal pain. Br J Surg. 1999; 86(11):1383-6.
Dhillon S, Halligan S, Goh V et al. The therapeutic impact of abdominal ultrasound in patients with acute abdominal symptoms. Clin Radiol. 2002; 57:268-71.

Fahel E, Amaral P, Azaro E et al. Abdome agudo: quando indicar as laparoscopias diagnóstica e terapêutica? In: Rocha PRS, Coelho LGV, Diniz MTC, Nunes TA. Tópicos em gastroenterologia. Rio de Janeiro: Editora Médica e Científica; 2003. p. 213-32.

Foinant M, Lipiecka E, Buc E et al. Impact of computed tomography on patient's care in nontraumatic acute abdomen: 90 patients. J Radiol. 2008; 88:559-66.

Gaitan H, Angel E, Sanchez J et al. Laparoscopic diagnosis of acute lower abdominal pain in women of reproductive age. Int J Gyn Obstr. 2002; 76(2):149-58.

Gans SL, Pols MA, Stoker J et al. Guideline for the diagnostic pathway in patients with acute abdominal pain. Dig Surg. 2015; 32:23-31.

Giljaca V, Nadarevic T, Poropat G et al. Diagnostic accuracy of abdominal ultrasound for diagnosis of acute appendicitis: systematic review and meta-analysis. World J of Surgery. 2017; 41(3):693-700.

Gruraste W, Roditis N, Mehta D et al. Serum lipase levels in non pancreatitis abdominal pain versus acute pancreatitis. Am J Gastroent. 1993; 88:2051-5.

Guidelines for Diagnostic Laparoscopy – A SAGES Guideline. SAGES. Disponível em: <https://www.sages.org/publications/guidelines/guidelines-for-diagnostic-laparoscopy/>. Acesso em: 14 de dezembro de 2016.

Karamanakos SN, Sdralis E, Panagiotopoulos S et al. Laparoscopy in the emergency setting: a retrospective review of 540 patients with acute abdominal pain. Surg Laparosc Endosc Percutan Tech. 2010; 20:119-24.

Lameris W, van Randen A, van Es HW et al. Imaging strategies for detection of urgent conditions in patients with acute abdominal pain: diagnostic accuracy study. BMJ. 2009; 338:b2431.

Langell JT. Gastrointestinal perforation and the acute abdome. Med Clin North Am. 2008; 92:599-625.

Leslie M, Scott MD, Steven RS. Ultrasound evaluation of the acute abdomen. Elsevier Saunders; Ultrasound Clin. 2007; 493-523.

Lopes AC, Reibscheid S, Szejnfeld J. Abdome agudo: clínica e imagem. São Paulo: Atheneu; 2006.

Majewski W. Diagnostic laparoscopy for the acute abdomen and trauma. Surgical Endoscopy. 2000; 14(10):930-7.

Martin RF, Rossi RL. The acute abdome. An overview and algorithms. Surg Clin North Am. 1997; 77(6):1227-43.

Navez B, Navez J. Laparoscopy in the acute abdomen. Best Practice & Research Clin Gastroenterol. 2014; 28(1):3-17.

Polish J of Surgery. Ultrasonography in the diagnosis of acute abdominal disorders; 1st Department of General Surgery, Jagiellonian University Collegium Medicum in Cracow Kierownik: Prof. Dr Hab. J. Kulig; 2012.

Randen AV, Laméris W, Van Es HW et al. A comparison of the accuracy of ultrasound and computed tomography in common diagnoses causing acute abdominal pain. Eur Radiol. 2011; 21(7):1535-45.

Rasslan S, Corsi PR, Moricz A. Análise crítica dos métodos de imagem no diagnóstico do abdome agudo. In: Rocha PRS, Coelho LGV, Diniz MTC et al. Tópicos em gastroenterologia. Rio de Janeiro: Editora Médica e Científica, 2003. p. 191-212.

Sauerland S, Agresta F, Bergamaschi R et al. Laparoscopy for abdominal emergencies: evidence-based guidelines of the European Association for Endoscopic Surgery. Surg Endosc. 2006; 20(1):14-29.

Silen W. Cope's early diagnosis of the acute abdomen. 19. ed. New York: Oxford University Press; 1996.

Toorenvliet BR, Bakker RF, Flu HC et al. Standard outpatient re-evaluation for patients not admitted to the hospital after emergency department evaluation for acute abdominal pain. World J Surg. 2010; 34:480-6.

Townsend CM, Beauchamp RD, Evers BM et al. Sabiston textbook of surgery – the biological basis of modern surgical practice. 19. ed. Philadelphia: Elsevier Saunders; 2015; v. II; p. 1148.

Van Randen A, Laméris W, Luitse JS et al. The role of plain radiographs in patients with acute abdominal pain at the ED. Am J Emerg Med. 2011; 29:582-9.

APENDICITE AGUDA

Livio Suretti Pires
Geraldo Souza Lima
Gustavo Munayer Abras

I. **Introdução.** A apendicite aguda (AA) continua sendo a principal causa de abdome agudo cirúrgico não traumático. Nos EUA, estima-se que aproximadamente 550 mil apendicectomias sejam realizadas a cada ano, 54% delas por inflamação aguda do apêndice. Segundo Larsson et al., o risco cumulativo de ser acometido por apendicite é de 8,6% para homens e 6,7% para mulheres, mas o risco de ser apendicectomizado é de 12% para homens e 23% para mulheres. Esses dados confirmam que o diagnóstico de dor no quadrante inferior direito é mais difícil no sexo feminino. O diagnóstico e o tratamento da AA é ainda um assunto aberto à investigação técnica e científica pela sua realidade, frequência, relevância e variedade enorme de apresentação e formas.

II. **Fisiopatologia.** A etiopatogenia da apendicite aguda é bastante complexa e ainda é motivo de estudos, mas é grande a aceitação de que o evento desencadeante, na maioria dos casos, é a obstrução do lúmen apendicular. Várias são as causas: fecálitos, corpos estranhos (sementes, parasitas), neoplasias e hiperplasia linfoide. A obstrução leva a supercrescimento bacteriano e aumento da secreção de muco. Ocorrem, em seguida, distensão e elevação da pressão intraluminal, favorecendo ainda mais a proliferação bacteriana e agravando a resposta inflamatória. Na fase inicial, a dor é do tipo visceral e localizada nas regiões epigástrica e periumbilical e deve-se ao aumento do peristaltismo na tentativa de vencer a obstrução. Seguem-se congestão vascular e edema do apêndice. A inflamação aumenta e compromete as terminações nervosas. A evolução do quadro leva ao comprometimento da serosa do órgão, caracterizado por dor do tipo parietal e localizada na fossa ilíaca direita. A continuação do processo leva a perfuração do apêndice, que pode ser bloqueada, caracterizando o plastrão apendicular. A perfuração em cavidade livre habitualmente evolui com peritonite difusa. As bactérias mais comumente associadas a apendicite aguda são *Escherichia coli*, *Enterococcus* e *Bacterioides*.

III. **Classificação.** A apendicite aguda é classificada em quatro categorias com base no aspecto macroscópico e histopatológico.
   A. **Fase de hiperemia apendicular.** O apêndice apresenta-se aumentado de volume, congesto, edemaciado e endurecido. O processo inflamatório é limitado às camadas mucosa e submucosa. Ao exame microscópico, mucosa e submucosa estão infiltradas por polimorfonucleares.
   B. **Fase flegmonosa.** Ocorre infiltração de neutrófilos nas camadas muscular e serosa, congestão de todas as camadas, podendo haver pontos de necrose na mucosa. É observado exsudato fibrinoleucocitário do apêndice e seu meso com serosa opaca.
   C. **Fase necrótica.** Caracterizada por necrose focal ou extensa da parede do órgão com denso infiltrado inflamatório neutrofílico.
   D. **Fase perfurativa.** Apresenta dissolução ou ruptura da parede do apêndice em consequência de sua necrose isquêmica, podendo associar-se a abscesso ou peritonite difusa.

As fases de hiperemia apendicular e flegmonosa podem ser agrupadas e classificadas como formas não complicadas, e as fases necrótica e perfurativa, em formas complicadas de AA.

IV. **Diagnóstico.** Os pilares do diagnóstico da apendicite aguda são história completa e exame físico bem executado, contando, eventualmente, com exames complementares de imagem.
  A. **História.** A **apresentação clássica**, observada em 50% dos casos, caracteriza-se por dor inicialmente visceral, em região epigástrica ou periumbilical. Com a progressão do processo inflamatório a dor passa a ser parietal e localiza-se na fossa ilíaca direita. A sequência típica de sintomas é composta por anorexia, dor e vômitos. Na ausência de anorexia ou se os vômitos precederem a dor, deve-se questionar o diagnóstico de apendicite aguda.
  B. **Exame físico.** É parte fundamental na investigação diagnóstica e pode orientar em qual fase evolutiva o processo se encontra.
    1. **Quadro geral.** Habitualmente o estado geral é preservado. Podem ocorrer febre baixa e taquicardia. Movimentação e mudança de decúbito são feitas vagarosamente, pois podem desencadear dor.
    2. **Exame do abdome.** Está relacionado com a posição do apêndice e a fase evolutiva do processo infamatório no momento do exame.
        Caracteriza-se por **dor na fossa ilíaca direita (FID)** à palpação. Conforme o estágio evolutivo da doença, o paciente pode manifestar sinais de irritação peritoneal (defesa involuntária ou contratura). No caso de perfuração em cavidade livre, a contratura será difusa. O **sinal de Blumberg** positivo (descompressão dolorosa de FID) expressa o estiramento do peritônio parietal inflamado e deve ser valorizado para o diagnóstico clínico dessa afecção. Outros sinais são **Dunphy** (dor abdominal à tosse) e **Rovsing** (compressão da fossa ilíaca esquerda que leva a dor na FID), considerado em alguns trabalhos como o primeiro sinal da AA. **Massa palpável** em FID sugere perfuração tamponada pelo epíploo e órgãos adjacentes (abscesso e plastrão apendicular). O sinal do obturador (rotação interna da coxa com membro inferior direito fletido) sugere **localização pélvica** e o sinal do psoas (hiperextensão do membro inferior direito) sugere **localização retrocecal**.
  C. **Laboratório.** Nenhum exame laboratorial isolado pode fazer ou afastar o diagnóstico da apendicite aguda. Entretanto, história e exame físico característicos de apendicite, associados a provas inflamatórias alteradas, pressupõem o diagnóstico.
    1. **Leucograma**
        a. 10.000 a 18.000 mm^3, leucócitos, com predominância de formas jovens (achado mais comum).
        b. Acima de 18.000 mm^3, deve-se pensar em perfuração com ou sem abscesso.
    2. **Proteína C reativa (PCR).** A combinação de PCR acima de 8 mg/ℓ em associação a leucócitos acima de 10.000/mm^3 pode ser diagnóstica de apendicite aguda e o contrário pode não sugerir o diagnóstico.
    3. **Urina.** É importante para a exclusão de doenças do trato geniturinário.
        a. Hematúria ou piúria sugerem a possibilidade de ureterolitíase.
        b. Piúria pode ocorrer por irritação vesical ou ureteral e geralmente associa-se a apendicite pélvica.
        c. A existência de bactérias na urina não deve ser atribuída à apendicite.
    4. **Fração beta da gonadotrofina coriônica humana (β-hCG).** Solicitar em todas as mulheres em idade fértil nas quais a gravidez seja suspeitada ou não possa ser excluída.

D. **Imaginologia**
1. **Radiografia simples do abdome.** Existem vários achados com baixa sensibilidade:
   - Alça sentinela em FID
   - Apendicólito
   - Alterações do contorno cecal
   - Apagamento da borda do músculo psoas
   - Acúmulo fecal no ceco: apresenta altas sensibilidade (97%) e especificidade (85%), quando comparado com outras afecções infamatórias do hemiabdome direito.
2. **Ultrassonografia de abdome**
   - Pode diagnosticar a apendicite; porém, quando o exame é negativo não se pode descartá-la
   - Tem alta acurácia na criança
   - É o exame de escolha nas grávidas
   - A dor à compressão pelo transdutor sobre a região ceco-apendicular, em conjunto com história e exame físico sugestivos, aumenta a acurácia do exame
   - Rápida, não invasiva, sem necessidade de preparo prévio
   - Operador-dependente: sensibilidade varia de 75 a 90%; especificidade de 86 a 95%.
3. **Tomografia de abdome**
   - Apresenta alta sensibilidade (96%) e especificidade (de 91 a 98%)
   - Usa radiação, e habitualmente não demanda contraste. Eventualmente pode ser necessário o uso venoso, oral e/ou retal do agente de contraste
   - É o exame de escolha em adultos, segundo o American College of Emergency Physicians
   - É uma excelente alternativa em casos duvidosos ou com ultrassonografia prévia inconclusiva.

V. **Formas especiais de apendicite aguda**
   A. **Apendicite perfurada.** Neste caso, os sintomas e a evolução do processo são idênticos aos já descritos para a apendicite aguda não complicada. Somam-se sinais e sintomas decorrentes da irritação peritoneal localizada ou generalizada. O quadro, contudo, está muito relacionado com a posição do apêndice e o grau de irritação peritoneal.
   B. **Apendicite pélvica.** A inflamação pode originar poucos sinais e sintomas, passando, com frequência, despercebida. A perfuração pode ocorrer, e, nesse caso, o quadro de dor, em hipogástrio, pode ser mais intenso.
   1. Dor mais sentida, desde o início dos sintomas, na FID.
   2. Contratura da parede abdominal quase inexistente.
   3. Disúria frequente.
   4. Diarreia ou tenesmo frequente em virtude de irritação do reto.
   5. Toque retal: frequente o encontro de tumoração dolorosa.
   6. Irritação frequente do músculo obturador.
   C. **Apendicite hiperplásica (plastrão apendicular).** Quadro provável de apendicite aguda com evolução prolongada, em torno de 9 a 10 dias, com massa palpável na FID.
   1. **Reação apendicular local menos intensa, com bloqueio do órgão inflamado pelo epíploo e pelas alças intestinais.** Constitui uma peritonite fibrinosa e pode responder satisfatoriamente ao tratamento conservador.

2. **Reação local mais grave, com pus e sepse, requerendo tratamento cirúrgico.** Deve-se pensar na possibilidade de abscesso periapendicular.

O diagnóstico diferencial da forma hiperplásica é feito principalmente com neoplasia da região ileocecal, afecções ginecológicas de natureza inflamatória e abscesso apendicular.

Alguns métodos de exames podem ser usados em momento oportuno, ajudando no diagnóstico: exame ginecológico, ultrassonografia, tomografia computadorizada, enema opaco e colonoscopia.

D. **Apendicite na criança.** A morbidade e a mortalidade da apendicite aguda no recém-nascido e em crianças pequenas são bem maiores que no adulto. As causas principais são:
1. **Diagnóstico mais difícil, pois as crianças não descrevem seus sintomas.** O quadro clínico é, com frequência, atípico, inclusive com febre alta, vômitos e diarreia.
2. **A perfuração ocorre em 30 a 50% das crianças de até 6 anos e em 85% dos recém-nascidos.**
3. **Peritonite grave é frequente.** O grande epíploo, ainda incompleto, não consegue bloquear a inflamação.

E. **Apendicite aguda nos idosos.** A apendicite aguda nos idosos tem, com frequência, uma apresentação clínica diferente, tornando o diagnóstico mais difícil.
1. A dor pode ser pouco pronunciada.
2. A temperatura pode ser normal ou baixa.
3. A contagem de leucócitos é normal ou baixa.
4. A perfuração ocorre, em média, em 42% dos casos.
5. O índice de complicações sépticas é elevado. Em resumo, nos idosos os sintomas são menos pronunciados, de modo que os achados não são proporcionais à gravidade da doença. Dessa maneira, a indicação cirúrgica deve ser feita o mais breve possível.

F. **Apendicite na gravidez.** É a emergência cirúrgica mais comum na gravidez. Às vezes, o diagnóstico é difícil, por vários motivos:
1. Dor abdominal, náuseas e vômitos são comuns durante a gravidez.
2. O apêndice é deslocado pelo útero gravídico e, assim, aos 5 meses de gestação, ele está no nível da crista ilíaca e, aos oito, no nível da parte média da linha que vai da crista ilíaca às últimas costelas. A dor, consequentemente, altera-se em relação à parede abdominal.
3. Leucocitose em torno de 15.000/mm^3 é comum na gestante.
4. A laparoscopia tem sido usada com frequência. Deve-se ter atenção especial na introdução da agulha de Veress e dos trocartes devido ao aumento uterino.

VI. Tratamento
A. Tratamento clínico
1. **Uso de antibióticos.** Efetivos na prevenção de complicações, reduzindo a incidência de infecção de ferida, de abscesso intra-abdominal e do período de internação.

Nas formas não complicadas de apendicite preconiza-se a antibioticoprofilaxia por 24 h. A antibioticoterapia é reservada para o tratamento das formas complicadas. O espectro antimicrobiano deve cobrir gram-negativos e anaeróbios. A duração do tratamento deve ser orientada pelos achados cirúrgicos e pela evolução do paciente.

2. **Uso de antibióticos como tratamento primário.** Recentes trabalhos compararam o uso de antibióticos *versus* apendicectomia no tratamento da

AA não complicada. Vários antimicrobianos foram utilizados, dentre eles, cefotaxima com metronidazol ou tinidazol, amoxicilina com clavulanato e ciprofloxacino com metronidazol, com períodos que variaram de 3 a 10 dias de tratamento. Os resultados mostraram menor índice de complicações, melhor controle da dor e retorno mais precoce às atividades habituais com o tratamento clínico. **Contudo, resultou em menor eficácia pelo alto índice de recidiva da doença (15 a 30% em 1 ano).** Uma vez indicado o tratamento clínico, a tomografia computadorizada foi considerada essencial tanto para o diagnóstico quanto para afastar formas complicadas de AA. Existem vários questionamentos sobre o desenho dos trabalhos e seus resultados, principalmente por falta de padronização do tratamento operatório. Diante disso, o padrão-ouro, neste momento, no tratamento da apendicite continua sendo a apendicectomia, conduta corroborada por metanálises e trabalhos prospectivos mais recentes.

B. **Tratamento cirúrgico.** O tratamento cirúrgico da AA é ainda um assunto aberto à investigação técnica e científica pela sua frequência, relevância e variedade enorme de apresentação da doença e de vias de acesso para sua abordagem.

Atualmente, a remoção do apêndice cecal pode ser realizada por meio das técnicas convencional (AC), laparoscópica (AL), laparoscópica por porta única umbilical (LESS), videoassistida (AVA), videoassistida por acesso único transumbilical (AVATU) e pelo método por orifícios naturais (NOTES).

A AC, por mais de um século, foi considerada o tratamento mais seguro e efetivo das afecções inflamatórias apendiculares. É consagrada pela sua segurança, simplicidade técnica e rapidez, apresentando mortalidade próxima a zero. Apesar de sua incontestável efetividade, esta via de acesso mantém morbidade não desprezível, alcançando índices que variam entre 10 e 20%, estando diretamente relacionada com a gravidade do paciente e da fase em que o processo inflamatório se encontra no momento da cirurgia. Dentre as complicações, destacam-se infecção de ferida operatória, evisceração, hérnia incisional e obstrução intestinal por bridas, principalmente quando são empregadas laparotomias longitudinais. A incisão adotada pela maioria dos cirurgiões é a do tipo transversa à Babcok ou a oblíqua do tipo McBurney, ambas no quadrante inferior direito do abdome. As laparotomias mediana ou paramediana são reservadas para os casos em que há peritonite difusa ou quadros de dúvida diagnóstica.

No início da década de 1980, a técnica laparoscópica foi incorporada ao arsenal terapêutico da AA. Na AL, todos os passos da exploração da cavidade, localização do apêndice, controle do seu meso e ressecção são realizados totalmente por via intra-abdominal. As vantagens habitualmente reconhecidas pela maioria dos estudos, da AL em relação à AC, seriam: redução da dor pós-operatória, menor período de internação hospitalar, retorno mais rápido às atividades profissionais, custo global menor e melhor resultado estético. A identificação do apêndice é feita sob visão e com magnificação da imagem. Outra vantagem da AL é a confirmação diagnóstica.

O diagnóstico precoce e diferencial da AA representa um desafio na mulher em idade fértil. A AL possibilita exploração mais completa da cavidade abdominal, em comparação às operações abertas por incisões específicas e, portanto, deve ser recomendada em mulheres jovens. A abordagem laparoscópica associa-se a menor morbidade, permanência hospitalar e custo global reduzidos em pacientes obesos, quando comparada à operação convencional, sendo considerado o procedimento de escolha para este grupo de pacientes. Em contrapartida, a AL demanda maior tempo cirúrgico, apresenta custos operatórios mais elevados e caracteriza-se por ser tecnicamente mais trabalhosa, quando comparada com a técnica convencional. Convém ressaltar a citação da ocorrência de complicações específicas, às vezes graves, associadas à via laparoscópica, como lesão térmica de víscera oca e traumatismo vascular ou visceral pelo trocarte.

A AL, na maioria das séries, utiliza três portas. O controle do mesoapêndice pode ser realizado por meio de eletrocautério monopolar, bipolar, dissector ultrassônico ou clipes metálicos e, da base apendicular, utilizando-se nó extracorpóreo ou grampeador linear cortante.

A literatura disponível sobre a comparação das técnicas laparoscópica e convencional, incluindo trabalhos prospectivos e randomizados, metanálises e revisões, não mostra consenso de opinião a respeito da melhor via de acesso para o tratamento da AA em todos os seus estágios de evolução.

Na AVA, a laparoscopia é utilizada para exploração, localização e mobilização do apêndice, realizando o tratamento do seu meso e sua ressecção, fora da cavidade, à maneira convencional. Este método apoia-se no argumento lógico de combinar simplicidade, rapidez e custo baixo da remoção do apêndice pela técnica convencional com a eficácia diagnóstica, o pós-operatório mais confortável e a menor morbidade do acesso laparoscópico.

A AVATU associa a AVA ao método de cirurgia por meio de um só trocarte (*single-port*), ou seja, operação que utiliza uma óptica com canal operatório por incisão única umbilical.

A AVATU representa a progressão natural da cirurgia minimamente invasiva em relação à necessidade de menos portas, minimizando o traumatismo parietal. A exequibilidade, a efetividade e a segurança desta técnica encontram-se documentadas na literatura em séries pediátricas e de adolescentes e adultos.

Com base na literatura, o método videoassistido fornece alguns atrativos, a saber: explora toda a cavidade abdominal, proporcionando diagnóstico acurado e limpeza completa e efetiva; exige, na maioria das vezes, apenas uma laparoscopia diagnóstica para localizar, descolar e exteriorizar o apêndice cecal, assistida sob visão e com magnificação da imagem; não necessita de materiais especiais que elevem os custos, eventualmente indisponíveis para o uso na urgência e no período noturno, fora do sistema regular da sala cirúrgica, e nem sempre cobertos pelos planos de saúde e sistema previdenciário brasileiro; exteriorizado, o apêndice cecal é removido pela técnica convencional, consagrada pela sua segurança, fácil execução, rapidez e custo baixo; por ser método pouco invasivo, com apenas uma pequena incisão umbilical, favorece a indicação precoce em quadros atípicos e duvidosos, podendo contribuir para a diminuição de formas complicadas de AA; proporciona excelente resultado estético.

Lima et al. publicaram estudo retrospectivo, comparativo de três séries (AC × AL × AVATU) englobando 1.232 pacientes. Observou-se que os procedimentos AVATU, AL e AC apresentaram tempo de operação, em média, de 51,7 min, 75,5 min e 59,8 min, respectivamente, com diferença estatisticamente significativa. A incidência de dor pós-operatória, complicações gerais e infecção de ferida foi maior no grupo submetido a AC. Os grupos AL e AVATU apresentaram retorno mais precoce às atividades habituais e menor permanência hospitalar.

Na abordagem por LESS utiliza-se uma plataforma operatória composta de um trocarte com três ou quatro canais de trabalho por meio de incisão de 25 mm ou a introdução de três ou dois trocartes pelo umbigo. Estudos com séries pequenas começaram a ser publicados comparando LESS com a AL. O método LESS é mais apropriado para operações que implicam remoção de peças cirúrgicas maiores. Na AA ocorre potencialmente maior traumatismo parietal comparado a AL e a AVATU, podendo potencialmente alcançar índice de complicações parietais similares aos de AC.

O método NOTES foi introduzido recentemente como técnica alternativa às apendicectomias consagradas na literatura. O treinamento e a demanda por novas estações de trabalho, a indefinição do melhor acesso à cavidade abdominal, o fechamento das vísceras ocas, o risco potencial de contaminação intracavitária, novos equipamentos e a orientação espacial estão entre as maiores dificuldades para o desenvolvimento dessa modalidade terapêutica. Aderência em decorrência de AA é considerada causa de infertilidade na mulher. NOTES, por via transvaginal, tem o potencial de aumentar a incidência desta complicação, por acarretar maior manipulação da pelve e colporrafia.

O plastrão apendicular representa infecção apendicular bloqueada por processo inflamatório intenso, englobando alças intestinais, mesentério e epíploo, constituindo tumor palpável. Esta forma de apresentação da doença representa 6% dos casos de apendicite aguda, e seu tratamento é controverso. O tratamento conservador do plastrão apendicular utiliza antibióticos e eventual drenagem de abscesso apendicular guiada por exame de imagem, com possibilidade de efetuar-se apendicectomia de intervalo após 8 a 12 semanas da remissão do quadro infeccioso. Os argumentos a favor do tratamento não operatório baseiam-se na possibilidade de a abordagem cirúrgica imediata disseminar a infecção, então localizada, e propiciar aumento na incidência de complicações pós-operatórias e colectomia direita desnecessária. Outros autores sugerem que o tratamento cirúrgico é seguro em qualquer fase de apendicite aguda, evitando nova internação para apendicectomia eletiva e passar despercebida doença neoplásica apendicular.

O estágio atual do tratamento cirúrgico da AA apresenta algumas particularidades; por um lado têm-se a simplicidade técnica e a segurança do procedimento convencional à custa de maior morbidade, e, por outro lado, a técnica laparoscópica, menos invasiva, mas que exige maior complexidade técnica e disponibilidade de cirurgiões experientes em laparoscopia e de equipamentos, nem sempre possível na cirurgia de urgência e no período noturno. O método videoassistido situa-se em posição intermediária, mas carece de conclusões científicas definitivas e da aceitação e confiança dos cirurgiões, para a sua validação como a melhor via de acesso para o tratamento da AA.

A variável mais determinante para alcançar baixa morbidade no manejo da AA é o diagnóstico precoce, independentemente da via de acesso empregada.

Bibliografia

Begin GF. L'appendicectomie chez l'enfant par mono-abord coelioscopique. Chir Endosc. 1993; 2:6-9.
Ingraham AM, Cohen ME, Bilimoria KY et al. Comparision of outcomes after laparoscopic versus open appendectomy for acute appendicitis at 222 ACS NSQIP hospitals. Surgery. 2010; 148:625-35.
Katkhouda N, Mason RJ, Towfigh S et al. Laparoscopic versus open appendectomy: a prospective randomized double-blind study. Ann Surg. 2005; 242:439-50.

Larsson PG, Henriksson G, Olsson M et al. Laparoscopy reduces unnecessary appendicectomies and improves diagnoses in fertile women. Surg Endosc. 2001; 15(2):200-2.

Lee YS, Kim JH, Moon EJ et al. Comparative study on surgical outcomes and operative cost of transumbilical single-port laparoscopic appendectomy versus conventional laparoscopic appendectomy in adult patients. Surg Laparosc Endosc Percutan Tech. 2009; 19(6):493-6.

Lima GJS, Lázaro da Silva A, Castro ED et al. Efetividade e segurança da apendicectomia videoassistida em porta única transumbilical em adolescentes e adultos. Rev Col Bras Cir. 2008; 35:244-51.

Lima GJS, Lázaro da Silva A, Castro ED et al. Transumbilical laparoscopic assisted appendectomy compared with laparoscopic and laparotomic approaches in acute appendicitis. Arq Bras Cir Dig. 2012; 25:2-8.

Liu Z, Zhang P, Chen H et al. Laparoscopy or not: a meta-analysis of the surgical effects of laparoscopic versus open appendicectomy. Surg Laparosc Endosc Percutan Tech. 2010; 20:362-70.

Meyer A, Preub M, Roesler S et al. Transumbilical laparoscopic-assisted "one-trocar" appendectomy – TULAA – as an alternative operation method in the treatment of appendicitis. Zentralbl Chir. 2004; 129:391-5.

Moazzez A, Mason RJ, Katkhouda N. Laparoscopic appendectomy: new concepts. World J Surg. 2011; 35(7):1515-8.

Moberg AC, Berndseu F, Pelmquist I et al. Randomized clinical trial of laparoscopy versus open appendectomy for confirmed appendicitis. B J Surg. 2005; 92(3):298-304.

Paajanen H, Grönroos JM, Rautio T et al. A prospective randomized controlled multicenter trial comparing antibiotic therapy with appendectomy in the treatment of uncomplicated acute appendicitis (APPAC trial). BMC Surg. 2013; 8(13):3.

Palanivelu C, Rajan PS, Rangarajan M et al. Transvaginal endoscopic appendectomy in humans: a unique approach to NOTES – world's first report. Surg Endosc. 2008; 22(5):1343-47.

Pelosi MA, Pelosi III MA. Laparoscopic appendectomy using a single umbilical puncture (minilaparoscopy). J Reprod Med. 1992; 37:588-94.

Petroianu A. Diagnosis of acute appendicitis. Int J Surg. 2012; 10:115-9.

Pier A, Götz F, Bacher C. Laparoscopic appendectomy in 625 cases: From innovation to routine. Surg Laparosc Endosc. 1991; 1:8-13.

Podda M, Cillara N, Di Saverio S, Lai A et al. Antibiotics-first strategy for uncomplicated acute appendicitis in adults is associated with increased rates of peritonitis at surgery. A systematic review with meta-analysis of randomized controlled trials comparing appendectomy and non-operative management with antibiotics. Surgeon. 2017;8: 1479-84.

Rehman H, Rao AM, Ahmed I. Single incision versus conventional multi-incision appendicectomy for suspected appendicitis. Cochrane Database Syst Rev. 2011; 6(7):CD009022.

Sesia SB, Haecker FM, Kubiak R et al. Laparoscopy-assisted single-port appendectomy in children: is the postoperative infectious complications rate different? J Laparoendosc Adv Surg Tech A. 2010; 20(10):867-71.

Swank HA, Eshuis MI, Bemelman WA et al. Short- and long-term results of open versus laparoscopic appendectomy. World J Surg. 2011; 35:1221-6.

Wei B, Qi CL, Zheng ZH et al. Laparoscopic versus open appendectomy for acute appendicitis: a metaanalysis. Surg Endosc. 2011; 25:1199-208.

Wilcox RT, Traverso LW. Have the evaluation and treatment of acute appendicitis changed with new technology? Surg Clin North Am. 1997; 77:1355-70.

ÚLCERAS GASTRODUODENAIS PÉPTICAS PERFURADAS

Sizenando Vieira Starling
Julio Sergio Lara Resende

I. Generalidades. Embora sua incidência tenha diminuído, a doença ulcerosa péptica ainda continua muito prevalente. Uma alta proporção dos quadros (pelo menos 90%) é causada pela infecção pelo *Helicobacter pylori*. Em virtude da grande eficácia do tratamento clínico com a utilização dos bloqueadores de bomba de prótons, a necessidade de tratamento cirúrgico se tornou bastante rara. Atualmente o tratamento cirúrgico da úlcera péptica está restrito, apenas, às suas complicações, sendo a perfuração, sem dúvida, a mais comum. O risco estimado de perfuração de uma doença ulcerosa péptica durante a vida varia de 2 a 10%.

Entre as causas de abdome agudo não traumático, as perfurações gastroduodenais, comumente consequentes a uma úlcera péptica perfurada, estão entre as mais frequentes, sendo suplantadas pelas apendicites, diverticulites e obstruções intestinais. Elas são observadas predominantemente nos jovens, sendo metade dos casos em pacientes de 20 a 40 anos. Apenas 20% dos pacientes têm mais de 60 anos de idade.

As úlceras duodenais perfuram, de um modo geral, a parede anterior. As da parede posterior, quando perfuram, penetram órgãos adjacentes. As úlceras gástricas perfuram, em geral, a parede anterior da região pré-pilórica, tendo diâmetro inferior a 1 cm; as da parede posterior, também, geralmente penetram órgãos adjacentes, mas podem perfurar para a retrocavidade dos epíploon, quando ocasionam pequena sintomatologia, dificultando o diagnóstico.

O local mais acometido é o duodeno, em proporção de 14:1 em relação ao estômago. A mortalidade, porém, é proporcionalmente maior nas perfurações gástricas, em torno de 20%, talvez porque elas acometam pacientes mais idosos. A mortalidade global por úlcera duodenal perfurada é de 12%. Quando a perfuração está associada a hemorragia, há um aumento de 10 a 15% no índice de mortalidade. Pacientes com mais de 70 anos de idade apresentam mortalidade acima do dobro em relação aos pacientes com menos idade. O índice de mortalidade está associado à idade avançada, ao retardo diagnóstico e terapêutico, além das comorbidades. Insuficiência renal à admissão, acidose metabólica e déficit nutricional são importantes fatores de risco para a má evolução pós-operatória. Outros fatores de risco nos portadores de perfuração são choque (pressão sistólica menor do que 90 mmHg), doença clínica grave concomitante, tais como neoplasia, infecção pelo vírus da imunodeficiência humana (HIV), cirrose, uso de esteroides e evolução prolongada da perfuração (mais do que 24 h). É fato amplamente aceito que as comorbidades do paciente, a idade maior que 65 anos, a ocorrência de choque pré-operatório e a existência de perfuração há mais de 24 h têm relação com maior taxa de mortalidade e morbidade após úlcera péptica perfurada. O diagnóstico das úlceras perfuradas é fácil, na maioria dos casos, porém o erro ou retardo na identificação da doença implica prognóstico bastante sombrio, pois atrasa a instituição do tratamento adequado. Apesar da intervenção cirúrgica, as taxas de mortalidade permanecem em torno de 5 a 15%.

Os pacientes acometidos de úlcera perfurada podem apresentar ou não sintomas dispépticos pregressos, sendo considerados como crônicos os que apresentam dispepsia há mais de 3 meses e agudos os que a apresentam há menos de 3 meses ou que não a apresentam (cerca de um terço dos pacientes).

O uso de medicamentos ulcerogênicos é fator de risco bem documentado para a perfuração de uma úlcera péptica, mas representa apenas um quarto desses eventos. Os inibidores da ciclo-oxigenase 2 (COX-2), embora capazes de reduzir a incidência geral de úlceras perfuradas, não conferem qualquer vantagem aos resultados clínicos em caso de ocorrência de perfuração. Essa observação pode estar relacionada à ocorrência de comorbidades dos pacientes que exigem uso prolongado de terapia com anti-inflamatórios não esteróides (AINEs) ou inibidores da COX-2. A prescrição de um inibidor da bomba de prótons (IBP) demonstrou oferecer boa relação custo-benefício em pessoas com osteoartrite, independentemente de elas estarem tomando um AINE tradicional ou um inibidor seletivo de COX-2. O importante é que essa boa relação custo-benefício do acréscimo de um IBP continuou válida mesmo entre pacientes com baixo risco de eventos gastrintestinais adversos.

O tabagismo também está associado a perfuração, principalmente nas úlceras gástricas. Cerca de 7% dos portadores de úlceras gástricas perfuradas têm, na verdade, carcinomas perfurados.

II. **Diagnóstico.** O diagnóstico da perfuração gastroduodenal não é difícil caso o paciente seja adequadamente avaliado. Entretanto, em pacientes idosos e criticamente enfermos que desenvolvem perfuração de úlcera durante a hospitalização, a manifestação geralmente pode ser atípica e sutil. O diagnóstico em tais circunstâncias exige um alto grau de suspeição.

Devido ao grande desconforto, o paciente procura o serviço de urgência rapidamente, tornando possível que se realizem, precocemente, tanto o diagnóstico quanto o tratamento.

A. **Dor.** É o sintoma mais importante e decorre da estimulação de terminações nervosas do peritônio parietal pelo suco gástrico, que inunda a cavidade peritoneal e persiste durante toda a evolução da doença. Tem início súbito, localização epigástrica e rápida expansão para o flanco direito e fossa ilíaca direita e, posteriormente, para todo o abdome.

Pode ocorrer dor em um ou em ambos os ombros, em virtude da irritação frênica. O peritônio pélvico é doloroso, o que pode ser evidenciado pelo toque retal ou vaginal. Em razão da piora da dor com a movimentação, o paciente procura manter-se imóvel e adota posição antálgica, com pernas fletidas sobre o tronco. A respiração torna-se superficial, pois a inspiração, tosse ou espirro agravam a dor.

Pode haver melhora parcial da dor abdominal independentemente do uso de analgésicos, devido a diluição do conteúdo gastroduodenal extravasado pelo transudato peritoneal, mas essa melhora raramente é significativa; o paciente cursa com dor todo o tempo, a menos que seja imediatamente tratado.

B. **Contratura abdominal.** É um sinal que persiste até a fase de toxemia, sendo indicativo de grave doença intra-abdominal. Ao exame, encontramos músculos abdominais rígidos à palpação e à respiração, sendo este fenômeno conhecido como abdome em tábua. A tentativa de pressionar a musculatura abdominal exacerba a dor e pode provocar vômitos.

C. **Vômitos.** Nas fases iniciais da perfuração, os vômitos surgem devido à dor abdominal intensa e à estimulação da inervação do peritônio. À medida que o processo evolui, eles desaparecem, para voltarem mais frequentemente quando se instala a toxemia, caso o paciente não seja tratado de modo adequado.

D. Timpanismo hepático (sinal de Jobert). Deve ser pesquisado com percussão sobre a linha axilar média, sendo a evidência de timpanismo até 4 cm ou mais do rebordo costal indicativa de gás livre na cavidade peritoneal.
E. Outros sinais. O paciente portador de perfuração gastroduodenal pode, ainda nas fases iniciais, apresentar quadro de síncope, extremidades frias e hipotermia. Nas fases finais, quando não tratado, ele apresenta quadro toxêmico grave devido à peritonite bacteriana.
F. Estudos de imagem. 60 a 75% dos pacientes apresentam pneumoperitônio ao estudo radiológico convencional, ou seja, radiografia de tórax na incidência PA em ortostatismo e de abdome simples em ortostatismo ou decúbito lateral esquerdo com raios horizontais nos pacientes que não conseguem sentar-se ou ficar de pé. É importante que, para as incidências em ortostatismo, o paciente permaneça de pé ou sentado durante 10 min antes de submeter-se ao exame. O pneumoperitônio ocorre precocemente na evolução da perfuração; assim, caso ele não surja nas primeiras horas de evolução, provavelmente não aparecerá em radiografias sequenciais. A imagem radiográfica de pneumoperitônio é mais comum nos pacientes mais idosos e não tem relação com a localização da perfuração no trato gastrintestinal no que diz respeito a maior ou menor frequência. Embora rara, a síndrome de compartimento abdominal pode ocorrer e os achados característicos são: pneumoperitônio, existência de líquido livre em grande quantidade e edema de alças.

A ultrassonografia abdominal deve ser realizada nos casos suspeitos, em que o exame radiológico não tenha revelado pneumoperitônio. Líquido livre intra-abdominal é um achado importante e nos sinaliza quanto à possibilidade de patologia cirúrgica em pacientes sem comorbidades prévias.

O exame contrastado do estômago e do duodeno, em geral, não é necessário para o diagnóstico. Quando indicado, ele deve ser realizado com contraste hidrossolúvel, mostrando o local da perfuração em torno de 60% dos casos. Quando não há vazamento de contraste, isto significa que a lesão está tamponada por omento ou estruturas adjacentes, ou que a causa da dor abdominal ou do pneumoperitônio não é decorrente da perfuração do estômago ou do duodeno.

A tomografia computadorizada (TC) é o melhor método diagnóstico de perfurações gastrintestinais, podendo detectar pequenas quantidades de ar livre na cavidade peritoneal, quando a radiografia simples falhou em mostrá-las. É importante nos casos de perfurações tamponadas ou nas perfurações para a retrocavidade dos epíploon mas pode ser limitada se a manifestação dos sintomas tiver menos de 6 h. A presença de líquido livre, também, é achado frequente.

Persistindo a dúvida, a laparoscopia ou uma laparotomia exploradora após a reanimação é, na realidade, o exame que oferece maior economia de tempo e eficiência, com a vantagem de poder executar intervenção terapêutica imediata após identificação da afecção.

III. Tratamento. O tratamento inicial é constituído pela avaliação clínica minuciosa com monitoramento frequente de pressão arterial, pulso e diurese, por meio de cateter vesical de demora. Nos pacientes com idade avançada, cardiopatas ou que necessitem de grande reposição hídrica, o cateterismo de uma veia central para a medida da pressão venosa central (PVC) é imperativo. Deve-se procurar melhorar as condições gerais do paciente por meio da reposição hidreletrolítica, aspiração do conteúdo gástrico por sonda nasogástrica e antibioticoterapia de largo espectro de ação, lembrando que as infecções mais encontradas são as associadas por estreptococos e *E. coli*.

O uso de analgésicos só deve ser instituído após estabelecido o diagnóstico correto ou, se este não for possível, quando estiver formalmente indicada a cirurgia exploradora. Não existe consenso quanto ao melhor tratamento após a melhoria das condições do estado geral do paciente. A maioria dos centros médicos indica exploração cirúrgica, mas alguns autores têm publicado séries de estudos de pacientes tratados de modo conservador com resultados comparáveis aos da cirurgia, em relação à mortalidade. Mesmo entre os que advogam a abordagem cirúrgica, não há consenso quanto à melhor técnica a ser empregada.

A. Tratamento conservador. Apesar de instituído por Taylor desde 1946, quando ele obteve índice de mortalidade menor do que aqueles obtidos por exploração cirúrgica na época, ainda é considerado como tratamento de exceção em nosso meio. Atualmente, alguns trabalhos têm mostrado que cerca de 50% das úlceras pépticas perfuradas já se apresentam tamponadas por ocasião da internação hospitalar. Essa observação levou à conduta eventual do tratamento não operatório, especialmente para pacientes idosos com comorbidades. Entretanto, a abordagem não operatória não encontra ampla aceitação, exceto em alguns centros.

Constitui-se em aspiração do conteúdo gástrico, reposição hidreletrolítica, antibioticoterapia sistêmica e analgésicos; deve ser acompanhado por cirurgiões experientes, para que a cirurgia não seja indicada tardiamente em caso de insucesso no tratamento. De preferência, deve-se evidenciar tamponamento da perfuração por exame usando contraste hidrossolúvel e, após 5 a 6 h de tratamento, pesquisar se houve melhora dos achados abdominais, se não ocorreu aumento do pneumoperitônio e se os sinais vitais se encontram estáveis. Caso o exame clínico indique piora nesses parâmetros, a indicação da exploração cirúrgica será formalizada.

O tratamento conservador está indicado em pacientes com grande risco cirúrgico, em idosos e em portadores de doenças graves; e está contraindicado nos portadores de úlceras gástricas perfuradas, pelo risco de tratar-se de carcinoma perfurado.

B. Tratamento cirúrgico. É considerado o tratamento de escolha. Apesar da discussão acerca da melhor técnica cirúrgica a ser empregada, são absolutamente necessárias a localização da perfuração e a sua sutura.

Basicamente, dispomos de dois tipos de tratamento, que são: (1) fechamento cirúrgico da perfuração; (2) fechamento cirúrgico da perfuração associado a um procedimento operatório para redução da secreção ácida.

A técnica de epiplooplastia foi originalmente descrita por Graham em 1937 e consiste em cobertura da perfuração com um retalho de epíploo. Hoje, essa deixou de ser uma prática comum e foi amplamente substituída pela ulcerorrafia com pontos separados e omentopexia pediculada, normalmente fixada por duas ou três suturas sobrepostas. Este é considerado um procedimento simples e seguro. Atualmente, a maioria dos cirurgiões prefere uma tática de "controle de danos" muito menos agressiva para tratar perfurações de úlceras. A disponibilidade de esquemas de erradicação do *Helicobacter pylori* e dos IBP oferece um excelente meio de aliviar a doença ulcerosa dos pacientes sem necessidade de terapia antiácida a longo prazo ou de um procedimento definitivo de redução da produção de ácido. Uma recente metanálise consolidou ainda mais a eficácia da erradicação do *H. pylori* na prevenção da recidiva de úlceras após o reparo simples de perfuração de úlcera duodenal. A incidência combinada de recidiva de úlceras no período de 1 ano revelada por três ensaios prospectivos randomizados foi de apenas 5,2%

entre pacientes tratados com erradicação de *H. pylori* – marca significativamente mais baixa do que a do grupo de controle (35,2%).

Sendo assim, a maioria dos pacientes com úlceras pépticas (piloroduodenais) perfuradas deve ser tratada por fechamento simples com retalho omental, higienização peritoneal completa e subsequente tratamento com IBP e erradicação do *H. pylori*, conforme necessário.

As perfurações duodenais de grandes dimensões (maiores que 2 cm) em que a sutura não foi possível devido a fatores locais (edema e bordas friáveis) continuam a representar um desafio para a maioria dos cirurgiões, dado que não são incomuns os casos de falha do reparo com remendo omental (2 a 10%), o que, por sua vez, pode levar a taxas de morbidade mais elevadas e, consequentemente, maior incidência de mortalidade (10 a 35%). Nesses casos, pode-se fazer uma gastrostomia com sonda de Foley ou uma duodenostomia com tubo em T de grosso calibre, levado até a parede abdominal em um túnel de epíploo, mas essa opção deve ser reservada a pacientes instáveis aos quais é limitado o tempo de cirurgia, principalmente se o diagnóstico tiver sido tardio. Entretanto, as fístulas continuam sendo uma grande preocupação com essa técnica. Para pacientes hemodinamicamente estáveis, e em mãos experientes, uma gastrectomia distal com ressecção do duodeno perfurado torna-se uma opção viável. Outras alternativas à gastrectomia em tais situações são a conversão da perfuração em uma piloroplastia de Finney, o uso da técnica de tamponamento com omento ou a execução de uma duodenostomia com tubo após o fechamento primário da perfuração. Entretanto, se não houver opção a não ser proceder a uma gastrectomia distal e excluir o duodeno do trânsito intestinal, é preferível realizar uma reconstrução em Y de Roux, que permite a administração de nutrição enteral no período pós-operatório, enquanto a perfuração duodenal ou fístula (caso ela aconteça) cicatriza.

As perfurações gástricas são mais raras. São mais comuns nas pessoas idosas e provavelmente estão associadas ao uso de AINEs, podendo ser atribuídas também a outras causas, como carcinoma, linfoma e tumores estromais gastrintestinais. Embora o retalho simples com omento continue sendo a melhor opção, a maioria dos cirurgiões prefere uma excisão da úlcera se o procedimento puder ser executado com facilidade e sem comprometer o lúmen gástrico. A ressecção gástrica não é indicada, exceto se uma dessas duas opções não for possível, o que é raro.

Como uma minoria de perfurações gástricas é de natureza maligna, e devendo-se lembrar da possibilidade de linfoma gástrico, é essencial biopsiar a borda da úlcera, caso a lesão não seja excisada. A cirurgia definitiva, se necessária, pode ser realizada posteriormente, após o estudo anatomopatológico, estadiamento tumoral e uma conversa franca e detalhada com o paciente e familiares sobre o prognóstico e as opções de tratamento.

O uso de procedimento para reduzir a produção de ácido combinado com a sutura da lesão vem sendo cada vez mais citado na abordagem dos portadores de úlceras duodenais perfuradas. Acredita-se que a recorrência da doença ulcerosa diminua e que a necessidade de segunda cirurgia por qualquer motivo relacionado com a doença péptica também diminua em relação aos pacientes tratados apenas com sutura. Sabe-se, no entanto, que 50% dos pacientes tidos como sintomáticos crônicos de úlcera duodenal (dispepsia há mais de 3 meses) e 70% dos sintomáticos agudos (dispepsia ausente ou há menos de 3 meses) permanecem livres de úlcera péptica mesmo na ausência de procedimento redutor de ácido.

As técnicas empregadas para redução ácida combinada com a sutura são vagotomia troncular com piloroplastia, vagotomia troncular com antrectomia, vagotomia troncular com hemigastrectomia e vagotomia superseletiva ou gástrica proximal. Destas, a vagotomia superseletiva é tida como a mais vantajosa, pois aumenta o índice de cura em relação à sutura simples e acarreta menores índices de complicações pós-operatórias (diarreia e *dumping*) e mortalidade, quando comparada à gastrectomia e à vagotomia com drenagem, à custa de um tempo cirúrgico maior.

Mais de 90% dos casos operados de úlcera perfurada gástrica ou duodenal ainda são tratados com sutura simples, omentoplastia e limpeza exaustiva da cavidade peritoneal com solução fisiológica morna. A drenagem peritoneal pode ser necessária nos pacientes com evolução tardia da perfuração, quando a sutura não oferece segurança total, e nos que, por qualquer motivo, possam evoluir para fístulas ou abscessos.

O papel da cirurgia videolaparoscópica para o reparo da úlcera péptica perfurada já foi estabelecido e deve ser considerado para todos os pacientes, desde que haja condições adequadas para sua execução. Entretanto, avaliar se o reparo videolaparoscópico é melhor do que o reparo cirúrgico direto ainda não se encontra bem determinado. O reparo videolaparoscópico pode ser mais demorado do que a cirurgia convencional, mas em geral o pós-operatório é menos doloroso, o tempo de hospitalização menor, menor incidência de infecção hospitalar e taxa de mortalidade mais baixa, em comparação com a laparotomia. Pode-se utilizar sutura mecânica e/ou omento maior para corrigir a perfuração. Mesmo quando há peritonite, tem se mostrado um procedimento seguro e com morbidade aceitável. Entretanto, o tempo mais curto de cirurgia e a menor incidência de fístulas no sítio da sutura são claras vantagens da técnica de cirurgia aberta. Pacientes maiores de 70 anos, com comorbidades e sintomas persistentes há mais de 24 h devem ser submetidos a cirurgia aberta.

Bibliografia

Ates M, Coban S, Sevil S et al. The efficacy of laparoscopic surgery in patients with peritonitis. Surg Laparosc Endosc Percutan Tech. 2008; 18(5):453-6.
Bas G, Eryilmaz R, Okan I et al. Risk factors of morbidity and mortality in patients with perforated peptic ulcer. Acta Chir Belg. 2008; 108(4):424-7.
Behrman SW. Management of complicated pepticulcer disease. Arch Surg. 2005; 140:201-8.
Bertleff MJ, Lange JF. Laparoscopic correction of perforated peptic ulcer: first choice? A review of literature. Surg Endosc. 2010; 24(6):1231-9.
Bhogal RH, Athwal R, Durkin D et al. Comparison between open and laparoscopic repair of perforated peptic ulcer disease. World J Surg. 2008; 32(11):2371-4.
Bobrzyński A, Konturek PC, Konturek SJ et al. Helicobacter pylori and nonsteroidal anti-inflammatorydrugs in perforations and bleeding of peptic ulcers. Med Sci Monit. 2005; 11:CR132-5.
Bronshten PG, Sazhin VP, Shliakhova MA et al. Mechanical suture at the surgery of perforated ulcer. Khirurgiia (Mosk). 2007; (9):23-5.
Chen CH, Huang HS, Yang CC et al. The features of perforated peptic ulcers in conventional computed tomography. Hepatogastroenterology. 2001; 48(41):1393-6.
Christensen S, Riis A, Nørgaard M et al. Introduction of newer selective cyclo-oxygenase-2 inhibitors and rates of hospitalization with bleeding and perforated peptic ulcer. Aliment Pharmacol Ther. 2007; 25(8):907-12.
Dascalescu C, Andriescu L, Bulat C et al. Taylor's method: a therapeutic alternative for perforated gastroduodenal ulcer. Hepatogastroenterology. 2006; 53:543-6.
Efimenko NA, Briusov PG, Peregudov SI et al. Surgical treatment of perforated gastroduodenal ulcers in young persons. Voen Med Zh. 2000; 321(7):24-9, 95.

Egberts JH, Summa B, Schulz U et al. Impact of preoperative physiological risk profile on postoperative morbidity and mortality after emergency operation of complicated peptic ulcer disease. World J Surg. 2007; 31:1449-57.

Elio A, Veronese E, Dal Dosso I et al. Laparoscopic approach in the treatment of perforated gastroduodenal ulcer. Chir Ital. 2002; 54(1):51-3.

García Rodríguez LA, Barreales Tolosa L. Risk of upper gastrointestinal complications among users of traditional NSAIDs and COXIBs in the general population. Gastroenterology. 2007; 132(2):498-506.

Grassi R, Romano S, Pinto A et al. Gastroduodenal perforations: conventional plain film, US and CT findings in 166 consecutive patients. Eur J Radiol. 2004; 50(1):30-6.

Gupta S, Kaushik R, Sharma R et al. The management of large perforations of duodenal ulcers. BMC Surg. 2005; 5:15.

Holscher AH, Gutschow C, Schafer H et al. Conventional surgery in peptic ulcer perforation: indications and procedure. Kongressbd Dtsch Ges Chir Kongr. 2001; 118:285-8.

Hurtado-Andrade H. Surgical treatment of peptic ulcer. Rev Gastroenterol Mex. 2003; 68(2):143-55.

Imhof M, Epstein S, Ohmann C et al. Duration of survival after peptic ulcer perforation. World J Surg. 2008; 32(3):408-12.

Jani K, Saxena AK, Vaghasia R. Omental plugging for large-sized duodenal peptic perforations: a prospective randomized study of 100 patients. South Med J. 2006; 99(5):467-71.

Kocer B, Surmeli S, Solak C et al. Factors affecting mortality and morbidity in patients with peptic ulcer perforation. J Gastroenterol Hepatol. 2007; 22:565-70.

Koninger J, Bottinger P, Redecke J et al. Laparoscopic repair of perforated gastroduodenal ulcer by running suture. Langenbecks Arch Surg. 2004; 389(1):11-6.

Kopelman D. Perforated peptic ulcer: "developing" world versus "developed" world. World J Surg. 2009; 33(1):86-7.

Krasnov OA. The application of the selective proximal vagotomy by the method of chemical denervation in treatment of patients of elderly and senile age suffering from the perforating pyloroduodenal ulcers. Adv Gerontol. 2007; 20(4):89-93.

Lal P, Vindal A, Hadke NS. Controlled tube duodenostomy in the management of giant duodenal ulcer perforation: a new technique for a surgically challenging condition. Am J Surg. 2009; 198(3):319-23.

Latimer N, Lord J, Grant RL et al. National Institute for Health and Clinical Excellence Osteoarthritis Guideline Development Group. Cost effectiveness of COX 2 selective inhibitors and traditional NSAIDs alone or in combination with a proton pump inhibitor for people with osteoarthritis. Br Ed J. 2009; 339:b2538.

Lee KH, Chang HC, Lo CJ. Endoscope-assisted laparoscopic repair of perforated peptic ulcers. Am Surg. 2004; 70(4):352-6.

Lohsiriwat V, Prapasrivorakul S, Lohsiriwat D. Perforated peptic ulcer: clinical presentation, surgical outcomes, and the accuracy of the Boey scoring system in predicting postoperative morbidity and mortality. World J Surg. 2009; 33(1):80-5.

Lunevicius R, Morkevicius M. Systematic review comparing laparoscopic and open repair for perforated peptic ulcer. Br J Surg. 2005; 92:1195-207.

Lynn JJ, Weng YM, Weng CS. Perforated peptic ulcer associated with abdominal compartment syndrome. Am J Emerg Med 2008; 26(9):1071.e 3-5.

Madiba TE, Nair R, Mulaudzi TV et al. Perforated gastric ulcer–reappraisal of surgical options. S Afr J Surg. 2005; 43:58-60.

Mahar AL, Brar SS, Coburn NG et al. Surgical management of gastric perforation in the setting of gastric cancer. Gastric Cancer. 2012. Epub ahead of print.

Makela JT, Kiviniemi H, Ohtonen P et al. Factors that predict morbidity and mortality in patients with perforated peptic ulcers. Eur J Surg. 2002; 168(8-9):446-51.

Møller MH, Adamsen S, Wøjdemann M et al. Perforated peptic ulcer: how to improve outcome? Scand J Gastroenterol. 2009; 44(1):15-22.

Møller MH, Engebjerg MC, Adamsen S et al. The Peptic Ulcer Perforation (PULP) score: a predictor of mortality following peptic ulcer perforation. A cohort study. Acta Anaesthesiol Scand. 2012; 56(5):655-62.

Møller MH, Shah K, Bendix J et al. Risk factors in patients surgically treated for peptic ulcer perforation. Scand J Gastroenterol. 2009; 44(2):145-52.

NIH Consensus Conference. Helicobacter pylori in peptic ulcer disease: NIH Consensus Development Panel on Helicobacter pylori in peptic ulcer disease. JAMA. 1994; 272:65-9.

Nicolau AE, Merlan V, Veste V et al. Laparoscopic suture repair of perforated duodenal peptic ulcer for patients without risk factors. Chirurgia (Bucur). 2008; 103(6):629-33.

Nicolau AE. Laparoscopic repair for perforated duodenal ulcer. Chirurgia (Bucur). 2008; 103(4):455-9.

Noguiera C, Silva AS, Santos JN et al. Perforated peptic ulcer: main factors of morbidity and mortality. World J Surg. 2003; 27(7):782-7.

Robson AJ, Richards JM, Ohly N et al. The effect of surgical subspecialization on outcomes in peptic ulcer disease complicated by perforation and bleeding. World J Surg. 2008; 32:1456-61.

Seelig MH, Behr C, Zurmeyer EL et al. Laparoscopic emergency surgery in perforated gastroduodenal ulcers. Kongressbd Dtsch Ges Chir Kongr. 2001; 118:268-71.

Siu WT, Chau CH, Law BK et al. Routine use of laparoscopic repair for perforated peptic ulcer. Br J Surg. 2004; 91(4):481-4.

Songne B, Jean F, Foulatier O et al. Non operative treatment for perforated peptic ulcer: results of a prospective study. Ann Chir. 2004; 129(10):578-82.

Svanes C et al. Trends in and value and consequences of radiologic imaging of perforated gastroduodenal ulcer. Scand J Gastroenterol. 1990; 25:257.

Svanes C, Sørelde JA, Skarstein A et al. Smoking and ulcer perforation. Gut. 997; 41(2):177-80.

Thomsen RW, Riis A, Munk EM et al. 30-day mortality after peptic ulcer perforation among users of newer selective COX-2 inhibitors and traditional NSAIDs: a population-based study. Am J Gastroenterol. 2006; 101(12):2704-10.

Tomtitchong P, Siribumrungwong B, Vilaichone RK et al. Systematic review and meta-analysis: Helicobacter pylori eradication therapy after simple closure of perforated duodenal ulcer. Helicobacter. 2012; 17(2):148-52.

Tran TT, Quandalle P. Treatment of perforated gastroduodenal ulcer by simple suture followed by Helicobacter pylori eradication. Ann Chir. 2002; 127(1):32-4.

Tsumura H, Ichikawa T, Hiyama E et al. Laparoscopic and open approach in perforated peptic ulcer. Hepatogastroenterology. 2004; 51(59):1536-9.

Turmanidze GZ, Chkhikvadze TF, Khazaradze DV. Results of a surgical treatment of perforative gastroduodenal ulcers. Georgian Med News. 2005; (1):10-3.

Vaidya BB, Garg CP, Shah JB. Laparoscopic repair of perforated peptic ulcer with delayed presentation. J Laparoendosc Adv Surg Tech A. 2009; 19(2):156-6.

Vlasov AP, Saraev VV, Stepanov IUP et al. New technologies for the treatment of complicated duodenal ulcers. Khirurgiia (Mosk). 2008; (8):44-8.

Wallstabe L, Veitt R, Korner T. Diagnosis of perforated gastric ulcers by ultrasound. Gastroenterol. 2002; 40(10):877-80.

Wong DC, Siu WT, Wong SK et al. Routine laparoscopic single-stitch omental patch repair for perforated peptic ulcer: experience from 338 cases. Surg Endosc. 2009; 23(2):457-8.

34 OBSTRUÇÃO INTESTINAL
Norton Costa e Silva
Sizenando Vieira Starling

I. **Introdução.** Os diversos tipos de abdome agudo conhecidos podem ser classificados em cinco grandes grupos ou síndromes: síndrome inflamatória, síndrome perfurativa, síndrome hemorrágica, síndrome isquêmica e síndrome obstrutiva.
   A síndrome obstrutiva, objeto de nosso estudo, engloba, na verdade, todos aqueles pacientes que apresentam, por um motivo ou outro, interrupção ou retardo no funcionamento normal do tubo intestinal. Diferentemente das demais, esta síndrome não cursa com irritação peritoneal; nos casos em que isso ocorre, é possível afirmar que nosso diagnóstico está sendo feito tardiamente, com prognóstico reservado. Muitas vezes, é o paciente quem procura o médico somente quando sua doença está complicada. O que não é admissível é retardarmos o diagnóstico e o tratamento daquele que nos procura em tempo hábil. É evidente que, quanto mais rapidamente o paciente for tratado, menores são as chances de que se instalem e desenvolvam as principais complicações.
   A. **Catabolismo.** O paciente que padece de obstrução não se alimenta adequadamente e seus estoques de glicogênio e gordura são depletados para fornecer calorias.
   B. **Distúrbios hidreletrolítico e acidobásico.** Além de perdas externas por vômito e/ou drenagem gástrica, ocorre sequestro de líquidos e eletrólitos no lúmen intestinal e na cavidade peritoneal.
   C. **Sofrimento de alças.** O pedículo vascular do intestino pode ser comprimido a ponto de comprometer seu suprimento sanguíneo. Às vezes, a própria distensão da alça comprime os vasos, isquemiando-a, favorecendo assim a translocação bacteriana e a instalação de perfuração. Isso é particularmente verdadeiro em casos de obstrução de cólon, nos quais a vascularização é mais restrita do que no intestino delgado.
II. **Etiopatogenia.** A obstrução intestinal pode ser causada por um obstáculo mecânico, sendo então denominada obstrução mecânica, ou por paralisia do músculo intestinal, chamada íleo paralítico.
   Na abordagem inicial do paciente obstruído, é importante diferenciarmos essas duas entidades, visto que apresentam causas e tratamentos distintos.
   A. **Íleo paralítico.** Trata-se de um distúrbio comum, que pode ser causado por diversos fatores: neurogênicos, humorais e metabólicos. Ocorre em graus variáveis após toda cirurgia abdominal. As principais causas de íleo paralítico são:
      1. **Reflexo**
         a. Litíases biliar e urinária. Em caso de distensão da via biliar ou do ureter, surgem reflexos que inibem a motilidade intestinal.
         b. Pneumonia de base.
         c. Fratura de costelas, coluna e hematoma retroperitoneal.
         d. Infarto agudo do miocárdio (região diafragmática).
         e. Abscesso de parede abdominal.
         f. Peritonites.

2. **Vasculite.** Pode ocorrer íleo paralítico no curso de algumas enfermidades, como arterite nodosa, esquistossomose (provocada pelo verme vivo), sífilis, crise drepanocítica, embolia e trombose venosa e/ou arterial.
3. **Na carcinomatose peritoneal.**
4. **Na esclerodermia.**
5. **Nos distúrbios hidreletrolíticos, em especial a hipopotassemia, porque interfere nos movimentos iônicos normais durante a contração do músculo liso.**
6. **Comprometimento ganglionar.** Pode ocorrer na vigência de doença de Chagas, diabetes descompensado, devido a algumas toxinas (botulismo, aracnidismo, *influenza*, difteria, febre tifoide, hanseníase), e do uso de alguns fármacos anticolinérgicos (atropina, escopolamina), bloqueadores ganglionares etc.
7. **Comprometimento nervoso.** Ocorre na vigência das chamadas polineuropatias, que podem ser infecciosas (tifo, parotidite, difteria, herpes-zóster), degenerativas (amiloidose, lúpus eritematoso sistêmico [LES], artrite reumatoide, sarcoidose, pan-arterite nodosa) e metabólicas (intoxicação por tálio, chumbo, arsênio e fosfato) e ainda de diabetes, etilismo, porfiria e uremia. Pode ocorrer também em casos de traumatismo raquimedular, principalmente o cervical e torácico alto, devido à falta de autonomia do sistema nervoso parassimpático.
8. **Histerismo.**

B. **Obstrução mecânica.** A obstrução mecânica do tubo digestivo pode ser causada por obstáculos encontrados em três locais: extraluminal, na parede da alça ou intrínseco e intraluminal. Obstrução intestinal mecânica ocorre no intestino delgado em aproximadamente 80% dos casos e, em 20%, no intestino grosso.

1. **Causas extraluminais.** Formam o grupo mais importante; incluem principalmente aderências, hérnias, vólvulo e neoplasias metastáticas.

   As principais causas de obstrução intestinal no adulto são bridas e aderências, seguidas de hérnias. As aderências pós-operatórias ocorrem após quase todas as cirurgias abdominais e são a principal causa de obstrução intestinal, representando mais de 40% de todos os casos e 60 a 70% dos casos que acometem o intestino delgado; além disso, podem ser de origem inflamatória. Os tipos de cirurgia que mais frequentemente levam à obstrução são: cirurgia coloproctológica (especialmente a retal), apendicectomia e procedimentos ginecológicos. Cerca de 1% dos pacientes desenvolve obstrução por bridas no primeiro ano após cirurgia abdominal, e 50% dos casos ocorrem no primeiro mês pós-operatório. No entanto, a obstrução pode surgir a qualquer momento e cerca de 20% dos casos aparecem mais de 10 anos após a cirurgia original. Os índices de mortalidade variam de 3%, para obstruções simples, a 30%, em casos de perfuração ou necrose intestinal.

   A obstrução intestinal por hérnia, que anteriormente ocupava o primeiro lugar em importância, hoje está em segundo, devido exatamente ao grande número de cirurgias abdominais realizadas, o que propicia a ocorrência de quadros obstrutivos por bridas e aderências. As hérnias podem ser externas ou internas; as externas constituem o grupo mais numeroso e podem ser inguinais (diretas ou indiretas), femorais, incisionais, umbilicais, lombares etc. As hérnias internas, como aquelas que se fazem pelo ligamento de Treitz, hérnias do assoalho pélvico etc., formam um grupo menos numeroso, mas muito importante, devido à dificuldade para se firmar o diagnóstico.

Vólvulo é a torção de um segmento do tubo digestivo em torno de seu pedículo; pode ocorrer devido a malformação ou existência de meso longo ou anormalmente fixado. Constitui importante causa de obstrução intestinal, principalmente o vólvulo do sigmoide, em virtude da alta incidência de doença de Chagas em nosso meio.

O vólvulo do intestino delgado pode ser causado por aderências, tumores e divertículos; o do intestino médio ocorre quando o mesentério do intestino delgado é anormalmente longo e aderente aos seus ligamentos, com a possibilidade de que rode em torno de si mesmo. Forma-se então obstrução em alça fechada, impossível de ser descomprimida. O vólvulo do intestino grosso pode situar-se no ceco, no cólon transverso e no sigmoide; o do ceco, pouco frequente, ocorre quando há grande mobilidade em decorrência de fixação inadequada à parede abdominal. Vólvulo do cólon transverso é raro e pode decorrer de um obstáculo distal, como neoplasia e fecaloma; o do sigmoide, de importância singular em nosso meio, devido à doença de Chagas, é o mais frequente e deve-se basicamente ao dolicomegacólon.

Tumores metastáticos podem comprimir o intestino, provocando obstrução. O local preferencial dessa ocorrência é no nível da região pélvica, na escavação retovesical. Os tumores que determinam obstrução com mais frequência são o ovariano, o gástrico e o do colo uterino.

2. **Obstrução decorrente de alteração da parede da alça intestinal.** Provocada por tumor benigno, estenose inflamatória e tumor maligno. As neoplasias malignas que obstruem são muito mais frequentes no cólon, principalmente o esquerdo. Os tumores do intestino delgado, malignos ou benignos, podem provocar obstrução intestinal, inclusive funcionar como cabeça de invaginação. Leiomiomas, lipomas, adenomas, liomiossarcomas, carcinomas e carcinoides são exemplos.

No cólon, os tumores malignos podem provocar obstrução mecânica, quando já circundam quase totalmente o intestino. O carcinoma do cólon direito raramente provoca obstrução, pois essa região é mais distensível, e nela as fezes são mais líquidas; é comum observar-se sangramento, que pode levar a anemia.

Das obstruções do cólon causadas por câncer, 90% localizam-se distalmente ao ângulo esplênico.

As estenoses inflamatórias, tipo granulomatosas, podem provocar obstrução do lúmen intestinal. Como exemplos podem ser citadas doença de Crohn, tuberculose intestinal, apresentação pseudotumoral de esquistossomose, sarcoidose e sífilis.

3. **Obstrução por fator luminal.** Neste grupo estão incluídos intussuscepção, íleo biliar, bezoar, obstrução por vermes volumosos e fecalomas.

A invaginação é uma importante causa de obstrução em crianças de até 2 anos de idade e, embora isso seja raro, pode ocorrer também em adultos. Existem três tipos: ileoileal ou enteroentérico, colocólico e ileocecal; o último é mais frequente, e nesse tipo a válvula ileocecal funciona como cabeça da invaginação.

O íleo biliar consiste em obstrução intestinal que surge quando um grande cálculo biliar chega ao duodeno por meio de uma fístula biliodigestiva, mais precisamente entre a vesícula biliar e o duodeno. Os pontos em que normalmente ocorre a impactação estão localizados no nível do ligamento de Treitz ou na válvula ileocecal.

Eventualmente, o intestino delgado pode ser obstruído por massa de alimentos não digeridos, como bagaço de laranja, couve, frutas secas, caqui etc.; é o chamado **fitobezoar**, que geralmente ocorre em pacientes já operados de doença cloridropéptica, em que a vagotomia fez parte do tratamento. Nos pacientes psiquiátricos, a ingestão de cabelo pode provocar obstrução; é o chamado **tricobezoar**.

A criança pode ter o intestino delgado obstruído por um bolo de vermes volumosos, como *Ascaris lumbricoides*; esta impactação também ocorre preferencialmente no nível da válvula ileocecal. A obstrução intestinal secundária à ascaridíase resulta da infestação maciça pelo verme. Convém ressaltar, no entanto, que o fato de uma criança que apresenta obstrução vomitar um desses vermes não é conclusivo do diagnóstico de obstrução por *Ascaris*. Os exames de imagem são importantes para o diagnóstico.

O fecaloma, em nosso meio, devido à alta incidência de doença de Chagas, é causa frequente de obstrução do intestino grosso. Em geral, há relato de constipação intestinal crônica, abdome globoso e história de contato com triatomíneos. Na atualidade, com o aumento da longevidade é causa frequente de obstrução intestinal recorrente em idosos acamados, principalmente em portadores de doenças degenerativas.

III. **Fisiopatologia.** Os distúrbios fisiopatológicos comumente observados em um quadro de obstrução intestinal são: distensão intestinal, estase entérica e isquemia da parede do intestino. A distensão intestinal promove aumento da pressão intraluminal, que pode prejudicar o suprimento sanguíneo da alça, fato bem observado em casos de obstrução em alça fechada. A distensão intensa pode interferir inclusive na respiração, devido à elevação das cúpulas diafragmáticas.

A estase propicia vômitos, que, por conseguinte, levam a hipovolemia e alcalose metabólica; além disso, facilita a proliferação bacteriana. A isquemia da parede da alça intestinal decorre do comprometimento da circulação sanguínea, o que pode levar à perda de integridade da alça, com consequente quadro de peritonite.

IV. **Diagnóstico**
   A. **Diagnóstico clínico.** São cinco as indagações que o cirurgião deve cogitar diante de um paciente sob suspeita de apresentar obstrução intestinal: (1) existe obstrução mecânica? (2) Qual o nível da obstrução? (3) Qual a etiologia? (4) Há estrangulamento? (5) Qual é o estado atual do paciente?
      1. **É importante descartar íleo paralítico logo na avaliação inicial do paciente.** Neste caso, independentemente da causa básica, não há presença de cólica, há interrupção na eliminação de gases e fezes, distensão abdominal e vômitos; estes são menos frequentes do que em caso de obstrução mecânica. À ausculta abdominal inicial, não se evidenciam ruídos peristálticos em pesquisa por 3 a 5 min.

         A obstrução mecânica apresenta distensão a montante do local obstruído, a dor ocorre em paroxismos de cólicas a cada 4 a 5 min em caso de obstrução mais proximal e é menos frequente nas obstruções distais, mas pode desaparecer após a distensão intestinal ter-se instalado.

         Quando surge dor contínua, deve-se pensar em estrangulamento. Há interrupção na eliminação de gases e fezes; contudo, nas obstruções altas, o paciente pode evacuar o conteúdo distal. Quanto mais alta for a obstrução, mais intensos serão os vômitos. Vômito fecaloide deve-se a obstrução mecânica e não é patognomônico de obstrução baixa, podendo ocorrer também em obstruções altas, em virtude de proliferação bacteriana. Ao exame físico, o abdome apresenta-se mais ou menos distendido, conforme o nível da obstrução, mas sem defesa abdominal.

O surgimento de irritação peritoneal é um sinal de sofrimento de alça. A intussuscepção é a única circunstância em que pode haver necrose de alças e não surgir irritação peritoneal típica, visto que o segmento necrosado está protegido pela alça sadia. Na invaginação, a massa mole, em formato de salsicha, normalmente palpável no abdome, torna-se dura pouco antes de a criança relatar dor, podendo ocorrer evacuação de muco e sangue. Na invaginação enterocólica, a massa abdominal caminha em direção ao hipocôndrio direito e, devido à penetração do ceco no cólon ascendente, ocorre esvaziamento da fossa ilíaca direita (sinal de Dance). O peristaltismo em caso de obstrução mecânica é aumentado, podendo ser audível a intervalos maiores ou menores, dependendo de o processo ser alto ou baixo, respectivamente.

2. **Os sintomas variam de acordo com o segmento ocluído.** A obstrução pode ser classificada como: do segmento delgado alto (duodeno ou jejuno proximal), do segmento delgado baixo (jejuno distal e íleo) e do intestino grosso.

Para efeito prático, consideramos a obstrução como sendo alta (delgado) ou baixa (grosso).

A obstrução alta apresenta início súbito e curso rápido. O paciente relata dor do tipo cólica a pequenos intervalos e vômitos abundantes; em consequência, surgem precocemente desidratação e choque hipovolêmico. A inspeção do abdome evidencia pouca ou nenhuma distensão. O que chama atenção é o grande comprometimento do estado geral do paciente, diferentemente da obstrução baixa, situação em que o estado geral é mantido, não obstante se observe acentuado comprometimento local, ou seja, da alça distal ao ponto de obstrução. O início da obstrução baixa costuma ser insidioso e cursa lentamente. Os paroxismos dolorosos são espaçados e os vômitos, infrequentes; em contrapartida, a distensão é acentuada. Especificar o nível da obstrução pode contribuir para elucidar a provável causa. Sabe-se que o intestino delgado sofre obstrução 4 vezes mais que o grosso, geralmente por aderências e hérnias. No intestino grosso, devemos sempre considerar a possibilidade de neoplasia maligna, principalmente se o paciente for idoso.

3. **Muitas vezes, não é necessário estabelecer a etiologia da obstrução mecânica; contudo, em algumas situações é útil, visto que a cirurgia pode ser evitada.** Assim ocorre na obstrução por *Ascaris*, em que o paciente pode apresentar massa comprimida no nível da fossa ilíaca direita. A radiografia simples de abdome evidencia uma área de aspecto mosqueado, às vezes o próprio verme em contraste com o ar. A idade do paciente contribui na avaliação etiológica, pois em geral predominam lesões malignas do intestino grosso na maturidade, enquanto na primeira infância predomina intussuscepção e, na adolescência, as bridas e aderências; em nosso meio, os bolos de *Ascaris* estão presentes na infância.

A análise de todos os locais da parede abdominal e região inguinal em que exista a possibilidade de hérnia é um detalhe importante. É necessário considerar o fato de que, nos pacientes obesos, principalmente do sexo feminino, a hérnia femoral encarcerada é de difícil diagnóstico e pode, com frequência, passar despercebida.

O toque retal é fundamental durante o exame físico, principalmente nos casos de obstrução baixa.

4. **O paciente com obstrução mecânica que passa a apresentar dor abdominal contínua, defesa abdominal, febre e diminuição do peristaltismo está certamente desenvolvendo sofrimento de alça.** Os exames laboratoriais revelam leucocitose com desvio para a esquerda, e a dosagem da amilase e do lactato pode estar elevada. Instala-se, em consequência, um íleo paralítico por peritonite sobre o quadro de obstrução mecânica. Trata-se de uma situação de urgência, e a cirurgia não pode ser protelada.
5. **O paciente que apresenta obstrução deve ter seu estado geral minuciosamente avaliado.** É necessário detectar e corrigir os distúrbios hidreletrolíticos mais frequentes, além de rastrear possíveis comprometimentos cardíaco, pulmonar e renal, principalmente em pacientes idosos. Nos casos em que o diagnóstico tenha sido obtido precocemente, a cirurgia não deve ser retardada. Contudo, quando o diagnóstico é obtido tardiamente, a cirurgia deve ser adiada em algumas horas, para que os distúrbios existentes sejam corrigidos. No entanto, os pacientes com sinais de sofrimento de alça devem ser submetidos a cirurgia o mais precocemente possível.

B. **Exames complementares.** Em geral, é necessário avaliar laboratorialmente os pacientes que apresentam comprometimento local e sistêmico, quanto à ocorrência de anemia, infecção e distúrbio hidreletrolítico. Na ausência de causa inflamatória, leucocitose com desvio para a esquerda indica estrangulamento; aumento da amilase e do lactato também acompanha o quadro, e hematócrito elevado indica perda de água extracelular.

O estudo radiológico é de grande importância; radiografias não contrastadas do abdome devem ser feitas com o paciente em decúbito dorsal, posição ótima para o estudo da morfologia das alças, e em ortostatismo, que demonstra possíveis níveis hidroaéreos. Quando o paciente não consegue permanecer de pé, posicioná-lo em decúbito dorsal ou lateral e realizar o exame com raios horizontais são iniciativas que possibilitam a visualização dos níveis hidroaéreos. A propedêutica radiológica é importante porque contribui para o diagnóstico diferencial entre íleo paralítico e obstrução mecânica, caracteriza o nível obstruído, detecta algumas causas etiológicas e evidencia sinais de sofrimento de alça.

Sabe-se que, em geral, o intestino delgado não contém ar; portanto, a existência de ar é patológica, até que se prove o contrário. Obstruído o tubo digestivo, ocorre acúmulo de ar, que é proveniente de três fontes:
1. **CO_2 resultante de reação química (ácido clorídrico e bicarbonato de sódio).** No entanto, esse gás é absorvido quase totalmente pela mucosa intestinal.
2. **Gases resultantes da ação bacteriana.**
3. **Ar deglutido.** Esta é a fonte predominante, pois o nitrogênio é o principal componente e é pouco absorvido pelo intestino.

Em caso de íleo paralítico, existe ar em todo o tubo intestinal de maneira mais ou menos uniforme. Na vigência de obstrução mecânica, encontra-se ar apenas proximal ao ponto obstruído; falta, portanto, a bolha na ampola retal, a não ser que tenha sido realizado exame proctológico prévio.

O ar é um bom meio de contraste. Recorrendo a quatro parâmetros radiológicos, podemos estabelecer se uma alça é do intestino delgado ou do grosso: (a) diâmetro, (b) marcas transversais, (c) localização e (d) disposição.

Em caso de obstrução do intestino delgado, evidencia-se uma alça de menor diâmetro, com marcas transversais que vão de uma parede à outra, denominadas **válvulas coniventes**, que lembram uma imagem de espinha de peixe ou pilha de moedas, de localização central e disposição transversal. Diante de obstrução do intestino grosso com válvula ileocecal competente, observa-se a presença de uma alça de grande diâmetro, com marca transversal, que não chega a ir de uma parede à outra, chamada de **haustração**, localizada lateralmente e em posição vertical ou adotando um formato de moldura. Quando a válvula ileocecal torna-se incompetente, o ar flui para o intestino delgado, e radiologicamente o padrão é semelhante ao do íleo paralítico. Nesta situação o enema opaco, realizado delicadamente, é de grande utilidade, pois, além de confirmar o diagnóstico de obstrução mecânica, pode estabelecer a provável etiologia.

Em caso de íleo biliar, um exame radiológico simples demonstra ar na via biliar, além de ser capaz, em certas ocasiões, de localizar o cálculo impactado.

São considerados sinais sugestivos de sofrimento da alça: edema de parede, desaparecimento das marcas transversais (alça careca) e ocorrência de digitações e ar na parede da alça. Observa-se, ainda, que a alça necrosada tende a adotar, à radiologia, uma posição fixa, independentemente de o exame ser feito com o paciente deitado ou de pé.

A retossigmoidoscopia é útil como instrumento propedêutico em casos de obstruções mecânicas distais do intestino grosso, além de propiciar redução do vólvulo do sigmoide.

Classicamente, o vólvulo de ceco, entidade incomum, apresenta-se nas radiografias simples de abdome como uma alça de intestino grosso repleta de ar e em formato de feijão.

O exame contrastado pode ser realizado em algumas situações especiais, como na elucidação de vólvulo de sigmoide, obstrução mecânica baixa de modo geral e invaginação intestinal. Nesta última, a pressão hidrostática da coluna de bário pode reduzir a invaginação e, consequentemente, a obstrução. Pode-se utilizar também o enema de enchimento com baixa pressão para localizar o nível e o tipo de obstrução do cólon descendente, do sigmoide ou do reto, muitas vezes diferenciando a obstrução por vólvulo do tumor. Em casos de obstrução por vólvulo, o enema pode, inclusive, ser terapêutico e reverter essa condição. Trabalhos recentes que estudaram o trânsito intestinal a partir da utilização de ingestão de contraste oral (gastrografina), especificamente em portadores de obstrução do intestino delgado por bridas ou aderências, mostram bons resultados. Após 4 a 6 h da ingestão de 400 mℓ de solução de contraste oral diluído, realiza-se uma radiografia simples de abdome. Se o contraste já tiver atingido o cólon, a obstrução é parcial; caso contrário, a obstrução é total e cirurgia precoce é a melhor conduta.

A ultrassonografia, embora seja um exame inespecífico por mostrar apenas distensão de alças intestinais, pode, em alguns casos, complementar um diagnóstico de obstrução intestinal, como na obstrução por áscaris, em que se pode observar uma imagem característica de "trilho de estrada de ferro", e na invaginação intestinal.

Atualmente, a tomografia computadorizada é o exame de imagem que tem adquirido grande importância para pacientes com obstrução intestinal, e tornou-se o exame mais importante para o diagnóstico. Deve ser realizado com contraste venoso e oral. Muitas vezes, é fidedigno em localizar o ponto exato e, às vezes, a provável causa da obstrução. Desse modo, além do diagnóstico, favorece o planejamento cirúrgico, quando necessário. Em algumas situações, pode ser indicador pré-operatório de sensibilidade (embora não seja completamente específico) da ocorrência de isquemia intestinal em pacientes com obstrução do intestino delgado secundária a hérnias ou aderências.

V. **Tratamento.** Podemos dividir o tratamento da obstrução intestinal em três itens: reposição hidreletrolítica, descompressão intestinal e remoção da causa da obstrução. Uma avaliação clínica cuidadosa deve ser feita para que sejam detectadas outras patologias que possam complicar o quadro clínico do paciente, tais como doenças renais, cardíacas e pulmonares.

A reposição de líquidos começa logo após a instituição de jejum absoluto. Caso seja necessário um procedimento cirúrgico intra-abdominal, quanto mais tempo durar a obstrução, maiores as alterações dos eletrólitos e a desidratação, sendo necessário, assim, maior tempo de reposição. Inicia-se a reposição com soluções glicofisiológicas, enquanto são feitos os exames laboratoriais necessários para estimativa das perdas e cálculo do volume a ser infundido. O volume urinário precisa ser aferido, devendo-se instituir infusão de potássio somente depois de se obter um débito urinário adequado.

A aferição da pressão venosa central é importante nos casos de desidratação intensa, nos cardiopatas e pneumopatas e nos pacientes hipotensos ou com hemorragia concomitante. O eletrocardiograma para observação da onda T e do segmento ST auxilia na avaliação da eficácia da reposição, assim como a determinação do hematócrito estima a perda de líquido extracelular. Estudos laboratoriais e exames físicos seriados indicam a melhora do paciente e o momento de operá-lo; no entanto, a prática de aguardar a normalidade dos eletrólitos não se aplica aos casos de estrangulamento, pois se trata de situação que exige emergência em sua resolução. Enquanto o paciente é reanimado, adicionam-se antibióticos ao tratamento, principalmente em casos de estrangulamento, dirigidos contra microrganismos anaeróbios e gram-negativos. Em caso de obstrução por áscaris, utiliza-se óleo mineral e, tão logo este seja eliminado pelo ânus, utiliza-se piperazina, que atua sobre a placa motora do verme, paralisando-o e evitando que haja perfuração intestinal. Nos casos de obstrução por áscaris em que o tratamento clínico não apresente resposta e seja necessária cirurgia, observa-se alta mortalidade.

A descompressão intestinal é realizada com o uso de cateter nasogástrico, que melhora a distensão e os vômitos, além de diminuir o risco de aspiração de conteúdo intestinal na indução anestésica.

O método cirúrgico empregado para remoção da causa da obstrução é ditado pela condição patológica encontrada durante a laparotomia. Para a secção de aderências e bridas, manipulação e correção de invaginações intestinais e vólvulos e redução de hérnias encarceradas com tratamento adequado, não há necessidade de abertura das alças. A enterotomia é necessária no tratamento de íleo biliar e de bezoar. A ressecção de uma lesão obstrutiva com anastomose primária é utilizada com frequência nos casos de estrangulamento de alças, e de tumores localizados no cólon direito; nesta situação, pratica-se uma ileotransversostomia. O *bypass* ou desvio intestinal pode ser necessário na manipulação de obstrução tumoral do ceco em pacientes gravemente enfermos, os quais não suportariam uma colectomia, e de obstruções ileais da doença de Crohn. A confecção de "osteomias" é um método comumente utilizado para tratamento de obstruções do intestino grosso, principalmente se localizadas no cólon esquerdo, sigmoide e reto, quando são realizadas colostomias devido às lesões obstrutivas. Em casos especiais e operados por cirurgiões experientes, uma opção pode ser colectomia com anastomose primária, protegida ou não por uma colostomia proximal.

Caso seja necessário abrir as alças intestinais para o tratamento da obstrução, sua descompressão pode ser feita por meio da retirada dos líquidos de estase, com o devido cuidado para não contaminar a cavidade peritoneal com conteúdo entérico. No entanto, descompressões de alças íntegras por punções ou enterotomias devem ser evitadas, pois aumentam o risco de infecção pós-operatória e de fístulas intestinais.

A viabilidade das alças estranguladas deve ser pesquisada após liberação da obstrução. Para isso, deixa-se a alça envolta em compressa úmida com soro fisiológico morno por 10 a 20 min e observa-se a ocorrência de coloração normal avermelhada ou rósea e de peristalse e pulso nas artérias que irrigam o segmento intestinal. Em nosso meio, não costumam ser empregados métodos especiais de estudo da viabilidade intestinal, como o uso de fluoresceína, termometria da alça e pesquisa de fluxo com fluxômetro a Doppler.

O tratamento de pacientes com vólvulo de sigmoide pode ser realizado, como já mencionamos, com sigmoidoscopia para descompressão e preparo adequado para uma cirurgia corretiva definitiva; em crianças com invaginação, pode-se utilizar enema baritado para controle do quadro; obstrução intestinal logo após a operação é tratada com descompressão e hidratação adequada; pacientes com doença de Crohn e obstrução aguda podem ser controlados por meio de medicação específica para a doença de base, descompressão por sonda e hidratação; isto pode levar à resolução do processo obstrutivo, além de evitar uma intervenção cirúrgica.

A cirurgia laparoscópica também vem sendo utilizada no tratamento de obstrução intestinal; algumas séries mostram sucesso em até 70% dos casos. Recomenda-se, nessa situação, fazer a inserção do primeiro trocarte sob visão direta e não utilizando agulha de Veress. É fundamental o treinamento em laparoscopia avançada e em cirurgia convencional.

Bibliografia

Baker RJ. Monitoring in critically ill patients. Surg Clin North Am. 1977; 57:1139.
Bockus HL. Gastroenterology. 3. ed. v. II, Philadelphia: W.B. Saunders Co.; 1976.
Botsford TW, Wilson RE. The acute abdome. Philadelphia: W.B. Saunders Co.; 1970.
Cope Z. Diagnóstico precoce do abdômen agudo. Rio de Janeiro: Atheneu; 1976.
Di Saverio S, Coccolini F, Galati M et al. Bologna guidelines for diagnosis and management of adhesive small bowel obstruction (ASBO): 2013 update of the evidence-based guidelines from the World Society of Emergency Surgery ASBO working group. World J Emerg Surg. 2013; 8:42-56.
Ellis H. The clinical significance of adhesions: focus on intestinal obstruction. Eur J Surg. 1997; Suppl (577):5-9.
Gans H, Matsumoto K. The scape of endotoxin from the intestine. Surg Gynec Obst. 1974; 139:395.
Frager D, Baer JW, Medwid SW et al. Detection of intestinal ischemia in patients with acute small-bowel obstruction due to adhesions or hernia: efficacy of CT. AJR Am J Roentgenol. 1996; 166(1):67-71.
Levard H, Boudet MJ. The French Association for Surgical Research. Laparoscopic treatment of acute small-bowel obstruction. 1. ANZ J Surg. 2001; 71(11):641-6.
Sabiston DC. Tratado de cirurgia. Rio de Janeiro: Interamericana; 1977.
Salman AB. Management of intestinal obstruction caused by ascariasis. J Pediatr Surg. 1997; 32(4):585-7.
Schwartz SI et al. Princípios de cirurgia. 4. ed. Rio de Janeiro: Guanabara Koogan; 1984.
Tang E, Davis J, Silberman H. Bowel obstruction in cancer patients. Arch Surg. 1995; 130(8):832-6; discussion on 836-7.
Wasadikar PP, Kulkarni AB. Intestinal obstruction due to ascariasis. Br J Surg. 1997; 84(3):410-2.

GESTAÇÃO ECTÓPICA/GESTAÇÃO ECTÓPICA ROTA

Aline Evangelista Santiago
Eduardo Batista Cândido
Agnaldo Lopes da Silva Filho

I. **Introdução.** Entende-se por gestação ectópica (GE) toda gestação localizada fora da cavidade endometrial, ou seja, a implantação do oócito fecundado fora da membrana que reveste a cavidade uterina. A gestação tubária é o tipo de gestação ectópica mais comum, mas também pode ser localizada em um ovário, intersticialmente na porção intramiometrial da tuba uterina, no corno uterino, no colo do útero, na cicatriz de uma cesariana prévia, intramural ou na cavidade abdominal. A gestação ovariana é o tipo de gestação ectópica não tubária mais comum, e representa 2% dessas gestações. A gestação cervical, muito mais rara, representa apenas 0,1% dessas gestações. As gestações não tubária, heterotópica – GE associada a gestação tópica – e ectópica bilateral simultânea são mais raras; representam um desafio diagnóstico e estão associadas a maior morbidade. O uso crescente de técnicas médicas de reprodução está aumentando a incidência de gestação heterotópica.

II. **Epidemiologia e fatores de risco.** Estima-se que 1,3 a 2,4% de todas as gestações são ectópicas. Dados recentes dos EUA estimam uma incidência superior a 1,4%. Na Alemanha, estima-se que ocorram 20 GEs para cada nascido vivo. Apesar de um declínio significativo na mortalidade desde a década de 1980, a GE ainda é uma grande causa de morbidade e mortalidade, principalmente entre mulheres afro-americanas, em quem a mortalidade é mais elevada.

A GE é a complicação do primeiro trimestre de gestação que causa maiores morbidade e mortalidade, e representa cerca de 6% das mortes associadas à gestação. O aprimoramento dos métodos de diagnóstico e tratamento tornou a morte de gestantes por GE um fenômeno raro em todo o mundo (0,05%), embora a qualidade desses métodos não seja uniforme. Apesar da disponibilidade de métodos cirúrgicos minimamente invasivos, atrasos no diagnóstico e erros no tratamento e no seguimento pré-natal ainda fazem com que a GE rota seja uma parte dos eventos cotidianos dos serviços de ginecologia e obstetrícia.

Existem fatores que conferem riscos moderados e altos às GEs (Quadro 35.1). Uma gestação tubária ou uma cirurgia tubária prévias são os maiores fatores de risco para uma gestação tubária. Cerca de 30% das gestações que acontecem após esterilização cirúrgica (salpingotripsia) são ectópicas. O risco de gestação tubária é maior após eletrocoagulação das tubas uterinas, devido à recanalização tubária e/ou à formação de uma fístula útero-tuboperitoneal. Mulheres que fazem uso de dispositivo intrauterino (DIU) têm menor risco de GE do que aquelas que não usam métodos contraceptivos. No entanto, na presença de gestação em mulheres que usam DIU, a chance de essa gestação ser ectópica é de 50%.

Elevadas taxas de GE foram encontradas entre mulheres submetidas a tratamento para infertilidade com clomifeno, mas a maior prevalência de patologias tubárias e de tratamentos cirúrgicos prévios nessas mulheres constitui grande fator de confusão. Técnicas de reprodução assistida também têm sido associadas a maior risco de GE (1%) quando comparado ao risco da população geral (0,025%). Mulheres com quadro de doença inflamatória pélvica (DIP) também têm risco maior de desenvolver GE,

Quadro 35.1 Fatores de risco para gestação ectópica.

Risco elevado	Risco moderadamente elevado	Risco moderado
Cirurgia tubária prévia	Infertilidade	Idade da gestante acima de 40 anos
Gestação tubária prévia	Infecção ascendente por *Chlamydia trachomatis* ou *Neisseria gonorrhoeae*	–
Esterilização tubária	Cigarro	–
Uso de dispositivo intrauterino	Vários parceiros sexuais	–
Exposição intrauterina a dietilestilbestrol	Patologia tubária	–

Fonte: adaptado de Taran et al., 2015.

assim como aquelas com outras infecções abdominais (p. ex., apendicite). Outro fator de risco para GEs é idade materna entre 35 e 45 anos, e pode ser devido ao acúmulo de vários fatores de risco ao longo dos anos.

III. **Etiopatogenia.** A GE é de origem multifatorial. Até 50% de todas as mulheres com diagnóstico de GE não têm em seu histórico fatores de risco reconhecidos. Os mecanismos propostos incluem obstrução tubária anatômica e/ou funcional, mobilidade tubular comprometida ou disfunção ciliar e fatores quimiotáxicos moleculares que estimulam e promovem a implantação tubária.

As causas da GE podem ser divididas em ovulares e extraovulares. As ovulares, de difícil comprovação, seriam de ordem genética, imunológica e/ou decorrentes de amadurecimento precoce do ovo, com implantação deste antes de atingir o local normal de nidação, ou amadurecimento tardio, como ocorre nos casos raros e graves de gestação cervical. Um fator relacionado com as alterações ovulares é a gestação tardiamente programada, comum nos dias de hoje.

As causas extraovulares podem ser hormonais ou mecânicas. Levam a movimentação anormal, retardada do ovo, com consequente implantação ectópica. Entre elas temos as inflamações sépticas (por clamídias, gonococos, tuberculose etc.) ou assépticas (curativos ou tamponamentos intrauterinos, anticoncepcionais), anomalias congênitas das tubas uterinas, alterações estruturais destas em decorrência de tumores, cicatrizes, aderências, endometriose e cirurgias pélvicas ou tubárias anteriores. Mais de 50% dos casos de GE são atribuíveis a fatores infecciosos e ao tabagismo.

A oclusão tubária por cicatrizes pós-salpingites é a condição mais comumente relacionada com GE. A infecção pode causar sinéquias intraluminais e/ou das fímbrias, levando a obstrução parcial da tuba uterina. As salpingotripsias, quando falhas, e as tentativas de recanalização cirúrgica das tubas nos tratamentos de infertilidade também são associadas a uma probabilidade de 20 a 50% de GEs subsequentes.

Na gestação tubária, o trofoblasto desenvolve-se rapidamente, com crescimento dentro do lúmen, na maioria dos casos. Menos frequentemente, o trofoblasto se infiltra na mucosa e na lâmina própria, invadindo a muscular e atingindo a região subserosa, onde se desenvolve. Ocorre sangramento quando há erosão dos vasos, e a dor acontece quando a membrana serosa é distendida. No ovário, a nidação pode ocorrer na superfície da glândula (periovariana ou epiovariana) ou na profundidade, sendo cercada completamente pelo tecido glandular. Durante a cirurgia, pode ser diagnosticada como corpo lúteo hemorrágico, devido às suas características macroscópicas.

Na gestação abdominal, em geral a placenta mostra-se aderida às estruturas pélvicas, mas pode estar em locais distantes, como baço, fígado e cólon transverso, entre outros. A gestação intraligamentar ocorre quando o blastocisto se implanta entre os folhetos do ligamento largo e o sangramento pode ser tamponado pelo peritônio. A gestação cervical (implantação no canal endocervical) é a forma mais rara. Nela, a placenta encontra-se implantada abaixo da reflexão peritoneal anterior ou posterior, ou abaixo da crossa dos vasos uterinos, em íntima relação com as glândulas cervicais. O sangramento é tardio, devido à excelente irrigação, vindo a ocorrer quando há alargamento do canal cervical. Devido a essa irrigação, a tentativa de extração do saco gestacional pode levar a hemorragia intensa.

IV. **Diagnóstico.** A GE pode ser totalmente assintomática, como, por exemplo, na gestação tubária íntegra. Na maioria das pacientes as queixas apresentadas são inespecíficas. A tríade clássica dos sintomas "sangramento vaginal, dor pélvica e amenorreia" pode indicar GE, mas pode ocorrer também em quadros como ameaça de abortamento. Quando a gestação se encontra rota, a paciente pode apresentar desde dor pélvica até choque hemorrágico grave. A gestação cervical manifesta-se geralmente com sangramento vaginal vivo e está associada a alta morbidade.

Alguns sintomas sugestivos de GE incluem dor abdominal com irradiação para os ombros, resultante de irritação do diafragma pelo hemoperitônio, abdome agudo ou defesa abdominal e dor à mobilização do colo uterino. O anexo do lado comprometido frequentemente se mostra aumentado e doloroso ao exame. Levando-se em consideração a associação com sintomas e a inespecificidade dos mesmos, alguns diagnósticos diferenciais devem ser afastados, como tumores anexiais rotos ou torcidos, abscessos tubo-ovarianos, apendicite e síndrome de hiperestimulação ovariana com ascite.

As GEs geralmente são diagnosticadas da 6ª à 9ª semanas de gestação. A GE deve ser distinguida de uma outra entidade chamada "gestação de localização desconhecida" (GLD). Ambas se caracterizam por ausência de gestação intrauterina visível ao exame ultrassonográfico. Se o valor da gonadotrofina coriônica humana (hCG) estiver abaixo de 1.000, nem mesmo uma gestação intrauterina é visível. Quando o valor da hCG é maior que isto, uma gestação intrauterina se revela por uma estrutura anelar hiperecogênica excentricamente posicionada. A dosagem seriada da hCG é de grande importância para o diagnóstico, já que em uma gestação intrauterina geralmente o valor da hCG duplica em 48 h. Assim, os exames de imagem, as características clínicas individuais e o valor da hCG apontam para o diagnóstico. A classificação recomendada encontra-se no Quadro 35.2 e um algoritmo de manejo da GLD é apresentado na Figura 35.1.

Quadro 35.2 Classificação dos tipos de gestação.

Gestação ectópica definida	Saco gestacional extrauterino com vesícula vitelina e/ou embrião
Provável gestação ectópica	Massa anexial heterogênea
Gestação de localização desconhecida	Sem evidência de gestação intra- ou extrauterina
Provável gestação intrauterina	Visualização de estrutura anelar intrauterina
Gestação intrauterina definida	Saco gestacional intrauterino com vesícula vitelina e/ou embrião

Fonte: adaptado de Barnhart et al., 2011.

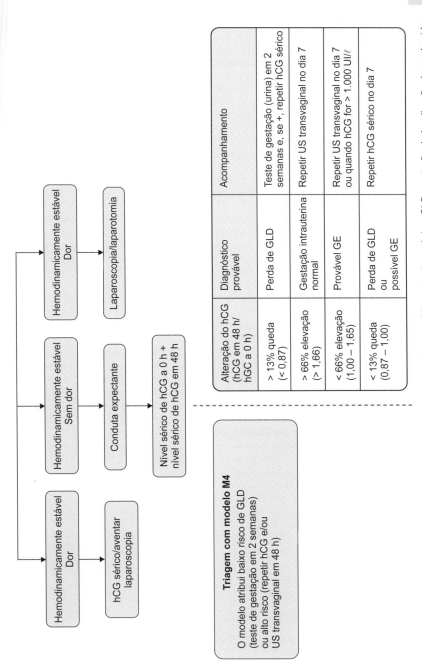

Figura 35.1 Algoritmo do manejo da gestação de localização desconhecida. GE: gestação ectópica; GLD: gestação de localização desconhecida; US: ultrassonografia.

Estima-se que 88% das gestações tubárias sejam diagnosticadas pela combinação de uma massa anexial e ausência de um saco gestacional intrauterino à ultrassonografia. Deve-se suspeitar de GE em caso de tecido gestacional na região anexial sem qualquer evidência de gestação intrauterina. Em caso de vesícula vitelina ou embrião visíveis fora da cavidade endometrial, o diagnóstico de GE é confirmado. Se uma pequena coleção líquida é visualizada na cavidade uterina, isso pode representar um saco pseudogestacional, compatível com GE. Caso seja visualizada coleção líquida no fundo de saco de Douglas, provavelmente se trata de líquido hemorrágico, o que acontece em quase 50% de todos os casos de gestação tubária. Se o fluido se estender até o recesso hepatorrenal (bolsa de Morison), o diagnóstico presumido é de hemorragia com necessidade de intervenção cirúrgica. Nos casos de gestação tubária, a massa anexial geralmente é visível à ultrassonografia separadamente do ovário, redonda e ecogênica (*blob sign*), e pode-se observar um saco gestacional clássico, com periferia ecogênica e interior não ecogênico (*bagel sign*); esse saco pode conter vesícula vitelina ou embrião.

A maioria das GEs foi visualizada em exames utrassonográficos de seguimento da gestação; esse fato comprova que a sensibilidade geral da ultrassonografia transvaginal é de 98,3%. Estudos mostraram uma sensibilidade de 87 a 99% e especificidade de 94 a 99,9%. Apesar da alta sensibilidade da ultrassonografia transvaginal para o diagnóstico de gestação extrauterina, muitas vezes a gestação ovariana só é diagnosticada durante a cirurgia, e pode requerer ooforectomia parcial ou total.

A ultrassonografia com Doppler não é considerada uma ferramenta útil para o diagnóstico de GE. A gama de valores dos índices vasculares associados a uma GE se assemelha à dos índices associados à angiogênese de um corpo lúteo.

Quanto ao papel dos testes bioquímicos séricos, o único biomarcador atualmente usado rotineiramente na prática clínica é a hCG. A GE geralmente é associada a um aumento no nível de hCG não maior que 66% ou a uma queda não superior a 13% do nível basal de hCG, em 48 h, devido ao crescimento trofoblástico prejudicado. Estas proporções, associadas a um valor absoluto da hCG maior que 1.500 UI/ℓ na ausência de gestação intrauterina visível, evidenciam uma provável GE. A hCG só é diagnóstica se associada à ultrassonografia, e a combinação destes critérios tem sensibilidade de 92% e especificidade de 84%.

A dosagem de progesterona tem sido estudada extensivamente e é usada em alguns centros clínicos como adjuvante da ultrassonografia e da hCG. No início da gestação, a progesterona é secretada pelo corpo lúteo e é essencial para o estabelecimento de uma gestação normal. Valores acima de 25 ng/dℓ sugerem uma gestação normal e níveis abaixo de 5 ng/dℓ podem associar-se a GEs. Assim, uma dosagem baixa de progesterona sérica única pode auxiliar na identificação de pacientes com maior risco para uma GE que precisam ser seguidos com vigilância.

A cirurgia diagnóstica geralmente é reservada a mulheres com sinais de abdome agudo e choque hipovolêmico ou a mulheres com GLD que se tornam sintomáticas. Hoje, a maioria das cirurgias para GE é realizada como procedimento terapêutico após uma GE ter sido diagnosticada através de ultrassonografia transvaginal.

A laparoscopia diagnóstica raramente é indicada, a menos que a mulher seja sintomática ou hemodinamicamente instável e o diagnóstico seja indefinido. Isso se deve aos avanços dos métodos diagnósticos não invasivos, principalmente a ultrassonografia transvaginal.

A amostragem endometrial pode ser útil para identificação de endométrio decidual – fenômeno de Arias-Stella – e ausência de saco gestacional, reforçando o diagnóstico de GE. Pode ser realizada por aspiração (AMIU, Pipele®) ou por curetagem uterina. As indicações reconhecidas para esses métodos são: nenhuma gestação intrauterina visível por ultrassonografia transvaginal associada a hCG maior que 2.000 UI/mℓ; aumento anormal do valor da hCG, definido como menos de 50% de aumento em 2 dias; e queda anormal do valor da hCG, definida como um declínio menor que 20% em 2 dias.

A culdocentese, punção do fundo de saco de Douglas, é uma técnica simples para identificação de hemoperitônio, detectando quantidades mínimas de sangue extravasado. Pode ser positiva mesmo em GEs não rotas, devido à perda de sangue através do óstio tubário para a cavidade peritoneal. O procedimento é de fácil realização: punciona-se o fórnix posterior com agulha grossa, após tração uterina. Normalmente é realizado por ginecologistas, devido à inexperiência de outros especialistas com o método. Para a pesquisa de hemoperitônio, pode-se realizar também a paracentese, quando outros métodos forem inconclusivos ou não estiverem acessíveis. Em geral, a punção é realizada na parede anterior do abdome, sob anestesia local. A culdocentese e a paracentese são métodos pouco utilizados, já que o achado ultrassonográfico de líquido livre na cavidade abdominal associado à história e ao exame clínico da paciente muitas vezes permite o diagnóstico de hemoperitônio.

A laparotomia exploradora é indicada em emergências, quando não se tem acesso a outros métodos diagnósticos ou se os mesmos forem inconclusivos.

V. **Tratamento.** O tratamento pode ser expectante, clínico ou cirúrgico, dependendo da localização da GE, da evolução do quadro e do estado hemodinâmico da paciente. O tratamento completo de todo tipo de abdome agudo cirúrgico depende sempre de um diagnóstico clínico completo, uma indicação cirúrgica precisa, aliada a uma técnica operatória adequada. Alguns cuidados são de extrema importância:
- Reanimação volêmica dos pacientes com sinais e sintomas de hipovolemia deve preceder a indução anestésica. Correção dos níveis de hemoglobina e distúrbios de coagulação previamente à cirurgia, caso o quadro clínico da paciente permita. A transfusão é uma técnica segura e eficaz para pacientes com GE
- Utilização de antibioticoprofilaxia
- Mulheres com Rh negativo não imunizadas devem receber imunoglobulina Rh (D) (300 µg IM) dentro de 72 h após o diagnóstico de GE, qualquer que seja a terapêutica adotada.

A. **Conduta expectante.** Apesar de a cirurgia (convencional ou videolaparoscópica) ser o tratamento clássico da GE, a possibilidade de diminuição da morbidade e do custo e de preservação do futuro reprodutivo da paciente aumentou o interesse pelos tratamentos não cirúrgicos da GE. Estudos prospectivos sugerem que 69,2% das pacientes submetidas à conduta expectante apresentaram resolução espontânea da GE. São candidatas a tratamento expectante pacientes estáveis, com útero sem evidência de gestação, presença de massa anexial < 3,0 cm, BCF ausente, hemoperitônio < 50 mℓ, com β-hCG inicial < 1.000 UI/ℓ e com queda progressiva. Porém, uma revisão sistemática de 35 estudos em que se compararam as diversas modalidades de manejo da GE aponta para uma possibilidade de até 24% de ruptura espontânea dessas gestações com níveis de β-hCG < 1.000 UI/ℓ, o que desestimula o uso desta modalidade terapêutica, dado seu alto potencial de complicação.

B. **Tratamento medicamentoso.** O tratamento medicamentoso da GE é uma opção aceitável desde que o quadro clínico e laboratorial da paciente esteja de acordo com as recomendações médicas para a administração da medicação (Quadro 35.3).

Dados adequados estão disponíveis exclusivamente para o tratamento sistêmico com metotrexato, fármaco seguro para tratamento de tecido trofoblástico persistente e de valores de hCG persistentemente elevados após cirurgia.

Quadro 35.3 Tratamentos cirúrgico e medicamentoso da gestação ectópica.

Tratamento cirúrgico

Indicações
- Ruptura
- Instabilidade hemodinâmica
- Sintomas como dor
- Diagnóstico laparoscópico
- Suspeita de gestação heterotópica

Procedimentos com preservação do órgão
- Salpingotomia
- Ressecção segmentar (salpingectomia parcial)
- Expressão transampular – *"milk-out"*

Indicações para salpingectomia
- Sangramento não controlado
- Destruição do tecido tubário
- Recidiva ipsolateral
- Esterilização ipsolateral anterior

Seguimento
- Aferição semanal da hCG até normalização
- Se gestação ou tecido trofoblástico persistente:
  ° Nova laparoscopia
  ° Metotrexato quanto indicado

Tratamento medicamentoso – Metotrexato

Indicações
- hCG < 5.000 IU/ℓ
- Aumento do valor da hCG em 48 h
- Se valores normais de hemoglobina, leucócitos, plaquetas e enzimas hepáticas
- Diâmetro do saco gestacional < 4 cm

Contraindicações absolutas
- Gestação intrauterina
- Imunossupressão
- Hipersensibilidade ao metotrexato
- Doença pulmonar ativa
- Úlcera gástrica ativa
- Disfunção hepática ou renal clinicamente significativa
- Gestação ectópica rota
- Instabilidade hemodinâmica

Contraindicações relativas
- hCG > 5.000 IU/ℓ
- Contraindicações a hemotransfusão
- Impossibilidade de seguimento

Seguimento
- Aferição semanal da hCG até normalização
- Se gestação ou tecido trofoblástico persistente:
  ° Repetir administração do metotrexato
  ° Cirurgia, quando indicada

Fonte: adaptado de Taran et al., 2015.

O metotrexato é um antagonista do ácido fólico que atua principalmente em células de proliferação rápida no local de implantação, particularmente nos trofoblastos. Sua atuação consiste em bloquear a síntese de DNA por inativação da enzima di-hidrofolato redutase. A taxa de sucesso com o uso de metotrexato é relatada de forma variável na literatura, variando de 63% a 97%. Isto possivelmente se deve à heterogeneidade dos grupos de pacientes e critérios de inclusão, diferenças nos protocolos para o tratamento com metotrexato e definições variadas de resposta ao tratamento. As formas mais comuns de administração do metotrexato são em dose única e em várias doses (Quadro 35.4). Em geral os resultados observados com a administração em várias doses são melhores (93%), quando comparados aos da administração em dose única (88%), mas os efeitos colaterais são maiores com a administração em várias doses. Os mais comuns são náuseas, vômitos, diarreia e elevação das enzimas hepáticas, sendo mais raros os efeitos mais graves como danos renais e hepáticos, pneumonia, dermatites e pleurite. Estes efeitos colaterais podem ser controlados com o ajuste da dose e do tempo de tratamento com metotrexato.

Como o metotrexato atua em tecidos que proliferam rapidamente, as contraindicações absolutas incluem condições que podem ser afetadas pelos efeitos deste fármaco, como doença hepática crônica, discrasias sanguíneas preexistentes, doença pulmonar, úlcera péptica e imunodeficiência. As pacientes que têm sensibilidade ao metotrexato, que são portadoras de uma gestação intrauterina ou que amamentam não são candidatas à terapia com metotrexato. As contraindicações relativas incluem uma massa sem ruptura maior que 3,5 a 4,0 cm; atividade cardíaca fetal; e um valor de hCG maior que 5.000 a 6.000 mil/mℓ. Estas contraindicações têm a finalidade de limitar o tratamento medicamentoso a gestações precoces e àquelas sem sinais de ruptura precoce ou iminente. A contraindicação ao uso de metotrexato em uma grande massa deve-se à provável presença de hemorragia dentro da tuba uterina.

Exames laboratoriais como hemograma, enzimas hepáticas, creatinina e grupo sanguíneo devem ser realizados antes do início do tratamento. O nível sérico de hCG deve ser aferido a cada 7 dias até a normalização após a última dose

Quadro 35.4 Protocolos de tratamento de gestação ectópica com metotrexato.

Protocolo	Posologia	Tempo de administração	Aferições da hCG	Administração adicional
Dose única	MTX 50 mg/m² IM	1 dia	Antes do tratamento Dia 1 Dia 4 Dia 7	MTX 50 mg/m² IM no dia 7 Se hCG cai menos de 15% do dia 4 até o dia 7
Várias doses	MTX 1 mg/kg IM AC FOL 0,1 mg/kg IM	4 doses (dias 1, 3, 5 e 7) intercaladas com ácido fólico (dias 2, 4, 6 e 8)	Antes do tratamento Dia 1 Dia 3 Dia 5 Dia 7	2ª, 3ª ou 4ª dose de MTX 1 mg/kg IM Se hCG cai menos de 15% do valor anterior

Fonte: adaptado de Taran et al., 2015.

de metotrexato administrada. A ruptura da GE durante o tratamento com metotrexato varia entre 7 e 14%. A taxa de aumento da hCG é preditora de ruptura. As taxas de sucesso com metotrexato são mais baixas nas pacientes com história pregressa de GE e saco gestacional visualizado à ultrassonografia, e naquelas com aumento da hCG após administração do metotrexato.

C. **Tratamento cirúrgico.** As indicações para tratamento cirúrgico estão listadas no Quadro 35.3. O tratamento cirúrgico da gestação tubária consiste em salpingectomia ou procedimentos que objetivem a preservação do órgão, como salpingotomia linear, expressão transampolar ou ressecção segmentar (salpingectomia parcial com reanastomose primária ou secundária). Esses procedimentos têm como objetivo a retirada apenas do tecido trofoblástico, mas estão associados a taxas mais altas de retenção de tecido trofoblástico (4 a 15%).

Em uma salpingotomia linear (abertura da tuba com uma incisão reta sobre o tecido trofoblástico com energia monopolar), o traumatismo cirúrgico deve ser mínimo. Deve-se dar preferência a esse procedimento se a tuba uterina contralateral estiver doente ou se a paciente tiver história de infertilidade, pois a taxa cumulativa de gestação intrauterina é maia alta. Em raros casos, a gestação tubária pode ser "ordenhada" através da região ampolar com uma pinça atraumática. Esta técnica só tem bom êxito em casos individualizados e não deve ser forçada. A ressecção segmentar é indicada se a gestação tubária for extensa, lesionando a parede tubária, e se a paciente desejar manter a fertilidade.

Os procedimentos cirúrgicos radicais incluem ressecção tubária, salpingectomia, salpingo-ooforectomia, ressecção do corno uterino em casos de gestação intramural e histerectomia. Em situações em que a tuba se apresenta rota ou com comprometimento extenso, nas reincidências sobre a mesma tuba, principalmente quando a tuba contralateral se encontra preservada, a salpingectomia configura a melhor opção. Já em casos de GEs íntegras, recomenda-se a conservação da tuba uterina, principalmente quando se pensa em manutenção da fertilidade e a tuba contralateral estiver ausente ou comprometida.

A escolha ou não das técnicas de preservação do órgão é determinada por:
- Intensidade do sangramento
- Tamanho da gestação tubária
- Grau das lesões na tuba afetada e na tuba contralateral
- História anterior de infertilidade
- Gestação tubária prévia
- Desejo da paciente sobre sua fertilidade futura
- Disponibilidade de técnicas de reprodução assistida
- As habilidades do cirurgião.

A laparoscopia é o padrão-ouro para o tratamento cirúrgico da GE, e a laparotomia só é indicada se a laparoscopia não for possível por motivos técnicos, logísticos ou clínicos. As vantagens da laparoscopia são o acesso mais rápido ao abdome, menor tempo cirúrgico, menor perda de sangue, aderências pós-operatórias menos extensas, menor tempo de hospitalização e de recuperação pós-operatória, e menores custos de hospitalização e reabilitação.

Quando, em situações de estabilidade hemodinâmica, não se dispõe da abordagem videolaparoscópica, a incisão por minilaparotomia mostrou-se mais eficaz que a laparotomia convencional no que se refere ao desenvolvimento de íleo paralítico (10% × 27%) e infecção de ferida operatória (3% × 17%) com a mesma eficácia em resolução e sem necessidade de conversão para laparotomia.

O valor da hCG cai acentuadamente no primeiro dia após a cirurgia, geralmente para menos de metade do valor inicial.

Na gestação abdominal, a tentativa de retirada da placenta pode levar a um sangramento incontrolável, dependendo do local de sua implantação. O tratamento de escolha consiste em retirada do concepto, deixando-se a placenta *in situ* e aguardando-se a sua reabsorção. Nas situações em que a placenta está intimamente aderida às estruturas pélvicas, a gestação intraligamentar deve ser tratada como gestação abdominal. O descolamento do peritônio posterior do útero e das paredes laterais pélvicas pode possibilitar a exérese total dos produtos da concepção em casos de implantes confinados à parede abdominal.

Na gestação ovariana, o tratamento consiste em ressecção cuneiforme do ovário, conservando-se o máximo de tecido glandular. Quando isto não é possível, faz-se ooforectomia total. Nos casos em que a tuba ipsolateral encontra-se aderida ao ovário, realiza-se também salpingectomia associada.

Nas gestações intersticiais, em aproximadamente 50% dos casos são possíveis a ressecção córnea e a reconstituição do defeito. Nos casos de gestação mais avançada, com deformidade importante do útero, pode ser necessária histerectomia total ou parcial, sendo preferível a segunda, devido aos menores riscos de sangramento operatório.

Na gestação cervical, o maior problema é o sangramento local. Em casos iniciais, pode-se tentar a remoção dos produtos da concepção por curetagem da endocérvice e do endométrio, com tamponamento com gaze ou sonda de Foley. Caso haja sangramento incontrolável, podem-se realizar amputação do colo uterino, ligadura transvaginal dos ramos cervicais da artéria uterina, ligadura das artérias ilíacas internas (hipogástricas) ou histerectomia. Atualmente, o tratamento de escolha, especialmente para as pacientes sem prole definida, é o metotrexato.

Bibliografia

Bachman EA, Barnhart K. Medical management of ectopic pregnancy: a comparison of regimens. Clin Obstet Gynecol. 2012; 55(2):440-7.
Barnhart K, van Mello NM, Bourne T et al. Pregnancy of unknown location: a consensus statement of nomenclature, definitions, and outcome. Fertil Steril. 2011; 95(3):857-66.
Barnhart KT, Gosman G, Ashby R et al. The medical management of ectopic pregnancy: a meta-analysis comparing "single dose" and "multidose" regimens. Obstet Gynecol. 2003; 101(4):778-84.
Barnhart KT. Clinical practice. Ectopic pregnancy. N Engl J Med. 2009; 361(4):379-87.
Begum J, Pallavee P, Samal S. Diagnostic dilemma in ovarian pregnancy: a case series. J Clin Diagn Res. 2015; 9(4):QR01-3.
Chapron C, Fernandez H, Dubuisson JB. [Treatment of ectopic pregnancy in 2000.] J Gynecol Obstet Biol Reprod (Paris). 2000; 29(4):351-61.
Chung K, Chandavarkar U, Opper N et al. Reevaluating the role of dilation and curettage in the diagnosis of pregnancy of unknown location. Fertil Steril. 2011; 96(3):659-62.
Condous G, Van Calster B, Kirk E et al. Clinical information does not improve the performance of mathematical models in predicting the outcome of pregnancies of unknown location. Fertil Steril. 2007; 88(3):572-80.
Crochet JR, Bastian LA, Chireau MV. Does this woman have an ectopic pregnancy?: the rational clinical examination systematic review. JAMA. 2013; 309(16):1722-9.
Jurkovic D, Wilkinson H. Diagnosis and management of ectopic pregnancy. BMJ. 2011; 342:d3397.
Kirk E, Bottomley C, Bourne T. Diagnosing ectopic pregnancy and current concepts in the management of pregnancy of unknown location. Hum Reprod Update. 2014; 20(2):250-61.

Kirk E, Daemen A, Papageorghiou AT et al. Why are some ectopic pregnancies characterized as pregnancies of unknown location at the initial transvaginal ultrasound examination? Acta Obstet Gynecol Scand. 2008; 87(11):1150-4.

Kumar V, Gupta J. Tubal ectopic pregnancy. BMJ Clin Evid. 2015.

Kurman RJ, Shih IM. The origin and pathogenesis of epithelial ovarian cancer: a proposed unifying theory. Am J Surg Pathol. 2010; 34(3):433-43.

Medicine PCoASfR. Medical treatment of ectopic pregnancy: a committee opinion. Fertil Steril. 2013; 100(3):638-44.

Nelson AL, Adams Y, Nelson LE et al. Ambulatory diagnosis and medical management of ectopic pregnancy in a public teaching hospital serving indigent women. Am J Obstet Gynecol. 2003; 188(6):1541-7; discussion 7-50.

Polaneczky M, O'Connor K. Pregnancy in the adolescent patient. Screening, diagnosis, and initial management. Pediatr Clin North Am. 1999; 46(4):649-70, x.

Shwayder JM. Pathophysiology of abnormal uterine bleeding. Obstet Gynecol Clin North Am. 2000; 27(2):219-34.

Taran FA, Kagan KO, Hübner M et al. The Diagnosis and Treatment of Ectopic Pregnancy. Dtsch Arztebl Int. 2015; 112(41):693-703; quiz 4-5.

DOENÇA INFLAMATÓRIA PÉLVICA

Marcos Mendonça
Vânia Lúcia Magalhães

I. **Introdução.** A doença inflamatória pélvica (DIP) é uma entidade clínica muito frequente e constitui a complicação mais comum e grave das doenças sexualmente transmissíveis. Trata-se de infecção ascendente do trato genital feminino causada pela disseminação de bactérias da vagina que se propagam da vagina e do colo uterino para endométrio, trompas, ovários, peritônio pélvico e estruturas contíguas. Sua manifestação pode ser desde uma doença pouco sintomática até quadros graves que ameaçam a vida da paciente. A DIP é uma infecção ascendente. Os organismos causais mais comuns são transmitidos sexualmente. A DIP é uma fonte significativa de morbidade entre mulheres em idade reprodutiva, tanto como causa de dor abdominal como causa frequente de infertilidade. Sua apresentação clínica é muitas vezes não específica, e o diagnóstico correto pode primeiro se manifestar com base nos resultados dos estudos de imagem.

Anualmente, mais de 1 milhão de mulheres contraem essa afecção, e aproximadamente 25% delas estão sujeitas a alguma sequela, como dor pélvica crônica, gravidez tubária ou infertilidade.

A DIP é uma doença que acomete principalmente mulheres jovens, e em 70% dos casos as pacientes têm menos de 25 anos de idade. Estudos epidemiológicos mostram que apenas 2,1% dos casos de DIP ocorrem em pacientes na idade entre 10 e 14 anos, e 4,8% após os 44 anos.

A maioria dos casos de DIP em adolescentes é diagnosticada no departamento de emergência (DE), muitas vezes em DE pediátricos. Um passo importante para evitar a morbidade relacionada à DIP entre essa população de alto risco é quantificar a prevalência e os padrões microbianos que predominam, e identificar as lacunas de exames e tratamentos.

Um episódio de DIP pode trazer consequências desastrosas para a vida de uma mulher jovem, especialmente com relação à sua capacidade reprodutiva: 40% das mulheres inférteis provavelmente tiveram uma infecção pélvica anterior. A avaliação e o tratamento adequados da DIP são essenciais na prevenção de gravidez ectópica, infecções repetidas de DIP, infertilidade, dor pélvica crônica e morte fetal.

II. **Etiologia.** Mais de 40 tipos de microrganismos têm sido implicados na etiologia da DIP, atuando ora isoladamente, ora em sinergismo, como ocorre em muitos casos. Bactérias aeróbias e também anaeróbias são frequentemente encontradas (Quadro 36.1).

A salpingite tuberculosa, entidade rara, não é uma doença sexualmente transmissível e ocorre como consequência da disseminação hematogênica do bacilo de Koch. Em 80% dos casos, esta bactéria acomete a pelve a partir de focos pulmonares. A DIP tuberculosa é uma infecção de caráter insidioso e não será discutida neste capítulo; contudo, seu diagnóstico não deve ser negligenciado, principalmente nas pacientes que não apresentam melhora clínica após a terapêutica convencional para a DIP.

Quadro 36.1 Principais agentes etiológicos da DIP.

Tipo do agente	Microrganismos
DST	Chlamydia trachomatis Neisseria gonorrhoeae Mycoplasma hominis Ureaplasma urealyticum
Endógenos aeróbios ou facultativos	Streptococcus sp. Staphylococcus sp. Haemophilus sp. Escherichia coli
Anaeróbios	Bacteroides sp. Peptococcus sp. Peptostreptococcus sp. Clostridium sp. Actinomyces sp.

DST: doenças sexualmente transmissíveis.

A *Neisseria gonorrhoeae* é frequentemente associada à DIP; 35 a 50% dos casos são associados à gonorreia. Por esse motivo, as mulheres com DIP não tuberculosa eram classificadas como portadoras de doenças gonocócicas, com base apenas na detecção de gonococos na endocérvice. No entanto, a realização de culturas de líquido peritoneal ou de exsudato das trompas, obtidos por culdocentese e laparoscopia, tem mostrado não somente menor correlação entre as bactérias encontradas no colo e no abdome, mas também a natureza polimicrobiana da infecção.

A *Chlamydia trachomatis* é responsável por um número crescente de casos de salpingite e frequentemente está associada ao gonococo. Em geral, a infecção se apresenta de maneira menos aguda em comparação com a gonorreia; a ocorrência de febre e de secreção cervical purulenta é menos frequente na DIP causada por *C. trachomatis*.

Mycoplasma hominis e *Ureaplasma urealyticum* estão relacionadas com a DIP em apenas 4% dos casos.

Actinomyces sp. raramente se relaciona à DIP; os germes anaeróbios podem ser patógenos primários ou secundários à gonorreia ou a outra infecção que tenha provocado dano tecidual.

III. **Fatores predisponentes.** Associam-se à idade, ao nível socioeconômico, aos hábitos sexuais, ao uso e ao tipo de contraceptivo e a episódio prévio de DIP.

Os seguintes fatores devem ser considerados:
A. **Maior frequência na mulher jovem entre 15 e 39 anos.**
B. **Baixa condição socioeconômica.**
C. **Promiscuidade – mulheres, em geral solteiras, com múltiplos parceiros sexuais, são 4 a 6 vezes mais suscetíveis ao desenvolvimento de DIP que as monogâmicas.**
D. **Métodos contraceptivos de barreira, como preservativo e diafragma, podem oferecer proteção contra a infecção.** Por outro lado, o dispositivo intrauterino (DIU) é um fator predisponente importante; as usuárias de DIU mostram risco 3 a 5 vezes maior de apresentarem DIP.
E. **Contraceptivos orais podem proteger a mulher contra a DIP, por mecanismo que ainda permanece obscuro; provavelmente, pelo fato de diminuírem o volume do fluxo menstrual e tornarem o muco cervical mais espesso, agindo**

como barreira contra a ascensão de microrganismos. Contudo, a possibilidade de ocorrência de DIP causada por clamídias é maior em usuárias de pílulas anticoncepcionais, que podem causar ectrópio cervical, um possível fator predisponente à infecção por esses microrganismos, que têm predileção pelo epitélio colunar.
F. **Mulheres que tiveram episódios anteriores de DIP gonocócica são mais propensas a apresentar recorrência.** O mecanismo exato para este aumento de risco ainda não foi determinado.

IV. Medidas diagnósticas
   A. **Anamnese.** A sintomatologia nem sempre é evidente; dessa maneira, é necessário obter informações a respeito de número de parceiros, hábitos sexuais, método anticoncepcional utilizado, história anterior de DIP e tratamentos realizados.

   A DIP era considerada uma doença que não acometia mulheres esterilizadas cirurgicamente, provavelmente devido à interrupção da superfície de continuidade existente entre colo, endométrio, mucosa tubária e cavidade pélvica; contudo, em trabalhos recentes, foram descritos casos de DIP em mulheres previamente submetidas à salpingotripsia.

   Reiteramos que, dentre quatro mulheres acometidas pela DIP, três têm 25 anos de idade ou menos.

   B. **Sinais e sintomas.** Na fase inicial da infecção pélvica, o estado geral da paciente não se altera; no entanto, à medida que a doença progride, pode-se observar queda evidente desse estado, com surgimento de mal-estar e desânimo, fácies de sofrimento e ansiedade. Disúria pode ocorrer em 20% dos casos, principalmente se houver uretrite, e aproximadamente 50% das pacientes relatam a ocorrência de corrimento vaginal purulento; febre pode ser detectada em 40% dos casos.

   Dor pélvica aguda é o sintoma principal e se exacerba quando são feitas manobras de palpação do hipogástrio e/ou das fossas ilíacas; ao toque vaginal, a mobilização uterina mostra-se altamente dolorosa (Figura 36.1).

   Com a evolução da doença, podem surgir sinais de irritação peritoneal, com exacerbação da dor e ocorrência de náuseas e vômitos. Nesta fase, a palpação abdominal evidencia sinais de defesa em 90% dos casos e dor à descompressão

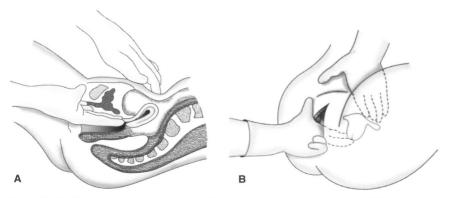

Figura 36.1 A. Toque bimanual combinado. **B.** Durante o toque combinado, há sensibilidade intensa à movimentação do colo uterino e palpação dos anexos.

em cerca de 70%. Por meio do toque vaginal, é possível encontrar massa palpável nas fossas ilíacas em cerca de 50% dos casos; os ruídos intestinais quase sempre estão presentes.

V. **Investigação complementar**
   A. **Hemograma.** Leucocitose ocorre em até 70% dos casos, sem desvio para a esquerda; a hemossedimentação está elevada em até 75% dos casos e costuma manter valores altos. Resultados negativos não excluem o diagnóstico.
   B. **Ecografia.** Pode revelar a ocorrência de líquido livre ou de coleções líquidas na pelve.
   C. **Culdocentese.** Tem como objetivo avaliar o líquido que quase sempre está presente no fundo de saco de Douglas. Sempre que possível, deve ser realizada a bacterioscopia pelo método de Gram (Figura 36.2).
   A culdocentese também é importante no diagnóstico diferencial com gravidez ectópica rota.
   D. **Laparoscopia.** Quando o diagnóstico é feito apenas com base nos dados clínicos, o índice de acerto é de aproximadamente 65%.
   Realizando-se a laparoscopia, há aumento significativo do acerto diagnóstico. Nesse exame, os critérios mínimos para o diagnóstico de DIP aguda são hiperemia da superfície tubária, edema da parede tubária e exsudato purulento cobrindo a superfície tubária ou extravasando pela extremidade fimbriada, quando esta se encontra pérvia.
   E. **Ressonância magnética (RM).** A RM é adequada para a avaliação da DIP e suas complicações devido ao seu contraste superior de tecidos moles e alta sensibilidade à inflamação. Os achados da RM na DIP aguda incluem: cervicite, endometrite, salpingite-ooforite e inflamação nos tecidos moles pélvicos. As complicações agudas incluem: piossalpinge, abscesso tubo-ovariano, peritonite e peri-hepatite.

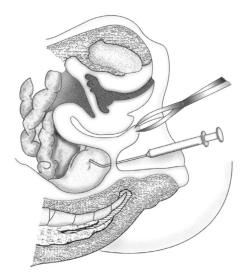

Figura 36.2 Culdocentese.

A hidrossalpinge, os cistos de inclusão pélvica e a obstrução ureteral podem se desenvolver como sequela crônica da DIP.

VI. Diagnóstico diferencial. O diagnóstico diferencial de DIP deve ser realizado nos casos de: gravidez ectópica, apendicite aguda, torção e/ou ruptura de cisto ovariano, infecção urinária aguda, urolitíase, psoíte e linfadenite mesentérica.

VII. Tratamento. A principal intervenção para a DIP aguda é o uso de antibióticos de amplo espectro que cobrem *Chlamydia trachomatis*, *Neisseria gonorrhoeae* e bactérias anaeróbicas, administradas por via intravenosa (IV), intramuscular (IM) ou por via oral (VO). O tratamento depende do estadiamento clínico da doença, conforme orientação proposta pela Universidade da Flórida.

A. Estádio I – Salpingite aguda sem peritonite. Tratamento em nível ambulatorial; caso a paciente seja usuária de DIU, justifica-se a internação.

A terapia é feita a partir de apenas uma substância: doxiciclina 200 mg VO, seguidos de 100 mg a cada 12 h. Se o hemograma, realizado 48 h após o início do tratamento, mostrar sinais de normalização, a medicação é mantida em nível ambulatorial, no período de 10 dias.

B. Estádio II – Salpingite aguda com peritonite. Os sinais de peritonite justificam a internação. A terapia deve ser dupla: doxiciclina, 200 mg VO, como dose de ataque, seguidos de 100 mg a cada 12 h, mais cefoxitina, 2 g IV, como dose de ataque, seguidos de 1 g a cada 6 h.

A paciente deve ser mantida internada até a diminuição da dor e da hipertermia e a normalização dos exames laboratoriais. Após a alta hospitalar, o tratamento é mantido em nível ambulatorial, utilizando-se doxiciclina, 100 mg VO a cada 12 h, por 10 dias.

C. Estádio III – Salpingite aguda com sinais de oclusão tubária ou abscesso tubo-ovariano. A terapia deve ser tríplice: penicilina cristalina, 2 a 5 milhões de unidades IV a cada 6 h; clindamicina, 600 mg IV a cada 6 h; gentamicina, 3 a 5 mg/kg/dia IV a cada 8 h.

A alta hospitalar é concedida após melhora clínica e laboratorial, mantendo-se o tratamento em nível ambulatorial e utilizando-se doxiciclina, 100 mg VO a cada 12 h e metronidazol, 500 mg VO a cada 8 h, por 10 dias.

D. Estádio IV – Sinais clínicos de ruptura de abscesso tubo-ovariano. A terapia é empregada para afastar complicações bacterianas sistêmicas. O tratamento definitivo envolve a remoção cirúrgica do órgão acometido, sendo a extensão da cirurgia determinada pelos achados durante a laparotomia.

É necessário suspeitar de etiologia tuberculosa nos seguintes casos: (1) resposta inadequada ao tratamento anterior; (2) DIP em virgens; (3) desproporção entre a lesão anatômica e os sintomas escassos; (4) DIP associada à ascite; (5) antecedentes pessoais ou familiares de tuberculose (pleurite, osteoartrite etc.); (6) ocorrência de febre vespertina.

Bibliografia

Bakken IJ, Ghaderi S. Incidence of pelvic inflammatory disease in a large cohort of women tested for Chlamydia trachomatis: a historical follow-up study. BMC Infect Dis. 2009; 14(9):130.

Bongard F, Landres DV, Lewis F. Differential diagnosis of appendicitis and pelvic inflammatory disease. Am J Surg. 1985; 150:90-6.

Buchan H, Vessey M. Epidemiology and trends in hospital discharges for pelvic inflammatory disease in England, 1975. Brit J Obstet Gynecol. 1985; 96:219-23.

Czeyda-Pommersheim F, Kalb B, Costello J et al. MRI in pelvic inflammatory disease: a pictorial review. Abdom Radiol (NY). 2017; 42(3):935-950. doi: 10.1007/s00261-016-1004-4.

Dardano KL, Burkman RT. The intrauterine contraceptive device: an often-forgotten and maligned method of contraception. Am J Obstet Gynecol. 1999; 181(1):1-5.

Das BB, Ronda J, Trent M. Pelvic inflammatory disease: improving awareness, prevention, and treatment. Infect Drug Resist. 2016; 9:191-7. doi: 10.2147/IDR.S91260. eCollection 2016.

Handers DV et al. Combination antimicrobial therapy in the treatment of acute pelvic inflammatory disease. Am J Obstet Gynecol. 1991; 164:849-58.

Judlin P. Current concepts in managing pelvic inflamatory disease. Curr Opin Infect Dis. 2009; 21.

Kunz J, Macciocchi A. Acute salpingitis caused by C. trachomatis and N. gonorrhoeae: diagnostic features and response to thiamphenicol therapy. Second World Congress on Sexually Transmitted Diseases (STD). Paris, 1986:25-8.

Lawson MA, Blythe MJ. Pelvic inflammatory disease in adolescents. Pediatr Clin North Am. 1999; 46(4):767-82.

McCallum CA, Oman KS, Makic MB. Improving the assessment and treatment of pelvic inflammatory disease among adolescents in an urban children's hospital emergency department. J Emerg Nurs. 2014; 40(6):579-85. doi: 10.1016/j.jen.2013.09.015. Epub 2013 Nov 22.

Mead PB. Pelvic inflammatory disease – use of appropriate antibiotics. Clin Obstet Gynecol. 1985; 28:405-13.

Najem AZ et al. Appendicitis versus pelvic inflammatory disease. A diagnostic dilemma. Am Surg. 1985; 51:217-22.

Naud P et al. Chlamydia trachomatis detection in pelvic inflammatory disease. Second World Congress on Sexually Transmitted Disease (STD). Paris, 1986:25-8.

Newton W, Keith LG. Role of sexual behavior in the development of pelvic inflammatory disease. J Repr Med. 1985; 30:82-8.

Passos MRL et al. Acute pelvic inflammatory disease. Etiologic aspects and treatment. Second World Congress on Sexually Transmitted Disease (STD). Paris, 1986; 25-8.

Savaris RF, Fuhrich DG, Duarte RV et al. Antibiotic therapy for pelvic inflammatory disease. Cochrane Database Syst Rev. 2017; 4:CD010285. doi: 10.1002/14651858.CD010285.pub2.

Schnee DM. Pelvic inflammatory disease. J Pediatr Adolesc Gynecol. 2009; 22(6):387-9.

Seitz, ML. Difficulties in treating adolescents with pelvic inflammatory disease with revised treatment guidelines. Arch Pediatr Adolesc Med. 1999; 153(1):94.

Simms I, Rogers P, Charlett A. Int J STD-AIDS. 1999; 10(7):448-51.

Solomon M, Tuchman L, Hayes K et al. Pelvic Inflammatory Disease in a Pediatric Emergency Department: Epidemiology and Treatment. Pediatr Emerg Care. 2017; doi: 10.1097/PEC.0000000000001148. [Epub ahead of print]

Trent M, Chung SE, Burke M et al. Results of a randomized controlled trial of a brief behavioral intervention for pelvic inflammatory disease in adolescents. J Pediatr Adolesc Gynecol. 2009; 23(2):96-101.

Vermesh M et al. Acute salpingitis in sterilized women. Obstet Gynecol. 1987; 69:265-9.

Walker CK et al. Anaerobes in pelvic inflammatory disease: implications for the Centers for Disease Control and Prevention's guidelines for treatment of sexually transmitted diseases. Clin Infect Dis. 1999; 28(Suppl 1):S29-36.

Weström L. Treatment of pelvic inflammatory disease in view of etiology and risk factors. Sexually Transmited Disease. 1985; 149:437.

LAPAROSCOPIA NA EMERGÊNCIA

Roberto Carlos Oliveira e Silva
André Dellareti Barreto Martins
Paula Carolina de Oliveira Andrade
Mariana França

37

I. Introdução. Descrita inicialmente em 1901, por Kelling, a laparoscopia passou, nas últimas décadas, por grandes avanços que permitiram o aumento do uso do método como propedêutica e terapêutica em diversos cenários da medicina.
Amplamente utilizada na avaliação do abdome agudo não traumático e em cirurgias eletivas, a laparoscopia vem sendo cada vez mais cogitada no ambiente hospitalar de urgência em pacientes estáveis.
O primeiro relato do uso do método em pacientes vítimas de traumatismo ocorreu em 1960, quando Heselson descreveu uma série de 68 pacientes com traumatismos abdominais contusos e penetrantes submetidos à laparoscopia para diagnóstico de lesões intraperitoneais.
A natureza da emergência e a imprevisibilidade do traumatismo condicionam a necessidade de um diagnóstico rápido e, consequentemente, a pronta e adequada terapêutica. Para isso, é imprescindível uma equipe adequadamente treinada durante todo o período de atendimento. Neste contexto, a laparoscopia vem contribuir sobremaneira, na medida em que determina a redução de laparotomias não terapêuticas e a diminuição do período de internação.
Neste capítulo, serão analisados inicialmente, os potenciais efeitos adversos da laparoscopia; e examinados, separadamente, as aplicações diagnósticas e terapêuticas da laparoscopia na emergência.

II. Fisiologia e morbidade potencial. Quatro aspectos da cirurgia laparoscópica podem contribuir para efeitos cardiopulmonares adversos; são eles: dióxido de carbono (CO_2), pneumoperitônio com pressão positiva, hipotermia de insuflação e posição em proclive.
Uma vez que pacientes em situação de emergência apresentam graus variados de choque e eventualmente condições fisiopatológicas preexistentes desconhecidas, é importante a compreensão da fisiologia e dos efeitos deletérios potenciais do pneumoperitônio e da laparoscopia.
Assim, apresentam-se como candidatos à laparoscopia os pacientes hemodinamicamente estáveis, mesmo que já tenham apresentado período de hipotensão, e nos quais existem riscos significativos de lesões intra-abdominais ocultas. Devemos lembrar que, embora os pacientes traumatizados sejam reanimados do ponto de vista volêmico, ainda permanece certo grau de hipovolemia, potencializando os efeitos deletérios do pneumoperitônio.
Em virtude do seu baixo custo, da fácil disponibilidade, de não se sujeitar a excessos e da rápida reabsorção pelo peritônio, o CO_2 tem sido o agente mais amplamente utilizado para o estabelecimento do pneumoperitônio em cirurgia laparoscópica. No entanto, análises mais acuradas demonstram que quantidades significativas de CO_2 podem ser absorvidas pelo peritônio, resultando em elevação da PCO_2 arterial, acidose, diminuição do volume de ejeção e elevação da pressão da artéria pulmonar. Embora essa hipercarboxemia costume ser bem tolerada nos casos eletivos, pacientes

com hemorragia tendem a apresentar acidose de leve a moderada, mesmo quando corrigidos os seus níveis pressóricos.

Especialmente nos procedimentos laparoscópicos, a PCO_2 deve ser cuidadosamente monitorada pelo anestesista, e, caso a PCO_2 fique acima de 60 ou o pH alcance níveis inferiores a 7,2, o procedimento deverá ser interrompido em favor da técnica aberta, evitando-se o aparecimento de arritmias cardíacas de difícil controle, em função da acidose.

Pacientes com traumatismo cranioencefálico (TCE), outra condição frequente no trauma, são tratados com medidas que possibilitam a redução da pressão intracraniana. A hiperventilação, que reduz a PCO_2, é uma das mais efetivas medidas disponíveis, uma vez que o fluxo sanguíneo cerebral é inversamente proporcional à PCO_2, e qualquer elevação nesta, resultante do pneumoperitônio, está formalmente contraindicada nestes casos.

A insuflação pode resultar, também, em hipotermia devido à evaporação de fluidos da superfície peritoneal, em combinação com o fato de o gás utilizado ser em geral frio. Nos procedimentos eletivos, apesar de a hipotermia representar apenas um inconveniente que prolonga a permanência do paciente na sala de recuperação ou provoca neste tremores pós-operatórios, trata-se de um sério problema na emergência. Os pacientes poderão já estar hipotérmicos em função de choque, temperatura ambiente e de soluções frias empregadas para reanimação. A hipotermia significativa (temperatura central igual ou inferior a 35°C) pode contribuir para a instalação de coagulopatia ou arritmias ventriculares. No traumatismo, a hipotermia contribui ainda para o aumento da mortalidade, a qual acomete 100% em pacientes com temperaturas centrais inferiores a 32°C. Assim, é crucial o monitoramento da temperatura central, via reto ou esôfago, durante os procedimentos na emergência, especialmente os laparoscópicos.

No pneumoperitônio a pressão de 10 a 15 mmHg é utilizada para a elevação da parede abdominal anterior, tornando possível a realização do exame laparoscópico. Em modelos experimentais, tais níveis pressóricos causam queda de 10 a 20% no débito cardíaco. O mecanismo é a redução no retorno venoso, de modo semelhante ao que ocorre na pressão expiratória positiva final (*positive end-expiratory pressure* – PEEP). De fato, o pneumoperitônio com pressão positiva reverte parcialmente os efeitos negativos da PEEP ao igualar as pressões intratorácicas e intra-abdominais e restaurar o fluxo venoso. A posição de Trendelenburg (cabeceira abaixada a 15°) tende a aumentar o retorno venoso para o coração e compensa o efeito negativo do pneumoperitônio no débito cardíaco, comprovado por muitos estudos efetuados durante procedimentos laparoscópicos ginecológicos, realizados normalmente nesta posição. Em contraste, a laparoscopia para exploração do traumatismo, assim como a colecistectomia videolaparoscópica, requer uma posição reversa de Trendelenburg (cabeceira elevada a 15° – proclive), exacerbando os efeitos negativos do pneumoperitônio no débito cardíaco, propiciando sua queda de até 24%. Observa-se ainda que os efeitos da hemorragia e do hemoperitônio sobre o débito cardíaco são aditivos e apenas parcialmente revertidos pelas medidas de reanimação com fluidos. As consequências deletérias sobre o débito cardíaco de múltiplos fatores, tais como hemorragia, hipotermia, proclive, hipercarbia, acidose e pneumoperitônio, nunca foram estudadas simultaneamente. Não obstante, mínimos decréscimos no débito cardíaco são suficientes para descompensar pacientes com pequena reserva cardíaca ou que apresentem um choque hipovolêmico não estar completamente corrigido.

Assim, com base no que foi relatado, fica claro que a laparoscopia na emergência traz consigo alguns riscos potenciais. A pressão do pneumoperitônio deverá ser minimizada (10 mmHg), e o posicionamento deverá ser em Trendelenburg ou horizontal, sempre que o proclive não for necessário. O monitoramento dos gases arteriais e controle contínuo do CO_2 deverão ser utilizados para todos os procedimentos que ultrapassarem 15 min de duração. É necessário reanimar os pacientes, e a volemia deverá ser verificada e monitorada com pelo menos um cateter venoso central. Quando possível, em pacientes idosos e naqueles com comprometimento cardiorrespiratório conhecido, o monitoramento é fundamental.

Em pacientes com ruptura do diafragma, é descrito pneumotórax hipertensivo como resultado da transmissão da pressão positiva à cavidade pleural. Em consequência, todo o equipamento necessário para a descompressão torácica de emergência deve estar acessível, e o tórax precisa ser preparado (antissepsia e campos cirúrgicos) no momento da realização do exame laparoscópico em pacientes politraumatizados.

III. **Contraindicações para o exame laparoscópico.** Conforme discutido anteriormente, a única contraindicação à laparoscopia no traumatismo e em cirurgia de urgência é a instabilidade hemodinâmica. Outras situações se constituem em contraindicações relativas.

Pacientes com íleo ou obstrução intestinal que apresentem abdome distendido, timpanismo aumentado ou exame radiológico demonstrando alças distendidas com níveis hidroaéreos, devido ao risco aumentado de perfuração pela punção com agulha ou trocarte, necessitam da utilização da técnica aberta para a introdução do trocarte inicial. Adicionalmente, em caso de história de cirurgia abdominal prévia, recomenda-se cuidado especial. O local da punção inicial precisa ser avaliado com atenção, e deve ser considerada, também, a técnica aberta para colocação do trocarte. Em pacientes com coagulopatias não corrigidas pelo risco aumentado de sangramento, também, a via laparoscópica deve ser evitada.

Nos casos em que os pacientes são muito obesos, é necessário avaliar a necessidade do uso de trocartes especiais, mormente em pacientes com índice de massa corporal (IMC) acima de 50. Em geral, estes pacientes necessitam de pressões de insuflação maiores que as habituais para elevar a parede abdominal anterior, impossibilitando a realização de pneumoperitônio efetivo para o exame laparoscópico, em virtude de alterações cardiovasculares. Além disso, eles apresentam omentos espessos e redundantes, o que dificulta a avaliação intra-abdominal.

Antes do exame laparoscópico, nos pacientes com comprometimento cardiovascular importante, defeitos de condução ou infarto agudo do miocárdio recente, os riscos devem ser bem avaliados. Doença cardíaca compensada ou angina não são contraindicações; doença pulmonar obstrutiva grave poderá levar a hipercarbia e acidose grave, se o CO_2 for utilizado.

Não se prestam à avaliação ou terapêutica laparoscópica as vítimas de traumatismos fechados ou penetrantes que apresentam hipotensão persistente, ou cujos níveis pressóricos são mantidos pela constante infusão de sangue ou cristaloides. Em geral, esses pacientes apresentam lesão intra-abdominal, com volumosa perda de sangue, de tratamento cirúrgico. A ocorrência de hemoperitônio pode ser confirmada, entre 3 e 5 min, pela utilização da ultrassonografia (US) em ambiente de atendimento ao traumatizado (FAST). As principais indicações e contraindicações são:

- Indicações:
  - Diagnóstico de penetração peritoneal em traumatismos penetrantes
  - Diagnóstico de lesão diafragmática
  - Exame abdominal não conclusivo após traumatismo fechado ou penetrante
  - Realização de janela pericárdica transdiafragmática para excluir lesão cardíaca
- Contraindicações:
  - Instabilidade hemodinâmica (absoluta)

IV. **Laparoscopia diagnóstica**
   A. **Traumatismos fechados.** As indicações para laparoscopia diagnóstica no traumatismo fechado variam, mas a maioria dos autores seleciona um grupo de pacientes hemodinamicamente estáveis, que apresentam sinais transitórios ou evocativos de lesão intra-abdominal (sensibilidade abdominal, escoriações, hipotensão transitória etc.), ou um fator que impede exame clínico seriado adequado (como TCE, traumatismos raquimedulares, ou anestesia prolongada e antecipada para procedimentos extra-abdominais).

   Uma fração significativa de pacientes traumatizados que sofreram grandes impactos não apresentará, contudo, sinais e sintomas cardiovasculares ou abdominais que justifiquem a necessidade de outras avaliações. No outro extremo, pacientes com taquicardia, hipotensão e sinais clínicos óbvios de choque apresentam hemorragia ativa, o que (excetuando-se sangramentos intratorácicos e fraturas graves) requer laparotomia imediata para diagnóstico e hemostasia simultâneos.

   O grupo intermediário remanescente necessita de informação diagnóstica adicional. As escolhas disponíveis incluem o lavado peritoneal diagnóstico (LPD), que atualmente é pouco realizado, a tomografia computadorizada (TC) e a US.

   A TC tem elevada sensibilidade na avaliação do traumatismo intra-abdominal e supre informações nas lesões retroperitoneais ou intraparenquimatosas dos órgãos sólidos. As preocupações com a TC existem, ainda que menos significativas: o paciente geralmente precisa ser removido da sala de emergência para o setor de radiologia, onde o monitoramento e a reanimação são mais difíceis; a presença de técnico e radiologista (ou cirurgião) competente na interpretação dos dados é imprescindível; e, ainda, o paciente necessita de contraste intravenoso. A seu favor, estão: o fato de muitos pacientes traumatizados requererem estudo tomográfico do crânio, a rapidez da nova geração de aparelhos e a aptidão da maioria dos cirurgiões gerais para a leitura e a interpretação dos resultados da TC.

   A US, assim como a TC, pode prover informação anatômica, determinar a existência de líquido intraperitoneal livre, sendo um método não invasivo e rápido que deve ser realizado na sala de emergência (FAST), o que já é feito na maioria dos grandes centros de trauma.

   Outra indicação da laparoscopia no traumatismo contuso, é o paciente com lesão de víscera maciça de tratamento não operatório que evolui com complicações locais tardias, como abscessos, coleperitônio, hematomas e urinomas que requerem intervenção cirúrgica para lavagem da cavidade e posicionamento de drenos. Esses procedimentos são realizados com facilidade e segurança por via laparoscópica.

   Foi sugerido em 2006, por Po-Chun Lee et al., o fluxograma para atendimento de pacientes politraumatizados em seu serviço, conforme a Figura 37.1.
   B. **Traumatismos penetrantes.** No traumatismo abdominal penetrante, a laparoscopia pode: (a) excluir penetração na cavidade peritoneal e, deste modo, evitar laparotomia não terapêutica "mandatória"; (b) determinar se há sangue ou conteúdo intestinal na cavidade peritoneal e estimar sua quantidade; (c) diagnosticar lesões do diafragma; (d) demonstrar a necessidade de laparotomia terapêutica; (e) posicionar drenos; (f) prover acesso para reparo laparoscópico de numerosas lesões, incluindo estômago, intestino delgado, parede abdominal e diafragma; (g) suturar lesões de diafragma, alças intestinais, bexiga e vísceras maciças. De modo similar ao que ocorre no traumatismo fechado, pacientes com lesões penetrantes podem apresentar sérias lesões ocultas intra-abdominais (ou dentro de outra cavidade corporal). Os cirurgiões devem determinar se os pacientes apresentam tais lesões e tratá-las prontamente, enquanto evitam lesões adicionais.

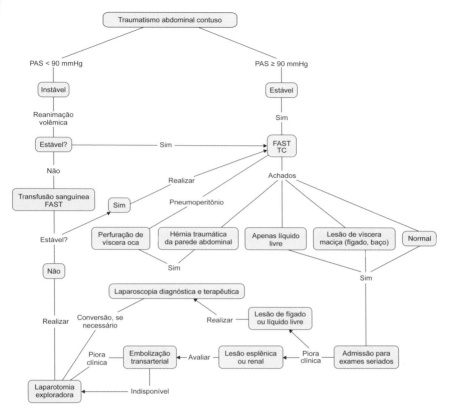

Figura 37.1 Fluxograma de traumatismo abdominal fechado.

A determinação da penetração na cavidade peritoneal deverá ser pensada em termos de sua exclusão. A comprovação de que ela não ocorreu indica que o paciente não apresenta, em consequência, lesão interna. Provar que houve penetração é menos útil, na medida em que isso não confirma a existência de lesão significativa (30 a 50% destes pacientes têm achados normais durante a laparotomia). Mesmo não sendo um desastre, a laparotomia não terapêutica é, sem dúvida, incapacitante (ao menos temporariamente) e não completamente desprovida de morbimortalidade.

Em inúmeros centros de trauma, a maioria dos pacientes com feridas penetrantes por arma branca é admitida para observação e exames clínicos seriados. Se houver alterações no exame, a avaliação cirúrgica estará indicada; além disso, nesses casos, a laparoscopia poderá eliminar ocasionais laparotomias brancas.

Nos casos de ferimentos por arma de fogo, a conduta tende para a exploração cirúrgica, em virtude da incidência elevada (80 a 90%) de lesões intra-abdominais quando há penetração. Nessas situações, a laparoscopia mostrou-se de valor para evitar laparotomias desnecessárias. Em alguns pacientes, a trajetória do projétil é tangencial à cavidade peritoneal ou passa pelo terço inferior do tórax, sendo a lesão peritoneal fortemente suspeitada e sem possibilidade de ser formalmente excluída. Neste grupo, o papel da laparoscopia tem sido demonstrado como método seguro e eficaz na exclusão de penetração na cavidade peritoneal ou tratamento da lesão diafragmática.

Embora estudos demonstrem que a laparoscopia pode detectar a existência de sangue ou conteúdo intestinal no abdome, documentando a necessidade de laparotomia, um exame diagnóstico completo poderá ser complicado devido à dificuldade na avaliação das alças intestinais, assim como a problemas para a visualização das estruturas posteriores e retroperitoneais, como o duodeno ou a face posterior do baço e do pâncreas que necessitam de profissional experiente.

C. **Traumatismos diafragmáticos.** A avaliação do diafragma, especialmente a cúpula esquerda, é provavelmente a área em que a laparoscopia diagnóstica apresente seu maior benefício. Em alguns grupos, particularmente nos pacientes submetidos a traumatismos fechados violentos na base torácica esquerda e nos ferimentos por arma branca na transição toracoabdominal esquerda, a incidência de lacerações diafragmáticas é alta, podendo ocorrer em 25 a 50% dos casos. Embora a maioria dessas lacerações seja assintomática, algumas delas com provável cicatrização espontânea, em grande número de pacientes resultam em complicações tardias desastrosas, tais como herniação, estrangulamento e perfuração de alças de delgado ou mesmo do estômago dentro da cavidade torácica. Apesar de alguns grupos optarem pela laparotomia exploradora "mandatória" para pacientes com este tipo de lesão, a laparoscopia vem se mostrando uma técnica auxiliar efetiva no diagnóstico e tratamento das lesões diafragmáticas traumáticas.

Na avaliação de pacientes com risco de lesões diafragmáticas, é necessário extremo cuidado, devido ao fato de poder ser criado um pneumotórax hipertensivo. A pressão de insuflação deve ser mantida baixa (menor que 10 mmHg), e o tórax precisa estar preparado para drenagem de emergência (Figuras 37.2 e 37.3).

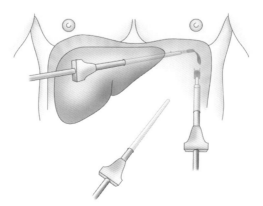

Figura 37.2 Reparo laparoscópico de lesão do diafragma.

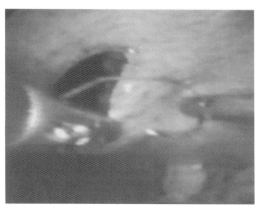

Figura 37.3 Imagem intraoperatória videolaparoscópica de rafia diafragmática.

D. Emergência não traumática. Patologias intra-abdominais significativas poderão apresentar-se de maneira pouco evidente, em especial nos pacientes idosos, senis ou imunocomprometidos, os quais apresentam geralmente história escassa e inconclusiva e quadro clínico e laboratorial inespecífico. De maneira similar, pacientes alcoolizados, sob efeito de drogas ilícitas e influência de medicamentos ou comatosos, também podem apresentar diagnóstico obscuro. Nessas situações, é indicado o exame laparoscópico, podendo diagnosticar a patologia em questão, como eventuais processos inflamatórios (apendicite e doença inflamatória pélvica), insuficiência vascular mesentérica ou mesmo perfurações viscerais (úlcera péptica, divertículos etc.) (Figura 37.4).

A laparoscopia poderá ainda ser muito útil nos casos de mulheres jovens que apresentam dor abdominal (principalmente quando a dor é localizada no

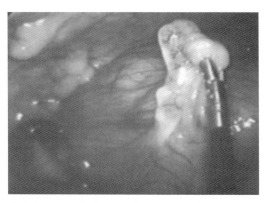

Figura 37.4 Imagem videolaparoscópica que mostra apendicite aguda.

quadrante inferior direito), realizando o diagnóstico diferencial entre gestação ectópica, doença inflamatória pélvica e apendicite aguda, até mesmo com possibilidade terapêutica (apendicectomia videolaparoscópica).

Há relatos isolados do uso incipiente da laparoscopia como opção para a intervenção de *second look*, principalmente nos casos em que houve dúvida sobre a viabilidade dos tecidos remanescentes (isquemia mesentérica, lesões extensas de órgãos sólidos etc.), com a opção de já se deixar instalado o trocarte por ocasião da laparotomia, evitando-se o risco de lesão por punção.

Outras indicações seriam a detecção de sangramento gastrintestinal em casos selecionados, em que se suspeita de neoplasia de intestino delgado ou de divertículo de Meckel; reposicionamento de tubos de gastrostomia e cateteres peritoneais para diálise; diagnóstico e avaliação de doença hepática, benigna ou maligna, primária ou metastática; avaliação de massas intra-abdominais; investigação de ascite, febre ou dor abdominal crônica de origem indeterminada; estadiamento de tumores; e outras, exercitadas mais frequentemente de maneira eletiva (no entanto, com risco emergencial significativo).

V. **Terapêutica laparoscópica na emergência.** O tratamento por via laparoscópica de patologias intra-abdominais é um campo promissor. A instrumentação e a técnica já estão bem estabelecidas para a ligadura de vasos, sutura de alças, para os reparos de defeitos da fáscia e a colocação de drenos. Suturas de lacerações de vísceras ocas e diafragmáticas, por via laparoscópica, assim como apendicectomias, têm sido realizadas com sucesso.

Técnicas laparoscópicas avançadas, incluindo ressecções e anastomoses de alças, podem ser utilizadas para reconstruções, ressecções ou anastomoses no traumatismo tão facilmente como em situações eletivas. As três maiores restrições para as técnicas laparoscópicas de tratamento de patologias intra-abdominais são a hemorragia, o tempo e o acesso aos órgãos intra-abdominais.

Apesar de existir uma variedade de técnicas laparoscópicas para ligadura de vasos, o controle de uma hemorragia pode ser difícil mesmo quando a fonte do sangramento é um único vaso. Caso existam vários vasos sangrando ou se a hemorragia tiver iniciado antes da realização da laparoscopia, o seu controle poderá ser virtualmente impossível. De fato, a hemorragia é uma indicação bem aceita para a conversão de um procedimento laparoscópico em cirurgia convencional. Não existe, e provavelmente nunca existirá, um substituto da laparotomia para o controle adequado de uma hemorragia significativa, com a rápida aplicação manual de pinças hemostáticas e de vários métodos simultâneos de sucção.

Em operações eletivas, é aceitável um tempo operatório adicional, visto que há pouco ou nenhum risco para o paciente, podendo até significar muitas vezes a diminuição no período de hospitalização. Em contraste, na emergência, o aumento do tempo operatório pode levar à hemorragia prolongada ou à contaminação de todo o abdome e atraso nos procedimentos diagnósticos ou terapêuticos. Os pacientes traumatizados poderão, ainda, apresentar paralelamente outras lesões que exigirão observação hospitalar, mesmo no caso de o procedimento abdominal possibilitar uma alta precoce.

Embora a visão laparoscópica do abdome seja excelente, e provavelmente melhore com a nova geração de afastadores e pinças, ainda é difícil o acesso à face posterior do baço, à raiz do mesentério e ao retroperitônio, particularmente em pacientes obesos. Fabian et al., assim como Salvino, demonstraram que, mesmo com atuação agressiva, lesões intra-abdominais podem passar despercebidas, especialmente em traumatismos penetrantes. O mesmo problema de acesso pode impedir o tratamento de lesões nessas áreas.

VI. **Técnicas laparoscópicas para a emergência**

A. **Localização.** As laparoscopias são realizadas no centro cirúrgico; com preparação própria, no entanto, esse procedimento pode ser realizado com sucesso na sala de emergência ou na Unidade de Tratamento Intensivo. Considerações logísticas favorecem a sala de cirurgia, porque o equipamento complexo é caro e, em geral, o pessoal especialmente treinado para mantê-lo e operá-lo está presente no centro cirúrgico. Além disso, o ambiente tumultuado de uma sala de emergência pode ser insatisfatório para um procedimento estéril. A mesa cirúrgica é especificamente projetada para posicionar e mobilizar o paciente, o que é necessário para a avaliação dos vários quadrantes do abdome, incluindo as superfícies superiores do fígado e do baço e as cúpulas frênicas.

Pacientes confusos, intoxicados ou agitados são mais facilmente controlados com a assistência de um anestesista (com ou sem anestesia geral). Além disso, medidas terapêuticas podem ser necessárias, incluindo o reparo de lesões e o tratamento de complicações, como o pneumotórax. Todos esses eventos são resolvidos mais facilmente em uma sala cirúrgica.

Contudo, certas instituições permitem considerar mais conveniente realizar a laparoscopia na sala de emergência, no caso de um centro cirúrgico sobrecarregado. Alternativamente, algumas salas podem ser perfeitamente adequadas para a realização de procedimentos invasivos, já tendo sido demonstrado que, com anestesia local e sedação, foi possível efetuar a maioria das laparoscopias diagnósticas na sala de emergência.

B. **Equipamento.** A laparoscopia diagnóstica para a emergência pode ser realizada sem equipamento adicional, isto é, com os mesmos equipamentos usados para laparoscopia diagnóstica eletiva. No entanto, dependendo das indicações e dos objetivos, instrumentos adicionais e outros equipamentos podem ser úteis. Duas pinças atraumáticas são necessárias para a avaliação de alças intestinais e para que se descartem lesões de vísceras ocas. A óptica convencional de 30° deve ser preferida, devido à possibilidade de estudo mais detalhado do peritônio parietal, das alças intestinais e das vísceras maciças (Figura 37.5).

Foi proposto por Berci o uso de óptica de 4 mm para a realização de uma "minilaparoscopia" com anestesia local na sala de emergência; uma unidade móvel laparoscópica foi desenvolvida e inclui uma bandeja simplificada de instrumentos: trocartes de 4 a 5 mm, aspirador/irrigador, cilindro de gás e uma fonte de luz. Câmera e sistema de vídeo não são necessários, mas o uso de um monitor pequeno (13 polegadas) pode tornar o vídeo portátil.

Além disso, é importante lembrar que, devido ao risco potencial de lesão diafragmática não diagnosticada, o que pode levar a um pneumotórax hipertensivo, o equipamento necessário para a drenagem torácica de urgência deve estar acessível. Apenas cirurgiões que estejam familiarizados com técnicas de drenagem torácica são habilitados para realizar laparoscopia em pacientes traumatizados.

Tratando-se de laparoscopia terapêutica, uma variedade de instrumentos pode ser necessária (pinças tipo Babcock, porta-agulhas etc.). Clipadores comumente utilizados no tratamento de hérnias podem ser usados para suturas de diafragma e vísceras ocas.

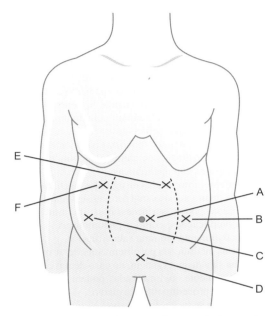

Figura 37.5 Localização dos trocartes para laparoscopia em pacientes com traumatismo abdominal fechado. **A.** Portal umbilical para óptica. **B.** Portal de trabalho paramediano esquerdo. **C.** Portal de trabalho paramediano direito. **D.** Portal suprapúbico para óptica. **E.** Portal opcional quadrante superior esquerdo. **F.** Portal opcional quadrante superior direito.

C. Técnica nas feridas por armas de fogo. Em geral, a laparoscopia nos casos de ferimento por arma de fogo somente é realizada em pacientes estáveis e com trajetória tangencial. Uma vez mais, o objetivo é determinar a ocorrência de penetração peritoneal. Um simples trocarte para laparoscopia pode ser suficiente para avaliação do peritônio adjacente à lesão. Eventualmente, uma haste rígida pode ser passada pelo trajeto da lesão, no intuito de identificar a área na qual a ferida se aproxima do peritônio; em uma ferida anterior, pode ser útil o uso da óptica de 30° ou de trocarte introduzido mais lateralmente.

Se a lesão tangencial tem direção posterolateral, existe a possibilidade de lesão de cólon retroperitoneal (posterior à linha de Toldt). A exploração pode requerer um trocarte de 5 mm colocado lateralmente à lesão, para facilitar o acesso à reflexão medial do cólon.

Em geral, a penetração peritoneal é indicação de laparotomia, uma vez que mais de 90% dos pacientes afetados apresentarão lesões intra-abdominais significativas. Além da penetração do peritônio, outras evidências que poderiam indicar a laparotomia incluem a detecção de sangue, bile ou conteúdo intestinal livres na cavidade peritoneal. Caso nenhum desses fatores seja identificado, a despeito de visão adequada da cavidade e da área em questão, a laparoscopia pode ser finalizada, e o paciente pode retornar para a unidade de tratamento intensivo ou enfermaria, para observação.

Capítulo 37 | Laparoscopia na Emergência

D. Técnica nas feridas penetrantes por arma branca. A conduta para a laparoscopia em traumatismos penetrantes por arma branca é similar àquela descrita nos traumatismos por arma de fogo. A ausência de penetração peritoneal é a prova de que o paciente não necessita de laparotomia; contudo, a simples ocorrência de penetração peritoneal não é indicação absoluta de laparotomia. De fato, muitos destes pacientes não terão lesões intra-abdominais graves o bastante para que seja justificado o tratamento cirúrgico. Assim, pode ser vantajoso inspecionar a cavidade peritoneal em busca de evidências de lesões. É óbvio que uma grande lesão de fáscia necessitará de reparo; contudo, lesões intra-abdominais podem ser descartadas, e o tratamento das lesões da fáscia pode ser feito localmente, com abordagem por via anterior sem necessidade de laparotomia.

Se houver sangue presente, associado a uma ferida em quadrante superior, seja à direita ou à esquerda, a origem pode ser uma lesão hepática ou esplênica.

Frequentemente, a hemorragia já terá cessado e não será necessária a terapia específica. O sangue deve ser aspirado e a área, irrigada e observada no intuito de verificar se o sangue se reacumula. A laparotomia é indicada nos seguintes casos: se a origem do sangramento não puder ser determinada, se o sangue reacumular ou se houver constatação da bile ou do conteúdo entérico. Adicionalmente, caso uma grande quantidade de sangue seja encontrada na observação inicial ou se forem detectadas alças intestinais flutuando em grande quantidade de sangue, a laparotomia imediata está indicada.

Em casos selecionados, o tratamento de lesões isoladas de vísceras ocas, órgãos sólidos ou do diafragma pode ser realizado, particularmente no caso de o restante da cavidade ter sido bem visto e se o cirurgião estiver familiarizado com técnicas avançadas de sutura laparoscópica. Uma sutura gástrica pode ser realizada com colocação de trocartes na linha média, nos quadrantes superiores direito e esquerdo, para o afastamento do lobo esquerdo do fígado, superiormente. A parede gástrica anterior é pinçada e elevada, afastando-se da parede posterior. O fechamento pode ser realizado com suturas e clipes (Figura 37.6).

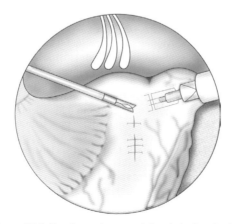

Figura 37.6 Abordagem laparoscópica de lesão gástrica.

De maneira similar, o reparo do diafragma com clipes já foi realizado. Deve ser notado que, no caso de lesão diafragmática, é necessário cuidado especial a fim de se evitar um pneumotórax hipertensivo. A pressão de insuflação deve ser mantida abaixo de 10 mmHg, e o paciente precisa ser monitorado quanto a sinais clínicos de pneumotórax hipertensivo. Quando possível, as suturas de vísceras ocas devem ser testadas; no caso da sutura gástrica, ela é testada inflando-se o estômago com ar na cavidade repleta de soro fisiológico. Os trabalhos mais recentes mostram uma redução em até 68% dos quadros de laparotomias "obrigatórias", quando a laparoscopia é utilizada nos casos de traumatismos penetrantes. É encontrada especificidade de 100%, associada a sensibilidade de 85%, mas ainda existe grande preocupação com relação às lesões intestinais.

E. **Técnica nos traumatismos fechados.** No traumatismo fechado, a laparoscopia pode ser útil na determinação da existência e da origem de hemoperitônio e para afastar a possibilidade de lesão de víscera oca. Lacerações diafragmáticas no traumatismo fechado costumam ser extensas e identificáveis por exames radiológicos do tórax. Berci et al. identificaram quatro grupos de pacientes nas suas séries de laparoscopia para traumatismo abdominal fechado:

1. **Hemoperitônio mínimo.** Pequena quantidade de sangue nas goteiras laterais, até 5 mm, ou lagos de sangue entre as alças. Não havendo aumento do seu volume durante a realização do exame, o paciente pode ser observado, ainda que a origem do sangramento possa permanecer obscura.
2. **Hemoperitônio moderado.** Existência de volume de sangue nas goteiras parietocólicas, não excedendo 10 mm de altura. É necessário aspirar o sangue e buscar a origem do sangramento. Caso a fonte seja encontrada e a hemorragia tenha cessado, o paciente poderá ser observado cuidadosamente. Se o sangue preencher novamente as goteiras ou se for detectada lesão que necessite de reparo, estará indicada a laparotomia.
3. **Hemoperitônio grave.** O sangue é aspirado pela agulha de Veress ou escapa pela abertura inicial para a laparoscopia, ou ainda a visão inicial laparoscópica demonstra alças intestinais sobrenadando em sangue. Neste caso, a laparotomia está formalmente indicada, devendo ser realizada imediatamente. Este achado é raro em pacientes estáveis.
4. **Perfuração de órgãos.** O conteúdo intestinal é localizado nas goteiras ou uma lesão intestinal é observada. A laparotomia para o tratamento do órgão lesado é indicada. Alguns se sentem inclinados a tentar uma rafia laparoscópica das lesões intestinais por traumatismos fechados; no entanto, essas feridas são geralmente mais graves e menos bem localizadas que aquelas ocorridas nos traumatismos penetrantes, podendo ainda estar associadas a lacerações do mesentério, fraturas lombares etc. Assim, consideramos a laparotomia como o tipo de tratamento mais adequado para tais casos.

Vários autores descreveram técnicas para hemostasia laparoscópica que incluem aplicação de agentes hemostáticos, como celulose ou esponjas de colágeno. A injeção de cola de fibrina por via laparoscópica, para o tratamento de hemorragia de órgãos sólidos, também já foi descrita em modelos animais.

F. **Traumatismo devido à laparoscopia.** Muitas séries de procedimentos laparoscópicos incluem lesões intestinais dentre suas complicações. Vale ressaltar, entretanto, a redução importante e progressiva desses eventos a partir da evolução dos equipamentos utilizados, introdução da técnica de inserção dos trocartes sob visão direta, e da maior experiência dos cirurgiões.

O tipo de lesão mais comum é a laceração do intestino delgado; caso seja adequadamente detectada e o cirurgião for hábil em técnicas laparoscópicas, a lesão poderá ser tratada por via laparoscópica, por suturas. Se a visão ou a habilidade do cirurgião forem insuficientes, será indicado o procedimento convencional para a rafia da lesão.

Lesões mais graves, incluindo lacerações do baço devido à tração no hilo e dos vasos gástricos curtos, podem ocorrer quando o cirurgião traciona o estômago ou o cólon. Isso pode levar à conversão ao procedimento aberto com esplenorrafia ou esplenectomia, apesar de ser possível a aplicação laparoscópica de agentes hemostáticos (descrita anteriormente). A lesão laparoscópica mais temida é a de grande vaso com a agulha de Veress ou trocarte, seja na aorta abdominal ou nas artérias ilíacas, na veia cava ou nas veias ilíacas; vários óbitos já foram relatados. A identificação ou suspeita desta lesão deve resultar em imediata conversão para a cirurgia aberta, com adequada visão para o tratamento das lesões.

Na colecistectomia videolaparoscópica, a lesão mais comum é a dos ductos biliares, que está além dos objetivos deste capítulo.

VII. Considerações finais.
Existe menos espaço para novas técnicas na emergência do que nos procedimentos eletivos, uma vez que o paciente frequentemente se apresenta em condições precárias e a sua evolução clínica é incerta. Dessa forma, o papel da laparoscopia na emergência deve ser individualizado para o paciente, para o cirurgião e para a instituição.

A laparoscopia é de valor limitado para a exploração de rotina em vítimas de traumatismo fechado. Para pacientes instáveis, ela é contraindicada. Em quadros estáveis, no entanto, em locais em que a laparoscopia já está bem estabelecida e quando o cirurgião já está familiarizado com o procedimento, a laparoscopia pode ser bastante útil.

A comprovação laparoscópica de que um traumatismo penetrante ou por arma de fogo não acometeu a cavidade abdominal poderá evitar uma laparotomia não terapêutica. A demonstração laparoscópica de lacerações diafragmáticas torna possível um reparo precoce e evita complicações tardias. Um diagnóstico bem estabelecido pode reduzir a morbimortalidade em emergências abdominais, indicando precocemente o tratamento mais adequado. Finalmente, o tratamento laparoscópico de algumas lesões é possível e, provavelmente, será realizado cada vez frequentemente.

Bibliografia

Berci G et al. Emergency in abdominal trauma. Am J Surg. 1983; 146:261.
Berci G, Sackier JM, Paz-Partlow M. Emergency laparoscopy. Am J Surg. 1991; 161(3):332-5.
Berci G. Elective and emergent laparoscopy. World J Surg. 1983; 17:8.
Bergstein JM et al. Diagnostic and therapeutic laparoscopy for trauma. Laparoscopy and Thoracoscopic Surgery. 1994; 155:72.
Brandt CP, Priebe PP, Jacobs DG. Potential of laparoscopy to rescue nontherapeutic trauma laparotomies. Am Surg. 1994; 60(6):416-20.
Chestovich P et al. Minimally invasive is maximally effective. Journal of Trauma and Acute Care Surgery. 2015; 78(6):1076-85.
Cortesi N, Manenti A, Gilbertini G et al. Emergency laparoscopy in multiple trauma patients: experience with 106 cases. Acta Chir Belg. 1987; 87(4):139-41.
Crist DW, Shapiro MB, Godacz TR. Emergency laparoscopy in trauma, acute abdomen and intensive care unit patients. Baillières Clin Gastroenterol. 1993; 7(4):779-93.
Fabian TC et al. A prospective analysis of diagnostic laparoscopy in trauma. Ann Surg. 1993; 217:557.
Federle MP et al. Computed tomography in blunt abdominal trauma. Arch Surg. 1982; 117:645.

Frantzides CT, Carlson MA. Laparoscopic repair of a penetrating injury to the diaphragm: a case report. J Laparoendosc Surg. 1994; 4:153.

Gazzaniga AB, Stanton WW, Bartlett RH. Laparoscopy in the diagnosis of blunt and penetrating injuries to the abdome. Am J Surg. 1976; 131:315.

Johnson J et al. The use of laparoscopy in the diagnosis and treatment of blunt and penetrating abdominal injuries: 10-year experience at a level 1 trauma center. Am J Surg. 2013; 205(3):317-21.

Karateke F et al. The management of penetrating abdominal trauma by diagnostic laparoscopy: A Prospective non-randomized study. Turkish Journal of Trauma and Emergency Surgery. 2013; 19(1):53-7.

Khubutiya M et al. Laparoscopy in Blunt and Penetrating Abdominal Trauma. Surgical Laparoscopy, Endoscopy & Percutaneous Techniques. 2013; 23(6):507-12.

Kleman GR et al. Cardiac output and arterial blood gas tensions during laparoscopy. Br J Anaesth. 1972; 44:1155.

Lee P et al. Laparoscopy Decreases the Laparotomy Rate in Hemodynamically Stable Patients With Blunt Abdominal Trauma. Surgical Innovation. 2013; 21(2):55-65.

Leithton TA et al. Comparative cardiopulmonary effects of helium and carbon dioxide pneumoperitoneum. Surg Forum. 1991; 42:485.

Leppaniemi AK et al. The role of laparoscopy in blunt abdominal trauma. Ann Med. 1996; 28(6):483-9.

Liao, C. et al. Gasless laparoscopic assisted surgery for abdominal trauma. Injury. 2014; 45(5):850-4.

O'Malley E et al. Role of Laparoscopy in Penetrating Abdominal Trauma: A Systematic Review. World Journal of Surgery. 2012; 37(1):113-22.

Uranues S et al. Laparoscopy in Penetrating Abdominal Trauma. World Journal of Surgery. 2014; 39(6):1381-8.

Uranüs S. Laparoscopy in blunt abdominal trauma. European Surgery. 2005; 37(1):33-6.

Villavicencio R, Aucar J. Analysis of laparoscopy in trauma. J Am Coll Surg. 1999; 189(1):11-20.

Von Bahten L et al. Papel da laparoscopia no trauma abdominal penetrante. Rev Colégio Brasileiro de Cirurgiões. 2005; 32(3):127-31.

Zantut LF. Diagnostic and therapeutic laparoscopy for penetrating abdominal trauma: a multicenter experience. J Trauma. 1997; 42(5):825-9.

38

TRAUMATISMO DA MÃO

Antonio Tufi Neder Filho

I. Introdução. Devido à complexa anatomia da mão, a mão traumatizada é uma entidade clínica que deve ser abordada com cuidado e atenção, observando-se todos os detalhes de cada estrutura, bem como o conjunto delas. Considerando que 30% dos traumatismos atendidos em pronto-socorro de um Hospital Geral acometem a mão, podemos entender a importância do atendimento primário e a necessidade desse conhecimento pelas equipes assistenciais. O objetivo deste capítulo é fornecer as informações necessárias para uma abordagem correta e sistematizada da mão traumatizada.

O principal objetivo no tratamento dos traumatismos da mão é restaurar a sua função. Apesar de a Portaria 3.642/1998 do Ministério da Saúde determinar que entre os ortopedistas de plantão em um pronto-socorro exista um especialista em mão, ainda estamos longe de alcançar esse ideal. Assim sendo, a maior parte dos traumatismos de mão é atendida por profissionais menos experientes e sem conhecimento adequado para esse tipo de atendimento, o que pode levar a sequelas irreversíveis e comprometimento da função da mão.

As mãos estão entre os principais meios de interagir com o mundo e, assim, são uma das partes mais acometidas em traumatismos. Dada a sua importância funcional, é imprescindível buscar atenção médica adequada quando estamos frente a um traumatismo que acometa a mão.

Essa alta incidência de lesões de mão constitui um grande problema socioeconômico, principalmente quando se leva em consideração não apenas o tempo de afastamento do trabalho, mas também o custo com pensões e indenizações pagas pelo governo.

A melhor maneira de evitar esses problemas é por meio de campanhas de prevenção, que já vêm sendo realizadas nas indústrias, contribuindo para queda na incidência de acidentes de trabalho.

Para tratar cirurgicamente qualquer lesão de mão, é imprescindível um conhecimento adequado de sua anatomia estética e funcional, pois a cirurgia de mão é o exemplo mais apurado de anatomia aplicada. Recomenda-se ao leitor o estudo deste tema em literatura especializada.

Vários fatores contribuem para um mau resultado de cirurgias em casos de traumatismos da mão; o principal deles é a infecção, seguida de diagnósticos incompletos, técnica operatória muito traumática, incisões incorretas e imobilizações em posição não funcional. A infecção pode espalhar-se, principalmente por bainhas tendinosas, e provocar cicatrizes retráteis que reduzem o suprimento sanguíneo, comprometem o suprimento nervoso e resultam em contratura permanente dos tecidos.

Ao atender um caso de traumatismo aberto de mão, o objetivo imediato do cirurgião é obter primeiro a cura da ferida, sem infecção, pois, em um segundo momento, é possível realizar a síntese de ossos, tendões e nervos com melhores condições técnicas. Caso o cirurgião disponha de treinamento, experiência e condições técnicas e a ferida do paciente esteja em boas condições, o ideal é tratar de imediato todas as lesões, da pele ao osso.

Do ponto de vista cirúrgico, nas lesões de mão a ordem das prioridades deve ser:

1. Assepsia e antissepsia
2. Limpeza exaustiva com soro fisiológico
3. Desbridamento de tecidos desvitalizados
4. Estabilização do esqueleto
5. Arteriorrafia – realizar o tratamento das lesões vasculares, quando possível, em situações em que a viabilidade tecidual esteja comprometida
6. Cobertura com pele (fechamento da ferida)
7. Prevenção de deformidades (imobilização em posição funcional)
8. Sutura de tendões
9. Sutura de nervos.

II. **Anatomia funcional da mão.** Entre as principais funções da mão, destacam-se a preensora e a sensitiva. A grande variedade de movimentos da mão é conferida por sua estrutura anatômica, que permite estabilidade e mobilidade. Para isto, sua integridade anatômica tem que estar, sempre que possível, preservada.

III. **Diagnóstico.** Deve ser feito antes de qualquer tipo de anestesia. Mesmo a anestesia local pode levar a erro no diagnóstico de lesão de nervos, sobretudo os digitais.

   A. **Anamnese.** Deve ser a mais completa possível. Vários traumatismos da mão envolvem procedimentos médico-legais e muitos problemas podem ser esclarecidos por um prontuário bem documentado.

   A anamnese a partir de um interrogatório bem conduzido é fundamental para o diagnóstico e tratamento dos traumatismos da mão. Há quanto tempo ocorreu a lesão? Feridas com mais de 6 h são consideradas infectadas, independentemente do grau de contaminação, e nesse caso o uso de antibiótico é mandatório. Houve algum tratamento prévio? Qual, e por quem? Qual o agente causador ou qual o local do acidente? Lesões por faca ou lâminas causam feridas menos graves que as provocadas por serra circular. Lesões por vidro podem ter maior gravidade do que sugere a ferida da pele. Máquinas equipadas com cilindros podem provocar síndromes de compartimento da mão e levar a retrações graves ("Volkmann de mão"). O local da lesão pode predispor a certos tipos de infecção (tétano, gangrena) e lesões obtidas em contato com terra estão mais sujeitas a infecção. Qual a posição da mão no momento da lesão? Esta pergunta é muito importante em caso de lesão de tendões flexores, pois, se os dedos estiverem fletidos (em posição de empunhadura), como se a pessoa estivesse segurando com força a lâmina de uma faca, os tendões lesionados podem retrair-se vários centímetros, e isso orienta o cirurgião a ampliar a incisão.

   Para indicação do tratamento, é de suma importância a melhor compreensão possível, pelo cirurgião, do tipo de paciente e de sua lesão. A idade é um fator importante, pois, em pacientes mais idosos, certas lesões complexas de um dedo, envolvendo vários tecidos (p. ex., osso, pele e tendão), podem ser mais bem tratadas com amputação, para não comprometer a função de outros dedos; este princípio não se aplica ao polegar. Contudo, quanto mais jovem o paciente, maiores as possibilidades de remodelação e de recuperação funcional. Em alguns casos, o sexo indica ou modifica o tratamento, pois certas cicatrizes, caso seja possível, devem ser evitadas em mulheres (como por ocasião da escolha de áreas doadoras de enxerto de pele).

   A profissão é um dado de que o cirurgião deve ter conhecimento, pois nem sempre a indicação de determinada cirurgia é a mesma para um trabalhador braçal e para um técnico em eletrônica (como nas artrodeses, artroplastias ou lesões tendinosas). A mão dominante deve ser tratada sempre com o intuito de restaurar sua função de pinça ou posicionamento, no caso de lesões dos dois membros superiores. A personalidade e o nível de instrução podem interferir na indicação de cirurgias mais elaboradas, que requerem maior colaboração do paciente no pós-operatório. Pacientes negativistas ou de baixo nível intelectual, que não compreendem a finalidade da cirurgia, podem não ser bons candidatos a certos procedimentos (policização, transferência tendinosa, artroplastias).

B. **Exame físico.** Inicia-se pela inspeção, pela qual conseguimos informações sobre o tipo de lesão: cortante, contusa, perfurante, cortocontusa, por explosão, esmagamento, entre outras.

A postura dos dedos indica se existem lesões de tendões ou fraturas. A coloração informa o estado vascular da extremidade. A palpação permite conferir a temperatura baixa nos casos de lesão arterial, e fornece informações como pulso e crepitação. A sensibilidade deve ser pesquisada em todos os dedos lesionados e dos lados radial e ulnar de cada um, para avaliação de todos os nervos digitais.

O nervo mediano é responsável pelos nervos digitais do polegar, do indicador e do médio e pelo nervo digital radial do dedo anular. O nervo digital ulnar do dedo anular e os nervos digitais do dedo mínimo são ramos do nervo ulnar, que também inerva o dorso do dedo mínimo e quase todo o dorso do dedo anular. O dorso dos dedos polegar, indicador e médio são inervados pelo nervo radial, exceto nas falanges distais, que recebem inervação do nervo mediano (Figura 38.1).

Em crianças, que não conseguem informar com precisão a sensibilidade, esta pode ser testada colocando-se os dedos em contato com gelo ou água fria. O enrugamento da pele na polpa dos dedos indica presença de inervação normal (Figura 38.2).

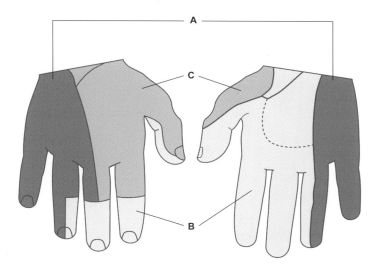

Figura 38.1 Territórios de sensibilidade dos nervos na mão. **A.** Nervo ulnar. **B.** Nervo mediano. **C.** Nervo radial.

Parte 1 | Urgências Cirúrgicas

Os tendões flexores devem ser testados um a um. Para testar os tendões flexores superficiais, bloqueiam-se os outros dedos em extensão e solicita-se ao paciente que faça flexão do dedo que está sendo examinado (Figura 38.3).

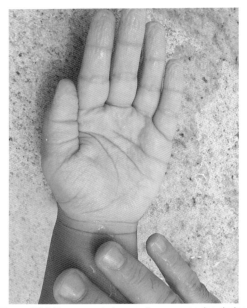

Figura 38.2 Presença de inervação na ponta dos dedos.

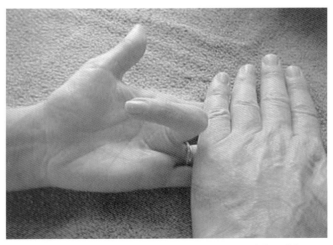

Figura 38.3 Exame do tendão flexor superficial do dedo médio.

Para testar os tendões flexores profundos, bloqueia-se a interfalangiana proximal em extensão e solicita-se ao paciente que faça lexão da interfalangiana distal (Figura 38.4).

Testa-se o tendão flexor longo do polegar bloqueando-se a metacarpofalangiana em extensão e solicitando-se que o paciente faça flexão da interfalangiana (Figura 38.5).

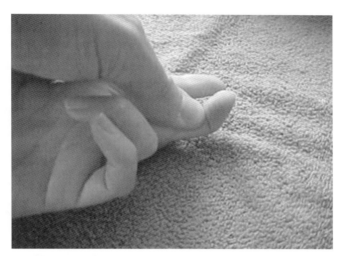

Figura 38.4 Exame do tendão flexor profundo do dedo médio.

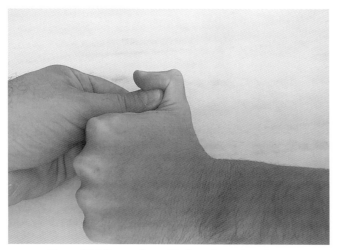

Figura 38.5 Exame do tendão flexor longo do polegar.

Os tendões extensores são examinados um a um, quando solicitamos ao paciente que faça extensão de cada dedo, lembrando que os dedos indicador e mínimo, que possuem tendões extensores próprios, poderão apresentar extensão normal na vigência de lesão dos extensores comuns (Figuras 38.6 e 38.7).

Devemos tomar cuidado também devido à presença de junções intertendíneas, que podem proporcionar a extensão de um dedo pelo tendão do dedo vizinho (Figura 38.8).

Os tendões flexores do punho são testados no local anatômico de cada um: o flexor radial do carpo é lateral, o palmar longo é central, e o flexor ulnar do carpo é medial.

Para testar o palmar longo, devemos pedir ao paciente que faça oponência do polegar com o mínimo e flexão do punho. Vale lembrar que o palmar longo pode estar ausente em 30% das pessoas (Figura 38.9).

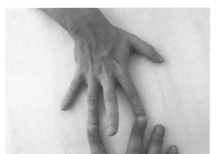
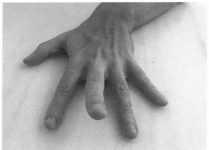

Figura 38.6 Exame do tendão extensor.

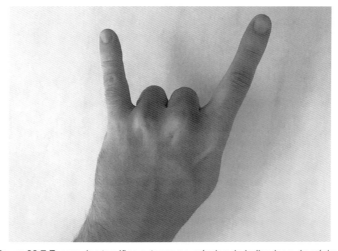

Figura 38.7 Exame dos tendões extensores próprios do indicador e do mínimo.

Capítulo 38 | Traumatismo da Mão

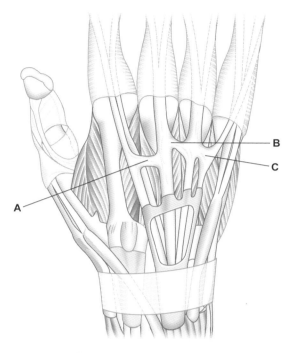

Figura 38.8 Junção intertendínea.

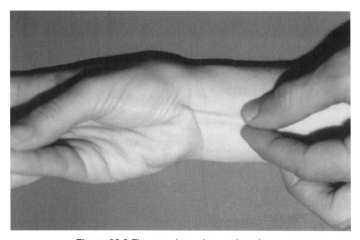

Figura 38.9 Flexores do punho – palmar longo.

A musculatura intrínseca e os tendões extensores do punho poderão ser avaliados durante a inspeção já no momento da cirurgia.

Com respeito à vascularização, a integridade das artérias ulnar e radial pode ser verificada pelo teste de Allen. Comprimem-se as duas artérias simultaneamente e solicita-se que o paciente faça movimentos repetidos de flexão e extensão dos dedos, e então libera-se o fluxo de uma artéria de cada vez (Figura 38.10).

A parte óssea deve também ser avaliada por inspeção e palpação. A presença de edema, deformidade, dor, incapacidade funcional e movimentos anormais leva-nos a pensar na possibilidade de fratura.

C. **Exame radiográfico.** Nesse momento, devemos solicitar radiografias. Se a suspeita for de traumatismo no punho, solicitamos incidências em PA, perfil e oblíqua. Se for na mão, da mesma forma: em PA, perfil e oblíqua (Figura 38.11A a C). No caso dos dedos, devemos solicitar PA e perfil de cada dedo acometido (Figura 38.11D e E).

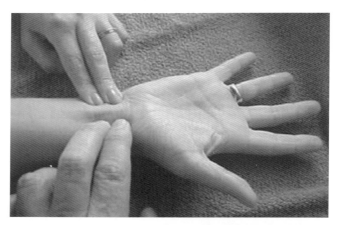

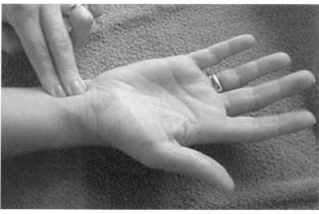

Figura 38.10 Teste de Allen.

Capítulo 38 | Traumatismo da Mão 561

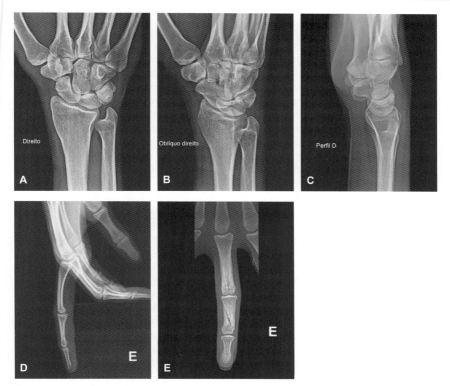

Figura 38.11 A a **C**. Incidências de radiografias do punho. **D** e **E**. Incidências de radiografias dos dedos.

Raramente são solicitados outros exames complementares. Após o diagnóstico, o paciente deve ser encaminhado ao centro cirúrgico para receber tratamento adequado. Em caso de traumatismo pequeno, pode-se aguardar o jejum; já em casos maiores e com riscos para o paciente, a cirurgia deve ser feita o mais breve possível. De preferência, todos os traumatismos de mão que requerem abordagem cirúrgica devem ser encaminhados ao Centro Cirúrgico. A exceção é o caso em que o único tratamento a ser realizado será sutura da pele.
IV. **Anestesia.** Somente após completo diagnóstico é que o paciente deve ser anestesiado. A anestesia escolhida deve ser aquela que permita conforto suficiente para o tratamento de todas as lesões.

Nenhuma lesão aberta da mão pode ser submetida a tratamento cirúrgico seguro sem anestesia adequada.

Em geral, os pacientes com traumatismos agudos da mão chegam ao pronto-socorro com o estômago cheio; este é um dos motivos pelos quais se priorizam as anestesias locais ou regionais. A anestesia geral é indicada para casos em que é necessário operar outra área concomitantemente, como no caso de retalhos a distância. Para crianças ou pacientes psiquiátricos, a indicação é de anestesia geral.

A. **Anestesia local.** A anestesia local está indicada em casos de pequenas lesões que acometem somente a pele. Não se deve injetar o anestésico no interior da ferida, mas em sua periferia, para não aumentar a agressão ao tecido lesionado. O bloqueio digital pode ser feito quando a lesão estiver em um dedo. O anestésico deve ser injetado na base do dedo, na palma da mão, no nível da articulação metacarpofalangiana; uma agulha 13 × 4,5 é introduzida perpendicularmente à pele e, no espaço entre o tendão e a bainha, injeta-se o anestésico local. Se houver resistência à injeção, é possível que a agulha esteja no tendão. Nesse caso, recua-se suavemente a agulha para que o líquido seja injetado na bainha; a dosagem é de 3 a 5 mℓ do anestésico sem vasoconstritor. Obtém-se assim anestesia de todo o dedo. Deve-se evitar injeção do anestésico no dedo, devido ao risco de aumentar seu volume ("tubo digital") e provocar espasmo arterial, de consequências danosas. Recomendam-se lidocaína ou xilocaína a 1% como anestésicos de escolha. Pesquisadores atuais ainda contestam a associação do anestésico local a um vasoconstritor para bloqueios digitais. Lesões localizadas no território específico dos nervos mediano, ulnar e radial podem ser anestesiadas por bloqueios seletivos desses nervos no processo estiloide do rádio (nervo radial), medial ao tendão flexor radial do carpo (nervo mediano) ou lateral ao tendão do flexor ulnar do carpo (nervo ulnar) no punho (Figura 38.12).

A principal desvantagem dos bloqueios citados até aqui é a dificuldade de se usar um torniquete pneumático por tempo superior a 20 min. O paciente pode não tolerar. Quando isso for necessário ou se as lesões forem mais extensas, o método anestésico indicado é bloqueio do plexo braquial. A técnica de escolha é o bloqueio de plexo braquial pela via axilar, guiado por um aparelho de ultrassonografia. O bloqueio deve ser complementado com infiltração subcutânea do anestésico na área dos ramos do intercostobraquial, quando for utilizado torniquete. Em todos esses bloqueios, recomenda-se o uso da lidocaína (Xylocaína®), para cirurgias de até 2 h de duração, e bupivacaína (Neocaína®), nas cirurgias mais demoradas. Pode-se combinar esses anestésicos para procedimentos grandes em que se pretenda um efeito analgésico no pós-operatório.

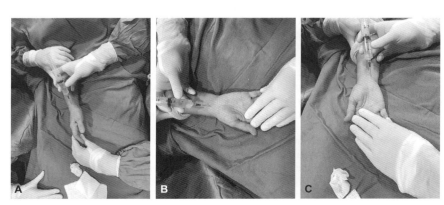

Figura 38.12 A. Bloqueios seletivos – nervo radial. **B.** Bloqueios seletivos – nervo mediano. **C.** Bloqueios seletivos – nervo ulnar.

O uso de torniquete pneumático deve obedecer aos critérios de tempo e pressão. Recomenda-se utilizar 100 mmHg acima do valor da pressão sistólica por um tempo seguro de até 2 h de procedimento. Se for necessário um tempo maior para a cirurgia, deve-se liberar o torniquete, aguardar por 15 min e tornar a insuflá-lo – pode, então, ser utilizado com segurança por mais 90 min.

V. Cuidados com a ferida e preparo do campo cirúrgico. A pele é muito contaminada, e em geral, nas feridas abertas, são comumente encontrados corpos estranhos, tais como restos de asfalto, capim, vidro etc. A melhor profilaxia contra infecção é lavagem exaustiva da ferida, de sua periferia e de todo o membro, até o local do torniquete. A ferida deve ser protegida com uma compressa enquanto se escova toda a pele, usando-se água e degermante – digliconato de clorexidina a 4% ou iodopovidona a 10% – durante 10 min. É necessário cuidado com as soluções iodadas, pois estas causam descamação epitelial, o que predispõe a infecção secundária. Não se deve escovar nem usar detergentes na ferida; nesses casos, é recomendado o uso abundante de soro fisiológico, utilizando-se uma seringa para fazer a lavagem da lesão com solução sob pressão. É necessário remover todo o material contaminado e os corpos estranhos. Após a lavagem mecânica, a pele (e somente ela) é tratada com solução alcoólica – digliconato de clorexidina a 0,5% ou iodopovidona em tintura a 10%. Não se recomendam substâncias coloridas, que podem dificultar o exame pós-operatório das pontas dos dedos na avaliação de sua patência vascular. Nessa fase do tratamento, se algum vaso mais calibroso estiver sangrando, pode-se pinçá-lo e ligá-lo. Caso o Serviço disponha de malha tubular (estoquinete) esterilizada, esta é colocada e o membro é elevado, para se proceder à instalação do torniquete. O uso de torniquete de pressão controlada na raiz do membro é de importância fundamental em cirurgia de mão, pois possibilita que o procedimento seja executado em menor tempo, com condições ideais de dissecção dos planos cirúrgicos. Devido às várias complicações provocadas por seu uso, a faixa de Esmarch sem controle de pressão deve ser usada apenas com o intuito de realizar exsanguinação do membro. A pior complicação de seu uso é paralisia total do membro superior ("paralisia de torniquete"), como resultado de pressão exagerada sobre os nervos. O torniquete pneumático torna possível o controle da pressão, que deve ficar entre 150 e 200 mmHg em crianças, e entre 250 e 300 mmHg em adultos. Convencionalmente, usa-se uma pressão de 100 mmHg acima da pressão sistólica do paciente. Antes de insuflar o torniquete, realiza-se a exsanguinação. O tempo em que o torniquete permanece insuflado deve ser constantemente observado pelo cirurgião. É permitido o período de até 2 h de uso contínuo do torniquete; caso a cirurgia não tenha terminado após esse tempo, o torniquete deve ser desinsuflado e o membro, elevado; protege-se a ferida com uma compressa. Após 10 min de circulação sanguínea no membro, o torniquete pode ser novamente insuflado. Da segunda vez, o torniquete não deve permanecer por mais de 90 min insuflado. O torniquete digital, com um dreno de Penrose na raiz do dedo, pode ser usado com cautela, evitando-se grande pressão e utilizando-se um dreno mais largo, para que sejam evitadas complicações vasculares graves.

VI. Técnica operatória. Em cirurgias da mão, devem ser seguidos os mais rígidos princípios da técnica atraumática. É necessário manipular os tecidos com delicadeza, pois os menores traumatismos causam a formação de tecido colágeno e aderências ou retrações, que são causa de resultados insatisfatórios do tratamento.

Todas as ramificações da ferida devem ser visualizadas e exploradas, e deve-se realizar um desbridamento econômico, limitado à remoção de 1 a 2 mm de largura das bordas; além disso, tecidos desvitalizados precisam ser removidos.

O material cirúrgico deve ser delicado, para evitar maior traumatismo aos tecidos. Não é necessário nada específico, além do instrumental de microcirurgia, se for o caso, mas tem que ter tamanho compatível. E o cirurgião deve ter à mão instrumental óptico para magnificação – pelo menos uma lupa cirúrgica.

A hemostasia deve ser feita com cautério, e vasos mais calibrosos precisam ser ligados; na face palmar, evita-se o uso de categute devido à excessiva produção de tecido reacional por ele provocada. O melhor fio de sutura para mão é o náilon monofilamentar (na maioria das vezes, de número 5-0), que é resistente e inerte e pode ser usado para tendões e pele; no entanto, quando utilizado em tendões, apresenta algumas desvantagens: pouca maleabilidade e dureza, e o nó solta-se com facilidade. Fios de poliéster ou polipropileno revestidos de silicone são de melhor manipulação e proporcionam boa resistência.

VII. **Cobertura da ferida.** Para a cura primária e rápida, e para evitar infecção, deve-se obter boa cobertura de pele nas feridas. Sempre que possível, deve ser evitada a cicatrização por segunda intenção, pois o tecido de granulação que se forma é precursor de fibrose e de retração. Portanto, uma ferida na mão, caso já seja (ou possa ser transformada em) em ferida limpa, deve ser fechada.

Existem três métodos para se fechar uma ferida na mão: por aproximação das bordas (sutura), por enxerto de pele e por retalho de pele. Não entraremos em detalhes técnicos, por não ser esta a finalidade deste capítulo; serão relatados aqui apenas as indicações e os princípios gerais de cada método.

A. **Por aproximação das bordas (sutura).** Este é o método ideal para tratamento primário de uma ferida, para que haja cura no menor tempo possível e com o mínimo de formação de tecido de granulação. Devem ser seguidos alguns princípios básicos:
- A justaposição das bordas deve ser bem acurada
- Não deve restar espaço morto, pois este é preenchido por hematoma, que se transforma em tecido de granulação
- Não deve haver tensão exagerada da sutura, o que causa isquemia e consequente necrose
- Não se deve fazer sutura em bordas desvitalizadas; por isso, estas devem ser regularizadas
- A técnica deve ser rigorosamente atraumática, com material cirúrgico delicado, agulhas finas, curtas e cortantes e fios de sutura finos (5-0 ou 6-0).

B. **Por enxerto de pele.** Nos casos de perdas de substâncias mais superficiais, o enxerto de pele na mão é a principal indicação para fechamento de uma ferida. É contraindicada a colocação de enxerto de pele em regiões com leito pouco vascularizado (p. ex., sobre cartilagem, osso cortical ou tendão desprovido de paratendão). Pelo fato de não se retrair (ou se retrair pouco) e de ser mais maleável (elástico), o **enxerto de pele total** (Wolfe) oferece os melhores resultados funcionais, principalmente na face palmar da mão e no dorso das articulações. O leito receptor deve ser bem vascularizado; na região palmar, é necessário usar enxerto da mesma qualidade, para evitar áreas pigmentadas, principalmente em pacientes negros. Portanto, para essas áreas, o melhor enxerto de pele total é obtido da borda ulnar da mão e da região do arco plantar.

Para o dorso da mão, as áreas doadoras preferidas são a face anterior do punho, a dobra do cotovelo e a região inguinal, dependendo do tamanho do enxerto. As áreas doadoras devem ser suturadas primariamente com aproximação das bordas após descolamento subcutâneo. Os **enxertos de pele parcial** têm a vantagem de aderir mais facilmente, porque sua revascularização é mais rápida, mas têm mais tendência à retração; no entanto, não devem ser utilizados na palma da mão, por não terem resistência à pressão ou à fricção. As áreas doadoras devem situar-se em locais pouco visíveis, pois cicatrizam por segunda intenção e deixam uma área de descoloração permanente.

C. **Por retalhos de pele.** Quando existe exposição de estruturas nobres, ou em áreas pouco vascularizadas em que não seja possível fechar a ferida por aproximação das bordas ou por enxerto de pele, indica-se a cobertura com retalho de pele. Este pode ser **retalho livre**, quando é removido de uma área com seu pedículo vascular (usando-se ou não outras estruturas, como músculo, nervo e osso), que é anastomosado no pedículo próximo ao leito receptor. Para utilização desse tipo de retalho, é necessária técnica microcirúrgica. Os retalhos também podem ser **pediculados** locais (quando retirados da própria mão) ou **a distância**.

Cada retalho mencionado tem suas indicações e técnicas próprias; por isso, aconselha-se consultar literatura especializada. Os retalhos locais mais frequentemente usados na mão são:

- *Cross-finger* (Figura 38.13)
- Retalhos de deslizamentos (por rotação ou por avanço)
- Retalhos neurovasculares ("ilha neurovascular") (Figura 38.14)
- Retalho "em filé" de dedo
- Retalhos vasculares
- Retalhos para a ponta de dedos (Figura 38.15).

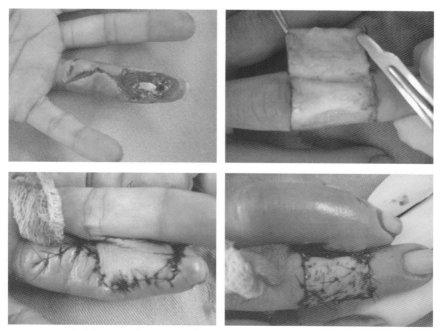

Figura 38.13 Retalho *cross-finger*. (Esta figura encontra-se reproduzida em cores no Encarte.)

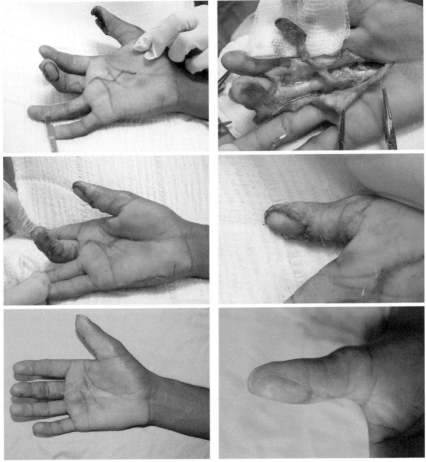

Figura 38.14 Retalho em ilha neurovascular. (Esta figura encontra-se reproduzida em cores no Encarte.)

Os retalhos a distância são, principalmente:
- Retalho inguinal
- Retalho abdominal
- Retalho torácico.

VIII. **Lesões tendinosas.** A finalidade dos tendões é mover as articulações; para isso, é essencial seu deslizamento, tanto dentro de bainhas quanto em leitos regulares e lisos. A reparação dos tendões é, portanto, condição fundamental para restauração funcional da mão traumatizada. A cirurgia tendinosa é difícil e requer conhecimento profundo de anatomia e fisiologia, além de uma técnica cirúrgica impecável. Dessa maneira, é inadmissível que tais lesões sejam tratadas por um cirurgião sem experiência, no ambulatório, em condições duvidosas de assepsia, sem instrumental apropriado e sem anestesia adequada.

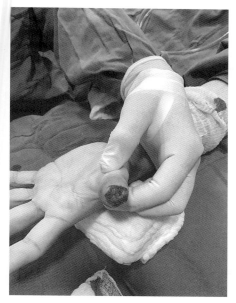
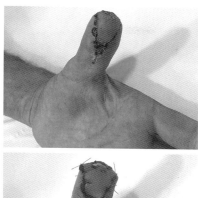
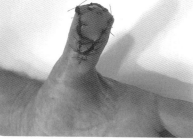

Figura 38.15 Retalho V-Y de Atasoy no polegar. (Esta figura encontra-se reproduzida em cores no Encarte.)

Caso esses requisitos sejam **todos** preenchidos, a indicação deve ser sutura imediata dos tendões, desde que as condições da ferida permitam. Se um desses itens não for atendido, é necessário tratar a ferida conforme os princípios expostos e realizar o reparo tendinoso em um segundo tempo. Os tendões são estruturas vascularizadas e reagem aos menores traumatismos; assim, para uma tenorrafia bem-sucedida, não devem ocorrer grandes descolamentos nem grandes traumatismos, que provocam aderências e comprometem o deslizamento.

A. **Técnica da sutura tendinosa.** A sutura dos tendões deve sempre obedecer aos seguintes princípios:
- Ser suficientemente forte (mas sem tensão), podendo até possibilitar imobilização passiva cuidadosa
- Evitar lesão à vascularização do tendão
- Permanecer lisa a superfície do tendão
- Preservar as estruturas anatômicas vizinhas (bainhas, polias)
- Ser rigorosamente atraumática
- Utilizar material cirúrgico e fios de sutura apropriados (recomendamos fios de polipropileno, Prolene® 4-0 ou náilon monofilamentado 4-0 e, para sutura contínua periférica, náilon monofilamentado 6-0).

As técnicas mais usadas atualmente são Cruciate, Strickland e Winters-Gelberman para os tendões flexores, que são arredondados. A Figura 38.16 mostra alguns desses métodos. Para os tendões extensores, que são mais achatados, usam-se pontos em U ou pontos simples.

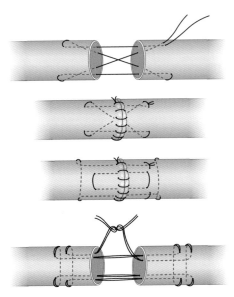

Figura 38.16 Suturas Cruciate, Strickland e Winters-Gelberman.

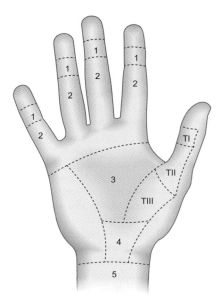

Figura 38.17 Zonas dos tendões flexores.

B. **Princípios gerais de tratamento de lesão de tendões flexores conforme a zona anatômica (Figura 38.17).**
   1. **Zona 1.** Abrange desde a inserção do flexor profundo, na base da falange distal, até a inserção do flexor superficial, na diáfise da falange média; compreende apenas um tendão. A conduta consiste em sutura dos cotos ou reinserção ("avanço") do tendão no osso. Nesta zona, pode ocorrer ruptura fechada (arrancamento) do flexor profundo da base da falange distal, ocasionada por uma extensão forçada contra resistência. Em geral, ocorre em pessoas jovens, durante a prática de esportes, e frequentemente passa despercebida. O diagnóstico é feito quando o paciente demonstra incapacidade de flexão da falange distal. O tratamento é cirúrgico e consiste em inserção do tendão no osso (Figura 38.18).
   2. **Zona 2.** Compreende desde a inserção do flexor superficial até a cabeça dos metacárpicos (polia A1). Corresponde ao túnel osteofibroso e é a área crítica, de tratamento mais difícil e mais sujeita a complicações. No passado, devido à grande controvérsia quanto ao tratamento das lesões tendinosas nesse nível, Bunnel chamou essa zona de "terra de ninguém". Com o surgimento do especialista em cirurgia de mão, o tratamento evoluiu para sutura primária dos dois tendões e reparo do túnel ou da bainha osteofibrosa, sempre que as condições da ferida possibilitassem. Caso as condições da pele não sejam boas ou existam lesões complexas (p. ex., fratura cominutiva da falange), ou ainda se faltarem condições técnicas e materiais, cuida-se do ferimento da pele e imobiliza-se a mão com tala gessada em posição funcional (punho a 30° de extensão e articulações digitais em semiflexão). O reparo secundário dos tendões pode ser realizado dentro de 2 semanas; se for absolutamente necessário, as polias podem ser removidas, **com exceção** das polias A2 e A4, que são essenciais para restauração da flexão do dedo (Figura 38.19).
   3. **Zona 3.** Corresponde à palma da mão e vai da polia A1 à parte distal do túnel do carpo. É a área de origem dos músculos lumbricais nos tendões flexores profundos; nessa zona, o tratamento consiste em sutura primária dos dois tendões, com o cuidado de não lesionar o lumbrical, o qual não deve ser suturado sobre o foco da tenorrafia, para não provocar contraturas. Devido à frouxidão dos tecidos vizinhos, caso haja aderências, estas não influem na amplitude de movimentos articulares.

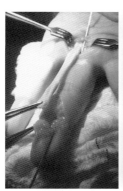
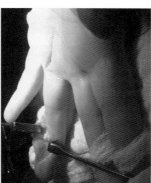
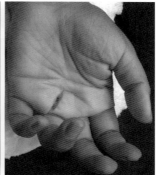

Figura 38.18 Lesão do flexor profundo na zona 1. (Esta figura encontra-se reproduzida em cores no Encarte.)

4. **Zona 4.** Corresponde à área do túnel do carpo, pelo qual passam os nove tendões flexores dos dedos e o nervo mediano. Sendo assim, este nervo quase sempre também é lesionado. Em condições favoráveis, o tratamento consiste em tenorrafia e neurorrafia. Por ser uma zona crítica, devido ao estreitamento do túnel e à grande incidência de aderências, alguns autores recomendam suturar somente os tendões flexores profundos e apenas o flexor superficial do indicador (Figura 38.20).

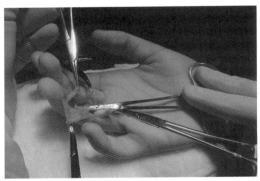

Figura 38.19 Polia do dedo anular – zona 2. (Esta figura encontra-se reproduzida em cores no Encarte.)

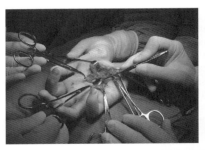
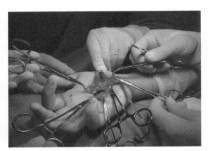
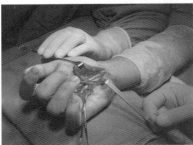

Figura 38.20 Lesão de tendões flexores na zona 4. (Esta figura encontra-se reproduzida em cores no Encarte.)

5. **Zona 5.** É a zona proximal ao túnel do carpo. Nesta área, as lesões afetam várias estruturas, tais como flexores dos dedos, flexores do punho, nervos ulnar e mediano e artérias ulnar e radial. Sutura de todos os tendões, nervos e artérias é o tratamento de escolha. Os cuidados pós-operatórios são os mesmos prescritos para pós-tenorrafia no nível dos dedos; contudo, devido às lesões associadas, a recuperação é mais lenta. Do mesmo modo que na zona 3, as aderências que ocorrem são mais flexíveis e, portanto, limitam menos os movimentos dos dedos. O tratamento fisioterápico pós-operatório pode levar vários meses (Figura 38.21).

C. **Princípios gerais de tratamento da lesão de tendões extensores conforme a zona anatômica (Figura 38.22).**

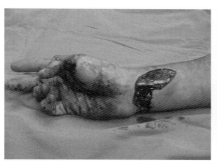
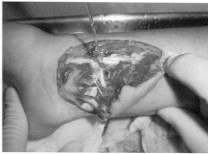

Figura 38.21 Lesão de tendões flexores na zona 5. (Esta figura encontra-se reproduzida em cores no Encarte.)

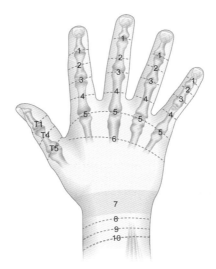

Figura 38.22 Zonas dos tendões extensores.

1. **Zona 1.** Área no dorso da articulação interfalangiana distal correspondente à parte terminal do mecanismo extensor. O achado clínico é "queda" da falange distal, a qual é chamada de "dedo em martelo". A lesão tendinosa pode ser aberta ou fechada e, neste caso, a mais comum nos membros superiores é ruptura do tendão. O tratamento das lesões abertas consiste em tenorrafia, conforme os princípios básicos já mencionados. Nos traumatismos fechados, quando a deformidade em flexão é inferior a 30°, realiza-se o tratamento com a imobilização por uma tala metálica que mantenha a articulação interfalangiana distal hiperestendida e a interfalangiana proximal fletida, por 6 semanas. Se a deformidade for superior a 30°, significa que a lesão foi mais extensa; nesses casos, a imobilização deve ser mais rígida, por meio de fixação percutânea com fio de Kirschner, mantendo-se a hiperextensão da interfalangiana por 6 semanas (Figura 38.23).

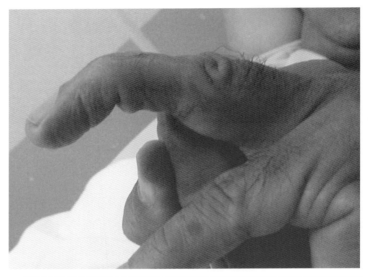

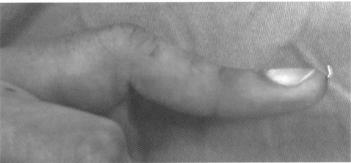

Figura 38.23 Fixação da interfalangiana distal em extensão.

2. **Zona 2.** É a área sobre a falange média. As lesões nesse nível são sempre abertas, e em geral a lesão do tendão é parcial, devido ao formato cilíndrico da falange. O grau de queda da falange distal é pequeno. O tratamento consiste em tenorrafia primária ou primária retardada; a articulação interfalangiana distal deve ser fixada percutaneamente com fio de Kirschner em extensão, por 6 semanas. Nesta área há grande possibilidade de aderências, e é essencial a fisioterapia após a remoção do fio.
3. **Zona 3.** Área sobre a articulação interfalangiana proximal. Nesta zona, a lesão pode ser fechada, ocorrendo ruptura da banda central do tendão devido à flexão forçada contra resistência. Nem sempre se realiza o diagnóstico precoce nesse caso, pois a extensão ainda é possível devido às bandas laterais; no entanto, com o tempo, essas bandas passam a migrar para os lados da articulação interfalangiana proximal. Ao ocuparem uma posição volar ao eixo da articulação, essas bandas passam a funcionar como flexores da interfalangiana proximal e extensoras da distal – condição conhecida como "deformidade em botoeira", pela semelhança com um botão preso em sua casa. As lesões abertas não oferecem dificuldades para o diagnóstico. À inspeção da ferida, já se nota a lesão do ramo central do tendão extensor. Quanto ao tratamento, nas lesões fechadas, se o diagnóstico for feito nos primeiros 15 dias, realiza-se fixação percutânea da articulação interfalangiana proximal em extensão, com fio de Kirschner, por 6 semanas. Na "deformidade em botoeira" já estabelecida, o tratamento consiste em reparação cirúrgica da banda central do tendão extensor. Em lesões abertas, o tratamento consiste em tenorrafia, seguida de fixação da articulação em extensão, com fio de Kirschner, por 6 semanas (Figura 38.24).

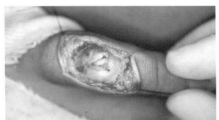
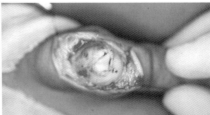
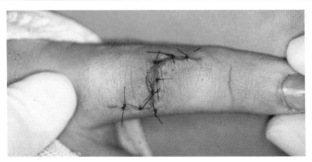

Figura 38.24 Lesão do tendão extensor na zona 3. (Esta figura encontra-se reproduzida em cores no Encarte.)

4. **Zona 4.** Área no dorso da falange proximal. À semelhança das lesões na zona 2, esta é sempre aberta, e o tendão é parcialmente seccionado no dorso, devido ao formato convexo do mecanismo extensor nesse nível. O tratamento consiste em sutura tendinosa primária. Essa lesão costuma ser associada a fratura da falange, que deve ser fixada; além disso, é frequente a ocorrência de aderências do tendão ao periósteo, as quais podem requerer uma tenólise no futuro (Figura 38.25).
5. **Zona 5.** Esta é a zona localizada no dorso da articulação metacarpofalangiana. As lesões nesta zona são sempre abertas e frequentemente ocasionadas por dente humano em alguma contenda; nesse caso, a ferida é considerada infectada e deve ser tratada com lavagem extensa, desbridamento e antibioticoterapia, e a sutura deve ser realizada 2 ou 3 dias após, caso não existam sinais de infecção. Nas feridas abertas limpas, o tratamento escolhido consiste em reparo primário ou primário retardado; o tendão é suturado com pontos em "U" com fio não absorvível 4-0. É frequente também a lesão do retináculo do tendão (lateral) que, do mesmo modo, deve ser cuidadosamente suturado. Após a cirurgia, a mão deve ser imobilizada com o punho em extensão a 40°, estando as metacarpofalangianas em semiflexão e as interfalangianas em extensão. As articulações metacarpofalangianas não devem ser imobilizadas em extensão, pelo risco de posterior limitação da flexão. O tempo de imobilização pós-operatório deve ser de 4 semanas (Figura 38.26).

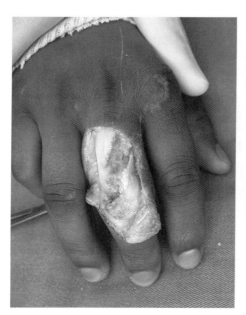
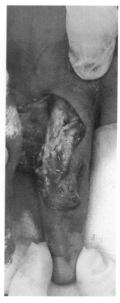

Figura 38.25 Lesão do tendão extensor na zona 4. (Esta figura encontra-se reproduzida em cores no Encarte.)

Capítulo 38 | Traumatismo da Mão

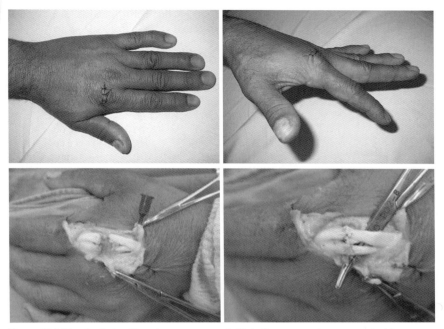

Figura 38.26 Lesão do tendão extensor na zona 5. (Esta figura encontra-se reproduzida em cores no Encarte.)

6. **Zona 6.** Área localizada no dorso da mão. O quadro clínico é semelhante ao das lesões na zona 5, ou seja, atitude de flexão da falange proximal; no entanto, se a lesão for mais proximal, a extensão pode ocorrer, devido às junturas tendinosas com os tendões vizinhos. Nesta zona, são sempre abertas as lesões de tendões extensores, e o diagnóstico é fácil devido à postura do dedo e à inspeção da ferida. O tratamento ideal é tenorrafia primária, desde que haja condições favoráveis, através de pontos em "U", que podem ser complementados com pontos isolados. Durante 4 semanas, deve ser mantida a imobilização com tala gessada, mantendo-se o punho em extensão, metacarpofalangianas em semiflexão e interfalangianas em extensão (Figura 38.27).
7. **Zona 7.** Esta é a zona localizada no dorso do punho, correspondendo ao retináculo dorsal dos extensores e a seus 6 canais osteofibrosos. Devido a essas características anatômicas, lesões dos tendões extensores nesse nível são mais problemáticas e frequentemente levam a aderência e limitação da excursão dos tendões. Quando a lesão é localizada do lado ulnar, o tendão do extensor ulnar do carpo e o ramo sensitivo dorsal do nervo ulnar também podem estar lesionados. Caso a lesão seja do lado radial, podem estar lesionados também os tendões dos dois extensores radiais do carpo, os extensores e o abdutor longo do polegar, além do ramo sensitivo do nervo radial. Se for uma lesão complexa, a melhor indicação pode ser tratamento da ferida e sutura da pele, com reparo dos tendões 1 a 2 semanas após. Nos ferimentos limpos cortantes, o método de escolha é sutura primária pelas técnicas já

descritas. A imobilização deve ser mantida por 4 semanas, com o punho em extensão e as metacarpofalangianas em semiflexão. O retináculo pode ser ressecado em parte, para possibilitar maior excursão dos tendões, mas não deve ser ressecado totalmente nem ser deixado aberto (Figura 38.28).

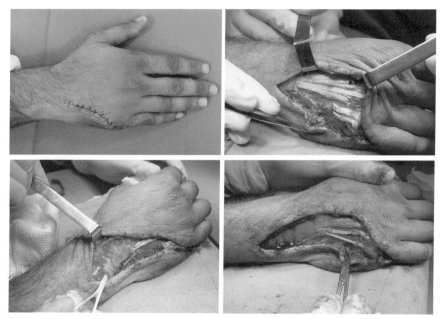

Figura 38.27 Lesão dos tendões extensores do dedo mínimo na zona 6. (Esta figura encontra-se reproduzida em cores no Encarte.)

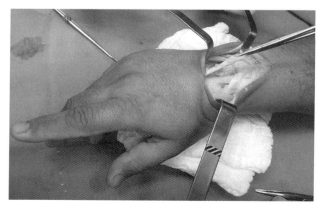

Figura 38.28 Lesão do tendão extensor do indicador na zona 7. (Esta figura encontra-se reproduzida em cores no Encarte.)

8. **Zona 8.** Esta é a área correspondente ao dorso da metade distal do antebraço e inclui os tendões extensores dos dedos, o polegar e o punho. Nesta zona, o nível que mais frequentemente sofre lesão é a junção musculotendinosa, e a tenorrafia não encontra grandes dificuldades; como os tendões são mais calibrosos, a técnica da tenorrafia é a mesma utilizada para os tendões flexores. A fáscia antebraquial pode ser removida para evitar bloqueios. O tempo de imobilização é de 4 semanas, em posição semelhante àquela recomendada para as zonas 5, 6 e 7.

IX. **Lesões nervosas.** A lesão dos nervos periféricos é sempre problemática, devido à sua complexa anatomofisiologia, à lentidão da recuperação nervosa e às dificuldades técnicas em seu reparo cirúrgico. Anatomicamente, o nervo é formado por epineuro (externo e interno), perineuro e endoneuro, que reveste a fibra nervosa. O fascículo é um conjunto de fibras nervosas (Figura 38.29).

Infelizmente, por falta de um exame adequado, o diagnóstico de lesão dos nervos na mão frequentemente passa despercebido. Por mais grave que seja a lesão, desde um corte regular até o mais grave esmagamento, é sempre possível avaliar as condições nervosas. Em caso de dúvida no diagnóstico, a exploração minuciosa da ferida após o exame físico pode mostrar a lesão.

A. **Princípios gerais de tratamento das lesões nervosas.** São vários os fatores que influem na decisão de se reparar cirurgicamente um nervo lesionado, por ocasião do primeiro atendimento ou na emergência. Os principais são as condições gerais do paciente, o estado da ferida e as lesões associadas. A sutura do nervo é uma cirurgia muito delicada, que requer condições materiais ideais e também que o paciente esteja em boas condições. Uma pessoa com más condições clínicas, em quem não seja possível fazer um estudo pré-operatório adequado ou a anestesia apropriada, não é candidata a neurorrafia primária. A condição da ferida é outro

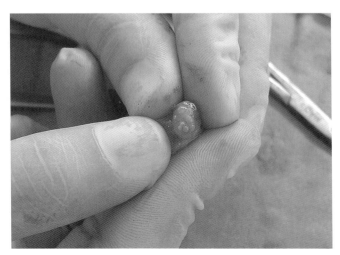

Figura 38.29 Lesão do nervo. (Esta figura encontra-se reproduzida em cores no Encarte.)

fator a ser considerado. Perda cutânea, insuficiência vascular e instabilidade do esqueleto são as lesões que devem ser primeiramente tratadas.

Quanto mais precoce a neurorrafia, melhores os resultados; por isso, sempre que possível, a sutura nervosa deve ser feita imediatamente após a lesão. No entanto, a neurorrafia secundária feita em condições ideais possibilita melhores resultados que a neurorrafia primária feita em condições desfavoráveis. Se o cirurgião optar pelo tratamento secundário, os cotos do nervo devem ser aproximados com ponto de sutura, para evitar retração, e a neurorrafia deve ser realizada cerca de 2 semanas após.

B. **Técnicas de sutura de nervos.** A sutura dos nervos periféricos deve ser feita em condições ideais, inclusive com algum recurso de amplificação, seja por microscópio ou por lupas, e o material cirúrgico deve ser o mais delicado possível.

Certos princípios básicos são fundamentais, como:
- A sutura não deve ser feita sob tensão. É permitido algum deslocamento proximal e distal do nervo e uma flexão de 30°, do punho e dos dedos, e de 90°, do cotovelo, para melhor aproximação dos cotos. Caso não seja possível, indica-se enxerto de nervo. Esta é uma técnica especializada, que foge ao princípio deste capítulo
- A orientação dos cotos deve ser correta, se possível aproximando-se os fascículos correspondentes do nervo
- A hemostasia deve ser feita
- A técnica, como em toda cirurgia de mão, deve ser o mais atraumática possível. O material de sutura aconselhado é fio de náilon 8-0.

Existem três tipos de sutura: a **interfascicular**, que sutura os fascículos entre si e penetra no perineuro (é a mais utilizada em enxertos de nervos); a **epiperineural**, a mais recomendada até alguns anos atrás e que inclui o epineuro e o perineuro; e a **epineural**, que inclui apenas o epineuro, devendo o fio penetrar no epineuro externo e interno. Esse tipo de sutura pode ser usado nos cortes limpos e regulares, e constitui a mais simples das técnicas (Figuras 38.30).

Após a neurorrafia, o membro ou o segmento deve ser imobilizado por 3 semanas. É necessário informar ao paciente que a recuperação do nervo é lenta; o crescimento do axônio dentro da bainha é, em média, de 1 mm por dia.

X. **Fraturas da mão.** O esqueleto da mão é arranjado em arcos longitudinais e transversais de concavidade anterior, e a manutenção desses arcos tem importância fundamental para a boa função. Portanto, um dos princípios fundamentais de tratamento das fraturas da mão é a imobilização em posição funcional. Esta é a que mantém o punho em 30° de extensão, metacarpofalângicas e interfalângicas em semiflexão (30°), polegar em abdução palmar e em oposição (Figura 38.31). A imobilização em um suporte plano (reto) de qualquer dedo colaba os arcos e destrói a função da mão; dessa maneira, o uso de talas como abaixadores de língua é contraindicado. A imobilização à semelhança de luva de boxe também é contraindicada. O tempo de consolidação das fraturas da mão é, em geral, de 3 a 4 semanas (excetuando-se fraturas dos ossos do carpo); o diagnóstico de consolidação é clínico (ausência de dor no foco da fratura), pois radiografias raramente mostram calo ósseo em 4 semanas.

A imobilização da mão deve respeitar essa configuração.

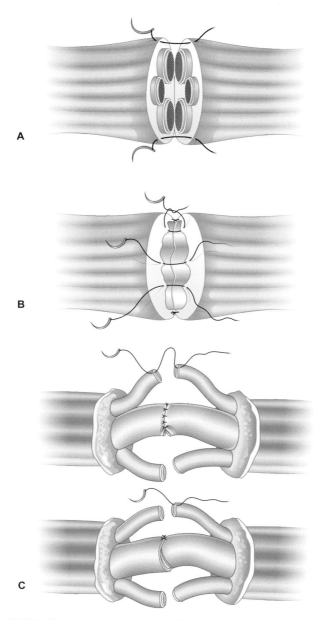

Figura 38.30 A. Sutura epineural externa. **B.** Sutura epineural interna. **C.** Sutura perineural.

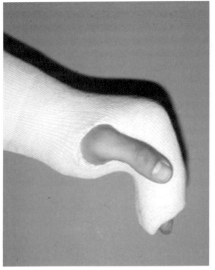
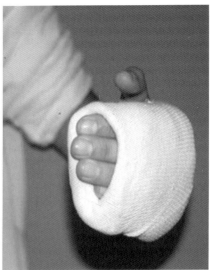

Figura 38.31 Imobilização da mão em posição funcional.

A. **Fratura exposta.** Por ocasião do tratamento da ferida, conforme os princípios relatados, o foco da fratura é exaustivamente lavado com soro fisiológico em abundância. O ideal é redução imediata da fratura e sua fixação, se for necessário; contudo, se não for possível, pode-se aguardar até 1 semana após a ocorrência da lesão. É imprescindível a cobertura antibiótica, dando-se preferência às cefalosporinas. Somente fragmentos ósseos totalmente soltos devem ser removidos (sequestros em potencial); fragmentos presos a qualquer tecido mole devem ser preservados. Se, ao exame direto, a fratura mostrar que a redução não se mantém, deve-se indicar fixação com fios de Kirschner, ou parafusos ou placa e parafusos. Tratamento por meio de tração contínua deve ser evitado, devido às frequentes complicações desse método.

B. **Fraturas de metacarpais**
   1. **Fraturas da base.** São de fácil tratamento, com exceção das fraturas da base do primeiro metacarpal. A redução é simples e estável. As fraturas de base do primeiro metacarpal envolvem a articulação carpometacarpal e são de tratamento mais difícil. Além da fratura, é muito comum também luxação, e a redução é fácil, porém muito instável; a redução deve ser anatômica, para evitar futura artrose. A redução é feita com tração longitudinal e fixação da fratura com dois ou mais fios de Kirschner. A direção desses fios não tem importância, desde que a redução seja satisfatória. Uma tala de gesso que vai da primeira falange do polegar ao terço proximal do antebraço deve ser usada por 4 semanas, quando a consolidação deve ter ocorrido (Figura 38.32).
   2. **Fraturas da diáfise.** Em geral, as fraturas da diáfise dos metacarpais centrais (terceiro/quarto) são mantidas no seu comprimento pelo suporte do metacarpal lateral (do segundo) e medial (do quinto) íntegros. Fraturas da diáfise do segundo e quinto metacarpais são mais sujeitas a cavalgamentos

e desvios de difícil manutenção após redução. Nesse caso, ou quando vários metacarpais estão fraturados, o tratamento clássico é realizado com redução cirúrgica e fixação das fraturas. O segundo e terceiro metacarpais não toleram desvios e estes devem sempre ser corrigidos. Eles são considerados o pilar rígido. Já o quarto e quinto metacarpais toleram algum grau de desvio e de encurtamento, por constituírem o pilar móvel. A fixação pode ser com fios, parafusos ou placas e parafusos (Figura 38.33).

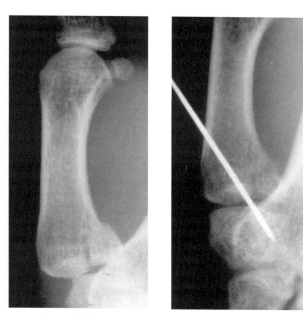

Figura 38.32 Fratura da base do primeiro metacarpal.

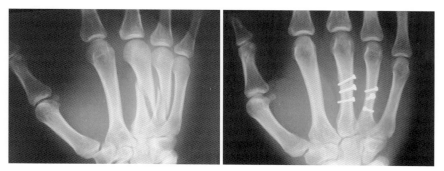

Figura 38.33 Fraturas da diáfise do terceiro e quarto metacarpais fixadas com parafusos.

Parte 1 | Urgências Cirúrgicas

3. **Fraturas do colo.** Em geral, essas fraturas ocorrem por traumatismo direto, longitudinal, na cabeça do metacarpal, com dedos fletidos, como quando o indivíduo desfere um soco ("fratura de boxeador"). Há angulação de ápice dorsal, e a cabeça se salienta na palma da mão. A redução ocorre ao fletir-se a metacarpofalangiana a 90° e aplicar força através da primeira falange. A base desta empurra a cabeça dorsalmente, reduzindo a fratura. A **imobilização deve ser em posição funcional** com tala gessada volar. Caso a redução seja instável, a fratura deve ser fixada com 1 ou 2 fios de Kirschner, fixando-se do quinto ao quarto metacarpal e evitando-se passá-los pela articulação. Também podem ser utilizados placa e parafusos (Figura 38.34).

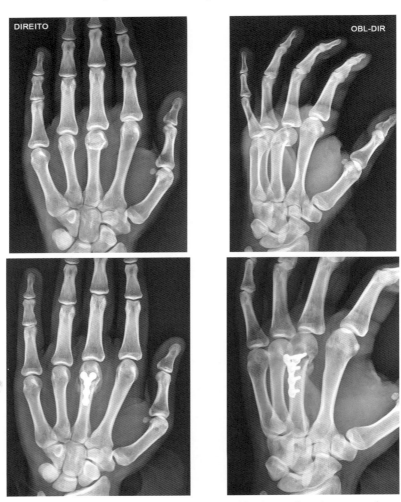

Figura 38.34 Fratura do colo do terceiro metacarpal fixada com fios, placas e parafusos.

Capítulo 38 | Traumatismo da Mão

4. **Fraturas da cabeça.** As fraturas da cabeça dos metacarpais são fraturas articulares, decorrentes de traumatismo direto e que devem ser reduzidas de forma anatômica e fixadas com parafusos para permitir mobilização precoce (Figura 38.35).
C. **Fraturas de falanges.** Essas fraturas são muito comuns e, se uma redução adequada não for feita, podem ocorrer deformidade e comprometimento da função. Na maioria das vezes, a redução é conseguida com tração e manipulação em flexão. A imobilização deve ser feita com uma tala gessada em semiflexão por 3 semanas, exceto para fraturas transversais do terço médio da falange, que requerem 4 semanas de imobilização. Às vezes, essas fraturas são muito instáveis e precisam ser fixadas com fios de Kirschner, parafusos ou placa e parafusos; além disso, as fraturas intra-articulares dos côndilos devem ser tratadas com redução cirúrgica e osteossíntese rígida para possibilitar mobilização precoce (Figura 38.36).
XI. **Princípios básicos de tratamento de traumatismos dos dedos.** Pelo exposto, podemos resumir todos os princípios de tratamento da seguinte maneira:
- Imobilizar o dedo lesionado
- Imobilizar o dedo lesionado em flexão
- Imobilizar apenas o dedo lesionado
- Exercitar ativamente os dedos não imobilizados
- Não realizar exercício passivo forçado com os dedos
- Tratar o edema mantendo o membro superior elevado
- Reduzir anatomicamente as fraturas das falanges
- Saber reconhecer quando houve uma luxação ou subluxação momentânea interfalangiana
- Tratar imediatamente as fraturas expostas de falanges e seguir rigorosamente os preceitos de tratamento desse tipo de lesão

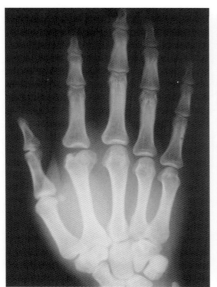
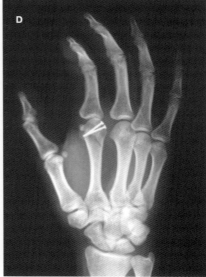

Figura 38.35 Fratura da cabeça do segundo metacarpal fixada com parafusos.

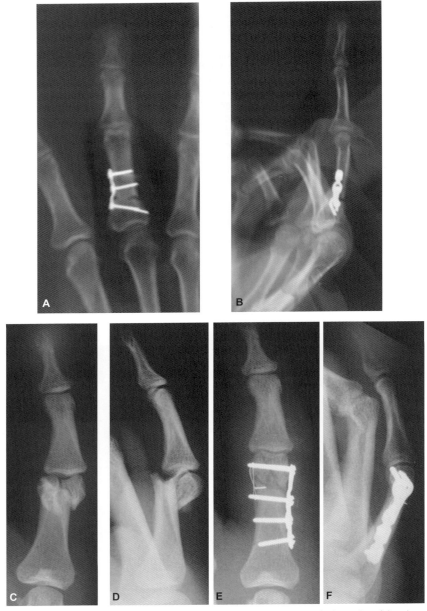

Figura 38.36 A e B. Fratura de diáfise de falange. **C a F.** Fratura intra-articular na interfalangiana.

- Identificar a ocasião oportuna para amputação do dedo, no intuito de salvar a função global da mão
- Evitar a todo custo amputar o polegar.

Bibliografia

Green DP. Operative hand surgery. 7. ed. Philadelphia: Elsevier; 2017.
Pardini AG. Cirurgia da mão – lesões não traumáticas. 2. ed. Rio de Janeiro: Medbook; 2008.
Pardini AG. Traumatismos da mão. 4. ed. Rio de Janeiro: Medbook; 2008.
Jupiter J. Flynn – Hand surgery. 4. ed. Baltimore: Williams & Wilkins; 1991.
Savassi-Rocha PR. Cirurgia de ambulatório. Rio de Janeiro: Medbook; 2013.

39
LESÕES DOS NERVOS PERIFÉRICOS
Odilon Braz Cardoso

I. **Bases anatomofuncionais.** Os nervos periféricos são mistos, constituídos pelos axônios dos neurônios aferentes (sensitivos), eferentes (motores) e autonômicos. Assim, por exemplo, a inervação dos artelhos é feita por axônios que vêm sem interrupção desde os corpos dos neurônios no interior da medula espinal e dos gânglios paraespinais. Os axônios mielínicos são envoltos pelas células de Schwann no sistema nervoso periférico, que formam uma fina bainha de isolante elétrico denominada mielina. No sistema nervoso central, axônios são envoltos por prolongamentos de oligodendrócitos que podem envolver 20 a 30 axônios, provendo bainhas de mielina, mas sem formar túbulos semelhantes ao neurilenoma, que é constituído pelo envolvimento circunferencial dos axônios periféricos pelas células de Schwann. Entre as células de Schwann e os prolongamentos dos oligodendrogliócitos, existem pequenos espaços denominados nódulos de Ranvier, responsáveis pela condução elétrica rápida, saltatória, do impulso nervoso.

No sistema nervoso autônomo, as fibras pós-ganglionares são axônios amielínicos, bem como algumas fibras sensitivas muito finas dos nervos periféricos, em que uma célula de Schwann pode envolver até 15 axônios sem a formação da mielina. No sistema nervoso central, também existem axônios amielínicos. As fibras amielínicas conduzem o impulso elétrico mais lentamente. Um nervo pode conter fibras mielínicas e amielínicas. Do mesmo modo, delicados nervos podem ser constituídos de axônios amielínicos. Os nervos são envoltos por bainhas conjuntivas (na parte externa, o epineuro). Subdivisões internas formam o perineuro que engloba grupos de axônios formando os fascículos – a menor unidade neural possível de ser suturada ou aproximada e aderida em continuidade com cola biológica. O endoneuro é o meio conjuntivo situado entre os axônios.

II. **Etiologia das lesões.** Podem ser causadas por traumatismo contuso, cortante, esmagamento, estiramento, avulsão, compressões por bainhas tendíneas, torniquetes ou imobilização de gesso, além de tumores (neurinomas), pós-radioterapia, isquemia, injeções intramusculares, inflamatória/alérgica pós-imunização e infecções (hanseníase, herpes-zóster, AIDS).

Pessoas que usam mochilas pesadas podem sofrer estiramento da parte superior do plexo braquial. A maioria das lesões do plexo braquial ocorre em quedas de moto e bicicleta. Fraturas podem ocasionar lesões em nervos próximos.

A. **Fisiopatologia.** Quando o axônio é seccionado, o corpo do neurônio edemacia-se após 5 a 6 h, no máximo entre 7 e 15 dias, com alterações denominadas cromatólise, inversamente proporcional à distância da lesão ao corpo do neurônio. Na porção proximal do nervo, o axônio e a mielina fragmentam-se e são absorvidos (degeneração walleriana), apenas até o primeiro nódulo de Ranvier. O túbulo formado pelo envoltório da célula de Schwann mantém-se. A recuperação se dá pela emissão de brotos a partir do coto proximal que avançam cerca de 1 mm por dia, 2,54 cm por mês, pelo tecido cicatricial até alcançar o coto distal. A conexão com o local de entrada do axônio no túbulo persistente correspondente no coto distal ocorrerá em maior ou menor quantidade, dependendo da extensão e da distorção da lesão. As fibras que não encontram o coto distal formam um emaranhado, constituindo uma espécie de neuroma. As que encontram o coto distal adentram o túbulo do envoltório formado pelas células de Schwann persistentes, dando continuidade ao trajeto do axônio e da mielina que haviam degenerado. No coto distal, esta degeneração (walleriana) acomete toda a extensão do nervo, degradando axônio e mielina. Os axônios que não se conectam em continuidade com o correspondente no coto distal deixam alguma sequela com sincinesias, movimentos anormais e alterações sensitivas ou autonômicas.

No sistema nervoso central, ao contrário do periférico, os axônios não se regeneram, devido à diferença de substrato bioquímico e celular. Caso ocorresse regeneração, poderiam surgir conexões anômalas com consequências imprevisíveis.

B. **Classificação**
1. **Neuropraxia.** Há um distúrbio funcional do nervo sem comprometimento de sua continuidade, geralmente recuperável em dias. Um exemplo é a paralisia do nervo radial ("do sábado à noite"), causada pelo fato de se dormir com a cabeça diretamente sobre o braço e amanhecer com paralisia da dorsiflexão da mão. A pessoa deita-se e dorme rapidamente em posição inadequada, alcoolizada ou muito cansada. A paralisia do nervo fibular, logo abaixo do joelho, lateralmente, por compressão durante o sono ou mau posicionamento durante cirurgia, necessita de órtese mantendo o pé em ângulo reto para evitar distensão crônica do músculo tibial anterior e fisioterapia. A recuperação pode ser mais demorada, não necessitando de cirurgia.
2. **Axonotmese.** Ocorre interrupção na condução do axônio, mas seu envoltório é preservado. É o que acontece na síndrome do túnel do carpo, compressão do nervo mediano pelo retináculo dos flexores, ligamento transverso do carpo, estreitando o canal por onde passa o nervo, constitucional, por edema durante a gravidez, hipotireoidismo ou traumatismo no punho. Se a compressão for liberada em semanas ou meses, haverá recuperação total. Se prolongada, pode deixar sequela com hipotrofia muscular tenar.
3. **Neurotmese.** Há interrupção dos axônios e seus envoltórios, o que requer reparo cirúrgico. Não existe garantia de recuperação completa. Após 18 meses, a atrofia muscular é irreversível.

C. **Avaliação clínica.** A lesão de nervos periféricos acarreta paresia sempre flácida e redução ou abolição do reflexo tendíneo. Quanto mais grave a interrupção da condução nervosa, mais rapidamente surgirá atrofia muscular na região correspondente àquela inervação.

A intensidade da força muscular é classificada de 1 a 5:
0: ausência total de contração muscular
1: há contração muscular mas sem nenhum movimento
2: arrasta o membro sem elevá-lo
3: eleva o membro, vencendo a força da gravidade, mesmo que ele caia em seguida
4: eleva o membro e vence algum grau de resistência imposto pelo examinador
5: força normal.

Os tipos de paresia são:
1. Monoparesia. Fraqueza de um membro.
2. Hemiparesia. Fraqueza de um lado do corpo.
3. Paraparesia. Fraqueza da cintura para baixo.
4. Tetraparesia. Fraqueza dos 4 membros.

Examina-se cada músculo individualmente e se a fraqueza em um membro é maior distal ou proximal. O teste das sensibilidades é sempre feito comparando-se com outra área considerada normal. Deve ser considerada diferença consistente e nítida. Caso haja muita dúvida se está diferente, pode considerar-se normal ou suspeito. Alguns pacientes não conseguem a necessária concentração e, assim, não colaboram suficientemente. A superposição de áreas de inervação e a variabilidade de acometimento de nervos próximos podem dificultar a definição do território. É necessário testar com agulha áreas próximas. Um local pode ter déficit e outro não. A ausência de reflexos tendíneos pode ser normal. Tensão e ansiedade podem fazer parecer que estão aumentados. Desse modo, é importante a verificação de assimetrias. A classificação dos reflexos tendíneos é de 1 a 5:
0: ausência total
1: diminuído
2: normal
3: aumentado
4: clônus temporário
5: clônus longo.

Segmentação dos reflexos
- Glabelar (desfrontalização): corticopontino
- Nasolabial ("focinho"): corticopontino
- Palmo-mentoniano: corticopontino
- Preensão palmar: córtex frontal
- Mastigação: córtex frontotemporal
- Mandibular: ponte, V nervo craniano
- Bíceps: (C5)-C6
- Braquiorradial: C5-(C6)
- Tríceps: (C7)-C8
- Patelar: L2-L3-(L4)
- Aquileu: L5-(S1)-S2
- Plantar: trato corticospinal.

Segmentação motora
- Respiração diafragmática: C3-C4-C5
- Abdução de braço (deltoide): C5-C6
- Flexão do antebraço (bíceps): C5-C6
- Extensão do punho (extensor radial do corpo): C6-C7-C8
- Extensão do antebraço (tríceps): C6-C7-C8
- Flexão do punho (flexor radial do corpo): C6-C7
- Preensão da mão (músculos flexores dos dedos): C7-C8-T1
- Abdução dos quirodáctilos (abdutores dos dedos): C8-T1
- Expansão torácica ativa: T1-T12
- Flexão da coxa (iliopsoas): L1-L2-L3-L4
- Extensão da perna (quadríceps): L2-L3-L4
- Dorsiflexão do pé (tibial anterior): L4-L5-S1
- Flexão plantar do pé (tibial posterior): L5-S1
- Extensão do hálux (extensor do hálux): L4-L5-S1.

Dermátomos – nível sensitivo (Figura 39.1)
- Região deltoidiana: C4

- Região bicipital: C5
- Região lateral do antebraço e mão: C6
- Região tricipital: C7
- Região medial do antebraço e mão: C8
- Região mamilar: T4
- Região umbilical: T10
- Região inguinal: T12
- Face anterolateral da coxa e medial da perna: L4
- Face posterolateral da coxa, lateral da perna, dorsomedial do pé e hálux: L5
- Face posterior do membro inferior e lateral do pé: S1
- Região anal: S4-S5.

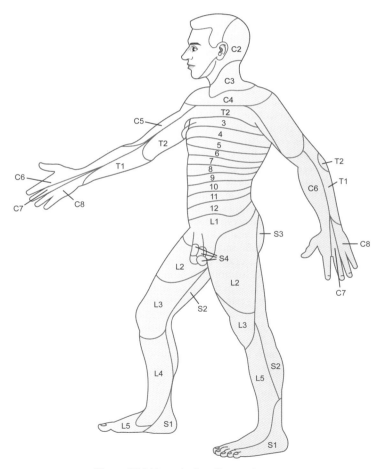

Figura 39.1 Mapa de dermátomos do corpo.

D. **Exames eletrofisiológicos.** A eletroneuromiografia ajuda a distinguir as afecções próprias dos músculos (miopatias) das que acometem os nervos (neuropatias), a verificar o estágio de degeneração da lesão neural, a garantir o local da lesão e a observar sobre evidências de regeneração, informando também sobre o prognóstico. A compressão em parte do plexo braquial por bandas tendíneas que se estendem a partir de uma costela cervical ou um processo transverso exuberante pode simular o quadro da síndrome do túnel do carpo. O exame também é importante para o registro objetivo do diagnóstico para eventual enfrentamento de um mau resultado cirúrgico ou uma alegação descabida. Ou seja, é melhor prevenir que tentar remediar.

III. **Manejo cirúrgico.** As lesões cortantes devem ser operadas o mais rápido possível, dentro de 3 dias, com aproximação mais precisa dos cotos. Observando a correspondência circunferencial de cada lado com o microscópio, sutura-se pelo epineuro com fio de mononáilon 7-0, com o menor número possível de pontos para uma justaposição adequada, reforçada com cola de fibrina. Quando não for possível a aproximação dos cotos, emprega-se retalho de um nervo superficial, sensitivo, que pode ser retirado sem mais consequências. O mais utilizado é o nervo sural. Este sofrerá degeneração, mas servirá de condutor para o crescimento neural a partir do coto proximal. Enxertos de até 10 cm podem dar bons resultados. Entre 10 e 15, são razoáveis. A partir de 15 cm, os resultados são precários. O retalho do nervo enxertado deve ser invertido no sentido craniocaudal para não produzir ramificações aberrantes.

Suturas interfasciculares, pelo perineuro, são utilizadas apenas em nervos de pequeno calibre, como os digitais, com fios de mononáilon 10-0 ou cola biológica. Diante de lesões cortocontusas e por arma de fogo, convém esperar 3 semanas, investigando-se a possibilidade de lesão vascular associada, como pseudoaneurisma. Lesões em continuidade, por estiramento, são abordadas após 3 meses de fisioterapia e uso de tipoia para sustentação. Em alguns casos, apenas tecido cicatricial exerce compressão neural; e há grande melhora após liberação deste.

As neurotizações são as transferências de partes de um nervo motor para ajudar a função perdida por outro nervo importante. A necessidade de experiência e conhecimento específico muito detalhado requer o encaminhamento destes pacientes para neurocirurgião especializado em nervos periféricos. São mais utilizadas em lesões do plexo braquial, às vezes associadas a transferências de músculos. Para anatomia, técnicas específicas e vias de acesso cirúrgico, há indicações de livros ao final deste capítulo.

A. **Dor neuropática.** Deve-se às doenças que afetam os nervos periféricos e cranianos (trigêmeo, intermédio – ramo sensitivo somático do nervo facial, glossofaríngeo, laríngeo superior e occipital) ou tem origem central, na medula espinal, no bulbo e nos núcleos ventrolaterais do tálamo. Faz-se o diagnóstico etiológico visando ao tratamento causal possível, com medicamentos sintomáticos.

Os sintomas mais comuns são queimação, sensação de choque e alodinia mecânica (sensação dolorosa desencadeada por um estímulo que normalmente não causa dor). A hiperalgesia é uma reação exagerada a um estímulo que normalmente causa dor. A hiperpatia é a percepção excessiva da dor provocada por estimulações mínimas ou espontânea. O tratamento sintomático pode ser feito com antidepressivos tricíclicos divididos em duas tomadas, iniciando-se com 10 a 25 mg/dia até 100 mg/dia, dose que necessita de precaução em cardiopatas. Alguns pacientes podem chegar a 150 mg/dia. Também podem-se empregar antidepressivos duais, bloqueadores da recaptação da serotonina e da norepinefrina, a exemplo da duloxetina, na dose de 30 a 60 mg/dia, alguns podendo chegar a 120 mg/dia, com a dose dividida em uma ou duas tomadas. A venlafaxina é geralmente menos eficaz. Têm eficácia também comprovada os anticonvulsivantes gabapentina e pregabalina. São menos eficazes a carbamazepina, a oxcarbazepina e a lamotrigina, em doses empíricas divididas em duas ou mais tomadas diárias. Não melhorando com um preventivo, associam-se dois ou mais. A tolerância aos medicamentos é muito variável. Assim, inicia-se com doses menores e, conforme a tolerância, aumenta-se gradativamente até conseguir melhora dos sintomas. Com a pregabalina, alguns pacientes toleram bem 150 mg 3 vezes/dia. Outros não chegam a tolerar 50 mg/dia. A maioria se adapta a aumentos escalonados e mais lentos do fármaco.

Acrescentam-se analgésicos por via oral (VO) sintomáticos de farmacologias diferentes, a fim de somar os efeitos analgésicos sem aumentar os efeitos indesejados (dipirona 1 g 6/6 h, se necessário + paracetamol 750 mg 6/6 h, se necessário + tramadol 50 mg 1 ou 2 comprimidos 6/6 h, se necessário ou oxicodona). Podem ser associados a lidocaína tópica ou sob a forma de emplastro a 5% ou a capsaicina tópica ou o emplastro a 8%. Na fase aguda, em agudizações, e às vezes em casos crônicos, podem ser benéficos bloqueios analgésicos com bupivacaína associada à metilprednisolona, epidural, paravertebral ou subcutânea em região já bem cicatrizada. Existem relatos de melhora com aplicação de toxina botulínica em área subcutânea. Casos mais refratários podem se beneficiar com a radiofrequência pulsada (RFP) aplicada 1 vez/semana de modo intercostal, a implantação de estimulador de cordão espinal (ECE), a estimulação espinal profunda (DBS) ou a bomba implantável carregada com opioide ou baclofeno.

B. **Neurite pós-herpética (zóster).** A fase aguda da infecção inicia-se com aumento da sensibilidade cutânea seguida por vermelhidão e, depois, há o surgimento de vesículas, que selam o diagnóstico. É tratada com antiviral VO por 7 a 10 dias, aciclovir (800 mg 5 vezes/dia, fanciclovir (500 a 750 mg 3 vezes/dia) ou valaciclovir (1.000 mg 3 vezes/dia). O corticosteroide VO na fase aguda pode diminuir a neuralgia – prednisona 60 a 40 mg/dia durante 7 dias mais 7 dias em redução gradativa. Adicionam-se tratamentos sintomáticos conforme a necessidade individual para a dor neuropática.

C. **Dor no membro fantasma.** O esquema corporal está gravado no cérebro. Quando um membro é amputado, persiste por tempo variável a sensação de que ele ainda está lá, podendo ser muito incômodos vários tipos de sensações, como dor, coceira e contratura, entre outros. A dor pode ser desencadeada ou agravada por neuroma traumático no coto da amputação. Sua extirpação pode aliviar ou reduzir os sintomas.

Todos os tratamentos relacionados aqui para dor neuropática podem ser tentados, com resultados variáveis, de nulos a razoáveis. O relaxamento/meditação está associado a melhora de até 41%; a TENS (estimulação nervosa elétrica transcutânea), 28%; e a hipnose, 19%. O neurocientista Vilayanur Subramanian Ramachandran idealizou um treinamento por meio da projeção da imagem do membro preservado dentro de uma caixa com espelho. Pela ilusão, pode-se ajudar a aliviar sintomas por causa do membro ausente.

Lord Nelson teve amputado o membro superior direito lesionado em uma batalha. Como continuou sentindo a presença do membro, disse "que esta era uma prova incontestável de existência da alma. Quando perdesse tudo, de alguma forma continuaria".

D. **Causalgia (dor regional complexa).** Disestesias ardentes consequentes a lesão parcial de nervo periférico. Têm tratamento difícil. Podem ser tentados todos os tratamentos e estratégias para dor neuropática, além de fisioterapia do gânglio estrelado ou paravertebrais, inicialmente após bloqueios anestésicos simpáticos.
E. **Paralisia facial periférica idiopática (de Bell).** Se a paralisia facial tipo periférica (palpebral e bucal) for parcial, pouco acentuada, ou tipo central (apenas bucal), deve ser realizado exame de ressonância magnética do encéfalo, pela possibilidade de ser manifestação de acidente vascular encefálico (AVE) isquêmico. É mais seguro pecar pelo excesso, principalmente com exames de imagem.

Usa-se predinisona 20 mg (45 comprimidos). Tomar às 8h e às 18h, conforme o seguinte esquema: 2+1 por 10 dias; depois 1+1 por 5 dias; após, 1+0 por 5 dias; e depois parar.

Também se utiliza o Epitezan® pomada oftálmica (1 bisnaga). Cobrir o olho (córnea) à noite, se a fenda palpebral for maior que 3 mm.

Puxa-se a pálpebra superior lateralmente (para não pressionar a córnea) e para baixo, no mínimo 10 vezes por hora. No entanto, isso deve ser feito toda vez que o paciente sentir a córnea ardendo/irritada, passar por local com vento, poeira ou vapor que possa irritar o olho, a fim de lubrificar e proteger o olho. Assim, não precisará usar colírio umidificante. Convém ainda fisioterapia motora.
F. **Paralisia do nervo radial ("do sábado à noite").** Deve-se à compressão do nervo radial pela cabeça sobre o braço durante o sono. Surge paresia ou paralisia da dorsiflexão da mão (punho "desmunhecado"). O tratamento consiste em fisioterapia motora e cuidado para não dormir com a cabeça diretamente sobre o braço. Deve-se interpor o travesseiro.
G. **Paralisia do nervo fibular comum (ciático poplíteo externo).** Pode ser comprimido abaixo da cabeça da fíbula durante o sono ou por mau posicionamento durante procedimento cirúrgico. O paciente desperta com paralisia da dorsiflexão do pé (caído). Além de fisioterapia motora, o pé deve ser colocado em ângulo reto. A distensão crônica do músculo tibial anterior pode deixar sequela.

Bibliografia

Fessler RG, Sekhar L. Atlas of neurosurgical techniques – spine and periferal nerves. Stuttgart: Thieme Medical Publishers; 2006.
Kim D, Hudson AR, Kline DG. Atlas de cirurgia em nervos periféricos. Rio de Janeiro: Di Livros; 2015.
Lazorthes G. Sistema nervioso periférico. Barcelona: Toray-Masson; 1976.
Ramachandran VS, Altschuler EI. The use of visual feedback, in particular mirror visual feedback, in restoring brain function. Brain. 2009:132(Pt 7):1693-710.
Russell S. Exame das lesões dos nervos periféricos – um enfoque anatômico. 2. ed. Rio de Janeiro: Di Livros; 2016.
Siqueira MG. Anatomia cirúrgica das vias de acesso aos nervos periféricos. 2. ed. Rio de Janeiro: Di Livros; 2005.
Tung TH, Novak CB, Mackinnon SE. Nerve transfers to the biceps and brachialis branches to improve elbow flexion strength after brachial plexus injuries. J Neurosurg. 2003; 98:313-8.
Wolfla CE, Resnick DK. Neurosurgical operative atlas – spine and peripheral nerves. 2. ed. Stuttgart: Thieme Medical Publishers; 2007.

FRATURAS EXPOSTAS | PRINCÍPIOS DE TRATAMENTO

Francisco José Ribeiro
Daniel Fonseca da Silva

I. Introdução. O sistema esquelético constitui parte do aparelho locomotor e é formado por um esqueleto axial (composto por cabeça, pescoço e tronco) e um esqueleto apendicular (constituído pelos ossos dos membros superiores e dos membros inferiores).
Quanto ao seu aspecto, os ossos podem ser:
- Ossos longos ou tubulares: têm o comprimento maior que a largura e a espessura. Exemplos: fêmur, tíbia, rádio, ulna e falanges
- Ossos curtos: têm equivalência em todas as suas dimensões. Exemplos: ossos do carpo e ossos do tarso
- Ossos sesamoides: todo osso que se desenvolve no interior de alguns tendões. Exemplo: patela
- Ossos laminares ou planos: têm o comprimento e a largura maiores que a espessura. Exemplos: escápula, ilíaco, costelas, entre outros
- Ossos irregulares: não têm equivalência em nenhuma de suas dimensões. Exemplos: vértebras e sacro, entre outros
- Ossos pneumáticos: todo osso que tem ar em seu interior. Exemplos: ossos do crânio (frontal, esfenoide, maxilar, entre outros).

Os ossos tubulares, constituídos por uma porção tubular (diáfise) que mostra em suas extremidades as metáfises e epífises, são formados por uma parte externa, a cortical, que envolve a parte interna, a medular. Os ossos são recobertos pelo periósteo e, quando em fase de crescimento, apresentam também uma área denominada placa fisária.

A superfície dos ossos é articular e recoberta por cartilagem, e em seu aspecto externo mostra elevações ou eminências e reentrâncias.

Quando um osso sofre um traumatismo, pode haver alteração, com interrupção de sua continuidade anatômica, o que se chama **fratura**. As fraturas podem ser simples ou complexas e manter-se ou não no alinhamento (aspecto anatômico) normal. Podem ser intra- e extra-articulares, estáveis ou instáveis, a depender da velocidade (força) do traumatismo inicial.

Também podem ocorrer fraturas sem traumatismo, que acontecem espontaneamente, quando então são chamadas fraturas patológicas.

As forças que acarretam uma fratura podem ser classificadas, de acordo com o mecanismo do trauma, como de alta ou de baixa velocidade, e são responsáveis pelo aspecto da lesão.

II. Fratura exposta. Quando o traumatismo inicial leva a uma fratura mas não há lesão aberta dos tecidos circunvizinhos, a fratura é chamada **fratura fechada**.

Se, durante o traumatismo, houver lesão de partes moles adjacentes (pele, mucosas, fáscia), com a comunicação do osso com o meio exterior ou com uma cavidade contaminada (tubo digestivo, vias aéreas, ânus, vagina) ou com o hematoma da fratura, a lesão é então chamada **fratura exposta**.

A. Classificação. A correlação entre os diversos tipos de traumatismo e as lesões decorrentes foi estudada por diferentes autores, com o propósito de ampliar sua

compreensão e facilitar a classificação. Habitualmente, usa-se a classificação de Gustillo para fraturas expostas (Quadro 40.1).
Esta classificação indica a gravidade das lesões e o tratamento a ser instituído.

B. **Tratamento.** O tratamento das fraturas expostas continua a desafiar o cirurgião ortopédico. Apesar das melhorias na tecnologia e nas técnicas cirúrgicas, as taxas de infecção, complicações e de não consolidação ainda são problemáticas. Alcançar esses objetivos pode tornar-se tarefa complexa que envolve combate aos inúmeros fatores que favorecem a infecção, especialmente a instabilidade do foco de fratura e a falta de cobertura adequada pelas partes moles.

Em estudo publicado, Guerra MT et al. chegaram às seguintes conclusões, que são semelhantes às da literatura mundial:
- Tipo de fratura mais prevalente foi o tipo III, que representou 46,7% de todos os casos. Desse percentual, 59,7% eram do tipo IIIA, 27,4% IIIB e 12,9% IIIC
- O tipo I foi o menos prevalente (24,7%), seguido do tipo II (29,3%)
- Dessas fraturas expostas, 18,8% dos pacientes tiveram infecção; em 4% a fratura foi classificada como do tipo I, em 24% como do tipo II e em 72% como do tipo III. As fraturas classificadas como tipo IIIB apresentaram a maior taxa de infecção (36%), enquanto as classificadas como tipo I apresentaram a menor taxa de infecção (4%)
- Em relação aos agentes presentes nas infecções, a maior incidência foi de *Staphylococcus aureus* e de *Enterobacter aerogenes*.

1. **Abordagem inicial.** A assistência ao paciente portador de fratura exposta deve começar no local do traumatismo. A ferida deve ser isolada quanto antes do meio externo contaminado. Para isso, o ideal seria aplicar gazes ou compressas estéreis, mas, na falta destas, podem-se utilizar roupas limpas, não usadas. Imobilização improvisada pode ajudar a evitar mais traumatismos às partes moles. Há muito tempo o tratamento das fraturas expostas tem sido considerado emergência ortopédica. É imperativo que se façam desbridamento e irrigação da ferida, para minimizar a carga bacteriana e, portanto, o risco de infecção. A administração precoce de antibiótico é de extrema importância nesses casos e, quando combinada com irrigação precoce e desbridamento meticuloso o mais rápido possível, as taxas de infecção podem ser drasticamente reduzidas.

Muito se tem falado sobre a importância fundamental do tempo transcorrido entre o traumatismo e o desbridamento. Considera-se como limite máximo um lapso de 6 h (regra das 6 h) desde o momento da lesão até o procedimento. A origem dessa regra permanece um tanto obscura, mas a justificativa para

Quadro 40.1 Classificação de Gustillo para fraturas expostas.

Tipo I	Baixa energia, com exposição menor que 1 cm e com baixo grau de contaminação e cominução
Tipo II	Exposição de 1 a 10 cm com lesão moderada de tecidos moles, contaminação e cominução
Tipo III	Exposição maior que 10 cm, alto grau de lesão de partes moles e contaminação
IIIA	Permite cobertura primária
IIIB	Cobertura óssea não é possível
IIIC	Lesão arterial que requer reparo

essa conduta parece ter algum suporte em estudos com animais. Robson et al. observaram que a quantidade mínima para ocorrência de uma infecção era de 10^5 microrganismos. Esses autores constataram que esse limite era atingido em 5,17 h. Cooney et al. perceberam que, com a presença de 100.000 microrganismos por grama de tecido, as defesas imunológicas eram suplantadas, com consequente infecção.

Certamente faz pouco sentido retardar indevidamente o desbridamento cirúrgico dessas feridas. O paciente deverá ser prontamente encaminhado para a sala de cirurgia. Não obstante, alguns pacientes politraumatizados podem apresentar um comprometimento fisiológico de tal ordem, que impossibilite sua saída da unidade de atendimento inicial, mesmo para o mais breve dos procedimentos. A compensação hemodinâmica do paciente deve ser iniciada de imediato. Quando possível, promove-se o realinhamento da fratura, sobretudo em caso de grandes deformidades ou na ausência de pulsos na extremidade.

O tratamento da fratura, das lesões concomitantes e das possíveis intercorrências deve continuar no ambiente hospitalar para classificação e planejamento das medidas a serem tomadas, bem como para avaliação das lesões de partes moles (fáscia, músculos, tendões, nervos e vasos adjacentes). Deve-se avaliar a extensão das lesões da pele e do tecido subcutâneo. Pode haver intercorrências com lesões vasculares, neurais ou de outros tecidos moles; tais intercorrências devem ser avaliadas para que seja estabelecido um planejamento do tratamento por uma equipe multiprofissional.

A antibioticoterapia deverá ser iniciada de imediato, lembrando-se que esta é terapêutica, e não profilática, uma vez que as feridas estão contaminadas por bactérias. É importante ressaltar que todas as fraturas expostas devem ser abordadas quanto ao risco de contaminação por *Clostridium tetani*; é necessário, portanto, avaliar a necessidade de imunização contra tétano (uso de imunoglobulina humana ou da aplicação de doses de reforço do toxoide tetânico).

Depois de receber o atendimento sequencial segundo as normas do Advanced Trauma Life Support (ATLS®) e de estar hemodinamicamente compensado, o paciente politraumatizado será encaminhado ao bloco cirúrgico, quando terá início o tratamento específico.

2. **Princípios gerais do tratamento**
   a. Todas as fraturas, quando expostas, deverão ser tratadas como emergências.
   b. A presença de lesões associadas deve ser confirmada.
   c. Antibioticoterapia e irrigação apropriadas.
   d. Estabilização da fratura.
   e. Fechamento da ferida, quando possível, é recomendável.
   f. Enxerto ósseo esponjoso precoce, em caso de necessidade.
   g. Reabilitação do paciente e da extremidade envolvida.
3. **Pós-operatório.** No pós-operatório, o paciente é submetido a antibioticoterapia, curativos diários e reavaliações, para que, em tempo hábil, se previnam ou diagnostiquem eventuais complicações que sejam tratadas segundo a indicação.
4. **Antibioticoterapia.** Qualquer que seja o esquema de uso de antibióticos, não deve exceder 48 a 72 h, sob risco de se promover a seleção de cepas bacterianas resistentes. A escolha dos antibióticos deve estar em conformidade com a comissão de controle de infecção hospitalar (CCIH) da instituição em que se

dá o tratamento. É importante reafirmar que a antibioticoterapia, em conjunto com os cuidados mecânicos de limpeza e remoção de tecidos desvitalizados oriundos da ferida (desbridamento), é importante para o controle da infecção nas fraturas expostas.
5. **Antibioticoterapia segundo o protocolo Tratamento Primário das Fraturas Expostas HPS JOÃO XXIII e HOGV.**
   a. **Fratura exposta tipo I de Gustillo:**
      - Opção 1: cefazolina 1 g IV de 8 em 8 h, com a primeira dose aplicada na sala de politraumatizados
      - Opção alternativa: clindamicina 600 mg IV de 6 em 6 h + gentamicina 240 mg IV de 24 em 24 h.
   b. **Fraturas expostas tipos II e III de Gustillo:**
      - Opção 1: cefazolina 1 g IV de 8 em 8 h + gentamicina adulto 240 mg IV de 24 em 24 h
      - Opção alternativa: clindamicina 600 mg IV de 6 em 6 h + gentamicina 240 mg IV de 24 em 24 h.
   c. **Observações:**
      - A antibioticoteria terá a duração de 24 h em fraturas tipos I e II, e de 72 h em fraturas tipo III
      - Para fraturas expostas tipos I e II, deve-se instituir antibioticoterapia contra bactérias gram-positivas e gram-negativas
      - Para fraturas expostas tipo III e fraturas expostas que tenham ocorrido em ambiente rural, com sujeira grosseira, e em casos de dúvida quanto a profilaxia antitetânica prévia, deve-se adicionar cobertura para bactérias anaeróbicas, acrescentando aos esquemas de antibióticos citados anteriormente: metronidazol, 500 mg de 6 em 6 h
      - Em fraturas expostas ocorridas há mais de 6 h, a ferida é considerada infectada e deve ser tratada com o esquema de antibióticos para fratura tipo III. Nesse caso, deverão ser realizados cultura e antibiograma para adequar o antibiótico
      - Se ocorrer infecção na ferida após o tratamento cirúrgico inicial e antibioticoterapia, serão realizadas culturas e a escolha do antibiótico será reajustada. Nesses casos, são utilizados protocolos da CCIH.
C. **Complicações.** As complicações mais comumente observadas são:
   1. Perda de tecidos moles por necrose ou infecção.
   2. Síndrome de compartimento.
   3. Infecção do foco de fratura com consequente osteomielite.
   4. Retardo da consolidação ou pseudoartrose que pode ou não ser infectada.
   5. Necrose avascular com amputação subsequente.
D. **Prognóstico.** É definido por diversos fatores ocasionados pelo traumatismo, dependendo da gravidade do traumatismo inicial e das lesões associadas existentes.
E. **Evolução.** A evolução da fratura exposta está relacionada com a resolução correta das lesões associadas diagnosticadas e seu tratamento adequado.

III. **As fraturas expostas também suscitam discussões quanto à preservação ou não de membros gravemente lesionados.** Até hoje não há uma determinação universalmente aceita para nortear as decisões sobre amputar ou não um membro gravemente lesionado. É necessário, para essa decisão, avaliar o risco à vida do paciente e o grau de função projetada no fim dos inúmeros procedimentos necessários para preservar o membro. Lange et al. propuseram, em 1985, que a amputação seria indicada em casos de lesões por esmagamento com isquemia vigente há mais de 6 h, lesão vascular irreparável, amputação completa de membro inferior e lesão irreparável de nervo ciático ou nervo tibial em pacientes com fraturas tipo IIIC de Gustillo. A partir de então, houve um esforço para criar escores que pudessem prever a necessidade de amputação do membro. Um dos escores mais conhecidos e usados é o MESS (Mangled Extremity Severity Scoring System) (Quadro 40.2). Essa escala leva em conta o grau de lesão óssea e de partes moles, o tempo de isquemia, a idade do paciente e se há, ou não, instabilidade clínica. Sete ou mais pontos nessa escala indicam alta previsibilidade de amputacão.

IV. **Ferimento por projétil de arma de fogo (PAF).** Os ferimentos provocados por arma de fogo tornam-se cada vez mais comuns em nosso meio, devido ao porte abusivo, e muitas vezes ilegal, de armas. Em hospitais de urgência, nota-se acentuado aumento do número de atendimentos por esta causa, com os pacientes apresentando danos às estruturas ósseas e de partes moles adjacentes. Em geral, esses ferimentos são causados por projéteis de baixa velocidade (menor que 500 m/s), e constituem feridas de baixo impacto e de baixa energia, cujos principais responsáveis são armas de uso civil (p. ex., revólveres). Para a maioria dos ferimentos de baixa velocidade é usado o protocolo de lesões classificadas como Gustillo tipo I, levando-se em conta, entretanto, as características, o grau de contaminação e o trajeto do projétil, e as características do tecido lesionado, que podem mudar o tipo de abordagem inicial.

Lesões provocadas por projéteis de alta velocidade (superior a 600 m/s) causam danos de maior energia e impacto, devido à energia cinética elevada, causando maiores ferimentos às partes moles – ditas lesões de cavitação –, às vezes muito maiores que o diâmetro normal do projétil. São causadas principalmente por armas de uso militar (AR15, AK47, FAL etc.) e devem ser tratadas segundo o protocolo de Gustillo tipo II ou III, dependendo de sua extensão.

Quadro 40.2 Índice de Gravidade para Amputação (MESS).

Tipo de lesão	Pontos
Lesão musculoesquelética	
Baixa energia	1
Média energia	2
Alta energia	3
Altíssima energia	4
Isquemia de membro	
Pulso reduzido ou ausente, perfusão normal	1
Ausência de pulso, perfusão reduzida	2
Membro frio, paralisado, insensível	3
Choque	
Pressão sistólica > 90 mmHg	0
Hipotensão transitória	1
Hipotensão persistente	2
Idade	
< 30 anos	0
De 30 a 50 anos	1
> 50 anos	2

Bibliografia

Chen AF, Schreiber VM, Washington W et al. Evans what is the rate of methicillin-resistant Staphylococcus aureus and Gram-negative infections in open fractures? Clin Orthop Relat Res. 2013; 471 (10):3135-40.

Collinge CA, McWilliam-Ross K, Kelly KC. Dombroski Substantial improvement in prophylactic antibiotic administration for open fracture patients: results of a performance improvement program J Orthop Trauma. 2014; 28 (11):620-5.

Cooney WP, Fitzgerald RH. Jr, Dobyns JH et al. Quantitative wound cultures in upper extremity trauma. J Trauma. 1982; 22(2):112-7.

Dellinger EP, Caplan ES, Weaver LD et al. Duration of preventive antibiotic administration for open extremity fractures. Arch Surg. 1988; 123(3):333-9.

Drumond JMN. Tratamento das fraturas expostas 2007 (Protocolo Clínico FHEMIG).

Goldman L, Ausiello D. Cecil Medicina. [Trad. Adriana Pittela Sudré]. Rio de Janeiro: Elsevier; 2009.

Guerra MT et al. Taxa de infecção em pacientes adultos com fratura exposta atendidos no hospital de pronto socorro e no hospital universitário Ulbra do município de Canoas, Rio Grande do Sul. Rev Bras Ortop. 2016.

Gustilo RB, Anderson JT. Prevention of infection in the treatment of one thousand and twenty-five open fractures of long bones: retrospective and prospective analyses. J Bone Joint Surg Am. 1976; 58(4):453-8.

Gustilo RN, Mendoza RM, Willians DN. Problems in the management of type III (severe) open fractures: a new classification of type III open fractures. J Trauma. 1984; 24(8):742-6.

Helfet DL, Howey T, Sanders R et al. Limb salvage versus amputation. Preliminary results of the Mangliied Extremity Severity Score. Clin Orthop Relat Res. 1990; (256):80-6.

Kumar MK, Badole C, Patond K. Salvage versus amputation: utility of mangled extremity severity score in severely injured lower limbs. Indian J Orthop. 2007; 41(3):183-7.

Lange RH, Bach AW, Hansen T S et al. Open tibial fractures with associated vascular injuries: Prognosis for limb salvage. J Trauma. 1985; 25(3):203-9.

Matos MA, Nascimento JM, Silva BVP. Estudo clínico demográfico das fraturas expostas causadas por acidentes de motocicleta Acta Ortop Bras. 2014; 22 (4):214-8.

Moghadamian ES, Bosse MJ, MacKenzie EJ. Principles of mangled extremity management. In: Bucholz RW, Heckman JD, Court-Brown CM (Eds.). Rockwood and Green's fractures in adults. 7. ed. Philadelphia; Lippincott: Williams & Wilkins; 2010. p. 333.

Müller SS, Sadenberg T, Pereira GJC et al. Estudo epidemiológico, clínico e microbiológico prospectivo de pacientes portadores de fraturas expostas atendidos em hospital universitário Acta Ortop Bras. 2003; 5:158-69.

Netter FH. Netter atlas de anatomia humana. 5. ed. Rio de Janeiro: Elsevier; 2011.

Patzakis MJ, Wilkins J, Moore TM. Considerations in reducing the infection rate in open tibial fractures. Clin Orthop Relat Res. 1983; (178):36-41.

Robson MC, Duke WF, Krizek TJ. Rapid bacterial screening in the treatment of civilian wouns. J Surg Res 1973; 14(5):426-30.

The American College of Surgeons. Advanced Trauma Life Support (ATLS®) students manual. 6. ed. Chicago: American College of Surgeons; 1997.

Tscherne H, Gotzen L. Fraktur und Weichteilschaden. Berlin, Heidelberg, New York, Tokyo: Springer Verlag; 1983.

URGÊNCIAS OTORRINOLARINGOLÓGICAS

41

Daniele Cristine Gomes Pinto
Cheng T. Ping
Luís Otávio Giovanardi Vasconcelos

I. **Otologia.** Os principais sintomas otológicos que levam uma pessoa a procurar um serviço médico de urgência são: otalgia (dor), otorragia (sangramento), diminuição aguda da audição, corpos estranhos, paralisia periférica do nervo facial e tontura.
   A. **Otalgia**
      1. **Otite externa localizada ou furunculosa.** Causada por manipulação do conduto auditivo externo e infecção do folículo pilossebásseo, que evolui para formação de abscesso localizado. O germe mais comum é *Staphylococcus aureus*. A dor é intensa, devido ao espaço limitado para o edema expandir.
         a. **Tratamento.** Gotas tópicas (neomicina ou ciprofloxacino, combinados ou não a um corticosteroide e/ou anestésico), anti-inflamatórios, analgésicos e calor local. A drenagem por punção ou incisão está indicada quando o abscesso for volumoso e bem delimitado. Eventualmente, podem ser necessários antibióticos orais (p. ex., cefalexina).
      2. **Otite externa difusa.** Causada por traumatismo ou alteração das condições do conduto auditivo externo, está associada também a banhos de imersão em lagos, oceanos e piscinas, entre outros locais. Pode estar associada a otite média aguda ou crônica: a otorreia contamina e infecta o conduto auditivo externo. A dor é intensa e estão associados: edema do canal, hipoacusia, otorreia e adenopatia dolorosa. Germes responsáveis: *Pseudomonas aeruginosa* (principal), *Staphylococcus* spp., *Escherichia coli* e *Enterobacter aerogenes*.
         a. **Tratamento.** Indicam-se antibióticos tópicos, mas podem ser necessários antibióticos sistêmicos. Quando o conduto está fechado pelo edema, indica-se introduzir curativo de algodão coberto por pomada ou creme de antibiótico e corticosteroide, trocado de 24 em 24 h até a regressão. Corticosteroides injetáveis estão indicados em casos de edema e dor intensos.
      3. **Otite externa necrosante.** Também conhecida como otite externa maligna, devido a sua gravidade, está associada a pacientes diabéticos e portadores de imunodeficiências. A infecção é causada por *P. aeruginosa*. São necessários internação e acompanhamento do quadro clínico geral, metabólico, neurológico e otológico. Pede-se a revisão laboratorial (hemograma, velocidade de hemossedimentação [VHS], glicemia, creatinina etc.) e tomografia computadorizada (TC) de mastoide (eventualmente, ressonância magnética e cintigrafia).
         a. **Tratamento.** O antibiótico oral (ciprofloxacino) ou parenteral deve cobrir principalmente *P. aeruginosa*. O otorrinolaringologista deve realizar os cuidados locais, como aspiração ou desbridamento.
      4. **Otite externa fúngica (otomicose).** Fungos podem causar infecções no conduto auditivo externo. Os mais comuns são *Pityrosporum* e *Aspergillus* (*A. niger*, *A. flavus*, *A. albus*), que podem ser encontrados no conduto, sem manifestar sintomas, além da sensação de bloqueio, ou apresentar complicações

por processo inflamatório (otalgia e prurido). Podem causar descamação superficial e criar condições propícias a outras infecções.

Na otoscopia ou microscopia: *Pityrosporum* – descamação do epitélio do conduto, às vezes com secreção serosa; *Aspergillus* – colônias de fungos, com hifas e esporos, que podem ser pretas (*A. niger*), amareladas (*A. flavus*) ou brancas (*A. albus*); *Candida albicans* – colônias de aspecto grumoso, branco e aderente.

   a. **Tratamento.** Remoção dos fungos com cureta, lavagens ou aspiração e antimicóticos tópicos (cetoconazol, fluconazol, clorfenesina). Casos graves: antimicóticos sistêmicos (cetoconazol, fluconazol). Se houver infecção bacteriana associada: antibióticos.

5. **Dermatite eczematosa.** O paciente queixa-se de prurido, exsudação, formação de crostas e dor. O conduto auditivo externo apresenta-se hiperemiado e edemaciado. Alterações crônicas são caracterizadas por espessamento da pele e até mesmo estenose do conduto, podendo ocorrer períodos de prurido e exsudação intermitentes.

   a. **Tratamento.** O prurido pode ser tratado com anti-histamínico oral (fexofenadina, 120 a 180 mg/dia). Pomadas de corticosteroide diminuem o edema, o prurido e a inflamação. Se houver infecção bacteriana associada: antibióticos tópicos. Evitar manipulação local, uso de sabonete abrasivo e bucha de banho. A orelha deve ser secada com toalha macia e pouca fricção.

6. **Otite média aguda.** Disfunção tubária é uma das principais causas de otite média aguda. Os causadores desta disfunção incluem hipertrofia das adenoides e adenoidite, fissura palatina, tumores da nasofaringe, barotraumatismo, sinusite, rinite, radioterapia e deficiências imunológicas. Os agentes mais comuns são pneumococos, *Haemophilus influenzae* e *Moraxella catarrhalis*.

   Os sintomas variam com o tipo de otite, se supurada ou não supurada: (a) supurada – febre e otalgia que melhoram sensivelmente após a supuração; (b) não supurada – dor, febre, mal-estar, cefaleia, anorexia (mais comum em crianças), náuseas e vômitos. Podem ocorrer ainda plenitude auricular, hipoacusia e zumbido.

   Otoscopia ou microscopia: em caso de otite supurada, o tímpano apresenta-se perfurado, com secreção de aspecto seroso ou serossanguinolento ou mucopurulento, e a mucosa da caixa do tímpano (orelha média) apresenta-se hiperemiada e edemaciada; em caso de otite não supurada, o tímpano mostra-se abaulado, hiperemiado ou opacificado.

   a. **Tratamento.** Antibióticos orais (amoxicilina, amoxicilina/clavulanato, cefalosporinas ou macrolídios) e, em alguns casos, injetáveis (ceftriaxona IM ou IV). Corticosteroides (orais ou tópicos intranasais) e anti-histamínicos estão indicados se as narinas estiverem obstruídas ou se houver disfunção tubária. Em caso de otite não supurada que não melhora em 72 h, pode-se indicar miringotomia (incisão cirúrgica) para aliviar sintomas e evitar complicações.

7. **Complicações de otite média aguda.** A otite média aguda pode estender-se à orelha interna, determinando hipoacusia neurossensorial, vertigem ou labirintite supurativa. O nervo facial pode ser afetado, por deiscência de seu canal ósseo na orelha média, levando a paralisia facial periférica. O acometimento das células mastóideas pode causar mastoidite, com risco de complicações neurológicas, como tromboflebite do seio lateral, meningite, abscessos cerebrais e hidrocefalia otogênica.

a. **Tratamento.** Diante de complicações, o paciente deve ser internado para receber acompanhamento por equipe multidisciplinar, antibióticos venosos de amplo espectro, exames laboratoriais e exames de imagem (TC).
8. **Mastoidite aguda.** A mastoidite aguda é uma complicação da otite média aguda com necrose óssea da apófise mastoide e ruptura das trabéculas ósseas intracelulares. Ocorrem tumefação e dor retroauricular, abaulamento e deslocamento do pavilhão auditivo. Atualmente, a ocorrência de mastoidite aguda é rara, devido ao tratamento adequado das otites.
    a. **Tratamento.** Antibioticoterapia tal como para otite média aguda. Contudo, em alguns casos a mastoidite evolui e se instalam manifestações sépticas sistêmicas, abscesso de mastoide e evidências, à radiografia, de destruição óssea da mastoide, que devem ser avaliadas por especialista para eventual abordagem cirúrgica.
9. **Miringite aguda e miringite bolhosa.** Miringite é uma inflamação da membrana timpânica que pode ocorrer em paciente com otite externa ou otite média. Considera-se que o agente etiológico mais comum seja o vírus *influenza*. Independentemente de ser hemorrágica ou bolhosa, a principal característica da miringite é a formação de bolhas (vesículas) na membrana timpânica e na parede do conduto, de conteúdo líquido (seroso, sanguinolento ou serossanguinolento). Trata-se de uma das otalgias de início mais súbito e de maior intensidade. O diagnóstico diferencial deve ser feito com otite externa e herpes-zóster ótico.
    a. **Tratamento.** Miringotomia para alívio da dor, medicação tópica (antibióticos e corticosteroides) e analgésicos.
10. **Herpes simples e herpes-zóster ótico (síndrome de Ramsay-Hunt).** A intensidade da otalgia varia de branda a intensa. Há erupção vesicular da pele do conduto externo que pode se estender ao pavilhão. A paralisia facial e/ou nevralgia no lado afetado e/ou hipoacusia são devidas a comprometimento do V, VII e VIII pares.
    a. **Tratamento.** Corticosteroides orais, antivirais (aciclovir) e analgésicos. Nos casos de paralisia facial periférica em que a pálpebra superior dos olhos não fecha, estão indicadas proteção ocular com óculos de sol e aplicação de colírios lubrificantes e pomadas oftalmológicas.
11. **Oto-hematoma.** Trata-se de uma coleção sanguínea localizada no pavilhão auricular, entre o pericôndrio e a cartilagem, decorrente de traumatismos em geral (decorrentes, p. ex., de acidentes automobilísticos e lutas marciais). O oto-hematoma pode evoluir para complicações como pericondrite e abscesso de pavilhão.
    a. **Tratamento.** Curativo compressivo para evitar expansão. Os hematomas menores podem ser reabsorvidos. Os maiores devem ser drenados para evitar deformações do pavilhão.
12. **Pericondrite.** A dor é intensa e pode surgir após oto-hematoma, traumatismo, inflamação ou infecção (furunculose). A parte comprometida fica edemaciada, avermelhada, quente e sensível à palpação. Há riscos de necrose e deformidade permanente do pavilhão.
    a. **Tratamento.** Antibioticoterapia oral ou parenteral, conforme a gravidade. Os agentes etiológicos mais prováveis são: estafilococos nos furúnculos, estafilococos e estreptococos nas feridas abertas e *Pseudomonas* nas otites

externas. No entanto, pode ser necessária cultura do material. Desbridamento cirúrgico estará indicado se houver tecido necrosado.
13. **Abscesso de pavilhão.** Uma das complicações de oto-hematoma. Sinais: calor, rubor, tumor e dor.
    a. **Tratamento.** Calor úmido, antibiótico, anti-inflamatórios, analgésico e drenagem.
14. **Traumatismo de conduto e perfuração da membrana timpânica.** Causado, em geral, por introdução de cotonete, grampo de cabelo, palito, tampa de caneta, cabo de pente, fone de ouvido, tampão de natação, protetor auricular, fone de aparelhos de amplificação de audição, entre outros. Lesões ou laceração de conduto: podem ocorrer dor, pequeno sangramento, diminuição da audição. Perfuração timpânica: podem ocorrer dor, sangramento, diminuição da audição, tontura.
    a. **Tratamento.** Lesões ou laceração de conduto – evitar manipulação, antibióticos tópicos para profilaxia, analgésico. Perfuração da membrana timpânica – antibiótico oral profilático, para evitar otite média (que dificulta o fechamento espontâneo da perfuração). Evitar manipulação local, para não contaminar a orelha média. Aspiração de coágulos apenas pelo especialista e se houver instrumentos estéreis. Reavaliação em 60 dias para se certificar de que a perfuração tenha fechado; do contrário, pode ser necessária uma timpanoplastia.
15. **Barotraumatismo.** Surge quando há uma variação brusca da pressão atmosférica (durante viagem aérea ou em mergulho) e consiste na impossibilidade de abertura da tuba auditiva. Cria-se um vácuo no espaço aéreo da orelha média e o tímpano se retrai na parte mediana, enquanto os capilares da mucosa da orelha média se dilatam. Há transudação de líquidos desses vasos e ruptura, com derrame de sangue na orelha média e na mastoide.
    A dor é aguda e acompanhada de plenitude auricular, autofonia, hipoacusia, sensação de líquido no ouvido, zumbido e vertigem.
    a. **Tratamento.** Restabelecer a ventilação da orelha média, utilizando-se descongestionantes nasais tópicos, corticosteroides orais ou tópicos, anti-histamínicos orais, manobra de Valsalva (desde que não haja infecções das vias aéreas superiores). Caso persista sangue ou líquido na orelha média, pode ser necessário miringotomia.
16. **Cerume (rolha de cerume).** A cera do ouvido é produto das glândulas sebáceas e ceruminosas, que se localizam na porção cartilaginosa do conduto auditivo externo. O acúmulo excessivo de cerume não caracteriza doença, mas o cerume pode solidificar-se e formar rolha sólida, que causa sensação de bloqueio ou de pressão. Quando a rolha sólida se umedece (após o banho, mergulho), pode aumentar de volume e causar desconforto, e até mesmo dor.
    a. **Tratamento.** A remoção pode ser feita: (a) com cureta sob visualização direta, (b) irrigação ou lavagem com água ou soro fisiológico à temperatura corporal, (c) aspiração, ou combinação de todos os métodos. Nos casos de cerume endurecido e impactado, pode ser necessário o uso prévio de ceratolíticos por 3 a 5 dias. Se houver perfuração prévia de membrana timpânica, evita-se a irrigação e o paciente deve ser encaminhado a um especialista. Geralmente não há indicação de antibióticos tópicos após a remoção, mas em casos de muita manipulação ou de traumatismo causados durante o procedimento, pode-se prescrevê-los como medida profilática.

17. **Frostbite (congelamento do pavilhão).** Não é raro em pessoas que vivem em regiões de clima frio ou mesmo em indivíduos que trabalhem em ambiente refrigerado (p. ex., câmaras frigoríficas). Após um período de exposição prolongada, ocorrem diminuição da sensibilidade do pavilhão, vasoconstrição, e até pericondrite e necrose isquêmica da área. Quando o indivíduo retorna a um ambiente de temperaturas mais elevadas, os vasos ainda funcionantes promovem a dilatação, com consequentes hiperemia, edema e dor.
    a. **Tratamento.** Aquecimento do pavilhão, o mais precocemente possível, usando água morna. Podem formar-se vesículas que se abrem com facilidade e, após a ruptura, deve-se considerar a administração de antibióticos. Um curativo esterilizado, não compressivo, deve ser aplicado, além de medicação antibiótica tópica, como bacitracina.
18. **Miíase.** Ocorre principalmente em situações de desatenção ou impossibilidade de defesa, em crianças, idosos e deficientes mentais. A otite média crônica, com secreção fétida, também é um fator predisponente, assim como a falta de higiene em geral. Além da queixa de dor aguda e intensa, o paciente costuma apresentar secreção serossanguinolenta abundante. Otoscopia/microscopia: larvas abundantes, cujo tamanho varia de acordo com o tempo de permanência.
    a. **Tratamento.** Remoção com pinça, aspiração e irrigação com água ou soro fisiológico. Em geral não é possível remover todas as larvas em uma consulta: são necessárias 2 a 3 consultas. Pode haver necessidade de internar o paciente e até removê-las no bloco cirúrgico sob sedação, por causa da dor. Nos intervalos das remoções, são feitos curativos com pomada de antibiótico e corticosteroides. Ivermectina 6 mg, 2 comprimidos em dose única, está indicada. Antibióticos podem ser necessários para profilaxia ou infecções bacterianas associadas.
19. **Causas secundárias de otalgia.** Afecções distantes podem causar dor nas orelhas por irradiação. Para identificar a fonte, é necessário combinar história clínica detalhada, exame físico minucioso e exames complementares, quando indicados.

    As lesões mais importantes que exigem identificação precoce são, naturalmente, as malignas. Um paciente com tumor nas bordas da laringe, no seio piriforme ou na epiglote pode queixar-se de otalgia homolateral. A irradiação ocorre pelo ramo laríngeo superior do nervo simpático. Tumores da rinofaringe também evoluem com otalgia.

    Problemas odontológicos como cárie, gengivite, disfunção ou traumatismo da articulação temporomandibular, bruxismo, adaptação de aparelhos, dentaduras mal adaptadas, doenças oclusais e tratamentos odontológicos prolongados podem causar dor que se confunde com otalgia. Os ramos sensoriais do V, VII e X pares cranianos são responsáveis pela irradiação da dor. Nesses casos, é importante afastar doenças das orelhas, iniciar o uso de anti-inflamatório e analgésicos e encaminhar o paciente a um odontologista para tratamento específico.

    As tonsilites podem causar otalgia pelo nervo glossofaríngeo, da mesma maneira que a otalgia pós-tonsilectomia (síndrome de Eagle).

    As parotidites, devido à relação anatômica com o nervo facial, também podem evoluir com dor semelhante à da otalgia.

    Na cavidade oral, além das doenças odontológicas, podem evoluir com otalgia glossite, estomatite e até mesmo tumores da língua.

B. **Otorragia.** Define-se otorragia como sangramento que se exterioriza pelo conduto auditivo externo ou que se encontre retido na caixa do tímpano. Causas: traumatismos de conduto, perfuração timpânica traumática ou infecciosa, corpos estranhos em geral, miíase, barotraumatismo, explosões etc. Granulomas piogênicos secundários a traumatismo do conduto externo podem apresentar secreção serossanguinolenta. Pólipos inflamatórios ou infecciosos oriundos da orelha média podem evoluir com secreção piossanguinolenta.

Pacientes que sofreram acidentes envolvendo veículos, agressões, quedas, tiros – ou seja, portadores de politraumatismos em geral – podem apresentar fraturas do crânio, osso temporal, mastoide e da base. O volume hemorrágico é proporcional à extensão da fratura e/ou aos vasos lesionados no trajeto. Fraturas pequenas no osso temporal, com tímpano intacto, formam o hemotímpano: abaulado, coloração roxo-azulada. A bolsa de colostomia fixada na orelha externa quantifica as perdas. Esses casos recebem atendimento multidisciplinar, e pode ser necessário embolização quando não houver possibilidade de acesso direto aos vasos sangrantes para hemostasia.

Nos casos de traumatismo, há também a possibilidade de lesão da articulação temporomandibular, que se projeta para a parede anteroinferior do conduto, provocando lacerações e otorragia.
1. **Tratamento.** O detalhamento da história e do exame físico, apoiados por exames (p. ex., TC), é suficiente para definir o diagnóstico. Quando necessário, os coágulos devem ser retirados, mas apenas por especialistas. Os tópicos devem ser evitados nas fases agudas, para não ocorrer contaminação da orelha externa para a orelha média. O tipo e a complexidade do tratamento variam conforme a causa.
C. **Diminuição aguda da audição.** Pode ocorrer por várias causas: inflamatórias, traumáticas, corpos estranhos, cerume, miíase, intoxicações, problemas emocionais, acidentes vasculares, doenças metabólicas e autoimunes, traumatismo craniano, exposição a sons etc. A gravidade, a reversibilidade e o tratamento dependem da causa.
1. **Surdez súbita.** Define-se como perda brusca da audição sensorineural, parcial ou total, e em 90% dos casos unilateral; é considerada urgência médica. O paciente percebe que a audição foi interrompida: ao acordar de sono natural ou anestésico, durante um voo, mergulho, descida ou subida de uma serra, no decurso de uma doença ou em período de convalescença, ou até mesmo sem nenhum evento marcante. Do ponto de vista audiométrico, é definida como diminuição de limiares em 30 dB, em 3 frequências contíguas, instalada em até 72 h. A incidência é de 5 a 20 casos em 100.000 habitantes por ano, em qualquer idade, mas a maioria dos pacientes tem mais 45 anos (pico aos 60 anos). É responsável por 2 a 3% das queixas otológicas. Em 75 a 80% dos casos, é acompanhada de zumbido, e, em 40%, de tontura. As causas mais prováveis são doenças vasculares, virais, autoimunes, genéticas, metabólicas, tumorais, fístulas perilinfáticas, ototoxicidade, traumatismo acústico, traumatismo craniano; em até 80% dos casos de surdez súbita a causa não é identificada.
    a. **Tratamento.** Em 25 a 50% dos casos, a recuperação é espontânea. Todos os casos devem ser investigados, pois o tratamento ideal depende da identificação da causa. Quanto mais precoce for o início do tratamento, melhor o prognóstico. Inicia-se com corticosteroide (60 mg/dia durante

10 dias) e vasodilatadores (pentoxifilina 400 mg, 3 vezes ao dia durante 10 dias) orais. Antivirais (aciclovir) também podem ser indicados. O acompanhamento otorrinolaringológico e audiometrias seriadas são fundamentais para a condução do tratamento.

D. **Corpos estranhos no conduto auditivo externo.** Em geral, são crianças que apresentam corpos estranhos no conduto auditivo externo: algodão, grão de milho ou feijão, espuma, borracha, pedras pequenas, mosca, carrapato etc. Por meio de otoscopia, o corpo estranho pode ser visto e identificado, a menos que esteja mascarado por uma reação inflamatória por manipulação prévia ou pela própria presença do corpo estranho. Os corpos estranhos representam urgência quando o desconforto do paciente for muito grande ou se houver risco de danos à orelha por sua composição química ou seu formato.
   1. **Tratamento.** Do corpo estranho, é necessário verificar: (a) a natureza (se mexe ou não) (b) a consistência (sólido, líquido ou pastoso), (c) o formato (com ou sem pontas), (d) localização, (e) edema de conduto. A caracterização determina o método de remoção: cureta, lavagem, aspiração, ou métodos combinados. Frequentemente, as tentativas de extração são mais perigosas que a própria presença do corpo estranho em si. A remoção em centro cirúrgico está indicada quando não for possível conter o paciente, se o conduto externo não for favorável, se o corpo estranho estiver muito aderido, ou se houver dúvidas quanto ao diagnóstico. Quando houver processo inflamatório ou mesmo otite externa no conduto, recomenda-se tratá-los antes de se proceder à remoção.

E. **Paralisia facial periférica.** A paralisia facial periférica caracteriza-se por lesão do nervo facial do lado em que a pálpebra superior não fecha e o canto do lábio não consegue vedar a saída de água ou ar de dentro da boca. Quando ocorre apenas no canto dos lábios, ou seja, na metade inferior da face, é provável que a paralisia seja central, do lado contralateral. A paralisia facial é, na maioria dos casos, do tipo idiopática, conhecida como paralisia de Bell. Na urgência, além dos casos idiopáticos: traumatismos do osso temporal, viroses, otites médias. Outras causas periféricas: tumores do ângulo pontocerebelar e da parótida, e complicação pós-operatória de cirurgia otológica ou de parótida. As paralisias periféricas são tratadas principalmente pelo otorrinolaringologista, e as centrais, pelo neurologista (geralmente tumores centrais, doenças vasculares e desmielinizantes). A investigação é baseada na história clínica, revisão hematológica, exames sorológicos quando houver suspeita, imagens (tomografia e ressonância magnética de ossos temporais) e exames de eletroneurografia ou eletromiografia.
   1. **Tratamento.** Nos casos de traumatismo com secção do nervo, a cirurgia deve ser precoce para afrontamento dos cotos por justaposição, utilização de cola biológica ou sutura. Nos casos em que há perda de segmento do nervo, está indicada interposição de enxerto do nervo grande auricular. Quando a paralisia facial for tardia ao traumatismo, isto provavelmente se deve a processo inflamatório progressivo, e então o tratamento pode ser feito com corticosteroide oral. Caso não haja melhora, procede-se à descompressão cirúrgica. Nos casos idiopáticos ou de suspeita infecciosa, indica-se corticosteroide e antiviral (aciclovir) oral, antibióticos, quando necessários, proteção ocular (lubrificante e pomada oftalmológica, fechamento palpebral ao dormir, óculos de sol). Quando não melhorar, o otorrinolaringologista pode indicar

descompressão cirúrgica de todo o trajeto periférico do nervo, orientando-se pelo quadro clínico, eletroneurografia ou eletromiografia.
- **F. Tontura.** São várias as causas: neurites do nervo vestibulococlear, otites médias, tumores, traumatismos, vertigem posicional paroxística benigna, medicamentos, doenças vasculares, metabólicas e autoimunes, gestação, dietas ou jejum, distúrbios da visão, infecções virais e bacterianas, estresse etc. A investigação da causa é fundamental, baseada na história, no exame físico e em exames complementares.
    1. **Tratamento.** O ideal é identificar a causa para se instituir um tratamento específico. No entanto, o desconforto deve ser tratado enquanto se realiza a propedêutica. Inicia-se com sedativos do labirinto, orais ou venosos (se houver vômitos associados), repouso e cuidados quanto a quedas. De imediato, nos casos agudos e sintomáticos, estão indicados dimenidrinato, meclizina e metoclopramida, assim como benzodiazepínicos, diazepam ou clonazepam, para uso oral ou parenteral. Atenuados os sintomas, podem-se prescrever cinarizina, flunarizina e betaistina, para uso em domicílio por até 3 meses.

II. Rinologia
- **A. Epistaxe.** Epistaxe consiste em sangramento das fossas nasais decorrente de uma alteração na hemostasia normal. É considerada a principal emergência otorrinolaringológica por causa de sua frequência, seu impacto social e potencial risco à vida. Estima-se que cerca de 60% da população apresentem um episódio de epistaxe durante a vida, mas em apenas 6% dos episódios é necessário auxílio médico; desses, somente 1% requer internação hospitalar. Há maior incidência em períodos de baixa temperatura, baixa umidade do ar e na presença de poluição atmosférica.

    A vascularização do nariz é proveniente de dois sistemas vasculares. A região superior das fossas nasais é irrigada pelas artérias etmoidais anteriores e posteriores, ramos da artéria oftálmica do sistema da artéria carótida interna. A região posterior é irrigada pelo sistema da artéria carótida externa, através dos ramos nasais da artéria maxilar (artéria esfenopalatina). A anastomose entre os dois sistemas se faz na região anterior do septo, na área de Little, e é chamada plexo de Kiesselbach.

    A epistaxe é classificada como anterior, superior e posterior, e pode ainda ser unilateral ou bilateral. A epistaxe anterior corresponde a 90 a 95% dos casos e ocorre na porção mais anterior do septo nasal (presença de vasos submucosos de paredes finas na área de Little). Apesar de mais frequentes, os sangramentos são, na maioria das vezes, de fácil resolução. É mais comum em crianças e adultos jovens.

    A epistaxe posterossuperior é mais rara, geralmente originária de ramos das artérias etmoidais e maxilares. Pode ser grave, com sangramento profuso e persistente, e causar choque hipovolêmico e até mesmo a morte. Ocorre mais comumente em indivíduos acima de 50 anos e, a partir de então, com incidência crescente. Embora raros, deve-se cogitar sangramentos maciços provenientes de pseudoaneurismas da carótida interna, em pacientes que apresentem história de traumatismo craniano e lesão do II, IV, V e VI nervos cranianos.
    1. **Etiologia**
        - a. **Causas locais.** Traumatismo digitoungueal é o maior responsável pelos sangramentos nasais, principalmente em crianças. Epistaxe é a complicação mais frequente das cirurgias nasais. Outras causas: traumatismo nasal

por introdução de sondas nasogástricas ou nasoenterais, fraturas nasais, neoplasias, corpos estranhos, medicamentos tópicos, drogas ilícitas, desvio do septo nasal, perfuração septal, rinossinusites, miíase.
  b. **Causas sistêmicas.** As doenças sistêmicas e as coagulopatias devem ser consideradas facilitadoras de sangramento nasal, incluindo distúrbios genéticos como as hemofilias e coagulopatias adquiridas, cânceres de origem hematogênica, doença hepática ou renal, tabagismo e uso de substâncias como anticoagulantes, ácido acetilsalicílico (AAS) e álcool. O papel da hipertensão arterial sistêmica (HAS) é discutível. Apesar de não haver certeza quanto a ser a HAS uma causa de epistaxe, sabe-se que níveis pressóricos elevados dificultam o controle do sangramento.

  A telangiectasia hemorrágica hereditária (doença de Rendu-Osler Weber) é uma vasculopatia autossômica dominante que cursa com episódios recorrentes de epistaxe.
2. **Quadro clínico.** A epistaxe geralmente se apresenta como exteriorização de sangue e coágulos pelas narinas e/ou pela faringe. Dependendo da intensidade do sangramento, pode haver repercussão hemodinâmica, com escotomas, tontura, palidez, taquicardia, hipotensão e perda de consciência. Quando há sangramento em direção à faringe, o paciente pode deglutir sangue e coágulos, que costumam provocar desconforto abdominal e vômitos. O episódio de epistaxe costuma provocar grande ansiedade no paciente, o que leva a piora do sangramento e maior dificuldade para o tratamento.
3. **Diagnóstico.** Fatores como tempo de evolução e volume da perda de sangue, repercussão clínica da hemorragia, idade e estado geral prévio do paciente devem ser considerados. É importante tentar identificar a localização do sangramento, se anterior ou posterior. Exames laboratoriais (hematócrito, hemoglobina e tipagem sanguínea) são solicitados em casos de sangramentos intensos ou prolongados. E, em pacientes com suspeita de coagulopatias ou uso de anticoagulantes, coagulograma.
4. **Tratamento**
  a. **Condutas gerais.** Inicialmente deve-se verificar a via aérea e a estabilidade hemodinâmica. Dos casos de epistaxe anterior, é provável que 90% possam ser facilmente resolvidos com aplicação de pressão firme e contínua logo acima das cartilagens alares, precedida da introdução de tampão de algodão embebido em vasoconstritor.
  b. **Cauterização.** A cauterização química dos vasos é indicada quando existir um local sangrante específico e bem identificado, em geral envolvendo pequenos sangramentos na região anterior do septo nasal. Pode ser feita com nitrato de prata ou ácido tricloracético 30 a 50%, após prévia vasoconstrição e anestesia tópica. Caso o sangramento recorra após a cauterização química, indica-se eletrocauterização.
  c. **Tamponamento nasal.** O tamponamento nasal anterior, ou seja, aquele que tem sua superfície de contato restrita à cavidade nasal, é largamente indicado para epistaxe com sangramento difuso ou não localizado, assim como depois de falha na cauterização. Nos últimos anos, foram desenvolvidos vários modelos de tampões, dos mais diversos tipos de material, visando a maior eficácia no controle de sangramento e mais conforto. Entre os disponíveis, alguns confeccionados pelo próprio médico e outros industrializados e prontos para uso: gaze vaselinada, dedo de luva e esponja, esponja não absorvível (Merocel®), esponja absorvível (Gelfoam®),

tampão absorvível (Merogel®). Para sangramentos que não cessem com tampão anterior, assim como aqueles de maior intensidade, em especial os localizados posteriormente, é indicado tamponamento anteroposterior (AP). Tampão AP:
(1) Aplicam-se anestesia e vasoconstritor tópico nasal.
(2) Amarram-se duas gazes pequenas em fio de algodão 2-0 na ponta da sonda que se exterioriza pela boca.
(3) Puxa-se o conjunto sonda-fio-gaze até que as gazezinhas fiquem no cavo.
(4) Faz-se o tampão anterior e fixa-se o posterior amarrando a ponta do fio de algodão em uma gaze externa ao nariz. O tampão AP pode ser feito também com sonda de Foley, introduzida pela cavidade nasal e insuflada na rinofaringe, fazendo em seguida um tampão anterior. O tempo médio de permanência do tampão anterior é de 2 a 3 dias, e do tampão AP, 3 a 5 dias. A taxa de falha em controlar o sangramento com tamponamento anterior varia na literatura, e gira em torno de 20 a 25%.
d. **Embolização.** A embolização arterial seletiva do sistema da carótida externa pode ser indicada em pacientes tratados sem sucesso. Trata-se de um procedimento de alto custo e está contraindicada em casos de sangramentos das artérias etmoidais, pelo risco de atingir as artérias oftálmicas e provocar cegueira.
e. **Tratamento cirúrgico.** É cada vez mais precoce a indicação cirúrgica como opção terapêutica em casos de epistaxe grave, sangramentos profusos e difusos ou de difícil localização, intolerância ou recusa do paciente à instalação do tampão ou quando existir falha no controle do sangramento com o tampão nasal. Ligadura da artéria esfenopalatina (ramos septal e nasal lateral posterior) é a técnica cirúrgica mais empregada no tratamento de epistaxe. A ligadura por via externa da artéria etmoidal anterior é empregada em casos de sangramento com origem na região superior e lateral do nariz.

B. **Rinossinusite aguda.** Rinossinusite é um processo inflamatório que envolve a mucosa do nariz e os seios paranasais. Infecção por bactéria da mucosa danificada por infecção viral (resfriado comum) é a causa mais importante de rinossinusite aguda. Caracteriza-se por dois ou mais dos seguintes sintomas: congestão ou bloqueio, descarga ou gotejamento nasal anterior ou posterior, pressão ou dor facial e/ou redução ou perda do olfato. Deve-se suspeitar de uma infecção bacteriana quando os sintomas persistirem por mais de 10 dias ou apresentarem piora significativa após o 5º dia de evolução.
1. **Diagnóstico.** É eminentemente clínico, com base na anamnese, nos sintomas e no exame físico. A dor pode localizar-se sobre o seio afetado ou na arcada dentária superior, ou ainda na região occipital. Na rinoscopia anterior observam-se secreção nasal mucopurulenta uni- ou bilateral. Pode-se encontrar ainda secreção purulenta na orofaringe. Não se deve solicitar exame radiológico quando o diagnóstico clínico de rinossinusite foi estabelecido, salvo se houver suspeita de complicações ou de outro diagnóstico associado. A radiografia simples não é indicada, por apresentar muitos resultados falso-positivos e falso-negativos. Os métodos diagnósticos mais utilizados pelo otorrinolaringologista são endoscopia nasal e TC de seios paranasais. Tomografia computadorizada de seios paranasais é o exame de imagem de

escolha para avaliação de rinossinusite, principalmente quando os sintomas forem unilaterais, ou de doença mais grave.
2. **Tratamento.** Os agentes etiológicos mais frequentes, correspondendo a 70% das infecções, são *Streptococcus pneumoniae*, *H. influenzae* e *M. catarrhalis* – esta, mais comum em crianças.
A escolha do antibiótico depende da gravidade da doença e da antibioticoterapia prévia recente. Para pacientes em terapia inicial e que não fizeram uso de antibióticos nas últimas 4 a 6 semanas, opta-se pela amoxicilina como primeira escolha, seguida de amoxicilina-inibidores da betalactamase, cefalosporina de segunda geração (axetilcefuroxima, cefdrozil, cefaclor). Diante de intolerância aos antibióticos betalactâmicos, deve-se considerar o uso de sulfametoxazol-trimetoprima, doxicilina e macrolídios; estima-se falha em 20 a 25% dos casos. Em casos leves, mas que tenham recebido antibióticos nas últimas 6 semanas, ou de doença moderada a grave, independente do uso de antimicrobianos, dá-se preferência a amoxicilina em altas doses, com a opção de fluoroquinolonas respiratórias (levofloxacino, moxifloxacino e gemifloxacino). Pode-se utilizar também ceftriaxona. O tratamento deve ser feito por 10 a 14 dias, considerando-se a gravidade e a evolução do caso. Se houver piora dos sintomas ou aparecimento de novos sintomas após 7 dias de tratamento, considera-se que houve falha do tratamento inicial; deve-se então investigar possíveis complicações (orbitárias e intracranianas) e doenças associadas.
Corticosteroides sistêmicos e tópicos são úteis como coadjuvantes no tratamento de rinossinusite aguda, promovendo redução do edema de mucosa e facilitando drenagem e ventilação. Os corticosteroides tópicos têm o potencial de melhorar a inflamação da mucosa em casos leves e iniciais, e estudos recentes recomendam seu uso como monoterapia, 2 vezes ao dia.
A instilação intranasal de solução salina a 0,9% ajuda a melhorar os sintomas. A solução hipertônica a 3% é mais eficaz que a solução isotônica em melhorar o transporte mucociliar, mas não deve ser utilizada prolongadamente. Descongestionantes tópicos melhoram a obstrução nasal, mas não há evidência de que possam diminuir o tempo de evolução da doença e não são mais eficazes que a solução salina.
Anti-histamínicos não devem ser utilizados, pois não há evidência nem de melhora dos sintomas nem de redução do tempo de evolução, e ainda implicam risco de ressecamento das secreções e maior dificuldade do transporte mucociliar.
Frequentemente, o uso de analgésicos é necessário para controle da dor, para dar conforto ao paciente, possibilitar seu descanso e permitir que ele realize suas atividades diárias. Não há evidência de que os mucolíticos tragam qualquer benefício no tratamento de rinossinusite aguda.
C. **Complicações de rinossinusites.** As complicações de rinossinusites podem ser divididas em osteomielite, complicações orbitárias e complicações intracranianas.
1. **Osteomielite.** O osso frontal é o mais afetado, dadas a continuidade da mucosa e a pouca quantidade de tecido ósseo medular. O principal agente envolvido é *Staphylococcus aureus*. É mais frequente em adolescentes e adultos jovens. O sinal clínico mais característico é edema mole e flutuante na região frontal (tumor de Pott), que pode fistulizar e drenar material purulento através da pele. Pela proximidade com o sistema nervoso central,

frequentemente estão associadas complicações intracranianas. O tratamento consiste em antibioticoterapia intravenosa efetiva contra os patógenos mais comuns e desbridamento cirúrgico da porção óssea afetada, com margem de segurança. A clindamicina tem boa penetração óssea e boa atuação contra estafilococos. A antibioticoterapia deve se estender por 12 semanas após a alta.

2. **Complicações orbitárias.** Os seios paranasais apresentam íntima relação com as órbitas, e por isso a rinossinusite é a causa mais comum de infecções orbitárias, que ocorrem por passagem direta dos microrganismos dos seios afetados para a órbita ou por disseminação retrógrada através das veias orbitárias. O sinal característico é o aparecimento de edema no canto interno do olho, estendendo-se para a pálpebra superior e/ou para a inferior. A temperatura corporal geralmente está acima de 38,5°C.

A realização de TC é obrigatória para todos os casos de complicações orbitárias. Existem várias classificações para as complicações orbitárias, e a mais conhecida é a proposta por Chandler (Quadro 41.1).

O tratamento depende da gravidade do quadro. Pode consistir em internação do paciente, avaliação oftalmológica e tratamento agressivo com antibioticoterapia intravenosa de amplo espectro que atravesse a barreira hematencefálica, visando aos agentes mais encontrados (*H. influenzae*, *Streptococcus pneumoniae* e *Staphylococcus aureus*). O tratamento clínico e a posterior opção pelo tratamento cirúrgico sempre levam em conta a evolução do paciente em 24 a 48 h. O tratamento consiste em antibioticoterapia intravenosa e corticosteroides sistêmicos por 7 a 10 dias. Alguns fármacos sugeridos seriam clindamicina, ceftriaxona e amoxicilina com clavulanato, para adultos. Para crianças, estes mesmos fármacos e também associações, como oxacilina + ceftriaxona, podem ser usados por via intravenosa. Para abscessos, a indicação cirúrgica é fundamental. Qualquer sinal de alteração da acuidade visual ou diminuição da mobilidade extrínseca ocular também é indicação de tratamento cirúrgico. Em caso de trombose do seio cavernoso, a heparinização permanece controversa.

3. **Complicações intracranianas.** As complicações intracranianas são raras, mas com taxas de mortalidade que variam de 20 a 40%, além do risco de sequelas neurológicas, visuais e auditivas. A principal via de disseminação da infecção para o sistema nervoso central é hematogênica, mas também pode ocorrer transmissão por contiguidade. Complicações intracranianas são mais frequentes em crianças do que em adultos. A complicação mais comum é meningite, e os agentes mais comumente encontrados em cultura de líquido cefalorraquidiano são *S. pneumoniae* e *S. aureus*. Também podem ocorrer abscessos extradural, subdural e intraparenquimatoso. A propedêutica inclui TC e, eventualmente, ressonância magnética, tanto para o diagnóstico

Quadro 41.1 Classificação de Chandler das complicações orbitárias.

Grupo 1	Edema inflamatório
Grupo 2	Celulite orbitária
Grupo 3	Abscesso subperiosteal
Grupo 4	Abscesso orbitário
Grupo 5	Trombose do seio cavernoso

quanto para acompanhamento do tratamento. A terapêutica deve incluir fármacos eficazes contra germes gram-positivos que atravessem a barreira hematencefálica, administrados por via intravenosa por um período de 4 a 8 semanas, associados a corticosteroides. Cefalosporina de terceira geração associada a metronidazol é um bom esquema. A drenagem cirúrgica é mandatória. Pressão intracraniana elevada pode ser controlada com manitol, hiperventilação ou dexametasona. Fármacos anticonvulsivantes podem ser indicados profilaticamente.

D. **Hematoma ou abscesso septal.** O hematoma ou abscesso do septo nasal é definido como uma coleção de pus ou sangue entre o septo nasal ósseo e/ou cartilaginoso e seu mucoperiósteo e/ou mucopericôndrio correspondentes. A causa mais comum é traumatismo. Também pode acontecer no pós-operatório de cirurgias nasais, em processos inflamatórios do nariz e partes moles (furunculose do vestíbulo nasal, sinusites, abscesso dentários). O agente etiológico mais frequente é o *Staphylococcus aureus* (71,4% dos casos). Obstrução nasal intensa e dor são os sintomas mais frequentes, seguidos por febre e cefaleia. O exame físico mostra massa purpúrea, amolecida e abaulada no septo e obstrução da cavidade nasal em um ou ambos os lados. Para o diagnóstico diferencial pode ser necessária a realização de endoscopia nasal e TC da face. O tratamento é cirúrgico e deve ser instituído precocemente para evitar a necrose da cartilagem. O hematoma ou abscesso é tratado com drenagem, tamponamento e antibioticoterapia de amplo espectro pelo tempo mínimo de 10 dias.

E. **Fratura nasal.** A fratura dos ossos próprios do nariz é a mais comum dos ossos da face, sendo a terceira dos ossos do corpo. As causas mais comuns são agressão física, acidentes por veículo automotor, traumatismo esportivo e quedas. O padrão da fratura nasal varia de acordo com a direção e a intensidade da força aplicada. A força aplicada de direção frontal pode causar lesões simples, como a fratura interna da margem inferior dos ossos nasais, que é mais delgada, ou lesões graves, com afundamento dos ossos nasais e do septo. A força aplicada de direção lateral pode causar depressão do osso nasal ipsolateral ou ser forte o suficiente para ocasionar fratura do osso contralateral. No exame físico avaliam-se edema, equimose ou hematoma (nasal e periorbitário), telecanto, desvios da pirâmide nasal e afundamentos frontais ou laterais, uni- ou bilaterais. Na palpação, percebem-se mobilidade, crepitações ósseas e dor. A radiografia simples raramente é indicada, todavia deve ser solicitada para confirmação diagnóstica e documentação médico-legal. Até 47% dos pacientes com fratura nasal apresentam radiografia sem evidências de fraturas. A TC é mandatória em pacientes com lesões mais significativas, associações com outras fraturas (orbitárias, nasoetmoido-orbitárias, maxilares) e na presença de fístula liquórica. O tratamento conservador é reservado a casos sem desvios dos fragmentos ósseos e cartilagíneos ou ausência de deformidades estéticas e/ou funcionais. O tempo ideal para realização do tratamento cirúrgico é logo após traumatismo (na ausência de edema) ou entre o terceiro e o quinto dias pós-traumatismo, após regressão do edema. O tratamento cirúrgico pode ser:

1. **Redução fechada.** Indicada para fraturas uni- ou bilaterais dos ossos nasais e fraturas do complexo nasosseptal com desvio menor que metade da largura da ponte nasal.

2. **Redução aberta.** Indicada em casos de fratura extensa, desvio da pirâmide nasal maior que metade da ponte nasal, deslocamentos do septo caudal, fratura aberta do septo e persistência de deformidade após redução fechada.
F. **Corpos estranhos no nariz.** Ocorrem principalmente em crianças. Obstrução nasal unilateral, acompanhada de rinorreia fétida, é compatível com a presença de corpo estranho na cavidade nasal. Em alguns casos, pode ocorrer sangramento. A tentativa de remoção por não especialista pode dificultar o tratamento correto, uma vez que o uso de instrumental inadequado pode causar lesões, sangramentos ou aprofundamento da localização do corpo estranho. Em algumas situações, há necessidade de anestesia geral para retirada do corpo estranho (p. ex., quando é de formato pontiagudo ou cortante, ou quando está muito aderido à mucosa), em pacientes com doença neurológica e/ou distúrbios de comportamento e que não seja possível conter.
G. **Vestibulite ou foliculite nasal.** Trata-se de uma infecção bacteriana e, muitas vezes, decorrente de traumatismo causado por ação digital. Há ocorrência de celulite no vestíbulo e nas áreas vizinhas, em geral provocada por *Staphylococcus aureus*. Devido ao fato de a drenagem venosa fluir para o seio cavernoso através das veias angular e oftálmica, esse quadro oferece um risco potencial de complicação grave. O tratamento baseia-se em cobertura antibiótica e drenagem, se houver abscesso constituído.
H. **Miíase nasal.** A presença de larvas na cavidade nasal é chamada miíase nasal. A maioria dos casos ocorre em países em desenvolvimento nos quais o saneamento e o esgoto são problemas de saúde pública. A ocorrência é mais comum nos meses de verão e em regiões de clima tropical, porque as larvas necessitam de temperaturas altas para desencubar. Geralmente provêm de moscas dos gêneros *Callitroga* (mosca-varejeira), *Lucilia* e *Musca* (mosca-doméstica). Úlceras nasais, rinite atrófica, tumores e rinorreia que tenham cheiro ruim são atrativos para que as moscas depositem seus ovos.

Em geral, os pacientes se apresentam com epistaxe, obstrução nasal, rinorreia, odor nasal fétido, dor facial e cefaleia. O aspecto clínico típico é de um grande número de larvas se movimentando no local. As larvas podem se propagar para os seios paranasais, ducto nasolacrimal, órbita, pele da face e, eventualmente, estruturas intracranianas, levando a meningite. O objetivo do tratamento é a retirada de todas as larvas, e muitas vezes é necessário cirurgia para a remoção completa de larvas presentes nos seios paranasais. Ivermectina de uso oral tem sido descrita na literatura para tratamento de miíase.

III. **Bucofaringolaringologia**
A. **Corpo estranho.** Aproximadamente 11% dos atendimentos de urgência em otorrinolaringologia são motivados por corpo estranho (CE). Destes, em cerca 13,2% o CE encontra-se na faringe e em 0,2%, na laringe. Há um predomínio de casos em crianças, especialmente de 0 a 3 anos. Deve-se ter especial atenção, pelo fato de se lidar com as vias aéreas. O tipo de corpo estranho também varia com a idade: em crianças menores, encontramos mais frequentemente pequenos objetos plásticos, sementes e espinhas; em adultos, espinha de peixe, osso de galinha, pedaço de prótese dentária.
1. **Clínica.** Os sintomas variam, a depender das características e da localização do objeto. Náuseas, engasgos e tosse podem estar presentes no momento da aspiração. Quando o CE fica impactado na faringe, o paciente pode informar com precisão o local. Obstrução parcial da laringe pode ocasionar rouquidão,

afonia, estridor e dispneia. Esta pode surgir logo após o contato com o CE ou algumas horas depois. O diagnóstico é mais difícil em crianças menores ou em pacientes pouco orientados, ou quando o episódio de aspiração não foi presenciado. Pode então ser confundido com uma crise de asma, bronquite ou tonsilite. Deve-se investigar dieta prévia e contato com pequenos objetos plásticos ou metálicos. Em indivíduos que usam prótese dentária, deve-se verificar a ausência da prótese ou de parte dela. Na orofaringe, o CE pode ser visualizado diretamente com fotóforo e abaixador de língua. Na hipofaringe e laringe, utiliza-se espelho de Garcia para laringoscopia indireta. No entanto, alguns pacientes podem apresentar reflexos nauseosos intensos, o que dificulta o exame. Anatomia desfavorável também pode comprometer o exame físico. Nesses casos, deve-se lançar mão de exames complementares. Ausculta pulmonar deve ser realizada quando houver suspeita de CE na região traqueobrônquica.

2. **Exames endoscópicos.** A videolaringoscopia com óptica rígida e nasofibroscópio flexível é indicada quando o exame físico não for suficiente para o diagnóstico de CE. Broncoscopia e avaliação por um cirurgião torácico deverão ser solicitadas se houver dispneia, chieira, tosse, hemoptise ou alterações, observadas ao exame físico e/ou radiológico, do aparelho respiratório. Deverá ser solicitada endoscopia digestiva alta se o incômodo maior for a deglutição, ou se a sensação de CE for a um nível mais inferior à cartilagem cricóidea (sempre excluindo-se a possibilidade de CE na árvore traqueobrônquica), pois pode tratar-se da presença de CE na região esofágica.

3. **Exames de imagem.** A radiografia simples tem papel limitado na avaliação inicial de CE de hipofaringe e laringe, uma vez que cerca 80% dos CE não são radiopacos. A TC é utilizada em casos selecionados (para avaliação de complicações, como abscesso ou perfurações), pois consegue identificar CE de densidades diversas, CE pequenos e delgados.

4. **Diagnóstico diferencial.** Tumores de faringe e laringe podem ser diagnosticados em decorrência da investigação de corpos estranhos. Não é raro encontrarmos pacientes com queixas de CE na faringe ou laringe com exames físico e endoscópico normais. Nesses casos, a passagem de CE pode ter originado um traumatismo na mucosa do local, o que leva o paciente a referir a presença de CE. Todavia, este é um diagnóstico de exclusão. Manifestações faringolaríngeas de refluxo gastresofágico também podem apresentar sintomas parecidos.

5. **Tratamento.** O tratamento de escolha para todos os casos é remoção do CE o mais breve possível. O primeiro passo consiste em identificar e localizar o CE. O médico deve retirar o CE com pinça de apreensão (tipo Hartmann, por exemplo) ou angulada, tipo jacaré ou saca-bocado. Ocasionalmente são necessárias laringoscopia direta sob sedação ou anestesia geral.

6. **Complicações.** A mais temida complicação é obstrução total da via aérea por um CE na laringe ou traqueia. Essa é uma das principais causas de mortalidade em crianças de 1 a 4 anos. Abscessos parafaríngeos também já foram relatados, bem como perfurações e migração do CE para tecido subcutâneo do pescoço.

B. **Faringotonsilites.** Processo inflamatório da mucosa faríngea e do tecido linfoide do anel linfático de Waldeyer. A denominação indica a região ou o tecido linfoide mais afetado. Podemos ter, assim, adenoidite, rinofaringite, tonsilite ou

faringotonsilite, tonsilite lingual, faringite. As principais causas são infecciosas (vírus, bactérias, fungos), hiperplásicas, tumorais, hematológicas.
1. **Faringotonsilites virais.** Correspondem a cerca de 75% dos casos em crianças com menos de 2 anos, diminuindo após a puberdade. Adenovírus, rinovírus, coronavírus, influenzavírus, parainfluenza, vírus sincicial respiratório são os principais envolvidos. *Herpes simples* e vírus Epstein-Barr também podem estar implicados. Febre, exsudato na faringe e tonsilas, mialgia, coriza, obstrução nasal, rouquidão e diarreia são sintomas que sugerem etiologia viral. A febre geralmente não é tão alta, e a odinofagia costuma ser moderada. A evolução geralmente é benigna, e o tratamento consiste em repouso, hidratação, analgésicos e antitérmicos.
    a. **Mononucleose infecciosa.** O principal agente relacionado com esta condição é o vírus Epstein-Barr (EBV). No entanto, o citomegalovírus (CMV), *Toxoplasma*, adenovírus, ou vírus da hepatite também podem ser causadores de mononucleose infecciosa. A transmissão se dá por meio de saliva durante o beijo ou por contato próximo. Caracteriza-se por pródromos de mal-estar e fadiga, e início agudo de dor de garganta e febre. Linfadenopatia cervical ocorre em quase todos os pacientes, envolvendo especialmente nódulos cervicais posteriores, o que ajuda a diferenciar de outras infecções. Entre a segunda e quarta semanas, geralmente podem desenvolver-se esplenomegalia e hepatomegalia, exantema cutâneo envolvendo tronco e face, petéquias palatais. Podem ocorrer faringotonsilite, variando desde um simples eritema até exsudato branco-acinzentado, com pseudomembranas poupando a úvula. Edema de úvula e palato são sinais característicos. A febre e a faringite geralmente persistem por 2 semanas, enquanto a adenopatia, organomegalia e mal-estar podem prolongar-se por 6 semanas. O hemograma evidencia leucocitose com linfocitose acentuada, com numerosos linfócitos atípicos. Os testes sorológicos incluem pesquisa de anticorpos heterófilos (teste de Paul-Bunnel), além de sorologia específica para o EBV: pesquisa de IgG ou IgM contra antígenos do capsídio viral (anti-VCA), IgG antiantígenos precoces e IgG antiantígeno nuclear. O tratamento inclui medidas de suporte, como hidratação, analgésicos, antitérmicos e repouso, pelo risco de ruptura do baço.
    b. **Herpangina.** Trata-se de doença infecciosa causada pelo enterovírus Coxsackie, tipos 2, 3, 4, 6, 8 e 10. A transmissão é orofecal ou respiratória. Clinicamente, caracteriza-se por febre alta, anorexia e odinofagia, além de vômitos e diarreia. A oroscopia revela lesões hiperemiadas com vesículas ao centro, localizadas no palato mole, úvula e pilares das tonsilas. Após o rompimento, há formação de úlceras rasas. O tratamento é essencialmente sintomático.
2. **Faringotonsilite aguda bacteriana inespecífica.** Tem como principal agente etiológico o *Streptococcus pyogenes* beta-hemolítico do grupo A (SGA). *Streptococcus* dos grupos C e G também podem ocasionar faringotonsilite. *Mycoplasma pneumoniae, Staphylococcus aureus, Haemophilus* spp., *M. catarrhalis* podem estar associados a infecções persistentes e/ou recorrentes nas tonsilas. Os sintomas persistem por cerca de 3 a 6 dias em adultos e 6 a 10 dias em crianças. Especialmente importantes são as possíveis complicações, tanto as supurativas quanto as não supurativas: início súbito

de dor de garganta, febre acima de 38,5°, linfadenopatia cervical anterior e submandibular dolorosas; e, eventualmente, cefaleia, náuseas, vômitos e dor abdominal. Chama atenção a ausência de sinais de infecções virais, como coriza, rouquidão, tosse e diarreia. Observam-se hiperemia acentuada da faringe, mucosa edemaciada, muitas vezes com exsudato nas tonsilas, criptas com pontos purulentos. O hemograma apresenta leucocitose, com desvio à esquerda e neutrofilia. Testes rápidos para identificação do SGA são úteis para acompanhamento de pacientes com histórico de febre reumática. O tratamento inclui analgésicos, hidratação e antimicrobianos (p. ex., penicilina G benzatina ou amoxicilina). Macrolídios ou cefalosporinas são alternativas. Em casos de recaída, pode-se tentar amoxicilina com clavulanato de potássio ou clindamicina.
3. **Angina da escarlatina.** Geralmente causada por *Streptococcus* beta-hemolítico do grupo A. Seu surgimento deve-se à ação de uma toxina produzida por essa bactéria. Caracteriza-se por início abrupto de febre alta, vômitos, cefaleia e faringite; 12 a 48 h depois surge exantema micropapular. Este dá uma sensação de lixa à palpação da pele, iniciando-se no peito e espalhando-se para tronco, pescoço e membros, poupando palmas das mãos e plantas dos pés. É mais intenso nas áreas de dobras cutâneas e há hiperpigmentação em linhas de flexão (sinal de Pastia). Outros sinais são palidez perioral (sinal de Filatov) e língua avermelhada com papilas hipertrofiadas (língua em framboesa). Após 1 semana inicia-se o período de descamação, que geralmente leva 3 semanas mas pode chegar a 6 a 8 semanas. O tratamento inclui agentes sintomáticos e antibioticoterapia.
4. **Angina de Plaut-Vincent.** Causada pela associação de dois microrganismos, o *Fusobacterium plaut vincenti* e o *Spirochaeta dentium*, em geral saprófitos da cavidade oral mas que, em condições de higiene oral precária, má conservação dos dentes ou desnutrição, podem tornar-se patogênicos. Caracteriza-se por odinofagia, disfagia e odor fétido. Pode não haver febre. Exame revela tonsila palatina com lesão ulceronecrótica unilateral, recoberta por exsudato pseudomembranoso. A confirmação se faz por meio de exame bacteriológico. O tratamento consiste em higiene bucal com soluções antissépticas e antibioticoterapia: penicilina ou cefalosporina, associada a metronidazol.
5. **Difteria.** Causada por *Corynebacterium diphtheriae*, é uma doença infecciosa aguda, grave, atualmente rara. A transmissão se dá por contato direto com doentes ou portadores, através de gotículas respiratórias (tosse ou espirro). O quadro clínico caracteriza-se por dor de garganta, geralmente leve, febre baixa, prostração e toxemia. Ao exame, observam-se placas pseudomembranosas branco-acinzentadas aderentes às tonsilas, acometendo pilares, úvula e palato mole. São resistentes à remoção e sua retirada promove sangramento. À palpação, observa-se linfadenopatia cervical e submandibular. A exotoxina diftérica tem predileção pelo miocárdio (causa arritmias), rins e sistema nervoso central, podendo ocasionar paralisias do véu palatino, membros inferiores, músculos da acomodação visual e diafragma. Deve ser instituído tratamento específico logo que houver suspeita. Consiste em soroterapia específica (soro antidiftérico), antibiótico (penicilina ou eritromicina) e medidas de suporte. É recomendada vacinação contra difteria para os contatos e quimioprofilaxia para os contatos com cultura positiva.
6. **Outros.** Na ausência de resposta ao tratamento clínico adequado para as faringotonsilites, devem-se investigar outras causas. A persistência de lesões

ulceradas ou ulceronecróticas nos obriga a pensar na possibilidade de câncer, como carcinoma epidermoide ou leucemia. Também se deve lembrar, nesses casos, de agranulocitose. Exames complementares, desde hemograma até biopsia, além de outros achados clínicos, são importantes para a elucidação diagnóstica.

C. **Complicações de faringotonsilites**
   1. **Abscesso tonsilar.** Consiste em uma coleção purulenta localizada no parênquima tonsilar, associado a necrose tecidual, e edema dos tecidos circunvizinhos. Há odinofagia intensa, alteração da voz e sialorreia, com abaulamento da tonsila afetada e sinais inflamatórios. Geralmente o processo é unilateral. Cultura revela flora polimicrobiana. O tratamento consiste em drenagem, antibioticoterapia, analgesia e anti-inflamatórios.
   2. **Abscesso peritonsilar.** Trata-se de uma das complicações supurativas, e caracteriza-se por acometimento do espaço peritonsilar. É mais frequente no polo superior da tonsila. Acomete principalmente adultos jovens ou adolescentes. Caracteriza-se por odinofagia intensa unilateral irradiada para orelha, sialorreia, disfagia, alteração da voz, trismo, febre, mal-estar e calafrios. Há abaulamento unilateral deslocando a tonsila em direção à linha média, hiperemia intensa e desvio contralateral da úvula. A cultura revela, também, flora polimicrobiana, com aeróbios – SGA, *Staphylococcus aureus*, *H. influenzae*; e anaeróbios – *Prevotella*, *Fusobacterium*, *Porphyromonas*, *Peptostreptococcus*. Gram-negativos também podem estar presentes. O tratamento consiste em drenagem cirúrgica com bisturi ou punção (revisões de literatura não mostraram diferenças de eficácia entre os dois métodos). Na vigência de abscesso, poderá ser realizada, também, tonsilectomia ("a quente"). Antibioticoterapia, anti-inflamatórios e/ou analgésicos também estão indicados.
D. **Abscessos cervicais.** Os abscessos cervicais profundos são definidos pela presença de pus nos espaços e fáscia da cabeça e do pescoço. Apresentam características distintas de acordo com o espaço cervical que acometem, com potencial para graves complicações, como mediastinite, fasciite cervical necrosante, insuficiência respiratória, empiema pleural, pericardite, entre outras. Na maioria dos casos, a etiologia é polimicrobiana, entre aeróbios (gram-positivos e gram-negativos) e anaeróbios. O paciente sob suspeita de abscesso cervical deverá ser internado, e em grande parte dos casos serão necessários exames de imagem (TC), antibioticoterapia intravenosa e drenagem. A seguir, um resumo de alguns dos abscessos cervicais profundos mais frequentes, englobando localização, origem, características clínicas e tratamento (Quadro 41.2).
E. **Laringites agudas.** São processos inflamatórios e infecciosos que acometem a mucosa laríngea e que persistem, em média, por 8 dias. Na maioria das vezes, as laringites agudas são autolimitadas e virais. No entanto, há formas graves que cursam com dispneia importante e exigem rápida intervenção. Podem ser classificadas de acordo com critérios anatômicos, etiológicos ou de gravidade.
   1. **Laringite aguda simples em adultos.** Apresenta-se inicialmente com quadro de resfriado ou gripe, evoluindo com dor à fonação, disfonia ou afonia. A tosse é seca e levemente dolorosa. Laringoscopia indireta ou fibronasolaringoscopia revelam hiperemia das pregas vocais. O tratamento consiste em repouso vocal e hidratação, com melhora em 7 a 10 dias. Disfonia persistente por mais de 2 a 3 semanas requer avaliação de otorrinolaringologista.

Quadro 41.2 Abscessos cervicais profundos.

Tratamento	Clínica	Origem do processo	Espaço acometido
Drenagem por via externa	Edema na altura do ângulo da mandíbula, disfagia, dor de garganta, trismo	Faringe, tonsilas palatinas, odontogênico	Parafaríngeo
Drenagem transoral ou por via externa	Disfagia, dor, edema de pescoço pós-IVAS. Não há trismo. Aumento unilateral da parede posterior da orofaringe	2/3 posteriores do nariz, seios paranasais, nasofaringe, adenoides, tuba auditiva. Traumatismo na orofaringe	Retrofaríngeo
Drenagem próxima ao ângulo da mandíbula	Trismo importante	Odontogênico	Mastigador
Drenagem	Edema, calor e eritema no ângulo da mandíbula. Ausência de trismo	Geralmente sucede infecções parotídeas	Parotídeo
Drenagem – incisão horizontal acima do osso hioide	Dor intensa, disfagia, trismo, dispneia. Edema do assoalho da boca, abaulamento da região submandibular	Odontogênico (maior parte dos casos)	Submandibular
Drenagem transoral ou por via externa	Sintomas do espaço primeiramente acometido. Toxemia, mediastinite e empiema pleural	Infecção dos espaços parafaríngeos, retrofaríngeos e pré-vertebral	Infecção do espaço perigoso (*danger space*)
Drenagem por via externa	Disfagia, disfonia, dispneia. Enfisema subcutâneo, edema e hiperemia da hipofaringe	Lacerações na parede anterior do esôfago por traumatismo, corpo estranho ou instrumentação	Espaço visceral anterior

IVAS: infecção das vias aéreas superiores.

2. **Laringotraqueíte (laringotraqueobronquite ou crupe viral).** Trata-se de uma síndrome de obstrução subglótica, cuja principal etiologia é, em 80% dos casos, viral. Ocorrem edema "em anel" e inflamação da região subglótica, podendo afetar traqueia e brônquios. É considerada a causa mais comum de estridor agudo em crianças, precedida de quadro de infecção das vias aéreas superiores, com febre baixa, coriza, dor de garganta, seguida de tosse do tipo "latido de cachorro", disfonia e estridor laríngeo, quase sempre inspiratório. À ausculta dos pulmões, geralmente observa-se normalidade. Pode haver esforço respiratório com uso de musculatura acessória e, em alguns casos, levar a angústia respiratória grave. Os casos de evolução benigna persistem por cerca de 3 a 7 dias. A videolaringoscopia evidencia supraglote normal, inflamação de mucosa das pregas vocais e edema acentuado da região

subglótica. O tratamento consiste em umidificação do ar, corticosteroides e epinefrina nos casos graves.
3. **Epiglotite (supraglotite).** Infecção aguda, potencialmente grave e letal, que envolve as estruturas acima das pregas vocais – epiglote, aritenoides e pregas ariepiglóticas. A etiologia é bacteriana, e alguns autores consideram serem os principais agentes: *Streptococcus* beta-hemolítico dos grupos A (mais frequente), B e C, além de *Haemophilus influenzae* tipo B. Quanto a este microrganismo, observou-se uma redução em sua incidência desde a instituição de vacinação contra *H. influenzae*. Caracteriza-se por início abrupto de febre alta, odinofagia, acompanhada de salivação intensa, disfagia, dispneia e estridor inspiratório. O paciente apresenta-se toxemiado e apreensivo, permanece sentado, com pescoço estendido e boca aberta. Deve-se evitar o uso de abaixador de língua e outros estímulos bucais. Em adultos, estridor inspiratório e outros sintomas respiratórios ocorrem em estágios mais avançados da doença, e em crianças ocorrem em fases iniciais. Fibronasolaringoscopia revela epiglote edemaciada, hiperemiada, além de edema de aritenoides e de pregas ariepiglóticas. A radiografia cervical revela a presença do sinal de "dedo do polegar", e pode ajudar a afastar a presença de corpo estranho. Epiglotite deve ser tratada como emergência médica, em ambiente hospitalar, pois a manutenção da via aérea pérvia é prioridade. O paciente deve permanecer sentado e receber suplementação de oxigênio e umidificação. Intubação orotraqueal está indicada em situações graves, preferencialmente em centro cirúrgico. Antibioticoterapia com cefalosporinas de terceira geração ou com amoxicilina-clavulanato nos casos mais leves e corticosteroides estão indicados. A inalação com epinefrina não é consenso entre os autores.
4. **Traqueíte bacteriana.** Com incidência maior em crianças, pode ser difícil de diferenciar da crupe viral em seus estádios iniciais. Causada principalmente por *Staphylococcus aureus* e *Streptococcus* alfa-hemolítico. O principal sintoma é estridor e geralmente sucede um quadro de crupe: criança com quadro de infecção das vias aéreas superiores e rouquidão que começa a apresentar obstrução respiratória lentamente progressiva, acompanhada de febre alta, estridor, secreção espessa e leucocitose. A laringoscopia indireta é difícil e arriscada em crianças. O tratamento baseia-se em aspiração de secreções, antibioticoterapia, corticoterapia e, eventualmente, intubação ou traqueostomia.
5. **Difteria.** Comprometimento laríngeo isolado é raro, e geralmente ocorre por extensão do processo inflamatório e das pseudomembranas desde a faringe até a laringe. Pode cursar com disfonia, dispneia e estridor inspiratório. O tratamento é hospitalar e consiste em antibioticoterapia, soro antitoxina diftérica, manutenção da perviedade das vias aéreas.

Bibliografia

Abdallah C. Acute epiglottitis: trends, diagnosis and management. Saudi J Anaesth. 2012; 6(3):279-81.
Anselmo-Lima WT, Valéria FCP, Demarco R et al. Complicações das rinossinusites: diagnóstico e conduta. In: Costa SS. Pro-ORL. Porto Alegre: Artmed; 2007. Ciclo 2, módulo 1, p. 39-50.
Becker CG, Becker HMG, Guimarães RES. Otites. In: Terapêutica clínica. Rio de Janeiro: Guanabara Koogan; 1998. p. 746-55.
Bluestone CD. Current therapy for otitis media and criteria for evaluation of new antimicrobial agents. CID. 1992; 14(Suppl 2):197-203.

Brito TP, Hazboun IM, Fernandes FL et al. Deep neck abscesses: study of 101 cases. Braz J Otorhinolaryngol. 2017; 83(3):341-8.

Byl F. Sudden hearing loss: eight years-experience and suggested prognostic table. Laryngoscope. 1984; 94:647-61.

Caldas Neto S, Mello Junior JA, Mastins RHGR et al. Tratado de otorrinolaringologia e cirurgia cérvico-facial. 2. ed. São Paulo: Roca; 2011.

Carvalho LHFR. Mononucleose infecciosa. J Ped. 1999; 75(Suppl 1).

Cherry JD. Clinical practice: croup. N Engl J Med. 2008; 358(4):384-91.

Dos Santos VP. Estreptococcias. J Ped. 1999; 75(Suppl 1).

Duarte IG, Becker HMG, Salles JMP et al. Cirurgia otorrinolaringológica no paciente ambulatorial. In: Cirurgia ambulatorial. 3. ed. Rio de Janeiro: Guanabara Koogan; 1999. p. 488-500.

Durazzo MD et al. Os espaços cervicais profundos e seu interesse nas infecções da região. Rev Ass Med Brasil. 1997; 43(2):119-26.

Fokkens WJ, Lund VJ, Mullol J et al. European Position Paper on Rhinosinusitis and Nasal Polyps. Rhinology. 2007; 18:1-139.

Ondik MP, Lipinsk L, Dezfoli S et al. The treatment of nasal fractures: a changing paradigm. Arch. Facial Plast Surg. 2009; 11(5):296-302.

Sack JL, Brock CD. Identifying acute epiglottitis in adults. High degree of awareness, close monitoring are key. Postgrad Med. 2002; 112(1):81-2; 85-6.

Santos ECN, Becker CG. Urgências otorrinolaringológicas. In: Pires MTB, Starling SV. Erazo – Manual de urgências em pronto-socorro. 10. ed. Rio de Janeiro: Guanabara Koogan; 2014.

Santos RP, Balsalobre Filho LL, Garcia LBS. Complicações de rinossinusite. In: Ganança FF, Pontes P. Manual de otorrinolaringologia e cirurgia de cabeça e pescoço. Barueri: Manole; 2011. p. 771-8.

Stamm AC, Ferreira G, Navarro JAC et al. Severe epistaxis: micro-endoscopic surgical techniques. In: Stamm AC. Draf W. Micro-endoscopic Surgery of the Paranasal Sinuses and the Skull Base. Berlin: Springer-Verlag; 2000. p. 393-403.

Zoorob R, Sidani M, Murray J. Croup: an overview. Am Fam Physician. 2011; 83(9):1067-73.

Weckx LLM et al. Consenso sobre otites médias. Rev Bras Otorrinolaringol. 1999; 65(Suppl: 1)-23.

Parte 2
Urgências Clínicas

AFOGAMENTO
David Szpilman

"Afogamento é o resultado final de atitudes contrárias ao bom senso, de negligência em relação à supervisão de crianças e de uso abusivo de bebidas alcoólicas, representando uma tragédia que pode ser prevenida em mais de 85% dos casos." Szpilman, 2013

I. Introdução. O afogamento causa, a cada ano, mais de 500 mil mortes no mundo, e 7 mil somente em nosso país. O risco de óbito é 200 vezes maior do que por acidentes de trânsito. No Brasil, é a segunda causa de morte na faixa etária de 5 a 9 anos, terceira causa na faixa de 10 a 19, e quinta na faixa de 20 a 29. O risco de morte por afogamento é maior para indivíduos de 15 a 19 anos de idade e, em média, 6 vezes maior no sexo masculino. Em caso de afogamento, o resgate é um componente vital para salvar o paciente, uma vez que a avaliação e os primeiros cuidados são feitos em um ambiente altamente hostil, a água. Portanto, é essencial que os profissionais de saúde tenham conhecimento da cadeia de sobrevivência de afogamento, que inclui desde o atendimento pré-hospitalar até a internação em hospital. O afogamento consiste principalmente na assistência pré-hospitalar prestada por leigos, guarda-vidas, socorristas e profissionais de saúde. Esta assistência inicia-se com a retirada do afogado de dentro da água, com cuidado para que quem presta a ajuda não se torne uma segunda vítima. Nesse momento, tem início o suporte básico para a vida, e em seguida deve-se acionar o suporte avançado de vida. Quando esse tipo de assistência não é realizado adequadamente no local do evento, pouco se pode fazer no hospital para modificar o resultado final. Em apenas 2% de todos os resgates realizados por guarda-vidas, os indivíduos necessitam de cuidados médicos, e 0,5% dos resgatados sofrem parada cardiorrespiratória (PCR), necessitando de reanimação cardiopulmonar (RCP). Esta informação evidencia que um diferencial nos casos de afogamento é o atendimento pré-hospitalar, fundamental e insubstituível. Quando se avaliam tanto atendimentos hospitalares como atestados de óbito de vítimas de afogamento, nota-se que apenas pequena parte do problema é relatada, e ainda hoje não há ferramentas para mensurá-lo.

II. Definição e terminologia
 A. Afogamento. Trata-se da "aspiração de líquido não corporal por submersão ou imersão".
 B. Resgate. É a "pessoa retirada da água, sem sinais clínicos de aspiração de líquido".
 C. Cadáver por afogamento. Corpo de indivíduo que teve "morte por afogamento, sem chances de se iniciar reanimação, comprovada por tempo de submersão maior que 1 h ou sinais evidentes de morte há mais de 1 h, como rigidez cadavérica, livor ou decomposição corporal".

O afogamento ocorre quando o líquido entra em contato com as vias aéreas da pessoa por imersão (líquido no nível da face) ou submersão (face sob a superfície do líquido). Quando ocorre o resgate, o processo de afogamento é interrompido e denomina-se afogamento não fatal. Se o afogamento provoca morte, denomina-se afogamento fatal. Qualquer incidente de submersão ou imersão sem evidência de insuficiência respiratória deve ser considerado um resgate na água, não um afogamento. Expressões como "quase afogamento" (*near-drowning*), "afogamento seco ou molhado", "afogamento secundário", "afogamento ativo e passivo" e "afogamento secundário" são obsoletas e seu uso deve ser abolido.

III. **Processo e fisiopatologia do afogamento.** O processo de afogamento se dá quando uma pessoa está em dificuldades na água e não pode mais manter as vias aéreas livres de líquido; a água entra na boca e é voluntariamente cuspida ou engolida, ou ainda, como resposta consciente imediata, ocorre a tentativa de segurar a respiração, embora esta dure apenas alguns segundos. Quando então a vontade de respirar é muito forte ou, de maneira inadvertida, por não conseguir expulsar a água da boca, certa quantidade de água é aspirada para as vias aéreas, e a tosse ocorre como uma resposta reflexa. Em raras situações (menos de 2% dos casos) ocorre laringospasmo, que nesses casos é rapidamente encerrado pelo aparecimento de hipoxia. Se a pessoa não for resgatada, a contínua aspiração de água e a hipoxemia levam rapidamente a perda de consciência e apneia. Em sequência, a taquicardia se deteriora em bradicardia, atividade elétrica sem pulso e, finalmente, assistolia. Todo o processo de afogamento, da submersão ou imersão até uma parada cardíaca, geralmente ocorre em um intervalo de segundos a minutos. Se a pessoa for resgatada com vida, o quadro clínico é determinado predominantemente pela quantidade de água que foi aspirada e pelos efeitos provocados por ela. A água nos alvéolos provoca inativação do surfactante e sua lavagem. A aspiração de água, tanto salgada como doce, causa graus similares de lesão, embora com diferenças osmóticas. Em ambos os tipos de afogamento – por água salgada e por água doce –, o efeito osmótico na membrana alveolocapilar tem em parte a integridade dessa membrana, aumenta sua permeabilidade e, por consequência, a sua função. O quadro clínico provocado por essa alteração na membrana alveolocapilar se traduz em edema pulmonar, que diminui principalmente a troca de oxigênio. O efeito combinado de líquidos nos pulmões com perda de surfactante resulta em redução da complacência pulmonar, aumento da área de *shunt* arterial, atelectasias e broncospasmos. Se for necessária RCP, o risco de dano neurológico será semelhante ao de outros casos de parada cardíaca. No entanto, o reflexo de mergulho e a hipotermia, em geral associados a afogamento com PCR, podem prolongar o tempo de submersão sem sequelas em relação a outras situações. A hipotermia pode reduzir o consumo de oxigênio no cérebro, retardando a morte celular e a depleção de ATP. A hipotermia reduz a atividade elétrica e metabólica do cérebro de modo dependente da temperatura. A taxa de consumo de oxigênio cerebral é reduzida em cerca de 5% para cada redução de 1°C na temperatura no intervalo de 37 a 20°C.

IV. **Cadeia de sobrevivência do afogamento I Da prevenção ao hospital**
   A. **Prevenção.** Apesar da ênfase no resgate e no tratamento, a prevenção permanece sendo a mais poderosa intervenção e a de menor custo, e pode evitar mais de 85% dos casos de afogamento. Campanhas de educação em prevenção de afogamento podem ser visualizadas no Quadro 42.1.
   B. **Reconhecimento e alarme do incidente.** Qualquer atitude de ajuda a uma pessoa em apuros dentro da água deve ser precedida pelo reconhecimento de que a pessoa está se afogando. Ao contrário da crença popular, o banhista em apuros, principalmente os do sexo masculino, entre os quais o afogamento é mais frequente, não acena com a mão e tampouco chama por ajuda. Em geral a pessoa se encontra em posição vertical, com os braços estendidos lateralmente, batendo-os na água sem a menor técnica de natação ou flutuação. Quem está próximo à vítima pode supor que se trata apenas de uma brincadeira na água. Enquanto está lutando para se manter acima da superfície, a vítima pode submergir e emergir a cabeça diversas

vezes. As crianças geralmente resistem 10 a 20 s nessa luta, enquanto os adultos resistem por até 60 s, antes da imersão final. Como a respiração instintivamente tem prioridade, a vítima de afogamento geralmente é incapaz de gritar por socorro, pois isso a levaria à submersão imediata. Ao reconhecer uma vítima de afogamento, a prioridade é dar o alarme para o Corpo de Bombeiros (ligando para 193) e informar onde é o incidente, quantas pessoas estão envolvidas e o que você já fez ou pretende fazer. Só então o socorrista deverá partir para ajudar a realizar o resgate.

Quadro 42.1 Medidas de prevenção de afogamento.

Praias e piscinas são locais de lazer, evite afogamentos!
Aprenda a flutuar a partir dos 8 meses e a nadar a partir de 2 anos
Mantenha 100% de atenção em crianças
Nade sempre acompanhado
Mergulhe de cabeça somente em águas profundas
Prefira sempre nadar em águas rasas
Não superestime sua capacidade de nadar, tenha cuidado!

Praias
1. Nade sempre nas proximidades de um posto de guarda-vidas
2. Pergunte ao guarda-vidas qual é o melhor local para banho
3. Não superestime sua capacidade de nadar – 46,6% dos afogados acham que sabem nadar
4. Preste sempre atenção às crianças
5. Nade longe de pedras, estacas ou píeres
6. Evite banho de mar após ingerir bebidas alcoólicas e alimentos pesados
7. Crianças perdidas: leve-as ao posto de guarda-vidas
8. Mais de 80% dos afogamentos ocorrem em valas:
    • A vala é o local de maior correnteza, que aparenta uma falsa calmaria, e que leva para o alto-mar
    • Se entrar em uma vala, tenha calma, nade transversalmente a ela até conseguir escapar, ou peça imediatamente socorro
9. Nunca tente salvar alguém se não tiver condições para fazê-lo. Muitas pessoas morrem desta maneira
10. Ao posicionar-se sobre pedras para pescar, observe antes se há possibilidade de a onda alcançá-lo
11. Antes de mergulhar no mar, certifique-se da profundidade
12. Afaste-se de animais marinhos como água-viva e caravelas
13. Tome conhecimento e obedeça às sinalizações de perigo na praia

Piscinas
1. Mais de 65% das mortes por afogamento ocorrem em água doce, mesmo em áreas quentes da costa
2. Crianças devem sempre estar sob a supervisão de um adulto; 89% dos afogamentos ocorrem por falta de supervisão, principalmente na hora do almoço ou logo após
3. Caso necessite afastar-se da piscina, leve sempre a criança consigo; use sempre telefone sem fio
4. Isole a piscina – com grades com altura de 1,50 m e 12 cm nas verticais. Grades reduzem a ocorrência de afogamento em 50 a 70%
5. Boia de braço não é sinal de segurança – cuidado!
6. Evite brinquedos próximo à piscina, isto atrai as crianças
7. Desligue o filtro da piscina em caso de uso
8. Não pratique hiperventilação para aumentar o fôlego sem supervisão confiável
9. Cuidado ao mergulhar em local raso (coloque um aviso)
10. Mais de 40% dos proprietários de piscinas não sabem realizar os primeiros socorros – cuidado!

Vídeos sobre prevenção de afogamento em praias: http://www.youtube.com/watch?v=RIHEIjQllq0; vídeo sobre prevenção de afogamento em água doce (piscinas, rios e lagos): http://www.youtube.com/watch?v=fFv1NsbooPc&feature=youtu.be. Acesso em março de 2017.

C. **Suporte básico de vida na água e resgate.** Ao tentar realizar um resgate, nunca se exponha a riscos, pois isso é fundamental à sua segurança. Para quem não é profissional de salvamento aquático, a prioridade é ajudar sem se tornar uma segunda vítima. Para ajudar, utilize técnicas como jogar para a vítima objetos flutuantes (bola, garrafas PET de 2 ℓ, isopor) ou objetos longos, ou então orientá-la sobre como proceder para sair daquela situação (p. ex., indicando uma direção melhor para ela nadar, explicando técnicas de flutuação ou incentivando-a com afirmações de que o socorro está a caminho). É importante evitar ao máximo contato direto com a vítima, para descartar a possibilidade de afogamento de um socorrista inexperiente. A decisão de realizar o suporte básico de vida na água baseia-se no nível de consciência do afogado.
  1. **Afogado consciente (99,5% dos resgates).** Resgate a pessoa até a terra sem demais cuidados médicos, mas tenha cuidado, pois um banhista apavorado pode ser muito perigoso para o socorrista. É mais prudente se aproximar do banhista utilizando um objeto de flutuação intermediário em que ele possa se agarrar.
  2. **Afogado inconsciente (0,5% dos resgates).** Apresenta duas possibilidades: parada respiratória isolada ou PCR. A grande possibilidade de intervenção é quanto à parada respiratória, diante da qual a instituição imediata de ventilação ainda dentro da água pode proporcionar à vítima uma chance quatro vezes maior de sobrevivência sem sequelas. Isso ocorre porque a hipoxia causada pelo afogamento resulta primeiramente em apneia, ocasionando em seguida parada cardíaca em um intervalo de tempo variável porém curto, caso não seja revertida ainda dentro da água. Os socorristas devem checar a ventilação e, se ausente, iniciar 10 ventilações boca a boca ainda na água. Caso essas ventilações não revertam a situação, o socorrista deve considerar que o afogado está em PCR e, portanto, deverá ser levado diretamente à área seca, onde realizará a RCP completa. Infelizmente, compressões cardíacas externas não podem ser realizadas de maneira efetiva na água.
     Considerando-se a baixa incidência de traumatismo raquimedular (TRM) nos salvamentos aquáticos e a possibilidade de desperdício de tempo precioso para iniciar a ventilação e oxigenação, não se recomenda como rotina a imobilização da coluna cervical durante o resgate aquático em vítimas de afogamento sem sinais de traumatismo.
D. **Suporte básico de vida ao afogado em terra.** O transporte para fora da água deve ser realizado com a vítima na posição vertical, para evitar vômitos e demais complicações de vias aéreas. Em caso de vítima exausta, confusa ou inconsciente, o transporte deve ser em posição mais próxima possível da horizontal, mantendo-se a cabeça acima do nível do corpo sem, contudo, obstruir as vias aéreas, que devem permanecer sempre pérvias. O posicionamento da vítima no primeiro atendimento em área seca deve ser paralelo ao espelho d'água, o mais horizontal possível, deitada em decúbito dorsal, distante o suficiente da água a fim de evitar as ondas. Se a vítima estiver consciente, coloque-a em decúbito dorsal, com a cabeça elevada. Se estiver ventilando, coloque-a em posição lateral de segurança (decúbito lateral). As tentativas de drenagem da água aspirada são extremamente prejudiciais e devem ser evitadas. A manobra de compressão abdominal (Heimlich) nunca deve ser realizada como meio para eliminar água dos pulmões; além de ineficaz, implica riscos significativos de lesão. Durante a reanimação, tentativas de drenar água ativamente, colocando a vítima com a cabeça abaixo do nível do

corpo, aumentam em mais de cinco vezes as chances de vômito, levando a um aumento de 19% na mortalidade. Mesmo em afogados que não necessitam de intervenção após o resgate, o vômito ocorre em 50%. Nesses casos, vire a cabeça da vítima lateralmente e remova o vômito com o dedo indicador, usando um lenço ou aspiração, e continue prestando a assistência ventilatória. O vômito nas vias aéreas pode causar maior broncoaspiração e obstrução, impossibilitando a oxigenação, além de desanimar o socorrista de realizar a respiração boca a boca.

Uma das decisões mais difíceis é como tratar corretamente uma vítima de afogamento. Com base nessa necessidade, foi desenvolvido no Rio de Janeiro um sistema de classificação de casos de afogamento de acordo com a análise de 41.279 casos de afogamentos resgatados, dos quais 5,5% necessitaram de cuidados médicos. Essa classificação engloba o suporte desde o local do acidente até o hospital, recomenda o tratamento e revela o prognóstico. É feita com base na gravidade das lesões identificadas na cena do acidente, por meio, apenas, de variáveis clínicas (Figura 42.1).

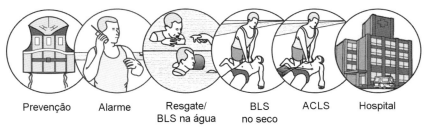

Prevenção   Alarme   Resgate/   BLS   ACLS   Hospital
                       BLS na água no seco

Figura 42.1 Sequência de atuação em caso de afogamento. BLS: *basic life support*; ACLS: *advanced cardiovascular life support*.

E. **Suporte avançado de vida no local.** Ao contrário de opiniões passadas, levar o equipamento médico à vítima, em vez de levá-la ao hospital, poupa um tempo precioso e melhora o prognóstico nos casos de afogamento. O tratamento médico avançado é instituído de acordo com a classificação do afogamento e, preferencialmente, no local do incidente, onde será realizado todo o atendimento inicial básico e avançado. Desse modo, em situações críticas o profissional de saúde deve estar preparado para ficar ao menos 15 a 30 min no local do incidente.

F. **Classificação da gravidade do afogamento e tratamento avançado (Figura 42.2)**
1. **Cadáver.** Vítima com tempo de submersão superior a 1 h ou com sinais físicos óbvios de morte (*rigor mortis*, livores e/ou decomposição corporal). *Não* iniciar reanimação e encaminhar o corpo ao IML.
2. **Grau 6 | Parada cardiorrespiratória.** A reanimação iniciada por leigos ou guarda-vidas no local do incidente deve ser mantida por médico especializado até que seja bem-sucedida, ou em caso de a vítima necessitar de aquecimento por meios sofisticados, situação em que só o hospital poderá fornecer o aquecimento. Neste último caso, e como única exceção, a vítima deve ser transportada ao hospital enquanto recebe reanimação. A prioridade é a manutenção eficiente da ventilação e da oxigenação. O pessoal médico deve continuar com as compressões cardíacas, e manter a ventilação artificial

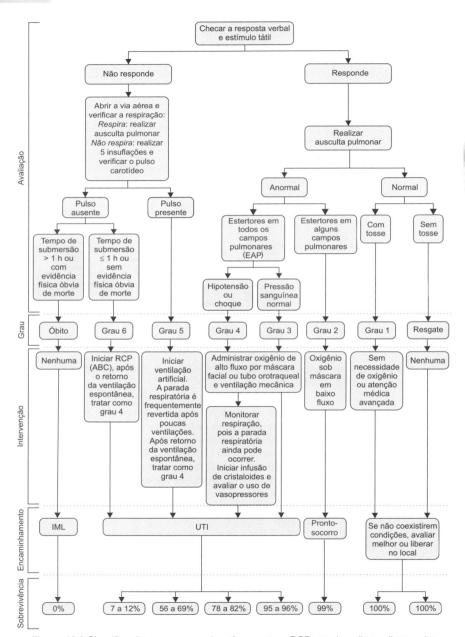

Figura 42.2 Classificação e tratamento dos afogamentos. RCP: reanimação cardiovascular.

com bolsa autoinflável e oxigênio a 15 ℓ/min, até que seja possível realizar intubação orotraqueal. Geralmente é necessária aspiração das vias aéreas antes da intubação. Uma vez intubada, a vítima pode ser ventilada e oxigenada adequadamente, mesmo quando houver edema pulmonar. A aspiração nas vias aéreas ou no tubo orotraqueal (TOT) só deve ser realizada quando a quantidade de líquido em seu interior interferir positivamente na ventilação. Recomenda-se na RCP de afogados uma relação de duas ventilações para 15 compressões antes da inserção do TOT. Desfibriladores externos podem ser utilizados para monitorar o ritmo cardíaco ainda na cena do incidente. Em vítimas hipotérmicas (< 34°C) e sem pulso, a RCP deve ser mantida. A PCR em afogamentos ocorre 100% em assistolia quando não existem comorbidades ou fatores precipitantes de afogamento. A fibrilação ventricular pode ocorrer em adultos com doença coronariana ou como consequência da terapia de suporte avançado de vida, com o uso de substâncias pró-arritmogênicas (epinefrina). O acesso venoso periférico é a via preferencial para se administrar a medicação. Embora alguns medicamentos possam ser administrados por via traqueal, mesmo na vigência de edema agudo de pulmão, a absorção é incerta e deverá ser feita em último caso. A dose de epinefrina a ser utilizada ainda é um ponto de controvérsia, principalmente em caso de afogamento, no qual o intervalo de tempo da PCR até o início da reanimação e o resultado da reanimação podem variar muito, em comparação a outras causas. Uma dose inicial alta ou progressiva de epinefrina aumenta as chances de recuperação da circulação. Porém, altas doses de epinefrina não parecem melhorar a sobrevida nem o prognóstico neurológico em paradas por outras causas, quando utilizadas como terapia inicial. Tampouco ficou demonstrado que altas doses de epinefrina sejam prejudiciais. Portanto, não se recomenda dose alta de epinefrina como rotina, mas pode-se cogitar essa medida em caso de afogamento se a dose de 1 mg não tiver o efeito esperado (classe indeterminada – aceitável, mas não recomendável). A recomendação é de que se utilize uma dose inicial de 0,01 mg/kg IV após 3 min de RCP e, caso não haja resposta, aumente-se para 0,1 mg/kg infundida a cada 3 a 5 min de RCP.
3. **Grau 5 I Parada respiratória.** A vítima em apneia exige ventilação artificial imediata. Os protocolos de ventilação e oxigenação, que são os mesmos do grau 6, devem ser seguidos até que a respiração espontânea seja restaurada e, então, seguem-se os protocolos para o grau 4.
4. **Grau 4 I Edema agudo de pulmão com hipotensão arterial.** Fornecer oxigênio com suporte de ventilação mecânica é a terapia de primeira linha. Inicialmente, o oxigênio deve ser fornecido por máscara facial a 15 ℓ/min até que o TOT possa ser introduzido. Em 100% dos casos, o afogado em grau 4 necessita de intubação orotraqueal, devido à necessidade de ventilação com pressão positiva. A ventilação mecânica é indicada, pois o paciente nesse grau apresenta SaO_2 menor que 92% e frequência respiratória alta ou grande esforço respiratório. Nessa situação, os pacientes devem permanecer relaxados com substâncias (sedativos, analgésicos e bloqueadores neuromusculares), se necessário, para tolerarem a intubação e a ventilação mecânica, que deve fornecer um volume corrente de pelo menos 5 mℓ/kg de peso. A fração de oxigênio inspirada (FIO_2) pode ser 100% inicialmente, mas deve, assim que possível, ser reduzida para 45% ou menos. Pressão expiratória final positiva (PEEP) é indicada inicialmente, com valor de 5 cmH_2O, e

aumentada em 2 a 3 cmH$_2$O até que atinja um *shunt* intrapulmonar (QS:QT) de 20% ou menos ou PaO$_2$/FIO$_2$ (P/F) de 250 ou mais. Caso a hipotensão arterial não seja corrigida com oxigênio, deve-se, primeiro, tentar a infusão rápida de cristaloide (independentemente do tipo de água responsável pelo afogamento), antes de se reduzir temporariamente a PEEP ou dar início a terapia com fármacos vasoativos.
5. **Grau 3 I Edema agudo de pulmão sem hipotensão arterial.** Vítimas com SaO$_2$ > 90% em uso de oxigênio a 15 ℓ/min por meio de máscara facial conseguem permanecer sem suporte ventilatório não invasivo em apenas 27,6% dos casos. Os outros 72,4% dos casos necessitam de intubação e ventilação mecânica, observando-se os mesmos protocolos para os afogados em grau 4.
6. **Grau 2 I Ausculta pulmonar com estertores.** O quadro clínico de 93,2% das vítimas nesta situação requer apenas 5 ℓ/min de oxigênio por meio de cânula nasofaríngea, e a recuperação é satisfatória em 6 a 24 h.
7. **Grau 1 I Tosse com ausculta pulmonar normal.** Esses pacientes não necessitam de oxigênio nem de suporte ventilatório.
8. **Resgate I Ausência de tosse ou dificuldade respiratória.** Avaliar a vítima e liberá-la do local do acidente sem necessidade de cuidados médicos, caso não apresente doença associada.

G. **Abordagem hospitalar.** Na maioria dos casos de afogamento, a vítima aspira apenas pequenas quantidades de água e a recuperação ocorre espontaneamente. Menos de 6% das pessoas que são resgatadas por guarda-vidas precisam de atenção médica em um hospital.
1. **Cuidados hospitalares são indicados para afogados em graus 2 a 6.** O atendimento hospitalar de casos graves (graus 4 a 6) só é possível se os cuidados pré-hospitalares de suporte básico e avançado tiverem sido fornecidos de maneira eficiente e rápida. Caso isso não tenha ocorrido, siga o protocolo mostrado na Figura 42.1 na emergência. Ao decidir-se por internar o paciente em um leito de CTI ou de enfermaria *versus* mantê-lo em observação na sala de emergência, ou dar alta ao paciente, deve-se levar em consideração fatores como anamnese completa, história patológica pregressa, exame físico detalhado e alguns exames complementares como telerradiografia de tórax e gasometria arterial. Também se deve solicitar hemograma e dosagem de eletrólitos, ureia e creatinina, embora alterações nesses exames sejam incomuns. Pacientes com boa oxigenação arterial sem terapia adjuvante e que não apresentam outra morbidade associada podem ter alta (resgate e grau 1). A hospitalização é recomendada para todos os pacientes em grau de afogamento 2 a 6. Os casos em grau 2 são resolvidos com oxigênio não invasivo no prazo de 6 a 24 h, e os pacientes podem, então, ser liberados para casa. Pacientes em grau 2 com deterioração do quadro clínico devem ser internados em unidade de cuidados intermediários para observação prolongada. Pacientes em graus 3 a 6 geralmente precisam de intubação e ventilação mecânica e devem ser internados em UTI.

Os pacientes em graus 4 a 6 geralmente já chegam ao hospital com suporte de ventilação mecânica e com oxigenação satisfatórios. Caso contrário, o médico da sala de emergência ou do CTI deve seguir o protocolo de ventilação para afogamento em grau 4. A conduta no paciente em graus 3 e 4 depende de avaliação clínica na cena do acidente, e assim que um nível de oxigenação aceitável seja estabelecido com o uso de PEEP, esta deve ser mantida inalterada pelas próximas 48 a 72 h, para que haja tempo de regeneração da camada de surfactante alveolar. Durante esse período, caso o nível de consciência do paciente permita que ele respire espontaneamente bem adaptado ao respirador, uma boa opção de método de ventilação pode ser pressão positiva contínua nas vias aéreas (CPAP) com pressão de suporte ventilatório (PSV). Em raros casos, a CPAP pode ser oferecida apenas com o uso de máscara facial ou por meio de cânula nasal, pois geralmente as vítimas de afogamento não toleram esse tipo de ventilação. Uma entidade clínica muito semelhante à síndrome de desconforto respiratório agudo (SDRA) pode ocorrer após episódios de afogamento em graus 3 a 6. A diferença parece estar apenas no tempo de recuperação e na sequela pulmonar residual, pois em caso de afogamento o curso da doença é rápido e não deixa sequela. O manejo clínico do afogado é similar ao dos demais pacientes que apresentam SDRA por outros motivos, incluindo cuidados para reduzir os riscos de volutraumatismo e barotraumatismo. A utilização de hipercapnia permissiva deve ser evitada para vítimas de afogamento em grau 6, pois pode aumentar a lesão cerebral hipóxico-isquêmica. A PCO_2 deve ser mantida em torno de 35 mmHg, para evitar lesão cerebral secundária. Apesar do tratamento, nos afogamentos em grau 6 podem ocorrer lesões e sequelas neurológicas graves, como estado vegetativo persistente.

Qualquer reposição volêmica inicial deverá ser feita com cristaloides. As soluções coloides só devem ser usadas diante de hipovolemia refratária à administração de cristaloides. Não existem evidências para que se possa indicar a administração rotineira de soluções hipertônicas e transfusões para vítimas afogadas em água doce, nem tampouco de soluções hipotônicas para vítimas de afogamento em água salgada. O monitoramento hemodinâmico por meio de cateterização da artéria pulmonar, ou, mais recentemente, o monitoramento minimamente invasivo do débito cardíaco e da oximetria venosa contínua permitem o monitoramento da função cardíaca, da função pulmonar e da eficiência da oxigenação e da perfusão dos tecidos e, ainda, a resposta desses parâmetros às várias terapias utilizadas em pacientes hemodinamicamente instáveis ou que apresentem disfunção pulmonar grave (graus 4 a 6) e que não tenham respondido à reposição de volume com cristaloides. Pode-se utilizar o ecocardiograma para estimar a função cardíaca, a fração de ejeção e a necessidade de reposição volêmica, e então decidir sobre o início da infusão de aminas vasoativas, inotrópicas ou ambas, em caso de falha da reanimação com cristaloides. Alguns estudos mostram que a disfunção cardíaca com baixo débito cardíaco é comum imediatamente após casos graves de afogamento (graus 4 ao 6). Baixo débito cardíaco está associado a altas pressões de oclusão da artéria pulmonar, pressão venosa central elevada e resistência vascular pulmonar aumentada, que podem persistir por vários dias após a restauração da oxigenação e do débito cardíaco. O resultado é sobreposição de um edema pulmonar cardiogênico ao edema pulmonar não cardiogênico. Apesar da diminuição do débito cardíaco, a terapia com diuréticos não é uma boa opção. Estudos indicam que a infusão de dobutamina para melhorar a função cardíaca é a opção mais lógica e potencialmente mais benéfica.

Somente após a obtenção de uma via aérea definitiva e uma oxigenação e circulação otimizadas é que se deve colocar uma sonda nasogástrica para reduzir a distensão gástrica, prevenindo aspiração de mais material. O reaquecimento do paciente deve então ser instituído, exceto nos casos pós-RCP, em que está indicada manutenção da hipotermia. Isso é seguido de exame físico, radiografia de tórax e gasometria arterial. Acidose metabólica ocorre em 70% dos pacientes que chegam ao hospital. A acidose deve ser corrigida quando o pH for menor que 7,2 ou o bicarbonato inferior a 12 mEq/ℓ, com a vítima recebendo suporte ventilatório adequado. Raramente ocorre queda significativa do nível de bicarbonato nos primeiros 10 min de RCP, e seu uso, portanto, deve ser indicado somente em reanimações prolongadas. O uso de corticosteroides em vítimas de afogamento não está indicado, exceto em casos de broncospasmo.

Na história de eventos que envolvem afogamento, devemos incluir informações sobre as atividades do salvamento e da reanimação e qualquer doença atual ou anterior. O afogamento é, por vezes, precipitado por uma condição clínica (p. ex., traumatismo, convulsões ou arritmia cardíaca), e tal condição deve ser diagnosticada, já que afeta diretamente as decisões de tratamento.

Se o afogado permanecer inconsciente sem causa óbvia, devem-se cogitar uma investigação toxicológica e tomografia computadorizada do crânio e da coluna cervical. Anormalidades nos eletrólitos, na ureia, creatinina e hematócrito são incomuns, e raramente é necessária correção.

2. **Cuidado neurológico.** Isquemia cerebral anóxica, que ocorre em casos de RCP com bom êxito, é a complicação mais importante. A maioria das sequelas e das causas de mortalidade tardia é de origem neurológica. Embora a prioridade seja restaurar a circulação espontânea, todo o esforço feito nos primeiros estágios pós-resgate deve ser direcionado para a reanimação cerebral e prevenção de maiores danos ao encéfalo. Esse primeiro esforço envolve as medidas para fornecer uma adequada oxigenação (SatO$_2$ > 92%) e perfusão cerebral (pressão arterial média em torno de 100 mmHg). Qualquer vítima que permaneça comatosa e não responsiva após medidas bem-sucedidas de reanimação ou que apresente deterioração neurológica deve passar por uma investigação neurológica cuidadosa e frequente, em busca de sinais de edema cerebral. O tratamento intensivo da lesão cerebral inclui: manter a cabeceira do leito elevada a 30° (caso não haja hipotensão), evitar compressões da veia jugular interna e situações que possam provocar manobra de Valsalva; realizar ventilação mecânica eficaz sem esforço desnecessário; realizar aspirações da cânula traqueal sem provocar hipoxia; usar, se necessário, terapia anticonvulsivante e proteção contra uso voluntário ou espasmos involuntários da musculatura; evitar correções metabólicas bruscas; evitar qualquer situação que aumente a pressão intracraniana, incluindo retenção urinária, dor, hipotensão ou hipoxia, antes da sedação e relaxamento muscular prolongados; e realizar dosagens de glicemia capilar frequentes, mantendo-se valores de normoglicemia. O monitoramento contínuo da temperatura central ou timpânica é mandatório na sala de emergência e na UTI. Vítimas de afogamento em grau 6, as quais, apesar do sucesso na restauração da circulação espontânea, permanecem comatosas, não devem ser aquecidas ativamente a temperaturas superiores a 32 a 34°C. Caso a temperatura central exceda os 34°C, deve-se provocar quanto antes hipotermia moderada (32 a 34°C) e manter tal condição por 12 a 24 h. A hipertermia deve ser evitada a todo custo durante o período agudo de recuperação. Além disso, embora não haja evidência suficiente para se defender um valor específico ideal de PaO$_2$ ou de saturação de O$_2$ durante e após a reanimação, deve-se evitar hipoxemia.

Infelizmente, os estudos que avaliam os resultados da reanimação cerebral em vítimas de afogamento não demonstram melhora de prognóstico em pacientes que receberam terapia para redução da pressão intracraniana e manutenção da pressão de perfusão cerebral. Esses estudos mostram um prognóstico sombrio (p. ex., morte, sequela cerebral moderada a grave) quando a pressão intracraniana chega a 20 mmHg ou mais e a pressão de perfusão cerebral é de 60 mmHg ou menos, até mesmo quando são adotadas condutas para controle e melhora desses parâmetros. Novas pesquisas são necessárias para analisar a eficiência das condutas neurointensivas em vítimas de afogamento.
3. **Pneumonias.** Em geral, rios, lagos, piscinas e praias não apresentam colonização bacteriana em número suficiente para promover pneumonia direta. Caso a vítima necessite de ventilação mecânica, a incidência de pneumonia secundária aumenta de 34 para 52% no terceiro ou no quarto dia de hospitalização, quando o edema pulmonar está praticamente resolvido. É necessária vigilância para eventos sépticos, não só pulmonares, como nos demais órgãos. Os antibióticos profiláticos apresentam um valor duvidoso em afogamento e tendem apenas a selecionar microrganismos mais resistentes e agressivos. Uma radiografia de tórax não deve ser interpretada como sinal de pneumonia, pois deverá ser apenas o resultado do edema pulmonar e da broncoaspiração de água nos alvéolos e bronquíolos. A conduta mais apropriada é coleta diária de aspirados traqueais para realização de exame bacteriológico, cultura e antibiograma. Ao primeiro sinal de infecção pulmonar, geralmente após as primeiras 48 a 72 h, caracterizada por febre prolongada, leucocitose mantida, infiltrados pulmonares persistentes ou novos, resposta leucocitária no aspirado traqueal, é instituída terapia com antimicrobianos com base no microrganismo predominante na unidade e seu perfil de sensibilidade. A broncoscopia pode ser útil para que sejam avaliadas a gravidade e a extensão das lesões provocadas por broncoaspiração sólida e, em raros casos, para lavagem terapêutica de matérias como areia e outros sólidos, mas serve principalmente para a coleta de material para qualificação e quantificação das culturas de colônias bacterianas. Nos casos em que a água aspirada contém formação de colônias por unidade (CFU) > 10^{20}, existe potencial de causar infecção direta, e poderá ser coletada amostra do líquido em que ocorreu o afogamento para cultura qualitativa, a fim de identificar o(s) germe(s) predominante(s). Nesses casos, devemos sempre considerar um amplo espectro de possibilidades, incluindo os gram-positivos e negativos, anaeróbios, e ainda algas de água doce.
4. **Complicações no curso do tratamento.** Pneumotórax é uma complicação comum (10%), secundária a ventilação mecânica com pressão positiva em áreas de hiperinsuflação. Diante de qualquer mudança hemodinâmica brusca, após o início da ventilação mecânica, deve ser considerada a possibilidade de um pneumotórax ou outro barotraumatismo. Quadros de síndrome de reação inflamatória sistêmica (SIRS) ou choque séptico são descritos nas primeiras 24 h após reanimação da vítima. Insuficiência renal aguda secundária ao afogamento é rara e pode ocorrer devido a hipoxia, choque ou hemoglobinúria. Raramente vítimas de afogamento clinicamente estáveis durante a avaliação na sala de emergência e que apresentam radiografia de tórax normal desenvolvem edema agudo de pulmão do tipo fulminante após o acidente (SDRA). Ainda é incerta a causa desse edema pulmonar, que é muito raro.

V. Prognóstico e escalas de gravidade. Os afogados em graus 1 a 5 recebem alta hospitalar em 95% dos casos sem sequelas. Os afogados em grau 6 podem evoluir com falência de vários órgãos. Com o progresso da terapia intensiva, o prognóstico é cada vez mais baseado na lesão neurológica. Questões como "quais vítimas devemos tentar reanimar?", "por quanto tempo devemos investir?" e "qual conduta adotar e o que devemos esperar em termos de qualidade de vida após a reanimação?" carecem de respostas mais precisas. Tanto na cena do afogamento quanto no hospital, nenhuma variável clínica parece ser absolutamente confiável para se determinar o prognóstico final no afogado em grau 6; portanto, a recomendação é insistir na reanimação em todos os casos. A RCP deve ser iniciada sem demora em todas as vítimas sem pulso carotídeo, que estiveram em submersão por menos de 1 h, ou que não apresentem sinais clínicos evidentes de morte (*rigor mortis*, decomposição corporal ou livores). Embora alguns autores afirmem que a reanimação com bom êxito de vítimas submersas por grande tempo só ocorre quando o afogamento se deu em águas geladas, existem relatos de vítimas com grande tempo de submersão que foram reanimadas sem sequelas, mesmo quando resgatadas de águas ditas quentes (acima de 20°C). Vários estudos mostram que o prognóstico depende quase exclusivamente de um único fator, o tempo de submersão, embora não seja determinante para não se realizar a RCP. Os esforços de RCP só devem ser interrompidos após o aquecimento da vítima a uma temperatura superior a 34°C e o monitor cardíaco mostrando assistolia – "ninguém está morto, até estar quente e morto". Após a realização bem-sucedida da RCP, a estratificação da gravidade das lesões cerebrais é crucial para que se comparem as diversas opções terapêuticas. Vários escores prognósticos foram desenvolvidos para se prever quais pacientes vão evoluir bem com a terapia padrão e quais estão mais propensos a desenvolver encefalopatia anóxica isquêmica, requerendo assim medidas mais agressivas e inovadoras para proteger o cérebro. Um dos instrumentos mais poderosos é o escore da avaliação com base na escala de coma de Glasgow no período imediato após a reanimação (na primeira hora) e 5 a 8 h após (Quadro 42.2). Variáveis prognósticas são importantes para aconselhamento dos familiares de afogados nos primeiros momentos após o acidente e, principalmente, para indicar quais pacientes são propensos a se recuperar com a terapia de suporte padrão e quais devem ser candidatos a terapias de reanimação cerebral ainda em fase experimental de investigação clínica (Quadro 42.3).

Quadro 42.2 Classificação prognóstica pós-PCR por afogamento, utilizando a escala de Glasgow (escore ainda em estudo).

A – primeira hora

- Alerta – 10
- Desorientado – 9
- Torpor – 7
- Coma com tronco normal – 5
- Coma com tronco anormal – 2

B – 5 a 8 h após

- Alerta – 9,5
- Desorientado – 8
- Torpor – 6
- Coma com tronco normal – 3
- Coma com tronco anormal – 1

(continua)

Quadro 42.2 Classificação prognóstica pós-PCR por afogamento, utilizando a escala de Glasgow (escore ainda em estudo). (*Continuação*)

Recuperação sem sequelas

- Excelente (13) – 95%
- Muito bom (10 a 12) – 75 a 85%
- Bom (8) – 40 a 60%
- Regular (5) – 10 a 30%
- Ruim (3) – < 5%

Fonte: adaptado de Orlowski et al. por Szpilman.

Quadro 42.3 Fatores importantes no prognóstico de afogamentos pós-RCP.

- Os suportes básico e avançado precoce apresentam melhores prognósticos
- No afogamento, a redução de 10°C na temperatura cerebral reduz em 50% o consumo energético da célula, dobrando o tempo de sobrevida do cérebro
- Duração da submersão e risco de lesão neurológica grave e morte cerebral após alta hospitalar:
   ° 0 a 5 min – 10%
   ° 6 a 10 min – 56%
   ° 11 a 25 min – 88%
   ° > 25 min – quase 100%
- Sinais de lesão de tronco cerebral predizem lesão neurológica grave
- Fatores prognósticos no afogamento são importantes em decisões de terapias neurológicas mais agressivas e no aconselhamento da família quanto ao prognóstico

Bibliografia

Beck EF, Branche CM, Szpilman D et al. A new definition of drowning: towards documentation and prevention of a global health problem. Bulletin of World Health Organization. 2005; 83(11).

Cummins RO, Szpilman D. Submersion. In: Cummins RO, Field JM, Hazinski MF (Eds.). ACLS-the Reference Textbook; vol. II: ACLS for Experienced Providers. Dallas, TX: American Heart Association; 2003. p. 97-107.

Idris AH, Berg RA, Bierens J et al. Recommended guidelines for uniform reporting of data from drowning: the "Utstein style". Resuscitation. 2003; 59(1):45-57.

Joost BJ, Robert BR, Peter MP et al. Drowning. In: Norman A, Paradis NA, Henry R et al. Cardiac arrest. The science and practice of resuscitation medicine. Cambridge University Press. 2007; 1088-102.

Szpilman D. Open airway only (conscious victim), ventilation only, CPR (unconscious victim), C-spine stabilization (if indicated) and calling for help, are safe, effective and feasible interventions for rescuers to perform on drowning victims before removal from water. American Heart Association (AHA) & International Liaisson Comittee for Resuscitation (ILCOR), Budapeste. Setembro de 2004.

Szpilman D. Recommended technique for transportation of drowning victim from water and positioning on a dry site varies according to level of consciousness. Recomendações mundiais em emergências junto a American Heart Association (AHA) e International Liaisson Committee for resuscitation (ILCOR), Budapeste. Setembro de 2004.

Szpilman D. Afogamento – perfil epidemiológico no Brasil – Ano 2012. Publicado on-line em www.sobrasa.org, Julho de 2012. Trabalho elaborado com base nos dados do Sistema de Informação em Mortalidade (SIM) tabulados no Tabwin – Ministério da Saúde – DATASUS – 2012.

Szpilman D. Aquatic cervical and head trauma: nobody told me it could be a jump in the darkness! – World Conference on Drowning Prevention, Danang, Vietnam; 2011, Book of Abstracts. p. 153.

Szpilman D. Near-drowning and drowning classification: a proposal to stratify mortality based on the analysis of 1,831 cases. Chest. 1997; 112(3):660-5.

Szpilman D, Bierens JJLM, Handley AJ, Orlowski JP. Drowning: current concepts. N Engl J Med. 2012; 366:2102-10. Disponível em http://www.nejm.org/doi/pdf/10.1056/NEJMra1013317.

Szpilman D, Elmann J, Cruz-Filho FES. Drowning classification: a revalidation study based on the analysis of 930 cases over 10 years. World Congress on Drowning, Netherlands 2002, Book of Abstracts. p. 662002. p. 66.

Szpilman D, Elmann J, Cruz-Filho FES. Drowning resuscitation center – Ten-years of medical beach attendance in Rio de Janeiro, Brazil. World Congress on Drowning, Netherlands, 2002, Poster presentation, 2002. p. 167.

Szpilman D, Handley AJ, Bierens J et al. Drowning. In: John M. Field et al. The Textbook of Emergency Cardiovascular Care and CPR. Lippincott Williams & Wilkins 2009; Co-sponsored by AHA & ACEP. Chapter 30. p. 477-89.

Szpilman D, Magalhães M, Silva RTC. Therapeutic hypothermia after return of spontaneous circulation: Should be offered to all? Resuscitation. 2012; 83:671-73. Disponível em: http://www.resuscitation-journal.com/article/S0300-9572(12)00130-X/abstract.

Szpilman D, Soares M. In: Water resuscitation – is it worthwhile? Resuscitation. 2004; 63(1):25-31.

ASMA
Ciro José Buldrini Filogônio
José Carlos Serufo

I. Definição. Asma é uma doença inflamatória crônica caracterizada por resposta aumentada das vias aéreas a alergênios, infecções virais e outros estímulos, que se manifesta por estreitamento generalizado dessas vias, cuja gravidade se altera espontaneamente ou em resposta ao tratamento.

O estreitamento das vias aéreas se deve a broncoconstrição e inflamação com edema brônquico, aumento de secreções, com formação de tampões de muco, podendo culminar com remodelamento brônquico. A obstrução do fluxo de ar tem caráter reversível, exceto na asma crônica, quando a limitação ao fluxo respiratório é permanente.

O episódio asmático pode ser progressivo e comprometer a função respiratória em graus variados, não só acarretando limitação física e social significativa, bem como colocando a vida em risco.

A história de crises recorrentes intercaladas com períodos livres de sintomas é peculiar à doença. Embora a ventilação alveolar não seja uniforme, a reação inflamatória acomete todos os segmentos pulmonares, de tal modo que, se os sinais físicos são localizados e assimétricos, provavelmente não são devidos à asma.

II. Epidemiologia. A asma é a doença crônica mais comum na infância, causa significativa de absenteísmo escolar e frequente motivo de internação. Acomete todas as faixas etárias, com leve predomínio de meninos, até a puberdade, e de mulheres a partir de então.

A prevalência da asma aumenta a partir do primeiro ano de idade e alcança o máximo entre 7 e 9 anos, começando a declinar, de modo que, por volta dos 30 anos, 70% dos pacientes estão livres dos sintomas, a maioria antes mesmo dos 20. A partir dos 50 anos, a prevalência começa novamente a aumentar, alcançando novo pico entre 60 e 65 anos. Esses pacientes têm asma mais persistente, com maior tendência à cronicidade, na qual o componente alérgico, se presente, quase sempre não é o mais importante.

A prevalência da doença se mantém, embora com menor gravidade do que a observada nas décadas de 1970 e 1980, quando ocorreu elevação da mortalidade e da morbidade. A tendência atual de redução se explica, em parte, pelo maior uso de corticosteroide inalatório e de outras medicações altamente eficazes, introduzidas nas últimas décadas.

A Figura 43.1 mostra a fisiopatogenia e os fatores associados à gravidade da asma; e no Quadro 43.1 estão descritos os fatores com maior risco de morte.

III. Classificação da asma. Embora a asma possa ser classificada em extrínseca ou intrínseca, 80% dos pacientes apresentam achados comuns. A asma extrínseca é caracterizada por hipersensibilidade a antígenos inalados e a intrínseca em geral inicia-se após os 30 anos, é mais grave e evolui mais frequentemente para as formas crônicas.

As crises são classificadas em leve, moderada e grave. Na asma leve, os sintomas (chiado, aperto no peito, dispneia e tosse) ocorrem no máximo 2 vezes/semana ou com exercícios físicos e são aliviados rapidamente com uso de beta-2-agonista de curta ação (BACA). O pico de fluxo expiratório (PFE) está quase sempre acima de 80% do valor previsto.

Parte 2 | Urgências Clínicas

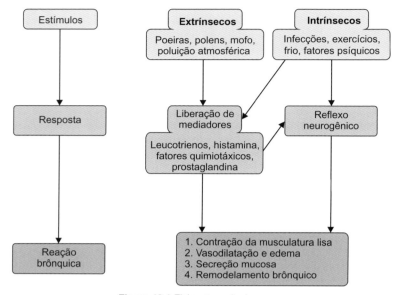

Figura 43.1 Fisiopatogenia da asma.

Quadro 43.1 Características dos asmáticos com maior risco de mortalidade.

Uma combinação de asma grave reconhecida por um ou mais de:
- Episódio potencialmente fatal (acidose respiratória; ventilação mecânica)
- Atendimento de urgência ou hospitalização, especialmente no último ano
- Uso de três ou mais classes de medicamentos antiasmáticos
- Doses elevadas de beta-2-agonistas

E de alteração psicossocial ou comportamental reconhecida por um ou mais de:
- Uso irregular dos medicamentos
- Falta às consultas eletivas
- Alta hospitalar a pedido
- Depressão, psicose e outras doenças psiquiátricas
- Alcoolismo ou uso abusivo de drogas
- Obesidade
- Dificuldade de aprendizado
- Isolamento social
- História de abuso infantil
- Situação familiar ou conjugal estressante

    Na asma moderada, os sintomas surgem mais de 2 vezes/semana ou com esforços físicos pouco intensos. As crises duram mais de 1 dia por mês e os sintomas noturnos costumam interromper o sono mais de duas vezes por mês. Algumas crises necessitam de corticoterapia sistêmica, e o PFE em geral está abaixo de 80% do previsto, normalizando-se após o uso de broncodilatadores.

    Na asma grave, os sintomas tendem a ser contínuos e as atividades usuais prejudicadas com frequentes faltas ao trabalho e à escola. Os broncodilatadores são usados continuamente, bem como os corticosteroides. O PFE está em geral abaixo de 50% e não se normaliza após o uso de broncodilatadores. Interrupção frequente do sono por dispneia, aperto no peito, tosse ou chiados indicam asma grave.

A asma pode ainda ser classificada em aguda ou crônica; lábil, persistente e asfixiante. Na asma lábil, há grande variação circadiana da função pulmonar. A asma persistente crônica é caracterizada, na prática, pelo consumo de dois ou mais tubos de broncodilatadores por mês e pelo uso frequente de corticosteroide sistêmico.

A asma potencialmente fatal (asma asfixiante) caracteriza-se por evolução abrupta e inesperada, às vezes com perda da consciência, hipercapnia progressiva, necessitando de suporte ventilatório de emergência e intubação traqueal.

IV. **Etiopatogenia.** A obstrução das vias aéreas na asma é causada por constrição da musculatura lisa e por ingurgitamento capilar, edema da mucosa brônquica, acúmulo de secreções, formação de rolhas de muco e por remodelamento brônquico – alterações estruturais na matriz das vias aéreas decorrentes da inflamação prolongada e intensa (Figura 43.1).

A inflamação brônquica é o fator etiopatogênico mais importante, explicando a peculiar hiper-reatividade das vias aéreas. A resposta inflamatória tem características especiais, pois há infiltração eosinofílica, degranulação de mastócitos, lesão intersticial da parede brônquica e ativação de linfócitos Th2, produtores de linfocinas (interleucinas 4 e 5), todos responsáveis pelo desencadeamento e manutenção do processo. A constrição da musculatura lisa dos brônquios, hipertrofiada nessas condições, pode levar ao completo fechamento das vias aéreas, mesmo quando não há tampões de muco. A associação desses fatores leva a distúrbios da ventilação/perfusão, resultando em hipoxemia e em acidose, contribuindo para a resistência medicamentosa.

A asma pode tornar-se crônica, com limitação permanente do fluxo respiratório, causando limitação física e social, como ocorre na doença pulmonar obstrutiva crônica.

V. **Fatores precipitantes da crise asmática.** Um ou mais dos fatores descritos a seguir geralmente se associam.
   A. **Infecções.** A maioria das exacerbações agudas de asma decorrem de infecções por vírus respiratórios humanos. Infecções por *Mycoplasma pneumoniae* e *Chlamydia pneumoniae* também podem desencadeá-las.
   B. **Caracteres imunoalérgicos individuais.** Resposta colinérgica excessiva; resposta beta-adrenérgica reduzida; e mediadores, como histamina, leucotrienos e prostaglandinas.
   C. **Fatores físicos e químicos.** Ar frio, material particulado, tabaco, SO_2, NO_2, umidade, aditivos químicos, ozônio. A exposição ao ozônio e ao SO_2 pode causar broncoconstrição dramática. O material particulado se associa a aumento da mortalidade em pessoas acima de 65 anos, portadoras de pneumopatias ou cardiopatias.
   D. **Fármacos e corantes.** Cerca de 10% das crises asmáticas se devem ao uso de betabloqueadores, inibidores das prostaglandinas (ácido acetilsalicílico, anti-inflamatórios não hormonais), contrastes radiológicos intravenosos, propafenona e penicilina. Entre os aditivos e corantes, destacam-se os bissulfitos e metabissulfitos (antioxidantes usados em bebidas) e a tartrazina (corante usado em alimentos).
   E. **Psicogênicos.** Embora não sejam causa primária de asma, podem desencadear e agravar as crises, além de interferir na adesão ao tratamento.
   F. **Exercícios físicos.** A asma induzida por exercícios é muito comum, ocorrendo em geral alguns minutos após atividade física intensa, sobretudo nas crianças.
   G. **Tratamento inadequado.** Decorre tanto do uso abusivo de simpaticomiméticos e xantinas quanto de doses subterapêuticas de beta-2-agonistas e/ou corticosteroides.

Não raramente, a razão da piora do paciente é o uso irregular ou a interrupção da corticoterapia e dos broncodilatadores.

VI. Quadro clínico. O diagnóstico clínico de asma deve ser considerado quando houver manifestações recorrentes de dispneia, chiados, aperto no peito e tosse, em especial durante a noite. Procuram-se identificar desencadeantes das crises (alergênios, irritantes, esforço físico, medicamentos) e, havendo alívio com broncodilatadores, o diagnóstico é confirmado.

O paciente em crise asmática é ansioso, dispneico (dificuldade predominantemente expiratória), prefere a posição sentada, utilizando musculatura acessória na tentativa de melhorar sua ventilação. A tosse pode se acompanhar de expectoração de aspecto variável, dependendo se há ou não infecção. A cianose pode ou não estar presente. Sudorese fria e taquicardia são frequentes, assim como a hipertensão sistólica. Pulso paradoxal é atualmente considerado um indicador inadequado de gravidade da crise.

O diagnóstico em crianças de menos de 3 anos é dificultado pela impossibilidade de se realizar espirometria. Algumas crianças têm como único sintoma tosse crônica ou recorrente, e três ou mais episódios de sibilância ou dispneia são suficientes para o diagnóstico de asma. Em contrapartida, tosse, sibilância e dificuldade respiratória estão entre os sintomas mais frequentemente associados a outras doenças nessa faixa de idade, como a bronquiolite.

Duas ou mais crises, aliviadas por broncodilatador, sugerem o diagnóstico de asma. Tosse crônica é o sintoma predominante para muitos pacientes e, às vezes, é achado isolado. A hiper-reatividade brônquica não é suficiente para o diagnóstico de asma, pois é também observada na rinite e na sinusite.

A ausculta do tórax durante o ataque pode revelar respiração ruidosa e expiração prolongada, com sibilos disseminados. O fluxo de ar pode reduzir-se, a tal ponto, que os sibilos diminuem, ou mesmo desaparecem, resultando no tórax silencioso, de extrema gravidade. Contudo, a diminuição dos sibilos pode significar melhora do quadro respiratório em decorrência do tratamento, mas nessa situação há nítida percepção de alívio dos sintomas.

A crise asmática, especialmente quando tratada de maneira inadequada, pode evoluir para insuficiência respiratória aguda, caracterizada por intensa dispneia, que culmina com exaustão respiratória, movimentos respiratórios débeis e de baixa amplitude, confusão mental, sonolência, coma e morte. O Quadro 43.2 resume os sintomas típicos e as manifestações que diminuem a possibilidade do diagnóstico de asma.

VII. Exames laboratoriais
   A. Espirometria. Na avaliação inicial dos pacientes com suspeita de asma, a espirometria confirma o diagnóstico ao constatar obstrução do fluxo respiratório que desaparece ou melhora significativamente após broncodilatação. Estudos em adultos e crianças mostram prevalência significativa (18 a 54%) de resultados falso-negativos. As medidas do volume expiratório forçado no primeiro segundo (VEF1) informam sobre a intensidade da crise e a resposta terapêutica. Relação VEF1/CVF (capacidade vital forçada) menor que 70% indica obstrução de vias aéreas, embora em crianças pequenas pode ser considerado até 90% e em adultos > de 40 anos valores abaixo de 70% podem ser normais.

   Antes do início do tratamento de crise no adulto, o VEF1 é habitualmente menor do que 1.500 mℓ. Se a terapêutica for bem-sucedida, haverá aumento de 500 a 700 mℓ em relação à observação inicial. Até 60% do valor previsto considera-se obstrução leve, VEF1 abaixo de 40% significa obstrução grave e abaixo de 25% do previsto (inferior a 400 mℓ no adulto) indica emergência.

Quadro 43.2 Sintomas respiratórios no diagnóstico da asma.

Sintomas típicos de asma:
- Mais do que um sintoma (sibilos, respiração curta, tosse, aperto no peito)
- Sintomas frequentemente pioram à noite ou no início da manhã
- Sintomas variam em intensidade e ao longo do tempo
- Sintomas são provocados por infecções virais (gripe), exercício, exposição a alergênio, mudanças climáticas, riscos ou irritantes como fumaça de cigarro, poluição, fumaça de escapamento de veículos automotores, cheiros fortes

Sintomas que diminuem a chance de asma:
- Tosse isolada sem outros sintomas respiratórios
- Produção crônica de escarro
- Falta de ar associada a tontura, vertigem e parestesias
- Dor torácica
- Dispneia induzida pelo exercício com inspiração ruidosa

Embora não distinga anormalidade obstrutiva de restritiva, o pico do fluxo expiratório (PFE, *peak flow*), cujo resultado é dado em litros/min, é de fácil realização na crise asmática e tem a vantagem de não agravar o broncospasmo, o que pode ocorrer quando da realização do VEF1. Os valores variam com o sexo, a idade e a altura do paciente. No adulto, valores abaixo de 200 ℓ/min indicam crise grave. É interessante observar que a piora da asma pode ser detectada 24 a 48 h antes da percepção pelo próprio paciente, quando medidas do PFE são feitas diariamente. Para o seguimento em ambulatório e na avaliação da eficácia do tratamento, o PFE geralmente é suficiente para dar segurança ao médico e tranquilidade ao paciente sobre o real controle da doença na maioria dos casos. Espirômetros portáteis, relativamente baratos e acurados, são úteis para controle pelo próprio paciente e, consequentemente, procurar ou não recurso médico.

B. **Saturação de oxigênio ($SatO_2$).** Medida com o oxímetro de pulso orienta a oxigenoterapia e a necessidade de realização de gasometria arterial. O objetivo é manter a $SatO_2 \geq 94\%$. A $PaCO_2$ não é detectável pelo oxímetro, mas valores abaixo de 92% aumentam o risco de hipercapnia.

C. **Gasometria.** A gasometria não é necessária nos quadros moderados e leves, sendo importante no acompanhamento do asmático grave. No início da crise, ocorrem hipoxemia discreta (PaO_2 entre 60 e 70 mmHg) e alcalose respiratória, com diminuição da $PaCO_2$ (< 30 mmHg) e aumento do pH (> 7,45). Com a progressão da crise, há queda maior da $PaCO_2$, às vezes com valores abaixo de 20 mmHg. A compensação metabólica reduz o bicarbonato sérico para valores inferiores a 20 mEq/ℓ. O paciente poderá entrar em exaustão nos casos mais graves. Assim, a $PaCO_2$ começa a subir e o pH se reduz. Um pH menor do que 7,35 com $PaCO_2$ normal ou acima de 45 mmHg indica hipoventilação alveolar e mau prognóstico. A PaO_2 poderá cair para 50 mmHg ou menos. Se persistir o quadro e a $PaCO_2$ chegar a 60 mmHg ou mais, isso configurará uma emergência (asma potencialmente fatal), e a ventilação mecânica deverá ser instituída. A presença de acidose metabólica reforça tal indicação.

D. **Estudo radiológico.** A radiografia de tórax deve ser realizada quando se quer excluir outras situações, tais como pneumotórax e infecção. Deve-se suspeitar de barotraumatismo em pacientes submetidos à ventilação mecânica quando há dor torácica, pneumomediastino, enfisema subcutâneo, instabilidade cardiovascular e/ou pneumotórax. Condensações podem ser decorrentes de infecção e atelectasia. Em casos de asma não complicada, a radiografia evidencia abaixamento das cúpulas diafragmáticas, hiperinsuflação pulmonar e aumento dos espaços retroesternal, retrocardíaco e intercostais. Fora das crises, a hiperinsuflação é muito discreta ou inexistente.

O estudo radiológico dos seios da face, incluindo-se a tomografia computadorizada, deve ser realizado quando houver obstrução nasal persistente, secreção nasal purulenta, gotejamento retronasal e anosmia.

    E. **Leucograma.** Geralmente é normal ou com leve leucocitose, podendo mostrar graus variáveis de eosinofilia, especialmente nas crianças. Além das infecções existe a possibilidade dos efeitos de medicamentos, como corticosteroides e beta-adrenérgicos no leucograma.

    F. **Ionograma.** Os beta-adrenérgicos, atuando na bomba de potássio, e a teofilina, pelo seu efeito diurético, podem causar hipopotassemia.

    G. **Citologia do escarro.** A eosinofilia da secreção brônquica ocorre com maior frequência e apresenta maior relação com a asma do que a eosinofilia do sangue periférico.

    H. **Testes cutâneos e determinação de IgE específica *in vitro*.** Teste cutâneo positivo para determinado alergênio em paciente com história de asma desencadeada por ele torna possível estabelecer terapêutica mais precisa.

Quando os testes cutâneos são negativos, apesar de história sugestiva de alergia, ou o paciente faz uso frequente de anti-histamínicos, ou há dermografismo intenso, ou dermatite atópica extensa, os testes sorológicos podem ser úteis para a determinação de IgE específicas, sobretudo para ácaros do pó domiciliar, baratas, pólen de gramíneas, pelos de gato e de cão, bem como leite.

VIII. **Aspectos importantes na abordagem ao paciente asmático**
    A. **História pregressa.** Antecedentes de asma, pneumonia, bronquite, rinite, sinusite, polipose nasal e alergia. Tabagismo ou convivência com fumantes.
    B. **História familiar.** Asma, rinite e alergias em pais, irmãos, avós, tios.
    C. **Dados ambientais e relação com as crises.** Animais domésticos, indústrias nas proximidades. Relação das crises com: época do ano, dia/noite, frio, exercícios físicos, poeira, mofo, polens de gramíneas, fumaça de tabaco, agrotóxicos, produtos químicos, alimentos, ocupação.
    D. **Caracterização das crises.** Época da primeira crise; frequência das crises por mês/ano; descrição da última crise; respostas aos medicamentos; efeitos colaterais de medicamentos; internações; sintomatologia entre as crises.
    E. **Exames complementares.** Espirometria, hemograma, exame de escarro, radiografias e tomografias de tórax e de seios da face, endoscopia digestiva alta, broncoscopia, gasometria arterial.
    F. **Aspectos sociais e psicológicos.** Impacto da asma no paciente (escola, esportes, trabalho, sono, relacionamentos); impacto da doença na família; relação das crises com períodos de aula ou de trabalho e de férias.
    G. **Uso de medicamentos que podem precipitar crises de asma.** O ácido acetilsalicílico pode causar crise asmática em 10 a 20% dos asmáticos. Os demais anti-inflamatórios não hormonais e os betabloqueadores também podem precipitar crises de asma. Os inibidores da enzima conversora, embora geralmente não estejam associados a precipitação de crise asmática, podem causar tosse e dificultar o diagnóstico.

IX. **Diagnóstico diferencial.** Dispneia e broncoconstrição são comuns em várias anormalidades cardiopulmonares. Às vezes, o diagnóstico de asma pode oferecer dificuldade, sendo indicada espirometria. Nesses casos, o diagnóstico de asma é confirmado quando os aumentos de VEF1 e/ou do PFE forem superiores a 15% do valor previsto. Nas obstruções crônicas do fluxo respiratório, a prova broncodilatadora fica abaixo desse limite.

Nos primeiros anos de vida, infecções do trato respiratório por vírus, micoplasma e clamídia podem causar sintomas de obstrução de vias aéreas semelhantes aos da asma. O primeiro episódio de broncospasmo que ocorre antes dos 2 anos de idade, caracterizado como bronquiolite, evolui com frequência para a asma clássica.

Episódios recorrentes de tosse e chiados associados a infecções bacterianas chamam a atenção para outras doenças concomitantes, como fibrose cística e imunodeficiência.

A obstrução brônquica por tumores ou corpos estranhos pode ser esclarecida por meio de radiografia de tórax, tomografia computadorizada e/ou broncoscopia. O edema pulmonar agudo e a inalação de agentes irritantes têm achados radiológicos pulmonares semelhantes, apesar de a história e o exame clínico possibilitarem a diferenciação.

Caracterizado por dispneia súbita com graus variados de repercussão hemodinâmica, hipoxemia e hipocapnia, o tromboembolismo pulmonar (TEP) deve ser lembrado em pacientes com história prévia de TEP, idosos, recém-operados, cardiopatas, portadores de insuficiência venosa periférica, especialmente quando não há história pregressa de asma.

Mulheres jovens com transtornos psicológicos podem apresentar discinesia de laringe – disfunção das cordas vocais –, que se confunde com asma grave. O uso de corticosteroides e broncodilatadores não melhora os sintomas. A laringoscopia mostra o fechamento das cordas vocais, especialmente nas crises.

Outra causa de dispneia recorrente é a síndrome de hiperventilação que se caracteriza por surtos de dispneia em pacientes ansiosos, os quais se queixam de não conseguir respirar profundamente. Habitualmente não surge durante atividades físicas; pelo contrário, ocorre durante repouso, mais em jovens.

O refluxo gastroesofágico tem alta prevalência entre os asmáticos, podendo apresentar-se com pouca sintomatologia. Seu tratamento melhora os sintomas noturnos da asma e os relacionados com o decúbito horizontal.

Os Quadros 43.3 e 43.4 resumem os principais diagnósticos diferenciais em crianças e adultos.

Quadro 43.3 Diagnóstico diferencial na asma.

Crianças	Adultos
• Sinusite	• Bronquite crônica
• Corpo estranho em vias aéreas	• Enfisema
• Disfunção das cordas vocais	• Insuficiência cardíaca congestiva
• Laringotraqueomalacia	• Tromboembolismo
• Estenose traqueal ou brônquica	• Disfunção laríngea
• Bronquiolite e infecção viral	• Obstrução das vias aéreas
• Fibrose cística	• Infiltração pulmonar eosinofílica
• Displasia broncopulmonar	• Tosse secundária a medicamentos
• Refluxo gastroesofágico	• Disfunção das cordas vocais
• Cardiopatia	
• Disfunção da deglutição	

Quadro 43.4 Manifestações clínicas no diagnóstico diferencial da asma em adultos.

Achado clínico	Diagnóstico possível
Sem obstrução do fluxo aéreo	
Tosse sem anormalidades da função pulmonar	Síndromes de tosse crônica; coqueluche
Tontura, vertigem, formigamento periférico	Dispneia psicogênica
Ataques de asma grave recorrentes sem provas confirmativas	Disfunção da corda vocal
Sintomas nasais predominantes sem anormalidades da função pulmonar	Rinite
Sintomas relacionados à alimentação e decúbito horizontal, com predomínio de tosse	Refluxo gastresofágico
Ortopneia, dipsneia paroxística noturna, edema, doença cardíaca prévia	Insuficiência cardíaca
Crepitações na ausculta respiratória	Fibrose pulmonar
Com obstrução do fluxo aéreo	
História de tabagismo (> 30 maços/ano), idade de início > 35 anos	DPOC
Tosse produtiva crônica na ausência de sibilância ou de dispneia	Bronquiectasias;* Aspiração de corpo estranho;* bronquiolite obliterativa; estenose de via respiratória
Episódio recente em fumante, sintomas sistêmicos, perda de peso, hemoptise	Câncer de pulmão;* sarcoidose*

*Também pode estar associado com espirometria não obstrutiva; DPOC: doença pulmonar obstrutiva crônica.

X. **Tratamento geral da asma.** O objetivo do tratamento é proporcionar ao asmático e sua família uma vida mais normal possível. Para isso, é necessário orientá-los sobre a natureza da asma, os principais fatores precipitantes das crises, como identificar sua gravidade e usar corretamente a medicação. A confiança no médico e no tratamento prescrito é fundamental, reduz a ansiedade e evita a procura inútil de tratamentos alternativos, destituídos de base científica.

Recomenda-se abordagem escalonada da farmacoterapia, iniciando-se com doses mais elevadas e medicamentos que propiciam rápido controle da crise e, em seguida, estabelecer a dose mínima necessária para manter o paciente controlado.

A. **Hidratação e correção da acidose.** A diminuição da ingestão de líquidos, o aumento da perda insensível de água e os vômitos podem levar à desidratação, com aumento da viscosidade da secreção brônquica e agravamento da obstrução das vias aéreas.

A crise asmática grave acompanha-se de aumento da pressão negativa intrapleural, podendo favorecer o aumento de fluido no espaço intersticial que, se associado à hiperidratação, predispõe à congestão e ao edema pulmonar.

Os asmáticos que apresentam acidose metabólica não respondem adequadamente aos beta-2-adrenérgicos. Para prevenção dessa complicação e maior eficácia do tratamento, é importante acompanhar o balanço hídrico, a $SatO_2$ e, quando indicado, a gasometria arterial.

B. **Imunoterapia.** A imunoterapia é uma possibilidade terapêutica que só deve ser utilizada quando o paciente for comprovadamente alérgico a alergênios inevitáveis, como ácaros e polens, sempre em conjunto com as demais medidas de tratamento, quando estas se mostrarem insuficientes. A imunoterapia pode reduzir a hiper-reatividade das vias aéreas por meio da modulação do linfócito T com aumento das células supressoras. Deve ser realizada em local com infraestrutura que permita o atendimento de eventuais reações anafiláticas.

Pacientes com asma grave ou crônica ou dependentes de corticosteroide não se beneficiam com a imunoterapia. Está contraindicada na crise aguda, na gravidez, nas imunodeficiências e em pacientes que usam medicamentos que dificultam a resposta ao tratamento da anafilaxia, como os betabloqueadores. Não há indicação de imunoterapia com alergênios alimentares e extratos microbianos, e na alergia a pelos é preferível evitar contato com animais.

C. **Fisioterapia respiratória.** A fisioterapia melhora o condicionamento físico e respiratório. A caminhada para adultos e idosos, e os esportes para crianças e jovens são recomendações adotadas.

O pânico tende a aumentar a frequência respiratória e a broncoconstrição. As medidas que facilitam o relaxamento e o controle de fatores emocionais podem ajudar a aliviar os sintomas. Para serem eficazes, o fisioterapeuta deve implementar o treinamento especializado nos períodos entre as crises.

XI. **Tratamento farmacológico da asma. Os corticosteroides inalatórios são os fármacos preventivos de escolha em todas as faixas etárias.**

Asma leve requer apenas tratamento intermitente com agonista beta-2-adrenérgico de ação curta. Se o uso se torna frequente, mais do que 2 vezes/semana além do utilizado no broncospasmo induzido pelo exercício, deve-se iniciar corticosteroide inalatório. Os modificadores de leucotrienos são alternativas menos eficazes. A Figura 43.2 resume as etapas do tratamento conforme a gravidade.

	Intermitente	Leve e persistente	Moderada persistente	Grave persistente
Sintoma diurno	≤ 2 dias/semana	< 2 x – não diário	Diário	Contínuo
Sintoma noturno	≤ 2 x/mês	3-4 x/mês	1 ou +/semana	Contínuo
Uso beta-agonista	≤ 2 x/semana	< 2 x – não diário	Diário	Várias vezes ao dia
VEF1 intercrise	Normal (> 80%)	Normal (> 80%)	60-80%	< 60%
Peak flow	Normal ou redução de até 20%	Redução de até 40% (< 400 m𝑙 no adulto)	Redução de até 60% (< 300 m𝑙 no adulto)	Redução de até 60% (< 200 m𝑙 no adulto)
VEF1/CVF intercrise	Normal	Normal	Abaixo normal	Abaixo normal
Corticosteroide oral	≤ 1 x/ano	2 ou +/ano	2 ou +/ano	2 ou +/ano
Atividades normais	Não	Mínima limitação	Limitação	Extrema limitação

Medidas educativas, controlar ambiente, tratar comorbidades, checar aderência

Beta-2-agonista de ação curta inalante

Corticosteroide inalatório em baixa dose

Aumentar dose de corticosteroide inalatório e/ou associar beta-2 de ação longa

Alta dose de corticosteroide inalatório

Corticosteroide oral

Monoclona anti-IgE

Terapia opcional:
- Modificadores de leucotrienos
- Teofilina
- Cromoglicatos

Figura 43.2 Classificação de gravidade de asma e as diferentes etapas do tratamento.

Os medicamentos utilizados no tratamento da asma podem ser divididos em dois grupos: os broncodilatadores e os anti-inflamatórios. A ênfase do tratamento é dirigida para a reversibilidade da obstrução das vias aéreas e para a hiper-reatividade brônquica. Os nebulímetros pressurizados, quando corretamente utilizados, possibilitam que 10% da medicação atinja os pulmões (cerca de 10% são absorvidos pela via gastrintestinal) e 80% se depositam na orofaringe, o que pode causar efeitos indesejáveis sistêmicos ou locais. Outro dispositivo, o inalador de pó seco, faz chegar 20% da medicação aos pulmões, mas o alto percentual da dose que fica na orofaringe pode provocar os mesmos problemas. O uso de câmara espaçadora aumenta a disponibilidade do medicamento no pulmão e diminui a deposição na boca e faringe. Os pacientes são orientados a fazer gargarejos, sem deglutir, para minimizar os possíveis efeitos adversos locais e sistêmicos.

Além dos beta-2-agonistas, as teofilinas também são empregadas há várias décadas, muitas vezes associadas aos beta-adrenérgicos ou aos anticolinérgicos, com o intuito de aumentar a broncodilatação.

Os corticosteroides são os fármacos mais importantes no tratamento da asma. Como se trata de doença crônica, seu uso prolongado exige que o médico esteja atento para os inúmeros efeitos colaterais que poderão surgir, procurando sempre utilizar a menor dose pelo menor tempo, sem que com isso o paciente corra maiores riscos de morbidade e mortalidade pela asma. Outros anti-inflamatórios – modificadores dos leucotrienos, cromoglicato, nedocromila – são alternativas menos eficazes no tratamento da asma. Os anti-histamínicos e o cetotifeno são ineficazes.

A. Simpaticomiméticos. A epinefrina pode ser utilizada por via subcutânea, na dose de 0,01 mg/kg/dose, até 0,3 mg, a cada 20 min, máximo de três doses. Por via inalatória, são utilizados os agonistas beta-2 seletivos de ação curta salbutamol, fenoterol e terbutalina, enquanto o salmeterol e o formoterol têm ação prolongada e são particularmente úteis para o controle das manifestações noturnas.

Mais recentemente, beta-2-agonistas de ação ultralonga (ultra-BALA), como arformoterol, carmoterol, indacaterol e vilanterol, apresentam-se como opções promissoras em dose única diária para asmáticos com baixa aderência ao tratamento clássico.

Mesmo os beta-2-agonistas mais seletivos podem provocar alterações importantes nos sistemas cardiovascular e neurológico. As doses recomendadas são descritas no Quadro 43.5.

B. Corticosteroides. Os corticosteroides são os mais potentes redutores da hiper-reatividade brônquica. Inibem a síntese e a liberação de mediadores, incluindo histamina, bradicinina, prostaglandinas e fator quimiotáxico dos eosinófilos e dos neutrófilos. Inibem também o mecanismo colinérgico, potencializam a ação de AMP cíclico e têm efeito relaxante direto sobre a musculatura lisa. Exercem atividade anti-inflamatória ao impedirem a liberação de ácido araquidônico da membrana fosfolipídica, aumentando, desse modo, a síntese de proteínas inibidoras da atividade da fosfolipase A e da formação de leucotrienos e de prostaglandinas, potentes mediadores da contração muscular brônquica. Os corticosteroides aumentam a disponibilidade de catecolaminas e diminuem a migração e a ativação das células inflamatórias.

A hidrocortisona, fármaco padrão para terapia parenteral, e a prednisona ou a prednisolona, para uso oral, estão indicadas por curto período quando existe grave obstrução ao fluxo de ar (Figura 43.2). A terapia parenteral deve ser iniciada nos pacientes que estão utilizando ou já fizeram uso recente de corticosteroide oral.

Quadro 43.5 Doses, vias de administração e apresentações dos principais simpaticomiméticos.

Agente	Inalação	Nebulização	Oral	Parenteral
Epinefrina (Epinefrina®)	Não disponível	Pode ser usada a mistura racêmica	Sem efeito por esta via	Ampolas 1 mℓ a 1:1.000 SC: 0,01 mg/kg/dose até 0,3 mg (máx. 3 doses)
Salbutamol (Aerolin®)	100 μg/jato 2 a 4 jatos a cada 2 a 6 h	Solução 0,5% a cada 2 a 6 h 0,05 a 0,15 mg/kg (máx. 5 mg/dose)	0,1 a 0,15 mg/kg/dose máx. 2 mg a cada 6 a 8 h	Ampolas 500 μg/mℓ IV: 15 μg em 10 min Manutenção 3 a 20 μg/min
Fenoterol (Berotec®)	100 a 200 μg/jato 1 a 2 jatos a cada 4 a 6 h	Solução 0,5% a cada 4 a 6 h 0,05 a 0,15 mg/kg máx. 5 mg/dose	0,1 a 0,2 mg/kg/dose máx. 2,5 mg a cada 6 a 8 h	Não disponível
Salmeterol (Serevent®)	50 μg a cada 12 h de pó seco ou 2 jatos de 50 μg (máx. 100 μg 12/12 h)	Não disponível	Não disponível	Não disponível
Formoterol (Fluir®, Foradil®, Oxis turbuhaler®)	1 a 2 jatos ou cápsulas a cada 12 h 12 a 24 μg/dia	Não disponível	Não disponível	Não disponível

Fonte: adaptado de British Thoracic Society, 2016; GINA, 2016.

O uso por períodos inferiores a 2 semanas não está associado a reações adversas sérias. Os efeitos colaterais com o uso prolongado incluem: aumento da suscetibilidade às infecções, supressão do eixo hipotalâmico-pituitário-suprarrenal, desmineralização óssea, retardo do crescimento, osteoporose, miopatia, retenção de sódio, hipertensão arterial sistêmica, adelgaçamento da pele, catarata, fragilidade das veias, tendência a hemorragias, obesidade e diabetes.

As apresentações, vias de administração e doses recomendadas encontram-se no Quadro 43.6.

Uma minoria de asmáticos poderá depender do uso frequente ou, mais raramente, do uso contínuo de corticosteroides sistêmicos. O fármaco mais utilizado é a prednisona por 5 a 10 dias. Após a desobstrução das vias aéreas são introduzidos os corticosteroides inalatórios, reduzindo-se gradualmente a dose oral.

Ocasionalmente, encontram-se asmáticos com resistência aos corticosteroides. Considera-se asma resistente a corticosteroide quando o VEF1 ou o PFE não aumenta acima de 15% dos valores iniciais após 2 semanas de doses elevadas de terapia sistêmica (p. ex., prednisona > 1 mg/kg/dia). Nesses casos, deve-se avaliar a terapia com anticorpo monoclonal anti-IgE, descrita adiante na seção *Terapia anti-IgE*.

Quadro 43.6 Apresentação, vias de administração e doses dos principais corticosteroides utilizados no tratamento da asma.

Fármaco	Apresentação	Concentração	Via	Dose
Hidrocortisona (Flebocortid®, Solucortef®)	Frasco	100 mg/2 mℓ 500 mg/4 mℓ	IV	Ataque: 5 a 7 mg/kg Manutenção: 5 mg/kg
Prednisolona (Predsim®, Prelone®)	Solução Comprimidos	1 mg/mℓ 5 e 20 mg/mℓ	Oral	1 a 2 mg/kg/dia
Prednisona (Meticorten®)	Comprimidos	5, 20 e 50 mg	Oral	1 a 2 mg/kg/dia
Dexametasona (Decadron®)	Ampola Frasco	2 mg/1 mℓ 10 mg/2,5 mℓ	Nebulização	0,1 mg/kg 6/6 h
Beclometasona (Beclosol®, Clenil®, Aldecina®, (Miflasona®)	Nebulímetro Pó seco	50 µg/jato 250 µg/jato 200 ou 400 µg/cápsula	Aerossol Inalatória	2 a 8 jatos/dia 2 a 6 jatos/dia 1 a 2 cápsulas, 12/12 h
Budesonida (Pulmicort®, Miflonide)	Pó seco Suspensão	200 ou 400 µg/jato 0,25 ou 0,50 µg/mℓ	Inalatória Nebulização	1 a 2 jatos, 12/12 h 12/12 h
Fluticasona (Flixotide®)	Nebulímetro	50 µg/jato 250 µg/jato	Aerossol	2 a 8 jatos/dia 1 a 2 jatos, 12/12 h
Em combinação com beta-2-agonista de longa ação				
Budenosida/formoterol (Alenia®, Foraseq®, Symbicort®)	Cápsula para aspiração	200 ou 400 µg/6 ou 12 µg de formoterol	Inalatória	12/12 h
Fluticasona/Salmeterol (Seretide®)	Pó seco Suspensão	100, 250 ou 500 µg/50 µg de salmeterol	Inalatória	12/12 h

Fonte: adaptado de British Thoracic Society, 2016; GINA, 2016.

C. Anticolinérgicos. Representam a mais antiga forma de terapia broncodilatadora na asma. Produzem broncodilatação pela redução do tônus vagal intrínseco das vias aéreas e bloqueiam a broncoconstrição provocada por irritantes inalados, mas não bloqueiam a causada pelo exercício físico. A atropina é o protótipo deste grupo, mas raramente é usada, devido aos seus efeitos colaterais. São contraindicados nos portadores de hiperplasia prostática e de glaucoma.

O brometo de ipratrópio (Atrovent®), devido a sua baixa biodisponibilidade sistêmica, não acarreta efeitos atropínicos de importância. Deve ser acrescentado em pacientes com asma grave aguda ou quase fatal e naqueles com resposta precária aos beta-2-agonistas. Em nebulímetros, é usado na dose de um a dois jatos de 20 mg, 3 a 4 vezes/dia. Por nebulização, em crianças abaixo de 10 kg, 0,050 a 0,125 mg/dose, e, em crianças com mais de 10 kg, 0,125 a 0,250 mg/dose, 3 a 4 vezes/dia da solução a 0,025%. Tem efeito broncodilatador menor do que os beta-2-agonistas com os quais deve ser utilizado em associação. É a primeira escolha para o broncospasmo causado por betabloqueadores. Tem sido utilizado quando o diagnóstico de asma ou de DPOC não está claro.

D. Metilxantinas. Os efeitos da teofilina e da aminofilina (teofilina-etilenodiamina) devem-se à inibição inespecífica das fosfodiesterases, responsáveis pelo relaxamento da musculatura lisa e ação anti-inflamatória, e ao antagonismo dos receptores de adenosina, bloqueando a liberação de mediadores dos mastócitos. Não agem por via inalatória. A teofilina oral é menos eficaz do que os beta-2-agonistas e os corticosteroides. Pouco útil no controle das manifestações agudas, pode diminuir a frequência e gravidade das crises, especialmente em pacientes com asma persistente ou predominantemente noturna.

Utilizam-se as de ação prolongada, na dose de 10 mg/kg/dia em crianças ou de 300 a 600 mg/dia em adultos. Cada vez menos utilizada, a dose intravenosa de aminofilina é de 5 a 6 mg/kg, em 15 a 20 min. Concentração sérica do fármaco acima de 25 mg/mℓ está associada a náuseas, vômitos, diarreia, cefaleia, irritabilidade e insônia. Hipopotassemia, hiperglicemia, arritmias cardíacas, hipotensão e convulsões, geralmente surgem com concentrações acima de 30 mg/mℓ e/ou com administração intravenosa rápida. Deve ser usada com cautela em pacientes de mais de 65 anos de idade em razão do metabolismo mais lento e maior risco de interação com outros fármacos, frequentemente utilizados nessa faixa etária.

E. Modificadores dos leucotrienos. Os leucotrienos, chamados de substância de reação lenta da anafilaxia, quando descobertos há mais de 50 anos, são ácidos graxos biologicamente ativos, derivados do metabolismo do ácido araquidônico. Os leucotrienos cisteínicos (LTC4, LTD4, LTE4) provocam aumento da migração de eosinófilos, broncoconstrição, edema e hipersecreção de muco.

Os antagonistas de receptores **montelucaste e zafirlucaste** são bem-absorvidos por via oral e atuam sobre o receptor de LTD4. Atenuam a resposta obstrutiva brônquica aguda a alergênios, ao esforço físico e melhoram o controle da asma crônica, reduzindo a broncoconstrição e a migração de células inflamatórias. Os benefícios são plenamente alcançados após 6 a 8 semanas. O montelucaste pode ser administrado a partir de 1 a 2 anos de idade. Em adultos, o zafirlucaste é administrado em duas doses de 20 mg/dia e o montelucaste, em dose diária única de 10 mg.

F. Outros tratamentos utilizados na asma
1. **Imunoterapia.** A imunoterapia alergênio-específica pode reduzir os sintomas asmáticos e o consumo de medicamentos em pacientes selecionados com componente alérgico inequívoco. O benefício deve ser comparado com as outras opções de tratamento devido ao risco, embora raro, de anafilaxia.
2. **Antibioticoterapia.** Embora as infecções do trato respiratório superior sejam fator precipitante de crises asmáticas, a maioria é viral. Portanto, a antibioticoterapia deve ser reservada a pacientes com sintomas e/ou sinais sugestivos de infecções bacterianas. Está indicada a antibioticoterapia nas condensações pulmonares não decorrentes de atelectasias e nas sinusites evidenciadas pelo exame clínico e/ou radiológico.
3. **Antagonistas dos canais de cálcio.** Teriam efeito broncodilatador na asma, por meio de ação relaxante da musculatura lisa. Nos ensaios clínicos,

entretanto, não se observou melhora relevante. Constituem alternativa para tratamento de portadores de hipertensão arterial sistêmica associada à asma, por não serem broncoconstritores, como os betabloqueadores, ou provocadores de tosse, como os inibidores da enzima conversora da angiotensina.

4. **Terapia anti-IgE.** O anticorpo monoclonal anti-IgE omalizumabe é o primeiro agente imunorregulatório disponível no tratamento da asma, que atua ligando-se à IgE livre na circulação e bloqueia sua ligação à superfície de mastócitos e basófilos. Indica-se em adultos e crianças > 12 anos com IgE sérica elevada (até 1500 UI/mℓ) e sensibilização documentada a alérgenos perenes (ácaros do pó domiciliar, fungos, pelos e baratas). Quando administrado intravenoso, pode reduzir os níveis de IgE em até 95%. Na asma persistente, moderada ou grave, não adequadamente controlada com corticosteroides inalatórios, pode ser utilizado por via subcutânea a cada 2 a 4 semanas. O preço elevado (10.000 a 30.000 dólares/ano nos EUA) restringe muito o seu uso.

5. **Cromonas.** Esses fármacos, cromoglicato dissódico e nedocromila, são virtualmente isentos de efeitos adversos. Bloqueiam os canais de cloro da membrana celular dos mastócitos, eosinófilos, células epiteliais e nervosas, aumentando o limiar para sua ativação, impedindo a liberação de mediadores da resposta inflamatória e, a longo prazo, reduzindo a hiper-reatividade das vias aéreas.

Estão indicados para o tratamento de manutenção, e não para alívio dos sintomas agudos, podendo contribuir para a redução da dose diária de corticosteroide.

6. **Termoplastia brônquica.** Um dispositivo intrabrônquico posicionado através de broncoscopia libera energia por radiofrequência à musculatura lisa brônquica, reduzindo a quantidade de músculo. Há risco de agravamento temporário dos sintomas asmáticos, que desaparecem em menos 7 dias, raramente exigindo hospitalização. Pode ser considerada no tratamento de adultos que tenham asma mal controlada, apesar do tratamento farmacológico otimizado.

7. **Outras medidas.** A broncoscopia com lavado broncoalveolar tem sido utilizada em casos de pacientes que, embora submetidos a todas as medidas recomendadas, inclusive ventilação mecânica, continuam graves. O objetivo é retirar rolhas de muco impactadas nas vias aéreas inferiores. Não sendo um procedimento isento de riscos, sua utilização é restrita a casos individualizados em que exista atelectasia que não responde às manobras fisioterápicas.

XII. **Abordagem terapêutica da asma.** Os objetivos do tratamento são: prevenir a morte, a cronicidade da asma, as hospitalizações ou os atendimentos de emergência; evitar efeitos colaterais das medicações; possibilitar crescimento normal das crianças; permitir o desempenho satisfatório de atividades escolares, profissionais, físicas e sociais. Tais objetivos são conseguidos mediante educação do paciente e de sua família para desenvolverem maior conhecimento e um manejo mais adequado da asma.

Se a intensidade da asma interfere no desempenho das atividades normais, deve-se iniciar medicação diária. Alguns asmáticos, por apresentarem certas características que os tornam pacientes com maior risco de mortalidade, devem ser identificados na emergência ou no ambulatório e receber tratamento vigoroso. Tais características estão listadas no Quadro 43.7.

Quadro 43.7 Classificação da crise asmática quanto à gravidade.

| Parâmetros | Gravidade ||| Insuficiência respiratória iminente |
	Leve	Moderada	Grave	
Dispneia	Ao caminhar	Ao falar Dificuldade para alimentar-se	Em repouso Interrompe alimentação	Intensa
Postura	Pode deitar-se	Prefere ficar sentado	Posição ortopneica	
Fala	Normal	Frases curtas	Palavras	Vocaliza ou não fala
Consciência	Normal/agitado	Geralmente agitado	Agitado	Torporoso ou confuso
Frequência respiratória	Pouco aumentada	Aumentada	Muito aumentada	Respiração agônica/ bradipneia
Uso de musculatura acessória	Raramente	Comumente	Geralmente	Movimentos toracoabdominais paradoxais
Sibilos	Moderados Final da expiração	Intensos toda expiração	Intensos inspiratórios e expiratórios	Ausentes
Frequência cardíaca	< 100	100 a 120	> 120	Bradicardia
Espirometria				
PFE (% previsto)	> 50	30 a 50	< 30	
PaO_2 (mmHg)	Normal	> 60	< 60	
PCO_2 (mmHg)	< 42	42 a 45	> 45	
$SatO_2$ %	> 95	91 a 95	< 90	

Observação: a gasometria é desnecessária na asma leve e moderada.
Fonte: adaptado de British Thoracic Society, 2016; GINA, 2016.

No pronto atendimento, além de história e exame físico completos, procurando identificar os asmáticos com maior risco à vida, as medidas objetivas do PFE ou do VEF1, a serem realizadas a cada etapa do tratamento, constituem maneira segura de se estimar a evolução da crise de asma. Frequentemente, esses pacientes são transferidos para o CTI para receberem assistência ventilatória.

As indicações de terapia intensiva são: (a) história de internação recente em CTI; (b) persistência da crise apesar do uso regular de corticosteroides e broncodilatadores; (c) crise prolongada e grave ou tórax silencioso; (d) arritmia cardíaca ou cianose; (e) alterações da consciência, sinais de exaustão ou incapacidade para falar; (f) enfisema subcutâneo, pneumotórax, pneumomediastino; (g) $PaCO_2$ > 45 mmHg, PaO_2 < 60 mmHg ou $SatO_2$ < 90%; (h) VEF1 < 25% do previsto ou < 1 ℓ no adulto ou PFE < 100 ℓ /min no adulto ou não mensurável.

A abordagem a seguir se completa com os Quadros 43.5 e 43.6, que contêm apresentações, vias de administração e doses recomendadas dos principais fármacos.

A classificação da asma em leve, moderada ou grave segue os parâmetros resumidos no Quadro 43.7. A Figura 43.2 resume a abordagem sequencial do tratamento da asma de acordo com a gravidade. Nas crises asmáticas leves ou esporádicas, o uso de um beta-2-adrenérgico de curta duração é suficiente. Quando as crises se tornam mais frequentes, a introdução de corticosteroide inalatório em baixa dose controlará grande parte dos pacientes. Havendo necessidade, associa-se um beta-2 de longa duração e aumenta-se gradativamente a dosagem do corticosteroide inalatório. Após 3 a 6 meses de bom controle, reduzem-se as doses, visando prevenir os efeitos colaterais sistêmicos do corticosteroide. Como opção para reduzir as altas doses do corticosteroide, podem ser prescritos a teofilina e os inibidores dos leucotrienos.

Os problemas emocionais são, muitas vezes, mais decorrentes da falta de controle da asma do que sua própria causa. O controle dos fatores ambientais – exposição a fumaças de cigarro, poluentes do ar, ácaros do pó domiciliar, fungos do ar, polens de gramíneas, pelos e penas – é medida que nunca deve ser esquecida, não importando a causa da asma.

Bibliografia

Barnes PJ, Greening AP, Crompton GK. Glucocorticoid resistence in asthma. Am J Respir Care Med. 1995; 152:125-42.
British Thoracic Society. British guideline on the management of asthma: A National Clinical Guideline. London, Revisão setembro 2016.
Carisen KH, Orstavik I, Halvorsen K. Viral infections of the respiratory tract in hospitalized children. Acta Pediatr Scand. 1983; 72:52.
Cerrina JM, Denjean A, Alexandre G et al. Inhibition of exercise-induced asthma by a calcium antagonist, nifedipine. Am Rev Respir Dis. 1981; 123:156.
Chesnutt MS, Prendergast TJ. Pulmonary disorders. In: Current Medical Diagnosis & Treatment. 56. ed. New York: McGraw Hill; 2017; 241-57.
Corrao WM, Braman SS, Irwin RS. Chronic cough as the sole manifestation of bronchial asthma. N Engl J Med. 1979; 300:633.
Diretrizes da Sociedade Brasileira de Pneumologia e Tisiologia para o Manejo da Asma – 2012. J Bras Pneumol. 2012; Suppl 1; 38:1-46.
Fanta CH. Asthma. N Engl J Med. 2009; 360(10):1002-14.
Filogônio CJB, Serufo JC. Asma. In: Pires MTB. Erazo – manual de urgências em pronto-socorro. 7. ed. Rio de Janeiro: Medsi; 2002; 457-81.
Filogônio CJB, Serufo JC. Infecções pulmonares em UTI. In: Ratton JLA. Medicina Intensiva. 2. ed. São Paulo: Atheneu; 1997; 671:326-34.
Gina. Global strategy for asthma management and prevention. Updated. 2106. Disponível em: www.ginasthma.org.
Kiljander TO, Salomaa ERM, Hietanen EK et al. Gastroesophageal reflux in asthmatics. Chest. 1999; 116(5):1257-64.
Koenig JQ. Air pollution and asthma. J All Clin Immunol. 1999; 104:717-22.
König P, Grigg CF. Cromolyn sodium or nedocromil in childhood asthma: does it matter? Clinical and Experimental Allergy. 2000; 30:164-71.
Scott MB, Skoner DP. Short-term and long-term safety of budesonide inhalation suspension in infants and the young children with persistent asthma. J Allergy Clin Immunol. 1999; 104:S200-9.
Souza AM, Souza CM, Solé D et al. Beta-2-agonistas de ultra longa duração para o tratamento da asma: há espaço?. Rev Bras Alerg Imunopatol. 2012; 10-14.

INFECÇÕES AGUDAS DO TRATO RESPIRATÓRIO

Thiago Horta Soares
Nilton Alves de Rezende
Antônia Marilene da Silva

44

I. **Introdução.** As infecções agudas do trato respiratório (IATR) representam um dos motivos mais frequentes de consulta médica nos serviços de urgência e são uma das principais causas de absenteísmo no trabalho. Os médicos devem estar familiarizados com as síndromes por meio das quais as IATR se manifestam e, embasados em conhecimentos básicos de microbiologia e epidemiologia, conduzir de modo racional a propedêutica e o tratamento. De acordo com sua localização, as IATR podem ser divididas em três categorias principais, sendo comum o comprometimento simultâneo desses locais de infecção.
   A. **Infecções agudas do trato respiratório superior (IATRS).** São as infecções de toda a árvore traqueobrônquica até os bronquíolos terminais, seios paranasais, a orelha média, a faringe e a cavidade oral.
   B. **Infecções agudas do trato respiratório inferior.** São as infecções do parênquima pulmonar (pneumonia), e compreendem toda a porção distal, até os bronquíolos terminais e o interstício pulmonar.
   C. **Infecções agudas pleurais.** São as infecções que acometem a pleura parietal ou visceral, de modo isolado ou em contiguidade a infecções agudas do trato respiratório inferior, da parede torácica ou de afecções do andar superior do abdome.

II. **Mecanismos de defesa do trato respiratório / Fatores que predispõem à infecção.** Embora as infecções respiratórias geralmente ocorram em indivíduos sadios, é frequente estarem associadas a condições que alteram um ou mais dos mecanismos de defesa do trato respiratório. Esses mecanismos podem ser arbitrariamente divididos em sistêmicos, que dependem fundamentalmente da integridade do sistema imunológico, ou locais (Figura 44.1). Assim, idade avançada, tabagismo, etilismo, uso de drogas ilícitas, doenças neuromusculares, diabetes melito, deformidades torácicas, doença pulmonar obstrutiva crônica, entre outros fatores, podem atuar de modo isolado ou em conjunto com a patogênese das infecções respiratórias.

III. **Flora normal das vias aéreas.** O conhecimento da flora normal das vias aéreas é importante para que possamos reconhecer os principais agentes etiológicos das infecções que nelas ocorrem. Além da laringe, as vias aéreas são mantidas estéreis pelos mecanismos de defesa descritos na Figura 44.1. Horas após a hospitalização, podem surgir profundas alterações, modificando o espectro dos agentes etiológicos dos processos infecciosos respiratórios adquiridos no ambiente hospitalar. Essas alterações são importantes na escolha da antibioticoterapia empírica nesse contexto.
   A. **Boca e faringe.** *Streptococcus* sp.; *Lactobacillus*; *Neisseria catarrhalis*; *Staphylococcus epidermidis*; bacteroides; *Fusobacterium* sp.; espiroquetas; difteroides; *Haemophilus influenzae*; enterococos e peptoestreptococos (anaeróbios); *Candida* sp.; actinomicetos; herpes-vírus e vírus Epstein-Barr.
   B. **Orelha média e seios paranasais.** Em geral são estéreis.
   C. **Orelha externa.** Flora normal da pele; *Streptococcus pneumoniae*; *Pseudomonas aeruginosa*.

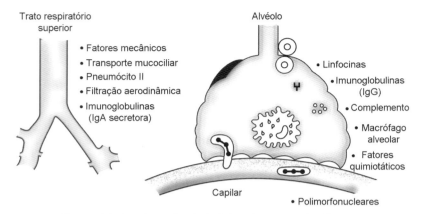

Figura 44.1 Mecanismos locais de defesa do trato respiratório.

  D. **Nariz.** *Staphylococcus epidermidis*; *Staphylococcus aureus*; *Neisseria catarrhalis*; *S. pneumoniae*; flora normal da pele.
IV. **Infecções do trato respiratório superior**
  A. **Introdução.** As infecções do trato respiratório superior (ITRS) incluem um grande número de processos inflamatórios, que envolvem basicamente o nariz, os seios paranasais, a orelha média, o tecido laringoepiglótico e, talvez o mais importante, a região amigdalofaríngea. Embora exista sobreposição dos locais anatômicos comprometidos, é vantajoso localizar o ponto específico envolvido primeiramente. Isso possibilita que se chegue a um diagnóstico aproximado dos possíveis agentes etiológicos, fornecendo as bases racionais para a terapêutica.

  Existem muitos conceitos equivocados no que diz respeito às ITRS. Essa pluralidade deve-se, em parte, à alta prevalência dessas infecções e ao fato de a maioria delas ser transitória, relativamente benigna e autolimitada. Por exemplo, cerca de 95% das ITRS são causadas por vírus; dessa maneira, não se encontra base microbiológica que justifique a prescrição comum e desnecessária de fármacos antimicrobianos. O problema básico com que se defronta o médico é, então: como distinguir os 5% de pacientes portadores de ITRS causadas por bactérias, para as quais existe uma terapêutica antimicrobiana específica, daqueles 95% de pacientes com infecções não bacterianas, para as quais a única terapêutica indicada são as medidas sintomáticas?
  B. **Principais síndromes clínicas**
  1. **Resfriado comum.** Consiste em um conjunto de sintomas ocasionados por infecção das vias aéreas superiores, na maioria das vezes de natureza viral (p. ex., rinovírus, vírus respiratório sincicial, parainfluenza, coronavírus e adenovírus), e, menos frequentemente, secundária à infecção por *Chlamydia* ou *Mycoplasma*. A transmissão se faz por aerossóis das secreções respiratórias ou por contato direto das membranas mucosas. O período de incubação varia de 1 a 5 dias. Os sintomas típicos incluem coriza, faringite, cefaleia, febre, mal-estar, espirros e tosse, em combinações variadas.

Podem surgir desconforto auditivo e sintomas de comprometimento dos seios da face, causados por edema da mucosa dos orifícios de drenagem, mais do que pela extensão da infecção a essas estruturas. Na maioria das vezes, a infecção é resolvida espontaneamente em 1 semana ou menos, mas os sintomas podem persistir por vários dias. Uma vez contraído o vírus, não existem formas de prevenir os sintomas. A terapêutica é direcionada para aliviar a congestão nasal, a cefaleia e os sintomas constitucionais. Os agentes alfa-adrenérgicos são os fármacos mais comumente empregados como descongestionantes. Atuam provocando vasoconstrição, o que resulta em redução das secreções, mas podem ocasionar elevação da pressão arterial, devendo ser empregados com cautela em idosos e em portadores de insuficiência vascular ou coronariopatia. Não existe fármaco que, por via oral, provoque vasoconstrição seletiva das vias aéreas. O uso por tempo prolongado (10 dias ou mais) de descongestionante local tópico interfere no movimento ciliar, além de ressecar e irritar a mucosa, produzindo edema. O descongestionante local é útil apenas para uso por curto prazo ou quando há contraindicação à sua administração sistêmica. A terapêutica adjuvante com vapor úmido de água pode contribuir para reduzir as secreções e diminuir a tosse. Os demais sintomas devem ser aliviados pela administração de dipirona ou paracetamol. Não foi demonstrada qualquer eficácia do emprego de vitamina C, mesmo em altas doses.

2. **Otite média.** A incidência de otite média aguda (OMA) tende a diminuir após os 6 anos de idade, e é incomum em adultos. Em geral é purulenta e raramente serosa. O principal mecanismo patogênico deve-se à obstrução da tuba auditiva, com refluxo de bactérias da nasofaringe para a orelha média. Disseminação hematogênica ou alterações primárias da mucosa para a orelha média secundárias a processos alérgicos, alterações estruturais ou síndrome do cílio imóvel também podem estar associadas. Os principais agentes etiológicos envolvidos são o *S. pneumoniae* e o *H. influenzae*, raramente *Pseudomonas aeruginosa* ou vírus. Os sintomas provocados pela otite média podem ser classificados como gerais, como febre, prostração, vômitos, entre outros; ou específicos, como otalgia, otorreia e distúrbios de audição ou do equilíbrio (Quadro 44.1). O diagnóstico é obtido prontamente com o exame otoscópico. A terapêutica consiste no uso de agentes antimicrobianos específicos para os microrganismos mais envolvidos. Amoxicilina, associada ou não a ácido clavulânico (500 mg, 3 vezes ao dia), ou ampicilina (500 mg, 4 vezes ao dia), devem ser administradas por 7 a 10 dias. Diante de pacientes alérgicos a penicilinas, podem ser prescritas azitromicina, 1 g ao dia por 3 dias; claritromicina 500 mg, 2 vezes ao dia; ou clindamicina, 30 a 40 mg/kg/dia fracionados em 4 doses, por 7 a 10 dias. Se ocorrer falha terapêutica, pode-se empregar a associação de sulfametoxazol + trimetoprima. Os descongestionantes poderão ser úteis quando a otite ocorrer na vigência de outras infecções do trato respiratório superior e for comprovada obstrução da tuba auditiva. De outra maneira, não oferecem benefícios ao tratamento. Nos casos que não respondem ao tratamento clínico adequado (p. ex., surdez progressiva, dor intratável ou mastoidite precoce) deve-se considerar timpanocentese ou miringotomia.

Quadro 44.1 Representação esquemática do paciente com otite.

Sintoma ou sinal principal	Otalgia aguda	Otorreia assintomática	Otorreia sintomática	Hiperemia, edema, exsudação aquosa, ocasionalmente crostas
Achados ao exame físico	Membrana timpânica abaulada e hiperemiada	Perfuração da membrana timpânica	Dor Membrana timpânica avermelhada Exsudato purulento	Prurido e descamação
Diagnóstico provável	Otite média aguda purulenta	Otite média supurativa crônica	Otite externa infecciosa	Otite externa eczematosa

3. **Epiglotite aguda.** O comprometimento inflamatório-infeccioso das estruturas supraglóticas (epiglotite) tem sua maior incidência em crianças na idade pré-escolar. De ocorrência relativamente incomum no adulto, o curso rapidamente progressivo e potencialmente fatal torna necessário o conhecimento dessa síndrome para se estabelecer o diagnóstico e a terapêutica apropriados, às vezes salvadores. Com a introdução da vacina conjugada contra *H. influenzae* tipo B, a incidência de epiglotite caiu drasticamente.

   A epiglotite aguda inicia-se com dor na orofaringe, evoluindo em 12 a 24 h com sintomas de obstrução das vias aéreas superiores. A maioria dos pacientes apresenta febre e disfagia intensa, desproporcional ao quadro de faringite observado ao exame físico. Estridor e rouquidão são sempre observados. A voz torna-se "abafada", e o paciente prefere permanecer sentado, na tentativa de manter as vias aéreas permeáveis. Se não for tratado a tempo, o paciente evolui com oclusão das vias aéreas e morte por insuficiência respiratória. O diagnóstico baseia-se no quadro clínico, no exame direto da faringe e no estudo radiológico. O exame direto revela graus variados de faringite e epiglote edemaciada, com tonalidade avermelhada. A visualização direta da epiglote deve ser realizada de modo cauteloso, pois pode precipitar a oclusão das vias aéreas ou o estímulo vagal de intensidade suficiente para provocar parada cardíaca. No adulto, o estudo radiológico do pescoço, na posição lateral, pode revelar edema da epiglote e dos tecidos moles paravertebrais, assim como mostrar o grau de obstrução da via aérea comprometida. Uma vez estabelecido o diagnóstico, a terapêutica inicial é de manutenção da permeabilidade das vias aéreas. Na criança, está indicada precocemente intubação endotraqueal ou traqueostomia. No adulto, essas medidas podem ser retardadas, desde que seja feito um acompanhamento minucioso da perviedade das vias aéreas. Independentemente da idade, a hospitalização está indicada. A terapêutica antimicrobiana deve ser dirigida para o agente mais comum, no caso o *H. influenzae*, raramente o pneumococo e o estafilococo. A melhora surge em 36 a 48 h, podendo o paciente receber alta, mantendo-se a terapêutica por 7 a 10 dias.

4. **Sinusites agudas.** Os seios paranasais consistem em estruturas aeradas cujo epitélio mantém-se em continuidade com a mucosa do trato respiratório superior. Este epitélio, à semelhança do brônquico, impulsiona a secreção

mucoide, que contém partículas inaladas e bactérias, para fora dos seios. Alterações dos mecanismos de defesa, como rinite alérgica, desvio do septo nasal, presença de corpo estranho, tumores, pólipos, instrumentação nasofaríngea (p. ex., tubos nasais), ou síndrome do cílio imóvel, são consideradas fatores que predispõem à infecção dos seios paranasais. Durante o episódio de sinusite aguda, a mucosa torna-se inflamada e edemaciada; o óstio, que mantém comunicação direta do seio com a via aérea, torna-se obstruído, e em seu interior acumula-se exsudato. Infecções repetidas ou prolongadas conduzem a alterações irreversíveis da mucosa, levando a sinusites crônicas.

Os episódios de sinusite aguda bacteriana são causados predominantemente por *S. pneumoniae*, *H. influenzae* e *Moraxella catarrhalis*, entre outras. Podem surgir após infecção viral das vias aéreas superiores, por infecções virais dos seios paranasais ou por extensão direta de infecções dentárias. Sintomas que persistem por mais de 10 dias, secreção purulenta, febre alta e piora dos sintomas durante um episódio de resfriado comum sugerem etiologia bacteriana em vez de viral. As principais apresentações clínicas são febre, rinorreia mucopurulenta, epistaxe e desconforto local com ou sem dor. O diagnóstico baseia-se no quadro clínico e no exame físico, o qual pode incluir transiluminação dos seios maxilares e inspeção cuidadosa dos orifícios nasais. Radiografias dos seios paranasais são úteis ao diagnóstico, quando mostram níveis hidroaéreos, espessamento da mucosa e lesões estruturais. Entretanto, um quadro clínico bem-caracterizado e exame físico minucioso tornam desnecessário o estudo radiológico na maioria dos casos. Os objetivos da terapêutica consistem em: aliviar a dor, o que pode ser obtido facilmente com o uso de dipirona ou paracetamol; promover drenagem adequada das secreções, por meio de vaporização, uso de corticosteroides tópicos ou sistêmicos; e controlar a infecção, por meio de antibióticos. Descongestionantes não são indicados. Em infecções não complicadas, a amoxicilina ou amoxicilina + ácido clavulânico são os fármacos de escolha. Se houver fatores de risco de resistência a antibióticos (p. ex., uso de antibióticos nos últimos 60 dias, imunossupressão, internação recente, idade acima de 65 anos, indivíduos institucionalizados e com comorbidades), está indicado o uso de fluoroquinolonas respiratórias como levofloxacino ou moxifloxacino. Em países desenvolvidos, macrolídios e sulfas não são indicados, em vista da elevada prevalência de *Streptococcus* sp. resistente a esses fármacos; todavia, não dispomos de dados epidemiológicos sobre nosso meio. A drenagem cirúrgica está reservada para os casos que não respondem ao tratamento clínico ou que apresentam extensão da infecção para a órbita, os ossos, o cérebro e seio cavernoso. Nesses casos, estão indicadas hospitalização e administração de antimicrobianos por via parenteral com espectro de ação para *S. aureus* e bactérias gram-negativas.

5. **Gengivoestomatite aguda.** Ocorre principalmente em crianças. Pode haver comprometimento da mucosa oral, das gengivas ou da língua. As estruturas afetadas tornam-se hiperemiadas, podendo ou não coexistir exsudatos ou ulcerações. Os principais agentes envolvidos são *Herpesvirus* sp., vírus Coxsackie, associação fusoespiralar e fungos, principalmente *Candida albicans*. A dor intensa, muitas vezes, impossibilita a alimentação, e a terapêutica

consiste basicamente em aliviar esse sintoma, o que pode ser obtido com uso de anestésicos locais (p. ex., xilocaína em gel ou *spray*).
6. **Faringoamigdalites agudas.** A faringoamigdalite aguda é um processo inflamatório e infeccioso da faringe que pode ser causado tanto por vírus como por bactérias. Grande parte dos episódios é causada por vírus, fazendo parte, às vezes, do quadro clínico do resfriado comum. Vários agentes bacterianos podem ser associados à faringoamigdalite aguda, e o estreptococo beta-hemolítico do grupo A é o de maior prevalência.

A grande dificuldade, na prática, consiste no diagnóstico diferencial entre infecções virais e bacterianas. Embora o quadro clínico e epidemiológico possa sugerir, em geral não é suficiente para que se possa chegar a um diagnóstico seguro. Neste caso, deve-se lançar mão de outros métodos propedêuticos, na tentativa de identificar o agente etiológico. Os sinais e sintomas de faringite estreptocócica incluem febre, dor de garganta, linfoadenomegalia cervical anterior, cefaleia, dor abdominal, hiperemia com ou sem exsudato na orofaringe e erupção escarlatiniforme. Este quadro é apenas sugestivo de etiologia estreptocócica, uma vez que 65% das faringites virais e aproximadamente 45% das infecções por *Mycoplasma* sp. têm essa apresentação. Petéquias no palato e erupção escarlatiniforme são altamente sugestivas de infecção estreptocócica; entretanto, esses achados raramente são encontrados. O tratamento consiste no uso de dipirona, paracetamol e anti-inflamatórios não esteroides para alívio da dor e antimicrobianos específicos, quando indicados, como penicilinas V e G benzatina, amoxicilina, amoxicilina-clavulanato, cefalosporinas de 1ª e 2ª gerações, clindamicina e macrolídios.

V. **Infecções do trato respiratório inferior (pneumonias)**
   A. **Introdução.** A pneumonia é definida como infecção do parênquima pulmonar, ou seja, da porção distal dos bronquíolos terminais, compreendendo os bronquíolos respiratórios, ductos alveolares, sacos alveolares, alvéolos e interstício. Embora possa ter inúmeras causas e duração variável, o termo "pneumonia" mais comumente se refere às infecções agudas virais, bacterianas ou fúngicas. No Brasil, a pneumonia é considerada uma causa comum de internação por doença; na última década, houve uma redução em sua incidência, mas aumento na taxa de mortalidade hospitalar, principalmente entre idosos. Nos EUA, é a segunda causa de infecção hospitalar e a primeira de óbito por infecções nosocomiais.

   As pneumonias podem ser classificadas de acordo com a origem do paciente, o que tem implicações tanto do ponto de vista da etiologia como do tratamento, em:
   1. **Pneumonia adquirida na comunidade (PAC).** Doença adquirida fora do ambiente hospitalar, sendo os principais agentes o *S. pneumoniae* (22%), o *Mycoplasma pneumoniae* (18%), a *Chlamydia pneumoniae* (16%), o *H. influenzae* (4%) e os vírus respiratórios (10%).
   2. **Pneumonia nosocomial (PN).** Abrange as pneumonias adquiridas após 48 h de internação ou nos 90 dias seguintes à alta hospitalar, em pacientes institucionalizados, ou seja, residentes em asilos, casas de saúde ou clínicas de longa permanência, em pacientes em tratamento de escaras, em uso de antibioticoterapia intravenosa nos últimos 30 dias, em tratamento quimioterápico ou em hemodiálise ou, ainda, naqueles que convivem com familiares colonizados por germes multirresistentes. A PN pode ser classificada como pneumonia hospitalar, associada à ventilação mecânica, ou associada à

assistência de saúde. O espectro dos patógenos varia e é definido por fatores como gravidade da pneumonia, comorbidade, tempo de hospitalização, tempo de aparecimento da infecção, uso prévio de antibióticos e de fármacos intravenosos, e necessidade de ventilação mecânica. Os principais germes envolvidos são bacilos gram-negativos (BGN) como *Pseudomonas aeruginosa*, *Acinetobacter* sp., *Escherichia coli*, *Klebsiella* sp., *Enterobacter* sp., enterobactérias, cocos gram-positivos como *S. pneumoniae* e *S. aureus* resistente a meticilina (MRSA) e fungos, entre outros.

A ocorrência da infecção deve-se a pelo menos um dos seguintes fatores: (1) virulência dos germes; (2) estado de defesa do hospedeiro e; (3) quantidade de germes inoculados que atingem o trato respiratório inferior. A via mais importante na patogênese é a colonização da orofaringe e do trato gastrintestinal, com transporte dos germes para o trato respiratório inferior. Isso pode ocorrer devido ao uso de sonda nasogástrica, tubo orotraqueal, a mãos e equipamentos contaminados, uso de antibióticos de amplo espectro que selecionam flora resistente, desnutrição, idade avançada, coma e doença pulmonar prévia. O uso de antiácidos e bloqueador H_2 facilita a colonização do tubo gastrintestinal por BGN.

B. **Patogênese.** Os microrganismos alcançam o parênquima pulmonar através de uma de quatro vias principais: inalação de microrganismos presentes; aspiração de microrganismos da nasofaringe; disseminação hematogênica; ou por contiguidade. O processo infeccioso instala-se quando ocorre alteração em um ou mais dos mecanismos de defesa citados anteriormente.

C. **Diagnóstico.** O diagnóstico de pneumonia baseia-se na história clínica e no exame físico, sendo confirmado por exames complementares. O Quadro 44.2 mostra as principais apresentações clínicas, laboratoriais e padrões radiológicos dos diferentes agentes etiológicos. Os conceitos de "pneumonia típica" e "pneumonia atípica" não são mais aplicados na prática clínica, por ser frequente a sobreposição desses achados em diferentes agentes.

Quadro 44.2 Agentes etiológicos e principais achados clinicolaboratoriais.

Microrganismo	Quadro clínico principal	Padrão radiológico	Gram do escarro (predomínio)/outros exames
Mycoplasma pneumoniae	Início gradual, febre baixa, sem calafrios, tosse intensa com pouca produção de escarro, cefaleia, mialgia, dor torácica não pleurítica	Broncopneumonia segmentar ou padrão intersticial, principalmente em lobos inferiores	Agente etiológico não corado por Gram. Leucograma normal. Crioaglutininas ao soro
Streptococcus pneumoniae	Início súbito, em geral com apenas um episódio de calafrio, febre, dor pleurítica, escarro purulento ou sanguíneo História prévia de infecção das vias aéreas superiores	Consolidação alveolar unilateral Derrame pleural em 10% dos casos	Escarros com numerosos neutrófilos e diplococos gram-positivos Leucocitose com desvio para a esquerda Hemoculturas raramente positivas

(*continua*)

Quadro 44.2 Agentes etiológicos e principais achados clinicolaboratoriais. (*Continuação*)

Microrganismo	Quadro clínico principal	Padrão radiológico	Gram do escarro (predomínio)/outros exames
Streptococcus pyogenes	Raro. Ocorre em epidemias. Início súbito com vários episódios de calafrio. Febre, tosse produtiva, dor pleurítica, faringite	Broncopneumonia segmentar unilateral com derrame pleural volumoso	Leucocitose. Numerosos neutrófilos e cocos gram-positivos em cadeia
Staphylococcus aureus	Raro. Ocorre após ITRS. Início súbito e curso rápido, com vários episódios de calafrio, escarro purulento, dor pleurítica, sinais de sepse	Broncopneumonia segmentar, às vezes bilateral, com cavitações e derrame pleural	Leucocitose sempre presente. Neutrófilos e cocos gram-positivos em cachos
Gram-negativos, especialmente *Klebsiella*	Raro. Pacientes idosos ou com patologia subjacente, especialmente alcoolismo e diabetes. Início com febre, calafrio, tosse produtiva, escarro viscoso de difícil eliminação, às vezes curso crônico	Consolidação alveolar, principalmente no lobo superior. Formação de abscesso ou derrame pleural	Leucocitose ou leucopenia. Bastonetes gram-negativos, com características microscópicas de coliformes
Microrganismos anaeróbios	Patologias periodônticas ou predisposição a aspiração. Início gradual, com queda do estado geral, tosse, febre, odor característico (pútrido) do escarro	Consolidação nos segmentos que favorecem aspiração. Às vezes, "pneumonite" necrosante bilateral	Leucocitose. Ao Gram, observa-se flora mista com inúmeros neutrófilos
Pneumonia por vírus	Febre baixa, mialgia, cefaleia, tosse não produtiva, dispneia intensa, cianose, evoluindo, às vezes, com insuficiência respiratória	Padrão intersticial difuso, em geral bilateral. Às vezes, consolidação alveolar bilateral em pequenos focos múltiplos	Leucocitose com linfocitose, às vezes Gram do escarro não característico, com predomínio de mononucleares
Tuberculose	Início insidioso, tosse seca, inicialmente febre baixa, sudorese noturna	Consolidação alveolar com margens mal definidas	Leucograma normal. Gram com predomínio de mononucleares e flora bacteriana mista

ITRS: infecção do trato respiratório superior.

1. **Sinais e sintomas.** Os principais sintomas, combinados ou isolados, são: tosse; febre, dor torácica; dispneia; e expectoração de secreção que pode ser mucoide, purulenta ou sanguinolenta. Em alguns pacientes, especialmente idosos, alcoolistas ou portadores de doenças debilitantes, sintomas extrapulmonares, como confusão mental, cefaleia, sudorese, calafrios e/ou sinais de sepse, podem predominar. Os achados ao exame físico podem incluir febre, taquicardia e taquipneia. Estudos mostram que a ausência de taquicardia, febre e taquipneia tem elevado valor preditivo negativo de pneumonia.

    O exame do tórax pode revelar diminuição da expansibilidade na área afetada ou submacicez à percussão. À ausculta, podem-se observar estertores crepitantes, resultantes do acúmulo de líquidos nos bronquíolos e alvéolos, os quais aumentam de intensidade ou podem ser auscultados apenas após a tosse. Secreção nas vias aéreas mais altas, caracteristicamente, manifesta-se por crepitações no início ou na metade inicial da inspiração. Em alguns pacientes, a despeito de alterações significativas nas radiografias de tórax, o exame físico pode apresentar-se inteiramente normal. Nos casos em que se suspeita de disseminação hematogênica, deve-se procurar o foco inicial. O contrário também deve ser observado, ou seja: foco pulmonar primário provocando infecções em outros locais, como meningites, artrites sépticas e lesões cutâneas.

2. **Achados radiológicos.** A radiografia de tórax é o método complementar de escolha para o diagnóstico de pneumonia. O acometimento de mais de um lobo à radiografia de tórax correlaciona-se com pior prognóstico. Recomenda-se sempre a realização de radiografia de tórax em duas incidências, posteroanterior e perfil, o que torna possível localizar as lesões e facilita a identificação de consolidações retrocardíacas e posteriores. Estima-se que 50% das PAC sejam diagnosticadas de maneira incorreta. Basicamente, não há, observadas qualidade técnica e interpretação adequadas, pneumonia com radiografia de tórax normal, apesar de os achados radiológicos poderem ser discretos em quadros muito iniciais. Embora o agente etiológico não possa ser determinado pelo aspecto da apresentação clínica e radiológica, algumas características são observadas com maior frequência em alguns tipos de pneumonia em indivíduos imunocompetentes. A realização de radiografias para controle da cura é ditada pela evolução clínica, sendo desnecessária na maioria das vezes. Para os casos em que há necessidade, deve-se ter em mente que a resolução radiológica completa quase nunca ocorre em menos de 3 semanas; sendo assim, não se justifica a realização de radiografias em pacientes que estejam respondendo adequadamente à terapêutica. Comumente são descritos três padrões radiológicos, apesar de, às vezes, haver concomitância entre eles.

    a. **Pneumonia de espaço aéreo ou alveolar.** O microrganismo produz exsudato inflamatório e dissemina-se de um alvéolo para o outro, através dos canais de Lambert e pelos poros de Kohn, não respeitando os segmentos pulmonares. Não existe comprometimento brônquico, e os brônquios se mantêm permeáveis. O resultado é uma consolidação não segmentar com broncograma aéreo. Os exemplos mais típicos são as pneumonias causadas por pneumococos e por *Klebsiella*.

    b. **Broncopneumonia.** Consiste na inflamação de condutos aéreos, especialmente bronquíolos respiratórios, bronquíolos terminais e alvéolos. Não se observa disseminação interalveolar, e o processo inflamatório se

mantém no segmento envolvido (segmentar). Como os bronquíolos ficam comprometidos, não existe formação de broncograma aéreo.
   c. **Pneumonia intersticial.** O processo inflamatório localiza-se nos septos alveolares (interstícios), podendo assumir aspecto reticular difuso, com desaparecimento dos contornos vasculares.
3. **Exames laboratoriais.** Os testes laboratoriais mais estudados para o diagnóstico de PAC são o leucograma e a proteína C reativa (PCR). Em infecções bacterianas, a contagem de leucócitos pode estar acima de 10×10^9 células/ℓ e a PCR acima de 50 mg/ℓ. Leucopenia, com valores abaixo de 4×10^9 células/ℓ, pode indicar mau prognóstico. Além disso, estes exames podem ser usados para acompanhamento da resposta terapêutica. Quedas na PCR inferiores a 50% do valor inicial no 3º dia de tratamento sugerem pior prognóstico ou complicações. Estudos mostram que dosagem de ureia acima de 65 mg/dℓ está correlacionada a pior prognóstico.

Os métodos de investigação etiológica têm baixo rendimento e são mais indicados em pacientes que necessitem de internação, nos quadros de PN ou se houver falha terapêutica. Nesses casos, as culturas devem ser solicitadas antes do início do tratamento. A solicitação de testes sorológicos não é frequente na prática clínica, pois sua positividade é maior 4 a 6 semanas após a infecção. Sua aplicação é limitada a estudos epidemiológicos ou à pesquisa de surtos.

D. **Diagnóstico diferencial.** Inúmeras síndromes clínicas fazem diagnóstico diferencial com pneumonia. Entre elas, citamos: insuficiência cardíaca congestiva, edema agudo de pulmão, tromboembolia pulmonar, atelectasias, doença pulmonar obstrutiva crônica infectada, tumores, linfangite carcinomatosa e síndrome de angústia respiratória do adulto.

E. **Abordagem.** O manejo da pneumonia é desafiante, por ser doença com amplo espectro de apresentações clínicas, envolver altos custos, além de ser potencialmente letal. As estratégias devem focar o diagnóstico precoce e correto e definir um prognóstico confiável, para escolha dos melhores tipo e ambiente de tratamento.

Existem vários escores de gravidade de PAC, que também são utilizados para definição do local de tratamento. Deles, os mais estudados são o *Pneumonia Severity Index* (PSI), ou escore de Port, e o escore de gravidade da *British Thoracic Society*, ou CURB 65. Contudo, nenhum desses substitui o discernimento clínico.

O PSI abrange 20 variáveis, entre elas dados demográficos, presença de comorbidades e alterações laboratoriais e radiográficas (Quadro 44.3). Para cada variável é definida uma pontuação, e a soma dos pontos leva à classificação de 5 classes de risco, com gradiente de mortalidade de 0,1% na classe I a 29,2% na classe V. Trata-se de um escore complexo e que pode subestimar a gravidade da PAC em indivíduos jovens. As Diretrizes Brasileiras para Pneumonia Adquirida na Comunidade em Adultos Imunocompetentes de 2009 não recomendam este escore para estratificação de risco de pacientes com diagnóstico de PAC.

CURB 65 é um acrônimo que inclui as seguintes variáveis, cada qual com valor de um ponto: (a) confusão mental; (b) ureia maior que 50 mg/dℓ; (c) frequência respiratória maior que 30 incursões/min; (d) pressão arterial sistólica menor que 90 mmHg ou pressão arterial diastólica menor que 60 mmHg; e (e) idade igual ou superior a 65 anos. Esse escore não inclui algumas variáveis, como comorbidades, alcoolismo, oxigenação ou alterações radiológicas, sabidamente relacionadas com pior prognóstico. Entretanto, sua fácil aplicação torna essa ferramenta interessante, e as Diretrizes Brasileiras para Pneumonia

Quadro 44.3 *Pneumonia Severity Index* (PSI) ou escore de Port.

Fatores demográficos	Idade	
	Homens	0
	Mulheres	–10
	Pacientes institucionalizados	+10
Comorbidades	Neoplasia	+30
	Doença hepática crônica	+10
	Insuficiência cardíaca congestiva	+10
	Doença cerebrovascular	+10
	Doença renal crônica	+10
Variáveis laboratoriais e radiológicas	pH < 7,35	+30
	Ureia > 65 mg/dℓ	+20
	Sódio < 130 mEq/ℓ	+20
	Glicose > 250 mg/dℓ	+10
	Hematócrito < 30%	+10
	PaO$_2$ < 60 mmHg	+10
	Derrame pleural	+10
Exame físico	Alteração do estado mental	+20
	Frequência respiratória > 30 irpm	+20
	Pressão sistólica < 60 mmHg	+20
	Temperatura axilar < 35°C ou > 40°C	+15
	Pulso > 125 bpm	+10

Adquirida na Comunidade em Adultos Imunocompetentes (2009) sugerem a sua utilização. Pacientes com 0 a 1 ponto apresentam mortalidade de 1,5% e são candidatos a tratamento ambulatorial; 2 pontos, mortalidade de 9,2%, e deve-se cogitar tratamento hospitalar; 3 ou mais pontos, mortalidade de 22%, e indica-se tratamento hospitalar; 4 ou 5 pontos, cogita-se tratamento em Unidade de Tratamento Intensivo.

F. **Tratamento.** Alguns princípios são fundamentais no tratamento da pneumonia. A escolha do local de tratamento deve basear-se na gravidade da doença, na idade do paciente, na existência de doenças associadas, além das condições sociais. Os principais agentes etiológicos devem sempre ser cobertos pelo esquema terapêutico escolhido. Por fim, não devemos retardar o início do tratamento enquanto aguardamos a identificação do agente etiológico, uma vez que o isolamento deste é infrequente.

A escolha do local de tratamento é uma das decisões mais importantes e tem impacto no prognóstico e nos custos. Tanto o CURB 65 como o PSI são ferramentas que auxiliam nessa decisão. Outros achados clínicos, como choque séptico, insuficiência respiratória, taquicardia persistente e intolerância à ingesta oral, são dados que indicam tratamento intra-hospitalar. Por fim, o julgamento clínico deve ser sempre valorizado.

Estudos mostram que os patógenos atípicos, como *Mycoplasma pneumoniae* e *Chlamydia pneumoniae*, são comumente associados à PAC. Assim, a antibioticoterapia empírica deve incluir cobertura para esses germes. Outra preocupação na escolha do esquema de tratamento da PAC é o uso indiscriminado de quinolonas respiratórias. Tanto as Diretrizes Brasileiras para Pneumonia Adquirida na Comunidade em Adultos Imunocompetentes (2009) como as Diretrizes da Sociedade Americana de Doenças Infecciosas recomendam o uso desses fármacos apenas em indivíduos com comorbidades ou com história de uso de antibiótico nos últimos 3 meses.

A Figura 44.2 sistematiza a abordagem da PAC e mostra os principais esquemas de tratamento propostos.

G. **Pneumonias no hospedeiro imunocomprometido.** Os agentes causais são: bactérias, fungos, micobactérias, protozoários, helmintos e vírus. A pneumonite pós-radiação e a infiltração neoplásica (linfangite carcinomatosa) podem ser confundidas com infecção.

O agente microbiológico é definido de acordo com a alteração imunológica subjacente: a alteração da imunidade celular se associa à infecção por vírus, fungos e micobactérias. A alteração da imunidade humoral se associa à infecção bacteriana. Neutropenia e função granulocítica alterada predispõem à infecção por *S. aureus*, bacilos gram-negativos, *Candida* sp. e *Aspergillus* sp.

O diagnóstico inclui utilização de métodos como: hemocultura, estudo do líquido pleural, gram e cultura de escarro, broncoscopia com lavado broncoalveolar e/ou escovado protegido. Quando o benefício do diagnóstico etiológico supera o risco do procedimento, indica-se videotoracoscopia com biopsia pulmonar.

Em pacientes com infecção pelo HIV e com síndrome de imunodeficiência adquirida (AIDS), a doença pulmonar é a causa de morbidade e mortalidade, sendo as pneumonias por *P. carinii* e *M. tuberculosis* as mais comuns. Nesses pacientes,

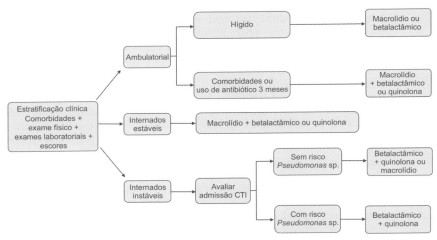

Figura 44.2 Abordagem da PAC. Betalactâmicos: amoxicilina 500 mg de 8 em 8 h por 5 a 10 dias; piperacilina-tazobactam; cefepima, ceftazidima, imipeném e ertapeném; macrolídios: azitromicina 500 mg de 24 em 24 h por 3 a 5 dias; claritromicina 500 mg de 12 em 12 h por 7 a 10 dias; quinolonas: levofloxacino 750 mg de 24 em 24 h por 7 a 10 dias; moxifloxacino 400 mg de 24 em 24 h por 7 a 10 dias. (*Fonte*: adaptada de Corrêa et al., 2009.)

a pneumonia por *P. carinii* (PPC) está especificamente relacionada com queda de contagem de linfócitos CD4 (< 200 mm^3), um indicador de imunossupressão. Os sintomas mais comuns são tosse, calafrios, expectoração purulenta, dor torácica, dispneia, e alguns pacientes são assintomáticos. O aspecto radiológico é de infiltrado intersticial difuso ou, mais comumente, alveolar difuso.

O tratamento de escolha é sulfametoxazol-trimetoprima (SMX-TMP) na dosagem de 20 mg/kg/dia de TMP e 100 mg/kg/dia de SMX, 3 a 4 vezes ao dia, IV ou VO, quando houver menor gravidade, por 21 dias.

Os efeitos colaterais incluem: *rash*, leucopenia e febre. Em casos de intolerância, a alternativa é pentamidina (4 mg/kg/dia em 60 min, em dose única diária), que também tem graves efeitos colaterais: insuficiência renal, prolongamento do intervalo Q-T, hipotensão, hipo- e hiperglicemia. O uso de corticosteroides está indicado em associação com antibioticoterapia para PPC moderada a grave, de acordo com os critérios de oxigenação (PO$_2$ menor que 70 e gradiente alveoloarterial superior a 35 mmHg).

VI. **Infecções pleurais agudas.** Dor pleurítica aguda é um sintoma comum, especialmente em pacientes jovens. Muitas vezes, o comprometimento pleural se segue à infiltração do parênquima pulmonar nas infecções bacterianas. As infecções agudas primárias da pleura comumente são devidas a vírus (adenovírus, vírus Coxsackie, vírus ECHO) e, com menor frequência, ao *Mycoplasma* sp. ou ao agente da psitacose (pleurite aguda inespecífica). Um tipo distinto de infecção pleural de origem viral é a pleurodinia epidêmica, ou doença de Bornholm, causada pelo vírus Coxsackie B. Nesses casos, o início dos sintomas é súbito, com dor de forte intensidade à inspiração que, às vezes, apresenta caráter bifásico (recorrência do quadro até 2 meses após a cura aparente). Febre baixa, mialgia e dor abdominal são comuns. A radiografia do tórax pode ser normal, e às vezes, revelar pequeno derrame pleural. O curso benigno requer apenas tratamento sintomático, como na pleurite aguda inespecífica. Para os casos de pacientes portadores de patologia pleural, mesmo que o início desta tenha sido abrupto, devemos afastar a possibilidade de etiologia tuberculosa. Muitas vezes, o foco pulmonar não é evidente ou pode ser que se trate de primoinfecção sintomática. O teste tuberculínico está indicado e deve ser repetido em 6 a 8 semanas, se for negativo. A tuberculose pleural ou pós-primária é uma doença autolimitada que melhora de modo espontâneo, independentemente de qualquer terapêutica. Entretanto, cerca de 65% desses casos desenvolvem tuberculose extrapulmonar em 5 anos (rins, meninges, tecido ósseo, suprarrenais etc.), daí a preocupação em diagnosticar e tratar todos os casos.

Bibliografia

Aliberti S, Blasi F, Zanaboni AM et al. Duration of antibiotic therapy in hospitalized patients with community-acquiried pneumonia. Eur Respir J. 2009; 19.

Ballenger JJ. Acquired alterations of respiratory cilia and clinical disease: a review. Am Otol Rhinol Laryngol. 1988; 97:253.

Branch Jr WT. Community-acquired pneumoniae. In: Office Practice of Medicine. Philadelphia: W.B. Saunders Co., 1982.

Chow AW, Benninger MS, Brook I et al. IDSA Clinical Practice Guideline for Acute Bacterial Rhinosinusitis in Children and Adults. Clin Infec Dis. 2012; 54:1041-5.

Consensus Development Conference. Hospital-acquired pneumonia in adults: diagnosis, assessment of severity, initial antimicrobial therapy, and preventive strategies. A consensus statement, American Thoracic Society, November 1995. Am J Respir Crit Care Med. 1996; 153(5):1711-25.

Corrêa RA, Ludgren FLC, Pereira-Silva JL et al. Diretrizes Brasileiras para Pneumonia Adquirida na Comunidade em Adultos imunocompetentes – 2009. J Bras Pneumol. 2009; 35(6):574-601.

Guidelines for the initial management of community-acquired pneumonia: diagnosis, assessment of severity, and initial antimicrobial therapy. Am Review Resp Dis. 1993; 1418-26.

Hedrick JA. Community-acquired upper respiratory tract infections and the role of third-generation oral cephalosporins. Expert Rer Anti Infect Ther. 2010; 8(1):15-21.

Houvinen P et al. Pharyngitis in adults: the presence and coexistence of viruses and bacterial organisms. Ann Intern Med. 1989; 110:612.

Mandell LA, Wunderink RG, Anzueto A et al. Infectious Diseases Society of America/American Thoracic Society Consensus Guidelines on the Management of Community-Acquired Pneumonia in Adults. Clin Infect Dis. 2007; 44:S27-72.

Metlay JP, Fine MJ. Testing strategies in the initial management of patients with community-acquired pneumonia. Ann Intern Med. 2003; 138:109-18.

Pennington JE (Ed.). Hospital-acquired pneumoniae. Sem Resp Infect. 1987; 2:1.

Restrepo MI, Mortensen EM, Rello J et al. Late admission to the ICU in patients with community-acquired pneumonia is associated with higher mortality. Chest. 2009; 31.

Reynolds HY. Pulmonary host defense. Chest. 1989; 95s: 223.

Santamauro JT, Stover DE. Pneumocystis carinii pneumonia. Med Clin North Am. 1997; 81(2):299-318.

Shulman ST, Bisno AL, Clegg HW et al. Clinical Practice Guideline for the Diagnosis and Management of Group A Streptococcal Pharyngitis: 2012 Update by the Infectious Diseases Society of America. Clin Infec Dis. 2012; 5:e86-e102.

Verghese A, Berk SL. Bacterial pneumoniae in the elderly. Medicine. 1983; 62:271.

Waltney JM. Sinusites. In: Mandel GL et al. (Eds.). Principles and practice of infectious diseases. 3. ed. New York: Churchill Livingstone; 1990. p. 510.

Yu VL, Stout JE. Rapid diagnostic testing for community-acquired pneumonia: can innovative technology for clinical microbiology be explored? Chest. 2009; 136(6):1618:21.

TROMBOSE VENOSA DOS MEMBROS INFERIORES

Marco Tulio Baccarini Pires
Alisson Tarso do Rêgo
Natália Rincon Baccarini Pires

I. Introdução. As doenças do sistema venoso, por inúmeros aspectos, podem ser mais complexas e de tratamento mais difícil se comparadas com as do sistema arterial. Na fase aguda, a dor e o edema têm fundamental importância por serem incapacitantes; por outro lado, manifestações sistêmicas podem ocorrer, com grandes mortalidade e morbidade, como na embolia pulmonar.

O tromboembolismo venoso (TEV) representa o espectro de patologias que compreendem desde simples tromboflebite superficial a embolia pulmonar (EP) com desenlace fatal. Em 1916, a partir da descoberta da heparina, o tromboembolismo venoso tornou-se uma doença tratável.

Devido à alta ocorrência de casos que cursam sem diagnóstico, a verdadeira incidência da trombose venosa profunda (TVP) e da embolia pulmonar é desconhecida. Nos EUA, estima-se que uma primeira ocorrência de tromboembolismo venoso surja em aproximadamente 100 por 100.000 pessoas por ano, com aproximadamente 1/3 dos casos com origem por EP e 2/3 por TVP. Não há diferença significativa entre homens e mulheres; a incidência aumenta dramaticamente conforme o avanço da idade, mais especialmente após os 45 anos.

A insuficiência venosa profunda crônica de membros inferiores, a síndrome pós-flebite e a ocorrência de úlceras de estase e de episódios de flebites de repetição também se associam à trombose venosa nos membros inferiores, sendo consideradas mais benignas, em termos de mortalidade e morbidade, se comparadas à embolia pulmonar.

Em algumas situações, o quadro de trombose venosa é encontrado com mais frequência após traumatismo grave, durante a gravidez, com o uso de anticoncepcionais orais, após cirurgias, em pacientes portadores de neoplasias, em pacientes acamados por longos períodos, em pacientes obesos, nos quadros infecciosos e nos portadores de varizes de membros inferiores.

Sinais inflamatórios, como dor, edema e rubor, podem ocorrer; neste caso, falamos em tromboflebite. Contudo, se a reação inflamatória é mínima ou inexiste ao exame clínico, falamos em flebotrombose. O interesse em diferenciar essas duas entidades é acadêmico, por ser o trombo o responsável pelas alterações fisiopatológicas que ocorrem, assim como o causador da embolia pulmonar.

Com a existência do trombo intravenoso, ocorrerá aumento da pressão venosa distal; conforme a extensão e a localização do trombo, a estase e o edema surgirão em um grau de maior ou menor importância, e, em raros casos, quando a pressão venosa local estiver mais elevada que a pressão arterial, poderá surgir gangrena de origem venosa.

O Quadro 45.1 mostra os principais fatores de risco para tromboembolismo.

A trombose venosa superficial e a trombose venosa profunda dos membros inferiores serão discutidas separadamente, pois elas se diferenciam bastante nas suas manifestações clínicas, diagnósticas, no tratamento e prognóstico.

Quadro 45.1 Principais fatores de risco para tromboembolismo.

História de TEV
Cirurgia de grande porte
Traumatismo
Imobilidade
Viagem, paralisia, paciente internado em hospital ou residente em casa para cuidados com idosos
Câncer
Estados em que os hormônios estrógenos estão aumentados
Gravidez ou puerpério; uso de contraceptivos orais; terapia hormonal
Cateteres de acesso venoso central
Idade > 45 anos
Tabagismo
Comorbidades médicas
Insuficiência cardíaca congestiva; doença pulmonar obstrutiva crônica; acidente vascular encefálico (AVE)
Obesidade
Coagulopatia familiar
Mutação do fator V de Leiden; deficiência de antitrombina III; deficiência de proteína C; deficiência de proteína S; disfibrinogenemia

Fonte: adaptado de Fields e Goyal, 2008.

II. Trombose venosa superficial. A trombose de veia do sistema superficial apresenta evolução benigna na maioria dos casos e raramente pode tornar-se incapacitante; apresenta características recorrentes e frequentemente está associada à reação inflamatória (tromboflebite superficial); dificilmente, leva à embolia pulmonar. É mais encontrada em pacientes portadores de varizes de membros inferiores, podendo surgir após partos e também após cateterismo venoso, sendo este um fator causal muito importante que representa mais de 50% dos casos. Injeções intravenosas de determinados medicamentos ou de soluções (hipertônicas ou ácidas) podem agir como fatores precipitantes e, neste caso, a causa é iatrogênica.

As lesões traumáticas também poderão desencadear um processo trombótico superficial; hematomas e equimoses são elementos de ajuda no diagnóstico.

A trombose superficial inicia-se de maneira aguda, sendo comuns reações inflamatórias, com rubor, calor e dor local. Observa-se, ao exame, existência de nodulações ou de um "cordão", ao longo do trajeto venoso acometido, com endurecimento e sensibilidade localizados.

O paciente deverá ser examinado de pé, pois costuma ser possível palpar uma veia varicosa acima e abaixo do trombo; sua localização mais comum é abaixo do joelho, no sistema de safena magna, principalmente se a tromboflebite acomete uma veia varicosa. Poderá existir limitação à flexão do joelho quando toda a veia safena magna estiver acometida.

O Doppler confirma o diagnóstico clínico, verificando-se a ausência de fluxo venoso no segmento acometido. A flebografia é desnecessária e pode ser contraindicada em certos casos, visto que, devido às punções venosas e à injeção do contraste, a reação inflamatória tende a aumentar; quando houver dúvida do acometimento do sistema venoso profundo ou impossibilidade de diagnóstico clínico, ela poderá ser realizada. O *duplex-scan* é o procedimento diagnóstico que associa a ultrassonografia (US) vascular ao estudo do fluxo venoso com o Doppler em cores. Por ser não invasivo, o exame teve grande impulso nos últimos anos, e é um procedimento que possibilita um diagnóstico quase tão preciso quanto a flebografia, considerado ainda hoje como o padrão-ouro no diagnóstico dos quadros de trombose venosa.

Quadros de tromboflebite migratória, acometendo mais os membros inferiores, são encontrados com mais frequência em associação a neoplasias, principalmente do pâncreas. Sua causa básica muitas vezes está ligada a um estado de hipercoagulabilidade sanguínea, que é também um achado comum em 30% dos portadores de tromboangiite obliterante.

A apresentação supurativa da tromboflebite é encontrada em alguns pacientes que usam substâncias intravenosas; em indivíduos adictos, assim como após o cateterismo venoso, é o fator causal mais comum. Sua evolução tem sinais infecciosos marcantes, inclusive com septicemia frequente.

O diagnóstico diferencial da tromboflebite superficial é feito com mordeduras de insetos, celulites, abscessos, linfangites, eritema nodoso, sarcoidose, vasculite nodular, sarcoma de Kaposi, dermatites e com hematomas do subcutâneo.

Sempre que ocorrer a trombose venosa superficial, é necessário descartar o acometimento do sistema profundo – a existência de grande edema no membro e de dor à palpação do trajeto da veia femoral é indicativa de que trombose venosa profunda está ocorrendo simultaneamente ou complicações graves e fatais podem surgir, caso este acometimento passe despercebido. A tromboflebite das veias safenas pode simular TVP, devido ao endurecimento que surge no nível da panturrilha; esta última pode ser afastada pelo método *duplex-scan*.

O tratamento da tromboflebite superficial é conservador. Recomenda-se repouso moderado, em que o membro inferior acometido deve permanecer bastante elevado, evitando-se a imobilidade completa. É prescrito o uso de meia elástica ou enfaixamento. Se houver infecção local, inicia-se antibioticoterapia, sendo a penicilina (ou seus derivados) o antibiótico de escolha (cefalosporina e lincomicina também podem ser usadas). Para diminuir os sintomas locais, são utilizados fármacos anti-inflamatórios (como o diclofenaco) ou mesmo ácido acetilsalicílico (em doses acima de 3 g ao dia), assim como compressas mornas. Não se utilizam anticoagulantes em doses de tratamento (pode ser feito o uso de heparina subcutânea [SC] em doses profiláticas), a não ser em casos suspeitos de trombose venosa profunda ou se o processo estiver aumentando de extensão, com risco de acometimento do sistema profundo. Se a causa estiver relacionada com cateterismo venoso, o cateter deverá ser removido.

A regressão do quadro ocorre em poucos dias, após início do tratamento, possibilitando que o paciente volte progressivamente as suas atividades habituais; a evolução normalmente não ultrapassa 3 semanas; as nodulações (trombos) desaparecem em 2 a 3 meses e a veia geralmente se recanaliza.

O tratamento cirúrgico é necessário somente em casos raros, quando temos a veia safena magna trombosada na região da croça; neste caso, realiza-se a ligadura da safena magna na croça, para impedir propagação do processo trombótico para o sistema profundo e a embolia pulmonar, sendo possível realizar a ligadura com anestesia local.

III. Trombose venosa profunda
    A. **Etiopatogenia.** A trombose venosa profunda dos membros inferiores (veias tibial, poplítea, femoral ou ilíaca) é o principal fator predisponente para a ocorrência da

embolia pulmonar. Aproximadamente 85% dos êmbolos pulmonares se originam dos membros inferiores. Como as veias do sistema profundo estão envolvidas pelos compartimentos musculares, o diagnóstico de trombose venosa pode ser difícil. Com o desenvolvimento de novas técnicas, como o teste de fibrinogênio marcado com o I^{125} e, mais recentemente, com o *duplex-scan* venoso, verifica-se que muitos pacientes portadores de trombose venosa não apresentam os sinais clássicos de dor, edema e tensão na panturrilha.

Os pacientes acamados por longos períodos, com doenças ósseas ou neuromusculares, pacientes em pós-operatório de cirurgias maiores (abdominais, ginecológicas, ortopédicas, torácicas, urológicas) e portadores de IAM e, ainda, com AVE apresentam maior risco para desenvolver TVP. A **imobilização**, independentemente do tipo de patologia, faz desenvolver TVP em aproximadamente 15% dos pacientes nos primeiros 7 dias e em cerca de 80% após 10 dias quando não ocorre profilaxia, sendo a principal causadora de TVP.

Outros fatores de risco são obesidade, hipercoagulabilidade sanguínea, varizes nos membros inferiores, idade avançada, gravidez, uso de anticoncepcionais orais, período pós-parto imediato, estados infecciosos, neoplasias, insuficiência cardíaca e tromboembolismo venoso prévio. Situações desencadeantes de estresse, como a cirurgia, diminuem a atividade fibrinolítica, tornando possível que o trombo se desenvolva.

Podemos considerar ainda as causas traumáticas e a injeção de substâncias químicas usadas por via intravenosa (IV), que poderão levar à trombose venosa superficial e, posteriormente, profunda.

A TVP associada à estase venosa ainda persiste como uma questão: casos de pacientes que permanecem sentados por longo período de tempo durante o dia e que desenvolveriam TVP. Pergunta-se apenas se a estase, isoladamente, seria capaz de desencadear quadro trombótico, ou se haveria necessidade da existência de outro fator acessório causal, como, por exemplo, a hipercoagulabilidade. A estase agiria causando distúrbio no fluxo laminar venoso, com acúmulo de sangue e formação de redemoinhos nas dilatações venosas e nos seios valvulares; posteriormente, ocorreriam depósitos de grumos de hemácias, plaquetas e leucócitos locais; estes depósitos concorreriam para aumentar a concentração de fatores ativados da coagulação, para o aumento local de ADP e a prevenção da chegada ao local de anticoagulantes e anti-inflamatórios endógenos, culminando com hipoxia do endotélio. Este mecanismo foi proposto por Sevitt, em 1973, e está resumido no Quadro 45.2.

O endotélio venoso normal apresenta-se como superfície não trombogênica, na qual não ocorre ativação do sistema de coagulação, nem serão aderidas plaquetas. Ao ocorrer lesão endotelial, ficando exposto o subendotélio, ali se acumulam grumos de plaquetas e leucócitos, sendo ativados os mecanismos da coagulação. Forma-se trombina, levando à agregação de mais plaquetas e dando origem à fibrina; esta torna o trombo mais consistente, contribuindo para que outras células se prendam ao local. A agressão direta às veias é mecanismo que pode ser encontrado na TVP que surge no pós-operatório (p. ex., manuseio intra-abdominal, ortopédico etc.). Em situações clínicas, permanece ainda indefinido o surgimento de alterações endoteliais venosas jugulares, em cães, no pós-operatório de cirurgia abdominal, secundário à liberação de complexos imunes durante a cirurgia.

Capítulo 45 | Trombose Venosa dos Membros Inferiores

Quadro 45.2 Mecanismo desencadeador da trombose venosa na estase.

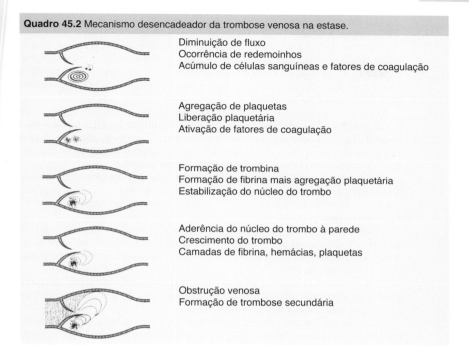

Diminuição de fluxo
Ocorrência de redemoinhos
Acúmulo de células sanguíneas e fatores de coagulação

Agregação de plaquetas
Liberação plaquetária
Ativação de fatores de coagulação

Formação de trombina
Formação de fibrina mais agregação plaquetária
Estabilização do núcleo do trombo

Aderência do núcleo do trombo à parede
Crescimento do trombo
Camadas de fibrina, hemácias, plaquetas

Obstrução venosa
Formação de trombose secundária

A aderência do trombo ao endotélio é inicialmente fibrinosa, mas, em seguida, surge invasão fibrocística endotelial. O trombo começa a crescer, mas este crescimento é interrompido a qualquer momento pela ativação de plasmina no local, com fibrinólise. Deverá existir um equilíbrio entre fatores que propiciem a formação de trombos intravenosos e fibrinólise, no indivíduo normal. Qualquer fator que rompa este equilíbrio será suficiente para provocar TVP.

Geralmente, o fluxo arterial no membro acometido encontra-se normal; em raras ocasiões, este fluxo pode encontrar-se muito diminuído, devido à compressão local pelo edema, produzindo a chamada flegmasia cerúlea, podendo levar à gangrena do membro.

Um acúmulo de líquido é encontrado no interstício, como consequência direta de extravasamento venoso, consequente a aumento da pressão venosa devido à obstrução localizada. Pressões venosas superiores a 50 mmHg sempre causam edema do membro doente, encontrado em 100% dos pacientes com trombose venosa ilíaca e femoral.

Acometimento simultâneo poderá existir no sistema linfático (linfangite); neste caso, o edema será mais exuberante e o prognóstico, pior.

B. **Manifestações clínicas.** O aparecimento de sinais e sintomas característicos está relacionado diretamente com a extensão da trombose venosa profunda; contudo, 50% dos casos não apresentam sinais clínicos característicos. Quanto mais extensa a trombose, mais grave ela será e mais frequentes serão os sinais e sintomas.

A dor é o sintoma mais comum da TVP, causada pela distensão da parede venosa, pelo processo inflamatório local e pelo edema dos músculos circunjacentes.

A dor pode ser constante, mesmo em repouso, porém é mais intensa em casos de TVP extensa, podendo chegar a ser insuportável na flegmasia cerúlea. Observa-se dor tanto na palpação do trajeto venoso quanto da musculatura próxima, principalmente no nível da panturrilha, que fica tensa e dolorosa; ocorre em torno de 86% das TVP com diagnóstico clínico. O sinal de Homans (dorsiflexão passiva do pé, com dor referida na panturrilha) é positivo em mais de 60% dos casos de TVP de membros inferiores.

O edema é outro sinal importante, ocorrendo em proporções iguais às da dor, e diminui com o repouso no leito. Na maioria dos casos, ele é unilateral ou assimétrico, e sua ocorrência simétrica em ambos os membros inferiores sugere outras causas (p. ex., ICC, insuficiência renal etc.), porém não afasta um quadro de TVP bilateral ou com acometimento de ilíacas e cava.

O aumento da consistência muscular à palpação suave e a menor mobilidade da musculatura da panturrilha aparecem devido ao edema muscular e ocorrem em cerca de 80% dos casos de TVP, sendo denominados empastamento ou sinal de Neuhof.

A observação do sistema venoso superficial é capaz de evidenciar o desvio no fluxo de sangue, do sistema venoso profundo para o superficial, mostrando uma dilatação venosa, principalmente na região pré-tibial, sendo denominada "veias sentinelas de Pratt".

Outros sinais e sintomas gerais, tais como mal-estar, febre e taquicardia podem ser referidos como os primeiros sinais em casos de TVP não espontânea (p. ex., pacientes acamados, pós-cirúrgicos).

O quadro de flegmasia cerúlea *dolens* é evidenciado pela cor azulada do membro, com cianose, edema e dor importante, indicando grande aumento da pressão no sistema venoso, podendo evoluir para gangrena venosa secundária à trombose maciça de toda a drenagem venosa do membro acometido (p. ex., trombose do segmento iliacofemoral).

A ocorrência de espasmo arterial secundário pode determinar o surgimento de flegmasia *alba dolens*; caracteristicamente, o membro fica pálido, com dor e edema intensos, e os pulsos arteriais podem estar diminuídos ou ausentes.

C. **Diagnóstico.** O ponto de partida para o diagnóstico é o exame clínico; os parâmetros clínicos tomados isoladamente – sem a utilização de outros métodos propedêuticos – são, no entanto, considerados de confiabilidade duvidosa. Isso ocorre porque até 40% dos pacientes com sinais clínicos sugestivos de trombose não apresentam a patologia confirmada por testes diagnósticos, e cerca de 50% dos pacientes com TVP diagnosticada pelo teste de fibrinogênio marcado não apresentam situação clínica sugestiva da doença. Tal fato, contudo, não deve excluir uma cuidadosa avaliação clínica, pois a exuberância de sinais e sintomas em alguns casos sugere de imediato o diagnóstico clínico da doença.

Em 1997, Wells et al. publicaram um modelo para predição diagnóstica de TVP. Tal modelo se baseia nos sinais e sintomas, fatores de risco e presença ou ausência de diagnósticos diferenciais para estimar a probabilidade de TVP. O modelo foi aperfeiçoado e simplificado em 2003 e os resultados divididos em 2 grupos: *TVP não provável*, quando o escore for menor que 2; e *TVP provável*, quando o escore for maior ou igual a 2. Os autores mostraram, ainda, que é possível combinar os resultados do escore com o US modo B para melhorar a predição de TVP. Em casos de baixa probabilidade e US modo B negativo, pode-se excluir a TVP. Ao contrário, em casos de alta probabilidade e US positivo, a doença está confirmada. Já em casos de alta probabilidade e US negativo para TVP, pode ser necessária confirmação por flebografia ou acompanhamento do paciente com US, sendo o exame repetido após 24 h ou 1 semana.

Os métodos invasivos e não invasivos são: Doppler ultrassom, pletismografia, termografia, flebografia, teste de fibrinogênio com I^{125}, flebografia radioisotópica, ultrassonografia (US), *duplex-scan* (ecografia vascular com Doppler em cores), tomografia computadorizada (TC), ressonância magnética (RM) e dímero D.

O Doppler ultrassom é usado rotineiramente no exame angiológico. Seu melhor resultado diagnóstico é na obstrução venosa nos segmentos femoral e ilíaco, enquanto os processos de TVP com obstrução abaixo do joelho são mal diagnosticados por este método. Entretanto, só tem valor quando tem achado positivo, uma vez que só é possível diagnosticar trombose oclusiva em veia única. Veias duplicadas, mais de uma veia (como nas veias da perna) ou trombose parcial não oclusiva podem gerar resultado falso-negativo.

O método de diagnóstico padrão-ouro tradicional é a flebografia contrastada, que apresenta sensibilidade e especificidade de 99 a 100%; este método invasivo, no entanto, raramente é usado nos dias atuais, principalmente pelas complicações associadas ao procedimento. A flebografia pode provocar flebites e tromboses pós-flebografia, agravar o quadro já instalado de TVP pela irritação causada pelo contraste nas paredes das veias e, ainda, ser passível de reações colaterais desagradáveis – alergia, hipervolemia e nefrotoxicidade. Com o advento do *duplex-scan*, por ser este um método não invasivo e de alta confiabilidade, a flebografia passou a ser utilizada apenas nos casos de dúvida diagnóstica, para planejamento cirúrgico ou se o *duplex-scan* não puder ser realizado.

A US de imagem em tempo real (modo B) é uma ferramenta útil, eficaz e amplamente disponível na atualidade para diagnóstico de TVP proximal de MMII, podendo facilmente ser realizada por clínicos de unidades de emergência à beira do leito dos pacientes. Nesses casos, realiza-se a US com compressão em 2 pontos, cuja técnica é um exame de ultrassom dirigido primariamente às veias femoral e poplítea. O diagnóstico de TVP baseia-se na incompressibilidade venosa, indicando trombo intraluminar. Estudos já demonstraram a segurança desse exame; deve ser lembrado, no entanto, que não se trata de um método sensível para diagnóstico de TVP das veias da perna.

A ecografia vascular com Doppler em cores (*duplex-scan*), por seu caráter não invasivo e pela possibilidade de repetições, vem assumindo um papel de destaque no arsenal diagnóstico da TVP. A adição de Doppler pulsado e cores à US modo B torna o exame mais rápido, fácil e permite melhor visualização das veias de menor calibre, facilitando o diagnóstico de TVP distal. Tal exame permite realização de mapeamento das veias dos sistemas profundo e superficial, auxiliando não apenas o diagnóstico da TVP como seu acompanhamento, por visualizar a recanalização e as complicações pós-trombóticas, por avaliar o refluxo e a incompetência valvulares. Além disso, é utilizada nas cirurgias de varizes de membros inferiores, para avaliar insuficiências das safenas.

Outros métodos não invasivos são a pletismografia e a termografia, menos usados se comparados à flebografia e ao *duplex-scan*.

O uso de **fibrinogênio marcado com I^{125} (TFM)** tem indicação no diagnóstico precoce da TVP, para avaliar trombos ainda na fase de formação, sendo o método mais sensível disponível na atualidade. O teste depende da captação pelo trombo de fibrinogênio marcado *in vitro* com o I^{125} e detecção externa por meio de cintilômetro portátil. Atualmente, o método está fora de uso.

A flebografia com radioisótopos possibilita a visualização do sistema venoso após a injeção distal de substâncias radioativas no membro. No momento menos utilizada, era utilizada principalmente nos casos de realização simultânea de cintilografia pulmonar e no caso de história de alergia a contrastes iodados, quando a flebografia convencional está contraindicada.

O **dímero D (DD)** é um produto da degradação da fibrina pela plasmina, ou seja, da lise do coágulo; sua existência significa a ocorrência de trombo com deposição ativa e degradação de fibrina pela plasmina. Pequenas quantidades de dímero D estão presentes normalmente no soro; no entanto, níveis elevados de dímero D se correlacionam com aumento do volume do trombo. O exame de dímero D não mostra diferenças entre trombos fisiológicos (p. ex., pós-traumatismo) e patológicos (p. ex., trombose venosa profunda). O exame é de baixa especificidade, e os níveis de dímero D podem também estar elevados nos quadros de câncer, fase final da gravidez, traumatismo ou cirurgia recente, sepse e muitas outras condições médicas, o que limita seu uso. Sua determinação, entretanto, pode ser útil no diagnóstico auxiliar da trombose venosa profunda (TVP) e do tromboembolismo pulmonar (TEP). Nestes pacientes, a fibrinólise endógena leva à formação do DD, que é detectado 1 h após formação do trombo e permanece elevado em média 7 dias. Níveis elevados de dímero D têm sensibilidade superior a 90% na identificação de TEP, devendo esta ser confirmada por outros métodos de imagem. Muitos algoritmos de diagnóstico da TVP incorporaram o exame de dímero D, no sentido de evitar exames de imagem desnecessários. Atualmente, há três maneiras de se detectar os níveis de dímero D no sangue: (1) ELISA, (2) aglutinação do látex, e (3) aglutinação do sangue total. O teste ELISA é o padrão-ouro, propiciando sensibilidade de 95% e especificidade de 45% para EP, e sensibilidade de 94% e especificidade de 43% para TVP. Testes rápidos ELISA são úteis nos atendimentos de urgência, com resultados obtidos em 35 min. Novos testes rápidos de aglutinação do látex foram introduzidos mais recentemente e podem ser úteis no diagnóstico em atendimentos de urgência.

A maior utilidade da dosagem de dímero D é na exclusão do diagnóstico de TVP quando o resultado é negativo. Causas de resultados falso-negativos incluem a pequena quantidade de trombos, aqueles que sejam mais antigos, e fibrinólise diminuída (os níveis de dímero D se correlacionam com a quantidade da área de superfície do trombo participante na fibrinólise ativa). Assim, o teste do dímero D é frequentemente negativo com trombos pequenos, como nas TVP distais. Coágulos mais antigos tendem a produzir quantidades muito pequenas (ou nenhuma) de dímero D. Após 7 dias, as taxas de dímero D podem se normalizar.

A TC e a RM ainda têm pouca aplicabilidade no diagnóstico de TVP devido a custo elevado e disponibilidade relativamente menor que da US. Atualmente, são úteis no diagnóstico de trombose das veias cava inferior e superior e seus ramos, com boa sensibilidade e especificidade.

O algoritmo da Figura 45.1 apresenta uma sugestão simplificada de abordagem diagnóstica de pacientes com suspeita de TVP.

D. **Tratamento.** As finalidades principais são evitar a expansão da trombose venosa profunda, impedir a perda do membro nos casos mais graves, diminuir a ocorrência do tromboembolismo pulmonar e a mortalidade precoce subsequente, reduzir a ocorrência da insuficiência venosa crônica e da síndrome pós-trombótica, baixar a hipertensão pulmonar tromboembólica crônica, obter melhor patência venosa, amenizar o refluxo resultante da trombose venosa, diminuir a recorrência do quadro a longo prazo, reduzir a mortalidade a longo prazo, e obter melhor qualidade de vida. É importante salientar que, quanto mais precoce for iniciado o tratamento, menor será a possibilidade de complicações.

Na maioria dos casos, o tratamento é clínico, porém pode haver necessidade de abordagem cirúrgica agressiva. Devemos nos referir ainda à parte importante da profilaxia da TVP, realizada em pacientes com risco de desenvolverem o quadro, o que reduz significativamente o aparecimento da trombose venosa.

1. **Tratamento clínico.** À confirmação diagnóstica da TVP, deve imediatamente seguir-se a instalação de medidas terapêuticas adequadas (repouso com elevação dos membros inferiores e anticoagulação). As diretrizes para tratamento da TVP da Sociedade Brasileira de Angiologia e Cirurgia Vascular orientam

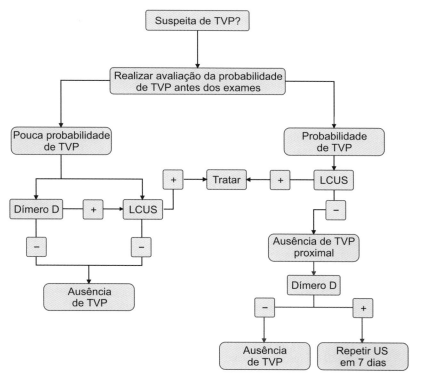

Figura 45.1 Algoritmo clínico sugerido para diagnóstico em casos suspeitos de trombose venosa profunda (TVP), usando-se o dímero D e a ultrassonografia de compressão limitada (LCUS). –: negativo; +: positivo. (*Fonte*: adaptada de Fields e Goyal, 2008.)

para iniciar com dose de ataque de heparina não fracionada (80 UI/kg IV), mantendo com 18 UI/kg/h e ajuste pelo TTPa (1,5 a 2,5) do valor inicial ou heparina de baixo peso molecular (HBPM), por via SC, em dose terapêutica (diferente para cada tipo de HBPM), com controle de plaquetas a cada 2 dias. É necessário iniciar com varfarina, mantendo a associação por, ao menos, 5 dias. A varfarina pode ser utilizada com 10 mg nos primeiros 2 dias, seguidos por 5 mg no terceiro e quarto dias, com ajuste da dose pelo RNI realizado no terceiro dia; ou com 5 mg nos primeiros 4 dias com ajuste da dose pelo RNI realizado no terceiro dia. O RNI deverá estar entre 2,0 e 3,0 por 2 dias consecutivos, para suspensão da heparina e alta hospitalar com varfarina.

O uso de meia elástica é fundamental para evitar a síndrome pós-trombótica, apresentando, segundo estudos recentes, redução de 40% desta complicação. Caso não seja possível usar varfarina, a manutenção do tratamento pode ser realizada com HBPM ou heparina não fracionada em dose terapêutica.

Nos casos de flegmasia cerúlea *dolens*, ao iniciar o tratamento clínico, administram-se imediatamente 10.000 unidades de heparina IV em *bolus*, seguindo os esquemas de manutenção.

A principal complicação com o uso da heparina são os processos hemorrágicos, que podem ser leves (p. ex., equimoses, hematúria) ou graves (p. ex., hemorragia subdural). Eles são frequentes nos pacientes em uso de AAS; a simples suspensão da administração resolverá a maior parte das hemorragias. Contudo, caso isso não se verifique, administra-se sulfato de protamina, na dose de 1 mg para cada 100 unidades de heparina. Se a heparina já tiver sido administrada há mais de 90 min, é preciso fazer a metade da dose calculada de protamina. Outras complicações são a trombocitopenia, que normalmente ocorre na primeira semana, desaparecendo com a suspensão do medicamento, e as reações alérgicas (broncospasmo ou choque anafilático), que são incomuns.

As HBPM têm sido utilizadas no tratamento de TVP, principalmente em pacientes com maior risco de complicações hemorrágicas (p. ex., idoso), devido a sua segurança e comodidade de administração. Em testes clínicos, a heparina de baixo peso molecular costuma ser prescrita em unidades de atividade anti-Xa; no entanto, não se pode afirmar que a mesma dose de anti-Xa de duas preparações de HBPM produza efeitos antitrombóticos equivalentes.

As HBPM comercialmente disponíveis diferem no seu método de produção, peso molecular e grau de sulfatação; além disso, têm menor efeito na agregação plaquetária em comparação com a heparina convencional e seu efeito não é significativo nos testes de coagulação sanguínea (tempo de tromboplastina parcial ativada). A terapia pode ser monitorada por medida da atividade do antifator Xa plasmático.

As HBPM são também utilizadas (com excelentes resultados) na profilaxia da TVP em pacientes acamados e em cirurgias, profilaxia do tromboembolismo pulmonar e tratamento de angina instável e infarto agudo do miocárdio sem onda Q, administradas concomitantemente com o ácido acetilsalicílico. Temos disponíveis enoxaparina, nadroparina e dalteparina, utilizadas nas doses de 1,0 mg/kg/dia de 12/12 h, 450 UI anti-Xa/kg/dia em duas doses e 100 UI/kg de 12/12 h, respectivamente. Vários estudos continuam sendo realizados para avaliar e expandir a utilização dessas heparinas.

O fondaparinoux (Aristra®) é um análogo sintético do pentassacarídio básico da heparina e atua como inibidor indireto do fator Xa. Foi comparado em estudos à enoxaparina e à HNF, mostrando-se similar tanto em termos de eficácia como de segurança. A administração do fondaparinoux é feita por via SC 1 vez/dia e a dose é calculada de acordo com o peso do paciente: menos de 50 kg = 5 mg; mais de 50 kg = 7,5 mg; mais de 100 kg = 10 mg. Esse medicamento não deve ser utilizado em pacientes menores de 18 anos, grávidas ou que estejam amamentando. Também não deve ser utilizado em pacientes com insuficiência renal, pois sua excreção se dá exclusivamente pelo rim. O fondaparinoux não possui antídoto específico. Sendo assim, em casos de hemorragia grave provocada por esse medicamento, faz-se uso de fator VIIa recombinante.

Após o tratamento inicial da TVP, mantém-se o uso do anticoagulante oral por 3 a 6 meses, conforme cada caso. Os pacientes em uso de antagonistas da vitamina K (AVKs) deverão realizar controle laboratorial no mínimo quinzenal do RNI durante todo o tratamento, em virtude do grande número de interações medicamentosas e da influência da alimentação no efeito do medicamento.

É necessário dosar de maneira regular o RNI, com seu valor sendo mantido entre 2,0 e 3,0.

Merecem citação, como sendo complicações raras, porém muito graves, a síndrome da embriopatia varfarínica, decorrente da utilização da varfarina no primeiro trimestre de gestação, e as malformações do sistema nervoso central no feto, causadas pela utilização de varfarina no segundo e terceiro trimestres de gestação.

Recentemente foram disponibilizados novos anticoagulantes orais (rivaroxabana, apixabana e dabigatrana) para uso clínico.

A rivaroxabana (Xarelto®) e, mais recentemente, a apixabana (Eliquis®) estão aprovadas pela FDA (Food and Drug Administration) e pela Anvisa para o tratamento da TVP e TEP. A dabigatrana (Pradaxa®) também está aprovada para tratamento de TVP e TEP, com orientação de início da droga após tratamento com anticoagulante parenteral por 5 a 10 dias. A grande desvantagem desses novos anticoagulantes é a ausência de antídoto em casos de sangramentos maiores, além do custo elevado. Como vantagens, apresentam maior segurança em relação a sangramentos, eficácia comparada à varfarina e ausência de necessidade de controle laboratorial pelo RNI.

A recomendação da *rivaroxabana* para tratamento da TVP é iniciar com a dose de 30 mg/dia (2 comprimidos de 15 mg) por 21 dias, diminuindo-se a seguir a dose para 20 mg (1 comprimido de 20 mg) ao dia.

A *apixabana* deve ser iniciada em dose de 10 mg, 2 vezes/dia, pelos primeiros 7 dias. Após esse período, a dose deverá ser de 5 mg, 2 vezes/dia.

Como mencionado anteriormente, a *dabigatrana* só deverá ser iniciada após pelo menos 5 dias de anticoagulação com medicamentos parenterais. A dose recomendada é de 150 mg, 2 vezes/dia.

O repouso no leito com elevação do membro diminui a pressão do sistema venoso e contribui para o alívio da dor e a diminuição importante do edema, aumentando a velocidade do sangue venoso e reduzindo a estase e a formação de novos trombos. A deambulação deve ser estimulada tão logo os sintomas permitam.

A compressão elástica ou inelástica do membro afetado torna-se necessária ao se iniciar a deambulação, para evitar o edema; durante a fase de repouso, devido à elevação dos membros, ela não é obrigatória.

A deambulação inicia-se de maneira progressiva, orientando-se o paciente para que evite permanecer de pé por período prolongado ou sentado com os membros inferiores para baixo.

O desenvolvimento de fibrinolíticos (rtPA, estreptoquinase e uroquinase) trouxe, a princípio, grande expectativa, pois se tratavam das substâncias ideais que dissolveriam o trombo; no entanto, a maioria dos autores ainda não adotou este tratamento como o padrão para a TVP. Em geral, tem-se indicado o tratamento com fibrinolíticos em casos de tromboses extensas do segmento iliofemoral e em casos de *flegmasia cerúlea dolens*. O rtPA tem sido o fibrinolítico mais usado. O tratamento com fibrinolíticos pode reduzir a incidência de síndrome pós-trombótica se for instituído em até 2 semanas do início do quadro, podendo ser sistêmico ou local com uso de cateter. A fibrinólise cateter-dirigida proporcionou melhores resultados com menores doses de medicamento, a partir da injeção do fibrinolítico intratrombo, com menores taxas de complicações e maior eficácia.

Após o tratamento da TVP, é importante a realização de exames para pesquisa de trombofilia, principal responsável pelas recidivas, naqueles casos de alta suspeição deste tipo de problema.

2. **Tratamento cirúrgico.** O tratamento cirúrgico da TVP pode ser de dois tipos: aquele que impede que os trombos acometam o pulmão (p. ex., técnicas de interrupção da veia cava) e o curativo (trombectomia venosa).

A interrupção da veia cava é uma manobra boa e efetiva para interromper a recorrência de episódios de embolia pulmonar, e a interrupção parcial apresenta menores complicações que a ligadura completa. A interrupção parcial pode ser obtida por plicatura venosa, colocação de clipe de plástico ou uso de filtro transcaval sob radioscopia, exigindo um cirurgião especializado e material adequado. A ligadura completa da cava, realizada em casos emergenciais, pode ser feita pelo cirurgião geral, por incisão no flanco direito, atingindo-se a veia cava por via retroperitoneal, quando não se dispuser de um filtro de veia cava para inserção imediata.

As principais indicações para interrupção da veia cava inferior são:
- Recorrência de tromboembolismo pulmonar
- Cirurgia complementar de trombectomia pulmonar
- Êmbolo séptico
- Impossibilidade de uso de anticoagulantes
- Ausência de resposta ao tratamento clínico.

A trombectomia venosa é uma técnica antiga, que perdeu muito de seu impulso inicial na década de 1960, passando a ser indicada apenas nos casos de flegmasia cerúlea *dolens*. Os trombos podem ser removidos com sucesso das veias mais calibrosas, como a femoral e a ilíaca, não se obtendo bons resultados na veia poplítea, ou mais abaixo, e em trombos com mais de 5 dias de evolução. Atualmente, com as novas técnicas de acesso que possibilitam a sucção (AngioJet®) e a infusão de fibrinolíticos no interior do trombo, associados, quando necessário, ao implante de *stents*, a Sociedade Americana de Cirurgia Vascular tem sugerido uma abordagem agressiva nos casos de trombose venosa profunda iliofemoral, objetivando a remoção precoce do trombo. Este procedimento deveria ser realizado em pacientes selecionados que preenchessem os seguintes critérios: (a) um primeiro episódio de trombose venosa profunda aguda iliofemoral; (b) sintomas com menos de 14 dias de duração; (c) baixo risco de sangramento; boa capacidade funcional ambulatorial e expectativa de vida aceitável.

3. **Profilaxia.** A prevenção é o melhor tratamento da TVP. Em 2001, foi publicado um protocolo de prevenção com análise dos fatores de risco pela Sociedade Brasileira de Angiologia e Cirurgia Vascular. Neste protocolo, os fatores de risco são quantificados e é definido o tipo de profilaxia. Para cada um dos fatores seguintes, é conferido 1 ponto para: idade > 40 anos, infecção grave, traumatismo, varizes de grosso calibre, AVE, grande queimado, obesidade, retocolite ulcerativa, uso de anticoncepcional oral, diabetes, imobilização, ileíte regional, puerpério, eclâmpsia e pré-eclâmpsia, síndrome nefrótica, IAM, doença autoimune, ICC, terapia de reposição hormonal e anestesia geral. São conferidos 2 pontos para: cirurgia prolongada (mais de 60 min), traumatismo grave, restrição prolongada no leito, TVP ou embolia pulmonar (EP) há mais de 2 anos e idade > 60 anos. Nos casos de cirurgias ortopédicas, prostatectomia, grandes cirurgias para tratamento de câncer, traumatismos raquimedulares, trombofilia e TVP ou EP há menos de 2 anos, o paciente é considerado de alto risco para TVP. A partir desta quantificação, os pacientes com 0 a 1 ponto são considerados de baixo risco, com profilaxia realizada por movimentação no leito e deambulação precoce (profilaxia não medicamentosa); os pacientes com 2 a 4 pontos (risco médio) devem receber profilaxia não medicamentosa + heparina SC, 5.000 UI, de 12/12 h, iniciando 2 a 4 h antes da cirurgia, se receberem anestesia geral, e 1 h após a punção, se receberem bloqueio; ou HBPM SC, dose profilática menor, 1 vez/dia, iniciando 2 h antes da cirurgia, se receberem anestesia geral, e 12 h antes da cirurgia, se for bloqueio. Os pacientes de alto risco (5 pontos ou mais) devem receber profilaxia não medicamentosa + HBPM SC, dose profilática maior, 1 vez/dia, administrada da mesma maneira anteriormente descrita, ou heparina SC, 5.000 UI, de 8/8 h, iniciada 12 h antes da cirurgia. Em caso de grande risco hemorrágico, deve-se utilizar compressão pneumática intermitente. É importante observar que as HBPM não são intercambiáveis e apresentam doses diferenciadas para profilaxia e tratamento.

Ainda para a profilaxia da trombose venosa profunda, a FDA dos EUA atualmente aprova o uso da rivaroxabana (Xarelto®) na dose de 10 mg/dia. Em casos de prevenção das recidivas da TVP, a rivaroxabana dose de 10 mg/dia se mostrou mais eficaz do que o ácido acetilsalicílico para prevenir eventos repetidos.

As alterações fisiopatológicas que aumentam o risco de TVP durante as viagens aéreas são a estase, hipoxia na cabine do avião, e a desidratação. Os fatores de risco individuais para a TVP relacionada a viagens aéreas incluem idade acima de 40 anos, sexo (feminino), mulheres que usam contraceptivos orais, varizes em membros inferiores, obesidade e trombofilia genética. As medidas de prevenção incluem a proteção do ambiente, tais como manter a pressão dentro do gabinete do avião em condições hipobáricas, evitar a desidratação e uma sessão prolongada. Para indivíduos com maior risco, a estase venosa sanguínea pode ser reduzida usando meias elásticas de compressão e uso profilático de heparina de baixo peso molecular.

Bibliografia

Adar R, Salzaman EW. Treatment of thrombosis of veins of the lower extremities. N Engl J Med. 1985; 292:348.
Agnelli G, Buller HR, Cohen A et al. PLIFY-EXT Investigators. Apixaban for extended treatment of venous thromboembolism. N Engl J Med. 2013; 368(8):699-708.
Bockenstedt P. D-Dimer in venous thromboembolism. N Engl J Med. 2003; 349(13):1203-4.

Bomhard T, Oellinger H, Boucher H et al. The role of color-coded Doppler sonography in the diagnosis of the lower extremities in comparison with conventional phlebography. Aktuelle Radiol. 1993; 279:282.
Caiafa JS. Deep venous thrombosis and surgery. Rev Col Bras Cirurgiões. 1995; XXI:340-9.
Comerota AJ. Venous thromboembolism. In: Rutherford RB. Vascular surgery. 4. ed. Philadelphia: W.B. Saunders; 1995; 1.785-814.
Crowther MA, Ginsberg JS, Julian J et al. A comparison of two intensities of warfarin for the prevention of recurrent thrombosis in patients with the antiphospholipid antibody syndrome. N Engl J Med. 2003; 349(1):133-8.
DeWeese JA. Doença venosa e linfática. In: Schwartz SI. Princípios de cirurgia. 3. ed. Rio de Janeiro: Guanabara Koogan; 1981; 1056.
DeWeese JA, Rogoff SM. Plebographic pattern of acute deep venous thrombosis of the leg. Surgery. 1993; 53:99.
Du Breuil AL, Umland EM. Outpatient management of anticoagulation therapy. American Family Physician. 2007; 75(7):1031-42.
Duckert F, Muller G, Myman D et al. Treatment of deep vein thrombosis with streptokinase. Br Med J. 1975; 1:479.
EINSTEIN Investigators, Bauersachs R, Berkowitz SD, Brenner B et al. Oral rivaroxaban for symptomatic venous thromboembolism. N Engl J Med. 2010; 363(26):2499-510.
Eskander MB, Limb D, Stone MH et al. Sequential mechanical and pharmacological thromboprophylaxis in the surgery of hip fractures. A pilot study. Int Orthop. 1997; 21(4):259-61.
Fields JM, Goyal M. Venothromboembolism. Emerg Med Clin N Am. 2008; 26:649-83.
Gavish I, Brenner B. Air travel and the risk of thromboembolism. Intern Emerg Med. 2011; 6(2):113-6. doi: 10.1007/s11739-010-0474-6. Epub 2010 Nov 6.
Goldhaber SZ. Venous thrombosis: prevention, treatment, and relationship to paradoxical embolization. Cardiol Clin. 1994; 12(3):505-16.
Grady-Benson JC, Oishi CS, Hanson PB et al. Postoperative surveillance for deep venous thrombosis with duplex ultrasonography after total knee arthroplasty. J Bone Joint Surg Am. 1994; 76(11):1649-57.
Hirsh J. Low-molecular-weight heparin. Thromb Haemost. 1993; 70(1):204-7.
Hirsh J, Genton E, Hull R. Venous Thromboembolism. New York: Grune & Straton; 1981:137.
Hirsh J, Levine MN. Low-molecular-weight heparin. Blood. 1992; 1-17.
Hull R, Delmore T, Carter C et al. Adjusted subcutaneous heparin versus warfarin sodium in the long-term treatment of venous thrombosis. New Engl J Med. 1982; 306:189.
Kakkar VV. The diagnosis of deep vein thrombosis using the 125I fibrinogen test. Arch Surg. 1972; 104:152.
Kakkar VV, Sasahara AA, Thomas DP. Treatment of versus thromboembolism. In: Bloon AL, Thomas DP. Haemostasis and Thrombosis. Edinburgh: Churchill Livingstone; 1981:684.
Lastoria D. Tromboflebite superficial. In: Maffei FHA. Doenças Vasculares Periféricas. Rio de Janeiro: Medsi; 1987:515.
Maffei FHA. Trombose venosa profunda dos membros inferiores. In: Maffei FHDA. Doenças vasculares periféricas. Rio de Janeiro: Guanabara Koogan; 2016. Vol. 2:1776.
Meissner MH, Gloviczki P, Comerota AJ et al. Society for Vascular Surgery; American Venous Forum. Early thrombus removal strategies for acute deep venous thrombosis: clinical practice guidelines of the Society for Vascular Surgery and the American Venous Forum. J Vasc Surg. 2012; 55(5):1449-62.
Nelson-Piercy C, Letsky EA, de-Swiet M. Low-molecular-weight heparin for obstetric thromboprophylaxis: experience of sixty-nine pregnancies in sixty-one women at high risk. Am J Obstet Gynecol. 1997; 176(5):1062-8.
Paschoa AF, Almeida LFG. Trombose venosa profunda. In: Brito CJ. Cirurgia vascular – cirurgia endovascular, angiologia. Rio de Janeiro: Revinter; 2014. Vol. 2:2035.
Pirandoni P, Lesing AWA, Bull HR et al. Comparison of subcutaneous low-molecular-weight heparin with intravenous standard heparin in proximal deep vein thrombosis. Lancet. 1992; 339:441.
Pires MTB. Trombose venosa dos membros inferiores. In: Manual de urgências em cardiologia. Rio de Janeiro: Medsi; 1992; 223.
Sanders RJ, Glasser JL. Clinical uses of venography. Angyology. 1969; 20:338.
Sevitt S. Pathology and pathogenesis of deep veins thrombosis. In: Poller L. Recent advances in thrombosis. Edinburgh: Churchill Livingstone; 1973:17.

Sproul EE. Carcinoma and venous thrombosis: frequency of association of carcinoma in body or trail of pancreas with multiple thrombosis. Am J Cancer. 1938; 34:566.

Stewart GJ, Stem HR, Schaub RG. Endothelial alterations, deposition of blood elements and increased accumulation of 125I albumin in canine jugular veins following abdominal surgery. Tromb Res. 1978; 12:555.

Thery C, Bauchart JJ, Lesenne M et al. Predictive factors of effectiveness of streptokinase in deep venous thrombosis. Am J Cardiol. 1992; 69:117.

Tran H, McRae S, Ginsberg J. Anticoagulant treatment of deep vein thrombosis and pulmonary embolism. Cardiol Clin. 2008; 26:235-50.

Turpei AGG. New therapeutic opportunities for heparins: what does low-molecular-weight heparin offer? J Thrombosis Thrombolysis. 1996; 3:145.

Vandenbroucke JP, Rosing J, Bloemenkamp KWM et al. Medical progress: oral contraceptives and the risk of venous thrombosis. N Engl J Med. 2001; 344:1.527-35.

Weitz JI, Lensing AWA, Prins MH et al; EINSTEIN CHOICE Investigators. Rivaroxaban or Aspirin for Extended Treatment of Venous Thromboembolism. N Engl J Med. 2017; 376(13):1211-22. doi: 10.1056/NEJMoa1700518. Epub 2017.

Welch G, Mickell Jr DW, Silverstein P et al. The role of catheter composition in the development of thrombophlebitis. Surg Gynecol Obstet. 1974; 138:412.

Wells PS et al. Evaluation of D-Dimer in the diagnosis of suspected deep-vein thrombosis. N Engl J Med. 2003; 1227-35.

TROMBOEMBOLISMO PULMONAR

Thiago Horta Soares
Jefferson Torres Moreira Penna
Suely Meireles Rezende

I. **Introdução.** O tromboembolismo pulmonar (TEP) é uma doença grave e potencialmente fatal. Decorre de obstrução da artéria pulmonar ou de um dos seus ramos por trombo, tumor, corpo estranho, ar ou gordura, originários de qualquer parte do corpo. Esta revisão abordará somente o TEP decorrente de trombo.
O TEP é um dos tipos de apresentação do tromboembolismo venoso (TEV), que também abrange a trombose venosa profunda (TVP). Apesar de o TEP e a TVP serem manifestações da mesma doença, sua apresentação clínica, gravidade e prognóstico diferem. Além disso, a apresentação clínica do TEP varia e frequentemente é inespecífica, o que faz com que o diagnóstico seja difícil, e a doença, subdiagnosticada.
A incidência de TEP na população geral é de aproximadamente 0,4 por 1.000 pessoas/ano. O TEP é a principal causa prevenível de morte hospitalar e de morte materna em países desenvolvidos. Estudos de necropsia revelam prevalência de TEP em 10 a 20% dos óbitos ocorridos em hospitais gerais, tanto como causa principal quanto como causa coadjuvante da morte.
Estudos realizados no Brasil a partir de necropsias mostram prevalência variável de TEP. No período de 1979 a 1995, Golin et al. realizaram levantamento em mais de 16.000 necropsias e encontraram TEP em 4,7% dos casos, sendo o TEP considerado a causa da morte em 68% deles. Menna-Barreto et al., ao avaliarem 767 necropsias na cidade de Porto Alegre, entre 1985 e 1995, observaram TEP em 3,9% dos casos; desses, o TEP foi a causa da morte em 10%. Yoo et al. revisaram 4.813 necropsias realizadas no Hospital das Clínicas da Faculdade de Medicina de Botucatu entre 1979 e 1988; encontraram TEP em 512 casos (10,6%), dos quais foi considerado causa de óbito em 212 pacientes (41,4%).
Em casos graves, o óbito pode sobrevir nas primeiras horas após a ocorrência de TEP. Assim, a identificação de fatores de risco e a suspeita clínica são essenciais para prevenção, diagnóstico precoce e tratamento.

II. **Fisiopatologia.** Em condições fisiológicas, há um equilíbrio dinâmico entre fatores pró- e anticoagulantes. A fisiopatologia da trombose foi descrita por Rudolf Vichow no século 19 e inclui os estados de hipercoagulabilidade, a estase venosa e o dano endotelial – mecanismos sobre os quais atuam diversos fatores de risco, de maneira isolada ou associada (Quadro 46.1).
No caso do TEP, os trombos formados no sistema venoso profundo podem se desprender e obstruir a artéria pulmonar ou um de seus ramos proximais ou distais; em cerca de 80% dos casos, existem sinais de TVP, mesmo que subclínicos. A interrupção total ou parcial do fluxo sanguíneo para o leito vascular pulmonar resultará em alterações respiratórias e/ou hemodinâmicas de intensidade variável, conforme o calibre do vaso ocluído, bem como as condições prévias do aparelho cardiorrespiratório.
Do ponto de vista respiratório, a oclusão vascular leva a um déficit perfusional, formando espaço morto intrapulmonar. Assim, de maneira incompleta, a ventilação dessa área participa do processo de troca gasosa. A redução do fluxo sanguíneo provoca hipoxemia broncoalveolar e liberação de mediadores químicos, levando

a broncoconstrição da área afetada, um mecanismo fisiológico que reduz a ventilação desnecessária nessa região. Hipocapnia e alcalose respiratória decorrentes de hiperventilação secundária ao aumento do espaço morto podem estar presentes. Aproximadamente 2 a 3 h após a oclusão vascular, inicia-se redução do surfactante tecidual, substância envolvida na manutenção da integridade dos alvéolos; em 15 a 24 h ocorrem colapso alveolar e atelectasia congestiva, expressão morfológica da instabilidade alveolar. Estas alterações respiratórias são consequência da perfusão de áreas pulmonares pouco ventiladas, e resultam em hipoxemia arterial.

A **consequência hemodinâmica** inicial do TEP grave é redução do leito vascular pulmonar, que aumenta a resistência ao fluxo sanguíneo, com consequente hipertensão pulmonar. Além disso, poderá ocorrer redução da pré-carga e da pós-carga do ventrículo esquerdo, devido tanto à hipertensão pulmonar quanto ao desvio do septo interventricular para a esquerda. Estas alterações podem ocasionar, em casos extremos, falência aguda ou disfunção do ventrículo direito, através de sobrecarga e isquemia deste e, em consequência, redução do débito cardíaco. Os fatores determinantes das consequências hemodinâmicas do TEP são o grau da obstrução, o calibre do vaso comprometido, os mecanismos humorais reflexos e, principalmente, as condições clínicas prévias do paciente.

Estima-se que, para que ocorra elevação significativa da pressão arterial pulmonar e da síndrome do *cor pulmonale agudo*, seja necessário o comprometimento de pelo menos 50% do leito vascular pulmonar em pacientes previamente hígidos. Sabe-se

Quadro 46.1 Fatores de risco adquiridos e hereditários para tromboembolismo venoso.

Hereditários	Deficiência dos anticoagulantes naturais (proteína C, proteína S e antitrombina) Mutação no fator V de Leiden Mutação no gene da protrombina *G20210A*
Adquiridos	Idade avançada Cirurgia com mais de 30 min de anestesia História prévia de tromboembolismo venoso Câncer em atividade ou em quimioterapia Imobilização Viagem prolongada Doença neurológica incapacitante Insuficiência cardíaca congestiva Doença pulmonar obstrutiva crônica Uso de contraceptivos orais combinados e terapia de reposição hormonal Síndrome nefrótica Síndrome do anticorpo antifosfolipídio Cateterização venosa central Infecção Doença inflamatória intestinal Doenças autoimunes Obesidade Cirurgia e pós-operatório Neoplasias mieloproliferativas Hemoglobinúria paroxística noturna Plaquetopenia induzida por heparina

Fonte: adaptado de Geerts et al., 2008.

que, mesmo com obstrução total do fluxo sanguíneo, é rara a ocorrência de necrose do parênquima pulmonar; o mais comum é hemorragia intra-alveolar. Este fenômeno é explicado pelas inter-relações das circulações arteriais pulmonares e brônquicas. Há maior frequência de infarto pulmonar em pacientes com insuficiência cardíaca congestiva (ICC), doença pulmonar obstrutiva crônica (DPOC) e estenose mitral. A Figura 46.1 ilustra a fisiopatologia do TEP grave.

III. **História natural.** Após o episódio agudo, dois mecanismos promovem o restabelecimento do fluxo vascular: o sistema fibrinolítico e o processo de organização do trombo. O sistema fibrinolítico começa a atuar imediatamente, ao passo que a organização do trombo ocorre por volta do décimo dia. Na maior parte dos episódios, a ação simultânea ou isolada desses sistemas possibilita o restabelecimento integral da função do parênquima pulmonar. Pode ocorrer o desenvolvimento de circulação colateral brônquica e, nos casos em que persiste a oclusão da artéria pulmonar, a nova circulação restabelece o fluxo sanguíneo e a produção de surfactante, readquirindo a estabilidade alveolar e desfazendo as atelectasias. Este processo se completa em 2 a 3 semanas, período em que desaparecem as alterações radiológicas. Os infartos pulmonares podem regredir depois da recanalização dos trombos; outros se retraem, podendo deixar cicatrizes fibróticas, cuneiformes, ou espessamentos pleurais. Nesses casos, não é infrequente a sobreposição de processos infecciosos.

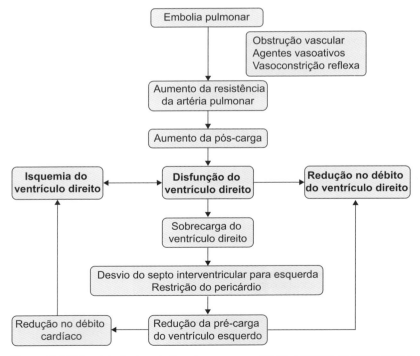

Figura 46.1 Fisiopatologia da embolia pulmonar grave. (*Fonte*: adaptada de Wood, 2002.)

IV. Diagnóstico clínico. A apresentação clínica do TEP pode ser inespecífica, exigindo do médico atenção e constante suspeição diagnóstica. Podem ser registrados desde quadros oligossintomáticos, dispneia, dor torácica do tipo pleurítico, até síncope e morte súbita. Além disso, várias doenças fazem parte do diagnóstico diferencial de TEP (Quadro 46.2).

Quadro 46.2 Diagnóstico diferencial de tromboembolismo pulmonar.

Pneumonia	Asma aguda
Doença pulmonar obstrutiva crônica	Câncer pulmonar
Atelectasia	Infarto agudo do miocárdio
Derrame pleural	Pneumotórax
Bronquiectasia	Arritmia cardíaca
Hiperventilação psicogênica	Edema pulmonar
Bronquite aguda	Choque séptico
Dor muscular	Tamponamento cardíaco
Pleurite aguda	Dissecção de aorta
Pericardite aguda	Costocondrite

A dispneia e a dor torácica são os sintomas mais frequentes e ocorrem em 73% e 60% dos pacientes, respectivamente. A dispneia tem início súbito, sendo de intensidade variável, pode ser paroxística ou constante e impossibilitar a deambulação nos casos graves. É possível observar dor torácica com características de angina de peito nos casos de maior gravidade, devido à sobrecarga aguda do ventrículo direito e consequente isquemia miocárdica. Além dessas, é possível a ocorrência de tosse, que pode estar acompanhada de hemoptise, o que acontece mais comumente em pacientes com infarto ou hemorragia pulmonares.

Quando o diagnóstico não é realizado prontamente, os pacientes podem apresentar dispneia progressiva por várias semanas ou meses, ou ser rotulados como bronquíticos ou enfisematosos, portadores de insuficiência cardíaca com coração "normal", ou até mesmo como psiconeuróticos.

No paciente com TEP, o exame físico pode ser normal. Entretanto, alguns sinais podem estar presentes e devem levantar suspeita da doença. Taquicardia é um achado frequente, e atrito pleural pode estar presente em casos de infarto pulmonar. No TEP maciço, é possível observar apresentações clínicas de insuficiência ventricular direita, tais como ingurgitamento jugular, aumento do componente pulmonar da segunda bulha cardíaca e pulso paradoxal.

Em suma, na maioria dos casos de TEP, as apresentações clínicas e os achados do exame físico, isoladamente, são insuficientes para confirmar o diagnóstico. Assim, nas últimas décadas foram criados escores de predição de probabilidade clínica de TEP, na tentativa de guiar o diagnóstico e sua propedêutica.

Ceriani et al. realizaram metanálise em que avaliaram a acurácia de nove diferentes tipos de modelo de escore de predição clínica para TEP (Quadro 46.3). A conclusão foi de que a acurácia para a probabilidade clínica de TEP é semelhante nos escores de Wells, Genebra revisado e Genebra simplificado. Estes escores tornaram-se ferramentas relevantes para abordagem diagnóstica de TEP, como será discutido a seguir.

Quadro 46.3 Escores de probabilidade clínica para o diagnóstico de tromboembolismo pulmonar.

Genebra revisado	Pontos	Genebra simplificado	Pontos	Wells	Pontos
Idade > 65 anos	1	Idade > 65 anos	1	Sinais de TVP	3
História prévia de TEV	3	História prévia de TEV	1	Cirurgia recente ou imobilização	1,5
Cirurgia ou fratura no último mês	2	Cirurgia ou fratura no último mês	1	Frequência cardíaca > 100 bpm	1,5
Neoplasia em atividade	2	Neoplasia em atividade	1	História prévia de TEV	1,5
Frequência cardíaca de 75 a 94 bpm ≥ 95 bpm	3 5	Frequência cardíaca de 75 a 94 bpm ≥ 95 bpm	1 1	Diagnóstico alternativo menos provável do que de TEP	3
Dor à palpação da perna e edema unilateral	4	Dor à palpação da perna	1	Malignidade	1
Dor unilateral de membro inferior	3	Dor unilateral de membro inferior	1	Hemoptise	1
Hemoptise	2	Hemoptise	1	**Probabilidade clínica**	
Probabilidade clínica		**Probabilidade clínica**		Baixa	< 2
Baixa	0 a 3	Baixa	0 a 1	Intermediária	2 a 6
Intermediária	4 a 10	Intermediária	2 a 4	Alta	> 6
Alta	≥ 11	Alta	≥ 5	TEV improvável	≤ 4
				TEV provável	> 4

bpm: batimentos por minuto; TEV: tromboembolismo venoso; TVP: trombose venosa profunda (*Fonte*: adaptado de Ceriane et al., 2010).

V. **Diagnóstico complementar.** Em diversos testes, o TEV pode provocar alterações inespecíficas. Assim, as corretas indicações e interpretação desses testes devem basear-se no raciocínio clínico e nos achados ao exame físico; com isso, evita-se a indicação desnecessária de exames que pouco ou nada interferem na decisão médica, além de onerar o sistema.
  A. **Exames complementares diagnósticos | Métodos de imagem.** Os exames mais importantes para o diagnóstico objetivo de TEV, em ordem decrescente, são angiotomografia computadorizada do tórax (angio-TC), cintigrafia pulmonar de ventilação/perfusão e angiografia pulmonar.
    1. **Angiotomografia computadorizada do tórax.** A angio-TC superou a cintigrafia de ventilação/perfusão na propedêutica do TEP e vem sendo amplamente utilizada na investigação de pacientes sob suspeita clínica de TEP. O desenvolvimento de aparelhos com multidetectores possibilitou a realização mais rápida do exame, reduzindo os artefatos que prejudicam a sua avaliação, além de aumentar sua resolução e acurácia.

    Tais avanços facilitaram o diagnóstico de obstrução em vasos de calibre mais fino, melhoraram o estudo de estruturas mediastinais e levaram a maior concordância entre observadores. Courtney et al., ao estudarem a concordância da avaliação independente entre observadores à angio-TC de tórax em 492 pacientes com sintomas de TEP, observaram total concordância em 87,2% dos casos e discordância completa em 2,6% dos casos. A estatística *kappa* foi de 0,75, considerado um bom índice de concordância. No entanto, discute-se se esse acréscimo de acurácia levaria a aumento dos diagnósticos de TEP subsegmentar, sem significado clínico. A angio-TC apresenta a desvantagem de exigir contrastes intravenosos e de expor o paciente à radiação ionizante; além disso, deve ser realizada com cautela na vigência de insuficiência renal e em gestantes.

Estudos recentes reforçam a influência da probabilidade clínica sobre o valor preditivo da angio-TC. Em pacientes com baixa probabilidade clínica de TEP, um exame normal apresenta valor preditivo negativo (VPN) de cerca de 96%; em pacientes com alta probabilidade clínica, o VPN cai para 60%.

2. **Cintigrafia pulmonar de ventilação/perfusão.** A cintigrafia de perfusão pulmonar utiliza-se de macroagregados de albumina ou microesferas marcadas com tecnécio-99. Este material promove obstrução de aproximadamente 0,1% do leito vascular pulmonar, identificando áreas com defeito perfusional. Sua interpretação deve ser feita com o auxílio da radiografia de tórax, uma vez que seu valor diminui quando existem alterações pulmonares prévias, contexto em que sua indicação é discutível. A cintigrafia de perfusão ocupa posição estratégica quanto às decisões diagnósticas diante de TEP. Diversos estudos prospectivos mostram que, quando normal, a cintigrafia exclui embolia pulmonar clinicamente significativa, e a anticoagulação não deve ser mantida. Contudo, um elevado número de casos apresenta resultados inconclusivos, principalmente em idosos. Uma cintigrafia perfusional alterada é inespecífica, uma vez que pode ser resultante de condições que provocam diminuição da radiotransparência à radiografia de tórax (p. ex., pneumonia, atelectasia e derrame pleural), ou redução regional da ventilação com radiografia do tórax normal (DPOC, asma e bronquite, por exemplo).

A cintigrafia de ventilação utiliza-se de gases radioativos, como Xe^{133} e Xe^{127}, ou aerossol de Tc^{99}, com objetivo de aumentar a especificidade de uma perfusão anormal, diferenciando oclusão embólica dos vasos pulmonares de defeitos de perfusão relacionados com alteração primária da ventilação. Portanto, parte-se da premissa de que defeitos de perfusão acompanhados de ventilação normal (discordância V-Q) são decorrentes de TEP, ao passo que alterações com "concordância V-Q" podem decorrer tanto de TEP quanto de outras condições que alterem a ventilação pulmonar. A cintigrafia de ventilação é útil na vigência de defeito de perfusão significativo (superior a 75% de um segmento pulmonar), acompanhado de discordância V-Q (86% de TEP à arteriografia pulmonar). São consideradas não diagnósticas situações intermediárias como defeitos perfusionais subsegmentares com discordância V-Q, defeitos de perfusão com alteração local da radiografia de tórax, defeitos perfusionais com concordância V-Q.

3. **Radiografia do tórax.** Anormalidades na radiografia do tórax são comuns, principalmente em pacientes idosos. Entretanto, a TC tem baixas sensibilidade e especificidade para o diagnóstico de TEV, e maior utilidade para o diagnóstico diferencial de condições como pneumonia, insuficiência cardíaca e pneumotórax. Embora apresente resultado normal em aproximadamente 20% dos casos de TEP, a TC deve ser **sempre** solicitada em pacientes que forem submetidos à cintigrafia pulmonar.

Na literatura, existe grande variabilidade de resultados quanto à incidência de alterações radiológicas na vigência de TEP. Acredita-se que um dos motivos dessa variabilidade tenha relação com o tempo decorrido entre o início do TEP e a realização da radiografia, visto que a ocorrência de atelectasia congestiva – provavelmente a alteração mais encontrada – se dá somente 12 a 24 h a partir do TEP. Por outro lado, o infarto pulmonar pode apresentar-se como consolidação parenquimatosa, caracteristicamente sem broncograma aéreo, associado ou não a derrame pleural (presente em 47% dos casos). Áreas de hipoperfusão pulmonar (sinal de Westermark) são raras (Figura 46.2). Imagens cuneiformes (sinal de Hampton) e dilatação da artéria pulmonar (sinal de Palla) estão entre as alterações descritas, assim como cardiomegalia (em até 50% dos casos).

4. **Ressonância magnética.** A ressonância magnética raramente é utilizada para o diagnóstico de TEP devido a sua baixa sensibilidade (77 a 84%), principalmente para TEP subsegmentar (40%). É indicada diante de suspeita de TEP em pacientes em quem não se pode realizar angio-TC nem cintigrafia. Tem como vantagens os fatos de não requerer o uso de contraste iodado e de possibilitar a visualização das artérias pulmonares sem exposição a radiação. Sua execução requer tempo prolongado, e está contraindicada em pacientes com nefropatia terminal, em vista do risco de causar fibrose sistêmica nefrogênica. É ainda contraindicada a pacientes com claustrofobia e portadores de marca-passo, válvulas cardíacas metálicas ou dispositivos implantados.

5. **Ecocardiograma.** O ecocardiograma bidimensional transtorácico (ECOTT) não é um exame diagnóstico de TEP e não deve ser realizado rotineiramente em pacientes hemodinamicamente estáveis sob suspeita de TEP. Entretanto, é uma ferramenta importante para avaliação da função do ventrículo direito em pacientes hemodinamicamente instáveis sob suspeita de TEP grave. Parece, ainda, ter valor prognóstico. Apresenta como vantagens os fatos de ser de simples execução e a possibilidade de ser realizado à beira do leito. Permite,

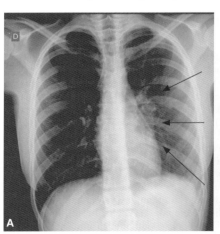 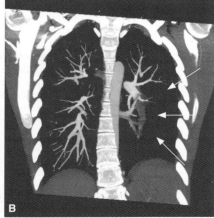

Figura 46.2 Embolia pulmonar em radiografia e angiotomografia de tórax. **A**. Radiografia de tórax com sinal de Westermark: redução da trama vascular ou oligoemia em hemitórax esquerdo (*setas*). **B**. Angiotomografia de tórax: trombo ocluindo artéria pulmonar esquerda com ausência de fluxo sanguíneo distal (*setas*). (*Fonte*: imagem gentilmente cedida pelo Dr. Wanderval Moreira, Serviço de Diagnóstico de Imagem – Hospital Mater Dei, Belo Horizonte, MG.)

ainda, a avaliação de diagnósticos diferenciais como tamponamento cardíaco, aneurisma dissecante de aorta e disfunção valvular aguda. Em casos de TEP grave, podem ser encontradas hipertensão arterial pulmonar, movimentação anormal do septo interventricular, regurgitação tricúspide, hipocinesia e dilatação de ventrículo direito. Já o ecocardiograma transesofágico (ECOTE) pode permitir a visualização de trombos localizados no interior de câmaras direitas, chamados "êmbolos em trânsito", no tronco da artéria pulmonar ou em seus ramos principais, com sensibilidade de 98% e especificidade de 86%. Além disso, relações entre os diâmetros dos volumes diastólicos finais dos ventrículos direito e esquerdo (VD/VE) entre 0,9 e 1,0 estão associadas a mortalidade, com um risco relativo de 2,5 (intervalo de confiança [IC] 95%, 1,2 a 5,5).

6. **Arteriografia pulmonar.** A arteriografia pulmonar (AGP) foi, durante muitos anos, o procedimento padrão-ouro para o diagnóstico de TEP. Entretanto, com o advento da angio-TC, sua indicação ficou reservada a casos de diagnóstico duvidoso de TEP após realização de angio-TC e/ou cintigrafia. Trata-se de um procedimento útil em situações em que há contraindicação à anticoagulação e que demandam intervenção invasiva, tais como embolectomia ou trombólise guiada por cateter. Os critérios adotados como diagnóstico são: defeito de enchimento constante em vários filmes e/ou terminação abrupta de um vaso com diâmetro superior a 2 mm. Ultimamente, a acurácia e a segurança do método têm apresentado melhora com o cateterismo seletivo, uso de cateteres mais finos e o emprego da técnica de subtração digital, que possibilita a infusão de menores volumes de contraste, e reduz os riscos. Contudo, trata-se de um método invasivo, pouco utilizado e que não está isento de riscos, embora seu uso pareça seguro em pacientes hemodinamicamente estáveis.

7. **Duplex-scan venoso.** O *duplex-scan* venoso não deve ser realizado rotineiramente como teste diagnóstico inicial em pacientes sob suspeita de TEP. Está indicado nos casos em que o diagnóstico de TEP por angio-TC e/ou cintigrafia é inconclusivo, ou em que esses testes estejam contraindicados. O *dupplex-scan* venoso apresenta a vantagem de não requerer a administração de contraste e de não expor o paciente a radiação, e está bem indicado na investigação de TEP em gestantes. Tem sensibilidade e especificidade superiores a 90% para TVP proximal. Sua sensibilidade é bastante reduzida nos casos de TVP distal. O exame é considerado positivo mediante visualização do trombo e/ou redução da compressibilidade das veias profundas dos membros inferiores.

B. **Outros exames.** Diversos exames podem apresentar alteração inespecífica na vigência de TEP; contudo, o conjunto de mudanças pode contribuir para o diagnóstico.

A **gasometria arterial** tem baixa especificidade e moderada sensibilidade para o diagnóstico de TEP – portanto, é insuficiente para se confirmar ou descartar o diagnóstico. Hipoxemia é uma alteração comum, embora pouco específica, com valor preditivo negativo de 68%. A pressão arterial de oxigênio (PaO_2) obtida por meio de gasometria arterial apresenta sensibilidade de 80%. A presença de hipoxemia em paciente com radiografia de tórax normal deve levantar suspeita de TEP. Podem estar presentes, ainda, hipocapnia e alcalose respiratória. A gasometria tem valor prognóstico na presença de TEP. Presença de hipoxemia ou oximetria de pulso com valor abaixo de 95% ao diagnóstico de TEP está associada a maior mortalidade, choque e insuficiência respiratória. Assim, todo paciente sob suspeita de TEP e hipoxemia deve ser internado. Pode-se também encontrar hipoxemia em outras doenças, tais como pneumonia e doença pulmonar obstrutiva crônica

(DPOC), que será confirmada pela oximetria de pulso. Para o diagnóstico de TEP, não está indicada avaliação da função pulmonar.

Os achados ao **eletrocardiograma** são inespecíficos, mas úteis para mostrar sinais indiretos de gravidade e descartar a presença de outras patologias, como infarto agudo do miocárdio. A principal alteração encontrada é taquicardia sinusal. Geibel et al. analisaram uma coorte prospectiva de 508 pacientes admitidos com TEP; a ocorrência de arritmias atriais, bloqueio completo de ramo direito e alterações no segmento ST apresentaram associação com mortalidade em 30 dias. Alterações eletrocardiográficas sugestivas de sobrecarga de VD (p. ex., desvio do eixo para a direita, bloqueio de ramo direito e existência de onda S em D_1, onda Q em D_3 e inversão de onda T nas derivações inferiores ([**$S_1Q_3T_3$**]) têm relação com quadros graves. Com quaisquer alterações anteriores, o valor preditivo positivo para sobrevida após TEP é de 30%.

O **dímero D** é um produto da degradação da fibrina pela plasmina e, após a formação de um trombo, encontra-se em níveis elevados precocemente. Sua meia-vida no plasma é de aproximadamente 8 h, e seus níveis permanecem elevados por até 15 dias após o evento tromboembólico. Entretanto, o exame do dímero D altera-se em quaisquer processos nos quais ocorram ativação da coagulação e fibrinólise, entre os quais citamos eventos tromboembólicos, inclusive TEP, câncer em atividade, estados pós-operatórios, infecções, traumatismo, sangramentos, gravidez, estados inflamatórios e idade avançada.

Várias técnicas estão disponíveis; são recomendados os métodos quantitativos ou semiquantitativos de alta sensibilidade, baseados em imunoturbidimetria, aglutinação por látex, ou ELISA. Estes ensaios são preferidos devido a suas elevada sensibilidade e rapidez na realização (10 a 30 min). Isso promove tomada de decisões imediatas em relação à realização ou não dos testes de imagem. Para estes ensaios, em geral um nível ≥ 500 ng/mℓ é considerado positivo e < 500 ng/mℓ é considerado negativo. Em metanálise de 108 estudos, os ensaios preferidos (p. ex., ELISA semiquantitativo rápido) foram associados a maior sensibilidade (96% *versus* 90%) e valor preditivo negativo (98% *versus* 95%) quando comparados a outros ensaios para o teste de dímero D. A sensibilidade do dímero D é menor nos pacientes com TEP subsegmentar, em comparação aos pacientes com TEP extenso, lobar ou segmentar (53% *versus* 93%). Em pacientes com baixa ou moderada probabilidade clínica de TEV pelo escore de Wells, resultado negativo do dímero D afasta TEP com grande segurança, com valor preditivo negativo de até 99,6%. Contudo, resultados positivos não confirmam o diagnóstico de TEV, o que reforça a necessidade de uma avaliação criteriosa para solicitação e interpretação desse teste. Além disso, determinados grupos de pacientes (p. ex., os hospitalizados, instáveis, idosos e gestantes) foram pouco estudados, o que torna esta estratégia questionável nesses casos. Alguns estudos têm avaliado pontos de corte mais elevados do dímero D, associados a escores clínicos preditivos de alto risco como estratégia para diagnóstico de TEV. Recentemente, vários autores estudaram pontos de corte para o dímero D em diferentes idades. O dímero D ajustado pela idade propõe que, em pacientes acima de 50 anos, seja multiplicado o valor de 10, obtendo-se novo valor de referência. Tal estratégia tem como objetivo aumentar a especificidade do exame acima dessa população etária, diminuindo o número de falso-positivos e de exames de imagem necessários. Os resultados ainda requerem validação. A maior utilidade do dímero D se explica quando usado em conjunto com critérios de suspeição clínica (Quadro 46.3) para geração dos escores de predição de probabilidade clínica de TEP (Figura 46.3).

Capítulo 46 | Tromboembolismo Pulmonar

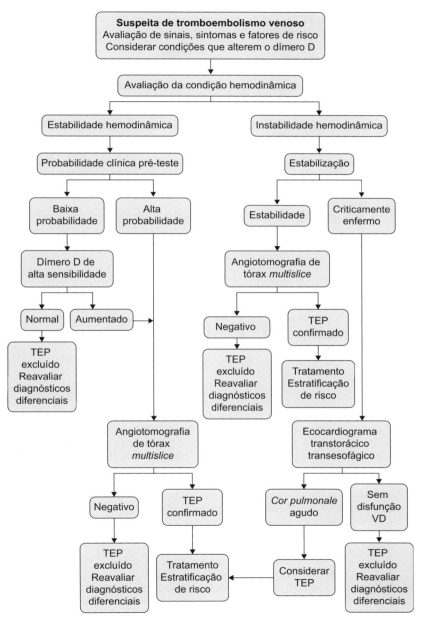

Figura 46.3 Abordagem do paciente sob suspeita de tromboembolismo pulmonar. TEP: tromboembolismo pulmonar; VD: ventrículo direito (*Fonte*: adaptada de Soares e Rezende, 2011)

Outros exames laboratoriais, tais como biomarcadores de sobrecarga cardíaca, **troponina I/T** e **peptídio natriurético cerebral** (BNP-NT-pró-BNP), não têm valor no diagnóstico; mas estudos mostram que, quando mostram resultados elevados, têm relação com pior prognóstico.

VI. **Abordagem diagnóstica.** O diagnóstico de TEV apresenta elementos de incerteza e dificuldade. O TEP enquadra-se em um grupo muito especial de doenças, o qual, embora tratável, é potencialmente letal, com extenso número de condições de diagnósticos diferenciais (Quadro 46.2). Uma abordagem sistematizada, que associa o uso de escore de predição de probabilidade clínica a testes complementares, facilita o uso racional dos métodos propedêuticos disponíveis e melhora a acurácia diagnóstica (Figura 46.3).

VII. **Estratificação de risco.** A estratificação de risco é medida fundamental na abordagem de TEP, uma vez que os eventos fatais são mais comuns nas primeiras horas do início dos sintomas. Além disso, o tratamento ambulatorial e a alta precoce têm sido estudados em pacientes de baixo risco de óbito, tornando ainda mais importante uma adequada estratificação.

A avaliação clínica é uma maneira simples e reprodutível de se identificarem as apresentações graves. A repercussão hemodinâmica e os sinais de insuficiência aguda de ventrículo direito têm associação com o prognóstico. Estudos mostram que os escores obtidos a partir de dados clínicos são válidos e conseguem estratificar os pacientes com relação à mortalidade. O *Pulmonary Embolism Severity Index* (PESI) utiliza 11 variáveis, entre elas duas demográficas, seis de sinais clínicos e três de comorbidade, para avaliação do risco de óbito em 30 e em 90 dias. Os pacientes são divididos em cinco categorias de risco, com o gradiente de mortalidade variando de 1,1% (classe I) a 24,5% (classe V). O valor preditivo negativo de óbito em pacientes de baixo risco, grupos I e II, é de 98 a 99%. Recentemente, foi desenvolvido o PESI simplificado (Quadro 46.4), cuja acurácia parece ser semelhante à do modelo original, utilizando seis variáveis e atribuindo 1 ponto a cada variável, considerando-se baixo risco o grupo com 0 ponto.

Os exames de imagem também são importantes para estratificação do prognóstico. A aplicação da angio-TC do tórax não se restringe ao diagnóstico de TEP; este exame é também utilizado para avaliação de critérios de gravidade e de prognóstico. Entre os parâmetros mais estudados estão o índice de obstrução vascular pulmonar (Índice de Qanadli – IQ) e a relação entre o diâmetro do ventrículo direito e do ventrículo esquerdo (VDd/VEd). Estudos mostram associação entre IQ > 40% e relação VDd/VEd > 0,9 com necessidade de reanimação cardiorrespiratória, de ventilação mecânica, uso de fármacos vasopressores ou trombolíticos, além de óbito. A avaliação desses marcadores apresentaria a vantagem da avaliação diagnóstica e prognóstica em um só exame, embora os resultados sejam controversos.

Outros marcadores estudados são a troponina I/T, o pró-BNP, o BNP e o NT-pró-BNP – que, conforme mencionamos, funcionam como indicadores de sofrimento e sobrecarga do miocárdio e podem estar associados a desfecho desfavorável. Contudo, ainda não há consenso quanto à padronização de valores e a sua importância em pacientes com estabilidade hemodinâmica.

VIII. **Tratamento.** A abordagem inicial de um paciente com diagnóstico de TEP deverá levar em conta se o paciente encontra-se hemodinamicamente estável (maioria dos pacientes) ou não. O tratamento da maioria dos pacientes estáveis envolve instalação de acesso venoso periférico com ou sem infusão de líquidos, oxigenoterapia e anticoagulação empírica.

Quadro 46.4 Escores de gravidade do tromboembolismo pulmonar.

Variável	Escore PESI original	PESI simplificado
Dados demográficos		
Idade em anos	+Idade	1
Sexo masculino	+10	
Comorbidades		
Neoplasia prévia ou em atividade	+30	1
Insuficiência cardíaca congestiva	+10	1
Doença pulmonar crônica	+10	
Dados clínicos		
Frequência cardíaca acima de 110 bpm	+20	1
Pressão sistólica menor que 100 mmHg	+30	1
Frequência respiratória maior que 30 irpm	+20	
Temperatura axilar abaixo de 36°C	+20	
Alteração do nível de consciência*	+60	
Saturação de oxigênio menor que 90%**	+20	1

*Letargia, estupor ou coma, **com ou sem oxigênio suplementar. PESI: *Pulmonary Embolism Severity Index*; bpm: batimentos por minuto; irpm: incursões respiratórias por minuto. PESI Original – Classe I: 65 pontos ou menos; Classe II: 66 a 85 pontos; Classe III: 86 a 105 pontos; Classe IV: 106 a 125 pontos; Classe V: 126 pontos ou mais. PESI simplificado – Baixo risco: 0 ponto; Alto risco: 1 ou mais pontos. (*Fonte*: adaptado de Jiménez et al., 2010)

Pode-se dividir o tratamento de TEP agudo em duas etapas, que são, em geral, concomitantes:
A. **Medidas gerais.** Buscam garantir a estabilidade hemodinâmica, além de aliviar os sintomas associados ao TEP. A utilização de aminas vasoativas está indicada em casos de hipotensão arterial sistêmica ou choque cardiogênico associado. Oxigênio suplementar será fornecido por meio de cateter nasal na dose de 2 a 4 ℓ/min. A dor torácica deve ser aliviada com analgesia simples; se necessário, poderão ser empregados analgésicos opioides: tramadol, 50 mg por via oral (VO) de 8 em 8 h, ou codeína 30 mg de 6 em 6 h. O TEP pode se acompanhar de febre, que deve ser tratada com dipirona ou paracetamol, na dose de 500 mg VO de 6 em 6 h. Em caso de febre persistente, é necessário atentar para a possibilidade de infarto pulmonar infectado ou infecções secundárias associadas.
B. **Anticoagulação.** Constitui o tratamento inicial de escolha e deve ser realizada antes da confirmação diagnóstica em pacientes com quadro grave e alta probabilidade clínica de TEP e sem contraindicação a esses medicamentos. O principal objetivo da anticoagulação é evitar a extensão do trombo e prevenir reembolizações precoces e tardias. A exceção aplica-se aos pacientes com sangramento ativo ou alto risco de sangramento.

Atualmente, existem vários fármacos disponíveis, com diferentes características, mecanismos de ação e indicações. Das heparinas, a mais utilizada e recomendada é a **heparina de baixo peso molecular** (HBPM), que apresenta alta eficácia e segurança no tratamento de TEV.

A HBPM atua principalmente sobre o fator Xa, e tem pouco ou nenhum efeito sobre o fator IIa (trombina). Sua farmacocinética é mais previsível e há maior biodisponibilidade quando comparada às heparinas não fracionadas (HNF), e por isso dispensa o controle laboratorial na maioria dos casos. Além disso, há menor incidência de efeitos adversos (trombocitopenia imune, sangramento e osteoporose). Existem várias HBPMs disponíveis no mercado e suas propriedades não podem ser extrapoladas de uma para outra. Estudos de metanálise e revisão também mostraram benefício com relação à redução da mortalidade quando comparada à HNF em pacientes em tratamento de câncer, sendo o fármaco de primeira escolha para o tratamento de TEV nesse grupo. Em casos específicos – obesidade mórbida, gravidez e insuficiência renal –, a HBPM deve ser monitorada através de dosagem do fator anti-Xa, que deve ser solicitada 4 h após sua administração. As HBPMs devem ser usadas com cautela em pacientes com alteração da função renal, principalmente se o *clearance* de creatinina for menor que 30 mℓ/min, e em pacientes com contagem de plaquetas abaixo de 50.000/mm^3.

Entre as HBPMs, é possível citar as descritas a seguir.
1. **Enoxaparina.** A dose recomendada para o tratamento de TEV é de 1 mg/kg a cada 12 h, ou 1,5 mg/kg como injeção única, por via subcutânea (SC), a cada 24 h. Para tratamento de gestantes, recomenda-se a administração em duas doses, uma vez que, devido ao aumento da excreção renal, sua meia-vida se reduz.
2. **Dalteparina.** A dose recomendada para o tratamento de TEV é de 200 U/kg 1 vez ao dia SC.
3. **Nandroparina.** A dose recomendada para o tratamento de TEV é de 171 U/kg 1 vez ao dia SC.

O Quadro 46.5 lista as contraindicações absolutas e relativas dos anticoagulantes.

O **fondaparinux** é um pentassacarídeo sintético que inibe de maneira direta o fator Xa; sua meia-vida é de 17 h, o que possibilita a administração 1 vez ao dia. Estudos mostram desfecho similar com relação à recorrência de trombose, sangramento e mortalidade em 90 dias, quando comparado à HBPM no tratamento de TEP. Sua administração é feita por injeção subcutânea na dose de 5,0 mg em pacientes com menos de 50 kg, 7,5 mg em pacientes com 50 a 100 kg, e 10 mg em pacientes com mais de 100 kg.

Quadro 46.5 Contraindicações à terapia com anticoagulantes.

Absolutas	Hemorragia subaracnóidea
	Sangramento ativo
	Cirurgia cerebral, oftalmológica ou da medula espinal
	Hipertensão maligna
Relativas	Hemorragia digestiva recente
	Diáteses hemorrágicas
	Acidente vascular encefálico isquêmico recente
	Hipertensão grave
	Endocardite bacteriana
	Insuficiência renal grave
	Insuficiência hepática grave
	Cirurgia de grande porte recente

A **heparina não fracionada** (HNF) atua ligando-se à antitrombina, que é uma proteína anticoagulante natural. O complexo formado é um potente inibidor dos fatores de coagulação ativados (proteases): fatores XII_a, XI_a, X_a e II_a. A heparina deve ser administrada por via intravenosa, em infusão contínua, ou por via subcutânea; a dose inicial para adultos é de 5.000 UI ou de 80 UI/kg, mantendo-se uma infusão de 1.000 UI/h ou de 18 UI/kg/h. Os métodos atuais de monitoramento da terapêutica e atividade da HNF são subótimos, e o mais empregado é o tempo de tromboplastina parcial ativada (TTPa), que deve ser realizado após 6 h de infusão contínua, sendo a dose ajustada para manter o TTPa na faixa de 1,5 a 2,5 vezes o valor do controle (Quadro 46.6). Ajustes posteriores devem ser feitos a cada 6 h e, depois de alcançado o nível terapêutico, apenas 1 vez ao dia. Em caso em que não se dispunha de bomba de infusão, a administração de HNF por via subcutânea também se mostrou eficaz, mas tal uso não é frequente. A dose de ataque recomendada é de 333 U/kg, seguida de 250 U/kg a cada 12 h. O tempo mínimo de uso da heparina é de 5 dias, condicionado ao ajuste da anticoagulação oral.

A complicação mais frequente da heparinização é sangramento, que pode ocorrer em aproximadamente 5% dos pacientes. A trombocitopenia induzida pela heparina ocorre em 2,6% e 0,2% dos pacientes em uso de HNF e HBPM, respectivamente. Esta condição costuma ocorrer entre o 6º e o 12º dia após início do tratamento, e, paradoxalmente, pode manifestar-se por trombose arterial ou venosa. Dessa maneira, a contagem de plaquetas deve ser monitorada a partir do 5º dia de início do uso de qualquer heparina, enquanto durar o tratamento. Além disso, deve ser realizada uma contagem de plaquetas basal antes de se iniciar o uso de qualquer tipo de heparina.

Há décadas, têm sido utilizados antagonistas da vitamina K (AVKs) para tratamento agudo e profilaxia secundária por longo prazo de TEP; entre eles, é possível citar: dicumarol, acenocumarol, femprocumona e varfarina – esta, a mais utilizada em nosso meio. Os AVKs antagonizam a ação da vitamina K no fígado, necessária à síntese dos fatores II, VII, IX e X, mas também interferem na síntese das proteínas C e S, dois anticoagulantes naturais, também dependentes da vitamina K. Diversos medicamentos e alimentos interagem com estas medicações, seja diminuindo ou aumentando sua ação. Assim, recomenda-se uma dieta equilibrada e sem grandes variações, além de consulta ao médico assistente antes do uso de qualquer medicação associada a interação medicamentosa com AVKs.

Quadro 46.6 Controle da heparinização com heparina não fracionada.

TTPa	Dose de heparina
< 1,2	Acrescentar mais 400 UI/h à dose padrão
1,2 a 1,4	Acrescentar mais 200 UI/h à dose padrão
1,5 a 3,0	Dose padrão: 1.000 UI/h
3,1 a 4,0	Diminuir 100 UI/h da dose padrão
4,1 a 5,0	Diminuir 300 UI/h da dose padrão
> 5,0	Diminuir 500 UI/h da dose padrão

TTPa: tempo de tromboplastina parcial ativada; UI: unidades internacionais; h: hora.

A **varfarina** é um dos AVKs mais utilizados no Brasil. Para o tratamento de TEP, deve ser usada em associação com heparina. O pico de ação ocorre 36 a 72 h após o início do uso. A dose inicial é de 5 a 10 mg, administrada em dose única, e as doses subsequentes serão ajustadas para manter a Relação Normatizada Internacional (RNI) entre 2,0 e 3,0 na maioria dos casos de TEP. Entretanto, em casos raros (p. ex., TEP recorrente ou síndrome do anticorpo antifosfolipídio com trombose recorrente na vigência de uso de varfarina com RNI entre 2,0 e 3,0), pode ser necessário aumentar a RNI-alvo para 3,0 a 4,0. As heparinas e a varfarina deverão ser administradas em conjunto nos primeiros 5 a 7 dias da anticoagulação, devido ao efeito pró-trombótico inicial do AVK (decorrente da inibição das proteínas C e S) e ao tempo necessário para início do efeito do AVK. Assim que a RNI atingir o alvo, mantém-se a heparina por mais 2 dias e programa-se a suspensão do uso. A anticoagulação oral deve ser mantida pelo tempo mínimo de 3 meses, a depender do tipo e da gravidade do evento trombótico ou enquanto estiver presente o fator de risco que precipitou TEP. Se o fator predisponente for irreversível e o risco de evento trombótico grave for alto, a profilaxia secundária poderá ser mantida por tempo indefinido. Por ser um medicamento que atravessa a barreira placentária, a varfarina não deve ser usada durante a gravidez; nesses casos, deve ser substituída por HBPM (opção ideal) ou HNF, nas doses anteriormente descritas.

Os **novos anticoagulantes orais**, atualmente denominados **anticoagulantes orais alvo-específicos** ou **anticoagulantes orais diretos (da sigla em inglês, DOACs)**, atuam inibindo especificamente o fator Xa (**rivaroxabana** [Xarelto®], **apixabana** [Eliquis®], **edoxabana** [Lixiana®]) ou trombina (**dabigatrana** [Pradaxa®]) e têm sido largamente utilizados no tratamento de TEP. Excetuando-se a edoxabana, todos os demais estão registrados no Brasil. Em comparação com a varfarina, estes fármacos apresentam maior estabilidade, sem a necessidade de controle laboratorial, e podem, no caso da apixabana e da rivaroxabana, ser utilizados como monoterapia desde o início do tratamento de TEP sem necessidade de uso inicial de heparina. Entretanto, caso haja demora em iniciar o uso destas medicações, deve-se iniciar imediatamente o uso de heparina. As principais desvantagens dos DOACs referem-se à inexistência de um teste laboratorial validado para monitoramento de sua ação quando isto se faz necessário (p. ex., sangramento grave, necessidade de cirurgia de urgência) e seu alto custo quando comparado ao da varfarina. Além disso, só recentemente foi aprovado o primeiro antídoto para reversão do efeito da dabigatrana (idarucizumabe, Praxbind®), ainda não disponível no Brasil. O Quadro 46.7 detalha as características dos principais anticoagulantes orais.

As diretrizes do American College of Chest Physicians e da European Society of Cardiology indicam os DOACs como opção no tratamento de TEV. Entretanto, suas indicações devem ser restritas ao tratamento de TEV em grupos de pacientes incluídos nos estudos desses fármacos. Portanto, no presente, não devem ser usados para tratamento de TEP em pacientes com câncer, doença hepática, insuficiência renal com *clearance* de creatinina abaixo de 30 mℓ/min ou grávidas, até que novos estudos tenham sido realizados nesses grupos. Estudos de fase IV estão em andamento e irão avaliar a eficácia e segurança desses medicamentos em subgrupos e situações específicos.

Quadro 46.7 Características dos principais anticoagulantes orais.

	AVK	Inibidor IIa		Inibidores Xa	
	Varfarina	**Dabigatrana**	**Rivaroxabana**	**Apixabana**	**Edoxabana***
Alvo	II, VII, IX, X, proteínas C, S e Z	IIa	Xa	Xa	Xa
Dose	Variável: 2,5 a 10 mg	150 mg 2 vezes ao dia	15 mg BID/20 mg MID	10 mg 2 vezes ao dia/5 mg 2 vezes ao dia	60 mg MID
Disponibilidade oral	95 a 100%	7%	80%	66%	50%
Pico de ação	3 a 5 dias	0,5 a 2 h	2 a 4 h	1 a 3 h	1 a 2 h
Ligação proteica	> 99%	35%	90 a 95%	87%	40 a 60%
Meia-vida	36 a 42 h	12 a 14 h	9 a 13 h	9 a 14 h	9 a 10 h
Eliminação	90% hepática	Renal	30 a 60% renal; 30% hepática	25% renal; 50% fecal; 25% biliar	30 a 50% renal
Dialisável	Não	65%	Improvável	Improvável	Parcial
Interações	Várias	P-gp	P-gp, cit. P450	cit. P450	P-gp
Monitoramento	RNI	Não (TTPa, TT, ECT)	Não (TP, Fator Xa)	Não (fator Xa)	Não (fator Xa)
Antídoto	Vitamina K, PFC, CCP#	Antifibrinolíticos, carvão ativado oral, idarucizumabe** ou CCPa	Antifibrinolíticos, carvão ativado oral, CCP#	Antifibrinolíticos, carvão ativado oral, CCP#	Antifibrinolíticos, carvão ativado oral, CCP#

CCP: concentrado de complexo protrombínico; CCPa: CCP ativado; ECT: tempo de coagulação de ecarina; BID: duas vezes ao dia; MID: uma vez ao dia; TP: tempo de protrombina; TTPa: tempo de tromboplastina parcial ativada; TT: tempo de trombina; PFC: plasma fresco congelado. *Ainda sem registro no Brasil; **ainda não disponível no Brasil; #com quatro fatores (II, VII, IX e X). (*Fonte*: adaptado de Dittus, 2013)

Além disso, não devem ser usados em pacientes que tenham sido acometidos por TEP e se encontrem hemodinamicamente instáveis ou que apresentem TVP iliofemoral maciça. Neste caso, HNF venosa é o tratamento de escolha. A indicação de anticoagulação tem evoluído para um tratamento cada vez mais individualizado, e antes de sua prescrição devem ser consideradas situações específicas de cada paciente (Quadro 46.8).

C. **Agentes trombolíticos.** Os trombolíticos ou fibrinolíticos são medicamentos que promovem a dissolução de trombos e coágulos. Os efeitos benéficos sobre a oclusão arterial pulmonar são inegáveis; contudo, seu emprego é limitado pelo custo e, principalmente, pelo risco de complicações. A trombólise sistêmica é

Quadro 46.8 Variáveis e indicações de anticoagulação inicial e a longo prazo no tratamento de tromboembolismo venoso.

	Anticoagulante	Observação
Câncer	HBPM	HBPM, principalmente se doença metastática, TEV extenso, vômitos, em quimioterapia
Quando se quer evitar via parenteral	Rivaroxabana, apixabana	AVK, apixabana, edoxabana exigem terapia parenteral inicial
Quando se prefere dose única diária	Rivaroxabana, edoxabana, AVK	
Hepatopatia e distúrbio de coagulação	HBPM	DOACs contraindicados se RNI ampliada devido a doença hepática; AVK com controle prejudicado e RNI pode não refletir efeito antitrombótico
DRC (ClCr < 30 mℓ/min)	AVK	*Se ClCr ≥ 15 mℓ/min, apixabana ou edoxabana são opções. DOACs e HBPM são contraindicados em caso de DRC grave
Doença arterial coronariana	AVK, rivaroxabana, apixabana, edoxabana	Eventos coronarianos parecem ocorrer mais comumente com dabigatrana do que com AVK. Devem-se evitar antiagregantes plaquetários em pacientes em anticoagulação, devido ao risco aumentado de sangramento
Dispepsia ou sangramento do TGI	AVK, apixabana	Dabigatrana aumenta dispepsia; rivaroxabana, edoxabana e dabigatrana associam-se a mais sangramento do TGI do que AVK e apixabana
Baixa adesão	AVK	RNI auxilia na avaliação da adesão
Trombólise	HNF	Maior experiência, em comparação a outros fármacos
Necessidade de antídoto	AVK, HNF	

HBPM: heparina de baixo peso molecular; TEV: tromboembolismo venoso; AVK: antagonista da vitamina K; DOACs: anticoagulantes orais diretos; HNF: heparina não fracionada; ClCr: *clearance* de creatinina; DRC: doença renal crônica; TGI: trato gastrintestinal; RNI: Relação Normatizada Internacional.
Fonte: adaptado de Kearon et al., 2016.

reservada a pacientes com diagnóstico confirmado de TEP e que apresentem instabilidade hemodinâmica devido a TEP (PA sistólica persistentemente abaixo de 90 mmHg ou queda ≥ 40 mmHg do valor basal) sem risco aumentado de hemorragia. Em pacientes com disfunção do VD, grande carga embólica central, pacientes hipoxêmicos ou com TVP extensa, sua indicação é discutida. Estudos mostram melhora de mortalidade em alguns grupos, mas com aumento significativo de sangramentos maiores, intracranianos e hemorragias fatais, sem redução evidente da mortalidade ou recorrência de trombose. A trombólise por cateter pode ser indicada para pacientes que não apresentaram resposta a trombólise sistêmica ou que apresentam alto risco de hemorragia, desde que realizada por profissional experiente. As contraindicações aos trombolíticos devem ser respeitadas (Quadro 46.9) e é necessário que as doses preconizadas (Quadro 46.10) sejam seguidas de terapêutica anticoagulante.

D. **Filtro de veia cava.** O filtro de veia cava (FVC) funciona como uma barreira mecânica, que impede a passagem do trombo do sistema venoso para a circulação pulmonar. Pode ser posicionado na veia cava inferior e, em situações específicas, na veia cava superior, e, ainda, de maneira temporária (preferencialmente) ou permanente. Está indicado para pacientes com contraindicação à anticoagulação ou para aqueles que apresentem recorrência do TEP, apesar de adequadamente anticoagulados. Estudos não mostram redução da mortalidade com o uso de FVC. O FVC pode, ainda, causar edema crônico de membros inferiores, dermatite e úlceras de estase, além de ser passível de obstrução. Dessa maneira, recomenda-se

Quadro 46.9 Contraindicações à terapia com trombolíticos.

Absolutas	Acidente vascular encefálico hemorrágico em qualquer tempo Acidente vascular encefálico isquêmico nos últimos 6 meses Lesão ou neoplasia do sistema nervoso central Traumatismo ou cirurgia extensa recente (últimas 3 semanas) Hemorragia digestiva no último mês
Relativas	Tratamento com anticoagulantes orais Gravidez ou 1 semana de pós-parto Punções não compressíveis Hipertensão grave (pressão arterial sistólica > 180 mmHg) Endocardite bacteriana Insuficiência hepática ou renal grave Úlcera péptica ativa Plaquetas < 100.000/mm³

Quadro 46.10 Dosagens de anticoagulantes indicados para tromboprofilaxia.

Heparina	Dose baixa	Dose alta
Enoxaparina		40 mg/dia
Dalteparina	2.500 U/dia	5.000 U/dia
Nadroparina	2.850 U/dia	40 U/kg/dia
Liquemine	5.000 U 12 em 12 h	5.000 U 8 em 8 h
Fondaparinux	–	2,5 mg/dia

sua retirada após introdução dos anticoagulantes orais, assim que cessar a contraindicação a seu uso.
E. **Embolectomia pulmonar.** Situação excepcional que deve ser cogitada em pacientes com TEP que permaneçam em choque após terapêutica com trombolíticos ou que não possam se utilizar dela. Antes de se submeter o paciente a esse tipo de procedimento, é obrigatória a confirmação do diagnóstico por arteriografia pulmonar, que poderá ser realizada por técnica intervencionista ou aberta. Por ser a mortalidade elevada, constitui procedimento de baixa execução.
F. **Profilaxia secundária.** A profilaxia secundária de TEP refere-se à manutenção da anticoagulação por tempo prolongado ou indefinido após 3 meses. Seu principal objetivo visa à prevenção de recorrência de trombose. Assim, deve-se cogitar a realização de profilaxia secundária quando o risco de recorrência for alto e/ou o fator relacionado com o evento trombótico seja permanente. Entretanto, o risco de recorrência deve ser avaliado juntamente com o risco de sangramento. Ao recomendar-se o uso prolongado de anticoagulantes, é necessário ter conhecimento dos principais fatores de risco de sangramento, tais como idade acima de 75 anos, sangramento gastrintestinal prévio, insuficiência hepática ou renal, plaquetopenia, uso de antiagregantes plaquetários e controle inadequado da RNI, entre outros. A avaliação individualizada, assim como o grau de instrução e orientação do paciente, devem ser levados em conta na indicação. A maioria dos estudos de profilaxia secundária incluiu pacientes com TVP, mas suas indicações podem ser extrapoladas para pacientes com TEP.

Estudos mostram que o risco de recorrência do TEP é semelhante em pacientes tratados por 3, 6 ou 12 meses; contudo, em pacientes com TEP idiopático ou com fatores de risco permanentes, a chance de recorrência após a interrupção do tratamento é maior em comparação com pacientes que apresentam fatores de risco temporários.

Em pacientes com câncer, recomenda-se o tratamento com HBPM por 6 meses, seguido de profilaxia secundária com HBPM ou AVK enquanto a doença estiver em atividade e/ou na vigência de quimioterapia. É necessário especial atenção ao risco de interação dos quimioterápicos com os AVKs, o que altera os seus níveis e aumenta a chance de sangramentos. Além do câncer, outros fatores, tais como sexo masculino, trombose idiopática, trombofilias hereditárias (principalmente deficiência de antitrombina) e síndrome do anticorpo antifosfolipídio, relacionam-se com alto risco de recorrência de trombose. Assim, nesse grupo de pacientes a profilaxia secundária deve ser sempre considerada após se levar em conta o risco hemorrágico.
IX. **Prevenção.** A elevada incidência e a morbidade e mortalidade decorrentes de TEP exigem todos os esforços para sua prevenção. A análise do custo/benefício da tromboprofilaxia, em comparação com os custos relacionados com seu diagnóstico e tratamento, reforça essa afirmativa.

O primeiro passo na instituição de medidas profiláticas primárias é reconhecer as condições precipitantes que acarretam risco para o desenvolvimento de TEV (Quadro 46.1). O TEP é a principal causa prevenível de morte hospitalar, e por isso a identificação de fatores de risco à internação é medida de extrema importância. Estudos mostram que três ou mais fatores de risco encontram-se presentes em cerca de 40% dos pacientes hospitalizados. Apesar dessas evidências, estudos epidemiológicos mostram que o uso correto de tromboprofilaxia hospitalar farmacológica e/ou mecânica é heterogêneo, com taxas variando de 10 a 80% em diferentes países.

Os fármacos mais estudados para tromboprofilaxia primária são: HBPM, HNF, fondaparinux, AVK, apixabana, dabigatrana e rivaroxabana. As doses indicadas estão listadas no Quadro 46.11.

Alguns métodos mecânicos podem ser aplicados em pacientes com contraindicação à anticoagulação ou de maneira adjuvante. A **compressão pneumática intermitente (CPI)** é um método mecânico para aumentar o retorno venoso das pernas. Aciona-se na manhã da cirurgia, com utilização ininterrupta durante a cirurgia e nas primeiras 48 h de pós-operatório, sendo possível interromper temporariamente para banho e cuidados locais. A CPI é particularmente indicada a pacientes que apresentem sangramento, diáteses hemorrágicas ou outra contraindicação à anticoagulação. **Meias elásticas de compressão graduada** podem ser usadas desde o pré-operatório, durante e após a cirurgia, podendo também ser removidas para cuidados locais. É essencial a atenção ao tamanho da meia, que, se não estiver adequadamente ajustada, pode levar a garroteamento do membro inferior.

Assim, o uso correto da tromboprofilaxia deve ser uma preocupação diária, e todos os pacientes internados e submetidos a procedimentos devem ser avaliados de maneira sistemática quanto à existência de fatores de risco, indicações e contraindicações ao uso dos métodos disponíveis.

Quadro 46.11 Doses recomendadas dos agentes trombolíticos para tratamento de tromboembolismo pulmonar.

Estreptoquinase	Dose de ataque: 250.000 UI/30 min Infusão: 100.000 UI/h por 12 a 36 h
Uroquinase	Dose de ataque: 4.400 U/kg/10 min Infusão: 4.400 U/kg/h por 12 a 36 h
Ativador do plasminogênio tissular	Alteplase: infusão: 100 mg durante 2 h

U: unidades; UI: unidades internacionais; h: hora; min, minuto.

Bibliografia

Agnelli G, Becattini C. Acute pulmonary embolism. N Engl J Med. 2010; 363:266-74.
Aujesky D, Hughes R, Jiménez D. Short-term prognosis of pulmonary embolism. J Thromb Haemost. 2009; 7:1318-21.
Aujesky D, Obrosky DS, Stone RA et al. Derivation and validation of a prognostic model for pulmonary embolism. Am J Respir Crit Care Med. 2005; 172:1041-6.
Aujesky D, Roy PM, Le Manach CP et al. Validation of a model to predict adverse outcomes in patients with pulmonary embolism. Eur Heart J. 2006; 27:476-81.
Becattini C, Agnelli G. Treatment of venous thromboembolism with new anticoagulant agents. JACC. 2016; 67:1941-55.
Black SA, Cohen A. Anticoagulation strategies for venous thromboembolism: moving towards a personalized approach. Thromb Haemost. 2015; 114(4):660-9.
Büller HR, Gallus AS, Pillion G et al. Enoxaparin followed by once-weekly idrabiotaparinux versus enoxaparin plus warfarin for patients with acute symptomatic pulmonary embolism: a randomised, double-blind, double-dummy, non-inferiority trial. Lancet. 2012; 379:123-9.
Ceriane E, Combescure C, Le Gal G et al. Clinical prediction rules for pulmonary embolism: a review and meta-analysis. J Thromb Haemost. 2010; 8:957-70.
Cohen AT, Tapson VF, Bergmann JF et al. Venous thromboembolism risk and prophylaxis in the acute hospital care setting (ENDORSE Study): a multinational cross-sectional study. Lancet. 2008; 371:387-94.

Courtney DM, Miller C, Smithline H et al. Prospective multicenter assessment of interobserver agreement for radiologist interpretation of multidetector computerized tomographic angiography for pulmonary embolism. J Thromb Haemost. Oxford, 2010;8(3):533-9.

Dalen JE. Pulmonary embolism: what we learned since Virchow? Natural history, pathophysiology and diagnosis. Chest. 2002; 122:1440-56.

Dittus C, Ansell J. The evolution of oral anticoagulant therapy. Prim Care. 2013 Mar; 40(1):109-34. doi: 10.1016/j.pop.2012.11.011. Epub 2012. Dec 27.

Falck-Ytter Y, Francis CW, Johanson NA et al. Prevention of VTE in orthopedic surgery patients: antithrombotic therapy and prevention of thrombosis, 9. ed. American College of Chest Physicians Evidence-Based Clinical Practice Guidelines. Chest. 2012; 141;e278S-e325S.

Garvey CJ, Hanlon R. Computed tomography in clinical practice. BMJ. 2002; 324:1077-80.

Geerts WH, Bergqvist D, Pineo GF, Heit JA, Samama CM, Lassen MR, Colwell CW; American College of Chest Physicians. Prevention of venous thromboembolism: American College of Chest Physicians Evidence-Based Clinical Practice Guidelines (8. ed.). Chest. 2008; 133 (6 Suppl):381S-453S.

Geibel A, Zehender M, Kasper W et al. Prognostic value of the ECG on admission in patients with acute major pulmonary embolism. Eur Respir J Lausanne. 2005; 25(5):843-8.

Ghuysen A, Ghaye B, Willems V et al. Computed tomographic pulmonary angiography and prognostic significance in patients with acute pulmonary embolism. Thorax. 2005; 60:956-61.

Goldhaber SZ. Pulmonary embolism. Lancet. 2004; 363:1295-305.

Golin V, Sprovieri RSR, Bedrikow R et al. Pulmonary thromboembolism: retrospective study of necropsies performed over 24 years in a university hospital in Brazil. São Paulo Med J. 2002; 120:105-8.

Gould MK, Garcia DA, Wren SM et al. Prevention of VTE in nonorthopedic surgical patients antithrombotic therapy and prevention of thrombosis. 9. ed. American College of Chest Physicians Evidence-Based Clinical Practice Guidelines Chest. 2012; 141(2)(Suppl):e227S-e277S.

Goldhaber SZ. Advanced treatment strategies for acute pulmonary embolism, including thrombolysis and embolectomy. J Thromb Haemost. 2009; 7:322-7.

Goldhaber SZ, Visani L, De Rosa M. Acute pulmonary embolism: clinical outcomes in the International Cooperative Embolism Registry (ICOPER). Lancet. 1999; 353:1386-9.

Jiménez D, Aujesky D, Moores L et al. Simplification of the pulmonary embolism severity index for prognostication in patients with acute symptomatic pulmonary embolism. Arch Int Med. 2010; 170:1383-9.

Jiménez D, Yusen RD, Otero R, Uresandi F et al. Prognostic models for selecting patients with acute pulmonary embolism for initial outpatient therapy. Chest. 2007; 132:24-30.

Kearon C. Natural history of venous thromboembolism. Circulation. 2003; 107(23 Suppl 1): I-22-I-30.

Kearon C, Akl EA, Comerota AJ et al. Antithrombotic therapy for VTE disease: antithrombotic therapy and prevention of thrombosis. 9. ed. American College of Chest Physicians Evidence-Based Clinical Practice Guidelines. Chest. 2012; 141; e419S-e494S.

Kearon C, Akl EA, Ornellas J et al. Antithrombotic therapy for VTE disease. Chest Guideline and expert pannel report. Chest. 2016; 149 (2): 315-52.

Klein RC, Le H, Schulman S, Murad H, Dentali F et al. Prevention of VTE in nonsurgical patients: antithrombotic therapy and prevention of thrombosis. 9. ed. American College of Chest Physicians Evidence-Based Clinical Practice Guidelines Chest. 2012; 141;(2)(Suppl):e195S-e226S.

Konstantinides SV, Barco S, Lankeit M et al. Management of pulmonary embolism an update. JACC. 2016; 67: 976-90.

Lyman GH, Khorana AA, Falanga A et al. American society of clinical oncology guideline: recommendations for venous thromboembolism prophylaxis and treatment in patients with cancer. J Clin Onc. 2007; 34:1-16.

Menna-Barreto S, Cerski MR, Stefani SD et al. Tromboembolia pulmonar em necropsias no Hospital de Clínicas de Porto Alegre. J Pneumol.1997; 23:131-6.

Paty I, Trellu M, Destors JM et al. Reversibility of the anti-FXa activity of idrabiotaparinux (biotinylated idraparinux) by intravenous avidin infusion. J Thromb Haemost. 2010; 8:722-9.

Prandoni P. Anticoagulant treatment of pulmonary embolism: impact and implications of the EINSTEIN PE Study. Eur J Haematol. 2012; 89(4):281-7.

Quiroz R, Kucher N, Schoepf UJ et al. Right ventricular enlargement on chest computed tomography: prognostic role in acute pulmonary embolism. Circulation. 2004; 109:2401-4.

Reidt JH. Multislice CT pulmonary angiography and CT venography. Br J Radiol. 2004; 77:39-45.
Rezende SM, De Bastos M. Distúrbios tromboembólicos. In: Lopes AC, Amato Neto V (org.). Tratado de clínica médica. 2. ed. São Paulo: Roca, 2009; 2:2044-58.
Roach PJ, Bailey DL, Schembri GP. Transition from planar to SPECT V/Q scintilography: rationale, practionalities, and challenges. Semin Nucl Med. 2010; 40:397-407.
Schoepf JU, Costello P. CT angiography for diagnosis of pulmonary embolism: State of the art. Radiology. 2004; 230:329-37.
Schoepf UJ, Kucher N, Kipfmueller F et al. Right ventricular enlargement on chest computed tomography: a predictor of early death in acute pulmonary embolism. Circulation. 2004; 110:3276-80.
Shojania KG, Duncan BW, McDonald KM et al. Making health care safer: a critical analysis of patient safety practices. AHCRQ. 2001; 332-46.
Silverstein MD, Heit JA, Mohr DM et al. Trends in the incidence of deep vein thrombosis and pulmonary embolism: a 25-year population-based study. Arch Intern Med. 1998; 121:585-93.
Soares TH, Carvalho BV, Moreira W et al. Prognostic value of computed tomographic pulmonary angiography and the pulmonary embolism severity index in patients with acute pulmonary embolism. Blood Coagul Fibrinolysis. 2013; 24(1):64-70.
Soares TH, Rezende SM. Como diagnosticar e tratar distúrbios tromboembólicos. RBM. Revista Brasileira de Medicina. 2011; 68:89-97.
Somarouthu B, Abbara S, Kalva SP. Diagnosing deep vein thrombosis. Postgrad Med. 2010; 122:66-73.
Streiff MB, Agnelli G, Connors JM et al. Guidance for the treatment of deep vein thrombosis and pulmonary embolism. J Thromb Thrombolysis. 2016; 41:32-67.
Tapson VF. Acute pulmonary embolism. N Engl J Med. 2008; 358:1037-52.
Tapson VF, Decousus H, Pini M et al. Venous thromboembolism prophylaxis in acutely ill-hospitalized medical patients findings from the International Medical Prevention Registry on Venous Thromboembolism. Chest 2007; 132:936-45.
The EINSTEIN–PE Investigators. Oral rivaroxaban for the treatment of symptomatic pulmonary embolism. N Engl J Med. 2012; 366:1287-97.
Torbicki A, Perrier A, Konstantinides S et al. Guidelines on the diagnosis and management of acute pulmonary embolism: the task force for the diagnosis and management of acute pulmonary embolism of the European Society of Cardiology (ESC). Eur Heart J. 2008; 29:2276-315.
Van der Hulle T, Kooiman J, Den Exter PL et al. Effectiveness and safety of novel oral anticoagulants as compared with vitamin K antagonists in the treatment of acute symptomatic venous thromboembolism: a systematic review and meta-analysis. J Thromb Haemost. 2014; 12: 320-8.
Van der Meer RW, Pattynama PMT, van Strijen MJL et al. Radiology and pulmonary obstruction index at helical CT: Prediction of clinical outcome during 3-month follow-up in patients with acute pulmonary embolism. Radiology. 2005; 235:798-803.
Wood KE. Major pulmonary embolism: review of a pathophysiologic approach to the golden hour of hemodynamically significant pulmonary embolism. Chest. 2002; 121:877-905.
Yoo HHB, Paiva SRS, Queluz TT. Contribuição ao estudo da incidência e dos fatores de risco da tromboembolia pulmonar (TEP): estudo retrospectivo em necropsias. J Pneumol. 2000; 26:S110.

DERRAME PLEURAL

Edson Antonacci Junior
Sizenando Vieira Starling
Evilázio Teubner Ferreira

I. Introdução. A expressão "derrame pleural" refere-se a qualquer acúmulo indevido, anormal, de líquido na cavidade pleural. Ocorre sempre que o ritmo de produção supera a capacidade de remoção. Quando em grande volume, pode ter repercussões clínicas importantes, que devem ser prontamente aliviadas.

A pleura é uma membrana serosa que recobre o pulmão, a parede torácica, o diafragma e o mediastino, e forma um invólucro fechado que encerra o espaço pleural e separa o pulmão das estruturas adjacentes. A pleura visceral compreende a porção que recobre o pulmão, fortemente aderida ao parênquima, sendo irrigada, portanto, pela circulação pulmonar (artéria brônquica); a pleura parietal recobre o restante e é composta por tecido conjuntivo frouxo irregular e por uma camada individual de células mesoteliais, o que ocorre também na pleura visceral. Essas células são responsáveis pela produção de colágeno (I, II e IV), elastina, fibroblastos, macrófagos e fibronectina. Têm atividade procoagulante e atuam na reação inflamatória pleural (citoquinas, fator de necrose tumoral e interleucinas). No tecido conjuntivo há microcirculação sanguínea ou linfática e terminações nervosas sensitivas. A pleura parietal recebe irrigação da circulação sistêmica.

O espaço pleural não contém ar, apenas pequena quantidade de líquido seroso que possibilita o deslizamento de ambas as pleuras praticamente sem atrito – sendo considerado, portanto, espaço virtual. O volume presumido não chega a 3 mℓ, e há quem acredite que não ultrapassa 1 mℓ (0,1 a 0,2 mℓ/kg). É bom lembrar que a pressão desse espaço é subatmosférica, em decorrência da capacidade de retração elástica do pulmão (complacência pulmonar). Quando o pulmão se encontra expandido, o espaço entre as duas não passa de 20 µm.

A pleura parietal é bem suprida por terminações nervosas, enquanto a pleura visceral é insensível (terminações nervosas dos troncos simpático e vagal). Só há dor quando a doença pulmonar se estende ou acomete a pleura parietal ou a parede torácica.

II. Etiopatogenia. O líquido pleural é constantemente formado e absorvido. O líquido chega ao espaço pleural pelos folhetos pleurais e é absorvido pela pleura parietal, onde há estomas ou poros (orifícios com menos de 12 µm de diâmetro, exclusivos, em número de 1 a cada milímetro quadrado, ligados a lacunas linfáticas que ficam abaixo das células mesoteliais, dirigindo-se daí para os canais linfáticos intercostais até os linfonodos mediastinais). Estudos mostram que há uma pressão de 6 cmH$_2$O no sentido do fluxo de líquidos da pleura parietal em direção ao espaço pleural. O mesmo não ocorre com a pleura visceral, na qual o resultado das pressões hidrostática e oncótica é aproximadamente zero; explica-se, assim, a produção do líquido pleural quase exclusivamente pela pleura parietal, com mínima participação da pleura visceral. A remoção do líquido pleural em condições normais se dá pelos estomas da pleura parietal, com uma capacidade de absorção 20 vezes maior que a velocidade de fluxo, o que explica a formação de derrame sempre que a capacidade de produção superar a capacidade de remoção.

Entretanto, todas essas forças podem estar alteradas, e a remoção do líquido pleural pode ser feita de maneira mais lenta, ou sua formação pode ser aumentada. Com poucas exceções, mais notadamente os tumores pleurais, os processos patológicos da pleura têm origem em outras áreas. Portanto, os sinais de distúrbio pleural podem ser a primeira evidência de um processo patológico que está se desenvolvendo em uma região relativamente silenciosa (p. ex., o mediastino ou a periferia do pulmão).

São seis os mecanismos responsáveis pela formação de derrame pleural:
- Aumento da pressão hidrostática na microcirculação (insuficiência cardíaca congestiva)
- Diminuição da pressão oncótica na microcirculação (síndrome nefrótica)
- Diminuição da pressão no espaço pleural (atelectasia)
- Aumento da permeabilidade na microcirculação (pleurite)
- Prejuízo à drenagem linfática do espaço pleural em decorrência de bloqueio em algum ponto do sistema linfático, do estoma até o linfonodo mediastinal (tumores)
- Migração de líquido do espaço peritoneal através dos linfáticos diafragmáticos ou por pequenos defeitos no diafragma – orifícios não maiores que 1 mm.

III. **Sinais e sintomas.** Dispneia é o principal sintoma, de intensidade geralmente proporcional à quantidade de líquido no espaço pleural. Nos processos infecciosos em fase aguda pode ocorrer dor do tipo pleural, localizada, de intensidade moderada. Tosse sem expectoração também acompanha o quadro com frequência. A patologia de base normalmente determina os sintomas.

Ao exame físico, é importante ressaltar a existência de atrito pleural na fase inicial dos processos infecciosos, quando ainda não há líquido na cavidade. Depois que o líquido se acumula, surgem os sinais clássicos: expansibilidade torácica diminuída, frêmito toracovocal e murmúrio vesicular abolidos, bem como macicez à percussão do hemitórax afetado.

IV. **Estudo por exames de imagem.** A localização do líquido no espaço pleural é determinada pela gravidade e pela existência ou não de aderências pleurais. O quadro radiológico é clássico: na maioria das vezes, observam-se hipotransparência de densidade homogênea com curva parabólica – de "Damoiseau" (quando o derrame é em cavidade livre) – e desvio do mediastino para o lado oposto ao do derrame, ao exame realizado com o paciente em ortostatismo (para realização do exame, o paciente deve estar sempre em pé ou sentado, uma vez que, se estiver deitado, o líquido fica entre os pulmões e pode não ser observado).

Em circunstâncias duvidosas ou de derrames pequenos (300 a 500 mℓ), ou em casos de cúpula diafragmática alta ou de derrame subpulmonar, poderemos fazer o estudo radiológico do tórax com o paciente em decúbito lateral, com o lado comprometido posicionado inferiormente e os raios aplicados horizontalmente (incidência de "Laurell"). Não é incomum a confusão entre derrame pleural e atelectasia. Devemos lembrar que atelectasia é um processo retrátil; já o derrame pleural é expansivo, e "empurra" as estruturas mediastinais. Há, contudo, derrames que são secundários à atelectasia e com ela coexistem.

Atualmente, com o emprego da ultrassonografia, o diagnóstico de derrames pleurais pequenos tornou-se mais fácil. Derrames septados, encontro de imagens complexas e espessamento pleural parietal sugerem exsudato. Ecogenicidade densa sugere derrame hemorrágico ou empiema. Além disso, a ultrassonografia pode orientar com boa precisão as punções de derrames de pequeno volume.

A tomografia computadorizada do tórax possibilita maior precisão no diagnóstico de derrames pleurais, assim como determina o seu aspecto e torna possível um estudo

mais preciso do parênquima pulmonar subjacente. Evidencia metástases pleurais, consegue diagnosticar quilotórax pela densidade de gordura no líquido pleural e facilita a diferenciação entre empiema septado e abscesso pulmonar.
V. **Diagnóstico diferencial.** São diversas as causas dos derrames pleurais. Estatísticas de origem norte-americana mostram como causas principais: insuficiência cardíaca, infecções não tuberculosas, doenças malignas e tuberculose. No Brasil, há mais casos secundários a tuberculose do que a neoplasias. Em até 20% das vezes não se consegue identificar a causa do derrame. Método propedêutico e terapêutico (para alívio da dispneia) importante, a toracocentese, quando associada aos parâmetros clínicos, consegue estabelecer a causa em até 75% dos derrames. Entre as principais, citam-se: neoplasias (células malignas), empiema (odor, presença de pus, glicose baixa, pH baixo, desidragenase láctica (LDH) alta e crescimento bacteriano na cultura), lúpus (células LE), quilotórax (aspecto leitoso, triglicerídeos acima de 110 mg%), hemotórax (sangue), tuberculose (adenosina desanimase [ADA] e pesquisa do bacilo). Devem-se observar riscos do procedimento em pacientes: com derrame pleural pequeno, com possibilidade de perfuração do pulmão e pneumotórax, principalmente quando em ventilação mecânica, pois pode acarretar pneumotórax hipertensivo; com coagulopatias, sob risco de sangramento; e com infecções de pele, para evitar contaminação da cavidade pleural. Também se deve lembrar da transição toracoabdominal, com risco de punção inadvertida de estruturas intra-abdominais.

É importantíssima a característica macroscópica do líquido, porque é com base nela que se classificam inicialmente os vários tipos de derrame.

A. **Derrame seroso ou amarelo citrino.** Pode ser exsudato ou transudato. A diferenciação se faz pela análise do líquido pleural obtido por punção.

Os exsudatos resultam de processos infecciosos, inflamatórios ou neoplásicos que alteram a permeabilidade capilar – são, portanto, líquidos com alto teor proteico (acima de 3,0 g%) e quantidade importante de leucócitos. Nos derrames neoplásicos, o teor proteico geralmente é abaixo de 3,5 g%, enquanto na tuberculose pleural é frequentemente superior a 4 g%.

Para confirmação de que se trata de exsudato, basta observar se ocorre uma das seguintes situações:
- Razão entre proteína pleural e proteína plasmática > 0,5
- Razão entre DHL pleural e DHL plasmática > 0,6
- DHL pleural > 2/3 do limite superior da normalidade no plasma ou > 200 UI/ℓ (a combinação entre razão proteína pleural/proteína plasmática > 0,5 e DHL pleural > 200 UI/ℓ ou > 2/3 do limite superior da normalidade foi encontrada em 97% dos exsudatos).

Sempre se deve realizar citologia do líquido pleural, para pesquisa de células mesoteliais e neoplásicas. A biopsia pleural é necessária e, na maioria dos casos, diagnóstica. As principais causas são tuberculose, tumores metastáticos (embora mais frequentemente sejam sero-hemorrágicos), colagenoses, pancreatite e parapneumônicos.

Os transudatos são os líquidos que se formam devido a diminuição da pressão oncótica do plasma, ou aumento da pressão hidrostática dos capilares pleurais, ou ainda diminuição da pressão intrapleural. São, portanto, líquidos com baixo teor proteico e poucos leucócitos. Nesses casos, a toracocentese em geral é para alívio, porque normalmente já existe uma doença sistêmica diagnosticada. As principais causas são: insuficiência cardíaca congestiva, cirrose hepática, síndrome nefrótica e hipoalbuminemia.

A dosagem de ADA nos exsudatos citrinos é importante para o diagnóstico diferencial entre tuberculose e neoplasia. Em caso de tuberculose, a ADA se situa acima de 50 UI/ℓ. A ADA mostra-se também elevada em pacientes com derrames pleurais de artrite reumatoide e com empiema (Quadro 47.1).

B. Derrame hemorrágico. Os derrames hemorrágicos traumáticos são intensamente sanguinolentos (hemotórax), com uma história de traumatismo prévio, e são abordados no Capítulo 12, *Hemotórax e Pneumotórax*. Os de origem não traumática são, na maioria das vezes, sero-hemorrágicos, e geralmente há necessidade de biopsia pleural para esclarecimento da etiologia do processo. As causas mais frequentes são neoplasias primitivas (mesoteliomas) ou secundárias (metástases de neoplasia de mama e de pulmão, principalmente), tromboembolia pulmonar e hemopneumotórax espontâneo.

C. Derrame purulento. A realização deste diagnóstico não oferece muita dificuldade, uma vez que o aspecto – e, em alguns casos, o odor – do líquido é prontamente reconhecido. Algumas vezes, o líquido se apresenta com coloração amarelo-turva, impondo a necessidade de se fazer diagnóstico diferencial com derrames serosos. Nesses casos, o pH, a DHL e a glicose podem definir a indicação de drenagem torácica. principalmente nos quadros de empiema, em que ocorre aumento do consumo de glicose por polimorfonucleares, bactérias ou células neoplásicas, ficando a glicose abaixo de 40 mg% ou glicose pleural/sérica < 0,5. O pH também é alterado nessas situações, principalmente devido ao aumento da produção

---

Quadro 47.1 Diagnóstico diferencial de derrame pleural seroso.

Exsudatos

- Doenças infecciosas: tuberculose, infecções bacterianas, infecções fúngicas, infecções virais e micoplasma
- Doenças infecciosas – contíguas à cavidade pleural: abscesso subfrênico ou hepático, hepatite, ruptura esofágica
- Doenças do colágeno: pleurite lúpica ou reumatoide, linfadenoplastia imunoblástica, síndrome de Sjögren, granulomatose de Wegener e síndrome de Churg-Strauss
- Doença granulomatosa: sarcoidose
- Doença gastrintestinal: pancreatite aguda
- Doenças cardiovasculares: síndrome de Dressler, síndrome da unha amarela, linfangiomiomatose
- Medicamentosa: nitrofurantoína, procarbazida e amiodarona

Transudatos

- Insuficiência cardíaca congestiva
- Cirrose hepática
- Glomerulonefrite aguda
- Mixedema
- Diálise peritoneal
- Hipoproteinemia
- Síndrome de Meigs
- Pericardite constritiva
- Sindrome nefrótica
- Síndrome obstrutiva da veia cava superior
- Urinotórax
- Atelectasias

de ácido pelo metabolismo celular, entre outras causas. Nos casos de derrames parapneumônicos, pH < 7,2 associado a glicose < 40 mg% e DHL > 1.000 UI/ℓ indicam drenagem torácica. É importante lembrar que o valor do pH deverá ser valorizado quando coletado e transportado em condições anaeróbicas e levado imediatamente para leitura (10 min). Poderá ser conservado em gelo por até 2 h (Quadro 47.2).

O empiema é provocado por extensão de um processo parenquimatoso por continuidade ou por formação de fístula broncopleural. Cultura, bacterioscopia e antibiograma do material obtido por toracocentese devem ser sempre realizados. Os agentes mais comuns nos casos adquiridos na comunidade são estreptococo, estafilococo, e bacilos gram-negativos, associados ou não aos anaeróbios. Além da origem bacteriana, há também o empiema fúngico.

D. **Derrame quiloso.** Tem aspecto clássico de líquido leitoso, com alto teor de gordura e triglicerídeos. Valores acima de 110 mg% confirmam o diagnóstico, e abaixo de 50 mg%, excluem. Entre estes valores indica-se a eletroforese de lipoproteínas para determinação de quilomícrons. Presença de colesterol elevado sugere pseudoquilotórax (derrame quiliforme). Pode ocorrer sem causa aparente, em consequência de malformação congênita do ducto torácico, secundário a traumatismo ou cirurgia torácica e como complicação de neoplasia do pulmão e do mediastino (principalmente doença de Hodgkin), devido a obstrução da drenagem linfática.

E. **Outros.** Pode enquadrar-se aqui a ruptura de esôfago torácico devido a dilatações excessivas, intervenções cirúrgicas ou traumatismo torácico. Nesses casos, na maioria das vezes ocorre mediastinite associada, de grave evolução. O diagnóstico é obtido por identificação de substâncias ingeridas e/ou suco gástrico no líquido pleural e extravasamento de contraste hidrossolúvel para a cavidade torácica. O derrame pleural, nesses casos, apresenta pH baixo e dosagem de amilase elevada.

Quadro 47.2 Exames solicitados do líquido pleural.

Exames solicitados	Objetivos
Desidrogenase láctica (DHL)	Distinção entre exsudato e transudato
Proteína	Distinção entre exsudato e transudato
Adenosina desaminase (ADA)	Diagnóstico entre tuberculose e neoplasia
Glicose	Diagnóstico de empiema
Triglicerídeos	Diagnóstico de quilotórax
Amilase	Diagnóstico de lesão de esôfago e pancreatite
pH	Diagnóstico precoce de empiema
Citologia	Distinção entre tuberculose e neoplasia
Gram/cultura	Diagnóstico de empiema
Mesoteliócitos	Distinção entre tuberculose (raras < 5%) e neoplasia
Neutrófilos	Diagnóstico de processo inflamatório ou infeccioso agudo
Eosinófilos	Diagnóstico de doença benigna (sugestivo) quando > 10% do total de leucócitos
Linfócitos	Diagnóstico de tuberculose, quilotórax, linfoma e doenças reumatológicas

VI. Conduta e tratamento. Neste tópico, abordamos somente o tratamento cirúrgico adequado a cada tipo específico de derrame pleural. O tratamento clínico foge à abordagem deste capítulo.
  A. Derrame citrino. Nos casos de exsudato, além da toracocentese está sempre indicada biopsia pleural percutânea quando não se conhece a etiologia. Em casos de transudato, a toracocentese oferece apenas alívio, visto que o diagnóstico geralmente já é conhecido.
  B. Derrame hemorrágico. Nos casos de derrames não traumáticos, novamente estará sempre indicada biopsia pleural. Quando o derrame for de origem neoplásica, tornam-se necessárias várias toracocenteses de alívio, porque esse tipo de derrame se refaz com certa frequência. Para evitar isso, alguns autores indicam a injeção de substâncias antineoplásicas e/ou substâncias irritantes pleurais, a fim de se promoverem aderências entre as duas pleuras. A chamada pleurodese química ou farmacológica tem o talco como o agente de maior eficácia. Estará indicada em casos de derrame recidivante pós-toracocentese em que haja expansibilidade pulmonar e razoável expectativa de vida. Utilizam-se 5 g de talco em forma de suspensão em 50 a 100 mℓ de solução salina (*slurry*). A associação de lidocaína na dose de 3 mg/kg – máximo de 250 mg – na intenção de obter-se analgesia intrapleural pode ser utilizada, mas com a ressalva de alguns trabalhos, que sugerem menor eficácia da pleurodese quando há essa associação. Pode-se realizar o procedimento à beira do leito: administra-se a solução pelo dreno torácico e clampeia-se o dreno por 2 h após o procedimento, quando então será aberto para drenagem livre em selo d'água. Retira-se o dreno quando se consegue expansão pulmonar e drenagem menor que 50 mℓ/24 h. Em caso de persistência de drenagem alta após 1 semana de pleurodese e se o pulmão tiver expandido, deve-se indicar uma segunda pleurodese. Outra opção técnica seria pulverização por toracoscopia, mas não há confirmação de maior eficácia.
  São fatores que indicam pior prognóstico da eficácia da pleurodese:
  - pH < 7,3
  - Glicose < 60 mg/dℓ
  - Presença de quilotórax
  - Presença de linfangite
  - *Performance status* < 70
  - Encarceramento pulmonar.

  Os derrames traumáticos (hemotórax) são abordados no Capítulo 12.
  C. Derrame purulento. Após punção confirmadora, é sempre indicada drenagem torácica em selo d'água com dreno tubular. No entanto, nem sempre o aspecto do líquido é evidente e permite, por si só, o diagnóstico. Deve-se, rotineiramente, encaminhar esse líquido para análise bacterioscópica e bacteriológica, cultura para germes aeróbios e anaeróbios e antibiograma. O encontro de material citrino, com ausência de aspecto turvo ou purulento, não descarta a possibilidade de empiema. Ligths et al., em 1972, estabeleceram parâmetros para definição de derrame parapneumônico complicado, quando ainda não há características macroscópicas e tampouco crescimento de germes, mas, certamente, haverá evolução para a fase clássica do empiema. Estabeleceram critérios que, quando presentes, indicam drenagem precoce do derrame pleural citrino parapneumônico, a saber:
  - pH < 7,2
  - Glicose < 40 mg/dℓ
  - DHL > 1.000 UI/ℓ.

A evolução de alguns casos pode não ser adequada, sendo necessárias outras intervenções mais invasivas: pleuroscopia para decorticação pulmonar (VATS), toracotomia, mais recentemente a terapia fechada assistida a vácuo (VAC), e, nos casos mais avançados, principalmente em pacientes instáveis, a toracostomia com janela aberta é uma opção terapêutica importante (pleurostomia). A terapia fibrinolítica apresenta-se como opção terapêutica, principalmente em centros de referência; há, contudo, controvérsia na literatura quanto a sua indicação e sua eficácia em todos os casos. As indicações terapêuticas mais adequadas às vezes se interpõem, como se estabelece na Figura 47.1.

D. **Derrame quiloso.** Trata-se de um tipo de derrame bastante raro. Geralmente, resolve-se bem com drenagem torácica fechada em selo d'água na tentativa de que a expansão pulmonar oclua a fístula do ducto torácico. Também está indicada dieta específica contendo gorduras com ácidos graxos de cadeia média, que são absorvidos diretamente pelo sistema porta – não passando pelo ducto torácico e, consequentemente, diminuindo seu fluxo. Com estas medidas a vazão cai rapidamente, com resolução do processo em cerca de 3 semanas. Quando a causa do processo fistuloso for neoplasia, pode ser necessário radioterapia. Não está bem estabelecido o tratamento cirúrgico para fechamento da fístula, principalmente devido à dificuldade de se encontrar um ducto torácico quase sempre colabado pelo extravasamento da linfa pela fístula. Quando houver indicação, pode-se optar pela toracoscopia ou toracotomia, e o objetivo é promover o fechamento do

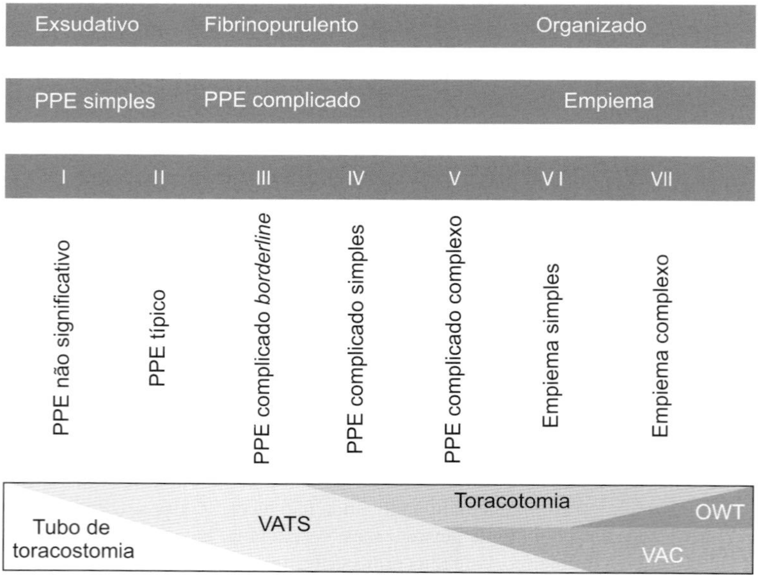

Figura 47.1 Classificação e opções de tratamento de derrame pleural e empiema torácico. PPE: derrame pleural parapneumônico; VATS: cirurgia torácica assistida por vídeo; VAC: terapia fechada assistida a vácuo; OWT: janela aberta de toracostomia – pleurostomia. (*Fonte*: adaptada de Hofmann, 2013.)

ducto fistulizado, o que pode ser conseguido através da ligadura do ducto, rafia da fístula, uso de selantes de fibrina, pleurectomia e pleurodese.

VII. Métodos propedêuticos

A. Toracocentese. Após confirmado o diagnóstico de derrame pleural, está indicada toracocentese ou punção pleural. Esta tem dois objetivos básicos: primeiro (propedêutica/diagnóstica), proporciona a classificação do tipo de derrame, de acordo com o aspecto macroscópico do líquido, orientando, assim, a propedêutica a ser continuada; segundo (de alívio), alivia os sintomas do paciente quando se esvazia o derrame.

A toracocentese será feita, com maior segurança, após cuidadosa localização do derrame, por meio de exame físico e estudo radiológico. Os locais de escolha para realização da punção são, em primeiro lugar, o sétimo espaço intercostal do lado afetado, na linha axilar média, estando o paciente em decúbito dorsal, com a cabeceira elevada a 45° e as mãos colocadas na região occipital; a segunda opção é a punção posterior, um a dois espaços intercostais abaixo da ponta da escápula, estando o paciente sentado e com as mãos na região occipital.

Após antissepsia rigorosa, infiltra-se na pele, na musculatura intercostal e na pleura parietal anestésico local rente e acima da borda superior da costela inferior do espaço intercostal escolhido. Punciona-se o derrame com agulha fina, que pode ser a agulha usada para anestesia local ou outra mais longa, a fim de confirmar o derrame, coletar o líquido para exame laboratorial e avaliar seu aspecto macroscópico para a devida classificação. Em seguida, introduz-se a agulha apropriada (pode ser a agulha de Cope), após pequena incisão na pele, até que ela penetre na pleura parietal e atinja o derrame.

Para esvaziamento do derrame considera-se mais eficaz o método de conexão de um equipo de plástico de soro à agulha de punção e coleta do líquido em frasco esterilizado. Ocasionalmente, durante o esvaziamento, podem ocorrer dor torácica, desconforto respiratório e tosse. Estes sintomas servem de critério clínico para interrupção da punção. Alguns autores consideram que não se deve remover mais de 1.500 mℓ de derrame maciço de uma só vez. Se realizada com cuidado, o risco de complicações é mínimo.

1. **São contraindicações à toracocentese**
   - Diátese hemorrágica grave
   - Terapia anticoagulante
   - Ventilação mecânica (aumenta o risco de pneumotórax hipertensivo quando ocorre pneumotórax – não aumenta o risco de pneumotórax)
   - Infecção cutânea na região a ser puncionada
   - Pequeno volume de líquido pleural (volume menor que 10 mm – da área do derrame em relação à parede torácica e ao pulmão – na radiografia de tórax com raios horizontais).

2. **Complicações da toracocentese**
   - Hemotórax: lesão de vasos intercostais
   - Pneumotórax: pneumotórax hipertensivo
   - Reação vagal: pode ocorrer síncope
   - Infecção da cavidade pleural
   - Dor local
   - Punção inadequada de estruturas intra-abdominais (baço, rim e fígado).

B. Biopsia pleural. A biopsia pleural com agulha de Cope é indicada nos casos de exsudatos não diagnosticados; a principal indicação é exsudato linfocítico não diagnosticado, que tem como causas principais, na maioria das vezes, tuberculose ou neoplasia.

O procedimento tem bom rendimento para tuberculose, e confirma o diagnóstico em mais de 75% dos casos. Diante de neoplasias, sua positividade varia de 43 a 65%, sendo que a citologia tem positividade de 52 a 72%. A combinação dos dois métodos eleva a positividade para 65 a 90%. Lembre-se de que a biopsia feita por videotoracoscopia, sob visão direta, eleva a positividade para mais de 90% dos casos.

A biopsia pleural deve ser feita logo após a coleta do líquido pleural para exame e antes de se esvaziar o derrame, para diminuir os riscos do procedimento. Os fragmentos obtidos devem ser colocados em frascos com formol a 10% e enviados para exame histopatológico.

C. **Drenagem torácica.** A técnica da realização de drenagem torácica deve ser conhecida de todo médico que trabalhe em serviços de emergência. É utilizada em pacientes com hemotórax, quilotórax, empiema ou pneumotórax, para drenar sangue, pus ou linfa colecionada no espaço pleural e monitorar o seu débito, assim como evacuar o ar lá existente. Preferencialmente, deve ser realizada na sala de cirurgia com todo o rigor de antissepsia e o médico devidamente paramentado.

O tubo utilizado para drenagem deve ser claro, flexível e resistente. Recomenda-se usar tubo de silicone, multifenestrado, com linha radiopaca interrompida no último orifício e de grosso calibre (32 a 40) para evitar a formação de coágulos e entupimento do tubo.

A técnica correta é importante para minimizar o desconforto do paciente e a dificuldade para o cirurgião. O paciente deve estar monitorado com oxímetro de pulso e eletrocardiógrafo, se necessário. Deve ser posicionado na mesa cirúrgica elevada a 45° e com a mão ipsolateral colocada na região occipital, com o objetivo de aumentar o espaço entre os arcos costais. Deve-se fazer antissepsia ampla de todo o hemitórax. Anestesiar pele, tecido subcutâneo, músculos e periósteo no nível do sexto espaço intercostal na linha axilar média. Este é o local escolhido para se evitarem os músculos grande dorsal e peitoral maior, sendo necessário apenas transpor os músculos intercostais e serrátil anterior, que são relativamente finos. Em seguida, punciona-se a cavidade pleural para confirmar a existência de derrame ou de pneumotórax. Realiza-se incisão transversal na pele de mais ou menos 3 cm de extensão. Divulsionar de forma romba o tecido subcutâneo e os músculos, usando uma pinça hemostática longa, rente à borda superior da costela inferior, para evitar o feixe vasculonervoso. Perfurar a pleura parietal com a ponta da pinça hemostática e alargar o orifício pleural, abrindo a pinça até um tamanho suficiente para introduzir um dedo no tórax. Explorar com os dedos a cavidade torácica. Pinçar a extremidade multiperfurada do dreno e introduzi-la na cavidade pleural no sentido posterossuperior, até se certificar de que todos os orifícios estejam dentro do tórax. Observar se ocorre saída de sangue, pus, linfa ou ar pelo dreno. Conectar a outra extremidade do dreno, que também deve estar pinçada, ao sistema de selo d'água e, em seguida, abrir a pinça. O frasco de drenagem já deve estar preparado com 1 ou 2 cm da ponta submersos em soro fisiológico. É importante anotar o volume do líquido colocado no frasco coletor para monitorar o débito da drenagem. Fixar o dreno na pele usando fio não absorvível 2-0 ou 3-0 com ponto em U. Circundar o dreno várias vezes antes de dar o nó. Realizar curativo no local e encaminhar o paciente ao setor de radiologia para fazer radiografia de controle. Deve-se prestar especial atenção ao posicionamento no dreno com vários orifícios, devido ao risco de um deles ficar situado fora da cavidade pleural.

Devemos ter cuidados básicos e essenciais para que a drenagem ocorra de maneira eficaz. O frasco coletor do sistema de drenagem deve sempre ficar abaixo do nível da inserção do dreno. Quando o paciente for mobilizado, transportado ou quando o líquido de drenagem for esvaziado e substituído, deve-se fechar o dreno, para que o líquido drenado ou o ar atmosférico não entre na cavidade pleural (devido à pressão negativa), contaminando-a. Nas drenagens por pneumotórax, deve-se tomar muito cuidado ao fechar o dreno, devido ao risco de ocorrer pneumotórax hipertensivo.

São critérios para retirada do dreno:
- Radiografia de tórax mostrando expansibilidade total do pulmão
- Ausência de escape de ar
- Aspecto claro, seroso, do líquido drenado e volume menor que 150 mℓ/24 h ou 2 mℓ/kg/dia.

Lembre-se de que a retirada deve ser realizada com o paciente em expiração forçada.

D. **Pleuroscopia e toracoscopia.** A videocirurgia vem modificando de maneira significativa a abordagem cirúrgica de modo geral e também no tratamento de derrame pleural. Mesmo sendo, na verdade, nada mais que um novo acesso para procedimentos cirúrgicos, trouxe inegáveis avanços técnicos e terapêuticos. Na abordagem dos derrames pleurais já temos como estabelecidas as seguintes indicações:
- Derrame com massa pleural indeterminada: oferece visão direta da lesão, dirigindo a biopsia
- Derrame pleural maligno e/ou recidivante: permite o diagnóstico e a pleurodese química ou mecânica (pleurectomia). Permite ainda o fechamento de defeitos diafragmáticos nos derrames secundários a hepatopatias
- Derrame parapneumônico ou empiema septado: permite a abordagem precoce de toda a cavidade torácica, desfazendo septações, liberando e retirando material fibrinopurulento e liberando coleções multiloculadas
- Hemotórax retido ou complicado: permite a abordagem precoce dos pacientes submetidos a drenagem torácica por hemotórax traumático e que evoluem com dor torácica, febre, leucocitose e sinais radiológicos sugestivos de persistência da coleção pleural. Tem indicação de realização precoce, de preferência na primeira semana.

Bibliografia

Besson LN, Fergusson TB, Burford TH. Chylothorax. Am Thorac Surg, 1971; 12:527.

Camargo JJ. In: Silva LCC. Compêndio de pneumologia. São Paulo: Fundação BYK; 1991. (Capítulos 77 e 78.)

Chung JH, Lee SH, Kim KT et al. Optimal timing of thoracoscopic drainage and decortication of empyema. Ann Thoracic Surgery. 2014; 97:224-9.

Hofmann HS. Modern management of empyema thoracis. Seminars in Thoracic and Cardiovascular Surgery. 2013; 25(4):287-91.

Light RW, Macgregor MI, Luchsinger PC et al. Pleural effusion: the diagnostic separation of transudates and exsudates. Ann Interm Med. 1972; 77:507-13.

Losso LC. Indicações atuais da videotoracoscopia. Livro virtual da Sociedade Brasileira de Cirurgia Torácica. Disponível em: <https://www.sbct.org.br/cientifico/livro-virtual/. Acesso em: 20 de março de 2017.

McClement JH. Doenças da pleura. In: Beeson PD, McDermontt W. Tratado de medicina interna de Cecil-Loeb. 14. ed. Rio de Janeiro: Interamericana; 1977.

Menzies JM, Charbonneau M. Thoracoscopy for the diagnosis of pleural disease. Ann Intern Med. 1991; 114:271-6.

Pego-Fernandes PM, Fonseca MH, Levischi Jr. Quilotórax. Livro virtual da Sociedade Brasileira de Cirurgia Torácica. Disponível em: <https://www.sbct.org.br/cientifico/livro-virtual/. Acesso em: 20 de março de 2017.

Perfeito JAJ, Punção e drenagem pleural. Livro virtual da Sociedade Brasileira de Cirurgia Torácica. Disponível em: <https://www.sbct.org.br/cientifico/livro-virtual/. Acesso em: 20 de março de 2017.

Pinto Filho, DR. Empiema pleural: fundamentos terapêuticos. Livro virtual da Sociedade Brasileira de Cirurgia Torácica. Disponível em: <https://www.sbct.org.br/cientifico/livro-virtual/. Acesso em: 20 de março de 2017.

Puri V, Pyrdeck TL, Cabtree TD et al. Treatment of malignant pleural effusion: a cost-effectivenness analysis. Ann Thoracic Surgery. 2012; 94:374-80.

Saad Junior R, Carvalho WR, Ximenes Netto M et al. Cirurgia torácica geral. São Paulo: Atheneu; 2006. (Capítulos 41 e 42.)

Salles CA. Punções. In: Savassi-Rocha PR, Fonseca FR. Cirurgia ambulatorial. Rio de Janeiro: Guanabara Koogan; 1979.

Silva LCC. In: Silva LCC. Compêndio de pneumologia. São Paulo: Fundação BYK; 1991. (Capítulo 76.)

Takaro T. Pleura e empiema. In: Sabiston DS. Tratado de cirurgia de Davis-Christopher. 11. ed. Rio de Janeiro: Interamericana; 1979.

Teixeira J. Toracocentese. Toracotomias. In: Goffi F. Técnica cirúrgica. São Paulo: Atheneu; 1978.

Trench NF, Saad Jr. R. Cirurgia torácica. São Paulo: Panamed Editorial; 1983.

Tsuzuki S, Marques ER. Punção e drenagem do tórax. In: Zerbini EJ. Clínica cirúrgica Alípio Corrêa Neto. São Paulo: Sarvier; 1974.

OCLUSÕES ARTERIAIS AGUDAS
Marco Tulio Baccarini Pires

I. **Introdução.** A oclusão arterial aguda sempre deve ser considerada como uma manifestação periférica de um quadro sistêmico, o que torna necessária a avaliação clínica completa do paciente. A embolia e a trombose arteriais, juntamente com os traumatismos, são os maiores responsáveis pelos quadros observados de oclusões arteriais agudas.

O fator mais importante, capaz de determinar um prognóstico favorável ou não neste tipo de ocorrência, é o tempo decorrido entre o início do episódio isquêmico e a reperfusão tissular; daí a grande necessidade de se fazer um diagnóstico correto e imediato, seguido da revascularização da artéria acometida. Classicamente, um período de 12 h de oclusão arterial aguda tem sido considerado o máximo que um membro isquêmico pode suportar de maneira reversível e, para efeitos de tratamento bem-sucedido, a extremidade inferior pode suportar até o máximo de 5 a 6 h de isquemia intensa (o tempo de 12 h descrito anteriormente depende de inúmeros fatores, tais como a existência ou não de circulação colateral, o local da oclusão etc.).

Mesmo com abordagem cirúrgica ideal, a isquemia aguda das extremidades inferiores causada pela doença tromboembólica ainda causa morbidade e mortalidade significativas. As taxas de perda de membro variam de 8 a 22% e as de mortalidade, entre 10 e 17%.

Bons resultados no tratamento desses quadros, com diminuição da morbidade e da mortalidade, exigem uma abordagem pronta e eficaz dos pacientes portadores de uma oclusão arterial aguda.

A partir de 1963, a utilização da técnica de embolectomia com balão (cateter de Fogarty) possibilitou um manuseio muito mais pronto e efetivo dos pacientes, além de apresentar resultados superiores; com isso a abordagem dos quadros de tromboembolismo arterial agudo sofreu grande mudança. Este tipo de procedimento, desde a sua introdução, esteve ligado ao uso da anticoagulação dos pacientes com heparina e à existência de boa árvore arterial distal.

Mais recentemente, foram introduzidas técnicas de trombólise, capazes de causar lise medicamentosa do coágulo, e dispositivos percutâneos para a realização da trombectomia, angioplastia periférica com balão, e colocação de *stent*.

II. **Etiologia.** As oclusões arteriais podem ser intrínsecas ou extrínsecas; as intrínsecas compreendem as embolias e as tromboses e as extrínsecas são as causadas por traumatismo ou outras compressões, como os tumores.

Na maioria dos casos, é fácil diferenciar um quadro embólico de um de trombose arterial. Os casos em que o diagnóstico diferencial não é tão aparente devem-se à ausência de uma origem óbvia para o êmbolo, ou à inexistência de cardiopatia ou, ainda, aos casos em que o episódio isquêmico é de evolução lenta. O diagnóstico etiológico entre embolia e trombose arterial é importante, visto que a abordagem do caso, principalmente no que se refere à cirurgia, pode ser totalmente diversa, com diferentes resultados (nas embolias, as cirurgias costumam ser mais simples e os resultados, melhores). Existe o conceito de que a dor constitui o primeiro sinal de um êmbolo, enquanto a parestesia representa o primeiro sinal de uma trombose arterial.

A. Embolias arteriais. As embolias são mais frequentes nas extremidades inferiores, enquanto verificam-se índices muito menores nas extremidades superiores e na árvore arterial mesentérica. Quadros de tromboembolismo múltiplo estão associados a maior mortalidade.

Dentre os casos de embolia arterial, 85% se originam no coração; a artéria mais acometida por episódios embólicos é a femoral (46,2%), seguida da ilíaca (18,2%). Nos membros superiores, embolias ocorrem com mais frequência na artéria braquial.

A fibrilação atrial é a mais importante causa de embolias periféricas. O átrio esquerdo aumentado, geralmente consequente à estenose mitral, provoca estase sanguínea e forma trombos intracavitários. Pacientes com lesão valvar aórtica raramente se apresentam com fibrilação atrial, sendo o tromboembolismo bem mais raro, a não ser nos casos de endocardite bacteriana ou de doença valvar mural concomitante.

O infarto agudo do miocárdio tem sido considerado a mais importante causa de embolismo periférico; nesses casos, devido à necrose miocárdica, formam-se trombos que se prendem no endocárdio do ventrículo esquerdo; a ocorrência de arritmias faz esses trombos se soltarem, originando êmbolos arteriais periféricos.

Outra origem de trombos intracavitários são os aneurismas ventriculares pós-infarto e os que surgem nos pacientes com insuficiência cardíaca congestiva grave; nestes últimos, devido à má função ventricular, ocorre estase intracavitária, o que pode originar coágulos sanguíneos.

Os tumores intracardíacos, raramente, podem ser outra fonte de embolismo como, por exemplo, no caso dos mixomas atriais.

Próteses valvares originam depósitos de coágulos e/ou de tecido calcificado, tanto nos anéis de sutura como em seus folhetos; episódios embólicos relacionados com próteses valvares são bem mais frequentes em pacientes portadores de valvas mecânicas do que nos portadores de valvas biológicas e nos doentes que não usam anticoagulante oral.

Placas ateromatosas ulceradas podem ser a origem de coágulos recentes, levando a quadro embólico distal: um exemplo frequente disso ocorre na bifurcação aórtica, com o surgimento de um trombo sobre placa ateromatosa e seu posterior desgarramento em direção ao território arterial distal dos membros inferiores.

A ocorrência de trombos no interior da aorta torácica, abdominal, no interior de aneurismas da aorta e também no interior de aneurismas de artérias principais, como as artérias ilíacas e poplíteas, podem ser a origem de êmbolos que se deslocam para as artérias periféricas.

Ainda, os procedimentos arteriais invasivos, como no caso dos cateterismos cardíacos, podem vir a ser a origem de episódios tromboembólicos, pelo deslocamento de trombos murais ou de vegetações valvares pela ponta do cateter.

A alta prevalência da trombose venosa clinicamente silenciosa, associada a um forame oval permeável em torno de 35% da população geral, pode ser a causa de um ataque cerebral isquêmico ou de uma oclusão arterial aguda periférica. Deve-se suspeitar desta ocorrência em pacientes jovens ou de meia-idade, nos quais um evento tromboembólico seja diagnosticado. Até que seja mais bem definido o risco de recorrência do quadro da embolia paradoxal, recomenda-se o fechamento cirúrgico do forame oval após um episódio embólico significativo.

B. **Tromboses arteriais.** Os quadros trombóticos são mais observados em pacientes que já apresentavam algum sinal prévio de arteriopatia, com aterosclerose mais avançada, e que tiveram agravamento súbito de seu quadro; além disso, devem ser sempre considerados em doentes debilitados com má função cardíaca associada à hipovolemia. Os trombos se assentam preferencialmente sobre placas ateroscleróticas já formadas, em locais estenosados e de bifurcação arterial. Alguns pacientes portadores de claudicação intermitente crônica e estável desenvolvem subitamente dor isquêmica em repouso.

Embora não seja uma complicação frequente em aneurismas abdominais aórticos, a trombose pode ocorrer; neste caso, surgem paralisia e rigidez de ambos os membros inferiores. Se a trombose progredir superiormente, pode ocorrer um quadro de insuficiência renal aguda devido à obstrução trombótica das artérias renais. Aneurismas periféricos, como os das artérias poplítea e femoral, também podem evoluir com um quadro de trombose em seu interior.

Outras causas de trombose arterial se relacionam com a injeção intra-arterial de medicamentos, feita erroneamente, pensando tratar-se de aplicação intravenosa: é uma causa de insuficiência arterial aguda observada com certa frequência em crianças recém-nascidas em uso de medicação parenteral.

Punções arteriais de repetição para coleta de sangue arterial são, também, causa de obstrução arterial – evento mais frequente em crianças pequenas.

Alguns medicamentos podem aumentar a possibilidade da ocorrência de tromboses arteriais: digital, corticosteroides, fenotiazinas e fármacos utilizados na quimioterapia do câncer, como a vimblastina e a cisplatina (associadas ou não ao metotrexato).

Determinadas doenças podem causar tromboses arteriais; este é o caso da tromboangiite obliterante, em que os coágulos se formam bem distalmente no leito arterial, e da periarterite nodosa, na qual ocorre a necrose focal da camada média, e neste ponto se formam coágulos intraluminais. Outras doenças arteriais que agem como precursoras de quadros trombóticos são: displasia fibromuscular, doença de Takayasu e degeneração cística da média. Doenças sistêmicas podem provocar trombose arterial, como trombocitose; policitemia vera; coagulação intravascular disseminada; infecções generalizadas e neoplasias.

III. **Fisiopatologia.** A dor é o sintoma de apresentação mais comum na doença vascular das extremidades inferiores. Caracterizando os fatores de dor, localização, precipitação, agravamento e alívio, frequência, duração e evolução, podem permitir diagnosticar ou excluir a maioria das doenças arteriais e venosas com alto grau de sensibilidade, mesmo antes de examinar o paciente. Clarificar a natureza da dor como ponto de partida permite separar os pacientes em duas grandes categorias de apresentação para a doença arterial periférica, insuficiência arterial crônica e oclusão arterial aguda. A ausência de fluxo arterial, instalada de maneira aguda, seja por embolia ou por trombose, causa gangrena isquêmica em um percentual que varia de 11 a 50%, conforme a artéria acometida e a existência ou não de lesões prévias e/ou associadas.

Como mencionado anteriormente, a maior parte dos episódios de oclusão arterial aguda, notadamente os embólicos, se localiza nos membros inferiores. A falta aguda de suprimento sanguíneo arterial acomete inicialmente os nervos, que são extremamente sensíveis à má oxigenação tissular. A lesão neural produz dor, parestesia e paralisia, sintomas iniciais das oclusões arteriais agudas. Aproximadamente 4 a 6 h após a oclusão, o processo de necrose da musculatura é iniciado e pode ser um pouco mais lento nos casos em que já exista circulação colateral formada; esse processo pode demorar até 12 h.

Uma circulação colateral adequada é crucial para que os tecidos sobrevivam à oclusão arterial de uma artéria principal. Alguns agentes estão envolvidos no desenvolvimento da circulação colateral, dentre os quais o fator de crescimento do fibroblasto.

Devido às diferentes suscetibilidades teciduais à hipoxia, aparentemente tanto a pele como o tecido celular subcutâneo são mais resistentes à isquemia do que os nervos e músculos.

Se a causa da oclusão for embólica, a árvore arterial se trombosa distalmente ao êmbolo. A trombose distal pode variar de acordo com a ocorrência ou não de circulação colateral. Em uma etapa ainda mais tardia, o sistema venoso é acometido, ocorrendo trombose venosa secundária, dificultando ainda mais o tratamento. O edema celular se segue à hipoxia, e pode ser importante ao indicar se o caso é reversível ou não.

Para que a microcirculação se mantenha patente, é necessário um nível mínimo de pressão intraluminal. Em casos em que esta pressão se torne muito baixa, as pequenas artérias musculares se fecham, cessando o fluxo sanguíneo; o tecido muito edemaciado pode manter essas pequenas artérias fechadas, mesmo se o tronco principal for revascularizado, levando, assim, ao insucesso cirúrgico.

IV. Quadro clínico. A palidez da extremidade, a ausência de pulsos palpáveis, o colabamento do sistema venoso, a queixa de dor pelo paciente, a parestesia e, finalmente, a paralisia constituem os principais sinais e sintomas das oclusões agudas das artérias. Um início abrupto indica a embolia, enquanto processos trombóticos são mais insidiosos.

A evolução do processo causa anestesia do membro acometido; as alterações da temperatura são coincidentes com o local da oclusão. A musculatura passa a ficar cada vez mais tensa e edemaciada com o tempo. Nos membros inferiores, a tensão é mais evidente na musculatura da panturrilha. Após algum tempo, é possível verificar com facilidade o nível da oclusão em um membro: realizando-se sua palpação, verifica-se até que ponto a temperatura se mantém. Em geral, logo abaixo do ponto de início da hipotermia, verificam-se também as alterações de cor, perfusão, parestesia e anestesia.

A classificação da isquemia aguda dos membros, de acordo com a Society of Vascular Surgery/International Society of Cardiovascular Surgery, pode ser vista no Quadro 48.1.

Como já comentado, é necessário estabelecer o diagnóstico de que se trata de uma embolia arterial ou de uma trombose. A inexistência de cardiopatia reforça o diagnóstico de uma trombose (neste caso, forma-se um trombo sobre uma placa). Em raros casos, contudo, não é possível estabelecer esse diagnóstico (por má informação, ocorrência de sinais de cardiopatia simultaneamente com doença aterosclerótica periférica prévia etc.).

Ainda mais raramente, poderemos ter um quadro de tromboflebite aguda, causando espasmo arterial, que leva o examinador ao diagnóstico errôneo de oclusão arterial aguda.

Com relação ao diagnóstico diferencial, o Quadro 48.2 mostra as principais etiologias não arteriais capazes de desencadear dor aguda nos membros inferiores e que podem ter o diagnóstico confundido com uma oclusão arterial aguda.

Quadro 48.1 Classificação da isquemia aguda dos membros.

Classe	Categoria	Prognóstico	Perda sensorial	Fraqueza muscular	Sinal arterial ao Doppler	Sinal venoso ao Doppler
I	Viável	Sem risco imediato para o membro	Nenhuma	Nenhuma	Audível	Audível
IIA	Sob risco: marginal	Membro pode ser salvo se tratado prontamente	Mínima ou Nenhuma	Nenhuma	± Audível	Audível
IIB	Sob risco: imediato	Membro pode ser salvo se tratado imediatamente	Mais do que apenas os dedos comprometidos	Leve a moderada	Raramente audível	Audível
III	Irreversível	Perda do membro ou dano permanente	Profunda	Profunda	Nenhum	Nenhum

Fonte: adaptado de Rutherford et al., 1997.

Apesar de o diagnóstico de oclusão arterial aguda ser clínico na maioria dos casos, o estudo arterial com Doppler (com ou sem registro gráfico) e as arteriografias podem ser utilizados como complemento, principalmente no planejamento da tática de abordagem cirúrgica. Ao realizar a arteriografia, imagens bastante retardadas devem ser obtidas, para que seja possível verificar a existência ou não de enchimento distal por circulação colateral.

O **duplex-scan** é bastante eficiente em diagnosticar um trombo intraluminal, podendo inclusive avaliar se ele é recente ou antigo, por isso é a primeira opção diagnóstica. Este exame tem a vantagem de ser preciso e não invasivo; no entanto, ainda não está amplamente disponível e é examinador-dependente.

O padrão-ouro dentre os diagnósticos de imagem na oclusão arterial aguda de membros é a **arteriografia de subtração digital**, com a vantagem de, caso necessário, ser capaz de iniciar a terapêutica com trombolítico intra-arterial durante o procedimento; contudo, esta é uma técnica invasiva.

A **angiotomografia** e a **angiorressonância** magnética também são exames utilizados. Entre os dois, a angiotomografia propicia imagens mais detalhadas e maior possibilidade de orientar o tratamento adequado.

Quadro 48.2 Principais etiologias não arteriais capazes de desencadear dor aguda em membros inferiores com pulsos arteriais normais.

Traumatismo musculoesquelético não vascular

Radiculopatia (pinçamento de raiz nervosa periférica)
- Estenose do canal medular
  - Hérnia de disco aguda

Trombose venosa profunda
- Flegmasia cerúlea *dolens*

Outros métodos diagnósticos podem ser utilizados, inclusive com uso de radionuclídeos, porém não são rotineiros.
V. **Tratamento.** O tratamento inicial da oclusão arterial aguda, com isquemia em membros, pode ser composto de inúmeras medidas, tanto clínicas quanto cirúrgicas.
O Quadro 48.3 resume as principais medidas.
Após esta abordagem inicial, chega-se a um ponto de tomada de decisão:
- Intervenção endovascular: trombólise intra-arterial, trombectomia percutânea
- Cirurgia: trombectomia a céu aberto; *bypass*; trombólise mecânica; angioplastia periférica com balão; implante de *stent*; amputação.
A. **Tratamento cirúrgico.** Na maioria dos pacientes, o tratamento é cirúrgico, executando-se as técnicas de embolectomia, associadas ou não a outras (endarterectomia, *bypass*). A utilização de cateter de Fogarty, a partir de 1963, alterou dramaticamente o tratamento das embolias arteriais periféricas; com o seu uso, a mortalidade foi reduzida em quase 50%, e a incidência de amputação, em aproximadamente 35%.

A realização da embolectomia com cateter de Fogarty é um procedimento simples, que pode ser executado até mesmo com anestesia local naqueles pacientes mais graves, que não podem receber anestesia geral ou bloqueio anestésico.

De imediato, no início do procedimento cirúrgico, a árvore arterial distal ao local da oclusão deve ser protegida por meio da administração de heparina intravenosa (em média, 5.000 a 10.000 unidades IV a cada 4 ou 6 h), a qual está apenas contraindicada em pacientes com risco aumentado de sangramento. Alguns autores chegam a utilizar a heparinização como tratamento de escolha nesses casos, deixando a cirurgia para um segundo tempo, já eletiva – nessas circunstâncias, a heparina age apenas limitando parcialmente a propagação do coágulo. Nos casos em que essa substância é utilizada no pré-operatório, o paciente recebe uma dose inicial em *bolus* de 20.000 unidades IV, seguindo-se uma infusão contínua de 2.000 a 4.000 unidades por hora, até a estabilização clínica do doente. Posteriormente, será realizada a cirurgia vascular eletiva ou a amputação do membro. Esta é uma técnica pouco utilizada (retardar a tromboembolectomia), mas pode ser útil em certos casos, principalmente em cidades do interior sem recursos técnicos de revascularização arterial imediata.

Seguindo-se a remoção do trombo, e havendo possibilidade de realização de angiografia no peroperatório, a presença de uma lesão residual estenótica (p. ex., placa de aterosclerose), esta pode ser abordada com angioplastia com

---

Quadro 48.3 Procedimentos utilizados na abordagem inicial da isquemia aguda de membros.

Administrar ácido acetilsalicílico, para tentar melhorar o resultado de possível terapêutica trombolítica que venha a ser executada

Administrar heparina não fracionada, para reduzir a propagação do trombo e também para evitar a ocorrência de trombose pericateter durante angiografia

Posicionar a extremidade em uma posição pendente, para a perfusão do membro pela gravidade (Atenção: esta manobra não deve ser prolongada, sendo apenas uma medida temporária)

Evitar temperaturas intensas na extremidade (aquecer com algodão ortopédico, mas evitar bolsas de água quente ou outras fontes de calor intenso)

Controlar a dor

cateter balão (com ou sem o uso de medicamento), e até mesmo o implante de um *stent* periférico em lesões que se apresentam suboclusivas e críticas.

Embora ainda não seja uma técnica amplamente executada, tem sido aceita a remoção mecânica dos trombos com dispositivos como o Amplatz®, para trombectomia arterial mecânica. Outros dispositivos usados para a remoção do trombo têm sido o ultrassom e a aspiração.

Devido à existência de circulação colateral, em alguns pacientes, a oclusão de uma artéria de importância pode não ser seguida de sinais imediatos (ou, pelo menos, não tão evidentes) de isquemia grave. Por exemplo, a oclusão de uma artéria braquial costuma ser bem menos dramática do ponto de vista dos sintomas do que a oclusão da artéria poplítea.

A isquemia grave de todo um membro pode causar acidose metabólica, a qual se torna mais evidente após a restauração do fluxo arterial. Essa informação deve ser lembrada e considerada a administração de bicarbonato de sódio. A alcalinização da urina com o bicarbonato de sódio pode ser usada, a fim de evitar a precipitação de mioglobina nos túbulos renais.

No quadro isquêmico agudo, uma das medidas mais comumente adotadas pelo médico não habituado a tratar dessas patologias é a aplicação de calor local, principalmente por meio de bolsas de água quente. Este é um erro grave, que frequentemente resulta em lesões na **pele** como queimaduras; além disso, pode ocorrer aumento localizado do metabolismo devido à maior temperatura, o que requer oxigênio em um tecido que já é carente dele. Essa alteração costuma piorar ainda mais a hipoxia celular. A conduta correta deve ser a de apenas proteger o membro, usando, por exemplo, um cobertor ou meia de tecido não traumatizante.

Ainda como medida pré-operatória de importância, é fundamental que a volemia do doente seja completamente restabelecida; não raro, nos deparamos com pacientes espoliados, desidratados e com os mais diversos distúrbios hidreletrolíticos.

A técnica cirúrgica mais utilizada nas oclusões arteriais agudas é a tromboembolectomia com o uso do cateter de Fogarty. Alguns princípios fundamentais para a realização desta técnica devem ser observados, como será explicado em seguida, existindo apenas algumas pequenas diferenças de acordo com a artéria que será operada. A antissepsia deve ser rigorosa para evitar a infecção cirúrgica. É necessária a preparação de todo o membro acometido, sempre considerando a possibilidade de uma cirurgia alternativa ou complementar, como um *bypass*. Nas oclusões dos membros inferiores, o preparo do campo operatório tem início na altura da cicatriz umbilical e chega até os pés. O equipamento de radiografia deve ser solicitado pelo cirurgião e estar disponível para uma possível arteriografia peroperatória.

A anestesia utilizada depende do local a ser operado e do quadro clínico do paciente: pode-se trabalhar com bloqueios anestésicos (raquianestesia, peridural, bloqueio de plexo braquial), anestesia geral ou até anestesia local, em pacientes com cardiopatias graves e descompensadas. Mesmo com a anestesia local, a presença de um anestesiologista é fundamental para o controle volêmico do paciente, a manutenção da pressão e da estabilidade hemodinâmica e para a realização de anestesia geral, caso a conduta cirúrgica deva ser obrigatoriamente alterada no peroperatório.

As incisões utilizadas são classicamente descritas como vias de acesso às artérias do corpo humano; em geral, são longitudinais, seguindo o trajeto arterial. Na região inguinal, podem ser oblíquas, para acesso à artéria femoral, seguindo a orientação da prega inguinal. As artérias são laçadas com fitas apropriadas

(Fita cardíaca®) e, em seguida, clampeadas de modo atraumático. A clampagem de maneira vigorosa pode fazer com que placas calcificadas se desgarrem do endotélio arterial, piorando ainda mais o prognóstico pós-operatório. A clampagem arterial somente deve ser feita após a heparinização sistêmica.

As arteriotomias podem ser verticais ou transversais; as transversais costumam proporcionar melhor resultado após a sutura, não ocorrendo estenose do vaso (se houver estenose após rafia de arteriotomia vertical, é necessária uma plastia na incisão, usando *patch* venoso ou tecido de Dacron®).

A passagem do cateter de Fogarty é iniciada distalmente; o calibre do cateter a ser usado deve ser condizente com o diâmetro arterial. Após a introdução máxima do cateter, o balonete é inflado com solução fisiológica, observando-se o volume máximo que o balonete suporta sem ser destruído (em geral, este volume vem anotado no próprio cateter). Ao realizar embolectomia dos membros inferiores, a introdução do cateter é feita inicialmente na artéria femoral superficial e, em seguida, na profunda. A embolectomia distal deve ser conduzida repetidas vezes, sempre de maneira delicada, procurando-se remover a maior quantidade possível de coágulos sanguíneos. Caso se obtenha fluxo retrógrado, é indício de que a embolectomia foi eficiente (não indica, contudo, se haverá ou não sucesso cirúrgico).

A desobstrução arterial proximal é realizada em seguida, por meio de cateteres mais calibrosos (p. ex., n°s 5 e 6 para artérias femoral comum e ilíaca), quando um fluxo arterial potente deve ser obtido.

O acesso à artéria poplítea pode ser tanto posterior quanto medial; são acessos utilizados quando se suspeita que todos os coágulos não foram retirados pela incisão femoral. Em casos de dúvida, a realização de arteriografia peroperatória será decisiva ao indicar a melhor conduta a ser tomada.

As principais complicações da tromboembolectomia estão relacionadas com os traumatismos diretos ocasionados pelo cateter de Fogarty. Dentre elas, podem ser citadas as bissecções da camada íntima (geralmente pela liberação de uma placa ateromatosa), a perfuração arterial, as lesões endoteliais e até mesmo a ocorrência de fístula arteriovenosa.

O paciente deve ser cercado de cuidados nas primeiras horas pós-operatórias; considera-se a possibilidade de reoclusão, tanto por nova embolia quanto por trombose da artéria. O controle da patência arterial pelo exame clínico (pesquisa de pulsos, perfusão e temperatura) e pelo Doppler deve ser seguido. É necessário o tratamento das complicações, como acidose metabólica, rabdomiólise (com produção de mioglobina, que se precipita nos túbulos renais) e distúrbios hidreletrolíticos. Nos casos de estenose mural, com fibrilação atrial e trombos intracavitários, deve-se programar com brevidade a cirurgia para a remoção do fator causal.

No pós-operatório, administra-se heparina venosa por aproximadamente 5 dias, na dose de 5.000 a 10.000 unidades IV a cada 4 h, ou em bomba de infusão (preferencialmente) na dose de 1.000 unidades/h. No terceiro dia do pós-operatório, inicia-se anticoagulante oral (varfarina sódica) juntamente com heparina, até o quinto ou sexto dia, quando a atividade de protrombina estiver em torno de 30% e o RNI entre 2,5 e 3,5. Neste momento, suspende-se a heparina venosa; de modo geral, o anticoagulante oral será mantido por 3 a 6 meses, exceto nos casos em que esteja indicada a anticoagulação a longo prazo.

O quadro de reperfusão das extremidades após reversão da isquemia é caracterizado por edema, síndrome compartimental e disfunção neuromuscular;

para seu tratamento, pode ser necessária a realização de fasciotomia no membro acometido. A utilização de solução hipertônica de manitol tem sido demonstrada como benéfica em vários modelos experimentais, reduzindo a síndrome de reperfusão.

A lesão celular, caracterizada por edema celular e degranulação dos lisossomos, inicia-se logo com 30 min de isquemia. Mudanças celulares irreversíveis surgem após 4 a 6 h de isquemia muscular. Seguindo-se à oclusão arterial aguda, a restauração do fluxo interrompe o início dos eventos bioquímicos, formando a base da síndrome de reperfusão. Esta lesão tissular é máxima em áreas com maior fluxo sanguíneo durante a reperfusão.

As interações entre leucócitos e endotélio têm um importante papel na lesão isquemia-reperfusão; tanto o endotélio vascular como os leucócitos podem originar produtos metabólicos secundários tóxicos, com reações semelhantes às encontradas na inflamação.

No pós-operatório, utiliza-se manitol hipertônico (25 g em *bolus* IV, seguidos por 5 a 10 g IV/h). Resultados de trabalhos clínicos com essa dosagem do manitol têm demonstrado que os membros podem ser salvos em até 97% dos casos, diminuindo a necessidade de fasciotomia e minimizando a disfunção ventricular.

É recomendável a realização de uma arteriografia peroperatória, com o objetivo de demonstrar se a desobstrução arterial cirúrgica foi completa. Estudos têm demonstrado índices menores de amputação nos pacientes nos quais a arteriografia peroperatória foi realizada, provavelmente por proporcionar a realização de uma cirurgia desobstrutiva mais adequada.

Após a realização de tromboembolectomia, os resultados gerais variam muito, de acordo com o tempo de evolução da isquemia e da artéria acometida; no entanto, bons resultados podem ser obtidos em cerca de 70 a 80% dos casos. A mortalidade geral é ainda alta, estando entre 7,5 e 9,0%.

B. Terapêutica trombolítica. A terapêutica trombolítica torna possível que benefícios clínicos se façam sentir em inúmeros pacientes portadores de oclusões arteriais, conforme o órgão ou o membro que é afetado.

Estudos clínicos randomizados recentes sugerem um benefício da terapêutica trombolítica na abordagem inicial das oclusões arteriais agudas, com melhora da sobrevida e índices de amputação semelhantes aos do tratamento cirúrgico imediato. Seu uso está principalmente indicado em casos em que a cirurgia não é aplicável.

Os resultados do uso de agentes trombolíticos na oclusão arterial aguda foram influenciados pelo período da oclusão antes do tratamento, com melhores resultados nas primeiras 72 h após o início dos sintomas, mas coágulos mais antigos se mostraram capazes de responder ao tratamento.

As vantagens da trombólise sobre a tradicional tromboembolectomia realizada com cateter de Fogarty, por aqueles que advogam o procedimento trombolítico, são: (a) a tromboembolectomia pode não conseguir remover todos os coágulos; (b) o trombo pode estar em local sem acesso cirúrgico ao cateter de Fogarty; (c) a técnica com Fogarty pode danificar o vaso e lesar placas ateromatosas, soltando-as; (d) a técnica com Fogarty não identifica a causa subjacente da oclusão.

Dentre os agentes trombolíticos em uso clínico no momento, a uroquinase tem sido a mais frequentemente utilizada nas oclusões arteriais agudas periféricas. Os agentes trombolíticos diferem entre si no que se refere à eficácia da trombólise, à especificidade com relação à fibrina e ao custo.

Uma vez que o risco de uma hemorragia grave é constante (especialmente intracraniana), independentemente do tipo de problema vascular, a terapêutica trombolítica deve ser aplicada de modos variáveis, conforme os efeitos benéficos potenciais de cada caso.

Na utilização intra-arterial da uroquinase como tratamento trombolítico na oclusão arterial aguda, a lise bem-sucedida do coágulo pode ser conseguida em 71% dos casos, sendo evitados procedimentos adicionais em 22% dos pacientes. Resultados melhores são obtidos em enxertos vasculares (78%) e oclusões nas artérias nativas (72%), e piores em enxertos venosos (53%). Pacientes diabéticos têm pior resultado em comparação com os não diabéticos (52 *versus* 80%). Um fator prognóstico de boa evolução foi a colocação de um cateter intra-arterial no interior do trombo (85 *versus* 0% de sucesso), assim como a passagem de um fio-guia por meio do processo oclusivo (sucesso de 92% contra 10%). No que se refere à localização do processo obstrutivo, os melhores resultados foram obtidos nos processos de membros superiores, nos quais em apenas 17% dos casos são necessárias outras medidas além da trombólise.

O uso de estreptoquinase e de rTPA, até agora, tem demonstrado resultados mais positivos nas tromboses que ocorrem no leito coronário, não sendo rotineiro nas oclusões arteriais de membros.

Em um estudo randomizado entre trombólise e cirurgia, realizado por Ouriel et al., o índice de sobrevida foi significativamente maior no grupo de trombólise. A maior mortalidade no grupo de cirurgia foi causada por complicações cardiovasculares pós-operatórias. Não houve diferença entre os períodos de hospitalização dos dois grupos; o custo do grupo da trombólise foi um pouco maior.

Para a determinação dos pacientes que mais se beneficiam de um desses dois tipos de tratamento (trombolítico ou cirurgia), é necessário aguardar por mais resultados de estudos clínicos.

A terapêutica combinada (trombólise com uroquinase realizada no peroperatório de uma tromboembolectomia) foi descrita, com bons resultados iniciais.

O Quadro 48.4 mostra os principais agentes trombolíticos e as doses usadas em quadros de oclusões arteriais agudas.

Quadro 48.4 Principais agentes trombolíticos e as doses usadas em quadros de oclusões arteriais agudas.

Medicamento	Pontos positivos	Pontos negativos	Meia-vida	Dose intravenosa	Dose intra-arterial
Uroquinase	Ativador direto, bem conhecido e pesquisado	Preço alto	14 min	30.000 a 50.000 U/h	2.000 a 4.000 U/h por 1 h; a seguir, 1.000 a 2.000 U/h
Pró-uroquinase	Vantagem teórica de desfazer coágulos mais rapidamente	Não existem vantagens reais sobre a uroquinase; doses mais altas associadas a sangramento	7 min	60 a 80 mg em *bolus*	2 mg, 4 mg ou 8 mg/h por 8 h, a seguir 0,5 mg/h

(continua)

Quadro 48.4 Principais agentes trombolíticos e as doses usadas em quadros de oclusões arteriais agudas. (*Continuação*)

Alteplase ou t-PA	Ativador direto	Preço alto	3,5 min	50 mg durante 2 h seguidos por 30 a 50 mg durante 4 a 6 h	0,05 a 0,1 U/kg/h
Reteplase ou r-PA	Liga-se menos ao endotélio, levando a níveis circulantes mais elevados	Sem vantagens clínicas sobre o t-PA	14 min	10 U durante 2 min; a seguir, 10 U durante 30 min	0,25 a 1 U/h

Bibliografia

Amman J, Seiler H, Vogt B. Delayed arterial embolectomy: plea for more active surgical approach. Br J Surg. 1976; 63:73.
Bell JW. Acute trombosis of the subrenal abdominal aorta. Arch Surg. 1967; 95:681.
Bhagwan S, Gross WS, Evans WE. Improved limb salvage after arterial embolectomy. Ann Surg. 1978; 188:153.
Blaisdell FW, Steele M, Allen RE. Management of acute lower extremity arterial ischemia due to embolism and trombosis. Surgery. 1978; 84:822.
Bosma HW, Jorning PJ. Intraoperative arteriography in arterial embolectomy. Eur J Vasc Surg. 1990; 4(5):469-72.
Burton AC. On the physical equilibrium of small blood vessels. Am J Physiol. 1951; 164:319.
Canizaro PC, Prager MD, Shires GT. The infusion of Ringer's lactate solution during shock: changes in lactate, excess lactate and pH. Am J Surg. 1971; 122:494.
Chaikof EL, Campbell BE, Smith RB. Paradoxical embolism and acute arterial occlusion: rare or unsuspected? J Vasc Surg. 1994; 20(3):377-84.
Coen SD, Silverman E. Peripheral intra-arterial thrombolytic therapy for acute arterial occlusion. Crit Care Nurse. 1994; 14(5):23-9.
Cook T, Nolting L, Barr C et al. Diagnostic ultrasonography for peripheral vascular emergencies. Crit Care Clin. 2014; 30(2):185-206, v. doi: 10.1016/j.ccc.2013.10.006. Epub 2014 Jan 21.
Cranley JJ. Vascular Surgery. vol. 1. New York: Harper and Row; 1972.
Cranley JJ, Krause RJ, Strasser ES et al. A complication with the use of the Fogarty balloon catheter for arterial embolectomy. Surgery. 1969; 103:407.
Dainko EA. Complications of the use of the Fogarty balloon catheter. Arch Surg. 1972; 102:79.
Dressler FA, Craig WR, Castello R et al. Mobile aortic atheroma and systemic emboli: efficacy of anticoagulation and influence of plaque morphology on recurrent stroke. J Am Coll Cardiol. 1998; 31:134-8.
Fogarty TF. Tratamento dos êmbolos arteriais. In: Simpósio sobre Cirurgia Vascular – Clínicas Cirúrgicas da América do Norte. Rio de Janeiro: Interamericana; 1979; 59:4.
Garcia R, Saroyan RM, Senkowsky J et al. Intraoperative intra-arterial urokinase infusion as an adjunct to Fogarty catheter embolectomy in acute arterial occlusion. Surg Gynecol Obstet. 1990; 171(3):201-5.
Görich J, Rilinger N, Sokiranski R et al. Mechanical thrombolysis of acute occlusion of both the superficial and the deep femoral arteries using a thrombectomy device. AJR Am J Roentgenol. 1998; 170(5):1177-80.
Haimovici H. Late arterial embolectomy. Surgery. 1959; 46:775.
Jackson MR. Antithrombotic therapy in peripheral arterial occlusive disease. Chest. 2001; 119(1 Suppl):283S-299S.

Jarret F, Dacumos BC et al. Late appearance of arterial emboli: diagnosis and management. Surgery. 1979; 86:898.
Krüger K, Deissler P, Zähringer M et al. Intravascular ultrasound thrombolysis for recanalization of peripheral arteries: evaluation of an in vitro model and results of a pilot-study. Rofo. 2002; 174(10):1261-8.
Lambert MA, Belch JJ. Medical management of critical limb ischaemia: where do we stand today? J Intern Med. 2013; 274(4):295-307. doi: 10.1111/joim.12102. Epub 2013 Jul 22.
Lin M. Acute Limb Ischemia. American College of Emergency Physicians Scientific Assembly 2007. Disponível em: http://meetings.acep.org/NR/rdonlyres/F6A91B7D-9705-403F-BF37-DDBC-CB6F3BCF/0/MO59.pdf
Malan E, Tattoni G. Physio and anatomopathology of acute ischemia of the extremities. J Cardiovasc Surg. 1963; 4:2.
Marder VJ. Thrombolytic therapy: overview of results in major vascular occlusions. Thromb Haemost. 1995; 74(1):101-5.
Molloy RG, Welch GC, Drury JK et al. Arterial thrombosis after chemotherapy with cisplatin, vinblastine and methotrexate. Br J Clin Pract. 1995; 49(1):50-1.
Narine K, Wellens R. Paradoxical embolism and acute arterial occlusion. Acta Chir Belg. 1990; 90(5):244-7.
Nilsson L, Albrechtsson U, Jonung T et al. Surgical treatment versus thrombolysis in acute arterial occlusion: a randomised controlled study. Eur J Vasc Surg. 1992; 6(2):189-93.
O'Donnell Jr TF. Arterial diagnosis and management of acute thrombosis of the lower extremity. Can J Surg. 1993; 36(4):349-53.
Ouriel K, Shortell CK, DeWeese JA et al. A comparison of thrombolytic therapy with operative revascularization in the initial treatment of acute peripheral arterial ischemia. J Vasc Surg. 1994; 19(6):1021-30.
Rutherford RB, Baker JD, Ernst C et al. Recommended Standards for Reports Dealing with Lower Extremity Ischemia: Revised Version. J Vasc Surg. 1997; 26:517-38.
Sabido F, Milazzo VJ, Hobson RW et al. Skeletal muscle ischemia-reperfusion injury: a review of endothelial cell-leukocyte interactions. J Invest Surg. 1994; 7(1):39-47.
Saratzis A, Melas N, Dixon H, Saratzis N. Emergency endovascular treatment of popliteal aneurysms. Perspect Vasc Surg Endovasc Ther. 2010; 22(4):245-9. doi: 10.1177/1531003511400623.
Schmittling ZC. Thrombolysis and mechanical thrombectomy for arterial disease. Surg Clin North Am. 2004; 84(5):1237-66.
Schroder WB, Wilkerson DK, Zatina MA. One hundred percent oxygen reverses muscle hypoxia in a rat hindlimb model of acute arterial occlusion. J Vasc Surg. 1990; 12(6):667-74; discussion on 674-5.
Shah DM, Bock DE, Darling RC et al. Beneficial effects of hypertonic mannitol in acute ischemia-reperfusion injuries in humans. Cardiovasc Surg. 1996; 4(1):97-100.
Shammas NW, Weissman NJ, Coiner D et al. Dethrombosis of lower extremity thrombus by local delivery of thrombolysis using ClearWay transcatheter balloon irrigation: a feasibility study. Cardiovasc Revasc Med. 2011; 12(6):350-4.
Shortell CK, Ouriel K. Thrombolysis in acute peripheral arterial occlusion: predictors of immediate success. Ann Vasc Surg. 1994; 8(1):59-65.
Spittell PC, Seward JB, Hallett Jr JW. Mobile thrombi in the abdominal aorta in cases of lower extremity embolic arterial occlusion: value of extended transthoracic echocardiography. Am Heart J. 2000; 139(2 Pt 1):241-4.
Zimmerman JJ, Fogarty TJ. Acute arterial occlusion. In: Sabiston Jr DC. Textbook of surgery. 13. ed. Tokio: Igaku-Shoin/Saunders International Edition; Vol. 2, 1986.

49

ARRITMIAS CARDÍACAS
Rose Mary Ferreira Lisboa da Silva

I. **Introdução.** Apesar da observação de anormalidades na frequência e nas características do pulso antes do século 20, somente em 1909, após o advento da eletrocardiografia, Thomas Lewis propôs a classificação das arritmias, diferenciando a taquicardia atrial paroxística da taquicardia ventricular paroxística. As arritmias cardíacas constituem causa importante de morbidade e mortalidade e podem se apresentar clinicamente em um simples contexto com sintomas pouco expressivos como palpitações, com quadros intermediários de pré-síncope e taquicardiomiopatia, até a manifestação mais dramática e temível de morte cardíaca súbita.
  A abordagem de pacientes com arritmia depende tanto do quadro de sintomas quanto da apresentação eletrocardiográfica. Assim, este capítulo trata das taquiarritmias de QRS estreito, regulares e irregulares; das taquiarritmias de QRS largo; e das bradiarritmias, com ênfase no tratamento, principalmente na fase aguda, essencial na conduta de urgências clínicas, além de dados epidemiológicos e clínicos.

II. **Taquicardias de QRS estreito regulares.** Esse tipo de taquicardia se origina acima da bifurcação do feixe de His, e apresenta complexos QRS com duração inferior a 120 ms e frequência cardíaca superior a 100 bpm. Tem prevalência na população geral de 6 a 8/1.000 indivíduos, e acomete 11 a 18% dos pacientes com insuficiência cardíaca. Sua incidência anual é de 36 por 100.000 indivíduos, ajustada por idade e sexo. Em crianças e adolescentes, essa taquicardia apresenta o complexo QRS com duração ≤ 90 ms e frequência cardíaca entre 130 e 300 bpm.
  Das taquicardias de QRS estreito regulares, a mais frequente é aquela que ocorre por reentrada nodal, que acomete 50 a 60% dos pacientes adultos com tal apresentação, seguida de taquicardia atrioventricular por via acessória. Tais taquiarritmias provocam sintomas de palpitações, fadiga, dor torácica, poliúria e pré-síncope ou síncope. O quadro de poliúria é devido à ação do hormônio peptídio natriurético atrial, secretado pela distensão dos átrios. O quadro de síncope pode ocorrer em 15 a 20% dos casos, em virtude da frequência elevada da taquiarritmia (≥ 170 bpm), com curto tempo de diástole, menor enchimento ventricular e prejuízo do desempenho cardíaco. As pulsações visíveis no pescoço (*frog sign*) ocorrem particularmente nos pacientes com taquicardia por reentrada nodal, pelo refluxo de sangue para a veia cava superior em virtude da contração ventricular quase simultânea à contração atrial retrógrada. Além dessa morbidade, essas taquiarritmias podem resultar em reanimação de morte cardíaca em 2 a 4,5% dos casos. Os fatores precipitantes podem ser: atividade física, movimentos súbitos, estresse emocional e outros; há associação dos episódios com o período menstrual.

  A. **Taquicardia por reentrada nodal.** É mais frequente em mulheres, com uma relação entre os sexos de 2:1 ou 3:1. Manifesta-se principalmente na terceira ou quarta década de vida; sua origem é no nodo ou nó atrioventricular, em pacientes que apresentem dissociação longitudinal dessa estrutura, ou seja, dupla via nodal. Até 37% da população podem apresentar dupla via nodal, mas a minoria irá manifestar-se com taquicardia. Nesse caso, há a via alfa (α), que apresenta condução lenta do estímulo elétrico e período refratário curto, e a via beta (β), a qual apresenta condução rápida e período refratário longo. Em ritmo sinusal, a passagem do estímulo ocorre pela via beta; no entanto, quando ocorre uma extrassístole supraventricular, o estímulo é conduzido pela via alfa, com aumento do intervalo P-R ao eletrocardiograma. Essa arritmia tem como mecanismo a microrreentrada; assim, o estímulo alcança o feixe de His, as fibras de Purkinje (resultando em despolarização ventricular) e, ao mesmo tempo ou logo após, alcança a via beta, com despolarização atrial retrógrada. Ao alcançar essa região, o estímulo pode seguir pela via alfa, mantendo a arritmia (Figura 49.1). Essa sequência de circuito é a mais frequente no quadro de reentrada nodal; ocorre em cerca de 90% dos casos e é chamada taquicardia por reentrada nodal comum ou típica. A sequência de circuito contrária, ou seja, beta-alfa ou via rápida-lenta, é chamada de reentrada nodal incomum.

A taquicardia por reentrada nodal comum apresenta frequência entre 100 e 280 bpm, com média de 170 bpm. O eletrocardiograma demonstra a ativação atrial retrógrada (P') como onda pseudo-r na derivação V1 ou pseudo-s nas derivações inferiores (D2, D3 e aVF) em cerca de 60% dos casos, ou o intervalo R-P' ≤ 80 a 90 ms (desde o início do complexo QRS até o início da P') em qualquer derivação na qual seja possível a medida desse intervalo (Figuras 49.2 e 49.3). Nos demais casos, não ocorre ativação atrial retrógrada, por coincidir com o complexo QRS. Ao se registrar o início dessa taquicardia, há aumento do intervalo P-R e, ao seu término, há ativação atrial retrógrada, quando visível. Durante a taquicardia, pode haver infradesnivelamento do segmento ST.

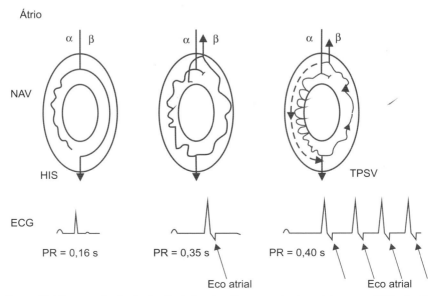

Figura 49.1 Representação do circuito da taquicardia por reentrada nodal comum. NAV: nó atrioventricular; TPSV: taquicardia paroxística supraventricular.

Capítulo 49 | Arritmias Cardíacas

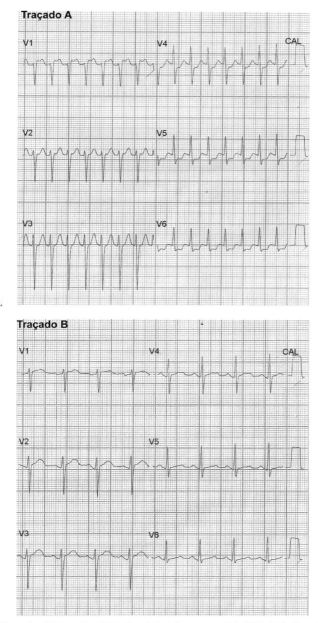

Figura 49.2 Traçado eletrocardiográfico das derivações precordiais (V1 a V6), durante episódio de taquicardia por reentrada nodal comum, com pseudo-*r* em V1 e distância RP' < 80 ms (*traçado A*), e após reversão para ritmo sinusal (*traçado B*).

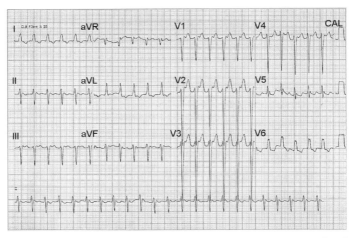

Figura 49.3 Traçado eletrocardiográfico de 12 derivações, demonstrando a taquicardia de QRS estreito, com pseudo-*r* em V1.

A taquicardia por reentrada nodal incomum apresenta um intervalo R-P' longo ao eletrocardiograma, com ondas P' de polaridade negativa nas derivações D3 e aVF.

O tratamento desse tipo de taquicardia na fase aguda deve ser feito após avaliação clínica, registro eletrocardiográfico e sob monitoramento cardíaco, com o paciente na posição supina e com acesso venoso periférico. Recomenda-se primeiro a manobra vagal, a qual pode ser bem-sucedida em termos de reversão quando feita no início do quadro. Em geral, com o passar do tempo a manobra não é eficaz, devido à ativação simpática. Uma das manobras vagais consiste em massagem do seio carotídeo, a qual apresenta uma taxa de sucesso de 25%; para realizá-la, é necessário que o paciente em posição supina vire a cabeça para a esquerda e o médico faça massagem no seio carotídeo à direita durante 5 a 10 s. Inicia-se por esse lado, por ser mais sensível o seio carotídeo nessa região. Se ineficaz, a massagem pode ser feita à esquerda. As contraindicações a essa massagem são: existência de sopro carotídeo ou de ateroma carotídeo e história de acidente vascular encefálico (AVE) ou acidente isquêmico transitório (AIT) durante os últimos 3 meses. As principais complicações dessa manobra são as neurológicas, as quais ocorrem em apenas 1% dos casos. Outra manobra vagal é a de Valsalva (expiração com a glote fechada), a qual resulta em aumento da pressão intratorácica de 40 mmHg durante 15 s, com taxa de sucesso entre 19 e 54%. Há uma manobra de Valsalva modificada, realizada com elevação passiva dos membros inferiores a 45°, e que pode ser mais eficaz.

Não sendo eficaz a manobra vagal, o tratamento farmacológico de primeira escolha inclui administração intravenosa de adenosina (classe I de recomendação). Verapamil ou diltiazém pertencem à classe IIa, assim como os betabloqueadores, por via intravenosa (Quadro 49.1). Recomenda-se repetir a massagem do seio carotídeo após a administração da primeira dose desses antiarrítmicos.

Quadro 49.1 Tratamento farmacológico na fase aguda das taquicardias de QRS estreito regulares.

Medicamento	Dose	Contraindicações
Adenosina	1ª dose: 6 mg diluídos IV periférica, dose em *bolus*, com infusão imediata de 20 mℓ de solução salina 2ª dose após 1 a 2 min: 12 mg, se necessário	Broncospasmo, uso de metilxantina (antagonista dos receptores da adenosina), uso de dipiridamol (o qual inibe o metabolismo da adenosina), paciente em uso de verapamil ou digoxina
Verapamil	5 a 10 mg diluídos com infusão em 2 min. Se necessário, mais 10 mg 30 min após a primeira dose	Crianças com idade < 1 ano, pacientes com risco de bradiarritmias, hipotensão arterial ou insuficiência cardíaca
Diltiazém	20 mg IV	Semelhantes às contraindicações do verapamil

IV: via intravenosa.

A adenosina é um nucleotídio com propriedades cronotrópicas e dromotrópicas negativas, e de meia-vida curta (cerca de 10 s). Sua ação resulta em aumento da condução dos canais de potássio com hiperpolarização celular e consequente diminuição da condução elétrica. Outro efeito é diminuição do influxo de cálcio decorrente do antagonismo às catecolaminas. Durante sua administração, podem ocorrer efeitos adversos em cerca de 40% dos casos, como dispneia, dor torácica e alguns distúrbios do ritmo (p. ex., assistolia sinusal, bradicardia, extrassistolia, fibrilação atrial). Esses efeitos são transitórios, sendo segura a administração de adenosina, respeitando-se suas contraindicações. O efeito do fármaco ocorre em 15 a 30 s, com sucesso de reversão em 78 a 96% dos casos.

O verapamil é um bloqueador dos canais de cálcio pertencente à classe das fenilalquilaminas; promove reversão bem-sucedida desse tipo de taquicardia em 64 a 98% dos pacientes.

Em casos de instabilidade hemodinâmica, a cardioversão elétrica é mandatória, assim como nos casos de insucesso do antiarrítmico inicialmente eleito para reversão da taquicardia.

Para pacientes com esse tipo de arritmia recorrente, o tratamento que apresenta a melhor relação entre custo e efetividade é o não farmacológico, por meio de ablação da via lenta por cateter, que tem sucesso imediato em 96 a 98% dos casos. Assim, a abordagem para o tratamento crônico das arritmias (que no passado era feito apenas por meio de terapia farmacológica, com efeitos colaterais e risco de proarritmia) permeou a abordagem cirúrgica, limitada pela morbidade, eficácia e prolongada permanência hospitalar, e alcançou um novo impulso com o advento da radiofrequência na década de 1990. Além do sucesso do procedimento, quando bem indicado, o impacto econômico é muito favorável, com melhora na qualidade de vida dos pacientes portadores de taquiarritmias supraventriculares e redução dos custos médicos, sendo a melhor estratégia de custo-efetividade.

    B. **Taquicardia atrioventricular por via acessória.** A taquicardia atrioventricular por via acessória é a segunda mais frequente (cerca de 30%) entre as taquicardias de QRS estreito regulares em adultos; é, no entanto, a primeira entre crianças e adolescentes (70 a 90%). Ocorre nos quadros de síndrome de Wolff-Parkinson-White, a qual foi descrita em 1930. Essa síndrome é um conjunto de sintomas – tais como palpitações, pré-síncope, síncope – e de sinais eletrocardiográficos, os quais, em ritmo sinusal, são onda delta, intervalo P-R curto, quando a via acessória é manifesta, e possível ocorrência de alterações da repolarização ventricular (Figura 49.4). Outro sinal é o registro eletrocardiográfico de taquicardia.

É mais frequente em indivíduos do sexo masculino (aproximadamente duas vezes), com apresentação clínica em jovens, em média, na terceira década de vida. Contudo, pode manifestar-se desde a vida intrauterina até em pacientes idosos. Incide em 0,1 a 3,1/1.000 indivíduos, e a incidência chega a 3,4% quando de caráter familiar. Na população geral, a incidência da onda delta ao eletrocardiograma é de 0,1 a 0,3%, e uma minoria apresenta sintomas. Em até 32% dos casos há associação com anomalias congênitas, como doença de Ebstein, tetralogia de Fallot, defeitos septais e miocardiopatia hipertrófica.

O quadro clínico desse tipo de arritmia pode incluir palpitações, síncope e morte cardíaca súbita; a incidência desta última é de 0,15 a 0,39%, atingindo 3 a 4% nos pacientes sintomáticos, mas é a primeira manifestação em 48%

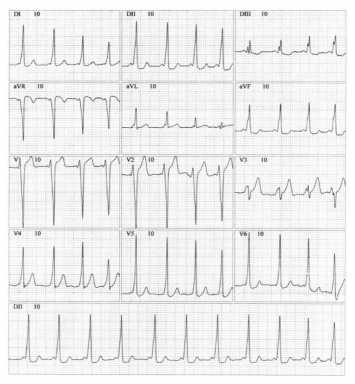

Figura 49.4 Traçado eletrocardiográfico, demonstrando ritmo sinusal, com intervalo P-R de 80 ms (curto), com onda delta (empastamento inicial do complexo QRS), devido a pré-excitação.

deles. Os fatores de risco para morte cardíaca súbita são: presença de taquicardia com sintomas, várias vias acessórias, intervalo R-R < 250 ms durante ritmo de fibrilação atrial com pré-excitação e doença de Ebstein.

A localização da via acessória é, mais frequentemente, na parede livre à esquerda (cerca de 50%), seguida da região posterosseptal (até 30%), parede livre à direita (até 20%) e região septal (até 10%). A polaridade da onda delta durante o ritmo sinusal possibilita a identificação desse local.

A via acessória manifesta, ou seja, que apresenta a onda delta em ritmo sinusal, apresenta condução do estímulo elétrico em sentido anterógrado e retrógrado. Somente 5% têm condução apenas anterógrada; por isso, 90 a 95% dos pacientes apresentam taquicardia ortodrômica, cujo circuito se dá pela passagem do estímulo elétrico através do nó atrioventricular, anterogradamente, e pela via acessória, em sentido retrógrado, constituindo macrorreentrada. Isso resulta em intervalo R-P' (início do complexo QRS até o início da despolarização atrial retrógrada) maior que 80 a 90 ms (Figura 49.5). A polaridade de P' também possibilita a análise da localização da via acessória.

Durante a fase aguda desse tipo de taquiarritmia, o tratamento é o mesmo descrito para taquicardia por reentrada nodal (Quadro 49.1).

No entanto, 5 a 10% dos pacientes com essa síndrome podem apresentar quadro de taquicardia atrioventricular antidrômica, com macrorreentrada com a sequência contrária do circuito da anterior; ou seja, o estímulo é conduzido anterogradamente pela via acessória e de maneira retrógrada pelo nó atrioventricular, resultando em taquicardia de QRS largo. Nesse caso, como descrevemos no item *Diagnóstico diferencial da origem da taquicardia de QRS largo*, o tratamento na fase aguda deve ser feito por meio de cardioversão elétrica.

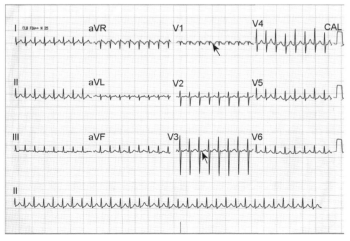

Figura 49.5 Traçado eletrocardiográfico de 12 derivações de taquicardia atrioventricular por via acessória ortodrômica, com RP' > 80 ms, mais visível nas derivações D3, aVL, V1 e V3. Ver *seta* em V1 e V3 apontando para despolarização atrial retrógrada.

Há outros tipos menos frequentes de taquicardia, que utilizam a via acessória em seu circuito, como a taquicardia de Coumel e a taquicardia de Mahaim. A primeira é também chamada de taquicardia juncional atrioventricular recíproca permanente, pois apresenta esse comportamento, e ocorre em 50 a 95% do tempo; é responsável por 8% de todas as vias acessórias. Ocorre predominantemente em crianças e jovens, podendo levar ao quadro de taquicardiomiopatia. O eletrocardiograma é normal em ritmo sinusal; o início da taquicardia se relaciona com atividades físicas e emoções, sendo precedida de encurtamento progressivo do ciclo sinusal. O término ocorre de maneira súbita, com frequentes ritmos de escape atriais, juncionais ou ventriculares. Trata-se de uma taquicardia ortodrômica, cuja via acessória apresenta condução retrógrada lenta e com propriedades decrementais, com localização principal na região posterosseptal direita. Durante o episódio de taquicardia, observa-se no traçado R-P' > P'-R, e o diagnóstico diferencial se faz com taquicardia por reentrada nodal incomum.

A taquicardia que utiliza as fibras de Mahaim é antidrômica com morfologia de bloqueio de ramo esquerdo, apresentando ritmo sinusal mínimo ou nenhuma pré-excitação.

O tratamento de escolha dos pacientes com síndrome de Wolff-Parkinson-White, à semelhança daqueles com taquicardia por reentrada nodal recorrente, consiste em ablação da via acessória, que apresenta sucesso de 92 a 98%. Para crianças e indivíduos assintomáticos, a tomada de decisão deve ser individualizada, com esclarecimento adequado dos riscos, considerando-se também a profissão do paciente adulto.

C. **Taquicardia atrial.** A taquicardia atrial ocorre acima do nó atrioventricular, não necessitando da junção atrioventricular, do nó sinusal ou dos ventrículos para seu início e manutenção. Responsável por 10 a 15% das taquicardias supraventriculares sintomáticas em adultos, alcança 23% daquelas em crianças. A despolarização atrial resulta em onda P com morfologia e eixos distintos daqueles que ocorrem em ritmo sinusal, com linha isoelétrica entre as despolarizações, e frequência atrial até 240 bpm. Por meio da polaridade da despolarização atrial, há como inferir a localização dessa arritmia. Caso sua polaridade seja negativa ou bifásica (positiva-negativa) em V1, o foco está no átrio direito; se a polaridade for positiva ou bifásica (negativa-positiva) em V1, o foco está no átrio esquerdo. É necessário verificar a polaridade da despolarização atrial nas derivações inferiores, que possibilita a identificação do foco no seio coronariano (se polaridade negativa) ou em veias pulmonares superiores (se polaridade positiva).

Os mecanismos dessa arritmia se dão por anormalidades do automatismo ou por reentrada. As taquicardias atriais automáticas apresentam-se como episódios prolongados ou incessantes de ritmos atriais; observam-se aumento da frequência atrial ao início dos episódios e diminuição dessa frequência ao término da arritmia (Figura 49.6). Em adultos, há um fator precipitante (distúrbio eletrolítico, substâncias como anfetaminas, cocaína, cafeína, teofilina, e fatores como hipoxemia, álcool) ou quadro de infarto agudo do miocárdio e doença pulmonar obstrutiva crônica. Em crianças, em 75% dos casos a apresentação da arritmia é do tipo incessante, podendo levar ao quadro de taquicardiomiopatia.

Capítulo 49 | Arritmias Cardíacas

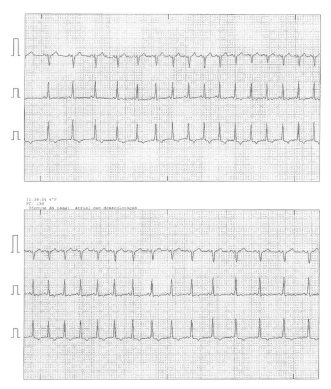

Figura 49.6 Traçado eletrocardiográfico de monitoramento pelo sistema Holter de três derivações (V1 e V5 modificados e D3), demonstrando taquicardia atrial automática, com aceleração no início e desaceleração da frequência atrial, finalizando o episódio.

A taquicardia atrial por reentrada é uma atividade atrial focal ectópica, que ocorre em pacientes submetidos a cirurgia (com atriotomia) ou portadores de doença cardíaca estrutural (Figura 49.7).

O tratamento na fase aguda da taquicardia atrial deve incluir remoção do fator precipitante e as modalidades mostradas no Quadro 49.1. A conduta de manutenção inclui o uso de antiarrítmicos e/ou ablação do foco da taquicardia atrial, principalmente em pacientes refratários ao tratamento ou com taquicardiomiopatia.

D. **Taquicardia sinusal.** Sua origem ocorre no nó sinusal, e a frequência é superior a 100 bpm. A polaridade da onda P é a mesma do ritmo sinusal, sendo positiva em D1, D2 e aVF e negativa em aVR.

Há a taquicardia sinusal apropriada, a qual guarda relação com exercício, emoção ou condição patológica, como febre, anemia, hipovolemia, infecções, hipertireoidismo, insuficiência cardíaca, ou efeito de fármacos. Nesse caso, o tratamento é direcionado para o fator desencadeante.

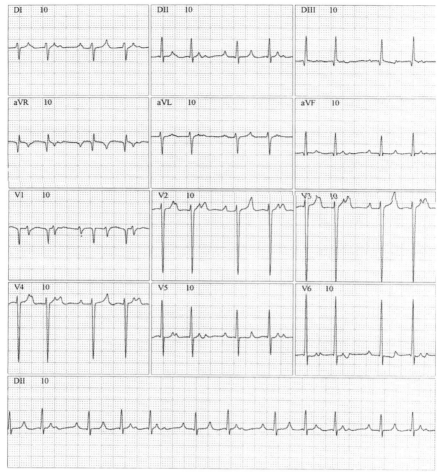

Figura 49.7 Traçado eletrocardiográfico de 12 derivações de taquicardia atrial com condução atrioventricular variável.

Além disso, há a taquicardia sinusal inapropriada, também chamada de crônica idiopática, a qual não tem relação adequada com as demandas fisiológicas ou metabólicas e não se caracteriza por normalização da frequência cardíaca mesmo em repouso ou durante o sono. É rara e ocorre principalmente em mulheres jovens, profissionais da área de saúde, com queixas de palpitações a pequenos esforços e a estresse emocional. Apesar de o exato mecanismo dessa arritmia não estar totalmente esclarecido, postula-se um quadro de hipersensibilidade adrenérgica. O tratamento com betabloqueador pode ser ineficaz; indica-se o uso de ivabradina, a qual diminui a frequência cardíaca, atuando em uma corrente iônica do nó sinusal, ou ablação em casos selecionados.

Para o diagnóstico eletrocardiográfico das taquicardias de QRS estreito regulares discutidas, há um algoritmo, como mostra a Figura 49.8.

III. **Taquicardias supraventriculares irregulares**
   A. **Fibrilação atrial.** A fibrilação atrial (FA) é a arritmia sustentada mais comumente observada na prática clínica, com incidência crescente; acomete 20,9 milhões de homens e 12,6 milhões de mulheres em todo o mundo, e apresenta altas incidência e prevalência nos países desenvolvidos. Esse tipo de arritmia é responsável por cerca de 1/3 das hospitalizações por arritmia, e os custos de internação equivalem a 52% dos custos anuais do tratamento de pacientes com FA, seguidos pelos custos (23%) com medicamentos. Por ano, 10 a 40% dos pacientes com FA necessitam de internação. Estima-se que a prevalência de FA seja em 0,4 a 1% da população geral, 3% da população com mais de 20 anos e cerca de 10% daqueles com mais

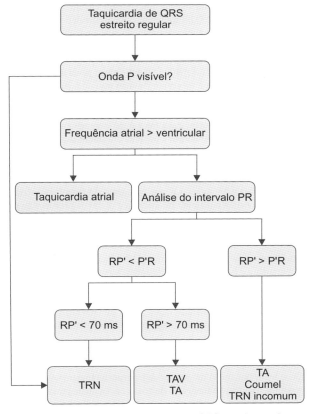

Figura 49.8 Algoritmo para diagnóstico de taquicardia de QRS estreito regular, a partir da análise do eletrocardiograma de 12 derivações, de acordo com The American College of Cardiology. TRN: taquicardia por reentrada nodal; TAV: taquicardia atrioventricular (ortodrômica); TA: taquicardia atrial.

de 80 anos de idade. A prevalência ajustada para a idade é maior nos homens; no entanto, 60% dos pacientes com FA com idade superior a 75 anos são do sexo feminino. Em comparação com os brancos, os negros apresentam 50% do risco de desenvolver FA, risco esse ajustado pela idade.

Além dessa importância epidemiológica com relação à idade, observa-se um aumento do desenvolvimento de FA com a ocorrência de comorbidades. Em pacientes com insuficiência cardíaca, há um paralelo com a gravidade da doença, chegando à prevalência de 5% naqueles com insuficiência cardíaca leve até 50% naqueles com grave comprometimento, em classe funcional IV. Outras comorbidades associadas à FA são: valvopatias (principalmente de etiologia reumática), hipertensão arterial sistêmica (HAS), cardiopatia isquêmica, diabetes, doença pulmonar obstrutiva crônica, apneia do sono, insuficiência renal e outras menos frequentes, tais como miocardiopatia hipertrófica e hipertireoidismo. As valvopatias aumentam o risco de FA em 2 vezes em homens e 3,4 vezes em mulheres; e a HAS, em 1,5 vez. Associada a isso, a incidência de FA guarda relação direta com os valores de pressão arterial e 65% dos pacientes com FA apresentam HAS; além disso, essa arritmia é associada aos quadros de obesidade e de demência. No período de pós-operatório de cirurgia cardíaca, sua frequência pode atingir 45%.

Pode ocorrer FA em pacientes que não apresentam cardiopatia estrutural; nesse caso, a FA é denominada idiopática ou solitária, e pode apresentar caráter familial.

O prognóstico da FA é adverso, devido não só à pior qualidade de vida dos pacientes portadores desse tipo de arritmia, mas também a suas complicações, como fenômenos tromboembólicos, insuficiência cardíaca (decorrente da taquicardiomiopatia) e morte, cuja taxa é de 2 vezes nas mulheres e de 1,5 vez nos homens. A taxa de AVE por embolia em pacientes com FA não valvar é de 2 a 7 vezes em comparação à população geral e de 17 vezes naqueles com FA valvar de etiologia reumática. A incidência anual de AVE varia de acordo com a idade, sendo de 1,5% em pacientes com 50 a 59 anos e alcançando 23,5% naqueles com 80 a 89 anos. Os mecanismos de trombose atrial no quadro de FA, que ocorre principalmente no apêndice atrial esquerdo, são devidos a estase sanguínea, anormalidades do endocárdio atrial e estado de hipercoagulabilidade.

Os mecanismos dessa arritmia são reentradas intra-atriais múltiplas e contínuas e/ou focos ectópicos, por reentrada ou atividade deflagrada, localizados principalmente nas veias pulmonares. O remodelamento atrial facilita a perpetuação da arritmia e há fatores moduladores, tais como sistema nervoso autônomo, processos inflamatórios, isquemia atrial, fatores genéticos, alterações estruturais relacionadas com a idade, álcool, hipertireoidismo e feocromocitoma.

As apresentações clínicas desse tipo de arritmia podem ser: quadro de palpitações, síncope, complicações embólicas, piora da insuficiência cardíaca e poliúria; contudo, cerca de 30% dos pacientes são assintomáticos. Ao exame físico, é possível observar pulso arterial irregular, ausência do descenso x' e ritmo cardíaco irregular com variação da fonese da primeira bulha. Sua investigação é feita por meio de eletrocardiograma (Figura 49.9) ou monitoramento pelo sistema Holter, radiografia de tórax, ecocardiograma, além de exames de sangue (ionograma; funções renal, tireoidiana e hepática; hemograma; relação normalizada internacional [RNI], se for feito uso de antagonista da vitamina K; e tempo de ativação parcial da tromboplastina [TTPa], quando for feito uso de heparina não fracionada).

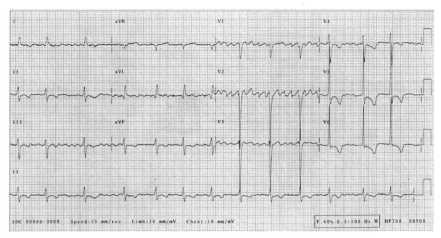

Figura 49.9 Traçado eletrocardiográfico de 12 derivações, demonstrando o ritmo de fibrilação atrial.

A classificação da FA é feita levando-se em consideração os fatores precipitante ou de risco e sua duração e reversão. Pode ser secundária, quando há um fator precipitante (isquemia, inflamação, miocardite, uso de álcool, pneumopatia aguda, hipertireoidismo, síndrome de apneia do sono), ou pode ser primária, sem causa reversível; nesse caso, apresenta as seguintes classificações:

- Inicial: quando é feito o diagnóstico do primeiro episódio ou de novos episódios
- Recorrente: quando há pelo menos dois episódios de FA com duração superior a 30 s
- Paroxística: quando a reversão é espontânea
- Persistente: quando é necessária cardioversão, seja química ou elétrica, para restabelecer o ritmo sinusal; em geral, sua duração é superior a 7 dias; se a duração for superior a 12 meses, denomina-se persistente de longa permanência
- Permanente: quando não houve sucesso da cardioversão ou esta não está indicada; esta forma é responsável por 50 a 60% de todos os casos de FA.

A FA é classificada como não valvar se não houver história de plastia valvar mitral, estenose mitral reumática ou prótese biológica ou mecânica.

Os objetivos do tratamento desse quadro são: melhora dos sintomas, redução da mortalidade cardiovascular e prevenção dos eventos tromboembólicos.

Quando a duração da FA é inferior a 48 h, pode haver reversão espontânea, dentro de 24 h, em até 60% dos pacientes. O tratamento nessa fase aguda não requer anticoagulação, exceto nos pacientes de alto risco. Podem ser utilizados antiarrítmicos ou cardioversão elétrica, conforme mostra o Quadro 49.2.

Quadro 49.2 Cardioversão no quadro de fibrilação atrial.

Modalidade de reversão	Dose de ataque e manutenção/energia	Indicações
Propafenona	Ataque de 150 mg ou 1,5 a 2 mg/kg IV em 10 min ou 450 a 600 mg VO e manutenção a 450 a 900 mg VO	Para pacientes sem cardiopatia estrutural
Amiodarona	Ataque de 150 a 1.200 mg ou 5 a 7 mg/kg em 1 a 2 h (IV) ou 800 a 1.600 mg VO por dia (durante 15 a 20 dias) e manutenção de 100 a 300 mg IV ou 200 a 400 mg VO por dia	Para pacientes com disfunção ventricular sistólica
Cardioversão elétrica	200 J (choques monofásicos) 100 J (choques bifásicos)	Classe I: com repercussão (isquemia miocárdica, hipotensão, insuficiência cardíaca), FA pré-excitada, insucesso de antiarrítmicos

IV: via intravenosa; VO: via oral.

Digoxina e sotalol não são indicados para reversão de FA. A cardioversão elétrica apresenta sucesso em 86% dos casos, principalmente quando a colocação das pás é anteroposterior, e alcança a taxa de 94% quando feita após o uso de antiarrítmicos.

Para pacientes com FA com duração ≥ 48 h ou tempo indeterminado, é necessária anticoagulação e, se preciso, controle da resposta ventricular até ser possível a reversão para ritmo sinusal. Para controlar a resposta ventricular, são indicados betabloqueadores, verapamil ou diltiazém, se houver quadro de broncospasmo, ou digitálico, em caso de insuficiência cardíaca. Os antagonistas dos canais de cálcio (verapamil e diltiazém) não devem ser utilizados em casos de disfunção ventricular sistólica. Para anticoagulação, são utilizados os seguintes esquemas:

- Classe I: uso de antagonistas da vitamina K, como varfarina (dose inicial de 2,5 mg ou 5 mg/dia), com verificação prévia e periódica da RNI, mantendo-a entre 2 e 3 durante 3 semanas, ou uso de rivaroxabana, também durante 3 semanas. Nesse momento, procede-se à cardioversão, seja química ou elétrica. Com a reversão para ritmo sinusal, o uso do anticoagulante oral deve ser mantido durante pelo menos 4 semanas após a reversão. Seu uso indefinido deve ser norteado pela estratificação de risco de tromboembolia, discutido adiante
- Classe IIa: uso de dabigatrana ou apixabana durante pelo menos 3 semanas antes e 4 semanas após a reversão.

A varfarina, um fármaco antagonista da vitamina K utilizado há mais de meio século, apresenta início e término de ação lentos, várias interações (com dieta e outros fármacos), resposta não previsível e necessidade de monitoramento com estreita janela terapêutica; alguns pacientes podem ter resistência de caráter genético à ação da varfarina. A partir de 2008, inicialmente na Europa, foram aprovados os seguintes anticoagulantes orais diretos para pacientes com FA não valvar: dabigratrana, inibidor direto da trombina; e rivaroxabana, apixabana e, recentemente, exceto no Brasil até o momento, edoxabana, inibidores do fator Xa. Estes fármacos têm rápido início de ação, podem ser usados em doses fixas sem necessidade de monitoramento de anticoagulação, e apresentam infrequentes interações farmacológicas, com perfil farmacocinético previsível. Como são excretados, em parte, por via renal, é necessário o cálculo da *clearance* de creatinina pela equação de Cockcroft-Gault e ajuste da dose em caso de valores < 50 mℓ/min.

A manutenção do uso de antiarrítmicos é necessária em pacientes com fatores de risco, com cardiopatia estrutural, que demonstrem evidências de recorrência da arritmia. Para isso, são indicados os antiarrítmicos (de classe I) mostrados no Quadro 49.3, ou ablação por cateter (de classe IIa), levando-se em consideração a escolha do paciente. É imperativo o monitoramento do intervalo Q-T por meio do eletrocardiograma, mantendo-o inferior a 500 ms. No caso de uso de sotalol, deve-se manter esse intervalo abaixo de 460 ms. Outros antiarrítmicos, tais como flecainida, ibutilida, dronedarona, vernakalant, seja para reversão ou manutenção do ritmo sinusal, não estão disponíveis no Brasil.

Há também várias modalidades de tratamento não farmacológico, cada qual com suas indicações e da alçada do especialista. Citam-se ablação por cateter ou outro método para manutenção do ritmo sinusal, ablação da junção atrioventricular e cirurgia de Maze III.

Para estratificação de tromboembolia, norteando o uso de anticoagulante oral e evitando os riscos de sangramento (taxa de 3 a 4%), há vários escores para pacientes com FA não valvar, sendo dois mais importantes. O escore CHADS$_2$ atribui a pontuação 2 a pacientes com história de AVE ou AIT, e a pontuação 1 para cada um dos demais critérios: hipertensão arterial sistêmica, idade ≥ 75 anos, diabetes melito, insuficiência cardíaca. Atualmente, o escore CHA$_2$DS$_2$VAS$_c$ é o indicado para uso de anticoagulante oral (Quadro 49.4), pois permite a identificação dos verdadeiros pacientes de baixo risco. É recomendação de classe I para uso de anticoagulante oral, sejam os direitos ou os antagonistas da vitamina K, se esse escore for ≥ 2, para homens, ou ≥ 3, para mulheres. Há também o escore R$_2$CHADS, o qual atribui mais 2 pontos ao escore CHADS$_2$ se *clearance* de creatinina for < 60 mℓ/min. Para pacientes com FA valvar, a anticoagulação é mandatória e deve ser feita com os antagonistas da vitamina K.

Quadro 49.3 Tratamento de manutenção com antiarrítmicos de acordo com a cardiopatia.

Cardiopatia	Antiarrítmicos
Ausência de cardiopatia	Propafenona, sotalol
Hipertensão arterial sistêmica	Propafenona
Insuficiência cardíaca	Amiodarona
Doença arterial coronariana, hipertrofia ventricular esquerda, valvopatia	Amiodarona ou sotalol

Quadro 49.4 Escore de risco de tromboembolia CHA$_2$DS$_2$-VASc para pacientes com FA não valvar.

Condição clínica	Pontuação
Insuficiência cardíaca congestiva ou disfunção ventricular	1
Hipertensão arterial sistêmica	1
Idade ≥ 75 anos	2
Diabetes melito	1
AVE/AIT ou tromboembolia	2
Doença vascular: IAM prévio, IAP, placa na aorta	1
Idade entre 65 e 74 anos	1
Sexo feminino	1

AVE: acidente vascular encefálico; AIT: acidente isquêmico transitório; IAM: infarto agudo do miocárdio; IAP: insuficiência arterial periférica.

Entretanto, deve-se levar em conta o risco de sangramento para o uso de qualquer anticoagulante oral. Para predição desse risco, há o escore HAS-BLED, o mais recomendado (Quadro 49.5), e o escore ATRIA. Pacientes com escore HAS-BLED ≥ 3 apresentam maior risco de sangramento, e a análise de risco e benefício deve ser compartilhada com o paciente. Outro escore é o SAMe-TT$_2$R$_2$ utilizado para se avaliar a qualidade de anticoagulação oral dos pacientes em uso de antagonistas da vitamina K. Se esse escore for ≥ 2, o uso de anticoagulante oral direto seria o mais recomendado para pacientes com FA não valvular.

Além disso, há fármacos que trazem benefícios adicionais no quadro de FA, como os inibidores de conversão da angiotensina ou os bloqueadores da angiotensina II, por sua ação contra o remodelamento atrial.

Quanto à decisão sobre a melhor estratégia no quadro de FA, se controle do ritmo ou controle da frequência, deve ser individualizada, com base na idade do paciente e em seus sintomas. Em pacientes com idade mais avançada, com escassos sintomas, é preferível o controle da frequência; no entanto, para pacientes com idade < 65 anos, ou sem cardiopatia, ou pacientes muito sintomáticos, com

Quadro 49.5 Escore HAS-BLED.

Condição clínica	Pontuação
Pressão arterial > 160 mmHg	1
Insuficiência renal ou hepática	1 ponto para cada
AVE	1
História de sangramento	1
RNI lábil (se faixa de anticoagulação terapêutica < 60%)	1
Idade > 65 anos	1
Uso de anti-inflamatório ou álcool	1 para cada

AVE: acidente vascular encefálico; RNI: relação normalizada internacional.

piora funcional devido à FA, recomenda-se controle do ritmo cardíaco, ou seja, reversão para ritmo sinusal. Independentemente da estratégia, a anticoagulação oral deve ser feita, conforme os riscos de tromboembolia e de sangramento.

B. **Flutter atrial.** Trata-se de uma taquicardia atrial por macrorreentrada, cujo circuito se localiza no átrio direito, com uma barreira funcional e/ou fixa. Incide em 0,4 a 1% da população geral e é mais frequente em indivíduos do sexo masculino (2,5 vezes). Esse tipo de arritmia ocorre devido a um fator precipitante (isquemia, hipoxemia, inflamação) ou a uma cardiopatia estrutural. Raramente se observa o quadro de *flutter* atrial solitário, como descrito no quadro de FA, e até 58% dos pacientes com *flutter* atrial podem apresentar FA. Pode ocorrer também organização do quadro de FA em *flutter* atrial em pacientes com FA sob uso de antiarrítmicos, como a propafenona.

O circuito da arritmia apresenta orientação anti-horária, com sentido caudocranial no septo intra-atrial e craniocaudal na parede livre do átrio direito. A região de condução lenta é o istmo cavotricuspídeo, na parte posteroinferior do circuito. Ao eletrocardiograma, observam-se ondas F (da despolarização atrial) com polaridade negativa nas derivações inferiores, sendo positiva ou bifásica em V1, com frequência atrial entre 240 e 320 bpm. Isso resulta em uma configuração da linha de base semelhante a dente de serrote (Figura 49.10). A condução atrioventricular pode ocorrer com uma relação fixa (p. ex., 2:1) ou variável, o que no último caso resulta em irregularidade. Esse circuito ocorre em 90% dos casos, e em 10% o sentido da reentrada é horário, sendo denominado *flutter* atrial típico reverso, com ondas F positivas nas derivações inferiores e positivas em V1. Quando o circuito da arritmia não segue essas sequências, ocorre o *flutter* atrial atípico.

Esse tipo de arritmia é de difícil controle farmacológico, com altas taxas de recorrência. Conforme sua duração e fatores de risco, há indicação de anticoagulação oral, seguindo-se as mesmas orientações que no quadro de FA. O melhor

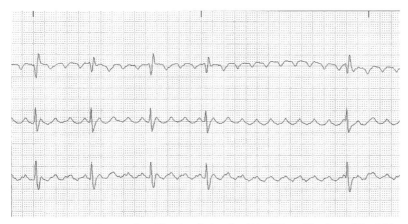

Figura 49.10 Traçado eletrocardiográfico das derivações V1 e V5 modificadas e D3, obtido pelo sistema Holter, demonstrando ritmo de *flutter* atrial com condução atrioventricular variável.

método para reversão para ritmo sinusal é a cardioversão elétrica com energia ≤ 50 J, com sucesso de 95 a 100%. Para pacientes com recorrência do *flutter* atrial típico, de acordo com o istmo cavotricuspídeo, é recomendação de classe I a ablação por cateter, com taxas de sucesso superiores a 90%.

IV. **Taquicardias de QRS largo**
   A. **Definição.** São ritmos taquicárdicos, com frequência superior a 100 bpm e que apresentam duração do complexo QRS ≥ 120 ms, o qual pode apresentar-se com duração normal ou não durante o ritmo sinusal. Esse tipo de taquicardia apresenta origem e significados clínicos distintos e pode ser decorrente de um dos mecanismos:
   - Taquicardia ventricular
   - Taquicardia supraventricular com condução intraventricular aberrante
   - Taquicardia supraventricular com bloqueio de ramo prévio
   - Taquicardia atrioventricular antidrômica.

   O principal mecanismo, em 80% dos casos, é a taquicardia ventricular. A condução aberrante é definida como anormal transitória, por meio dos ventrículos de um impulso de origem sinusal ou de alguma região dos átrios. Seus mecanismos eletrofisiológicos são: (a) estimulação durante a fase 3 do potencial de ação (taquicardia dependente); (b) condução retrógrada oculta (ativação retrógrada por meio de extrassístole ventricular); e (c) estimulação durante a fase 4 (bradicardia dependente).

   B. **Diagnóstico diferencial da origem da taquicardia de QRS largo.** Esse diagnóstico é imprescindível para o tratamento adequado e a propedêutica para estratificação de risco. Assim, para auxiliar nessa diferenciação, há dados da história clínica, do exame físico e do traçado eletrocardiográfico. Pacientes com história de cardiopatia estrutural apresentam probabilidade de ter taquicardia ventricular. Ao exame, a existência de ondas a "em canhão" no contorno do pulso venoso jugular e a variabilidade da fonese da primeira bulha são sinais de ritmo com dissociação atrioventricular, o que ocorre no quadro de taquicardia ventricular. A duração dos complexos QRS durante a taquicardia de QRS largo pode indicar sua origem ventricular se ≥ 140 ms, na taquicardia com morfologia de bloqueio de ramo direito, e ≥ 160 ms, na taquicardia com morfologia de bloqueio de ramo esquerdo. Ao traçado, a dissociação atrioventricular ocorre em 30 a 50% na taquicardia ventricular, e não ocorre nas demais taquicardias de QRS largo. O eixo do complexo QRS desviado para a esquerda sugere origem ventricular. A ocorrência de batimentos de captura (batimentos de ritmo sinusal) e/ou de fusão (complexos de soma de duas frentes de onda de despolarização de origem ventricular e sinusal) durante a taquicardia de QRS largo é considerada patognomônica de taquicardia ventricular. Contudo, esses batimentos ocorrem em apenas 5% dos casos e nas taquicardias com frequência cardíaca inferior a 180 bpm. A concordância dos complexos QRS nas derivações precordiais, seja negativa ou positiva, é outro sinal clássico de taquicardia ventricular; outros sinais são os morfológicos. Nos casos em que a taquicardia de QRS largo apresenta morfologia de bloqueio de ramo direito, sendo o complexo QRS monofásico ou bifásico em V1 e a relação R/S < 1 em V6, é provável que a origem da taquicardia seja ventricular. Quando a taquicardia de QRS largo apresenta morfologia de bloqueio de ramo esquerdo, isto sugere origem ventricular se em V1 a onda R tiver duração ≥ 40 ms e o intervalo R-S for ≥ 70 ms (Figuras 49.11 e 49.12).

Capítulo 49 | Arritmias Cardíacas

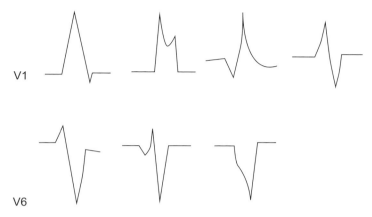

Figura 49.11 Complexos QRS nas derivações V1 e V6 com padrão de origem ventricular na taquicardia de QRS largo com morfologia de bloqueio de ramo direito.

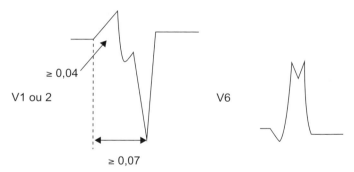

Figura 49.12 Complexos QRS nas derivações V1 e V6 com padrão de origem ventricular na taquicardia de QRS largo com morfologia de bloqueio de ramo esquerdo.

Com relação ao estudo eletrofisiológico e registro intracavitário, há sete algoritmos principais para o diagnóstico eletrocardiográfico de taquicardia de QRS largo, se de origem ventricular ou supraventricular. Aqui, será descrito o algoritmo proposto por Brugada et al., o qual apresenta sensibilidade de 98% e especificidade de 96% e é de fácil aplicação (Figura 49.13). Outros autores relataram taxas de sensibilidade e especificidade menores.

A partir desse algoritmo, há quatro critérios que devem ser aplicados na sequência descrita na Figura 49.13. Se houver o critério, então a origem da taquicardia de QRS largo é ventricular; caso contrário, passa-se para o próximo critério até chegar ao quarto, que trata dos critérios morfológicos já discutidos anteriormente (Figuras 49.14 a 49.16).

Parte 2 | Urgências Clínicas

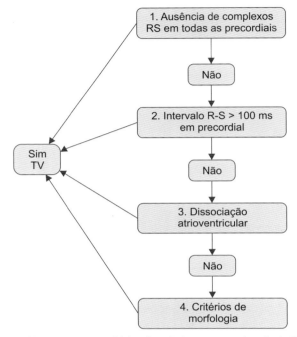

Figura 49.13 Algoritmo com os critérios diagnósticos para taquicardia de QRS largo.

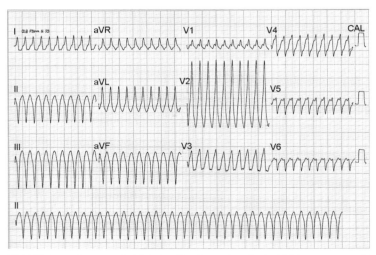

Figura 49.14 Eletrocardiograma de 12 derivações de taquicardia de QRS largo com morfologia de bloqueio de ramo direito, com frequência de 272 bpm. Aplicando-se o algoritmo descrito, a relação R/S em V6 é inferior a 1, sendo a origem ventricular.

Capítulo 49 | Arritmias Cardíacas

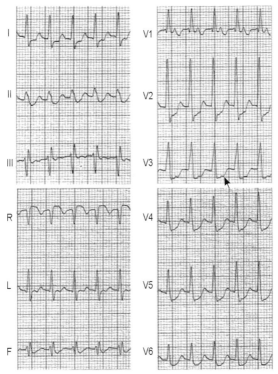

Figura 49.15 Eletrocardiograma de 12 derivações, demonstrando taquicardia de QRS largo, com morfologia de bloqueio de ramo direito, com intervalo R-S de 60 ms (ver derivação V2), sem dissociação atrioventricular (ver *seta* em V3 apontando para despolarização atrial) e relação R/S > 1, sendo a origem supraventricular.

Há o critério proposto por Vereckei et al., o qual também é um algoritmo, mas baseado na derivação aVR. Se houver um dos 3 critérios, como presença de onda R inicial; onda q ou r de duração > 40 ms; ou incisura na polaridade negativa inicial do complexo QRS nessa derivação, o diagnóstico é de taquicardia ventricular. Nos casos em que um dos 3 critérios não tenha sido identificado, se a relação v(i)/v(t), ou seja, a velocidade de ativação do complexo QRS mensurada pela voltagem dos 40 ms iniciais e dos 40 ms finais for ≤ 1, a origem da taquicardia de QRS largo seria ventricular. Se v(i)/v(t) > 1, a origem seria supraventricular.

Sendo a taquicardia de QRS largo de origem ventricular, há a seguinte classificação:
- Taquicardia ventricular sustentada: com duração ≥ 30 s e/ou com repercussão hemodinâmica
- Taquicardia ventricular não sustentada: com duração inferior a 30 s e sem repercussão hemodinâmica (Figura 49.17).

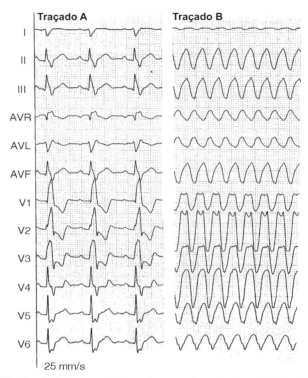

Figura 49.16 No *traçado A*, tem-se o eletrocardiograma de paciente com tetralogia de Fallot após cirurgia, demonstrando ritmo sinusal, com sobrecarga de ventrículo direito e bloqueio de ramo direito completo. No *traçado B*, eletrocardiograma do mesmo paciente durante episódio de taquicardia de QRS largo, a qual, pelos critérios morfológicos, é de origem ventricular.

De acordo com a morfologia: (a) taquicardia ventricular monomórfica, a qual apresenta morfologia única e estável do complexo QRS. Pode apresentar-se com morfologia de bloqueio de ramo direito ou de bloqueio de ramo esquerdo; (b) taquicardia ventricular polimórfica: quando não há morfologia constante do complexo QRS; (c) *torsade de pointes*: expressão proposta em 1966 para designar taquicardia ventricular polimórfica, com aspecto dos complexos QRS girando sobre a linha de base, associada a intervalo Q-T longo, seja congênito ou adquirido; (d) fibrilação ventricular: ritmo de origem ventricular que se caracteriza por complexos QRS como ondas bizarras, caóticas, de amplitude e frequência variáveis, e que é o principal ritmo de parada cardíaca, podendo ser precedido de taquicardia ventricular.

O quadro de taquicardia ventricular ocorre associado a cardiopatias, como a isquêmica, chagásica, dilatada por outras etiologias, hipertrófica, congênita, por reentrada pelos ramos, na displasia arritmogênica de ventrículo direito, no quadro de intoxicação por digitálico (taquicardia ventricular bidirecional), nas canalopatias (síndrome de QT longo, síndrome de Brugada, taquicardia ventricular polimórfica catecolaminérgica, síndrome de QT curto, repolarização

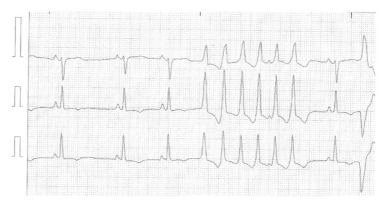

Figura 49.17 Traçado eletrocardiográfico das derivações V1 e V5 modificadas e D3, obtido pelo sistema Holter, demonstrando período de taquicardia ventricular não sustentada, composto por seis batimentos, com morfologia de bloqueio de ramo direito e eixo para a direita, com dissociação atrioventricular e frequência ventricular média de 188 bpm.

precoce associada a fibrilação ventricular). Contudo, 3 a 4% das taquicardias ventriculares são idiopáticas, ou seja, sem cardiopatia estrutural, cujo local de origem é a via de saída do ventrículo direito, em 70% dos casos, ou no ventrículo esquerdo.

C. **Tratamento em fase aguda.** Ao chegar um paciente com taquicardia de QRS largo a um serviço de urgência, logo após ou durante a entrevista a ele ou aos familiares, é necessário submetê-lo a um acesso venoso e a exame físico, dependendo da repercussão do quadro. Deve ser realizado eletrocardiograma de 12 derivações; se o paciente apresentar-se estável, o tratamento é feito com administração intravenosa de procainamida ou, em caso de disfunção de ventrículo esquerdo ou de infarto agudo do miocárdio, indica-se administração de amiodarona, independentemente da origem da taquicardia. A lidocaína intravenosa é menos eficaz. Caso o paciente apresente ao eletrocardiograma taquicardia de QRS largo irregular, que é a fibrilação atrial pré-excitada, com condução anterógrada pela via acessória, realiza-se o tratamento com cardioversão elétrica, com o paciente sedado (Quadro 49.2).

Se houver instabilidade hemodinâmica, ou seja, taquicardia de QRS largo com angina, hipotensão e edema agudo de pulmão, o tratamento de escolha é cardioversão elétrica com energia de 100 joules (J), se choque bifásico, ou 200 J, se monofásico. Nos quadros de taquicardia ventricular sem pulso ou fibrilação ventricular, o ritmo deve ser verificado no monitor do desfibrilador, e deve ser feita desfibrilação imediata, com choque inicial de 120 a 200 J, se bifásico, ou de 360 J, se monofásico. Os choques subsequentes, se necessários, devem ser de 360 J; não havendo reversão do ritmo, são realizadas as manobras de reanimação com compressões torácicas com depressão de 5 cm do esterno, a uma frequência ≥ 100 bpm, durante 2 min, sem interrupção, verificando-se o ritmo. Caso o ritmo ainda seja de fibrilação ventricular, deve ser feita nova desfibrilação com 360 J, reassumindo-se imediatamente as compressões. Se, após mais 2 min de compressões, ainda não houver sucesso das manobras, recomenda-se o uso de epinefrina (1 mg por via intravenosa a cada 3 a 5 min, tendo-se o cuidado de evitar doses excessivas), mantendo-se a sequência de desfibrilação e compressões torácicas. Durante a reanimação, devem ser considerados o uso de amiodarona (dose inicial de 300 mg em bólus, segunda dose de 150 mg), ventilação respiratória e o tratamento de causas reversíveis (p. ex., hipovolemia, distúrbio eletrolítico, metabólico, tamponamento cardíaco, embolia, hipotermia, pneumotórax, intoxicação exógena).

Pacientes com quadro de *torsade de pointes* podem ser tratados com administração intravenosa de magnésio, uso de marca-passo temporário e/ou betabloqueadores, caso o ritmo seja devido ao quadro de síndrome de QT longo congênito. Sendo adquirido, há indicação de magnésio e, se associado à bradicardia, implante de marca-passo temporário, além de remoção dos fatores precipitantes. Caso a taquicardia ventricular polimórfica seja decorrente de isquemia ou catecolaminérgica, está indicado o uso de betabloqueador; e, caso se deva ao quadro de síndrome de Brugada, está indicado o uso de isoproterenol.

Para o tratamento de manutenção, sendo a taquicardia de QRS largo de origem supraventricular, as recomendações já foram discutidas na seção *Taquicardias supraventriculares irregulares*; sendo a origem da taquicardia ventricular, os tipos de tratamento são: farmacológico, com antiarrítmicos; ablação em casos selecionados; e implante de cardioversor-desfibrilador automático. Este está indicado para pacientes com taquicardia ventricular com repercussão hemodinâmica, com disfunção ventricular importante ou para pacientes reanimados de morte cardíaca súbita; cabe ao especialista a indicação precisa desse equipamento.

V. **Bradiarritmias.** Outra apresentação do distúrbio do ritmo cardíaco são as bradiarritmias, que são ritmos com frequência inferior a 50 bpm; seus mecanismos são depressão da atividade do nó sinusal e/ou bloqueio do sistema de condução. O quadro pode ser assintomático ou consistir em sintomas de fadiga; pré-síncope ou síncope (síndrome de Stokes-Adams) podem fazer parte das apresentações clínicas. O diagnóstico é feito por meio do eletrocardiograma convencional, de eletrocardiografia dinâmica pelo sistema Holter com gravação contínua (24 ou 48 h), intermitente (Holter de eventos), monitor cardíaco implantável (monitor de eventos – *Loop record*) remoto ou em tempo real, ou por meio de estudo eletrofisiológico. As bradiarritmias podem ocorrer em cardiopatias (isquêmica, chagásica, reumática, dilatada de outras etiologias, estenose aórtica degenerativa, pós-operatório de cirurgia cardíaca, miocardite), processo degenerativo do sistema de condução cardíaco (devido a idade, doenças infiltrativas, inflamatórias, neuromusculares, endócrinas, primária), em quadros de distúrbios eletrolíticos, atuação de fármacos com propriedades cronotrópicas e dromotrópicas negativas e por ação do sistema nervoso parassimpático (em condições fisiológicas ou não, como durante o sono, coração de atleta, reflexo vagal, hipertensão intracraniana com reflexo de Cushing etc.).

A. **Disfunção sinusal.** Essa depressão da atividade sinusal tem incidência maior em mulheres, mas há relatos de incidência similar entre os sexos. Apresenta prevalência de 2,1% e, entre os cardiopatas com mais de 65 anos de idade, um a cada 600 podem ter disfunção sinusal. As principais causas são idiopática ou primária, de caráter autossômico dominante, e degenerativa pela idade (na 7ª ou 8ª décadas de vida). Esse tipo de bradiarritmia engloba quatro tipos de comprometimento eletrofisiológico, descritos a seguir.

1. **Doença intrínseca do nó sinusal.** Distúrbios das células marca-passo do nó sinusal, caracterizados por anormalidades do automatismo ou da formação do estímulo elétrico, podem se manifestar como bradicardia sinusal, parada

sinusal ou incompetência cronotrópica. Bradicardia sinusal é o ritmo que tem origem no nó sinusal e frequência de despolarização inferior a 50 bpm, mantendo a onda P no eixo entre −30° e +90°, com polaridade positiva em D1, D2 e aVF e negativa em aVR. Parada sinusal é a interrupção súbita do automatismo sinusal, com pausa sinusal sem relação matemática com os ciclos precedentes, com recuperação do nó sinusal ou não, ocorrendo nesse caso um batimento ou ritmo de escape. No quadro de incompetência cronotrópica, não há resposta de aumento adequado da frequência cardíaca sinusal de acordo com o esforço físico.

2. **Bloqueio sinoatrial: retardo ou interrupção do estímulo elétrico devido a alterações na junção sinoatrial.** O de 1º grau não pode ser reconhecido por meio de eletrocardiograma de superfície; o de 2º grau é consequência de um bloqueio de saída da despolarização sinusal, classificado como de tipo I e tipo II. O de tipo I caracteriza-se por encurtamentos progressivos dos intervalos P-P, terminando com uma pausa cuja duração não tem relação matemática com o ciclo precedente. O diagnóstico diferencial deve ser feito com arritmia sinusal e extrassístoles atriais. O tipo II caracteriza-se por pausas sinusais que apresentam relação matemática com o ciclo básico, ou seja, são múltiplas dos ciclos básicos, não havendo alteração prévia do intervalo P-P. No bloqueio sinoatrial de 3º grau, há interrupção da passagem do estímulo através da junção sinoatrial, manifestando-se como pausa sinusal, se transitório, ou como um ritmo de substituição, geralmente juncional.

3. **Doença extrínseca do nó sinusal: também chamada hipersensibilidade do seio carotídeo, cuja incidência é de 35 a 40 pacientes/ano por milhão de pessoas.** Predomina em idosos, diabéticos, pacientes com aterosclerose coronariana e de carótida e é mais frequente nos homens (relação de 4:1). É uma resposta reflexa exacerbada do seio carotídeo, durante movimentos bruscos da cabeça ou por compressão local (colarinhos apertados, tumores), com sintomas de pré-síncope ou síncope, que resulta em uma das respostas vagais, com bradicardia sinusal, aumento do intervalo P-R ou bloqueio atrioventricular e/ou hipotensão arterial. Por meio da massagem do seio carotídeo é feito o diagnóstico de resposta cardioinibidora, em caso de pausa ventricular > 3 s; ou resposta vasodepressora, se houver queda da pressão arterial sistólica > 50 mmHg; ou resposta mista, caso ocorram ambas as respostas (Figura 49.18).

4. **Síndrome braditaquicardia.** É a apresentação mais frequente de disfunção sinusal (cerca de 50%), que ocorre por alteração atrial difusa. Caracteriza-se por períodos de taquiarritmias, como *flutter* atrial ou fibrilação atrial com resposta ventricular elevada, seguidos de períodos de bradicardia (com pausa sinusal), a qual decorre de uma depressão automática imposta por mecanismos de supraestimulação resultantes da taquiarritmia. Nesse quadro, é alta a incidência de síncope, devido ao período de bradiarritmia (Figura 49.19).

B. **Bloqueios atrioventriculares.** Os bloqueios atrioventriculares (BAV) são distúrbios de condução que ocorrem devido a prolongamento no tempo de condução atrioventricular (AV) e intermitência ou ausência dessa condução. Apresentam a seguinte classificação:
- BAV de 1º grau
- BAV de 2º grau: tipo I e tipo II
- BAV 2:1

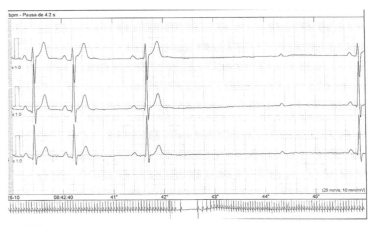

Figura 49.18 Traçado eletrocardiográfico das derivações V1 e V5 modificadas e D3, obtido pelo sistema Holter, demonstrando pausa ventricular de 4,2 s, durante massagem do seio carotídeo, em paciente de 75 anos com quadro de síncope.

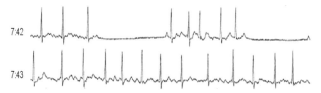

Figura 49.19 Traçado eletrocardiográfico contínuo da derivação D2, obtido pelo sistema Holter, demonstrando períodos de fibrilação atrial e períodos de pausa sinusal, caracterizando braditaquicardia.

- BAV avançado
- BAV de 3º grau ou BAV total.

1. **BAV de 1º grau.** É observado em até 7,8% de indivíduos saudáveis, com predomínio entre homens negros. Nesse quadro, cada impulso atrial é conduzido para os ventrículos, ou seja, há enlace atrioventricular, mas a condução é mais lenta que o normal. Ao eletrocardiograma, a despolarização atrial é de origem sinusal, mas o intervalo P-R é superior a 200 ms (em adultos) ou 180 ms (em adolescentes) ou 160 ms (em crianças). O intervalo P-R normal em adultos é entre 120 e 200 ms, para frequências inferiores a 90 bpm. O nível desse bloqueio pode situar-se no átrio, na junção atrioventricular, intra-His ou infra-His; o local mais comum é no nível da junção AV (em 75% dos casos). Esse bloqueio pode resultar em acoplamento atrioventricular anormal, mas frequentemente é benigno, sendo contraindicação ao uso de fármacos cronotrópicos e dromotrópicos negativos.
2. **BAV de 2º grau.** Pode acometer 1 a 2% das pessoas jovens saudáveis, principalmente durante o sono (Mobitz I), ou 0,003% (se Mobitz II), e apresenta a seguinte subdivisão:

a. **BAV de 2º grau tipo I ou Mobitz I.** Quando há um prolongamento progressivo da condução AV, até que um impulso atrial seja completamente bloqueado. Esse alentecimento gradativo da condução é denominado periodicidade ou fenômeno de Wenchebach. O bloqueio costuma localizar-se no nó AV. Ao eletrocardiograma, observam-se prolongamentos progressivos do intervalo P-R até a perda da resposta ventricular, induzindo uma pausa, que é menor que o dobro do valor do último ciclo conduzido. O intervalo P-R que precede a onda P bloqueada é sempre mais longo que o intervalo P-R que sucede a mesma (Figura 49.20).
b. **BAV de 2º grau tipo II ou Mobitz II.** Há condução intermitente do impulso elétrico, com padrão de resposta AV variável; contudo, sempre com um tempo de condução AV fixo nos batimentos que apresentam enlace atrioventricular. O padrão de condução AV variável pode ser de 5:4, 4:3, 3:2, ou seja, sempre com enlace AV superior a 50% (Figura 49.21). A lesão estrutural do sistema de condução nesse tipo de bloqueio é intra-hissiana ou infra-hissiana.
3. **BAV 2:1.** Nesse bloqueio, há um padrão de resposta fixo de condução AV tipo 2:1. Há duas despolarizações atriais para uma ventricular, ou seja, um batimento de origem atrial é conduzido e despolariza o ventrículo; e o outro batimento de origem atrial é bloqueado. Os intervalos P-P são constantes, o que exclui o quadro de extrassístoles atriais não conduzidas. Sendo o intervalo

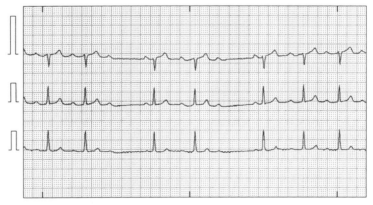

Figura 49.20 Traçado eletrocardiográfico das derivações V1 e V5 modificadas e D3, obtido pelo sistema Holter, demonstrando bloqueio atrioventricular de 2º grau, Mobitz I.

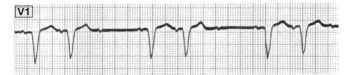

Figura 49.21 Traçado eletrocardiográfico da derivação V1, demonstrando bloqueio atrioventricular de 2º grau, tipo II ou Mobitz II, com condução AV 3:2.

P-R e o complexo QRS de duração normal, o bloqueio ocorre no nó AV ou intra-hissiano. Se a duração do complexo QRS estiver aumentada, ou seja, se houver bloqueio de ramo, o nível do bloqueio é infra-hissiano (Figura 49.22).

4. **BAV avançado.** Neste distúrbio de condução, o enlace atrioventricular ocorre com uma proporção inferior a 50%, com intervalo P-R fixo quando há condução AV. Os padrões de condução AV são 3:1, 4:1, 5:1. Outra definição para essa bradiarritmia é a ocorrência de períodos de BAV total com batimentos de captura sinusal. A maioria dos níveis desse bloqueio é infra ou intra-hissiana (Figuras 49.23 e 49.24) e sua importância clínica é semelhante à do BAV total.

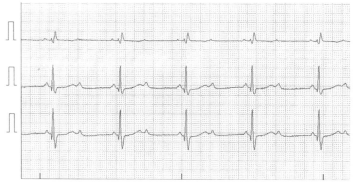

Figura 49.22 Traçado eletrocardiográfico das derivações V1 e V5 modificadas e D3, obtido pelo sistema Holter, demonstrando bloqueio atrioventricular 2:1, com bloqueio de ramo direito completo. Dessa maneira, o nível de bloqueio é infra-His.

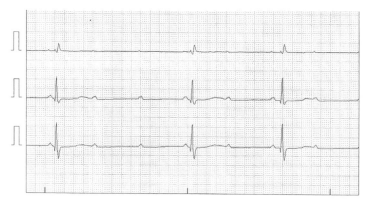

Figura 49.23 Traçado eletrocardiográfico das derivações V1 e V5 modificadas e D3, obtido pelo sistema Holter, demonstrando bloqueio atrioventricular avançado, com condução atrioventricular 3:1 na parte inicial do traçado. Há bloqueio de ramo direito completo.

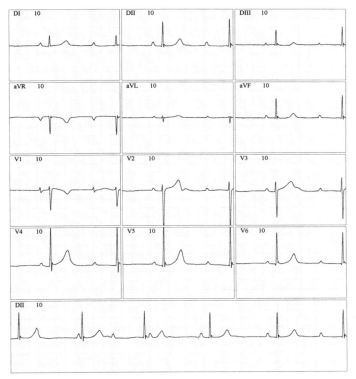

Figura 49.24 Traçado eletrocardiográfico de 12 derivações, demonstrando ritmo atrial sinusal, dissociação atrioventricular por bloqueio atrioventricular total, com complexo QRS estreito, com dois batimentos de captura sinusal (ver 4º e 5º complexos QRS do traçado de D2 longo).

5. **BAV total.** Acomete 0,02 a 0,04% da população geral, alcançando até 24% dos pacientes submetidos às intervenções para estenose aórtica calcificada. Na etiologia congênita, esse bloqueio ocorre na relação de 1:15.000 a 1: 20.000 nascidos. Nesse distúrbio, há interrupção transitória ou definitiva da condução AV. Dessa maneira, há dois marca-passos cardíacos simultâneos, com dissociação AV, com frequência atrial superior à frequência ventricular (Figura 49.25). A localização do bloqueio é infra-hissiana em 2/3 dos pacientes, com ritmo de escape idioventricular, com frequência cardíaca igual ou inferior a 40 bpm. Em 15 a 20% dos pacientes com BAV total (40% daqueles com idade superior a 60 anos alcançam essa frequência), o nível do bloqueio é intra-hissiano, com ritmo de escape com frequência cardíaca de 45 bpm. Pacientes com ambos os níveis de bloqueio (intra- e infra-His) não respondem às intervenções autonômicas (p. ex., ao uso de atropina). Raramente o nível de bloqueio desse distúrbio é no nó AV, com ritmo de escape com complexos QRS estreitos, com frequência cardíaca de 45 a 60 bpm.

756 Parte 2 | Urgências Clínicas

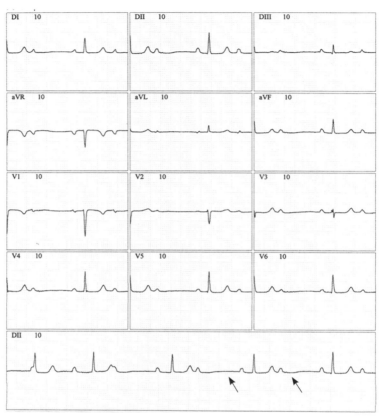

Figura 49.25 Traçado eletrocardiográfico de 12 derivações, demonstrando ritmo atrial sinusal (frequência atrial de 72 bpm), com dissociação atrioventricular, frequência ventricular de 40 bpm, indicando bloqueio atrioventricular total.

Ao exame físico, devido à dissociação AV, além da bradicardia detectada ao pulso arterial há ondas *a* "em canhão" no contorno do pulso venoso jugular e variação da fonese da primeira bulha.

C. **Tratamento das bradiarritmias.** Para o tratamento das bradiarritmias, deve ser suspenso o uso de fármacos cronotrópicos ou dromotrópicos negativos, ou tratado ou removido o fator causal, se houver (p. ex., isquemia, distúrbio eletrolítico). Nos casos nos quais não houver esse fator removível, indica-se implante de marca-passo, conforme as diretrizes já estabelecidas. O grau de recomendação de implante de marca-passo é classe I (procedimento benéfico e efetivo) nas seguintes condições:
  - Disfunção sinusal com sintomas relacionados com a bradicardia (tontura, pré-síncope, síncope, insuficiência cardíaca, intolerância a esforço) de causa não reversível; ou, se secundária a fármaco, essencial e insubstituível

- BAV associado a sintomas de baixo débito e/ou insuficiência cardíaca, ou de localização intra- ou infra-hissiana
- BAV de 2º grau tipo II, com complexo QRS largo ou de localização infra-hissiana, irreversível, mesmo que o paciente seja assintomático
- BAV total, com complexo QRS largo ou de localização intra- ou infra-hissiana, mesmo que o paciente seja assintomático; ou adquirido, irreversível, com frequência cardíaca inferior a 40 bpm, com assistolia superior a 3 s, ou sem resposta adequada ao esforço
- BAV total de etiologia chagásica ou degenerativa, inclusive se o paciente for assintomático
- BAV total com ritmo de escape com QRS estreito, sem sintomas, mas com indicação de antiarrítmicos depressores da condução AV; BAV total com cardiomegalia progressiva; BAV total congênito com ritmo de escape com QRS largo, com frequência cardíaca inadequada para a idade ou com cardiomegalia progressiva, mesmo em assintomáticos; BAV total intermitente ou permanente devido à ablação do nó AV; após 7 dias de cirurgia cardíaca ou implante percutâneo de prótese valvar em posição aórtica ou após 10 dias de cirurgia de cardiopatia congênita. No quadro de infarto agudo de miocárdio, geralmente o BAV total regride após 2 a 7 dias, sem necessidade de implante de marca-passo.

Outras indicações e outras condições, como bloqueio intraventricular bifascicular ou trifascicular e bloqueio de ramo intermitente (Figura 49.26), são de conhecimento específico. Assim, cabe ao cardiologista o julgamento médico no cuidado individual/personalizado de cada paciente, com recomendações a partir de evidências, com a escolha da estimulação artificial adequada, com preservação do sincronismo atrioventricular e da função de responsividade (Figura 49.27).

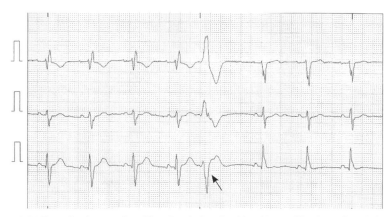

Figura 49.26 Traçado eletrocardiográfico das derivações V1 e V5 modificadas e D3, obtido pelo sistema Holter, demonstrando ritmo sinusal com bloqueio de ramo alternante, com bloqueio de ramo direito na parte inicial, e bloqueio de ramo esquerdo ao final do traçado. Ocorrência de extrassístole ventricular isolada (*seta*).

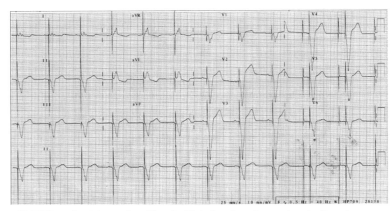

Figura 49.27 Traçado eletrocardiográfico de 12 derivações, demonstrando ritmo de marca-passo artificial em modo DDD.

Bibliografia

Blomstrom-Lundqvist C, Sheinmann MM, Aliot EM et al. ACC/AHA/ESC guidelines for the management of patients with supraventricular arrhythmias – executive summary: a report of the American College of Cardiology/American Heart Association Task Force on Practice Guidelines and the European Society of Cardiology Committee for Practice Guidelines (Writing Committee to Develop Guidelines for the Management of Patients With Supraventricular Arrhythmias). Circulation. 2003; 108:1871-909.

Brignole M, Auricchio A, Baron-Esquivias G et al. 2013 ESC Guidelines on cardiac pacing and cardiac resynchronization therapy: the Task Force on cardiac pacing and resynchronization therapy of the European Society of Cardiology (ESC). Developed in collaboration with the European Heart Rhythm Association (EHRA). Eur Heart J. 2013; 34(29):2281-329.

Brugada P, Brugada J, Mont L et al. A new approach to the differential diagnosis of a regular tachycardia with a wide QRS complex. Circulation. 1999; 83:1649-59.

Epstein AE, DiMarco JP, Ellenbogen KA et al. ACC/AHA/HRS 2008 guidelines for device-based therapy of cardiac rhythm abnormalities: a report of the American College of Cardiology/American Heart Association Task Force on Practice Guidelines (Writing Committee to Revise the ACC/AHA/NASPE 2002 Guideline Update for Implantation of Cardiac Pacemakers and Antiarrhythmia Devices). J Am Coll Cardiol. 2008; 51:e1-62.51:e1-62.

European Heart Rhythm Association; European Association for Cardio-Thoracic Surgery, Camm AJ, Kirchhof P, Lip GY et al. Guidelines for the management of atrial fibrillation: the Task Force for the Management of Atrial Fibrillation of the European Society of Cardiology (ESC). Eur Heart J. 2010; 31:2369-429.

Fox DJ, Tischenko A, Krahn AD et al. Supraventricular tachycardia: diagnosis and management. Mayo Clin Proc. 2008; 83:1400-11.

Fuster V, Rydén LE, Cannom DS et al. ACC/AHA/ESC 2006 guidelines for the management of patients with atrial fibrillation: a report of the American College of Cardiology/American Heart Association Task Force on Practice Guidelines and the European Society of Cardiology Committee for Practice Guidelines (Writing Committee to Revise the 2001 Guidelines for the Management of Patients With Atrial Fibrillation). J Am Coll Cardiol. 2006; 48:e149-246.

January CT, Wann LS, Alpert JS et al. 2014 AHA/ACC/HRS Guideline for the Management of Patients With Atrial Fibrillation. Circulation. 2014; 130:2071-104.

Josephson ME. Clinical Cardiac Electrophysiology: techniques and interpretations. 3. ed. Lippincott Williams & Wilkins; 2002. p. 1-610.

Kirchhof P, Benussi S, Kotecha D et al. 2016 ESC Guidelines for the management of atrial fibrillation developed in collaboration with EACTS. Eur Heart J. 2016; 37(38):2893-962.

Kleinman ME, Chameides L, Schexnayder SM et al. Part 14: Pediatric advanced life support: 2010 American Heart Association Guidelines for Cardiopulmonary Resuscitation and Emergency Cardiovascular Care. Circulation. 2010; 122(18 Suppl 3):S876-908.

Lee KW, Badhwar N, Scheinman MM. Supraventricular tachycardia – part I. Curr Probl Cardiol. 2008; 33:467-546.

Link MS, Berkow LC, Kudenchuk PJ et al. Part 7: Adult Advanced Cardiovascular Life Support: 2015 American Heart Association Guidelines Update for Cardiopulmonary Resuscitation and Emergency Cardiovascular Care. Circulation. 2015; 132(18 Suppl 2):S444-64.

Lisboa da Silva RMF, Roever L. Typical atrioventricular nodal reentrant and orthodromic atrioventricular tachycardias: electrocardiographic, electrophysiological diagnosis and treatment. Interv Cardiol. 2016; 8(2):621-8.

Magalhães LP, Figueiredo MJO, Cintra FD et al. II Diretrizes Brasileiras de Fibrilação Atrial. Arq Bras Cardiol. 2016; 106(4 Suppl 2):1-22.

Martinelli Filho M, Zimerman LI, Lorga AM et al. Sociedade Brasileira de Cardiologia. Diretrizes Brasileiras de Dispositivos Cardíacos Eletrônicos Implantáveis. Arq Bras Cardiol. 2007; 89:e210-38.

Morrison LJ, Deakin CD, Morley PT et al. Advanced Life Support: 2010 International Consensus on Cardiopulmonary Resuscitation and Emergency Cardiovascular Care Science With Treatment Recommendations. Circulation. 2010; 122:S345-421.

Mozaffarian D, Benjamin EJ, Go AS et al.; American Heart Association Statistics Committee; Stroke Statistics Subcommittee. Heart Disease and Stroke Statistics – 2016 Update: A Report From the American Heart Association. Circulation. 2016; 133(4):e38-360.

Page RL, Joglar JA, Caldwell MA et al. 2015 ACC/AHA/HRS Guideline for the Management of Adult Patients With Supraventricular Tachycardia: A Report of the American College of Cardiology/American Heart Association Task Force on Clinical Practice Guidelines and the Heart Rhythm Society. Circulation. 2016; 133(14):e506-74.

Pastore CA, Pinho JA, Pinho C et al. III Diretrizes da Sociedade Brasileira de Cardiologia sobre Análise e Emissão de Laudos Eletrocardiográficos. Arq Bras Cardiol. 2016; 106(4 Suppl 1):1-23.

Priori SG, Blomström-Lundqvist C, Mazzanti A et al. 2015 ESC Guidelines for the management of patients with ventricular arrhythmias and the prevention of sudden cardiac death: The Task Force for the Management of Patients with Ventricular Arrhythmias and the Prevention of Sudden Cardiac Death of the European Society of Cardiology (ESC) Endorsed by: Association for European Paediatric and Congenital Cardiology (AEPC). Eur Heart J. 2015; 36(41):2793-867.

Semelka M, Gera J, Usman S. Sick sinus syndrome: a review. Am Fam Physician. 2013; 87(10):691-6.

Vereckei A, Duray G, Szénási G et al. New algorithm using only lead aVR for differential diagnosis of wide QRS complex tachycardia. Heart Rhythm. 2008; 5(1):89-98.

EDEMA PULMONAR AGUDO

Leonor Garcia Rincon
Marco Tulio Baccarini Pires

I. Introdução. **Edema pulmonar** (EP) é uma condição causada por excesso de líquido nos pulmões; ocorre quando esses líquidos são filtrados mais rapidamente do que podem ser removidos, acumulando-se nos sacos alveolares e dificultando a respiração. René Laennec, em seu clássico *Traité du diagnostic des maladies des poumons et du coeur*, publicado em 1819, descreveu a patologia macroscópica do coração e dos pulmões como uma condição chamada "anasarca idiopática dos pulmões". Em sua descrição, ele definiu o edema pulmonar como "infiltração de soro no tecido pulmonar, suficiente para diminuir a permeabilidade dos pulmões ao ar". Essa definição permaneceu vigente até a década de 1950, quando o conceito foi ampliado, passando a ser definido como edema pulmonar qualquer acúmulo extravascular anormal de líquido no nível dos pulmões, mesmo que não estivesse havendo alteração na "permeabilidade ao ar". Este novo conceito tornou possível a identificação da condição em fases mais precoces, possibilitando um tratamento mais agressivo e efetivo.

Mais recentemente, pode-se definir edema pulmonar agudo como "conjunto de sinais e sintomas que, anatomicamente, correspondem a extravasamento de líquido seroso no espaço intersticial e/ou nos alvéolos pulmonares".

O edema pulmonar é uma emergência clínica comum, de diagnóstico essencialmente clínico. Deve-se lembrar que o quadro que se apresenta como EP é consequência de várias patologias, não de uma condição individualizada, e que não existe, portanto, um tratamento exatamente igual para todos os pacientes.

A pressão hidrostática microvascular é a principal força para filtração dos líquidos nos pulmões; a ação de bombeamento do coração leva o sangue a fluir através dos pulmões, e a pressão hidrostática microvascular gerada no processo estabelece os valores de equilíbrio, propiciando que os líquidos pulmonares sejam filtrados.

O movimento de líquidos dos capilares para o interstício, e vice-versa, na vasculatura pulmonar ocorre de maneira contínua. No espaço existente entre os bronquíolos terminais e as pequenas artérias e veias, existem canais linfáticos, responsáveis pela remoção do excesso de líquido que porventura extravase do compartimento intravascular. No EP, a passagem de líquidos do compartimento intravascular para o extravascular supera a capacidade da drenagem linfática.

No Quadro 50.1 são descritos os fatores de segurança que protegem os pulmões contra o acúmulo de edema alveolar e intersticial.

O EP pode ser atribuído a diversas etiologias (cardiogênico, não cardiogênico, de etiologia mista ou desconhecida). No Quadro 50.2 relacionamos os principais mecanismos etiopatogênicos responsáveis pelo edema pulmonar agudo. No Quadro 50.3 relacionam-se as principais causas de edema pulmonar agudo cardiogênico. Por ser mais frequente, destacaremos, neste capítulo, o edema pulmonar agudo de origem cardíaca.

Quadro 50.1 Fatores de segurança.

Sistema linfático pulmonar
Reabsorção para os vasos sanguíneos
Drenagem para o mediastino
Drenagem para o espaço pleural
Permeabilidade extremamente baixa na barreira epitelial alveolar
Baixa tensão na superfície alveolar (surfactante)
Transporte ativo pelas células epiteliais alveolares e das vias aéreas distais

Fonte: adaptado de Matthay e Martin, 2005.

Quadro 50.2 Etiologia do edema pulmonar agudo.

Causas cardíacas	• Insuficiência ventricular esquerda • Descompensação aguda na doença valvular aórtica • Descompensação aguda nas miopatias • Descompensação aguda nas crises hipertensivas • Descompensação aguda no infarto agudo do miocárdio (IAM) • Doença valvular mitral • Arritmias
Causas não cardíacas	• Alterações da permeabilidade da membrana alveolocapilar • Síndrome da angústia respiratória do adulto (SARA) • Choque séptico • Coagulação intravascular disseminada • Pneumonite por irradiação • Pneumonia de aspiração • Uremia • Quase afogamento • Queimaduras extensas • Politransfusão • Inalação de agentes tóxicos • Traumatismo (torácico e não torácico) • Hipersensibilidade (por alterações imunológicas) • Diminuição da pressão oncótica do plasma • Hipoalbuminemia • Insuficiência renal • Insuficiência hepática • Doenças com déficit proteico • Obstruções à drenagem linfática pulmonar • Linfangite pós-silicose • Linfangite carcinomatosa • Pós-transplante pulmonar • Obstruções funcionais (pós-anestesia) • Aumento da pressão negativa do espaço intersticial • Após reexpansão de colapso pulmonar (pós-drenagem de pneumotórax ou derrame pleural) • Obstrução das vias aéreas

(continua)

Quadro 50.2 Etiologia do edema pulmonar agudo. (*Continuação*)	
Causas mistas ou desconhecidas	• Edema pulmonar de grandes altitudes • Embolia pulmonar • Neurogênico • Pós-anestesia • Pós-cardioversão elétrica • Escorpionismo • Superdose de narcóticos • Pós-circulação extracorpórea • Associado a quadros obstétricos • Associado a toxicidade por substâncias

Quadro 50.3 Principais causas de edema pulmonar cardiogênico.
Insuficiência mitral aguda
Infarto agudo do miocárdio (IAM)
Ruptura de cordoalha tendínea
Ruptura de músculo papilar (p. ex., [IAM])
Perfuração do folheto mitral (p. ex., endocardite infecciosa)
Insuficiência aórtica aguda
Por alteração do folheto valvular (endocardite)
Por anormalidades da raiz da aorta (dissecção da aorta, traumatismo)
Obstruções do orifício valvular mitral
Estenose mitral grave
Trombo no interior do átrio esquerdo
Mixomas do átrio esquerdo
Ruptura do septo interventricular
Disfunções agudas de próteses valvulares
Miocardites agudas
Taquiarritmias
Crise hipertensiva
Miocardiopatias diversas

II. **Etiologia.** As diversas causas de edema pulmonar agudo podem ser incluídas nas categorias definidas a seguir.

A. **Edema pulmonar secundário a alteração da permeabilidade capilar.** Ocorre nas seguintes situações: síndrome de deficiência respiratória aguda; infecções; inalação de toxinas; toxina exógena e substâncias vasoativas na circulação; coagulopatia intravascular disseminada; reações imunológicas; uremia.

B. **Edema pulmonar secundário a aumento da pressão capilar pulmonar.** Essa categoria inclui os edemas de causas cardíacas ou não cardíacas, como na trombose venosa pulmonar, doenças venoclusivas e sobrecarga de volume.

C. **Edema pulmonar secundário a diminuição da pressão oncótica, como ocorre em caso de hipoalbuminemia.**

D. **Edema pulmonar secundário a insuficiência linfática local pulmonar, como pode ocorrer após transplante pulmonar diante de carcinomatose linfangítica e linfangite fibrosante.**
E. **Edema pulmonar secundário a aumento na pressão pleural negativa associado a aumento do volume expiratório final.**
F. **Edema pulmonar secundário a mais de um mecanismo, ou secundário a mecanismo desconhecido.** Inclui edema pulmonar de grandes altitudes, edema pulmonar neurogênico, superdose de heroína ou outros narcóticos, embolia pulmonar, eclâmpsia, pós-cardioversão, pós-operatório, pós-anestésico, pós-extubação e pós-cirurgia de revascularização miocárdica.

Há evidências de que o edema pulmonar pós-operatório é mais frequentemente observado em portadores de doença cardíaca preexistente. Sobrecarga hídrica volumétrica levando à disfunção sistólica do ventrículo esquerdo seria a sequência de eventos mais encontrada. Em pacientes submetidos a neurocirurgia, o quadro desenvolvido é de edema não cardiogênico, associado a encefalopatia hiponatrêmica, traumatismo craniano, feocromocitoma ou outras causas.

Corredores de maratona tendem a desenvolver hiponatremia, o que pode ser, nesses pacientes, causa de encefalopatia e de edema pulmonar agudo.

III. **Fisiopatologia.** Nos pulmões existem quatro compartimentos interligados anatômica e fisiologicamente: o vascular, que contém as arteríolas, as vênulas e os capilares; o alveolar, que corresponde aos alvéolos; o intersticial, situado entre os pequenos vasos pulmonares e os alvéolos; e o linfático, que contém os vasos linfáticos.

Na circulação pulmonar, a pressão oncótica plasmática (cerca de 28 mmHg) e a pressão intersticial (cerca de 8 mmHg) favorecem a permanência de líquido no compartimento vascular, enquanto a pressão hidrostática capilar (cerca de 7 mmHg) favorece a saída de líquido para o compartimento extravascular (Figura 50.1). Para que haja extravasamento de líquido para o compartimento extravascular, é necessário que a pressão hidrostática capilar alcance níveis mais altos do que a pressão coloidosmótica, ou que a pressão intersticial aumente pela presença de proteínas.

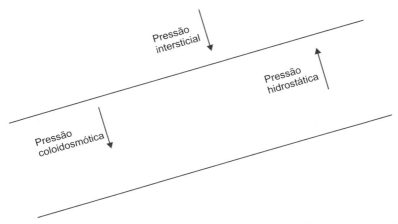

Figura 50.1 Esquema da interação das pressões no nível do capilar pulmonar. As *setas* indicam o sentido favorecido pelas pressões.

Além do fator de segurança (em que a pressão hidrostática tem de alcançar níveis superiores a 30 mmHg), existem ainda os linfáticos, responsáveis pela drenagem de proteínas e líquidos em excesso porventura existentes no interstício pulmonar. Estima-se que, em um indivíduo adulto, o sistema linfático seja capaz de drenar aproximadamente 20 mℓ de líquido por hora, podendo, em algumas situações, drenar até 200 mℓ/h. Normalmente, não há acúmulo de líquido no espaço intersticial nem nos alvéolos, devido à eficiência do átrio e do ventrículo esquerdos no bombeamento do sangue para a circulação periférica, e também à pressão oncótica plasmática e à drenagem linfática.

Qualquer circunstância que congestione a circulação pulmonar e/ou altere a permeabilidade da membrana alveolocapilar pode levar à instalação de edema pulmonar agudo. A causa mais comum de EP é insuficiência ventricular esquerda, uma condição grave que implica mortalidade elevada (60 a 80%). Doenças como infarto agudo do miocárdio, insuficiência cardíaca, estenose mitral, isquemia miocárdica grave, arritmias e crise hipertensiva podem levar a aumento da pressão capilar pulmonar e extravasamento de líquido para o interstício e daí para o alvéolo. Normalmente, a pressão oncótica plasmática e os linfáticos evitam acúmulo de líquido no interstício, mas, em dado momento, a pressão hidrostática alcança níveis que ultrapassam os mecanismos compensatórios e, à medida que vai aumentando a quantidade de líquido no interstício, este vai inundando os alvéolos; ocorre, assim, edema pulmonar (Figura 50.2).

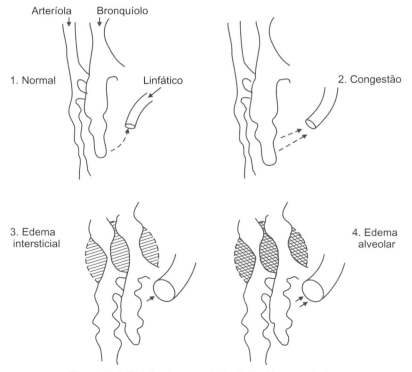

Figura 50.2 Estágios de acumulação de líquido nos pulmões.

A sobrecarga de volume, ou hiperidratação venosa, pode levar a EP, mas isso só ocorre em pacientes portadores de lesões miocárdicas ou valvulares preexistentes. Há relatos de edema pulmonar agudo decorrente de drenagem torácica de pneumotórax ou de derrame pleural, relacionado com a duração do colapso pulmonar, o volume drenado, a rapidez com que a drenagem foi efetuada e a pressão negativa utilizada. O mecanismo fisiopatológico permanece obscuro, mas tem sido implicado um efeito combinado entre aumento da permeabilidade capilar, hipoxia e súbito aumento da pressão capilar durante a reexpansão sob pressão negativa (o chamado *edema pulmonar de reexpansão*). A incidência desse tipo de edema pulmonar é rara, e a ocorrência varia de 0 a 1%.

Um agente agressor pode lesionar o endotélio capilar pulmonar ou o epitélio alveolar sem afetar o miocárdio, levando a EP sem ocorrência de insuficiência ventricular esquerda; isso acontece em situações de inalação de fumaça ou de gases tóxicos (p. ex., fosfogênio, dióxido de nitrogênio), septicemia, uremia, irradiações com altas doses, síndrome de coagulação intravascular disseminada e SARA (síndrome da angústia respiratória do adulto), além de em outros itens que constam no Quadro 50.2.

Experimentalmente, a obstrução linfática provoca EP. Na clínica, encontramos essa correlação nos edemas pulmonares vistos em pacientes portadores da linfangite, carcinomatose e silicose e após transplante pulmonar.

Os quadros de EP relacionados com traumatismos cranioencefálicos, intoxicação por narcóticos e pós-anestesia, assim como outros itens mencionados no Quadro 50.2, não têm o seu mecanismo de origem perfeitamente definido. Existem várias teorias para explicá-los, apontando a predominância ora de um fator, ora de outro.

IV. **Quadro clínico.** O quadro de EP pode instalar-se como primeira manifestação de uma patologia ou ocorrer durante a evolução de uma moléstia já instalada.

Inicialmente, o paciente se apresenta um pouco taquipneico e com certa dificuldade respiratória, tosse seca e hipoxemia relativa. Esta fase corresponde à infiltração intersticial.

Com a evolução do quadro para edema alveolar, a piora clínica é notória. O paciente já se apresenta com dispneia intensa, taquipneia, ortopneia, sensação de opressão torácica, palidez cutânea, extremidades frias, sudorese, cianose (frequente), tosse com expectoração clara ou rósea, taquicardia e estertores pulmonares à ausculta, com ou sem roncos e sibilos.

Com a piora progressiva do paciente, os estertores pulmonares, inicialmente de base (onde a perfusão é maior), passam a ocupar todo o parênquima e até mesmo os ápices. É necessário que o volume de líquido nos pulmões alcance três vezes o normal para que os estertores pulmonares sejam detectados. Quadros dramáticos se apresentam às vezes em serviços de pronto-socorro, com pacientes extremamente dispneicos, utilizando musculatura acessória da respiração, extremidades frias, cianóticas, palidez cutânea, eliminando grande quantidade de material espumoso e róseo, levando a pânico o médico menos experiente que se vê na difícil missão de atender tais pacientes.

V. **Exames complementares.** O diagnóstico é essencialmente clínico, e devem-se solicitar exames complementares com o objetivo de avaliar a extensão do comprometimento pulmonar e as funções renal e cardíaca, além de obter dados que indiquem a causa provável e a evolução do quadro. Para tal, devem-se solicitar hemograma, ionograma, dosagem de ureia e creatinina, estudo radiológico do tórax, ecocardiograma, eletrocardiograma (importante para avaliação de arritmia cardíaca e síndrome coronariana aguda) e gasometria arterial.

Deve ser solicitada dosagem do dímero D para estratificação do risco de embolia pulmonar.

Enzimas cardíacas como troponina, creatinoquinase total e fração MB auxiliam no diagnóstico de síndrome coronariana aguda como causa de edema agudo de pulmão.

Quando possível, também deve ser realizado um estudo ecocardiográfico, que pode fornecer dados importantes como anormalidades valvulares, avaliação das funções sistólica e diastólica ventriculares, e auxiliar no diagnóstico diferencial entre edema pulmonar cardiogênico e não cardiogênico e ainda estimar a pressão capilar pulmonar média.

A radiografia de tórax é particularmente útil nos casos em que se configura o diagnóstico diferencial entre edema pulmonar agudo e crise asmática. Na fase de edema intersticial, encontram-se as linhas B de Kerley, que são devidas ao espessamento dos septos interlobulares por edema. Quando o edema é alveolar, tem-se a imagem de condensações alveolares, de baixa densidade, que se irradiam a partir do hilo e tendem a confluir.

A gasometria do paciente mostra, no início, diminuição da PO_2 e da PCO_2, com alcalose respiratória, que pode evoluir, mesmo com a terapêutica adequada, para diminuição maior da PO_2 e aumento da PCO_2 e acidose mista. Níveis de PO_2 inferiores a 50 mmHg e de PCO_2 superiores a 50 mmHg indicam maior gravidade, requerendo ventilação mecânica.

Dosagem de peptídio natriurético cerebral (BNP, de *brain natriuretic peptide*). O BNP é um neuro-hormônio secretado pelo coração em resposta a sobrecarga de volume e de pressão. Seus níveis estão correlacionados a pressão no átrio direito, pressão capilar pulmonar e pressão diastólica final do ventrículo esquerdo. O nível de BNP no sangue ajuda na definição da causa do edema pulmonar. Quando o BNP > 500 pg/m ℓ, é provável que a causa do edema pulmonar seja insuficiência cardíaca.

VI. **Tratamento.** No tratamento do EP, sempre se deve abordar individualmente o paciente e sua moléstia subjacente, ou seja, ter sempre em mente que o edema pulmonar é a consequência e que, se a causa não for tratada, a recuperação do paciente será menos provável. Por isso, enquanto o exame clínico do paciente é realizado, deve-se tentar obter informações precisas a respeito de moléstias e/ou tratamentos anteriores (p. ex., quais medicamentos foram empregados, por quanto tempo e até quando).

Os pacientes com edema alveolar frequentemente se apresentam gravemente enfermos e necessitam de tratamento imediato para a insuficiência respiratória aguda.

No primeiro atendimento de paciente com edema pulmonar agudo, é indispensável lembrar que se trata de uma emergência clínica e que, como tal, o tratamento deverá ser prontamente instituído, tendo como objetivo reduzir a pré-carga e a pós-carga.

O tratamento deve ser iniciado prontamente na sala de emergência, e o paciente deve ser colocado em decúbito, com cabeceira do leito elevada, monitor cardíaco, acesso venoso, oxímetro de pulso e máscara de oxigênio.

A. **Oxigenoterapia.** A melhora da oxigenação pode ser obtida por administração de oxigênio por máscara facial (não deve ser usado cateter nasal) com fluxo de O_2 de 5 a 10 ℓ/min. O suporte de ventilação não invasiva com pressão positiva contínua em vias aéreas (CPAP ou BiPAP) ou a aplicação de pressão positiva nas vias aéreas por meio de máscara facial fechada reduzem a pré-carga e a pós-carga, melhorando o desempenho contrátil do ventrículo esquerdo, e aumentam a complacência pulmonar devido ao recrutamento das unidades alveolares previamente colabadas, melhorando a oxigenação e reduzindo o nível de CO_2. Se a gasometria arterial do paciente mostra hipoxemia grave (< 50 mmHg) e acidose respiratória grave, está indicada ventilação mecânica, que reduz o trabalho respiratório, evitando fadiga muscular torácica e retenção de CO_2.

As formas de ventilação não invasiva em serviço de emergência têm reduzido significativamente a necessidade de intubação orotraqueal nos pacientes com EP e falência respiratória.

Diante de hipoxemia persistente, $PaO_2 < 60$ mmHg, hipercarbia importante, com $PaCO_2 > 60$ mmHg ou exaustão da musculatura respiratória, não se deve atrasar a ventilação invasiva associada à PEEP.

B. **Colocar o paciente em posição sentada, rebaixando o nível dos membros inferiores.** Nesta posição, há diminuição do retorno venoso e da pressão hidrostática capilar pulmonar, o que reduz a congestão pulmonar e aumenta a capacidade vital, diminuindo, portanto, o esforço respiratório.

C. **Tratamento medicamentoso.** Tem como objetivo reduzir o retorno venoso pulmonar (pré-carga) e reduzir a resistência vascular sistêmica (pós-carga). Os primeiros medicamentos utilizados no tratamento de edema agudo de pulmão são diuréticos de alça, morfina e nitratos.

A **furosemida** é o diurético mais utilizado e deve ser administrada por via intravenosa, na dose de 40 a 80 mg (0,5 a 1 mg/kg de peso corporal). Após o uso da dose recomendada, espera-se que ocorra melhora do desconforto respiratório. Se não ocorrer melhora 30 min após a administração da medicação, pode-se duplicar a dose. A furosemida apresenta, além da ação diurética, ação vasodilatadora venosa que diminui o retorno venoso e a pressão capilar pulmonar. A diurese começa 5 min após o uso da medicação e atinge o máximo em 30 min.

O **sulfato de morfina** é um recurso útil para o tratamento de EP, pois causa dilatação arteriolar e venular, diminuindo a dor, a ansiedade e o esforço respiratório. Assim, a substância reduz a pressão capilar pulmonar e melhora a ventilação. Ao administrá-la, deve-se ter cautela quanto aos riscos de depressão respiratória e hipotensão. Não deve ser usada em pacientes gravemente hipotensos. A dose inicial deve ser de 1 a 3 mg IV a cada 5 min, monitorando-se a pressão arterial, o nível de consciência e a frequência cardíaca. Deve ser administrada muito lentamente por vários minutos. A morfina deverá ser evitada se ocorrer associação com hemorragia intracraniana, asma brônquica, pneumonia crônica, ou se o paciente estiver inconsciente. Os efeitos vasodilatadores da morfina podem reduzir de modo substancial a pressão capilar pulmonar e melhorar o débito cardíaco.

Os **nitratos** são particularmente úteis quando a causa do edema pulmonar é uma isquemia miocárdica. Os nitratos podem ser utilizados por via sublingual ou intravenosa. Os mais utilizados são: dinitrato de isossorbida – comprimido sublingual na dose de 2,5 a 5 mg, que poderá ser repetida a cada 15 a 30 min, se necessário, sob observação médica; e propatilnitrato (Sustrate®) – comprimido sublingual na dose de 10 mg, que pode ser repetida a cada 15 a 30 min, sob vigilância médica.

A nitroglicerina IV reduz tanto a pré- quanto a pós-carga, e seu principal efeito vasodilatador se dá na árvore venosa. A nitroglicerina pode ser administrada por via intravenosa, na dose de 5 μg/min, com incrementos de 5 μg/min a intervalos de 3 min até alívio da hipertensão venocapilar ou aparecimento de hipotensão (pressão sistólica < 100 mmHg).

Os nitratos não devem ser utilizados em pacientes com hipotensão arterial, e devem usados com extrema cautela em pacientes com estenose aórtica e pacientes com hipertensão pulmonar.

Os **vasodilatadores**, arteriais ou venosos, podem ser empregados no tratamento de EP, com o intuito de diminuir a pressão sistêmica e a pressão vascular pulmonar. Mais comumente, é empregado o **nitroprussiato de sódio**, que diminui a pós-carga (resistência vascular arterial sistêmica), melhorando, assim, o débito cardíaco, o que leva a diminuição da pré-carga por dilatação venosa (com queda subsequente na pressão capilar pulmonar).

O uso de **nitroprussiato** geralmente é iniciado na dose de 10 µg/min em infusão intravenosa e aumentado em 5 a 10 µg a cada 3 a 5 min, até que se alcance o efeito desejado. A pressão diastólica não deve baixar a menos de 60 mmHg, e a pressão sistólica de pico deve ser mantida acima de 90 mmHg. A maioria dos pacientes necessita de doses de 50 a 100 µg/min para alcançar os efeitos desejados.

Para maior segurança na administração do nitroprussiato, é desejável que se disponha da aferição da pressão intra-arterial contínua, tomada no paciente por cateterismo da artéria radial. O uso dessa medicação em pacientes com IAM é controverso, pois pode intensificar a isquemia pela diminuição do fluxo sanguíneo na área isquêmica.

Os **inibidores da enzima de conversão da angiotensina** também podem ser utilizados, pois promovem redução rápida da pós-carga e melhora da congestão pulmonar. Pode-se administrar o captopril 25 mg por via sublingual (para facilitar a absorção, pode-se colocar 1 ou 2 gotas de água sobre o comprimido antes de colocá-lo sob a língua). O início de ação é rápido (em cerca de 10 min), e o pico da ação ocorre em torno de 30 min após a administração do fármaco. Não devem ser usados em caso de IAM.

A **dobutamina** e a **dopamina** são empregadas em casos de disfunção ventricular esquerda. As doses recomendadas para utilização no EP são: dobutamina (2,0 a 20 µg/kg/min, como dose inicial); e dopamina (5 a 15 µg/kg/min, como dose inicial). A combinação do seu efeito inotrópico positivo com redução da pós-carga melhora significativamente o débito cardíaco. O uso combinado com nitroglicerina IV pode ser a escolha ideal para pacientes com IAM e edema agudo de pulmão com hipotensão arterial leve. Deve ser evitada em pacientes com hipotensão arterial moderada a grave (pressão arterial sistólica < 80 mmHg).

A **levosimendana** é um sensibilizador dos canais de cálcio que tem sido utilizado no tratamento de edema agudo de pulmão cardiogênico. Tem efeito inotrópico positivo, e é também vasodilatador arterial e venoso, além de não aumentar o consumo de oxigênio pelo miocárdio. Trata-se de uma alternativa segura e eficaz à dobutamina, útil principalmente para pacientes com miocardiopatia isquêmica. A hipotensão arterial é uma contraindicação ao uso desta medicação.

O **edema pulmonar de reexpansão**, que ocorre após uma drenagem rápida de líquidos no espaço pleural, pode ser abordado com a reintrodução do líquido drenado no espaço pleural, uma terapia que poderia ser chamada de "*reexpansão rápida do espaço pleural*". Este tipo de tratamento não foi associado a nenhum tipo de evento adverso, pelo menos em curto prazo.

D. **Outros métodos de tratamento.** A **cardioversão elétrica** está indicada em caso de taquiarritmia que seja fator desencadeante de edema pulmonar agudo; é empregada nos casos em que a conversão com medicamentos não tenha sido obtida (p. ex., pacientes com *flutter* ou fibrilação atrial que não respondam ao medicamento). Os **métodos de diálise** são restritos a pacientes portadores de insuficiência renal ou com quadros de hipervolemia. Poderão ser utilizadas a diálise peritoneal ou a hemodiálise, dependendo do caso.

E. **Tratamento cirúrgico.** Os **métodos cirúrgicos e de valvoplastia mitral com balão** (realizada em laboratório de cateterismo cardíaco), em alguns casos restritos, podem ter papel importante no tratamento de edema pulmonar agudo. Assim é que, nos casos de pacientes grávidas com EP devido a estenose mitral, a valvoplastia com balão poderá ser extremamente benéfica, com alívio da estenose mitral e menores riscos, tanto para a mãe como para o feto. Já a cirurgia da válvula mitral em situações de emergência tem seu lugar em casos de disfunções agudas de próteses valvulares mitrais, tanto mecânicas quanto biológicas, quando o paciente entra no quadro de edema pulmonar, muitas vezes de difícil controle clínico. Deve-se ressaltar que tais casos têm um risco cirúrgico aumentado, e a cirurgia estará indicada apenas quando todos os recursos de ordem clínica se esgotarem, persistindo o paciente descompensado, em EP. Outra indicação para a cirurgia mitral em caráter de urgência se verifica em casos de EP secundários a IAM, com disfunção ou ruptura dos músculos papilares e insuficiência mitral aguda.

Terapia trombolítica ou revascularização miocárdica de urgência (percutânea ou cirurgia de *bypass* coronariano) podem estar indicadas em alguns casos de isquemia miocárdica aguda.

O tratamento dos edemas pulmonares agudos não cardiogênicos consiste em afastar a causa, manter as funções respiratórias e a sensibilidade hemodinâmica do paciente. O uso de medicamentos em casos de EP deve ser avaliado de acordo com as características de cada paciente e com sua doença subjacente, e não existe um tratamento único, padronizado. Por fim, deve-se lembrar que o edema pulmonar agudo é uma condição dinâmica, e por isso o paciente deve ser observado e examinado frequentemente e a terapêutica instituída de acordo com as características da evolução.

F. **Assistência mecânica.** Pacientes com edema pulmonar cardiogênico que se apresentam em choque desse tipo (com um índice cardíaco inferior a 2,0 $\ell/min/m^2$) são candidatos a suporte mecânico. As duas principais modalidades utilizadas são balão intra-aórtico de contrapulsão e aparelho de suporte ventricular implantável.

Bibliografia

Arieff AI. Fatal postoperative pulmonary edema: pathogenesis and literature review. Chest. 1999; 115(5):1371-7.

Ayus JC, Varon J, Arieff AI. Hyponatremia, cerebral edema, and noncardiogenic pulmonary edema in marathon runners. Ann Intern Med. 2000; 132(9):711-4.

Biddle TL. Hemodynamic concepts in treating acute pulmonary edema. Southern Med J. 1977; 70:1342-50.

Brigham KL, Staub NC. Pulmonary edema and acute lung injury research. Am J Respir Crit Care Med. 1998; 157(4):S109-13.

Chung EK. Cardiac emergency care. 2. ed. Lea & Febiger; 1980.

Cohen GR, Kramer P, Thorp J et al. Percutaneous balloon mitral valvuloplasty in a pregnant woman with mitral stenosis, sickle cell crisis and acute pulmonary edema. A case report. J Reprod Med. 1991; 136:759-60.

Edoute Y, Roguin A, Begar D et al. Prospective evaluation of pulmonary edema. Crit Care Med. 2000; 28(2):330-5.

Felker GM, O'Connor CM. Inotropic therapy for heart failure: an evidence-based approach. Am Heart J. 2001; 142(3):393-401.

Ferri FF. Ferri's Clinical advisor: instant diagnosis and treatment. Mosby, Inc. 2005; 683.

Flammang D, Waynberger M, Chassing A et al. Acute pulmonary edema: preliminary of a randomized trial of the intravenous phosphodiesterase inhibitor, enoximone, vs conventional therapy. Int J Cardiol. 1990; 28(Suppl 1):S3-6.

Frontin P, Bounes V, Houze-Cerfon CH et al. Continuous positive airway pressure for cardiogenic pulmonary edema: a randomized study. Am J Emerg Med. 2011; 29(7):775-8.

Hamilton RJ, Carter WA, Gallagher EL. Rapid improvement of acute pulmonary edema with sublingual captopril. Acad Emerg Med. 1996; 3(3):205-12.

Henriques ES, Michalaros YL. Edema pulmonar agudo. In: Pires MTB. Manual de urgências em cardiologia. Rio de Janeiro: Medsi; 1992.

Hueb W, Solimene MC, Ramires JA et al. Edema pulmonar agudo devido a disfunção e/ou ruptura dos músculos papilares em pacientes com insuficiência coronariana. Resultados cirúrgicos. Arq Bras Cardiol. 1989; 53:16.

Ingram Jr RH, Braunwald E. Pulmonary edema: cardiogenic and noncardiogenic. In: Braunwald E. Heart Disease. A textbook of cardiovascular medicine. Philadelphia: W.B. Saunders Co. 1992; 551.

Kasinski N. Edema agudo pulmonar. In: Socesp. Cardiologia – atualização e reciclagem. Rio de Janeiro: Atheneu; 1994. p. 747-54.

Lemos JA, McGuire DK. B-type natriuretic peptide in cardiovascular disease. Lancet. 2003; 361:1-7.

Libby P, Zipes DP, Mann DL et al. Braunwald's heart disease: a textbook of cardiovascular medicine. 8. ed. 2008 by Saunders, an imprint of Elsevier Inc. Electronic Edition.

Maries L, Manitiu I. Diagnostic and prognostic values of B-type natriuretic peptides (BNP) and N-terminal fragment brain natriuretic peptides (NT-pro-BNP). Cardiovasc J Afr. 2013; 24(7):286-9.

Matthay MA, Martin TR. Pathophysiology of pulmonary edema and acute lung injury. In: Mason. Murray & Nadel's textbook of respiratory medicine. 4. ed. 2005.

Report of the American College of Cardiology/American Heart Association Task Force on Practice Guidelines (Committee on Evaluation and Management of Heart Failure). Guidelines for the evaluation and management of heart failure. Circulation. 1995; 92:2764-84.

Sovari AA, Ooi HH. Cardiogenic pulmonary edema treatment & management. The Heart.org – Medscape. Updated: Dec 28; 2015.

Sue RD, Matthay MA, Ware LB. Hydrostatic mechanisms may contribute to the pathogenesis of human re-expansion pulmonary edema. Intensive Care Med. 2004; 30:1921-6.

Sunderland N, Maweni R, Akunuri S et al. Re-expansion pulmonary oedema: a novel emergency therapeutic option. BMJ Case Rep. 2016; doi: 10.1136/bcr-2016-215076.

URGÊNCIAS E EMERGÊNCIAS HIPERTENSIVAS

Maria Aparecida Braga
Bárbara Braga Costa

51

I. **Introdução.** A hipertensão arterial sistêmica (HAS) mantém-se como grave problema de saúde pública, com elevada prevalência na população adulta (25%), dificuldades diagnósticas e baixa adesão ao tratamento. Elevação da pressão arterial sistêmica (geralmente com pressão diastólica acima de 120 mmHg) acompanhada de sintomas, muitas vezes em pacientes previamente hipertensos, constitui causa frequente de atendimento em pronto-atendimentos (cerca de 25%), mas a taxa de emergências hipertensivas não passa de 3%. A distinção entre urgência e emergência hipertensiva é fundamental para uma adequada condução dos casos. Devem ser considerados não apenas os níveis pressóricos, mas também a velocidade de elevação da pressão em condições agudas (p. ex., em casos de dissecção de aorta, síndrome nefrítica e eclâmpsia).

II. **Avaliação.** A avaliação inicial deve ser rápida, objetivando-se diferenciar emergência hipertensiva; urgência hipertensiva, associadas ou não a fatores secundários (pseudocrise hipertensiva); e hipertensão assintomática não controlada. Deve incluir história clínica, sintomas, condições associadas, medicações em uso, consumo de drogas lícitas ou ilícitas, presença de situações de estresse etc. O exame físico rápido, direcionado para a presença de lesões de órgãos-alvo, e os exames complementares, direcionados pela avaliação clínica, auxiliarão também na identificação de lesões em órgãos-alvo subclínicas. Durante a avaliação, para estabelecimento do diagnóstico ou diante de suspeita de lesão em órgãos-alvo o tratamento na sala de emergência deve ser imediato. Por isso, as definições de urgência e emergência hipertensivas devem ser destacadas.

A. **Emergências hipertensivas.** Há elevação da pressão arterial, com presença de sinais e sintomas e progressiva deterioração clínica com lesão de órgãos-alvo, com risco de morte, o que exige intervenção imediata com uso de medicação parenteral para controle do quadro em minutos. Fatores secundários (pseudo-hipertensão) como dor, hipoxia, hipoglicemia, hipercapnia, ansiedade e estado pós-ictal secundários ao aumento do estímulo simpático podem estar presentes e devem ser tratados. A emergência hipertensiva pode estar associada a sintomas e sinais neurológicos como agitação, delírio, estupor, convulsões, sinais focais, hemorragias ou exsudatos retinianos, papiledema, náuseas, vômitos, dispneia, dor torácica, gestação ou puerpério, uso de drogas hiperadrenérgicas (p. ex., cocaína, anfetaminas e inibidores da monoamina oxidase (IMAO), suspensão do uso de fármacos anti-hipertensivos. Pacientes que apresentem emergências hipertensivas devem ser monitorados e tratados com agentes hipotensores intravenosos, com doses passíveis de titulação. Em geral, a redução dos níveis pressóricos deve ser de 10 a 20% dos valores iniciais na primeira hora e não passar de 15 a 35% dos valores iniciais nas 24 h; contudo, algumas situações devem ser individualizadas e a estratégia terapêutica dirigida para o tipo de lesão associada, tal como descritas a seguir.

B. **Urgências hipertensivas.** Há elevação da pressão arterial, com sintomas, mas sem comprometimento de órgãos-alvo. A pressão arterial deverá ser reduzida em horas, em geral com medicamentos por via oral (VO), o que pode ser feito no pronto-atendimento, na enfermaria ou mesmo no ambulatório. A velocidade da necessidade de controle do quadro deverá ser individualizada, já que muitas vezes a redução abrupta da pressão arterial pode ser deletéria. Os mecanismos de controle de fluxo miocárdico e encefálico determinam vasoconstrição, e a redução abrupta da hipertensão pode agravar o quadro com isquemia miocárdica e cerebral. Por isso, o controle da pressão deve ser lento, em até 24 h, evitando-se reduções superiores a 25 a 30% dos valores basais, lembrando-se sempre de tratar inicialmente os fatores secundários, como dor e ansiedade (pseudo-hipertensão). Os pacientes deverão ser sistematicamente reavaliados e, quando assintomáticos, serão liberados, com receituário e orientação para controle dos fatores de risco e encaminhados para acompanhamento em regime ambulatorial. Pacientes assintomáticos com hipertensão moderada não necessitam de medicação no pronto-atendimento, e devem ser liberados também com receituário e orientação para controle dos fatores de risco e encaminhados para acompanhamento ambulatorial.

III. **Lesões associadas às emergências hipertensivas**
   A. **Acidente vascular encefálico (AVE).** A hipertensão arterial é o principal fator de risco para AVE. Pode-se determinar a gravidade do quadro de AVE por meio da escala do NIHSS (*National Institute of Health Stroke Scale*). Os exames complementares incluem tomografia do crânio e ressonância magnética, que nos permitem definir o tipo (isquêmico ou hemorrágico) e o território envolvido. Em caso de AVE isquêmico em pacientes que não sejam candidatos à terapia trombolítica, existe consenso de que não se deve instituir tratamento anti-hipertensivo durante o atendimento inicial, a menos que os níveis sejam superiores a 220 mmHg para a pressão sistólica e/ou 120 mmHg para a pressão diastólica, quando a pressão diastólica deverá ser mantida em torno de 110 mmHg nas primeiras 24 h. Em tal situação, a redução agressiva da pressão arterial piora o prognóstico por piorar a perfusão na área de penumbra (áreas isquêmicas com células viáveis). Os pacientes que serão submetidos a trombólise deverão ter os níveis pressóricos reduzidos para valores inferiores a 180 × 110 mmHg antes da intervenção.

   Diante de AVE hemorrágico precisaremos reduzir a pressão para reduzir a possibilidade de recorrência do sangramento, mantendo, entretanto, a pressão de perfusão cerebral. A recomendação é redução da PA sistólica para 140 mmHg.
   B. **Síndromes coronarianas agudas.** A associação de hipertensão arterial com quadro de insuficiência coronariana aguda aumenta o consumo de O_2, devido ao aumento da tensão parietal do ventrículo esquerdo determinado pela resistência vascular periférica elevada. Nos pacientes com IAM, se a PA persistir elevada após uso de analgésico, sedativos e O_2, e se não existirem contraindicações, devem ser usados betabloqueadores venosos e inibidores de ECA associados a nitroglicerina venosa. O nitroprussiato de sódio não está indicado, em vista do roubo de fluxo causado pela vasodilatação dos vasos coronarianos de resistência.
   C. **Edema pulmonar agudo.** Pacientes com edema pulmonar agudo podem apresentar hipertensão arterial em consequência da hiperatividade simpática, que pode desaparecer após o uso de morfina, O_2 e diurético. Entretanto, caso a hipertensão arterial seja o fator desencadeante do edema pulmonar, há indicações para o uso de medicação anti-hipertensiva venosa. O fármaco de escolha é nitroprussiato de sódio, se não houver isquemia miocárdica associada.

D. **Dissecção aguda de aorta.** Deve ser aventada em todo paciente portador de hipertensão arterial que desenvolva dor torácica de forte intensidade. O tratamento clínico visa à redução rápida da PA e da frequência cardíaca, principais fatores causadores de propagação da dissecção. A PA sistólica deve ser mantida em torno de 100 a 120 mmHg. O fármaco de escolha é nitroprussiato de sódio associado a betabloqueadores. O alívio da dor indica controle da dissecção.

E. **Substâncias ilícitas.** A ação simpaticomimética de substâncias como cocaína, *crack*, anfetaminas e *ecstasy* eleva PA e a FC com magnitude ampliada se estas substâncias forem associadas a cafeína, presente nos energéticos, nicotina e álcool. O uso de cocaína e *crack* aumenta ainda o risco de AVE e insuficiência coronariana aguda. O *ecstasy* tem também efeito serotoninérgico, que pode provocar rabdomiólise e lesão renal aguda.

F. **Lesão renal aguda rapidamente progressiva.** Determinada por nefroesclerose maligna, definida como agravamento súbito da função renal em 48 h durante episódios de elevação acentuada da PA. É frequente nas emergências hipertensivas e piora o prognóstico dos pacientes. Medicações como hidralazina, diuréticos de alça e betabloqueadores e, se necessário, nitroprussiato podem ser usadas para controle criterioso da PA. A diálise está indicada nos casos graves.

G. **Eclâmpsia.** Na gestante hipertensa, o tratamento medicamentoso deve ser iniciado quando a PA se encontrar acima de 150/100 mmHg, com o objetivo de mantê-la entre 130 e 150/80 a 100 mmHg. A eclâmpsia deve ser antes prevenida do que tratada. Quanto ao tratamento, se repouso, sedação e uso de hipotensores orais não impedirem a instalação de eclâmpsia, deverá ser cogitada a interrupção da gravidez. A redução da pressão arterial é feita com o emprego de fármacos como hidralazina venosa (5 mg, repetir 5 a 10 mg a cada 30 min até dose máxima de 20 mg). O nitroprussiato de sódio deve ser reservado para os casos mais graves complicados com falência ventricular esquerda e edema pulmonar agudo. O uso de sulfato de magnésio é recomendado para prevenção e tratamento de eclâmpsia. Deve ser administrado em dose de ataque de 4 a 6 g IV por 10 a 20 min, seguido de infusão de 1 a 3 g/h, em geral por 24 h. Em caso de recorrência da convulsão, administrar mais 2 a 4 g IV.

IV. **Principais fármacos usados no tratamento das emergências hipertensivas (Quadros 51.1 e 51.2)**

A. **Nitroprussiato de sódio.** Medicação mais efetiva para o tratamento das emergências hipertensivas. Trata-se de um vasodilatador direto de ação imediata e curta duração. Produz relaxamento da musculatura lisa das vênulas e arteríolas, através da liberação de óxido nítrico, reduzindo a pré- e a pós-carga. O início da ação se dá em 0,5 a 1 min, o pico da ação ocorre em 1 a 2 min, e a duração da ação é de 3 a 5 min. Por sua potência e rápida ação, está indicado monitoramento da pressão intra-arterial. O fármaco é administrado por infusão venosa contínua, em dosagem de 0,3 a 10 μg/kg/min, com proteção contra degradação pela luz. Os efeitos colaterais estão relacionados com queda excessiva da PA ou toxicidade, principalmente em caso de uso prolongado (> 24 a 48 h) e/ou em altas doses (> 2 μg/kg/min). Para evitar redução excessiva e acidental da PA, recomenda-se que a infusão seja feita através de equipo com bomba de infusão ou regulador de microgotas, em acesso exclusivo.

O nitroprussiato de sódio diminui o fluxo sanguíneo cerebral e aumenta a pressão intracraniana, efeitos particularmente prejudiciais em pacientes com AVE. Em pacientes com doença arterial coronariana, pode ocorrer "roubo de fluxo" e, em consequência, angina.

Quadro 51.1 Principais fármacos orais usados no tratamento das urgências hipertensivas.

	Dose	Início/Duração da ação	Classe
Captopril	6,5 a 50 mg	15 min/4 a 6 h	Inibidor da enzima de conversão da angiotensina
Clonidina	0,2 mg, seguidos de 0,1 mg/h Até dose total de 0,8 mg	0,5 a 2 h/6 a 8 h	Agonista alfa de ação central
Metoprolol	25 a 200 mg/dia	15 min/8 a 12 h	Inibidor adrenérgico
Furosemida (diurético de alça)	20 a 60 mg (repetir após 30 min)	2 a 5 min/30 a 90 min	Diurético de alça

Quadro 51.2 Principais fármacos parenterais usados no tratamento das emergências hipertensivas.

Fármacos	Dose	Início/Duração da ação	Efeitos colaterais
Nitroprussiato de sódio (dilatador arterial e venoso)	Infusão contínua de 0,3 a 10 µg/kg/min	1 a 2 min/3 a 5 min após cessada infusão	Elevação da pressão intracraniana, redução dos fluxos sanguíneos cerebral e coronariano, intoxicação por cianeto e tiocianeto, náuseas, vômitos, agitação, tremores musculares, sudorese, rubor facial
Nitroglicerina (dilatador arterial e venoso)	Infusão contínua de 5 a 100 µg/min	2 a 5 min/5 a 10 min	Cefaleia, taquicardia, rubor facial, vômitos, meta-hemoglobinemia, tolerância com uso prolongado
Hidralazina (dilatador de ação direta)	10 a 20 mg IV a cada 6 h	10 a 20 min/3 a 12 h	Taquicardia, hipotensão, rubor facial, cefaleia, vômitos, piora da angina
Esmolol (BB seletivo de ação ultrarrápida)	200 a 500 µg/kg/min por 4 min seguidos de infusão contínua de 50 a 300 µg/kg/min	1 a 2 min/10 a 20 min	Bloqueios atrioventriculares de 1º grau, broncospasmo, náuseas, vômitos, tontura, dor no local de infusão
Metoprolol (BB seletivo)	5 mg IV a cada 10 a 15 min (até 15 mg) a cada 3 a 6 h	20 min/dia/5 a 8 h VO	Bloqueios atrioventriculares, broncospasmo, insuficiência cardíaca, parestesias, náuseas, vômitos, tontura
Furosemida (diurético de alça)	20 a 60 mg (repetir após 30 min)	2 a 5 min/30 a 90 min	Hipopotassemia

BB: betabloqueador; IV: via intravenosa; VO: via oral.

O nitroprussiato de sódio é rapidamente metabolizado a cianeto nas hemácias; no fígado, o cianeto é metabolizado a tiocianato, que tem meia-vida longa (4 dias) e é excretado pelos rins. Os sintomas de toxicidade são fadiga, anorexia, náuseas, vômitos, confusão mental, comportamento psicótico, hiper-reflexia e convulsões. Esta toxicidade pode ser precoce (até 6 a 8 h após o início de administração do fármaco) e manifestar-se também através de parada cardíaca inexplicável, coma, encefalopatia ou alterações neurológicas focais. Pode-se cogitar a infusão de tiossulfato de sódio para reduzir as chances de intoxicação.

Considerando-se o potencial para toxicidade grave com nitroprussiato, este medicamento deve ser utilizado de maneira criteriosa, com a menor dose e o menor período de tratamento possíveis.

B. **Nitroglicerina.** A nitroglicerina é um potente venodilatador, e somente em doses elevadas afeta o tônus arterial. Não deve ser considerada primeira escolha em casos de crises hipertensivas, mas é adequada como terapia adjunta em crises hipertensivas associadas a edema pulmonar, síndromes coronarianas e pós-operatório de cirurgias cardíacas. A dose inicial é de µg/min e pode ser aumentada até 100 µg/min. O efeito hipotensor da nitroglicerina venosa geralmente surge após 2 a 5 min e pode persistir por períodos curtos (3 a 5 min) após suspensão da infusão.

A nitroglicerina reduz a pré-carga e a pressão arterial, reduzindo o débito cardíaco, que são os efeitos indesejáveis em pacientes com comprometimento cerebral ou renal. Os efeitos adversos de nitroglicerina intravenosa incluem cefaleia, taquicardia reflexa, hipotensão, hipoxemia e meta-hemoglobinemia.

C. **Metoprolol.** Betabloqueador cardiosseletivo e de longa duração. Deve ser administrado na dose de 5 mg IV em bólus lento (repetir de 10 em 10 min, se necessário, até 15 mg a cada 3 a 6 h). A ação tem início em 5 a 10 min e dura 3 a 4 h. As principais reações adversas são bradicardia, bloqueio atrioventricular avançado, insuficiência cardíaca, broncospasmo. É indicado principalmente em casos de crises hipertensivas relacionadas com insuficiência coronariana e dissecção aguda de aorta (em combinação com nitroprussiato).

D. **Esmolol.** Betabloqueador cardiosseletivo de ultracurta duração, com meia-vida de eliminação aproximada de 9 min. Não tem ação vasodilatadora direta. Diminui a pressão atrial, por reduzir a frequência cardíaca e a contratilidade miocárdica e, consequentemente, o débito cardíaco. Indicado para pacientes com quadro hipertensivo de per- e pós-operatório, é também um agente adequado em situações em que débito cardíaco, frequência cardíaca e pressão arterial estejam elevados. Deve ser administrado IV em bólus, em dosagem de 500 a 1.000 µg/kg/dose, seguidos de infusão contínua inicial de 50 µg/kg/min, podendo chegar a 300 µg/kg/min. A ação tem início em 60 s, e duração de 10 a 20 min.

Por ser metabolizado por esterases dos glóbulos vermelhos, a anemia "prolonga" a sua meia-vida curta. Este metabolismo não depende das funções renal ou hepática. Deve ser utilizado com cautela em pacientes com doença pulmonar obstrutiva crônica, pois pode desencadear broncospasmo, e contraindicado a pacientes previamente betabloqueados, bradicárdicos ou com insuficiência cardíaca descompensada.

E. **Hidralazina.** Trata-se de vasodilatador arterial direto indicado para pacientes com hipertensão relacionada com gravidez. A dose inicial de 5 a 10 mg pode ser repetida a cada 30 min até dose máxima de 20 mg. O efeito hipotensor ocorre em cerca de 20 min e dura 2 a 6 h. Causa taquicardia reflexa, por isso não deve ser usada por pacientes com insuficiência coronariana e dissecção da aorta.

V. Hipertensão arterial – sequência do tratamento. Após controle do quadro agudo com o uso dos fármacos relatados, é necessário o reinício das medicações anti-hipertensivas orais para manutenção do controle pressórico. Nesse momento, devemos observar o controle criterioso da pressão arterial. O risco, nessa fase, é hipotensão arterial determinada por acúmulo e associação dos efeitos das medicações utilizadas. Devemos prevenir essa complicação por meio do conhecimento da farmacologia dos agentes disponíveis, da associação, ajuste e aprazamento adequado das medicações. Durante a internação e por ocasião da alta, o paciente deve ser orientado sobre as medicações necessárias, controle dos fatores de risco e acompanhamento médico.

Bibliografia

Aggarwal M, Khan IA. Hypertensive crisis: hypertensive emergencies and urgencies. Cardiol Clin. 2006; 24:135-46.

Cherney D, Strauss S. Management of patients with hypertensive urgencies and emergencies. A systematic review of the literature. J Gen Intern Med. 2002; 17:937-45.

Couto RC et al. Ratton – emergências médicas e terapia intensiva. Rio de Janeiro: Guanabara Koogan; 2005. p. 211-15.

Flanigan JS, Vitberg D. Hypertensive emergency and severe hypertension: what to treat, who to treat and how to treat. Med Clin N Am. 2006; 90:439-51.

Hemphill JC 3rd, Creenberg SM, Anderson CS et al. A guideline for healthcare profissionals from the American Heart Association/American Stroke Association. Stroke. 2015; 46(7):2032-60.

Hoekstra J et al. Management of hypertention and hypertensive emergencies in the emergency department: the EMCREG-International Consensus Panel Recommendations. Ann Emerg Med. 2008; Suppl.; 51(3):S1-S38.

Pollack CV. Hypertensive emergencies: acute care evaluation and management. December 2008; v. 3. Disponível em: http://www.emcreg.org/pdf/monographs/2009/HTN2009.pdf.

Shayne PH, Pitts SR. Severely increased blood pressure in the emergency department. Ann Emerg Med. 2003; 41:513-29.

Slama M, Modeliar SS. Hypertension in the intensive care unit. Curr Opin Cardiol. 2006; 21:279-87.

Sutters M. Systemic hypertension. In: McPhee SJ et al. Current medical diagnosis and treatment. 48. ed. New York: McGraw-Hill; 2009. p. 376-403.

Varon J. Treatment of acute severe hypertension: current and newer agents. Drugs. 2008; 68(3):283-97.

7ª Diretriz Brasileira de Hipertensão Arterial. Arq Bras Cardiol. 2016; 107(Suppl 3):1-83.

INFARTO AGUDO DO MIOCÁRDIO

Leonor Garcia Rincon
Marco Tulio Baccarini Pires
Arquimedes Nascentes Coelho Santos
Augusto Otávio Silveira Coutinho

I. **Introdução e patogênese.** O infarto agudo do miocárdio (IAM) é a síndrome clínica resultante da necrose isquêmica do músculo cardíaco, consequente à obstrução ao fluxo coronariano, transitória ou permanentemente. Do ponto de vista patológico, trata-se da morte celular em decorrência de isquemia prolongada. Após o início da isquemia, a necrose se inicia depois de aproximadamente 15 min; a morte de todas as células em risco pode levar de 4 a 6 h para ocorrer, dependendo de diferentes fatores, como a existência ou não de circulação colateral.

A maioria desses infartos é ocasionada pela trombose de uma artéria coronária sobre uma placa ateromatosa. Abaixo de um determinado nível de fluxo sanguíneo para a musculatura cardíaca, surge um quadro isquêmico; quando esta isquemia se prolonga, danos irreversíveis ocorrem, configurando uma área de infarto na musculatura do miocárdio.

A doença coronariana aterosclerótica costuma ser assintomática, até o ponto em que as obstruções excedam 70 ou 80% – estenoses desse porte ou mais significativas podem produzir acentuada redução no fluxo miocárdico. Contudo, muitos estudos têm sugerido que tanto as síndromes agudas coronarianas como as cerebrais (acidente vascular encefálico) se devem à ruptura de placas com estenoses inferiores a 50%, sobre as quais os trombos se assestam. Desse modo, a existência de placas ateromatosas rotas subjacentes foi verificada em 75% dos trombos causadores de síndromes coronarianas agudas; nos casos de morte súbita (principalmente a ocorrida durante esforços), 50% dos pacientes apresentam trombose coronária aguda secundária à ruptura de placas. A ruptura resulta da dissecção da camada íntima, quando a placa, enfraquecida pela destruição das membranas clássicas e pela infiltração gordurosa, é submetida às forças de cisalhamento, nos locais de redução do calibre.

Placas complexas se apresentam de modo excêntrico no interior da artéria, com bordas irregulares que se sobrepõem – as placas complexas são consideradas de maior risco para o paciente, por terem maior relação com a sua ruptura. Cerca de 40% dos pacientes com IAM apresentam placas complexas múltiplas.

A aterosclerose coronária provoca disfunção endotelial, levando à alteração na fibrinólise local. Estudos mostram uma ligação entre a ocorrência de formação de trombo sobre a placa e essa disfunção endotelial observada, como resultado da alteração do endotélio.

As **plaquetas** têm um papel importante nas doenças coronárias, tanto com relação à patogênese da aterosclerose quanto no surgimento de eventos trombóticos agudos. Nos casos em que há lesões da camada endotelial arterial (que geralmente evita a produção de trombos por meio da produção de óxido nítrico e prostaciclina) e exposição do colágeno subendotelial, passa a ocorrer a aderência de plaquetas no local (tanto diretamente como por meio do fator de von Willebrand) e, subsequentemente, a sua ativação. A ativação plaquetária produzida pelos diversos estímulos é impulsionada ainda mais pela elevação das catecolaminas circulantes.

Durante e após o processo de agregação plaquetária, as plaquetas passam a liberar muitas substâncias que induzem maior acúmulo e sua ativação, vasoconstrição, trombose e mitogênese, incluindo ADP, serotonina, fator de crescimento derivado das plaquetas, fator de crescimento de fibroblastos e fator plaquetário 4, além de betatromboglobulina. A serotonina plaquetária, que costuma levar à vasodilatação, pode induzir vasoconstrição se houver uma lesão endotelial ou um endotélio anormalmente funcionante.

Os agregados plaquetários formam a parte central da massa trombótica, que se expande a partir daí, com fibrina, hemácias e leucócitos. A oclusão trombótica persistente das artérias coronárias causa o infarto agudo do miocárdio; a obstrução trombótica completa da circulação coronariana é demonstrada em 60 a 90% desses casos nas primeiras 24 h. Esta incidência diminui para 40 a 50% após 2 semanas, permanecendo em seguida neste nível. Em geral, trombo plaquetário, na sua porção mais íntima, se superpõe a uma placa arteriosclerótica rota, e é o resultado de vários fatores: ativação plaquetária após exposição à gordura e ao colágeno da placa arteriosclerótica, liberação de tromboplastina do vaso lesionado e estase em virtude da estenose pós-ruptura.

Efeito semelhante ao da obstrução trombótica sobre a placa pode ser encontrado em casos em que ocorram variações no tônus vascular coronário, na pressão arterial ou mesmo pelas próprias contrações cardíacas. O papel do espasmo coronariano (angina de Prinzmetal com artérias coronárias normais) é pouco definido. No entanto, mesmo sendo o responsável, isoladamente, por poucos casos de infarto sem obstrução orgânica da árvore coronariana, é importante ele ser objeto de maiores estudos, pois pode levar ao surgimento de trombose, sendo um fator estenosante adicional.

Outros fatores etiológicos podem estar envolvidos, provocando, em alguns casos, considerável dificuldade diagnóstica. A obstrução pode ser o resultado de uma compressão extrínseca (tumores, hematomas, tamponamento pericárdico); de vasculites sistêmicas ou localizadas (lúpus eritematoso sistêmico, periarterite nodosa, granulomatose de Wegener, doença de Burger, doença de Takayasu, artrite reumatoide, espondilite ancilosante, dissecção de aorta ou de coronária, sífilis); de processos trombóticos associados a defeitos de coagulação (trombocitopenias, policitemia vera, ausência dos fatores XII, IX ou X); embolias (mixomas, infarto prévio do miocárdio, endocardite bacteriana, embolia a partir de próteses valvulares, embolia gasosa, de colesterol); desproporções entre a demanda e a oferta de oxigênio (estenose aórtica, insuficiência aórtica, tireotoxicose); alterações hematológicas; infecções; aumento por diversas causas das catecolaminas circulantes (incluindo uso abusivo do cigarro, estresse e uso de cocaína) e traumatismos.

O Quadro 52.1 resume, na doença coronária, os fatores de risco trombogênicos mais importantes conhecidos neste momento.

Quadro 52.1 Fatores de risco trombogênicos na doença coronariana.

Fatores locais	Grau de lesão da placa (placa ulcerada, ruptura da placa etc.)
	Grau da estenose (avaliada por angiografia)
	Tipo do substrato local (p. ex., placa de colesterol)
	Trombo residual parcial (facilitando a recorrência da trombose)
	Vasoconstrição local
Fatores sistêmicos	Dislipidemia
	Aumento das catecolaminas (p. ex., tabagismo, uso de cocaína, estresse)
	Alteração nos mecanismos de fibrinólise
	Infecções (p. ex., *Chlamydia pneumoniae* e citomegalovírus, *H. pylori*)

A ausência de fluxo coronário leva à isquemia e à necrose do músculo cardíaco: o surgimento das lesões patológicas na musculatura cardíaca inicia-se, em nível ultraestrutural, após 20 min de isquemia e é caracterizado pela redução no tamanho dos grânulos de glicogênio, pela dilatação e destruição da membrana das mitocôndrias e do sistema tubular, e por edema celular. A estas lesões, inicialmente reversíveis, juntam-se outras após aproximadamente 60 min, irreversíveis, consistindo em marginação da cromatina nuclear, ruptura da membrana celular, relaxamento e estiramento das miofibrilas e surgimento de densidades intramitocondriais amorfas. Outras alterações, também irreversíveis, surgem a seguir, incluindo desorganização dos miofilamentos, agrupamento, edema e ruptura da membrana interna das mitocôndrias, além de separação das junções intercelulares no nível dos discos intercalados.

De acordo com a duração e a gravidade da isquemia, a necrose pode surgir de três maneiras diferentes: necrose de coagulação, necrose de contração e miocitólise. A apresentação habitual, a **necrose de coagulação**, é reconhecida macroscopicamente, após 24 h da oclusão coronariana, como áreas pálidas no território antes irrigado pelo vaso ocluído. Histologicamente, surgem hipereosinofilia das fibras musculares mortas e infiltração neutrofílica após 6 a 12 h.

O infiltrado inflamatório aumenta nos dias subsequentes, iniciando a fagocitose das fibras musculares e, após 1 semana, sua substituição por colágeno. Uma cicatriz fibrosa substitui completamente, após 6 a 8 semanas, o tecido necrótico; inicialmente macia e vascularizada, ela torna-se avascular, acelular e rígida após 12 meses.

A **necrose de contração (miocitólise coagulativa)** surge após reperfusão espontânea ou induzida, localizando-se na periferia dos grandes infartos. Macroscopicamente, apresenta-se como um infarto vermelho, hemorrágico e, microscopicamente, caracteriza-se pelo surgimento de barras transversas de material eosinofílico. Alterna-se com espaços claros, representando agrupamentos de sarcômeros contraídos, os quais foram separados por ruptura miofibrilar. É causada pelo influxo intracelular rápido de cálcio nas células que estão morrendo, como consequência da reperfusão, levando à contração dos miócitos.

A **miocitólise**, ou seja, a lise miofibrilar com perda dos núcleos celulares e escasso infiltrado inflamatório, ocorre após períodos prolongados de isquemia moderada e aparece geralmente em pacientes com doença coronariana crônica, com áreas múltiplas de infartos pequenos. Na miocitólise, ocorrem edema e dilatação celular, lise das miofibrilas e núcleos, ausência de resposta neutrofílica, cicatrização por lise e fagocitose dos miócitos. Localiza-se, preferencialmente, na periferia das áreas de necrose de coagulação.

O **fator inflamação** – a disfunção endotelial conforme já mencionado – desempenha papel importante na evolução do infarto agudo do miocárdio; pode ser resultado de vários fatores, incluindo a resposta inflamatória. Dentre os desencadeantes de uma resposta inflamatória na doença aterosclerótica, os considerados mais importantes são: hipertensão arterial, dislipidemia, obesidade, tabagismo e diabetes. O aumento súbito na atividade pró-inflamatória das citocinas (PCR, IL1, IL6, TNF-alfa) pode causar ruptura de uma placa, ativar o endotélio e desencadear obstrução trombótica sobre a placa.

II. **Anatomia.** A localização do infarto reflete a coronária obstruída; a frequência dos infartos anteriores e inferiores é a mesma. Os infartos atriais, principalmente os direitos, ocorrem em aproximadamente 17% dos casos, em geral associados a infartos inferiores; infartos laterais puros correspondem a 8 a 10% dos casos. O infarto do ventrículo direito, presente em até 50% dos casos de necropsia, é menos frequente do que se pode deduzir, pela incidência de lesões encontradas na coronária direita, em virtude da abundância da circulação colateral, da menor demanda de oxigênio e da possibilidade de nutrição a partir de difusão intracavitária. As lesões da descendente anterior e da coronária direita, isolada ou conjuntamente, são mais frequentes que as da circunflexa; as localizadas na descendente anterior originam os infartos anteriores e anterolaterais; na coronária direita, os infartos inferiores, posteriores, atriais e direitos; na circunflexa, os infartos laterais.

A ocorrência de circulação colateral aumenta com o passar do tempo, mostrando-se maior após 2 semanas, e sendo encontrada em até 57% dos pacientes; é notada principalmente em pacientes com infarto não Q. A circulação colateral também se associa a melhor fração de ejeção, antes da alta hospitalar.

A quantidade de lesões obstrutivas encontradas nas coronárias após o infarto depende de vários fatores, sendo os mais importantes a idade do paciente e a ocorrência de angina pós-infarto e/ou infartos múltiplos. De modo global, a distribuição ocorre da seguinte maneira: ausência de obstrução, 0 a 7%; lesão em um vaso, 23 a 58%; lesão em dois vasos, 21 a 45%; lesão em três vasos, 10 a 53%; lesão de tronco, 1 a 11%.

Nos pacientes com angina pós-infarto, a incidência de lesões em múltiplos vasos varia de 79 a 92%, contra 45 a 70% nos pacientes livres de dor. Igualmente, a incidência de lesões múltiplas nos pacientes com muitas áreas inflamadas varia de 73 a 100% contra os 31 a 64% do primeiro infarto. Por ser transmural, o infarto não altera a probabilidade de que sejam encontradas lesões coronarianas múltiplas (37 a 76% contra 32 a 76% no não transmural).

Os pacientes com IAM podem ser divididos em dois grupos: os que apresentam e os que não apresentam supradesnivelamento do segmento ST ao ECG de admissão. Esta alteração é importante, pois a abordagem terapêutica difere entre os dois grupos. Neste capítulo, o tratamento do IAM com supradesnível do segmento ST será enfatizado.

III. **Sintomatologia.** A característica fundamental do IAM é a dor prolongada, localizada nas regiões subesternal, epigástrica, abdominal alta ou precordial, e se irradiando para o pescoço, ombro, mandíbula e para o braço e a mão esquerdos. Apresenta características diversas, sendo descrita como opressiva, "em aperto", contínua, "rasgando" etc., por períodos que variam de 20 min a vários dias. Acompanha-se de fenômenos vagais, tais como náuseas, vômitos e diaforese, em aproximadamente metade dos pacientes. Além desses, outros sintomas como dispneia, sensação de morte iminente e ansiedade são descritos com frequência pelos pacientes. O infarto é o primeiro sinal de coronariopatia, na maioria dos casos (62%), podendo, contudo, surgir como complicação de um estado anginoso (37%) ou após infarto prévio (11%).

A dor costuma surgir em repouso (30%), durante o sono (12%) ou exercício leve (30%); sintomas mal definidos, como dor torácica não característica, leve e transitória, são descritos por até 2/3 dos pacientes, por períodos variáveis de 2 a 4 semanas antes do evento principal. Em um número indefinido de pacientes (estatísticas variando entre 20 e 60% dos infartos não fatais), o quadro do IAM pode apresentar-se sem dor, de modo assintomático, ou como edema agudo de pulmão, AVE isquêmico, arritmia cardíaca ou morte súbita. Tais casos ocorrem com mais frequência em pacientes com mais de 70 anos de idade, diabéticos, negros, mulheres, hipertensos e portadores de fibrilação atrial. O infarto agudo do miocárdio não reconhecido ou silencioso é mais comum em pacientes sem angina prévia; frequentemente, o quadro é seguido por isquemia silenciosa.

A hipertensão (pressão arterial superior ou igual a 160/100 mmHg) surge em 1/3 dos casos à admissão, normalmente em associação à taquicardia e permanecendo após a sexta hora em apenas 10% dos pacientes. A hipotensão sem sinais de choque mais a bradicardia (reflexo de Bezold-Jarish) é frequente, tornando-se visível em metade dos pacientes, e se relaciona com o infarto diafragmático, apresentando caráter benigno e transitório. A febre surge no primeiro dia de infarto (32%), alcança um pico de incidência no segundo dia (72%) e desaparece por volta do quinto dia. A temperatura média é de 38,2°C; temperaturas superiores a 39°C, surgindo após o quinto dia, durando mais de 5 dias e com pico no primeiro, sugerem outro diagnóstico. A frequência de sinais gripais inespecíficos, tais como mal-estar, mialgia, rinorreia e obstrução nasal é de aproximadamente 30%. Ocorre pulso paradoxal de até 15 mmHg na ausência de tamponamento pericárdico em até 50 a 70% dos pacientes no primeiro dia de IAM, permanecendo (40%) por até 1 semana ou mais. A existência de uma terceira bulha (B_3) está relacionada com o grau de disfunção hemodinâmica, estando presente em apenas 9% dos pacientes sem deterioração miocárdica. Do mesmo modo, vários estertores pós-tosse ocorrem em 72% dos pacientes com uma pressão em cunha (wedge) arterial pulmonar (PWAP) superior a 18 mmHg, e estão ausentes em 65% dos casos, quando a PWAP mantém-se inferior a 18 mmHg (Quadro 52.2).

Um sopro sistólico de insuficiência mitral ocorre em 14 a 55% dos pacientes admitidos com IAM, conforme a frequência com que se ausculta o paciente e a capacidade auscultatória do cardiologista. O sopro pode ser pansistólico (81%), telessistólico apical ou de ejeção, também apical; pode desaparecer à época da alta hospitalar em 10 a 70% dos casos, refletindo, na maioria das vezes, isquemia dos músculos papilares. Ocorre com mais frequência em infartos não Q e em pacientes com infarto prévio, associando-se a dor persistente, ICC, menor área de infarto, mortalidade aumentada em 1 ano e maior incidência de reinfarto precoce (2 a 5 vezes).

IV. **Alterações laboratoriais I Marcadores bioquímicos de lesão miocárdica.** Esses marcadores são moléculas intracelulares liberadas na corrente sanguínea após lesão dos miócitos secundária à necrose.

A. **Creatinoquinase.** São três as isoenzimas da creatinoquinase (CK): MM, MB e BB. Estas frações se distribuem no músculo esquelético, coração, cérebro, trato gastrintestinal e, em quantidade bem menor, nos pulmões, rins, fígado e baço. A fração CK-MB inexiste em praticamente todos os órgãos, exceto no coração. A Figura 52.1 mostra a distribuição dessas enzimas nos diversos órgãos. A utilização da creatinoquinase (CK total) para diagnóstico de lesão miocárdica somente é indicada quando não houver marcadores mais modernos.

Um aumento da fração MB pode ser ocasionado, entretanto, por liberação do músculo esquelético, pois exames de radioimunoensaio demonstraram que há valores absolutos da cadeia proteica B nessa musculatura, apesar de valores

Quadro 52.2 Correlação entre a existência de terceira bulha, a classe funcional e o valor da PWAP* no infarto agudo do miocárdio.

% B_3 presente	Classe funcional	% PWAP > 18 mmHg
29	I	30
37	II	
60	III	70
100	IV	

*PWAP: pressão em cunha (wedge) arterial pulmonar, medida com cateter de Swan-Ganz.

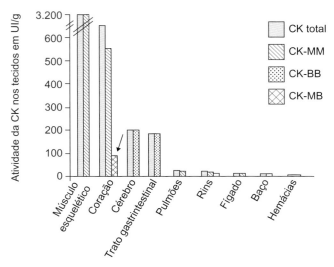

Figura 52.1 Distribuição da CK e suas frações nos diferentes órgãos e tecidos. Observar a ausência quase completa da CK-MB em todos os tecidos, exceto no coração (*seta*). (*Fonte*: adaptada de et al., 1975.)

percentuais baixos. Assim, uma pequena quantidade de fração MB liberada pelos músculos esqueléticos pode provocar aumentos notáveis na CK-MB no plasma, sempre que ocorrer uma das seguintes situações: miopatias ou destruição muscular; hipotireoidismo; insuficiência renal; lesão combinada do coração e da musculatura esquelética.

A CK-MB deve ser dosada, preferencialmente, por radioimunoensaio para dosagem de sua concentração plasmática total (CK-MB massa), em vez da sua atividade, como apresentado em diversos estudos que demonstraram sua maior sensibilidade (97%) e especificidade (90%).

B. **Mioglobina.** Trata-se de uma proteína com metabolismo plasmático rápido (meia-vida plasmática de 8,9 ± 1,5 min), liberada rapidamente dos tecidos lesionados, devido ao seu pequeno peso molecular. Além disso, sofre alteração quando ocorre reperfusão miocárdica (p. ex., após uso de agente trombolítico), o que levou a várias tentativas de se procurar dosá-la para verificar a ocorrência de reperfusão coronária e patência. Seus níveis plasmáticos começam a elevar-se entre 1 e 2 h após o início dos sintomas, pico entre 6 e 9 h e normalização entre 12 e 24 h. Depois de 7 h do início dos sintomas, sua sensibilidade começa a diminuir. Apresenta um elevado valor preditivo negativo, descartando o diagnóstico de IAM em pacientes com alteração eletrocardiográfica inconclusiva para diagnóstico de IAM.

O problema com o uso da mioglobina no diagnóstico do IAM é a falta de especificidade para o tecido cardíaco, variando nas lesões de músculo esquelético e na insuficiência renal. Sua maior utilidade está na exclusão do diagnóstico de IAM em pacientes atendidos precocemente em serviço de urgência, e não deve ser usada como único marcador sérico.

C. **Desidrogenase láctica.** A dosagem da desidrogenase láctica para diagnóstico de IAM não é mais recomendada devido ao surgimento de outros marcadores bioquímicos de lesão miocárdica mais específicos.
D. **Troponinas.** As troponinas cardíacas I e T são proteínas reguladoras do coração, envolvidas no processo de excitação-contração. Acredita-se que a liberação inicial de troponina no IAM seja feita pela cadeia citosólica e que a subsequente ocorra pela degradação de filamentos de actina e miosina na área lesionada. As troponinas cardíacas T (cTnT) e I (cTnI) são marcadores sensíveis e específicos para lesão nas células miocárdicas. A cinética das troponinas é muito semelhante à da CK-MB em casos de necrose do músculo cardíaco; a diferença é que, após a necrose miocárdica, os níveis de troponina se mantêm elevados por até 7 dias para TnI e 14 dias para TnT. Assim, podem ser úteis no diagnóstico mais tardio de episódios de IAM, quando os níveis de CK-MB já retornaram ao normal. Por outro lado, a sua elevação persistente a torna inadequada na detecção de possíveis episódios de reinfarto; elevam-se entre 4 e 8 h após o início dos sintomas, com pico entre 36 e 72 h e normalização entre 7 e 10 dias para TnI e 10 a 14 dias para TnT.

O maior impacto das troponinas é o seu uso para a avaliação do prognóstico em pacientes portadores de síndromes coronarianas agudas. Aumentos das troponinas têm sido encontrados em pacientes portadores de angina instável.

As troponinas podem ser ainda úteis na avaliação de pacientes nos quais a CK-MB se encontre elevada devido a sua liberação pela musculatura esquelética, como ocorre após reanimação cardiopulmonar ou depois de cardioversão elétrica. Nesses casos, as troponinas apenas se elevam no caso de lesão miocárdica, devido a sua alta especificidade.

Outra utilidade para as troponinas é o seu uso no diagnóstico de infarto transoperatório, durante cirurgia de revascularização miocárdica. Ainda, níveis elevados de troponina I e troponina T têm sido observados em pacientes portadores de insuficiência cardíaca congestiva – acredita-se que isso seja resultante da degradação miofibrilar que ocorre nesses pacientes. Nesses casos, os valores para troponina I são definidos em:
- Normal: ≤ 0,6 ng/mℓ
- Indeterminado: 0,7 a 1,4 ng/mℓ
- Anormal: ≥ 1,5 ng/mℓ.

V. **Outros exames complementares**
A. **Glicemia.** A hiperglicemia, resultado do aumento na concentração de catecolaminas e cortisol, ocorre frequentemente durante o curso do IAM (20 a 30%), persistindo em 5 a 10% dos pacientes após 3 a 6 meses. Em pacientes previamente diabéticos, um quadro de cetoacidose pode ser precipitado. A hiperglicemia encontra-se relacionada com maior ocorrência de falência cardíaca, seguindo-se de infarto agudo do miocárdio e mortalidade mais elevada.
B. **Hemograma.** Costuma ser observada elevação do hematócrito nos primeiros dias após infarto agudo do miocárdio, como consequência de hemoconcentração. A leucocitose entre 10.000 e 15.000 leucócitos/mm^3 é quase constante durante a primeira semana, surgindo em geral entre o segundo e o quarto dias; após a primeira semana, os valores retornam ao normal. Valores acima de 20.000 e que persistem por períodos superiores a 7 dias são sugestivos de complicações ou diagnósticos intercorrentes. A ocorrência da leucocitose está ligada à necrose muscular e à secreção aumentada de glicocorticosteroides. A velocidade de hemossedimentação

se eleva durante os 2 a 3 primeiros dias, alcançando um pico entre o terceiro e quarto dias e permanecendo elevada por várias semanas.
C. **Ionograma.** Hipopotassemia (K < 3,5 mEq/ℓ) ocorre de modo transitório em 1/3 dos pacientes, desaparecendo espontaneamente sem necessidade de tratamento após 7 h.
D. **Gasometria arterial.** Ocorre hipoxemia em praticamente todos os pacientes, com valores da PaO_2 se apresentando abaixo de 60 mmHg em 1/5 destes. A gravidade da hipoxemia, em geral, é proporcional ao grau de disfunção do ventrículo esquerdo. Assim, nos pacientes com infarto agudo do miocárdio, verifica-se uma relação inversa entre a PaO_2 e a pressão diastólica da artéria pulmonar; observa-se, ainda, correlação positiva entre o conteúdo de água intersticial pulmonar, a pressão de enchimento do ventrículo esquerdo e os sintomas de falência ventricular esquerda.

Pacientes muito ansiosos podem apresentar-se com alcalose respiratória, devido à hiperventilação.
E. **Radiografia de tórax.** A radiografia de tórax auxilia o diagnóstico diferencial, afastando outras causas de dor torácica, e também define a ocorrência de doenças cardiopulmonares associadas, o grau de disfunção hemodinâmica e o prognóstico resultante do infarto. As alterações hemodinâmicas são graduadas por meio da classificação de Kostuk (Quadro 52.3).

O prognóstico piora progressivamente com maiores graus de disfunção hemodinâmica, como mostrado na classificação de Kostuk. A avaliação do índice cardiotorácico e o tamanho do ventrículo esquerdo também se correlacionam com o prognóstico; o achado de aumento de ventrículo esquerdo e no índice cardiotorácico define uma mortalidade elevada de 2,7 a 4,5 vezes, respectivamente. Ao utilizar a radiografia torácica para definir o grau de disfunção hemodinâmica, deve-se salientar que a relação entre a congestão venosa e a pressão atrial esquerda é relativamente ruim: 33% dos casos são superestimados e 24%, subestimados. Isso se deve às variações agudas na pressão do átrio esquerdo (PAE), à demora de até 72 h na resolução do edema alveolar, na radiografia, e à existência de edema pulmonar não cardiogênico em alguns pacientes com infarto agudo do miocárdio. O uso da radiografia de tórax para estimar a fração de ejeção antes da alta hospitalar também é limitado, mesmo considerando-se as alterações ocorridas durante o período de internação na UTI (73% de correlação); a adição da avaliação da área cardíaca não melhora este índice.
F. **Eletrocardiograma.** Além de o eletrocardiograma ser útil no diagnóstico e na localização do infarto, este exame também fornece dados sobre o prognóstico

Quadro 52.3 Alterações hemodinâmicas na radiografia de tórax no IAM. Correlação com a sobrevida e com a PWAP – Classificação de Kostuk.

Nível	Sobrevida (%)	PWAP (mmHg)
0 – Normal	94 a 88	< 12
I – Redistribuição de fluxo	80 a 70	12 a 18
II – Edema intersticial	70 a 47	22 a 25
III – Edema localizado	60 a 55	> 23
IV – Edema difuso	18 a 00	> 23

e a artéria envolvida. O ECG idealmente deve ser realizado em no máximo até 10 min após a admissão do paciente com dor torácica na sala de emergência.

Em condições normais, o segmento ST do eletrocardiograma geralmente é isoelétrico, pois as células miocárdicas normais alcançam o mesmo potencial na fase de repolarização; no caso de isquemia aguda acentuada, há diminuição no potencial de repouso e encurtamento do potencial de ação na área isquêmica. Essas mudanças acabam por criar um gradiente de voltagem entre as zonas normais e isquêmicas, que se manifesta no eletrocardiograma (EM) pelo desvio do segmento ST. A resolução completa da elevação do segmento ST que se segue prontamente à terapêutica trombolítica é um marcador específico (apesar de não ser sensorial) da ocorrência de reperfusão.

A elevação do segmento ST é considerada patológica de acordo com a força-tarefa da European Society of Cardiology/ACCF/AHA/World Heart Federation Task Force para definição universal de infarto agudo do miocárdio como elevação recente do segmento ST no nível do ponto J $\geq$ 2 mm no sexo masculino e $\geq$ 1,5 mm no sexo feminino, em duas derivações contíguas (V1-V3) e/ou $\leq$ 1 mm em outras derivações contíguas precordiais ou periféricas. Essas alterações são válidas quando não houver hipertrofia ventricular esquerda e/ou bloqueio de ramo esquerdo.

As ondas Q patológicas refletem necrose miocárdica e costumam surgir nas primeiras 24 h após a oclusão coronariana; podem persistir indefinidamente ou desaparecer precocemente em 5 a 10 dias (20 a 50% dos pacientes). O supradesnivelamento de ST surge concomitantemente ou antes das ondas de necrose, e desaparece por volta de 15 dias em 95% dos infartos diafragmáticos e em 65% dos infartos anteriores. As inversões da onda T surgem após as primeiras 24 h e refletem isquemia, normalmente persistindo indefinidamente. As ondas Q serão consideradas patológicas quando apresentarem duração superior a 0,04 s ou quando durarem mais de 0,03 s e a relação Q-R for superior ou igual a 1/3 em I, II, III, aVL, aVF e V5-V6. Ondas Q de qualquer duração serão consideradas anômalas em V1-V4, exceto nos casos em que houver rotação anti-horária do coração ou quando estiverem associadas a desvio do eixo para a esquerda (> –30). O segmento ST será considerado supradesnivelado quando apresentar desvio superior a 1 mm com relação ao segmento TP, com duração de 0,08 s, e ocorrer pelo menos 0,02 s após o término no QRS. O bloqueio completo de ramo esquerdo anula a avaliação do segmento ST, assim como o supradesnivelamento de ST em V1-V3 poderá ser considerado normal no bloqueio completo de ramo direito.

As ondas T negativas serão consideradas patológicas em todas as derivações, exceto na III. Nesta última, a onda T negativa poderá ser considerada como se refletisse isquemia, quando R > S. O infarto será considerado de parede anterior, quando as alterações surgirem em V1-V4; parede inferior, quando em DII, DIII e aVF; de parede lateral, quando em DI, aVL e V4-V6; e de parede posterior, quando R > S ou R > 5 mm com onda T positiva em V1.

Com relação à artéria envolvida no IAM, pode-se dizer que os infartos anteriores se associam, em 95% dos casos, à lesão na artéria coronária descendente anterior (DA). Os infartos laterais e posteriores isolados são característicos de obstrução da circunflexa, e os inferiores isolados, da coronária direita. Infartos laterais e inferiores associados indicam lesão tanto da coronária direita como da circunflexa. Por outro lado, obstruções da DA geralmente (90%) se associam a lesões eletrocardiográficas em parede anterior. Obstruções da artéria circunflexa se refletem eletrocardiograficamente em apenas 20 a 30% dos casos, e da artéria coronária direita, em 50 a 60% dos pacientes.

Em pacientes com quadro clínico sugestivo, a elevação do segmento ST tem especificidade de 91% e sensibilidade de 46% para diagnóstico de infarto agudo do miocárdio. Somente 50% dos pacientes com IAM apresentam supradesnível do segmento ST e/ou onda Q patológica.

Na avaliação do prognóstico, o bloqueio completo de ramo esquerdo, o ritmo de marca-passo, os sinais de sobrecarga ventricular esquerda e as alterações na onda T, segmento ST ou a existência de Q no eletrocardiograma de admissão são acompanhados de mau prognóstico. Do mesmo modo, infartos de parede anterior, bloqueios de ramo combinados, ondas Q com duração superior a 0,03 s em aVF, ritmo de fibrilação atrial e alterações do segmento ST são maus indícios.

O ECG pode ser inespecífico nas primeiras horas de evolução do IAM, sendo importante realizar traçados seriados. Recomenda-se que o eletrocardiograma seja repetido após a terapêutica inicial, 12 h após a internação e diariamente até a alta da unidade coronariana; caso ocorram complicações, serão obtidos traçados adicionais (Quadro 52.4).

VI. **Diagnóstico.** A confirmação clínica da necrose miocárdica pode ser feita pelo eletrocardiograma, por dosagem das enzimas séricas ou por técnicas de imagem, como as isotópicas, ecocardiográficas, tomografia computadorizada, ressonância magnética ou cineangiografia. Apesar da multiplicidade dos métodos existentes, o ECG e a dosagem das enzimas séricas são os exames mais utilizados, pela conveniência do custo, sensibilidade, especificidade e possibilidade de serem repetidos com facilidade.

O eletrocardiograma apresenta sensibilidade global de 91% e especificidade de 46%. Deve-se salientar a necessidade da realização de exames repetidos, já que a sensibilidade aumenta de 51 para 90% com a realização de dois eletrocardiogramas repetidos com o intervalo de 6 h. Resultados falso-positivos podem ocorrer nos casos de hemorragia cerebral, uremia, pancreatite, embolia pulmonar, isquemia miocárdica sem necrose, pneumotórax, síndrome de pré-excitação, miocardiopatia hipertrófica, aneurismas apicais, estenose e insuficiência aórticas, cardiopatia hipertensiva, estenose e prolapso mitrais. Alterações de ST ocorrem também como variação da normalidade e nas pericardites.

Quadro 52.4 Critérios eletrocardiográficos para isquemia e necrose na ausência de fatores capazes de trazer dúvida (bloqueio de ramo esquerdo, pré-excitação ventricular).

Alterações eletrocardiográficas indicativas de isquemia miocárdica que podem evoluir para infarto agudo do miocárdio	1. Pacientes com elevação do segmento ST. Elevação nova (ou presumivelmente nova) do segmento ST no ponto J maior que 0,2 mV em duas ou mais derivações contíguas precordiais
	2. Pacientes sem elevação do segmento ST
	  a. Depressão do segmento ST
	  b. Anormalidades isoladas da onda T

Alterações eletrocardiográficas do infarto estabelecido	Qualquer onda Q na derivação V1-V3, onda Q 30 ms nas derivações DI, DII, DIII, aVL, aVF, V4, V5 ou V6, se presente em duas derivações contíguas ou 1 mm de profundidade

Fonte: adaptado de Alpert et al., 2000.

Capítulo 52 | Infarto Agudo do Miocárdio

Até alguns anos atrás, a OMS definia o diagnóstico de IAM a partir da existência de pelo menos duas das seguintes alterações: precordialgia sugestiva de isquemia, aumento das enzimas cardíacas e alteração eletrocardiográfica como onda Q patológica. No entanto, o advento de marcadores de lesão miocárdica mais sensíveis e de técnicas de imagem mais precisas levou à necessidade de uma revisão dos critérios diagnósticos de IAM. Conforme essa redefinição, o diagnóstico de IAM recente ou em evolução pode ser estabelecido quando houver um aumento típico e queda gradual da troponina na circulação sanguínea ou aumento e diminuição mais rápido da CK-MB associado a pelo menos uma das seguintes situações: (1) sintomas sugestivos de isquemia miocárdica; (2) surgimento de onda Q patológica ao ECG; (3) alteração eletrocardiográfica sugestiva de isquemia, elevação do segmento ST como descrito anteriormente.

O infradesnível do segmento ST em V1, V2 e V3 pode ocorrer no infarto posterior concomitante ao supradesnível ST em V7 e V8; o infradesnível do segmento ST de 0,5 mm, em duas derivações contíguas.

As técnicas de imagenologia com radioisótopos para diagnóstico de infarto agudo do miocárdio utilizam o pirofosfato, o tálio ou ambos. O mapeamento com pirofosfato torna-se positivo tão precocemente quanto 2 h após o IAM, mas principalmente nas primeiras 48 a 72 h, negativando-se 1 a 2 semanas depois; com o tálio, apresenta o mesmo padrão de surgimento, mas persiste positivo indefinidamente. Seus inconvenientes são a não visualização do ventrículo direito, a impossibilidade de separar infartos recentes de antigos, a alta incidência de falso-positivos como miocardiopatias congestivas e infiltrativas (sarcoidose, amiloidose etc.) e doenças com obstrução coronariana. No caso do pirofosfato, os falso-positivos ocorrem por conta das lesões ósseas costocondrais, calcificações valvulares, pericardites, metástases cardíacas e dos aneurismas ventriculares. Do mesmo modo que o tálio, o pirofosfato sofre grandes variações na interpretação (pelo menos 35% de desacordo em um estudo) e não é capaz de definir com segurança o infarto subendocárdico e de diferenciá-lo da angina instável. A sua sensibilidade global situa-se em torno de 88%, com especificidade de 64%.

O ecocardiograma bidimensional pode diagnosticar o infarto tão precocemente quanto 1 a 2 h após seu surgimento, com sensibilidade próxima dos 90%. O ecocardiograma transtorácico pode mostrar alteração da motilidade segmentar da parede do ventrículo esquerdo (VE), facilitando a triagem de pacientes com alteração eletrocardiográfica de difícil interpretação (bloqueio do ramo esquerdo, síndrome Brugada, hipertrofia do VE etc.).

A utilização de tomografia computadorizada, PET e ressonância magnética para o diagnóstico do infarto apresenta sensibilidade semelhante à do ecocardiograma, podendo diagnosticar o infarto precocemente.

A ressonância magnética apresenta problemas de ordem prática, por estar disponível em apenas poucos centros, ser de custo maior, e pela impossibilidade de ser realizada à beira do leito, na UTI; no entanto, é um exame seguro, não invasivo, que, além de detectar o local e o tamanho da área infartada, possibilita avaliar a perfusão das áreas infartada e não infartada, como também do miocárdio reperfundido, das áreas que se apresentam comprometidas, porém não infartadas, das áreas com edema, fibrose e adelgaçamento da parede.

VII. Tratamento
A. Atendimento pré-hospitalar.
O paciente que apresentar sintomas compatíveis com a ocorrência de um infarto agudo do miocárdio deve ser imediatamente encaminhado a um centro médico especializado. A identificação desses sintomas

não será problemática quando o paciente já vier apresentando quadro prévio de angina e estiver em tratamento médico, ou se já tiver sido vítima de um infarto agudo do miocárdio, ou ainda no caso de algum familiar ser capaz de identificar os sintomas por já ter passado por uma experiência com este tipo de patologia.

A maioria das mortes no IAM é causada por fibrilação ventricular, ocorrendo na primeira hora após o infarto; assim, é fundamental um atendimento especializado imediato. No entanto, quando a primeira manifestação de um quadro de insuficiência coronariana for o infarto agudo do miocárdio, em muitas situações, o paciente tende a subestimar, e mesmo negar, a ocorrência de um problema, não procurando atendimento médico. Apenas 20% dos pacientes com dor torácica aguda chegam ao setor de emergências antes de 2 h do início dos sintomas. Assim, é importante que sejam colocadas em prática campanhas de conscientização e informação a respeito da sintomatologia do IAM, dirigidas à população. Quando realizadas em países da Europa e América do Norte, mostraram-se eficazes em diminuir o tempo de procura por atendimento médico por parte do paciente infartado, possibilitando a utilização de agentes trombolíticos mais precocemente e também o tratamento de arritmias possivelmente letais.

Em alguns países, e também nas grandes cidades do Brasil, é realizado o atendimento domiciliar em poucos minutos, por Unidades Coronarianas Móveis (ambulâncias e mesmo helicópteros). Essas unidades devem ser distribuídas estrategicamente na área urbana, diminuindo o tempo de chegada ao domicílio do paciente. No Brasil, infelizmente, o atendimento domiciliar, por ser realizado em caráter privado, não está disponível para a maioria da população, quando deveria ser uma preocupação do sistema de saúde, disponibilizá-lo gratuitamente para todos.

A importância desses sistemas é bem compreendida quando se verifica que a ocorrência de morte durante o transporte é substancialmente diminuída quando a desfibrilação elétrica é realizada no interior das Unidades Móveis, possibilitando a chegada do paciente ao hospital e o seu imediato transporte para uma UTI ou Unidade Coronariana exclusiva.

B. **Atendimento hospitalar.** Deve-se ressaltar a importância do reconhecimento da dor torácica sugestiva de IAM, encaminhamento para a sala de emergência e realização de ECG em um prazo não superior a 10 min. O diagnóstico eletrocardiográfico de IAM é feito na presença de supradesnível do segmento ST (> ou igual a 1 mm) em pelo menos 2 derivações contíguas ou surgimento de bloqueio de ramo esquerdo.

Após o diagnóstico clínico e eletrocardiográfico recomenda-se as medidas listadas a seguir.
1. **Medidas gerais**
   a. **Dados vitais.** A frequência da obtenção dos dados vitais depende da gravidade da doença, de um modo geral, recomenda-se a obtenção destes dados a cada hora, e após a estabilização do quadro clínico a cada 4 h, em seguida, elas serão medidas a cada 4 h.

   O paciente deverá ficar sob monitoramento contínuo do ECG e oximetria de pulso.

   Deve-se estabelecer um acesso venoso periférico para administração de medicação e coleta de material para exames laboratoriais.

   Deve ser salientado que, na primeira hora após a oclusão coronariana, apenas 20 a 30% dos pacientes apresentarão dados vitais normais; metade apresentará hipotensão associada à bradicardia e infarto de parede inferior, e pelo menos 1/5 dos pacientes terá taquicardia e hipertensão (síndrome adrenérgica) associadas a um infarto de parede anterior.

A síndrome vagal parece aumentar a mortalidade dos pacientes e pode ser tratada com atropina, 0,25 mg IV, aumentando-se 0,25 mg a cada 10 a 15 min, até um máximo de 2,5 mg. O uso de atropina pode resultar em aumento do consumo de oxigênio e piora da isquemia, devendo ser realizado com parcimônia. A taquicardia, com duração mais de 15 min, em qualquer época das primeiras 72 h após o IAM, também é prenúncio de incidência aumentada de complicações cardiovasculares e, se não houver alterações hemodinâmicas ou outras contraindicações, deve ser tratada com betabloqueadores.

b. **Dor.** A analgesia, apesar de muitas vezes negligenciada, é um ponto essencial no tratamento precoce do IAM. Os pacientes com IAM costumam apresentar hiperatividade simpática – resultante do desconforto torácico e da ansiedade –, o que aumenta a demanda de oxigênio pelo miocárdio. Assim, é indicado o uso de analgésicos que possam aliviar a dor e também a ansiedade. O medicamento mais utilizado é a morfina, que deve ser administrada por via intravenosa na dose de 2 mg a 4 mg (diluída), a cada 5 min; o uso rotineiro de ansiolíticos não é recomendado.

Os nitratos são recomendados para aliviar a dor de origem isquêmica, e, por apresentarem efeito vasodilatador arterial e venoso, também são usados nos casos de congestão pulmonar. São administrados logo após a realização do ECG, por via sublingual, se não houver contraindicação (infarto de VD, uso de sildenafila ou similares nas últimas 24 h, hipotensão arterial).

c. **Dieta.** Será prescrito jejum nas primeiras 6 h, em virtude da possível necessidade de procedimentos invasivos, assim como de desfibrilação. Além disso, a êmese induzida pelo próprio infarto ou pelos medicamentos utilizados no seu tratamento impossibilita a alimentação. Após este período, recomenda-se dieta líquida e no dia seguinte dieta laxativa.

d. **Oxigenoterapia.** Alguns pacientes com IAM, mesmo sem complicações, podem inicialmente apresentar hipoxemia provavelmente secundária a acúmulo de líquidos nos pulmões e a um desequilíbrio entre ventilação e perfusão pulmonar. Assim, aos pacientes admitidos com IAM, recomenda-se a administração de oxigênio por cateter nasal a 3,0 ℓ/min, nas primeiras 3 a 6 h. Se o nível de oxigênio arterial persistir inadequado após esse esquema terapêutico, deverão ser pesquisadas outras possíveis causas de hipoxemia. Passadas as primeiras horas de uso, sua administração rotineira em pacientes com IAM não complicado não tem evidência de benefícios. Nos pacientes com quadro de edema pulmonar ou doenças pulmonares associadas que produzem hipoxemia grave, pode ser necessária a utilização de pressão positiva ou de intubação endotraqueal com ventilação mecânica.

2. **Medicamentos usados no infarto agudo do miocárdio**
   a. **Analgésicos.** A morfina é a medicação de escolha para o tratamento da dor e da ansiedade no IAM, principalmente nos casos complicados com edema agudo de pulmão. A dose utilizada é de 2 a 4 mg diluída, a cada

5 min. Como a morfina pode causar depressão respiratória e hipotensão arterial, é importante individualizar a dose e manter o paciente monitorado. Devido ao risco aumentado de eventos adversos cardiovasculares com o uso de anti-inflamatórios não esteroides e inibidores da ciclo-oxigenase-2, estes medicamentos não devem ser usados como analgésicos no tratamento da dor no IAM.

b. **Nitratos.** Os nitratos são fármacos de ação vasodilatadora predominantemente venosa, que diminuem o retorno venoso para o coração, o que reduz a pré-carga e o consumo de oxigênio pelo músculo cardíaco. Pacientes com dor precordial isquêmica persistente devem receber nitroglicerina (0,4 mg), mononitrato de isossorbida ou dinitrato de isossorbida 5 mg por via sublingual a cada 5 min, no total de 3 doses. Se não houver resposta satisfatória, o uso de nitroglicerina intravenosa deve ser avaliado. A nitroglicerina intravenosa está indicada em pacientes nas primeiras 24 a 48 h de IAM com dor precordial persistente, de origem isquêmica, hipertensão arterial ou congestão pulmonar. A dose indicada é de 10 a 20 µg/min com incrementos de 5 a 10 µg a cada 5 min até o alívio da dor, pressão sistólica 90 mmHg ou diminuição de 30% PAS inicial. Infarto do ventrículo direito, hipotensão e bradicardia constituem contraindicações ao uso do nitrato intravenoso, o qual também não deve ser usado para pacientes que utilizam inibidores da fosfodiesterase (p. ex., sildenafila).

O Quadro 52.5 lista os nitratos usados no infarto agudo.

c. **Betabloqueadores.** Os betabloqueadores, quando usados na fase aguda do infarto agudo do miocárdio (nas primeiras 24 h), diminuem a frequência cardíaca e o consumo de oxigênio pela musculatura do coração. Têm importante papel na redução das arritmias ventriculares e na quantidade de miocárdio necrosado, e também na mortalidade global dos pacientes. Atualmente, o uso de betabloqueadores está indicado para todos os pacientes admitidos com diagnóstico de IAM, mesmo aqueles que tenham recebido terapia trombolítica ou angioplastia primária. Doença pulmonar obstrutiva crônica, falência cardíaca, insuficiência vascular periférica, bloqueio cardíaco avançado e bradicardia importante são contraindicações clínicas que devem ser respeitadas quanto ao uso dos betabloqueadores.

O objetivo do tratamento é manter a frequência cardíaca em torno de 55 a 60 bpm.

Os betabloqueadores mais utilizados são: metoprolol 15 mg IV (3 doses 5 mg IV a cada 2 min de intervalo) seguidos de 25 a 50 mg

Quadro 52.5 Nitratos usados no tratamento do infarto agudo do miocárdio.

Medicamento	Via de administração	Dose	Intervalo
Dinitrato de isossorbida	Sublingual	5 mg	A cada 3 h
	Via oral	20 a 40 mg	A cada 8 ou 12 h
Nitroglicerina	Intravenosa	10 µg/min	Uso contínuo (24 h)
Mononitrato de isossorbida	Via oral	20 mg	A cada 8 ou 12 h
	Intravenosa	20 mg	A cada 8 ou 12 h

Fonte: adaptado de Stefanini e Herrmann, 1993.

VO 12/12 h, sendo possível chegar até 100 mg 12/12 h; atenolol 5 a 10 mg IV seguido de 25 a 100 mg VO 24/24 h; e carvedilol 3,125 até 25 mg VO 12/12 h.

d. **Inibidores da ECA.** Os inibidores da ECA devem ser iniciados nas primeiras 24 h em todos os pacientes com IAM, a menos que haja contraindicação.

Os inibidores da ECA levam à redução da resistência vascular coronária, o que diminui o consumo de oxigênio pelo miocárdio, sendo úteis em pacientes que tenham potencial para ocorrência de disfunção de ventrículo esquerdo. Os inibidores da ECA atenuam ou mesmo evitam o remodelamento ventricular, melhorando a qualidade de vida, a capacidade funcional e aumentando a sobrevida. De acordo com o estudo ISIS-4, o captopril leva a uma redução da mortalidade proporcional nas 5 semanas pós-infarto. A dose inicial é de 6,25 mg, titulando-se até chegar a 50 mg 2 vezes/dia ou até quanto o paciente tolerar.

O lisinopril foi avaliado no estudo GISSI-3; quando iniciado nas primeiras 24 h do infarto agudo do miocárdio, foi capaz de produzir uma redução significativa na mortalidade global (dose inicial de 2,5 mg, a seguir 5 a 10 mg/dia). Outros inibidores da ECA utilizados são: enalapril 2,5 mg dose inicial, dose de manutenção 10 a 20 mg 12/12 h; ramipril 2,5 a 5 mg 12/12 h; trandolapril 1 a 4 mg 1 vez/dia. O tratamento deve ser iniciado com a menor dose, sendo esta reajustada a cada 24 h.

- Contraindicações: hipotensão arterial (PAS < 90 mmhg)
- Estenose renal bilateral
- Reação alérgica.

e. **Bloqueadores dos receptores da angiotensina II.** O uso deste tipo de medicamento no IAM tem resultados semelhantes aos dos inibidores da ECA, estando indicados quando houver intolerância aos primeiros.

f. **Estatinas.** Em pacientes admitidos com quadro de IAM, devem ser dosados os níveis séricos de colesterol nas primeiras 24 h. Se colesterol LDL estiver acima de 100 mg/dℓ, devem ser tratados com algum tipo de estatina, o que pode reduzir em aproximadamente 16% o risco combinado de morte, angina instável, revascularização e AVE. Não existem critérios para uso na fase aguda do infarto, mas devem ser iniciados o mais precocemente possível com o objetivo de atingir a meta de LDLc para estes pacientes de 70 mg/dℓ.

g. **Antiagregantes plaquetários.** O ácido acetilsalicílico (AAS) age bloqueando a ciclo-oxigenase, inibindo a produção de tromboxano A2 e diminuindo a agregação plaquetária. O seu uso está associado à redução de mortalidade e eventos cardiovasculares adversos. O AAS está recomendado para todos os pacientes com IAM, o mais rapidamente possível, na dose de 200 mg, e a primeira dose deve ser mastigada, facilitando a absorção. A dose de manutenção diária é de 81 a 150 mg por tempo indefinido.

- **Contraindicação absoluta:** hipersensibilidade a salicilatos, hemorragia digestiva alta
- **Contraindicação relativa:** gastrite ou úlcera gastroduodenal prévia, recomenda-se uso cauteloso e concomitante com inibidores de bomba de próton
- **Pacientes com insuficiência hepática e discrasia sanguínea.**

O clopidogrel é um derivado tienopiridínico, antagonista da ativação plaquetária mediada pelo difosfato de adenosina (ADP). Além da ação antiplaquetária, reduz o nível de fibrinogênio circulante e bloqueia parcialmente os receptores de glicoproteína IIb/IIIa, dificultando sua ligação ao fibrinogênio e ao fator de von Willebrand. Está indicado no tratamento do IAM após terapia de reperfusão com trombolítico ou angioplastia primária com implante de *stent*, ou mesmo nos casos que não foram submetidos à reperfusão.

Pode ser usado como substituto do ácido acetilsalicílico quando este for contraindicado.

Indica-se uma dose de ataque de 300 mg o mais precocemente possível antes da angioplastia primária.

A dose de 75 mg/dia de clopidogrel sem dose de ataque é indicada em pacientes acima de 75 anos.

É indicada a administração de clopidogrel com ou sem terapia de reperfusão, sendo mantida de preferência, até 12 meses, na dose de manutenção de 75 mg/dia.

Após angioplastia com *stent* convencional, manter dose de 75 mg/dia durante pelo menos 3 meses e, de preferência, até 12 meses.

Após angioplastia com *stent* farmacológico, manter dose de 75 mg/dia durante 12 meses.

Outros bloqueadores da ADP:
- Os mais novos antagonistas da ativação plaquetária mediada pelo ADP apresentam início de ação mais rápido e inibem a agregação plaquetária de modo mais intenso, quando comparados ao clopidogrel, apresentando, também, menor variabilidade de resposta. São eles:
  ○ Prasugrel: recomendado na dose de ataque de 60 mg dose única, dose manutenção 10 mg/dia. No estudo TRITON, o prasugrel foi significativamente superior ao clopidogrel no que se refere à redução do desfecho composto de morte cardiovascular, reinfarto e AVE. Devido a maior incidência de sangramento recomenda-se dose reduzida em pacientes idosos (> 75 anos) e baixo peso (< 60 kg) e contraindica-se o seu uso em pacientes com AVE e AIT prévios.
  ○ Ticagrelor: é um bloqueador do receptor P2Y que também mostrou-se superior ao clopidogrel na redução do desfecho composto de morte cardiovascular, reinfarto e AVE em pacientes apresentando SCA com ou sem supradesnível de ST, independentemente do tratamento de revascularização utilizado (ICP, cirurgia de revascularização do miocárdio ou tratamento clínico), sem apresentar aumento de sangramento global. Indicado em todas as formas de apresentação das SCA, exceto IAM com supradesnivelamento do segmento ST, tratado com fibrinolítico. Dose de ataque 180 mg, manutenção 90 mg 2vezes ao dia.

h. **Heparina.** A heparina não fracionada está indicada como terapia coadjuvante para pacientes com IAM submetidos a angioplastia primária IV. Pacientes devem receber 60 U/kg de peso de heparina intravenosa (dose máxima 4.000 U), seguidas de infusão intravenosa contínua de 12 U/kg/h. Manter o TTPa entre 1,5 e 2,0 vezes o controle do dia. Deve ser iniciada na sala de hemodinâmica e mantida por 24 a 48 h.

A heparina de baixo peso molecular pode ser uma alternativa para pacientes com menos de 75 anos, com função renal preservada e que tenham sido submetidos à terapia fibrinolítica.

i. **Anticoagulante oral.** A utilização de anticoagulantes orais tardiamente no infarto agudo do miocárdio deve levar em consideração a existência de fatores predisponentes para a ocorrência de tromboembolismo, como a fibrilação atrial ou outras indicações estabelecidas para uso de anticoagulante oral, como próteses valvares mecânicas. A existência de um trombo mural (frequente nos infartos de parede anterior) não é indicação formal para a utilização de anticoagulantes, ao contrário do que se acreditava.

j. **Bloqueadores dos canais de cálcio.** Estudos clínicos realizados com os antagonistas do cálcio, notadamente o nifedipino, não mostraram qualquer benefício quanto à redução da mortalidade ou do reinfarto, chegando até a ocasionar o agravamento da evolução dos pacientes que utilizaram este fármaco; desse modo, não têm indicação na fase aguda do IAM. Em pacientes com sintomas isquêmicos refratários, nos quais os betabloqueadores são contraindicados ou não efetivos, ou ainda em pacientes com fibrilação ou *flutter* atrial com resposta ventricular rápida, pode-se usar o verapamil ou o diltiazem. Esse tipo de medicação deve ser evitado em pacientes com disfunção importante da função ventricular esquerda ou em casos de distúrbios da condução atrioventricular.

k. **Trombolíticos** (ver seção específica).

l. **Diuréticos** (ver tratamento da insuficiência cardíaca no IAM).

m. **Inibidores da glicoproteína IIh/IIIa.** Estes compostos podem ser usados no tratamento do IAM, como adjuvantes na angioplastia primária. Estudos como o GUSTO V e Assent 3 não demonstraram benefício dessa medicação em pacientes com IAM submetidos a tratamento fibrinolítico. No Brasil, existem dois inibidores disponíveis, o abciximabe e o tirofibana.

n. **Terapia com células-tronco no infarto agudo do miocárdio.** O sucesso terapêutico nas pesquisas com as células-tronco faz com que esta terapia se apresente como uma opção terapêutica nas doenças cardiovasculares, especialmente na prevenção da insuficiência cardíaca secundária ao infarto agudo do miocárdio. Vários estudos randomizados, controlados, e algumas metanálises têm demonstrado o efeito benéfico na morbidade e mortalidade dos pacientes com IAM tratados com injeção intracoronária de células-tronco.

o. **Tratamento do infarto de ventrículo direito.** As medidas mais importantes na abordagem do infarto de ventrículo direito são: manutenção da pré-carga (por infusão volêmica) e do sincronismo atrioventricular pelo implante de marca-passo AV sequencial; redução da pós-carga ventricular direita; e suporte inotrópico. Caso não ocorra melhora no débito cardíaco após administração de 500 a 1.000 mℓ de solução salina fisiológica, deve-se recorrer ao suporte inotrópico (dobutamina). Quando possível, deve-se empregar a terapia de reperfusão precoce, que pode melhorar a fração de ejeção do ventrículo direito.

VIII. **Complicações**
  A. **Arritmias**
    1. **Arritmias ventriculares.** Alguns anos atrás, acreditava-se que, em pacientes com infarto agudo do miocárdio, as extrassístoles ventriculares fossem

precursoras de ritmos ventriculares mais graves, como a fibrilação. No entanto, o acompanhamento adequado destes pacientes não confirmou esta hipótese, não sendo indicado, portanto, o tratamento deste distúrbio do ritmo no IAM. A taquicardia ventricular, definida como três ou mais complexos com frequência superior a 120/min, é observada em até 3/4 dos pacientes nas primeiras 24 h. Quando definida como 10 ou mais complexos, esta incidência é reduzida para 27%. Sabe-se que 50 a 60% das mortes provocadas pelo infarto agudo do miocárdio ocorrem antes da admissão do paciente no hospital, especialmente durante a primeira hora após o início da dor, com apenas 30% das mortes pré-hospitalares ocorrendo após esse período. É do mesmo modo conhecido que 90% desses episódios são consequência de fibrilação ventricular e, assim, podem ser evitados. Uma vez que o paciente tenha sido admitido na UTI, a incidência de fibrilação ventricular permanece entre 3 e 10% (média de 7,38%) e, muito embora 95% desses pacientes sejam reanimados com sucesso, é possível, apesar de discutível, que a mortalidade associada a esses episódios, principalmente nos casos de infartos de parede anterior, seja maior que a habitual no primeiro ano pós-infarto. Em geral, a taquicardia ventricular não sustentada é bem tolerada nestes pacientes, não sendo necessária a realização de tratamento. Contudo, episódios prolongados podem levar a comprometimento hemodinâmico, exigindo cuidados.

O tratamento de escolha é um agente betabloqueador e, nos casos com contraindicação a esta classe de medicamentos, recomenda-se o uso da amiodarona ou lidocaína.

A taquicardia ventricular polimórfica sustentada deve ser tratada com choque elétrico não sincronizado com uma energia inicial de 200 J. Caso a arritmia persista, é necessário aplicar um segundo choque de 200 J ou de 300 J e, se necessário, um terceiro choque de 360 J.

Taquicardia ventricular monomórfica sustentada, associada a angina, edema agudo de pulmão ou hipotensão arterial grave, deve ser tratada com cardioversão elétrica sincronizada, com uma energia inicial de 100 J, aumentando-se esta carga progressivamente, se necessário.

Taquicardia ventricular monomórfica sem repercussão hemodinâmica pode ser tratada com amiodarona 150 mg IV administrada em 10 min, seguida de 1 mg/min nas próximas 6 h e, então, 0,5 mg/min por 18 h. Amiodarona intravenosa recentemente suplantou a lidocaína como tratamento de primeira linha da taquicardia ventricular. A procainamida na dose de 10 a 15 mg/kg de peso, administrada por via IV durante 15 min, seguida de infusão contínua de 1 a 4 mg/min, com 100 mg IV a cada 5 min (dose máxima de 17 mg/kg) é uma alternativa.

O uso rotineiro profilático de antiarrítmicos (p. ex., lidocaína) não está indicado, assim como o uso de antiarrítmicos para pacientes com ritmo idioventricular acelerado e taquicardia juncional.

2. **Taquicardias supraventriculares.** São encontradas em 10 a 27% dos infartos, independentemente da sua localização, 90% das vezes ocorrendo nos primeiros 4 dias e em 75% dos casos como episódios isolados. A fibrilação atrial é a arritmia mais frequente, sendo responsável por metade dos episódios. Essas arritmias surgem em consequência da necrose miocárdica, da liberação excessiva de catecolaminas, hipopotassemia, hipomagnesemia, isquemia atrial ou pericardite.

a. **Fibrilação atrial/*flutter* atrial.** O surgimento de fibrilação atrial (FA) no infarto agudo do miocárdio é considerado um fator de risco independente para mortalidade hospitalar. A ocorrência de fenômenos tromboembólicos entre pacientes com esta arritmia é 3 vezes mais frequente, e 50% dos eventos embólicos ocorrem nas primeiras 24 h e 90% até o quarto dia de internação.
 Quando a resposta ventricular não é muito rápida, esse tipo de arritmia é bem tolerado, podendo, em alguns casos, ser autolimitado, não sendo necessário tratamento específico. Pacientes com fibrilação/*flutter* atrial e instabilidade hemodinâmica ou manifestação de isquemia miocárdica persistente devem ser tratados com cardioversão elétrica, com uma energia inicial de 200 J para fibrilação atrial e 50 J para o *flutter*. Nos episódios de fibrilação atrial que não respondem à cardioversão elétrica, recomenda-se usar antiarrítmicos, como a amiodarona ou digital (principalmente em casos de insuficiência cardíaca), para controle da resposta ventricular. Pacientes com fibrilação ou *flutter* atrial com isquemia persistente, mas sem comprometimento hemodinâmico, devem ser tratados com betabloqueadores (se não houver contraindicação), diltiazem ou verapamil IV. Além disso, deve ser considerado o uso de anticoagulantes em pacientes com IAM e fibrilação atrial que serão submetidos à cardioversão. Anticoagulação oral prévia pode ser dispensada em casos de FA de início recente associada ao IAM, com instabilidade hemodinâmica. Nesse caso, está indicada heparina intravenosa, um bolo seguido de infusão intravenosa contínua, ajustando-se a dose para manter TTPa 2 vezes o valor basal.
b. **Taquicardia paroxística supraventricular.** Ocorre com menos frequência que as anteriores, em menos de 10% dos casos de IAM; deve ser tratada quando ocorre com frequências elevadas e instabilidade hemodinâmica. A primeira opção de tratamento é a massagem do seio carotídeo. Pacientes com importante repercussão hemodinâmica devem ser tratados com cardioversão elétrica; nos casos sem repercussão hemodinâmica, é possível usar tratamento medicamentoso: adenosina (6 mg IV seguida de 12 mg IV após 1 a 2 min, se necessário), betabloqueador (metoprolol 2,5 a 5,0 mg IV a cada 2 a 5 min, total de 15 mg ou atenolol 2,5 a 5,0 mg IV por 2 min, total de 10 mg em 10 a 15 min), diltiazem (20 mg IV por 2 min, seguida de infusão contínua de 10 mg/h), digital IV (principalmente no paciente com ICC). Deve-se ressaltar que o efeito do digital sobre a taquicardia pode ser demorado, pelo menos 1 h.

B. **Pericardites.** A pericardite que ocorre após o IAM é dividida em dois grupos, de acordo com a época de seu aparecimento: a precoce (ou epistenomiocárdica) e a tardia (ou síndrome de Dressler).
 A pericardite precoce é mais frequente e aparece nas primeiras 24 h após o início do evento agudo e normalmente em infartos transmurais e anteriores. Caracteriza-se por ser assintomática ou manifestar-se pelo surgimento de dor ou atrito pericárdico. As alterações eletrocardiográficas surgem raramente, ao contrário do derrame pericárdico, que pode ser detectado pelo ecocardiograma em até 35% dos pacientes com IAM, permanecendo após 7 meses em 8% dos pacientes. Não se acompanha de derrame pleural ou pneumonite e o surgimento de febre é raro. Seu curso é autolimitado, desaparecendo com ou sem tratamento

após 2 ou 3 dias, e não se relaciona isoladamente com mortalidade aumentada. A fibrilação atrial, contudo, é mais comum nos pacientes com pericardite, que não constitui contraindicação à anticoagulação, quando esta se faz necessária. As complicações são raras (0,1%) e incluem o tamponamento pericárdico e a pericardite constritiva.

A síndrome de Dressler ocorre, de modo geral, 2 a 7 semanas depois do quadro de infarto, embora possa surgir tão precocemente quanto em 2 a 4 dias. É menos comum que o tipo precoce e ocorre com frequência menor que 1 a 3%, durando de 1 a 6 semanas. Caracteriza-se clinicamente pelo aparecimento de dor, derrames pleurais e pericárdicos e infiltrados pulmonares, além de febre. A dor é ventilatória em posição dependente, localizada no precórdio e na região retroesternal e se irradia para a região lateral do pescoço e trapézio, podendo muitas vezes ficar restrita apenas a esta área. O atrito pericárdico pode apresentar quatro componentes, muito embora apenas os pré-sistólico e sistólico sejam habitualmente ouvidos.

O eletrocardiograma mostrará, na maioria das vezes, apenas as modificações induzidas pelo infarto; eventualmente, se sobrepõem as alterações da pericardite: taquicardia, baixa voltagem, elevação do segmento ST com concavidade superior, ocorrendo em todas as derivações e sem infradesnivelamento recíproco, supradesnivelamento do segmento PR e "correção" das alterações prévias da onda T. A radiografia do tórax poderá revelar os derrames pericárdico e pleural esquerdo, além dos infiltrados pulmonares recorrentes. A patogênese da síndrome é creditada ao aparecimento de anticorpos dirigidos contra antígenos miocárdicos, liberados pela necrose isquêmica, ou contra antígenos virais latentes do IAM. O tratamento consiste na administração de ácido acetilsalicílico, na dose de 3 a 4 g/dia, que produzirá resposta satisfatória em 90% dos casos e cuja eficácia é semelhante à da indometacina, na dose de 75 a 200 mg/dia, que se constituirá na substância de segunda linha. A prednisona é utilizada quando não se obtém resposta com os anti-inflamatórios não hormonais. A dose inicial é de 40 a 60 mg, que será rapidamente reduzida para 10 a 15 mg após 8 a 10 dias. Procura-se suspender a corticoterapia após 10 a 14 dias, embora, em alguns poucos casos, possa ser necessária a sua manutenção por alguns meses; nesta situação, procura-se manter doses tão baixas quanto 10 mg/dia. Cogitou-se a possibilidade de incidência aumentada de espasmo coronariano e aneurisma ventricular com o uso da indometacina, muito embora alguns estudos atestem a segurança de sua utilização nesses casos. Do mesmo modo, a corticoterapia pode resultar em uma cicatriz mais frágil no local de necrose, com consequentes aneurisma e ruptura. As complicações da pericardite tardia são igualmente raras, com alguns poucos relatos de tamponamento, pericardite constritiva ou formação de aneurisma ventricular. A recorrência após a suspensão da medicação pode aparecer tão tardiamente quanto em 28 meses.

C. **Insuficiência cardíaca.** A disfunção miocárdica aparece quando a área infartada excede 20% da área ventricular e surge com a mesma frequência nos infartos anteriores e inferiores, caracterizando-se fisiologicamente por um índice cardíaco inferior a 2,2 ℓ /min/m². Definida deste modo, a insuficiência cardíaca ocorre em 2/3 dos pacientes infartados, incidência semelhante à observada utilizando-se uma classificação clinicorradiológica (Quadro 52.6).

Quadro 52.6 Incidência e mortalidade da insuficiência cardíaca, do edema agudo pulmonar e do choque no infarto agudo do miocárdio.

Estado	Incidência	Mortalidade
Sem ICC	33%	6%
Com ICC	38%	17%
EAP	10%	38%
Choque	19%	81%

Os sintomas apresentados pelos pacientes refletem o baixo débito sistêmico e/ou a congestão pulmonar; taquipneia, dispneia, alterações do comportamento e oligúria são frequentes. Ao exame físico, podem ser observados os estertores pulmonares e a existência da terceira bulha. Devem sempre ser procurados os sinais auscultatórios decorrentes de CIV ou disfunção mitral. A radiografia torácica é útil na confirmação da congestão venosa, muito embora os achados sejam dúbios em 1/3 dos pacientes.

O tratamento deve ser guiado pelos dados obtidos com a utilização de um cateter de Swan-Ganz nos pacientes com edema agudo de pulmão e naqueles que não apresentaram resposta satisfatória com os diuréticos, vasodilatadores orais, e quando a hipotensão arterial se fizer presente. Os diuréticos são considerados os fármacos de primeira escolha e devem ser administrados por via IV, em doses de 40 a 100 mg, evitando-se diurese excessiva que possa comprometer o débito cardíaco (Quadro 52.7).

Os vasodilatadores serão utilizados a seguir, inicialmente aqueles com ação no leito venoso, visto que apresentam menor tendência a produzir hipotensão arterial.

Caso a resposta não seja satisfatória, utilizam-se vasodilatadores com ação nos circuitos arterial e venoso; se, ainda assim, não surtirem efeito adequado, os simpaticomiméticos serão utilizados combinados entre si, com vasodilatadores ou isoladamente. A dobutamina deverá ser preferida à dopamina, na ausência de hipotensão, pois os incrementos do débito cardíaco são maiores, a incidência

Quadro 52.7 Ação dos fármacos nos casos de falência cardíaca no infarto agudo do miocárdio, com relação ao débito cardíaco, à resistência vascular sistêmica e à pressão em cunha (wedge) arterial pulmonar (PWAP).

Fármaco	Débito cardíaco	Resistência vascular sistêmica	PWAP
Furosemida	N/–	0	–
Nitratos	N/+	–	–
Hidralazina	+	–	N/–
Captopril	+	–	–
Nitroprussiato	+	–	–
Dopamina	+	N/+	N/+
Dobutamina	+	N/–	–

de taquicardia e arritmias é menor e a resistência vascular sistêmica não é aumentada, podendo mesmo ser reduzida.

A preferência pelo vasodilatador ou pelo simpaticomimético como fármaco inicial para tratamento da insuficiência cardíaca no paciente normotenso é questão de experiência individual e não apresenta base experimental sólida. No paciente hipotenso, os simpaticomiméticos serão mais indicados e, no hipertenso, os vasodilatadores terão prioridade. Caso não ocorram taquiarritmias supraventriculares, os digitálicos serão evitados, visto que apresentam pequeno efeito inotrópico, não são tituláveis e podem associar-se, independentemente, a maior mortalidade após o IAM.

As alterações hemodinâmicas no IAM são classificadas em quatro grupos, como se vê no Quadro 52.8.

IX. Complicações mecânicas

A. Ruptura ventricular. A cardiorrexe é responsável por até 30% dos óbitos decorrentes do infarto agudo do miocárdio (média de 5 a 10%), conforme estudos de necropsia. A ruptura, normalmente fatal, acomete pacientes com infarto transmural extenso, ocorrendo habitualmente na parede ventricular livre, anterior ou lateral, na junção entre a área de necrose e o miocárdio normal. Surge nas 2 semanas iniciais, principalmente nos 3 a 5 primeiros dias.

Os fatores de risco associados à ruptura são sexo feminino, hipertensão prévia, idade superior a 80 anos e infarto como primeira manifestação da doença coronariana. Clinicamente, a ruptura se anuncia pela ocorrência de dor, sem novas alterações eletrocardiográficas, seguindo-se de episódio de adinamia circulatória aguda. Alguns pacientes podem apresentar a ruptura subaguda, que se caracteriza por dor precordial e sinais de insuficiência cardíaca direita, aparecimento súbito de ondas T agudas, além de padrão monofásico (R-S) e elevação progressiva do segmento ST em parede anterior. O diagnóstico é confirmado pelo ecocardiograma bidimensional, que mostra a ocorrência de derrame pericárdico localizado.

O prognóstico da ruptura é uniformemente fatal, com alguns poucos e satisfeitos pacientes se apresentando com tamponamento pericárdico, que é reconhecido e tratado cirurgicamente. A ruptura subaguda, por outro lado, apresenta melhor prognóstico, quando diagnosticada e tratada cirurgicamente.

B. Ruptura septal. A ruptura do septo interventricular é uma complicação grave do infarto agudo do miocárdio, ocorrendo nas 2 primeiras semanas após sua ocorrência (média de 2,6 dias) em 0,2 a 0,3% dos pacientes (antes da era da reperfusão coronariana, esta incidência era de 1 a 3%). O *shunt* esquerda-direita que se estabelece proporciona uma sobrecarga volumétrica considerável sobre o ventrículo esquerdo, levando a aumento da pressão atrial esquerda, congestão e edema pulmonares. O aumento resultante da pós-carga provoca queda significativa do débito cardíaco, produzindo um quadro de choque cardiogênico em 60 a 80%

Quadro 52.8 Alterações hemodinâmicas – Killip Scheidt.

Grupo I	Ausência de choque ou insuficiência cardíaca
Grupo II	Estertores audíveis em menos da metade dos pulmões
Grupo III	Estertores audíveis em mais da metade dos pulmões
Grupo IV	Choque cardiogênico

dos pacientes. Complica igualmente infartos anteriores e inferiores e se localiza predominantemente na região septal baixa (66% dos casos); pode apresentar configuração complexa, com bordas hemorrágicas, serpiginosas, pouco delimitadas, de mau prognóstico, ou simples, com margens delimitadas, sem necrose hemorrágica.

Clinicamente, a ruptura septal ocorre pelo surgimento abrupto de sinais de insuficiência cardíaca, acompanhados, na maioria das vezes, por má perfusão periférica, indicativa de choque. A ausculta revela o surgimento de um sopro sistólico novo, que apresenta característica de ejeção e se localiza predominantemente na região paraesternal esquerda. A terceira bulha é quase universal, assim como os estertores pulmonares raramente estão ausentes. Na maioria das vezes, é impossível a diferenciação com a insuficiência mitral aguda com base apenas no exame clínico, apesar de comunicação interventricular (CIV) ocorrer, em comparação com IAM, mais frequentemente relacionada com infarto diafragmático e com a existência de frêmito.

O diagnóstico é confirmado pelo estudo hemodinâmico e pela cineangiocoronariografia, que também avalia as lesões coronarianas, possibilitando a programação cirúrgica. O ecocardiograma bidimensional oferece dados indiretos a respeito da ocorrência de uma CIV em pelo menos metade dos pacientes, e a adição do Doppler ao estudo sonográfico aumenta a sensibilidade na detecção da ruptura para aproximadamente 90%.

O tratamento é eminentemente cirúrgico, sendo indicado um controle clínico inicial com o uso de vasodilatadores, na esperança de se reduzir a pós-carga e, consequentemente, o *shunt*, recomendando-se também o uso de fármacos inotrópicos e, para os casos mais instáveis, a utilização do balão intra-aórtico. A cirurgia deve ser realizada o mais precocemente possível. A mortalidade estimada dos pacientes tratados cirurgicamente é de 25 a 60% na fase hospitalar. A evolução tardia costuma ser melhor e o prognóstico dos pacientes é ruim, visto que 25% dos tratados clinicamente falecem após 24 h, 65% após 2 semanas, e 90% após 2 meses, sendo a CIV responsável por 5% de todas as mortes relacionadas com a fase aguda do infarto.

C. **Insuficiência mitral aguda.** Durante a fase aguda do infarto, tal insuficiência pode resultar da ruptura completa ou de parte de um dos músculos papilares, ou de disfunção do sistema de suporte da válvula mitral, por isquemia ou fibrose. A necrose de parte do músculo papilar é encontrada em 20 a 50% dos infartos, à necropsia, muito embora a insuficiência mitral hemodinamicamente significativa ocorra em apenas 2 a 5% dos pacientes. O músculo mais frequentemente acometido é o posteromedial, em virtude de sua irrigação única proveniente da coronária direita. Já o anterolateral apresenta irrigação dupla da descendente anterior e circunflexa, o que confere a ele proteção no caso de obstrução de uma única artéria, como ocorre habitualmente no infarto agudo do miocárdio. Pelos mesmos motivos, a insuficiência mitral ocorre mais frequentemente associada a infartos diafragmáticos.

As consequências hemodinâmicas da ruptura completa de um dos músculos papilares são catastróficas, raramente tornando possível a sobrevivência além de alguns minutos, pois cada músculo origina cordas tendíneas para ambos os folhetos da válvula mitral. A regurgitação resultante, para um átrio esquerdo não complacente, rapidamente transmite a pressão ventricular esquerda para a circulação venosa pulmonar, com edema agudo de pulmão imediato. O débito cardíaco anterógrado é também diminuído, instalando-se assim um quadro de choque cardiogênico. As alterações resultantes da lesão de apenas uma das seis subdivisões do músculo papilar são mais toleráveis, pois apenas um dos folhetos da mitral se torna insuficiente nesses casos, e a regurgitação é proporcionalmente menor. O edema agudo dos pulmões e o choque cardiogênico, no entanto, são frequentes.

Clinicamente, além das alterações hemodinâmicas já citadas, traduzidas como dispneia, taquipneia, cianose, hipotensão, sudorese fria e pegajosa e má perfusão capilar, observa-se o surgimento de um sopro sistólico novo, acompanhado, na maioria das vezes, por frêmito e existência de B_3 e B_4. O sopro, que pode não ocorrer nas rupturas completas, em virtude da complacência atrial reduzida e da regurgitação maciça, que leva à equalização precoce das pressões atriais e ventriculares, é holossistólico, com predomínio dos tempos proto e mesossistólicos, e audível na região paraesternal esquerda, irradiando-se para o ápice do ventrículo esquerdo e, mais raramente, para a base. No pulso venoso jugular, as ondas A são observadas em metade dos pacientes, refletindo o aumento da pressão arterial pulmonar.

O diagnóstico, suspeitado clinicamente, deve ser confirmado por meio do cateterismo direito, utilizando-se um cateter de Swan-Ganz, que demonstrará a ausência do hiato oximétrico característico da CIV e a existência de ondas V gigantes na curva de pressão atrial esquerda (estas não são patognomônicas, pois podem ser igualmente encontradas em pacientes com CIV). O diagnóstico de certeza pode ser obtido pela utilização do ecocardiograma bidimensional, principalmente quando acoplado a um sistema Doppler, e pelo eco transesofágico, quantificando o grau de insuficiência valvar e identificando uma possível ruptura do músculo papilar.

O tratamento da insuficiência mitral aguda depende do grau de comprometimento hemodinâmico. Nos pacientes com insuficiência discreta, indica-se o tratamento clínico com medicação VO. Nos casos mais graves, é necessário o uso de agentes inotrópicos e vasodilatadores periféricos com o objetivo de diminuir a pós-carga do ventrículo esquerdo, reduzindo assim a regurgitação mitral. Para a manipulação adequada desses fármacos, é indicado o uso do cateter de Swan-Ganz. É necessário que os pacientes com ruptura do músculo papilar sejam submetidos ao tratamento cirúrgico de urgência, devendo a revascularização miocárdica ser realizada simultaneamente. Ao preparar a sala de cirurgia, é necessário buscar uma estabilidade clínica por meio da utilização de balão intra-aórtico, fármacos inotrópicos e vasodilatadores, que reduzem a regurgitação mitral e a congestão pulmonar.

D. **Choque cardiogênico.** O choque é definido pela identificação do débito cardíaco inferior a 1,8 ℓ /min/m^2 e surge quando as áreas de necrose no miocárdio, antigas e/ou recentes, excedem 40% da área total do ventrículo esquerdo. Clinicamente, surgem hipotensão arterial, pressão sistólica inferior a 90 mmHg ou redução de 30% dos valores pré-infarto, sinais de má perfusão capilar, cianose de extremidades, sudorese fria e pegajosa, débito urinário inferior a 30 mℓ/h; na ausência de arritmias, redução do volume plasmático efetivo e dor. O choque cardiogênico ocorre em aproximadamente 1/5 dos infartos do miocárdio, seja ele inferior ou anterior, e leva à morte 80 a 100% dos pacientes. Pode resultar de complicações mecânicas, como CIV, insuficiência mitral, ruptura e aneurisma ventriculares ou ocorrer isoladamente. Um subgrupo de pacientes apresenta, como substrato anatômico para o choque, infarto do ventrículo direito, que normalmente se associa à necrose posterior ou inferoposterior, mas que raras vezes pode ocorrer isoladamente.

O tratamento deve ser sempre guiado pelas medidas do débito cardíaco e das pressões atriais esquerdas. Do mesmo modo, é necessário controlar a pressão arterial por meio de um cateter posicionado dentro da artéria radial; medir o volume urinário de hora em hora, e realizar uma radiografia de tórax e um eletrocardiograma, para que sejam detectadas alterações do ritmo que possam receber tratamento específico. O diagnóstico do infarto de ventrículo direito é firmado pelo eletrocardiograma, que demonstra a ocorrência de supradesnivelamento de ST em V3R e V4R (2/3 dos casos), ingurgitamento jugular com sinal de Kussmaul positivo (de 1/3 a metade do número de pacientes), hipocinesia ou acinesia do ventrículo direito no ecocardiograma bidimensional (80 a 90% dos pacientes) ou ventriculografia radioisotópica (70 a 80% dos casos), e pelo cateterismo cardíaco direito, que revela pressão atrial direita elevada e superior à pressão atrial esquerda.

O tratamento consiste na administração de fármacos inotrópicos positivos e vasodilatadores, isolados ou em associação. O fármaco de escolha deveria produzir aumento do débito cardíaco e da pressão arterial sistêmica, além de redução na pressão atrial esquerda e resistência vascular sistêmica, com um mínimo de complicações, como arritmias, hipotensão e aumento no consumo de oxigênio. Nos pacientes com pressão sistólica superior ou igual a 90 mmHg, utiliza-se inicialmente a dobutamina (doses de 5 a 15 mg/kg/min). Caso a resposta seja inadequada, associa-se a dobutamina à dopamina (doses de 2,5 a 5,0 μg/kg/min), nos pacientes hipotensos, ou vasodilatadores, como a nitroglicerina (doses de 10 a 250 mg/kg/min) ou nitroprussiato de sódio (doses de 0,3 a 7,0 mg/kg/min). Persistindo o estado de choque, recorre-se à utilização combinada de norepinefrina, dobutamina e dopamina ou ao balão intra-aórtico. É necessário salientar que, em virtude da redução da complacência ventricular esquerda pelo infarto, as pressões de enchimento, refletidas pela PWAP, não devem ser reduzidas a valores inferiores a 20 a 22 mmHg, pois, nesses casos, podem ocorrer reduções indesejáveis do débito cardíaco.

Nos pacientes com infarto do ventrículo direito, procura-se elevar o débito cardíaco por meio do aumento da pré-carga, com a infusão de soluções salinas. Contudo, volumes infundidos em excesso são capazes de comprometer a função ventricular direita, a partir da redução da perfusão às regiões subendocárdicas, ou a função ventricular esquerda, em virtude da redução da cavidade do ventrículo esquerdo produzida pelo abaulamento do septo consequente ao aumento de volume do ventrículo direito. Nesses casos, passa-se a utilizar fármacos inotrópicos positivos ou até mesmo, desde que com controle absoluto, vasodilatadores.

O balão intra-aórtico está indicado para todo paciente com IAM e choque cardiogênico que não responde adequadamente à terapia farmacológica.

Quando comparada ao tratamento clínico (60 a 70%), revascularização precoce, percutânea ou cirúrgica, diminui a mortalidade (20 a 40%).

X. **Isquemia pós-infarto.** A ocorrência de isquemia, demonstrável no pós-infarto imediato, mediante dor, alterações eletrocardiográficas, ecocardiograma bidimensional ou técnicas radioisotópicas, se associa à mortalidade elevada e, portanto, deve ser tratada vigorosamente. A dor, como sinal de isquemia persistente, surge após 72 h da obstrução coronariana e deve ser diferenciada da dor da pericardite e da embolia pulmonar. A isquemia pode ocorrer na área previamente inflamada, indicando a existência de tecido ainda viável ou a distância da área necrosada. No primeiro caso, a isquemia está relacionada com menor mortalidade (44%); já a isquemia a distância é prenunciadora de uma mortalidade próxima dos 73%. A ocorrência de estenose orgânica em outra coronária que não a ocluída, o espasmo coronariano, o aumento generalizado do tônus vascular, ampliando o gradiente a partir de estenoses já existentes, assim como um incremento no consumo de oxigênio no pós-infarto, são alguns dos mecanismos propostos para explicar a isquemia. Pacientes com isquemia recorrente devem ser tratados com nitratos e betabloqueadores intravenosos, com o intuito de diminuir o consumo de oxigênio pelo miocárdio. Estes pacientes devem se submeter ao estudo hemodinâmico e planejamento do tratamento adequado: reperfusão percutânea ou cirurgia de revascularização miocárdica.

XI. **Terapia de reperfusão.** O infarto resulta da obstrução trombótica das coronárias e, por isso, na maioria das vezes, a revascularização aparece como a alternativa terapêutica mais lógica; devendo, no entanto, ocorrer em uma fase em que a lesão miocárdica ainda possa ser revertida. A recanalização precoce da artéria responsável pelo infarto limita a necrose miocárdica, reduzindo assim a mortalidade nesses pacientes. Essa recanalização pode ser realizada por meio da utilização de substâncias fibrinolíticas ou por intervenção percutânea (angioplastia primária com implante de *stent*). Independentemente da estratégia utilizada, o importante é reduzir o tempo de isquemia que compreende o tempo entre o início dos sintomas do infarto e o início da terapia de reperfusão. O tempo ideal para administração do trombolítico ("tempo porta-medicação") é de 30 min, e o tempo ideal para realização da angioplastia é de 90 min ("tempo porta-balão").

A. **Medicação fibrinolítica.** Caso não haja contraindicação, os fibrinolíticos estão indicados para pacientes nas primeiras horas de precordialgia sugestiva de IAM e supradesnível maior que 0,1 mV persistente do segmento ST em pelo menos duas derivações contíguas, ou o surgimento de bloqueio de ramo esquerdo ao ECG. O tempo decorrido desde o início dos sintomas até a administração da medicação fibrinolítica é um importante preditor do tamanho da área infartada e da evolução do paciente. O maior benefício do uso dos fibrinolíticos ocorre quando ele é utilizado nas primeiras 3 h.

De acordo com a American Heart Association (AHA), o tempo ideal para administração do trombolítico ("tempo porta-medicação") é de até 30 min.

Os agentes fibrinolíticos disponíveis são descritos a seguir.

1. **Estreptoquinase (SK).** Dose recomendada: 1,5 milhão de unidades em 100 mℓ de soro glicosado a 5% ou solução salina a 0,9% IV em 30 a 60 min. É o agente mais barato e mais amplamente utilizado no Brasil, sendo a melhor escolha para pacientes idosos. A reutilização deve ser evitada, uma vez que anticorpos para estreptoquinase persistem por vários anos, aumentando a possibilidade de alergia e sangramento.

2. **Alteplase (tPA).** Dose recomendada: 15 mg IV, em *bolus*, seguidos por 0,75 mg/kg em 30 min e uma terceira dose de 0,50 mg/kg em 60 min; não exceder 100 mg no total. Deve ser administrada com heparina não fracionada por 24 a 48 h.

3. **Tenecteplase (TNK-PA).** Dose recomendada: dose única de 30 mg IV em *bolus* se o peso corporal do paciente for menor que 60 kg, 35 mg se o peso for de 60 a 70 kg, 40 mg se o peso for de 70 a 80 kg, 45 mg se o peso estiver

entre 80 e 90 kg e 50 mg se o peso for maior que 90 kg. Indicado uso concomitante de heparina não fracionada por 24 a 48 h.

A utilização do ácido acetilsalicílico associada à terapia trombolítica tem efeito benéfico, diminuindo a morbidade e a mortalidade.

As complicações encontradas com o uso das substâncias fibrinolíticas restringem-se às hemorragias, às reações alérgicas e às relacionadas com o cateterismo. A mortalidade situa-se em torno de 0,6%. As hemorragias, habitualmente leves, ocorrem em 23 a 47% dos pacientes, e aproximadamente 5% requerem reposição volêmica ou algum procedimento cirúrgico para serem debeladas. Caso ocorram hemorragias significativas, deve-se administrar plasma fresco ou crioprecipitado.

As contraindicações ao uso dos agentes fibrinolíticos são divididas em absolutas e relativas. As absolutas compreendem a ocorrência de sangramento interno ativo, AVE ou outro processo intracraniano ativo nos últimos 2 meses; as contraindicações relativas maiores são: trauma sério nos últimos 2 meses, hipertensão arterial (sistólica maior que 180 mmHg ou diastólica maior que 110 mmHg), hemorragia digestiva nos 2 últimos meses, ou cirurgia, parto, cesariana, biopsia de órgão ou punção de vaso não comprimível nos últimos 10 dias. As contraindicações relativas menores incluem os traumatismos menores, até mesmo reanimação cardiopulmonar, endocardite bacteriana, gravidez, período pós-parto, defeitos hemostáticos, incluindo doença renal ou hepática grave. É necessário evitar punção venosa central, injeção intramuscular e uso de substâncias anticoagulantes durante o uso da estreptoquinase. A punção arterial para coleta de gases arteriais é permitida, desde que seguida de compressão da artéria por 20 min.

XII. **Angioplastia primária.** Introduzida no início dos anos 1980 como alternativa de reperfusão miocárdica no IAM por Geoffrey Hartzler.

A necessidade de se manter uma estrutura e uma equipe de cardiologia intervencionista treinada, disponível nas 24 h do dia, adiciona dificuldades logísticas, restringindo-a, mesmo nos dias atuais, a poucos centros no mundo.

A angioplastia primária é a melhor opção como terapia de reperfusão no IAMCST. No entanto, um atraso maior que 60 min na realização deste procedimento diminui as vantagens. Pacientes com choque cardiogênico e os com contraindicação ao uso de fibrinolíticos são a melhor indicação.

A despeito de todo o benefício do uso dessa técnica, não se deve tolerar um atraso excessivo para sua realização, especialmente no caso de transferência de pacientes para os centros habilitados, sendo aceitável um retardo máximo de 60 a 90 min entre a chegada dos pacientes ao hospital e a primeira insuflação do balão. Casos mais graves, ante a perspectiva desse encaminhamento, deveriam receber medicação trombolítica previamente, devido à possibilidade de realização, nos dias atuais, da angioplastia de resgate com maior êxito.

XIII. **Distúrbios da condução do estímulo.** Os bloqueios cardíacos – tanto atrioventriculares, intraventriculares ou em associação – são relativamente frequentes no curso do IAM e, embora exista muita controvérsia quanto ao seu tratamento, apresentam características próprias, definindo um subgrupo de pacientes de alto risco, com alta mortalidade e complicações hemodinâmicas importantes.

A irrigação sanguínea do sistema de condução cardíaco apresenta-se bastante variável, originando-se da artéria do nodo AV, ramo da coronária direita, ou do primeiro ramo septal da descendente anterior, e pode ser resumida da seguinte maneira:

A. **Nodo AV.** Artéria do nodo AV em 90% dos casos.
B. **Feixe de His.** Irrigação dupla em 90% dos casos e da DA nos restantes.
C. **Ramo direito.** Irrigação dupla em 50% dos casos, da septal em 40% e da artéria do nodo AV em 10%.
D. **Fascículo anterior do ramo esquerdo.** Irrigação dupla em 40% dos casos, da septal em 50% e da artéria do nodo AV em 10%.
E. **Fascículo posterior do ramo esquerdo.** Irrigação dupla em 40% dos casos, da artéria do nodo AV em 50% e da septal em 10%.

Pela análise do exposto anteriormente, compreende-se a grande gama de variações de bloqueios que pode ser encontrada na vigência do IAM e a frequente associação de bloqueio completo de ramo esquerdo (BCRE) e bloqueio fascicular anterior esquerdo. É necessário salientar que a existência de lesões críticas em coronárias não obstruídas interfere de maneira significativa nos casos de diferentes bloqueios. Os bloqueios AV isolados surgem normalmente associados ao infarto inferior e refletem isquemia do nodo AV ou atividade parassimpática aumentada, e só raramente necrose do sistema de condução. Eles aparecem de maneira habitual durante as primeiras 72 h do evento agudo e cessam espontaneamente nas próximas 48 a 72 h, em 95% dos sobreviventes. Relacionam-se com mortalidade aumentada, em torno de 20 a 25%, e progridem sequencialmente para bloqueios de mais alto grau.

Os defeitos de condução fascicular podem ocorrer isoladamente, em torno de 10% dos infartos, ou associados a bloqueio de ramo direito ou AV, em 5% das vezes. São observados já à admissão em 2/3 dos pacientes, desenvolvendo-se, no terço restante, na evolução da permanência hospitalar. Os bloqueios fasciculares, como os bloqueios de ramo, evoluem para bloqueio do mais alto grau de **modo súbito e imprevisível** e, em geral, aparecem complicando infartos de parede anterior.

O bloqueio completo do ramo direito pode aparecer com igual frequência nos infartos anteriores e inferiores e é notado, à admissão, em 50% dos pacientes em que ocorre. Relaciona-se com alta probabilidade de progressão para bloqueios de alto grau e com mortalidade em torno de 20 a 42%.

A frequência da associação dos bloqueios intraventriculares com os atrioventriculares reflete a localização do infarto, a época do surgimento do bloqueio de ramo e a ocorrência de bloqueio AV do primeiro grau e do tipo do bloqueio de ramo. Nesse grupo de pacientes, ocorre a maior mortalidade nos pacientes infartados, até 85%, o que provavelmente reflete maior acometimento da massa miocárdica pela necrose isquêmica e resultante disfunção contrátil. A mortalidade tardia nesse grupo de pacientes está relacionada com o nível encontrado na fase aguda, muito embora seja inferior nos casos em que houve regressão do bloqueio à época da alta hospitalar, naqueles com bloqueios fasciculares isolados, e não é influenciada pelo bloqueio AV do segundo grau, tipo Mobitz I. Nessa fase, os pacientes com BCRE, no entanto, apresentam mortalidade superior à encontrada na fase aguda. Em pelo menos 70% desses pacientes, o mecanismo de morte é hemodinâmico e não elétrico.

O tratamento consiste no implante de marca-passo temporário em todos os pacientes com bloqueio atrioventricular (BAV) de terceiro grau sintomáticos, ou seja, com angina, falência cardíaca, choque cardiogênico e extrassístoles ventriculares frequentes, ou assintomáticos e com infarto de parede anterior. É provável que os pacientes com infarto de parede anterior e bloqueio AV do segundo grau, tipo Mobitz II, também recebam marca-passo temporário, cujo uso nos outros subgrupos de pacientes é bastante discutido, em virtude da alta incidência de complicações, sejam elas concomitantes ou em consequência do implante do próprio marca-passo. Alguns pacientes portadores de bloqueio completo de ramo direito (BCRD) e bloqueio fascicular novo, assim como aqueles portadores de BAV de primeiro grau e BCRE, podem beneficiar-se de seu uso, devido à grande incidência de progressão para bloqueios de alto grau. O marca-passo definitivo, diante das razões expostas, só será utilizado nos pacientes com BAV de terceiro grau e infarto de parede anterior e naqueles com bloqueio fascicular, que desenvolveram BAV total durante a internação, mesmo de modo transitório.

Com a melhora obtida a partir da manutenção do sincronismo AV, deve-se preferir o implante de marca-passo sequencial, sempre que possível. Isso é ainda mais importante em pacientes com distúrbio hemodinâmico significativo e especialmente naqueles com infarto do VD, que exibem uma sensibilidade toda especial à contratilidade atrial e à manutenção do sincronismo AV. A melhora conseguida no débito cardíaco, com o marca-passo sequencial, está entre 25 e 30%.

As complicações do uso de marca-passos no infarto agudo do miocárdio estão relacionadas no Quadro 52.9.

No Quadro 52.10, observa-se a evolução dos bloqueios cardíacos no IAM.

Quadro 52.9 Complicações do uso de marca-passo cardíaco no IAM.

Complicação	Incidência (%)
Perda de captura	18,5
Atrito pericárdico	5,3
Arritmia ventricular	2,4
Perfuração ventricular	2,1
Infecção na ferida	1,2
Punção arterial	1,2
Estimulação diafragmática	1,0
Flebite	0,6

Quadro 52.10 Evolução dos bloqueios no IAM.

Bloqueio	Incidência (%)	Progressão (%)	Mortalidade com BAV (%)	Mortalidade sem BAV (%)
HBAE	7,0	–	25	20
HBPE	0,6	–	50	20
BCRD	2,8	27	51	20
BCRE	5,2	15	45	20
BCRD/HBAE	1,1	42	71	20
BCRD/HBPE	3,7	31	48	20
Alternante	6,0	44	44	20
BAV	2,6	–	85	20

HBPE: hemibloqueio posterior esquerdo.

XIV. **Tratamento cirúrgico.** A revascularização miocárdica cirúrgica na fase aguda do infarto está indicada quando:
- Não se obtém sucesso com a angioplastia e há persistência da dor ou instabilidade hemodinâmica, desde que a anatomia coronariana seja favorável. No entanto, estes casos apresentam alta mortalidade
- IAM com angina recorrente, refratária à terapêutica medicamentosa, contraindicação para angioplastia e anatomia coronariana favorável
- Revascularização associada à correção das complicações mecânicas do IAM.

As situações nas quais a cirurgia de revascularização miocárdica de urgência ou emergência está indicada são descritas a seguir:

A. **Oclusões ou perfurações coronárias no laboratório de cateterismo, seja durante cinecoronariografia, angioplastia coronária, colocação de *stent*, durante uso de *laser*, ou realização de aterectomia coronária rotacional (rotablator) para desobstrução coronária.**

B. **Pacientes com quadro de choque cardiogênico pós-infarto, nos quais a evolução da obstrução coronária evolua de maneira subaguda.** É necessário avaliá-los para a possível realização de angioplastia coronária e, quando esta não for tecnicamente possível, estará indicada a cirurgia de revascularização miocárdica.

C. **Doença multiarterial, com outras coronárias lesionadas além daquela ocluída no episódio de infarto – evolução com um quadro de angina importante pós-infarto.**

D. **Após reperfusão por trombolítico, naqueles pacientes nos quais a anatomia coronária se mostre desfavorável para a realização de angioplastia.**

E. **Para correção simultânea de lesões pós-infarto, tais como CIV, insuficiência mitral, aneurisma ventricular complicado, ou até mesmo ruptura ventricular.**

Sabidamente, a mortalidade cirúrgica se eleva quando a cirurgia de revascularização miocárdica é efetuada em situações de urgência, durante situações de isquemia em evolução e choque cardiogênico.

Outra opção intervencionista no infarto agudo do miocárdio é a realização de angioplastia primária: trata-se de método realizado em laboratório de hemodinâmica, no qual a reperfusão é obtida por cateter-balão de angioplastia, realizada dentro do prazo de 6 h após a oclusão coronária. A possibilidade de êxito é maior que a realizada com cirurgia de revascularização miocárdica, uma vez que a angioplastia primária é um procedimento mais simples, sendo a sua exequibilidade bem maior que a do tratamento cirúrgico.

Bibliografia

ACCF/AHA Guideline for the Management of ST-Elevation Myocardial Infarction: A Report of the American College of Cardiology Foundation/American Heart Association Task Force on Practice Guidelines; 2013.

Alpert JS, Thygesen K et al. Myocardial infarction redefined – a consensus document of The Joint European Society of Cardiology/American College of Cardiology Committee for the redefinition of myocardial infarction. JACC. 2000; 36:959-69.

Antman EM, Anbe DT, Armstrong PW et al. ACC/AHA Guideline for the management of patients with ST-T elevation myocardial infarction. JACC. 2004; 44(3):672-719.

Antoniucci D, Santoro GM, Bolognese L et al. Elective stenting in acute myocardial infarction: Preliminary results of the Florence randomized elective stenting in acute coronary occlusion (FRESCO) study (abstract). J Am Coll Cardiol. 1997; 29(Suppl A):456A.

Arvinder Grover, Charanjit SR. The importance of early patency after acute myocardial infection. Current Opinion in Cardiology. 1995; 10:361-6.

Berman DS, Garcia EV, Maddah J. Thallium-201 myocardial scintilography in the detection and evaluation of coronary artery disease. In: Berman DS, Mason DT. Clinical Nuclear Cardiologic. Crue & Stractton. 1981:49-106.

Braunwald E, Müller JE et al. Role of beta adrenergic blochade in the therapy of patients with myocardial infarction. Am J Med. 1983; 74:113-23.

Brehm M, Darrelmann E, Strauer BE. Stem cell therapy in acute myocardial, Internist (Berl). 2008; 49(9):1068-78.

Brown III WM, Jay JL, Gott JP et al. Warm blood cardioplegia: superior protection after acute myocardial ischemia. Ann Thorac Surg. 1993; 55:32-42.

Cesar, LA Machado, Moretti, MA. Analise crítica da reperfusão precoce no infarto agudo com supradesnível de ST: trombólise química e intervenção percutânea primária. Rev Soc Cardiol Estado de São Paulo. 2016; 26(2):93-8.

Chung EK. Artificial pacing in myocardial infarction. In: Chung EK. Artificial cardiac pacing – practical approach. 2. ed. Williams & Wilkins; 1984. p. 185-204.

Cohn H. Surgical management of acute and chronic cardiac mechanical complications due to myocardial infarction. Am H J. 1981; 102:1049-60.

Consenso. Reabilitação após infarto agudo do miocárdio. Arq Bras Cardiol. 1995; 64(3):289-96.

Coumadin Aspirin Reinfarction Study (CARS) Investigators. Randomised double-blind trial of fixed low-dose warfarin with aspirin after myocardial infarction. Lancet. 1997; 350(9075):389-96.

de Jaegere PP, Simoons ML. Immediate angioplasty: A conservative view from Europe: Cost effectiveness needs to be considered. Br Heart J. 1995; 73:407.

Domingues-Rodriguez A, Fard SS, Abreu-Gonzalez P et al. Randomised, double-blind, placebo-controlled trial of ivabradine in patients with acute coronary syndrome: effects of the I (f) current inhibitor ivabradine on reduction of inflammation markers in patients with acute coronary syndrome-RIVIERA. Trial Study Design and Rationale Cardiovasc Drugs Ther. 2009 Feb 20.

Ellis SG. Interventions in acute myocardial infarction – Salvage angioplasty. Presented at annual session of the American College of Cargiology. Atlanta; USA, 1998. In: ACC'98 Highlights on CD-ROM – American College of Cardiology, 1998.

Fuller EE, Alemu R, Harper JF et al. Relation of nausea and vomiting in acute myocardial infarction to location of the infarct. Am J Cardiol. 2009; 104(12)1638-40.

Gislason GH, Jacobsen S, Rasmussen JN et al. Risk of death or reinfarction associated with the use of selective cyclooxygenase-2 inhibitors and nonselective nonsteroidal anti-inflammatory drugs after acute myocardial infarction. Circulation. 2006; 113:2906-13.

Gray RJ, Sethna D, Matloff JM. The role of cardiac surgery in acute myocardial infarction. I. With mechanical complications. Am H J. 1983; 106:723-8.

Grines CL. Aggressive intervention for myocardial infarction: angioplasty, stents, and intra-aortic balloon pumping. Am J Cardiol; 1996; 78(3A):29-34.

Grines CL, Browne KF, Marco J et al. A comparison of immediate angioplasty with thrombolytic therapy for acute myocardial infarction. N Engl J Med. 1993; 328:673-9.

Gruppo Italiano per lo Studio della Sopravvivenza nell'Infarto Miocardico. GISSI-3: effects of lisinopril and transdermal glyceryl triitrate singly and together on 6-week mortality and ventricular function after acute myocardial infarction. Lancet. 1994; 343:1115-72.

Hundley WG, Lange RA, Clarke GD et al. Assessment of coronary arterial flow and flow reserve in humans with magnetic resonance imaging. Circulation. 1996; 8:1502-8.

III Diretriz sobre Tratamento do Infarto Agudo do Miocárdio. Arq Bras Cardiol. 2004; 83(Suppl IV):8-86.

ISIS-4 (Fourth International Study of Infarct Survival) Collaborative Group. ISIS-4: A randomised factorial trial assessing early oral captopril, oral mononitrate, and intravenous magnesium sulphate in 58,050 patients with suspected acute myocardial infarction. Lancet. 1995; 345:669-81.

Jeremias A, Kaul S, Rosengart TK et al. The impact of revascularization on mortality in patients with nonacute coronary artery disease. Am J Med. 2009; 122(2):152-61.

Kendall MJ, Lynch KP, Hjalmarson A et al. Beta-blockers and sudden cardiac death. Ann Intern Med. 1995; 123(5):358-67.

Kirklin JW, Barratt-Boyes BG. Stenotic arteriosclerotic coronary artery disease. In: Kirklin JW, Barratt-Boyes BG. Cardiac Surgery. New York: Churchill Livingstone; 1993. p. 285.

Lange RA, Hillis LD. Immediate angioplasty for acute myocardial infarction. N Engl J Med. 1993; 328:726.

Lester RM, Wagner GS. Infarto agudo do miocárdio. Clínicas Médicas da América do Norte. 1979; 3-23.

Martin-Rendon E, Brunskill S, Dorée C et al. Stem cell treatment for acute myocardial infarction. Cochrane Database Syst Rev. 2008; 4:CD006536.

Newby DE, McLeod AL, Uren NG et al. Impaired coronary tissue plasminogen activator release is associated with coronary atherosclerosis and cigarette smoking: Direct link between endothelial dysfunction and atherothrombosis. Circulation. 2001; 103:1936-41.

Nogueira de Macedo R, de Paula Miranda S, Vieira da Costa RL. Spontaneous coronary artery dissection – a diagnosis to be considered in young patients presenting with acute myocardial infarction. J Invasive Cardiol. 2009; 21(12):E245-7.

Oliva PB, Hammill SC, Edwards WD. Cardiac rupture, a clinically predictable complication of acute myocardial infarction: report of 70 cases with clinicopathologic correlations. J Am Coll Cardiol. 1993; 22:720-6.

Oliveira SA, Souza JM. Cirurgia de revascularização miocárdica. In: Socesp Cardiologia – Atualização e Reciclagem. Rio de Janeiro: Atheneu; 1994; 346.

Olona M, Candell-Riera J, Permanyer-Miralda G et al. Strategies for prognostic assessment of uncomplicated first myocardial infarction: 5-year follow-up study. JACC. 1995; 25(4):815-22.

Pateron D, Beyne P, Laperche et al. Elevated circulating cardiac troponin I in patients with cirrhosis. Hepatology. 1999; 29(3):640-3.

Perez MI, Musini VM, Wright JM. Effect of early treatment with anti-hypertensive drugs on short and long-term mortality in patients with an acute cardiovascular event. Cochrane Database Syst Rev. 2009; 4:CD006743.

Piegas LS, Feitosa G, Mattos LA et al. Sociedade Brasileira de Cardiologia. IV Diretriz da Sociedade Brasileira de Cardiologia sobre Tratamento do Infarto agudo do Miocárdio com Supradesnível do Segmento ST. Arq Bras Cardiol. 2009; 93(6 Suppl 2):e179-e264.

Roberts R, Gowda KS, Ludbrook PA, Sobel BE. Am J Cardiol. 1975; 36:433.

Rude RE, Müller E, Braunwald E. Efforts to limit the size of myocardial infarct. Am Int Med. 1981; 95:736-61.

Stefanini E, Herrmann JLV. Análise crítica dos medicamentos utilizados no tratamento do IAM. RSCESP. 1993; 3(2):49-55.

Stone GW, Grines CL, Browne KF et al. Implications of recurrent ischemia after reperfusion therapy in acute myocardial infarction: a comparison of thrombolytic therapy and primary angioplasty. J Am Coll Cardiol. 1995; 26:66.

Stone GW, Grines CL, Browne KF et al. Predictors of in-hospital and 6-month outcome after acute myocardial infarction in the reperfusion era: the primary angioplasty in myocardial infarction (PAMI) Trial. J Am Coll Cardiol. 1995; 25:370-7.

Storrow AB, Gibler WB. Chest pain centers: Diagnosis of acute coronary syndromes. Ann Emerg Med. 2000; 35(5):449-61.

Zijlstra F, van't Hof AWJ, Liem AL et al. Transferring patients for primary angioplasty: A retrospective analysis of 104 selected high risk patients with acute myocardial infarction. Heart. 1997; 78:333-6.

53
DISSECÇÃO AÓRTICA
Marco Tulio Baccarini Pires

I. **Introdução.** A dissecção aguda da aorta é uma condição que apresenta baixa incidência (em torno de 2,9 casos/100.000 pessoas/ano), porém é de grande importância devido à alta mortalidade precoce (1%/h) quando não reconhecida e tratada de imediato.

Acredita-se que a dissecção da aorta se inicie com um rasgo na aorta íntima que expõe diretamente uma camada média subjacente à pressão intraluminal do sangue. A camada média é separada em duas camadas, dissecando assim a parede da aorta. Impulsionado pela pressão do sangue intraluminal, o processo de dissecção se prolonga por uma distância variável ao longo da parede da aorta; a extensão da dissecção ocorre em direção anterógrada tipicamente, mas, por vezes, estende-se de modo retrógrado, a partir do local da ruptura da íntima. O espaço cheio de sangue entre as camadas dissecadas da parede da aorta torna-se a assim chamada "falsa luz".

Uma teoria alternativa sugere que a dissecção começa com a ruptura de um *vasa vasorum* dentro da camada média da aorta, o que resulta na formação de um hematoma intramural. O hematoma, em seguida, rompe-se através da camada íntima, criando um rasgo nela e consequente dissecção aórtica.

DeBakey divide a dissecção aórtica em três tipos: tipo I, quando se origina na aorta ascendente e se estende pelo menos até o arco aórtico; tipo II, quando se restringe à aorta ascendente; e tipo III, quando se origina na aorta descendente. A classificação de Stanford divide as dissecções em tipo A, quando há acometimento da aorta ascendente, e tipo B, quando ela não é atingida (Figura 53.1).

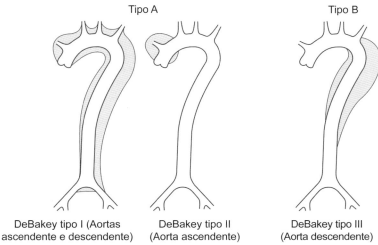

Figura 53.1 Classificação de Stanford (tipos A e B) e de DeBakey (tipos I, II e III).

O quadro é considerado como agudo (quadro < 14 dias) ou crônico (quadro > 14 dias). O pico de incidência é entre os 60 e 70 anos, sendo os homens mais acometidos, na proporção de 2:1. Os principais fatores predisponentes são degeneração da camada média da aorta (p. ex., síndromes de Marfan e de Ehrlers-Danlos), idade avançada e hipertensão arterial, mas outros fatores podem estar associados, como traumatismos torácicos acometendo a aorta, estenose aórtica, coarctação da aorta, traumatismo iatrogênico e gravidez.

A úlcera aterosclerótica penetrante (UAP) e o hematoma intramural (HIM) também são considerados como variantes da dissecção aórtica. A UAP representa uma ulceração focal da camada íntima da aorta, em uma região onde já ocorria a doença aterosclerótica. A doença pode progredir para a camada média e para uma dissecção aórtica completa. Já o HIM é observado quando um trombo intramural surge, não havendo evidências de ruptura associada da camada íntima. Uma causa possível seria *vasa vasorum*, que se rompe para o interior da parede da aorta. O HIM pode também evoluir para uma dissecção aórtica completa em caso de surgimento de uma lesão que leve à ruptura da camada íntima.

II. **Quadro clínico.** A dor torácica é a manifestação clínica mais frequente, ocorrendo em até 96% dos casos. Apresenta-se tipicamente como dor aguda, intensa e de início súbito, sendo de localização variada (mas apresenta certa correlação com o ponto da dissecção).

A hipertensão é um achado comum, especialmente na dissecção aórtica distal. Pacientes com acometimento da artéria subclávia podem apresentar pseudo-hipotensão, resultante da mensuração a partir de um membro cuja perfusão está comprometida. Nesses pacientes, é possível encontrar o déficit de pulso, fruto de dissecção tipo A com o envolvimento das artérias carótidas, subclávias e femorais.

A insuficiência aórtica aguda ocorre em mais de 1/3 dos pacientes com dissecção proximal, podendo associar-se à oclusão coronária e quadros de isquemia miocárdica, inclusive infarto agudo do miocárdio. Outras manifestações descritas são a síncope, o acidente cerebrovascular, a insuficiência renal, o infarto mesentérico e a paraplegia.

III. **Diagnóstico.** O diagnóstico é fundamentado na suspeita clínica seguida da confirmação por exame de imagem acurado e rápido. A radiografia de tórax e o eletrocardiograma, apesar de inespecíficos, são úteis. Os exames de imagem devem confirmar o diagnóstico e fornecer dados relativos a localização, extensão e tipo de dissecção, existência de trombos, comprometimento de ramos aórticos e sinais de ruptura iminente.

A ressonância magnética (RM) é geralmente menos utilizada, pois tem contraindicação relativa em pacientes instáveis por requerer maior período para a aquisição das imagens e por não estar amplamente disponível.

A aortografia é menos utilizada como exame inicial, pois requer equipe especializada para realização e é um procedimento invasivo.

A tomografia computadorizada (TC) é acurada, rápida e disponível na maioria das unidades de emergência, sendo o método de imagem mais usado como primeira escolha. A angiotomografia, com o uso de contraste iodado, propicia imagens muito acuradas e precisas, orientando o tratamento. Deve-se alertar para a situação em que contrastes iodados usados neste exame possam levar à evolução de uma doença renal já existente ou desencadear algum grau de insuficiência renal.

Nos casos em que a insuficiência aórtica é suspeitada ou o paciente está instável, o ecocardiograma transesofágico (ETE) pode ser o procedimento de escolha, por ser rápido, seguro, de baixo custo e bastante disponível. Já o ecocardiograma transtorácico (ETT) apresenta limitações para o diagnóstico, mas é útil na abordagem inicial por ser um exame não invasivo e de fácil execução. É ideal que se associem os resultado de diversos exames sempre que necessário. O principal diagnóstico diferencial da dissecção aguda da aorta é o infarto agudo do miocárdio.

IV. **Tratamento.** Avanços no tratamento dos pacientes com dissecção aórtica resultaram na diminuição de sua mortalidade e morbidade. Todo paciente com suspeita clínica desta condição deve ser admitido em unidade de terapia intensiva (UTI), e exames de imagem devem ser solicitados emergencialmente.

O tratamento clínico deve ser iniciado imediatamente, antes mesmo de se confirmar o diagnóstico. O tratamento inicial objetiva o alívio da dor e o controle da frequência cardíaca e da pressão arterial. O objetivo terapêutico na fase aguda é alcançar uma frequência cardíaca entre 55 e 65 bpm, e pressão arterial sistólica (PAS) entre 100 e 120 mmHg. Os betabloqueadores por via intravenosa (IV) são os medicamentos de escolha. Na vigência de contraindicação absoluta para uso desses fármacos, podem-se, com menor benefício, utilizar os bloqueadores dos canais de cálcio. Nas situações em que o controle da pressão arterial for insuficiente com as doses plenas de betabloqueadores, associa-se o nitroprussiato de sódio. Na hipotensão verdadeira, deve-se suspeitar de ruptura aórtica ou tamponamento cardíaco, realizando-se a rápida expansão volêmica.

Após a abordagem inicial, a terapia definitiva deve ser instituída. Sempre que uma dissecção aórtica envolver a aorta ascendente, estará indicada a intervenção cirúrgica imediata. Pacientes com dissecções agudas confinadas à aorta descendente tendem a evoluir bem com a terapia clínica; entretanto, nesses casos, quando ocorrer uma complicação grave, a cirurgia ou o tratamento endovascular estará indicado.

Os objetivos habituais da cirurgia definitiva incluem a abordagem do local acometido e a obliteração da entrada da falsa luz, sendo feita a interposição de enxerto vascular. O sangramento, a infecção, a insuficiência pulmonar e a insuficiência renal constituem as complicações precoces pós-operatórias mais comuns.

As complicações tardias incluem regurgitação aórtica progressiva, se a valva aórtica não houver sido substituída, a formação de aneurismas localizados e uma dissecção recorrente. A sobrevida cirúrgica em 30 dias para as dissecções proximais e distais é de 74 e de 69%, respectivamente.

Em pacientes com dissecção de tipo B, notadamente em casos de evolução menos aguda, os resultados do tratamento endovascular (implante de endoprótese) têm sido bastante encorajadores. Eles mostram uma vantagem cirúrgica do implante de endoprótese (Figura 53.2) nas dissecções mais agudas de tipo B, possibilitando a remodelação da aorta descendente em 91% dos vasos, e em apenas 19% dos pacientes tratados com medicamentos e acompanhamento clínico. Além disso, em 5 anos, até 50% dos pacientes com dissecções do tipo B morrem por todas as causas, com uma proporção significativa de óbitos devido a uma ruptura aórtica. Nas dissecções de tipo B, o objetivo do reparo endovascular é tratar as complicações da dissecção, induzir a remodelação aórtica e a trombose da falsa luz, o que já demonstrou bons resultados a longo prazo. A colocação do enxerto da endoprótese, no entanto, está associada a uma incidência de morte, acidente vascular encefálico, paraplegia e dissecção retrógrada de tipo A. Alguns especialistas defendem imagens de alta intensidade nos primeiros 14 dias para detectar o desenvolvimento de complicações no início do curso da doença, com o tratamento eletivo planejado na fase subaguda.

Os pacientes que sobrevivem à hospitalização inicial de uma dissecção aórtica devem ser mantidos sob rigoroso controle da pressão arterial, com PAS inferior a 130 mmHg. Complicações tardias são mais comuns durante os primeiros 2 anos, devendo o paciente ser acompanhado periodicamente.

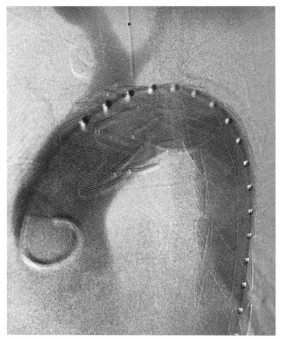

Figura 53.2 Endoprótese aórtica implantada para tratamento de úlcera aórtica penetrante (UAP) na proximidade da artéria subclávia esquerda. A endoprótese se encontra bem posicionada, após a artéria carótida esquerda, tendo sido necessária a oclusão da artéria subclávia esquerda por sua proximidade com a úlcera. A circulação para o membro superior esquerdo se faz através da circulação colateral, sendo de boa qualidade e não causando isquemia do membro.

Bibliografia

Albuquerque LC, Braile DM, Palma JH et al. Diretrizes para o tratamento cirúrgico das doenças da aorta da Sociedade Brasileira de Cirurgia Cardiovascular. Rev Bras Cir Cardiovas. 2007; 22.

Banoub M. Anesthesia for thoracic aortic surgery. In: Estafanous FG, Barash PG, Reves JG. Cardiac anesthesia: principles and practice. 2. ed. Lippincott Williams & Wilkins; 2001.

Chavan A, Lotz J, Oelert F et al. Endoluminal treatment of aortic dissection. Eur Radiol. 2003; 13:2521-34.

Clough RE, Nienaber CA. Evidence for and risks of endovascular treatment of asymptomatic acute type B aortic dissection. J Cardiovasc Surg (Torino). 2017; 58(2):270-7. doi: 10.23736/S0021-9509.16.09849-9. Epub 2017 Jan 3.

Fattori R, Tsai TT, Myrmel T et al. Complicated acute type B dissection: is surgery still the best option?: a report from the International Registry of Acute Aortic Dissection. JACC Cardiovasc Interv. 2008; 1(4):395-402. doi: 10.1016/j.jcin.2008.04.009.

Isselbacher EM. Diseases of the aorta. In: Zipes DP et al. Braunwald's heart disease: a textbook of cardiovascular medicine. 7. ed. Philadelphia: Elsevier; 2005.

Khan IA, Nair CK. Clinical, diagnostic, and management perspectives of aortic dissection. Chest. 2002; 122:311-28.

Lombardi JV, Cambria RP, Nienaber CA et al. Prospective multicenter clinical trial (STABLE) on the endovascular treatment of complicated type B aortic dissection using a composite device design. J Vasc Surg. 2012; 55(3):629-640.e2.

Nienaber CA, Rousseau H, Eggebrecht H et al.; INSTEAD Trial. Randomized comparison of strategies for type B aortic dissection: the INvestigation of STEnt Grafts in Aortic Dissection (INSTEAD) trial. Circulation. 2009; 120(25):2519-28. doi: 10.1161/CIRCULATIONAHA.109.886408. Epub 2009 Dec 7.

Ulug P, McCaslin JE, Stansby G et al. Endovascular versus conventional medical treatment for uncomplicated chronic type B aortic dissection. Cochrane Database Syst Ver. 2012; 11:CD006512.

ANEURISMAS DA AORTA ABDOMINAL

Marco Tulio Baccarini Pires

I. **Introdução.** Entende-se como aneurisma uma dilatação focal de um vaso, em relação à porção adjacente desse mesmo vaso. Os aneurismas verdadeiros são aqueles nos quais ocorre envolvimento de todas as três camadas da parede vascular. Já os pseudoaneurismas são formados por extravasamento de sangue através de ruptura na camada íntima, sendo esse contido pela adventícia ou pelos tecidos moles adjacentes.

Na aorta, dilatações anormais podem ocorrer em qualquer ponto de sua extensão, mas a porção abdominal reúne a maioria dos casos.

II. **Características.** O aneurisma da aorta abdominal (AAA) é definido por diâmetro igual ou superior a 1,5 vez o diâmetro da aorta no nível das artérias renais. Em geral, diâmetros acima de 3,0 cm são considerados típicos de aneurismas. Na maioria das vezes, os aneurismas se encontram em posição infrarrenal, e acometem o segmento da aorta entre as artérias renais e a artéria mesentérica inferior; em cerca de 5% dos casos existe envolvimento de artérias renais e/ou viscerais.

Pacientes com um AAA não roto são frequentemente assintomáticos, mas podem queixar-se de dor abdominal inespecífica, localizada nos flancos ou na região lombar. Além disso, o paciente pode queixar-se de massa abdominal, que pode ou não ser pulsátil. O exame físico pode revelar essa massa pulsátil ou, menos comumente, um sopro aórtico. Porém, o exame físico não é sensível nem específico para detecção de AAA. Uma palpação abdominal adequada pode ficar dificultada em indivíduos muito obesos.

Em alguns casos, algumas complicações pouco comuns podem levar ao diagnóstico de AAA. Por exemplo, quando existem placas ateromatosas acometendo a região do aneurisma, podem ser formados êmbolos que, ao serem deslocados pela circulação sanguínea, ocasionam oclusão arterial aguda. Mais raramente podem ocorrer compressão de estruturas ou erosão, levando a: obstrução ureteral; erosão de corpos vertebrais; obstrução duodenal. Porém, antes da ocorrência de ruptura, o diagnóstico geralmente é incidental.

III. **Fatores de risco**
  A. **Os fatores de risco de AAA são:**
    1. **Idade.** A prevalência de AAA em indivíduos com idade inferior a 60 anos é muito baixa, mas aumenta muito após essa idade. Isso traz à tona uma questão importante: o paciente que tem maior probabilidade de apresentar um AAA é aquele que menos pode se beneficiar do tratamento, já que a mortalidade nessa faixa etária é aumentada pela presença de comorbidades significativas.
    2. **Tabagismo.** É o principal fator de risco para o desenvolvimento de aneurismas, e o fator mais fortemente associado à formação de AAA. Além disso, o tabagismo acelera o crescimento do aneurisma.
    3. **Sexo e etnia.** O AAA é 4 a 5 vezes mais comum em homens e, em um estudo com veteranos, foi mostrada uma incidência duas vezes maior em brancos.
  B. **São fatores de risco adicionais para ruptura:**
    1. Diâmetro igual ou superior a 5,5 cm no homem ou 5,0 cm na mulher.
    2. Aneurismas com rápido crescimento em seu diâmetro maior.

3. Pacientes portadores de doença do tecido conjuntivo.
4. Diabetes melito.
5. Aterosclerose.
6. Hipertensão descontrolada.
7. História familiar.

Nos EUA, a ruptura de AAA é a 13ª causa de morte, responsável por 10.000 a 15.000 mortes naquele país. Entre os pacientes que se apresentam com essa emergência médica, 40 a 50% morrem antes de chegarem ao hospital, e a mortalidade global associada a AAA roto é de aproximadamente 90%. Além disso, a mortalidade está fortemente associada a retardo no diagnóstico e no tratamento.

IV. **Apresentação clínica e diagnóstico.** A ruptura do AAA leva, na maioria dos casos, a colapso hemodinâmico e morte. Quando os pacientes sobrevivem até a chegada ao pronto atendimento, podem apresentar a tríade clássica de dor, hipotensão e massa abdominal pulsátil. Porém, a síncope pode ser a única queixa do paciente. Em um bom número de casos, a hemorragia é contida temporariamente no retroperitônio, de modo que o paciente mantém estabilidade hemodinâmica por algum tempo, o que dificulta o diagnóstico.

São relatadas algumas apresentações incomuns, como hemorragia digestiva maciça secundária a fístula aortoentérica, e a formação de fístula aortocava. Em até 10% dos casos podem estar presentes sintomas urológicos, geralmente simulando uma cólica nefrética. Outras queixas são: dor na coxa ou na região inguinal; dor testicular bilateral; neuropatia femoral.

Quando houver suspeita de AAA, é indicada a realização de exames de imagem. A escolha do método de imagem depende do estado hemodinâmico do paciente e do nível de suspeita de ruptura do aneurisma. Para confirmação de ruptura de AAA, a ultrassonografia de abdome representa uma ferramenta rapidamente disponível e com boa acurácia, que pode ser realizada à beira do leito, o que evita o transporte de um paciente potencialmente instável.

A tomografia computadorizada, em especial a helicoidal, apresenta maior sensibilidade para detecção de sangue extraluminal, e é mais eficaz em definir ruptura do aneurisma. A avaliação clínica é de extrema importância para se decidir entre prosseguir com a investigação por meio de imagens em paciente com evidências de AAA à ultrassonografia e sintomas compatíveis com ruptura ou levá-lo diretamente à cirurgia. Essa decisão deve ser tomada em conjunto com a equipe cirúrgica.

O exame de angiotomografia revela-se extremamente importante, inclusive para o planejamento do tratamento a ser instituído.

A. **O diagnóstico diferencial de ruptura de AAA inclui os seguintes:**
- Cólica nefrética
- Diverticulite
- Pancreatite
- Isquemia coronariana em parede inferior
- Isquemia mesentérica
- Doença do trato biliar.

O Quadro 54.1 traz as recomendações para avaliação do risco de AAA em relação ao diagnóstico.

V. **Tratamento.** Devido ao risco de ruptura, o reparo cirúrgico deve ser feito eletivamente em indivíduos do sexo masculino com aneurismas maiores que 5,5 cm de diâmetro, e no sexo feminino com diâmetros acima de 5 cm de diâmetro. Tradicionalmente, o reparo cirúrgico aberto convencional foi considerado a primeira abordagem de escolha. No entanto, ao longo das últimas duas décadas o tratamento endovascular de aneurisma (EVAR) ganhou aceitação como opção de tratamento.

Quadro 54.1 Recomendações para avaliação do risco de AAA em relação ao diagnóstico.
1. Cogitar o diagnóstico em todo idoso com dor abdominal, lombar ou nos flancos
2. Fazer uma análise dos fatores de risco em todo paciente com queixa de dor abdominal ou lombar
3. Considerar o diagnóstico em todo idoso que se apresente com "cólica renal", bem como nos casos de hipotensão inexplicada ou síncope
4. Diagnosticar com cautela nefrolitíase em idosos com idade acima de 65 anos
5. Idosos com queixa de dor abdominal são de alto risco

A ruptura da aorta é um evento altamente letal, e muitos pacientes morrem antes mesmo de chegarem ao hospital. Entre os que chegam à unidade de emergência, a presença de sinais e sintomas de ruptura de AAA indicam instabilidade, mesmo que o paciente se apresente normotenso. Nesses casos, alguns exames podem realizados na própria sala de emergência. Os pacientes que se apresentam em choque são submetidos imediatamente à cirurgia, podendo ser realizado um exame ultrassonográfico à beira do leito, desde que não retarde a intervenção cirúrgica.

A realização de angiotomografia é de imensa importância, pois pode definir o local exato do aneurisma em relação à emergência das artérias renais e a anatomia das artérias ilíacas, possibilitando, quando possível, a inserção de uma endoprótese (procedimento endovascular).

A reposição volêmica, no contexto da ruptura de AAA, ainda é tema de controvérsia. Hipotensão prolongada no pré-operatório é preditora de mortalidade e de ocorrência de complicações, como insuficiência renal, síndrome de desconforto respiratório agudo e infarto do miocárdio. Dessa forma, alguns autores recomendam a reposição volêmica iniciada já na fase pré-hospitalar, mantida durante todo o período de observação na unidade de emergência. Outros autores não apoiam essa abordagem, argumentando que a hipotensão protegeria contra perda contínua de sangue, favorecendo a formação de coágulo no ponto de ruptura. A elevação da pressão arterial, com a infusão de cristaloides, pode deslocar esses coágulos e levar à coagulopatia dilucional. Não existem evidências que apoiem uma dessas duas abordagens, de modo que o mais indicado é manutenção de uma pressão sistólica de pelo menos 90 mmHg.

O reparo cirúrgico tradicional envolve ressecção de todo o segmento doente, via laparotomia mediana ou incisão retroperitoneal. Também não existem evidências que apontem ser uma abordagem superior à outra. A anastomose proximal é realizada abaixo da emergência das artérias renais; a anastomose distal é realizada em modalidade terminoterminal em continuidade com o coto distal da aorta ou terminolateral com as artérias ilíacas comuns (prótese bifurcada). A maioria dos cirurgiões evita o uso de heparina na abordagem do AAA roto, porque esses pacientes invariavelmente apresentam coagulopatia, o que torna a hemostasia bastante difícil.

A abordagem através de procedimento endovascular é segura, desde que executada em locais em que exista infraestrutura de equipe cirúrgica treinada no procedimento, além de equipamento de radiologia de qualidade. O procedimento evita a laparotomia, fazendo-se o acesso através de incisões nas regiões inguinais (artérias femorais), e inserindo-se a endoprótese e seus ramos através dessas incisões.

A presença de aneurisma da artéria ilíaca é associada a aumento da mortalidade no tratamento dos casos de um AAA roto. Em uma recente revisão, a mortalidade peroperatória do reparo endovascular foi de 42%, e na cirurgia aberta foi 63,49%, sendo o tempo de permanência no hospital menor no grupo que recebeu tratamento endovascular. Entretanto, uma revisão Cochrane de 2014, a partir dos dados disponíveis indica que não há diferença nos desfechos avaliados entre EVAR e reparo aberto, especificamente na mortalidade em 30 dias.

Uma opção técnica nos casos de ruptura aguda, para se abreviar o tratamento endovascular em doentes em situação crítica, é o implante de uma prótese monoilíaca, direcionando-se o fluxo arterial para apenas um dos membros; em seguida, a cirurgia é complementada com um *bypass* femorofemoral (cruzado).

As principais complicações operatórias envolvem os pulmões, o coração, os rins e o sistema nervoso. Em especial, a insuficiência renal pós-operatória é preditora de prognóstico adverso após reparo de aneurisma. Recomendam-se otimização dos parâmetros hemodinâmicos no pré-operatório e manutenção de um volume intravascular adequado, na tentativa de prevenir essa complicação.

VI. Prevenção e triagem. Alguns estudos indicam que a realização de uma ampla triagem de busca, em indivíduos do sexo masculino após os 65 anos de idade, pode ser extremamente vantajosa tanto do ponto de vista de diminuição da mortalidade causada pelos AAA, como do ponto de vista econômico. Um estudo de âmbito nacional realizado na Suécia e publicado em 2016 confirma esta premissa.

Bibliografia

Badger S, Bedenis R, Blair PH et al. Endovascular treatment for ruptured abdominal aortic aneurysm. Cochrane Database Syst Rev. 2014; (7):CD005261. doi: 10.1002/14651858.CD005261.pub3.

Knaut AL Jr, Cleveland JC. Aortic emergencies. Emergency Medicine Clinics of North America. 2003; 21:817-45.

Leo E, Biancari F, Nesi F et al. Risk-scoring methods in predicting the immediate outcome after emergency open repair of ruptured abdominal aortic aneurysm. Am J Surg. 2006; 192(1):19-23.

Marston WA, Ahlquist R, Johnson G et al. Misdiagnosis of ruptured abdominal aortic aneurysms. J Vasc Surg. 1992; 16:17-22.

Mohler ER, Fairman RM. Epidemiology, clinical features, and diagnosis of abdominal aortic aneurysm. In: UptoDate Software. 2005; 13:2.

Novo Martínez GM, Ballesteros Pomar M, Menéndez Sánchez E et al. Endovascular repair versus open surgery in patients with ruptured abdominal aortic aneurysms: 12 years review. [Article in English, Spanish] Cir Esp. 2017; 95(1):38-43.

Paravastu SC, Jayarajasingam R, Cottam R et al. Endovascular repair of abdominal aortic aneurysm. Cochrane Database Syst Rev. 2014; (1):CD004178. doi: 10.1002/14651858.CD004178.pub2.

Rogers RL, McCormack R. Aortic disasters. Emergency Medicine Clinics of North America. 2004; 22:887-908.

Thammaroj J, Vungtal S, Srinakarin J. Predictive CT features in ruptured abdominal aortic aneurysm. J of the Medical Association of Thailand. 2006; 89(4):434-40.

Wanhainen A, Hultgren R, Linné A et al. Swedish Aneurysm Screening Study Group (SASS). Outcome of the Swedish Nationwide Abdominal Aortic Aneurysm Screening Program. Circulation. 2016; 134(16):1141-8. Epub 2016 Sep 14.

INSUFICIÊNCIA CARDÍACA CONGESTIVA

Leonor Garcia Rincon
Marco Tulio Baccarini Pires
João Carlos Travassos

55

I. **Introdução.** A insuficiência cardíaca é uma síndrome de alta prevalência e um problema de saúde pública crescente em nosso meio, visto que, com o envelhecimento da população, sua incidência vem aumentando nos últimos anos. Dentre as doenças cardiocirculatórias, a insuficiência cardíaca descompensada é atualmente uma das principais causas de internação hospitalar. Por limitar a capacidade laborativa do indivíduo, tem como consequência importante repercussão nas esferas psicológica e socioeconômica. As manifestações mais graves apresentam taxas de mortalidade elevadas, podendo chegar a 50% em 1 ano.

A expressão **insuficiência cardíaca congestiva** (ICC, em inglês: *congestive heart failure*) refere-se à falência do coração direito ou do coração esquerdo. Essa expressão é apenas didática, considerando que existem trabalhos que demonstram alterações no débito ventricular na chamada insuficiência unilateral pura, tanto na bioquímica como na hemodinâmica do ventrículo contralateral. Desse modo, a falência do ventrículo esquerdo é a causa mais frequente de insuficiência ventricular direita. Ambos os ventrículos compartilham uma parede em comum (o septo interventricular), e os feixes musculares que constituem os ventrículos são contínuos. Com a evolução da ICC, torna-se difícil identificar clinicamente efeitos isolados da falência das partes direita ou esquerda do coração.

Grande parte dos pacientes portadores de ICC apresenta quadro de hipertensão arterial sistêmica ou de doença coronariana (ou ambos), como condição antecedente subjacente.

Em aproximadamente 95% dos casos de ICC, o débito cardíaco encontra-se diminuído e, nos 5% restantes, especialmente nos quadros hipercinéticos, pode estar normal ou elevado, mas insuficiente com relação ao aumento das necessidades metabólicas teciduais.

A morbidade e a mortalidade são extremamente altas após o início dos sintomas da ICC. A mortalidade, por exemplo, é de aproximadamente 50% após 2 anos, e de 60 a 70% após 3 anos.

II. **Causas de insuficiência cardíaca (IC).** O Quadro 55.1 descreve de modo didático as causas de IC. É desnecessário enfatizar a utilidade na conduta terapêutica em reconhecer tanto a causa básica como a precipitante de IC. As principais causas de IC nos países desenvolvidos são a cardiopatia isquêmica e a hipertensão arterial sistêmica, isoladas ou associadas. Já as miocardiopatias ocorrem, geralmente, nos países africanos e da América do Sul.

Dentre os pacientes que desenvolvem IC, 1/3 apresenta função sistólica normal. Nesses casos, devem-se excluir doença cardíaca valvular, isquemia recorrente, pericardiopatias, *cor pulmonale* e cardiopatias congênitas. Uma vez que a pesquisa seja negativa, a causa de IC será uma disfunção diastólica. Embora as manifestações clínicas da IC com ou sem disfunção sistólica sejam muito semelhantes, há muita diferença entre os processos fisiopatológicos e, consequentemente, os tratamentos.

Daí a importância de, na IC, ser solicitado o estudo das funções sistólica e diastólica para ajudar na identificação da causa da síndrome e selecionar o tratamento adequado.

III. Fisiopatologia. Nos últimos 40 anos, a síndrome de IC tem sido descrita com base na hipótese hemodinâmica em que se explica como as variáveis fisiológicas pré-carga, pós-carga e contratilidade cardíaca afetam o desempenho do coração. Ao se pensar em estratégia terapêutica, usam-se o débito cardíaco, a pressão capilar pulmonar e a resistência vascular sistêmica como parâmetros para corrigir desarranjos clínicos decorrentes das alterações hemodinâmicas. No prognóstico dos doentes, o tamanho do coração e a fração de ejeção ventricular são usados para a análise da sobrevida;

Quadro 55.1 Classificação da insuficiência cardíaca (IC) de acordo com a etiopatogenia.

A. Distúrbios da contratilidade ventricular (lesão miocárdica primária)
1. Cardiopatia isquêmica
2. Miocardite
3. Miocardiopatias

B. Sobrecarga ventricular
1. Sobrecarga de volume:
- Insuficiências valvares
- Lesões congênitas com *shunts*: CIA, CIV, PCA
- Síndromes hipercinéticas e hipervolêmicas (IC de alto débito)
  ° Hipertireoidismo
  ° Anemia
  ° Beribéri
  ° Doença de Paget
  ° Fístulas arteriovenosas
2. Sobrecarga de pressão:
- Estenose valvar aórtica e pulmonar
- Estenose da via de saída ventricular
- Hipertensão arterial
- Coarctação da aorta

C. Distúrbios do enchimento ventricular (disfunção diastólica)
1. Anomalias do relaxamento:
- Miocardiopatia hipertrófica
- Hipertrofias ventriculares
- Isquemia miocárdica
2. Aumento da rigidez da câmara (redução da complacência):
- Processos infiltrativos (amiloidose)
- Endomiocardiofibrose
- Cardiopatia isquêmica
- Cardiopatia do idoso
3. Interferências mecânicas no desempenho diastólico ventricular:
- Estenose mitral
- Diminuição da distensibilidade ventricular secundária a compressões extrínsecas (pericardite, tamponamento cardíaco)

CIA: comunicação interatrial; CIV: comunicação interventricular; PCA: persistência do canal arterial.
Fonte: adaptado de SBC, 1992.

acrescenta-se também que a cardiologia sempre enfatizou em seus trabalhos medidas de pressão, volume e fluxo.

Sabe-se que em alguns pacientes a evolução da doença permanece, apesar de a causa primária da disfunção ventricular esquerda não estar mais ativa. Nesses casos, a IC avança, porque a alteração inicial dispara um mecanismo endógeno que, uma vez iniciado, leva à perda inexorável de células miocárdicas.

A estimulação simpática e neuro-humoral com alterações endoteliais, inflamatórias, com desequilíbrio da biologia do endotélio e do miócito é o fator endógeno responsável pela progressão da doença e o estresse hemodinâmico, responsável pelos sintomas.

A. Comprometimento hemodinâmico. Os dois mecanismos básicos pelos quais o coração chega à insuficiência são: comprometimento miocárdico primário e sobrecarga excessiva.

A cardiopatia isquêmica por doença aterosclerótica é a principal causa de lesão às células miocárdicas, seguida de miocardiopatias e miocardites.

As sobrecargas cardíacas são divididas em dois grupos: (1) sobrecarga de pressão, como em hipertensão arterial, estenose e coarctação da aorta, estenose pulmonar e hipertensão pulmonar; (2) sobrecarga de volume, como na regurgitação valvular, nos *shunts* ou nas fístulas arteriovenosas.

As necessidades metabólicas dos órgãos e tecidos requerem o aporte de determinado volume sanguíneo, e, pelo fato de essa demanda ser variável, são necessárias adaptações funcionais contínuas. São três os mecanismos que atuam na circulação com essa finalidade: (1) variações no desempenho do coração, alterando o débito cardíaco, que é o volume de sangue posto em circulação pelo coração na unidade de tempo; (2) variações locais pela modificação no tônus basal e na velocidade da circulação, sob ação de fatores químicos, metabólicos e da pressão de perfusão; (3) ação do sistema neurovegetativo, com mudanças no tônus arterial e na redistribuição do fluxo sanguíneo.

O débito cardíaco representa o elemento fundamental dessa adaptação; ele é obtido pelo produto do débito sistólico pela frequência cardíaca, entendendo-se como débito sistólico o volume variável de sangue que o coração mantém em circulação durante cada sístole.

O débito sistólico coloca o coração como bomba hidráulica, sendo regido pela integração de quatro fatores fundamentais: (1) pré-carga; (2) pós-carga; (3) contratilidade ou inotropismo; e (4) sinergismo.

1. Pré-carga. A pré-carga é determinada pelo volume de enchimento ventricular na diástole (volume diastólico final do ventrículo – vd2) e, como define o comprimento da fibra muscular no início da contração pelo mecanismo de Frank-Starling, indica a força de contração muscular.

O equivalente mecânico da pré-carga é a tensão residual existente na fibra muscular cardíaca, resultante da pressão exercida sobre a parede ventricular para distendê-la e da resistência (complacência) oferecida a essa distensão. Na prática clínica, a pré-carga é representada pelo valor da **pressão diastólica final do ventrículo** (pd2), ou seja, a pressão ocorrida dentro do ventrículo no final da diástole e consequente ao estiramento da fibra muscular cardíaca pelo volume diastólico existente.

Na realidade, a avaliação da pré-carga a partir do valor da pd2 é equivocada, pois, embora ambas sejam diretamente proporcionais ao vd2, a pré-carga varia inversamente à espessura da parede nesse período do ciclo cardíaco, e a pd2 é diretamente proporcional a essa pré-carga.

Existem vários fatores que podem modificar o débito sistólico, atuando sobre o volume diastólico final do ventrículo (pré-carga), a saber: volume sanguíneo total, postura corporal, pressão intrapleural, tônus venoso, compressão venosa pelos músculos esqueléticos, pressão intrapericárdica e componente atrial do enchimento ventricular.

2. **Pós-carga.** Pode ser definida como tensão, força ou estresse (força por unidade de área seccional transversa), atuando nas fibras da parede ventricular após o início do encurtamento.

A pós-carga dispõe de dois componentes: o **externo**, que depende das características do circuito e do meio circulante, e o **interno**, que depende da geometria ventricular.

A medida que caracteriza o componente externo é a impedância (resistência contra a qual o ventrículo deve contrair-se), e o raio e a espessura da parede determinam o componente interno. Conforme mencionado anteriormente, percebe-se com clareza que o componente interno da pós-carga é determinado pela pré-carga, pois o raio da cavidade e a espessura parietal no final da diástole são determinantes da tensão parietal no início do período ejetivo. Daí se conclui que alterações na pré-carga levam, também, a variações na pós-carga.

Conceituadas a pré e a pós-carga, é possível entender a divisão das sobrecargas de trabalho ventricular de volume ou de pressão, conforme o aumento da pré e da pós-carga, respectivamente.

Na IC, tanto a pré quanto a pós-carga estão aumentadas, e há maior consumo de oxigênio miocárdico (MVO_2) devido à elevação da tensão parietal intramiocárdica, principal determinante energético do miocárdio.

3. **Contratilidade.** Contratilidade ou inotropismo é a propriedade que a fibra muscular cardíaca tem de se encurtar ao ser estimulada. A diminuição do grau de encurtamento é considerada como o defeito fisiopatológico fundamental da IC sistólica, de surgimento precoce e bem anterior aos sintomas e sinais de falência cardíaca. Podemos afirmar que o índice ideal para avaliação da função ventricular seria aquele que nos informasse a condição contrátil da fibra cardíaca, sem influência da pré e da pós-carga.

O íon cálcio exerce papel importante na magnitude de encurtamento da fibra cardíaca (impedindo a ação do complexo troponina-tropomiosina, que é inibidor de contração muscular), e por um mecanismo bem conhecido. O cálcio ligado à troponina C inibe a ligação da troponina I à actina, e esta, levando a alterações estruturais na tropomiosina, faz com que esta última proteína, em vez de inibir, aumente a formação de pontes cruzadas entre a actina e a miosina. Assim, vê-se que o cálcio pode ser considerado um depressor, pois sua ação consiste em inativar um inibidor da reação entre a actina e a miosina. Actina, miosina, troponina e tropomiosina são as quatro principais proteínas contráteis extraídas do músculo cardíaco.

A miosina, pela ação da tripsina, se quebra em duas partes: a meromiosina pesada (MMP), com peso molecular da ordem de 350.000; e a meromiosina leve (MML), com peso molecular de 150.000. Somente a MMP apresenta atividade enzimática (ATPásica).

O sarcômero, a unidade contrátil do músculo cardíaco, é constituído de filamentos finos de actina e filamentos grossos de miosina, como dentes de dois pentes que se sobrepõem. A meromiosina pesada combina-se com a actina de modo orientado como pontes, havendo deslizamento dos filamentos.

Quando a concentração sarcoplasmática do íon cálcio é muito baixa, o complexo troponina-tropomiosina inibe essa interação, e o músculo cardíaco permanece em repouso. Aumentando a concentração de cálcio, este íon se liga às moléculas de troponina, o complexo troponina-tropomiosina passa a viabilizar a interação actina-miosina, e o músculo se contrai.

A hemodinâmica utiliza o conceito de contratilidade segmentar, que representa a avaliação regional do aspecto contrátil de áreas específicas da parede ventricular esquerda ou direita. Herman e Gorlin, a partir de métodos angiográficos, classificaram essas alterações regionais em: (a) **acinesia** – ausência total de movimento do segmento; (b) **hipocinesia** – diminuição do movimento esperado; e (c) **discinesia** – expansão sistólica paradoxal do segmento (aneurisma ventricular).

A principal causa dessas alterações é a cardiopatia isquêmica, embora pacientes com artérias coronárias normais que apresentem sobrecarga de volume, ou prolapso do folheto posterior da válvula mitral, possam ter alterações segmentares de origem miocárdica intrínseca.

O assincronismo da despolarização ventricular existente nessas alterações ou em arritmias cardíacas provoca diminuição do volume sistólico e consequente queda do débito cardíaco.

Dentre os fatores que aumentam a contratilidade, está a liberação de catecolaminas pelas terminações simpáticas cardíacas, pela medula suprarrenal e pelos gânglios simpáticos, e a ação de xantinas e de glicosídios cardíacos. São depressores da contratilidade: hipoxia, hipercapnia, acidose, alguns anestésicos, barbitúricos, quinidina, betabloqueadores, antagonistas do cálcio, disopiramida e outros fármacos.

4. **Sinergismo.** Existe uma sequência uniforme na contração muscular cardíaca, de maneira que os diferentes grupos de fibras se encurtam de modo sucessivo e não simultâneo, fazendo com que as cavidades atriais e ventriculares se contraiam em ordem e a intervalos de tempo determinados, em um sincronismo fisiológico. A esta propriedade do miocárdio chamamos sinergismo. A consequência lógica disso é a maior eficácia mecânica (efeito propulsivo), com o mínimo de energia.

Observando a fórmula de cálculo do débito cardíaco, DC = DS × FC, entende-se que, além das variantes que atuam sobre o débito sistólico (DS) vistas anteriormente, existe outro fator determinante importante: a frequência cardíaca (FC).

Em condições fisiológicas, a frequência cardíaca é determinada pela frequência de disparo do nó sinusal; a frequência intrínseca desse disparo sofre um controle neuro-humoral, representado por influências nervosas simpáticas e parassimpáticas e níveis circulantes de catecolaminas, e depende da integridade das células de condução sinoatrial.

Sempre que surge uma sobrecarga aguda, há elevação da frequência cardíaca como tentativa de aumentar o débito cardíaco, sendo considerado este o mecanismo de adaptação mais usado pelo organismo, inclusive em atletas que já apresentem um bom condicionamento físico.

Contudo, a frequência cardíaca não pode ser elevada beneficiando apenas o coração. Acima de certos valores, e conforme o estado prévio do miocárdio, há diminuição do enchimento diastólico, inibição do efeito inotrópico negativo vagal e aumento do efeito inotrópico positivo simpático, com repercussões

importantes que determinam um baixo débito cardíaco e suas consequências. É a chamada **insuficiência hipodiastólica de Fishberg**.
A perda do miocárdio viável é seguida de elevação da pressão e do volume diastólico final, com o coração tentando manter o volume sistólico com uma fração de ejeção diminuída. Este aumento nas condições de carga (pré e pós-carga) representa importante estresse hemodinâmico na IC e afeta tanto a integridade estrutural quanto a funcional do miocárdio sadio.

O coração normal utiliza o mecanismo de Frank-Starling para, a partir do aumento da pré-carga, melhorar a fração de ejeção, e ainda tem a propriedade de superar o aumento na pós-carga pela elevação da força contrátil por meio de uma autorregulação homeométrica. Na insuficiência cardíaca, a curva de Frank-Starling está deprimida e achatada, e o miocárdio doente não pode aumentar a contratilidade.

A chave da hipótese hemodinâmica (HH) é de que o aumento prolongado no estresse hemodinâmico do coração insuficiente leva a deterioração estrutural irreversível da função ventricular. Contudo, como as consequências desse estresse hemodinâmico são reversíveis com sua redução, o aumento na pré e na pós-carga não explica a progressão desfavorável da IC.

B. **Hipótese neuro-hormonal (HN).** De acordo com essa hipótese, a IC progride porque a lesão cardíaca inicial ativa sistemas neuro-hormonais endógenos que exercem efeito deletério sobre a circulação, tanto por exacerbação de anormalidades hemodinâmicas quanto por efeito tóxico direto sobre o miocárdio. Esta ação adversa direta sobre o coração independe das ações hemodinâmicas do sistema nervoso simpático (SNS) e do sistema renina-angiotensina (SRA). O coração insuficiente resiste a ações hemodinâmicas benéficas desses sistemas neuro-hormonais. A ativação neuro-humoral com liberação de renina e angiotensina II na circulação, com aldosterona, e liberação de hormônio adrenocorticotrófico (ACTH), pelo hipotálamo tem como consequência a retenção de sal e água e vasoconstrição sistêmica ou para a evolução do processo de remodelamento miocárdico e progressão das alterações morfofuncionais, que ocasionam a insuficiência cardíaca crônica.

As conclusões de alguns estudos como Consensus, SOLVD, V-HeFT II nos levam a pensar que: (1) os fatores hemodinâmicos e neuro-hormonais são determinantes importantes, mas independentes, na progressão da IC; (2) a vasoconstrição sistêmica limita o desempenho sistólico do ventrículo esquerdo e contribui para a IC; (3) a ativação neuro-hormonal acelera a progressão da doença não pela sua habilidade em causar vasoconstrição sistêmica, mas pela sua ação deletéria direta sobre o miocárdio; (4) a capacidade de o sistema cardiovascular adaptar-se à lesão cardíaca e tolerar o estresse hemodinâmico é determinada pela liberação e pela interação de sinais neuro-hormonais locais e sistêmicos, a partir de mudanças na ativação e na eficácia dos mensageiros intracelulares; (5) o resultado dessa interação entre forças hemodinâmicas e neuro-hormonais define a síndrome da insuficiência cardíaca.

Tais conceitos levaram a uma mudança importante a respeito da fisiopatologia da IC: a avaliação original de que os mecanismos endógenos eram adaptativos para o pensamento atual, e que tais mecanismos são deletérios.

C. **Hemodinâmica.** Na IC, encontramos alterações hemodinâmicas importantes, com suas consequências: pressão capilar pulmonar (ou hidrostática) e pressão venosa central elevadas.

O ventrículo esquerdo (VE), sendo incapaz de manter um volume sistólico eficiente, leva a um aumento do volume residual pós-sistólico e à consequente elevação da pd2 (pré-carga) do VE. Este aumento exige maior força de contração do átrio esquerdo (AE) para manter um esvaziamento apropriado, e a câmara é consequentemente compensada com hipertrofia e/ou dilatação.

O aumento acentuado da pressão no AE eleva retrogradamente a pressão dos capilares e das veias pulmonares, com extravasamento de líquido para o espaço intersticial da unidade terminal do pulmão. O equilíbrio é mantido pelos vasos linfáticos existentes no local e que drenam líquido e solutos em excesso, ocorrendo aumento da rede de linfáticos em até 4 vezes, conforme a elevação da pressão no AE.

Quando há quebra do equilíbrio entre velocidade de reabsorção linfática e velocidade de transudação dos tecidos, temos instalada a entidade clínica denominada edema agudo do pulmão (EAP), quadro congestivo por excelência, quando o acúmulo de líquido intersticial rompe as células alveolares, levando ao edema alveolar. O EAP surge apenas quando a pressão capilar pulmonar (PCP) alcança agudamente valores de 25 a 30 mmHg, quase o triplo do valor normal (média de 9 mmHg).

Na IC, a insuficiência do ventrículo direito (VD) atua como fator de proteção contra o EAP, ocorrendo um verdadeiro garroteamento fisiológico, embora existam casos em que essa entidade possa se instalar.

Com a elevação da PCP, há constrição arteriolar e aumento da resistência pulmonar, sobrecarregando o VD, com prejuízo ao seu trabalho. O mesmo raciocínio anterior passa a ser utilizado agora; devido à incompetência do VD em se esvaziar adequadamente, há aumento do volume residual pós-sistólico, com consequente elevação da pd2 (pré-carga) no VD e da pressão média no átrio direito (AD). Este se hipertrofia e/ou se dilata, na tentativa de se adaptar às novas condições; no entanto, na falência desses mecanismos, há, retrogradamente, elevação dos níveis da pressão venosa central (PVC).

IV. **Respostas do corpo à insuficiência cardíaca.** Na IC, o corpo passa por alterações que definem o estágio da doença e sua evolução. Essas modificações ocorrem no nível de coração, pulmões, circulação e musculatura esquelética e estão esquematizadas no Quadro 55.2.

  A. **Coração.** No coração, as mudanças ocorrem na estrutura, com perda de células, orientação anormal de fibras, mudança de tamanho e formato, fibrose e hipertrofia; ou na função, com disfunção sistólica e/ou diastólica.

  O coração, inicialmente, utiliza a lei de Frank-Starling para conseguir manter seu papel de bomba.

  B. **Mecanismo de Frank-Starling.** O trabalho publicado em 1895, desenvolvido pelo alemão Otto Frank em coração de sapo, inspirou o grande fisiologista inglês Ernest Henry Starling (1866-1927) a um período de pesquisa, iniciado em 1912, que culminou com um conjunto de publicações, considerado a maior contribuição pessoal ao estudo da função mecânica do coração. Por ironia do destino, Starling faleceu subitamente, próximo à Jamaica, quando realizava um cruzeiro com vistas à recuperação da saúde, constando no atestado de óbito "insuficiência cardíaca aguda" como causa da morte.

  A lei de Starling estabelece que "a energia mecânica liberada pela passagem do estado de repouso ao estado contraído é função do comprimento inicial da fibra muscular, isto é, da área de superfície quimicamente ativa".

Quadro 55.2 Respostas do corpo à insuficiência cardíaca.

I. Coração
A. Estrutura
　1. Perda de células, desorientação de fibras, mudanças de tamanho e formato, fibrose e hipertrofia
B. Função
　1. Disfunção sistólica e/ou diastólica

II. Circulação
A. Estrutura
　1. Alteração anatômica
B. Função
　1. Resposta neuroendócrina alterada (p. ex., SNS e SRA)
　2. Resistência aumentada, alteração funcional

III. Musculoesqueléticas
A. Estrutura
　1. Atrofia
B. Função
　1. Alteração bioquímica
　2. Aumento da fraqueza e fadiga

SNS: sistema nervoso simpático; SRA: sistema renina-angiotensiva.

Assim, como já foi dito, a pré-carga (pd2) determina o comprimento de repouso dos sarcômeros.

Na IC, o resíduo sistólico, aumentado na diástole seguinte à chegada de novo sangue, determina dilatação ventricular, com elevação do volume, da pd2, do comprimento e da tensão das fibras miocárdicas, na tentativa de manter o desempenho cardíaco e torná-lo compensado.

Há um limite para esse estiramento da fibra cardíaca, acima do qual há desligamento, com perda da função contrátil.

É importante lembrar que o músculo atrial também segue a lei de Starling, com papel essencial na fase de enchimento rápido do ventrículo (telediástole) pela contração atrial.

O ônus pelo mecanismo de Frank-Starling inclui a congestão visceral, o edema periférico e o aumento do consumo de oxigênio pelo miocárdio, que são decorrentes das congestões pulmonar e sistêmica e do aumento da tensão parietal ventricular.

C. **Aumento da liberação de catecolaminas.** O aumento reflexo na excitação autônoma simpática é feito nos níveis central e periférico, com liberação de catecolaminas que levam à taquicardia e ao aumento da força contrátil.

A cardiotoxicidade catecolamínica se manifesta por hipertrofia, necrose e fibrose da célula miocárdica. Há desorganização no fluxo simpático, distribuído erroneamente pelo miocárdio, com efeito sobre a duração do potencial de ação, a contração e o relaxamento, contribuindo para as alterações nas funções mecânica e eletrofisiológica do coração insuficiente. Essa disfunção do SNS contribui para a clínica e a evolução da doença.

A taquicardia, provocando encurtamento da diástole, compromete o fluxo coronariano, já prejudicado pelo aumento do consumo de oxigênio miocárdico. Esses são efeitos extremamente danosos nos portadores de cardiopatia isquêmica, mostrando também como é nociva a utilização desse mecanismo.

D. Hipertrofia miocárdica. É o processo que envolve a remodelação do miocárdio e a modificação da estrutura ventricular para atender às novas necessidades.

A lei de Laplace estabelece que: T = P × r/2e, ou seja, a tensão (T) gerada na parede de uma câmara relaciona-se diretamente com a pressão no seu interior (P) e com o raio da câmara (r) e inversamente com a espessura parietal (e).

Procurando um aumento da massa e da superfície miocárdica, o coração tende a distribuir melhor a sobrecarga de volume ou pressão, para normalizar o estresse ventricular, uma importante propriedade mecânica do músculo cardíaco.

Inicialmente, há aumento do comprimento do sarcômero subsequente ao crescimento da massa muscular e de tecido conjuntivo e fibroso intersticial.

A ativação dos sistemas neuroparácrino-hormonais, além dos efeitos hemodinâmicos que já foram apresentados, também desempenha papel importante na remodelagem cardíaca e vascular.

Estímulos que aumentam a tensão da parede ventricular promovem a produção de fatores de crescimento, determinando hipertrofia (concêntrica ou excêntrica) e aumento na síntese de colágeno.

Os miócitos cardíacos, as células endoteliais, as da musculatura lisa vascular e os fibroblastos cardíacos constituem o grupo de células responsáveis pelos respectivos crescimento e remodelagem de músculos, vasos e interstício.

O padrão de hipertrofia é diferente, de acordo com o tipo de sobrecarga. Se há sobrecarga de pressão, há replicação paralela dos sarcômeros, espessamento da parede e hipertrofia concêntrica; se há sobrecarga de volume, ocorre replicação em série dos sarcômeros, alongamento de fibras e aumento da câmara (hipertrofia excêntrica).

A dilatação cardíaca provavelmente resulta de aumento no tamanho das células miocárdicas de grande número de sarcômeros replicados que estão envolvidos no processo de hipertrofia, ou por deslizamento entre fibras adjacentes e fibrilas.

A princípio, o aumento de tecido conjuntivo e fibroso intersticial compromete a complacência – propriedade diastólica do miocárdio – e, consequentemente, o estado contrátil e a função sistólica.

A dilatação cardíaca é o mecanismo compensador de que se utiliza o coração para aumentar o débito sistólico com menor esforço, pela obtenção do mesmo volume diastólico com menor encurtamento da fibra.

Com o avanço da IC, essa vantagem vai sendo desfeita, pois, de acordo com a lei de Laplace, quanto maior o raio da cavidade dilatada, maior a tensão desenvolvida pela fibra cardíaca para produzir determinada pressão intraventricular, o que aumenta a pressão atrial e a congestão venosa, com maior gasto energético e consumo de oxigênio, que leva ao esgotamento da reserva cardíaca contrátil.

E. Circulação. As alterações ocorrem na estrutura, por anormalidade anatômica, e na função, por resposta neuroendócrina alterada, resistência aumentada e alteração funcional.

Em nível periférico, a regulação vasomotora das artérias e arteríolas, mediada pelo SNS, associada à autorregulação local de acordo com fatores mecânicos, metabólitos vasodilatadores e PO_2, PCO_2, pH e K^+, assegura a redistribuição do fluxo sanguíneo com melhor oxigenação do cérebro e do miocárdio, à custa da vasoconstrição e do menor fluxo na pele, nos rins, nos órgãos esplâncnicos e nos músculos esqueléticos.

No início, essa redistribuição ocorre apenas durante o esforço; no entanto, com o avanço da moléstia, ela se estabelece, e encontramos pacientes com baixa temperatura cutânea, retardamento da circulação e cianose periférica.

Com o débito cardíaco diminuído, a liberação de oxigênio aos tecidos é facilitada pelo desvio da curva de dissociação da oxi-hemoglobina para a direita (há aumento da enzima 2,3-difosfoglicerato [DPG]) –, pela acidose tissular e pela demora no tempo de circulação.

A constrição das veias sistêmicas aumenta o tônus venoso na tentativa de manter a pressão venosa em limites normais e, com isso, manter o retorno venoso, o enchimento ventricular e a distensão diastólica das fibras ventriculares (pré-carga).

F. **Retenção de sódio e água.** Os mecanismos de retenção de sódio e água pelos rins têm início com a redução da filtração glomerular, resultante do baixo DC e da consequente redistribuição do fluxo sanguíneo, já visto anteriormente, com déficit na perfusão renal e menor eliminação de sódio e água. Além disso, aumentam a fração de filtração glomerular e a reabsorção de sódio e água nos túbulos contornados proximais; consequentemente, há aumento da atividade do SNS, do sistema renina-angiotensina-aldosterona (SRA) e da secreção de arginina-vasopressina (AVP).

A ativação do SRA tem como ponto de partida o acréscimo de produção de renina pelas células justaglomerulares, estimulada pela baixa filtração de sódio captada pela mácula densa ou pela queda na tensão das paredes da arteríola aferente, devido à redução do fluxo sanguíneo. Os diuréticos também aumentam a atividade da renina plasmática.

A retenção de água e sódio, com aumento da volemia, e a maior atividade simpática sobre o tônus vasomotor elevam a pressão venosa, na tentativa de aumentar o retorno venoso, a distensão e o enchimento diastólico ventricular e, por meio do mecanismo de Frank-Starling, o DS. O aumento das pressões médias dentro da árvore vascular intensifica a transudação de líquidos dos capilares para os espaços intersticiais, com formação de edema. Como efeito deletério desse mecanismo, há congestões pulmonar e venosa sistêmicas.

G. **Ativação neuro-humoral.** Como já mencionado, as alterações neuro-humorais na IC são muito importantes, sendo atribuído a elas um papel de destaque na evolução dessa síndrome.

Essas alterações são divididas em dois grupos antagônicos: (1) ativação do SNS e do SRA e liberação da AVP (provocando vasoconstrição e retenção de sódio e água); (2) liberação do fator natriurético atrial (FNA), de certas prostaglandinas e dopamina (provocando vasodilatação e natriurese). Esses grupos atuam conjuntamente, mas há um predomínio das forças vasoconstritoras-retentoras de sódio sobre as vasodilatadoras-natriuréticas.

Elas fazem com que a IC não seja apenas uma patologia do coração, mas que repercuta em toda a circulação:

1. **Sistema nervoso simpático.** A queda do volume sistólico, do DC e da pressão arterial pulsátil ou média ativa o sistema barorreceptor arterial e induz a hiperatividade simpática. Inicialmente, a ativação do SNS aumenta a FC e a contratilidade miocárdica, compensando a função sistólica do coração insuficiente, além de levar à vasoconstrição arteriolar periférica, que estabiliza a pressão arterial apesar do baixo DC. Outra ação importante seria a venoconstrição, que eleva o retorno venoso, as pressões de enchimento

do coração e o volume ventricular, que, por meio do mecanismo de Frank-Starling, induz o aumento do DC.

Essas alterações compensatórias benéficas são apenas temporárias, como ocorre na ativação do SNS desencadeada por exercício, hipovolemia e choque. Com a evolução da IC, surgem efeitos adversos nas áreas cardíaca, vascular e renal, que agravam a descompensação cardíaca, conforme mostrado no Quadro 55.3.

Assim, na IC, há correlação positiva entre a concentração plasmática de norepinefrina (NE) e a classificação funcional da New York Heart Association (NYHA). Esta correlação direta também se mantém quando se estuda o índice de mortalidade na IC.

2. **Sistema renina-angiotensina.** As ações biológicas da angiotensina II, octapeptídio extremamente ativo e que é o produto final da ativação do SRA, são: vasoconstrição arteriolar periférica; liberação facilitada de norepinefrina das terminações nervosas simpáticas; sensibilização dos vasos sanguíneos à norepinefrina; liberação de AVP pela glândula pituitária; constrição das arteríolas eferentes pós-glomerulares; hipertrofia vascular miocárdica; retenção de sódio no túbulo proximal; estimulação da sede e liberação da aldosterona pela suprarrenal, acentuando a retenção de sódio e água na IC.

Como resultado final, ocorre a elevação da pressão arterial, do volume plasmático e das pré e pós-cargas.

3. **Arginina-vasopressina.** A AVP, conhecida como hormônio antidiurético, é um potente vasoconstritor endógeno que atua nos túbulos coletores renais com retenção de água. Na IC, seu nível plasmático pode ou não estar elevado. A AVP potencializa a vasoconstrição induzida pela norepinefrina e pela angiotensina II.

4. **Peptídios natriuréticos.** Os peptídios natriuréticos A e B (ANP e BNP) são hormônios habitualmente produzidos pelas células do músculo atrial; no entanto, em condições adversas, o BNP pode ser produzido pelos ventrículos.

Quadro 55.3 Consequências da hiperatividade simpática na insuficiência cardíaca.

Elevação da frequência cardíaca

Aumento da contratilidade miocárdica; hipertrofia cardíaca

Constrição arterial periférica: aumento da pressão arterial e da pós-carga

Venoconstrição periférica: aumento do retorno venoso e da pré-carga

Aumento do trabalho cardíaco e do consumo de oxigênio miocárdico

Hipoperfusão tecidual

Redução do fluxo sanguíneo renal

Maior reabsorção tubular de sódio

Aumento da secreção de renina: ativação do sistema renina-angiotensina-aldosterona

Liberação de arginina-vasopressina

Redução da densidade e da sensibilidade dos receptores beta-adrenérgicos

Efeitos tóxicos diretos da norepinefrina no miocárdio

Potencial arritmogênico

Fonte: adaptado de De Batlouni, 1994.

Mediado em grande parte pelo aumento do monofosfato de guanosina cíclico (GMPc), o BNP exerce ação diurética, natriurética e vasodilatação arterial e venosa; além disso, suprime a liberação de renina e aldosterona e inibe a ação de vasopressina. Os peptídeos natriuréticos inibem também a fibrose intersticial e a hipertrofia dos miócitos.

Como resultado final de sua ação, há redução da resistência vascular sistêmica, da pressão arterial e da pré e pós-carga, além de aumento do DC.

Os peptídios natriuréticos contrabalançam parcialmente os efeitos vasoconstritores do SNS, do SRA, AVP e a ação vasoconstritora endógena dos rins.

A produção do BNP é diretamente proporcional ao grau de distensão da célula muscular do miocárdio. Diversos estudos demonstraram uma correlação entre os níveis séricos de BNP e pressão capilar pulmonar, o que tem possibilitado a utilização da dosagem sérica de BNP como ferramenta diagnóstica para esclarecimento da causa de dispneia em salas de atendimento de emergência.

5. **Prostaglandinas.** As prostaglandinas são autacoides, e não hormônios verdadeiros, ou seja, são substâncias com ação limitada ao ambiente em que são liberadas. Ainda não está totalmente esclarecida a sua importância na IC, mas sabe-se que provocam vasodilatação em leitos vasculares regionais.

Os rins liberam prostaglandinas E_2 (PGE_2) e prostaciclinas estimuladas pela hipoperfusão renal encontrada na IC.

A liberação de prostaglandinas também é induzida por terapêutica diurética, norepinefrina e angiotensina II.

Nos rins, as prostaglandinas e a angiotensina II atuam sinergicamente para preservar a função renal, aumentando a pressão de filtração e a TFG (as prostaglandinas com ação vasodilatadora direta nas arteríolas aferentes, e a angiotensina II com ação vasoconstritora nas arteríolas eferentes).

Longe dos glomérulos renais, as prostaglandinas atuam em oposição aos efeitos dos sistemas vasoconstritores e retentores de sódio.

6. **Dopamina.** A dopamina é uma substância vasodilatadora-natriurética que tenta contrabalançar as forças vasoconstritoras-retentoras de sódio encontradas na IC. Ela é precursora natural da norepinefrina, sendo liberada das terminações nervosas adrenérgicas pela ativação simpática.

Atuando sobre receptores vasculares dopaminérgicos presentes também nos neurônios simpáticos pré-sinápticos, ela provoca vasodilatação das artérias coronárias, cerebrais, mesentéricas e renais.

7. **Músculo esquelético.** Neste nível, a alteração na estrutura é representada pela atrofia e, na função, por anormalidades na bioquímica.

Como consequência da atrofia muscular na IC, o paciente apresenta aumento de fraqueza e fadiga.

V. **Quadro clínico.** Pelo que foi exposto, compreende-se que, na IC, surgem repercussões hemodinâmicas, tanto sobre os pulmões, provocadas pela congestão venocapilar pulmonar, quanto como consequências do aumento da PVC, com elevação da pressão hidrostática no sistema venoso.

As manifestações clínicas variam e dependem de vários fatores, como a idade do paciente, a extensão e a rapidez do surgimento da disfunção cardíaca, a etiologia da doença cardíaca, as causas precipitantes e as câmaras cardíacas envolvidas especificamente na doença.

A. **Sintomas.** A dispneia relacionada com o esforço físico é o sintoma mais encontrado e, clinicamente, pode apresentar-se como:

1. **Dispneia de esforço.** Ocorre quando a atividade física alcança valores que levam a conscientização da respiração.
2. **Dispneia de decúbito.** Surge quando o paciente se deita. É provocada pelo aumento da congestão pulmonar, pelo retorno venoso dos membros inferiores e do território esplâncnico, quando o tórax se coloca em posição horizontal.
3. **Dispneia paroxística.** Tem início súbito e não está relacionada com exagero físico; como surge mais frequentemente à noite, é também chamada dispneia paroxística noturna.
4. **Dispneia periódica do tipo Cheyne-Stokes.** É caracterizada pela alternância de pausas apneicas com retomada da respiração em amplitude crescente, que diminui posteriormente de modo simétrico.

É necessário lembrar que a dispneia ao esforço também surge nos casos de pneumopatia crônica, obesidade e mau condicionamento físico. Nos portadores de doença pulmonar obstrutiva crônica (DPOC), para afastar o componente pulmonar da dispneia, podemos utilizar a determinação do pH e de gases arteriais (gasometria). Assim, temos na gasometria:

a. **Cardíaco.** PO_2 normal ou baixa; PCO_2 normal ou baixa; pH normal ou baixo.
b. **Pulmonar crônico.** PO_2 normal ou baixa; PCO_2 normal ou elevada; pH normal ou diminuído.

Também há relato de tosse seca e persistente, merecendo atenção sua diferenciação com a tosse do doente pulmonar; a tosse do paciente cardíaco sempre se exacerba ao esforço físico e em decúbito.

A tosse pode vir acompanhada de escarro hemoptoico ou mesmo hemoptise franca nos casos de embolia pulmonar; quando a pressão arterial pulmonar está muito elevada, pode ultrapassar níveis sistêmicos, como ocorre na estenose mitral. O edema pulmonar agudo é manifestação grave de IC e pode surgir em cardiopatas até então assintomáticos.

À medida que o VD entra em falência, há diminuição da dispneia e maior tolerância ao decúbito baixo, fato que se deve à queda do débito ventricular direito, com diminuição da estase capilar pulmonar.

A congestão passiva do fígado causa distensão da cápsula de Glisson, com dor localizada no hipocôndrio direito e que pode surgir com o esforço (dor hepática aos esforços).

A estase gastrintestinal provoca alterações do tubo digestivo, incluindo anorexia, náuseas, vômitos, distensão, dor abdominal e sensação de plenitude gástrica pós-prandial.

Nos casos de grande aumento do AE, como na valvulopatia mitral, podemos encontrar rouquidão, por compressão do nervo recorrente esquerdo, ou disfagia, por compressão extrínseca dos terços médio e inferior do esôfago.

O baixo fluxo cerebral na IC dá origem a sensações de cansaço, desânimo, tontura, sonolência e fraqueza. Caso já exista um déficit prévio de irrigação cerebral, como ocorre nos pacientes idosos, pode haver confusão mental.

B. **Sinais físicos.** O exame físico do paciente cardíaco descompensado é bastante rico. Algumas alterações indicam cardiopatia, e outras, mais especificamente, uma IC. Palidez, sudorese fria, refletindo hiperatividade simpática, e posição ortopneica (elevação da parte superior do corpo para melhorar a dispneia) são achados importantes.

Embora, em geral, a saturação do oxigênio arterial seja normal, ocorre cianose do tipo periférico, porque o conteúdo de oxigênio venoso está diminuído pelo aumento da retirada pelos tecidos, em virtude da morosidade da circulação.

A congestão venosa sistêmica também se exterioriza pelo ingurgitamento das jugulares, quase sempre simétrico e de mesma grandeza, com o paciente recostado em um ângulo de 45° ao leito; há ocorrência de refluxo hepatojugular anormal.

O edema periférico (tecido celular subcutâneo), habitualmente simétrico, é um sinal tardio de IC e, quando surge, é precedido por retenção importante de líquido nos espaços intersticiais. Sua localização obedece às leis da gravidade, ou seja, nos membros inferiores, e tem caráter vespertino.

Nos pacientes acamados, ocupa posição sacral, em virtude da maior permanência em decúbito dorsal. Às vezes, o edema se generaliza por toda a superfície corporal, ocorrendo anasarca. Edema unilateral sugere doença localizada, principalmente venosa; é possível encontrar derrames cavitários, como ascite, hidropericárdio e hidrotórax, principalmente à direita.

A icterícia é relativamente comum e suas causas são: necrose centrolobular; aumento da destruição de hemácias nas zonas de estase venosa ou nos infartos pulmonares; e hipertensão hepática, que impede a boa drenagem da bile pelos canalículos intra-hepáticos.

O *ictus cordis* apresenta alterações na amplitude, força de impulsão sistólica e deslocamento da ponta. A dilatação do VE joga o *ictus cordis* para fora, podendo ultrapassar a linha axilar anterior.

A taquicardia é frequente, com resposta exagerada a um pequeno esforço e, principalmente, demora em recuperar a frequência inicial. Em caso de distúrbio de condução, pode surgir bradicardia. O exame do pulso arterial também pode revelar o fenômeno da alternância, representado pela sucessão de batimentos fortes e fracos em intervalos iguais, e que difere do bigeminismo, no qual os intervalos são desiguais. O pulso alternante explica-se pela variação do número de fibras que se contraem: o batimento fraco é devido à contração de apenas uma parte das fibras miocárdicas.

A pressão arterial torna-se convergente pela queda da pressão máxima (sinal de decapitação da máxima), consequente à diminuição da força de ejeção ventricular esquerda, e pela discreta elevação da pressão mínima, consequente ao aumento da resistência periférica pela hiperatividade do sistema simpático.

A ausculta cardíaca torna possível a identificação de um sinal físico precoce, que surge mais cedo que os estertores pulmonares: o ritmo de galope. De acordo com Carral, "os ritmos de galope são de três tempos (excepcionalmente de quatro tempos), por acrescentarem aos ruídos normais do coração um terceiro ruído patológico de origem muscular".

O ritmo de galope foi descrito por Charcelay em 1938 e pode surgir na pré-sístole (B_4) ou na protodiástole (B_3), ou seja, antes da primeira bulha ou pouco depois da segunda bulha, respectivamente; ele indica sofrimento miocárdico. O galope protodiastólico (B_3) é mais frequente, sendo encontrado principalmente nos pacientes com hipertensão arterial ou miocardioesclerose. O galope pré-sistólico resulta da soma aos ruídos fundamentais de uma hiperfonese de B_4, consequente ao aumento da pressão de enchimento do VE com elevação correspondente da pressão intra-atrial e da força de contração do AE. Por esse motivo, quando falta a sístole atrial, como ocorre na fibrilação atrial, não pode surgir um ritmo de galope pré-sistólico.

Em um mesmo paciente, podem coexistir o galope pré-sistólico (B_4) atrial e o protodiastólico (B_3) ventricular, produzindo um ritmo de quatro tempos com os ruídos fundamentais. Porém, é necessário que a frequência cardíaca esteja baixa para se auscultá-lo.

Com o aumento da frequência cardíaca, B_3 e B_4 se fundem, constituindo um galope de soma com ritmo de três tempos.

Hiperfonese de P2 é a expressão auscultatória do aumento da pressão arterial pulmonar, consequente à hipertensão venocapilar pulmonar.

Os ruídos cardíacos também podem ser alterados pelo processo patológico causal. Sopro holossistólico audível na extremidade inferior do coração pode ser decorrente de insuficiência mitral consequente ao desarranjo no fechamento dos folhetos da válvula, devido à dilatação do VE. Os sopros diastólicos são sempre patológicos.

A hepatomegalia é um achado frequente. O baço também aumenta de volume, principalmente devido à congestão hepática, mas raramente chega a um volume que possibilite ser palpado.

Na ausculta pulmonar, podem surgir estertores úmidos, nas bases ou disseminados, e sibilos brônquicos ligados à transudação alveolar, à existência de líquido nos bronquíolos e brônquios finos e ao edema parietal destes.

VI. **Classificação funcional.** O Comitê de Critério da Associação de Cardiologia de Nova York – EUA (Criteria Committee of the New York Heart Association – NYHA) elaborou uma classificação funcional da IC que relaciona os sintomas com a atividade habitual. A partir de uma boa anamnese, determina-se o grau de invalidez conduzido pela IC, de maneira a se avaliar, no seguimento do paciente, o resultado terapêutico e de reabilitação, obtendo comparação de um paciente para outro.
   A. **Classe I.** Sem limitações. As atividades físicas normais não provocam fadiga excessiva, dispneia ou palpitação.
   B. **Classe II.** Limitação leve da atividade física. Os pacientes são assintomáticos em repouso. As atividades físicas normais provocam fadiga, palpitação, dispneia e angina.
   C. **Classe III.** Limitação acentuada da atividade física. Embora os pacientes sejam assintomáticos em repouso, atividades mais leves que as habituais provocam os sintomas.
   D. **Classe IV.** Incapacidade de realizar qualquer atividade física sem desconforto; os sintomas de insuficiência congestiva estão presentes mesmo em repouso. Qualquer atividade física suscita desconforto.

   É verdade que, principalmente em nosso meio, são limitadas a exatidão e a reprodutibilidade dessa classificação.

VII. **Exames complementares**
   A. **Radiologia.** O exame radiológico convencional (radiografia de coração e vasos da base e de campos pleuropulmonares) tem importante papel no diagnóstico da IC por tornar possível o estudo da área cardíaca e da circulação pulmonar, procurando sinais de hipertensão pulmonar, de insuficiência ventricular esquerda ou de hiperfluxo arterial pulmonar.

   O crescimento global da área cardíaca ou o crescimento isolado de câmaras é quase uma regra, podendo afirmar-se que o aumento do coração indica cardiopatia. O índice cardiotorácico está elevado, sendo encontrados valores

acima de 50%. Devem ser excluídos os casos de coração do atleta, nos quais o coração pode estar aumentado, mas com função normal.

Também no infarto agudo do miocárdio recente, na estenose mitral e aórtica, pode surgir IC com área cardíaca normal.

A insuficiência ventricular esquerda repercute precocemente no pulmão, levando à redistribuição do fluxo sanguíneo, que surge às radiografias pela acentuação das imagens vasculares nos campos superiores, e ao reforço hilar por ingurgitamento venoso. Isso, devido ao aumento da pressão venosa (acima de 18 mmHg), provoca constrição venosa nas bases e dilatação nos ápices dos campos pulmonares (cefalização do fluxo). Caso a pressão venosa aumente mais, surge o edema pulmonar, que pode ser alveolar e intersticial. O primeiro é agudo e caracteriza-se por densidades confluentes, bilaterais e centrais (aspecto de "asa de borboleta"). O edema intersticial é mais crônico, sendo devido ao acúmulo de líquido perivascular, que dá às estruturas vasculares e ao pulmão um aspecto nublado. Quando há líquido interlobular, temos as linhas A e B de Kerley, respectivamente, nos hilos e nas bases, as quais podem surgir em qualquer alteração que leve ao espessamento dos septos – tais como fibrose, infiltrado tumoral, edema ou inflamação – e podem tornar-se permanentes com IC recorrente.

O derrame pleural (hidrotórax) aparece nas manifestações mais crônicas de IC, surgindo mais à direita (a drenagem das veias pleurais é feita tanto para a veia cava superior quanto para as veias pulmonares), e tem sempre características de transudato. A existência de exsudato conduz ao raciocínio de associação com outra patologia, como tuberculose, neoplasia, infarto pulmonar e empiema.

Na hipertensão arterial pulmonar, há dilatação do tronco da artéria pulmonar e dos ramos principais. As artérias segmentares estão normais ou contrastadas; a relação centroperiférica é de 7:1.

Quando o fluxo arterial pulmonar aumenta (*shunt* esquerda-direita), cresce o calibre das artérias centrais e periféricas. Se, ao contrário, o fluxo pulmonar diminui (*shunt* direita-esquerda), as sombras vasculares são mais delgadas, o arco médio é côncavo, e os pulmões, mais transparentes.

B. **Pressão venosa central (PVC).** Este é um parâmetro que se encontra elevado na falência ventricular direita.

C. **Eletrocardiograma.** Embora não exista alteração eletrocardiográfica que defina uma IC, o eletrocardiograma (ECG) é útil para o estudo do aumento das câmaras, dos distúrbios de condução ou de outras arritmias, de isquemia miocárdica, alterações eletrolíticas ou impregnação digitálica. Tanto bradiarritmias quanto taquiarritmias podem ser a causa da descompensação cardíaca ou contribuir para seu agravamento. A maioria dos portadores de insuficiência cardíaca causada por disfunção sistólica do ventrículo esquerdo apresenta algum tipo de alteração ao ECG. O bloqueio de ramo esquerdo sugere comprometimento miocárdico, a associação do bloqueio de ramo direito e bloqueio da divisão anterossuperior do ramo esquerdo sugere doença de Chagas.

D. **Ecocardiografia.** A ecocardiografia, sendo um método exploratório não invasivo que fornece dados hemodinâmicos e estruturais, tem grande valor. Este método complementar deve ser realizado em todos os pacientes portadores de IC de início recente, pois importantes informações podem ser obtidas, como: (a) alteração na motilidade das paredes do VE pode ser encontrada em 50 a 60% dos pacientes portadores de miocardiopatia dilatada idiopática; (b) aspecto anormal da textura miocárdica, podendo sugerir cardiomiopatia infiltrativa; (c) medidas de fluxo sistólico pulmonar, incluindo período de pré-ejeção, tempo de aceleração e tempo de ejeção, são adequadas para estimar e monitorar a resistência vascular pulmonar em pacientes com IC secundária à disfunção sistólica do VE; (d) medidas das pressões em artéria pulmonar e AD, determinadas a partir do jato de regurgitação tricúspide, podem servir como guia para avaliar as mudanças na pressão de enchimento do VE resultantes da terapia; (e) detecção de doença valvar ou existência de *shunt* intracardíaco como causa de IC. As principais variáveis utilizadas para avaliação da função sistólica ventricular são: os diâmetros sistólico e diastólico finais, os volumes sistólico e diastólico finais, a fração de encurtamento e a fração de ejeção, sendo esta última a variável mais utilizada. Em aproximadamente 1/3 dos pacientes com IC, não há relato de disfunção contrátil do VE; no entanto, há comprometimento da função diastólica. A avaliação da função diastólica é uma maneira de estimar as pressões de enchimento do VE, e essa avaliação pode ser realizada pela curva do fluxo mitral ao ecocardiograma. O Doppler tecidual (técnica que quantifica o movimento das paredes ventriculares de modo global e regional) tem sido bastante utilizado na avaliação das funções sistólica e diastólica ventricular.

E. **Exames laboratoriais.** Na IC aguda, deve ser realizada uma avaliação laboratorial primária, incluindo hemograma, sódio, potássio, ureia, creatinina e glicose e urina de rotina. Em casos mais graves, devem ser dosadas enzimas hepáticas (TGO, TGP), albumina, gasometria arterial. Dosagem de troponina deve ser realizada para excluir síndromes coronarianas agudas como causa da descompensação cardíaca; na ausência de infarto agudo do miocárdio (IAM), podem ocorrer pequenas elevações.

Peptídios natriuréticos (BNP e NT-proBNP). O BNP tem sido utilizado nos serviços de urgência como auxiliar no diagnóstico de pacientes com IC descompensada. Diversos estudos publicados demonstraram uma sensibilidade diagnóstica de 90% e especificidade 73%. Um BNP < 100 pg/mλ tem sido sugerido como critério de exclusão para IC em pacientes com dispneia aguda. Um valor acima de 400 pg/mℓ torna o diagnóstico de IC provável.

F. **Teste de esforço.** Um teste de esforço deveria fazer parte da avaliação inicial dos pacientes portadores de IC em situação de estabilidade hemodinâmica e sem contraindicação ao exercício.

Além de detectar uma possível doença cardíaca isquêmica, a tolerância ao esforço pode ser utilizada para analisar o prognóstico, estratificar o risco e, em exames seriados, avaliar a eficácia terapêutica.

Em pacientes portadores de ICC grave, a medida do consumo máximo de O_2 (VO_2 máx.) durante o esforço pode mostrar uma estimativa da gravidade da disfunção miocárdica.

Para esse tipo de paciente, o teste de caminhada de 6 min é simples e seguro para medida do VO_2 máx.

Em um estudo com 120 pacientes portadores de ICC em classe funcional II ou III da NYHA, a distância percorrida no teste de 6 min inferior ou igual a 300 m estava associada a VO_2 máx. reduzido e a pior evolução.

G. **Cardiologia nuclear.** As técnicas radioisotópicas têm sido muito utilizadas para analisar a função ventricular direita e esquerda, detectar alteração da motilidade segmentar e avaliar a viabilidade miocárdica. Esse tipo de exame fornece dados

importantes que auxiliam a conduta terapêutica para pacientes com insuficiência cardíaca e isquemia miocárdica.
H. **Cateterismo cardíaco.** O cateterismo é indicado para estabelecer diagnóstico etiológico e orientar conduta terapêutica quando os outros métodos diagnósticos falharam.

O objetivo principal do cateterismo é a detecção de doença coronariana oculta. Como a cardiomiopatia isquêmica é um preditor independente de mortalidade, a existência e a extensão da doença coronariana determinada pela angiografia contribuem principalmente para avaliação prognóstica.

Além disso, outras informações úteis podem ser obtidas a partir desse exame: medidas que auxiliam a avaliação do grau de gravidade da disfunção ventricular como medida do débito cardíaco e da pd2 do VE; detecção de *shunts*, anormalidades intracardíacas e avaliação de hipertensão pulmonar secundária.

VIII. **Diagnóstico diferencial.** Como o diagnóstico da IC é um achado único por excelência e a cardiopatia é um pré-requisito a ela, não é difícil estabelecer sua existência. Uma vez afastada a causa de disfunção miocárdica, a atenção deve estar voltada para os chamados estados congestivos, expressão usada para designar casos de congestão venosa de etiologia variada, sem componente miocárdico.

As causas básicas seriam obstrução mecânica ao retorno venoso, acúmulo de quantidade excessiva de água e sódio e tônus vasomotor aumentado. Aí estariam incluídas as patologias de fígado, rim e tireoide, a insuficiência venosa crônica, as deficiências nutricionais graves e as obstruções da veia cava inferior.

Atenção especial deve ser dada às causas não cardiogênicas do EAP, a saber: (a) neurogênicas; (b) drogas ilícitas e medicamentos; (c) obstrução aguda das vias aéreas; (d) grandes altitudes; (e) esvaziamento súbito da cavidade pleural; (f) substâncias tóxicas; (g) embolia pulmonar; (h) infusão excessiva de líquidos.

A alteração básica nesses casos seria uma lesão da membrana alveolocapilar do pulmão, causando hipoxemia, aumento da resistência vascular, hipertensão pulmonar e transudação de líquido para os espaços intersticiais e alveolares, levando à formação de membrana hialina e, posteriormente, fibrose pulmonar. Os quadros clínico e radiológico se sobrepõem aos do EAP cardiogênico.

IX. **Abordagem ao paciente.** Uma vez confirmada a síndrome clínica da IC, a partir de informações do paciente e dados do exame físico e de exames complementares, torna-se obrigatório pesquisar o tipo de cardiopatia, a fim de afirmar o diagnóstico definitivo e estabelecer o tratamento adequado.

Os dados fornecidos pelo paciente nos orientam tanto para a cardiopatia quanto para sua etiologia, e as anormalidades laboratoriais as confirmam.

Conforme já salientado, é importante analisar tanto a função sistólica quanto a diastólica de todos os pacientes com IC.

X. **Tratamento.** Identificada a IC, procura-se sua etiologia para excluir as causas corrigíveis e remover as condições precipitantes. Dentre as primeiras, estão as doenças passíveis de correção cirúrgica e responsáveis pela disfunção miocárdica, tais como: cardiopatias congênitas, valvulopatias, pericardite constritiva e tamponamento cardíaco, grandes fístulas arteriovenosas sistêmicas, aneurismas ventriculares, coarctação da aorta, lesões valvulares agudas decorrentes de endocardites e isquemia miocárdica passível de correção invasiva – a angioplastia transluminal coronariana e a cirurgia de revascularização miocárdica.

As causas precipitantes, embora provoquem a descompensação cardíaca, são potencialmente reversíveis, vindo daí sua importância (Quadro 55.4). As principais seriam: embolia pulmonar; infecção; anemia; hipertireoidismo; miocardite; endocardite bacteriana; gravidez; arritmias cardíacas; hipertensão arterial sistêmica; esforço físico excessivo; excesso de aporte de sódio ou de infusão de líquidos, principalmente em portadores de insuficiência renal; interrupção de tratamento médico; administração de substâncias retentoras de sódio (corticosteroides, estrógenos, andrógenos e agentes antiinflamatórios não esteroides) ou inotrópicas negativas (quinidina, betabloqueadores, álcool, disopiramida e substâncias antineoplásicas, como adriamicina e ciclofosfamida); ambientes excessivamente quentes e úmidos; tensão emocional; obstrução do trato urinário, como na hipertrofia benigna da próstata; alcoolismo e IAM clinicamente silencioso. Excluídas essas condições iniciais, o tratamento da IC é dirigido no sentido de se obter a redução do trabalho cardíaco, o aumento da força contrátil do miocárdio, a redução dos sintomas congestivos e a diminuição da pré e da pós-carga.

A. **Abordagem não medicamentosa da IC.** Todo paciente com IC deve receber orientação dietética, ressaltando a importância da manutenção do peso ideal, evitando-se tanto a obesidade quanto a caquexia. Nos casos mais graves de caquexia, indica-se nutrição enteral.

A ingestão de líquido é liberada de acordo com a necessidade do paciente; no entanto, nos casos mais graves, recomenda-se que não ultrapasse 1.200 a 1.500 mℓ/dia, pois, nessa situação, a maior concentração de hormônio antidiurético circulante pode levar a uma hiponatremia dilucional. Recomenda-se restringir o sal para 2,0 g ao dia e evitar o consumo de alimentos industrializados com adição de sal. Como o álcool é uma substância com efeito depressor sobre o miocárdio e ainda pode precipitar arritmias, seu consumo deve ser desestimulado em pacientes com IC e proibido em pacientes com sintomas de descompensação.

A atividade física aeróbica deve ser incentivada e fazer parte do cotidiano do paciente com IC; no entanto, em casos de IC ou descompensada, é necessário repouso.

Todo paciente com IC deve, desde que não haja contraindicação, ser vacinado contra infecção por *Streptococcus pneumoniae* e *Haemophilus influenzae*, pois infecções por esses microrganismos podem desencadear a descompensação da cardiopatia.

B. **Tratamento medicamentoso**
   1. **Digital.** Desde 1785, quando William Withering expôs um trabalho sobre a digital, esta substância tem sido utilizada no tratamento da IC. O uso dos digitálicos está indicado para pacientes com IC com FE reduzida. Alguns estudos têm demonstrado que, o uso da digoxina pode melhorar os sintomas e a tolerância ao esforço em pacientes com IC independentemente de causa, ritmo cardíaco ou uso de inibidores ECA.

   O mecanismo de ação seria a inativação da enzima de transporte sódio-potássio ATPase, inibindo a bomba de sódio e limitando a entrada de potássio. Com isso, há maior influxo de cálcio, o que impede a ação do complexo troponina-tropomiosina, e o músculo se contrai, com efeito inotrópico positivo e aumento do débito cardíaco.

   Ainda existem dois mecanismos que aumentam a ação inotrópica positiva dos digitálicos: (1) ajuda no influxo de cálcio pelos canais lentos do sarcolema, que se ativam durante a despolarização; (2) potencialização direta da liberação de cálcio pelo retículo sarcoplasmático.

Quadro 55.4 Causas precipitantes de insuficiência cardíaca.

Causa precipitante	Comentários
Hipertensão arterial sistêmica	Principalmente quando o aumento da pressão for rápido
Infarto agudo do miocárdio	Principalmente em um infarto recente em paciente com ventrículo previamente comprometido
Embolia e/ou infarto pulmonar	Pacientes com baixo débito cardíaco sob alto risco de embolia pulmonar, o que pode subsequentemente reduzir o débito cardíaco
Infecção sistêmica ou localizada	Incapacidade de o ventrículo comprometido compensar a demanda metabólica aumentada. Pacientes com IC são particularmente suscetíveis à infecção pulmonar
Arritmias	Incapacidade de pacientes com ventrículo já com mau funcionamento compensarem efeitos hemodinâmicos desfavoráveis como na bradicardia (doença do nó sinusal ou BAV), fibrilação atrial com resposta ventricular alta, intoxicação digitálica, distúrbios hidreletrolíticos, alcoolismo (toxicidade sobre o miocárdio)
Gravidez	As necessidades de oxigênio dos tecidos periféricos podem ser satisfeitas apenas por um aumento do débito cardíaco
Tireotoxicose	Incapacidade de compensar a demanda metabólica aumentada
Anemia	Incapacidade de o ventrículo comprometido suprir o débito cardíaco aumentado, obrigado pela capacidade diminuída de transporte de oxigênio
Miocardite	Disfunção primária do miocárdio
Endocardite bacteriana	Incapacidade de o coração satisfazer o aumento das necessidades causadas por febre, possível lesão valvular e miocardite
Excessos dietéticos ou ambientais	Aumento da ingestão de sódio na IC compensada; isso ocorre principalmente nas férias ou durante doença do cônjuge responsável pelo preparo das refeições quando os hábitos alimentares são modificados. Esforço aumentado no calor ou umidade
Desenvolvimento de uma doença não relacionada	Piora da disfunção renal ou hipertrofia prostática podem causar retenção de fluidos em um paciente com IC compensada. Neoplasia, hepatite etc.
Administração de medicamentos que retenham sal ou depressores cardíacos	Agentes anti-inflamatórios esteroides e não esteroides; depressores da função miocárdica
Redução inapropriada da terapêutica	Talvez a causa mais comum em portadores de IC compensada
Desenvolvimento de uma segunda manifestação de doença cardíaca	Portador antigo de HAS pode evoluir em IC em episódio de infarto agudo do miocárdio

Os digitálicos também provocam diminuição da velocidade de condução, aumento do período refratário do nó A-V, diminuição do período refratário da musculatura atrial, aumento da automaticidade e da excitabilidade, estímulo direto sobre o sistema vagal com atuação sobre a condução do nó A-V e FC. A diminuição da FC ocorre por meio de modulação da ativação neuro-hormonal, redução da atividade simpática e estimulação da atividade vagal, o que diminui o consumo de oxigênio pelo miocárdio.

Digoxina deve ser considerada para pacientes com IC com FEVE reduzida, sintomáticos, apesar da medicação recomendada.

A dose de início do tratamento e da manutenção da digoxina é de 0,125 a 0,5 mg/dia. Doses mais baixas (0,125 mg/dia) são para pacientes com insuficiência renal, massa muscular reduzida ou como início de tratamento em pacientes com mais de 70 anos.

2. **Interação medicamentosa com a digoxina**
   a. **Quinidina.** A administração conjunta de quinidina-digoxina dobra o nível sérico da digoxina, provavelmente pela redução do *clearance* renal e extrarrenal; a dose de digoxina a ser empregada deve ser reduzida à metade, com controle clínico e laboratorial (determinação do nível plasmático do digitálico).
   b. **Verapamil.** Podem ser aplicadas regras semelhantes às da quinidina.
   c. **Amiodarona e propafenona.** Também elevam o nível sérico da digoxina.
   d. **Poupadores de potássio.** Amilorida, triantereno e espironolactona diminuem o *clearance* da digoxina em 20 a 30%.
   e. **Inibidores da ECA.** Reduzem a excreção renal da digoxina, com aumento no nível sanguíneo.
   f. **Rifampicina.** Acelera o metabolismo hepático da digoxina, o que é muito importante na insuficiência renal.
   g. **Vasodilatadores.** Hidralazina e nitroprussiato de sódio aumentam o fluxo renal e elevam a excreção da digoxina.

Em geral, o paciente com IC requer terapêutica digitálica permanente. Todo profissional médico que trabalhe com essa substância deve obrigatoriamente saber manuseá-la bem e conhecer o tratamento adequado de suas complicações.

Não existe dose ideal de digitálico, pois o aumento da contratilidade é conseguido por uma dose-limite da toxicidade. O uso dos glicosídios é descrito no Quadro 55.5.

Em geral, determina-se a concentração sérica da digoxina para manter um nível terapêutico adequado, estabilizando-se entre 0,5 e 2,0 ng/mℓ.

O Quadro 55.6 descreve as características da intoxicação digitálica.

O emprego de digitálicos é contraindicado nos casos de intoxicação digitálica, no bloqueio A-V importante e nas arritmias ventriculares.

Em alguns casos de síndrome de Wolff-Parkinson-White (WPW), os digitálicos podem acelerar a condução anterógrada da via de condução lenta e precipitar taquicardia ventricular (TV) ou fibrilação ventricular (FV); nesses pacientes, é importante o eletrograma do feixe de His.

Os digitálicos não são úteis nos casos de IC sem déficit de contratilidade – como na IC diastólica e IC de alto débito por beribéri, anemia e tireotoxicose – e devem ser empregados com cautela na doença do nodo

Quadro 55.5 Glicosídios cardíacos.

		Compostos	
	Desacetil-lanatosídeo-C	Digoxina	Digitoxina
Absorção gastrintestinal	Pouco confiável	60 a 85%	90 a 100%
Início de ação (min)	10 a 30	15 a 30	25 a 120
Pico	1 a 2 h	1/2 a 5 h	4 a 12 h
Vida média	33 h	36 h	4 a 6 dias
Excreção média	Renal	Renal e alguma gastrintestinal	Hepática Metabólitos por via renal
Digitalização Oral	–	1,0 a 1,5 mg	0,7 a 1,2 mg
Intravenosa	0,4 a 8 mg	0,75 a 1,0 mg	1,0 mg
Dose de manutenção	–	0,125 a 0,375 mg	0,1 mg

Quadro 55.6 Características da intoxicação digitálica.

Sistema	Sinais e sintomas
Gastrintestinal	Anorexia, náuseas, vômitos, diarreia
Nervoso	Mal-estar, fadiga, confusão, dor facial, insônia, depressão, vertigem, visão colorida (halos verdes ou amarelos ao redor das luzes)
Cardíaco	Palpitações, arritmias, síncope
Sanguíneo	Grau alto de digoxina, especialmente com níveis de potássio baixos; checar magnésio, ureia, creatinina

Fonte: adaptado de Marcus et al., 1991.

sinusal antes da implantação do marca-passo cardíaco. A hipopotassemia predispõe o miocárdio aos efeitos tóxicos dos digitálicos.

3. **Diuréticos.** Os mecanismos de ação dos diuréticos são simples: aumentam a natriurese e a diurese, inibindo a reabsorção de sódio e água pelos rins, com consequente redução do volume intravascular, do volume ventricular e da pré-carga. Há diminuição da congestão visceral com a queda dos efeitos pressóricos retrógrados da IC. Há também vasodilatação pela redução do conteúdo de sódio da parede arteriolar, levando à queda da resistência vascular sistêmica e da pós-carga.

Existem três grandes grupos de diuréticos: os chamados diuréticos de alça, os tiazídicos e os poupadores de potássio; cada tipo atua em local diferente do néfron, originando o conceito de bloqueio sequencial do néfron.

Os diuréticos de alça – furosemida e bumetanida – inibem o transporte de sódio, potássio e cloro no ramo ascendente da alça de Henle, fazendo com que esses elementos, mais o íon hidrogênio, permaneçam na luz da alça e sejam excretados na urina. O início da diurese ocorre 10 a 20 min após uma dose IV, e na dose oral o pico de ação está em torno de 1 a 1,5 h; a excreção é renal. Uma vantagem adicional dos diuréticos de alça é a de que doses crescentes promovem aumento da diurese. Na oligúria, quando a TFG reduz para menos de 20 mℓ/min, é necessária uma dose de 250 a 2.000 mg de furosemida, pois a ocorrência do diurético no local de ação encontra-se diminuída, em consequência da queda do fluxo renal no túbulo proximal. Daí a vantagem de seu emprego na IC de difícil controle.

Os diuréticos tiazídicos – hidroclorotiazida, di-hidroclorotiazida, clortalidona – e os agentes correlatos – metazolona, indapamida, xipamida – inibem a reabsorção de sódio e cloro no túbulo distal e podem aumentar a excreção de potássio nessa região. Devido à boa absorção dos solutos nos segmentos proximais do néfron, a ação dos tiazídicos possibilita um aumento na excreção de sódio em apenas 5 a 8% da filtração glomerular, e com resultado ineficaz, quando a TFG é inferior a 30 mℓ/min e a creatinina plasmática é maior que 2,0 mg/dℓ. Os diuréticos tiazídicos são rapidamente absorvidos pelo trato gastrintestinal, produzindo diurese dentro de 1 a 2 h, com tempo de ação de 6 a 12 h no caso de hidroclorotiazida.

Os diuréticos poupadores de potássio são representados pelo antagonista da aldosterona – a espironolactona – e pelos inibidores da condutância do sódio no ducto coletor – amilorida e triantereno.

O Quadro 55.7 lista os diuréticos empregados na IC: hidroclorotiazida (Drenol®), di-hidroclorotiazida (Clorana®), clortalidona (Higroton®), espironolactona (Aldactone®), furosemida (Lasix®, Diusix®) e bumetanida (Burinax®, Fluxil®).

A furosemida, o mais potente diurético conhecido, tem indicação precisa em casos com insuficiência renal e na terapêutica intravenosa (p. ex., edema pulmonar agudo); sua dose intravenosa é de 20 a 40 mg lentamente (1 a 2 min) e pode ser repetida a cada 2 ou 3 h, em um total de 40 a 120 mg/dia.

Quadro 55.7 Diuréticos.

Compostos		Local primário de ação	Apresentação	Posologia médica	Tempo de ação
Tiazídicos e correlatos	Hidroclorotiazida	Túbulo distal	50 mg	50 a 100 mg/dia	12 h ou mais
	Di-hidroclorotiazida	Túbulo distal	50 mg	50 a 100 mg/dia	12 h ou mais
	Clortalidona	Túbulo distal	25-50-100 mg	50 a 100 mg/dia	24 a 48 h
Antagonista da aldosterona	Espironolactona	Túbulo distal	25 a 100 mg	100 a 200 mg/dia	3 a 5 dias após a dose inicial
	Furosemida	Porção ascendente da alça de Henle	20 a 40 mg	40 a 120 mg/dia	6 a 8 h (VO) 1 a 3 h (IV)
	Bumetanida	Porção ascendente da alça de Henle	0,5 a 1,0 mg	1 a 3 mg/dia	6 h (VO)

IV: via intravenosa; VO: via oral.

A espironolactona é um diurético de baixa potência que inibe o receptor da aldosterona, reduzindo, assim, a síntese e o depósito de colágeno, o que diminui a rigidez muscular e a disfunção miocárdica, influenciando de maneira positiva a história natural da ICC. O estudo RALES, que avaliou a utilização da espironolactona em pacientes com ICC, demonstrou a redução da mortalidade cardiovascular em 36% e uma redução da taxa de hospitalização por ICC descompensada em 35%.

O médico deve estar familiarizado com os efeitos indesejáveis dos diuréticos, a saber: (a) hiperpotassemia consequente a oligúria, acidose metabólica, insuficiência renal ou uso abusivo de antagonistas da aldosterona e inibidor da ECA – deve-se atuar sobre as causas; (b) hipopotassemia consequente ao aumento da secreção de potássio pelo túbulo distal, cujo risco é grande com altas doses de furosemida IV. Nos pacientes em uso de digitálicos, em caso de hipomagnesemia, a furosemida pode induzir arritmias ventriculares. O emprego de agentes poupadores ou retentores de potássio melhora a situação; (c) hiponatremia dilucional por excesso de água, com sódio elevado ou normal – correção com restrição de água e, se necessário, diuréticos de alça; (d) alcalose metabólica com hipopotassemia e hipocloremia, sendo corrigida com cloreto de potássio; (e) hiponatremia com desidratação – o sódio encontra-se abaixo de 130 mEq e há perda de água. Utilizam-se bicarbonato de sódio, para repor o íon sódio, e hidratação oral ou intravenosa. É necessário dar atenção às chamadas **alterações ortostáticas da frequência cardíaca e pressão arterial**, que indicam diurese excessiva e queda do volume extracelular; (f) hiperuricemia; (g) hiperglicemia; (h) discrasia sanguínea; e (i) hipercalcemia.

Diminuindo o volume plasmático e, consequentemente, o volume e a pressão de enchimento ventricular, o diurético compromete o mecanismo de Frank-Starling, reduzindo o DC e a perfusão tissular. O uso crônico do diurético leva ao surgimento de mecanismos regulatórios intrarrenais com resistência aos seus efeitos, seja na dose habitual ou mesmo aumentada.

C. **Vasodilatadores.** Como na IC a reserva da pré-carga é inteiramente utilizada, sua elevação não aumenta o estiramento do sarcômero – que dispõe, como já vimos, de um limite de 2,2 µ – pelo mecanismo de Frank-Starling, distendendo apenas o interstício, o que leva a um aumento da pós-carga interna, pelo crescimento do raio e pela redução da perfusão coronária com isquemia subendocárdica.

A diminuição da ejeção ventricular é uma consequência desses dois fatores: aumento da pós-carga interna e isquemia miocárdica.

Esse desajuste da pós-carga leva então à redução do volume sistólico e ao aumento da ativação neuro-humoral, com piora da vasoconstrição, criando um ciclo vicioso que deve ser interrompido com os vasodilatadores, os quais podem melhorar o desempenho cardíaco, seja por diminuição da resistência vascular periférica (pós-carga), da pré-carga ou ambas.

Um tratamento bem-sucedido com vasodilatadores pode ser responsável por: (1) venodilatação e redução das pressões de enchimento ventricular; (2) redução dos hormônios vasoconstritores e antinatriuréticos/antidiuréticos; (3) vasodilatação renal e melhora do fluxo renal; (4) diurese, redução do volume extracelular, melhora hemodinâmica muscular; (5) diminuição da regurgitação mitral e da pós-carga e consequente aumento do volume sistólico; (6) aumento da atividade física pela diminuição da dispneia; (7) capacidade vasodilatadora/

metabólica do músculo esquelético aumentada, induzida pelo condicionamento; (8) capacidade aeróbica aumentada.

Hidralazina e dinitrato de isosorbida estão indicados no tratamento da insuficiência cardíaca com FEVE reduzida, classe funcional III a IV (NYHA) e em terapia otimizada com betabloqueadores e inibidores da ECA.

A combinação da hidralazina e isossorbida pode reduzir a morbidade e a mortalidade dos pacientes com insuficiência cardíaca.

1. **Nitroglicerina com indicação na insuficiência cardíaca descompensada associada à coronariopatia.** Sua ação é predominantemente venodilatadora em doses mais baixas; tem início e término de ação rápidos, sendo útil em situação de emergência. Dose indicada: 5 µg/min até efeito desejado; dose máxima: 100 mcg/min.
2. **Hidralazina.** Trata-se de um vasodilatador que atua diretamente na musculatura lisa arteriolar – ativando canais de potássio ATP-sensíveis –, com algum efeito inotrópico positivo indireto. Sua ação provoca uma elevação no DC, com pequena diminuição na pressão pulmonar e nas pressões atriais, e discreto aumento na FC.

    Alguns efeitos colaterais são: retenção de fluidos (liberação de renina), necessitando de terapêutica diurética; cefaleia, náuseas, vômitos e rubor, que podem ocorrer no início da terapia; a síndrome semelhante ao lúpus é rara com doses abaixo de 200 mg.

    a. **Dose.** Em insuficiência ventricular esquerda crônica, emprega-se hidralazina VO 25 mg a cada 6 h. Em associação aos nitratos, é uma opção terapêutica nos pacientes com intolerância aos inibidores da ECA e antagonistas da angiotensina II.
3. **Nitroprussiato de sódio.** É considerado um vasodilatador semelhante ao nitrato. Em unidade de terapia intensiva (UTI), com parâmetros hemodinâmicos monitorados, usa-se o nitroprussiato de sódio (Nipride®) para efeito imediato e de curta duração, nos casos de IC grave e instável. Não deve ser usado nos casos de IC associados à síndrome coronariana aguda. É indicado no controle da IC na vigência de hipertensão arterial e/ou regurgitação importante, mitral ou aórtica, pois leva a uma redução da pós-carga.

    O nitroprussiato de sódio é administrado por infusão venosa lenta, iniciando-se com 10 µg/min, com acréscimos de 5 a 10 µg/min até que se alcance o efeito desejado (usam-se como parâmetros a pressão de enchimento, o DC e a pressão arterial) ou que sobrevenha toxicidade.

    A posologia média para a maioria dos pacientes é de 50 a 150 µg/min, e a máxima, de 300 µg/min, sendo o início de ação instantâneo, com desaparecimento do efeito poucos minutos depois de cessada a infusão. O efeito colateral mais comum é a hipotensão excessiva, que limita seu emprego.

    O produto final da degradação do nitroprussiato de sódio é o tiocianato, que é excretado pelos rins com meia-vida de 4 a 7 dias, e que é tóxico para o sistema nervoso central.

    Nos casos de insuficiência renal com infusão prolongada (além de 48 h), pode haver intoxicação por tiocianato, que se caracteriza por náuseas, soluços, anorexia, confusão mental transitória, acidose láctica, hipotireoidismo e espasmos musculares.

    O nitroprussiato de sódio, por ser sensível à luz e instável em solução aquosa, deve ser recém-preparado e abrigado da luz. Pode ser empregado em associação a agentes inotrópicos, como dopamina, dobutamina e os digitálicos, para melhorar os efeitos hemodinâmicos.

As contraindicações são: hipotensão prévia – sistólica menor que 90 mmHg e diastólica menor que 60 mmHg – e, como todos os vasodilatadores, na cardiopatia valvar obstrutiva – aórtica, mitral, estenose pulmonar –, na CIV, em que, devido à vasodilatação periférica, aumenta a resistência vascular pulmonar com elevação do *shunt* esquerda-direita, síndrome coronariana aguda.

4. **Inibidores da ECA e antagonistas dos receptores da angiotensina II.** O melhor conhecimento da ação do SRA na fisiopatologia da IC levou a um grande avanço no tratamento desta patologia. Portanto, a terapia atual da IC tem por objetivo não apenas a correção das anormalidades hemodinâmicas, mas também a diminuição, e mesmo a reversão, da disfunção miocárdica.
   a. **Inibidores da ECA.** Os inibidores da ECA são substâncias que inibem a transformação da angiotensina I em angiotensina II. Esta é o principal mediador do sistema renina-angiotensina-aldosterona e provoca aumento da resistência vascular periférica, queda no DC, elevação do consumo de oxigênio pelo miocárdio e redução do fluxo renal com retenção de sódio e água, fatores estes que levam à piora clínica e hemodinâmica da IC, aumentando a mortalidade. Portanto, os inibidores da ECA têm ação hemodinâmica importante, reduzindo a pré e a pós-carga; além disso, exercem ação neuro-hormonal, que aumenta os níveis circulantes da bradicinina e outras substâncias que têm efeito vasodilatador, tais como as prostaglandinas e o óxido nítrico, que agem de maneira favorável na hemodinâmica e retardam a progressão da disfunção ventricular e o remodelamento.

Sabe-se que 50% dos pacientes que apresentam algum grau de disfunção ventricular são assintomáticos. Estudos como SOLVD, SAVE e TRACE demonstraram que mesmo esse tipo de paciente deve ser tratado com inibidores da ECA, pois essa medicação mostrou-se eficiente em reduzir a evolução para os sintomas de IC e o número de hospitalizações.

Os inibidores da ECA também estão indicados para todos os pacientes com disfunção ventricular esquerda sintomática, independentemente da classificação funcional (NYHA). Estudos como SOLVD, CONSENSUS, V-HeFT II, TRACE e ATLAS demonstraram que o uso de inibidores de ECA reduz significativamente o número de internações por descompensação cardíaca, de reinfarto e de mortalidade; também demonstraram que os inibidores de ECA evitam a deterioração da disfunção ventricular esquerda e podem atenuar a dilatação cardíaca independentemente de sexo, idade e etiologia, da IC.

Existem inúmeros inibidores da ECA disponíveis para o uso clínico; esses medicamentos têm mecanismos de ação bastante parecidos, assemelhando-se também quanto à eficácia clínica.

Os inibidores da ECA disponíveis no mercado são: captopril (dose recomendada de 50 mg, 3 vezes/dia), enalapril (10 mg, 2 vezes/dia), ramipril (5 mg, 2 vezes/dia), lisinopril (10 mg/dia), trandolapril (2 mg/dia), benazepril (10 mg/dia), perindopril (8 mg/dia). Recomenda-se iniciar o tratamento com uma dose baixa e aumentar gradativamente conforme a tolerância, para evitar a hipotensão arterial secundária à supressão da angiotensina II e do tônus simpático. Pacientes com IC grave, nível plasmático de sódio baixo (< 135 mEq/ℓ), pressão arterial sistólica menor que 90 mmHg e idosos têm maior risco de apresentar hipotensão arterial sintomática.

b. **Antagonistas da angiotensina II.** A angiotensina tem importantes efeitos sobre o sistema cardiovascular; ela age diretamente na musculatura lisa da parede vascular, levando a vasodilatação. Além disso, age na coagulação e na fibrinólise, aumenta a atividade do sistema venoso simpático e estimula a proliferação de fibroblastos, o que contribui para a hipertrofia cardíaca.

Assim, são várias as razões para que um antagonista da angiotensina II seja utilizado no tratamento da IC.

Quando os efeitos colaterais dos inibidores da ECA impedirem sua utilização, os antagonistas da angiotensina II podem ser uma alternativa, visto que o espectro de suas ações é semelhante, apresentando a mesma eficácia na redução da morbidade e da mortalidade.

Alguns deles são: valsartana, 20 a 40 mg 2 vezes/dia; losartana, 25 a 50 mg/dia; ibesartana, 150 a 300 mg/dia; candesartana, 4 a 8 mg/dia.

Devido ao risco de hiperpotassemia, é necessário monitorar periodicamente o nível sérico de potássio durante o emprego dos inibidores da ECA e dos ARA II, principalmente quando em uso concomitante de sais de potássio ou diuréticos poupadores de potássio.

D. **Inodilatadores.** Os inibidores da fosfodiesterase, os agentes simpaticomiméticos e os fármacos dopaminérgicos são chamados inodilatadores, porque combinam efeitos inotrópicos positivos e vasodilatadores periféricos.

Na IC que não responde bem à terapêutica clássica por via oral (VO), associada aos vasodilatadores citados no item anterior, está indicado suporte inotrópico adicional, conseguido com dopamina dobutamina e milrinona (Primacor®). Apesar da associação desses medicamentos a algumas complicações, tais como aumento de incidência de isquemia e maior predisposição a arritmias, eles são benéficos em casos graves com deterioração hemodinâmica, em pacientes com IC crônica com escórias nitrogenadas elevadas que não respondem de maneira adequada aos diuréticos vasodilatadores.

1. **Fármacos simpaticomiméticos.** Essas substâncias mostram respostas atenuadas com o uso crônico (*down-regulation* dos receptores beta-1), assim como piora das arritmias e da isquemia miocárdica, vindo daí a sua aplicação a curto prazo.

a. **Dopamina.** Trata-se de uma catecolamina endógena que apresenta efeitos alfa e beta, aumentando a contratilidade ventricular, sem mudança importante na resistência vascular sistêmica ou na FC, de acordo com a dose empregada. Somente deve ser considerada como opção quando houver hipotensão grave. A dopamina é o precursor imediato da norepinefrina na sequência metabólica das catecolaminas.

A contratilidade miocárdica é estimulada pela dopamina por meio de dois mecanismos que atuam: (1) diretamente nos receptores beta-1 adrenérgicos; (2) indiretamente por meio da liberação da norepinefrina nas terminações nervosas simpáticas, as quais também estimulam os receptores beta-1.

A dopamina é inativa por via oral, mas é metabolizada por via intravenosa (IV) em poucos minutos pela dopamina beta-hidroxilase e pela monoaminoxidase.

Em doses baixas – menores que 2 µg/kg/min –, agindo nos receptores dopaminérgicos-1, sua principal ação consiste na redução da resistência vascular coronária, mesentérica e renal, com aumento da diurese.

Em doses médias – 2 a 5 µg/kg/min –, evidencia-se o efeito beta-1 estimulante, com maiores contratilidade miocárdica e DC, discreta vasodilatação periférica, pequena alteração da FC e aumento adicional da diurese.

Doses maiores – 5 a 10 µg/kg/min – apresentam efeitos indesejáveis, como aumento da resistência periférica total e consequente elevação da pressão arterial; aumento da FC; maior irritabilidade ventricular e possibilidade de redução de fluxo sanguíneo renal. Nessa dose, a vasoconstrição generalizada das artérias e veias é em consequência à ativação dos receptores alfa$_1$-adrenérgicos e dos receptores serotonina-sensíveis, e há risco de surgimento de arritmias ventriculares importantes. Ocorre também aumento das pressões de enchimento do VE.

A dose deve ser mantida tão baixa quanto possível, para que seja alcançado o efeito desejado, e em tratamento a curto prazo. A combinação dopamina-vasodilatador (nitroprussiato de sódio) ou dopamina-dobutamina é mais indicada que o aumento da dose de dopamina, a qual é substância comumente empregada na insuficiência miocárdica – síndrome de baixo débito pós-cirurgia cardíaca. Está contraindicada em arritmias ventriculares, feocromocitoma e durante o emprego de ciclopropano ou anestésicos hidrocarbonetos halogenados; deve ser administrada em veia central com cateter de plástico, pois seu extravasamento pode causar necrose local.

Na IC, administra-se dopamina IV na dose de 0,5 a 1,0 µg/kg/min, a qual é elevada até que seja alcançado o fluxo urinário desejado, com controle sobre a pressão arterial e a FC.

Na prática, diluem-se cinco ampolas de dopamina (ampola = 10 mℓ com 50 mg de substância ativa) em 200 mℓ de SGI 5%, obtendo-se uma concentração de 1,25 mg/mℓ, deixando correr a 12 microgotas/min (0,25 mg/min) e observando-se o resultado; também é possível diluir em SF 0,9%. A substância não deve ser diluída em bicarbonato de sódio ou outras soluções alcalinas.

No equipo convencional, 1 mℓ = 20 gotas = 60 microgotas.

b. **Dobutamina.** Trata-se de uma amina simpaticomimética sintética que estimula receptores beta-1 e beta-2 e receptores alfa-adrenérgicos. Sua atividade beta-1 predomina sobre a beta-2, e a alfa-1 predomina sobre a alfa-2. Não altera o fluxo sanguíneo renal, ao contrário da dopamina, mas redistribui o DC a favor de leitos esqueléticos e coronarianos, em detrimento do mesentérico e renal.

A dobutamina não estimula a liberação de norepinefrina nas terminações nervosas simpáticas nem ativa os receptores dopaminérgicos; ela melhora o volume sistólico e reduz as pressões de enchimento ventricular, sem alteração importante da pressão arterial e da FC. Pode ser empregada cautelosamente na IC como um agente inotrópico, aumentando o DC, enquanto reduz a pressão de enchimento ventricular, ou então nos casos selecionados de IAM com IC e baixo débito, sem risco de aumentar o tamanho do infarto ou induzir arritmias. Além disso, está indicada na IC aguda do pós-operatório da cirurgia cardíaca.

A infusão venosa é rapidamente absorvida, tendo vida média de 2,4 min.

Os efeitos benéficos da dobutamina são observados durante curtos períodos da administração, passível de taquifilaxia e revelando que seu uso prolongado não mostra efeito sustentado, associando-se ao aumento da mortalidade.

A velocidade de infusão intravenosa deve começar com 2,5 µg/kg/min e ser gradualmente aumentada até que se obtenha a resposta hemodinâmica máxima ou a dose de 10,0 µg/kg/min. O surgimento de efeitos colaterais, tais como taquicardia ou outras arritmias cardíacas, exige um reajuste das doses para níveis mais baixos.

Na prática, dilui-se uma ampola de dobutamina (250 mg) em 250 mℓ de SGI 5% ou SF 0,9%, obtendo-se uma concentração de 1 mg/mℓ, e infunde-se IV a 20 microgotas/min (0,33 mg/min), observando-se o efeito alcançado.

Os efeitos indesejáveis mais sérios das aminas simpaticomiméticas e dos inibidores da fosfodiesterase (dopamina, dobutamina, norepinefrina, epinefrina, isoproterenol, salbutamol, terbutalina, anrinona, milrinona) constituem as arritmias cardíacas. Os estudos eletrofisiológicos revelam que estas aceleram a despolarização espontânea das células sinoatriais, o que aumenta a FC, acelera a despolarização diastólica e facilita a ativação de marca-passos latentes, além de encurtar o período refratário dos músculos atrial e ventricular e acelerar as conduções atrial e ventricular.

c. **Avaliação da dopamina e da dobutamina.** A escolha entre estas duas substâncias baseia-se na situação clínica de cada paciente. A dobutamina é superior à dopamina em pacientes com síndrome de baixo débito associada à cardiopatia isquêmica, pelo seu efeito sobre determinantes do consumo de oxigênio miocárdico (MVO_2): reduz a pressão de enchimento ventricular e tem pequeno efeito sobre a FC e a pressão aórtica. A dobutamina seria mais cardiosseletiva. Em comparação com a dobutamina, o índice de MVO_2, medido pelo produto entre FC e pressão arterial sistólica, aumenta muito mais com a dopamina, confirmando o que já foi ressaltado.

Devido ao fato de parte do efeito inotrópico positivo da dopamina ocorrer pela liberação de catecolaminas cardíacas endógenas, que podem estar diminuídas na IC, baixas doses dessa substância podem ser ineficientes para o aumento desejado do DC, enquanto a elevação da dose pode trazer vasoconstrição indesejável. Essa propriedade vasoconstritiva torna-se útil em pacientes com hipotensão franca.

Atualmente, há uma conduta eletiva de se utilizar dopamina em baixas doses (1,2 a 2,5 µg/kg/min) para se obter vasodilatação seletiva em leitos vasculares mesentéricos e renais, combinada com dobutamina ou com vasodilatador (nitroprussiato de sódio), para que ocorra melhora hemodinâmica.

A associação dopamina-dobutamina está indicada em hipotensos limítrofes ou em pacientes com doença vascular preexistente, particularmente nos casos de doença arterial coronariana, em que o fluxo arterial dos órgãos vitais depende muito da pressão arterial. Já a associação dopamina-nitroprussiato de sódio está indicada na emergência de pacientes que exigem rápida redução da pressão venosa pulmonar. Essa combinação

aumenta consideravelmente o DC, reduzindo de maneira satisfatória a pressão de enchimento elevada.
2. **Inibidores da fosfodiesterase.** Os inibidores da fosfodiesterase atuam como agentes inotrópicos positivos, aumentando a contratilidade cardíaca por meio de elevação na concentração do monofosfato de ademosina cíclico (CAMP) do coração em falência, acelerando a entrada de cálcio nos miócitos pela ativação de canais e membrana. Além disso, é atribuído a essas substâncias um efeito vasodilatador direto associado ao aumento do CAMP. Esses agentes são comumente associados a maior MOV_2, maior incidência de arritmia e maior mortalidade, sendo esses efeitos mais deletérios na cardiomiopatia isquêmica.

A dose recomendada da milrinona é dose de ataque de 50 µg/kg em 10 min, dose de manutenção 0,375 a 0,750 µg/kg/min.
E. **Anticoagulantes.** O uso de anticoagulante está indicado para pacientes com insuficiência cardíaca crônica e ritmo de fibrilação atrial (FA permanente/persistente/paroxística) e fator de risco adicional para fenômeno tromboembólico, como HAS, diabetes, história previa de acidente vascular encefálico (AVE) ou isquemia cerebral transitória ou idade ≥ a75 anos (indicação classe IA).

O uso do anticoagulante também está indicado para pacientes com insuficiência cardíaca crônica e ritmo de fibrilação atrial (FA permanente/persistente/paroxística) sem fator de risco adicional para fenômeno tromboembólico (classe indicação IIA).

A escolha do anticoagulante (varfarina, dabigatrana, rivaroxabana, apixabana) deve ser individualizada de acordo com cada paciente.

Mantêm-se as contraindicações para a terapia anticoagulante e é necessário ter cautela com a associação de medicamento que possa interferir com seus efeitos; em caso do uso de varfarina, o controle seriado do RNI é fundamental.
F. **Betabloqueadores.** Estudos têm demonstrado que os betabloqueadores reduzem os sintomas, melhoram a qualidade de vida e reduzem a mortalidade e a morbidade, e, também, o risco de progressão da doença nos pacientes com IC. No entanto, este não é um efeito de classe. Recomenda-se na IC sintomática o uso de bisoprolol (bloqueia seletivamente os receptores beta-1), carvedilol (bloqueia os receptores alfa-1, beta-1 e beta-2) e succinato de metoprolol (bloqueia seletivamente os receptores beta-1)

Dentre os possíveis mecanismos de ação dos betabloqueadores úteis na IC, encontramos: diminuição da atividade nervosa simpática, que se encontra elevada; redução da atividade do SRA e AVP; diminuição da FC, do MVO_2 e do potencial de arritmias; reversão/regulação inferior dos receptores beta-adrenérgicos miocárdicos; aumento da sensibilidade miocárdica à estimulação beta-agonista; e proteção miocárdica contra efeitos tóxicos diretos da norepinefrina.

A menos que haja contraindicação, os betabloqueadores devem ser prescritos para todo paciente com IC estável, mesmo para os assintomáticos, devido aos benefícios descritos anteriormente.

Doses recomendadas:
- Carvedilol, 3,125 mg, 2 vezes/dia, podendo chegar até 50 mg, 2 vezes/dia
- Bisoprolo, 1,25 mg, 1 vez/dia, com uma dose máxima de 10 mg/dia
- Metoprolol, 12,5 a 25 mg, 1 vez/dia, com uma dose máxima de 200 mg/dia.

5. **Inibidores da neprilisina e dos receptores de angiotensina (INRA).** O Entresto® (sacubitril/valsartana) é o primeiro medicamento para insuficiência cardíaca da classe terapêutica dos INRAs que atua de diferentes maneiras sobre os sistemas neuro-hormonais do coração. Resultados do estudo PARADIGM-HF, com 8.442 pacientes, mostraram melhores resultados, comparado ao enalapril, nos seguintes critérios:
- Redução de risco de morte cardiovascular em 20%
- Redução de internação por insuficiência cardíaca em 21%
- Redução de risco de morte por todas as causas em 16%
- Redução do risco de morte súbita em 20%.

O medicamento exibe um mecanismo de ação inovador de um INRA inibindo, simultaneamente, a neprilisina (endopeptidase neutra; NEP), por sacubitrilato, o metabólito ativo do pró-fármaco sacubitril, e bloqueando o receptor da angiotensina II tipo-1 (AT1) por meio da valsartana.

a. **Apresentações**
- Entresto® 24 mg/26 mg (sacubitril/valsartana)
- Entresto® 49 mg/51 mg (sacubitril/valsartana)
- Entresto® 97 mg/103 mg (sacubitril/valsartana).

b. **Modo de uso**
A dose alvo de Entresto® é 97 mg/103 mg 2 vezes/dia. A dose inicial recomendada é 49 a 51 mg 2 vezes/dia. Uma dose de início de 24 a 26 mg 2 vezes/dia é recomendada para pacientes que, atualmente, não estejam fazendo uso de um inibidor da ECA ou de um bloqueador do receptor da angiotensina II (BRA), e deve ser considerada para pacientes que tenham feito uso, anteriormente, de baixas doses desses agentes.

XI. **Outras medidas terapêuticas**

A. **Tratamento cirúrgico da IC.** Apesar do avanço terapêutico no tratamento clínico da IC, com relativo sucesso na melhora dos sintomas, a mortalidade ainda é preocupante; assim, essa situação fez com que houvesse procura de outras terapêuticas, inclusive cirúrgicas, para o tratamento.

As opções para o tratamento cirúrgico são: (1) transplante cardíaco; (2) revascularização miocárdica; (3) reconstrução do VE; (4) troca valvar; (5) uso de desfibriladores implantáveis; (6) uso de ressincronizador cardíaco.

1. **Transplante cardíaco.** Há um tipo de IC, denominado intratável, no qual ocorre uma doença cardíaca grave, resistente a todas as medidas terapêuticas conhecidas, determinando inaceitável qualidade de vida, com ou sem sintomas limitantes, e com alto risco de morte de origem cardíaca. Este é o paciente com indicação para um transplante cardíaco. O tratamento clínico deve estar otimizado, incluindo inibidores da ECA, espironolactona, digital, diuréticos e betabloqueadores, se tolerados.

Esse processo foi introduzido pelo cirurgião sul-africano Christian Barnard, em 1967. O receptor deve estar psicologicamente estável, ter no máximo 50 anos e apresentar boa aceitação com essa terapêutica médica.

Constituem contraindicações para o transplante cardíaco: quadros clínicos de AIDS, hipertensão pulmonar grave (atualmente, são feitas cirurgias de transplante duplo, ou seja, coração-pulmão), doença pulmonar parenquimatosa, infarto pulmonar recente, anticorpos citotóxicos, diabetes melito insulinodependente, outras doenças capazes de limitar a sobrevida ou a reabilitação e impossibilidade de permanecer próximo ao centro de transplante ou condição social que impeça a adesão ao protocolo.

A principal indicação para o transplante cardíaco é a melhora da sobrevida; além da melhoria da qualidade de vida. Em pacientes ambulatoriais, os requisitos mínimos para considerar a possibilidade de transplante cardíaco são: internamentos repetidos devido à ICC e necessidade de aumento progressivo da terapêutica medicamentosa

2. **Cirurgia de revascularização miocárdica (CRM).** A causa de muitos dos quadros de falência cardíaca é uma situação na qual uma parte do tecido miocárdico fica paralisada por uma situação reversível de isquemia (ou seja, ao se revascularizar determinada área isquêmica paralisada, esta pode vir a se tornar funcionante).

Para que seja realizada uma avaliação adequada dessas áreas, exames que detectem a viabilidade miocárdica devem ser conduzidos (p. ex., cintigrafia miocárdica com teste de viabilidade miocárdica com dobutamina).

Uma vez comprovado que uma determinada área pode vir a ser revascularizada, a intervenção deve ser realizada, via percutânea ou não.

3. **Troca da valva mitral.** São comuns as situações em que, acompanhando a dilatação ventricular do coração, nos casos de miocardiopatia dilatada, observa-se a dilatação do anel da valva mitral. A insuficiência mitral observada agrava ainda mais a IC. A substituição da valva mitral (ou a plastia dessa valva, quando esta for possível) pode melhorar temporariamente o quadro, embora não seja uma prática comum.

4. **Uso de cardioversores – desfibriladores implantáveis (CDI).** Os CDI estão indicados para pacientes com IC e fração de ejeção diminuída e que tenham sido recuperados de morte súbita por taquicardia ou fibrilação ventricular, ou, ainda, que apresentem taquicardia ventricular sustentada com resposta inadequada ou contraindicação aos antiarrítmicos. A indicação do uso dos desfibriladores está cada vez mais recorrente, muitas vezes em conjunto com um ressincronizador ventricular. Seu uso, contudo, é útil nos pacientes apenas pela atuação nas arritmias malignas, causadoras de morte súbita nestes pacientes, não tendo atuação na melhora da função cardíaca.

5. **Terapia de ressincronização cardíaca (TRC).** A ressincronização é uma técnica de estimulação cardíaca que modifica o grau de assincronia eletromecânica dos ventrículos em pacientes com distúrbios de condução intraventricular e interventricular. A técnica utilizada na ressincronização é a estimulação dupla-câmara convencional associada ao implante de um terceiro eletrodo posicionado na veia cardíaca (endocavitário) ou na superfície do VE (epicárdico). Este terceiro eletrodo tem por objetivo estimular o VE. Assim, após um batimento atrial, ambos os ventrículos são estimulados e contraem simultaneamente ou com retardo programado, otimizado.

   a. **Fundamentos da ressincronização cardíaca.** O sistema de condução do coração é constituído de nó sinusal, feixes internodais, nó atrioventricular, feixe de His e seus ramos e rede de Purkinje. O estímulo elétrico que se origina nas células do nó sinusal percorre os feixes internodais e ativa os átrios quase simultaneamente; esse estímulo elétrico se propaga para o nó atrioventricular e sistema His-Purkinje, ativando inicialmente o septo interventricular e, logo em seguida, os ventrículos. Essa sequência de ativação das câmaras cardíacas propicia uma ejeção ventricular efetiva para o paciente. Qualquer mudança na sequência de ativação, seja no nível atrial, atrioventricular ou ventricular, leva à perda da sincronia da contração cardíaca, podendo comprometer a ejeção ventricular. Aproximadamente 30% dos pacientes com miocardiopatia dilatada apresentam retardo na condução intraventricular, principalmente o bloqueio de ramo esquerdo, o qual vem sendo responsabilizado por piora da função ventricular. Essa alteração na condução intraventricular é responsável pela perda da coordenação da contração dos ventrículos, comprometendo assim a função de bomba e a *performance* hemodinâmica cardíaca.

As consequências da dissincronia ventricular que mais afetam o desempenho cardíaco são: agravamento da regurgitação mitral funcional, diminuição do tempo de enchimento diastólico do VE e movimentação anormal do septo. A ressincronização ventricular com um marca-passo biventricular pode melhorar essa disfunção, promovendo um padrão coordenado de contração ventricular, reduzindo a duração do QRS e a regurgitação mitral, melhorando a sincronia intraventricular e interventricular, com consequente melhora da *performance* cardíaca.

A estimulação cardíaca com marca-passo biventricular está indicada para pacientes portadores de miocardiopatia dilatada (idiopática ou isquêmica), classe III-IV da NYHA, sintomáticos e refratários ao tratamento farmacológico otimizado (diuréticos, inibidores da ECA, betabloqueadores e espironolactona), com disfunção sistólica grave evidenciada ao ecocardiograma por fração de ejeção inferior ou igual a 35%, ritmo sinusal, BRE ao ECG (QRS superior ou igual a 150 ms).

Diversos estudos documentaram que a ressincronização ventricular melhora a *performance* cardíaca, sendo os seguintes os mais importantes, do ponto de vista que vieram a validar inicialmente o procedimento:
- MIRACLE (Multicenter InSync Randomized Clinical Evaluation).
- MUSTIC (The Multisite Stimulation in Cardiomyopathy).
- REVERSE (Resynchronization Reverses Remodeling in Systolic Left Ventricular Dysfunction). Outros estudos realizados, como o PATH-CHF (Pacing Therapies) I e II e o CARE-HF (Cardiac Resynchronization in Heart Failure), apresentaram resultados semelhantes aos anteriores.

B. **Contrapulsação intra-aórtica com balão.** Sua maior indicação está na insuficiência ventricular esquerda aguda secundária ao IAM (choque cardiogênico), mas é também usada para apoiar a circulação em pacientes com síndrome isquêmica aguda submetidos a cateterismo cardíaco. Outra aplicação seria durante o período peroperatório e no pós-operatório imediato, em pacientes submetidos à cirurgia cardíaca e desenvolvendo falência ventricular aguda.

Esse método é aplicado durante 24 a 48 h, após o qual se tenta retirar o paciente do suporte.

Sua grande desvantagem é oferecer suporte circulatório modesto (elevação do índice cardíaco em até 0,8 ℓ/min/m^2), não podendo manter a vida em situações de IC importante ou na existência de ritmos cardíacos caóticos.

C. **Assistência ventricular esquerda temporária.** O dispositivo consiste em uma bomba (extracorpórea) com condutos aferentes e eferentes fixados ao ápice ventricular esquerdo e à aorta torácica ascendente, respectivamente. Podem ser obtidos volumes sistólicos de 85 mℓ e frequências de 100 bpm.

O suporte mecânico circulatório é utilizado em: (1) casos de IC na espera pelo transplante cardíaco, com choque cardiogênico refratário à terapêutica convencional; (2) situações clínicas semelhantes, mas potencialmente reversíveis, como ocorre no pós-operatório de cirurgia cardíaca, na miocardite aguda e durante rejeição de enxerto após transplante cardíaco.

Contraindicações relativas: níveis elevados de ureia e cirurgia prévia. Contraindicações absolutas: casos de infecção, distúrbio de coagulação, insuficiência hepática, insuficiência respiratória, insuficiência de múltiplos órgãos ou doença sistêmica que comprometa os resultados após a tomografia computadorizada (TC).

Os critérios hemodinâmicos para emprego do suporte mecânico circulatório são: índice cardíaco menor que 2,0 ℓ /min/m², pressão média arterial sistêmica inferior ou igual a 70 mmHg, resistência vascular sistêmica maior que 2.000 dyn·s/cm⁵, pressão de AE maior que 20 mmHg e débito urinário diminuído, apesar de terapêutica máxima.

D. **Métodos de diálise.** Na IC refratária à terapêutica habitual, pode-se optar por métodos de diálise com melhora clínica após perda de excesso de fluido; há também maior eficácia da terapêutica diurética pós-diálise. Quando for o caso, esta recuperação possibilita o tratamento cirúrgico da cardiopatia de base.

Os métodos de diálise empregados na IC são: (1) diálise peritoneal intermitente; (2) ultrafiltração sanguínea; (3) hemofiltração; (4) diálise peritoneal contínua.

Na IC avançada dos diabéticos, com comprometimento moderado da função renal, obtém-se algum benefício com o emprego da diálise peritoneal; em comparação com a hemodiálise, a gravidade das complicações é menor.

A diálise peritoneal, provocando a retirada lenta de fluido e a remoção de escórias nitrogenadas, é o método indicado para o tratamento de IC associada à insuficiência renal.

As complicações mais importantes da diálise peritoneal seriam: peritonite química ou bacteriana; perfuração de víscera oca durante a passagem do cateter ou dificuldade para posicioná-lo adequadamente; hiperglicemia, especialmente em diabéticos, pelo excesso de oferta de glicose pelo líquido de diálise e dificuldade de excursão do diafragma, agravando uma insuficiência respiratória prévia.

Já na ultrafiltração e na hemofiltração, devido ao emprego de heparina, há risco de complicações hemorrágicas, principalmente em portadores de diátese hemorrágica. Há também problemas de hipercoagulabilidade, especialmente na ultrafiltração, devido ao uso de membranas de cuprofane, que provocam ativação do complemento, agregação plaquetária e leucocitária, levando a microembolias. O risco de hipercoagulabilidade é diminuído com o uso de membranas biocompatíveis (polissulfonas, policarbonato), especialmente na hemofiltração, ao reduzir a agregação plaquetária e leucocitária.

O Quadro 55.8 mostra um esquema de tratamento da IC conforme a classe funcional.

XII. **Insuficiência cardíaca diastólica**
A. **Conceito.** Denomina-se insuficiência cardíaca diastólica (ICD) o quadro de IC em que os sintomas são causados por uma inibição do enchimento ventricular diastólico, sendo a função sistólica normal ou mesmo estando acima do normal.

Esses ventrículos são capazes de responder normalmente a um aumento na pré-carga, e não há sensibilidade inadequada do desempenho sistólico para um aumento da pós-carga. Expansão importante do volume intravascular e ativação neuro-hormonal não parecem ser o principal componente dessa síndrome. Pensava-se que esses pacientes não deveriam ser sintomáticos; contudo, na ICD, a complacência ventricular reduzida ou rígida limita o uso da reserva na pré-carga em aumentos rápidos na pressão de enchimento para volume cardíaco normal ou pouco aumentado. Como consequência, o DC está limitado, e aparece dispneia de esforço.

B. **Causas.** São as que dificultam o fluxo AV esquerdo: (1) estenose mitral; (2) mixoma do AE; (3) calcificação do anel mitral; (4) condições que provocam diminuição da complacência ventricular na hipertrofia ventricular esquerda (como na miocardiopatia hipertrófica e na hipertensão arterial sistêmica dos pacientes idosos); (5) doença coronária; (6) amiloidose; (7) miocardiopatias restritivas; (8) pericardite constritiva.

O mecanismo mais comum de ICD é a hipertensão arterial sistêmica em pacientes idosos que, devido à idade, já apresentam um VE pouco complacente.

Quadro 55.8 Esquematização do tratamento da insuficiência cardíaca de acordo com a classe funcional.

I. Classe funcional I

A. Medidas não farmacológicas
B. Tratamento de cardiopatia subjacente
C. Cardiomegalia ou fração de ejeção diminuída:
  ° 1. Digitálico
  ° 2. Inibidores da ECA: evitam dilatação ventricular progressiva e influenciam favoravelmente a remodelação ventricular esquerda pós-IAM

II. Classe funcional II

A. Medidas não farmacológicas
B. Digitálico
C. Inibidores da ECA
D. Diuréticos tiazídicos (muitos dos sintomas decorrem da retenção de sódio e água)

III. Classe funcional III

A. Medidas não farmacológicas
B. Digitálico
C. Inibidores da ECA
D. Diuréticos de alça potentes e, quando necessário, associação de diuréticos
E. Considerar o emprego de vasodilatadores específicos, como nitratos e hidralazina
F. Considerar a terapia de ressincronização cardíaca

IV. Classe funcional IV

A. Internação hospitalar, avaliação e reparo das possíveis causas de insucesso
B. Iniciar terapêutica intravenosa com monitoramento hemodinâmico:
  ° 1. Diuréticos de alça em altas doses
  ° 2. Combinação de diuréticos
  ° 3. Nitroprussiato de sódio
  ° 4. Dopamina e dobutamina de maneira intermitente
  ° 5. Considerar a terapia de ressincronização cardíaca
C. Se o quadro persistir inalterado ou agravar-se, a IC será considerada refratária, estando indicadas medidas especiais subsequentes, como:
  ° 1. Diálise peritoneal ou hemodiálise
  ° 2. Circulação assistida
  ° 3. Suporte mecânico (ventrículo artificial)
  ° 4. Transplante cardíaco

ECA: enzima de conversão da angiotensina; IAM: infarto agudo do miocárdio; IC: insuficiência cardíaca.

Capítulo 55 | Insuficiência Cardíaca Congestiva

C. Sintomas. Como na ICD há grande diminuição da complacência ventricular, que acarreta dificuldade ao esvaziamento atrial, surgem sinais e sintomas de congestão venosa pulmonar como na IC clássica. No entanto, na ICD, o VE apresenta-se normal no tamanho e na função, e, na IC clássica, há disfunção sistólica do VE.
O paciente chega ao consultório com queixas de dispneia e fadiga.

D. Diagnóstico. Os exames complementares podem auxiliar no diagnóstico.

O ECG pode apresentar sinais de hipertrofia ventricular esquerda e/ou sinais de áreas com inatividade elétrica.

Assim como nos pacientes com IC com comprometimento da função sistólica do VE, na ICD, ocorre aumento do BNP.

A radiografia de tórax pode apresentar sinais de hipertensão venocapilar.

A fração de ejeção do VE > 50% ao ecocardiograma, na presença de sinais e sintomas de IC, é um critério aceito para o diagnóstico de ICD, mesmo que não haja evidência de redução do relaxamento diastólico do VE obtido por meio do Doppler transmitral.

O cateterismo cardíaco é o melhor método de avaliação das propriedades diastólicas do ventrículo, porque a pressão ventricular é medida diretamente e torna possível uma avaliação quantitativa.

O ideal seria demonstrar a elevação tanto da pressão capilar pulmonar quanto da pd2 do VE durante exercício ou carga de volume, para o diagnóstico de certeza da síndrome. Quando não é possível chegar à conclusão clínica com base na dispneia, na existência de VE espessado e na exclusão de outras causas para os sintomas, o paciente tem o diagnóstico de suspeita, e não de ICD confirmada, sendo o tratamento empírico.

E. Tratamento da ICD. Como a ICD é mais comum em idosos, mulheres, obesos, hipertensos e diabéticos, o controle adequado da pressão arterial torna-se crucial nesses pacientes. Além do controle da pressão arterial, o controle da FC nos casos de taquiarritmia, como a FA, melhora o enchimento diastólico. Diuréticos para edemas ou congestão pulmonar como betabloqueadores, inibidores da ECA e ARAII podem ser usados para amenizar os sintomas.

Recomenda-se cuidado especial no uso dos diuréticos, especialmente nos pacientes portadores de quadros restritivos, em função da relação estreita entre a pressão de enchimento e o DC nesses pacientes.

XIII. Complicações e prognóstico. A IC consiste em uma disfunção miocárdica complicando uma cardiopatia básica. Todas as consequências hemodinâmicas sobrevindas e citadas anteriormente, aliadas à disfunção neuro-hormonal, atuariam como fatores complicantes, levando a manifestações clínicas. Já na evolução da IC, teríamos como complicações mais graves e frequentes a trombose venosa das extremidades inferiores e a embolia pulmonar, que pode acompanhar-se de infarto pulmonar. A trombose venosa de extremidades superiores é rara.

Outras complicações seriam insuficiência vascular cerebral, trombose ou embolia cerebral, insuficiência renal, fígado cardíaco e suas consequências, distúrbio eletrolítico, intoxicação digitálica e arritmias. Merece destaque a IC refratária ou de difícil controle.

É evidente que a evolução da IC e a causa da morte dependem da cardiopatia básica. O nível socioeconômico do paciente também deve ser considerado, não apenas pela aceitação de todas as recomendações médicas, como também pela persistência no uso de medicamentos que oneram seu orçamento.

A morte é súbita em cerca de 40% dos portadores de IC, provavelmente por taquicardia ou fibrilação ventricular. Outras causas de morte são: embolia, infarto cerebral ou pulmonar, obstrução coronariana aguda e edema pulmonar agudo. Em pacientes com hipertensão arterial maligna ou nefrite, a insuficiência renal crônica com uremia é a causa de morte mais frequente.

Atualmente, há consenso de que os avanços nos conhecimentos sobre a fisiopatologia e a disponibilidade de novos recursos terapêuticos empregados na IC estão alterando o curso clínico dessa patologia, com melhora do prognóstico.

Bibliografia

Aaronson KD, Schwartz JS, Chen TM et al. Development and prospective validation of a clinical index to predict survival in ambulatory patients referred for cardiac transplant evaluation. Circulation. 1997; 95(12):2660-7.

Abraham WT, Fisher WG, Smith AL et al. Cardiac resynchronization in chronic heart failure. New Engl J Med. 2002; 346:1845-53.

Ahmed A, Young JB, Gheorghiade M. The underuse of digoxin in heart failure, and approaches to appropriate use. CMAJ. 2007; 176(5):641-3.

Armstrong PW, Moe GW. Medical advances in the treatment of congestive heart failure. Circulation. 1993; 88(2):941-52.

Armstrong PW, Moffa JA. Tolerance to organic nitrates: clinical experimental perspectives. Am J Med. 1983; 74:73-84.

Australia-New Zealand Heart Failure Research Collaborative Group. Effects of carvedilol, a vasodilator-beta-blocker, in patients with congestive heart failure due to ischemic heart disease. Circulation. 1995; 92(2):212-8.

Azevedo ACE. Insuficiência cardíaca com função sistólica normal: insuficiência cardíaca diastólica. Arq Bras Cardiol. 1986; 47:3.

Batista RJ, Verde J, Nery P et al. Partial left ventriculectomy to treat end-stage heart disease. Ann Thorac Surg. 1997; 64(3):634-8.

Batlouni M. Insuficiência cardíaca: da fisiopatologia ao tratamento. Parte I: Fisiopatologia. Arq Bras Cardiol. 1991; 57:63-73.

Batlouni M. Insuficiência cardíaca: da fisiopatologia à terapêutica. Parte II: Terapêutica. Arq Bras Cardiol. 1991; 57:151-67.

Bigger Jr JT. Why patients with congestive heart failure die: arrhytmias and sudden cardiac death. Circulation. 1987; 75(Suppl IV):IV 28-IV 35.

Bocchi EA, Moreira LF, Mansur et al. Results of cardiomyoplasty, heart transplantation and medical treatment for refractory heart failure due to idiopatic dilated cardiomyopathy. Circulation. 1994; 88(Suppl I):538.

Brilla CG, Matsubara LS, Weber KT. Antifibrotic effects of spironolactone in preventing myocardial fibrosis in systemic arterial hypertension. Am J Cardiol. 1993; 71:12A-16A.

Cairns JA, Connolly SJ, Roberts R et al. Randomised trial of outcome after myocardial infarction in patients with frequent or repetitive ventricular premature depolarisations: CAMIAT. Lancet. 1997; 349:675-82.

Chadda K, Goldstein S, Byrington R et al. Effect of propranolol after acute myocardial infarction in patients with congestive heart failure. Circulation. 1976; 73:503-10.

Chatterjee K. Amiodarone in chronic heart failure. J Am Coll Cardiol. 1989; 14:1775-6.

Cheng A, Dalal D, Butcher B et al. Prospective observational study of implantable cardioverter-defibrillators in primary prevention of sudden cardiac death: study design and cohort description. J Am Heart Assoc. 2013; 2(1):e000083.

Cintron G, Johnson G, Francis G et al., for the V-He FT VA Cooperative Studies Group. Prognostic significance of serial changes in left ventricular ejection fraction in patients with congestive heart failure. Circulation. 1993; 87(Suppl VI):VI17-VI23.

Cleland JGF, Swedberg K, Poole-Wilson PA. Successes and failures of current treatment of heart failure. Lancet. 1998; 352(Suppl):19-28.

Cohn JN et al. Plasma norepinephrine as a guide to prognosis in patients with chronic congestive heart failure. N Engl J Med. 1984; 311:819-23.

Cohn JN, Archibald DG, Johnson G and the VA Cooperative Study Group. Effects of vasodilator therapy on peak exercise oxygen consumption in heart failure: V- He FT I. Circulation. 1987; 76 (Suppl IV):IV443, Abstract.
Cohn JN, Archibald DG, Ziesche S et al. Effect of vasodilator therapy on mortality in chronic congestive heart failure: results of a Veterans Administration Cooperative Study. N Engl J Med. 1986; 314:1547-52.
Cohn JN, Johnson G, Ziesche S et al. (V HeFT II). A comparison of enalapril with hydralazine-isosorbide dinitrate in the treatment of chronic congestive heart failure. N Engl J Med. 1991; 325:303-10.
Curtiss L, Cohn JN, Urobel T et al. Role of the renin-angiotensin system in the systemic vasoconstriction of chronic heart failure. Circulation. 1978; 58:763-70.
Daly PA, Sole MJ. Myocardial catecholamines and the pathophysiology of heart failure. Circulation. 1990; 82(Suppl 1):135-43.
Dargie HJ, Cleland JGF, Leckie BJ et al. Relation of arrhytmias and electrolyte abnormalities to survival in patients with severe chronic heart failure. Circulation. 1987; 76(Suppl IV):IV98-107.
Daubert JC. Cardiac resynchronisation therapy prevents disease progression in NYHA Class I-II Heart Failure Patients: 24 months results from the european cohort of the REVERSE trial. Apresentado no Congresso do American College of Cardiology, Orlando, Flórida; 2009.
Davie AP, Francis CM, Love MP et al. Value of the electrocardiogram in identifying heart failure due to left ventricular systolic dysfunction. BMJ. 1996; 312(7025):222.
De Batlouni M. Insuficiência cardíaca. Arq Bras Cardiol. 1994; 57(1):63.
Dies F, Krell MJ, Liang CS et al. Intermittent dobutamine in ambulatory outpatients with chronic cardiac failure. Circulation. 1986; 74(Suppl II):II138, Abstract.
Doughearty AH, Naccarelli GV et al. Congestive heart failure with normal systolic function. Am J Cardiol. 1984; 54:778-82.
Doval HC et al. Randomised trial of low-dose amiodarone in severe congestive heart failure. Grupo de Estudo de la Sobrevida en la Insuficiência Cardiaca en Argentina (Gesica). Lancet. 1994; 344:493-8.
Dunkman WB, Johnson GR, Carson PE et al., for the V-HeFT VA Cooperative Studies Group. Incidence of thromboembolic events in congestive heart failure. Circulation. 1993; 87(Suppl VI):V94-101.
Dzan VJ, Colucci WS, Hollenberg NK et al. Relation of the renina-angiotensine-aldosterone system to clinical state in congestive heart failure. Circulation. 1981; 63:645-51.
Echt DS, Liebson PR, Mitchell LB et al., and the CAST Investigators. Mortality and morbidity in patients receiving encainide, flecainide or placebo. N Engl J Med. 1991; 324:781-8.
Elkayam V. Tolerance to organic nitrates: evidence, mechanisms, clinical relevance, and strategies for prevention. Ann Intern Med. 1991; 114:667-77.
Englemeir RS, O'Connell JB, Walsh R et al. Improvement in symptoms and exercise tolerance by metoprolol in patients with cardiomyopathy: a double-blind, randomized, placebo-controlled trial. Circulation. 1985; 72:536-46.
Falk RH, Pollak A, Tandon PK et al., for the PROMISE Investigators. The effect of warfarin on prevalence of stroke in patients with severe heart failure. J Am Coll Cardiol. 1991; 21:218A, Abstract.
Feldman AM. Can we alter survival in patients with congestive heart failure? JAMA. 1992; 267:1956-61.
Feldman MD, Copelas L, Gwathmey JK et al. Deficient production of cyclic AMP: pharmacologic evidence of an important cause of contractile dysfunction in patients with endstage heart failure. Circulation. 1987; 75:331-9.
Ferguson DW et al. Clinical and hemodynamic correlates of sympathetic nerve activity in normal humans and patients with heart failure: evidence from direct microneurographic recordings. J Am Coll Cardiol. 1990; 16:1125-34.
Fletcher RD, Cintron GB, Johnson G et al., for the V-HeFT II. Enalapril decreases prevalence of ventricular tachycardia in patients with chronic congestive heart failure. Circulation. 1993; 87(Suppl VI)VI49-VI55.
Francis GS. Calcium channel blockers and congestive heart failure. Circulation. 1991; 83:336-8.
Francis GS. Development of arrhythmias in the patient with congestive heart failure: pathophysiology, prevalence, and prognosis. Am J Cardiol. 1986; 57(Suppl B):3B-7B.
Francis GS, Benedict C, Johnstone DE et al., for the SOLVD Investigators. Comparison of neuroendocrine activation in patients with left ventricular disfunction with and without congestive heart failure. Circulation. 1990; 82:1724-9.

Fuster V, Gersh B, Giuliani ER et al. The natural history of idiopathic dilated cardiomyopathy. Am J Cardiol. 1981; 47:525-31.

Galvão Filho SS, Vasconcelos JTM et al. Seleção de pacientes e modos de estimulação cardíaca no tratamento da disfunção ventricular. Rev Soc de Cardiol Estado de São Paulo; 2004; 14:43-54.

Garg R, Packer M, Pitt B et al. Mechanisms and management of heart failure: implications of clinical trials for clinical practice (Symposium). J Am Coll Cardiol. 1993; 22(Suppl A):1A-205A.

Gheorghiade M, Fergunson D. Digoxin: a neurohormonal modulator in heart failure? Circulation. 1991; 84:2181-6.

Goldsmith SR, Dick C. Differentiation between systolic from diastolic heart failure: pathophysiologic and therapeutic considerations. Am J Med. 1993; 95:645-55.

Gras D, Cazeau S, Mabo P et al. Long-term benefit of cardiac resynchronization in heart failure patients: the 12 month results of the InSync trial (abstract). J Am Coll Cardiol. 2000; 35:230A.

Gras D, Mabo P, Bucknall C et al., for the InSync Investigators. Responders and nonresponders to cardiac resynchronization therapy: Results from the InSync trial (abstract). J Am Coll Cardiol. 2000; 35:230A.

Griswold HE. Clinical and hemodynamic results of peritoneal dialysis for severe cardiac failure. Am Heart J. 1968; 76:227-34.

Hamer AW, Arkles LB, Johns JA. Beneficial effects of low dose amiodarone in patients with congestive heart failure: a placebo controlled trial. J Am Coll Cardiol. 1989; 14:1768-74.

Henderson AH. Amiodarone for chronic heart failure (Comment). Lancet. 1994; 344:489-90.

Jaeschke R, Oxman AD, Guyatt GH. To what extent do congestive heart failure patients in sinus rhythm benefit from digoxin therapy? A systematic overview and meta-analysis. Am J Med. 1990; 88:279-86.

Jones RH, Velazquez EJ, Michler RE et al. Coronary Bypass Surgery with or without Surgical Ventricular Reconstruction. N Engl J Med. 2009 (10.1056/NEJMoa0900559).

Kannel WB, Belanger AL. Epidemiology in heart failure. Am Heart J. 1991; 121:951-7.

Katz AM. Cardiomyopathy of overload: a major determinant of prognosis in congestive heart failure. N Engl J Med. 1990; 322:100-10.

Kelly RA, Smith TW. Digoxin in heart failure: implications of recent trials. J Am Coll Cardiol. 1993; 22(Suppl A):107A-12A.

Kerin NZ, Frumin H, Faitel K et al. Survival of patients with nonsustained ventricular tachycardia and impaired left ventricular function treated with low-dose amiodarone. J Clin Pharmacol. 1991; 31:1112-7.

Kjekshus J, Swedberg K, Snapin S, for the Consensus Trial Group. Effects of Enalapril on long-term mortality in severe congestive heart failure. Am J Cardiol. 1992; 69:103-7.

Kopel L et al. Métodos de diálise no tratamento da insuficiência cardíaca refratária. Arq Bras Cardiol. 1991; 56:499-502.

Kron IL. Surgical Ventricular Restoratoration. Apresentado no Congresso do American College of Cardiology; Orlando, Flórida. 2009.

Kruczan DD. Insuficiência cardíaca diastólica. JBM. 1988; 55:64.

Kukin ML, Massif BM, Hendrix GH et al., on behalf of the PROMISE Study Research Group. Characterization of the proarrhythmic effects of oral milrinone in severe heart failure: the PROMISE study. J Am Coll Cardiol. 1992; 19:260A, Abstract.

L'Abbate A, Endim M, Piacenti M et al. Ultrafiltration. A rational treatment for heart failure. Cardiology. 1989; 76:384-90.

Leier CV, Heban PT, Huss P et al. Comparative systemic and regional hemodynamic effects of dopamine and dobutamine in patients with cardiomyopathic heart failure. Circulation. 1978; 58:466-75.

Leier CV, Huss PM, Magorien RD et al. Improved exercise capacity and differing arterial and venous intolerance during chronic isosorbide dinitrate therapy for congestive heart failure. Circulation. 1983; 67:817-22.

Linde C, Leclecrq C, Rex S et al. Long-term benefits of biventricular pacing in congestive heart failure. Results from the Multisite Stimulation in Cardiomyopathy (MUSTIC) Study. J Am Coll Cardiol. 2002; 40:111-8.

Louie HW, Laks H, Milgalter E et al. Ischemic cardiomyopathy: criteria for coronary revascularization and cardiac transplantation. Circulation. 1994; 88(Suppl III):290-5.

Mady C (Ed.). Simpósios "ABC": Insuficiência cardíaca. Arq Bras Cardiol. 1994; 63:513-42.

Mann DL, Kent RL, Parsons B et al. Adrenergic effects on the biology of the adult mammalian cardiocyte. Circulation. 1992; 85:790-804.
Marcus FI, Opie LH, Sonneblick EH. Digitalis and other inotropes. In: Drugs for the Heart. 3. ed., W.B. Saunders Co. 1991. p. 138.
McEwan JR et al. A role for prostaglandins in angiotensin converting enzyme inhibitor cough (abstract). Circulation. 1989; 80(Suppl II):II128.
McKee PA, Castelli WP, NcNamara PM et al. The natural history of congestive heart failure: the Framingham Study. N Engl J Med. 1971; 285:1441-6.
Montera MW, Almeida RA, Tinoco EM et al. Sociedade Brasileira de Cardiologia. II Diretriz Brasileira de Insuficiência Cardíaca Aguda. Arq Bras Cardiol. 2009; 93(3 Suppl 3):1-65.
Naqvi TZ, Goel RK, Forrester JS et al. Myocardial contractile reserve on dobutamine echocardiography predicts late spontaneous improvement in cardiac function in patients with recent onset idiopathic dilated cardiomyopathy. J Am Coll Cardiol. 1999; 34(5):1537-44.
Nicklas JM, McKenna WJ, Stewart RA et al. Prospective, double-blind, placebo-controlled trial of low-dose amiodarone in patients with severe failure and asymptomatic frequent ventricular ectopy. Am Heart J. 1991; 122:1016-21.
Olsen SL, Gilbert EM, Renlund DG et al. Carvedilol improves left ventricular function and symptoms in chronic heart failure: a double-blind randomized study. J Am Coll Cardiol. 1995; 25(6):1225-31.
Opie LH et al. Drugs for the Heart. 3. ed. Philadelphia: W.B. Saunders Co.; 1991.
Packer M. Pathophysiologic mechanisms underlying the adverse effects of calcium channel blocking drugs in patients with chronic heart failure. Circulation. 1989; 80(Suppl IV):IV59-IV67.
Packer M. Role of the sympathetic nervous system in chronic heart failure: a historical and philosophical perspective. Circulation. 1990; 82 (Suppl I):I1-I6.
Packer M, Carver JR, Rodeheffer RJ et al., for the PROMISE Study Research Group. Effect of oral milrinone on mortality in severe chronic heart failure. N Engl J Med. 1991; 325:1468-75.
Packer M, Coats AI, Fowler MB et al. Effect of carvedilol on survival in severe chronic heart failure. N Engl J Med. 2001; 344(22):1651-8.
Packer M, Gheorghiade M, Young JB et al., for the RADIANCE Study. Withdrawal of digoxin from patients with chronic heart failure treated with angiotensina-converting enzyme inhibitors. N Engl J Med. 1993; 329:1-7.
Pereira-Barreto AC, Gauch PRA. O tratamento da insuficiência cardíaca fundamentado na medicina baseada em evidências. Reblampa. 2002; 15:1-7.
Pfeffer MA, Braunwald E (Eds.). Ventricular remodeling and unloading following myocardial infarction (Symposium). Am J Cardiol. 1991; 68:1D-131D.
Pfeffer MA, Braunwald E, Moyer LA et al., on behalf of the SAVE (Survival and Ventricular Enlargement) Investigators. Effect of captopril on mortality and morbidity in patients with left ventricular dysfunction after myocardial infarction. N Engl J Med. 1992; 327:669-77.
Pfeffer MA, Lamas GA, Vaughan DE et al. Effects of captopril on progressive ventricular dilatation after anterior myocardial infarction. N Engl J Med. 1988; 319:80-6.
Podrid PJ, Fogel RI, Tordjman FT. Ventricular arrhythmia in congestive heart failure. Am J Cardiol. 1992; 69:826-966.
Revisão das II Diretrizes da Sociedade Brasileira de Cardiologia para o diagnóstico e tratamento da Insuficiência Cardíaca. Arq Bras Cardiol. 2002; (Suppl IV):1-30.
Ribner HSA, Plucinski DA, Hsieh AM et al. Acute effects of digoxin on total systemic vascular resistance in congestive heart failure due to dilated cardiomyopathy: a hemodynamic-hormonal study. Am J Cardiol. 1985; 56:896-904.
Rimondini A, Cipola CM, Della Bella P et al. Hemofiltration as short-term treatment for refractory congestive heart failure. Am J Med. 1987; 83:43-8.
Ruffolo Jr RR, Feuerstein GZ. Pharmacology of carvedilol: rationale for use in hypertension, coronary artery disease, and congestive heart failure. Cardiovasc Drugs Ther. 1997; 11(Suppl 1):247-56.
Russo AM, Stainback RF, Bailey SR et al. ACCF/HRS/AHA/ASE/HFSA/SCAI/SCCT/SCMR 2013. Appropriate Use Criteria for Implantable Cardioverter-Defibrillators and Cardiac Resynchronization Therapy: A Report of the American College of Cardiology Foundation Appropriate Use Criteria Task Force, Heart Rhythm Society, American Heart Association, American Society of Echocardiography, Heart Failure Society of America, Society for Cardiovascular Angiography and Interventions, Society

of Cardiovascular Computed Tomography, and Society for Cardiovascular Magnetic Resonance. Heart Rhythm. 2013. doi:pii: S1547-5271(13)00009-X.

Setaro J, Remtz M, Zaret B et al. Prognosis of patients with congestive heart failure and intact systolic function. A seven year follow-up (abstract). Circulation. 1989; 80(Suppl II):II275.

Simonton CA, Chaterjee K, Cody RJ et al. Milrinone in congestive heart failure: acute and chronic hemodynamic and clinical evaluation. J Am Coll Cardiol. 1988; 6:453-9.

Singh BN. Antiarrhythmic actions of amiodarone: a profile of a paradoxical agent. Am J Cardiol. 1996, 29; 78(4A):41-53.

Smedira NG. Partial left ventriculectomy: A surgical alternative to transplantation? Presented at the anual meeting of the American College of Cardiology. Atlanta; 1998.

Smith TW. Digitalis: mechanisms of action and clinical use. N Engl J Med. 1988; 318:358-65.

Smith WM. Epidemiology of congestive heart failure. Am J Cardiol. 1985; 55(2):3A-8A.

Sociedade Brasileira de Cardiologia (SBC). Consenso Brasileiro sobre Insuficiência Cardíaca da Sociedade Brasileira de Cardiologia, 1992.

Steinman TI, Becker BN, Frost AE et al. Guidelines for the referral and management of patients eligible for solid organ transplantation. Transplantation. 2001; 71(9):1189-204.

Swedberg K, Eneroth P, Kjershus J et al., for the CONSENSUS Trial Study Group. Hormones regulating cardiovascular function in patients with severe congestive heart failure and their relation to mortality. Circulation. 1990; 82:1730-6.

The Captopril-Digoxin Multicenter Research Group. Comparative effects of therapy with captopril and digoxin in patients with mild to moderate heart failure. JAMA. 1988; 259:539-44.

The CONSENSUS Trial Study Group. Effects of enalapril on mortality in severe congestive heart failure: results of the Cooperative North Scandinavian Enalapril Survival Study (CONSENSUS). N Engl J Med. 1987; 316:11429-35.

The SOLVD (Studies of left ventricular dysfunction) investigators: effect of enalapril on mortality and the development of heart failure in asymptomatic patients with reduced left ventricular ejection fractions. N Engl J Med. 327:685-91.

Urata H, Healy B, Stewart RW et al. Angiotensin II forming pathways in normal and failing human heart. Cir Res. 1990; 6:883-90.

Vasan RS, Benjamin EJ, Levy D. Congestive heart failure with normal left ventricular systolic function. Clinical approaches to the diagnosis and treatment of diastolic heart failure. Arch Intern Med. 1996; 156(2):146-57.

Votopka TV, Pennington G. Mechanical circulatory support of the failing heart. Curr Opin Cardiol. 1994; 9:231-6.

Wechsler AS, Junod FL. Coronary bypass grafting in patients with chronic congestive heart failure. Circulation. 1989; 79(Suppl 1):92-6.

Weinberg BA et al. Five-year follow-up of 589 patients treated with amiodarone. Am Heart J. 1993; 125:109-20.

Wilson JR, Schwartz JS, St. John Sutton M et al. Prognosis in severe heart failure: relation to hemodynamics measurements and ventricular ectopic activity. Am J Coll Cardiol. 1983; 2:403-10.

Yancy et al. 2013 ACCF/AHA Heart Failure Guideline. JACC. 62(16):2013.

Yancy CW, Fowler MB, Colucci WS et al. Race and the response to adrenergic blockade with carvedilol in patients with chronic heart failure. N Engl J Med. 2001; 344(18):1358-65.

REANIMAÇÃO CARDIOPULMONAR

Maria Aparecida Braga
Bárbara Braga Costa

56

I. Introdução. A morte súbita cardíaca é uma das principais causas de morte no mundo. Estima-se que, nos EUA, cerca de 250.000 pessoas morrem anualmente fora do ambiente hospitalar e 80.000, nos pronto-atendimentos, em consequência da síndrome coronariana aguda.

A taquicardia ventricular (TV) sem pulso e a fibrilação ventricular (FV) são as principais causas da parada cardíaca também chamada de parada cardiorrespiratória (PCR). De fato, a análise da atividade elétrica intracardíaca, feita a partir de cardioversores-desfibriladores implantáveis, mostra que muitos episódios de FV geralmente se iniciam como uma TV rápida, que se degenera em uma fibrilação ventricular.

As diferenças na etiologia da PCR entre crianças e adultos exigem algumas adequações na sequência recomendada de reanimação. Dessa maneira, há orientações específicas para crianças com idade inferior a 1 ano, entre 1 e 8 anos de idade e acima de 8 anos e adultos.

Para que o atendimento à PCR seja bem-sucedido, as manobras de reanimação cardiopulmonar (RCP) devem ser iniciadas logo após o evento, de preferência por pessoas bem treinadas. O atraso ou aplicação errada da RCP determina o insucesso ou a recuperação ineficaz. Apenas 1/3 das vítimas são atendidas e nessas ocorrem com frequência erros graves, como ventilação em excesso ou ineficaz, com uma consequente diminuição do débito cardíaco, interrupções frequentes das compressões torácicas ou compressões ineficazes, determinando queda na pressão de perfusão coronária e pior evolução. Por isso, é de fundamental importância a ampliação de treinamento e reciclagens frequentes para leigos e profissionais da saúde. Além disso, a equipe de resposta rápida deve ser instituída e treinada continuamente nas instituições para não apenas atender de forma eficiente a morte súbita, como também, contraindicar a prática quando a PCR ocorre como mecanismo de morte no final da vida.

II. Indicações para reanimação cardiopulmonar. A RCP está indicada para os pacientes vítimas de morte súbita, que apresentem uma causa reversível. No entanto, na maioria das vezes, a situação prévia do paciente não é conhecida e, se houver dúvida sobre a indicação ou não da RCP, esta deve ser iniciada. Essa ação pode, contudo, conflitar com os desejos do paciente. Por esse motivo, é crucial estar ciente de que, também no atendimento das emergências, é necessário preservar a vida com qualidade, ou seja, restabelecer a saúde, aliviar o sofrimento, limitar deficiência, e não apenas reverter a morte clínica.

III. Causas. Podemos dividir as causas da PCR de acordo com o discriminado no Quadro 56.1.

A verificação do mecanismo de parada ao eletrocardiograma (ECG) é extremamente importante para definir a conduta imediata a ser adotada.

A maioria das vítimas de morte súbita cardíaca apresenta fibrilação ventricular (FV) em algum momento. A reanimação ocorre de maneira bem-sucedida se a desfibrilação for realizada no primeiro minuto ou, pelo menos, até 5 min do início da

Quadro 56.1 Causas da parada cardiorrespiratória.

Respiratórias	Obstrução das vias aéreas, pneumonias, pneumotórax hipertensivo, afogamento, aspiração (secreções, conteúdo gástrico etc.), bronquiolite, asma brônquica, embolia pulmonar
Cardiovasculares	IAM e complicações, arritmias (fibrilação ventricular, taquicardia ventricular, bloqueios etc.), tamponamento cardíaco, cardiopatias congênitas ou adquiridas, choque cardiogênico, ICC
SNC	Fármacos depressores do SNC, TCE, hemorragias intracranianas, processos infecciosos do SNC, estado epiléptico, polineuropatias
Causas metabólicas	Acidose e alcalose metabólicas, hiper e hipopotassemia, hiper e hipocalcemia, hiper e hipomagnesemia, hipoglicemia
Outras	Intoxicação digitálica, grandes queimados, inalação de gases (p. ex., monóxido de carbono), choque, infusão rápida de antiarrítmicos, anafilaxia, cateterismo cardíaco, angiografias, exame proctológico, politraumatismos, sepse, intoxicações exógenas, eletrocussão, tétano, compressão do seio carotídeo, curetagem uterina, síndrome da morte súbita na infância

IAM: infarto agudo do miocárdio; ICC: insuficiência cardíaca congestiva; SNC: sistema nervoso central; TCE: traumatismo cranioencefálico.

parada. Desse modo, o fator primordial para o sucesso do atendimento é o tempo, e este depende fundamentalmente de ambientes controlados, com pessoal treinado, motivado, desencadeando uma resposta planejada e prática, e em curto período de tempo.

Outras causas importantes de morte súbita em adultos são asfixia após afogamento ou superdosagem. A asfixia é também o principal mecanismo de PCR em crianças.

IV. **Diagnóstico e conduta.** Clinicamente, utilizamos os seguintes parâmetros no diagnóstico da PCR: (a) ausência de pulso em uma grande artéria – este é o parâmetro mais utilizado e mais confiável, pois muitas vezes a ausculta cardíaca pode ser negativa ou dificultada e, no entanto, podem existir batimentos cardíacos (p. ex., pacientes enfisematosos, pacientes em ventilação mecânica, quadro de pneumotórax etc.). É necessário pesquisar as artérias femorais e as carótidas (nas crianças pequenas, pesquisar femorais e braquiais); (b) paciente em apneia ou apresentando movimentos respiratórios agonizantes; (c) paciente inconsciente ou semi-inconsciente; (d) sinais clínicos de choque, com sudorese, hipotonia e hiporreflexia. Se disponível, o ultrassom *point of care* pode ser utilizado no diagnóstico da parada e na avaliação do ritmo, desde que não determine interrupções adicionais nas manobras de RCP.

Na PCR, é possível encontrar quatro ritmos: fibrilação ventricular (FV), taquicardia ventricular (TV), atividade elétrica sem pulso (AESP) e assistolia. No final do capítulo, serão destacadas as prioridades que devem ser observadas em cada situação.

V. **Tratamento.** A RCP é o melhor tratamento para a PCR – aplicada precocemente, capaz de evitar a deterioração da fibrilação ventricular para assistolia, aumentando as possibilidades de desfibrilação bem-sucedida, contribuindo para a preservação das funções cardíaca e cerebral, com maior sobrevida.

A chance de um paciente com quadro de fibrilação ventricular sobreviver diminui a cada minuto. Após 10 min, as possibilidades de sobrevida são inferiores a 5%. Por isso, para o sucesso do atendimento, é fundamental a observação da sequência da corrente de sobrevivência (Figura 56.1) proposta pela American Heart Association.

Capítulo 56 | Reanimação Cardiopulmonar

PCRIH

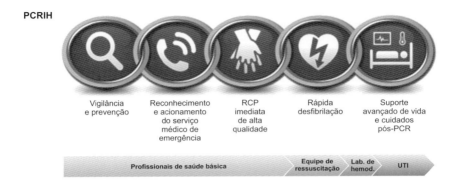

PCREH

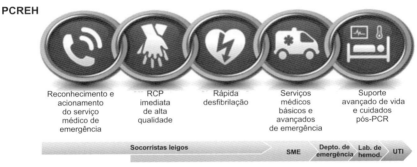

Figura 56.1 Cadeia de sobrevivência de parada cardiorrespiratória intra-hospitalar (PCRIH) e de parada cardiorrespiratória extra-hospitalar (PCREH). (*Fonte*: adaptada de ILCOR/AHA 2015.)

As orientações para o suporte básico de vida compreendem:
1. Tocar e chamar a vítima, checar a responsividade, a fim de determinar se há consciência ou não.
2. No hospital, é necessário acionar o código correspondente para obtenção do desfibrilador e equipe de reanimação. Caso seja pré-hospitalar, ligar para Serviço Médico de Emergência local.
3. Checar o pulso carotídeo por 5 a 10 s. Na ausência de pulso ou em caso de dúvida, iniciar RCP por compressões torácicas. Se o pulso estiver presente, checar a respiração e, se ausente, iniciar ventilações de resgate (1 ventilação a cada 6 a 8 s).
4. Manter RCP adequada, comprimindo o tórax no mínimo 5 cm, em uma frequência de pelo menos 100 compressões por min, possibilitando que o tórax retorne à posição original. Manter 30 compressões seguidas de 2 ventilações (30:2); a cada 2 min ou aproximadamente 5 ciclos de 30:2, fazer um rodízio entre os socorristas, para evitar a fadiga de quem faz compressão torácica e a diminuição da qualidade da prática; não permitir interrupções desnecessárias na compressão torácica. O pulso somente deve ser checado se houver sinais evidentes de retorno da circulação espontânea.

5. Desfibrilação: por meio de um desfibrilador externo automático (DEA), possibilite que ele analise o ritmo sem tocar na vítima; se houver indicação de choque, deflagre-o e imediatamente retome a RCP (Figura 56.2). Usando um desfibrilador manual, analise o ritmo; em caso de fibrilação ventricular ou taquicardia ventricular sem pulso (FV/TV sem pulso), deflagre o choque, selecionando carga máxima monofásica (360 J) ou bifásica (carga recomendada pelo fabricante ou, se não houver indicação, utilize a carga máxima, que pode variar de 200 J a 360 J). Se o choque não for indicado (atividade elétrica sem pulso [AESP] ou assistolia), retome a RCP e siga a sequência do suporte avançado de vida. Como mencionado anteriormente, a utilização da ultrassonografia *point of care* auxilia na determinação do mecanismo da parada e, em adultos, na suspensão das manobras de RCP quando confirmado assistolia.

As orientações para o suporte avançado de vida compreendem:
1. Com a chegada do desfibrilador, interrompe-se a RCP para determinação do ritmo de parada. Se o ritmo for uma FV/TV sem pulso, administra-se um choque não sincronizado de 200 J em caso de desfibrilador bifásico ou 360 J se monofásico, e imediatamente são retomadas as manobras de reanimação, sem nova checagem do ritmo no monitor. A RCP é mantida por 2 min; concomitantemente obtém-se acesso venoso e monitoramento contínuo do ECG.
2. Após 2 min, o ritmo novamente é reavaliado e, caso persista a FV/TV, novo choque é administrado (carga máxima bifásica ou 360 J monofásico) e novamente é retomada a RCP por mais 2 min, sem se preocupar com o ritmo exibido na tela do monitor, lembrando-se de fazer um rodízio entre os socorristas para não ocorrer fadiga de quem está na compressão torácica. O primeiro fármaco a ser aplicado é a epinefrina, na dose de 1 mg (1 mℓ da ampola na diluição padrão de epinefrina de 1:1.000, sem diluir a medicação), seguida da infusão de 20 mℓ de soro fisiológico e elevação do membro por 10 a 20" para que a medicação chegue à circulação central. O medicamento deve ser repetido a intervalos de 3 a 5 min. Nos casos de FV/TV

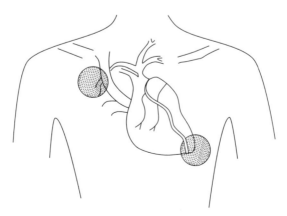

Figura 56.2 Desfibrilação cardíaca externa. Posição das pás do desfibrilador (círculos pontilhados).

e após a primeira dose de vasopressor, pode ser administrada amiodarona na dose de 300 mg, que pode ser repetida, com dose adicional de 150 mg, com administração em bolus e seguida de 20 mℓ de solução de soro fisiológico e elevação do membro.
3. A cada 2 min, avalia-se o ritmo cardíaco e o choque novamente administrado nos casos de FV/TV sem pulso, seguido imediatamente por RCP.
4. Se o choque não for recomendado, mas o paciente persiste com assistolia ou AESP, a RCP é imediatamente iniciada e o ritmo avaliado a cada 2 min.
A sequência de epinefrina, em bolus, na dose de 1 mg a cada 3 a 5 min, seguida da infusão de 20 mℓ de soro fisiológico e elevação do membro, é mantida. Durante o atendimento, tentamos avaliar a possível causa da PCR (Quadro 56.2) ou até o retorno da circulação espontânea.
5. A frequência de massagem cardíaca/ventilação é mantida em 30:2 se o paciente não estiver intubado; após intubação, não há necessidade de sincronizar as ventilações com as compressões.
A. **Medidas para controle das vias aéreas e ventilação.** O objetivo da ventilação durante a RCP é manter a oxigenação adequada e eliminação suficiente de dióxido de carbono. No entanto, nos primeiros minutos do atendimento à PCR por FV/TV sem pulso, é necessário limitar as interrupções nas compressões precordiais, pois a oferta de oxigênio aos tecidos, incluindo cérebro e coração, parece ser mais limitada pelo fluxo do que pelo conteúdo arterial de oxigênio.

Ventilação e compressões são igualmente importantes para as vítimas de PCR por FV/TV sem pulso prolongada e para as vítimas de asfixia (p. ex., afogamento, superdosagem), pois estes pacientes encontram-se hipoxêmicos.

A RCP fornece aproximadamente 25 a 33% do débito cardíaco normal. Este estado de baixo fluxo mantém uma quantidade mínima, mas fundamental, de fluxo sanguíneo para o cérebro e coração e, desta maneira, a hipoxia tecidual persiste até a restauração da perfusão espontânea eficaz. Outros fatores que contribuem para a hipoxia incluem *shunt* intrapulmonar, disfunção da microcirculação e alterações na ventilação/perfusão. A hipoxia tecidual leva a metabolismo anaeróbio e acidose metabólica. Essas alterações metabólicas impedem a ação adequada da desfibrilação e dos fármacos utilizados durante a PCR. Para melhorar a oxigenação, os socorristas devem administrar oxigênio a 100%.

Tensões elevadas de oxigênio inspirado tendem a maximizar a sua saturação arterial e, por sua vez, o conteúdo arterial. Isso contribui para a oferta de oxigênio, quando o débito cardíaco é limitado. O uso de altas doses de oxigênio por curto período não produz toxicidade.

Quadro 56.2 Causas prováveis de parada cardiorrespiratória – 5 Hs e 5 Ts.

5 Hs	5 Ts
Hipoxemia	Tóxicos
Hipovolemia	Tromboembolismo
H$^+$ – (acidose)	Trombose coronariana
Hipo ou hiperpotassemia	Tensão do pneumotórax
Hipotermia	Tamponamento cardíaco

1. **Ventilação por bolsa/máscara.** É especialmente útil durante os primeiros minutos de reanimação ou quando a obtenção de via aérea segura é retardada ou malsucedida. O uso correto exige treinamento e prática frequente.

   O socorrista deve ter a certeza da abertura adequada da via aérea e colocar a máscara contra o rosto com firmeza, impedindo o escape aéreo. Durante RCP, administre duas ventilações para 30 compressões no peito; após a obtenção de via aérea segura, as manobras devem ser assincrônicas, com 6 a 8 respirações por minuto, por cerca de 1 s cada, enquanto as compressões no peito são administradas a uma taxa de 100 por min.

   Ventilação por dispositivo bolsa/máscara pode provocar insuflação gástrica, determinando complicações como regurgitação, aspiração e pneumonia, elevação do diafragma, restrição da circulação pulmonar e diminuição da complacência respiratória.

2. **Cânula orofaríngea.** Reserva-se para uso em pacientes inconscientes (sem reflexo de tosse) e deve ser inserida por pessoas treinadas (classe IIa). A inserção incorreta pode deslocar a língua contra a hipofaringe, causando obstrução das vias aéreas.

3. **Cânula nasofaríngea.** É útil em pacientes com obstrução das vias aéreas ou em situação de risco para o desenvolvimento dessa obstrução, especialmente quando as condições impedem a colocação da cânula por via oral (VO). Mais bem tolerada, pode ser utilizada em pacientes com níveis variados de consciência. Após inserção de uma cânula nasofaríngea, pode ocorrer sangramento em até 30% dos pacientes. Este dispositivo deve ser usado com precaução em pacientes com graves lesões craniofaciais; por esse motivo, são fundamentais o treinamento adequado, a prática e a reciclagem.

4. **Dispositivos utilizados no suporte avançado.** Os profissionais de saúde devem estar conscientes dos riscos e benefícios da inserção de um dispositivo avançado durante a tentativa de reanimação. Tais riscos são determinados pela condição do paciente e da habilidade do socorrista. Além disso, deve-se considerar o momento adequado, visto que é necessário interromper as compressões torácicas.

   O melhor dispositivo a ser usado depende da habilidade do socorrista e das condições do paciente.

   A intubação apresenta taxa de 6 a 14% de deslocamento do tubo; por isso, o monitoramento adequado da ventilação eficaz é fundamental durante o atendimento e o transporte, até a chegada do paciente ao serviço para a recuperação.

5. **Combitube (tubos esofagotraqueais de duplo lúmen).** As vantagens do Combitube em comparação com a máscara facial são semelhantes às do tubo endotraqueal: isolamento das vias aéreas e redução do risco de aspiração associados a uma ventilação mais confiável. As vantagens do Combitube sobre o tubo endotraqueal estão relacionadas principalmente com a facilidade de treinamento.

   Complicações fatais podem ocorrer com a posição incorreta do dispositivo; por esse motivo, a confirmação da colocação do tubo é essencial. Outras possíveis complicações estão relacionadas com o traumatismo, incluindo lacerações, contusões e enfisema subcutâneo.

6. **Máscara laríngea.** A máscara laríngea fornece um meio mais seguro e confiável de ventilação quando comparada ao dispositivo bolsa/máscara.

Os pacientes apresentam menos regurgitação, e a aspiração é incomum. O sucesso das ventilações com máscara laríngea durante a PCR é de 71,5 a 97%, além de exigir treinamento mais simplificado. A sua inserção não exige laringoscopia e visualização das cordas vocais; além disso, é vantajosa nos pacientes em que a mobilização do pescoço não está indicada.

7. **Intubação endotraqueal.** O tubo endotraqueal mantém a via aérea patente, possibilita aspiração de secreções das vias aéreas e oferta de uma concentração elevada de oxigênio, oferece uma via alternativa para a administração de alguns fármacos, facilita a oferta de volume corrente predeterminado, além de proteger as vias aéreas contra aspiração.

No entanto, a falta de preparo adequado dos socorristas pode provocar complicações, tais como traumatismo da orofaringe, interrupção das compressões e ventilações por períodos inaceitavelmente longos, tentativas de intubação prolongadas ou incapacidade de reconhecer o deslocamento do tubo, determinando hipoxia. Os profissionais de saúde que atuam nesta área requerem formação adequada inicial e/ou experiência, além de reciclagem frequente (classe I).

Indicações de intubação de emergência incluem a incapacidade do socorrista para ventilar adequadamente o paciente inconsciente com um dispositivo bolsa/máscara e a ausência de proteção das vias aéreas.

Durante a RCP, recomenda-se que os socorristas minimizem o número e a duração das interrupções das compressões no tórax, não excedendo 10 s. Se mais de uma tentativa de intubação for necessária, o socorrista deve administrar ventilação e oxigenação adequadas, além de compressões torácicas entre as tentativas. Após a intubação, o socorrista deve confirmar a posição adequada do tubo (classe IIa); o que pode ser feito por exame físico, que consiste na visualização da expansão do tórax bilateralmente e ausculta do epigástrio (sons respiratórios não devem ser ouvidos) e dos campos pulmonares bilateralmente (ausculta dos sons respiratórios deve ser simétrica). Se houver dúvida sobre o posicionamento correto do tubo, deve-se usar o laringoscópio para visualizar o tubo através das cordas vocais. Caso as dúvidas persistam, é necessário retirar o tubo e proceder à ventilação por dispositivo balão/máscara até que seja possível substituir o tubo. O monitoramento do CO_2 exalado é um método complementar mais seguro para esta confirmação.

B. **Tratamento medicamentoso**
  1. **Introdução.** Fármacos vasoativos podem ser administrados imediatamente antes, durante e após uma PCR, como suporte para o débito cardíaco, a fim de manter o fluxo sanguíneo para o coração e o cérebro. Medicamentos podem ser usados para melhorar a frequência cardíaca (efeito cronotrópico), a contratilidade miocárdica (efeito inotrópico) ou a pressão arterial (efeito vasoconstritor) ou ainda para reduzir a pós-carga (efeito vasodilatador). Infelizmente, muitos fármacos adrenérgicos não são seletivos e podem aumentar ou diminuir a frequência cardíaca e a pós-carga, aumentar as arritmias cardíacas, a isquemia miocárdica e alterar a relação oferta/consumo de oxigênio. A isquemia miocárdica, por sua vez, pode reduzir a função cardíaca. Além disso, alguns agentes podem também ter efeitos metabólicos com aumento da glicemia, lactato e taxa metabólica.

  Nas emergências, não é possível definir as taxas de infusão devido às grandes variações na farmacocinética (relação entre dose e concentração dos fármacos) e farmacodinâmica (relação entre concentração e efeito dos medicamentos). A dose dos fármacos vasoativos deve ser ajustada à beira do leito para garantir o resultado pretendido e minimizar os efeitos colaterais. É fundamental o conhecimento por parte dos profissionais de saúde das concentrações administradas e da compatibilidade entre os fármacos utilizados.

De maneira geral, substâncias com ação adrenérgica não devem ser administradas com bicarbonato de sódio ou outras soluções alcalinas intravenosas (IV), pois há indícios de inativação de agentes adrenérgicos pelas soluções alcalinas. Norepinefrina e outras catecolaminas que ativem receptores adrenérgicos podem produzir necrose tecidual quando houver extravasamento da solução. Caso ocorra o extravasamento, é necessário administrar 5 a 10 mg de fentolamina diluídos em 10 a 15 mℓ de soro fisiológico no local do extravasamento, o mais rapidamente possível, tentando-se assim evitar a morte tecidual.

2. **Medicações utilizadas durante a PCR**
   a. **Vasopressores.** A utilização de vasopressores favorece a restauração do ritmo cardíaco eficaz; no entanto, não há evidências de efeitos sobre melhora da sobrevida ou recuperação neurológica.
   b. **Epinefrina.** O cloridrato de epinefrina atua principalmente devido ao seu efeito estimulante sobre os receptores adrenérgicos (ou seja, determina vasoconstrição). O efeito alfa-adrenérgico da epinefrina pode aumentar a pressão de perfusão coronária e cerebral durante a RCP.

   A epinefrina é utilizada na dose de 1 mg IV a cada 3 a 5 min durante PCR em adultos (classe IIb). Doses mais elevadas podem ser indicadas em situações específicas, como toxicidade de betabloqueadores ou bloqueadores de cálcio. Se o acesso intravenoso ainda não estiver disponível, a epinefrina pode ser administrada pela via endotraqueal na dose de 2 a 2,5 mg.

   A epinefrina também pode ser utilizada em doentes que não estejam em PCR, mas que necessitem de suporte inotrópico e vasopressor. Por exemplo, a epinefrina é considerada classe IIb para bradicardia sintomática caso atropina e marca-passo transcutâneo falhem ou se o marca-passo não estiver disponível (p. ex., no ambiente extra-hospitalar); além disso, pode ser utilizada em casos de anafilaxia associada a instabilidade hemodinâmica e insuficiência respiratória.

   Nos casos de hipotensão ou bradicardia, dilui-se cloridrato de epinefrina 1 mg (1 mℓ de uma solução 1:1.000) para 500 mℓ de soro fisiológico ou dextrose. A dose inicial para adultos é de 1 mg/min titulada para a desejada resposta hemodinâmica, em infusão contínua, que costuma ser alcançada com doses de 2 a 10 mg/min.
   c. **Antiarrítmicos.** Não há evidências de que a administração de qualquer antiarrítmico seja capaz de aumentar a sobrevida após a alta hospitalar; no entanto, a amiodarona parece aumentar a sobrevida a curto prazo quando comparada a placebo ou lidocaína.
   d. **Amiodarona.** A administração por IV de amiodarona afeta os canais de sódio, potássio e cálcio, além de apresentar efeitos beta-adrenérgicos. Ela deve ser utilizada durante o tratamento da FV/TV sem pulso após tentativas de desfibrilação, RCP e vasopressor. A dose inicial recomendada é a de 300 mg, seguida por 150 mg (classe IIb).

e. **Lidocaína.** O uso de lidocaína para arritmias ventriculares tem como base os estudos iniciais em animais e também a extrapolação a partir do histórico de uso da substância para tratar as extrassístoles ventriculares e evitar FV após infarto agudo do miocárdio. Quando comparada à amiodarona, parece ter menor efeito sobre a mortalidade precoce.

   A lidocaína é uma alternativa à amiodarona no tratamento da PCR por FV/TV sem pulso (classe indeterminada); a dose inicial é de 1 a 1,5 mg/kg IV. Caso persista FV/TV sem pulso, doses adicionais de 0,5 a 0,75 mg/kg IV em *bolus* podem ser administradas com intervalos de 5 a 10 min, podendo-se chegar a uma dose máxima de 3 mg/kg.

f. **Magnésio.** Estudos observacionais demonstraram a eficácia do magnésio em suprimir a *torsade de pointes* em pacientes com QT aumentado; esta ação parece não ser tão efetiva quando o intervalo QT é normal. Evidências menos contundentes associam o uso do isoproterenol ou estimulação ventricular à supressão da *torsade de pointes* associada a bradicardia e prolongamento QT induzido por fármacos.

   Quando FV/TV sem pulso está relacionada com *torsade de pointes*, é necessário administrar sulfato de magnésio na dose de 1 a 2 g diluída em 10 mℓ de dextrose, em 5 a 20 min (classe IIa para *torsade de pointes*). Quando *torsade de pointes* ocorre no paciente com pulso, é possível administrar 1 a 2 g de magnésio diluídos em 50 a 100 mℓ de dextrose como dose de ataque, administrados entre 5 e 60 min, conforme a situação.

3. **Terapias potencialmente benéficas**
   a. **Fibrinólise.** Durante uma PCR na qual as medidas de RCP e desfibrilação iniciais não são bem-sucedidas e cuja causa possa ser embolia pulmonar ou outras patologias de origem cardiovascular, podemos utilizar a fibrinólise. Estudos têm demonstrado que pacientes adultos podem ser reanimados com sucesso a partir da administração de fibrinolíticos (tPA).

4. **Intervenções sem evidências científicas de eficácia durante a PCR**
   a. **Marca-passo temporário.** Não há evidências de melhores resultados com o uso de marca-passo para pacientes em que o ritmo de parada seja a assistolia; por esse motivo, ele não é recomendado atualmente.

   Há indicação em pacientes cujo problema básico esteja na formação ou na condução do estímulo elétrico cardíaco.

   Em geral, os eletrodos temporários transvenosos passam pela punção das veias subclávia ou jugular, sendo conectados a geradores externos de estimulação. Em uma situação de extrema urgência, é possível usar um eletrodo epicárdico passado por via transtorácica, por punção percutânea, desde que haja indicação, como já citado.

   Outro tipo de estimulação é a transcutânea (externa), na qual os eletrodos são aplicados diretamente na pele da parede torácica, sendo este um procedimento não invasivo e rápido. Em situações de PCR, são os mais indicados, devido à facilidade de sua aplicação, não sendo necessário que as manobras de reanimação sejam interrompidas para seu implante; apresentam como problema o desconforto que produz no paciente consciente, pela contratura muscular induzida.
   b. **Procainamida em FV/TV sem pulso.** A administração de procainamida em PCR é limitada pela necessidade de infusão lenta e eficácia incerta em condições de emergência.

c. **Bicarbonato de sódio.** Na maioria dos casos, é contraindicado. Em algumas situações específicas durante a reanimação, tais como acidose metabólica preexistente, hiperpotassemia ou intoxicação por antidepressivos tricíclicos, o uso de bicarbonato pode ser considerado. Nesses casos, a dose inicial é de 1 mEq/kg, monitorando a concentração de bicarbonato ou déficit de base, obtidos a partir da gasometria arterial. Para minimizar o risco de indução de alcalose iatrogênica, a acidose deve ser parcialmente corrigida.

VI. **Prioridades a serem observadas durante a PCR.** Durante a PCR, as prioridades são o atendimento por RCP e desfibrilação precoce. A administração de fármacos tem importância secundária; poucas substâncias usadas no tratamento de PCR têm forte evidência científica. Somente após o início da RCP e tentativa de desfibrilação, devemos estabelecer acesso para medicação intravenosa (IV) e considerar acesso às vias aéreas.

A. **Infusões central x periférica.** A via de acesso, na maioria das vezes, é a periférica em veia de grande calibre, como a anticubital. Os fármacos necessitam de 1 a 2 min para chegar ao centro da circulação quando administrados por uma veia periférica, mas requerem menos tempo quando administrados por acesso venoso central. Além disso, as concentrações são menores em veias periféricas. Por outro lado, não há necessidade de interrupção das manobras de reanimação quando o acesso é o periférico. Ao utilizar a via periférica, o cuidado necessário é o de administrar 20 mℓ de solução salina e elevar a extremidade por 10 a 20 s após a administração da medicação.

Em situações de emergência, quando ainda não disponibilizamos a via intravenosa (IV), é possível utilizar a via endotraqueal para administrar medicamentos, tais como lidocaína, epinefrina, atropina, naloxona e vasopressina. A administração de fármacos pela traqueia resulta em menor concentração sanguínea que a mesma dose administrada de maneira intravenosa; por isso, lembramos alguns cuidados para esta administração, como utilizar cateter longo, administrar 2 a 2,5 vezes a dose da substância utilizada intravenosamente, diluída em 5 a 10 mℓ de solução salina, e insuflar o pulmão por 2 vezes. Ainda, a administração venosa é sempre preferível pela segurança da liberação do fármaco.

VII. **Ritmos reconhecidos durante a PCR**
A. **Fibrilação ventricular (FV)/taquicardia ventricular sem pulso (TV sem pulso).** As intervenções mais críticas durante os primeiros minutos de FV ou TV sem pulso são as manobras de reanimação, com interrupção mínima das compressões no peito e a desfibrilação (classe I).

No caso de FV/TV sem pulso, os socorristas devem administrar um choque e, em seguida, retomar RCP imediatamente, começando pelas compressões no peito. Se um desfibrilador bifásico estiver disponível, a dose de energia a ser utilizada é de 200 J; caso o desfibrilador seja monofásico, a dose deve ser de 360 J

Imediatamente após o choque, retomar RCP (começando com compressõe no peito), sem demora, e continuar por cinco ciclos (ou cerca de 2 min), che cando novamente o ritmo. Se o paciente utilizar monitoramento contínuo, esta sequência pode ser alterada a critério do médico.

Ao obter a via aérea definitiva, não há necessidade de massagem/ventilaçã sincronizadas. É preciso realizar compressões de maneira contínua, em uma frequência de 100 por minuto, sem pausas para ventilação, que deve ser rea zada em frequência de 8 a 10 incursões respiratórias por minuto, cuidando pa a não hiperventilar o paciente nem deslocar o tubo. A cada 2 min, deve-se trocar o responsável pela massagem cardíaca, pois o cansaço pode comprometer a qualidade dessa técnica.

Não há evidências suficientes para definir o número ideal de ciclos de RCP e desfibrilação a serem realizadas antes do início da terapia farmacológica. A sequência recomendada pelo Advanced Cardiac Life Support (ACLS) é a de RCP mais um ou dois choques antes da administração de um vasopressor. Posteriormente, os ciclos são mantidos, checando o ritmo a cada 2 min e intercalando epinefrina a cada 3 a 5 min (uma dose de vasopressina pode substituir a primeira ou segunda dose de epinefrina). Importante: não interromper RCP para administrar medicamentos.

Nos casos em que FV/TV sem pulso persiste após dois ou três choques mais RCP e administração de um vasopressor, deve-se considerar a administração de um antiarrítmico, como amiodarona. Se houver alteração para um ritmo organizado em que a desfibrilação não está indicada, é necessário tentar palpar o pulso. Em caso de qualquer dúvida sobre a existência de um pulso, devemos retornar com a RCP; se houver pulso, os cuidados pós-reanimação são iniciados.
B. **Assistolia e atividade elétrica sem pulso (AESP).** A ESP engloba um grupo heterogêneo de ritmos que inclui pseudodissociação eletromecânica (pseudo-EMD), ritmos idioventriculares, escapes ventriculares, ritmos idioventriculares pós-desfibrilação e ritmos bradicárdicos. AESP associa-se frequentemente a condições reversíveis que devem ser consideradas, identificadas e tratadas durante a abordagem de um paciente em PCR. A taxa de sobrevivência de PCR em assistolia é desanimadora. A única esperança é a identificação e o tratamento de uma causa reversível.

Os pacientes com PCR em assistolia ou AESP não se beneficiam das tentativas de desfibrilação. O foco é a realização de RCP de alta qualidade com o mínimo de interrupções na massagem cardíaca e a identificação de causas reversíveis ou fatores complicadores. Os socorristas devem assegurar a via aérea e iniciar compressões contínuas (assincrônicas com relação às ventilações), com frequência das compressões de 100 por minuto e 6 a 8 ventilações por minuto. Os socorristas devem inverter as funções a cada 2 min, para manutenção da qualidade das manobras. Do mesmo modo, não se deve interromper a RCP para obtenção de acesso venoso; ela deve ser intercalada com a administração de vasopressores (epinefrina ou vasopressina). Epinefrina pode ser administrada aproximadamente a cada 3 a 5 min durante a PCR, e é possível administrar uma dose de vasopressina, substituindo a primeira ou a segunda dose de epinefrina. A RCP também não deve ser interrompida para que a medicação seja administrada. Após a administração do fármaco, é necessário checar o ritmo e, se houver mudança, checa-se o pulso ou, caso seja um ritmo responsivo à desfibrilação, um choque deve ser administrado. Se o paciente apresentar um ritmo organizado com um bom pulso, iniciamos os cuidados pós-reanimação.
VIII. **Interrupção das manobras de RCP.** São poucos os dados para orientar esta decisão. O julgamento pela equipe deve ser feito após esforço profissional, consciente da utilização das manobras de reanimação. É necessário ter como base a avaliação clínica e o respeito pela dignidade humana, definindo cuidados inapropriados, fúteis ou eticamente inaceitáveis como condições de cessação de esforços. Por este motivo, trata-se de uma decisão difícil, que enseja conotações não apenas técnicas, mas também éticas, filosóficas, religiosas, culturais.

Do ponto de vista técnico, a decisão deve ser tomada com base na ausência de resposta cardíaca do paciente às manobras bem conduzidas. A RCP não deve ser suspensa a partir da suspeita de ocorrência de morte cerebral, uma vez que, durante a PCR, determinados sinais, como a apneia, a ausência de resposta a estímulos e a existência de pupilas dilatadas não fotorreativas, podem não ter significado quanto à evolução cerebral do paciente. Em casos de intoxicação medicamentosa, hipovolemia, PCR em crianças e hipotermia, os critérios anteriores têm ainda menos valor. Autoriza-se a interrupção dessas manobras na situação em que haja ausência de restabelecimento cardiocirculatório, em geral, após 30 min de RCP, exceto na hipotermia.

Pacientes recuperados do ponto de vista cardiorrespiratório, mas que evoluem com morte cerebral diagnosticada, devem ter o seu estado hemodinâmico mantido até que seja estudada a possibilidade de utilização de seus órgãos para transplante.

IX. **Condutas pós-reanimação**
   A. **Introdução.** Muitas vezes, o período pós-reanimação é marcado pela instabilidade hemodinâmica e por anormalidades laboratoriais. Todo o sistema orgânico encontra-se em risco e, em última análise, os pacientes podem desenvolver disfunção e falência de múltiplos órgãos.

   A condução adequada do período pós-reanimação é crucial para reduzir a morbimortalidade. Os objetivos iniciais da pós-reanimação incluem: (a) otimização da função cardiopulmonar e perfusão sistêmica, especificamente a perfusão cerebral; (b) transporte seguro da vítima para cuidados intensivos; (c) identificação das causas precipitantes da PCR, instituindo medidas para evitar a recorrência do evento; (d) instituição de medidas para preservação neurológica a longo prazo.

   Devemos nos lembrar de que, após a recuperação da circulação espontânea, apenas a manutenção da pressão arterial e a melhora das trocas gasosas não garantem a sobrevivência e a recuperação funcional.

   Independentemente do estado inicial do paciente, é necessário assegurar vias aéreas e ventilação, administrar oxigênio suplementar, monitorar continuamente os sinais vitais do paciente, manter acesso venoso adequado e verificar a posição de todos os cateteres. Os pacientes devem ser avaliados com frequência e toda anormalidade precisa ser tratada prontamente. As causas precipitantes da parada são hipovolemia, hipoxia, acidose, hiper ou hipopotassemia, hipoglicemia, hipotermia, toxicidades, tamponamento cardíaco, pneumotórax, infarto do miocárdio, embolia pulmonar ou traumatismo.

   Após avaliação inicial e estabilização das vias aéreas, da ventilação e da circulação, o paciente deve ser transferido de modo seguro para uma unidade de cuidados intensivos para observação, monitoramento contínuo e tratamento. Transporte seguro significa UTI móvel, com pessoal habilitado e equipamentos necessários disponíveis e em boas condições de uso.
   B. **Controle da temperatura**
      1. **Hipotermia induzida.** Estudos mostram que a hipotermia induzida minutos seguintes após a retomada da circulação espontânea de pacientes em PCR por fibrilação ventricular apresentou melhores resultados em pacientes que permaneceram comatosos depois da recuperação inicial. Tanto a hipotermia permissiva, com leve grau de hipotermia (> 33°C), quanto a indução de hipotermia podem desempenhar um papel positivo nos cuidados pós-reanimação.
      Complicações associadas à hipotermia incluem coagulopatia e arritmias, especialmente quando há queda acidental abaixo do estabelecido.

Além disso, parece haver maior número de sepse por pneumonia nesse subgrupo. Ainda, hipotermia pode determinar hiperglicemia.
2. **Hipertermia.** A hipertermia está relacionada com pior recuperação cerebral. Vários estudos têm documentado pior resultado neurológico em seres humanos com febre após PCR e acidente vascular encefálico isquêmico. Por essas evidências, a hipertermia deve ser rigorosamente controlada neste período.
C. **Controle da glicose.** Por extrapolação de resultados de estudos em outras condições clínicas, a hiperglicemia comum no período pós-reanimação parece relacionar-se com pior prognóstico; por isso, seu controle é recomendado. No entanto, a definição dos níveis ideais desse controle necessita de investigações adicionais.
D. **Abordagem do sistema respiratório.** Depois do retorno à circulação espontânea, alguns pacientes evoluem com insuficiência respiratória dependente de ventilação mecânica invasiva e frações elevadas de oxigênio inspirado. É necessário realizar exame físico completo e radiografia de tórax a fim de avaliar a posição adequada do tubo traqueal, detectar complicações relacionadas com as manobras de RCP e identificar prováveis causas desencadeantes ou patologias preexistentes. Os ajustes do ventilador devem obedecer aos parâmetros clínicos e laboratoriais.

O tempo necessário para a sedação de pacientes em ventilação mecânica deve ser individualizado. A sedação associada ou não ao bloqueio neuromuscular pode ser necessária para controlar os tremores durante hipotermia.

Outro aspecto importante a ser mencionado é a falta de evidências de que a hiperventilação seja protetora para o cérebro e outros órgãos vitais. Na verdade, a hiperventilação pode piorar o quadro neurológico, além de associar-se à formação de PEEP intrínseco ("auto-PEEP"), levando ao aumento da pressão intracraniana, reduzindo a pressão de perfusão e piora da isquemia cerebral. Assim, a hiperventilação rotineira é prejudicial e não deve ser empregada (classe III).
E. **Abordagem do sistema cardiovascular.** Os estados pós-PCR relacionam-se com níveis variados de disfunção miocárdica transitória (miocárdio atordoado), que podem durar várias horas ou dias e que se beneficiam do uso de vasopressores e inotrópicos. Os níveis de biomarcadores cardíacos podem estar elevados, mas é possível que a causa do aumento seja também um infarto agudo do miocárdio que desencadeou a PCR.

Instabilidade hemodinâmica é comum e depende do grau de acometimento miocárdico e vascular. A avaliação do sistema cardiovascular deve incluir, além de exame físico completo, radiografia de tórax, eletrocardiograma, ecocardiograma e análises laboratoriais, principalmente dos níveis séricos de eletrólitos e biomarcadores cardíacos.

O tratamento consiste na correção da volemia, de maneira criteriosa, associada a fármacos vasopressores e inotrópicos. A utilização desses medicamentos é guiada pela pressão arterial, frequência cardíaca e perfusão sistêmica e individualizada para cada paciente, com terapêutica com base em metas, como ocorre na sepse.

A utilização de corticosteroides nessa situação não está estabelecida, mas pode ser considerada nos casos de hipotensão refratários ao uso de vasopressores após a reanimação volêmica.

No caso de o ECG pós-parada apresentar padrão de infarto com supradesnível do segmento ST, é necessário definir a reperfusão. Se possível, a equipe de intervenção deve ser comunicada para avaliar a possibilidade de iniciar uma angioplastia coronária de urgência, durante a qual a hipotermia para proteção neurológica também pode ser iniciada.

O betabloqueador deve ser usado nos casos de PCR associados a síndromes coronarianas agudas.

F. **Abordagem do sistema nervoso central.** No período inicial após o retorno à circulação espontânea, há redução do fluxo sanguíneo cerebral secundária à disfunção microvascular; essa redução ocorre mesmo quando a pressão de perfusão cerebral é normal.

As medidas para tentar preservar a função cerebral devem incluir otimização da pressão de perfusão cerebral pelo monitoramento de pressão arterial média ligeiramente elevada e redução da pressão intracraniana, quando esta estiver elevada. Além disso, é necessário observar o controle da temperatura, já abordado anteriormente. É necessário tratar prontamente a ocorrência de convulsões e os anticonvulsivantes precisam ser mantidos (classe IIa). Não é recomendado o uso profilático de anticonvulsivantes.

São considerados fatores de mau prognóstico: não ocorrência de reflexo corneano em 24 h; falta de resposta pupilar em 24 h; persistência da dor em 24 h; ausência de resposta motora em 24 h e/ou 72 h. A realização de eletroencefalograma entre 24 e 48 h também pode oferecer informações úteis de valor preditivo para auxiliar na definição do prognóstico.

G. **Outras complicações.** Quadros sépticos, potencialmente fatais, são frequentes após a PCR. Insuficiência renal e pancreatite, embora muitas vezes transitórias, devem ser diagnosticadas e adequadamente abordadas.

Bibliografia

AHA. Manual 2015 de atendimento cardiovascular de emergência para profissionais de saúde. American Heart Association. 2016. Edição em português: Integracolor, LTD, 3210 Innovative Way, Mesquite, Texas, USA.

De Maio VJ et al. CPR-only survivors of out-of-hospital cardiac arrest: implications for out-of-hospital care and cardiac arrest research methodology. Ann Emerg Med. 2001; 37(6):602-8.

Gonzalez MM, Timermann S, Gianotto-Oliveira R et al. Sociedade Brasileira de Cardiologia. I Diretriz de Ressuscitação Cardiopulmonar e Cuidados Cardiovasculares de Emergência da Sociedade Brasileira de Cardiologia. Arq Bras Cardiol. 2013; 101(2 Suppl 3):1-221.

Gregoratos et al. Pacemaker implantation guidelines. JACC. 1998; 31(5):1175-209.

Lerman BB. Ventricular arrhythmias and sudden death. In: Goldman. Cecil textbook of medicine. 22. ed. W.B. Saunders Company; 2004; 332-6.

Padanilam BJ, Prystowsky EN. Cardiac arrest: sudden cardiac death. In: Rakel. Conn's Current Therapy. 56. ed. Elsevier; 2004: 301.

Stiell IG, Spaite DW, Wells GA et al. The Ontario Prehospital Advanced Life Support (OPALS) study: rationale and methodology for cardiac arrest patients. Ann Emerg Med. 1998; 32:180-90.

Stiell IG, Wells GA, Field BJ et al. Improved out-of-hospital cardiac arrest survival through an inexpensive optimization of an existing defibrillation program: OPALS study phase II. JAMA. 1999; 281:1175-81.

Stiell IG, Wells GA, Spaite DW et al. The Ontario Prehospital Advanced Life Support (OPALS) study. Part II: rationale and methodology for trauma and respiratory distress patients. Ann Emerg Med. 1999; 34:256-62.

57
LITÍASE BILIAR
José Ignácio de Rezende Dutra

I. **Considerações gerais.** A litíase biliar é a manifestação mais comum de doença vesicular sintomática e está relacionada, na maioria das vezes, com colecistite crônica. Em geral, o termo **colelitíase** refere-se à existência de cálculos. Episódios mínimos e repetidos de obstrução do ducto cístico causam cólica biliar intermitente e contribuem para a inflamação e subsequente formação cicatricial. As vesículas de pacientes com cálculos que não tiveram ataque de colecistite aguda podem apresentar-se ao exame anatomopatológico com paredes finas, sem cicatriz, mucosa plana e cálculos. A prevalência real da litíase vesicular não está bem determinada. Nos EUA, anualmente, são praticadas cerca de 800 mil a 1 milhão de colecistectomias. Um estudo realizado na Unicamp, em 2000, mostrou que a incidência de colelitíase no Brasil gira em torno de 10,3% na população de maneira geral.

Outras vesículas exibem sinais claros de inflamação crônica, com espessamento da parede, infiltração celular, perda da elasticidade e fibrose. A história clínica nos dois grupos não pode ser distinguida, e as alterações inflamatórias também podem ser encontradas em pacientes com cálculos assintomáticos. Ao contrário, a colecistite aguda é uma inflamação da vesícula biliar caracterizada por alterações anatomopatológicas, cuja intensidade varia desde hiperemia e edema até supuração, necrose, gangrena e perfuração da vesícula. Geralmente, a colecistite está relacionada com cálculo impactado no nível da bolsa de Hartmann, obstruindo totalmente o ducto cístico.

II. **Etiologia.** Os fatores genéticos concorrem para maior coincidência em vários membros de uma mesma família. O ambiente também favorece composições diferentes: no Ocidente, prevalecem os cálculos de colesterol e, no Oriente, há predomínio dos de bilirrubinato de cálcio. A litíase biliar é 3 vezes mais frequente na mulher, e influências hormonais parecem ser o fator responsável. Os cálculos de colesterol são mais frequentes na obesidade acentuada e observa-se maior incidência de cálculos vesiculares em pacientes diabéticos. Outros fatores menos frequentes associados à litíase biliar são: ressecções intestinais extensas, cirrose hepática, anemias hemolíticas, ressecções gástricas com exclusão duodenal e porfiria. Após vagotomia troncular, ocorre maior incidência de colelitíase, provavelmente devido à redução da contratilidade da vesícula biliar e consequente estase, favorecendo a formação de cálculos. A ressecção do íleo terminal aumenta a incidência de colelitíase pela redução da absorção dos sais biliares. A obesidade é uma doença crônica, multifatorial, de prevalência crescente. Pessoas que sofrem rápida redução de peso com o advento da cirurgia bariátrica apresentam maiores riscos de desenvolver a colelitíase. Trabalhos recentes demonstram incidência de 23% de colelitíase em até 1 ano após gastroplastia. Entre os fármacos, o clofibrate, inibidor da síntese de colesterol, aumenta a concentração de colesterol na bile, tornando-a litogênica.

III. **Achados clínicos**
   A. **Sinais e sintomas.** A existência de cálculos na vesícula biliar, por si, causa poucos sintomas; estes surgem quando há mobilização de tais cálculos com obstrução do ducto cístico ou do hepatocolédoco – a chamada cólica biliar. É o sintoma mais

característico e, em geral, causado pela obstrução transitória de cálculos no nível do ducto cístico. A dor geralmente começa de maneira abrupta e cessa gradualmente, permanecendo de alguns minutos até várias horas. Caracteriza-se ainda por ser dor do tipo cólica, no andar superior do abdome e mais especificamente no epigástrio, hipocôndrio e/ou flanco direito e com menor frequência na região dorsal. Outra característica clínica é a falta de localização precisa da dor abdominal. Em alguns pacientes, ocorrem ataques após refeições copiosas ou quando ingerem alimentos gordurosos, mesmo em pequenas quantidades. Em outras situações, a dor pode se instalar sem que haja qualquer evidência de causa desencadeante. Outros fatores menos comuns, tais como emoções intensas, fadiga, menstruação, frio intenso, gravidez em qualquer fase, podem desencadear crises dolorosas.
B. **Localização da dor.** Predomina no hipocôndrio direito, epigástrio, flanco direito e também na região dorsal. Torna-se contínua na vigência de complicações, como na colecistite aguda, na perfuração com peritonite localizada ou difusa. Na persistência de quadro doloroso no andar superior, seguido de vômitos, é necessário avaliar a possibilidade de pancreatite biliar. Inicialmente, trata-se de dor com característica visceral, ou seja, mal localizada e no andar superior do abdome. Dor contínua do tipo parietal denota maior gravidade e prováveis complicações, como infecção local, perfuração da vesícula, pancreatite biliar.
C. **Intensidade da dor.** É difícil avaliar a intensidade da dor. Vários fatores, tais como ansiedade, medo, cirurgias prévias, idade e algumas doenças associadas, podem alterar o limiar de percepção da dor e induzir conclusões errôneas.

Diminuição da percepção dolorosa é encontrada em pacientes idosos, diabéticos, em uso crônico de corticosteroides e anti-inflamatórios, naqueles que apresentam determinados quadros psiquiátricos e nos simpatectomizados.
D. **Irradiação da dor.** A cólica biliar costuma ser percebida, em torno de 60% dos casos, no nível do hipocôndrio direito e epigástrio. Dor abdominal no andar superior é comum; às vezes, irradia-se para a esquerda, e, em algumas situações, ocorre dor precordial simulando angina de peito. Trabalhos experimentais e clínicos evidenciaram a relação de doença da vesícula biliar com alterações isquêmicas do miocárdio, sugerindo a via reflexa.

Pesquisas experimentais evidenciaram a relação entre litíase biliar e doença coronariana. A dor se fundamenta na duração, na existência de fatores precipitantes e na falta de resposta aos vasodilatadores de ação rápida.

Raramente, durante a cólica biliar, a vesícula é palpável no hipocôndrio direito, e podem ocorrer outros sintomas associados, como intolerância a alimentos gordurosos, má digestão, dispepsias, azia, flatulência e eructações. A ocorrência de boca amarga é destituída de qualquer importância clínica.
E. **Náuseas e vômitos.** São frequentes as associações de náuseas e vômitos nas crises biliares; o vômito é de origem reflexa, em decorrência de dor do tipo visceral.
F. **Icterícia.** Tem valor diagnóstico na cólica biliar e, em geral, está associada à colúria e quando há cálculo na via biliar principal. Pode ocorrer mesmo quando não há migração de cálculos para o colédoco e decorre geralmente do edema pericoledociano.
G. **Outros sintomas.** A cólica biliar associa-se ainda a calafrios, febre, icterícia e denota a existência de colangite; além disso, pode estar associada a úlcera duodenal, hérnia hiatal, cólon irritável, alcoolismo e pancreatite crônica. O importante é pensar na possibilidade do diagnóstico. Salienta-se ainda que a cólica biliar repete-se em intervalos diversos; diferentemente do que ocorre com a úlcera duodenal, não aparece em períodos constantes.

H. **Exame físico.** O exame físico não nos apresenta muitos informes. Durante a cólica biliar, é possível observar icterícia de grau variável. A palpação do abdome revela existência do ponto cístico doloroso, manobra de Murphy positiva, defesa na parede abdominal no hipocôndrio direito e epigástrio. Na fase assintomática, o exame físico pode ser totalmente inexpressivo. Nos raros casos de mucocele da vesícula biliar, ela é palpável sob a borda inferior do fígado.
I. **Exames laboratoriais.** A colecistite crônica calculosa não complicada não apresenta alterações nestes exames. A migração de cálculos pode causar colecistite aguda, colangite, pancreatite aguda ou icterícia; os exames laboratoriais podem apresentar alterações de acordo com as fases evolutivas e complicações.
IV. **Complicações.** A colelitíase pode dar origem a diversas complicações.
  A. **Colecistite aguda.** Desenvolve-se em decorrência de obstrução do ducto cístico.
  B. **Mucocele da vesícula.** A obstrução do ducto cístico por cálculo na ausência de infecção provoca distensão da vesícula. Os pigmentos e sais biliares são gradualmente absorvidos, enquanto a mucosa continua a secretar muco, que fica retido dentro da vesícula. É a hidropisia da vesícula, que pode conter até 1 ℓ de muco.
  C. **Fístulas internas.** Uma das complicações da colelitíase de longa duração é o desenvolvimento de fístulas biliares internas espontâneas. Dependendo dos órgãos que constituem a fístula, podem ocorrer dois tipos de fístulas – biliodigestivas e biliobiliares. O processo inflamatório exerce papel importante na etiopatogenia, promovendo a aderência de estruturas vizinhas, mais comumente o duodeno e o cólon, à vesícula biliar. A fístula é mais frequentemente causada pela erosão do cálculo através da parede vesicular e dos órgãos adjacentes. A passagem de cálculo para a luz intestinal pode causar obstrução, geralmente na porção distal do íleo; a esse quadro dá-se o nome de íleo biliar.
  D. **Coledocolitíase colangite papilite.** A passagem de cálculos da vesícula para o hepatocolédoco ocorre em 10 a 15% dos casos e pode agravar-se com infecção – a colangite. A migração de pequenos cálculos pela papila é capaz de causar lesões crônicas da papila duodenal e de todo o mecanismo esfincteriano do colédoco terminal.
  E. **Pancreatite aguda.** É provocada pela obstrução transitória da ampola de Vater por cálculo migrado.
V. **Outros achados**
  A. **Neoplasia da vesícula biliar.** Pode ocorrer em vesículas biliares cronicamente inflamadas, com cálculos no seu interior na maioria das vezes, e observa-se também ausência de bile.
  B. **Pólipos de vesícula biliar.** Em geral, quando diagnosticados à ultrassonografia abdominal por outras indicações, na maioria dos achados, são pólipos de colesterol, benignos. Critérios são considerados para aqueles acima de 10 mm, com indicação cirúrgica para colecistectomia laparoscópica. Pólipos menores de 10 mm solitários devem ser acompanhados com exames de imagem e ultrassonografia anualmente.
  C. **Colelitíase assintomática.** Os casos diagnosticados a ultrassonografia abdominal realizado com outras indicações ou mesmo por rastreamento abdominal devem ser analisados individualmente. Pacientes que apresentem comorbidades, tais como diabetes, uso crônico de corticosteroides, imunossupressão, doenças autoimunes e microcálculos, devem ter indicações para colecistectomia laparocópica. Pacientes idosos, assintomáticos, que apresentem doenças cardiovasculares, com risco maior que os benefícios, devem ser acompanhados clinicamente e com métodos de imagem com ultrassonografia abdominal.

VI. Diagnóstico. O diagnóstico de colecistite crônica calculosa e suas complicações é feito por anamnese e exames físicos, laboratoriais, ultrassonográficos e radiológicos, feitos no pré-operatório e durante a operação. Dos sintomas já citados, a cólica biliar é a mais característica. Considera-se, atualmente, a ultrassonografia de abdome como o exame de maior acurácia para diagnóstico da colelitíase e a colangioressonância para o diagnóstico da litíase das vias biliares.

VII. Tratamento. O tratamento mais racional da litíase biliar continua sendo o cirúrgico. O uso de fármacos capazes de dissolver os cálculos biliares ainda não tem sido eficiente. Há situações em que a indicação cirúrgica é formal e eletiva, como colecistite aguda atual ou em passado recente; pacientes diabéticos; pacientes portadores de microcálculos, antecedentes de pancreatite biliar; vesícula em porcelana associada à neoplasia de vesícula. Pacientes portadores de cálculos biliares assintomáticos devem ser avaliados individualmente, considerando-se os riscos e os benefícios da cirurgia.

O tratamento proposto para a colecistite crônica calculosa é a colecistectomia laparoscópica, que pode ser realizada com segurança na maioria dos casos, mesmo quando há complicações da doença. Pode, ainda, ser seguida de colangiografia no peroperatório, complementada com coledocolitotomia ou papilotomia ou derivação biliodigestiva. A via de acesso clássica para o procedimento cirúrgico é a via laparoscópica (padrão-ouro). Deve-se evitar a via de acesso aberta, ou seja, as incisões laparotônicas. Sua utilização está relacionada a complicações, como dor intensa no pós-operatório, riscos de eviscerações, infecções de parede, além de hérnias incisionais, muitas vezes, de difícil correção. Entretanto, em casos excepcionais, a sua utilização é recomendada (principalmente nas conversões da cirurgia laparoscópica). A colecistectomia robótica com portal único já é uma realidade em grandes centros mundiais. No Brasil, especificamente nas grandes capitais, a colecistectomia robótica de portal único já está em uso crescente, mas ainda não disponível no serviço público. O robô é controlado pelo cirurgião, que opera a partir de um console. Um monitor exibe a cavidade a ser operada, com imagens em 3 D ampliadas em até 15 vezes com alta definição. Do console o médico executa os movimentos cirúrgicos replicados e aperfeiçoados pelos quatro braços do robô.

VIII. Complicações pós-operatórias
  A. **Coleção ou abscesso subepático.** A coleção pode ser de linfa, sangue ou bile. A existência de bile pode ser decorrente de lesões de canais aberrantes no leito vesicular, lesões de ducto maiores ou escape de ligadura do ducto cístico. Clinicamente, manifesta-se com dor no hipocôndrio direito, febre e leucocitose o tratamento consiste na punção e ou drenagem guiada por ultrassonografia ou intervenção cirúrgica, pela via laparoscópica.
  B. **Fístula biliar.** É causada por ductos aberrantes, lesões profundas do parênquima hepático, lesões do hepatocolédoco ou escape da ligadura do ducto cístico. Processos crônicos de infecção na via biliar secundária e/ou na vesícula biliar podem levar à formação de fístula biliar interna espontânea, sendo a mais comum com o duodeno.
  C. **Icterícia.** No pós-operatório imediato, pode ser consequência da ligadura inadvertida do hepatocolédoco ou cálculo residual; o padrão-ouro para o diagnóstico é pela colangiografia por ressonância magnética. A ultrassonografia abdominal, quando realizada por médicos experientes e com boa aparelhagem, também é capaz de esclarecer o diagnóstico.
  D. **Pancreatite aguda.** Pode ocorrer no pós-operatório precoce em que houve manuseio do pâncreas – colecistectomia, coledocolitotomia ou papilotomia.

O paciente apresenta má evolução no pós-operatório, com taquicardia, distensão abdominal e íleo prolongado; a dosagem de amilase sérica faz o diagnóstico. Há ocorrência também no pré-operatório, com a migração de microcálculos para a via biliar principal.

E. **Estenose cicatricial das vias biliares.** A maioria das lesões da via biliar relaciona-se com colecistectomia laparoscópica, com uma pequena parcela consequente à cirurgia gastroduodenal. Sua incidência aumentou significativamente com a colecistectomia laparoscópica. Podem decorrer de tentativas de controles de sangramento durante a intervenção cirúrgica: ligadura do ducto cístico junto ao colédoco, conhecida também como lesão em tenda, e lesão clássica, que consiste na identificação errônea do colédoco como sendo o ducto cístico. A lesão ductal, quando existe secção total, é de extrema gravidade e exige intervenção cirúrgica imediata quando diagnosticada no peroperatório. Na lesão com estenose ou ligadura acidental da via biliar principal, a reintervenção cirúrgica também deve ser o mais precoce possível e é necessário realizar anastomose hepaticojejunal em Y de Roux. Dadas as dificuldades para a correção das lesões das vias biliares e sua gravidade, a ênfase deve ser dada, basicamente, à profilaxia das lesões.

VIII. **Colecistite aguda**
  A. **Considerações gerais.** Trata-se de uma afecção inflamatória da vesícula biliar caracterizada por alterações anatomopatológicas variáveis, compreendendo desde edema, congestão, supuração, necrose, gangrena, até perfuração. A gravidade do quadro aumenta de importância por conta de sua grande frequência. Sabe-se que 10% da população são portadores de colelitíase e, desses, 1 a 3% podem desenvolver colecistite aguda no curso evolutivo da história natural da doença. É uma infecção muito bem tolerada no jovem e muito grave em pacientes idosos, principalmente quando associada a doenças como diabetes, alcoolismo, desnutrição, imunossupressão e naqueles com estado geral comprometido. A colecistite aguda está diretamente relacionada com a existência de cálculos biliares em 95% dos pacientes, e os 5% restantes dependem de causas diversas. A infecção secundária pode ser verificada em 50% dos casos, sendo capaz de acometer até 80% com necrose da vesícula. São encontrados germes aeróbios e anaeróbios; os aeróbios mais frequentes são: *E. coli*, *Klebsiella*, *Proteus* e *Streptococcus faecalis*, e os anaeróbios presentes em 10% dos casos são: *Peptostreptococcus*, *Clostridium perfringens* e *Bacteroides fragilis*. A colecistite aguda parece ser iniciada pela obstrução do conduto cístico por um cálculo impactado no infundíbulo da vesícula, produzindo erosão e inflamação da mucosa.

Classifica-se a perfuração da vesícula em três tipos:
1. Perfuração aguda em peritônio livre, acarretando coleperitônio.
2. Perfuração com abscesso localizado e bloqueado.
3. Perfuração crônica com formação de fístula biliar interna espontânea.

É essencial a obstrução do ducto cístico para desenvolver a colecistite aguda; porém, a vesícula hidrópica (existência de cálculo impactado no infundíbulo) não caracteriza infecção.

Na colecistite aguda, não ocorrendo melhoras com o tratamento clínico, podem ocorrer empiema de vesícula biliar, necrose e sepse grave. O empiema pode ocorrer com ou sem necrose de paredes da vesícula biliar.

A infecção da vesícula biliar sem cálculos é mais rara e pode surgir no jejum prolongado pós-operatório, na nutrição parenteral prolongada e no alcoolismo. Outras causas menos comuns são vólvulo da vesícula biliar, fibrose

cística secundária à inflamação, pólipos, tumores malignos, vermes, bridas congênitas, alterações inflamatórias decorrentes de úlcera péptica complicada, duodenites, papilites e doença aterosclerótica com isquemia vesicular.
B. **Quadro clínico.** O primeiro sintoma é a dor abdominal de natureza visceral, do tipo cólica, e de intensidade variável no epigástrio e irradiando para o hipocôndrio direito à medida que o processo evolui. Em outras situações, pode irradiar para região escapular, ombro e região cervical direita. Em 75% dos casos, o paciente terá sofrido crises anteriores de cólica biliar. A dor no hipocôndrio direito que se exacerba com a inspiração profunda caracteriza o sinal de Murphy; náuseas e vômitos são frequentes. Uma icterícia leve pode aparecer em aproximadamente 15% dos casos, explicável por um ou mais dos seguintes fatores descritos a seguir.
1. Processo infeccioso que se estende até o pedículo biliar por edema envolvendo o colédoco e a papila.
2. Cálculos no colédoco.
3. Pancreatite aguda biliar.
4. Colangite aguda. Na colecistite aguda, em geral, a temperatura axilar fica abaixo de 38°; febre elevada com calafrios deve sugerir a possibilidade de colangite aguda. Durante a primeira semana, predomina o edema, e necrose e perfuração podem ocorrer nesta fase, alcançando o pico em torno do terceiro dia de evolução. A infecção surge entre o terceiro e o décimo dia, podendo também ser observada mais tarde. Na segunda semana, observam-se regressão acentuada do edema e aumento da fibrose, que se inicia a partir do quinto dia e pode durar 2 a 3 meses até a resolução. A vesícula biliar é palpável na fase inicial em torno de 30 a 50% dos casos e se apresenta distendida e tensa ou bloqueada por órgãos vizinhos.

C. **Achados laboratoriais.** Em geral, a contagem de leucócitos fica elevada, de 12.000 a 15.000 mm^3; acima desses valores, ela denota prováveis complicações. Uma ligeira elevação das bilirrubinas, na ordem de 2 a 4 mg%, é comum, presumivelmente devido ao processo inflamatório da vesícula biliar. Valores acima desta ordem já indicariam a existência de cálculos no colédoco. Aumentos transitórios de fosfatase alcalina, transaminase e amilase sérica podem ser encontrados. Valores elevados de amilase e lipase denotam possivelmente passagens de cálculos através da via biliar principal, indicando pancreatite aguda e/ou colangite associadas. A proteína C reativa elevada é fator indicativo de processo inflamatório ou infeccioso.

D. **Métodos de imagem**
1. **Ultrassonografia.** Constitui o principal e mais importante método de imagem para a confirmação do diagnóstico da colecistite aguda, pois não é invasivo, apresenta resultado imediato, pode ser realizado no próprio leito de internação do paciente e tem elevado índice de sensibilidade e especificidade. Além disso, não utiliza irradiação ionizante e contrastes iodados, e pode ser realizado em grávidas – é o método escolhido em caso de icterícia. Fornece informações da parede vesicular, espessura, perfuração e fístulas, tamanho e localização dos cálculos, além de analisar o colédoco e o pâncreas.
2. **Tomografia abdominal.** Não é o melhor método de imagem para o diagnóstico de litíase biliar e colecistite aguda, porque muitos cálculos têm a mesma densidade e atenuação radiológica idêntica à da bile, dificultando a identificação pela tomografia. Assim, o índice de sensibilidade e especificidade é bem menor nesse método, quando comparado à ultrassonografia.

A tomografia computadorizada (TC) de abdome tem valor diagnóstico na presença de pancreatite aguda de origem biliar.
3. **Ecoendoscopia digestiva alta.** Procedimento endoscópico com sensibilidade e especificidade para melhor avaliação das vias biliares. Diagnósticos diferenciais para coledocolitíase, papilites, tumores periampulares e pancreatites.
4. **Ressonância magnética.** Método de imagem de eleição para melhor estudo das vias biliares intra e extra-hepáticas, além da vesícula biliar. Padrão-ouro, a colangiorressonância é ideal para o diagnóstico de cálculos no hepatocolédoco e na papila, de ictericias e para excluir outros diagnósticos como tumores periampulares.

E. **Diagnóstico diferencial.** Incluem patologias do andar superior do abdome, como úlcera péptica perfurada, pancreatite biliar, apendicite aguda (ceco em posição elevada), hepatites etc. Processos infecciosos na base do pulmão direito também devem ser considerados.

F. **Tratamento.** Uma vez estabelecido o diagnóstico de litíase biliar, o tratamento escolhido é o cirúrgico. A cirurgia é programada após avaliação clínica, laboratorial, radiológica e cardiológica. A colecistectomia laparoscópica é o tratamento eleito e resolve 98% dos casos. Os excelentes resultados observados estão relacionados com cirurgia minimamente invasiva, aspecto estético, curta permanência hospitalar e rápido retorno ao trabalho.

Estabelecido o diagnóstico de colecistite aguda, o paciente deve ser internado em caráter de urgência, receber analgésicos comuns para combater a dor, manter jejum para diminuir o estímulo principalmente hormonal e iniciar antibioticoterapia. Esta deve recair sobre o grupo das cefalosporinas de primeira geração – cefalotina. Em pacientes diabéticos, alcoólicos, imunossuprimidos, ictéricos, na vigência de perfuração com peritonite localizada ou generalizada, é necessário que a escolha do antibiótico recaia sobre bactérias gram-negativas e anaeróbios. A colecistectomia laparoscópica deve ser o tratamento de escolha e imediato, com ótimos resultados pós-operatórios e de recuperação, quando realizada por cirurgiões experientes em cirurgias laparoscópicas.

A colecistostomia e a drenagem de abscesso localizado são procedimentos de exceção em pacientes graves, sem condições cirúrgicas e que necessitem de intervenção imediata.

Outros procedimentos seriam a coledocostomia e a papilotomia endoscópica, e a escolha deve ser individualizada de acordo com cada caso; tais procedimentos devem ser bem indicados, pois a coledocostomia praticamente não se realiza mais. Atualmente, com a colangiopancreatografia endoscópica retrógrada, praticamente todos os casos são resolvidos com segurança por equipes de endoscopistas experientes. A indicação de papilotomia endoscópica em pacientes jovens deve ser bem avaliada.

G. **Complicações.** A complicação mais temível é a perfuração da vesícula em peritônio livre. Ela ocorre aproximadamente em 2% dos casos, acarretando invariavelmente quadro de coleperitônio. Perfurações parcialmente bloqueadas resultam em peritonite localizada, que pode ou não generalizar-se.

O tamponamento por uma víscera oca, geralmente estômago, duodeno ou cólon, pode resultar em formação de fístulas biliares internas espontâneas. Quando permeável a cálculos grandes, favorece o surgimento de íleo biliar.

O empiema vesicular, a colangite aguda, a pancreatite biliar, os abscessos, a pileflebite e a fístula externa constituem outras complicações.

Além disso, a colecistite aguda pode desencadear complicações sistêmicas ou agravar afecções preexistentes, principalmente nos pacientes idosos, nos diabéticos e nos imunossuprimidos, como os transplantados, os portadores de doenças autoimunes, doenças inflamatórias específicas e em uso crônico de corticosteroides.

Em síntese, o sucesso no tratamento da colecistite aguda depende da rapidez no diagnóstico, no preparo e na indicação cirúrgica, lembrando que, atualmente, existem várias opções técnicas para que se possa escolher a mais adequada ao estado do paciente, tanto do ponto de vista sistêmico quanto do da doença biliar.

A prevenção das complicações da colecistite aguda é o tratamento cirúrgico imediato, com internação hospitalar, preparo do paciente adequadamente com antibioticoterapia, jejum e colecistectomia laparoscópica. Ressalta-se a importância da equipe cirúrgica experiente, para realizar o procedimento com segurança adequada para cada caso. Convém ressaltar que essa não é uma cirurgia de emergência que necessita ser realizada de madrugada, sem uma equipe cirúrgica completa e descansada. A colecistectomia, principalmente por colecistite aguda, é uma cirurgia de detalhe, e as suas complicações são graves e, algumas vezes, com alta morbidade.

IX. **Formas especiais de colecistite aguda**
   A. **Colecistite aguda na criança.** Situação rara e grave. Na primeira infância, deve-se a defeito congênito; na idade escolar, à litíase biliar. Em geral, relaciona-se com infecção sistêmica como sarampo, tifo ou infecção respiratória. O quadro clínico confunde-se invariavelmente com apendicite aguda. O tratamento é sempre cirúrgico, seja pela gravidade ou pelo risco de diagnóstico incorreto.
   B. **Colecistite aguda alitiásica.** Ocorre em 5% dos casos. Pode seguir-se a obstrução por tumor, fibrose cística, aderências, áscaris, compressão por linfonodo ou artérias aberrantes, como a artéria hepática anterior ao pedículo hepático. Outras causas menos comuns são: pacientes alcoólicos, jejum prolongado por nutrição parenteral, refluxo pancreático para a via biliar principal, traumatismos, queimaduras, pós-operatório e outras intervenções abdominais – seja sobre a papila, o duodeno, o cólon e a apendicite aguda, além do vólvulo da vesícula. O tratamento é a colecistectomia laparoscópica. A colecistite aguda alitiásica pode ocorrer em adultos, crianças e/ou em quadros críticos, como período pós-operatório de grandes cirurgias, politraumatismo e complicações que causem internação prolongada em unidade de tratamento intensivo (UTI).
   C. **Colecistite aguda no diabético.** É grave, com mortalidade 10 vezes maior que a habitual; evolui rapidamente para necrose de paredes, gangrena e sepse peritoneal grave.
   D. **Prognóstico.** Variável, porém considerado bom na maioria dos casos. Mortalidade média de 5%. Em pacientes diabéticos e nas apresentações graves, a mortalidade pode chegar a 25%.

X. **Coledocolitíase**
   A. **Considerações gerais.** Os cálculos biliares podem, através do ducto cístico, migrar para a via biliar principal, podendo ocorrer diversas complicações. No colédoco causam obstrução no fluxo biliar, icterícia, colangite, papilite e pancreatite biliar. A incidência de cálculos no colédoco é de aproximada 4%; na maioria das vezes é proveniente da vesícula biliar e, raramente, forma-se primeiro no ducto comum.

Eventualmente, os cálculos passam para o duodeno, eliminação espontânea que ocorrem em torno de 15%; em geral, 50% permanecem assintomáticos.
B. **Manifestações clínicas.** A coledocolitíase pode ser assintomática ou cursar com períodos de cólica biliar, icterícia ou mesmo com infecção da bile com todas as manifestações clínicas importantes, além da pancreatite biliar. Esta pode cursar com manifestações leves, edematosas, até as mais graves, necroemorrágicas. A cólica biliar é semelhante à dos cálculos da vesícula biliar. A dor pode manifestar-se no hipocôndrio direito, epigástrio ou mesmo na região escapular direita. Cólica biliar, icterícia e pancreatite biliar podem ocorrer isoladamente ou associadas à infecção. A tríade de Charcot caracteriza-se pela ocorrência de coledocolitíase, febre com icterícia seguidas de calafrios.
C. **Achados laboratoriais.** Na colangite, a contagem de leucócitos varia de 15.000 a 20.000/mm^3. Aumento das bilirrubinas surge em 24 h. A fração direta predomina sobre a indireta, e observa-se, com frequência, icterícia flutuante, ao contrário do tipo maligno, que é ascendente e silencioso.

Os níveis de fosfatase alcalina geralmente aumentam. Essa pode ser a única anormalidade em pacientes anictéricos e permanece por um período mais prolongado. A amilase sérica deve ser pesquisada na suspeita clínica de pancreatite biliar.
D. **Métodos de imagem.** A ultrassonografia abdominal é o exame mais importante para o diagnóstico de coledocolitíase independentemente da ocorrência de icterícia e/ou infecção associada; deve ser realizada em todos os pacientes com suspeita clínica de pancreatite biliar. A ultrassonografia e a tomografia abdominal são úteis para determinar fatores associados como colangite, ductos dilatados, massas pancreáticas e abscessos hepáticos. A colangiopancreatografia endoscópica retrógrada tem valor diagnóstico e terapêutico, pois demonstra a existência dos cálculos e possibilita a retirada por papilotomia. Outros exames são destituídos de valor, como a cintilografia das vias biliares. A colangiografia transparietoepática deve ser utilizada em casos específicos e selecionados. A colangiografia por ressonância magnética é considerada padrão-ouro para o diagnóstico da coledocolitíase e diagnósticos diferenciais. A ultrassonografia endoscópica das vias biliares é útil no diagnóstico diferencial de coledocolitíases e tumores da região periampular.
E. **Tratamento.** Atualmente, o tratamento da coledocolitíase poderá ser realizado pela via laparoscópica ou por endoscopia. Com a experiência maior dos cirurgiões em laparoscopia e a melhoria do instrumental cirúrgico e radiológico, como o intensificador de imagens, a exploração no peroperatório da via biliar principal pode ser realizada com segurança, tanto pelo ducto cístico quanto pela abertura do colédoco durante a cirurgia laparoscópica. Atualmente, o tratamento endoscópico da via biliar principal tem indicação na pancreatite biliar, na colangite aguda, para drenagem adequada do colédoco e realização de papilotomia e retirada de cálculos na via biliar principal. A colecistectomia laparoscópica deve ser realizada sistematicamente. Uma situação particular em que o papel da cirurgia laparoscópica não está ainda definido é representada pela síndrome de Mirizzi, forma que constitui grande desafio para o cirurgião laparoscopista, tanto para remoção dos cálculos como para reconstrução da via biliar. Deve-se converter para cirurgia aberta, obtendo, assim, maior segurança no procedimento cirúrgico. Salienta-se ainda a necessidade de tratamento clínico de suporte, incluindo o uso correto da antibioticoterapia, podendo ser usada cefalosporina de primeira geração ou mesmo ampliar o espectro de ação para bactérias gram-negativas e anaeróbios.

F. **Pancreatite biliar.** É passível de críticas o conceito de que a remoção do cálculo biliar na fase inicial da pancreatite aguda seria o tratamento ideal. Vários relatos têm demonstrado maiores índices de complicações e mortalidade em pacientes com pancreatite aguda biliar grave submetidos à exploração precoce das vias biliares pela colangiopancreatografia endoscópica. Considerando que 95% das pancreatites agudas regridem adequadamente com o tratamento clínico sem evoluir para tipos mais graves e que 95% dos cálculos migram espontaneamente na primeira semana, não parece justificada, no momento, a indicação da cirurgia biliar precoce na pancreatite aguda. A realização da colecistectomia e eventual exploração da via biliar logo após a regressão do quadro da pancreatite aguda, e na mesma internação hospitalar, tem sido orientação segura e seguida na maioria dos centros especializados de cirurgia.

A **colangite** supurativa aguda resulta da combinação de obstrução e infecção na via biliar principal. A coledocolitíase é a causa mais comum. O diagnóstico consiste em dor abdominal, icterícia, febre com calafrios, septicemia e choque. Confirmado o diagnóstico, o paciente necessita de terapia intensiva, com restabelecimento circulatório, cobertura ampla de antibióticos e indicação para drenagem do colédoco através da papilotomia endoscópica. A cirurgia aberta para drenagem da via biliar é de alto risco e prognóstico reservado.

G. **Litíase intra-hepática.** Definida como a existência de cálculos biliares localizados acima da junção dos ductos hepáticos esquerdo e direito. Tais cálculos nos ductos biliares intra-hepáticos podem ocorrer em três circunstâncias: a mais frequente é a migração de cálculos formados na vesícula biliar e que chegam à via biliar principal, podendo deslocar-se até os ductos intra-hepáticos. A segunda ocorre devido a lesões nas vias biliares extra-hepáticas, tais como estenoses decorrentes de processos benignos, mais raramente malignos, ou anomalias congênitas das vias biliares que podem levar à formação de cálculos intra-hepáticos. Há situações em que não se identificam causas extra-hepáticas para a existência de cálculos; é o chamado tipo primário, raramente encontrado. As manifestações clínicas mais frequentemente encontradas são os surtos repetidos de colangite, representados por dor abdominal no hipocôndrio direito, icterícia e febre com calafrios. Os sintomas podem variar desde discreta dor abdominal até o choque decorrente de septicemia por colangite grave. Os métodos diagnósticos por imagem, como a ultrassonografia e a tomografia do abdome, possibilitam a identificação dos cálculos nos ductos biliares intra-hepáticos. A colangiografia por ressonância magnética, exame pouco invasivo, tem apresentado alto valor diagnóstico. Outros exames, como a colangiografia endoscópica, transparietal ou pelo dreno biliar, oferecem informações precisas sobre a localização dos cálculos. O tratamento da litíase intra-hepática é cirúrgico, com o objetivo de retirar todos ou o maior número possível de cálculos e eliminar a estase biliar. A drenagem biliar com anastomose biliodigestiva é o procedimento escolhido e, quando a retirada não é possível e há atrofia do parênquima, indica-se a ressecção hepática.

H. **Hemobilia.** Também conceituada como hemorragia para o interior da árvore biliar. Ocorre quando uma doença ou traumatismo produz uma comunicação anormal entre um vaso sanguíneo e os ductos biliares. O sangramento por hemobilia pode variar de intensidade, desde uma hemorragia intensa, levando o paciente rapidamente à morte, até um sangramento oculto, que, se contínuo, pode provocar anemia crônica secundária. Outras causas descritas na literatura incluem doenças da árvore biliar, como as litíases, doenças vasculares ou distúrbios de coagulação

Trombofilias, tumores hepáticos ou das vias biliares são origens menos comuns. O sangramento, na maioria das vezes, é arterial; quando de origem venosa, em geral, é leve, e o sangue não se mistura com a bile, fluindo pela árvore biliar e chegando ao duodeno. O diagnóstico é feito por endoscopia digestiva alta e ocorrência de sangramento pela papila duodenal de Vater. Algumas vezes, está indicada a combinação de colangiografia endoscópica retrógrada para confirmação de imagens sugestivas de coágulos nas vias biliares. A melhor maneira de se obter o diagnóstico de hemobilia é por estudo angiográfico seletivo hepático pela arteriografia, que, em geral, revela o local do sangramento com deslocamento dos vasos ao redor de massa hepática ou pelo enchimento de um aneurisma. Eventualmente, o contraste pode passar da artéria para a via biliar. O real papel da colangiografia por ressonância magnética ainda está por ser estudado. O tratamento da hemobilia depende da causa da hemorragia: os métodos terapêuticos mais utilizados têm sido a embolização seletiva da artéria hepática, a ligadura cirúrgica arterial e a ressecção hepática.

Bibliografia

Freitas ML, Bell RL, Duffy AJ. Choledocholithiasis: evolving standartds for diagnosis and management. World Gastroenterol. 2006; 12(20):3162-7.
Hermann RE. Cirurgia para colecistite aguda e crônica. Clínica Cirúrgica América do Norte. 1990; 6:1333-46.
Hess W. Enfermedads de las vias biliares y del páncreas. Tercera edición española. 1982:507-46.
Hunter JG, Soper NJ. Tratamento laparoscópico dos cálculos nos ductos biliares. Clínica Cirúrgica América do Norte. 1992; 5:1093-114.
Lipsett PA, Pitt HA. Colangite aguda. Clínica Cirúrgica América do Norte. 1990; 6:1367-84.
Mantovani M, Leal RF, Fontelles MJ. Incidência de colelitíase em necropsias realizadas em Hospital Universitário no Município de Campinas, SP.
Martin RF, Rossi RL. Abdome agudo: visão global e algoritmos. Clínica Cirúrgica América do Norte. 1997; 6:1207-25.
Patti MG, Pellegrini CA. Pancreatite biliar. Clínica Cirúrgica América do Norte. 1990; 6:1347-66.
Ponsky JL. Abordagem endoscópica às lesões do colédoco. Clínica Cirúrgica América do Norte. 1996; 3:507-16.
Rocha PR, Savassi CS. Colecistite aguda. In: Abdômen agudo. 1982:208-17.
Sherlock S, Marlow S. Cirugía de la vesícula e de vías biliares. In: Litiase y colecistitis. 1985:253-62.
Silva LA. Colecistite aguda. In: Cirurgia de urgência. 1985:143-54.
Way LW. Biliary tract. Current Surgical Diagnosis Treatment. 1991; 527-57.

58 INTOXICAÇÃO ALCOÓLICA AGUDA
Márcia de Souza Pimenta

I. Introdução. O uso esporádico ou abusivo de drogas, sejam elas lícitas ou ilícitas, causa preocupação clínica, e este comportamento é resultante da interação entre o indivíduo, sua cultura, sociedade e a farmacologia e disponibilidade de determinadas substâncias.

Uma das substâncias mais consumidas a fim de induzir alterações da percepção, da emoção e do comportamento é o álcool etílico (etanol). As bebidas alcoólicas são produzidas com esse objetivo, sendo uma fonte de calorias "vazias", já que não estão associadas a proteínas, sais minerais ou vitaminas.

A intoxicação aguda por álcool é uma condição clinicamente nociva que, geralmente, se segue à ingestão de uma grande quantidade de bebida alcoólica. As manifestações clínicas são heterogêneas e envolvem diferentes órgãos e aparelhos, com efeitos comportamentais, cardíacos, gastrintestinais, pulmonares, neurológicos e metabólicos. A abordagem de um paciente intoxicado ocorre, principalmente, no departamento de emergência e visa estabilizar a condição clínica do paciente, dependendo da apresentação clínica.

Segundo o Parecer do Conselho Regional de Medicina, o alcoolismo é considerado uma enfermidade sujeita a dependência física e psíquica. Não deve ser considerado vício.

Nos EUA, onde há estatísticas mais precisas, o álcool é consumido de modo regular por metade da população, e 15 a 20 milhões de pessoas podem ser consideradas adictas de seu consumo. Cerca de 100 mil mortes ocorrem todos os anos, havendo um custo de mais de 100 bilhões de dólares pelo uso da substância.

O "ponto de encontro" dos que consomem álcool de modo excessivo, levando a consequências destrutivas à sua saúde e à de outras pessoas, é o serviço de emergência. Lá, defrontam-se com alarmante frequência tanto os episódios de intoxicação aguda quanto intercorrências direta ou indiretamente relacionadas, como síndrome de abstinência alcoólica, acidentes de trânsito e atropelamentos, tentativas de suicídio, agressões, acidentes de trabalho, pancreatite aguda, crise de gota, hemorragia digestiva, coma hepático e tantas outras.

Estatísticas mostram que: (1) 45% dos jovens entre 13 e 19 anos envolvidos em acidente haviam ingerido bebida alcoólica (pesquisa realizada em cinco capitais do país); (2) motoristas alcoolizados são responsáveis por 65% dos acidentes fatais em São Paulo; e 24,3% dos motoristas brasileiros admitiram dirigir logo após consumir bebida alcoólica; (3) o alcoolismo é a terceira doença que mais mata no mundo; (4) o uso abusivo do álcool causa inúmeras doenças físicas e psíquicas; (5) no Brasil, 90% das internações em hospitais psiquiátricos por dependência de drogas (lícitas e ilícitas) são decorrentes do consumo de álcool; (6) 40% dos pacientes dependentes do álcool (contra 6,4% do público em geral) mostraram pelo menos um transtorno de personalidade; (7) o uso de álcool aumenta as chances do comportamento de risco para a AIDS (ter relações sexuais sem preservativo de látex); (8) o álcool, uma das drogas mais consumidas entre os jovens no Brasil e que mais faz vítimas, causa efeitos devastadores tão graves quanto a cocaína e o *crack*; (9) O uso de álcool misturado com

Capítulo 58 | Intoxicação Alcoólica Aguda

bebidas energéticas, por adolescentes e adultos jovens, tem sido associado a riscos elevados de inúmeros comportamentos problemáticos, inclusive agressões físicas e verbais. Esses riscos podem ser condicionados pelas expectativas quanto aos efeitos da cafeína em conjunto com o consumo de álcool.

O consumo de álcool pode levar a déficits nas funções executivas que regem a autorregulação. Esses déficits podem levar a comportamentos de risco; portanto, é importante determinar a magnitude deles na função executiva.

Recentes estudos realizados em motoristas vítimas de lesões em acidentes automobilísticos mostram que uma proporção significativa desses motoristas lesados apresentou níveis detectáveis de álcool na corrente sanguínea e/ou de drogas ilegais. Os níveis positivos detectáveis de álcool e drogas na corrente sanguínea estão, significativamente, associados com piores resultados clínicos. Essas descobertas sugerem que a implementação de métodos para prevenir o abuso de álcool e drogas é de suma importância no esforço para reduzir as taxas de acidentes com veículos automotores e suas dramáticas consequências.

II. Aspectos farmacológicos. O etanol é um líquido volátil, incolor, ingerido geralmente por autoadministração, e é o principal álcool responsável pelos efeitos da alcoolização. Em média, ele é encontrado nas seguintes concentrações: cerveja (2 a 6%), vinho (12 a 20%), uísque (43 a 50%) e aguardente (30 a 50%).

O álcool (etanol) afeta diversos neurotransmissores no cérebro, dentre eles o neurotransmissor inibitório e o ácido gama-aminobutírico (GABA). Baixas concentrações alcoólicas poderiam facilitar a inibição do GABA no córtex cerebral e na medula espinal. Altera seletivamente a ação sináptica do glutamato no cérebro. O glutamato parece ter um papel crítico na memória e cognição. O efeito eletrofisiológico predominante do etanol é reduzir a neurotransmissão glutaminérgica excitatória.

Inibe a corrente do receptor NMDA, o que pode participar da gênese da dependência física ao álcool, por meio de processo inverso ao observado pelo GABA, ou seja, uma vez retirado o etanol, as vias glutaminérgicas produzem superexcitação do sistema nervoso central (SNC), gerando convulsões, ansiedade e *delirium*. Este também pode ser um dos mecanismos de dependência e tolerância.

O etanol se difunde pelos lipídios, alterando a fluidez e a função das células por inibir as funções da bomba Na^+-K^+/ATPase. Por ser uma substância altamente difusível, tanto em água quanto em lipídios, pode penetrar todos os compartimentos aquosos do corpo, tanto intra quanto extracelulares. O pico de nível sanguíneo ocorre de 30 a 60 min após ingestão com estômago vazio. A taxa de eliminação é de 15 a 30 mg/dℓ/h e a DL50 estimada é de 5 a 8 g/kg em adultos e 3 g/kg em crianças.

A metabolização ocorre predominantemente no fígado, onde sofre oxidação. Dois a 10% do etanol ingerido são eliminados diretamente por difusão pelos rins e pulmões. A taxa de álcool no sangue varia de acordo com peso, consumo de alimentos e condições físicas de cada indivíduo.

III. Quadro clínico. Os dados de anamnese são obtidos a partir do próprio paciente ou de seus acompanhantes. É importante saber a quantidade e o tipo de bebida ingerida, se houve alimentação concomitante ou não e associação com outras substâncias, assim como etilismo pregresso e existência de patologias associadas.

O exame físico deve ser direcionado para a avaliação das funções vitais e da necessidade de suporte; depois, para os sinais de intoxicação aguda e, posteriormente, para evidência de patologias e sequelas de uso crônico de álcool.

O nível de consciência apresenta vários graus de alteração. Em altas doses, o álcool pode levar à depressão do SNC e, em consequência, pode ocorrer depressão respiratória, coma ou choque. Uma importante alteração metabólica é a hipoglicemia.

Para finalidades médicas, seria ideal a determinação da concentração do álcool no sangue, no ar exalado ou na urina. Respeitando as tolerâncias individuais, sobre a regularidade e a quantidade de ingestão alcoólica, pode-se dizer que: (a) níveis baixos (50 a 150 mg%) provocam leves sintomas de intoxicação, com desinibição, euforia, incoordenação motora leve a moderada – estes níveis geralmente não exigem a intervenção do médico; (b) níveis moderados (150 a 300 mg%) acometem o sistema límbico e o cerebelo, originando sonolência, instabilidade emocional, fala arrastada, ataxia e diminuição das respostas motoras; (c) níveis acima de 300 mg% se acompanham de depressão mais acentuada das áreas anteriormente citadas e também do sistema reticular ativador ascendente – aumentam as disfunções motoras e cognitivas; há diminuição progressiva do estado de consciência, com letargia, estupor e coma.

Com níveis muito altos (em torno de 500 mg%), predominam o acometimento bulbar com aprofundamento do coma, hipotermia, hipotensão e depressão respiratória. A morte ocorre raramente, estando associada à ingestão concomitante de outros depressores e/ou aos comas prolongados (8 a 10 h); ao ocorrer, geralmente sobrevém a morte por parada respiratória.

Em alguns indivíduos hipersensíveis, pode acontecer o que se denomina **intoxicação alcoólica patológica**, provavelmente associada à epilepsia do lobo temporal. Após uso de pequenas quantidades de álcool, manifesta-se agitação extrema, acompanhada de confusão mental, desorientação e, às vezes, grande violência. Geralmente, segue-se amnésia.

IV. **Diagnóstico diferencial.** O nível sérico do etanol se reduz a uma taxa de 15 a 30 mg/dℓ /h. Se o nível de consciência não se relaciona com o nível sérico do etanol, deve-se avaliar a possibilidade de outros distúrbios metabólicos: cetoacidose diabética; intoxicações exógenas; acidentes vasculares cerebrais; traumatismos cranioencefálicos; hipoglicemia. O alcoolismo associa-se a inúmeros distúrbios do SNC, cardiovasculares (arritmias, distúrbios de condução, hipertensão, miocardiopatia alcoólica), gastrintestinais, hematológicos e metabólicos, além de desnutrição, risco aumentado de infecção, interação com outras substâncias etc.

V. **Tratamento**
   A. **Intoxicação alcoólica não complicada.** Não requer tratamento e geralmente segue-se uma recuperação completa. Os pacientes que se mostram muito deprimidos devem receber suporte psicológico até a recuperação, uma vez que se sabe que 25% das tentativas bem-sucedidas de suicídio se acompanham de níveis alcoólicos elevados.
   B. **Estupor alcoólico.** Geralmente é de curta duração e, caso os níveis vitais permaneçam estáveis, não se justificam medidas específicas. O paciente deve ser mantido em observação para sinais avançados de depressão do SNC. É útil a administração de tiamina – 100 mg por via intramuscular (IM).
   C. **Intoxicação patológica.** O tratamento do episódio agudo consiste na injeção muscular de benzodiazepínicos (BZD) e tiamina. O tratamento a longo prazo exige a abstinência total, somada à terapia anticonvulsivante, nos casos diagnosticados como epilepsia do lobo temporal.
   D. **Intoxicação alcoólica sintomática.** Caso o paciente esteja inquieto, hiperexcitado, agressivo, deve-se usar a contenção e, se necessário, devem-se empregar sedativos, com a cautela de não aumentar a depressão do SNC. Recomenda-se o diazepam, 10 mg IM, ou a clorpromazina, 25 a 50 mg IM. A hidratação parenteral deve ser instituída quando necessário, sendo feita com o uso de tiamina, 100 mg IM.

Um medicamento específico que é útil no tratamento da intoxicação aguda por álcool é a metadoxina, que é capaz de acelerar a excreção de etanol.
E. **Coma alcoólico.** O tratamento do coma alcoólico é direcionado principalmente para a manutenção das funções vitais. Se possível, o paciente deve ser monitorado e tratado em unidade de terapia intensiva (UTI), pois esta é uma condição que apresenta risco imediato à vida. Deve-se recorrer a exames laboratoriais para a correção adequada dos distúrbios metabólicos que quase sempre se instalam; além disso, deve-se adotar os seguintes procedimentos:
- Manter o paciente em decúbito lateral, para evitar aspiração de secreções
- Aquecer o paciente nos casos de hipotermia
- Avaliar periodicamente sinais vitais e intervir de acordo com a necessidade
- Usar vasopressores caso haja persistência de hipotensão grave ou choque
- Passar sonda nasogástrica para lavagem até 6 h após a ingestão e para descompressão do estômago
- Manter vias aéreas permeáveis; se o escore da escala de coma de Glasgow (ECG) do paciente estiver em 8 ou menor, deve-se proceder à intubação endotraqueal
- Realizar reposição de volume e eletrólitos. A hipotensão geralmente responde bem à expansão de volume
- Aplicar BZD de ação longa, sintomáticos e suporte respiratório se necessário
- Sempre usar tiamina, 100 mg IM, antes de glicose, para prevenir síndrome de Wernicke.

Existem medicações comprovadamente eficazes para o tratamento da síndrome de dependência de álcool, tais como a naltrexona (ReVia®), na dose de 50 mg/dia. O tratamento não deve ser iniciado antes de o paciente completar 7 a 10 dias sem receber compostos opioides – acamprosato (Campral®) e dissulfiram (Antietanol®). Além dessas medicações, há outras mais recentemente investigadas no tratamento desse grave problema de saúde pública, com resultados bastante promissores, mas ainda não aprovadas pela Food and Drug Administration (FDA) para o uso em pacientes dependentes de álcool, como o topiramato e a ondansetrona.

VI. **Síndrome de abstinência do álcool.** Indivíduos dependentes de álcool que passam longos períodos bebendo podem desenvolver uma reação clínica grave, denominada síndrome de abstinência aguda (SAA) do álcool, quando reduzem ou suspendem a ingestão alcoólica. Seus sintomas são produzidos por hiperirritabilidade cortical e/ou descarga beta-adrenérgica do tronco cerebral.

A hiperirritabilidade cortical resulta em desorientação, alucinações e convulsões, enquanto a descarga beta-adrenérgica do tronco cerebral leva a agitação, alterações vasomotoras e tremores.

Os dois mecanismos não são firmemente associados, podendo haver predominância de um ou de outro padrão. Havendo concomitância de alterações corticais e de tronco cerebral, temos o tipo mais grave de abstinência alcoólica, que é o *delirium tremens* (caracterizado por agitação, alucinações, delírios, tremores e convulsões), sendo esta uma emergência médica com índice de mortalidade em torno de 15%, se não tratada adequadamente.

A. **Quadro clínico.** A SAA ocorre em um padrão previsível nos alcoolistas depois da última bebida alcoólica. Nem todos os sintomas se desenvolvem em todos os pacientes.
  Tremores geralmente começam entre 5 e 10 h após a última bebida e alcançam o máximo entre 24 e 48 h. Junto dos tremores, pode haver taquicardia, aumento da pressão sanguínea, respiração rápida, sudorese, náuseas, vômitos, ansiedade ou um estado de alerta hiperativo, irritabilidade, pesadelos e insônia.
  Alucinações normalmente começam cerca de 12 a 24 h depois da última bebida e podem durar até 2 dias após terem começado. As alucinações são predominantemente auditivas, visuais e táteis.
  Convulsões podem acontecer de 6 a 48 h após a última bebida, sendo comuns vários ataques epileptiformes. O pico de risco é de 24 h, e a convulsão é tônico-clônica generalizada (como no mal epiléptico).
  O *delirium tremens* começa geralmente de 2 a 3 dias depois da última bebida, mas pode demorar mais de 1 semana para aparecer. Ocorre em cerca de 5% das SAA; podem acontecer taquicardias, alterações pressóricas graves, redução de fluxo sanguíneo cerebral, confusão mental, sudorese, desidratação, comportamento agressivo, alucinações. Pode chegar ao êxito letal até 5% dos casos de SAA.
B. **Tratamento I Medidas gerais.** Os objetivos do tratamento da SAA são:
  1. Alívio dos sintomas existentes.
  2. Prevenção do agravamento do quadro com convulsões e *delirium*.
  3. Vinculação e engajamento do paciente no tratamento da dependência propriamente dita.
  4. Prevenção da ocorrência de síndromes de abstinências mais graves no futuro com o tratamento adequado para SAA.
  5. Utilização de fármaco de ação prolongada que tenha tolerância cruzada com o álcool. Benzodiazepínicos (BZD) são a medicação de escolha. Em casos moderados, clordiazepóxido e, em hepatopatas, lorazepam. Nas crises convulsivas, utiliza-se diazepam por via intravenosa (IV).
  6. Aquecimento do paciente se estiver com temperatura menor do que 35°C.
  7. Controle rigoroso de infecções (quase sempre presentes).
  8. Apoio físico e psicológico.
C. **Planejamento geral do tratamento.** Segundo o Consenso da Síndrome de Abstinência de Álcool, devem ser considerados três níveis de atendimento, com complexidade crescente: tratamento ambulatorial, internação domiciliar e internação hospitalar. O tratamento pode ser dividido em não farmacológico (que inclui os cuidados gerais e orientações) e farmacológico, o qual pode ser subdividido em tratamento farmacológico clínico (como a reposição de vitaminas) e psiquiátrico (uso de substâncias psicoativas).
  Em relação aos psicofármacos utilizados, os BZD são a medicação de primeira escolha para o controle dos sintomas da SAA. De modo geral, os compostos de ação longa são preferíveis, sendo os de ação curta mais indicados nos casos de hepatopatia grave de sintomas de cada paciente.
D. **Tratamento ambulatorial.** Receber o paciente e a família de modo acolhedor, empático e sem preconceitos. O tratamento da SAA (quadro agudo) é um momento privilegiado para motivar o paciente ao tratamento da dependência (quadro crônico).

1. **Abordagem não farmacológica**
   - Orientação da família e do paciente quanto a natureza do problema, tratamento e possível evolução do quadro
   - Propiciar ambiente calmo, confortável e com pouca estimulação audiovisual
   - A dieta é livre, com atenção especial à hidratação
   - O paciente e a família devem ser orientados sobre a proibição do ato de dirigir veículos
   - As consultas devem ser marcadas o mais brevemente possível.
2. **Abordagem farmacológica**
   - Reposição hidreletrolítica
   - Reposição vitamínica com tiamina IM, nos primeiros 7 a 15 dias; após este período, a via é oral. Doses de 300 mg/dia de tiamina são recomendadas com o objetivo de evitar a síndrome de Wernicke, que cursa com ataxia, confusão mental e anormalidades de movimentação ocular extrínseca (esta última nem sempre presente)
   - BZD devem ser prescritos com base nos sintomas
   - Diazepam na dose de 20 mg por via oral (VO) por dia, com retirada gradual ao longo de 1 semana; ou clordiazepóxido até 100 mg VO por dia, com retirada gradual ao longo de 1 semana. Nos casos de hepatopatias graves, lorazepam na dose de 4 mg VO por dia, com retirada gradual em 1 semana (fármaco de ação rápida).

E. **Internação domiciliar.** O paciente deve permanecer em casa, com a assistência dos familiares, e receber visitas frequentes de profissionais de saúde da equipe de tratamento.
   1. **Abordagem não farmacológica**
      - A orientação da família deve ter ênfase especial em questões relacionadas com orientação temporoespacial e pessoal, níveis de consciência, tremores e sudorese
      - Propiciar ambiente calmo, confortável e com pouca estimulação audiovisual
      - A dieta deve ser leve, desde que tolerada, com atenção especial à hidratação
      - Visitas devem ser restritas, assim como a locomoção do paciente.
   2. **Abordagem farmacológica**
      - Reposição vitamínica com 300 mg/dia de tiamina IM, nos primeiros 7 a 15 dias; após esse período, a via é oral
      - BZD devem ser prescritos com base nos sintomas. Orientar a família a respeito do fármaco e que a dose adequada é aquela que diminui os sintomas da abstinência: diazepam, 40 mg VO por dia, com retirada gradual ao longo de 1 semana; ou clordiazepóxido, 200 mg VO por dia, com retirada gradual ao longo de 1 semana. Nos casos de hepatopatias graves, lorazepam, 8 mg VO por dia, com retirada gradual em 1 semana.
      Na recaída ou em caso de evolução desfavorável, está indicado o tratamento hospitalar.
F. **Tratamento hospitalar.** Casos mais graves, que requerem cuidados mais intensivos. Doses mais elevadas de BZD são geralmente necessárias, e sua prescrição deve ser baseada em sintomas avaliados de hora em hora. Deve ser dada atenção especial à hidratação e à correção de distúrbios metabólicos (eletrólitos, glicemia, reposição vitamínica). Em alguns casos, a internação parcial (hospital-dia ou noite)

pode ser indicada, e, nesses casos, a orientação familiar sobre a necessidade de comparecimento diário deve ser reforçada e a retaguarda para emergências deve ser bem esclarecida. A utilização de "bafômetro", quando esse recurso estiver disponível, pode ser feita na chegada do paciente à unidade.

1. **Abordagem não farmacológica**
   - A locomoção do paciente deve ser restrita
   - As visitas devem ser limitadas, pois o ambiente de tratamento deve ser calmo, com relativo isolamento, de modo a ser propiciada redução nos estímulos audiovisuais
   - A dieta deve ser leve, quando aceita. Pacientes com confusão mental devem permanecer em jejum, pois existe o risco de aspiração e complicações respiratórias. Nesses casos, deve ser utilizada a hidratação com reposição de glicose, lembrando sempre de administrar, antes, tiamina
   - A contenção física deve ser utilizada para os pacientes agitados que ameaçam usar violência. A contenção deve ser removida, uma de cada vez, a cada 5 min, assim que o paciente seja medicado e apresente melhora do quadro de agitação. Todo o procedimento deve ser documentado em prontuário.

   Os pacientes devem ser contidos com as pernas bem afastadas; um braço deve ser preso em um lado, e o outro, sobre a cabeça. A contenção deve ser feita de modo que as medicações possam ser administradas. A cabeça do paciente deve estar levemente levantada para diminuir a sensação de vulnerabilidade e reduzir a possibilidade de aspiração.

2. **Abordagem farmacológica**
   - Monitoramento do paciente deve ser frequente, com aplicação da escala Clinical Institute Withdrawal Assessment for Alcohol, Revised (CIWA-Ar) (Quadro 58.1), que orienta a avaliação do paciente em relação à gravidade da SAA e à necessidade de administração de medicamentos
   - A hipotensão geralmente responde bem à expansão de volume e à oxigenoterapia; uso de vasopressores (p. ex., dopamina), caso haja persistência de hipotensão grave ou choque; soro glicosado a 5% – 40 a 80 mℓ IV; tiamina, 100 mg IM; soro glicosado a 50% – 160 a 200 mℓ, associado a 20 mg de piridoxina, diluídos em 500 mℓ de soro glicosado isotônico – é preconizado para acelerar o metabolismo do fármaco; tratamento sintomático das crises convulsivas (se houver) com diazepam, 10 mg IV, com o devido cuidado para não deprimir ainda mais a respiração; bicarbonato de sódio para corrigir a acidose, de acordo com a gasometria
   - Reposição vitamínica: 300 mg/dia de tiamina IM, nos primeiros 7 a 15 dias; após este período, a via é oral
   - BZD: a prescrição deve ser baseada em sintomas, avaliados a cada hora pela aplicação da escala CIWA-Ar (ver Quadro 58.1). Quando a pontuação obtida for maior do que 8 ou 10, administrar uma das seguintes opções: (a) diazepam, 10 a 20 mg VO a cada hora; (b) clordiazepóxido, 50 a 100 mg VO a cada hora.

   Nos casos de hepatopatias graves, lorazepam, 2 a 4 mg VO, a cada hora.

A administração de BZD IV requer técnica específica e retaguarda para manejo de eventual parada respiratória. Devem-se administrar no máximo 10 mg de diazepam durante 4 min, sem diluição.

Quadro 58.1 Escala Clinical Institute Withdrawal Assessment for Alcohol, Revised (CIWA-Ar).

Nome: _____ Data: _____

Pulso ou FC: _____ PA: _____ Hora: _____

1. Você sente um mal-estar no estômago (enjoo)? Você tem vomitado?

0	Não
1	Náuseas leves e sem vômito
4	Náuseas recorrentes com ânsia de vômito
7	Náuseas constantes, ânsia de vômito e vômito

2. Tremor com os braços estendidos e os dedos separados?

0	Não
1	Não visível, mas sente
4	Moderado, com os braços estendidos
7	Grave, mesmo com os braços estendidos

3. Sudorese?

0	Não
4	Facial
7	Profusa

4. Tem sentido coceiras, sensação de insetos andando no corpo, formigamentos, pinicações?

0	Não	4	Moderado/grave
1	Muito leve	5	Grave
2	Leve	6	Muito grave
3	Moderado	7	Extremamente grave

5. Você tem ouvido sons a sua volta? Algo perturbador, sem detectar nada por perto?

0	Não	4	Moderado/grave
1	Muito leve	5	Grave
2	Leve	6	Muito grave
3	Moderado	7	Extremamente grave

6. As luzes têm lhe parecido muito brilhantes? De cores diferentes? Incomodam os olhos? Você tem visto algo que o tem perturbado? Você tem visto coisas que não estão presentes?

0	Não	4	Alucinações moderadas
1	Muito leve	5	Alucinações graves
2	Leve	6	Extremamente graves
3	Moderado	7	Contínuas

(*continua*)

Quadro 58.1 Escala Clinical Institute Withdrawal Assessment for Alcohol, Revised (CIWA-Ar). *(Continuação)*

7. Você se sente nervoso(a)? (Observação)

0	Não
1	Muito leve
4	Leve
7	Ansiedade grave, um estado de pânico, semelhante a um episódio psicótico agudo?

8. Você sente algo na cabeça? Tontura, dor, apagamento?

0	Não	4	Moderado/grave
1	Muito leve	5	Grave
2	Leve	6	Muito grave
3	Moderado	7	Extremamente grave

9. Agitação? (Observação)

0	Normal
1	Um pouco mais do que a atividade normal
4	Moderadamente
7	Constante

10. Que dia é hoje? Onde você está? Quem sou eu? (Observação)

0	Orientado
1	Incerto sobre a data, não responde seguramente
2	Desorientado com a data, mas não mais do que 2 dias
3	Desorientado com a data, com mais de 2 dias
4	Desorientado com o lugar e a pessoa

Escore

G. **Tratamento das complicações da SAA.** Convulsões são tratadas com diazepam (ou BZD de ação longa). A medicação de escolha é 10 ou 20 mg VO. Nos episódios convulsivos, o uso deve ser IV. Não há consenso para a indicação de carbamazepina no tratamento de crises convulsivas da SAA. A literatura não respalda a utilização de difenil-hidantoína (fenitoína) no tratamento dessa complicação da SAA. Sendo assim, não se indica hidantoinização nos episódios convulsivos. Anticonvulsivantes devem ser mantidos nos pacientes com história prévia de epilepsia.
  1. ***Delirium tremens.*** O tratamento farmacológico inclui diazepam 60 mg/dia (ou lorazepam até 12 mg/dia, em casos de hepatopatia grave) e haloperidol 5 mg/dia. Se ocorrer distonia induzida por neurolépticos (particularmente se forem administrados por via parenteral), esse efeito colateral pode ser controlado com o uso de anticolinérgicos (biperideno 2 mg).
  2. **Alucinose alcoólica.** Quadro alucinatório que ocorre na ausência de rebaixamento do nível de consciência e evolui sem alterações autonômicas óbvias.

É tratado com neurolépticos, particularmente o haloperidol 5 mg/dia, por seu menor potencial de induzir convulsões. Neurolépticos podem induzir distonias agudas e outros distúrbios de movimento, que podem ser tratados com anticolinérgicos.

VII. **Abordagem psicológica**
 A. **Estabelecer comunicação com o alcoolista.** O profissional de qualquer área, ao lidar com um alcoolista, precisa saber quanto ele bebe e com que frequência, bem como em que situações o ato de beber se torna inevitável.

 Tais questões, embora possam ser importantes para definir a intoxicação, não são essenciais no que se refere à compreensão do problema. As causas ou explicações do alcoolismo estão enraizadas na vida sóbria da pessoa ou, talvez, melhor falando, no estilo de sobriedade do sujeito. Ele pode ser excessivamente sóbrio entre uma intoxicação e outra, ou pode ser que ele sofra por sua própria sanidade e lhe seja intolerável ser mais sadio do que as pessoas que o cercam. De qualquer modo, o estado alcoólico é uma espécie de corretivo para um determinado estilo de estado sóbrio.

 O estado sóbrio recebe a aprovação cultural, mas é insustentável para a pessoa, pois a coloca em uma realidade que a encara com seriedade talvez excessiva. Render-se à intoxicação é um atalho para uma alternativa mais ou menos bem-sucedida de um estado mental mais aceitável.

 O alcoolismo depende da existência de estados dissociados na pessoa. O alcoolista procura evitar a rendição ao álcool pensando por negativas, em vez de pensar por afirmativas. Neste ponto, podemos inferir algumas regras simples sobre o que comunicar ou não ao paciente para ajudá-lo um pouco, ou pelo menos para não aumentar a confusão interna em que ele já vive.

 B. **Reforçar o estado sóbrio aumenta a necessidade de beber.** Se você convidar o alcoolista a ter "mais responsabilidade" ou a "levar a vida mais a sério", ele concordará com você. É isso mesmo que ele faz quando está sóbrio, e é isso que o leva a beber. Produz melhor resultado convidá-lo a uma "vida sóbria" menos carregada de obrigações, deveres sociais, desafios etc.

 C. **Solicitar que ele não beba é o mesmo que ordenar que beba.** Há duas maneiras de fazer com que uma pessoa pense em vermelho: (a) sugerir que ela pense na cor vermelha e (b) solicitar que ela não pense na cor vermelha. Também há dois modos de se levar um alcoolista a beber: convidá-lo diretamente ou pedir que ele não beba.

 D. **Ajudar o alcoolista a pensar por afirmativas.** Muitas vezes, fazemos o que dizemos que "não vamos fazer". Economizamos muito das nossas energias quando traçamos as nossas metas, dizendo para nós mesmos ou para os outros o que vamos fazer. O caminho das afirmativas é mais econômico. Por exemplo: se o alcoolista for ajudado a integrar seus estados dissociados, ele beberá mais controladamente. Para integrá-los, é necessário que ele seja capaz de apreendê-los simultaneamente. A tarefa da integração completa não é fácil, mas todo aumento de consciência dos dois estados lhe será benéfico.

Bibliografia

Alonson W. The cybernetics of "self". A theory of alcoholism. In: Bateson M. Steps to an ecology of mind. New York: Ballantine Books; 1972.

Bandler R, Grinder J. Reframing dissociated states: alcoholism, drug abuse etc. In: Bandler R. Reframing. Utah: Real People Press Moab; 1982.

Borg S. Biochemical and clinical features in alcoholic patients during long term abstinence and prior to relapse. Alcohol and Alcoholism. 1988; 23(3):515-5.

Cittadini F, De Giovanni N, Caradonna L et al. Prevalence of alcohol and other drugs in injured drivers and their association with clinical outcomes. Eur Rev Med Pharmacol Sci. 2017; 21(9):2008-14.

Echeburua E, De Medina RB, Aizpiri J. Alcoholism and personality disorders: an exploratory study. Alcohol Alcohol. 2005. [Epub ahead of print.]

Ford MD. Alcohols and glycols. In: Rippe JM, Irwin RS, Cerra FB. Intensive care medicine. 3. ed. Boston: Little, Brown and Company; 1996. p. 1506-21.

Hunt WA. Neuroscience research: how has it contributed to our understanding of alcohol abuse and alcoholism? A review. Alcohol Clin Exp Res. 1993; 17(5):1055-65.

Laranjeiras R et al. Consenso sobre síndrome de abstinência do álcool (SAA) e seu tratamento. Rev Bras Psiquiatr. 2000; 22(2):62-71.

Lieber CS. Medical disorders of alcoholism. N Engl J Med. 1995; 333(16):1058-65.

McGinnis JM, Foege WH. Actual causes of death in the United States. JAMA. 1993; 270:2707-12.

Miller KE, Dermen KH, Lucke JF. Intoxication-related alcohol mixed with energy drink expectancies scale: initial development and validation. Alcohol Clin Exp Res. 2017; 41(6):1228-38. doi: 10.1111/acer.13402. Epub 2017 May 29.

Miller KE, Quigley BM, Eliseo-Arras RK et al. Alcohol mixed with energy drink use as an event-level predictor of physical and verbal aggression in bar conflicts. Alcohol Clin Exp Res. 2016; 40(1):161-9. doi: 10.1111/acer.12921.

Ritchie JM. Os alcoóis alifáticos. In: Gilman AG, Goodman LS, Gilman A. As bases farmacológicas da terapêutica. 6. ed. Rio de Janeiro: Guanabara Koogan; 1983.

Samson HH, Harris RA. The neurobiology of alcohol abuse. Trends in Pharmacological Sciences. 1992; 13:206-11.

Sellers EM, Kalant H. Alcohol intoxication and withdrawal. New Engl J Med. 1976; 294(14):757-62.

Silva OA, Guimarães PV. Envenenamentos agudos. In: Lopez M. Emergências Médicas. 3. ed. Rio de Janeiro: Guanabara Koogan; 1982.

Spinola S, Maisto SA, White CN et al. Effects of acute alcohol intoxication on executive functions controlling self-regulated behavior. Alcohol. 2017; 61:1-8. doi: 10.1016/j.alcohol.2017.02.177. [Epub 2017 Apr 20].

Vonghia L, Leggio L, Ferrulli A et al. Alcoholism treatment study group. acute alcohol intoxication. Eur J Intern Med. 2008; 19(8):561-7. doi: 10.1016/j.ejim.2007.06.033. [Epub 2008 Apr 2].

Willner IR, Reuben A. Alcohol and the liver. Curr Opin Gastroenterol. 2005; 21(3):323-30.

Wright SW, Slovis CM. Drinking on campus – undergraduate intoxication requiring emergency care. Arch Pediatr Adolesc Med. 1996; 150:699-702.

HEMORRAGIA DIGESTIVA ALTA

Wander Campos Marcos
Felipe Alves Retes

59

I. **Introdução.** A hemorragia digestiva alta (HDA) é uma causa frequente de admissão em hospitais de urgência e prontos-socorros. Pode ser definida como todo sangramento gastrintestinal que se origine proximalmente ao ângulo de Treitz. Sua incidência varia de 48 a 160 casos por 100.000 pessoas/ano, sendo mais comuns em pacientes do sexo masculino e idosos. Essa variação pode ser devida a diferenças populacionais como idade, prevalência de infecção por *Helicobacter pylori* e etilismo, e aos critérios adotados em cada estudo. A mortalidade varia de 3 a 14%, também de acordo com a população analisada. Não existem estudos populacionais nacionais que nos permitam estimar as reais incidência e mortalidade da hemorragia digestiva alta no Brasil.

O atendimento dos pacientes com HDA ainda continua um tabu em muitos serviços de urgência. Isto se deve, em parte, ao desconhecimento e pouco treinamento dos profissionais que constituem a primeira linha de atendimento e, em parte, ao temor e ansiedade que a exteriorização de sangue causa ao paciente e familiares. Cada vez mais se investe em médicos de urgência com formação continuada e cursos como Advanced Trauma Life Support (ATLS®) e Advanced Cardiovascular Life Support (ACLS), mas falta investimento em treinamento ao atendimento de pacientes com hemorragia digestiva alta. Ainda se veem pacientes com sua condição se complicando não pelo quadro de sangramento em si, mas por complicações relacionadas com o manuseio desses pacientes.

O treinamento e o preparo do médico socorrista são fundamentais, pois é ele o responsável pelas medidas de reanimação iniciais que determinarão o prognóstico do paciente, e não o cirurgião ou endoscopista, cujos concursos se darão em um segundo momento do atendimento.

II. **Etiologia.** As causas de HDA podem ser divididas em dois grandes grupos: varicosa e não varicosa. Essa divisão é fundamental, uma vez que o tratamento e o prognóstico irão variar de acordo com a etiologia.

A hemorragia não varicosa é mais comum e tem como causas principais: doença ulcerosa péptica (28 a 59%), doença erosiva de esôfago, estômago ou duodeno (1 a 47%), síndrome de Mallory-Weiss (4 a 7%) e neoplasias malignas do trato gastrintestinal alto (2 a 4%). Outras menos comuns incluem lesão de Dieulafoy, angiectasia, ectasia vascular de antro, fístula aortoentérica, hemobilia, e causa não determinada. A mortalidade nesses casos varia de 6 a 10%, sendo, de modo geral, menor que nos casos de HDA varicosa.

A HDA varicosa corresponde a 4 a 30,5% dos casos e está diretamente relacionada com hipertensão porta. Sua incidência é muito variável, de acordo com a população estudada, e está diretamente relacionada com a prevalência da infecção pelos vírus da hepatite B e C, da esquistossomose e com uso abusivo de álcool. Cerca de 50% dos pacientes com cirrose hepática irão desenvolver varizes de esôfago, e a taxa de sangramento é de cerca de 5 a 15% ao ano. A mortalidade em 6 semanas nesses casos varia de 10 a 20%.

III. Avaliação inicial do paciente com HDA.
O atendimento inicial ao paciente sangrante é prerrogativa do socorrista, não do endoscopista ou cirurgião. Essa avaliação clínica deve ser criteriosa e dela dependerá o desfecho do caso. Uma anamnese cuidadosa, com detalhamento dos sintomas atuais, história clínica pregressa e uso de medicamentos, é de fundamental importância.

A HDA pode apresentar-se como hematêmese (vômitos com sangue vermelho-vivo), vômitos escurecidos e melena (fezes enegrecidas). A enterorragia (evacuação com grande quantidade de sangue vermelho-vivo), embora seja mais comum em casos de hemorragia digestiva baixa (HDB), pode estar presente em sangramentos altos volumosos, uma vez que o sangue é catártico e acelera o trânsito intestinal. Deve-se ter o cuidado de descartar outras causas de sangramento, como epistaxe, hemoptise e HDB; e de diferenciar vômitos escuros, que podem estar presentes em outros contextos clínicos (p. ex., pacientes com gastroparesia ou abdome agudo obstrutivo) e fezes avermelhadas ou escurecidas pelo uso de medicamentos (p. ex., sulfato ferroso) e pela ingestão de determinados alimentos. Durante a anamnese, também é importante que se tente obter informações que possam orientar para a possível causa do sangramento, como uso de anti-inflamatórios, infecção pelo vírus da hepatite B ou C, alcoolismo; e de comorbidades que possam influenciar no prognóstico e na evolução do paciente, como cardiopatias, doença pulmonar obstrutiva crônica, insuficiência renal, uso de anticoagulantes, entre outras.

O paciente deve ser monitorado e um exame físico completo deve ser realizado, com especial atenção aos parâmetros hemodinâmicos (frequência cardíaca, pressão arterial e saturação de oxigênio). De acordo com essa avaliação, pode-se ter uma estimativa do volume de sangramento (Quadro 59.1).

Devem ser solicitados os seguintes exames laboratoriais: hemograma completo, coagulograma (tempos de protrombina e de tromboplastina parcial ativada [TP + TTPa]), função renal (ureia + creatinina), eletrólitos (Na + K) e função hepática (albumina, transaminases glutâmico-oxaloacética (TGO) e glutâmicopirúvica (TGP), fosfatase alcalina (FA), gamaglutamil transferase (GGT), bilirrubina total e frações), principalmente se houver suspeita de sangramento varicoso. É importante lembrar que, em um primeiro momento, a hemoglobina pode não representar a verdadeira perda sanguínea, por uma hemoconcentração inicial, e só após o início da reposição volêmica a queda da hemoglobina pode se apresentar.

Por fim, pacientes terminais (carcinomas avançados, caquexia extrema etc.) devem ser devidamente analisados, para não serem submetidos a procedimentos invasivos desnecessários (p. ex., endoscopia digestiva alta).

Quadro 59.1 Classificação da hemorragia.

Parâmetros	I	II	III	IV
Perda de sangue (mℓ)	< 750	750 a 1.500	1.500 a 2.000	> 2.000
Perda de sangue (%)	< 15	15 a 30	30 a 40	> 40
Frequência cardíaca	< 100 bpm	> 100 bpm	> 120 bpm	> 140 bpm
Pressão arterial	Normal	Hipotensão ortostática	Hipotensão	Hipotensão
Frequência respiratória	14 a 20	20 a 30	30 a 40	> 40
Volume urinário (mℓ/h)	> 30	20 a 30	5 a 15	Ausente
Sintomas SNC	Normal	Ansioso	Confuso	Letárgico

SNC: sistema nervoso central.

IV. **Estratificação de risco.** A estratificação clínica dos pacientes com HDA é importante na tentativa de se prever quais deles irão necessitar de terapêutica endoscópica e quais apresentam risco aumentado de ressangramento e mortalidade.

Vários escores já foram desenvolvidos, porém, os mais utilizados são os de Glasgow, Blatchford e de Rockall. O primeiro utiliza apenas critérios clínicos e laboratoriais e tem como principal objetivo predizer quais pacientes irão necessitar de terapêutica endoscópica (Quadro 59.2). Pacientes com escore 0 apresentam baixa probabilidade de precisarem de terapêutica endoscópica, e por isso podem ser liberados do pronto-socorro para acompanhamento ambulatorial. O último, por outro lado, tenta predizer quais pacientes apresentam alto risco de ressangramento e mortalidade e leva em consideração, além dos critérios clínicos, critérios endoscópicos (Quadros 59.3 e 59.4). Quanto maior a pontuação, maior a chance de sangramento e maior a mortalidade.

Quadro 59.2 Escore de Glasgow-Blatchford.

Fatores de risco	Achados	Pontuação
Ureia (mg/dℓ)	< 39	0
	≥ 39 e < 48	2
	≥ 48 e < 60	3
	≥ 60 e < 150	4
	≥ 150	6
Hemoglobina (g/dℓ) – Homem	≥ 13	0
	≥ 12 e < 13	1
	≥ 10 e < 12	3
	< 10	6
Hemoglobina (g/dℓ) – Mulher	≥ 12	0
	≥ 10 e < 12	1
	< 10	6
Pressão arterial sistólica (mmHg)	≥ 110	0
	100 a 109	1
	90 a 99	2
	< 90	3
Pulso (bpm)	< 100	0
	≥ 100	1
Melena ao exame	Não	0
	Sim	1
Presença de síncope	Não	0
	Sim	2
Hepatopatia	Não	0
	Sim	2
Insuficiência cardíaca	Não	0
	Sim	2

Quadro 59.3 Escore de Rockall.

Variáveis	Pontuação			
	0	1	2	3
Idade 5%	< 60	60 a 79	80	–
Choque	Ausente	Pulso > 100 bpm	Pulso ≥ 100 bpm	–
		PAS ≥ 100 mmHg	PAS < 100 mmHg	–
Comorbidade	–	–	ICC, ICO ou outras comorbidades graves	Insuficiência renal, insuficiência hepática, doença maligna disseminada
Diagnóstico	Síndrome de Mallory-Weiss ou sem lesões ou lesões sem estigmas de sangramento	Todos os outros diagnósticos	Lesões malignas do trato gastrintestinal alto	–
Estigmas de sangramento	Sem estigmas de sangramento ou hematina escurecida na base da úlcera	–	Presença de sangue no trato gastrintestinal alto ou coágulo aderido ou vaso visível com ou sem sangramento ativo.	–

ICC: insuficiência cardíaca congestiva; ICO: insuficiência coronariana.

Quadro 59.4 Taxas de ressangramento e mortalidade, conforme a classificação de Rockall.

Risco	Pontuação	Ressangramento	Mortalidade
Baixo	≤ 2 pontos	4,3%	0,1%
Intermediário	3 a 4 pontos	14%	4,6%
Alto	> 4 pontos	37%	22%

V. **Conduta com paciente com HDA.** O paciente deve ser colocado em jejum absoluto e devem ser solicitadas tipagem e reserva de sangue no momento da admissão, mesmo que o paciente se encontre estável e em boas condições.

Um ou dois acessos venosos periféricos calibrosos devem ser puncionados e deve ser iniciada reposição volêmica vigorosa com cristaloides, no intuito de manter pressão arterial adequada. Sempre se deve estar atento, para evitar hipervolemia em pacientes hepatopatas, cardiopatas ou nefropatas.

Pacientes com instabilidade hemodinâmica ou comorbidades graves devem, preferencialmente, ser tratados em unidade de terapia intensivo (UTI). Deve-se considerar intubação orotraqueal nos pacientes com hemorragia maciça, confusão mental ou outros riscos de broncoaspiração.

Pacientes em uso de antiagregantes plaquetários ou anticoagulantes devem ter o uso dos medicamentos suspenso, e deve-se fazer reversão da anticoagulação de maneira individualizada, de acordo com a gravidade do sangramento e as comorbidades do paciente.

O uso de sonda nasogástrica não está indicado de forma rotineira, uma vez que não alterou a conduta nem a evolução dos pacientes.

A transfusão de concentrado de hemácias deve ser analisada de maneira individualizada. Estudos sugerem que só deve ser realizada com níveis de hemoglobina abaixo de 7 a 8 g/dℓ. Protocolos mais liberais de transfusão sanguínea mostram-se mais deletérios, especialmente em pacientes cirróticos, quando comparados a protocolos mais restritivos. Exceção deve ser feita a pacientes com comorbidades que possam descompensar com esses níveis de hemoglobina (p. ex., doença coronariana e doença vascular periférica).

O uso de procinéticos, em especial de eritromicina, tem sido recomendado, com os objetivos de facilitar o esvaziamento gástrico e permitir a realização da endoscopia em melhores condições. Alguns estudos mostraram que a eritromicina melhora a visualização durante o exame de endoscopia, diminui a necessidade de uma segunda endoscopia de controle, e reduz o número de transfusões de concentrado de hemácias e o tempo de internação hospitalar. A dose recomendada é de 250 mg de eritromicina intravenosa (IV), 30 a 120 min antes do exame de endoscopia.

Se houver suspeita de HDA por úlcera péptica, deve-se iniciar, empiricamente, o uso de inibidor de bomba de prótons (IBP) IV – omeprazol 40 mg a cada 12 h, por exemplo. Pode-se optar, também, pela infusão contínua, sendo administrado omeprazol 80 mg em bólus seguido de 8 mg por hora. No entanto, a literatura não mostrou benefícios em manter este último esquema. A administração de IBP pode ser benéfica, inclusive em casos de hemorragia não ulcerosa, uma vez que o aumento do pH gástrico facilita a agregação plaquetária e a formação do coágulo.

Em casos de suspeita de HDA de origem varicosa, o uso de fármacos vasoativos (octreotida, somatostatina, terlipressina) deve ser iniciado de forma empírica. Estes fármacos diminuem a pressão portal, auxiliando na hemostasia e diminuindo o risco de ressangramento. A dose recomendada de octreotida é de 50 µg em bólus e, em seguida, 50 µg por hora. A dose de terlipressina é de 2 mg a cada 4 h por 48 h e, em seguida, 1 mg a cada 4 h. É fundamental que a medicação seja iniciada precocemente ainda no pronto atendimento. Nos pacientes Child-Pugh C, o uso do fármaco isolado tem índices de sucesso similares aos do tratamento endoscópico, com superioridade no uso dos dois métodos combinados.

Para pacientes cirróticos está indicado, também, o uso de antibioticoterapia profilática. Dos pacientes cirróticos com HDA, 35 a 66% podem apresentar infecção bacteriana associada. Vários estudos mostraram que o uso de antibióticos está associado a menores taxas de ressangramento em 7 dias e maiores taxas de sobrevida. As quinolonas orais (p. ex., o norfloxacino) são os fármacos de escolha; no entanto, para pacientes com hepatopatia avançada recomenda-se o uso de ceftriaxona, 1 g por dia.

VI. **Papel da endoscopia digestiva alta.** A endoscopia digestiva alta (EDA) se reserva a um segundo momento, após avaliação e estabilização clínica inicial. Caso o paciente seja bem conduzido no primeiro atendimento, a EDA se dará com um paciente estável, com estômago limpo e na unidade de endoscopia digestiva, onde o endoscopista tem melhores condições de diagnosticar e abordar a causa da hemorragia. Para realização do procedimento, deve-se respeitar jejum mínimo de 8 h nos casos estáveis.

A endoscopia deve ser realizada o mais precocemente possível, levando-se em consideração o tempo de jejum, os aspectos clínicos e laboratoriais do paciente e o horário da realização do exame. No entanto, é imperativo que seja realizada nas primeiras 24 h. A endoscopia é fundamental, uma vez que poderá identificar e tratar a causa do sangramento, além de estratificar o prognóstico e o risco de ressangramento.

Os casos graves para os quais as tentativas de estabilização falharam devem ser abordados na UTI, com o paciente sob intubação orotraqueal, e a endoscopia deve ser realizada de maneira mais precoce, e nesses casos não é necessário esperar o tempo recomendado de jejum (Figura 59.1).

VII. **Hemorragia por doença ulcerosa péptica.** A HDA por úlcera cessa espontaneamente em cerca de 80% casos. No entanto, a morbidade e a mortalidade dos 20% restantes permanecem altas. Apesar do tratamento endoscópico, as taxas de ressangramento variam de 10 a 20%, e a mortalidade, de 5 a 8%.

A utilização da classificação de Forrest nos casos de HDA por doença ulcerosa péptica é recomendada, porque irá orientar o tratamento endoscópico e o risco de ressangramento (Quadro 59.5).

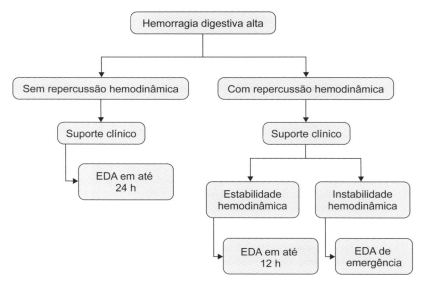

Figura 59.1 Solicitação de endoscopia. Os métodos disponíveis para tratamento endoscópico podem ser divididos em: térmicos (eletrocoagulação mono- ou bipolar, *heater probe*, coagulação com gás de argônio), mecânicos (clipes endoscópicos), injeção de medicamentos (epinefrina, etanolamina, álcool) e outros (*laser*, *hemospray*). A escolha do método deve ficar a cargo do médico endoscopista, de acordo com a patologia identificada durante o exame, a sua experiência e a disponibilidade em cada serviço.

Capítulo 59 | Hemorragia Digestiva Alta

Quadro 59.5 Classificação de Forrest e risco de ressangramento.

Classificação		Risco de ressangramento sem tratamento
Forrest I (sangramento ativo)	Ia – sangramento ativo em jato	Aproximadamente 100%
	Ib – sangramento ativo em lençol	10 a 27%
Forrest II (sem sangramento ativo)	IIa – presença de vaso visível	Até 50%
	IIb – presença de coágulo aderido	8 a 35%
	IIc – presença de hematina na base da úlcera	< 8%
Forrest III (sem sangramento ativo)	III – base da úlcera com fibrina	< 3%

Além da classificação de Forrest, outras características da úlcera podem estar relacionadas com maior dificuldade na hemostasia inicial e maior risco de ressangramento. São elas: úlceras grandes (> 2 cm), presença de vaso visível de grosso calibre e úlceras localizadas na pequena curvatura proximal gástrica (presença de ramos diretos e calibrosos da artéria gástrica esquerda) ou na parede posterior do bulbo duodenal (presença de ramos diretos e calibrosos da artéria gastroduodenal).

Recomenda-se tratamento endoscópico de todas as úlceras classificadas com Forrest Ia (Figura 59.2), Ib, IIa e IIb. Nas úlceras com coágulo aderido (IIb), o coágulo deve ser removido e a base da úlcera, tratada. Em relação às úlceras com hematina escura (IIc) (Figura 59.3) ou fibrina (III) em sua base (Figura 59.4), o tratamento endoscópico não está indicado.

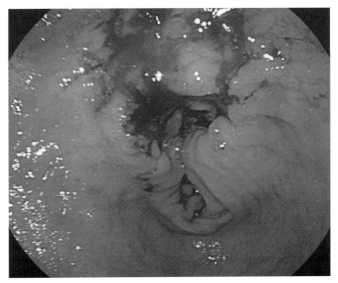

Figura 59.2 Úlcera gástrica ativa com sangramento (Forrest Ia). (Esta figura encontra-se em cores no Encarte.)

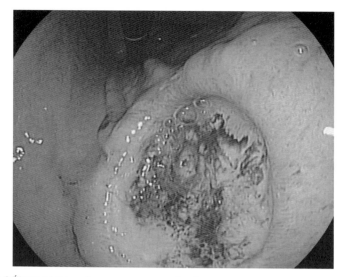

Figura 59.3 Úlcera gástrica ativa, sem sangramento ativo, com presença de hematina em sua base (Forrest IIc). (Esta figura encontra-se em cores no Encarte.)

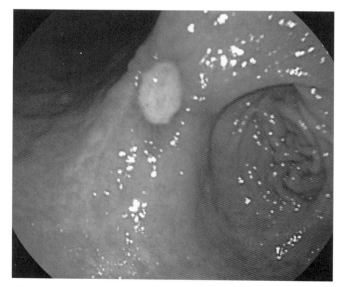

Figura 59.4 Úlcera duodenal ativa, sem sangramento ativo, com presença de fibrina em sua base (Forrest III). (Esta figura encontra-se em cores no Encarte.)

O tratamento endoscópico, principalmente de úlceras com sangramento ativo, deve ser realizado com a associação de dois métodos. A mais utilizada e recomendada é a associação de injeção de solução de epinefrina com algum método mecânico ou térmico. É importante salientar que a injeção de solução de epinefrina utilizada isoladamente não é recomendada.

A pesquisa de *H. pylori* deve ser realizada mesmo na vigência de sangramento agudo, e, em caso de infecção, é necessário iniciar o tratamento precocemente, uma vez que as taxas de ressangramento diminuem com o tratamento. Caso o resultado venha negativo, a pesquisa da bactéria deve ser repetida, devido a maiores taxas de falso-negativos na vigência de sangramento.

O reexame endoscópico programado (*second look*) não deve ser realizado rotineiramente e deve ser reservado para casos nos quais o endoscopista não tenha conseguido fazer um exame adequado devido às condições locais (p. ex., grande coágulo na câmara gástrica), não tenha ficado completamente seguro da hemostasia inicial, ou porque as características endoscópicas da úlcera sugerem risco aumentado de ressangramento, conforme descrito anteriormente.

Sabe-se que 70% dos ressangramentos ocorrem nas primeiras 24 h e 95% nas primeiras 72 h, o que representa segurança para reintrodução da dieta no dia seguinte ao tratamento e, raramente, necessidade de internações que se prolonguem por mais de 3 dias. Em caso de ressangramento, pode-se tentar uma nova abordagem endoscópica. Diante de insucesso nessa reabordagem, deve-se tentar o tratamento por arteriografia ou encaminhar o paciente para tratamento cirúrgico. Pode-se indicar o tratamento cirúrgico de forma mais precoce para pacientes com úlceras desfavoráveis ao tratamento endoscópico ou com risco aumentado de ressangramento (Figura 59.5).

VIII. **Hemorragia varicosa.** A pressão considerada normal no sistema venoso portal é < 5 mmHg. A partir de 10 mmHg, podem surgir varizes esofagogástricas, mas o risco de sangramento só aparece com valores acima de 12 mmHg. Cerca de 50% dos pacientes cirróticos irão desenvolver varizes esofagogástricas; desses, um terço irá apresentar um episódio de hemorragia digestiva alta varicosa. Vale ressaltar que, apesar de todos os avanços no cuidado desse grupo de pacientes, a mortalidade por essa complicação pode chegar a 15 a 20%. A mortalidade durante um episódio de HDA está diretamente relacionada com as condições clínicas do paciente e sua função hepática. Em pacientes esquistossomóticos – que, em geral, têm função hepática preservada –, as taxas de mortalidade podem chegar a 10 a 20%, enquanto em pacientes cirróticos podem atingir 30 a 45%.

Importa lembrar que nem todo paciente cirrótico que apresenta HDA tem varizes como causa do sangramento. Estas são responsáveis pela hemorragia em 50 a 90% dos casos. Outras causas menos comuns são doença ulcerosa péptica, gastropatia da hipertensão porta (Figura 59.6), ectasias vasculares de antro (Figura 59.7) e síndrome de Mallory-Weiss.

O sangramento nas varizes ocorre por ruptura em consequência de aumento progressivo na pressão do sistema portal e adelgaçamento progressivo da parede. O risco de sangramento vai depender de fatores locais como cor, tamanho, forma e localização das varizes, assim como de fatores sistêmicos. Varizes azuladas, de grosso calibre, tortuosas, com sinais vermelhos têm risco aumentado de sangramento. Pacientes com função hepática deteriorada correm risco aumentado de apresentarem HDA e pior prognóstico.

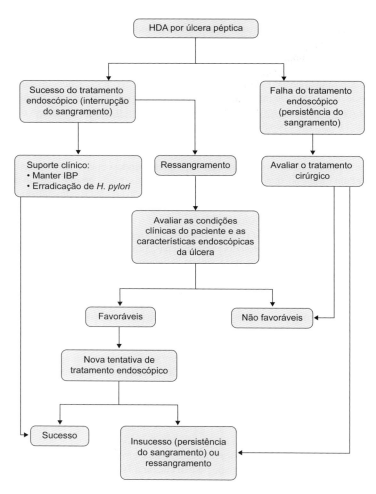

Figura 59.5 Conduta diante de HDA por úlcera péptica.

Conforme descrevemos anteriormente, o suporte clínico inicial para o paciente cirrótico com HDA é essencial para uma boa evolução. A reposição volêmica e a transfusão de hemoderivados devem ser feitas de maneira criteriosa, e o uso do fármaco vasoativo deve ser iniciado precocemente e de forma empírica, assim como a antibioticoprofilaxia. Pela gravidade do caso, geralmente esses pacientes devem ser encaminhados para a UTI. A intubação orotraqueal está indicada em casos de suspeita de sangramento maciço, em pacientes com encefalopatia ou com rebaixamento do nível de consciência. A endoscopia deve ser realizada em até 12 h, após as medidas iniciais e estabilização clínica. Em caso de sangramento de grande monta em que as medidas de reanimação não apresentaram efeito, a EDA deve ser realizada de forma emergencial.

A ruptura e o sangramento na variz esofágica geralmente ocorrem nos 3 cm distais do esôfago, pelo fato de o plexo venoso se encontrar mais superficial nessa região. Ligadura elástica é o tratamento de escolha, e alcança controle do sangramento em 85 a 90% dos casos (Figuras 59.8 e 59.9). A ligadura mostrou taxas de sucesso

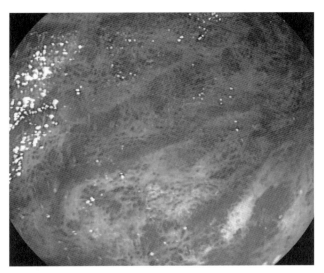

Figura 59.6 Gastropatia da hipertensão porta. (Esta figura encontra-se em cores no Encarte.)

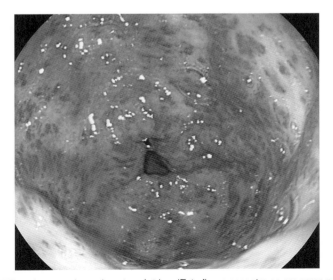

Figura 59.7 Ectasias vasculares do antro gástrico. (Esta figura encontra-se em cores no Encarte.)

semelhantes às da escleroterapia, porém com menos complicações. Ainda assim, complicações menores, como dor torácica e disfagia, são comuns, e podem ocorrer em até 45% dos pacientes. Em geral, a escleroterapia é realizada no Brasil com uma solução de etanolamina a 3% e deve ser reservada para os casos em que não tenha sido tecnicamente possível a ligadura elástica (Figuras 59.10 e 59.11). Embora não tenha sido comprovado por estudos prospectivos e randomizados, recomenda-se o uso de IBP nos pacientes submetidos a ligadura elástica ou escleroterapia, no intuito de diminuir a chance de sangramento por úlcera esofágica pós-tratamento. É importante lembrar que o tratamento padrão deve associar o fármaco vasoativo à ligadura elástica, uma vez que essa associação se mostrou superior a cada um dos métodos isoladamente.

O sangramento por varizes gástricas é mais raro, e representa 5 a 10% dos episódios de HDA em pacientes cirróticos (Figuras 59.12). A classificação de Sarin é a mais utilizada para caracterizá-las e irá orientar o tratamento endoscópico (Quadro 59.6). As varizes GOV 1 são as mais comuns, representando 70% dos casos; as GOV 2 e IGV 1 correspondem à quase totalidade dos casos restantes; e as IGV 2 são mais raras. Apesar de mais raro, o sangramento por varizes gástricas é mais grave e de tratamento mais difícil. O tratamento das varizes GOV 1 deve ser realizado nos moldes do tratamento das varizes esofágicas, com ligadura elástica ou escleroterapia. As GOV 2 ou IGV 1 devem ser obliteradas através de injeção de cianoacrilato (Histoacryl®). Não se deve esquecer de avaliar se há presença de *shunts* esplenorrenais, pois, nesse caso, o uso de cianoacrilato pode predispor a embolia pulmonar.

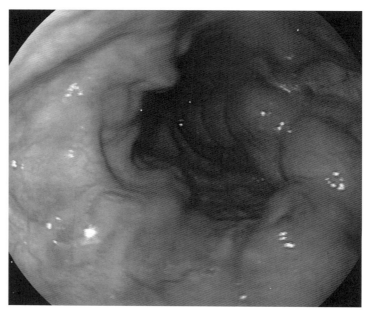

Figura 59.8 Varizes esofágicas de grosso calibre. (Esta figura encontra-se em cores no Encarte.

Capítulo 59 | Hemorragia Digestiva Alta

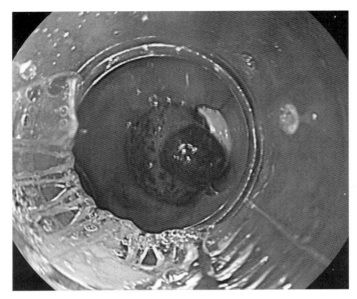

Figura 59.9 Varizes esofágicas pós-ligadura elástica. (Esta figura encontra-se em cores no Encarte.)

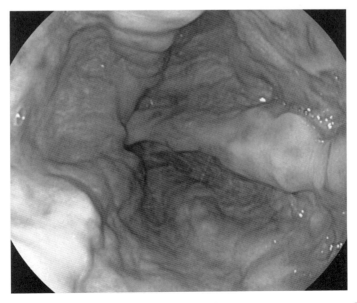

Figura 59.10 Escleroterapia em variz de esôfago. (Esta figura encontra-se em cores no Encarte.)

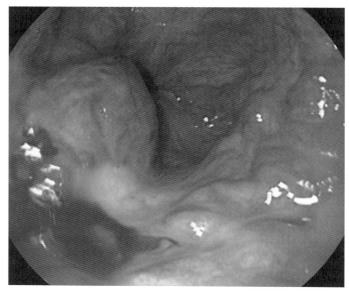

Figura 59.11 Aspecto pós-escleroterapia. (Esta figura encontra-se em cores no Encarte.)

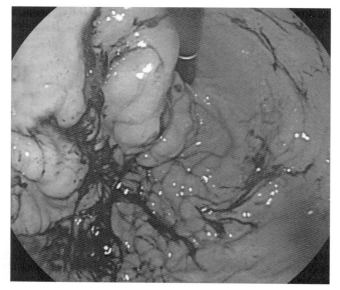

Figura 59.12 Sangramento por varizes em fundo gástrico. (Esta figura encontra-se em cores no Encarte.)

Quadro 59.6 Classificação de Sarin para varizes gástricas.

GOV (varizes gástricas na presença de varizes esofágicas)	GOV 1	Varizes gástricas que se prolongam pela pequena curvatura
	GOV 2	Varizes gástricas que se prolongam para o fundo gástrico
IGV (varizes gástricas isoladas)	IGV 1	Variz isolada em fundo gástrico
	IGV 2	Variz isolada em corpo gástrico

Em caso de recidiva hemorrágica precoce, cada circunstância deve ser avaliada individualmente. Pode-se tentar um segundo tratamento endoscópico; no entanto, nos pacientes com função hepática comprometida (Child-Pugh C), deve-se tentar outro tratamento, uma vez que a chance de sucesso do retratamento endoscópico é muito pequena. Uma alternativa para esses casos seriam as técnicas por radiologia intervencionista, como *shunt* postossistêmico intra-hepático transjugular (TIPS) ou obliteração transvenosa retrógrada por balão ocluído (BRTO) – este, limitado aos casos de varizes gástricas (Figura 59.13).

Em caso de sangramento maciço, deve-se utilizar o balão de Sengstaken-Blakemore, que alcança 90% de eficácia em cessar o sangramento, mas 60% de recidiva. Portanto, seu uso deve ser feito em caráter complementar e provisório, configurando uma ponte para posterior tratamento definitivo, seja endoscópico, por radiologia intervencionista ou cirúrgico, com o paciente em melhores condições clínicas. É importante salientar que o balão não deve ficar insuflado por mais de 24 h. Desse modo, é fundamental que ele esteja disponível em serviços de urgência e que o médico socorrista tenha familiaridade em utilizá-lo. A colocação de prótese metálica autoexpansível totalmente recoberta, ainda em caráter experimental, está surgindo como uma alternativa à passagem do balão em pacientes com sangramento maciço por varizes esofágicas. Assim como o balão, a prótese metálica autoexpansível é utilizada em caráter temporário, e proporciona altas taxas de sucesso em estancar o sangramento, e com menores índices de complicação.

IX. **Outras causas de hemorragia.** A HDA por doença erosiva péptica tem, em geral, boa evolução e bom prognóstico (Figura 59.14). O tratamento medicamentoso com IBP é, na maioria dos casos, suficiente para resolução do quadro, não sendo necessária a terapêutica endoscópica.

A síndrome de Mallory-Weiss pode ser caracterizada como um episódio de HDA proveniente de laceração da parede na região da transição esofagogástrica (esôfago distal e cárdia) secundária a episódios de vômito ou tosse (Figura 59.15). Na maioria dos pacientes, o sangramento cessa espontaneamente, não sendo necessário tratamento endoscópico. Nos casos em que se observa sangramento ativo durante a EDA, a terapêutica endoscópica está indicada. Não há na literatura recomendação sobre qual será o melhor método endoscópico a ser adotado nesses casos; entretanto, em alguns trabalhos os métodos mecânicos se mostraram melhores. Os pacientes devem receber IBP e tratamento dos vômitos ou da tosse.

A lesão de Dieulafoy pode ser definida como ruptura de uma artéria calibrosa anormal, circundada por mucosa normal e fora do contexto de doença ulcerosa péptica. É mais comum no estômago, na pequena curvatura do corpo proximal, mas pode ocorrer em todo o trato gastrintestinal. O tratamento endoscópico está indicado e deve

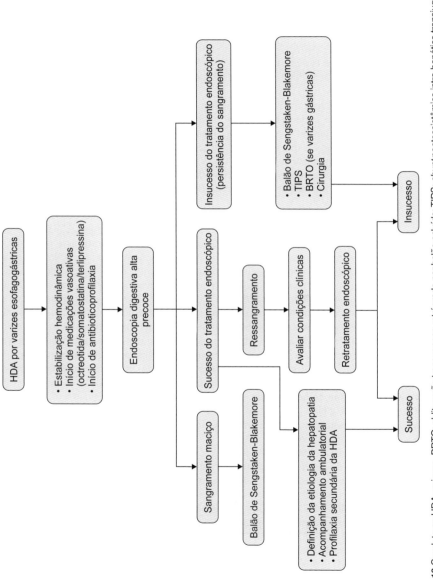

Figura 59.13 Conduta na HDA varicosa. BRTO: obliteração transvenosa retrógrada por balão ocluído; TIPS: *shunt* poetossistêmico intra-hepático transjugular.

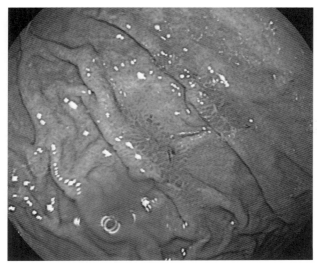

Figura 59.14 Sangramento por lesão aguda da mucosa gástrica. (Esta figura encontra-se em cores no Encarte.)

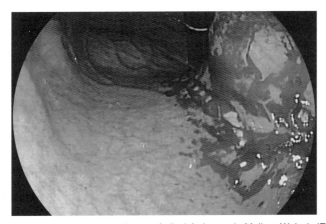

Figura 59.15 Sangramento por laceração em cárdia (síndrome de Mallory-Weiss). (Esta figura encontra-se em cores no Encarte.)

ser realizado através do método mecânico, térmico ou combinado (injeção + térmico ou mecânico). Nos casos de falha do tratamento endoscópico, pode-se tentar o tratamento por arteriografia ou cirurgia.

O sangramento por neoplasias malignas ocorre em 2 a 4% dos casos (Figura 59.16). É fundamental fazer uma avaliação do estadiamento e do prognóstico desses pacientes. O tratamento endoscópico apresenta resultados ruins, com baixas taxas de

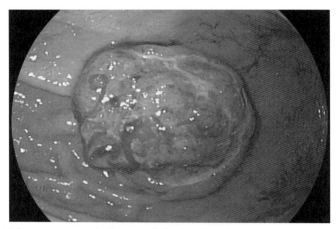

Figura 59.16 Sangramento por lesão tumoral gástrica. (Esta figura encontra-se em cores no Encarte.)

hemostasia inicial e altas taxas de ressangramento. Pode-se tentar esse tratamento em pacientes selecionados, para uma hemostasia inicial, até que um tratamento definitivo seja realizado. Pode-se lançar mão, nesses casos, do tratamento com radioterapia hemostática, arteriografia ou cirurgia.

X. **Tratamento cirúrgico e arteriografia.** O tratamento cirúrgico e/ou arteriografia são reservados para situações em que geralmente houve falha nas tentativas de cessar o sangramento, mesmo após as medidas clínicas e endoscópicas. Ambos são utilizados, em geral, como últimos recursos terapêuticos e em pacientes graves. É importante que a equipe médica que está conduzindo o caso tenha consciência disso, uma vez que a protelação do procedimento cirúrgico pode ser decisiva para o paciente, ainda que tal procedimento implique alto risco. O método a ser adotado deverá ser analisado caso a caso e vai depender dos recursos disponíveis na instituição em que o paciente se encontra internado, do estado clínico do paciente e do volume e do tipo de sangramento (se arterial ou venoso). Essa é uma decisão difícil e deve ser tomada em conjunto com todas as equipes médicas envolvidas.

A decisão sobre a técnica cirúrgica e o tipo de embolização vai depender da causa do sangramento, se varicosa ou péptica – e, neste caso, das inúmeras possibilidades causais. Essa decisão depende do treinamento do cirurgião, do hemodinamicista e das recomendações da literatura médica para cada situação, tema cuja abordagem não cabe neste capítulo.

XI. **Considerações finais.** A hemorragia digestiva alta é causa frequente de atendimento em serviços de urgência. É importante que os profissionais responsáveis pelo atendimento desses pacientes estejam treinados e sigam a sequência correta de atendimento. As medidas iniciais de suporte clínico, associado a caracterização da provável causa do sangramento, e início do uso de medicações específicas para cada etiologia são fundamentais para um desfecho favorável. A endoscopia digestiva alta tem papel imprescindível, uma vez que irá definir a causa do sangramento e, na maioria das vezes, tratá-lo. No entanto, esses pacientes devem ter acompanhamento multidisciplinar (pelo clínico, endoscopista, hemodinamicista e cirurgião), de modo que possa receber tratamento cirúrgico quando indicado e no momento certo.

Bibliografia

Aabakken L. Current endoscopic and pharmacological therapy of peptic ulcer bleeding. Best Pract Res Clin Gastroenterol. 2008; 22(2):243-59.

Bhutta AQ, Garcia-Tsao G. The role of medical therapy for variceal bleeding. Gastrointest Endosc Clin N Am. 2015; 25(3):479-90.

Blatchford O, Murray WR, Blatchford M. Early report – A risk score to predict need for treatment for upper-gastrointestinal haemorrhage. Lancet. 2000; 356(9238):1318-21.

Cheng CL, Lin CH, Kuo CJ et al. Predictors of rebleeding and mortality in patients with high-risk bleeding peptic ulcers. Dig Dis Sci. 2010; 55(9):2577-83.

Coelho FF, Perini MV, Kruger JAP et al. Tratamento da hemorragia digestiva alta por varizes esofágicas: conceitos atuais. ABCD Arq Bras Cir Dig. 2014; 27(2):138-44.

Eisen GM, Baron TH, Dominitz JA et al. The role of endoscopic therapy in the management of variceal hemorrhage. Gastrointest Endosc. 2002; 56(5):618-20.

Forrest J, Finlayson N, Shearman D. Endoscopy in gastrointestinal bleeding. Lancet. 1974; 2:394-7.

Garcia-Tsao G, Sanyal A, Grace N et al. Prevention and management of gastroesophageal varices and variceal hemorrhage in cirrhosis. Hepatology. 2007; 46(3):922-38.

Gutierrez G, Reines H, Wulf-Gutierrez M. Clinical review: Hemorrhagic shock. Crit Care. 2004; 8:373-81.

Hwang JH, Fisher DA, Ben-Menachem T et al. The role of endoscopy in the management of acute non-variceal upper GI bleeding. Gastrointest Endosc. 2012; 75(6):1132-8.

Kamath PS, Mookerjee RP. Expanding consensus in portal hypertension – Report of the Baveno VI Consensus Workshop: Stratifying risk and individualizing care for portal hypertension. J Hepatol. 2015; 63(3):543-5.

Kapoor A, Dharel N, Sanyal AJ. Endoscopic diagnosis and therapy in gastroesophageal variceal bleeding. Gastrointest Endosc Clin N Am. 2015; 25(3):491-507.

Rockall T, Logan R, Devlin H et al. Selection of acute upper patients for early discharge or outpatient gastrointestinal haemorrhage. Lancet. 1996; 347(9009):1138-40.

Rotondano G, Hucl T, Dinis-Ribeiro M et al. Diagnosis and management of nonvariceal upper gastrointestinal hemorrhage: European Society of Gastrointestinal Endoscopy (ESGE) Guideline. Endoscopy. 2015; 1-46.

Sarin SK, Kumar A. Gastric varices: profile, classification, and management. Am J Gastroenterol. 1989; 84:1244-9.

Simon TG, Travis AC, Saltzman JR. Initial assessment and resuscitation in nonvariceal upper gastrointestinal bleeding. Gastrointest Endosc Clin N Am. 2015; 25(3):429-42.

Sutton FM. Upper gastrointestinal bleeding in patients with esophageal varices. What is the most common source? Am J Med. 1987; 83(2):273-5.

Tielleman T, Bujanda D, Cryer B. Epidemiology and risk factors for upper gastrointestinal bleeding. Gastrointest Endosc Clin N Am. 2015; 25(3):415-28.

Villanueva C, Colomo A, Aracil C et al. Current endoscopic therapy of variceal bleeding. Best Pract Res Clin Gastroenterol. 2008; 22(2):261-78.

Villanueva C, Colomo A, Bosch A et al. Transfusion strategies for acute upper gastrointestinal bleeding. N Engl J Med. 2013; 368(1):11-21.

Van Leerdam ME. Epidemiology of acute upper gastrointestinal bleeding. Best Pract Res Clin Gastroenterol. 2008; 22(2):209-24.

PANCREATITES AGUDA E CRÔNICA AGUDIZADA

Mário Ribeiro

I. Introdução. Apesar dos avanços contínuos no diagnóstico e tratamento da pancreatite aguda, esta afecção ainda é considerada grave, com mortalidade geral oscilando entre 2 e 5%. Durante o Simpósio Internacional de Pancreatite Aguda, realizado em Atlanta, EUA, em 1992, foram definidos critérios para a classificação desta doença, direcionados especialmente para a aplicação clínica. Apesar de úteis, esses critérios apresentavam definições que vinham provocando dúvidas, especialmente no tocante ao entendimento da fisiopatologia da disfunção orgânica e da necrose pancreática, associadas à morbimortalidade. Além disso, o desenvolvimento e aprimoramento de técnicas de diagnóstico por imagem levaram à necessidade de revisão dos critérios. Dessa maneira, revisão do assunto foi feita por consenso internacional, publicada em 2012.

Assim, as pancreatites podem ser classificadas em:
- Aguda: intersticial, necrosante e necrose pancreática infectada
- Crônica: tóxica-metabólica, idiopática, genética, autoimune, pancreatite aguda grave recorrente, obstrutiva.

Neste capítulo, serão abordadas as pancreatites aguda e crônica agudizada.

II. Pancreatite aguda

A. Definições. A pancreatite aguda é definida como processo inflamatório do pâncreas, que pode acometer tecidos peripancreáticos e/ou sistemas orgânicos a distância. Critérios de gravidade incluem falência orgânica (p. ex., choque, insuficiência respiratória e insuficiência renal) e/ou complicações locais (especialmente a necrose[peri]pancreática).

A necrose pancreática é definida como a existência de uma ou mais áreas de parênquima pancreático não viável, em geral associada à necrose de gordura peripancreática. A necrose pode ser estéril ou infectada; esta última se caracteriza pela existência de bactérias ou fungos no tecido necrótico. Não há associação entre a extensão da necrose pancreática e o risco de infecção.

Os critérios diagnósticos são: dor abdominal (dor aguda, persistente, intensa, localizada na região epigástrica, geralmente com irradiação dorsal); lipase plasmática (ou amilase), pelo menos 3 vezes maior que o limite máximo de normalidade; e alterações características de diagnóstico de pancreatite aguda a tomografia computadorizada (TC) e, menos comumente, à ressonância magnética (RM) do abdome ou ultrassonografia (US) transabdominal.

É importante ressaltar que caso a dor abdominal seja sugestiva e ainda não se evidenciem alterações das enzimas pancreáticas, é essencial a realização do método de imagem mais precocemente. Contudo, quando a dor abdominal é típica e as enzimas estão concomitantemente alteradas, não há necessidade imediata da realização deste exame complementar, que deve ser feito de maneira programada, com o paciente em melhores condições hemodinâmicas. O exame mais tardio (7 dias após o início do quadro agudo), caracteriza melhor as lesões (peri)pancreáticas.

Após episódio de pancreatite aguda, pode haver formação de coleção fluida extrapancreática resultante do extravasamento de líquido para além dos limites do pâncreas. Não há parede fibrosa delimitante; surge precocemente no decorrer da doença.

Por outro lado, o pseudocisto pancreático consiste em coleção de suco pancreático limitado por parede não epitelial, resultante de pancreatite aguda, traumatismo pancreático ou pancreatite crônica agudizada. Se infectado, passa a ser definido como abscesso pancreático.

O abscesso pancreático é coleção circunscrita de pus, intra-abdominal, resultante de episódio de pancreatite aguda ou traumatismo pancreático. Em geral, ocorre na região do pâncreas e contém mínima ou nenhuma necrose pancreática.

B. **Generalidades.** Com a evolução dos métodos de imagem, principalmente da TC, passou a ser mais simples o diagnóstico desta afecção pancreática, ainda que haja multiplicidade de apresentações clínicas. A evolução é favorável e rápida em cerca de 80% dos casos. Em geral, o processo é autolimitado; no entanto, há situações muito graves, nas quais, além de edema, há ocorrência de necrose peripancreática e parenquimatosa, hemorragia importante e inflamação significativa – fatores que, associados ao envolvimento sistêmico, podem levar o paciente ao óbito.

C. **Classificação.** Recente consenso internacional estratificou as pancreatites considerando a presença de complicações, locais, sistêmicas ou ambas. As complicações locais englobam coleções fluidas peripancreáticas ou pseudocistos e necrose peripancreática ou parenquimatosa, com ou sem infecção associada. As complicações sistêmicas incluem as falências orgânicas (respiratória, cardiovascular ou renal). A falência orgânica por mais de 48 h é fator determinante de piora prognóstica, elevando os índices de mortalidade de 2% para 30%. Caso haja infecção da necrose pancreática, além da falência orgânica persistente, a pancreatite é classificada como crítica e a mortalidade pode atingir até 43% (Quadro 60.1).

D. **Prevalência.** Considerando-se a complexidade diagnóstica, a prevalência de pancreatite aguda não é precisa. Corresponde a aproximadamente 1 a 1,5% dos casos de abdome agudo cirúrgico; é mais comum na mulher, acometendo mais frequentemente aquelas na faixa etária entre 50 e 60 anos de idade. É doença rara nas crianças, sendo relatada em alguns casos de traumatismo abdominal, parasitose intestinal e parotidite epidêmica. Chama a atenção que a prevalência da pancreatite aguda vem aumentando nitidamente em vários países do mundo.

E. **Morfologia.** Na vigência de pancreatite aguda, é possível ocorrer desde leve edema intersticial e necrose lipídica peripancreática até grave esteatonecrose, necrose pancreática e hemorragia significativa. As lesões podem ser localizadas ou difusas.

Quadro 60.1 Classificação das pancreatites.

	Revisão de Atlanta 2012	Estratificação da gravidade
Leve	Sem falência orgânica e sem complicações locais	Sem falência orgânica e sem necrose (peri) pancreática
Moderada	Falência orgânica transitória (< 48 h) e/ou complicações locais	Necrose peri(pancreática) estéril e/ou falência orgânica transitória ou sistêmicas (< 48 h)
Grave	Falência orgânica persistente	Necrose (> 48 h) (peri)pancreática infectada ou falência orgânica persistente (> 48 h)
Crítica	–	Necrose (peri)pancreática infectada e falência orgânica persistente

F. **Anatomia patológica**
  1. **Do tipo intersticial.** É a apresentação clínica mais frequente (80 a 90% dos casos). Há edema e infiltrado inflamatório moderado, com aumento de volume e consistência do pâncreas. A histologia revela edema intersticial e dilatação capilar.
  2. **Do tipo necrosante.** É o caso mais comumente detectado em necropsias. Caracteriza-se por necrose lipídica e parenquimatosa, hemorragia, trombose vascular, envolvimento de tecidos e órgãos vizinhos e comprometimento a distância (p. ex., cutâneo ou cerebral).
G. **Fisiopatologia e sequelas.** Na patogênese da pancreatite aguda, ainda existem fatores obscuros envolvendo aumento da pressão intracanalicular e origens vascular, neural e hormonal. Contudo, qualquer que seja a causa da doença, a secreção pancreática acomete o interstício da glândula, desencadeando espectro de alterações enzimáticas, catalíticas e autodigestivas. Substâncias tóxicas e vasoativas, por via linfática e venosa, acometem a circulação sistêmica, contribuindo para a falência orgânica. Durante o episódio de pancreatite aguda, ocorre alteração funcional do órgão, de extensão e duração variáveis. Posteriormente, há restituição total, clínica, morfológica e funcional; apenas raramente persiste alguma sequela (p. ex., um pseudocisto).
H. **Etiologia.** Causas comuns são: litíase biliar (verificada em 75% das mulheres e 45% dos homens com pancreatite aguda), alcoolismo, especialmente de longa duração (até 29% em algumas citações), pós-operatórias (5 a 10% dos casos), traumatismo (1,5%) e idiopáticas (em algumas estatísticas, acometem 30% dos casos). Outras causas menos frequentes são: câncer do pâncreas, hiperlipemia familial, parasitose intestinal, parotidite epidêmica e papilite. Dentre as causas iatrogênicas, lembramos a que se segue ao uso de múltiplos fármacos (p. ex., furosemida, tiazídicos e glicocorticosteroides) e a observada após colangiopancreatografia retrógrada endoscópica (CPRE) (especialmente se há contrastação parenquimatosa).

Obesidade e diabetes tipo 2 são considerados fatores de risco para o desenvolvimento de pancreatite aguda.
I. **Diagnóstico.** O progresso propedêutico, em especial da TC, em conjunto com os sinais clínicos de dor e alterações laboratoriais de lipase/amilase, facilitou muito o diagnóstico desta enfermidade. A laparotomia exploradora é, excepcionalmente, indicada.
J. **Manifestações clínicas.** O sintoma primordial é a dor no abdome superior, geralmente intensa, persistente e resistente à medicação habitual. Náuseas e vômitos são observados em 65% dos pacientes e icterícia, entre 15 e 50%. Pode ocorrer hipertermia, geralmente pouco significativa. Ao proceder ao exame físico do abdome, após a história clínica, o médico frequentemente se surpreende, encontrando, muitas vezes, quadro mais leve do que esperava, com distensão abdominal (ou não) e dor não tão intensa à palpação profunda. Em casos graves, há cianose, taquicardia, taquipneia, agitação e oligúria. Alguns parâmetros clínicos de mau prognóstico são: idade superior a 55 anos; alcoolismo crônico isolado ou associado à outra causa; derrame pleural extenso; edema pulmonar; ascite volumosa; peritonite; oligúria; massa abdominal palpável e íleo adinâmico prolongado.
K. **Avaliação laboratorial.** As dosagens plasmáticas auxiliam muito, embora nem sempre sejam decisivas para o diagnóstico, principalmente porque, em alguns casos, a elevação de amilase e lipase podem ocorrer tardiamente. Em algumas situações, há

a necessidade de dosagem dessas enzimas na urina e nos líquidos orgânicos (ascite, derrame pleural); com relação à amilase, só há elevação marcante desta enzima em 40% dos casos. Valores elevados 3 vezes acima do limite superior esperado para a amilase e lipase sugerem o diagnóstico de pancreatite aguda; a persistência de hiperamilasemia indica complicação da doença pancreática (p. ex., pseudocisto). Não há correlação entre os níveis da amilase plasmática e a gravidade da doença. O valor da pesquisa da lipase baseia-se principalmente na maior especificidade e na elevação e queda mais tardias com relação aos da amilase. A glicemia e a calcemia têm valor prognóstico, estando o cálcio plasmático acentuadamente diminuído em cerca de 2/3 dos casos graves. Alguns exames importantes nas apresentações graves da doença são hemograma, gasometria arterial, dosagem de ureia, creatinina, eletrólitos, LDH, TGO e TGP. A proteína C reativa tem se mostrado muito sensível na definição e acompanhamento dos tipos necrosantes.

L. **Exames de imagem.** A radiografia simples do abdome, sem preparo prévio, revela sinais indiretos (distensão das alças intestinais, níveis hidroaéreos, condensações) entre 30 e 60% dos casos, e a de tórax, entre 10 e 15% (especialmente derrame pleural à esquerda). O método de imagem com maior poder de diagnóstico é a TC helicoidal do abdome, com o uso de contraste iodado. Este exame é fundamental para definir entre os tipos intersticial e necrosante, mas deve ser evitado nos primeiros 3 a 7 dias da doença, pois há estudos que sugerem piora do quadro clínico pela utilização do contraste iodado nessa fase, mas essencialmente porque as alterações da perfusão pancreática e o surgimento da necrose evoluem ao longo desses primeiros dias. A RM do abdome não é superior à tomografia. Em algumas situações, especialmente na pancreatite aguda biliar, a colangiopancreatografia por RM pode ser útil, especialmente para detectar litíase coledociana persistente, mas também em fases mais tardias. Alguns autores, em casos selecionados, efetuam a CPRE, mesmo na vigência de quadro agudo de pancreatite, não com intuito diagnóstico, mas a fim de localizar e remover cálculos coledocianos. Essencialmente, a CPRE está indicada quando há concomitante quadro de colangite ascendente e ou piora da evolução do quadro abdominal apesar do tratamento inicial, com agravamento dos sinais de colestase. Alguns parâmetros radiológicos de mau prognóstico são: ocorrência de derrame pleural extenso; distensão grosseira de alças de delgado; áreas necróticas muito extensas; bolhas de gás no tecido necrótico e não visualização das veias esplênica e porta, além de abscesso pancreático. A US endoscópica auxilia na detecção e orientação de tratamento endoscópico de coleções fluidas peripancreáticas e pseudocistos.

M. **Diagnóstico diferencial.** Deve ser feito com todas as causas de abdome agudo, visto que a doença apresenta quadro multiforme. As doenças que propiciam o surgimento de quadros clínicos mais semelhantes são úlcera gastroduodenal perfurada, obstrução intestinal, colecistite aguda e trombose mesentérica.

N. **Complicações.** A pancreatite aguda, especialmente no tipo necrosante, muitas vezes cursa com algumas complicações, várias graves, como necrose infectada, pseudocisto necrótico, abscesso pancreático, hemorragia pancreática extensa, fístula pancreática ou intestinal, derrame pleural e hemorragia digestiva.

O. **Tratamento clínico.** Esta doença exige tratamento hospitalar, e os portadores de pancreatite aguda grave devem ser tratados em UTI, onde há condição de detecção mais precoce de complicações. Não há tratamento farmacológico específico que consiga alterar o curso da evolução da doença. As primeiras 24 h, em média, após o início da enfermidade, denominam-se "horas de ouro", pois, nesta fase, o tratamento pode ser determinante na evolução desta doença.

Inicialmente, o tratamento proposto para os portadores de pancreatite aguda é basicamente clínico, estruturado conforme a seguir.

1. **A reposição hídrica vigorosa deve ser realizada apenas nas primeiras 24 h, nas doses estimadas de 5 a 10 mℓ/kg/h, adaptadas ao fluxo urinário e condição cardiovascular do paciente.** Alguns estudos sugerem superioridade do uso de solução de Lactato de Ringer, quando comparado com solução de NaCl a 0,9%. A reposição hidreletrolítica deve ser individualizada para garantir volume urinário entre 0,5 mℓ/kg/h e 1,0 mℓ/kg/h. Este aspecto é fundamental e está associado ao prognóstico, visto que tanto a suboferta hídrica como a hiper-hidratação impactam negativamente na evolução do paciente. Déficits de líquido implicam maior resposta inflamatória sistêmica, evolução para necrose pancreática com posterior infecção, falência orgânica e morte. Os principais mecanismos associados são: hipoperfusão intestinal, translocação bacteriana e infecção da necrose; por outro lado, a hiper-hidratação está associada a dismotilidade intestinal prolongada (íleo adinâmico), supercrescimento bacteriano, translocação e infecção da necrose pancreática, além de interferir na funcionalidade de outros órgãos como pulmões, coração e rins.
2. **Analgésicos (evitar morfina, devido à possibilidade de espasmo do esfíncter papilar), dando preferência para anti-inflamatórios não esteroidais associados a analgésicos comuns como dipirona ou paracetamol.**
3. **Não está indicado o uso profilático de antibióticos.** Esse fica restrito aos casos de suspeita ou comprovação de infecção. Esta é mais frequentemente monomicrobiana e pode envolver bactérias gram-negativas, enterobacter ou gram-positivas, incluindo estafilococos. A terapia se faz com antibióticos de amplo espectro, com boa penetração no tecido necrótico (p. ex., imipeném), não estando indicada obtenção de material para estudo bacteriológico por punção percutânea.
4. **Nas primeiras horas, o doente deve permanecer em jejum, mas tão logo o equilíbrio hemodinâmico exista ou tenha sido alcançado, é possível liberar a dieta oral para aqueles pacientes com apresentações leves/moderadas da doença e que não apresentem sinais de dismotilidade intestinal (estase gástrica).** Não há necessidade de se aguardar o completo desaparecimento da dor e a normalização dos níveis plasmáticos da amilase ou lipase. Não há necessidade de progressão da dieta, de líquida para mais consistente, deixando a escolha do tipo de dieta de acordo com a preferência e a vontade do paciente. Pode ocorrer recidiva da dor e, nesses casos, deve-se avaliar a suspensão temporária da dieta, por curto período. Na verdade, não há uma regra a ser fixada para todos os pacientes. Vários trabalhos têm mostrado o benefício desta prática de liberação individualizada da dieta, não apenas em termos de melhor aceitação geral da alimentação, como também de menor uso de analgésicos e de tempo de internação hospitalar. Nos casos de pancreatite aguda necrosante, a dieta enteral precoce é indicada, logo após o período de restabelecimento do equilíbrio hemodinâmico, o que ocorre em geral até 48 h após o início da doença. É possível administrar a dieta tanto no estômago como no intestino delgado, conforme a tolerância do doente, visto que não há diferenças do ponto de vista de estimulação da função pancreática. Atualmente, sabe-se que o papel da nutrição enteral precoce é fundamental, inclusive porque o intestino "não funcionante" é um dos maiores fatores de risco para as complicações da pancreatite necrosante.

A nutrição parenteral total fica reservada para casos nos quais a dieta enteral não é tolerada ou quando não se consegue atingir os níveis programados de oferta nutricional por via enteral.
5. **Aspiração nasogástrica (reservada para os pacientes com estase gástrica significativa).**
6. **Suporte respiratório, se necessário.** Idealmente, é interessante manter a saturação de oxigênio acima de 95%.
7. **Não há indicação para o uso de anticolinérgicos, antienzimas pancreáticas, glucagon e cimetidina, assim como de somatostatina e octreotida.**

P. **Tratamento cirúrgico.** O tratamento cirúrgico permanece indicado para situações especiais, tais como:
1. **Estabelecimento do diagnóstico.** É mínimo o número de casos em que se requer laparotomia exploradora para definição diagnóstica, levando-se em conta a propedêutica disponível, menos invasiva. Nos casos de laparotomia, em que o cirurgião se depara com apresentação leve de pancreatite aguda biliar, é possível realizar o tratamento biliar definitivo; nos casos graves, é prudente não realizar a colecistectomia, mas apenas posicionar drenos e cateteres, se necessário.
2. **Tratamento das complicações.** Consiste principalmente na drenagem de necrose pancreática, pseudocistos e abscessos e na limpeza da cavidade abdominal em portadores de peritonite difusa secundária. Coleções fluidas peripancreáticas não requerem tratamento. Na maioria dos casos, os pseudocistos são assintomáticos e apresentam alto índice de regressão espontânea. Assim, a abordagem intervencionista destes fica reservada para complicações como obstrução gastroduodenal, infecção, icterícia e dor de difícil controle clínico. Nessas situações, as melhores opções de drenagem são a percutânea guiada por US abdominal ou TC do abdome e a endoscópica guiada por ecoendoscopia. Se não houver sucesso com essas vias de acesso, impõe-se o tratamento cirúrgico clássico. A drenagem externa fica reservada para as fases iniciais, e a interna é realizada com segurança após a maturação da parede do pseudocisto (6 a 8 semanas). Em casos selecionados, a via laparoscópica tem se mostrado muito eficiente.
3. **Tratamento da litíase biliar.** Na literatura médica, há alguma divergência sobre o momento da intervenção cirúrgica para o tratamento da litíase biliar em portadores de pancreatite aguda. Quando pacientes com a apresentação leve da doença (apenas dor abdominal transitória e hiperamilasemia) são operados precocemente, não se verificam sinais anatômicos da doença em 75% deles. Por outro lado, nos casos em que o paciente apresenta outros sinais clínicos e laboratoriais da doença, a colecistectomia não interfere na evolução deste episódio agudo. A recorrência estimada da pancreatite aguda biliar entre 4 e 6 meses é de 30 a 60%.

Dessa maneira, considera-se que o momento mais indicado para a intervenção cirúrgica biliar definitiva depende do caso em questão: em casos leves, a operação precoce é indicada; em geral, 48 h após o início do tratamento clínico, momento em que o paciente já se encontra assintomático, mesmo antes da normalização dos níveis de amilase plasmática em portadores de boa evolução clínica. Indica-se a operação tardia (após várias semanas ou meses) para os portadores de pancreatite aguda grave.

Q. **Medidas cirúrgicas específicas**
1. **Ressecção pancreática.** São poucos os autores que indicam ressecção pancreática em casos de evolução desfavorável (sinais de síndrome da resposta inflamatória sistêmica persistente).

2. **Drenagem e desbridamento de tecido necrótico.** A maioria dos cirurgiões que se dedicam ao tratamento das doenças do pâncreas realiza drenagem peripancreática ampla ou desbridamento do tecido necrótico, como tratamento de escolha. Há, ainda, abordagens por via percutânea, laparoscópica e retroperitoneal. Em todas, a preferência é pela drenagem tardia, quando já ocorre melhor delimitação do tecido necrótico e maior liquefação, com drenagem mais efetiva, menor hemorragia e redução nítida das taxas de mortalidade. A operação deve ser realizada, então, cerca de 4 semanas após o início da doença (pelo menos 14 dias após o início do quadro), e, frequentemente, é realizada em múltiplos tempos cirúrgicos. Nos pacientes com sinais de sepse progressiva, nos quais há mais dificuldade em se protelar a drenagem para o momento mais propício, pode se lançar mão do tratamento em estágios. Este consiste em antibioticoterapia, drenagem percutânea e tratamento minimamente invasivo mais simplificado, trazendo alguma melhora para o paciente, ganhando, assim, tempo para intervenção mais invasiva, caso ela seja necessária. A mortalidade nos casos de portadores de pancreatite intersticial é de aproximadamente 2%; eleva-se para 10% no tipo necrosante e chega a 30% se a necrose se infectar. Nos casos de infecção, o desbridamento está sempre indicado. Há grande discussão quanto ao manuseio dos portadores de necrose estéril. Muitos cirurgiões operam estes pacientes caso a área de necrose pancreática seja extensa ou ocorra evolução desfavorável do quadro de síndrome da resposta inflamatória sistêmica.
3. **A lavagem peritoneal, por cateter de diálise, com solução isotônica balanceada, com o intuito de remover toxinas, diminuindo assim as complicações nos sistemas cardiovascular e respiratório, atualmente é pouco usada, pois não é isenta de riscos e não evita a sepse peripancreática tardia, importante causa de óbito em portadores de pancreatite aguda.** A maior parte das publicações a respeito não a recomenda, pois não há redução significativa de morbidez e mortalidade.
R. **Tratamento endoscópico.** Muito se tem publicado a respeito da CPRE seguida de papilotomia, quando necessário. A remoção de cálculos ductais por esta via de acesso tem mostrado importância, especialmente nas apresentações mais graves de pancreatite aguda de origem biliar, em pacientes com colangite aguda ascendente ou com piora evolutiva e agravamento dos sinais de colestase. As drenagens dirigidas ou não por US endoscópica têm apresentado bons resultados, principalmente em mãos experientes.
S. **Prognóstico.** Em portadores de pancreatite aguda, o prognóstico vem melhorando com o diagnóstico mais precoce e o tipo de tratamento empregado, especialmente quando se respeita a abordagem adequada nas "horas de ouro". É mais sombrio no tipo necrosante e quando há infecção da necrose e/ou falência orgânica persistente por mais de 48 h. Alguns autores afirmam que a gravidade pode ser prevista por avaliação clínica global bem realizada. Muitos lançam mão de critérios prognósticos definidos (p. ex., APACHE II – *Acute Physiology and Chronic Health Evaluation* –, e outros). Oito ou mais pontos na escala APACHE II (Quadro 60.2) estão associados à apresentação de maior gravidade da doença. Até dois sinais, 0,9%; com três ou quatro sinais, aumenta para 16%; com cinco ou seis, chega a 40% e, com mais de sete, virtualmente alcança 100%. Muitos autores preferem utilizar a escala APACHE II pela aplicação prática a qualquer momento na evolução da pancreatite aguda.

Quadro 60.2 APACHE II.

Fatores fisiológicos	Variação superior					Variação inferior			
	+4	+3	+2	+1	0	+1	+2	+3	+4
Temperatura retal (°C)	≥ 41	39 a 40,9	–	38 a 38,9	36 a 38,4	34 a 35,9	32 a 33,9	30 a 31,9	≤ 29,9
Pressão arterial média (mmHg)	≥ 160	130 a 159	110 a 129	–	70 a 109	–	50 a 69	–	≤ 49
Frequência cardíaca	≥ 180	140 a 179	110 a 139	–	70 a 109	–	55 a 69	40 a 54	≤ 39
Frequência respiratória	≥ 50	35 a 49	–	25 a 34	12 a 24	10 a 11	6 a 9	–	≤ 5
$FIO_2 \geq 0,5$ A-AdO$_2$	≥ 500	350 a 499	200 a 349	–	< 200	–	–	–	–
$FIO_2 < 0,5$ PO$_2$	–	–	–	–	PO$_2$ > 70	PO$_2$ 61 a 70	–	PO$_2$ 55 a 60	PO$_2$ < 55
pH arterial	≥ 7,7	7,6 a 7,69	–	7,5 a 7,59	7,33 a 7,49	–	7,25 a 7,32	7,15 a 7,24	< 7,15
Sódio sérico (mmol/ℓ)	≥ 180	160 a 179	155 a 159	150 a 154	130 a 149	–	120 a 129	111 a 119	< 110
Potássio sérico (mmol/ℓ)	≥ 7	7,6 a 7,69	–	7,5 a 7,59	7,3 a 7,49	–	7,25 a 7,32	7,15 a 7,24	< 7,15
Creatinina sérica (mg/100 mℓ)	> 3,5	2 a 3,4	1,5 a 1,9	–	0,6 a 1,4	–	< 0,6	–	–
Dobrar em caso de insuficiência renal aguda									
Hematócrito (%)	≥ 60	–	50 a 59,9	46 a 49,9	30 a 45,9	–	20 a 29,9	–	< 20
Leucograma global (mm³)	≥ 40	–	20 a 39,9	15 a 19,9	3 a 14,9	–	1 a 2,9	–	< 1
Glasgow	–	–	–	–	–	–	–	–	–
Bicarbonato	≥ 52	41 a 51,9	–	32 a 40,9	22 a 31,9	–	18 a 21,9	15 a 17,9	< 15

A. Total dos pontos fisiológicos agudos

B. Idade

Idade	Pontos
≤ 39	0
40 a 54	2
55 a 64	3
65 a 74	5
≥ 75	6

C. Problemas crônicos

História de insuficiência orgânica grave ou imunossupressão:
a. Não operatório ou pós-operatório de emergência – 5 pontos
b. Operação eletiva – 2 pontos
Escore total = soma **A** + **B** + **C**.

Contudo, dois novos critérios mais simples foram descritos recentemente: o índice de gravidade para avaliação à beira do leito para pancreatite aguda (*bedside index for severity of acute pancreatitis* – BISAP) e o escore de pancreatite aguda sem dano (*harmless acute pancreatitis score* – HAPS) (Quadros 60.3 e 60.4). Ambos estão relacionados com risco de mortalidade. O BISAP foi inicialmente validado por meio de estudo retrospectivo envolvendo 18.256 casos, em 177 centros e, posteriormente, testado em 397 casos. Cada valor positivo é adicionado à pontuação final que, caso seja 3, 4, e 5, está associada a taxas de mortalidade de 5,3, 12,7 e 22,5%, respectivamente. Já o HAPS inclui três fatores que podem ser mensurados nos primeiros 30 min após a admissão hospitalar: ausência de irritação ou defesa abdominal, hematócrito e creatinina normais. Este escore determina a probabilidade de doença mais leve a moderada, com a especificidade entre 96 e 97% e valor preditivo positivo de 98%. É necessário acrescentar ainda os critérios de Balthazar, com base nas alterações tomográficas, que também são usados com o intuito de predizer morbimortalidade (Quadro 60.5). Importante salientar que, nem sempre os achados tomográficos são precisos, especialmente, se levarmos em consideração o momento da realização do exame radiológico. Todos os critérios prognósticos têm alto índice de falso-positivo e, terminantemente, não substituem a adequada avaliação clínica seriada. O prognóstico é mais reservado nos casos em que ocorrem falências orgânicas e complicações locais, como necrose, especialmente infectada. A classificação das pancreatites, segundo sua gravidade, parece ser a mais eficiente no estabelecimento do prognóstico. Tendo como base, os índices de mortalidade são de 1% nas formas leves, 4% nas moderadas, 11% nas graves, chegando a atingir 43% nas formas críticas.

Quadro 60.3 Escore BISAP – cinco variáveis avaliadas nas primeiras 24 h de admissão hospitalar.

Nitrogênio ureico sanguíneo > 25 mg/dℓ
Status mental alterado (escore de coma de Glasgow inferior a 15)
Presença de resposta inflamatória sistêmica
Idade > 60 anos
Derrame pleural detectado aos exames de imagem

Quadro 60.4 Escore HAPS – parâmetros de especificidade e sensibilidade.

Ausência de defesa ou irritação peritoneal
Hematócrito normal
Creatinina normal

Quadro 60.5 Critérios tomográficos de Balthazar.

Grau A	Tomograficamente normal	0
Grau B	Aumento focal ou difuso do pâncreas	1
Grau C	Anormalidades da glândula pancreática com alterações inflamatórias peripancreáticas leves	2
Grau D	Coleção líquida única, em geral dentro do espaço anterior para renal	3
Grau E	Duas ou mais coleções líquidas próximas do pâncreas ou gás no interior do pâncreas ou da inflamação peripancreática	4

III. Pancreatite crônica agudizada

A. Introdução. Dentre as apresentações de pancreatite crônica, a que predomina em larga escala em nosso meio é a pancreatite crônica calcificante (PCC). Abordaremos, portanto, este tipo de pancreatite. A doença é marcada por crises recorrentes de agudização.

B. Aspectos típicos da PCC
1. Distribuição lobular das lesões.
2. Dilatação frequente de pequenos ductos.
3. Grande número de rolhas proteicas.
4. Frequente lesão epitelial dos ductos.

C. Anatomia patológica. O pâncreas pode apresentar-se normal à ectoscopia e à palpação. Pode haver alteração volumétrica, morfológica e da consistência da glândula; a dilatação ductal é comum e formam-se cistos e pseudocistos. Os cálculos são principalmente intraductais e nota-se fibrose peripancreática. Coexistem lesões agudas do tipo edema e infiltrado inflamatório.

D. Etiologia
1. Álcool (causa mais comum em nosso meio).
2. Deficiência proteica.
3. Idiopática.
4. Outros fatores (p. ex., imunológicos ou familiares).

E. Sintomatologia
1. **Dor.** O sintoma cardinal é a dor abdominal, frequentemente intensa, raramente intolerável; pode acometer o epigástrio, os hipocôndrios, os flancos, a região interescapulovertebral e, classicamente, assume a distribuição em faixa no abdome superior. Acompanha-se de náuseas, vômitos e hiporexia. Caracteristicamente, os episódios dolorosos são prolongados e recorrentes.
2. **Perda de peso.** Acomete quase a totalidade dos pacientes.
3. **Icterícia do tipo obstrutivo.** Secundária à compressão da porção retropancreática do colédoco, pelo pâncreas comprometido.
4. **Esteatorreia e diabetes.** Configuram as insuficiências exócrina e endócrina do pâncreas. Ocorrem em fases avançadas da doença, quando há extensa destruição e substituição fibrosa do parênquima pancreático.
5. **Exame físico.** Em geral, o paciente encontra-se desnutrido e o exame físico específico é muito deficiente, a não ser que haja uma complicação – como distensão abdominal por pseudocisto.

F. Diagnóstico. Baseia-se na história clínica e é confirmado por cinco métodos principais: intubação duodenal com análise do suco pancreático, US abdominal, US endoscópica, TC e colangiopancreatografia por RM. A associação de dois destes métodos possibilita o diagnóstico entre 94 e 98% dos casos. A CPRE perdeu campo, pelo fato de ser mais invasiva e de maior risco que o estudo do canal pancreático por RM. Nas apresentações avançadas da doença, é possível, à radiologia simples do abdome, observar calcificações no nível da topografia pancreática. A duodenografia hipotônica revela sinais indiretos, com alterações do arco duodenal.

G. Complicações. A PCC é doença grave, progressiva, que tem curso marcado por complicações frequentes, tais como cistos e pseudocistos de retenção, pseudocistos necróticos, lesões hepáticas associadas, estenose do ducto biliar principal, derrame pleural, abscesso pancreático e outras. É importante tentar definir se é o caso de um paciente com nova crise dolorosa ou se coexiste complicação da doença.

H. Tratamento clínico. Inicialmente, o tratamento da PCC deve ser clínico, a partir das seguintes medidas:
1. **Dieta.** Em caso de esteatorreia, deve-se orientar para dieta pobre em lipídios. Contudo, o principal fator é o absoluto abandono do hábito etílico.
2. **Extratos pancreáticos.** Utilizam-se extratos liofilizados de pâncreas, com ajuste individual de doses, para combater a esteatorreia. A necessidade média seria de 20.000 UI de lipase por dia.
3. **Tratamento da dor.** É possível controlar a dor, na maioria dos casos, utilizando-se analgésicos comuns. Devem ser evitados os derivados morfínicos, por causarem espasmo do esfíncter de Oddi. O uso de inibidores potentes de secreção pancreática (p. ex., somatostatina ou octreotida) não tem apresentado os resultados esperados. Em casos selecionados, é utilizado até mesmo o bloqueio do gânglio celíaco.
4. **Controle do diabetes.** Em casos de doença avançada, pode haver diabetes, que deve ser tratado individualmente, de acordo com cada caso.
5. **Tipo agudizado.** O paciente deve ser tratado como sugerido para a pancreatite aguda (primeira parte deste capítulo).

I. Tratamento cirúrgico. Os portadores de PCC têm como indicação cirúrgica a tentativa de controle da dor abdominal, quando esta for considerada intratável clinicamente, e o tratamento de complicações da doença, tais como icterícia obstrutiva, cistos e pseudocistos e obstrução gastroduodenal. No tipo agudizado da PCC, as condições que requerem tratamento operatório são:
1. **Cistos e pseudocistos.** O tratamento ideal é remoção; no entanto, na maioria dos casos, é impossível realizá-la. O paciente deve ser tratado como sugerido para a pancreatite aguda (primeira parte deste capítulo).
2. **Agudização com apresentação necrosante e peritonite.** O paciente deve ser tratado como sugerido para a pancreatite aguda (primeira parte deste capítulo). A laparotomia exploradora possibilita a limpeza da cavidade abdominal e, às vezes, drenagem peripancreática com desbridamento da área necrótica.
3. **Abscesso pancreático.** Trata-se de complicação de alta morbidez e mortalidade, que deve ser tratada por meio de drenagem ampla.
4. **Icterícia persistente.** É necessário realizar anastomose biliodigestiva. Posicionamento de próteses por via endoscópica vem se mostrando cada vez mais eficazes.
5. **Obstrução gastroduodenal persistente.** É corrigida a partir da realização de gastrojejunostomia.

J. Prognóstico. A PCC é doença muito grave, debilitante, incapacitante e progressiva, mesmo quando se excluem fatores etiológicos conhecidos. Há nítida redução da expectativa de vida do portador de PCC, que apresenta como média de idade, na ocasião do óbito, 44,5 anos.

K. Mecanismo de morte. Os principais são aqueles associados ao quadro agudo como choque hipovolêmico ou misto, anúria irreversível, síndrome da resposta inflamatória sistêmica, hemorragia incontrolável, septicemia, diabetes de instalação aguda e oclusão coronariana.

Bibliografia

Balthazar EJ, Fisher LA. Hemorrhagic complications of pancreatitis: radiologic evaluation with emphasis on CT imaging. Pancreatology: official journal of the International Association of Pancreatology. 2001; 1(4):306-13.

Banks PA, Bollen TL, Dervenis C et al. Classification of acute pancreatitis – 2012: revision of the Atlanta classification and definitions by international consensus. Gut. 2013; 62(1):102-11.
Banks PA. Acute pancreatitis: medical and surgical management. Am J Gast. 1995; 89:78-85.
Banks PA. Practice guidelines in acute pancreatitis. Am J Gast. 1997; 92:377-86.
Banks PA. Acute Pancreatitis. Lancet. 2015; 4:85-96.
Beger G et al. Management of sterile necrosis in instances of severe acute pancreatitis. J Am Coll Surg. 1995; 181:279-88.
Blackstone MO. Contrast-enhanced CT worsens acute pancreatitis (letter)? Am J Gastro. 1997; 92:1577-8.
Bradley EL III. A clinically based classification system for acute pancreatitis. Summary of the International Symposium on Acute Pancreatitis, Atlanta, GA, Sept 11 through 13, 1992. Arch Surg. 1993; 128:586-90.
Branum G et al. Pancreatic necrosis. Results of necrosectomy, packing and ultimate closure over drains. Ann Surg. 1998; 227:870-7.
Brunschot SV et al. Perspectives in clinical gastroenterology and hepatology. Cl. Gast. and Hepatol. 2012; 10:1190-201.
Buchler MW et al. Acute necrotizing pancreatitis: Treatment strategy according to the status of infection. Annals of Surgery. 2000; 232:198-201.
Buchler MW, Binder M, Friess H. Role of somatostatins and its analogues in the treatment of acute and chronic pancreatitis. Gut Sup. 1994; 3:15-9.
Cappell MS. Acute pancreatitis: etiology, clinical presentation, diagnosis, and therapy. Med Clin N Am. 2008; 889-923.
Cooperman AM et al. The pancreas revisited. I. Diagnosis, chronic pancreatitis. Surgical Clinics of North America. W.B. Saunders, April 2001.
Del Prete M. Prognostic value of C reactive protein in acute pancreatitis. Chir Ital. 2001; 53(1):33-8.
Delcenserie R et al. Prophylatic antibiotics in treatment of severe acute alcoholic pancreatitis. Pancreas. 1996; 13:198-201.
Dellinger EP, Forsmark CE, Layer P et al. Determinant-based classification of acute pancreatitis severity: an international multidisciplinary consultation. Annals of Surgery. 2012; 256(6):875-80.
Dragonetti GC et al. Pancreatitis. Evaluation and treatment. Gastroenterology. 1996; 23:525-34.
Eckerwall GE et al. Immediate oral feeding in patients with mild acute pancreatitis is safe and may accelerate recovery – a randomized clinical stady. Clin Nutr. 2007; 26:758-63.
Fisher JM, Gardner TB. The "golden hours" of management in acute pancreatitis. Am J Gastroenterol. 2012; 107(8):1146-50.
Forsmark CE et al. Acute pancreatitis. N Engl J Med. 2016; 375:1972-81.
Frossard JI et al. IAP/APA evidence-based guidelines for the management of acute pancreatitis. Pancreatology. 2013; 13:1-15.
Fugger R et al. Necrosectomy and laparostomy. A combined therapeutic concept in acute necrotising pancreatitis. Eur J Surg. 1995; 161:103-7.
Gupte et al. Chronic pancreatitis. Gastroenterol. 2014; 5:500-5.
Grzebieniak Z. Surgical and endoscopic treatment of pancreatic pseudocysts. Przegl Lek. 2000; 57:50-2.
Heinrich S, Schafer M, Rousson V et al. Evidence-based treatment of acute pancreatitis: a look at established paradigms. Annals of Surgery. 2006; 243(2):154-68.
Hernandez-Aranda JC et al. Nutritional support in severe acute pancreatitis. Controlled clinical trial. Nutr Hosp. 1996; 11:160-6.
Hodges ED, Lente FV, Kazmierczak SC. Diagnostic and prognostic utility of phospholipase. An activity in patients with acute pancreatitis: comparison with amylase and lipase. Clin Chem. 1991; 37(3):356-60.
Petrov MS, Chong V, Windsor JA. Infected pancreatic necrosis: not necessarily a late event in acute pancreatitis. WJG. 2011; 17(27):3173-6.
Petrov MS, Vege SS, Windsor JA. Global survey of controversies in classifying the severity of acute pancreatitis. Eur J Gastroenterol Hepatol. 2012; 24(6):715-21.
Petrov MS, Windsor JA. Conceptual framework for classifying the severity of acute pancreatitis. Clin Res Hepatol Gastroenterol. 2012; 36(4):341-4.

Tenner S et al. American College of Gastroenterology Guideline: management of acute pancreatitis. Am J Gastroenterol. 2013; 108:1400-15

Villatoro E, Mulla M, Larvin M. Antibiotic therapy for prophylaxis against infection of pancreatic necrosis in acute pancreatitis. Cochrane Database of Systematic Reviews. 2010; (5):CD002941.

Warndorf MG, Kurtzman JT, Bartel MJ et al. Early fluid resuscitation reduces morbidity among patients with acute pancreatitis. Clinical Gastroenterology and Hepatology: the Official Clinical Practice Journal of the American Gastroenterological Association. 2011; 9(8):705-9.

Windsor JA, Petrov MS. Acute pancreatitis reclassified. Gut. 2013; 62(1):4-5.

Windsor JA. Severity of acute pancreatitis: impact of local and systemic complications. Gastroenterology. 2012; 142(7):e20-1; author reply e1.

Wittau M, Hohl K, Mayer J et al. The weak evidence base for antibiotic prophylaxis in severe acute pancreatitis. Hepato-gastroenterology. 2008; 55(88):2233-7.

Wittau M, Mayer B, Scheele J et al. Systematic review and meta-analysis of antibiotic prophylaxis in severe acute pancreatitis. Scandinavian Journal of Gastroenterology. 2011; 46(3):261-70.

Wittau M, Scheele J, Golz I et al. Changing role of surgery in necrotizing pancreatitis: a single-center experience. Hepato-gastroenterology. 2010; 57(102-103):1300-4.

Wu BU, Johannes RS, Kurtz S et al. The impact of hospital-acquired infection on outcome in acute pancreatitis. Gastroenterology. 2008; 135(3):816-20.

Wu BU, Johannes RS, Sun X et al. The early prediction of mortality in acute pancreatitis: a large population-based study. Gut. 2008; 57(12):1698-703.

CETOACIDOSE DIABÉTICA

Rafael Machado Mantovani
Ivani Novato Silva
Antônio José das Chagas

A cetoacidose diabética (CAD) é um distúrbio metabólico grave que decorre fundamentalmente da falta relativa ou absoluta de insulina. Por definição, a glicemia está acima de 200 mg/dℓ e o pH plasmático, abaixo de 7,3. A concentração de cetoácidos plasmáticos encontra-se acima de 3 mmol/ℓ. A cetoacidose decorre da necessidade de mobilização rápida de substratos de energia dos depósitos do músculo estriado e tecido adiposo, associada a alterações metabólicas também no fígado.

I. Fisiopatologia. Além da falta de insulina, que limita a captação de glicose pelas células, levando ao aumento da glicemia, os hormônios chamados contrarreguladores são fundamentais. A liberação desses hormônios (glucagon, catecolaminas, cortisol e hormônio de crescimento) é maior em resposta ao estresse e levam consequentemente aos processos de glicogenólise e gliconeogênese. Assim, a utilização periférica de glicose fica prejudicada, provocando hiperglicemia; o processo de cetogênese é também ativado, iniciando-se o desenvolvimento de acidose metabólica.

A cetose é decorrente de alterações metabólicas no tecido adiposo e no fígado. Os ácidos graxos das reservas adiposas representam o principal substrato para a formação dos corpos cetônicos; a liberação dos ácidos graxos livres é mediada pela deficiência de insulina, e sua oxidação, no fígado, é primariamente induzida pelo glucagon. Essa oxidação ocorre pelo sistema enzimático da carnitina aciltransferase, que é responsável pelo transporte de ácidos graxos para as mitocôndrias, após ter sido esterificada a CoA. Há dois mecanismos pelos quais o glucagon (ou uma alteração na relação glucagon/insulina) ativa esse sistema de transporte: reduzindo o conteúdo hepático de malonil-CoA (inibidor potente de carnitina aciltransferase I), ou aumentando a concentração hepática da carnitina que, por sua vez, estimula a formação de ácidos graxos.

Em consequência da lipólise aumentada, são liberados ácidos graxos livres a partir das moléculas de triglicerídeos armazenadas, em concentrações que ultrapassam a capacidade de o organismo metabolizá-los. Inicialmente, há produção aumentada de acetil-CoA; como a utilização da CoA, via ciclo de Krebs e de ácidos graxos, encontra-se reduzida, a produção de corpos cetônicos acelera-se. Na célula hepática, em geral, os ácidos graxos são metabolizados até CO_2 e H_2O; na ausência de insulina, não ocorre a incorporação de duas moléculas de acetil-CoA aos ácidos graxos e, por isso, acumula-se acetoacetil-CoA (malonil-CoA), formando-se corpos cetônicos (ácido acetoacético, ácido beta-hidroxibutírico e acetona). Estes são liberados em quantidade que excede a capacidade de sua utilização pelos tecidos periféricos.

Quando há concentrações plasmáticas muito elevadas de ácidos graxos, a captação hepática leva à saturação das vias de oxidação e esterificação, resultando em esteatose hepática, hipertrigliceridemia e cetonemia. A superprodução de cetonas pelo fígado é o principal evento dos estados cetóticos, mas a limitação do uso periférico pode desempenhar papel importante nas altas concentrações de acetoacetato e beta-hidroxibutirato.

A hipercetonemia se agrava pelo comprometimento progressivo da excreção renal, à medida que progride a cetoacidose e diminui a filtração glomerular. Como resultado de gliconeogênese, a partir de aminoácidos e gorduras, os níveis de nitrogênio ureico aumentam. Na ausência de insulina, a produção de glicose hepática, que normalmente cessa quando a glicemia chega a 150 mg/dℓ, continua aumentando, apesar da hiperglicemia. Sabe-se que os triglicerídeos, no tecido adiposo, são compostos neutros, mas os ácidos graxos livres e os corpos cetônicos produzidos a partir dos mesmos são carregados negativamente em uma reação que libera íons H^+: triglicerídeos → 3 ácidos graxos$^-$ + 3 H^+; ácido graxo (palmitato) → 4 corpos cetônicos$^-$ + 3 H^+, produzindo acidose. Assim, em associação ao acúmulo de corpos cetônicos, aumentam, também, os níveis de H^+.

A acidose produzida pela cetose é, em parte, reversível mediante a reconversão dos corpos cetônicos a triglicerídeos ou pela complexa oxidação de íons 3 H^+ (corpos cetônicos$^-$ + 3 H^+ → triglicerídeos; corpos cetônicos$^-$ + 3 H^+ → 4 CO_2). Essa ocorrência colabora para a correção da acidose, tão logo tenha início o tratamento da cetoacidose com insulina. Após a administração da insulina, os corpos cetônicos deixam de ser produzidos e passam a ser oxidados, resultando em consumo de íons H^+. Desse modo, o acetoacetato e o beta-hidroxibutirato circulantes, na cetoacidose, são fontes potenciais de bases.

No entanto, parte da acidose resulta da excreção de acetoacetato e beta-hidroxibutirato na urina, como ácido livre ou sal, acompanhados de sódio ou potássio. Desse modo, os corpos cetônicos são eliminados, mas o íon H^+ não, o que resulta em acidose. Também são desencadeados os mecanismos fisiológicos de eliminação de ácido, por meio da excreção de íons H^+ pelos tampões renais – como fosfato ou amônia, e a hiperventilação pulmonar – como compensação respiratória para tentar eliminar o CO_2 excessivo.

Como consequência, a acidose provoca depleção do potássio total do organismo. Com o acúmulo de íons H^+, este substitui, em parte, o potássio como íon intracelular; o potássio sai das células para o espaço vascular e é eliminado pelos rins. A depleção de potássio agrava-se com as perdas ocasionadas por desidratação intracelular, quebra das proteínas e vômitos. A depleção corporal de K^+ é frequentemente acompanhada de níveis séricos normais ou até mesmo elevados antes do tratamento, mas a hipopotassemia é quase inevitável, caso o potássio não seja administrado precocemente, ainda na fase de reparação e correção da acidose.

Os mesmos fatores também aumentam a excreção renal de fosfato, resultando em hipofosfatemia. Outro fator adicional é o rápido aumento na fosforilação dos metabólitos intermediários da glicose, desde que a insulina seja iniciada e a glicose possa atravessar as membranas celulares. Devido à correlação entre a concentração de fosfato plasmático e o 2-3-difosfoglicerato. das hemácias (2-3-DPG), há desvio da curva de dissociação da hemoglobina para a esquerda e diminuição da oxigenação tecidual.

Na cetoacidose, também ocorre depleção corporal de sódio pela diurese osmótica e, secundariamente, por vômitos. Como há perda simultânea de água, o nível de sódio sérico está frequentemente em limites normais, embora possa haver hipo ou hipernatremia.

A causa do edema cerebral, que ocorre em cerca de 1% dos pacientes, na cetoacidose diabética, é obscura, parecendo resultar da combinação de vários fatores, como cetose, acidose, hiperosmolalidade e desidratação das células do sistema nervoso central.

II. Avaliação clínica
  A. Fatores precipitantes. Para a instalação do quadro de cetoacidose diabética, quase sempre existem fatores desencadeantes ou precipitantes; sendo a omissão de doses de insulina um dos mais importantes em pacientes com diabetes melito tipo 1. Outros fatores merecem ser ressaltados, tais como infecções, uso de medicamentos

como glicocorticosteroides, acidentes cerebrovasculares e cardiovasculares, pancreatite, gravidez, traumatismo e hipertireoidismo. Erros ou excessos dietéticos e estresse emocional podem facilitar a descompensação. Em aproximadamente 1/3 dos casos, não se detecta fator precipitante.
B. **Sintomas e sinais.** Os principais são: poliúria, polidipsia, fadiga, perda de peso, vômitos e dor abdominal. Em geral, há ocorrência de desidratação grave com depleção de eletrólitos e colapso periférico, ainda que os sinais clínicos não indiquem. Respiração de Kussmaul – respiração compensatória rápida e profunda – pode surgir quando o pH sanguíneo estiver abaixo de 7,2; além disso, ainda podem coexistir letargia, estupor ou coma. Os achados físicos de interesse imediato são os de desidratação grave e insuficiência circulatória, comprometimento da função cerebral, diminuição da resposta respiratória à acidose, bem como os que acompanham uma infecção desencadeante. O odor de fruta adocicada (hálito cetônico) exalado pelo paciente é característico.
C. **Achados laboratoriais.** O diagnóstico é confirmado pela ocorrência de hiperglicemia (> 200 mg/dℓ), hipercetonemia (> 3 mmol/ℓ por aumento de ácido beta-hidroxibutírico, ácido acetoacético e acetona) e diminuição do pH (< 7,3) e/ou HCO_3^- (< 15 mmol/ℓ); o PCO_2 está reduzido e ocorrem cetonúria e glicosúria.

A dosagem capilar de beta-hidroxibutirato é um exame rápido e de baixo custo, que pode auxiliar no diagnóstico de cetose e, principalmente, no monitoramento da reposta terapêutica do paciente com CAD. Apresenta boa correlação com o pH sérico e com o *ânion gap* e tem a vantagem de ser menos invasivo e mais rápido. Caso não seja possível a medida direta do beta-hidroxibutirato, o cálculo do hiato aniônico – *ânion gap* – pode ser utilizado como indicador indireto dos níveis de corpos cetônicos, sendo um parâmetro importante no monitoramento da resposta terapêutica do paciente com CAD, por meio da seguinte fórmula: *ânion gap* = $[Na^+] - ([Cl^-] + [HCO_3^-])$ (VR = 12 ± 2 mmol/ℓ). A dosagem sérica ou urinária de acetoacetato (reação de nitroprussiato) não deve ser realizada como monitoramento da conduta, visto que o beta-hidroxibutirato é convertido em acetoacetato para sua eliminação, elevando os níveis destes.

III. **Tratamento**
A. **Princípios gerais.** Os objetivos do tratamento são: restaurar o metabolismo intermediário a partir da administração de insulina, corrigir os estados de desidratação e acidose e tratar as complicações. O tratamento básico consiste na administração de quantidades adequadas de água, insulina e eletrólitos.

O paciente diabético descompensado costuma apresentar-se desidratado (às vezes de terceiro grau), com perda de 10 a 15% de peso. Essa desidratação tende a ser hipertônica, pela elevação da glicemia e retenção de catabólitos (ureia e corpos cetônicos).

A acidose somente deve ser corrigida com soluções de bicarbonato de sódio se o pH sérico estiver abaixo de 6,9 após a 1ª fase de hidratação, visto que os mecanismos compensatórios do organismo são acionados após o início da reidratação e do fornecimento de insulina e são suficientes para a correção da acidose, na maioria dos casos. Assim, a administração de bicarbonato IV tem sido um recurso cada vez menos utilizado. A terapia com bicarbonato pode causar efeitos colaterais graves, como a acidose paradoxal no líquido cefalorraquidiano, o que piora a depressão neurológica.

Para a correção dos distúrbios hidreletrolíticos, as perdas de água e eletrólitos devem ser avaliadas. Para a estimativa de perdas nos casos mais graves, é necessário considerar: H_2O: 75 a 100 mℓ/kg de peso, podendo chegar ocasionalmente a 150 mℓ/kg de peso (15%) – 4 a 5 ℓ na maioria dos indivíduos adultos; sódio: 8 mEq/kg de peso; potássio: 6 mEq/kg de peso; cloreto: 5 mEq/kg de peso; fosfato: 1 mEq/kg de peso; magnésio: 0,5 mEq/kg de peso.

B. **Administração de líquidos e eletrólitos**
 1. **Na criança.** Em geral, a hidratação é feita administrando-se 1,5 a 2 vezes o volume de manutenção basal em 24 h. Sugere-se o seguinte esquema:
    a. **1ª fase (reparação rápida).** Soro fisiológico a 0,9% (10 a 20 mℓ/kg) em 1 a 2 h (máximo de 500 mℓ/h). Se o paciente estiver em choque e não responder a essa infusão, repetir a solução salina até que os sinais vitais estejam normais, especialmente a perfusão capilar.
    b. **2ª fase (reparação lenta).** Nesta fase, o paciente deve estar menos desidratado, com bons sinais vitais, o que reflete uma função renal confiável (bom fluxo plasmático renal e boa filtração glomerular).

      Evidências recentes indicam que a administração de soluções hipotônicas não deve ser realizada. Portanto, a partir deste momento, deve-se manter o soro fisiológico a 0,9%, acrescido de potássio, se houver diurese, na apresentação de fosfato ou cloreto (Quadro 61.1). O volume a ser reposto é de 1,5 a 2 vezes a manutenção para crianças com menos de 20 kg ou 2.500 a 3.000 mℓ/m² para os que pesam mais de 20 kg. Esse volume é calculado para 24 h, descontando-se o volume administrado na 1ª fase. Soro glicosado a 5%, em proporção 1:1, deve ser iniciado quando a glicemia se aproxima de 250 mg/dℓ.
    c. **3ª fase (manutenção).** Devem ser repostas as necessidades basais ou de manutenção, que são de aproximadamente 2.000 mℓ/m²/24 h ou conforme o Quadro 61.2, com base no peso do indivíduo, após a correção da acidose, ou normalização do ânion gap.

Quadro 61.1 Reposição hídrica no tratamento da cetoacidose diabética.

- Iniciar a reposição IV com SF 0,9%. A velocidade e quantidade iniciais devem ser calculadas de acordo com as condições circulatórias. Em geral, inicia-se com 10 a 20 mℓ/kg em 1 a 2 h; repetir, se necessário
- O cálculo da osmolalidade efetiva (2 [Na^+ + K^+] + glicemia/18) é útil para se estimar o grau de desidratação e guiar o tratamento, visto que os sinais de desidratação intracelular são pouco aparentes
- Na 2ª fase, fazer a reposição com NaCl 0,9% com adição de potássio. A taxa de infusão deve ser calculada para repor o déficit total em pelo menos 36 a 48 h. Não considerar as perdas urinárias para o cálculo do volume a ser reposto
- Na 2ª fase, a velocidade de infusão deve ser de 1,5 a 2 vezes a manutenção basal, ou de 2.500 a 3.000 mℓ/m²/dia. Para os abaixo de 20 kg, utilizar a fórmula de Holliday-Segar: para os menores de 10 kg, 100 mℓ/kg/dia; de 10 a 20 kg, 1.000 mℓ acrescidos de 50 mℓ/kg até 20 kg; para maiores de 20 kg, 1.500 mℓ/dia acrescidos de 20 mℓ/kg (ou o cálculo por superfície corpórea)
- Geralmente, consegue-se uma melhora lenta e gradual da glicemia, da acidose e da cetonemia, após as primeiras horas de hidratação, aliadas ao uso da insulina
- Quando a glicemia se aproximar de 250 mg/dℓ, iniciar a infusão com solução glicosada – SGI 5% 1:1 SF 0,9% – manter a adição de potássio
- É comum que a fase final de reposição hídrica seja feita VO

Quadro 61.2 Necessidade de água e calorias de acordo com a idade e o peso.

Idade	Peso médio (em kg)	Água (mℓ/kg/dia)	Calorias (por kg/dia)
3 dias	3,0	70 a 80	60 a 70
1 mês	3,8	110 a 130	100 a 110
3 meses	5,4	140 a 160	110 a 120
6 meses	7,3	130 a 155	100 a 110
9 meses	8,6	125 a 145	100 a 110
12 meses	9,5	120 a 135	110 a 110
2 anos	11,8	115 a 125	100
4 anos	16,2	100 a 110	90
6 anos	20,0	90 a 100	80 a 90
10 anos	28,7	70 a 85	70
18 anos	54,0 (ou +)	40 a 50	40 a 50

A diluição e a velocidade de infusão nesta fase dependem da avaliação clínica frequente, considerando-se a resposta às soluções anteriores e as perdas anormais (caso existam) do paciente. As soluções de manutenção devem ser isotônicas, adicionando-se glicose, cloreto de potássio e gluconato de cálcio.

2. **No adulto.** Inicialmente, administrar solução salina a 0,9% a uma velocidade de 500 mℓ/h para os primeiros 2 ℓ; em seguida, a solução deve ser mudada para salina a 0,45% (principalmente quando o K^+ é adicionado à solução) em uma infusão a 250 a 300 mℓ/h, procurando corrigir o déficit em 24 h. Caso o sódio corrigido esteja baixo, manter a infusão de soro fisiológico a 0,9%. Soro glicosado a 5% (isotônico) IV (em substituição à água destilada), na mesma proporção 1:1, deve ser iniciado quando a glicemia se aproxima de 250 mg/ℓ.

Um resumo do esquema de reposição hídrica é apresentado no Quadro 61.1.

3. **Reposição de potássio.** A maioria dos pacientes necessita de 80 a 100 mEq de potássio a uma velocidade de 20 mEq/h. Caso o potássio seja inferior a 5 mEq/ℓ, deve-se administrá-lo já na primeira hora, com monitoramento eletrocardiográfico. O nível sérico do íon deve ser mantido entre 4 e 5 mEq/ℓ.

A concentração de fosfato acompanha a de potássio, paralelamente, no soro e nas células. Os déficits de potássio e de fosfato podem ser corrigidos pela administração de fosfato tamponado de potássio em substituição ao cloreto de potássio, na quantidade de 30 a 60 mmol/kg.

4. **Correção da acidose grave.** O uso rotineiro do bicarbonato de sódio não é recomendado; sua administração deve ser considerada apenas após a fase inicial de reparação rápida, se o pH mantiver-se abaixo de 6,9. A infusão deve ser realizada lentamente (1 a 2 h), pelo cálculo a seguir: 1 a 2 mEq/kg ou 40 a 80 mEq/m². A solução a 8,4% (1 mEq/mℓ) deve ser diluída com água destilada, em uma proporção 1:7, de modo a se manter osmolalidade de 286 mOsm/ℓ. Durante a administração do bicarbonato, a solução de NaCl 0,9% deve ter sua concentração diminuída para 0,45%. A administração do potássio deve ser mantida, a menos que haja oligúria ou K^+ > 5,5 mEq/ℓ. Após 1 h da infusão da solução, deve-se coletar nova gasometria e interromper a administração do bicarbonato se o pH já estiver superior a 6,9. É possível

evitar a hipocalcemia com a infusão de 0,5 a 1,0 mℓ/kg de gluconato de cálcio 10% (em 10 min), com controle da frequência cardíaca.

Um resumo do esquema de correção dos distúrbios eletrolíticos e acidobásicos é apresentado no Quadro 61.3.

C. Insulinoterapia. Não há evidências de que grandes doses de insulina sejam necessárias para o tratamento da cetoacidose diabética. Ao contrário, grandes doses aumentam os riscos de hipoglicemia e hipopotassemia. A taxa de queda de glicose sanguínea em diabéticos não controlados é uniformemente rápida, com concentrações plasmáticas de insulina de 20 a 200 mU/mℓ, que podem ser por infusão IV contínua de insulina regular a 0,1 U/kg/h, ou pela administração de pequenas doses de insulina regular ou análogo de insulina ultrarrápida (Lispro, Aspart ou Glulisina), via IM ou SC de 0,1 a 0,2 U/kg, aproximadamente a cada 2 h. A taxa de queda da glicemia deve ser em torno de 50 a 100 mg/dℓ/h.

A insulina regular em infusão contínua deve ser administrada em veia separada da utilizada para o esquema de hidratação, com gotejamento preciso para que se mantenha a dose exata (bomba de infusão). No preparo da solução, é necessário adicionar 1 unidade de insulina regular para cada quilo de peso do paciente a uma solução de 100 mℓ de NaCl 0,9%. Uma velocidade de infusão de 10 mℓ/h dessa solução é equivalente a 0,1 U/kg/h de insulina.

A glicemia deve ser monitorada de hora em hora e, quando estiver em aproximadamente 250 a 300 mg/dℓ, deve-se adicionar soro glicosado isotônico a 5% (SGI 5%) ao esquema de hidratação venosa, em uma proporção de 1:1 com o soro fisiológico 0,9%, mantendo-se a administração de potássio. Esse esquema deve ser mantido até a completa correção da acidose (pH > 7,3, HCO^{3-} > 15 mmol/ℓ) ou normalização do beta-hidroxibutirato (< 1,0 mmol/ℓ), quando pode ser iniciado esquema de insulina basal/*bolus*. Em geral, a melhora da hiperglicemia ocorre antes da resolução da acidose; assim, para que a glicemia seja mantida dentro

---

Quadro 61.3 Tratamento dos distúrbios eletrolíticos e acidobásicos.

- A reposição do potássio deve ser iniciada o quanto antes, com base na concentração sérica:
    - Se K⁺ < 3,5 mEq/ℓ ou houver **sinais de ↓ K⁺ ao ECG**: adicionar **60 mEq/ℓ** de solução infundida por via intravenosa (veia central). Adiar o início da insulinoterapia até que o K⁺ esteja superior a 3,5 mEq/ℓ
    - Se K⁺ **entre 3,5 e 5,5 mEq/ℓ**: adicionar **40 mEq/ℓ** de solução infundida por via intravenosa
    - Se K⁺ > 5,5 mEq/ℓ e/ou **sinais de ↑ K⁺ ao ECG** e/ou **diurese insuficiente**: não adicionar ou interromper a infusão do K⁺
- A hipofosfatemia grave (P < 1 mEq/ℓ) deve ser prontamente tratada. Nas demais situações, a administração de $KHPO_4$ como alternativa (ou associação) ao KCl pode ser feita, de modo a se evitar a hipercloremia. Nesse caso, monitorar o cálcio (a infusão de fosfato pode induzir à hipocalcemia)
- A administração do **bicarbonato de sódio** pode ocorrer:
    - À admissão, apenas se a acidose for muito grave (pH persistentemente inferior a 6,9), a ponto de afetar a ação da epinefrina durante a reanimação
    - Após a primeira fase de reposição hídrica, apenas se o pH for inferior a 6,9
    - Nos pacientes com hiperpotassemia grave, com alto risco de morte
    - Diluindo-se a ampola de 8,4% em ABD na concentração 1:7, e infundindo-se em 1 a 2 h, na dose de 1 a 2 mEq/kg ou 40 a 80 mEq/m². Não deve ser administrado em *bolus*, pela hiperosmolaridade, além do risco de arritmia cardíaca

da meta (150 a 200 mg/dℓ), em vez de se reduzir a infusão da insulina (o que poderia atrasar a melhora da cetoacidose), deve-se aumentar a concentração de glicose do soro infundido, por exemplo, de 5% para 7,5 ou 10%. A infusão de insulina somente deve ser reduzida para 0,05 U/kg/h, ou mesmo suspensa, por curto período de tempo, nos casos de hipoglicemia (< 70 mg//dℓ) ou redução rápida da glicemia, apesar da solução com glicose a 10%. Após a estabilização, com o ajuste da concentração de glicose na hidratação, a infusão de insulina deve retornar a 0,1 U/kg/h.

As mudanças das concentrações de glicose dos esquemas de soro devem ser realizadas preferencialmente por meio de alterações do gotejamento de soluções em Y, em infusão simultânea. Assim, permitem-se modificações da taxa de infusão de glicose sem necessidade de se trocar as bolsas a todo instante.

Na fase de transição da administração de insulina, de intravenosa contínua para um esquema basal/*bolus* via SC, a dose de insulina intravenosa deve ser inicialmente diminuída para 0,05 U/kg/h. Após 15 a 30 min da administração da insulina regular ou ultrarrápida, suspender a infusão intravenosa. Se a acidose for resolvida durante a noite, a transição pode ser feita na manhã seguinte, sendo necessário, portanto, manter a infusão de insulina a 0,05 a 0,07 U/kg/h.

Nas situações nas quais não é possível a administração de insulina intravenosa contínua, o esquema de doses fracionadas por via subcutânea (SC) ou intramuscular pode ser usado eficazmente; contudo, a má perfusão periférica pode dificultar a absorção subcutânea. O uso de insulina de ação ultrarrápida SC (Aspart, Lispro ou Glulisina), ou mesmo a regular, também SC, a cada 1 ou 2 h, é um recurso seguro e efetivo no tratamento da CAD leve a moderada, com a normalização da glicemia e da acidose em comparação com a utilização de insulina intravenosa contínua. A vantagem das insulinas ultrarrápidas em relação à regular é a maior segurança do seu uso, pois elas têm início de ação mais rápido (10 a 20 min), pico de ação de 30 a 90 min e duração máxima (término de ação) de 3 a 4 h. Assim, há menor sobreposição das doses (como ocorre no tratamento com a insulina regular), com redução do risco de hipoglicemia.

A insulina ultrarrápida deve ser administrada na dose inicial de 0,3 U/kg (*bolus*) via SC e repetida a cada 2 h na dose de 0,1 U/kg, via SC, até o controle da acidose/cetonemia. Em seguida, repetida a cada 3 ou 4 h, até o início da insulina basal (de ação intermediária ou lenta). É necessário administrar a insulina regular na dose inicial de 0,1 a 0,2 U/kg IM ou SC. Doses maiores em crianças, frequentemente, associam-se à hipoglicemia. A dose de 0,1 U/kg pode ser repetida a cada 2 a 4 h, sempre que a glicemia estiver acima de 200 mg/dℓ, de acordo com avaliação clínica, até o controle da acidose/cetonemia, e então é feita a transição para a insulina basal.

O esquema de insulinoterapia intensivo deve ser mantido até a correção da acidose.

IV. **Tratamento das complicações ou doenças associadas.** Constituem etapas importantes do tratamento da cetoacidose diabética o diagnóstico e o manuseio adequado dos fatores desencadeantes. Além disso, devem ser evitadas complicações como a hipopotassemia e a hipoglicemia, resultantes de avaliação incorreta das perdas ou tratamento muito agressivo. Durante o tratamento da cetoacidose em crianças, a principal complicação observada é o desencadeamento de hipoglicemia pelo uso intempestivo e excessivo da insulina, especialmente quando não há o cuidado de se iniciar a insulinoterapia apenas após o período de hidratação inicial do paciente (o que já aumenta o clareamento da glicose pela restauração da taxa de filtração glomerular); outro possível fator causal da hipoglicemia é a administração de insulina intravenosa em *bolus*, o que raramente é necessário, conforme as evidências mais atuais.

Outro cuidado a ser tomado durante o tratamento refere-se à velocidade de hidratação, visto que a hiper-hidratação está associada ao maior risco da mais grave complicação de cetoacidose diabética e principal responsável pela mortalidade das crianças com CAD: o edema cerebral. Os fatores desencadeantes dessa complicação muito temida, embora incomum (0,3 a 1% dos casos), não são completamente conhecidos. É sugerido que a reposição hídrica com soluções isotônicas, na criança, não exceda 2 vezes as necessidades básicas de manutenção, e que a criança seja cuidadosamente observada para a detecção precoce de possíveis sinais sugestivos do quadro, que costuma se instalar nas 4 a 12 h após o início do tratamento. No entanto, o edema cerebral pode ocorrer mesmo antes do tratamento ou em qualquer momento do mesmo. As alterações neurológicas secundárias ao edema cerebral têm início súbito e progressão rápida; a melhora depende da pronta redução da pressão intracraniana, que pode ser obtida com a utilização de manitol. O Quadro 61.4 traz critérios de diagnóstico para a seleção de pacientes que se beneficiariam com a administração do manitol, visto que o reconhecimento precoce de sinais sugestivos do edema cerebral é a chave para um desfecho favorável. Ao se identificar o edema cerebral, é necessário, inicialmente, elevar a cabeceira a 30° e reduzir em cerca de 30% a taxa de infusão de líquidos. Além do suporte clínico, que inclui a aspiração do conteúdo gástrico e o suporte ventilatório adequado, administra-se o manitol na dose de 0,5 a 1,0 g/kg, via IV, em 20 min; repete-se a dose após 2 h, caso não haja resposta inicial. Deve ser solicitado exame de imagem do sistema nervoso, como a tomografia computadorizada de crânio, mas apenas após a instituição do tratamento, que deve ter como base exclusivamente a clínica do paciente.

Quadro 61.4 Avaliação clínica seriada do estado neurológico de crianças com cetoacidose diabética.*

Critérios diagnósticos	Resposta anormal à dor (motora ou verbal) Postura de decorticação ou descerebração Paralisia de nervos cranianos (especialmente III IV e VI) Padrão respiratório anormal Neurogênico (gemência, taquipneia, respiração de Cheyne-Stokes, falência respiratória)
Critérios maiores	Nível de consciência alterado Desaceleração sustentada da frequência cardíaca (queda de mais de 20 bpm), não atribuída à melhora do volume intravascular ou ao sono Incontinência urinária inapropriada para a idade
Critérios menores	Vômitos Cefaleia Letargia ou dificuldade para acordar PA diastólica > 90 mmHg Idade < 5 anos

*Sinais que ocorrem antes do tratamento não devem ser considerados para o diagnóstico de edema cerebral. Para o diagnóstico presuntivo de edema cerebral, considerar 1 critério diagnóstico ou 2 critérios maiores ou 1 critério maior + 2 menores (sensibilidade de 92% e especificidade de 96%).

Fonte: adaptado de Muir et al., 2004.

V. Dieta. Tão logo o paciente tenha condições, deve ser iniciada a ingestão de líquidos (água, soro de hidratação oral, sucos de frutas, chás) e, a seguir, dieta de sal por caldos, sopas ou canjas e dieta adequada para diabético, calculada com o valor calórico apropriado para a idade e o peso (ver Quadro 61.2). É muito comum o paciente solicitar líquidos ou mesmo alimentos ainda durante a fase de resolução completa dos distúrbios acidobásicos. A ingestão de alimentos leves pode ser iniciada de maneira progressiva ainda em vigência de acidose, se o paciente estiver em boas condições clínicas, sem náuseas ou vômitos.

Quando se trata do primeiro episódio de cetoacidose, a partir do qual foi feito o diagnóstico do diabetes melito, é fundamental a orientação adequada do paciente com relação à doença, seu manuseio e controle no domicílio, especialmente no tipo 1. A educação do paciente e de sua família deve, preferencialmente, ser feita por equipe multiprofissional, discutindo com clareza os principais pontos do tratamento (insulinoterapia, monitoramento glicêmico e alimentação saudável).

Bibliografia

Damiani D, Damiani D. Complicações hiperglicêmicas agudas no diabetes melito tipo 1 do jovem. Arq Bras Endocrinol Metabol. 2008; 52:367-74.

Damiani D, Damiani D. Conduta terapêutica na cetoacidose e no coma diabético. In: Netto AP. Diagnóstico e tratamento do diabetes tipo 1. Atualização 2012. Posicionamento Oficial SBD nº 1 – 2012. p. 19-25.

Dunger DB, Sperling MA, Acerini CL et al. European Society for Paediatric Endocrinology/Lawson Wilkins Pediatric Endocrine Society Consensus Statement on Diabetic Ketoacidosis in Children and Adolescents. Pediatrics. 2004; 113:133-40.

Eisenbarth GS, Buse JB. Type 1 Diabetes mellitus. In: Melmed S, Polonsky KN, Larsen PR, Kronenberg HM (Ed.). Williams Textbook of Endocrinology. 12. ed. Philadelphia: Elsevier; 2013. p. 1436-61.

Jeha GS, Haymond MW, Wolfsdorf JI et al. Treatment and complications of diabetic ketoacidosis in children. UpToDate. [Literature review on the Internet.] 2013 [cited May 2013]. Disponível em: http://www.uptodate.com/contents/treatment-and-complications-of-diabetic-ketoacidosis-inchildren.

Kitabchi AE, Umpierrez GE, Fisher JN et al. Thirty years of personal experience in hyperglycemic crises: diabetic ketoacidosis and hyperglycemic hyperosmolar state. J Clin Endocrinol Metab. 2008; 93:1541-52.

Lawrence SE, Cummings EA, Gaboury I et al. Population-based study of incidence and risk factors for cerebral edema in pediatric diabetic ketoacidosis. J Ped. 2005; 146:688-92.

Muir AB, Quisling RG, Yang MC et al. Cerebral edema in childhood diabetic ketoacidosis: natural history, radiographic findings, and early identification. Diabetes Care. 2004; 27:1541-6.

Noyes KJ, Crofton P, Bath LE et al. Hydroxybutyrate near-patient testing to evaluate a new end-point for intravenous insulin therapy in the treatment of diabetic ketoacidosis in children. Pediatr Diabetes. 2007; 8:150-6.

Rosenbloom AL. The management of diabetic ketoacidosis in children. Diabetes Ther. 2010; 1:103-20.

Sperling MA, Weinzimer SA, Tamborlane WV. Diabetes mellitus. In: Sperling MA. Pediatric Endocrinology. 3. ed. Philadelphia: Saunders Elsevier; 2008. p. 392-7.

Umpierrez GE, Cuervo R, Karabell A et al. Treatment of diabetic ketoacidosis with subcutaneous insulin aspart. Diabetes Care. 2004; 27:1873-8.

Umpierrez GE, Latif K, Stoever J et al. A. Efficacy of subcutaneous insulina lispro versus continuous intravenous regular insulin for the treatment of patients with diabetic ketoacidosis. Am J Med. 2004; 117:291-6.

Wolfsdorf J, Craig M, Daneman D et al. Diabetic ketoacidosis. In: Hanas R, Donaghue K, Klingensmith G, Swift P, Colagiuri S, editors. Global IDF/ISPAD Guideline for Diabetes in Childhood and Adolescence. Brussels: International Diabetes Federation. 2014; 15(Suppl 20):154-79.

INFECÇÕES DO TRATO URINÁRIO

Jefferson Torres Moreira Penna
Thiago Horta Soares

I. **Introdução.** As infecções do trato urinário (ITU) estão entre as patologias mais frequentes da medicina ambulatorial e são responsáveis por um número considerável de internações hospitalares, podendo ser decorrentes de complicação da assistência à saúde. Constituem a segunda causa de infecção do ser humano, superada apenas pelas infecções do trato respiratório. Nos EUA, mais de 7 milhões de mulheres procuram atendimento médico anualmente devido à ITU, gerando um custo estimado superior a 1,6 bilhão de dólares. Estima-se que 25 a 35% das mulheres entre 20 e 40 anos terão pelo menos um episódio de ITU durante sua vida, não sendo rara a ocorrência de infecções repetidas. Portanto, trata-se de uma doença de elevado custo e impacto social.

II. **Patogenia.** O trato urinário é habitualmente estéril dos túbulos proximais até a uretra, exceto na parte distal da mesma e no meato uretral, onde estafilococos, difteroides e outros microrganismos comensais podem ser colonizantes. Em função de altas concentrações de ureia, baixo pH, hipertonicidade e existência de ácidos orgânicos da dieta, a urina constitui um precário meio de cultura, desfavorecendo o crescimento da maioria dos microrganismos, com exceção dos uropatógenos. Somam-se a isso as propriedades antibacterianas do revestimento mucoso e o fluxo constante de urina como mecanismos adicionais de defesa do sistema urinário. Em face dos efetivos mecanismos de defesa locais, a penetração intermitente de bactérias na bexiga não resulta comumente em infecção. Por outro lado, fatores de adesão bacteriana aumentam a virulência de algumas cepas e a possibilidade do aparecimento da infecção. Mulheres com maior expressão de receptores aos fatores de adesão podem apresentar quadros de ITU recorrentes. Em mulheres idosas, a prevalência de ITU tem relação com as disfunções hormonais e neurológicas, o que dificulta o esvaziamento da bexiga, causando perda da força de contração do músculo detrusor e aumento do volume urinário vesical residual. Nos homens, após 60 anos de idade, há aumento gradual da incidência das infecções urinárias, devido à hiperplasia prostática e à dificuldade de esvaziamento vesical.

A via ascendente é o principal modo de disseminação da infecção. A uretra mais curta das mulheres e sua proximidade com o ânus facilitam o acesso de bactérias uropatogênicas ao trato urinário, tornando as infecções mais comuns no sexo feminino.

As vias de disseminação hematogênica e linfática são menos comuns, mas podem ocorrer em pacientes com alterações anatômicas e em imunossuprimidos. As ITU são causadas, na sua maioria, pelas enterobactérias aeróbias gram-negativas, presentes na microbiota intestinal. Em termos globais, a *Escherichia coli* é, seguramente, o patógeno urinário mais comum, responsabilizando-se por 80% das infecções adquiridas na comunidade, seguida por *Proteus mirabilis*, *Klebsiella pneumoniae* e *Staphylococcus saprophyticus*.

III. **Quadro clínico.** Classicamente, as ITU se manifestam por sintomas tais como algúria, tenesmo vesical, urgência e/ou incontinência urinária, associados a sintomas gerais comuns a qualquer processo infeccioso, como febre, calafrios e cefaleia. Podem se classificadas, segundo a localização topográfica, em ITU superior ou alta (pielonefrite e ITU inferior ou baixa (cistite). A ITU é considerada não complicada quando ocorre em indivíduos sem comorbidades, doença renal prévia ou alterações estruturais e/ou funcionais do trato urinário.

A cistite, quando sintomática, manifesta-se por: disúria, polaciúria, urgência para urinar e, ocasionalmente, desconforto suprapúbico. Geralmente, não há manifestações sistêmicas. Nos homens, os sintomas descritos anteriormente, associados a febre, calafrios e desconforto perineal, sugerem o diagnóstico de prostatite bacteriana aguda.

Esses sintomas podem ser vistos mesmo na ausência de infecção bacteriana, quadro denominado síndrome uretral, após as possibilidades de cistite intersticial e carcinoma *in situ* terem sido excluídas por meio de uretrocistoscopia.

A pielonefrite é acompanhada de sintomas sistêmicos de infecção, como febre de início súbito, calafrios, dor lombar, náuseas e vômitos que podem ou não estar associados aos sintomas da cistite. No idoso, um quadro confusional agudo pode ser a primeira manifestação de pielonefrite; não há febre em 33% desses pacientes.

IV. **Diagnóstico laboratorial.** A suspeita de ITU é feita essencialmente em bases clínicas, e os exames complementares disponíveis possibilitam sua confirmação, bem como avaliam sua gravidade e identificam eventuais complicações. Em seguida, são realizados alguns exames que tornam possível a sua confirmação.

A. **Exame microscópico da urina.** A obtenção de amostra de urina a ser examinada requer alguns cuidados especiais. Fração do jato médio, coletada por micção espontânea, será suficiente na maioria dos casos. Nos indivíduos incapazes de colaborar, em decorrência de alterações do comportamento ou por motivos urológicos, a obtenção de urina se dará por meio de cateterismo vesical ou punção suprapúbica, observando-se as técnicas rigorosas de assepsia. Dentre os achados indicativos de contaminação bacteriana no momento da coleta, podemos destacar quantidades expressivas de células epiteliais escamosas na microscopia do sedimento urinário.

No sedimento urinário serão percebidos, com frequência, piúria, bactérias, hemácias e cilindros leucocitários. O achado de piúria (dez piócitos por campo) é bastante significativo, uma vez que é observado na maioria dos pacientes. Pode estar ausente em idosos com bacteriúria, e sua presença, quando não há ITU, pode ser observada em casos de contaminação com fluxo vaginal, nefrite intersticial e nefrolitíase. Cilindros leucocitários sugerem fortemente o diagnóstico de pielonefrite.

A esterase leucocitária positiva tem boa correlação com a piúria e apresenta sensibilidade e especificidade de 77 e 54%, respectivamente.

Métodos indiretos foram desenvolvidos para detectar bacteriúria por meio de diagnóstico presuntivo, destacando-se o teste do nitrito, que indica a presença de uma Enterobacteriaceae capaz de converter o nitrato em nitrito. Esse exame apresenta sensibilidade de 81% e especificidade de 87%, sendo que um resultado falso-negativo pode ocorrer quando há infecção causada por bactérias gram-positivas, pseudômonas e infecções com baixas contagens de colônias. A esterase leucocitária associada ao teste do nitrito positivo aumenta a sensibilidade desses exames para 94%.

A realização do Gram de gota de urina não centrifugada, apesar de pouco sensível, deve ser sempre solicitada, pois se trata de exame de fácil execução, orientando, de maneira simples e econômica, o início do tratamento.

B. **Urocultura.** Apesar de o diagnóstico presuntivo de ITU ser feito fundamentalmente em bases clínicas, seu diagnóstico definitivo ainda depende de uma urocultura positiva. Sua realização, entretanto, é dispensável na mulher com quadro de cistite não complicada, em que o tratamento empírico apresenta elevado índice de sucesso. A urocultura pré-tratamento deverá ser reservada para os pacientes com quadro clínico sugestivo de pielonefrite, ITU complicada ou ITU recorrente.

É clássica a afirmação de que uma urocultura com crescimento superior ou igual a 10^5 UFC/mℓ é indicativa de bacteriúria significativa. Entretanto, atualmente, aceita-se que o achado de 10^3 UFC/mℓ seja significativo para o diagnóstico de ITU na mulher sintomática.

C. **Exames radiológicos.** Dentre os métodos de imagem, a tomografia computadorizada (TC) com contraste oferece a melhor definição anatômica do processo inflamatório do trato urinário e, provavelmente, estará anormal em quase todos os casos de pielonefrite. Regiões inflamadas aparecem hipodensas, e edema difuso do rim com borramento da gordura perinefrética pode ser encontrado. Entretanto, devido ao custo elevado, à aplicação de radiação e ao inconveniente da necessidade do uso de contraste, sua indicação ficará reservada para os pacientes com dúvida de diagnóstico e na suspeita de complicações. A TC sem contrate será solicitada nos casos em que houver suspeita de litíase ureteral associada à pielonefrite.

A ultrassonografia (US) é um exame pouco sensível na avaliação da pielonefrite aguda e pode ser normal nos casos não complicados. Entretanto, trata-se de um método rápido, não invasivo e relativamente barato para avaliar o sistema coletor, o parênquima renal e o retroperitônio, sendo sensível para diagnosticar abscesso intra e perinefrético e útil para direcionar a punção aspirativa percutânea por agulha.

D. **Outros exames.** Nos casos sugestivos de ITU complicada, particularmente quando indicado o tratamento em regime de internação hospitalar, além dos exames já citados, deverão ser realizados o hemograma, as dosagens de ureia, creatinina e eletrólitos. Também deverão ser coletadas duas amostras de sangue para cultura e antibiograma. Esses exames ajudarão a definir a gravidade da infecção, avaliarão a função renal e deverão ser considerados quando da escolha do antimicrobiano.

V. **Abordagem terapêutica.** No tratamento das ITU, é de fundamental importância a distinção entre ITU complicada e não complicada devido às implicações quanto a escolha do antibiótico a ser empregado, duração do tratamento e necessidade de avaliação do trato urinário. O tratamento se baseia na antibioticoterapia, eficaz para a maioria dos pacientes, aliviando os sintomas e negativando as uroculturas. O uso de analgésicos das vias urinárias (p. ex., fenazopiridina 200 mg via oral (VO) de 8/8 h) pode ser útil em pacientes com disúria acentuada e geralmente é mantido por 2 a 3 dias.

A. **Cistite aguda.** A maioria dos pacientes com ITU não complicada e clínica compatível com cistite poderá ser tratada ambulatorialmente e, segundo a maioria dos autores, de maneira empírica. A antibioticoterapia deve ser sempre utilizada, e o tratamento por 3 dias parece ser o ideal. Os fármacos de escolha são: norfloxacino, 400 mg, 12/12 h; ciprofloxacino, 500 mg, 12/12 h; levofloxacino 500 mg, 24/24 h. Outra opção terapêutica é a nitrofurantoína, utilizada na dose de 100 mg, 12/12 h por 5 dias. O emprego da associação sulfametoxazol-trimetoprima (SMT) ficará restrito aos casos em que houver urocultura recém-coletada que mostre sensibilidade do microrganismo a esse agente, já que dados epidemiológicos disponíveis mostram elevada resistência a esse medicamento. A dose recomendada é de 800 mg/160 mg, 12/12 h. A fosfomicina trometamol na dose de 3 g, é um tratamento rápido, com emprego de dose única, e vem se mostrando seguro e eficaz, com índice de cura acima de 90%.

Já os antibióticos betalactâmicos têm menor eficácia e são acompanhados de maior número de recorrências quando comparados com os antimicrobianos referidos anteriormente, não sendo, portanto, recomendados para o tratamento de curta duração. Quando utilizados, o tratamento deverá estender-se por 7 dias. Melhora sintomática significativa ocorre nas primeiras 24 a 48 h.

A cistite aguda em paciente do sexo masculino deve ser tratada com os mesmos fármacos citados anteriormente; porém, deve-se evitar o uso de betalactâmicos e da nitrofurantoína que não atinjam concentração tecidual adequada e, portanto, são menos efetivos para tratar uma possível prostatite associada. A duração do tratamento deve ser de 7 a 14 dias. Dados sobre o uso da fosfomicina, nesses casos, são limitados.

A urocultura pós-tratamento é recomendável quando os sintomas persistem ou se houver recorrência dentro de 2 semanas após o término do tratamento. Novo tratamento deve ser considerado utilizando-se outro fármaco e pelo período de 7 dias.

B. **Pielonefrite aguda.** Tradicionalmente, o diagnóstico de pielonefrite aguda era indicativo de internação hospitalar. Atualmente, a disponibilidade de novos agentes tem modificado essa tendência, e a internação é então destinada para os pacientes com instabilidade hemodinâmica ou pielonefrite complicada. O início do tratamento poderá ser feito com terapia intravenosa (IV); porém, em casos selecionados, há possibilidade de tratamento VO com retorno ambulatorial precoce, sendo o tempo de tratamento de 10 a 14 dias.

A escolha do antimicrobiano é empírica e orientada pelos dados epidemiológicos de sensibilidade bacteriana e achados do Gram de gota de urina. A presença de bactérias gram-negativas torna os aminoglicosídios, empregados em dose única diária, uma excelente opção para pacientes hospitalizados. A dose preconizada de gentamicina é de 5 mg/kg/dose, sendo que a infusão deve ser feita em 60 min. Como alternativa, poderá ser empregada uma cefalosporina de 3ª geração (ceftriaxona 1 a 2 g/dia). As fluorquinolonas são atualmente consideradas como boas opções terapêuticas em regiões onde a resistência constatada for inferior a 10%. Diante de cocos gram-positivos em cadeias sugerindo *Enterococcus* sp., o fármaco de escolha passa ser a ampicilina na dose de 6 g/dia, ou uma das associações: amoxicilina/clavulanato 0,5 g de 8/8 h ou ampicilina/sulbactam 1,5 g de 6/6 h. Entretanto, se a bacterioscopia pelo Gram não estiver disponível, a associação de um aminoglicosídio à ampicilina, nas doses já descritas, será a melhor opção.

Nos pacientes com insuficiência renal e nos idosos com risco aumentado para uso de aminoglicosídio, um agente alternativo deve ser utilizado, e a escolha recairá sobre uma cefalosporina de terceira geração (ceftriaxona 1 a 2 g/dia ou cefotaxima 3 a 6 g/dia) ou uma fluorquinolona para uso parenteral (p. ex., ciprofloxacino 800 mg/dia ou levofloxacino 500 mg/dia).

Com base em resposta clínica favorável e no resultado das culturas, o esquema citado pode ser modificado, dando-se preferência a agente mais específico, menos tóxico e de custo menos elevado.

A persistência de sintomas após 72 h de tratamento alerta quanto à necessidade de se excluir obstrução ureteral e/ou formação de abscesso intrarrenal ou perinefrético, complicações que deverão ser pesquisadas por meio de exames de imagem.

A obstrução do trato urinário associada a infecção constitui emergência médica, sendo fundamental a pronta descompressão, que poderá ser realizada por nefrostomia percutânea ou pelo cateterismo ureteral retrógrado.

Entre os pacientes com ITU complicada, com internação recente ou uso prévio de antibiótico, a incidência de microrganismos produtores de betalactamases de espectro ampliado (ESBL), incluindo a *Klebsiella* spp. e a *E. coli,* tem aumentado, o que dificulta o tratamento e exige a utilização de antibióticos de amplo espectro. Nesses pacientes, o fármaco de escolha passa a ser um carbapenêmico: meropeném, 500 mg IV, de 8/8 h, ou imipeném, 500 mg IV, de 6/6 h.

C. **Prostatite aguda.** A prostatite bacteriana aguda é caracterizada por quadro agudo de dor na região suprapúbica, flanco e períneo, acompanhado de febre, calafrios e sintomas urinários irritativos, principalmente disúria, polaciúria e urgência miccional, podendo ocorrer retenção urinária. Acompanha-se, em geral, de bacteriúria, o que permite a identificação do agente etiológico. Entretanto, a apresentação clínica permite que o tratamento seja iniciado empiricamente. A maioria dos antibióticos apresenta boa penetração no tecido glandular prostático inflamado, e os fármacos mais frequentemente empregados são as cefalosporinas de terceira geração ou as fluorquinolonas para uso parenteral, nas doses citadas anteriormente. O tratamento, nesse caso, deve ser de 21 a 28 dias. Caso haja retenção urinária, deve-se recorrer à drenagem vesical por meio de cistostomia suprapúbica. O abscesso prostático é uma complicação rara, geralmente ocorre em pacientes diabéticos ou imunossuprimidos e exige drenagem cirúrgica.

D. **ITU na gravidez.** As alterações anatômicas e funcionais que ocorrem durante a gravidez contribuem para aumentar o risco de ITU. A impossibilidade de utilizar alguns medicamentos, contraindicados na gravidez, e o risco aumentado de complicações torna a abordagem da ITU na grávida um verdadeiro desafio. Bacteriúria assintomática deve ser pesquisada durante o primeiro trimestre da gestação e, se presente, erradicada, pois 20 a 40% das mulheres com bacteriúria assintomática desenvolvem pielonefrite durante a gravidez.

A amoxicilina é o fármaco de escolha para tratamento da cistite, sendo bem tolerada e segura para uso na gravidez. A dose utilizada é de 875 mg a cada 12 h, pelo período de 7 dias. Como alternativa é recomendada a nitrofurantoína, na dose de 100 mg de 12/12 h, pelo mesmo período.

A pielonefrite ocorre em 1 a 2% das gestações. Para o tratamento, será empregada uma cefalosporina de terceira geração (p. ex., ceftriaxona 1 a 2 g IV de 24/24 h) ou uma penicilina associada a um inibidor da betalactamase (piperacilina/tazobactam 3,375 a 4,5 g IV de 6/6 h. As fluorquinolonas estão contraindicadas para uso durante a gravidez.

E. **ITU em transplantados renais.** As ITU são as infecções bacterianas mais comuns que ocorrem em receptores de transplante renal, acometendo 30 a 40% dos pacientes. A apresentação clínica varia desde a bacteriúria assintomática até a sepse urinária com disfunção do rim transplantado e sua rejeição. O tratamento não difere do utilizado em pacientes não transplantados, e a sua duração deve ser de 10 a 14 dias.

F. **ITU em pacientes diabéticos.** Não existem evidências de que a frequência de ITU seja maior em indivíduos diabéticos, quando comparados a indivíduos normais de mesmo sexo e idade. Entretanto, certas complicações clínicas, como cistite e pielonefrite enfisematosa, abscesso perinefrético e necrose papilar, são mais comuns entre os diabéticos. A pielonefrite enfisematosa deve ser abordada de forma conservadora. A drenagem percutânea e, se necessária, a nefrectomia serão realizadas após a estabilização do quadro. A antibioticoterapia recomendada é semelhante à empregada no paciente não diabético.

G. **ITU em pacientes com lesão medular.** ITU são extremamente frequentes, sendo a principal doença infecciosa que os acomete, tanto na fase aguda quanto na fase crônica da lesão medular. A principal causa relaciona-se com a retenção e o esvaziamento incompleto da bexiga. Os pacientes que realizam cateterismo vesical intermitente são todos virtualmente colonizados em seu trato urinário, devendo-se tomar cuidado para realizar o diagnóstico correto de infecção nesses pacientes. Serão valorizadas apenas uroculturas positivas de pacientes que tiverem sintomas consistentes, como febre, aumento ou aparecimento de perdas urinárias entre os cateterismos e aumento de espasticidade. Antibioticoterapia, quando indicada, deve ser mantida por 14 dias.

H. **Abscessos renais ou perinefréticos.** Os abscessos renais e perinefréticos são, em sua grande maioria, originários de ITU (75%), mas uma pequena minoria apresenta origem hematogênica. Geralmente são unilaterais, e o quadro clínico é semelhante ao da pielonefrite. A possibilidade de abscesso em paciente com pielonefrite deve ser considerada quando ocorre persistência da febre após 4 a 5 dias de tratamento adequado, na presença de litíase ureteral associada, ou quando a cultura de urina revelar flora polimicrobiana em amostra de urina não contaminada.

O tratamento clínico é geralmente eficaz, e, quando houver abscesso cortical renal, a cobertura antimicrobiana deverá incluir o *Staphylococcus aureus*. Por outro lado, a drenagem é fundamental nos casos de abscesso perinefrético, podendo ser realizada por meio de punção dirigida por US ou TC. A drenagem cirúrgica seria reservada para pacientes cuja punção não fosse bem-sucedida ou estivesse contraindicada.

VI. **Profilaxia.** A profilaxia das ITU tem como objetivo prevenir a recorrência sintomática e fundamenta-se na correção dos fatores predisponentes, na utilização criteriosa de instrumentação diagnóstica e terapêutica e no emprego de antimicrobianos a longo prazo.

Às vezes, nenhum evento precipitante é identificado, e a recorrência sintomática é bastante frequente, acontecendo de duas a três vezes ao ano, o que justifica a instituição de antibioticoterapia profilática a longo prazo. Nessa circunstância, utiliza-se nitrofurantoína 50 a 100 mg/dia, norfloxacino 200 mg/dia ou sulfametoxazol-trimetoprima 800 mg/160 mg por dia por 6 meses.

É importante ressaltar, todavia, que as medidas profiláticas não alteraram a história natural das ITU e que, em 60% dos casos, há recorrência 3 a 4 meses após suspensão do regime profilático.

Bibliografia

Carol E, Chenoweth CE, Saint S. Urinary tract infections. Infect Dis Clin N Am. 2016; 30;869-85.
Chenoweth CE, Saint S. Urinary tract infections. Infect Dis Clin N Am. 2011; 25:103-15.
Drekonja DM, Johnson JR. Urinary tract infections. Prim Care Clin Office Pract. 2008; 35:345-67.
Gupta K, Hooton TM, Naber KG et al. International clinical practice for the treatment of acute uncomplicated cystitis and pyelonephritis in women: a 2010 update by the Infectious Diseases Society of America and European Society for Microbiology and Infectious Disease. Clin Infect Disease. 2011; 52:e103-20.
Kumar S, Dave A, Wolf B et al. Urinary tract infections. Dis Mon. 2015; 61:45-59.
Masson P, Matheson S, Webster AC et al. Meta-analyses in prevention and treatment of urinary tract infections. Infect Dis Clin N Am. 2009; 23:355-85.
Nicolle LE. Uncomplicated urinary tract infection in adults including uncomplicated pyelonephritis. Urol Clin N Am. 2008; 35:1-12.
Nicolle LE. Urinary tract infections in special populations. Infect Dis Clin N Am. 2014; 28:91-104.

Norris DL, Young JD. Urinary tract infections: diagnosis and management in the emergency department. Emerg Med Clin N Am. 2008; 26:413-30.
Penna JTM, Neto MC. Infecções do trato urinário. In: Rocha MOC, Pedroso ERP (Eds.). Fundamentos em infectologia. Rio de Janeiro: Rubio; 2009. p. 429-40.
Ramakrishnan K, Scheid DC. Diagnosis and management of acute pyelonephritis in adults. Am Fam Physician. 2005; 71(5):933-42.
Raynor MC, Carsson CC. Urinary infections in men. Infect Dis Clin N Am. 2011; 95:43-54.
Rubenstein JN, Schaeffer AJ. Managing complicated urinary tract infections. The urologic view. Infect Dis Clin N Am. 2003; 17:333-5.

CÓLICA NEFRÉTICA
Rafael Augusto Domingues Costa
João Paulo Greco de Freitas Cardoso

I. Introdução. A cólica renal é um sintoma da obstrução do trato urinário e apresenta-se como um dos quadros de dor mais intensa descritos pela Medicina. A obstrução aguda ao fluxo de urina eleva a pressão do sistema coletor urinário e distende a cápsula renal, provocando dor e náuseas. A litíase ureteral é a causa mais comum de cólica nefrética.

Neste capítulo, abordaremos as quatro prioridades do atendimento ao portador de cólica renal: diagnóstico, controle da dor, identificação de paciente que necessita de avaliação urológica imediata e indicações para a terapia expulsiva.

A urolitíase sintomática é manifestação frequente na prática do médico em unidade de urgência. Sua apresentação aguda, em quadros álgicos muitas vezes excruciantes, exige do médico assistente rápida suspeita clínica e pronta intervenção para tratamento da dor, diagnóstico de complicações associadas e referenciamento adequado. O manejo inicial em pronto-socorro e os subsequentes exames e possíveis procedimentos de acompanhamento representam importante impacto econômico.

Nos EUA, a cólica renal é responsável por mais de um milhão de admissões em pronto atendimento todos os anos. No Reino Unido, dados do Serviço Nacional de Saúde (NHS – National Health Service) registram 31.000 admissões, com média de 1 dia de permanência a um custo de 19,3 milhões de libras A prevalência de cólica renal é maior no chamado cinturão do cálculo – região equatorial, incluindo sudeste da América, norte da África, Oriente Médio, Sudeste Asiático e nordeste da Austrália. As faixas etárias são, principalmente, de 30 a 60 anos, com relação homens:mulheres de 3:1 a 6:1.

São fatores que propiciam a ocorrência de cálculos: genéticos, atividade física, dieta, temperatura e umidade do ambiente, presença de anormalidades anatômicas, infecção do trato urinário e alterações metabólicas. A formação de um cálculo no trato urinário é um fenômeno bastante complexo e envolve várias etapas: supersaturação urinária, cristalização, agregação dos cristais e adesão deste agregado ao urotélio, formando um nicho para a adesão de novos cristais e, consequentemente, crescimento dos cálculos. Considera-se a supersaturação o evento precursor do processo de calculogênese. Ela ocorre quando substâncias como sódio, oxalato de cálcio ou fosfato de cálcio encontram-se em grandes concentrações na urina. Substâncias como citrato, magnésio e água inibem a formação de cristais e podem estar reduzidas, provocando o surgimento de cálculos urinários. O pH urinário habitualmente se encontra ácido em cálculos de ácido úrico e alcalino em cálculos de estruvita, estes associados à infecção urinária.

II. Diagnóstico e quadro clínico
  A. Sinais e sintomas. A dor lombar típica de obstrução ureteral é aguda e súbita, intensa, classicamente localizada em flanco com irradiação ao abdome anterior, fossas ilíacas e órgãos genitais do lado da dor, geralmente acompanhada de náuseas e vômitos. Embora a litíase ureteral obstrutiva tenha apresentação clássica, é importante estar atento a possíveis diagnósticos diferenciais, entre eles infecção,

obstruções mecânicas intrínsecas e extrínsecas sem origem calculosa e outras afecções do trato geniturinário.

Cálculos em ureter distal podem causar sintomas urinários irritativos, urgência miccional e polaciúria, semelhantes a afecções como cistites e prostatites. As infecções do trato urinário alto podem se acompanhar de dor lombar e sintomas do trato gastrintestinal, como náuseas e vômitos, mas em geral estão associadas a febre e sintomas prévios de cistite.

A obstrução ureteral pode ser acompanhada de infecção, sobrepondo-se sintomas da cólica renal a comemorativos infecciosos. É essencial estabelecer a sequência de sintomas e eventos que conduziram o paciente ao pronto atendimento, de modo a traçar hipótese diagnóstica mais provável e estabelecer a melhor forma de avaliação e manejo do indivíduo.

B. **Propedêutica**
1. **Exames laboratoriais.** Os exames laboratoriais descritos anteriormente são de fundamental importância para o diagnóstico correto e a identificação de pacientes que necessitarão de desobstrução ureteral de urgência. São exames recomendados na avaliação inicial: urina rotina, Gram de gota, urocultura e hemograma, creatinina sérica e proteína C reativa (PC-R) sérica.

    Há hematúria macroscópica em cerca de 15% dos pacientes, sendo a micro-hematúria esperada em 85% destes. Observa-se piúria em cerca de 15% dos pacientes, não necessariamente relacionada com a infecção, embora 30% destes apresentem também urocultura positiva. Os diagnósticos diferenciais mais comuns e alguns menos frequentes estão listados no Quadro 63.1.

2. **Exames de imagem**
    a. **Radiografia simples.** As radiografias simples de abdome podem ser capazes de identificar uma opacidade sugestiva de cálculos, quando presentes nos trajetos ureterais habituais. Tal capacidade diagnóstica depende da qualidade do exame, da densidade do cálculo (cálculos radiotransparentes como os de ácido úrico não são visualizados) e de um grande número de fatores influenciadores (processos espinosos vertebrais, pelve óssea, alças intestinais e seu conteúdo, orgãos pélvicos e abdominais).

    A radiografia simples pode ser útil no acompanhamento da progressão de um cálculo quando adotado tratamento conservador. Assim, é possível

Quadro 63.1 Diagnóstico diferencial.

Urológicos	Não urológicos
Pielonefrite	Aneurisma de aorta
Abscesso renal	Herpes-zóster
Estenose de junção ureteropélvica	Gravidez ectópica
Necrose papilar renal	Colecistite aguda
Infarto renal	Apendicite aguda
Tumor renal	Pneumonia
Estenose ureteral	Dor muscular

identificar a eliminação de um cálculo ou sua persistência nas readmissões em pronto atendimento.
- b. **Ultrassonografia.** A ultrassonografia é o exame de escolha em mulheres grávidas. Apresenta maior acurácia com relação à radiografia e, quando bem realizada, evita que o paciente se exponha a radiação. Entretanto, para diagnóstico de cólica nefrética, a sensibilidade do exame pode variar de 35 a 95%.
- c. **Tomografia computadorizada.** Já estabelecida como padrão-ouro no diagnóstico de urolitíase, a tomografia tem sensibilidade próxima a 100%, exceto para os cálculos provocados pelos inibidores de proteases. Os tomógrafos modernos possibilitam rápida aquisição de imagens com emprego de menos radiação e sem uso de contraste, com descrição precisa de localização anatômica, caracterização de tamanho, densidade, fatores associados e complicações.

Se não houver cálculo ureteral, o exame torna possível ainda a avaliação de outros órgãos da cavidade abdominal, com importante contribuição no diagnóstico diferencial.

A exposição a radiação ionizante proveniente de exames médicos é uma preocupação atual como fator de risco para neoplasias. Isso tem estimulado uma decisão mais acertada quanto ao uso de exames que exponham os pacientes a doses elevadas de radiação.

III. Tratamento

A. Analgesia. A apresentação aguda da ureterolitíase exige rápida identificação e atuação do médico assistente para alívio da dor, mesmo antes da coleta e da interpretação de exames complementares.

A dor na cólica renal tem como modelo teórico os mecanismos de hiperperistalse ureteral e distensão da cápsula renal. A peristalse ureteral é mediada na contração por alfarreceptores adrenérgicos e no relaxamento por betarreceptores adrenérgicos. São também integrantes os receptores de prostaglandina F2-alfa (PGF2-α; contração) e E1/E2 (PGE1/PGE2; relaxamento). Seriam esses os alvos farmacológicos de atuação das medicações prescritas.

Os anti-inflamatórios não esteroidais (AINEs) têm a vantagem de atuar na inibição de produção de ácido araquidônico durante a distensão da cápsula renal. Atuam também na redução do ritmo de filtração glomerular por contração da arteríola aferente, reduzindo a pressão hidrostática glomerular. No entanto, essa característica exige uso criterioso em idosos e pacientes que já possuam alteração da função renal e em cardiopatas e sabidamente alérgicos.

A diretriz mais atual da Sociedade Europeia de Urologia, publicada em 2016, recomenda o uso inicial, quando não contraindicados, dos AINEs, por oferecerem mais eficácia e menor uso de analgesia complementar a curto prazo. Recomenda-se o emprego dos opioides em segunda linha.

Um estudo controlado duplo-cego randomizado recente avaliou a eficácia comparada do diclofenaco, do paracetamol e da morfina em 1.645 pacientes com dor lombar randomizados no pronto atendimento. Nesses pacientes, 82% tiveram diagnóstico comprovado de ureterolitíase por exames de imagem. Concluiu-se que o AINE foi o fármaco que ofereceu analgesia mais rápida e mais sustentada, requerendo-se com menor frequência analgesia de resgate com opioide.

O Buscopan® (butilbrometo de escopolamina) é um dos fármacos mais prescritos em episódios álgicos agudos de cólica ureteral e em terapia de manutenção.

Sua ação antiespasmódica com ação em músculo liso justificaria seu emprego empírico nessa situação. Uma recente revisão destaca que o Buscopan® não teria eficácia quando usado em monoterapia. A vantagem do emprego do fármaco seria ação sinérgica com AINE, embora esta última classe promova ação mais rápida e duradoura. O Buscopan® não reduz a dose ou a frequência de emprego de opioides, não sendo recomendada sua utilização com esse objetivo. Sua associação à dipirona e aos AINEs, é a recomendada.

B. **Indicações para encaminhamento ao especialista, admissão hospitalar ou descompressão do trato urinário de urgência.** A identificação dos pacientes que demandam um encaminhamento específico, internação hospitalar ou desobstrução do trato urinário é de grande importância no manejo do indivíduo com cólica ureteral. Após o controle da dor e o diagnóstico correto, a maioria dos casos pode ser acompanhada até a eliminação do cálculo. Entretanto, uma fração dos pacientes que apresentam maior risco de morbidade deve ser internada para a avaliação do especialista.

Embora os sintomas iniciais possam ser intensos à primeira apresentação do paciente ao pronto-socorro, as comorbidades, os sinais e sintomas associados à admissão ou o acompanhamento e demais fatores de complicação levam a desfechos em diferentes níveis de morbidade. Os cálculos obstrutivos associados às condições listadas no Quadro 63.2 contraindicam abordagens conservadoras e requerem admissão hospitalar. Os pacientes com tal enfermidade tornam-se candidatos à desobstrução imediata do trato urinário, após avaliação de um urologista.

Pacientes com sinais infecciosos como febre, sintomas constitucionais importantes, piúria ou bacteriúria são também candidatos à descompressão de urgência. A recomendação atual é desobstrução de urgência com cateter duplo J, associada a antibioticoterapia. A abordagem específica do cálculo é postergada até a resolução do quadro infeccioso. É importante que se inicie a antibioticoterapia parenteral já no pronto atendimento, antes de o paciente ser encaminhado para o centro cirúrgico. As infecções urinárias associadas a obstrução do trato urinário são consideradas complicadas. Assim, os antimicrobianos com boa cobertura contra gram-negativos, como quinolonas ou cefalosporinas de terceira geração, são os escolhidos para o tratamento.

As alterações da função renal no contexto de ureterolitíase podem estar associadas à obstrução ureteral mesmo em pacientes com cálculos unilaterais. A desidratação por sintomas como vômito, anorexia e baixa ingesta hídrica pode intensificar o quadro. Nos pacientes com tal enfermidade, o uso de anti-inflamatórios deve ser evitado. Estes indivíduos são candidatos à desobstrução urgente ou semiurgente.

Quadro 63.2 Indicações de desobstrução renal de urgência.

Absolutas	Rim único ou transplantado
	Associação a infecção renal
	Sintomas refratários aos medicamentos
Relativas	Cálculos maiores de 7 mm
	Readmissão em pronto-socorro pelo mesmo cálculo
	Alteração da função renal

Atualmente, como mencionado, o procedimento mais indicado para a desobstrução do trato urinário é a ureteroscopia com extração do cálculo e implante de cateter duplo J. Para cálculos grandes e/ou proximais, ou contextos infecciosos conforme já citado, opta-se inicialmente apenas pelo implante de cateter duplo J, com desobstrução do trato urinário, adiando-se a resolução do caso a uma posterior abordagem.

A ureteroscopia avançou muito nos últimos anos, tornando-se o procedimento minimamente invasivo mais utilizado. Em estudo mundial realizado pela Sociedade de Endourologia, as taxas de resolução completa dos cálculos variam de 81 a 97%. A morbidade é baixa, com a maioria dos pacientes evoluindo sem complicações ou com complicações dentro da escala I de Clavien. A maior parte dos pacientes (89%) necessitou apenas de uma abordagem endoscópica.

C. **Terapia expulsiva/tratamento conservador.** A maioria dos pacientes receberá alta após diagnóstico e controle da dor. Tais indivíduos poderão apresentar novos episódios de dor até eliminação do cálculo. São fatores de bom prognóstico para eliminação espontânea de cálculos: cálculos inferiores a 5 mm, histórico de eliminação espontânea de cálculos, ausência de leucocitose e valores normais de PC-R. O Quadro 63.3 ilustra as possibilidades de eliminação espontânea com relação ao tamanho do cálculo.

Os pacientes deverão receber alta do pronto atendimento com prescrição de analgésicos a serem utilizados em caso de dor. Recomenda-se o uso de dipirona, na dose de 1 g a cada 6 h, associado a um anti-inflamatório de ação rápida, além de um opioide em caso de dor refratária. O emprego de alfabloqueadores tem sido objeto de estudos frequentes nos últimos anos, mas seu uso para aumento das taxas de eliminação espontânea é ainda controverso e restrito à prescrição do urologista.

O paciente deve ser orientado a retornar ao serviço de urgência em caso de persistência da dor, febre e/ou manutenção de náuseas e vômitos.

É importante salientar a necessidade de verificar a eliminação do cálculo, estimulando-se o paciente a observar urina. Após o primeiro mês de tratamento conservador, a chance de eliminação espontânea diminui, e as taxas de complicações aumentam. Cálculos obstrutivos parados em um mesmo ponto do ureter por mais de 1 mês podem causar estenoses e comprometer a função renal. Por isso, devem ser removidos. É recomendável repetir o exame de imagem, para confirmar a eliminação do cálculo, caso este evento não seja relatado pelo paciente.

IV. **Considerações finais.** A cólica renal é um quadro comum e recorrente em serviços de pronto atendimento. É essencial que o médico assistente tenha conhecimento do diagnóstico, da abordagem e da necessidade de avaliação especializada para se estabelecerem as melhores e mais efetivas condutas para os pacientes.

Quadro 63.3 Possibilidades de eliminação de cálculos renais.

Tamanho do cálculo	Necessidade de intervenção	Tempo médio até eliminação (dias)
≤ 2 mm	5%	8,2
2 a 4 mm	17%	12,2
4 a 6 mm	50%	22
7 a 9 mm	85%	–

Bibliografia

Coll DM, Varanelli MJ, Smith RC. Relationship of spontaneous passage of ureteral calculi to stone size and location as revealed by unenhanced helical CT. AJR Am J Roentgenol. 2002; 178(1):101-3.

Dorfman M, Chan SB, Hayek K et al. Pyuria and urine cultures in patients with acute renal colic. J Emerg Med. 2016; 51(4):358-64.

Leveridge M, D'Arcy FT, O'Kane D et al. Renal colic: current protocols for emergency presentations. Eur J Emerg Med. 2016; 23(1):2-7.

Pickard R, Starr K, MacLennan G et al. Medical expulsive therapy in adults with ureteric colic: a multicentre, randomised, placebo-controlled trial. Lancet. 2015; 386(9991):341-9

Sternberg KM, Littenberg B. Trends in imaging use for the evaluation and follow-up of kidney stone disease: a single center experience. J Urol. 2017; 198(2):383-8.

Türk C, Petřík A, Sarica K et al. EAU guidelines on diagnosis and conservative management of urolithiasis. Eur Urol. 2016; 69(3):468-74.

Türk C, Petřík A, Sarica K et al. EAU Guidelines on interventional treatment for urolithiasis. Eur Urol. 2016; 69(3):475-82.

Xiang H, Chan M, Brown V et al. Systematic review and meta-analysis of the diagnostic accuracy of low-dose computed tomography of the kidneys, ureters and bladder for urolithiasis. J Med Imaging Radiat Oncol. 2017. doi: 10.1111/1754-9485.12587.

COMA 64

Eustáquio Claret dos Santos
Eustáquio Claret dos Santos Júnior

I. Introdução. A consciência é um atributo extremamente complexo da mente humana, que pode ser definido como o conhecimento que o indivíduo possui de si próprio e do ambiente. Esse atributo tem dois componentes diversos, mas intimamente ligados: nível e conteúdo.

O **nível de consciência** relaciona-se com o grau de alerta do indivíduo, ou seja, a **vigília**. Trata-se de uma função autonômico-vegetativa independente, mantida pelo tronco e pelo diencéfalo. Seu correto funcionamento depende diretamente da integridade do sistema reticular de ativação ascendente (SRAA), cujo centro localiza-se na porção posterior da transição pontomesencefálica, mas que se projeta para todo o córtex.

O **conteúdo da consciência**, por sua vez, diz respeito às funções mentais, cognitivas e afetivas, como linguagem, praxia, memória, crítica e gnosias cujo bom funcionamento depende da integridade funcional dos neurônios do córtex cerebral e dos núcleos subcorticais relacionados.

Há diversos quadros clínicos em que se observa um rebaixamento do nível de consciência ou modificações no conteúdo da consciência. Porém, para que o indivíduo esteja em estado de coma, deve ter sofrido comprometimento de ambos os componentes da consciência, com diminuição ou ausência de resposta a estímulos endógenos ou exógenos, representando falência cerebral avançada.

As alterações da consciência, portanto, nem sempre representam um quadro de coma; é fundamental precisar o grau em que elas rebaixam o nível de consciência ou modificam o conteúdo da consciência. Para se mensurar o grau de alteração sem se perder em conceitos subjetivos, utilizam-se escalas que procuram estabelecer parâmetros objetivos de profundidade e extensão das alterações da consciência.

A escala mais utilizada é a escala de coma de Glasgow (ECG), que avalia três respostas: abertura ocular, resposta verbal e resposta motora do paciente. A aplicação da escala resulta em um escore que vai de 15, se o paciente estiver inteiramente lúcido, a 3, se estiver em coma irresponsível (Quadro 64.1).

Há, também, a escala FOUR, mais completa que a ECG por incluir, entre os parâmetros avaliados, o exame do tronco encefálico (Quadro 64.2). A especificidade e a sensibilidade dessa escala para predizer o prognóstico do paciente comatoso parecem ser similares às da ECG. Contudo, a escala FOUR tem menos concordância quando utilizada por examinadores diferentes (é mais difícil de ser aplicada, sobretudo por não neurologistas), além de ter sido menos estudada que a ECG.

Uma vez definido o grau das alterações, diferentes termos são utilizados para descrever os estados intermediários entre o estado de consciência normal e o estado de consciência com alterações (Quadro 64.3).

Quadro 64.1 Escala de coma de Glasgow.

Parâmetros	Resposta do paciente	Pontuação
Abertura dos olhos	Espontânea	4
	Estímulo verbal	3
	Estímulo doloroso	2
	Ausente	1
Resposta verbal	Orientado	5
	Confuso	4
	Palavras inapropriadas	3
	Sons incompreensíveis	2
	Ausente	1
Resposta motora	Obedece a comandos verbais	6
	Localiza estímulos	5
	Retirada inespecífica	4
	Flexão (decorticação)	3
	Extensão (descerebração)	2
	Ausente	1

Quadro 64.2 Escala FOUR.

Parâmetros	Resposta do paciente	Pontuação
Resposta ocular	Olhos abertos, ou abrem, seguem ou piscam ao comando	4
	Olhos abertos, porém sem seguimento	3
	Abertura ocular a um estímulo verbal	2
	Abertura ocular a um estímulo doloroso	1
	Ausência de abertura ocular	0
Resposta motora	Eleva o polegar, cerra os punhos ou sinal da paz	4
	Localiza a dor	3
	Resposta flexora à dor	2
	Resposta extensora à dor	1
	Ausência de resposta à dor ou estado mioclônico generalizado	0
Reflexos de tronco	Reflexos pupilar e corneano presentes	4
	Uma pupila dilatada e fixa	3
	Reflexo pupilar ou corneano ausente	2
	Reflexos pupilar e corneano ausentes	1
	Reflexos pupilar, corneano e de tosse ausentes	0
Padrão respiratório	Não intubado, padrão respiratório regular	4
	Não intubado, padrão respiratório de Cheyne-Stokes	3
	Não intubado, respiração irregular	2
	Ventilação acima da frequência do ventilador	1
	Ventilação na frequência do ventilador ou apneia	0

Quadro 64.3 Estados alterados de consciência.

Sonolência	Aumento na relação entre vigília e sono
Letargia	Condição na qual o paciente é despertado com estímulo e exibe consciência menor do que o normal sobre si ou o ambiente. Se deixado, volta a dormir
Obnubilação	Termo usado para referir-se a qualquer condição de rebaixamento do nível de consciência. É bastante impreciso e seu uso deve ser desincentivado
Torpor	Estado em que é necessária uma estimulação vigorosa para despertar o paciente
Encarceramento (*locked in*)	Síndrome resultante de lesões do trato corticoespinal ou corticobulbar; caracteriza-se por incapacidade de apresentar respostas voluntárias, mas mantêm-se preservados a consciência, a cognição e alguns movimentos oculares
Estado vegetativo	Preservação da relação sono-vigília com perda das funções cognitivas, preservação dos movimentos respiratórios e função motora espontânea

Identificado o estado comatoso, o neurologista é frequentemente chamado para avaliar o paciente inconsciente, com fins de esclarecimento do diagnóstico e do provável prognóstico. Para realizar tal avaliação, é imprescindível a compreensão das bases anatômicas relacionadas com esta condição, bem como conhecimento sobre as inúmeras alterações, não raramente multifatoriais, que resultam em alterações da consciência.

II. **Bases neuroanatômicas e classificações do coma.** O estado de consciência depende da integridade dos hemisférios cerebrais que interagem com o sistema reticular ativador ascendente (SRAA), o qual consiste em um agrupamento de neurônios que se estende da região pontomesencefálica até o hipotálamo e o tálamo, recebendo fibras colinérgicas, adrenérgicas e serotoninérgicas. A associação entre essas redes neuronais localizadas nos hemisférios cerebrais e suas conexões com o tálamo, gânglios da base e cerebelo determina os aspectos reflexivos e cognitivos da consciência.

Correlações clinicopatológicas e testes neurofisiológicos têm mostrado que o coma geralmente é causado por dano cerebral difuso (que engloba ambos os hemisférios), lesão do SRAA, ou ambos.

Dessa forma, lesões restritas ao córtex geralmente causam alterações focais do conteúdo da consciência (afasia, apraxia, agnosia), mas não provocam redução do nível de consciência, dependente da interação do SRAA com o córtex cerebral como um todo.

Contudo, uma lesão unilateral do hemisfério cerebral também pode resultar em coma, desde que provoque compressão secundária do tronco encefálico, geralmente em virtude da herniação de estruturas e o consequente comprometimento do SRAA.

Outra possível causa de coma são lesões bilaterais do tálamo e do hipotálamo, pois interrompem a ativação do córtex cerebral que ocorre através dessas estruturas. Nas lesões do hipotálamo, chama atenção a presença de fenômenos associados ao sono, como bocejos e suspiros.

A velocidade de início, o local e o tamanho da lesão são as variáveis que determinarão o desencadeamento ou não de coma. Assim, fatores como infarto ou hemorragia do tronco encefálico frequentemente causam coma, ao passo que outras condições neurológicas, como esclerose múltipla, lesões abaixo do nível da ponte ou neoplasias, raramente o fazem.

Em contrapartida, substâncias psicoativas e doenças metabólicas podem causar coma por meio de seu efeito depressor das atividades do córtex e da formação reticular ascendente.

Dependendo da localização anatômica do evento causador do coma, é proposta a seguinte classificação:

- Processos extensos ou difusos afetando todo o cérebro
- Lesões expansivas supratentoriais causando herniação tentorial, com compressão do tronco encefálico (associado a outros sinais neurológicos, como paralisia do terceiro nervo e hemiparesia cruzada)
- Lesões infratentoriais, do tronco encefálico, entre as quais podemos citar compressão da fossa posterior por hemorragia ou infarto cerebelar e doenças que afetam primariamente o tronco encefálico (p. ex., trombose da artéria basilar).

Nas lesões infratentoriais, há acometimento direto do SRAA, enquanto nas supratentoriais esse acometimento pode ocorrer indiretamente através da herniação de estruturas. As lesões difusas geralmente são causadas por distúrbios metabólicos e intoxicações agudas. Já nas lesões focais, supra- e infratentoriais, a causa é, na maioria das vezes, uma doença intracraniana. Não obstante, há exceções dos dois lados (Quadro 64.4).

Quadro 64.4 Causas de coma de acordo com a localização das lesões.

Localização das lesões	Etiologia
Supratentoriais	Lesões destrutivas de ambos os hemisférios cerebrais, subcorticais ou talâmicas
	Lesões expansivas (resultando em efeito de massa): hemorragias, tumores, abscessos, traumatismo cranioencefálico
Infratentoriais	Lesões destrutivas, isquêmicas ou compressivas (hemorragia, infarto, tumores, abscessos e granulomas) em sistemas ativadores localizados no tronco encefálico, hipotálamo e tálamo
	Lesões cerebelares (infarto ou hemorragia) que podem causar compressão do tronco encefálico e hidrocefalia obstrutiva aguda e que requerem imediata descompressão neurocirúrgica
Patologias neurológicas primárias que não produzem obrigatoriamente efeito de massa ou sinais focais	Crises convulsivas
	Hemorragia subaracnóidea
	Meningite e meningoencefalite
	Carcinomatose ou linfomatose das leptomeninges
	Sarcoidose
Lesões metabólicas e/ou difusas	Hipoxia ou isquemia
	Hipoglicemia
	Deficiências nutricionais
	Distúrbios hidreletrolíticos
	Distúrbios acidobásicos
	Intoxicação exógena
	Intoxicação endógena

Além da classificação anatômica, podemos dividir o coma de acordo com sua etiologia, que pode ser orgânica (coma estrutural) ou metabólica (coma metabólico). De acordo com algumas características, podemos diferenciá-lo em bases puramente clínicas (Quadro 64.5).

III. **Avaliação do coma.** O coma é uma situação aguda que põe em risco a vida. Sua avaliação deve ser rápida, abrangente, e realizada simultaneamente a medidas gerais que devem ser tomadas com urgência para minimizar eventuais danos neurológicos enquanto não se esclarece o quadro específico. A abordagem na emergência deve incluir: reanimação com suporte dos sistemas cardiovascular e respiratório; correção de distúrbio metabólico imediato, notadamente controle da glicemia e tiamina no sangue, se for indicado; controle de convulsões e da temperatura corporal; e, a partir da identificação do mecanismo causador, aplicação de tratamentos específicos (p. ex., administração de naloxona diante da suspeita de superdosagem de opiáceos).

Junto às medidas clínicas gerais, a avaliação inicial do paciente comatoso deve contemplar os seguintes pontos:

A. **Anamnese.** Obtida através dos acompanhantes e da equipe que assistiu inicialmente o paciente. Deve concentrar-se em alguns pontos de interesse, como, por exemplo, as circunstâncias e a duração da alteração do estado de consciência, a presença de vômitos ou sinais e sintomas focais precedendo ou acompanhando o quadro; histórico de doenças, cirurgias, condições neurológicas e psicológicas anteriores; uso de medicamentos ou drogas; traumatismo; ocupação profissional e contato com substâncias tóxicas (Quadro 64.6).

Quadro 64.5 Diagnóstico diferencial entre coma estrutural e coma metabólico.

Coma estrutural	**Supratentorial** • Sintomas inicialmente focais: afasia, hemiparesia contralateral, crises convulsivas focais, alterações de comportamento do lobo frontal, cefaleia • Sinais anormais geralmente não difusos, restritos a um nível anatômico • Movimentos oculares e outras funções do tronco encefálico preservados, exceto na presença de herniação **Infratentorial** • Início súbito do coma, que pode ser precedido de alterações do tronco encefálico • Presença de sinais indicativos de disfunção do tronco encefálico (ausência de movimentos oculares e alterações pupilares, respiratórias e motoras)

Coma metabólico	**Distúrbio metabólico**
	• Geralmente causam um estado confusional agudo antes de evoluírem para torpor e coma
	• Preservação das reações pupilares e da motricidade ocular extrínseca:
	  ◦ Permanência dos olhos centrados e eixos visuais paralelos
	  ◦ Déficits motores simétricos, se presentes
	  ◦ Crises convulsivas focais ou generalizadas
	• Presença de espasmos, mioclonias e asterixe

Quadro 64.6 Dados da história.

História	Causa possível
Traumatismo craniano recente	Lesão axônica difusa e/ou hematoma intracraniano
	Hematoma subdural crônico
Traumatismo craniano antigo (< 6 semanas)	Hemorragia intracraniana ou subaracnóidea
Perda súbita de consciência	Epilepsia ou estado pós-ictal
Contrações musculares ou incontinência	Lesão expansiva ou causa metabólica ou infecção
Sintomas de instalação gradual	
Doença prévia	
Diabetes	Hipo- ou hiperglicemia
Epilepsia	Pós-ictal
Doença psiquiátrica	Superdosagem
Alcoolismo ou dependência de drogas ilícitas	Toxicidade
Infecção viral	Encefalite
Malignidade	Metástase no cérebro

B. **Exame físico geral (Quadro 64.7)**, com ênfase na:
1. **Ectoscopia, que deve buscar sinais de traumatismo, de hepatopatia, anemia, caquexia, cianose e sinais dermatológicos sugestivos de infecções virais, meningocócicas, estafilocócicas ou de doença de Addison.**
É importante dizer que, na ausência de relato sugestivo de traumatismo cervical, ainda que não haja lesão visível deve-se imobilizar o pescoço do paciente até que tal hipótese seja descartada por meio de estudo radiográfico da coluna cervical.
2. **Temperatura, uma vez que a hipotermia pode rebaixar o nível de consciência.** A hipertermia, por sua vez, normalmente não altera o nível de consciência, mas pode indicar a presença de uma infecção, embora outras causas possam ser apontadas.
3. **Pressão arterial.** A presença de hipotensão arterial com sinais de vasodilatação periférica sugere septicemia ou crise addisoniana; com sinais de vasoconstrição periférica, sugere encefalopatia de Wernicke, intoxicação exógena, hipovolemia, infarto do miocárdio, tamponamento cardíaco ou aneurisma dissecante da aorta. A hipertensão arterial pode estar relacionada com hemorragias subaracnóideas ou intraparenquimatosas e infartos cerebrais.
C. **Exame neurológico (Quadro 64.8).** Tem como objetivo determinar:
1. Onde está a lesão responsável pelo coma.
2. Qual é a sua natureza.
3. Qual o dano que poderá resultar.

A partir da história coletada e de um minucioso exame geral e neurológico que prime pela escolha adequada dos métodos de investigação, pode-se chegar a um diagnóstico acertado. O estudo de imagem é secundário, pois não há sentido em realizar, por exemplo, uma tomografia computadorizada (TC) de crânio em paciente em coma hiperglicêmico para quem a correção urgente do distúrbio metabólico é fundamental e qualquer atraso é inaceitável.

Quadro 64.7 Dados do exame físico geral.

Ocorrência de	Indício de
Laceração do couro cabeludo	Traumatismo cranioencefálico
Otoliquorragia ou rinoliquorragia	
Pus	Infecção (abscesso ou meningite)
Fontanela tensa ou macrocrania	Aumento da pressão intracraniana
Rigidez da nuca	Herniação tonsilar ou meningite
Sinal de Kernig	Meningite
Mordedura da língua	Epilepsia pós-ictal
Edema ou hepatomegalia ou linfadenomegalia	Metástase no cérebro
Infecção (ouvido, seios, pulmão, doença valvar)	Meningite ou abscesso cerebral
Febre	Meningite, abscesso cerebral, hemorragia intracerebral (subaracnóidea ou pontina)
Hipotensão ou perda de sangue	Isquemia cerebral
Arritmias	
Doença valvular	
Insuficiência respiratória	
Cheiro de álcool	Uso abusivo de álcool
Marcas de agulha nos membros	Dependência química
Rash nasal	Uso abusivo de solventes

Quadro 64.8 Dados do exame neurológico.

Presença de	Associar com
Papiledema ou fontanela anterior tensa	Lesão expansiva intracerebral ou hidrocefalia
Pupila fixa, dilatada, unilateral	Lesão expansiva intracerebral
Pupila fixa, dilatada, bilateral	Hidrocefalia ou *swelling* difuso (anoxia) ou fármacos (anticolinérgicos ou simpaticomiméticos)
Pupilas puntiformes	Uso de substâncias (opiáceos ou parassimpaticomiméticos) ou hemorragia pontina
Ausência de movimentos oculares com pupilas fixas	Traumatismo, isquemia, hemorragia ou efeito transitório de substâncias psicoativas
Resposta motora assimétrica (hemi- ou monoparesia)	Dano cerebral focal (tumor ou traumatismo ou hematoma ou encefalite)
Resposta motora simétrica	Encefalopatia metabólica ou toxicidade a drogas
Pupilas reativas	
Movimentos oculares preservados	
Hemorragia vítrea ou sub-hialóidea (fundoscopia)	Hemorragia subaracnóidea

Para que se direcione corretamente o exame neurológico e se determine corretamente a seleção de investigações subjacentes, é fundamental a compreensão das bases fisiopatológicas do coma. Nesse sentido, a avaliação clínica é usada para categorizar o coma em:

- Coma sem sinais focais ou meningismo: esta é a forma mais comum de coma e resulta de síndromes anóxico-isquêmicas, distúrbios metabólicos, tóxicos, drogas, infecções e estados pós-ictais.
- Coma sem sinais focais com meningismo: resulta de hemorragia subaracnóidea, meningite e meningoencefalite.
- Coma com sinais focais: resulta de hemorragia intracraniana, infarto, tumor ou abscesso.

É importante mencionar que o monitoramento da evolução clínica do paciente em coma com o emprego de ECG e de exame neurológico é essencial, especialmente em caso de lesões com efeito de massa, no qual pode ser necessário o tratamento da pressão intracraniana aumentada, seja farmacologicamente, seja por cirurgia.

Patologias estruturais multifocais, tais como trombose de seio venoso, hematoma subdural bilateral ou meningite, podem apresentar coma sem sinais focais ou meningismo e, assim, imitar patologias tóxicas ou metabólicas. Por outro lado, qualquer causa tóxico-metabólica pode ser associada a alterações focais (p. ex., hipoglicemia ou encefalopatia hepática).

Sinais focais também podem ser consequência de uma doença estrutural preexistente e ser erroneamente interpretados como sinais de doença atual.

IV. **Aspectos específicos do exame neurológico**
   A. **Considerações gerais.** O exame de um paciente comatoso consiste em aplicar-lhe estímulos sensoriais e observar a resposta apresentada. O emprego da voz (chamando o paciente), ameaça visual e estímulos dolorosos são usados para despertar o paciente. Todos os pacientes devem ser instados a abrir os olhos e olhar para cima, para baixo e para os lados. A resposta apresentada pode evidenciar, por exemplo, uma síndrome *locked-in*, na vigência da qual o paciente será capaz de abrir os olhos e olhar para cima e para baixo, mas não conseguirá dar qualquer outra resposta proposital.

   Estímulos dolorosos devem ser administrados de forma efetiva, mas tomando-se sempre o cuidado de não ferir o paciente. Isso é feito pressionando-se a região do nervo supraorbital para induzir uma resposta motora. Esta poderá manifestar-se através de uma careta facial ou por movimentos dos membros. Outras manobras dolorosas que podem ser empregadas incluem pressão do leito ungueal ou pressão do esterno. Assimetria de resposta deve ser procurada, tal como a natureza da resposta, uma vez que isso ajuda a localizar o dano estrutural.

   B. **Exame das pupilas.** A avaliação da resposta pupilar é fundamental para diferenciação entre lesões estruturais e lesões tóxicas ou metabólicas. Nestas, a resposta pupilar normalmente encontra-se íntegra. O mesmo ocorre em lesões estruturais abaixo da ponte e acima do tálamo. Por outro lado, as demais lesões estruturais, dependendo de sua localização, evidenciarão alterações específicas (Quadro 64.9).

Quadro 64.9 Avaliação dos diâmetros e reflexos pupilares na avaliação de coma.

Diâmetro pupilar	Reflexo fotomotor	Achado	Interpretação
Pupilas com diâmetro normal	Positivo	Pupila normal	Exame normal
Pupilas mióticas	Positivo	Pupila diencefálica Pupila metabólica	Lesão diencefálica bilateral Intoxicação exógena
Anisocoria	Positivo	Pupila da síndrome de Claude Bernard-Horner	Lesão da via simpática
Pupilas médio-fixas	Negativo	Pupila mesencefálica	Lesão no mesencéfalo ventral
Pupilas levemente dilatadas	Negativo	Pupila tectal	Lesão no teto do mesencéfalo
Pupilas extremamente mióticas	Positivo	Pupila pontina	Hemorragias pontinas
Pupilas extremamente dilatadas	Negativo	Pupila uncal (III nervo)	Herniação transtentorial lateral, encefalopatia anóxica (midríase bilateral), aneurisma comunicante da artéria posterior

Em casos de encefalopatia metabólica, consumo de drogas ou pressão difusa do diencéfalo, as pupilas apresentam-se levemente menores que o normal, mas respondem vigorosamente à luz. Uma pressão na área pré-tectal impede a resposta constritora da pupila frente a um estímulo visual, resultando em pupilas grandes e não reativas. A lesão no próprio nervo oculomotor (III), geralmente unilateral, decorre de edema do hemisfério ipsolateral acarretando herniação do unco, que desencadeia pupila grande não reativa, indicando sinal de perigo (compressão do tronco encefálico). Lesão do tegmento mesencefálico leva a perda completa das respostas pupilares à luz. Lesões pontinas ocasionam pupilas muito pequenas com respostas perceptíveis quando observadas com lente de aumento.

C. **Motricidade ocular.** Os nervos cranianos oculomotor, troclear e abducente, que inervam os músculos responsáveis pela motricidade ocular, têm localização adjacente ao SRAA. Assim, a avaliação dos movimento oculares é um guia valioso para detecção da presença e localização de comprometimento do tronco encefálico responsável pelo coma.

O nervo oculomotor (III nervo) é responsável pela inervação dos músculos reto superior, reto medial, reto inferior, oblíquo inferior e elevador da pálpebra superior. Em consequência, a lesão desse nervo ocasiona ptose palpebral, estrabismo divergente, dificuldade de elevar, baixar e aduzir o globo ocular. Esse nervo possui também um componente parassimpático, oriundo do núcleo de Edinger-Westphal, cujo comprometimento causa midríase.

O nervo troclear (IV nervo) inerva o músculo oblíquo superior, e lesões deste nervo ocasionam dificuldade para baixar o globo ocular, principalmente em posição de adução.

O nervo abducente (VI nervo) tem um trajeto extenso e é responsável pela inervação do músculo reto lateral. O comprometimento desse nervo manifesta-se por dificuldade de abdução do globo ocular.

Entre as alterações da motricidade ocular, chamam atenção os desvios oculares, que podem ser conjugados ou desconjugados (Quadro 64.10). Desvio lateral dos olhos geralmente é causado por uma lesão no campo visual frontal ipsolateral. Movimentos oculares desconjugados implicam envolvimento do VI ou do III nervo, ou lesões intrínsecas do tronco encefálico. Desvio dos olhos para baixo tem pouco significado para se determinar a localização da lesão, pois pode ocorrer em lesões do tronco encefálico, do tálamo bilateral, do subtálamo e em algumas encefalopatias metabólicas. Desvio do olhar para cima também é um sinal impreciso para localização, sendo observado em circunstâncias de sono, convulsões e lesões do tronco. Desvio oblíquo sugere lesões da fossa posterior.

Em pacientes comatosos, podem ser observados movimentos espontâneos dos olhos. Movimentos errantes, de um lado para outro, lentos, conjugados, associam-se a processos tóxicos, metabólicos ou secundários a lesões hemisféricas bilaterais. Processos irritativos ou focos epilépticos causam desvio conjugado contralateral. Outras manifestações de epilepsia podem estar ausentes, embora eventualmente apareçam como movimentos sutis das pálpebras, língua,

Quadro 64.10 Alterações dos movimentos conjugados dos olhos sugestivos de tipos ou níveis específicos de lesão cerebral em paciente comatoso.

Principais achados clínicos	Tipo de lesão
Olhos direcionados para a lesão – desvio conjugado dos olhos para um lado e hemiplegia contralateral	Lesão supratentorial difusa Tronco encefálico preservado
Olhos direcionados para hemiplegia – desvio conjugado dos olhos para um lado e hemiplegia ipsolateral	Lesão supratentorial contralateral à hemiplegia
Movimentos oculares erráticos – olhos se movimentam lentamente para um lado e para o outro	Disfunção supratentorial difusa
Movimentos oculares em pingue-pongue – movimentos oculares alternantes periódicos com desvio dos olhos para um lado e outro periodicamente	Lesão do vérmis cerebelar, lesão supratentorial difusa
Desvio do olhar conjugado para baixo	Hemorragia talâmica, hemorragia subaracnóidea difusa, encefalopatia anóxica ou metabólica
Desvio do olhar conjugado para cima	Encefalopatia anóxica grave
Sacudidela (*bobbing*) ocular – desvios periódicos de ambos os olhos para baixo com retorno lento à posição normal	Lesão pontina, encefalopatia difusa ou anóxica
Desvio do olhar para baixo em resposta a estímulo unilateral com água gelada	Intoxicação por substâncias hipnótico-sedativas
Extropia pontina paralítica – abolição dos movimentos horizontais de um olho. Déficit de adução do olho contralateral	Lesão pontina, lesão do fascículo longitudinal medial

mandíbula ou face. Nestas circunstâncias, deve-se levantar a possibilidade de *status* parcial complexo, a ser esclarecido por meio de eletroencefalograma (EEG).

Não havendo movimentação ocular espontânea, esta pode ser testada através de manobras usadas na investigação dos reflexos oculocefálico e oculovestibular. O primeiro, também denominado manobra dos "olhos de boneca", caracteriza-se por mover bruscamente a cabeça do paciente nos sentidos laterolateral e anteroposterior, fazendo flexão e extensão da cabeça sobre o tronco. No indivíduo com preservação do tronco, os olhos se movimentarão concomitantemente para o lado oposto. Se houver rápido desvio de ambos os olhos para baixo com retorno à linha média de forma lenta (movimento de sacudidela, ou *bobbing*), a suspeita é de que haja lesão aguda da ponte.

O reflexo oculovestibular é realizado com a cabeceira elevada a 30° e deve ser precedido de otoscopia para se certificar da integridade da membrana timpânica. Instilam-se 50 a 100 mℓ de água gelada no canal auditivo externo e observa-se a reação do olho. Deve-se aguardar 5 min para realizar a instilação no outro lado. Em pessoas com integridade do tronco, o teste desencadeará nistagmo com direção do componente rápido para o lado oposto ao lado estimulado. Dependendo das estruturas lesionadas, teremos achados específicos (Quadro 64.11).

Alguns achados clínicos são característicos de lesão ou disfunção de determinadas estruturas, sugerindo a etiologia do coma e sua localização. Entretanto, é importante lembrar que alguns fármacos (p. ex., fenitoína, barbitúricos, antidepressivos tricíclicos, bloqueadores neuromusculares, gentamicina), ou algumas condições (p. ex., doença vestibular prévia) podem inibir o reflexo oculovestibular.

Outro teste importante a ser realizado é a pesquisa do reflexo corneopalpebral. Um estímulo sobre a córnea provoca fechamento dos olhos e desvio do olhar para cima. Os nervos trigêmeo (V nervo) e facial (VII nervo) e a área tectal são os responsáveis por esse reflexo.

Quadro 64.11 Reflexo oculovestibular | Tipos de resposta e características associadas.

Respostas	Característica da lesão
Desvio conjugado dos olhos para o lado estimulado. Ausência de nistagmo	Tronco encefálico preservado em um paciente comatoso, seja qual for a etiologia do coma
Resposta conjugada tônica – desvio conjugado dos olhos para o lado estimulado	Disfunção de um hemisfério cerebral. Preservação do mesencéfalo e da ponte
Resposta desconjugada com abdução presente e adução ausente	Lesão do fascículo longitudinal medial, lesão do III nervo
Resposta desconjugada com abdução ausente e adução presente	Lesão do VI nervo
Resposta horizontal normal e vertical patológica	Lesão mesencefálica e diencefálica
Resposta vertical normal e horizontal patológica	Lesão pontina

O reflexo corneopalpebral geralmente está preservado no paciente comatoso com tronco encefálico preservado. A perda bilateral desse reflexo ocorre em circunstâncias de lesão do tronco, coma induzido por medicamentos, ou anestesia local em ambos os olhos. Se o reflexo estiver abolido unilateralmente, é indício de lesão neurológica focal.

D. **Exame motor.** A postura do paciente em repouso, movimentos espontâneos e respostas à estimulação devem ser observados e documentados. Respostas simétricas sugerem um distúrbio difuso, como encefalopatia metabólica. Respostas assimétricas são sugestivas de lesão neurológica focal, sendo, portanto, mais frequentemente encontradas em caso de coma estrutural por lesão cerebral ou do tronco encefálico.

Olhos e cabeça desviados para o lado contralateral à hemiparesia sugerem lesão hemisférica, enquanto desvio para o mesmo lado da fraqueza indica lesão pontina.

A resposta inapropriada ao estímulo doloroso pode se dar em decorticação, caracterizada por flexão do cotovelo, pronação e flexão do punho e extensão do membro inferior, indicando lesão da porção superior do tronco encefálico. Outra possibilidade é a postura em descerebração, caracterizada por extensão, adução e rotação interna do membro superior e extensão do membro inferior, sugerindo lesão mesencefálica ou pontina. Posturas de decorticação ou descerebração unilaterais indicam lesão unilateral.

Mioclonias são comumente encontradas em pacientes com encefalopatia anóxico-isquêmica ou distúrbios tóxico-metabólicos, e caracterizam-se por abalos musculares. Pacientes com hérnia do tronco encefálico podem ter postura flexora ou extensora desencadeada pela respiração ou por estímulos externos. Estes não devem ser confundidos com convulsões, apesar de existir a possibilidade de o paciente apresentar crises convulsivas tônico-clônicas durante o coma.

Assimetria de resposta plantar, reflexo tendinoso e tônus muscular podem ajudar a elucidar a localização de lesões estruturais e diferenciá-las de condições metabólicas. Dano estrutural agudo, acima do tronco encefálico, resulta em flacidez assimétrica do tônus muscular, diferente dos distúrbios metabólicos, em que tais achados geralmente são simétricos.

E. **Fundoscopia.** O exame de fundo de olho pode ajudar na detecção de hemorragia sub-hialóidea (diante de aumento súbito da pressão intracraniana, como nos casos de ruptura de aneurismas), retinopatia hipertensiva e papiledema. Apesar da estreita relação entre estas enfermidades e o aumento da pressão intracraniana, este pode estar presente ainda que nenhuma alteração seja encontrada à fundoscopia.

F. **Padrão respiratório.** A respiração pode ser afetada na vigência de coma. Pode haver um efeito generalizado relacionado com o nível de consciência, bem como uma relação entre a alteração respiratória e o uso de determinadas substâncias psicoativas ou a existência de determinados estados metabólicos.

Os principais padrões respiratórios em pacientes comatosos estão relacionados no Quadro 64.12. De qualquer modo, o valor do padrão respiratório como parâmetro para se definir a localização da lesão que provocou o coma é limitado.

Quadro 64.12 Padrão respiratório e nível de lesão.

Padrão respiratório	Características
Normal	Tronco encefálico preservado
Cheyne-Stokes	Alterna apneia com hiperventilação; indica lesão cerebral bilateral ou disfunção do diencéfalo, distúrbios metabólicos ou insuficiência cardíaca congestiva
Hiperventilação	pH alcalino – $PCO_2 \downarrow$ e $PO_2 \uparrow$; hiperventilação neurogênica central, lesão pontina ou mesencefálica ou transtorno psiquiátrico
Respiração apnêustica	Inspirações profundas seguidas de paradas respiratórias; lesão pontina
Respiração periódica de ciclo curto	Hiperventilação separada por apneia (menor do que Cheyne-Stokes); encontrada em hipertensão intracraniana, lesões da fossa posterior, lesões pontinas baixas e bulbares altas
Respiração atáxica	Ritmo irregular (alterna respirações profundas, superficiais e apneia); indica lesão do bulbo
Apneia	Lesão grave do bulbo ou intoxicação por substâncias sedativas

G. **Evolução.** Dependendo do nível de comprometimento das estruturas mesencefálicas – ou seja, com o desenvolvimento do processo de herniação rostrocaudal –, apresentações clínicas detectadas pelo exame neurológico permitirão que se defina em qual estádio de coma o paciente se encontra (Quadro 64.13).

Na ocorrência de hérnia lateral de unco, comprometendo o diencéfalo, observa-se anisocoria com midríase não reativa no lado da lesão, decorrente de compressão direta do nervo oculomotor no nível da tenda. Quando a hérnia lateral se agrava, o mesencéfalo passa a sofrer bilateralmente e o quadro clínico iguala-se ao da hérnia central.

Quadro 64.13 Estádios da herniação supratentorial central.

Variáveis	Diencefálico	Mesencefálico	Pontino	Bulbar
Consciência	Nível de consciência alterado: inicialmente o paciente apresenta letargia, evoluindo posteriormente para torpor			
Pupilas	Mióticas RFM presente	Médio-fixas	Médio-fixas	Médio-fixas
Movimentos oculares	Normais	Dificuldade de adução	Ausentes	Ausentes
Resposta motora	Decorticação	Descerebração	Extensão do membro superior e flexão do membro inferior	Ausente
Padrão respiratório	Cheyne-Stokes	Hiperventilação	Apnêustico	Apneia

RFM: reflexo fotomotor.

V. Diagnóstico diferencial. No diagnóstico diferencial, devem-se considerar acidente vascular encefálico, hemorragia intraparenquimatosa, hemorragia subaracnóidea, abscesso cerebral, empiema subdural, encefalite herpética, neoplasias primárias ou metastáticas, hematoma epi- ou subdural.

Em caso de lesões expansivas infratentoriais como responsáveis pelo quadro comatoso, devem-se considerar as possibilidades de infarto do tronco encefálico, infarto ou hematoma cerebelar, abscesso cerebelar, neoplasias primárias ou metastáticas, hematoma epi- ou subdural.

No diagnóstico diferencial de coma secundário a lesões difusas multifocais e/ou metabólicas, devem-se considerar especialmente lesão supratentorial expansiva (fase diencefálica da herniação central) e lesões estruturais talâmicas.

VI. Papel dos exames complementares. A tomografia computadorizada é o exame mais prontamente disponível que dá informações imediatas sobre a presença de doença intracraniana estrutural grave. Este exame tem o potencial de confirmar a presença de lesões de massa mostrando deslocamento ou mudança dos compartimentos intracranianos (p. ex., na hérnia subfalciana ou uncal). O aumento da pressão intracraniana é sugerido pela imagem com estreitamento do terceiro ventrículo e apagamento das cisternas quadrigêmea e supresselar.

A ressonância magnética proporciona melhor visualização do tronco encefálico e das estruturas do cerebelo, seios venosos, herniações e distúrbios difusos (p. ex., necrose laminar da encefalopatia hipóxica). Entretanto, vários fatores dificultam sua realização, como no caso de pacientes que dependem de ventilação mecânica.

O eletroencefalograma (EEG) é útil no diagnóstico de encefalopatias tóxicas ou metabólicas agudas que mostram presença de ondas lentas difusas (4 a 6 Hz). O encontro de atividade rápida (> 12 Hz) ocorre com superdosagem de sedativos, e ondas lentas focais são encontradas na presença de encefalite herpética. O coma alfa, em que o ritmo alfa corticalmente gerado é retido, ocorre em estados hipóxico-isquêmicos ou induzidos por substância psicoativa. A atividade alfa não sofre influência da estimulação ou abertura ocular (em pacientes acordados esse ritmo desaparece com a abertura dos olhos). Além disso, o EEG tem importância especial para confirmação de *status* parcial complexo, uma condição que sempre deve ser considerada no contexto dos cuidados intensivos em pacientes com dano hipóxico-isquêmico e baixa pontuação na escala de coma.

VII. Abordagem do paciente comatoso no departamento de emergência. O coma caracteriza-se, por definição, por diminuição da capacidade que o indivíduo tem de reagir a estímulos externos e internos. Nesse sentido, o paciente comatoso está extremamente exposto a diversas complicações clínicas.

Dessa forma, o manejo do paciente comatoso no departamento de emergência deve começar sempre por aquilo que tem potencial de matar ou incapacitar mais rapidamente o indivíduo. Aplica-se, então, a checagem do ABC (*airway, breathing, circulation*) antes de qualquer outra ação.

Juntamente à atenção a vias aéreas, respiração e circulação, o monitoramento dos sinais vitais e a primeira classificação conforme os parâmetros da ECG são importantes para se avaliar a gravidade e a evolução do quadro.

Níveis pressóricos muito baixos (PAM < 70 mmHg) ou muito altos (PAM > 130 mmHg) devem ser evitados já nessa avaliação inicial. Em caso de uma pontuação menor ou igual a 8 na ECG, deve-se considerar intubação endotraqueal, apesar de esta não ser uma indicação absoluta.

Simultaneamente aos primeiros cuidados, é desejável a coleta de material para testes laboratoriais iniciais, visando à identificação de possíveis causas reversíveis do coma. Alguns parâmetros devem ser pesquisados em praticamente todos os pacientes, como hemograma completo, eletrólitos, função renal, gasometria arterial, glicemia e coagulograma. Em casos de suspeita de intoxicação, deve ser pesquisada a presença de determinadas substâncias (como álcool, opioides, paracetamol, monóxido de carbono); funções tireoidiana e suprarrenal também podem ser investigadas em caso de dados que direcionem para essas suspeitas diagnósticas.

A recomendação de aplicação indiscriminada de um coquetel contra o coma, consistindo em glicose, tiamina, naloxona e flumazenil, é questionável. Revisões dos estudos voltados para a investigação da eficácia dessa prática apontam que apenas a glicose hipertônica (soro glicosado a 50%) e a tiamina (50 a 100 mg IM ou IV) podem ter sua administração justificada para todos os pacientes. Ainda assim, a suspeição clínica é fundamental (suspeita de alcoolismo, desnutrição ou quando não houver história clínica disponível).

Em alguns casos, a suspeita fundamentada de uma condição clínica que possui um tratamento salvador deve fundamentar determinadas abordagens diferenciadas:

A. **Administração de antídotos.** O cloridrato de naloxona (0,01 a 0,02 mg/kg IV) deve ser administrado a cada 5 min, até o retorno da consciência, em paciente com intoxicação exógena por narcóticos. Em caso de suspeita de dependência, diluir a dose em 10 mℓ de soro fisiológico, com administração lenta, para diminuir os fenômenos da síndrome de abstinência.

B. **Tratamento das crises convulsivas.** Indica-se administração lenta de diazepam, na dose de 3 a 10 mg IV, seguida da administração de difenil-hidantoína, com dose de ataque de 18 mg/kg IV, diluídos em soro fisiológico, com velocidade de infusão inferior a 50 mg/kg. A dose de manutenção deve ser de 3 a 5 mg/kg/dia VO ou IV. A hidantoinização empírica é razoável diante da indisponibilidade de EEG em caso de suspeita de *status* epiléptico.

C. **Diminuição da pressão intracraniana.** Manter a cabeceira do leito elevada a 30°. Colocar o paciente em hiperventilação assistida, com Pco_2 entre 25 e 30 mmHg, controlada pela gasometria arterial. Administrar manitol na dosagem de 0,5 a 1 g/kg IV, lentamente, em 10 a 20 min.

D. **Tratamento de coma estrutural.** Geralmente, exige tratamento neurocirúrgico para remoção da causa. Em pacientes agitados ou que apresentem atividades que aumentam a pressão intracraniana (descerebração), pode ser necessário sedação.

E. **Tratamento de coma metabólico.** Correção do distúrbio de base (hipotensão, hipoglicemia, hiperglicemia, hipoxemia e hipercapnia, encefalopatia urêmica, hepática, entre outros).

F. **Tratamento de coma secundário a intoxicação exógena.** Consiste em suporte clínico com emprego de medidas para reduzir os efeitos da substância tóxica responsável ou eliminá-la do sangue e dos tecidos.

VIII. **Prognóstico.** Dependendo da causa, da extensão e da gravidade inicial da lesão neurológica (avaliada pela existência de sinais clínicos e neurológicos nos primeiros dias), o quadro de coma pode evoluir para cinco estádios: (1) sem recuperação; (2) estado vegetativo persistente; (3) inabilitação grave; (4) inabilitação moderada; e (5) boa recuperação.

Tais parâmetros não são válidos para comas traumáticos, nos quais a recuperação está intimamente relacionada com a idade do paciente e o prognóstico é melhor para pacientes mais jovens. O tratamento imediato também pode influenciar de modo favorável a evolução desse tipo de coma, enquanto sinais clínicos e neurológicos que refletem disfunção do tronco encefálico indicam mau prognóstico.

O coma devido a intoxicação por substâncias depressoras do sistema nervoso central, independentemente de sua profundidade, apresenta bom prognóstico quando tratado adequadamente, mesmo na ausência transitória de reflexos do tronco encefálico e de alterações ao eletroencefalograma. Nesses casos, o coma reflete um estado de anestesia geral e, exceto quando ocorrem complicações graves, o prognóstico é bastante favorável, com recuperação completa dos pacientes.

No caso de comas estruturais não traumáticos, as lesões vasculares apresentam pior prognóstico, mais para as lesões hemorrágicas do que para as isquêmicas. A hemorragia subaracnóidea é frequentemente fatal quando evolui para coma por mais de 6 h.

Quanto mais longo o tempo de duração do coma, pior o prognóstico, com maior probabilidade de evolução para estado vegetativo persistente.

Constituem indícios de bom prognóstico o paciente que já se apresenta acordado no primeiro dia de evolução, vocalizando algumas palavras, apresentando sinais neurológicos normais; o paciente que, no terceiro dia de evolução, mostra reflexos corneopalpebrais, vocalização e resposta motora; e aquele que, no sétimo dia, apresenta abertura ocular, vocalização e respostas motoras localizadas.

Constituem indicadores de mau prognóstico situações em que: o paciente não acorda no primeiro dia de evolução, apresenta pupilas anormais, sem reflexos oculocefálicos e com resposta motora flácida; o paciente que, no terceiro dia de evolução, não vocaliza, com ausência de reflexo corneopalpebral e de respostas motoras adequadas; e aquele que, no sétimo dia de evolução, mostra ausência de vigília e persistência de motricidade flácida.

Bibliografia

Cartlidge N. States related to or confused with coma. J Neurol Neurosurg Psychiatry. 2001; 71 (Suppl 1):I18.
Edilow JA, Rabinstein A, Traub SJ, Wijdicks EF. Diagnosis of reversible causes of coma. Lancet. 2014; 384:2064.
Gerace RV, McCauley WA, Wijdicks EF. Emergency management of the comatose patient in coma and impaired consciousness: a clinical perspective. New York: McGraw-Hill; 1998. p. 563.
Hoffman RS, Goldfrank LR. The poisoned patient with altered consciousness. Controversies in the use of a 'coma cocktail'. JAMA. 1995; 274:562.
Henry GL, Little N, Jagoda A et al. Altered states of consciousness and coma. Neurologic Emergencies. 2. ed. New York: McGraw-Hill; 2003. p. 49-78.
Kaplan PW. The EEG in metabolic encephalopathy and coma. J Clin Neurophysiol. 2004; 21:307.
Kowalski RG, Buitrago MM, Duckworth J et al. Neuroanatomical predictors of awakening in acutely comatose patients. Ann Neurol. 2015; 77:804.
Lana-Peixoto MA, Santos EC, Pittella JEH. Wernicke's encephalopathy. Arq Neuro Psiquiat. 1992; 50(3):329-33.
Lindsay KW, Bone I, Callander R. Coma and impaired conscious level. In: Lindsay KW, Bone I, Callander R. Neurology and neurosurgery illustrated. 3. ed. New York: Churchill Livingstone; 1997 p. 81-5.
Parvizi J, Damasio AR. Neuroanatomical correlates of brainstem coma. Brain. 2013; 126:1524.
Perkin GD. Perda de consciência e coma. In: Atlas Mosby em cores e texto de Neurologia. São Paulo: Manole; 1998. p. 59-62.
Plum F. Distúrbios da função cerebral. In: Bennett JC, Plum F. Cecil Tratado de Medicina Interna. 20. ed. Rio de Janeiro: Guanabara Koogan; 1997. p. 174-7.
Plum F, Posner J B. The diagnosis of stupor and coma. 4. ed. Philadelphia: FA Davis; 1995.
Provencio JJ. Evaluation and prognosis of coma: new hope and complicated decisions. Continuum Lifelong Learning Neurol. 2009; 15(3):27-39.

Rabello GD. Exame neurológico do doente em coma. In: Stávale MA. Bases da terapia intensiva neurológica. São Paulo: Santos; 1996. p. 301-51.

Rubino FA. Approach to the comatose patient. In: Biller J. Practical neurology. Philadelphia: Lippincott-Raven; 1997. p. 45-54.

Santos EC, Rocha MOC, Leal JC. Coma. In: Petroianu A. Urgências clínicas e cirúrgicas. Rio de Janeiro: Guanabara Koogan; 2002. p. 529-43.

Towne AR, Waterhouse EJ, Boggs JG et al. Prevalence of nonconvulsive status epilepticus in comatose patients. Neurology. 2000; 54:340.

Wijdicks EF, Rabinstein AA, Bamlet WR et al. FOUR score and Glasgow Coma Scale in predicting outcome of comatose patients: a pooled analysis. Neurology. 2011; 77:84.

Wijdicks EF, Bamlet WR, Maramatton BV et al. Validation of a new coma scale: The FOUR score. Ann Neurol. 2005; 58:585.

HIPERTENSÃO INTRACRANIANA
Odilon Braz Cardoso

I. Introdução. A caixa craniana tem uma capacidade de acomodação equivalente a 10% de seu volume. Quando esse limite é ultrapassado, a pressão intracraniana cresce rapidamente, ocorrendo hipertensão intracraniana (HIC). É por isso que, com frequência, tumores são descobertos quando já estão com grande volume. Tais tumores poderão dar sintomas antes de causarem hipertensão intracraniana por compressão de nervo craniano (diplopia, surdez, perda de olfato e gustação), crise convulsiva (20%), ou por alteração da função de área específica (personalidade, atenção, força, fala, entendimento, cálculo, leitura, escrita, memória, visão, desequilíbrio, vômitos, incontinência urinária, perda da libido, sonolência excessiva, tontura etc.).

II. Fisiopatologia. A pressão intrarraquiana/intracraniana normal é de 50 a 200 mm de água, aproximadamente 5 a 20 mmHg, aferida durante punção lombar com o paciente deitado em decúbito lateral. A densidade do liquor é bastante semelhante à da água, ou seja: 1 mmHg = 13,6 mmH$_2$O. Os volumes intracranianos correspondem a: cérebro = 1.400 mℓ, liquor = 150 mℓ, sangue = 150 mℓ (Figura 65.1).

O liquor é secretado pelos plexos coroides e, em menor quantidade, pelo epêndima das paredes ventriculares e dos vasos da leptomeninge. Circula lentamente dos ventrículos laterais dos hemisférios cerebrais pelos forames interventriculares, de Monro, até o terceiro ventrículo; daí, através do aqueduto cerebral, chega ao quarto ventrículo, de onde sai pelas aberturas laterais e mediana, para envolver toda a medula espinal e o encéfalo. Retorna à circulação sanguínea por absorção pelas vilosidades aracnóideas que se projetam nos seios da dura-máter intracraniana e nos prolongamentos durais que acompanham as raízes dos nervos espinais, onde têm menor tamanho.

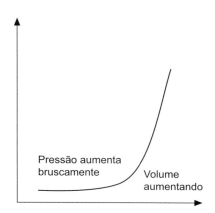

Figura 65.1 Curva da relação entre pressão e volume intracranianos (Lagfitt).

Lesões tumorais, inflamatórias ou malformações congênitas que dificultem a circulação do liquor, que diminuam sua absorção ou aumentem sua produção elevam progressivamente a pressão intracraniana (PIC), e essa elevação diminuirá a pressão de perfusão cerebral (PPC) e o fluxo sanguíneo cerebral (FSC). A PPC é a diferença entre a pressão arterial média (PAM) e a venosa. A pressão venosa cerebral permanece um pouco maior que a PIC, para evitar colabamento das veias. Quando a PIC sobe, o retorno venoso alentece, e ocorre aumento proporcional na pressão venosa. Para efeitos práticos, consideramos a PIC igual à pressão venosa. A resistência vascular cerebral (RVC) consiste em mecanismos compensatórios intrínsecos de autorregulação do FSC que modificam automaticamente o fluxo por dilatação ou contração de pequenas artérias e arteríolas, procurando compensar alterações originadas pela modificação na PIC. Assim, FSC = PPC/RVC = (PAM – PIC)/RVC; o resultado dessa diferença é o FSC.

A partir de 20 mmHg inicia-se a HIC, e acima de 45 mmHg nenhum paciente terá sobrevida funcional. Quando a PIC se eleva a 50 mmHg, a diferença entre PAM e PIC chega a valor crítico que não pode ser compensado por elevações da PAM; praticamente não há FSC e, em consequência, anoxia cerebral intensa terá sequela cerebral grave, vida vegetativa ou morte. A HIC reflexamente provoca aumento da pressão arterial, bradicardia e arritmia respiratória.

III. **Hérnias cerebrais.** A foice do cérebro e a tenda do cerebelo são folhetos inextensíveis da dura-máter que dividem a cavidade intracraniana em compartimentos fixos de sustentação. O aumento de volume em um desses compartimentos desloca o tecido encefálico em direção ao próximo em que a pressão esteja menor, resultando em herniações cerebrais; também comprime vasos sanguíneos próximos, causando isquemia no território correspondente, podendo ocorrer transformação hemorrágica ou hemorragia por oclusão arterial incompleta. Geralmente ocorrem de cima para baixo ou de um lado para o outro, mas tumores na fossa posterior podem deslocar-se na direção da medula espinal ou para o compartimento supratentorial, as hérnias ascendentes. Hérnias cerebrais podem ocorrer sem elevação prévia significativa da PIC.

Hérnia subfalcial ou supracalosa é o deslocamento do giro do cíngulo sob a foice do cérebro por lesão expansiva frontal ou parietal. **Hérnia tentorial lateral (do unco)**, que consiste em deslocamento do unco e da porção medial do giro para-hipocampal entre o mesencéfalo e a porção da inserção da tenda do cerebelo, comprimindo o nervo oculomotor, por tumoração no lobo temporal, ou qualquer outra supratentorial, é a mais comum. **Hérnia tentorial central** é o deslize entre a margem anterior da tenda do cerebelo e o tronco encefálico, por lesões expansivas bilaterais, ou unilateral, parietal ou frontal. **Hérnia das tonsilas cerebelares** ocorre quando o gradiente de pressão desloca as tonsilas através do forame magno, comprimindo o bulbo. Nas **hérnias ascendentes**, mais raras, a pressão na fossa posterior está maior que no compartimento supratentorial; o mais comum é ocorrerem após colocação de válvula de drenagem ventriculoperitoneal por hidrocefalia obstrutiva em casos de volumosos tumores na fossa posterior.

IV. **Manifestações clínicas.** O limiar para dor e a tolerância à elevação da PIC variam entre os indivíduos. Sintomas típicos são cefaleia e vômitos de início recente, frequentes ou de intensidade progressiva, mas qualquer sintoma encefálico pode ser indício de elevação da PIC. Papiledema pode ocorrer em jovens, principalmente após 2 semanas de HIC; em idosos, é mais comum atrofia da papila óptica.

O nervo abducente é um dos mais acometidos na ocorrência de HIC, devido ao seu longo trajeto intracraniano; o acometimento manifesta-se por diplopia. A paralisia do nervo oculomotor com midríase é devida a compressão externa, por serem as fibras parassimpáticas mais externas e dorsais; é sinal de gravidade, indício de herniação do unco. Piora do estado de consciência, inquietação, midríase bilateral, alterações motoras e do ritmo respiratório são sinais de evolução muito grave. Reação em decorticação é a flexão tônica dos membros superiores e extensão dos membros inferiores, em nível diencefálico; na descerebração há extensão tônica dos 4 membros, correspondendo a sofrimento em nível mesencefálico.

V. **Diagnóstico.** Baseia-se em exames de imagem. Em caso de urgência, a tomografia computadorizada (TC) é melhor para se visualizarem osso e a presença de sangue (hematomas). A ressonância magnética (RM) é melhor para visualização de partes moles, exceto sangue. Angio-RM venosa deve ser feita em casos de diagnóstico duvidoso, para verificação da presença de trombose venosa ou de seios durais. A TC deve ser repetida quantas vezes forem necessárias, a cada dois pontos de rebaixamento na escala de Glasgow, sintomas ou sinais de HIC, e porque pode ocorrer falha no sistema de monitoramento da PIC. As causas de HIC são lesões expansivas, edema cerebral (traumatismo cranioencefálico [TCE], síndrome de Reye, pseudotumor, hipervitaminose A), acidentes vasculares encefálicos (AVE), aumento da produção de liquor (papiloma do plexo coroide), diminuição da absorção do liquor (hemorragia subaracnóidea, hidrocefalia de pressão normal) e obstrução do fluxo do liquor (hidrocefalia obstrutiva, tumores, cisticercose, malformação na junção craniocervical).

Agravamentos podem se dever a intercorrências previsíveis e imprevisíveis: pneumotórax, infarto agudo do miocárdio (IAM), insuficiência cardíaca congestiva (ICC), hemorragia digestiva, ruptura do baço (de dois tempos) após politraumatismo, insuficiências renal, hepática, tireóidea, adrenal (após retirada de corticosteroide ou espontânea), entre outras. Podem surgir a qualquer momento, inclusive durante intervenção cirúrgica, e demorar para serem descobertas, por serem inesperadas, surpreendentes. Febre, tosse, vômitos, dor, convulsão e elevação da pressão arterial aumentam a PIC e devem ser tratados e prevenidos; em pacientes limítrofes, podem desencadear hérnia cerebral. Deve-se monitorar atentamente a PA, o ritmo e a frequência cardíaca, lacrimejamento, sudorese e pupilas.

São agravantes da HIC a hipercapnia com $PaCO_2$ > 45 mmHg e hipoxemia com PaO_2 < 50 mmHg. Para tratamento indicam-se fármacos vasodilatadores, halotano, óxido nitroso, alguns anti-hipertensivos e anti-histamínicos. Assincronia da frequência respiratória com o ambu ou respirador, durante intubação, aspiração e pressão aumentada nas vias aéreas. Verificar se a expansão torácica é bilateral, evitar compressão cervical, e fazer traqueostomia após 1 a 2 semanas, conforme o caso.

VI. **Monitoramento.** É indicado a pacientes com HIC e Glasgow de 4 a 8, para avaliar resposta ao tratamento, drenagem de liquor, manitol, Na^+ hipertônico, barbitúricos e hiperventilação, verificando-se a necessidade de descompressão cirúrgica antes do aparecimento de midríase. A permanência média é de 7 a 10 dias. Antes da inserção no encéfalo, a ponta do cateter transdutor eletrônico é zerada à pressão atmosférica; depois, não será necessária, nem é possível, a calibração com as variações na posição da cabeça. São caros, frágeis e não podem ser dobrados. Se a pressão mostrada na tela do monitor não estiver muito alta, acima de 25 mmHg, pode-se testar o funcionamento do sistema comprimindo as veias jugulares com os dedos, uma das mão de cada lado do pescoço, deixando a traqueia livre. A cada compressão a PIC deve se elevar, devido à obstrução da drenagem venosa cerebral.

A drenagem ventricular externa (DVE) é indicada em caso de hemorragia intraventricular e hidrocefalia infectada; se a condição se prolongar, trocar em cerca de 10 dias por outro trajeto, devido aos riscos de infecção, obstrução e hemorragia. Em alguns casos de infecção, pode ser necessário permanecer no mesmo local por semanas ou meses. O cateter de drenagem tem seu ponto mais elevado 10 a 15 cm acima do meato acústico externo (ponto zero), marca zero na escala do *kit*. É acoplado a um transdutor de pressão para monitoramento da PIC e orientação da drenagem intermitente ou contínua de liquor. A drenagem fica fechada e será aberta por 10 min ou mais sempre que a PIC ultrapassar 20 mmHg por mais de 5 min. Erros de leitura podem se devidos a bolhas de ar, coágulos ou defeito no sistema. Para testar a permeabilidade do cateter da DVE, abra o sistema, baixe o reservatório de gotejamento abaixo do nível da cabeça e deixe drenar 2 a 3 gotas de liquor. O ativador do plasminogênio tecidual (rtPA), 2 a 5 mg em solução fisiológica (SF) a 0,9%, pode causar lise de coágulos em cateteres, ou intraventriculares, mantendo sua patência, desde que a fonte de sangramento já tenha cessado.

PPC = PAM – PIC deve ser mantida a 70 mmHg ou mais; PAM > 90 mmHg e PAS > 110 mmHg. Além da PIC, deve-se monitorar também a pressão intra-abdominal (PIA). Capnógrafo: $PaCO_2$ 30 a 40 mmHg; calibrar 1 a 2 vezes ao dia pela gasometria arterial. Oximetria do bulbo jugular: calibrar contra um cooxímetro laboratorial de 8 em 8 h. Oxímetro: saturação de O_2, SPO_2 > 95%. Temperatura. PAM menor que 90 mmHg requer cateterização venosa central para dirigir a infusão de volume e evitar exacerbação do edema cerebral por excesso de líquidos. A PAM deve ser mantida entre 95 e 105 mmHg. Tratar se PAM > 105 ou pressão sistólica > 160 mmHg.

VII. **Tratamento.** As hidrocefalias são tratadas por terceiro-ventriculostomia endoscópica quando houver cisternas e espaço subaracnóideo para receber o liquor; em caso contrário, por válvula de drenagem ventriculoperitoneal – e, quando esta não for possível, realiza-se drenagem ventriculoatrial.

Os corticosteroides reduzem o edema de tumores e podem ser úteis em casos de inflamação. A ação do manitol a 20% (200 mg/mℓ) tem início após 30 a 60 min, e dura 4 a 8 h; a dose inicial é feita em bólus de 0,5 a 1 g/kg, e as doses de manutenção são de 0,25 a 0,5 g/kg, em infusão em 10 min, de 4 em 4 h, temporária, por cerca de 3 dias, com redução gradativa. Deve-se manter a osmolaridade sérica entre 300 e 320 mOsm/ℓ, em vista dos riscos de insuficiência renal aguda, edema vasogênico reverso, hipovolemia e desequilíbrio hidreletrolítico. Paciente com HIC e hipotenso não pode usar manitol e será tratado com solução salina hipertônica. Solução de cloreto de sódio (NaCl) a 7,5%: 350 mℓ de solução fisiológica a 0,9% + 150 mℓ de NaCl a 20% = 500 mℓ de NaCl a 7,5%. Infundir por via intravenosa (IV) em bólus de 2 a 4 mℓ/kg até cerca de 4 em 4 h, conforme a redução da HIC verificada no monitor da PIC. Fazer dosagens repetidas do Na^+ sérico, que pode chegar ao máximo de 155 mEq/ℓ.

As sessões de fisioterapia e intervenções de enfermagem (posicionamentos, curativos, banho, enema etc.) devem ser fracionadas se excederem 15 min; o ideal é que não durem mais de 5 min. Para prevenção de hipoxia, a aspiração na traqueia deve ser precedida e seguida da administração de oxigênio a 100% por 30 a 60 s; aspirar em 10 s ou menos, com cateter com calibre correspondente a metade do calibre da cânula e pressão negativa menor que 120 mmHg. A tosse aumenta a PIC em até 30 a 40 mmHg, e podem ser necessários sedação ou bloqueio neuromuscular (curare). A sedação, em dosagem para adultos, é feita com fentanila 0,05 mcg/mℓ, 40 mℓ + midazolam 5 mg/mℓ, 40 mℓ + SF a 0,9%, 120 mℓ, na bomba de infusão contínua a 10 mℓ/h (ou mais). Um mililitro de fentanila contém 78,5 mcg de citrato de fentanila, que equivalem a 50 mcg de fentanila, disponível em ampolas de 2,5 e 10 mℓ.

A hiperventilação pode ser usada como medida imediata e de curta duração, em vista do transtorno metabólico que acarreta.

O coma barbitúrico por tiopental IV reduz o metabolismo cerebral e aumenta a resistência a anoxia e isquemia. Deve-se vigiar pupilas, PA, ruídos hidroaéreos gastrintestinais.

Deve-se prevenir hipotermia (32 a 34°C) com manta térmica, com atenção a distúrbios metabólicos e da coagulação.

A craniectomia descompressiva ampla (Figura 65.2), com diâmetro de 12 cm, no mínimo, e plástica da dura-máter, é indicada em casos de elevação da PIC por edema cerebral devido a traumatismo, AVE ou cerebrites virais ou bacterianas. Deve ser realizada em 48 h após o início da elevação da PIC, antes que se instale hérnia cerebral, situação em que o quadro pode ser irreversível, e em pacientes até cerca de 65 anos de idade; o estado geral do indivíduo é considerado quando se avalia a idade. Infarto hemisférico volumoso com apagamento de sulcos e cisternas, e desvio da linha média maior que 5 mm, pode levar a herniação; AVE cerebelar com mais de 3 cm de diâmetro pode comprimir o tronco encefálico, e deve ser submetido a descompressão.

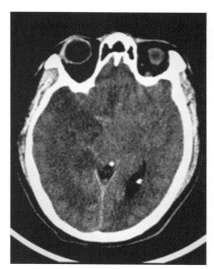 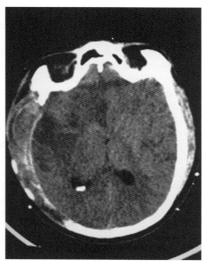

Figura 65.2 Tomografia computadorizada realizada em homem de 28 anos, que apresentava quadro de encefalite herpética com edema acentuado como causa de hipertensão intracraniana; foi necessário fazer craniectomia descompressiva.

Bibliografia

Caso V, Agnelli G, Paciaroni M. Handbook of cerebral venous thrombosis. S. Karger; 2007.
Clement I. Textbook of neurological & neurosurgical nursing. Jaypee Brothers Medical Publishers; 2014
Gawande A. Checklist – como fazer as coisas benfeitas. Rio de Janeiro: Sextante; 2011.
Jallo JI, Loftus CM. Neurotrauma and critical care of the brain. Thieme; 2009.
Knobel E. Condutas no paciente grave. 4. ed. Rio de Janeiro: Atheneu; 2016.
Knobel E. Terapia intensiva – enfermagem. Rio de Janeiro: Atheneu; 2006.
Layon JA, Gabrieli A, Friedman WA. Textbook of neurointensive care. 2. ed. Springer; 2014.
NeuroTraumaBrasil. Disponível em: www.neurotraumabrasil.org.
Stavale MA. Bases da terapia intensiva neurológica. 2. ed. Rio de Janeiro: Santos; 2011.

CRISE CONVULSIVA
Odilon Braz Cardoso

I. **Introdução.** A crise convulsiva é o tipo mais frequente de manifestação epiléptica. A **epilepsia** (palavra grega que significa "tomar de surpresa") pode ser definida como um distúrbio cerebral de início e fim bruscos (paroxísticos), com duração de segundos a minutos, e repetitivo, da mesma maneira ou parecida. Crises de origem focal extratemporal, principalmente frontal e occipital, podem não ser iguais. Raramente é de longa duração e, neste caso, deve-se estar atento à possibilidade de outro diagnóstico (histeria, tétano, intoxicação exógena etc.); cerca de 20% dos pacientes em uso de antiepilépticos encaminhados para centros de referência em epilepsia não têm esta doença. Apresentam maior incidência de enxaqueca e 2 a 5 vezes mais comorbidades somáticas.

Pode ou não haver perda de consciência, embora quase sempre ela ocorra. As crises podem ser generalizadas (ausências típica ou atípica, tônica e/ou clônica, e mioclônicas), parciais (simples ou complexa) e erráticas do recém-nascido; alguns pressentem a chegada da crise (disforia pré-ictal).

Nas crises parciais, pode haver sintomatologia elementar motora, sensitiva, visual, auditiva, da linguagem, olfatória, gustativa, vertiginosa, autonômica (digestiva, circulatória e vasomotora, enurética, respiratória ou sexual), bem como semiologia elaborada, complexa (ilusória, alucinatória, dismnésica, ideatória, afetiva, confusional ou com automatismos). Há maior índice de recorrência.

As crises generalizadas podem ser tônicas e/ou clônicas (grande mal), amiotônicas, amiotônico-clônicas, vegetativas, mioclônicas esporádicas, mioclônicas de repetição periódica, espasmos infantis (síndrome de West ou hipsarritmia) e a tríade do pequeno mal (ausência, queda ou amiotônica, e as sacudidas ou mioclônicas). Assim, a epilepsia pode manifestar-se de diversas maneiras, dependendo da área cerebral de origem. Este distúrbio acomete aproximadamente 0,5% da população em geral em alguma fase de sua vida, e 3,1% das pessoas que chegam a 80 anos de idade. Acima dos 70 anos de idade, é 2 a 3 vezes mais frequente que na infância. O índice de recorrência das crises tônico-clônicas é de 44%; das parciais complexas de 79% e das de ausência, atônicas, mioclônicas e espasmos infantis de 100%. Após 5 anos sem crises, a recorrência é de 3%. Caso não sejam tratadas, 24% sofrem traumatismo de crânio; 16%, queimaduras; 10%, traumatismo dentário e 6%, algum tipo de fratura. Efeitos indesejáveis dos medicamentos ocorrem em 30%.

II. **Fisiopatologia.** A crise epiléptica (disritmia cerebral) resulta da atividade elétrica anormal das células cerebrais, especialmente na substância cinzenta; as reações químicas responsáveis por essa atividade não são claramente conhecidas, nem os distúrbios químicos que as determinam. As crises podem ser desencadeadas por vários fatores metabólicos, como hipoglicemia, hipernatremia, hiponatremia, hipopiridoxinemia, hipomagnesemia, alcalose respiratória, hipocalcemia, hipoxemia, galactosemia, erros do metabolismo dos aminoácidos, doenças de metabolismo lipídico, uremia, insuficiência hepática aguda, insuficiência suprarrenal, porfiria intermitente aguda, síndrome de Reye, síndromes de abstinência (interrupção brusca de álcool, barbitúricos, tranquilizantes etc.), intoxicações (água, atropina, inseticidas organoclorados, chumbo, gasolina, querosene, mercúrio, ferro, estricnina, digital, salicilatos, isoniazida, álcool etílico, antidepressivos tricíclicos, sais de tálio, cânfora, cocaína etc.) e envenenamentos (escorpiônico, picada de aranha viúva-negra). A crise epiléptica pode surgir também como manifestação inespecífica de reação a qualquer acometimento cerebral orgânico (encefalopatia hipertensiva, traumatismo, embolia, tumores, infecções, hemorragias, anomalias congênitas, facomatoses, arterite por colagenoses, neurocisticercose, toxoplasmose, histoplasmose, triquinose, esquistossomose, malária, AIDS, doenças degenerativas, como a coreia de Huntington, Creutzfeldt-Jakob, Alzheimer, Pick etc.).

A reação de estresse da convulsão, causada, por exemplo, por hipoglicemia, libera epinefrina, que, por sua vez, eleva a glicemia rapidamente. Assim, a dosagem sanguínea da glicose após uma crise convulsiva pode ser normal ou elevada na vigência real da hipoglicemia. A história e o exame clínico levantam a suspeita de hipoglicemia, que é medicada em desacordo com o resultado laboratorial. Uma crise convulsiva isolada significa predisposição epiléptica, pois outro indivíduo submetido ao mesmo fator desencadeante não a tem. A maioria dos pacientes que apresentam uma crise epiléptica não tem epilepsia.

III. **Diagnóstico.** O diagnóstico da existência da epilepsia é feito a partir da história clínica, em detalhes consistentes e objetivos. Em caso de dúvida, o melhor método auxiliar é dirigir a anamnese às pessoas que presenciaram a crise e aos familiares, procurando caracterizar bem o sintoma de **início e fim bruscos**, com duração de **segundos a minutos** e de surgimento espontâneo (sem desencadeante emocional). A história de episódios semelhantes **repetitivos** sela o diagnóstico. Nos casos de pacientes idosos com marcha normal que sofrem queda espontânea (sem que alguém presenciasse a cena para descrever o ocorrido), se houver ferimento cefálico, supõe-se que seja em virtude de queda brusca sem proteção, provavelmente em consequência de crise epiléptica. Nessas circunstâncias, o eletroencefalograma (EEG) paroxístico colabora com o diagnóstico de epilepsia; caso seja normal, esta possibilidade não é excluída; se houver dúvida, explicar ao paciente e ao familiar, orientando para observação e retorno. As crises de pânico são mais demoradas que as epilépticas e não são bruscas como estas. Verifica-se também a história do parto, pregressa, familiar, ocorrência de desencadeante emocional, interesses pecuniários ou manipulação. Dentre as crises, 5 a 10% são pseudoepilépticas; os pacientes apresentam histórias ou simulações impressionantes, que podem confundir no diagnóstico – 10 a 20% dos pacientes encaminhados para os centros especializados não são epilépticos.

Dentre as crises psicogênicas, 75% ocorrem em mulheres; pseudocrises e crises epilépticas concomitantes ocorrem em 10 a 15%, podendo ser necessária a internação para videoeletroencefalograma (vídeo-EEG) durante a crise, monitorando por 4 dias, raramente até 11 dias. Crises do lobo frontal podem não aparecer no vídeo-EEG. Há casos de pacientes que juntam saliva na boca para simular sialorreia; mãe com **síndrome de Münchhausen por procuração**[*] pode enganar o médico por muito tempo sobre seu filho. O **EEG** nunca tem valor isolado; é necessário ter sempre como base a sintomatologia clínica indiscutível, dado o grande número de falso-positivos e falso-negativos, mesmo se filtrado por computador (mapeamento cerebral). Espícula pode ou não ser preditor de convulsão.

---

*A síndrome de Münchhausen "by proxy" (por procuração) ocorre quando um parente, quase sempre a mãe (85 95%), de modo persistente ou intermitente produz (fabrica, simula, inventa), intencionalmente, sintomas em se filho, fazendo que este seja considerado doente; ou, ainda, provocando ativamente a doença, colocando-o em risco em uma situação que requeira investigação e tratamento.

Quase todas as atividades paroxísticas descritas na epilepsia já foram encontradas em indivíduos não afetados por esta doença; Gastaut encontrou essas alterações em 4,4% das pessoas normais. O EEG, realizado nas melhores condições, usando como método de ativação, além da hiperventilação, o sono e a luz estroboscópica, é normal em 10% das crianças e em 50% dos adultos portadores de grande mal. É também normal em 5% das crises parciais de semiologia elaborada e em 30% das crises parciais de sintomatologia elementar. Alterações do EEG não possibilitam estabelecer etiologias, e 10% da população saudável apresenta interposição de alguma atividade lenta. Uma crise de epilepsia focal pode desenvolver-se excepcionalmente sem modificação do traçado. Aproximadamente 1/3 dos pacientes com epilepsia persiste com EEG normal por toda a vida. Este exame alterado nem sempre se normaliza após a cura da epilepsia (discordância eletroclínica), persistindo um traçado idêntico ao dos grandes epilépticos; desse modo, ele não impede a suspensão do tratamento. A melhora do EEG sugere melhor prognóstico apenas estatisticamente. O EEG pode apresentar-se pior durante um período de controle medicamentoso; quando é falsamente positivo, pode trazer danos trabalhistas, pessoais e sociais. A clínica é soberana; em razoável número de casos, foram verificadas importantes alterações (pontas e pontas-ondas localizadas) que desaparecem sem tratamento.

Alguns candidatos a astronautas com EEG normal tiveram convulsões em situações adversas durante treinamento na NASA e foram eliminados; outros 2,5% que apresentaram EEG com pontas e ondas lentas sem nenhum tipo de crise foram mandados para o espaço.

Não é o EEG que determina a suspensão ou não dos medicamentos, pois os sintomas e os traçados não mantêm correspondência direta, invariavelmente. O EEG é importante na avaliação pré-operatória de apresentações refratárias de epilepsia; ao retirar a medicação interna no CTI, realiza-se o vídeo e EEG concomitantes para maior segurança diagnóstica. Crise focal: retira-se esta área cerebral; crise generalizada: calosotomia – em ambos os casos a extensão é dirigida pela eletrocorticografia peroperatória. Para documentação complementar no protocolo do diagnóstico de morte encefálica, o EEG é empregado. O exame realizado imediatamente após a crise pode mostrar a ocorrência de ondas lentas por até 5 dias, que depois desaparecem, auxiliando o diagnóstico diferencial com síndrome de conversão psicomotora.

Nos casos de diagnóstico difícil, o médico pode obter informações (que serão utilizadas de acordo com sua ciência e consciência) principalmente por meio de observação clínica prolongada e traçados repetidos e praticados na proximidade imediata da crise e, às vezes, pela experimentação medicamentosa. Em virtude dos efeitos paralelos da medicação, a experimentação terapêutica tem valor reduzido, podendo melhorar sintomas na realidade de origem emocional. Em uma minoria com focos distantes, são usados eletrodos profundos.

Pode ocorrer crise convulsiva única em indivíduos clínica e neurologicamente normais, e 20% destes apresentam crises posteriores. A maior repercussão em indivíduos de atividade pública impulsiona para um tratamento mais precoce.

Em adultos, a incidência de recorrência das crises é de aproximadamente 40% em 2 a 3 anos, 1/3 no primeiro mês e 1/2 nos 6 primeiros meses. Após 3 anos, a recorrência é de 50%, podendo ocorrer após muitos anos sem crises e sem medicação.

Giel et al., ao examinarem pacientes com cefaleia e um grupo-controle assintomático, encontraram anormalidades em porcentagem semelhante nos dois grupos de EEG. A cefaleia como "equivalente epiléptico" é um conceito que deve ser retirado da prática clínica. Verificamos crianças e adultos que melhoram com anticonvulsivantes, mas também com antidepressivos e outros medicamentos.

Pacientes com crises de início focal ou que tiveram início a partir dos 20 anos de idade devem fazer ressonância magnética (RM), para verificar a possibilidade de lesão estrutural. Atualmente, a tendência é realizar esse exame em todos os casos de epilepsia (medicina defensiva).

Os exames de liquor são indicados de acordo com a suspeita etiológica, bem como a angiografia cerebral. Em cerca de 20% dos tumores cerebrais, a convulsão é o seu primeiro sintoma. Um EEG normal não afasta uma lesão estrutural, e em muitos casos com alteração focal no EEG não são encontradas lesões nos exames definitivos (tomografia ou ressonância); e, quando a lesão existe, nem sempre há compatibilidade anatômica com o achado do EEG.

Nos pacientes com clínica sugestiva de epilepsia, alterações compatíveis no EEG podem colaborar com a consistência dos achados. Os exames de liquor são capazes de auxiliar o diagnóstico de encefalites (nas virais, mesmo graves, eles podem ser normais), meningites, parasitoses ou esclerose múltipla, sendo esta última mais bem visualizada na RM.

O **risco de recorrência** de crise sem causa aparente é de 25% em 2 anos e de 15% após 2 anos. São **fatores de risco** de recidiva: lesão cerebral, história familiar, ocorrência de muitas crises, episódio de *status epilepticus*, paralisia pós-comicial, crise parcial, idade de início tardio. Já os **fatores precipitantes** são: hiperventilação, privação do sono, alcoolismo e, aparentemente, a emoção.

IV. **Manifestações clínicas.** As mais comuns são as crises **tônico-clônicas** generalizadas. O paciente perde subitamente a consciência, podendo ou não ocorrer aura ou "grito" antes da crise, bem como visão de luzes ou cores, sensações de mau cheiro, sons ou vegetativas. Em seguida, apresenta contrações musculares bruscas e repetidas, simétricas, podendo haver micção ou defecação involuntária, trismo com mordedura da língua, sialorreia, respiração ruidosa e lábios arroxeados, seguindo-se de estados de sonolência e/ou confusional, geralmente com cefaleia, podendo ocorrer vômitos e dores musculares.

Nas crises **mioclônicas**, aparecem contrações de grupos musculares rápidas e aleatórias, uni ou bilaterais, bruscas como um choque ou susto, não rítmicas, que variam em localização, amplitude e frequência, acompanhadas ou não de quedas. As **tônicas** se caracterizam por tensas contrações e/ou extensões, postura rígida de um membro, de um grupo muscular ou generalizada, podendo predominar em alguns grupos musculares, simétrica ou assimétrica. Chamamos de **"marcha jacksoniana"** a crise motora de início localizado, que prossegue estendendo-se aos segmentos mais proximais do membro, podendo generalizar-se. Crises **clônicas** são contrações repetitivas de um grupo muscular da face, tronco ou membros.

As crises psicomotoras, ou do lobo temporal, podem ter início com um aviso ou aura como sensação de sonho, medo e opressão no estômago, subindo para a garganta; alucinações (ouvir sons, sentir cheiros e gostos estranhos); outras impressões que o paciente tem dificuldade para descrever; aumento da salivação e ocorrência de um período de perda parcial ou total da consciência, seguido por movimentos ou atos sem finalidade voluntária – simples ou complexos – chamados de **automatismos**. O paciente detém o controle da postura e do tônus muscular, não se recorda e não é capaz de descrevê-los, o que acaba sendo feito por quem presenciou as crises. Podem ser relatadas variadas sensações, às vezes bastante complexas, como andar (involuntário), movimentos dos lábios, deglutições, gesticulações, sensações emocionais de órgãos dos sentidos, de familiaridade (*déjà vu*) e de irrealidade (*jamais vu*); crises tônico-clônicas podem ocorrer em seguida. O ato violento é extremamente raro e ocorre quando o paciente é cerceado durante a crise; em geral, é descoordenado e não dirigido, imotivado e não premeditado. Automatismos hipercinéticos podem ocorrer também na epilepsia parcial complexa frontal.

Na **epilepsia do lobo temporal medial** ocorrem ataques e estados **crepusculares**, que podem ser breves ou durar horas ou dias, com comportamento automático, semiorganizado, porém inadequado; o comportamento é de longa duração, executando atividades complexas que não são recordadas posteriormente (p. ex., dirigir em uma viagem longa). O EEG, principalmente se realizado durante a crise, pode auxiliar o diagnóstico. **Manifestações comportamentais e psicomotoras:** há ansiedade ou ira sem motivo, alucinações, sensações, *déjà vu, jamais vu*. **Fenômenos autônomos:** palpitações, salivação, náuseas, dispneia, boca seca, fome, sensações abdominais, necessidade de urinar. **Síncope temporal:** breve perda da consciência. **Distúrbios sensoriais e perceptivos:** tontura, macropsia, micropsia, impressão de longa distância, sensações gustativas e olfatórias.

A epilepsia *Alice no país das maravilhas* é um distúrbio focal do lobo temporal, que desencadeia crises com percepção de imagens distorcidas, ou animadas, ou com sensação de tamanho maior ou menor que o real. Lewis Carrol, autor do livro com este título, tinha um tipo de enxaqueca que se apresentava com este distúrbio de percepção. Na enxaqueca, os sintomas duram vários minutos, horas ou dias; na epilepsia, a duração é de segundos a poucos minutos, sendo este um dado importante para a diferenciação em alguns casos. A cefaleia da enxaqueca ocorre em virtude da dilatação das artérias do couro cabeludo, e os sintomas que às vezes a precedem são decorrentes de vasoconstrição cerebral, com vários sintomas possíveis.

A epilepsia do lobo temporal pode se manifestar por episódios de dor abdominal na criança, com duração de segundos a minutos e frequentemente acompanhados de turvação da consciência sem sua perda total. Na enxaqueca abdominal, a dor dura vários minutos ou horas, sem alteração da consciência.

O **pequeno mal** é caracterizado por crises rápidas, durando poucos segundos, geralmente muito frequentes, com possibilidade de ocorrer várias vezes em um dia. Nas **"ausências"**, o paciente fica parado, com olhar vago; após a crise, ele prossegue o que estava fazendo. A ausência pode ser acompanhada por movimentos involuntários labiais, de deglutição, piscamentos rítmicos das pálpebras ou sintomas neurovegetativos. As crises acinéticas ou atônicas são perda do tônus de um segmento, tal como a cabeça ou músculos que não mantém a postura, levando à queda brusca da cabeça ou à queda ao solo, o que pode dificultar a constatação de perda de consciência ou não.

As ausências atípicas, ou **síndrome de Lennox-Gastaut**, caracterizam-se por obnubilação de início e fim graduais, com movimentos involuntários, automatismos, alteração postural, fenômeno vegetativo, múltiplos tipos de crises e má resposta aos medicamentos usuais para o pequeno mal. Ocorrem em crianças de 1 a 6 anos, já tendo sido descritas em escolares.

Os **espasmos infantis** são contrações breves, simétricas, predominando a flexão da cabeça e do tronco (com duração de vários segundos) e se repetem em séries de três a dezenas. Em geral, iniciam-se entre 3 e 9 meses de vida. As crises neonatais **sutis** podem apresentar alterações bruscas posturais, movimentos oculares, palpebrais, faciais, postura tônica ou movimentos clônicos de uma única extremidade, ou apenas apneia, mastigação, sucção, espasmos, nadar-pedalar-remar, "sustinhos", "choquinhos", ações neurovegetativas (taquipneia, taquicardia, sudorese, sialorreia) e vasomotoras (rubor facial, midríase).

As crises **parciais simples** mais frequentes são as motoras, com abalos musculares de mãos, pés ou face, com o paciente consciente, podendo progredir e generalizar-se. Após uma crise focal, o paciente pode apresentar paralisia do membro correspondente, reversível em minutos ou horas, e raramente com sequela (paralisia pós-comicial). Há possibilidade de sensações alteradas em membro ou face, náuseas ou sensação de mal-estar na região do estômago ou mesmo um cheiro ou gosto diferentes.

As crises de **perda de fôlego** são de ansiedade, de hiperventilação, levando à perda da consciência, podendo também ser tônicas ou com movimentos involuntários. Ocorrem em crianças após 6 meses de idade, apenas após o choro ou distúrbio emocional; às vezes, ocorrem em jovens ou adultos. Pseudocrises ocorrem a partir dos 6 anos de idade, já tendo sido descritas em mais jovens ainda. Caso a origem da crise seja emocional, é necessário encaminhamento à clínica psicológica.

O diagnóstico de **eclâmpsia** é obtido pela ocorrência de convulsão e hipertensão arterial em repouso, em gestante. Durante uma crise convulsiva, a pressão arterial pode subir 100 mmHg além da habitual, normalizando-se nos minutos seguintes.

Na **síndrome de Adams-Stokes**, cardioarritmias, bloqueio de ramo e hipotensão arterial devem ser lembrados no diagnóstico diferencial de perda da consciência. Em geral, o **desmaio sincopal** ocorre com o paciente de pé ou sentado e é precedido de mal-estar geral, às vezes palpitação ou sudorese fria, palidez, escurecimento visual e sensação de desmaio iminente, com a queda completando-se de modo gradual em vários segundos; acompanha-se de flacidez muscular generalizada, sendo a inconsciência de menor duração, por segundos (raramente minutos), e a recuperação ocorre sem cefaleia e geralmente sem período confusional. Quando a **síncope** é prolongada, ela pode precipitar abalos clônicos e, excepcionalmente, tônico-clônicos, o que dificulta o diagnóstico.

A síndrome de Gélineau (**narcolepsia-cataplexia**) consiste em crises de sono invencíveis ou em que é necessário forçar a atenção para tentar vencê-lo durante minutos ou horas; eventualmente, ocorrem até várias vezes ao dia, podendo o paciente ser despertado se houver estímulo. As crises podem ser acompanhadas de hipotonia muscular (cataplexia) de pequeno grau ou com imobilidade absoluta. Dura toda a vida, sendo o tratamento sintomático (cloridrato de metilfenidato 10 a 20 mg 2 ou 3 vezes/dia, ou apresentação de ação prolongada 1 vez/dia). A etiologia é desconhecida, autoimune ou secundária a doença orgânica cerebral. A cataplexia pode ser tratada com imipramina 25 mg, 3 vezes/dia.

V. **Tipos de crises epilépticas**
   A. **Focais (ou parciais)**
      1. Simples (o indivíduo mantém a consciência)
         a. Com sintomas motores.
         b. Com sintomas somatossensoriais.
         c. Com sintomas autônomos.
         d. Com sintomas psíquicos (alucinações etc.).
      2. Complexas (o indivíduo perde o contato com o meio)
         a. Início com crise parcial simples.
         b. Início com comprometimento da consciência.
      3. Crises focais (simples ou complexas) que evoluem para tônico-clônica generalizada.
   B. **Crises primariamente generalizadas**

1. Crises tônico-clônicas.
2. Crises de ausência (típicas e atípicas).
3. Crises mioclônicas.
4. Crises tônicas.
5. Crises clônicas.
6. Crises atônicas.
C. **Crises não classificadas**
1. Espasmos epilépticos.
2. Crises gelásticas (riso/choro) de dacríticas (lágrimas).
D. **Crises relacionadas com situações especiais**
1. Crises febris.
2. Crises reflexas.

VI. **Tratamento.** Durante qualquer tipo de crise, o tratamento é realizado com injeção intravenosa de 1 ampola de diazepam diluída em água destilada, até completar 10 mℓ (em solução salina, há precipitação, podendo ocorrer tromboflebite). A infusão deve ser lenta, e suspensa tão logo cesse a crise. O diazepam dispõe de metabólitos ativos que prolongam seu efeito com uso de doses repetidas, e sua eliminação é mais lenta em recém-nascidos, idosos, e nos casos de insuficiência hepática ou renal. Considerando-se a manutenção preventiva a seguir, aplica-se 1 ampola de fenobarbital IM (1 ampola = 1 mℓ = 200 mg) ou fenobarbital sódico IV (1 ampola = 2 mℓ = 200 mg) e, em crianças, 3 a 10 mg/kg/dia, 1 vez ou dividido a cada 12 h. Se repetida, deve ser aplicada lentamente 1 ampola de fenitoína (difenil-hidantoína) IV lento; em crianças na dose de 5 a 10 mg/kg/dia 1 vez ou dividida em 12/12 h (1 ampola = 5 mℓ = 250 mg). Chega-se à hidantoinização com a dose de 15 a 20 mg/kg até, no máximo, 0,75 mg/kg/min IV, em solução salina. Pode-se chegar até 30 mg/kg.

As secreções respiratórias devem ser aspiradas, sendo conveniente, quando possível, administrar oxigênio por inalação, devido à hipoxia que a crise acarreta. Não se deve tentar demasiadamente evitar a mordedura da língua, pois manobras intempestivas podem alterar peças dentárias. Se a boca já estiver aberta, é possível colocar um objeto macio (p. ex., um lenço) na parte lateral dos dentes. O corpo do paciente deve ficar livre e protegido de traumatismos; mantém-se uma veia com infusão de soro fisiológico. Todos os casos com coma de etiologia sem evidência imediata devem receber 40 a 60 mℓ de soro glicosado hipertônico 50% IV. Caso o paciente seja alcoólico ou desnutrido, é necessário aplicar, a princípio, 100 mg de tiamina IV, ou 1 ampola de complexo vitamínico B.

Posteriormente, será prescrito o tratamento de manutenção, com os medicamentos escolhidos usados pela ordem descrita à frente. Deve-se começar usando apenas um fármaco para conhecer seus efeitos, chegando-se progressivamente ao máximo possível para cada uma, em caso de repetição da crise. As associações de fármacos são experimentadas após ser bem conhecida a eficácia de cada um separadamente, ou associa-se o segundo e, raramente, o terceiro ou quarto após conhecer bem a resposta do anterior. Em geral, combinam-se preferencialmente substâncias com diferentes mecanismos de ação; o tratamento é empírico. Alguns psicofármacos podem descontrolar a epilepsia, e as interações medicamentosas precisam ser estudadas. Realiza-se um hemograma completo, o qual é guardado para eventual comparação futura. Quando os medicamentos causam desconforto ou incapacidade, é melhor reduzi-los e tolerar algumas crises parciais simples ou generalizadas não convulsivas, melhorando a qualidade de vida. Gestantes devem ingerir 5 mg de ácido fólico VO por dia, iniciar 3 meses antes de engravidar e ir até o terceiro mês de gestação; a vitamina K pode ser indicada no último mês da gestação. Na gravidez, dividem-se os medicamentos em mais tomadas para evitar picos de concentração plasmática. Homens com disfunção erétil podem usar medicamentos para tratamento dessa disfunção.

Crianças com crises acinéticas devem usar capacete (de brinquedo, plástico), para proteger a cabeça caso ocorram quedas.

O tratamento é, na realidade, sintomático e empírico e deve ser individualizado; o tempo de duração é determinado pelo tipo de crise apresentado e pela história natural da doença. Pacientes que tiveram mais crises estão mais sujeitos à repetição. A melhora ou normalização do EEG sugere melhor prognóstico, mas não apresenta qualquer valor absoluto. Na verdade, quem já teve uma crise sempre vai estar sujeito a sofrer outra, o que é imprevisível. Os pacientes com crises esporádicas, com anos de intervalo entre elas, podem optar por não usar a medicação, mas devem ser avisados de que o risco existe.

Os fatores predisponentes devem ser evitados (bebidas alcoólicas, períodos prolongados sem se alimentar, sem dormir ou realização de trabalho noturno). Os pacientes devem manter uma rotina de vida; os medicamentos devem ser tomados nos horários corretos ou com variação de 1 ou 2 h (caso o paciente fique em dúvida se o medicamento foi tomado ou não, recomenda-se tomá-lo mesmo assim). Não é prejudicial tomar uma ou duas doses a mais, mas a falha na tomada por uma única vez pode desencadear uma crise. Os medicamentos costumam ser bem tolerados. O ácido valproico pode inibir a agregação plaquetária e não deve ser administrado com o AAS, pois pode causar síndrome do ovário policístico e reduzir a fertilidade da mulher, além de provocar espinha bífida no feto. Alguns são indutores e outros inibidores enzimáticos. No início do uso, eles podem causar sonolência, esquecimento ou alteração do comportamento, em geral desaparecendo no período de semanas a 3 meses. Quando há necessidade de altas doses para controle das crises, é frequente a diminuição da atenção e da memória. A faixa terapêutica na dosagem sanguínea dos medicamentos refere-se à maioria, mas não a todos os pacientes. Mais importante é o conhecimento das doses máximas toleradas; o uso com alimentos aumenta a absorção da carbamazepina e retarda a do ácido valproico.

Efeitos colaterais graves ocorrem na proporção 1/30.000, *rash* cutâneo 1 a 6%, sobre a cognição ou comportamento 15%, intolerância a algum medicamento em 30%, e 14% dos pacientes não seguem a prescrição. A dosagem sanguínea dos anticonvulsivantes raramente é necessária, sendo parâmetros de valor relativo; em geral, a absorção é uniforme e a informação sobre a quantidade que está ingerindo costuma ser o suficiente.

O alcoólico deve ser orientado para manter o uso da medicação mesmo com a ingestão desse tipo de bebidas, a qual diminui a eficácia da medicação, que pode ser aumentada, mas não apresenta "reação". Distúrbios de humor, psicose e depressão podem melhorar por dias ou semanas após crise convulsiva; esta normalização forçada é base para indicação da eletroconvulsoterapia. Os seguintes medicamentos amenizam a depressão: carbamazepina, lamotrigina e divalproato, devendo-se evitar fenobarbital primidona, topiramato, levetiracetam, tiagabine e vigabatrina.

A. Crises generalizadas, exceto pequeno mal. Recomenda-se a administração de fenobarbital, carbamazepina, oxcarbazepina, ácido valproico ou divalproato, primidona, depois fenitoína, como última opção, especialmente em crianças, pelos efeitos colaterais que pode ter a longo prazo (anemia por deformidade das hemácias, com consequente maior destruição pelo baço, aumento da taxa de reticulócitos que pode melhorar com a reposição de ácido fólico, hipertrofia gengival e hipertricose, em especial). O tratamento é mantido até os 25 a 30 anos de idade, exceto nos pacientes do sexo masculino que tiveram uma única crise entre os 18 e os 21 anos, com histórias pregressa e familial negativas (crise única do final da adolescência). Cerca de 90% dos pacientes não apresentam mais crises após os 30 anos de idade. Os 10% restantes voltam a tê-las, devendo manter o uso da medicação por toda a vida. Quando o início das crises ocorre após os 30 anos, é de 40% o índice de recidiva, mesmo após anos sem tê-las. Não existe um exame específico que assegure o que vai acontecer. A epilepsia tende a diminuir de frequência e intensidade com a idade, sendo este o único fator "curativo". Alguns suspendem o medicamento após 2 a 5 anos sem crises. Aos anteriores, seguem-se lamotrigina, topiramato, gabapentina e felbamato.

B. **Pequeno mal.** Ácido valproico, etossuximida, lamotrigina, topiramato, clonazepam, metossuximida ou associados. Se o paciente estiver pelo menos há 5 anos sem crises e não tiver apresentado outro tipo de crise, o tratamento é suspenso após os 15 a 20 anos de idade. Às vezes, o pequeno mal cede lugar ao grande mal ou a outro tipo de ataque. A acetazolamida pode ser um coadjuvante; a carbamazepina pode piorar as crises de ausência e as mioclônicas (sendo o ácido valproico a primeira escolha neste último caso). Dose de 250 mg de ácido valproico equivale a 288 mg de valproato de sódio. Em geral, o divalproato de sódio é mais eficaz e apresenta melhor tolerância, sendo usado também para a mania associada à doença bipolar e para a profilaxia da enxaqueca.

C. **Convulsões febris.** As temperaturas ficam a partir de 37,5º centrígrados e 90% dos casos ocorrem até os 3 anos de idade. É necessário administrar fenobarbital, carbamazepina ou ácido valproico (tratar se a crise foi de longa duração ou se, mesmo rápida, houver repetição). O tratamento é feito até os 6 anos de idade. A febre é tratada com métodos físicos (banhos, ventilação, gelo etc.) e dipirona (cerca de 1 gota/kg, a cada 6 h) ou paracetamol, tratando-se a etiologia, quando possível. Destes pacientes, em torno de 2,8% voltam a ter crises posteriormente e têm o dobro do risco da população geral. É possível fazer aumento transitório na dosagem durante a vigência de infecções. Uma alternativa ao uso contínuo é a administração intermitente por 72 h de clobazam, ou diazepam 0,5 a 1,0 mg/kg/dia, dividido em duas tomadas enquanto tiver febre, e suspender após 24 h afebril, ou clonazepam (este tem apresentação líquida, mas com maior efeito sedativo). Clobazam: 0,5 a 1,0 mg/kg/dia, esmagado e diluído em 5 a 10 mℓ de água, dividido em 2 ou 3 tomadas diárias.

D. **Convulsões neonatais benignas familiares.** Fenobarbital por no máximo 6 meses.

E. **Crises parciais com sintomatologia elementar.** Administrar carbamazepina, oxcarbazepina, fenitoína e tratar como as crises generalizadas.

F. **Crises parciais com sintomatologia complexa (p. ex., psicomotora).** Carbamazepina, oxcarbazepina, primidona, ácido valproico ou divalproato, fenobarbital, fenitoína, topiramato, lamotrigina, gabapentina, clonazepam, vigabatrina e felbamato são indicados por toda a vida. Em geral, usam-se dois ou três fármacos associados. Alguns casos necessitam de cirurgia. A gabapentina não é metabolizada, sendo eliminada de maneira ativa pelos rins.

G. **Síndrome de Lenox-Gastaut e ausências atípicas.** Politerapia, valproato, lamotrigina, topiramato, vigabatrina, ou combinados, associando-se clonazepam, nitrazepam, clobazam, fenobarbital, fenitoína, etossuximida ou felbamato. Se não houver melhora, acrescentar ACTH (Cortrosiona Depot®) IM ou prednisona por via oral (VO), e, às vezes, dieta cetogênica. A deterioração intelectual é praticamente a regra. Há pouca informação sobre a evolução a longo prazo. A persistência das crises leva as mães a mudarem de médico, *doctor shopping.*

H. **Síndrome de West.** ACTH com divalproato ou ácido valproico mais clonazepam, podendo-se acrescentar acetazolamida; ou com vigabatrina mais nitrazepam, ou clonazepam, ou clobazam; é possível adicionar a piridoxina (B_6). A mortalidade e as sequelas intelectuais graves acometem a maioria dos pacientes, mas muitos alcançam nível intelectual normal se o tratamento for precoce.

I. **Atônicas/tônicas.** Valproato, clonazepam, nitrazepam, lamotrigina, topiramato, levetiracetam.

J. **Mioclônicas.** Valproato, clonazepam, fenobarbital, lamotrigina, levetiracetam, topiramato.

O nitrazepam e o clonazepam são mais indicados para mioclonias; o ácido valproico para ausências e mioclonias; e os novos antiepilépticos, oxcarbazepina, lamotrigina, vigabatrina, topiramato, gabapentina e felbamato, nos casos de difícil controle em que já foram tentados outros fármacos.

Alergia ou outras reações sérias indicam a substituição daquele medicamento. Durante a gravidez o tratamento segue normalmente, sendo o fenobarbital o medicamento mais conhecido, mais usado, mais antigo e de menores efeitos colaterais. Devem-se evitar picos de concentração plasmática do fármaco fracionando suas tomadas. Na gravidez, os efeitos colaterais são muito raros, com quase todas as substâncias empregadas. Inicia-se o uso preventivo com ácido fólico 5 mg/dia VO, 3 meses antes de engravidar até o 3º mês da gestação. A vitamina K pode ser benéfica no último mês da gestação. O ácido valproico pode causar espinha bífida no feto, e, na mulher, síndrome do ovário policístico, reduzindo a fertilidade.

O esquema de anticonvulsivantes deve ser o menos tóxico possível, já antes da gravidez, e mantido durante a gestação. A troca por fenobarbital é feita quando for possível, pois há casos que não respondem bem a ele. O término de um tratamento é feito com a retirada lenta e gradual, em meses, do medicamento. As medicações controlam totalmente cerca de 70% das crises, e em 25% o controle é parcial, com a diminuição da frequência e da intensidade das crises. Dentre as medicações, 2 a 5% não exercem qualquer efeito. O tratamento neurocirúrgico está indicado nas crises graves e resistentes à terapêutica clínica (o índice de fracasso é de 35%, e o de mortalidade, 2%) e deve ser considerado após 2 anos de tentativas racionais de tratamento.

As epilepsias pós-traumáticas são tratadas até, pelo menos, o período de 6 meses sem crises. Caso voltem a ocorrer, o tratamento segue até aproximadamente 30 anos de idade, ou até o fim da vida; se for por projétil de arma de fogo, por anos.

Uma crise isolada, secundária a distúrbio tratado, não necessita de tratamento preventivo, o qual passa a ser instituído se as crises se tornarem repetitivas.

VII. ***Status epilepticus.*** É o quadro devido a convulsões subentrantes por mais de 5 min. Ocorre quase exclusivamente no grande mal, às vezes na motora focal, e é extremamente raro nos demais. Torpor ou coma pode ser a única manifestação do *status epilepticus* não convulsivo. Inicia-se com o mesmo tratamento da crise convulsiva, seguindo-se a nova administração de diazepam, podendo-se empregar até 20 mg de cada vez; no adulto, até no máximo 2 mg/min (1 ampola de 10 mg/2 mℓ em 8 mℓ de SGI ou água bidestilada (ABD) em seringa de 10 mℓ resulta em 1 mg/mℓ/diluição;

infundir a 5 mℓ/min, repetir em 5 min, se necessário). Em crianças, 0,1 a 0,5 mg/kg por vez, lentamente, podendo repetir-se com intervalos de 1 a 3 h. É necessária atenção para o fato de que qualquer dose pode causar parada respiratória conforme a sensibilidade individual. Pode-se usar a infusão vigiada de 100 mg de diazepam em 500 mℓ de SGI a 5% (em SF precipita e causa flebite), em 12 h (15 gotas por minuto). O efeito anticonvulsivante do diazepam pode durar 20 min. Gastaut considera o clonazepam mais eficaz, a 0,01 a 0,1 mg/kg. Pode-se usar o midazolam 0,2 mg/kg IV a 1 mg/min com risco muito menor de depressão respiratória. O lorazepam IV tem a vantagem de ter efeito anticonvulsivante por 12 a 24 h, não precipita em soluções aquosas e não tem metabólitos ativos (ainda não é disponibilizado no Brasil). Devem ser lembradas todas as causas das crises, pois elas podem estar agindo como fator causal ou agravante. Em recém-nascidos, são frequentes os casos de hipoglicemia e/ou hipocalcemia: em crianças, por infecção; em adultos, pela falta de uso da medicação, acidente vascular encefálico (AVE) e tumor. Os pacientes em uso crônico de anticonvulsivantes podem ter depressão da vitamina D e se beneficiam com sua administração por via intravenosa.

A fenitoína (Hidantal®) deve ser administrada na dose de 15 a 20, máximo 30 mg/kg, a 50 mg/min no mínimo (1 amp. = 250 mg = 5 mℓ) em 5 min, e não pode ser diluída em soro glicosado (pois neste ocorre precipitação), sob monitoramento da PA, pulso, FC e, se possível, eletrocardiograma; devendo-se interromper a infusão e aguardar normalização se surgir hipotensão, bradicardia ou arritmia. Para a **hidantoinização** "rápida" do adulto, colocar 4 amp. (1.000 mg) em 100 mℓ de SF 0,9% a 60 gotas/min, ou infundir em 20 min, tempo mínimo para ser tolerada. Se persistir, usar fenobarbital sódico (Fenocris® 2 mℓ/200 mg) IV a 20 mg/kg/dia (máximo 25 mg/kg/dia, no *status*, mas para manutenção usual 3 a 15 mg/kg/dia) puro ou em SF no máximo a 1,5 mg/min/kg (cerca de 100 mg/min em adultos); alcança níveis terapêuticos em poucos minutos. Há indicação de assistência ventilatória e intubação.

Nas convulsões prolongadas, quando não há contraindicação específica, usa-se dexametasona, na dose de 0,2 a 0,4 mg/kg/dia, dividida de 6/6 h IV, para diminuir o edema cerebral. Quando o edema cerebral é importante, usa-se o manitol ou a furosemida, conservando-se em seguida o paciente hipo-hidratado, mantendo-se a diurese. Utiliza-se bicarbonato de sódio, conforme o resultado da gasometria.

Se houver hiponatremia, é corrigida pela metade, lentamente, e a seguir, pela redução da ingestão de água livre. A correção rápida pode levar à mielinólise pontina central.

Nos casos refratários, procede-se ao coma barbitúrico na UTI, com intubação orotraqueal e ventilação, com o pentobarbital (Nembutal®) a 5 mg/kg (5 a 25 mg/kg) IV inicialmente, depois 1 a 3 mg/kg/h até ser controlado. Superficializar o coma barbitúrico a cada 24 h para observação. O tiopental sódico (Pentothal®) tem vida média mais curta, 9 h, e é alternativa, com dose inicial de 3 a 4 mg/kg infundidos em 2 min IV, depois 0,2 mg/kg/min em SF, podendo ser aumentado em 0,1 mg/kg/min a cada 3 a 5 min, até controle ou depressão da atividade de base no EEG. Ambos os fármacos causam hipotensão arterial grave, requerendo o uso de expansores plasmáticos e/ou vasopressores, e sua administração prolongada acumula-se no tecido adiposo, retardando a recuperação da consciência. Outras opções: midazolam 10 mg IV (4 mg/min), repetir em 15 min SN, e manutenção 0,05 a 0,4 mg/kg/h (ampolas de 3 mℓ/15 mg, 5 mℓ/5 mg e 10 mℓ/50 mg); propofol 2 mg/kg, repetir SN, e manutenção com 5 a 10 mg/kg/h (ampola de 20 mℓ/200 mg), depois reduzir para 1 a 3 mg/kg/h. A opção a seguir é a anestesia geral inalatória com isoflurane (menos efeitos colaterais que o halotano) mantendo concentração de 0,8 a 2%, disponível em frascos de 100 e 240 mℓ, com suporte, pelo menos inicial, de anestesiologista.

Outra opção é a curarização com Pavulon® (4 mg IV/adulto), repetindo-se a cada 2 h, e reduzindo-se a dose a cada nova infusão (aproximadamente 2 mg, depois 1 mg etc.), observando-se os dados clínicos e individualizando-se cada caso, visto que a resposta difere de paciente para paciente. A curarização prolongada, para ser segura, precisaria de controle com estimulador de nervo periférico, que é mais sensível que o clínico, para se saber o grau de curarização do paciente. Além disso, é aplicado o midazolam ou, como segunda linha, o diazepam. O tubo é conectado ao respirador para respiração controlada, mecânica. O midazolam pode não ser necessário, devido à sedação causada pelos anticonvulsivantes.

Uma alternativa é o uso intercalado, mais ou menos a cada 4 h, de brometo de pancurônio (Pavulon®) + midazolam (0,15 a 0,2 mg/kg e manutenção de 0,08 mg/kg/h) e anestesia geral com isoflurano ou halotano, o que requer presença de anestesiologista ou intensivista, devido à longa duração do *status*, de horas ou dias.

A lidocaína intravenosa tem sido relatada como eficaz para o tratamento do *status epilepticus*; no entanto, em dose excessiva, pode causar convulsões. Se ela for eficaz, infundir 1 a 2 mg/kg em *bolus*, depois 1,5 a 3,5 mg/kg/h em adultos ou 6 mg/kg/h em crianças, diluído em SGI (5%). Ela apresenta eficácia em 20 a 30 s, não tendo efeito de manutenção.

Caso não haja anestesista disponível, infundir lentamente solução de para-aldeído a 4% em SF IV, somente em seringa de vidro, visto que o para-aldeído decompõe o plástico em menos de 2 min, a 0,1 a 0,15 mℓ/kg.

No caso de se estar tratando apenas o efeito da crise, é necessário manter o esquema de anticonvulsivantes. O monitoramento do EEG pode auxiliar na decisão de quando suspender ou reduzir aqueles medicamentos.

O *status epilepticus* é seis vezes mais frequente nas crises secundárias. Estados confusionais com alteração da consciência podem se dever a *status epilepticus* subclínico, quando o EEG é importante para o diagnóstico.

O diazepam ou midazolam, seguido por valproato de sódio que é a escolha no **status de ausência**, podendo ser usado por via intravenosa, xarope VO, por sonda nasoentérica (SNE) ou por via retal; se necessário, acrescenta-se etossuximida. Em geral, ocorre em crianças, às vezes em idosos; os pacientes parecem confusos, sonolentos, lentos e respondem incorretamente, mas podem ter alguma ação racional. O valproato de sódio (Depacon®) para uso intravenoso 1 ampola = 5 mℓ = 500 mg deve ser diluída em 50 mℓ de SF 0,9%, infundir em 60 min, não mais que 20 mg/min, a dose inicial de 10 a 15 mg/kg/dia e máxima de 60 mg/kg/dia, trocar VO logo que possível, para paciente a partir de 10 anos de idade. **Status motor focal:** fenitoína intravenosa, mais fenobarbital sódico intravenoso, se necessário, mais carbamazepina comprimidos por VO ou suspensão oral por SNE, e/ou valproato de sódio, e/ou topiramato por SNE. O manitol a 20% é empregado quando há edema cerebral, durante 20 min, na dose de 7,0 mg/kg, sendo aconselhável o controle com a tomografia cerebral e o monitoramento da pressão intracraniana. O controle do pH e da gasometria é fundamental, bem como o ionograma, a glicemia, cálcio e, às vezes, exames do liquor. O eletrocardiograma é de grande valor nos diagnósticos da hipercalcemia e da hipopotassemia (esta, às vezes, ocorre com K$^+$ sérico praticamente normal).

No **status epilepticus não convulsivo**, há alentecimento mental, sonolência, alteração do humor ou afeto, irritabilidade, perda da interação social ou habilidade cognitiva, alteração da sensibilidade e/ou do tônus muscular; além de automatismos, sialorreia, desvio do olhar, movimentos nistagmoides, distonia, ataxia, mioclonias súbitas. Necessita avaliação com monitoramento por EEG prolongado, mais de 30 min. A resposta ao tratamento com anticonvulsivante também é critério diagnóstico. As causas são as das crises epilépticas, pós-*status epilepticus* convulsivos e uso de dose subterapêutica de antiepilépticos. Estima-se corresponderem a 20% dos casos de *status epilepticus* nos adultos e 8% dos casos de coma em geral; em torno 12 a 53% dos *status epilepticus* convulsivos podem se converter em não convulsivos.

VIII. **Indicação cirúrgica.** Epilepsia refratária a dois fármacos antiepilépticos em dose máxima, em geral após 2 anos de acompanhamento. **Resultados satisfatórios:** esclerose hipocampal unilateral (80% apresentam redução da dose de medicamentos com controle total, 30% ficam curados e deixam de usar a medicação), malformações corticais e vasculares, tumores, lesões sequelares focais. Sequelas previsíveis nas síndromes hemisféricas, com bom controle ou cura. A calosotomia é o indicado nas epilepsias generalizadas refratárias, com resultados paliativos. As alternativas em experiências são a implantação de um estimulador do nervo vago, estimulação cerebral profunda e implante de eletrodos em estruturas cerebrais muito pequenas.

IX. **Convulsões por medicamentos e drogas ilícitas.** Alguns fármacos e drogas ilícitas podem desencadear convulsões em pacientes predispostos, sendo necessária a suspensão imediata ou gradativa e a realização de tratamentos específicos. O uso crônico de aminofilina ou teofilina pode desencadear crises de difícil controle, às vezes necessitando de hemoperfusão. Nos casos agudos, é realizada lavagem gástrica. Alguns antibióticos, como ciprofloxacino, podem causar convulsões, principalmente se administrados concomitantemente com a teofilina, que tem sua concentração plasmática elevada, devendo-se reduzir sua dosagem pela metade antes da primeira dose de ciprofloxacino. A concentração sérica elevada da teofilina pode causar arritmias ventriculares, convulsões e morte como primeiro sinal de toxicidade, sem aviso prévio. A combinação de altas doses de quinolonas e anti-inflamatórios não esteroides (exceto o ácido acetilsalicílico) pode provocar convulsões. Crises convulsivas por antidepressivos tricíclicos exigem a alcalinização do sangue e, quando refratárias, faz-se a hemodiálise. Convulsões por ciclosporina respondem melhor ao valproato. A adição de piridoxina é necessária nos usos prolongados de isoniazida, que pode também desencadear convulsões de difícil controle. Cocaína, anfetaminas e anticoncepcionais orais podem predispor a AVEs e convulsão secundária. São tantos os detalhes individuais, específicos, que é necessário ter todos esses dados em um computador, para consultas de todos os medicamentos em uso por cada paciente. São volumosos os livros de farmacologia, toxicologia, ou específicos para interações medicamentosas, sendo necessário consultá-los sempre que necessário, pois é impossível memorizar tudo. Alguns pacientes podem interpretar essas consultas aos livros como falta de preparo médico; no entanto, essa atitude é a mais prudente e responsável, a fim de evitar a prescrição errada, o que não é incomum.

X. **Síndrome da personalidade interictal.** Pode ocorrer em pacientes que sofrem crises frequentes, principalmente do lobo temporal, apresentando hipergrafia com estilo rebuscado e detalhismo, tendência à repetição, dependência, viscosidade, hipossexualidade, hiper-religiosidade e hipermoralismo.

XI. **Orientações.** Em alguns casos, há tendência hereditária, mas muitas pessoas que herdaram essas características não sofrem de epilepsia, enquanto grande número de outras sem qualquer herança ou fator causal detectável na atualidade a apresenta. As chances de os filhos terem epilepsia são pequenas, a menos que ambos os pais tenham a doença ou existam muitos casos na família. É necessário que o indivíduo sempre informe quaisquer problemas de saúde e, ao pensar em casamento, o relacionamento deve ser completamente honesto, independentemente de suas consequências. A epilepsia não afeta a sexualidade, mas, nos primórdios do uso da medicação ou quando são necessárias altas doses para controle das crises, pode haver diminuição da libido, o que verificamos mais com o fenobarbital.

No Brasil, não existem leis sobre habilitação de motoristas epilépticos. É concedida a carteira tipo B (para carros) após 1 ano sem crise; e se estiver em período de suspensão da medicação, são necessários 2 anos sem crises. No Brasil, o médico perito tem obrigação compulsória de comunicar ao departamento de trânsito a existência de epilepsia no periciado. Nos EUA, exigem-se de 3 meses a 2 anos sem crises, conforme a lei de cada estado. Alguns países concedem a licença, outros não. O epiléptico não pode exercer atividades em alturas ou nas quais não possa haver falha de atenção por um curto espaço de tempo. É necessário avaliar cuidadosamente o que gostaria de fazer e quais as condições. A epilepsia, na realidade, não interfere muito na escolha de profissões; é possível ser médico, arquiteto, advogado, empresário etc., pois não afeta o comportamento nem a inteligência, exceto nos casos de crises extremamente frequentes.

A hiperventilação aumenta a tendência para as crises, mas é possível realizar atividade física se as crises estiverem bem controladas; quando se tratar de esportes de maior risco, como nadar, andar a cavalo etc., é necessária a presença de alguém por perto para que possa prestar socorro. O mais indicado é a participação de atividades em grupo, como vôlei, futebol, tênis, pingue-pongue etc., que são mais seguras. Os pacientes sofrem menos ataques quando levam uma vida ativa e normal. O aspecto emocional é importante em qualquer doença; a epilepsia não é contagiosa – contagioso é o preconceito.

Hipócrates (460 a 357 a.C.) foi o primeiro a tentar descrever a epilepsia como doença, embora outros antes dele já suspeitassem de que não fosse uma possessão demoníaca, como era descrita. O código de Hamurabi (1760 a.C.) já continha leis sobre o casamento de epilépticos.

Ainda hoje, o preconceito é muito grande. A doença existe em graus variáveis de intensidade em indivíduos diferentes. A chamada "personalidade epiléptica" não é própria da epilepsia em si, mas de fato ocorre em uma minoria de pacientes que têm constantes aborrecimentos por crises muito frequentes, além de possíveis sequelas pela má oxigenação cerebral que ocorre durante as crises. No Nepal, é associada a fraqueza e possessão demoníaca. Na Índia e na China, casamentos podem ser proibidos ou anulados. Uma lei no Reino Unido que proibia pessoas com epilepsia de se casar foi revogada em 1970 e, até então, era legal nos EUA a proibição de seu acesso a restaurantes, teatros, centros recreativos e outros prédios. Nos EUA, 17 estados proibiam pessoas com epilepsia de se casar, até 1956, e o último estado a repelir esta lei o fez apenas em 1980. O Novo Código Civil Brasileiro, Lei 10.406 de 10 de janeiro de 2002, Livro IV, Título I, Subtítulo I, Capítulo VIII, "Da invalidade do casamento", Art. 1.557, considera erro essencial sobre a pessoa do outro cônjuge "III – a ignorância, anterior ao casamento, de defeito físico irremediável, ou moléstia grave e transmissível, pelo contágio ou herança, capaz de pôr em risco a saúde do outro cônjuge ou de sua descendência."

Os pacientes com profissão já estabelecida e incompatível com a epilepsia, que passam a apresentar ataques, devem ser encaminhados ao Setor de Reabilitação Profissional do SUS para treinamento técnico, passando depois a exercer outra atividade. Infelizmente, este serviço da Previdência Social não tem tido vagas suficientes para todos os que o procuram. Na Constituição da República de 1988, Art. 196, consta: "A saúde é direito de todos e dever do Estado, garantido mediante políticas sociais e econômicas que visem à redução do risco de doença e de outros agravos e ao acesso universal igualitário às ações e serviços para sua promoção, proteção e recuperação." Os novos antiepilépticos custam caro, mas o paciente tem seus direitos constitucionais. O Art. 5º inciso LXXIV da Constituição prevê como garantia fundamental que "o Estado prestará assistência jurídica integral e gratuita aos que comprovarem insuficiência de recursos", o que é especificado na Lei 1.060/50: "Considera-se necessitado, para fins legais, todo aquele cuja situação econômica não lhe permita pagar as custas do processo e os honorários de advogado, sem prejuízo do sustento próprio ou da família." No Brasil 79,64% dos recursos jurídicos são contra o governo, que é quem mais comete erros. A Lei 8.213 de 24/07/91, Seção VI, Capítulo II, Título III, Art. 93 determina que a empresa com 100 a 200 empregados está obrigada a preencher 2% dos cargos com beneficiários reabilitados ou pessoas portadoras de deficiência habilitadas, de 201 a 500: 3%, 501 a 1.000: 4%, e acima de 1.001: 5%. A Lei 7.853 de 24/10/89 dispõe sobre o apoio às pessoas portadoras de deficiência.

No site do Ministério da Saúde encontra-se a relação de medicamentos que são garantidos pela Portaria 204/90 em parceria com a SES-MT. Para patologias de média e alta complexidade, Medicamentos Excepcionais/Alto Custo, Padronizados pela Portaria 1.318/GM de 23/06/02 Grupo 36. Para mais informações sobre o tema, consultar a Liga Brasileira de Epilepsia e a Liga Portuguesa contra Epilepsia.

Bibliografia

Berg AT, Shinnar S. The risk of seizure recurrence following a first unprovoked seizure: a quantitative review. Neurology. 1991; 41:965-72.
Bonnett LJ, Tudur-Smith C, Williamson PR et al. Risk of recurrence after a first seizure and implications for driving: further analysis of the Multicentre study of early Epilepsy and Single Seizures. BMJ. 2010; 341:c6477.
Cukiert A. Tratamento clínico e cirúrgico das epilepsias de difícil controle. São Paulo: Lemos Editorial; 2002.
de Tisi J, Bell GS, Peacock JL et al. The long-term outcome of adult epilepsy surgery, patterns of seizure remission, and relapse: a cohort study. Lancet. 2011; 378(9800):1388-95.
Delamonica EA. Eletroencefalografia. Buenos Aires: Editorial El Ateneo; 1977.
Gastaut H, Tassinari CA. The ictal and interictal EEG in different types of epilepsy. Section IV. In: The epilepsies. Handbook of eletroencephalography and clinical neurophysiology. Vol. 13. Editor-in-Chief Ramond, Elsevier, 1975.
Giel R et al. Headache and EEG. Electroencephalography Clin Neurophysiology. 1966; 21:492-5.
Guerreiro CAM, Guerreiro MM, Cendes F. Epilepsia. 3. ed. São Paulo: Lemos Editorial; 2000.
Morrow JL, Craig JJ. Antiepileptic drugs in pregnancy: current safety and others issues. Expert Opin Pharmacother. 2003; 4(4):445-56.
Peter W, Kaplan, Frank W. Drislane. Non convulsive status epilepticus. Demos Medical Publishing; 2009.
Schreiner AJ, Pohlmann-Eden B. First seizure in the adult: results of a prospective study [abstract]. Epilepsia. 1995; 36(Suppl 3):S210.
Temkin O. The falling sickness (history of epilepsy). 2. ed. Baltimore: The Johns Hopkins University Press; 1971.
Trinka E. Epilepsy: comorbidity in the elderly. Acta Neurol Scand. 2003; 180(Suppl):33-6.
Yacubian EMT. Tratamento medicamentoso das epilepsias. 2. ed. São Paulo: Lemos Editorial; 2004.
Waitzkin H. A marxist view of medical care. Annals of Internal Medicine. 1978; 89:264-78.

MENINGITES

Eustáquio Claret dos Santos
Gilberto Belizário Campos (in memoriam)
Juliana Barroso Zogheib

I. Conceito. Bactérias, vírus e outros microrganismos que acometem o sistema nervoso central (SNC) podem ser responsáveis por um processo inflamatório que, quando restrito às meninges, recebe o nome de **meningite**. Caso ocorra comprometimento simultâneo das meninges e do parênquima cerebral, denomina-se **meningoencefalite**; o comprometimento concomitante da medula espinal é denominado **encefalomielite**; quando o processo se restringe ao parênquima, recebe o nome de **encefalite**. A diferenciação entre **meningite não purulenta** (asséptica) e **encefalite** é frequentemente indistinta e arbitrariamente delineada em bases clínicas. Tal distinção é feita basicamente a partir da alteração do estado de consciência observada nas encefalites.

II. Meningites purulentas. As meningites purulentas continuam a provocar altas taxas de mortalidade e morbidade, apesar de todo o desenvolvimento alcançado com os fármacos antimicrobianos. Cerca de 1.200.000 casos de meningite bacteriana ocorrem anualmente no mundo, e a doença é responsável por cerca de 135.000 mortes a cada ano.

Do ponto de vista conceitual, as meningites caracterizam-se por inflamação das meninges, que ocorre quando o espaço subaracnóideo é infectado por bactérias. O diagnóstico precoce e a instituição de tratamento adequado são responsáveis pelo sucesso terapêutico e pela prevenção de sequelas.

A. Etiopatogenia. As bactérias patogênicas alcançam o SNC das seguintes maneiras: (1) por invasão direta, se existir comunicação entre o liquor e a superfície externa; (2) por disseminação bacteriana de estruturas contíguas; ou (3) por disseminação hematogênica. Em linhas gerais, no entanto, o sucesso ou insucesso da infecção depende de um defeito na barreira externa (defeitos congênitos, traumatismo, neurocirurgia) ou de fatores relativos à virulência do patógeno, responsável pela sua "agressividade" e penetração na barreira hematencefálica. A invasão e o neurotropismo – um complexo fenômeno dinâmico, influenciado por inúmeras interações do microrganismo com as defesas do hospedeiro – resultam sequencialmente em colonização, invasão sistêmica, sobrevida intravascular e penetração na barreira hematencefálica. Portanto, a patogênese da meningite depende de invasão sistêmica do hospedeiro, penetração da barreira hematencefálica, replicação bacteriana no liquor, e bacteriemia secundária recorrente que, caso não seja tratada, resulta em morte do hospedeiro.

Os agentes responsáveis pelas meningites variam conforme o grupo etário acometido.

No período de 0 a 1 mês, predominam *Streptococcus* do grupo B, *Escherichia coli*, *Listeria monocytogenes* e outros microrganismos gram-negativos.

Em crianças de 1 mês a 6 anos de idade, o *Haemophilus influenzae* tipo B é a bactéria mais comum. *Neisseria meningitidis* e *Streptococcus pneumoniae* provocam meningite em crianças de todas as faixas de idade. Os picos de maior incidência dessas infecções ocorrem entre 1 mês e 1 ano de idade; após esse período, a frequência cai drasticamente.

Contudo, entre 6 e 19 anos, *S. pneumoniae* e *N. meningitidis* reassumem como os principais agentes etiológicos (Quadro 67.1). Qualquer bactéria tem potencial de provocar meningite. *Haemophilus influenzae*, *N. meningitidis* e *S. pneumoniae* respondem por cerca de 80 a 90% dos casos. Infecções por *L. monocytogenes* são o quarto tipo mais comum de meningite não traumática em adultos, sobretudo naqueles com deficiência na imunidade celular mediada. Menos frequentemente, encontramos *S. aureus* e *Streptococcus* do grupo A, associados a abscessos cerebrais, abscesso epidural, traumatismo craniano, procedimentos neurocirúrgicos ou tromboflebite craniana. Enterobactérias como *Klebsiella*, *Proteus* e *Pseudomonas* costumam ser encontradas em consequência de punção lombar, anestesia espinal ou complicando derivação ventriculoperitoneal. Patógenos mais raros incluem *Salmonella*, *Shigella*, *Clostridium*, *N. gonorrhoeae* e *Acinetobacter calcoaceticus*.

B. **Fisiopatologia.** Os componentes bacterianos implicados na virulência dos microrganismos comuns causadores de meningite são a cápsula, a parede celular e os lipopolissacarídeos. A superfície mucosa na nasofaringe é o local inicial da colonização por *H. influenzae* tipo B, *S. pneumoniae* e *N. meningitidis*, que são patógenos meníngeos. O ponto de início de colonização na nasofaringe geralmente

Quadro 67.1 Meningite bacteriana – agentes etiológicos relacionados com a idade.

Idade	Patógenos comuns
Recém-nascidos	*Streptococcus* do grupo B
	E. coli
	L. monocytogenes
	Outros gram-negativos
< 8 semanas	*Streptococcus* do grupo B
	E. coli
	L. monocytogenes
	H. influenzae
	S. pneumoniae
2 meses a 15 anos	*H. influenzae*
	N. meningitidis
	S. pneumoniae
	S. aureus
> 15 anos e adultos jovens	*N. meningitidis*
	S. pneumoniae
	H. influenzae
	S. aureus
> 40 anos	*S. pneumoniae*
	N. meningitidis
	S. aureus
	L. monocytogenes
	Gram-negativos entéricos

resulta em um estado de portador assintomático. Ao escapar da fagocitose, o microrganismo entra no sistema nervoso através de locais vulneráveis da barreira hematencefálica. Devido à insuficiência de fatores humorais e à atividade fagocitária do liquor, os microrganismos sofrem multiplicação rápida e liberam componentes ativos da parede celular ou associados à membrana.

Antibioticoterapia inicial resulta em rápida lise de bactéria, com liberação de grandes concentrações de produtos bacterianos ativos no liquor. Graças à sua potente ação inflamatória, esses produtos estimulam as células endoteliais ou as cerebrais equivalentes a macrófagos, ou ambas, a produzirem fator de necrose tumoral, alfainterleucina 1 e outros mediadores. Essas citocinas ativam receptores promotores de adesão nas células endoteliais dos vasos cerebrais, resultando em atração e fixação de leucócitos aos locais estimulados. Uma vez aderidos, os leucócitos atravessam as junções intercelulares. Concomitantemente, as citocinas ativam a fosfolipase A2, com subsequente formação de fatores ativadores de plaquetas e metabólitos do ácido araquidônico. A permeabilidade da barreira hematencefálica modifica-se em diferentes graus, e proteínas séricas e outras macromoléculas penetram no liquor. O aumento da permeabilidade da barreira leva a edema vasogênico. Grande quantidade de leucócitos entra no espaço subaracnóideo e libera substâncias tóxicas, resultando em edema citotóxico (Figura 67.1).

Estes conceitos sobre a fisiopatologia molecular da meningite bacteriana demonstram que, caso não sejam ajustados pronta e efetivamente, os eventos inflamatórios alteram a dinâmica liquórica, o metabolismo cerebral e a autorregulação cerebrovascular, resultando em sequelas graves para o paciente.

C. **Epidemiologia.** A meningite bacteriana é mais frequente no 1º mês de vida.

As meningites provocadas por *H. influenzae*, *S. pneumoniae* e *N. meningitidis* são de distribuição mundial e ocorrem durante o outono, o inverno e a primavera.

Quanto à meningite meningocócica, é possível observar surtos epidêmicos, que tendem a ocorrer em ciclos de 10 em 10 anos. Outro dado de importância é o frequente aumento de meningite por *H. influenzae* em pacientes acima de 50 anos, ao contrário da meningite meningocócica, cuja ocorrência tende ao declínio nessa faixa etária. A meningite pneumocócica predomina em pacientes muito jovens e em adultos com mais de 40 anos.

D. **Quadro clínico.** A tríade clássica da meningite purulenta aguda consiste em febre, rigidez da nuca e alteração do estado mental; entretanto, um número apreciável de pacientes não apresenta tais sintomas concomitantemente. Apenas cerca de 44% dos pacientes manifestaram a tríade. No curso da meningite purulenta, os sintomas precocemente observados incluem febre, cefaleia intensa e generalizada e meningismo. A rigidez da nuca e os sinais de Kerning e de Brudzinski devem ser diferenciados da rigidez cervical observada em casos de fraturas, artrite e abscesso da coluna cervical, torcicolo, distonia e pneumonia apical. Nesses casos há resistência a qualquer movimento do pescoço, e não unicamente à flexão.

No entanto, em pacientes muito jovens, idosos ou comatosos, é possível não observar os sinais clássicos de irritação meníngea citados anteriormente. Recém-nascidos costumam apresentar febre, distúrbios respiratórios, sintomas gastrintestinais e letargia; na faixa etária de 1 mês a 2 anos, o quadro é dominado por irritabilidade, vômitos, inapetência, apneia e convulsões. Nessas crianças e em recém-nascidos, a febre caracteriza-se por hipotermia.

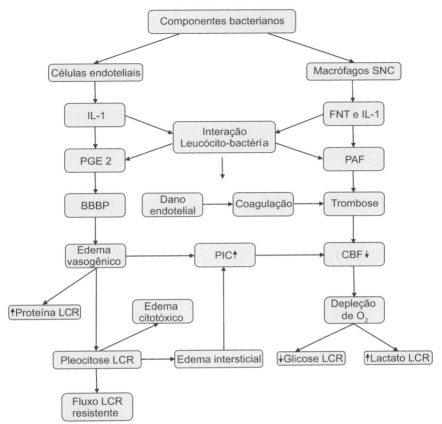

Figura 67.1 Esquema hipotético dos eventos fisiopatológicos que ocorrem durante a meningite bacteriana. IL-1: interleucina 1; FNT: fator de necrose tumoral; PGE 2: prostaglandina 2; PAF: fator ativador de plaqueta; BBBP: permeabilidade da barreira hematencefálica; PIC: pressão intracraniana; CBF: fluxo sanguíneo cerebral; LCR: líquido cefalorraquidiano.

Também não se deve esperar meningismo em pacientes com derivações (*shunts*) ventriculares infectadas. Os sintomas mais frequentes, nesse caso, são cefaleia, náuseas, letargia e alteração do estado de consciência, observadas em 65% dos pacientes. Cefaleia e outros sintomas de hipertensão intracraniana podem ser o único sinal de infecção.

A meningite meningocócica tende a apresentar-se em epidemias, com evolução extremamente rápida. O meningococo acomete as meninges a partir de sua passagem da nasofaringe para o sangue. O início é acompanhado de *rash* petequial ou purpúrico, ou de grandes equimoses localizadas no tronco e nos membros inferiores. Ainda que classicamente estejam associadas ao meningococo, também ocorrem petéquias por *Haemophilus influenzae* e *S. pneumoniae*. O meningococo é responsável por cerca de 30 a 40% das meningites purulentas; a maioria dos casos é causada por cepas do tipo A e casos esporádicos associam-se às cepas dos tipos B, C e D. Apesar de ocasionar meningite em qualquer idade, o meningococo costuma acometer crianças com menos de 10 anos. O não reconhecimento de sua presença e o atraso na instituição da terapia apropriada são extremamente danosos. Surdez, paralisia da musculatura extrínseca dos olhos, amaurose, alterações mentais, convulsões e hidrocefalia são as complicações e sequelas mais comumente encontradas. Quando não tratada, a mortalidade da meningite pode chegar a 90% dos casos. O prognóstico é pior em lactentes, idosos debilitados e nos casos que cursam com hemorragia maciça da suprarrenal.

Em geral, a meningite pneumocócica é precedida de infecção pulmonar, do ouvido ou dos seios paranasais, e as válvulas cardíacas podem ser afetadas. Alcoolismo, asplenia e doença falciforme predispõem à ocorrência de meningite por pneumococos.

A meningite causada pelo estreptococo do grupo A é mais comum em crianças com história prévia de otite média, faringite ou infecções dermatológicas. *Streptococci* do grupo B podem acometer crianças e adultos; no entanto, são mais prevalentes no período neonatal, podendo causar celulite, bacteriemia e osteomielite.

A meningite por *H. influenzae* costuma ocorrer após infecção do trato respiratório superior e orelha média. Devido ao exsudato espesso, com tendência a aderências e septações, a doença pode produzir bloqueio liquórico, com consequente hidrocefalia.

Meningite com a ocorrência de furúnculos ou em seguida a procedimento neurocirúrgico sugere infecção por *Staphylococcus* coagulase-positivo. Os *Staphylococci* são os agentes etiológicos mais encontrados nas infecções relacionadas com derivações ventriculares (65 a 85%), sendo o *S. epidermidis* (47 a 64%) mais comum que o *S. aureus* (12 a 29%). *Staphylococci* coagulase-negativos são causadores quase exclusivos de meningite pós-neurocirurgia, sendo encontrados frequentemente em cateteres de derivação ventriculoperitoneal.

Já nas meningites observadas após traumatismo cranioencefálico, os principais agentes responsáveis são: *S. pneumoniae* (55%), *Haemophilus influenzae* (16%), *Streptococcus* do grupo A (8%), *N. meningitidis* (6%), *Staphylococcus* (5%), bacilos gram-negativos (6 a 12%) e *Streptococci* não hemolíticos (2%).

Abscesso cerebral, doenças mieloproliferativas ou linfoproliferativas, defeitos nos ossos do crânio, colagenoses, metástases cerebrais e terapia com imunossupressores são condições clínicas que favorecem infecção por enterobacteriáceas, *Listeria*, *Acinetobacter calcoaceticus* e *Pseudomonas*. Pacientes com meningite causada por *Listeria meningitis* têm tendência aumentada a convulsões e déficits neurológicos focais no curso da doença.

E. **Diagnóstico laboratorial.** Deve-se realizar punção lombar quando houver suspeita, com base nos sinais e sintomas clínicos do diagnóstico de meningite. O liquor pode ser obtido em outros locais, como nos ventrículos, por punção suboccipital e *shunts* empregados para derivação ventricular. A tomografia computadorizada de crânio deve ser precedida de punção lombar nos pacientes com um ou mais dos seguintes fatores de risco:

- Imunossuprimidos (HIV, terapia imunossupressora, receptores de transplantes)
- Histórico de doença nervosa central (acidente vascular encefálico, infecção focal, lesão de massa)

- Nova convulsão (dentro de 1 semana após a apresentação)
- Papiledema
- Alteração do estado mental
- Déficit neurológico focal.

A utilização da tomografia visa evitar possíveis complicações (p. ex., a precipitação de hérnias cerebrais).

Nas meningites purulentas, a pleocitose do LCR é diagnóstica. O número de células varia de 1.000 a 100.000 células/mm^3 (em geral, 500 a 5.000); predominam os polimorfonucleares neutrófilos (igual ou superior a 80%) e a pressão liquórica mostra-se elevada (acima de 180 mmH$_2$O). Pressão superior a 400 mmH$_2$O sugere edema cerebral e risco de herniação.

Baixo nível de glicose no LCR (menor que 40 mg/dℓ) tem sido considerado um dos mais confiáveis indicadores de meningite, principalmente quando seu valor está muito abaixo de 50% do nível de glicose no sangue.

A proteína liquórica encontra-se elevada (acima de 400 mg/dℓ); em geral, o nível de cloreto é inferior a 700 mg/dℓ, refletindo a desidratação. Na maioria dos casos, o estudo bacteriológico do liquor a partir da coloração por Gram torna possível a identificação do agente causal. Culturas são positivas em 70 a 90% dos casos de meningite bacteriana e auxiliam, com o antibiograma, a orientação da terapêutica correta.

O Quadro 67.2 resume os valores liquóricos normais e patológicos encontrados em pacientes com meningites bacterianas e outras doenças infecciosas do SNC.

Os métodos úteis para se determinar a espécie bacteriana e o sorótipo de bactérias encapsuladas são: detecção de antígeno no sangue, na urina ou no liquor a partir de contraimunoeletroforese (CIE), testes de aglutinação de partículas de látex ou ensaio imunoadsorvente associado a enzima (ELISA). Os testes de aglutinação pelo látex apresentam sensibilidade de 90 a 100%, comparados a 85 a 95% para coaglutinação e 65 a 75% para a imunoeletroforese de contracorrente.

Quadro 67.2 Achados no liquor em infecções do SNC.

Condição	Aspecto	Células/mm^3 e tipo	Glicose (mg%)	Proteína (mg%)	Cloretos (mEq/ℓ)
Ausência de doença	Claro, límpido	0 a 5 linfócitos	45 a 80	20 a 40	112 a 127
Abscesso cerebral	Claro ou turvo	↑(PMN)	N ou ↓	↑	N ou ↓
Encefalite	Claro, límpido	N ou ↑ (linfócitos)	N	↑	N
Meningites					
Bacteriana	Purulento	↑↑↑ (PMN)	↓	↑↑↑	N ou ↓
Viral	N ou turvo	↑↑ (linfócitos)	N	↑↑	N
Tuberculosa	Opalescente	↑↑ (linfócitos)	↓	↑↑	↓
Fúngica	Opalescente	↑↑ (linfócitos)	↓	↑↑	↓
Sifilítica	N	↑(linfócitos)	N	N ou ↑	N
Polineurite	N ou xantocrômico	N ou ↑(linfócitos)	N	N ou ↑	N

N: normal; ↑: aumentado; ↓: diminuído; PMN: polimorfonucleares.

Esses testes são especialmente importantes nos casos de pacientes previamente tratados cuja cultura não demonstra positividade. Desidrogenase láctica (DHL), enzimas lisozímicas e dosagem de ácido láctico podem ser úteis no prognóstico e no diagnóstico das meningites bacterianas. Têm sido relatadas elevações das isoenzimas 4 e 5 da desidrogenase láctica e da transaminase glutâmico-oxalacética no liquor de pacientes com meningite bacteriana. Em condições normais, uma proteína C reativa tem elevado valor preditivo negativo no diagnóstico de meningites bacterianas agudas e tuberculosa; no diagnóstico de meningite viral (asséptica), apresenta-se normal.

Técnicas que empregam métodos de biologia molecular têm trazido avanços em termos de auxílio ao diagnóstico de infecções do sistema nervoso. Os principais métodos são: reação em cadeia de polimerase (PCR), *nested*-PCR e amplificação de sequência básica do ácido nucleico (NASBA). A PCR, o método mais frequentemente utilizado, possibilita o diagnóstico de infecções quando as demais técnicas são menos precisas, e tem valor preditivo positivo de cerca de 100%.

A detecção de DNA bacteriano por meio da reação em cadeia de polimerase viabiliza o diagnóstico da bactéria patogênica envolvida, e tem sensibilidade de 86 a 100% e especificidade de 98% quando comparada à cultura.

Na meningite tuberculosa, um marcador bioquímico que se eleva é a ADA (atividade da adenosina desaminase); esse teste tem sensibilidade e especificidade de 85 e 88%, respectivamente, e auxilia na distinção de casos desse tipo de meningite.

Além do estudo do liquor, hemoculturas, culturas de focos de infecções aparentes (nasofaringe, celulites, artrites etc.), radiografias de tórax, crânio e seios da face contribuem para a detecção do local de disseminação e do agente causal.

F. **Diagnóstico diferencial.** Deve ser feito com abscesso cerebral, empiema subdural e abscesso epidural; no entanto, nesses casos, observam-se mais frequentemente cefaleia focal, dor e déficits neurológicos.

Em caso de LCR com pleocitose mas com exame bacteriológico negativo, devem ser pesquisados outros agentes causais – virais, fúngicos, não infecciosos (p. ex., sarcoidose), doença de Behçet, linfoma e metástases.

G. **Tratamento.** As medidas gerais no tratamento de meningite bacteriana devem incluir: (1) cuidados necessários à correção do choque séptico; (2) manutenção da hidratação e correção dos desequilíbrios hidreletrolíticos; (3) uso de antitérmicos e anticonvulsivantes; e (4) redução do edema cerebral. Preconiza-se também evitar atraso no início da antibioticoterapia e do corticosteroide, quando indicado, a fim de minimizar resultados adversos. O atraso de mais de 3 h na instituição da antibioticoterapia após a admissão ao hospital é considerado um forte fator de risco e independente para mortalidade.

A ocorrência de choque concomitante ao edema cerebral é um dilema terapêutico. O tratamento da hipotensão deve ser prioritário, e é necessário manter a pressão de perfusão cerebral abaixo de 30 mmHg. Mesmo em caso de síndrome de secreção inapropriada de hormônio antidiurético, a restauração da homeostase circulatória deve ser assegurada.

O uso de antimicrobianos deve ser iniciado tão logo se obtenha uma amostra de LCR para avaliação bacteriológica. A escolha do antibiótico apropriado deve ser feita de acordo com o grupo etário envolvido. Essa escolha deve ser orientada por alguns princípios: (1) os antibióticos devem exercer efeito bactericida sobre os patógenos implicados (agentes bacteriostáticos em combinação com as defesas do hospedeiro são insuficientes para efetuar a cura microbiológica); (2) concentrações de antibióticos no liquor superiores a 10 vezes a concentração bactericida mínima associam-se a melhor resposta (tais concentrações são alcançadas somente com os mais novos betalactâmicos); (3) a bioatividade do antibiótico varia conforme sua concentração no liquor, atividade no fluido purulento e diferentes suscetibilidades associadas à alta densidade de inoculação das bactérias.

Outro fator importante é a via de administração do antibiótico. A via intravenosa é a mais recomendada para administração do antibiótico, e este deve ser infundido em *bolus* no início do tratamento. A administração de gentamicina intrarraquidiana ou intraventricular, associada a terapia sistêmica, não se mostrou superior ao tratamento sistêmico isolado.

A escolha para tratamento empírico de meningite bacteriana inclui a terceira geração de cefalosporinas (ceftriaxona e cefotaxima). Tais agentes se mostraram superiores ao cloranfenicol e à cefuroxima. Devido ao aumento da incidência de pneumococos resistentes à penicilina, a vancomicina deve ser adicionada ao esquema empírico.

Ampicilina associada a um aminoglicosídeo ou uma cefalosporina (cefotaxima ou ceftazidima) é satisfatória para o tratamento de meningite neonatal. No caso de prematuros de baixo peso, nos quais a possibilidade de infecção por *Pseudomonas* é grande, prefere-se a ceftazidima à cefotaxima.

A ampicilina e o cloranfenicol foram e continuam a ser efetivos e seguros para o tratamento de meningites não neonatais. As cefalosporinas são igualmente aceitas para a terapêutica inicial. Experiência suficiente no tratamento de meningites com cefalosporinas existe com cefuroxima, cefotaxima, moxalactama e ceftriaxona. Devido à sua inatividade contra *Streptococcus* do grupo B e *S. pneumoniae*, a moxalactama não deve ser usada isoladamente para o tratamento inicial da meningite.

Nas primeiras 6 a 8 semanas de vida, aconselha-se a adição de ampicilina e cefalosporina, devido à possibilidade de que *Listeria* ou *Enterococcus* sejam o agente causador.

Uma vez identificado o microrganismo responsável pela meningite, é necessário selecionar o antibiótico apropriado ou uma combinação adequada. O Quadro 67.3 resume a terapêutica recomendada para os respectivos microrganismos sensíveis.

Meningites causadas por *Streptococcus* do grupo B, *N. meningitidis* e cepas sensíveis de *S. pneumoniae* devem ser tratadas com penicilina G ou ampicilina. Cepas de pneumococos resistentes à penicilina *respondem bem ao cloranfenicol* ou à vancomicina. A ampicilina está indicada em casos de infecções por *L. monocytogenes* e *H. influenzae* betalactamase-negativo, enquanto o cloranfenicol, ou uma das cefalosporinas, deve ser empregado para cepas betalactamase-positivas. A possibilidade de patógeno anaeróbio implica a introdução de metronidazol ao esquema empírico de antibioticoterapia.

Nas meningites neonatais causadas por bacilos entéricos gram-negativos, os estudos bacteriológicos orientam a conduta; a cefotaxima e a ceftazidima, isoladas ou combinadas a um aminoglicosídeo, mostram-se satisfatórias no tratamento das meningites por *Pseudomonas*.

Quadro 67.3 Antibióticos empregados no tratamento das meningites bacterianas.

Fármaco	Microrganismo sensível	Dosagem diária por quilograma (frequência)		
		Neonatos	Crianças	Adultos
Penicilina	S. pneumoniae	100.000 (2)	150.000 (3)	150.000 (6)
	N. meningitidis			
	Streptococcus do grupo B			
	L. monocytogenes			
Ampicilina	S. pneumoniae	100 (2)	150 (3)	200 a 300 (4)
	N. meningitidis			
	Streptococcus do grupo B			
	L. monocytogenes			
	H. influenzae (maioria das cepas)			
Cloranfenicol	H. influenzae	25 (2)	50 (2)	75 (4)
	S. pneumoniae			
	N. meningitidis			
	Bacteroides sp.			
	Salmonella sp.			
Gentamicina	Bacilos gram-negativos	5 (2)	7,5 (3)	7,5 (3)
	P. aeruginosa (muitas cepas)			
Tobramicina	Bacilos gram-negativos	4 (2)	6 (3)	6 (3)
	P. aeruginosa (muitas cepas)			
Amicacina	Infecção hospitalar	15 (2)	22,5 (3)	15 (3)
	Bacilo gram-negativo			
	P. aeruginosa			
Cefepima	P. aeruginosa	–	50 (3)	50 (2)
Cefuroxima	S. pneumoniae	100 (2)	150 (3)	225 (3)
Cefotaxima	N. meningitidis			180 (4)
Ceftriaxona	H. influenzae			75 a 100 (2)
Ceftazidima	Bacilos gram-negativos	60 (2)	90 (3)	150 (3)
Oxacilina	S. aureus	100 a 150	150 a 200	200 (4)
Nafcilina		(2 ou 3)	(3 ou 4)	
Meropeném	Bacilos gram-negativos	–	120 (3)	40 (3)
	S. pneumonae			
	N. meningitidis			
	S. aureus			
	P. aeruginosa			
Carbenicilina	P. aeruginosa	300 (3 ou 4)	400 a 600 (6)	600 (6)
Ticarcilina		150 a 225	225 a 300	300 (4)
		(2 ou 3)	(3 ou 4)	
Vancomicina	S. aureus	20 (2)	30 (3)	40 a 60 (4)
	S. epidermidis			
Metronidazol	Bacteroides sp.	15 a 30 (4)	40 (4)	15 a 30 (4)

Fonte: adaptado de Stutman e Marks, 1987; Tunkel et al., 2004.

Em pacientes vítimas de traumatismo cranioencefálico ou pós-neurocirurgia, os microrganismos mais comuns responsáveis pelos casos de meningite são: *S. pneumoniae* (se houver fístula liquórica), *Staphylococcus aureus*, coliformes e *P. aeruginosa*. Em pacientes com derivação ventriculoperitoneal infectada, predominam *Staphylococcus epidermidis*, *S. aureus* e coliformes. A terapia inicial deve consistir em vancomicina associada a ceftazidima.

A duração do tratamento depende da resposta clínica e do microrganismo agressor. Em linhas gerais, para meningite neonatal causada por estreptococo do grupo B e *L. monocytogenes*, 14 dias são satisfatórios. Nos casos de bacilos entéricos gram-negativos, recomendam-se 3 a 6 semanas, de acordo com a esterilização liquórica: 7 a 10 dias para *H. influenzae*, 10 dias para pneumococo e 7 dias para meningococo mostram-se efetivos e satisfatórios.

Em geral, a persistência de febre em pacientes com meningite bacteriana em tratamento associa-se a infecções hospitalares (superinfecção), flebites, efusão ou empiema subdural, outros focos de infecção (otite, artrite, pneumonia etc.), desidratação e febre originária do agente antimicrobiano.

Nas meningites neonatais ou por microrganismos pouco usuais, no tratamento com cefalosporinas e no caso em que houver resposta terapêutica questionável, o liquor deve ser examinado 24 a 48 h após o início do tratamento, para documentação da cura. Ao utilizar terapias padrão, com resposta clínica satisfatória, a punção lombar é dispensável. Os parâmetros bioquímicos e celulares não mostram melhora nas primeiras 48 h. Ao final do tratamento das meningites não complicadas, a punção lombar de controle mostra-se desnecessária.

Em modelos experimentais de meningite bacteriana, a dexametasona diminui o extravasamento de proteínas séricas para dentro do liquor, minimiza o dano à barreira hematencefálica e diminui a produção de citocinas inflamatórias; além disso, reduz o edema cerebral e a hipertensão intracraniana. No entanto, estudos clínicos mostraram que a eficácia dos corticosteroides em pacientes com meningite se restringe à redução das sequelas auditivas moderadas ou graves nos casos de meningite por *H. influenzae* tipo B. Assim, a dose recomendada de dexametasona é de 0,15 mg/kg IV, a cada 6 h, por 4 dias. A dose inicial deve ser dada 20 min antes da primeira dose de antimicrobiano, para se alcançar o benefício máximo. O uso de corticosteroide não está preconizado para pacientes que já receberam o antimicrobiano. Recomenda-se a associação de fármacos antagonistas do receptor H_2, para evitar sangramento gastrintestinal.

H. **Prognóstico.** Vários estudos mostraram que 30 a 50% das crianças com meningite bacteriana apresentam sequelas neurológicas, independentemente do tratamento inicial intensivo e de antibioticoterapia potente. As principais complicações incluem: (1) distúrbios auditivos; (2) disfunções da linguagem; (3) anormalidades visuais; (4) retardo cognitivo; (5) distúrbios motores; (6) convulsões; (7) ataxia; (8) hidrocefalia; e (9) diabetes insípido. Em adultos, a taxa de mortalidade é de aproximadamente 27% e cerca de 9% dos pacientes apresentam alguma sequela neurológica por ocasião da alta. Três condições clínicas de base (hipotensão, convulsões e alterações do estado mental) foram consideradas fatores independentes para pior prognóstico.

Em pacientes com idade inferior a 12 anos, déficits neurológicos focais e síndrome de secreção inadequada de hormônio antidiurético refletem a alta incidência de sequelas neurológicas.

I. **Prevenção.** Pessoas previamente sadias que tiveram contato com pacientes portadores de meningite pneumocócica não necessitam de quimioprofilaxia. Os contatos de pacientes portadores de infecção meningocócica devem receber rifampicina ou sulfonamida, de acordo com a sensibilidade da cepa. Imunoprofilaxia com vacina é efetiva apenas para pacientes a partir de 2 anos de idade, e disponível apenas contra os sorótipos A e C. A vacina não contém o sorótipo B, que é responsável por um terço das doenças meningocócicas nos países industrializados. Profilaxia com rifampicina para prevenção de meningite pelo *H. influenzae* tipo B deve ser prescrita apenas para casos de contato domiciliar com crianças de idade inferior a 4 anos. O Quadro 67.4 apresenta as doses de rifampicina para profilaxia dos contatos com portadores de *N. meningitidis* e *H. influenzae*.

III. **Meningites não purulentas.** Meningites não purulentas (assépticas) caracterizam-se por sinais e sintomas meníngeos agudos, acompanhados de febre (38 a 40°C), sem distúrbio inicial significativo de consciência. O liquor apresenta-se isento de bactérias, observa-se pleocitose à custa de linfócitos e o nível de glicose encontra-se normal.

Os principais agentes responsáveis pela meningite asséptica estão listados no Quadro 67.5, com destaque para enterovírus, poliovírus (tipos 1, 2 e 3), Coxsackie B (tipos 1 a 6), vírus ECHO (tipos 1 a 9, 11 a 25, 30, 31), vírus da parotidite, arbovírus, vírus do herpes simples (geralmente pelo tipo 2) e varicela-zóster. Etiologia adicional inclui outras infecções (micobactérias, fungos), infecções parameníngeas, medicações e malignidade. Recentemente, foram descritos na literatura casos de meningite pelo vírus Chikungunya.

As meningites virais acompanham-se frequentemente de cefaleia intensa, na região frontal, rigidez da nuca ou dor. Menos comumente, observam-se mialgia, náuseas, vômitos, dor de garganta e calafrios. Em geral, o paciente não apresenta sinais de toxemia, e a tríade clínica clássica de meningite (febre, cefaleia e rigidez da nuca) ocorre em menos de 50% dos casos. Passa-se a suspeitar de meningite viral diante de determinadas manifestações sistêmicas: *rash* difuso (enteroviroses), síndrome mão-pé-boca e herpangina (coxsackieviroses), miocardite ou pericardite (coxsackieviroses do grupo B). O padrão do liquor geralmente demonstra 50 a 500 células/mm^3, leve elevação de proteínas (geralmente menor que 150 mg/dℓ) e concentração normal de glicose.

Os herpes-vírus (HSV-1 e HSV-2) são responsáveis por 0,5 a 3% dos casos de meningite viral aguda. São quadros autolimitados; todavia, quando cursam com encefalite, são potencialmente fatais. Alguns pacientes infectados pelo vírus podem desenvolver um quadro de meningite asséptica recorrente (meningite de *Mollaret*).

Quadro 67.4 Profilaxia dos contatos com portadores de *N. meningitidis* e *H. influenzae*.

Agente causador	Idade de contato	Dose de rifampicina (frequência)	Duração (dias)
N. meningitidis	< 1 mês	10 (2)	2
	1 mês a 12 anos	20 (2)	
	> 12 anos	1.200 (2)	
H. influenzae	< 1 mês	10 (1)	2
	1 mês a 12 anos	20 (1)	
	> 12 anos	600 (1)	

Quadro 67.5 Causas de meningite não purulenta.

- Viroses
  - Caxumba
  - ECHO
  - Coxsackie A, B
  - Citomegalovírus
  - Herpes simples
  - Herpes-zóster
  - Vírus da coriomeningite linfocitária
  - Vírus Epstein-Barr
  - Arboviroses
- Meningite bacteriana em fase precoce
- Meningite bacteriana parcialmente tratada
- Abscesso cerebral e outras infecções parameníngeas
- Infecções incomuns
  - Doença da arranhadura do gato
  - Leptospirose
  - Criptococose
  - Sífilis
  - Coccidioidomicose
  - Toxoplasmose
  - Triquinose
  - Intoxicações
- Causas não infecciosas
  - Chumbo
  - Arsênio
- Traumatismo
  - Hematoma subdural
  - Infecções intratecais
- Tripanossomíase africana (doença do sono)
- Neoplasia

Leptospirose e sífilis provocam pleocitose com quadro clínico de meningite asséptica; a leptospirose incide principalmente no verão e no outono e, durante o curso da doença, os espiroquetas podem ser isolados do liquor, o qual geralmente apresenta celularidade inferior a 500/mm^3. Na apresentação não ictérica, o quadro regride em alguns dias a poucas semanas.

A meningite sifilítica pode ser assintomática ou apresentar-se como síndrome de meningite asséptica. Comprometimento dos nervos cranianos e convulsões são mais comuns que na meningite viral, podendo ocorrer meses a anos após a infecção primária; contudo, a maioria manifesta-se no primeiro ano de doença. Pode ocorrer também um quadro de arterite ou acidente vascular encefálico. O padrão liquórico caracteriza-se por aumento de linfócitos, gamaglobulina elevada e reações sorológicas positivas para sífilis. Os regimes terapêuticos propostos incluem: (a) penicilina G aquosa, 4 milhões de unidades IV, a cada 4 h, durante 14 dias; e (b) penicilina G procaína, 2,4 milhões de unidades IM/dia, combinada com probenecida 500 mg oral a cada 6 h, durante 14 dias. Uma terapêutica opcional para os alérgicos a penicilina e/ou diante da impossibilidade de usar tal classe seria a ceftriaxona, 2 g/dia IV, por 10 a 14 dias.

O curso da meningite viral costuma ser benigno e autolimitado, exceto em pacientes imunodeprimidos. Não existe terapêutica específica; em geral, são necessários tratamento de suporte e hospitalização, principalmente nos casos em que há ocorrência de cefaleia intensa, febre e desidratação. Se houver qualquer dúvida quanto à etiologia da meningite, bacteriana ou não, por achado no LCR de glicose diminuída ou predominância de polimorfonucleares, deve-se instituir antibioticoterapia até que os exames laboratoriais esclareçam o quadro. Punção lombar pode ser repetida após 8 a 12 h, e deve mostrar significativa redução do número de polimorfonucleares com predomínio de células mononucleares, em meningites virais.

IV. **Meningite tuberculosa.** A meningite causada pelo bacilo de Koch representa uma complicação de infecção prévia em outro local do organismo – o principal foco de origem é o pulmão. O início do quadro meníngeo pode coincidir com disseminação miliar aguda ou com reativação do foco primário, podendo também ser a única manifestação da doença.

A meningite tuberculosa ocorre em todas as idades, com maior incidência em adultos jovens e crianças. Clinicamente, observam-se cefaleia, letargia, confusão e febre, associadas a rigidez da nuca, além dos sinais de Kerning e de Brudzinski. Em crianças de pouca idade e recém-nascidos, é frequente a ocorrência de apatia, hipersensibilidade, vômitos e convulsões, ao passo que a rigidez da nuca pode não ser proeminente ou mesmo não estar presente no quadro clínico. Os sintomas têm evolução lenta, tendendo à cronicidade. É possível observar os sinais de envolvimento de nervos cranianos (paralisias oculares, paralisia facial ou surdez) na admissão hospitalar. Podem ocorrer déficits neurológicos focais, como hemiparesias, sinais de hipertensão intracraniana e, mais raramente, sintomas referentes à coluna espinal e às raízes dos nervos.

Caso a doença não seja tratada, seu curso se caracteriza por deterioração progressiva do estado mental e consequente coma. Associam-se paralisias de nervos cranianos, alterações pupilares, déficits focais, aumento da pressão intracraniana e posturas de descerebração, evoluindo para a morte dentro de 4 a 8 semanas após o início.

O liquor evidencia pressão inicial elevada e pleocitose de 50 a 500 células/mm^3; inicialmente, com equilíbrio de polimorfonucleares e linfócitos; após alguns dias, predominam os linfócitos. O conteúdo proteico mostra-se elevado e a glicose reduzida, mas raramente a valores semelhantes aos encontrados nas meningites purulentas.

A coloração pelo método de Ziehl-Neelsen pode detectar o bacilo. Em geral, demora 3 a 4 semanas para que haja crescimento na cultura. Caso se tenha o diagnóstico presuntivo, o tratamento deve ser instituído de imediato, sejam quais forem os resultados bacteriológicos.

A tomografia computadorizada do segmento cefálico pode revelar a existência de exsudato preenchendo as cisternas basais, hidrocefalia, zonas de infarto e tuberculomas.

O diagnóstico diferencial deve ser obtido com as meningites purulentas (pleocitose elevada), meningite sifilítica (positividade dos testes sorológicos e liquóricos para lues), meningite criptocócica, meningite neoplásica e meningite por neurocisticercose.

Com o tratamento precoce, observam-se 90% de cura. O prognóstico não é afetado pela tuberculose em outros órgãos nem pela tuberculose miliar. Recaídas são comuns, às vezes meses ou anos após a cura aparente. Cerca de 25% dos pacientes curados manifestam várias sequelas, entre elas, surdez, convulsões, amaurose, plegias e calcificações cerebrais.

O tratamento consiste na administração de uma combinação de fármacos – isoniazida, rifampicina e uma terceira substância, que pode ser etambutol, etionamida ou pirazinamida. Preconiza-se o uso de isoniazida, na dosagem de 20 mg/kg/dia oral (até 400 mg/dia), estreptomicina (20 mg/kg/dia, IM, até 1 g/dia) e rifampicina (20 mg/kg/dia, oral, até 600 mg/dia). A estreptomicina e a rifampicina são mantidas por aproximadamente 8 semanas após melhora clínica e laboratorial, e a isoniazida, por 18 a 34 meses. Em virtude da resistência à estreptomicina, bem como da sua inadequada penetração na barreira hematencefálica, tem sido preferida a pirazinamida (35 mg/kg/dia, oral, máximo de 2 g/dia).

Em nosso meio, a Divisão Nacional de Pneumologia Sanitária tem instituído o esquema rifampicina + isoniazida + pirazinamida (2 meses) e rifampicina + isoniazida (7 meses) como tratamento padrão para meningite tuberculosa.

Os efeitos colaterais mais importantes da isoniazida são neuropatia e hepatite. É possível evitar a neuropatia por meio do uso concomitante de 50 mg de piridoxina diariamente. Nos pacientes que desenvolvem hepatite, o uso do fármaco deve ser suspenso. Possíveis efeitos adversos da rifampicina incluem náuseas, vômitos, dor abdominal e tontura. A estreptomicina, com a rifampicina, tem a desvantagem de desenvolver resistência bacteriana quando administrada isoladamente. A ototoxicidade, com maior envolvimento do ramo vestibular do VIII nervo craniano, constitui o principal efeito colateral da estreptomicina.

A corticoterapia permanece controversa; no entanto, pacientes com bloqueio subaracnóideo se beneficiam da sua utilização. Recomenda-se o uso de prednisona, na dose de 60 a 80 mg (2 mg/kg em crianças) por dia. Dependendo da resposta clínica, é necessário reduzir gradualmente esta dose; se a resposta for satisfatória, suspender após 4 a 6 semanas.

V. **Infecções fúngicas do sistema nervoso.** Os fungos podem dar origem a meningites, meningoencefalites, tromboflebites intracranianas, abscessos cerebrais e, raramente, aneurismas micóticos, que são causados por infecções bacterianas.

As principais doenças fúngicas que envolvem o SNC incluem: criptococoses, coccidioidomicoses, mucormicoses, candidíase e aspergilose.

Esses microrganismos são encontrados em portadores de outros processos patológicos – tais como leucemia, linfomas, doenças malignas, diabetes, colagenoses, imunodeficiências – e em usuários de substâncias imunossupressoras. As infecções assim ocasionadas são denominadas **oportunistas**.

O quadro clínico desenvolve-se em dias a semanas, com sintomas semelhantes aos da meningite tuberculosa; o paciente costumar apresentar-se afebril. Envolvimento de nervos cranianos, hidrocefalia obstrutiva e arterites complicam o curso da infecção, devido ao seu caráter crônico.

Os achados do liquor são idênticos aos da meningite tuberculosa (ver Quadro 67.2).

O diagnóstico é realizado por meio de estudo do sedimento liquórico, corado por nanquim; imunodifusão, agregação de partículas de látex ou testes de reconhecimento de antígenos são de grande valia.

É frequente a associação de infecção fúngica e tuberculose, leucemia ou linfoma.

O tratamento consiste em administração intravenosa de anfotericina B. Recomenda-se iniciar com 5 mg/dia e aumentar para 1 mg/kg até a dose máxima de 2,0 a 3,0 g. Em geral, o uso intratecal, intracisternal ou intraventricular é reservado para os casos que pioram progressivamente apesar da terapia intravenosa. Nos casos de meningite por coccidioides, a anfotericina B é administrada intratecalmente (reservatório de Ommaya), associada ao uso parenteral. A adição de 5-fluocitosina (150 mg/kg/dia) à anfotericina B resulta em melhora de eficácia do tratamento. O cetoconazol, tanto isolado quanto associado a anfotericina B, tem se mostrado adequado para supressão do processo. A administração recomendada é de 4 a 6 mg/kg/dia, gradualmente aumentada para 15 a 20 mg/kg/dia (máximo de 1.200 mg/dia), fracionada em duas doses. A anfotericina deve ser mantida até o paciente tornar-se afebril com culturas negativas. O fluconazol deve ser iniciado na dose de 200 mg/dia durante 8 a 10 semanas. Os pacientes com síndrome de imunodeficiência adquirida (AIDS) apresentam mais de 50% de recidiva e precisam de tratamento de supressão a longo prazo com fluconazol (200 mg/dia indefinidamente).

Bibliografia

Adams RD, Victor M. Principles of neurology. 10. ed. New York: McGraw-Hill Book Company; 2016.
Auwaerter PG. Gram-negative bacillary meningitis. In: Gilman S (Ed.). MedLink Neurology. 2. ed. San Diego: MedLink Corporation; 2001.
Auwaerter PG. Gram-positive bacterial meningitis. In: Gilman S (Ed.). MedLink Neurology. 2. ed. San Diego: MedLink Corporation; 2001.
Beckham JD, Tyler KL. Arbovirus infections. Continuum (Minneap Minn) 2015; 21(6):1599-611.
Burk J. Viral meningitis. In: Gilman S (Ed.). MedLink Neurology. 2. ed. San Diego: MedLink Corporation; 2001.
Durand ML, Calderwood SB, Weber DJ et al. Acute bacterial meningitis in adults. A review of 493 episodes. N Engl J Med. 1993; 328:21.
Gilbert DN, Moellering RC Jr, Sande MA. Antimicrobial Therapy. In: Sandford Guide to Antimicrobial Therapy. 45. ed. 2015.
Havens PL et al. Corticosteroids as adjunctive therapy in bacterial meningitis: a metaanalysis of clinical trials. Am J Dis Child. 1989; 143:1051-5.
Heckenberg SGB, Brouwer MC, van de Beek D. Bacterial meningitis. In: Biller & Ferro (Ed.). Handbook of clinical neurology. Vol. 121 (3rd series). Neurologic Aspects of Systemic Disease Part III 2014 Elsevier B.V. 1361-75.
Kupila L, Vuorinen T et al. Etiology of aseptic meningitis and encephalitis in an adult population. Neurology. 2006; 66:75.
Little AA, Gomez-Hassan D. Infectious and inflammatory conditions. In: Gilman S. Oxford American Handbook of Neurology. New York: Oxford University Press; 2010. p. 285-313.
Marra CM. Neurosyphillis. Continuum (Minneap Minn) 2015: 21(6): 1714-1728.
Ross KL. Bacterial infections of the Central Nervous System. Continuum (Minneap Minn). 2015; 21(6):1679-91.
Quagliarello VJ, Scheld W. Recent advances in the pathogenesis and pathophysiology of bacterial meningitis. Am J Med Sci. 1986; 292(5):306-9.
Quagliarello VJ, Scheld WM. Treatment of bacterial meningitis. N Eng J Med. 1997; 336:708-16.
Roos KL. Central nervous system infections. In: Biller J. Practical neurology. Philadelphia: Lippincott-Raven; 1997.
Scheld WM, Koedel U, Nathan B, Pfister HW. Pathophysiology of bacterial meningitis: mechanisms) of neuronal injury. J Infect Dis. 2002; 186(Suppl 2):S225.
Secretaria de Estado da Saúde de São Paulo. Meningites virais. Rev Saúde Pública. 2006; 40(4):748-50. Disponível em: <http://www.scielo.br/scielo.php?script=sci_arttext&pid=S00-4--89102006000500030&lng=en&nrm=iso>. Acesso em: 30 de março de 2017.
Stutman HR, Marks MI. Therapy for bacterial meningitis: which drugs, and for how long?J Pediatr. 1987; 110(5):812-4.
Tunkel AR, Hartman BJ, Kaplan SL et al. Practice guidelines for the management of bacterial meningitis. Clin Infect Dis. 2004; 39(9):1267-84.
Whitley RJ. Herpes simplex virus infections of the central nervous system. Continuum (Minneap Minn). 2015; 21(6):1704-13.
Ziai WC, Lewin III JJ. Update in the diagnosis and management of central nervous system infections. Neurol Clin. 2008; 26:427-68.

ACIDENTES VASCULARES ENCEFÁLICOS
Odilon Braz Cardoso

68

I. **Definição.** Os acidentes vasculares encefálicos (AVEs) caracterizam-se por instalação abrupta dos sintomas e/ou sinais, que são quase sempre focais. Ocorrem em indivíduos de qualquer idade, e são mais comuns em adultos e principalmente em idosos (50% após os 60 anos). Nos países desenvolvidos, são a terceira causa de morte e acometem uma em cada seis pessoas; no Brasil, correspondem a 9% de todas as mortes. Dos que sobrevivem, 50% ficam com sequelas graves. O diagnóstico definitivo só pode ser feito por meio de tomografia computadorizada (TC) cerebral ou ressonância magnética (RM). Muitos pacientes com quadro sugestivo de isquemia podem ter, na verdade, quadro hemorrágico, e vice-versa. Tumores e outras lesões parenquimatosas (infecciosas, parasitárias, desmielinizantes) podem simular AVE (10% dos casos); o glioma de baixo grau, cuja evolução ocorre lentamente por anos, é o de diferenciação mais difícil com acidente vascular encefálico isquêmico (AVEi); são necessárias comparações de exames com e sem contraste, e repetições para se verificar a evolução da imagem. Em virtude da possibilidade de um tumor mais agressivo, como astrocitoma em grau IV (glioblastoma multiforme), simulando AVE, às vezes essas repetições devem ser realizadas a intervalos de dias ou semanas. Quando a evolução ocorre de maneira estranha, principalmente com convulsões focais ou mal definidas, deve-se fazer TC e RM para aumentar a chance de obtenção de imagem esclarecedora. Em raros casos, é necessária biopsia para certeza diagnóstica. Raramente ocorre hemorragia dentro de um tumor.

II. **Classificação**
   A. **Isquêmicos.** Ocorrem em 85% dos casos. Podem ser: trombótico (oclusão primária de artéria, raramente de veia); embólico (o paciente apresenta fonte reconhecida de êmbolo); progressivo (déficit com instalação gradual ou com flutuações, chamado AVE em evolução); e ataque isquêmico transitório (AIT; recuperação total do déficit geralmente em minutos ou em 1 a 2 h). Um terço dos AIT evolui para infarto cerebral, a maioria no primeiro ano, 5% no primeiro mês; destes, 50% ocorrem nas primeiras 48 h, e 20% falecem em 1 ano por AVE ou por obstrução coronariana. O risco de AVEi após AIT vertebrobasilar é de cerca de 20% no 1º ano. Infarto agudo do miocárdio (IAM) ocorre em 2 a 3% dos pacientes com AVEi agudo, e este ocorre em 1 a 2 semanas em 2,5% dos que sofreram IAM. A morte neuronal ocorre após 2 a 3 min da ausência completa de circulação.
   B. **Hemorrágicos.** Hemorragia subaracnóidea (HSA), em 5% dos casos, ou hemorragia intraparenquimatosa (HIP), em 10%.

III. **Causas**
   A. **Isquêmicos.** São 2,8 vezes mais frequentes em fumantes; as chances aumentam se houver associação com alcoolismo ou outro fator de risco. Além disso, existem fatores predisponentes: hipertensão arterial, aterosclerose, diabetes melito, dislipidemia, fibrilação atrial, tabagismo, sedentarismo, estresse, obesidade, anovulatórios, anfetaminas, *ecstasy*, cocaína, *crack*, infecções (sífilis, vírus, fungos, bactérias, micobactérias, riquétsias), anticorpos antifosfolipídios, anticorpos

anticardiolipina, hemoglobinúria paroxística noturna, arterite por colagenoses (p. ex., lúpus eritematoso sistêmico, poliarterite nodosa, artrite reumatoide, síndrome de Sjögren, esclerodema etc.), doenças infiltrativas (sarcoidose, amiloidose, polimiosite e esclerose sistêmica progressiva), doenças autoimunes (síndrome de Behçet e outras), colite ulcerativa, deficiências de inibidores da coagulação (p. ex., a antitrombina III), resistência à proteína C ativada, deficiência da proteína C ou de seu cofator, a proteína S, deficiência de plasminogênio, hiperfibrinogenemia, hiper-homocisteinemias (várias causas), elevação do fator VIII (gravidez etc.), hipotireoidismo, hiperuricemia, neoplasias (leucemia mieloide aguda etc.), anemia aplásica, policitemia vera, displasia fibromuscular, aneurisma dissecante da aorta, hipoplasia arterial, arterite de Takayasu ou arterite de células gigantes, doença de *moyamoya*, síndrome de Ehlers-Danlos tipo IV, síndrome de Marfan, doença de Menkes, pseudoxantoma elástico, doença de Fabry, arteriopatia cerebral autossômica dominante com infartos subcorticais e leucoencefalopatia (CADASIL, de *cerebral autosomal dominant arteriopathy with subcortical infarcts and leukoencephalopathy*) e citopatias mitocondriais (MELAS – *mitochondrial myopathy, encephalopathy, lactic acidosis, and stroke-like episodes*). Portanto, podem estar associados a estados de hipercoagulabilidade primária ou secundária, causas ou procedimentos cardíacos ou endovasculares, reações de hipersensibilidade ou doenças sistêmicas (infecciosas, necrosantes, do colágeno ou metabólicas). Em geral, são manifestações neurológicas de doenças sistêmicas. Fibrilação atrial é encontrada em 2 a 5% das pessoas com mais de 60 anos e é causa de 15% das isquemias cerebrais nessa população etária. Portadores de fibrilação atrial apresentam risco de AVEi de 4,5% ao ano, que é reduzido em 66 a 86% com o uso de anticoagulante oral, indicado mesmo a pacientes assintomáticos. Cerca de 15 a 20% dos casos de AVEi devem-se a fonte cardioembólica, e a taxa de recorrência dobra quando o ecocardiograma transesofágico (ETE) é positivo para fonte cardioembólica. Entre os casos embólicos, 12% terão o segundo AVEi em 2 semanas. Vasospasmo ou hiperagregação plaquetária são mecanismos aventados em indivíduos com infarto enxaquecoso. Angiopatias cerebrais reversíveis são atribuídas a vasoconstrição em resposta a surtos intermitentes prolongados de hipertensão arterial grave aguda.

Cerca de 10% dos pacientes apresentam acometimento isquêmico concomitante em outro local. A trombose costuma ocorrer em artéria parcialmente ocluída, geralmente por aterosclerose, mas pode ocorrer sem qualquer anormalidade identificável com os recursos atuais disponíveis. Trombos murais cardíacos são a principal causa da formação de êmbolo em pacientes com arritmias, infarto agudo do miocárdio, mixoma atrial, próteses valvares e persistência do forame oval, que também podem ser consequência de êmbolos sépticos ou placas ateroscleróticas ulceradas de grandes artérias. **Embolia gordurosa** pode ocorrer por traumatismo, lipoaspiração, queimaduras, pancreatite, e principalmente fratura de ossos longos; a **embolia gasosa** ocorre por ocasião de cirurgias torácicas ou em mergulhadores com descompressão atmosférica rápida. Os **êmbolos paradoxais** (do sistema venoso ou das câmaras cardíacas direitas) são causados por defeito na comunicação das câmaras cardíacas direitas e esquerdas.

AVEs menos frequentes são os **medulares**, dos quais o mais comum é trombose da artéria espinal anterior (paraplegia súbita com preservação da sensibilidade; 40% têm doença aórtica), e os provocados por trombose de veias ou seios **venosos** devido a infecção sistêmica ou intracraniana, ou não infecciosa pelas doenças associadas a tromboembolia.

B. Hemorrágicos. As hemorragias subaracnóideas (HSA) geralmente se devem a hipertensão arterial sistêmica (HAS) ou a aneurismas (congênitos, traumáticos ou micóticos – septicemia com acometimento de *vasa vasorum*), malformação arteriovenosa (MAV), coagulopatias ou uso de cocaína. Cinco por cento dos casos são considerados idiopáticos ou resultantes de microaneurismas ateroscleróticos ou microangiopatia amiloide.

As HIP são mais frequentes que a HSA, e em geral devem-se a ruptura de pequena artéria por HAS, às causas da HSA, e raramente a hemorragia em um tumor, encefalite, vasculite ou apoplexia hipofisária. Podem ocorrer também em paciente que já sofreu AVE isquêmico. Pela ordem, as localizações mais frequentes em decorrência de hipertensão arterial sistêmica são: putame, tálamo, ponte e cerebelo. Em geral, as hemorragias lobares em pacientes idosos são consequência de angiopatia amiloide, e podem ser recorrentes ou múltiplas. Em recém-nascidos, geralmente são secundárias a encefalopatia hipóxico-isquêmica, principalmente em prematuros, e em 25% dos casos têm causa desconhecida.

IV. Sintomas. São os devidos à região acometida. Os mais comuns são hemiparesia contralateral à lesão, diplopia, amaurose fugaz, tontura, vertigem brusca com desequilíbrio, ocyloscopia, queda espontânea, sugestivos de isquemia. Os sintomas sugestivos de isquemia sugerem AIT. Nos AITs, o déficit regride totalmente em 24 h, em geral em menos de 1 h. São particularmente importantes os sintomas cerebelares, pelo risco de compressão do tronco encefálico: paralisia do olhar conjugado (se as pupilas ultrapassarem a linha média ao teste do reflexo oculocefálico, a lesão está no lobo frontal), paralisia facial periférica ipsilateral (núcleo do nervo na ponte), hiporreflexia corneana (V nervo na ponte), dismetria. Nesses casos, impõe-se rápida descompressão cirúrgica da fossa posterior (sequelas graves podem ocorrer em minutos, e a morte, em minutos ou dias). O diagnóstico de paralisia de Bell deve ser feito em casos bem típicos de paralisia facial periférica isolada e de início brusco; se o déficit for parcial e mais peribucal, pode ser devido a AVEi.

Em caso de hemorragia pontina, as pupilas ficam punctiformes e não ultrapassam a linha média ao reflexo oculocefálico. O crescimento de um aneurisma pode ocasionar paralisia do III ou do VI nervo craniano. Cefaleia é rara nos casos de AVEs isquêmicos e frequente nos hemorrágicos; geralmente é intensa e de início abrupto na vigência de HSA. Cefaleia crônica pode ser consequência de MAV, que reduz a longevidade, em média, em 20 anos. Cerca de 50% dos pacientes com aneurisma cerebral podem ter pequenas hemorragias com cefaleia de duração e intensidade variáveis, às vezes com náuseas, vômitos e breves alterações da consciência, que passam despercebidas como sintomas de um mal maior iminente, em especial em pacientes com história pregressa de enxaqueca. Algumas pessoas descrevem a cefaleia como insidiosa e não abrupta, o que induz a erro diagnóstico.

A possibilidade de HAS deve ser cogitada em pacientes agitados, confusos ou em coma. Dor localizada pode ser sinal de dissecção arterial, e pode precedê-la em horas ou dias e apresentar dolorimento à palpação, requerendo arteriografia digital que mostra estenose com o falso lúmen e o duplo lúmen, podendo haver formação aneurismática. A angiotomografia (ATC) requer grande quantidade (100 mℓ) de contraste iodado IV, e a angiorressonância magnética (ARM) pode apresentar imagem falso-positiva em caso de coexistência de hiperplasia fibromuscular, por exemplo. Aneurismas congênitos acometem 50% dos pacientes portadores de displasia fibromuscular, doença do músculo liso, tecidos elástico e fibroso das artérias de fino e médio calibre; a displasia fibromuscular pode causar HAS quando acomete a artéria renal. O tratamento cirúrgico é feito em estenoses críticas.

Pacientes idosos acamados podem sofrer AVE de tronco, cuja repercussão focal pode passar despercebida com movimento intenso dos quatro membros, sem que seja notada a existência de dismetria. Rouquidão pode estar associada a disfagia e lesão do núcleo ambíguo; e a tentativa de alimentar o paciente pode levar a pneumonia de aspiração. Idosos com baixo débito cardíaco crônico podem apresentar quadro demencial, que desaparece com instalação de marca-passo.

A amnésia global transitória (estado confusional temporário) é de etiologia desconhecida, não tem tratamento, apresenta bom prognóstico e baixa recorrência, mas requer exames complementares para que sejam descartadas patologias tratáveis – RM e exames laboratoriais se houver suspeita de doença sistêmica. Antecedentes estressantes são encontrados em 1/3 desses pacientes. Tontura sem sintoma ou sinal neurológico objetivo não é de origem central, mas a RM pode facilitar a exclusão de doenças da fossa posterior. Pacientes com hipertensão intracraniana podem apresentar oscilações dessa hipertensão, relatadas como tontura. As principais causas de vertigem central são vasculares isquêmicas intra- ou extracranianas, que se iniciam bruscamente e costumam ser acompanhadas de sintomas ou sinais do tronco encefálico. **Presbiastasia** é frequente em idosos, com tontura, vertigem, sensação de desequilíbrio e quedas; é atribuída ao declínio do equilíbrio automático das funções sensitivas, sensoriais, motoras e cognitivas que ocorre em todas as pessoas com o avançar da idade. O tratamento é feito com fisioterapia, estimulação sensorial, atenção redobrada, terapia ocupacional, uso de bengala ou andador e cuidados especiais. Diferencia-se da **hidrocefalia de pressão normal** porque nesta há tetraparesia, principalmente dos membros inferiores, incontinência urinária e déficit intelectual; da **espondilose cervical**, em que o quadro é puro de tetraparesia espástica; e do **meningioma grande frontal**, que apresenta sintomas predominantes de desatenção e marcha de base alargada. A RM ou TC do encéfalo asseguram a diferenciação, podendo ser necessário RM da coluna cervical e, às vezes, também RM da coluna torácica. Na **doença de Parkinson**, há rigidez e não espasticidade, com bradicinesia, e pode ou não haver tremor.

Em caso de síncope, há perda transitória da consciência, precedida ou acompanhada de mal-estar, palidez e sudorese, rápida recuperação com sensação de cansaço, cabeça vazia, tontura ou opressão, sem cefaleia, sonolência ou confusão mental, como se observa na epilepsia. Quando demorada, podem ocorrer abalos clônicos ou breves posturas tônicas localizadas ou generalizadas, o que dificulta a diferenciação com epilepsia. A síncope diferencia-se do AIT pela ausência de sinais focais, e por não haver alteração da consciência no AIT. Em caso de síncope neurocardiogênica ou desmaio simples, todo o exame clínico do paciente apresenta-se normal e a história é típica; na síncope cardíaca, serão encontradas alterações nos exames físico e/ou complementares.

A síncope neurocardiogênica pode ser desencadeada por esforço para defecação, micção, espirro, tosse, instrumento de sopro, após uma refeição, calor, mergulho, compressão do globo ocular, dor, emoção, postura em pé, neuralgia do glossofaríngeo, entre outros fatores. A maioria não requer tratamento, mas há orientação para que o paciente se deite quando pressentir a tontura que precede a queda. Fármacos que podem causar hipotensão devem ser evitados; betabloqueadores, inibidores seletivos de recaptação de serotonina ou metilfenidato podem ser benéficos, sintomati- amente. O diagnóstico deve ser confirmado pelo *tilt-test*, responsável pelo aparecimento da síncope por mudanças posturais provocadas em uma plataforma móvel A rara síndrome de hipersensibilidade do seio carotídeo pode ser consequência até mesmo de movimentos cervicais, o que requer, em alguns casos, implantação de marca-passo cardíaco para ser acionado quando a bradicardia for acentuada. Tontura com movimentos do pescoço pode resultar de artrose cervical com compressão das artérias vertebrais.

Infartos medulares constituem 1 a 3% das vasculopatias do SN; 40% dos pacientes têm doença aórtica, e em 50% destes a doença ocorre durante cirurgias vasculares. Os sintomas podem ser transitórios ou insidiosos, de difícil diagnóstico, com parestesias e/ou fraqueza em um ou mais membros, sendo necessário diagnóstico diferencial com lesão encefálica. Se houver dor, descarta-se angiomatose medular ou lesão compressiva com RM e, às vezes, perimielografia. A eletroneuromiografia dos 4 membros ou dos membros inferiores pode ser útil no diagnóstico diferencial, apresentando indícios de mielopatia e ajudando a descartar a ocorrência de neuropatia periférica.

V. **Diagnóstico.** Os exames de sangue devem pesquisar doenças relacionadas, como causas e fatores de risco de AVE. Cerca de 90% dos casos de HSA espontânea são visualizados por meio de TC no primeiro dia, e no terceiro dia visualizam-se apenas 20%. Cogita-se o diagnóstico a partir da história (cefaleia geralmente súbita), exame clínico (rigidez da nuca pode não estar presente nas primeiras horas ou em sangramentos pouco abundantes). Em geral, depois de 8 dias o liquor se normaliza e não mostra mais xantocromia; mas, em 40% dos casos alguma xantocromia ainda pode ser detectada após 4 semanas. Em cada caso, as HSA sangram em volumes variáveis. A punção lombar (PL) diminui a pressão liquórica, podendo aumentar o sangramento de um aneurisma e causar morte; deve-se realizá-la apenas em caso de dúvida, principalmente quando se torna necessário excluir meningite, e retirar apenas 1 a 2 mℓ. Pode levar a herniação cerebral diante de HIP quando causa hipertensão intracraniana (HIC). O liquor pode ser normal na HIP. Quando há suspeita de que a PL pode ter sido traumática, coleta-se liquor em 4 a 6 vidrinhos separados e verifica-se se a contagem de hemácias diminui de um para outro; ou o liquor poderá ser centrifugado, e o sobrenadante será cristalino na presença de AVE isquêmico, nas primeiras horas. O sangue misturado com liquor não coagula e, se pingar em uma gaze, formará um halo mais claro em volta do sangue. Após 6 a 8 h de hemorragia, ocorre degradação da hemoglobina e o liquor torna-se fixamente xantocrômico por pelo menos 48 h, permitindo o diagnóstico de HSA. Raramente a HSA fica encistada no espaço subaracnóideo e não é detectável na PL. Deve-se anotar o horário do evento, da PL e do exame laboratorial. A RM em FLAIR é muito útil para identificação de HSA 10 a 20 dias após seu início. Maior concentração de sangue em um local sugere ser a localização do aneurisma que sangrou, quando se trata de aneurismas múltiplos. Pequena MAV medular pode ser encontrada por RM e ser a causa antes não encontrada de HSA espontânea; em 5% dos casos, é idiopática.

Dos pacientes com ataque isquêmico transitório, 50% apresentam imagem na RM com contraste por difusão; a RM tem resolução de 2 a 3 mm em 2 s. O PET *scan*, TC por emissão de pósitrons, identifica lesões a partir de 4 a 9 mm; leva cerca de 60 min para gerar a imagem, tem potencial de identificar regiões de má perfusão, é preditor de AVEs subsequentes, e pode facilitar o diagnóstico em casos com história duvidosa. O SPECT é portátil, tem resolução menor e mostra lesões de 10 mm ou maiores.

Infartos isquêmicos ou pequenos podem não ser identificáveis à TC nas primeiras 48 h, e há casos em que é difícil distinguir infarto de tumor. O importante é excluir a possibilidade de sangramento, que é imagem hiperdensa, da mesma densidade radiológica que o osso na TC. A imagem do AVEi é hipodensa, irregular, mal delimitada, geográfica ou em cunha. Imagens de neurotoxoplasmose (complicação em soropositivos, por exemplo), ou de abscesso em formação são semelhantes, mas tendem a ser arredondadas; imagens com esse formato – tendendo a ser delimitadas, hiperdensas, com ou sem área escura (edema) em volta – sugerem tumor. A RM é indicada para partes moles, revela infartos isquêmicos mais precocemente, mas não tem acurácia para identificar sangramento agudo. A TC apresenta melhores resultados para visualização de osso e densidade sanguínea nos primeiros dias, mas também pode não ser conclusiva; na TC, a densidade radiológica de sangue (imagem branca) é igual à do osso. Em raros casos, é necessária a realização de biopsia. Vinte por cento dos infartos silenciosos são revelados por TC e, principalmente, por RM, o que nos ensina uma regra básica: é melhor pecar por excesso do que por falta, e deve-se investigar mesmo se a possibilidade for remota. Alguns pacientes não se explicam muito bem, valorizam o que não é importante e não respondem adequadamente às perguntas clínicas, o que acaba por expor a si e ao médico ao risco de erro. Às vezes, um familiar informa melhor que o próprio paciente, embora este esteja lúcido. A angiotomografia (ATC) utiliza maior quantidade de contraste radiológico (contraindicado em paciente com insuficiência renal), oferece mais detalhes e mostra aneurismas maiores que 2,2 mm; a ARM utiliza pouco contraste, é menos detalhada e mostra aneurismas com mais de 3 mm. Ambas as imagens ainda são inferiores à angiografia por cateterismo e subtração digital por injeção de contraste intra-arterial, que é o exame de escolha em caso de HSA, por via femoral ou braquial, e identifica vasos de 0,8 mm. A ARM é um bom método de triagem em pessoas assintomáticas com história familiar de aneurismas (Quadro 68.1). *Duplex scan* e ARM não distinguem estenoses graves de oclusão.

Infartos ou hemorragias parassagitais, sinais da corda ou do triângulo denso correspondem a trombose do seio sagital, das veias corticais e de seio venoso hiperdenso, respectivamente. É discutível o tratamento com heparina e, em seguida, anticoagulante oral; está registrado em estudos o tratamento trombolítico com ativador do plasminogênio tissular recombinante (rtPA) ou uroquinase.

Pode ocorrer hemorragia no interior de um infarto isquêmico, especialmente quando embólico; a área hemorrágica ao redor do infarto sugere trombose e, em infartos múltiplos, embolia.

O *duplex scan* das artérias carótidas e vertebrais tem margem de erro, mas deve ser feito para triagem em pacientes com AVE isquêmico e, caso identifique estenose significativa, complementa-se com pan-angiografia do cérebro, do arco aórtico e dos vasos cervicais, ATC ou ARM. Pode ocorrer estenose em mais de um ponto, e cerca de 30% das placas ulceradas não são visíveis como tal, mesmo na angiografia; a ARM pode subestimar o grau de estenose arterial.

Os exames metabólicos com radioisótopos para imageamento podem facilitar a identificação de área isquêmica, a tomografia por emissão de pósitrons (PET) ou a

Quadro 68.1 Diferenças entre angiotomografia computadorizada (ATC) e angiorressonância magnética (ARM) na detecção de acidentes vasculares encefálicos.

	ATC multicanal	ARM
Aneurismas (mm)	> 2,2	> 3,0
Detalhes	Mais	Menos
Contraste	Muito	Pouco
Imagem de vasos (mm)	Até 1,0	> 1,2

tomografia computadorizada por emissão única de fóton (SPECT) em pacientes com TC ou RM normais.
O monitoramento por Holter pode identificar fibrilação atrial intermitente. O ecocardiograma transesofágico tem capacidade de detectar trombo mural, vegetações valvares, prolapso ou calcificação do anel valvar mitral, forame oval patente, defeito ou aneurisma do septo atrial, aneurisma ou trombo ventricular esquerdo, tumores intracardíacos e placas ulceradas nos grandes vasos. Paciente com AVE isquêmico deve ser examinado por um cardiologista e, considerando-se a dificuldade de os profissionais se manterem atualizados em todas as áreas, é importante consultar um hematologista, especialmente para pacientes jovens com AVE isquêmico, para pesquisa mais completa de estados de hipercoagulabilidade primária e secundária. Eventualmente, também pode ser conveniente a avaliação por um reumatologista, para investigar a possibilidade de vasculites associadas a infarto cerebral.
Forame oval patente (FOP) é encontrado em 10 a 18% da população normal e não se recomenda o seu fechamento rotineiro em pacientes com AVEi; já em pacientes com AVEi relacionado (cerca de 10 a 15% dos casos), geralmente é maior que 2,8 cm, com maior mobilidade da membrana da fossa oval (> 6,5 mm de excursão) e maior *shunt* à pesquisa com microbolhas de soro fisiológico por meio de ETE. O aneurisma do septo atrial (ASA) associa-se a isquemia cerebral em 20 a 30% dos casos, mas não há consenso na literatura com relação às suas características e essa associação. A recorrência de AVEi é maior quando estão associados FOP e ASA.
No caso de grande diferença de pulso radial ou de PA entre os lados, fraqueza ou dor no braço podem ser decorrentes de síndrome de furto da subclávia, por ateroma, trombo ou êmbolo. A vertigem resultante de isquemia vertebrobasilar costuma ser acompanhada de diplopia, oscilopsia, náuseas, vômitos ou desequilíbrio. O início do quadro costuma ser instável, dando tempo para exames de imagem e heparinização. O infarto bulbar pode levar a morte súbita por acometimento do núcleo motor dorsal do vago ou do centro respiratório. Pacientes com infarto parietal direito podem cair do leito pelo fato de apresentarem anosognosia (não reconhecimento de seu déficit) e, assim, tentar sair andando. Em geral, isso vem associado a assomatognosia (reconhecimento inexistente ou incompleto do lado contralateral do corpo). Para a realização do teste, solicita-se ao paciente que desenhe uma pessoa de corpo inteiro (as partes que ele não reconhece ficam faltando; por exemplo: da cintura para cima, ele não desenha o lado esquerdo, mas sim as duas pernas; ao desenhar uma casa, a parede do lado esquerdo não é fechada; na figura de um relógio, os números desse mesmo lado ficam faltando).

VI. Tratamento. Tratam-se as doenças previamente existentes, fatores de risco, distúrbio metabólico, febre, ou outras alterações sistêmicas, que podem agravar as lesões na área de penumbra. Na fase hiperaguda, 1 a 2 dias após AVE isquêmico, não se deve baixar a pressão arterial (PA), a menos que a diastólica esteja acima de 120 mmHg e a sistólica acima de 210, pelo risco de agravar um infarto por redução da perfusão cerebral. A partir do 3º dia, reduz-se a PA gradativamente, 10 a 15% ao dia, para normalizá-la no 10º dia. Hipertensão deve ser tratada em raras situações agudas: insuficiência ventricular esquerda, dissecção de aorta, encefalopatia ou insuficiência renal hipertensiva; a hipotensão deve ser revertida. Em casos de pacientes sem história prévia de hipertensão, não se deve reduzir a PA sistólica (PAS) para menos de 160 a 170 e a PA diastólica (PAD) para menos de 95 a 105 mmHg. A PA tende a se normalizar após o evento agudo, e o ideal é que a PAS fique abaixo de 140 mmHg e, em pacientes de mais de 60 anos, abaixo de 160, e a PAD inferior a 90. Nas primeiras 24 h, são evitados líquidos hipo-osmolares (soro glicosado isotônico a 5%, solução de Ringer com lactato), que podem aumentar a área de edema, e anti-hipertensivos que atuem como vasodilatadores. Nos hemorrágicos, a PA deve ser trazida para cifras normais. O paciente deve ficar na posição horizontal por alguns dias; se houver déficit motor, é necessário iniciar logo a fisioterapia, 3 a 4 vezes ao dia, massagear as panturrilhas e mudar o decúbito de 2 em 2 h durante o dia e de 4 em 4 h durante a noite. Pacientes e familiares devem aprender os exercícios para que os pratiquem o maior número de vezes. É muito importante que o paciente aprenda a colocar os dedos da mão sã entre os dedos da mão paralisada e movimentar os membros superiores acima da cabeça para trás, para a frente e para os lados, várias vezes ao dia, para reduzir a instalação da síndrome ombro-mão, dolorosa e limitante.

Anticonvulsivantes são indicados sempre em casos de HSA e HIP, quando volumosa (Capítulo 66, *Crise Convulsiva*). Distúrbios da fala, audição e deglutição devem ser tratados também por fonoaudiólogo. Nos casos de infartos volumosos isquêmico ou hemorrágico, realiza-se craniectomia descompressiva de no mínimo 12 cm de diâmetro quando houver efeito de massa significativo, imagem de herniação ou esgotamento da complacência cerebral (sulcos e cisternas apagados) em pacientes de até cerca de 65 anos de idade. A cirurgia é mais precoce nos infartos cerebelares, maiores que 3 cm, quando há mais risco em esperar e dificuldade em diferenciar dos sintomas de isquemia bulbar. O pico do edema cerebral ocorre entre o terceiro e o quinto dia (Capítulo 65, *Hipertensão Intracraniana*).

Realiza-se endarterectomia de carótida quando a placa estenosar 90% ou mais do lúmen arterial, ou acima de 70% (repercussão hemodinâmica), ou for ulcerada, ou pedunculada, pelo risco de embolia. O uso de *shunt* fazendo ponte entre as artérias carótidas comum e interna é necessário em 3% dos casos; esse recurso é dificultado pelo fato de tornar difícil o acesso cirúrgico à lesão e aumentar a possibilidade de lesão endotelial, com risco de embolia ou trombose local. A aplicação de *patch*, retalho-telha com veia facial ou pericárdio bovino para alargar e evitar estenose carotídea local, é necessária em 4% dos casos. A bifurcação alta da artéria carótida comum dificulta muito a exposição de extensão suficiente da artéria carótida interna (ACI) e aumenta o risco de lesão do nervo hipoglosso, que pode ser reanastomosado. A camada íntima distal da ACI deve ser fixada com pontos longitudinais em U se estiver com degrau ou separação da parede arterial. No Quadro 68.2 são identificadas as principais diferenças entre endarterectomia e angioplastia.

Placas não ulceradas e não calcificadas com 70 a 90% de estenose poderão ser tratadas por via endovascular com dilatação do lúmen com balão, utilizando-se um filtro protetor (caro) distalmente para evitar embolia por fragmento do ateroma rompido. Sem a proteção do filtro, a via endovascular é pior que a endarterectomia. As condições de trabalho e a experiência influem nos resultados e na decisão sobre tratamento por cirurgia aberta ou endovascular. São tratados por via endovascular com dilatação por balão e implante de *stent* os casos de estenoses múltiplas, intracranianas, ou abaixo da clavícula, se houver oclusão da carótida contralateral ou comorbidade cardíaca ou pulmonar grave. Em caso de insuficiência renal crônica, não deve ser realizado procedimento endovascular, pois o uso de contraste radiológico pode agravar a insuficiência.

Cirurgias de grandes estenoses eventualmente se complicam com síndrome de hiperfluxo, com cefaleia que melhora com analgésicos comuns, e, eventualmente, hemorragia cerebral. Se houver acotovelamento da ACI com sintomas, esta é

Quadro 68.2 Diferenças entre endarterectomia e angioplastia.

Características	Endarterectomia	Angioplastia
Estenose (%)	> 90	70 a 90
Placa	Friável ou séssil	Regular
Experiência para execução do exame	Obrigatória	Obrigatória
Custo	Menor	6 vezes maior
Probabilidade de reestenose (%)	5	12,5
Taxa de morbidade (%)	3,5	3,7
Taxa de mortalidade (%)	2	1
Taxa de insucesso (%)	3 (*shunt*)	2,3
Indicação	Falha na angioplastia	Reestenose na endarterectomia Displasia fibrosa
Contraindicação	Insuficiência renal	Radioterapia Pacientes com alto risco cirúrgico
	Calcificação/trombo	Estenoses altas, múltiplas, ou próximas à emergência do arco aórtico

implantada mais abaixo na artéria carótida comum (ACC). Ateroma importante na ACI intracraniana é tratado com *bypass* extra/intracraniano.

O futuro guarda uma grande promessa: o uso de células-tronco, potencialmente capazes de se transformar em qualquer tipo de tecido.

A. Trombose e AIT. As medidas de suporte e antiplaquetário reduzem a recidiva em aproximadamente 25% e o efeito perdura por 7 a 10 dias depois de suspensas. A dosagem deve ser interrompida 1 semana antes de uma cirurgia programada ou extração dentária. A administração de ácido acetilsalicílico (AAS) ainda é discutida; o maior consenso situa-se em torno de 325 mg durante o almoço – a dosagem tem sido de 100 a 325 mg. A intensidade do efeito varia, e alguns pacientes desenvolvem resistência a doses baixas. Além disso, pode-se usar ticlopidina, 250 mg 2 vezes ao dia, atentando-se para toxicidade hepática, ou clopidogrel, 75 mg ao almoço, que é o mais bem tolerado e parece ser ligeiramente mais eficaz que o AAS. Havendo recidiva, é possível administrar AAS com ticlopidina ou clopidogrel. O ácido acetilsalicílico reduz a aderência entre as plaquetas e o clopidogrel atua no metabolismo das plaquetas. A associação de clopidogrel e ácido acetilsalicílico aumenta o risco de sangramento e não demonstra benefício em termos de prevenção tardia de AVEi em pacientes com doença cardiovascular estabelecida (prevenção secundária) ou com vários fatores de risco sem doença estabelecida (prevenção primária). O clopidogrel 75 mg é absorvido em 1 h e seu efeito inicia-se após 2 a 8 h; 300 mg em dose de ataque inibem metade das plaquetas em cerca de 2 h e as restantes em 6 h; a dosagem de 600 mg inibe metade das plaquetas em 30 a 60 min e as restantes em cerca de 4 h; a inibição irreversível dura 7 a 10 dias. O AAS é absorvido em cerca de 30 min e sua ação máxima ocorre 1 a 2 h após a ingestão oral; inibe a agregação plaquetária de maneira irreversível e, por isso, a recuperação da hemostasia normal depende da produção de novas plaquetas funcionantes, 7 a 10 dias após suspensão do uso. A absorção é bem mais lenta nas preparações entéricas revestidas. Infartos lacunares ou de achado casual são tratados com antiplaquetários; cilostazol 100 mg 2 vezes ao dia parece indicado nesses casos. Transformação hemorrágica ocorre em 0,6% dos infartos isquêmicos.

A Sociedade Brasileira de Doenças Cerebrovasculares calcula que apenas 30% das vítimas são levadas ao hospital em 6 h. Nos AVEs isquêmicos, trombóticos ou embólicos, a rt-PA (Actilyse®), ministrada nas primeiras 4 a 5 h, diminui em até 30% os riscos de sequelas; é de 6% a probabilidade de causar hemorragia intracerebral durante ou após sua aplicação, a qual, para ser viável, requer equipe multiprofissional treinada e disponibilidade imediata também de hemoderivados e CTI para tratar possível hemorragia pós-trombólise. Em 100 pacientes, beneficia 32 e prejudica 3. A trombólise não pode ser feita em paciente com infarto precoce no exame de imagem, punção arterial até 7 dias antes, com uso de anticoagulante até 48 h antes, com suspeita de sangramento ativo, distúrbio da coagulação (alteração no coagulograma, tempo de protrombina > 15 s, Relação Normatizada Internacional [RNI] > 1,7, contagem de plaquetas menor que 100.000/mm^3), qualquer hemorragia ou infarto agudo do miocárdio há 21 dias, PA elevada (PAS > 180 mmHg e PAD > 105 mmHg), glicemia menor que 50 ou maior que 400 mg%, crise convulsiva no início dos sintomas, sequela incapacitante de AVE pregresso, AVEi com poucos sintomas ou rápida melhora, AVEi ou traumatismo cranioencefálico (TCE) nos últimos 3 meses, AVE hemorrágico prévio, cirurgia de grande porte nos últimos 14 dias, suspeita de dissecção arterial, qualquer indício de sangue extravascular à TC, edema ou efeito de massa. O paciente deve ter 18 a 80 anos de idade. O uso de antiplaquetários ou anticoagulantes é iniciado após 24 h com TC de controle sem sangramento. Glicemia acima de 126 mg/dℓ piora o prognóstico. Estudos recentes indicam que o uso de anticoagulante oral não contraindica a trombólise, como se acreditava anteriormente.

É necessário infundir o ativador do plasminogênio tecidual recombinante (rt-PA) IV sistêmico, 0,9 mg/kg (máximo de 90 mg), 10% rápido e 90% em um intervalo de 60 min, aferindo-se a PA de 15 em 15 min por 2 h, de 30 em 30 min nas 6 h seguintes, e de 1 em 1 h até se completarem 24 h. Se a PAS > 180 mmHg e PAD > 105 mmHg, iniciar metoprolol ou nitroprussiato de sódio, 0,5 a 10 mg/kg/min IV. Este fármaco é a opção se PAD > 140 mmHg. Nas primeiras 24 h após a trombólise, não se deve puncionar artéria ou veia central nem usar medicamento para anticoagulação, e evita-se instalação de sonda nasoentérica. Sonda vesical pode ser instalada 30 min após o término da infusão. A qualquer indício de complicação, suspende-se imediatamente o uso de rt-PA e administra-se crioprecipitado (6 a 10 unidades IV – com fator VIII), e mantém-se o fibrinogênio sérico > 100 mg%. Se for detectada hemorragia, administrar 2 a 6 U de plasma fresco IV; caso haja baixa de plaquetas ou uso de antiagregante, infundir 6 a 10 U de plaquetas e ácido épsilon-aminocaproico (total de 5 g IV) e concentrado de hemácias, mantendo-se hemoglobina > 10 mg%, com acompanhamento por hematologista e disponibilidade de neurocirurgião para eventual cirurgia.

A trombólise não deve ser feita se houver recuperação completa do déficit AIT, e se a RM com restrição a difusão não identificar lesão. Assim, passa-se a contar novamente o tempo, caso ocorra recidiva.

A trombólise intra-arterial seletiva com pró-uroquinase recombinante ou com rtPA (Actilyse®, 0,3 mg/kg diluído em soro fisiológico [SF] a 0,9%) pode ser realizada em até 6 h após início do AVEi; essa técnica proporciona mais benefícios que a terapia intravenosa sistêmica (34%) em casos de trombose das grandes artérias (basilar, vertebrais, carótidas internas e dos grandes ramos iniciais destas), e nos AVEi após arteriografia ou cateterismo cardíaco, e implica menor risco de transformação hemorrágica. Na circulação posterior, pode ser indicada em até 12 h. Requer cateterismo no serviço de hemodinâmica, e o custo financeiro é elevado. Para apenas identificar o local da oclusão, a angio-TC ou angio-RM são suficientes. Se o acompanhamento da evolução com Doppler transcraniano, angio-RM ou angio-TC mostrar reoclusão arterial pós-trombólise intravenosa, pode-se tentar trombólise intra-arterial dentro das 6 h.

Trombose da artéria carótida interna nas primeiras 3 h é tratada com trombolítico se o paciente estiver enquadrado no protocolo, e em até 6 a 24 h pode-se fazer trombectomia cirúrgica para trombose no trajeto cervical.

É possível realizar a trombectomia mecânica até 8 h após o início dos sintomas do AVEi e recanalizar a oclusão de artérias maiores, carótida interna intracraniana, cerebral média e seus segmentos iniciais M1 e M2, vertebrais e basilar, quando a trombólise tiver sido ineficaz ou se estiver contraindicada porque o paciente chegou fora de seu tempo de ação. A trombectomia é realizada sob heparinização, e injeta-se trombolítico intra-arterial no final do procedimento. Inserem-se um cateter-guia na artéria femoral, dirigido às artérias cerebrais; um fio com dispositivo, para descolamento ou penetração, e outro paralelo para sucção; e, se necessário, depois uma microferramenta para agarrar o trombo. Outro sistema usa fio flexível de titânio com extremidade helicoidal, que passa além do trombo para prendê-lo e possibilitar que seja puxado.

Stents intracranianos ocluem, exceto nas grandes artérias, carótidas interna, vertebral ou basilar, e causam estenose em artéria carótida interna criticamente estenosada mais frequentemente que a endarterectomia. Estenoses múltiplas podem ser abordadas com dilatação por balão e/ou implante de *stents* sob proteção de filtro distal ao ateroma.

Os antidislipidêmicos reduzem a morbidade e a mortalidade na prevenção primária (com fatores de risco) ou secundária (quando já ocorreu evento isquêmico) na fase aguda. Seu uso é mantido por toda a vida em caso de dislipidemia ou aterosclerose (estabiliza a placa). Devem ser feitas dosagens sanguíneas periódicas para monitoramento da creatina fosfoquinase e das transaminases glutâmico-oxalacética (TGO) e pirúvica (TGP). Em caso de síndrome do anticorpo antifosfolipídio, os antiplaquetários não têm efeito preventivo, sendo necessário o uso de anticoagulante oral.

Dissecção arterial consiste em penetração de sangue entre suas camadas; pode ser traumática ou espontânea, e em 85% dos casos o tratamento é conservador. As dissecções intra- ou extracranianas isquêmicas são tratadas com heparina, seguida de anticoagulante oral ou antiplaquetário por 3 a 6 meses; o uso pode ser interrompido antes se houver recanalização. Cerca de 80% das artérias estenosadas e 30% das ocluídas retornam ao normal. Raramente indica-se procedimento endovascular, *stent* ou angioplastia. Quando há hemorragia e for tolerável tratamento conservador, às vezes faz-se oclusão arterial. Dissecções intracranianas com HSA podem requerer oclusão de aneurisma com molas; caso seja de colo largo, associa-se *stent*, e, quando gigante, emprega-se direcionador de fluxo. O procedimento menos frequente é cirurgia com clipagem, e raramente é necessário associar cirurgia com anastomose arterial extra/intracraniana para tentar evitar isquemia regional, ou interposição de enxerto venoso, ou revestimento em volta da artéria, de benefício duvidoso. Os procedimentos endovasculares podem causar ruptura arterial, e geralmente são indicados em eventos recorrentes e quando há contraindicação à anticoagulação.

No sistema vertebrobasilar são mais frequentes as hemorragias, e 70% ressangram em 24 h, 80% em 1 semana e 10% após 1 mês.

B. **Embólico e progressivo.** São fatores predisponentes prótese valvar, fibrilação atrial, trombo em átrio esquerdo, infarto do miocárdio com trombo mural e coagulopatias. Heparina não fracionada em bólus de 5.000 UI/mℓ, 1 a 2 mℓ como dose de ataque, seguida de 1 mℓ de 4 em 4 h, ou 1,2 mℓ diluído em 120 mℓ de SF a 0,9% em infusão contínua na bomba de infusão a 20 mℓ/h, ou 20 microgotas/min por cerca de 6 dias. Esta conduta aumenta o risco de transformação hemorrágica, pois a TC e a RM podem não mostrar infarto importante nas primeiras 24 h. O anticoagulante oral é introduzido no terceiro dia. Quando, ao se utilizar cumarínico, a RNI alcança níveis entre 2 e 3, suspende-se o uso de heparina. A PA deve ser, no máximo, 160/100; o ideal é que o máximo seja de 140/90, e, em pacientes de mais de 60 anos, não ultrapasse 160/90. O paciente não pode apresentar área extensa de infarto (essa área deve ser menor que 1/3 do território da artéria cerebral média), pelo risco de transformar-se em AVE hemorrágico. Hemorragia petequial pode ocorrer ao redor da área de infarto, principalmente quando se trata de AVE embólico; para pacientes com AVEi crescente, o trombolítico tem menor índice de complicações, em comparação à heparina. Comparado a outros órgãos, o sistema nervoso apresenta índice de complicações muito maior com medicamentos que reduzem a coagulação. As artérias são compostas de três camadas, com exceção das artérias cerebrais, que são constituídas das camadas média e interna, não têm adventícia, camada externa, e cujas paredes são mais finas, comparáveis às paredes de veias, e são mais fáceis de romper-se. Em pacientes de mais de 80 anos de idade, parece ser preferível o uso de antiplaquetários, pela menor incidência de HIP. As heparinas são medicamentos preventivos e não terapêuticos; quando indicada, a digestão enzimática do coágulo é realizada com trombolíticos. Quando houver contraindicação ao uso de heparina, usa-se heparina de baixo peso molecular, enoxaparina, 60 mg/SC, ou nadroparina, 0,6 mℓ/SC, de 12 em 12 h por 3 semanas, mantendo-se o anticoagulante oral.

O teste de coagulação deve ser feito pelo menos 1 vez ao dia, com prolongamento da coagulação de, no máximo, 1,5 a 2 vezes, com controle testado pelo tempo de tromboplastina parcial ativada (TTPa) ou pelo método do tempo de coagulação de Lee-White. Inicia-se também o uso de anticoagulante oral (bisidroxicumarina ou varfarina), cujo efeito pode demorar 72 a 96 h; é mantido por 3 a 6 meses ou até que apareça algum sinal de complicação, caso em que será substituído por antiplaquetário. Sua atividade é aferida pela atividade de protrombina (30% da inicial) e pela RNI (2 a 3). Em pacientes com recidiva ou fator de risco importante, são mantidos por toda a vida, pesando-se os riscos e os benefícios.

O efeito cumarínico, varfarina sódica, passa após 2 a 3 dias, e pode ser revertido por meio de injeção intravenosa (a qual é perigosa e deve ser evitada) de 50 mg de vitamina K após 6 a 12 h; ou mais lentamente e com menor risco, por injeção intramuscular; ou rapidamente, por administração de plasma fresco, 15 a 20 mℓ/kg, seguindo-se com 1/3 da dose a intervalos de 8 a 12 h; ou ainda mais rápido, pela administração de complexo protrombínico parcial (Prothromplex®)

intravenoso. O efeito da heparina não fracionada pode ser interrompido em minutos pela injeção intravenosa lenta de protamina, no máximo 50 mg em 10 min (5 mℓ a 1% em 20 mℓ de SF a 0,9%). As heparinas de baixo peso molecular, quando necessárias, podem ser antagonizadas por plasma fresco. (Capítulo 45, *Trombose Venosa dos Membros Inferiores* e Capítulo 46, *Tromboembolismo Pulmonar*. Para contraindicações à terapêutica anticoagulante, ver Quadro 46.5.)

Os novos anticoagulantes orais dabigatrana, apixabana e rivaroxabana são mais estáveis, não exigem controle pela RNI e não há exame específico para verificação de seu efeito. Prolongam o tempo de protrombina parcial ativada (TPPa), o tempo de trombina (TT) e o tempo de coagulação ecarina (ECT). O tempo de protrombina (RNI) é menos sensível. Não são indicados para pacientes com prótese valvar cardíaca. O uso deve ser suspenso 24 a 48 h antes de uma cirurgia, e retomado após 24 h. Caso ocorra sangramento, deve-se comprimir, hidratar e transfundir. O efeito da dabigatrana pode ser revertido pelo fator VII recombinante ativado (rFVIIa) ou por hemodiálise; não é revertido por concentrado de complexo protrombínico ativado (aPCC – FEIBA). O efeito da apixabana e da rivaroxabana pode ser revertido por aPCC.

Os antiplaquetários não diminuem o risco de formação de êmbolos em paciente com válvula cardíaca metálica; para esses pacientes, indica-se anticoagulante oral. A cardioversão elétrica de pacientes com fibrilação atrial crônica deve ser feita sob anticoagulação. Em casos de tumor, trombo em prótese valvar (ou heparina), grande vegetação móvel (mais antibioticoterapia) e comunicação interatrial (ou anticoagulação), está indicada cirurgia cardíaca. Trombos em átrio ou ventrículo à esquerda são anticoagulados e acompanhados por ecodopplercardiograma transesofágico, à espera de que sejam digeridos pelos trombolíticos endógenos. Ateromas da aorta serão anticoagulados. Para eventos isquêmicos recorrentes, adiciona-se antiplaquetário ao anticoagulante.

C. **Trombose venosa cerebral.** Administra-se heparina, tal como para paciente com AVE isquêmico progressivo, e inicia-se o uso de anticoagulante oral no 2º ou 3º dia até 3 a 6 meses, mesmo se houver hemorragia. Caso ocorra piora progressiva, pode-se tentar o uso de trombolítico IV, mas isso não está bem estabelecido. Em pacientes com trombofilia, recidiva ou trombose em outro local, o uso do anticoagulante oral se estenderá por 12 meses ou por toda a vida. Mulheres grávidas ou em pós-parto são tratadas preferencialmente com heparina de baixo peso molecular por 1 mês, conforme a evolução.

D. **Hemorragia intraparenquimatosa (HIP).** Realiza-se a evacuação cirúrgica quando o volume for maior que 50 mℓ em topografia lobar e relativamente subcortical, 1 cm abaixo do córtex, e se for igual ou maior que 20 mℓ quando cerebelar, nas primeiras horas, porque aumento do volume da hemorragia após 12 h ocorre em apenas 6%. Nas primeiras 6 h, sempre existe o risco de aumentar o sangramento, mesmo se operada, e onde estiver tamponado por coágulo este não deve ser removido; é necessário retirar apenas o coágulo que está prestes a sair; os coágulos à sua volta estão fazendo hemostasia e, se forem retirados, pode haver sangramento maior. Deve-se levar em conta, para indicação de cirurgia, que também é necessário ponderar outros sinais de hipertensão intracraniana conforme a complacência cerebral individual: apagamento de sulcos e cisternas e desvio da linha média maior que 5 mm. É importante repetir a TC para se verificar a evolução. Pacientes com hemorragias menores e profundas não se beneficiam com cirurgia. Deve-se promover drenagem ventriculoperitoneal com implantação de válvula se surgir hidrocefalia, e drenagem ventricular externa nas hemorragias ventriculares. As hemorragias mais comuns ocorrem nos núcleos da base, tálamo, ponte e cerebelo devido a HAS, e não requerem estudo angiográfico. Os cuidados e medicações para HSA também se aplicam à HIP, exceto o nimodipino. A redução da pressão arterial para PAS de 160 a 140 mmHg, PAD de 90 mmHg e pressão arterial média (PAM) menor que 110 mmHg deve ser lenta e gradual, porque parte dela é mecanismo fisiológico de compensação da má perfusão cerebral devida a HIC; deve-se considerar que, em paciente com HIC, a hipotensão é mais grave que a hipertensão arterial. A pressão de perfusão cerebral (PPC) deve ser mantida acima de 70 mmHg (PPC = PAM − PIC). Pacientes em Glasgow 8 necessitam de CTI, intubação e monitoramento da pressão intracraniana (PIC); e pacientes em Glasgow 7 requerem cirurgia para hipertensão intracraniana, considerando-se também outros sinais como apagamento de sulcos e cisternas e desvio da linha média. Pode-se iniciar o uso de heparina fracionada, de baixo peso molecular, para prevenção de trombose venosa após 1 a 4 dias de HIP, lembrando-se que esta ainda não tem antídoto, seu efeito não é revertido pela protamina e que é possível usar plasma fresco. O efeito da varfarina sódica desaparece após 2 a 3 dias; se necessário, antes do uso pode ser antagonizada por concentrado de complexo protrombínico (10 a 30 µ/kg), ou plasma fresco, 2 a 3 unidades (10 mℓ/kg) IV, e/ou vitamina K IM ou 1 a 10 mg em 100 mℓ de SF a 0,9% por via intravenosa em 30 min ou mais. A ação dos antiplaquetários cessa após 7 a 10 dias, e testa-se seu efeito pela curva de agregação plaquetária e o tempo de sangria. Se necessário, deve-se infundir 6 a 8 unidades de plaquetas.

Para paciente torporoso, comatoso, com grandes hemorragias ou HIC, indica-se anticonvulsivante preventivo, geralmente fenitoína e/ou fenobarbital. O fator VII ativado recombinante (80 µg/kg nas primeiras 4 h de HIP) pode reduzir a expansão do hematoma; é indicado a pacientes com hemofilia e para reverter anticoagulação antes de procedimento cirúrgico. Anticoagulação profilática inicia-se após normalização de RNI abaixo de 1,4.

E. **Hemorragia intraventricular.** Drenagem ventricular externa (DVE), a partir de 10 dias aumenta a taxa de infecção. Caso persista sua necessidade, deverá ser trocada; esta iniciativa diminui o índice de infecção para menos do que se forem mantidos os mesmos dreno e trajeto além de dez dias. Se a pressão ventricular não baixar de 15 cm H$_2$O, deve-se evitar drenagem rápida. Mantém-se a drenagem fechada e abre-se sempre que a PIC ultrapassar 20 cmH$_2$O. Coágulos podem ser dissolvidos com r-TPA, 2 a 3 mg a cada 24 h.

F. **Hemorragia subaracnóidea.** Pacientes em boas condições devem submeter-se a angiografia o mais brevemente possível, pois este exame possibilita a visualização de vasospasmo em até 70% dos casos, sendo 36% assintomáticos. Cerca de 10 a 15% falecem nas primeiras 24 h, com ou sem tratamento médico, e quase 50% dos que sobrevivem ficam com alguma sequela. Caso o paciente esteja em boas condições, é necessário operar o aneurisma nas primeiras 12 a 72 h; o ideal é que a operação seja feita nas primeiras 24 h, ou após 10 dias, se não houver vasospasmo. Neste intervalo, o risco de vasospasmo em consequência do sangue no espaço subaracnóideo é alto, e maior no 7º dia (36% assintomáticos e vistos na arteriografia). Ressangramento ocorre em 15 a 20%, geralmente entre o 1º e o 14º dia, e 50 a 75% desses pacientes falecem. O risco de novo sangramento é de 3 a 4% nas primeiras 24 h e de 1 a 2% por dia, subsequente no primeiro mês; sem tratamento, 40% morrem em 3 meses e 60% em 6 meses.

O risco de sangramento na **MAV** é menor, e por isso a intervenção deve ser adiada. A radiocirurgia pode obliterar 80% da MAV com menos de 4 cm de diâmetro, e oclui induzindo hialinização em até 2 cm. Grande MAV deve ter suas artérias nutridoras embolizadas antes da cirurgia para redução volumétrica. A cirurgia deve ser realizada, no máximo, até 5 dias após a embolização; do contrário, ocorre recanalização.

Se a angiografia for normal, deve ser repetida após 5 semanas (vasospasmo pode ter impedido o enchimento do aneurisma). Deve-se considerar a possibilidade de pequena MAV medular, que pode ser identificada por RM; entre as HSA, 5% são idiopáticas. Ruptura de aneurismas com menos de 4 mm é rara, e mais frequente naqueles de 5 a 8 mm; o tratamento é feito em aneurismas a partir de 5 mm.

Os aneurismas distais e os da artéria cerebral média são tratados por cirurgia aberta; no caso dos aneurismas proximais, que são os mais frequentes, a escolha depende da experiência, do interesse e das condições tecnológicas do serviço. Alguns aneurismas gigantes da ACI podem ser ocluídos por balão por via endovascular; é consenso que aneurisma do topo da artéria basilar deve ser tratado por via endovascular. Aneurismas proximais podem ser embolizados com molas de platina, seguidas de indução de eletrotrombose quando tiverem colo pequeno, e a taxa de cura é de cerca de 80%; em 14 a 20%, é necessário repetir a embolização e, se persistir enchimento residual do aneurisma, realiza-se cirurgia com clipagem. A morbidade da embolização está em torno de 4%, e a mortalidade, em 1%. Nos aneurismas de colo grande, associa-se o uso de *stent* intra-arterial, que impede as molas de se deslocarem de dentro do aneurisma. Artérias estreitadas por vasospasmo, 6 a 48 h após a clipagem cirúrgica de aneurisma, podem ser dilatadas por angioplastia transluminal percutânea por meio de cateteres com balões, podendo associar-se a infusão intra-arterial do vasodilatador papaverina. O uso de antifibrinolíticos para evitar lise do coágulo cicatricial ainda é controverso – parece que aumentam a ocorrência de complicações embólicas e trombóticas. O mais estudado é o ácido épsilon-aminocaproico, 30 a 36 g/dia IV, em 1 ℓ de dextrose a 5% e SF a 0,45%, infundidos em 24 h, ou 4 g VO de 3 em 3 h, até o momento da cirurgia, ou por 6 semanas se a cirurgia for contraindicada.

O paciente deve permanecer em repouso no leito, na penumbra; receber o mínimo de visitas e manter hidratação (IV, se necessário). A evacuação é facilitada com uso de emoliente fecal (docusato sódico) ou laxante, e a sedação é feita com diazepam (5 a 10 mg, de 6 em 6 a 12 em 12 h), clonazepam (0,5 a 2 mg de 8 em 8 ou 12 em 12 h), fenotiazínicos ou barbitúricos, anticonvulsivante preventivo (fenitoína 100 mg VO de 8 em 8 h, ou 3 mℓ IV lento de 12 em 12 h), antiácido (ranitidina) e antiemético, se necessário (SN). O uso de corticosteroide é controverso; em casos de melhora da reação inflamatória, tem sido usada dexametasona (4 mg IV ou VO de 6 em 6 h), que pode potencializar o efeito antiemético da ondansetrona.

Trata-se **vasospasmo** com a terapia dos 3 H: **hemodiluição** (hematócrito de 33 a 37%); caso não melhore o déficit em 1 a 2 h, eleva-se a PA com **hipervolemia**, para amenizar o fluxo sanguíneo cerebral por expansão do volume intravascular, com administração de 3 ℓ/dia de solução salina isotônica ou hipertônica, albumina, coloide ou concentrado de hemácias por alguns dias, após melhora do déficit neurológico. Se não forem suficientes, pode ser necessário acrescentar **hipertensão** arterial induzida com uso de aminas pressoras, dopamina ou dobutamina, com monitoramento de ECG, perfusão periférica, lactato no soro, níveis de creatinina e débito urinário. É necessário cuidado especial com pacientes que ainda não tiveram seus aneurismas clipados ou embolizados, o que limita a possibilidade de se usar esta terapia. Se não houver melhora do déficit após 8 h, é provável que a terapia dos 3 H não tenha sido efetiva, e seus riscos devem ser reconsiderados; 80% dos pacientes apresentam melhora após 1 h. Hiponatremia, desidratação e hipovolemia são fatores de risco para vasospasmo. Após clipagem de aneurisma, podem-se dilatar artérias estreitadas por angioplastia transluminal percutânea através de cateteres com balonete e infusão de vasodilatador (papaverina).

O nimodipino, inibidor do canal de cálcio (30 a 60 mg de 4 em 4 h, VO ou IV), reduz a ocorrência de vasospasmo em 20% dos pacientes. Deve-se atentar para a possibilidade de hipotensão. O paciente deve ser sedado (midazolam, benzodiazepínico de curta duração e fentanila) quando for submetido a procedimentos que possam elevar a PA (p. ex., acesso venoso central ou outros), ou com tiopental, cuidando-se também para que não haja hipotensão. A redução da PA deve ser gradativa com bloqueadores beta-adrenérgicos, caso não haja contraindicação; bloqueadores do canal de cálcio ou hidralazina, que não aumentam a PIC; enalapril ou captopril VO; clonidina IV ou SC; ou nitroprussiato de sódio IV. A PAS deve ser menor que 150 mmHg antes do tratamento do aneurisma, e pode ser de até 200 mmHg após, em caso de necessidade de tratar-se vasospasmo. PAS abaixo de 120 mmHg pode diminuir a perfusão cerebral e deve ser elevada.

É possível controlar a dor ao subir a escala de potência analgésica, conforme necessidade: paracetamol 750 mg, paracetamol + codeína (30 a 60 mg) VO de 4 em 4 h, meperidina ou morfina (1 a 4 mg IV/h) ou fentanila 25 a 50 mg IV de 30 em 30 min. No mesmo nível da codeína, pode-se usar tramadolol 100 mg VO de 6 em 6 h; este existe também nas seguintes apresentações: supositório, líquido VO e IV. Nos casos mais intensos, sulfato de morfina de ação prolongada (Dimorf®), com apresentações em cápsulas, comprimidos, solução oral e injetável; ou metadona (VO, IM ou SC) ou cloridrato de oxicodona (Oxycontin® – comprimidos de 10, 20 e 40 mg, VO, de 12 em 12 h).

Arritmias cardíacas são frequentes na presença de HSA. Podem ocorrer também edema pulmonar neurogênico e síndrome de secreção inapropriada de hormônio antidiurético (SIADH) – esta, se o sódio urinário for maior que 18 mEq/ℓ e a osmolaridade estiver 1,5 a 2,5 vezes maior que no soro. É necessário corrigir a SIADH se for acompanhada de hipervolemia, e a síndrome perdedora de sal (SPS) se acompanhada de hipovolemia. O sódio não pode ser corrigido para mais de 25 mEq/ℓ por dia ou 1,3 mEq/ℓ por hora, pelo risco de causar mielinólise pontina. Hidrocefalia ocorre em 5%. Compressores pneumáticos e/ou meias elásticas são indicados para prevenção de trombose venosa profunda. Em pacientes em estado grave é necessário o uso de cateter para controle da pressão venosa central, em vista do risco de edema cerebral, pulmonar e insuficiência cardíaca.

Para identificação dos angiomas cavernosos é necessário exame de RM com sequências em GRE, SWI e T2 e as sequências de rotina. Estão isolados da circulação, e são operados apenas quando causam sintomas, crises convulsivas incontroláveis ou efeito de massa por sangramento. Em locais que não podem

ser abordados, a radiocirurgia é uma opção. Angiomas venosos geralmente são achados casuais e raramente requerem tratamento, e não devem ser irradiados.
- **G. Vasculites.** Podem causar isquemia e, mais raramente, hemorragia cerebral. Trata-se, como descrevemos anteriormente, mais a doença sistêmica, angiite primária do SNC, ou síndrome do anticorpo antifosfolipídio. Pode ser necessário metilprednisolona (1 g/dia, por 3 a 5 dias), seguindo-se prednisona 1 a 2 mg/kg/dia, ou plasmaférese e/ou imunoglobulina humana IV (400 mg/kg/dia durante 5 dias). A radioterapia pode causar vasculopatia muitos anos depois. Em lesões localizadas, a RM com espectroscopia facilita o diagnóstico diferencial com neoplasia e área de radionecrose.

VII. Comentários e conclusões. A classificação dos AVEs tem finalidade prática, mas cada caso deve ser analisado individualmente. Existem casos de AITs que devem ser tratados com anticoagulantes e de AITs embólicos que devem ser tratados com antiplaquetários, e vice-versa, dependendo da soma dos fatores de risco que cada caso envolve. Johnston, em 1.707 pacientes com AIT, encontrou 10,5% de recorrência com infarto em 90 dias, sendo 50% destes nos 2 primeiros dias. Os infartos ocorreram principalmente nos pacientes com maiores fatores de risco, ou naqueles que apresentavam somatório desses fatores: idade superior a 60 anos, duração do sintoma maior que 10 min, história de vários AITs, déficit focal inicial intenso e diabetes melito. Cillessen, em 2.993 pacientes, observou que tendem a recorrer em mais de 50% dos casos no mesmo território arterial, o que sugere a doença na mesma artéria. A distinção entre AIT devido a trombose ou embolia pode ser difícil. Pacientes com maior risco devem receber tratamento mais agressivo, internação hospitalar e anticoagulação. Foram observadas fibrilação atrial e valvulopatia mitral como fatores de risco para infarto, mas não para AIT, o que sugere que têm mecanismos diferentes. Vasospasmo funcional é considerado a causa de perda breve e monocular da visão e de auras da enxaqueca, e seu tratamento é feito com bloqueadores do canal de cálcio (flunarizina).

Pacientes com déficit importante têm sua maior recuperação nos 6 primeiros meses; a recuperação pode ocorrer até 1,5 ano após, sendo rara depois desse período – determinação, dedicação e autoestima são fatores que influem. O cérebro pode ser alterado pela experiência, e é possível ensinar regiões a executarem tarefas diferentes, sendo possível uma reorganização no córtex (neuroplasticidade). O frontal pode assumir funções do cerebelo, por exemplo. Em músicos que tocam instrumentos de cordas, a região do córtex que controla a mão que dedilha é maior que a região da outra mão, e os dedos mais usados ocupam mais espaço (visualizado por meio de fMRI – imageamento por ressonância magnética funcional). Indivíduos que começam a prática musical antes dos 13 anos de idade têm maior representação em comparação àqueles cujo início foi posterior. Na infância, o cérebro tem mais sensibilidade à mudança a partir da experiência. Em leitores de braile, o córtex visual torna-se mais ativo quando os dedos tocam as saliências. Mudanças anatômicas no cérebro ocorrem ao longo da vida e provavelmente moldam as habilidades e o caráter dos indivíduos. As representações de partes do corpo no córtex cerebral nas áreas motoras e sensoriais dependem do uso e, assim, das experiências de cada um. Poderá o cérebro ser modificado pela cultura sedimentada a longo prazo?

VIII. Recidiva de AVE. É imprevisível, mas sempre pode ocorrer, a despeito de qualquer tratamento. Alguns pacientes com AVE isquêmico e pequeno déficit ficam hemiplégicos durante alguns dias no período de internação no hospital, em decorrência do novo evento. Esses casos devem ser tratados como novo AVE, cujas características indicam a conduta terapêutica: AVE em progressão ou embólico com heparina, e o trombótico com trombolítico, considerando-se os protocolos já descritos de cada caso; assim, trata-se de um novo evento, apesar da fatalidade de ter ocorrido em curto prazo. O paciente que teve um AVE isquêmico pode ter outro hemorrágico, e vice-versa. Foi o que ocorreu com Ricardo Gomes, ex-técnico do time de futebol do Vasco da Gama, do Rio de Janeiro, que já havia sofrido um AVEi e fazia tratamento preventivo; durante uma partida de futebol, ele sofreu um AVE agudo, hemorrágico, e acabou sendo televisionado ao vivo. A medicina é a ciência das verdades transitórias, não apenas com relação aos tratamentos, mas também com diagnósticos, os quais podem ser de um modo hoje e diferentes em outro dia, inclusive o seu oposto. Exames refletem aquele momento, e a vida é dinâmica e imprevisível.

IX. **Direitos do paciente.** O paciente aposentado por invalidez com sequela, que o faz necessitar de ajuda de outra pessoa, pode requerer, com apresentação do atestado médico, o **Benefício de Acompanhante** no posto do INSS a que está vinculado seu benefício. Será submetido a exame médico pericial e, se for constatado o déficit, sua aposentadoria tem acréscimo de 25% em definitivo. No Brasil, de acordo com o Instituto Nacional de Seguridade Social (INSS), os AVEs são motivo de 40% das aposentadorias por invalidez.

X. **Erro médico.** O Supremo Tribunal Federal considera que o tempo de 20 anos para prescrição da pena é contado a partir do dia em que o paciente teve ciência do fato, e não a partir da data em que este ocorreu.

Bibliografia

American Heart Association (AHA). Guidelines for early management of adults with ischemic stroke. Circulation. 2007; 115:478.
Baker WL, Colby JA, Tongbram V et al. Neurothrombectomy devices for the treatment of acute ischemic stroke: state of the evidence. Ann Intern Med. 2011; 15; 154(4):243-52. Epub 2011 Jan 17.
Brinjikji W, Rabinstein AA, Meyer FB et al. Risk of early carotid endarterectomy for symptomatic carotid stenosis. Stroke. 2010; 41(10):2186-90. Epub 2010 Aug 26.
Caso V, Agnelli G, Paciaroni M. Handbook on cerebral venous thrombosis (Frontiers of Neurology and Neuroscience). S Karger Pub. 2007.
Cillessen JP, Kappelle LJ, van Sulieten IC et al. Does cerebral infarction after a previous warning occur in the some vascular territory? Stroke. 1993; 24(3):351-4.
George G, Bruneau M, Spetzler RF. Pathology and surgery around the vertebral artery. Springer; 2011.
Johnston SC, Sidney S, Bernstein AL et al. A comparison of risk factors for recurrent TIA and stroke in patients diagnosed with TIA. Neurology. 2003; 60(2):280-5.
Kandel ER. Biology and the future of psychoanalysis: a new intellectual framework for psychiatry revisited. Am J Psychiatry. 1999; 156:505-24. (Prêmio Nobel de Medicina de 2000, por pesquisas em neurociência.)
Lees KR, Bluhmki E, von Kummer R et al. Time to treatment with intravenous alteplase and outcome in stroke: an updated pooled analysis of ECASS, ATLANTIS, NINDS, and EPITHET trials. Lancet. 2010; 375(9727):1695-703.
Mawad ME, Cekirge S, Ciceri E. Endovascular treatment of giant and large intracranial aneurysms by using a combination of stent placement and liquid polymer injection. J Neurosurg. 2002; 96:474-82.
Melo-Souza SE. Tratamento das doenças neurológicas. 3. ed. Rio de Janeiro: Guanabara Koogan; 2013.
Saver JL. Hemorrhage after thrombolytic therapy for stroke: The clinically relevant number needed to harm. Stroke. 2007; 38(8):2279-83.
Tahara A et al. Tratamento neurocirúrgico das doenças vasculares do SNC. Dilivros, 2012.
Teicher MH. Wounds that time won't heal: the neurobiology of child abuse. Cerebrum. 2000; 2(4):50-6.

CEFALEIAS
Odilon Braz Cardoso

69

I. **Introdução.** Dor é a causa mais frequente de consultas médicas, perda de tempo no trabalho e em atividades de lazer, bem como de uso de medicamentos. Em 1999, nos EUA, estimaram-se em U$ 1 bilhão os custos diretos e indiretos de faltas ao trabalho e redução da produtividade em decorrência de cefaleias. As dores de cabeça estão entre as manifestações mais frequentes de dor e correspondem a mais de 40% das queixas principais em consultórios de neurologia. Os pacientes podem apresentar mais de um tipo de cefaleia concomitantemente.

II. **Fisiopatologia.** O cérebro, as artérias intracranianas e o crânio (que não é dotado de periósteo) não têm terminações de dor. Se for injetado anestésico local no couro cabeludo, é possível serrar o crânio e retirar parte do cérebro, sem que o paciente sinta dor. Algumas neurocirurgias são feitas com anestesia local. A dor de cabeça pode ter origem nos seguintes locais: couro cabeludo, tecido subcutâneo, músculos, tendões, mucosa, dura-máter, seios venosos e grandes veias, inervados pelo trigêmeo, glossofaríngeo, ramos do vago, hipoglosso e as três primeiras raízes cervicais. Os principais mecanismos são: dilatação das artérias do couro cabeludo (enxaqueca), tensão muscular (cefaleia tensional), infecção (meningite) ou irritação química (hemorragia subaracnóidea) da dura-máter, irradiação de radiculopatia cervical compressiva (neuralgia occipital), arterite (arterite temporal) ou aumento da pressão intracraniana (hidrocefalia ou tumor). O córtex é o local da consciência para os diversos sentidos, mas é o tálamo que define o caráter afetivo, determinando se a sensação (p. ex., dor) é boa ou ruim. A vasodilatação das artérias do couro cabeludo responsável pela dor da enxaqueca parece resultar de uma deficiência metabólica de serotonina, que é vasoconstritora. A ergotamina usada no tratamento das crises é produzida por um fungo que ataca o centeio, e é quimicamente muito parecida com o LSD (dietilamida do ácido lisérgico).

A cefaleia é a única manifestação em menos de 10% dos pacientes com tumor intracraniano.

III. **Diagnóstico.** Essencialmente clínico, é norteado pelas características propedêuticas da dor. Exames complementares podem auxiliar quando a história clínica ou o exame físico abrirem um leque de possibilidades para defini-lo por exclusão de cada uma das possíveis causas. Tais exames serão descritos aqui na exposição dos vários tipos de cefaleia. A cefaleia tensional é a mais frequente e seu principal diagnóstico diferencial são as lesões expansivas intracranianas (LEIC). Ao pesquisar a história prévia de pacientes com LEIC já diagnosticadas, verifica-se uma assustadora frequência de diagnósticos iniciais diferentes. Este é um problema da medicina, que é uma ciência empírica, não exata; muitas vezes, ao estudarmos a fisiologia, verificamos: "ao contrário do que se imaginava...". Pacientes com neoplasias em qualquer localização ou com doenças não habituais frequentemente apresentam diagnóstico inicial diferente. É absolutamente necessário o vínculo com o paciente que faz consultas de acompanhamento regulares para monitoramento da condição e adesão ao tratamento. O eletroencefalograma não está indicado para diagnóstico das cefaleias.

Se a dor persistir e/ou o diagnóstico não estiver seguro, deve-se fazer tomografia computadorizada (TC) para excluir hemorragia subaracnóidea espontânea (HSAE), ressonância magnética (RM) para lesões expansivas, angio-RM para trombose venosa e punção lombar para exames de liquor em caso de doenças infecciosas, inflamatórias ou desmielinizantes. Casos atípicos de HSAE podem manifestar-se por cefaleia súbita com 2 ou poucas horas de duração, antecedendo hemorragia maior.

   A. **Protocolo para cefaleia recente persistente, principalmente se acompanhada de vômitos, confusão mental, agitação, convulsões ou déficit focal**
- TC do cérebro (hidrocefalia? Sangramento?)
- RM do encéfalo (tumor? Encefalite? Trombose venosa?)
- Angio-RM venosa (trombose de veias ou seios? Edema e sangramento secundários?)
- Punção lombar e exames de liquor (meningite? Encefalite? Hemorragia subaracnóidea oculta?)
- Angio-RM arterial, ou angio-TC arterial, ou arteriografia cerebral por cateterismo femoral.

Paciente que não esteja bem tem que permanecer no hospital. É necessário sempre observação ao longo de horas, pelo menos, mesmo com TC inicial normal. Alguns pacientes podem evoluir para piora e vão precisar de outros exames. Por ocasião da alta, sempre serão orientados a retornar, se necessário, pois em alguns pacientes o sinal de gravidade se evidencia depois.

IV. **Situações que exigem atenção.** O perigo ocorre em 1 a 4% dos casos. As seguintes situações sobre cefaleia requerem especial atenção: cefaleia recente em adulto, diária ou muito frequente (3 vezes ou mais por semana) e progressiva; dor capaz de despertar do sono; alteração das características da dor; ausência de resposta ao tratamento habitual; intensidade mais forte que as outras; confusão mental ou sonolência; ânsia de vômito ou vômitos persistentes, com sintoma ou sinal focal. Nesses casos, recomenda-se a realização de TC do cérebro e RM do encéfalo para descartar ou identificar hemorragia subaracnóidea, lesão expansiva ou trombose venosa. A solicitação desses exames é muito prudente, dada a variedade de apresentações clínicas da cefaleia, subjetividade, peculiaridade do indivíduo em termos de tolerância à dor e imprecisão do relato do paciente, que às vezes pode se ater a detalhes sem significado, mostrando-se resistente ou até incomodado com uma abordagem objetiva. Febre e taquicardia com ou sem rigidez da nuca podem ser decorrentes de meningite, condição em que será necessária punção lombar (PL). Em caso de dor progressiva ou com dias de duração, TC ou RM devem ser realizadas antes, a fim de se descartar abscesso ou cerebrite com hipertensão intracraniana, o que pode contraindicar a PL.

Início abrupto, não apenas quando ocorre a primeira vez (cefaleia sentinela), mesmo sem rigidez da nuca, leva à suspeita de hemorragia subaracnóidea espontânea, que não aparece em menos de 5% das TC e na RM nos 2 primeiros dias. Para acertar o diagnóstico, vale a regra de ouro: pecar por excesso de cuidado, o que eleva muito o custo dos cuidados de saúde. Um trabalho mostrou que, nos EUA, em uma população de 300 milhões de habitantes, foram feitas 80 milhões de TC em 1 ano. Persistindo a suspeita, a PL pode ser realizada até 14 dias após o evento agudo para exames do liquor, retirando-se apenas 1 a 2 mℓ, em vista do risco de novo sangramento, caso haja aneurisma. Cefaleia localizada raramente se deve a malformação arteriovenosa ou crescimento sem ruptura de um aneurisma (Capítulo 65, *Hipertensão Intracraniana*).

V. **Causas de falha do tratamento.** Estas considerações referem-se especificamente à enxaqueca, mas servem como orientações gerais. Os casos de difícil controle são pouco frequentes, e a maioria dos insucessos se deve a uma ou mais de quatro condições.

A. **Não tomar a medicação no momento certo.** O momento ideal para se tomar o medicamento é **ao se perceber o indício de dor**, como prevenção, mas mantendo-se nos limites da quantidade mensal permitida. Esperar por 5 min já pode significar muito tempo; o paciente deve ter seu remédio sempre à mão. Caso tenha sido alarme falso, o fato de a primeira dose da medicação já ter sido tomada não é inconveniente.
B. **Uso de dose subterapêutica.** Muito comum na prática médica. É realmente difícil guardar tantos detalhes na memória, diante da grande variedade de patologias e diferentes opções terapêuticas e interações medicamentosas. Ao preparar uma receita que não faz há muito tempo, é necessário que a cozinheira consulte as medidas para seguir corretamente as instruções; em uma causa judicial, os advogados precisam estudar o caso – essas são atitudes consideradas normais nessas profissões. No entanto, essa prática é menos aceita quando se trata de médicos. Ocasionalmente, certo tipo de paciente poderá levar o médico a dissimular, inventar um exame complementar para o paciente sair e dar-lhe tempo de recordar, ou mesmo estudar o assunto. Com os recursos atuais da informática, temos acesso a literatura sistematizada para consulta rápida pela Internet ou biblioteca armazenada no *notebook*. Aconselho médicos e pacientes a que sempre leiam a bula da medicação prescrita; é frequente a prescrição de doses subterapêuticas. Leiam a **bula!** É preciso repetir, pois as pessoas não prestam atenção. Alguns pacientes bem atendidos, se forem sabatinados ao saírem da consulta, não saberão dizer o que foi orientado, dirão que algo que foi bem explicado não foi mencionado e até citarão como ditas coisas que sequer foram faladas. Na Holanda, foi feito um trabalho que mostra que esses fatos ocorrem com frequência significativa.
C. **Condições de vida.** Ao traçar a história do paciente, é necessário que o médico considere os seguintes fatores: tensão, excitação, estresse, fadiga, medo, hostilidade reprimida, profissão insatisfatória, problema conjugal, dívidas, má distribuição de renda, mais-valia, contrariedades, injustiças, mentiras, planos econômicos de maus governantes, horas de sono insuficientes ou em excesso, relaxamento depois de um período de estresse ou de trabalho intenso, fins de semana ou férias. Em alguns casos, pode ser necessário auxílio psicológico e/ou assistência social. O templo de Apolo, na cidade de Delfos, Grécia, tinha duas sábias inscrições: "conhece a ti mesmo" e "evite excessos". A experiência nos ensina que as pessoas apresentam tendência natural ao egoísmo; a harmonia social pode ser alcançada se assegurarmos que os interesses aos quais os homens se dedicam coincidam com os interesses que promovem a harmonia social (Adam Smith). O melhor sistema político deve ser o que fornece as condições para um acordo comunitário quanto ao caminho a tomar (Dewey). A experiência da pluralidade política e cultural e a sua interação ativa podem reduzir a suscetibilidade ao tipo de convicções grosseiras (Arendt). Habermas afirma que "pagamos um preço por querermos desenvolver nossa capacidade de lutar por interesses individuais cada vez mais abrangentes. O custo é a deterioração dos valores que uma vez nos convenceram a respeito da necessidade de nos adaptarmos a valores e interesses fora de nós mesmos. A sociedade deve incentivar a ação social que desenvolva e fortaleça as estruturas que promovem amplo entendimento e melhor comunicação. Essa atitude aumenta a possibilidade de uma concordância mais exata quanto às necessidades das comunidades humanas além dos interesses individuais". A civilização decorre da repressão ou do controle dos desejos instintivos (Freud);

sem repressão não há civilização. *Tenha sempre uma reserva de talento, não atue nos seus limites.* Evite imperícia, imprudência e negligência.

D. Fatores desencadeantes ou agravantes. Se ocorrer uma vez ou outra, pode ser coincidência; se for frequente, considera-se tal fator o responsável, evitando-o. Esses fatores variam de acordo com o paciente, tratando-se de particularidade de cada um. Podem estar relacionados com a alimentação: queijos (principalmente os envelhecidos, amarelos), frutas cítricas, abacate, banana, uva-passa, maracujá, ameixa-vermelha, figo, azeitona, chocolate, bebidas alcoólicas (especialmente vinho tinto), refrigerantes cafeinados, frituras, gorduras, carnes, alguns panificados, amendoim, girassol, gergelim, feijão, lentilhas, nozes, condimentos e enlatados; às vezes, os pacientes relatam um alimento que ainda não foi mencionado em qualquer literatura. O hábito de dormir pouco ou muito também tem influência. Também podem ter relação com hormônios – as crises ocorrem, em 14% das mulheres, no período perimenstrual, em decorrência da queda de estradiol no plasma, e em 3 a 5% das mulheres que fazem uso de pílula anticoncepcional com baixo teor de estrogênio. O anticoncepcional pode piorar ou melhorar a enxaqueca. Menopausa, retirada do útero ou dos ovários, ou ligadura das tubas uterinas não alteram a cefaleia. Durante a gravidez, 70% das mulheres apresentam melhora; uma minoria, piora. Outros fatores são: alergias, cheiros (cigarro, perfume, compostos químicos ou cosméticos, fritura, entre outros), calor excessivo, febre, luz, variação de altitude, ruídos, dores (especialmente na região cefálica), tosse, inclinação do corpo ou esforço, sinusites, otites, problemas dentários (geralmente com dor à pressão de dentes), incômodos nas articulações cervicais (C1-3) ou temporomandibular, hipertensão arterial, arritmia cardíaca, baixo débito cardíaco crônico, problemas de refração visual ou glaucoma de ângulo fechado e uso de doses excessivas de medicamentos ergotamínicos. Se a cefaleia surge quando o paciente fica muito tempo sem se alimentar, característica hipoglicêmica, isso indica necessidade de hábitos regulares de vida, com refeições 4 vezes ao dia pelo menos.

VI. Enxaqueca. Trata-se de um tipo de cefaleia angustiante e que traz profundas consequências sociais e econômicas; além de interferir na vida cotidiana do paciente, é considerada a principal causa de faltas ao trabalho. Acomete 10 a 15% da população; é mais frequente entre mulheres (60 a 75%) e tem tendência familiar. Pode apresentar fatores desencadeantes ou agravantes, mas a causa é desconhecida. Não é detectada por exames, e o diagnóstico é realizado a partir da caracterização dos sintomas. A dor persiste por 4 a 72 h, costuma ser unilateral, mas pode ser bilateral, principalmente frontotemporal, geralmente pulsátil/latejante, com acalmias durante dias, semanas ou meses, e é agravada por atividade física. Períodos de dor e de acalmia bem-caracterizados selam o diagnóstico. Em geral, os casos de enxaqueca se iniciam entre os 10 e 30 anos de idade e desaparecem após os 50 anos ou mais, alguns bem na velhice. Cerca de 80% dos pacientes não apresentam aura, mas pode haver alternância, com e sem aura, ou mais de um tipo, que persiste por 5 a 20 min, podendo chegar a 60 ou mais, o que aumenta o risco de complicação isquêmica. As crises podem ser precedidas ou acompanhadas de náuseas, às vezes vômitos, fotofobia, intolerância a sons, falta de apetite, diarreia, vertigens, extremidades frias, tremores, calafrios, delírio, diplopia, borramento ou cintilações visuais, linhas ondulantes, em zigue-zague, mancha cega, redução do campo visual, visão distorcida do formato e tamanho dos objetos, percepção aparente de barulhos ou cheiros inexistentes no momento, dormência ou parestesia ("formigamento") na boca, mãos e/ou pés, de parte ou de todo o corpo e, raramente, alteração da fala, falta de coordenação motora ou paralisia temporária. Quando estes sintomas ou sinais se manifestam sem cefaleia, considera-se ocorrência de enxaqueca dissociada. Estes se devem a uma vasoconstrição cerebral, na fase de início da crise enxaquecosa, que é seguida de vasodilatação das artérias do couro cabeludo, o fenômeno responsável pela cefaleia. A diferença entre a aura da enxaqueca e a aura da epilepsia é o tempo de duração; no paciente com epilepsia, a aura é rápida, com duração de segundos.

Comprimir as artérias temporais superficiais com os dedos, colocar bolsa de gelo ou amarrar um pano gelado em volta da cabeça são medidas que amenizam a dor, indicadas especialmente a grávidas, para reduzir o uso de medicação. Exercícios de relaxamento, massagens, repouso e descanso em um quarto escuro e silencioso também ajudam. A acupuntura libera endorfinas que proporcionam sensação de bem-estar e alívio temporário e variável da dor, e requer repetições, sendo também uma boa indicação para grávidas. Parece ser remoto o risco do uso de medicamentos para o feto após os 4 primeiros meses de gestação, mas apenas analgésicos comuns costumam ser indicados. Às vezes, antecipando em horas o início de uma crise de enxaqueca, o paciente é tomado por um súbito desejo de ingerir determinados alimentos, ou então tem sede, sonolência, falta de apetite, depressão, hiperatividade, bocejos repetidos, dificuldade de memória e tensão. Raramente, a enxaqueca pode acometer apenas a metade inferior unilateral da face, com dor no nariz, palato, queixo e ouvido.

O tratamento homeopático busca o "equilíbrio do paciente" e utiliza os mesmos tratamentos com o passar dos tempos. Existem poucos trabalhos pelo método científico, empírico. Também existem médicos espíritas que prestam consultas espirituais, com convicção.

Lewis Carol, autor de *Alice no País das Maravilhas*, tinha enxaqueca e expôs no texto as auras que sentia no início das crises. Ele padecia de picnolepsia, um distúrbio de percepção visual que lhe dava a sensação temporária de que seu corpo encolhia (vasoconstrição cerebral em áreas de associação visual), e assim começa a história: Alice encolhe, segue um coelho, entram em um buraco. Mais raramente, tinha crises precedidas de aura macroléptica (via tudo grande), ou com visão deformada, à semelhança das imagens em espelhos curvos de parques de diversão, o que Carol colocou em seu livro *Alice no País dos Espelhos*.

Além de evitar desencadeantes ou agravantes, o tratamento é essencialmente medicamentoso nas crises; se frequentes, utilizam-se medicamentos preventivos para reduzir sua frequência e intensidade, e assim empregar menor quantidade de analgésicos. Se um analgésico não proporcionar alívio, associa-se outro, de farmacologia diferente, para não somar efeitos colaterais. A enxaqueca desaparece com a idade, na vida adulta ou na velhice, podendo ir, em alguns pacientes, até os 70 a 80 anos.

A. Tratamento emergencial. Analgésico anti-inflamatório não esteroide (AINE) IV (cetoprofeno 100 mg em 100 mℓ de soro fisiológico [SF], 30 a 60 gotas/min) associado a triptano (sumatriptana 6 mg SC, *spray* nasal, ou 50 a 100 mg VO – pode-se repetir após 1 a 2 h, sendo apenas 2 tomadas em 24 h; ou rizatriptana 10 mg VO, em comprimido ou pastilha mastigável – pode-se repetir após 2 h, até o máximo de 30 mg/24 h; zolmitriptana VO 2,5 mg a cada 2 h até o máximo de 10 mg/24 h; naratriptana VO 2,5 mg mais 2 vezes a intervalos de 2 h, no máximo 3 comprimidos/24 h. Estes, em geral, encontram-se indisponíveis; associamos então outro analgésico de farmacologia diferente, para não somar efeitos colaterais. Na prática, nos serviços públicos temos disponíveis dipirona (para adultos, 1 a 2 g como dose de ataque, depois 500 a 1.000 mg de 6 em 6 h IV), N-metilbrometo de hioscina (Buscopan®), ao qual pode ser acrescentada dipirona (Buscopan®

Composto). Alternativa aos triptanos é a di-hidroergotamina (Tonopan® sol. inj. 1 mg/mℓ ou drágeas com 0,5 mg) IV até 2 mg/dia IM ou SC até 3 mg/dia, ou VO até 6 drágeas ao dia para adultos, e doses menores para crianças de 6 anos ou mais. Com a apresentação Dihydergot® (mesilato de di-hidroergotamina) em *spray* nasal, pulveriza-se 0,5 mg em cada narina, repetindo-se 1 ou 2 vezes, a um intervalo mínimo de 15 min entre uma aplicação e outra, e no máximo 4 vezes (2 mg). Feito isso, é necessário aguardar pelo menos 8 h para repetição, em 24 h, no máximo 8 vezes (4 mg), e, em 1 semana, no máximo 12 mg. Para adição de sumatriptana, também é preciso esperar pelo menos 8 h. Procura-se evitar interação aditiva com fármacos vasoconstritores tomados nas últimas 24 h. Eventualmente, associam-se opioides como meperidina, na dose de 20 mg, ou nalbufina 1 mg, diluídos e administrados por via intravenosa. Neste caso, pode ser necessário aplicar antes ondansetrona ou metoclopramida, devido ao efeito emético destas medicações, e ficar atento ao risco de dependência. Crises moderadas podem ceder ao propoxifeno VO de 4 em 4 h; crises intensas, à codeína, 30 a 60 mg VO de 4 em 4 h; ou tramadol, 50 a 100 mg VO de 6 em 6 h (também disponível em gotas, ampola e supositório); ou morfina, 4 a 8 mg a cada 3 a 4 h, Dimorf® em comprimido, solução oral ou injetável. Crises de longa duração melhoram com o acréscimo de 100 mg de hidrocortisona IV, para ação rápida, seguida de dexametasona 4 mg IV de 8 em 8 h; e, caso seja necessário prosseguir, associa-se haloperidol IV ou 5 mg VO de 12 em 12 h, de acordo com a tolerância do paciente, visto que a dose impregnante varia muito, conforme a sensibilidade individual. Se ocorrer reação, deve-se suspender o uso do medicamento e aplicar biperideno 1 ampola = 1 mℓ = 5 mg IV. Caso não haja melhora, acrescenta-se clorpromazina 0,1 a 0,7 mg/kg de 8 em 8 h IM ou diluída em SF a 0,9% IV, monitorando-se a pressão arterial em vista do risco de hipotensão ortostática, ou VO, por 3 a 7 dias. Caso seja necessário utilizar AINE ou corticosteroide, devem ser mantidos por 3 a 7 dias e retirados gradativamente com tratamento profilático já iniciado. Bolsas de gelo ou pano gelado nas têmporas e acupuntura são auxiliares. Após uma crise de enxaqueca, a administração de AINE (naproxeno 500 mg VO, de 12 em 12 h) por 3 dias diminui o risco de rebote.
1. **Sumatriptana nasal, 10 mg.** Na posição sentada, assoe o nariz antes da aplicação. Tampe uma das narinas e respire pela boca. Insira o tubo nasal na narina aberta até 1 cm, feche a boca e pressione o botão que libera o *spray*. Permaneça com a cabeça ereta, retire o tubo, inspire pelo nariz e expire pela boca. Não inspire profundamente. Outras doses podem ser aplicadas a intervalos de 2 h ou mais, mas no máximo 4 vezes em 24 h, 40 mg. Associar com outros analgésicos de ação não vasoconstritora. Não se deve usar em menores de 18 anos de idade, nem associar com inibidores seletivos de recaptação da 5-hidroxitriptamina (5HT), inibidores da monoaminoxidase (IMAOs), ergotamina, di-hidroergotamina e metissergida.

   Modelo de prescrição progressiva (se a cefaleia persistir):
   1. Dieta que o paciente aceitar. Cabeceira elevada
   2. Sinais vitais de 6 em 6 h. Monitoramento contínuo da PA e ECG se usar haloperidol e/ou clorpromazina IV
   3. Dipirona, 2 a 4 ampolas (1.000 a 2.000 mg) IV agora; e 1 a 2 ampolas de 6 em 6 h se houver dor ou febre (se alergia: paracetamol 750 mg de 6 em 6 h VO)
   4. Cetoprofeno 1 ampola + SF a 0,9% 100 mℓ IV a 30 gotas/min

5. Hidrocortisona 100 mg, 1 ampola IV agora
6. Dexametasona 1 mℓ (4 mg) IV agora e de 8 em 8 h
7. Ranitidina 1 ampola + ABD (água bidestilada),10 mℓ IV de 8 em 8 h (ou omeprazol IV de 12 em 12 h)
8. Ondansetrona 1 ampola IV ou 1 comprimido 4 mg sublingual de 6 em 6 h, ou metoclopramida 1 ampola = 2 mℓ = 10 mg IV de 6 em 6 h, se houver náuseas, vômitos, ou soluços
9. Tramadol, 1 ampola = 2 mℓ (50 mg/mℓ) + SF a 0,9% 100 mℓ IV 30 gotas/min até de 6 em 6 h se a dor persistir
10. Haloperidol (1 ampola = 1 mℓ = 5 mg + ABD 9 mℓ) – 2 mℓ (1 mg) IV lento, de 8 em 8 h, se a dor ainda não tiver melhorado
11. Clorpromazina, 1 ampola = 5 mℓ = 25 mg IV lento até 6 em 6 h, se continuar a dor e/ou à noite, em caso de insônia
12. Biperideno (1 ampola = 1 mℓ = 5 mg) – IV lento, de 12 em 12 ou 8 em 8 h, se houver impregnação por haloperidol ou clorpromazina
13. Captopril 25 mg VO se PA ≥ 160/100 mmHg
14. SF a 0,9% 500 + 500 + 500 + 500 mℓ
15. SGH a 50% 40 + 40 + 40 + 40 mℓ
16. KCl a 10% 10 + 10 + 10 + 10 mℓ IV 30 gotas/min.

B. **Tratamento usual das crises.** São várias as opções de medicamentos e uma variedade de respostas em diferentes pacientes; o tratamento é empírico. Em geral, a primeira dose é maior, exceto quanto aos triptanos; se não houver melhora com um medicamento, associa-se outro de farmacologia diferente para não somar efeitos indesejados. É importante tratar doenças ou situações concomitantes (ansiedade, insônia, depressão, transtornos de humor); o início deve ser com analgésicos comuns. Adiante, serão apresentados exemplos com dosagens para adultos; para crianças, devem ser consultados texto de farmacologia e a bula. Dipirona 500 mg 2 comprimidos, quando houver indício de dor, seguindo-se 1 comprimido de 6 em 6 h, enquanto persistir; ou paracetamol 500 mg 2 comprimidos, depois 1 comprimido de 4 em 4 h; ou Neosaldina® (ou similar), 2 comprimidos, depois 1 comprimido de 4 em 4 h; ou Exedrin® 2 comprimidos, depois 1 ou 2 de 6 em 6 h; ou Cefalium® (ou Cefaliv®) 2 comprimidos, depois 1 comprimido de 30 em 30 min até no máximo 6 por dia; Tonopan® IV, IM, SC, VO, 1 a 2 comprimidos de 8 em 8 h ou a intervalos menores, mas no máximo 6 por dia; ou Enxak® 2 comprimidos, depois 1 comprimido de 30 em 30 min até 5 por dia e 10 por semana. O passo seguinte é adicionar um AINE a um dos antienxaquecosos anteriores (p. ex., naproxeno 500 mg, de 12 em 12 h, com leite ou alimentos, lisina, ibuprofeno, cetoprofeno). Se ainda assim não houver melhora, pode ser o momento de se iniciar o uso de triptanos, individualmente ou associados a um analgésico comum e/ou AINE. Os triptanos são medicações mais caras e com maior efeito vasoconstritor, de uso limitado em pacientes com doenças vasoconstritoras, hepáticas e renais: naratriptana 2,5 mg, zolmitriptana 2,5 mg, sumatriptana 25, 50 e 100 mg, ou rizatriptana 5 a 10 mg (até 30 mg/24 h) – toma-se 1 comprimido e outro após 2 h, apenas 2 a 3 comprimidos em 24 h. Somente a zolmitriptana pode ser usada concomitantemente com betabloqueadores adrenérgicos. Existem apresentações de sumatriptana (sem efeito sobre o SNC) para uso oral, *spray* nasal, retal e injetável SC. Para vômitos, ondansetrona, prometazina, procorperazina, ou metoclopramida. A aura pode ser encurtada com nifedipino 10 mg, 1 cápsula VO ou aberta sublingual, com atenção ao risco de hipotensão arterial. Auxiliar

o paciente com um hipnótico para dormir ajuda a encerrar a crise: flurazepam, flunitrazepam, alprazolam, midazolam ou outro.
C. **Tratamento preventivo.** Indicado nos casos em que houver, em média, incidência de três ou mais crises por semana, ou interferência significativa nas atividades habituais. Não há uma escolha exata; as considerações são as mesmas feitas anteriormente, mas podemos tentar especificar algumas situações que indicariam preferencialmente, mas não obrigatoriamente, determinada medicação para uso diário, preventivo, com o objetivo de diminuir a frequência e a intensidade das crises. Em geral, isso não é feito suprimindo-se inteiramente o uso da medicação, o que deve ser explicado ao paciente, que muitas vezes se mostra desatento e inquieto. Com relação ao paciente, é frequente a apresentação de perguntas ou comentários fora do contexto imediato, que mostram falta de atenção. Essas situações podem ser propícias aos profissionais que não estão de fato comprometidos com a Medicina. Para esses, o importante não é ser, é parecer ser; e são tão simples os homens e tanto obedecem às necessidades presentes, que aquele que engana encontrará sempre quem se deixe enganar (Maquiavel). Se você diz a uma pessoa algo com que ela já esteja de acordo, será bem aceito; caso contrário, não. Muitas vezes, projetamos nossos desejos e esperanças na compreensão que temos dela, tendendo assim a interpretar erroneamente suas leis (Bacon). É possível elaborar tabelas para acompanhar e analisar a cefaleia, para compreender qual é a causa e qual o tipo de medicamento mais eficaz. Anotam-se: data, sintomas, início, fim, tipo de dor, intensidade (de 1 [baixa] a 9 [alta]), localização, medicamento usado, efeito obtido, horas de sono, alimentação diária, ocorrências incomuns e comentários.

Os antidepressivos, especialmente os tricíclicos, por terem sido mais estudados e parecerem mais eficazes para tratamento da dor, são os mais usados: amitriptilina, nortriptilina, imipramina, clomipramina. Administra-se amitriptilina (a concentração no plasma varia muito em pessoas diferentes) 10 ou 25 mg, 1 comprimido à noite, ou 1 comprimido de 12 em 12 h, ou 1 de manhã e 2 à noite, especialmente em pacientes com insônia, depressão, ansiedade ou inapetência concomitante. Se o sono for normal, pode-se usar imipramina nas mesmas dosagens, ou se o paciente for uma criança hiperativa. Em pacientes obesos, pode ser melhor a fluoxetina (20 a 40 mg pela manhã, ou de manhã e à tarde), que reduz o apetite; ou sertralina 50 a 100 mg/dia; ou paroxetina 10 a 60 mg/dia. Os inibidores da recaptação dupla de norepinefrina e serotonina (IRNS) são: venlafaxina, duloxetina. Pacientes normotensos ou hipertensos, com ou sem ansiedade e não asmáticos também podem tentar betabloqueadores (propranolol 40 mg, 1/2, 1 comprimido ou mais, de 12 em 12 h, até 240 mg/dia; nadolol 40 a 240 mg/dia; atenolol 50 a 200 mg/dia; timolol 10 a 20 mg/dia; metoprolol 100 a 400 mg/dia). Tontura, vertigens, insônia ou ansiedade de leve intensidade podem apresentar melhoras com o efeito paradoxal dos bloqueadores dos canais de cálcio (vasodilatadores): flunarizina 1 comprimido 10 mg à noite, de 12 em 12 h ou 8 em 8 h, ou verapamil 40 a 80 mg de 8 em 8 h, que podem reduzir a pressão arterial, que deve ser vigiada; estes reduzem o risco de acidente vascular encefálico (AVE) isquêmico se houver aura prolongada (vasoconstrição) na enxaqueca, o que pode ser indicação para uso preventivo de antiplaquetário, como se faz em casos de AVE isquêmicos. Preventivos de aura: fenitoína 100 mg, 1 ou 2 vezes ao dia, ou flunarizina 10 mg, 1 ou 2 vezes ao dia.

Antiepilépticos também têm efeito preventivo na enxaqueca: divalproato de sódio, 250 a 500 mg 2 a 3 vezes ao dia; carbamazepina, 200 a 400 mg 2 a 3 vezes ao dia; oxicarbazepina, 300 a 600 mg 2 a 3 vezes ao dia; gabapentina, 300 a 400 mg dose até 900 a 3.600 mg/dia em 2 ou, preferencialmente, 3 vezes ao dia; pregabalina 75 ou 150 mg, 1 ou 2 vezes ao dia; fenitoína 100 mg, 2 vezes ao dia, 200 a 400 mg/dia; topiramato, 25-50-100 mg até 100-200-400 mg/dia, dividido em 2 tomadas; idem para dosagem de lamotrigina; vigabatrina, 1.000 a 2.000 mg/dia.

Também profiláticos: pizotifeno 0,5 mg VO à noite, ou de 8 em 8 h, máximo 4,5 mg/dia; não deve ser dado a crianças de até 2 anos; ergotamina 1 mg, 2 vezes ao dia até 5 vezes por semana; cipro-heptadina 2 a 4 mg, 4 vezes ao dia; metissergida 2 mg VO para observação da tolerância, depois 4 a 8 mg/dia em doses fracionadas, suspendendo-se o uso por 1 mês a cada 6 meses, pelo risco de fibrose pulmonar intersticial, entre outras; naproxeno sódico, 250 a 500 mg, 1 a 2 vezes ao dia; AAS 325 mg/dia reduz as crises em 20% dos pacientes; ibuprofeno 400 a 600 mg, de 8 em 8 h. A piridoxina, 300 a 500 mg/dia, pode ter efeito preventivo em caso de enxaqueca menstrual.

Nos casos refratários, associar 2 ou 3 preventivos a ansiolíticos e/ou antipsicóticos, e/ou corticosteroide. Infiltrações de toxina botulínica podem ser reaplicadas a intervalos médios de 3 a 6 meses; tais infiltrações não beneficiam pacientes com cefaleia tensional. Pontos de aplicação e dosagens:
- Músculo prócero: 5 unidades
- Músculo corrugador: 5 unidades no esquerdo e no direito, de cada lado
- Músculo frontal: 20 unidades (ou 10 de cada lado)
- Músculo temporal: 20 unidades no esquerdo e no direito, de cada lado
- Músculo occipital: 20 unidades no esquerdo e no direito, de cada lado
- Músculo paravertebral: 20 unidades no esquerdo e no direito, de cada lado
- Músculo trapézio: 20 unidades no esquerdo e no direito, de cada lado.

A **enxaqueca menstrual** pode melhorar com o uso pré- e perimenstrual de AINEs (naproxeno 500 mg 1 comprimido de 12 em 12 h, iniciando 3 dias antes do 1º dia do ciclo), que atuam inibindo a síntese de prostaglandinas e a reação inflamatória; piridoxina, 300 a 500 mg/dia; estrógeno transcutâneo; betabloqueadores; ou associação destes; possivelmente também há benefício com bromocriptina, ou tamoxifeno, ou danazol em doses empíricas.

A partir de um planejamento, pode-se evitar o estresse; não deixe nada para a última hora, faça as atividades regulares na hora certa, programe os horários para deitar e despertar, levante-se e alongue-se periodicamente caso trabalhe sentado por longos períodos. Incorpore a sua rotina a prática de exercícios físicos, relaxamento, meditação, ioga, cochilo, mudança de atividades, recreação e lazer. Faça refeições balanceadas; sempre reserve pelo menos 15 min para o almoço. Para gestantes ou mulheres que pretendam engravidar, a terapia preventiva é contraindicada. Além disso, é necessário tratar comorbidades, se houver: transtorno bipolar, ansiedade, insônia e depressão, entre outras.

VII. **Enxaqueca em crianças.** Enxaqueca é a causa mais comum de dores de cabeça em crianças; geralmente é bifrontal, com ligeira predominância em crianças do sexo masculino. Em 40% dos casos, é frequente e intensa, embora a duração costume ser menor do que em adultos. Predominam os sintomas não cranianos, náuseas e vômitos em 94% dos casos, sudorese em 50%, edema ou incremento da micção em 42%, e outros sintomas neurológicos. Pode ou não haver auras, que geralmente são visuais. Vômitos cíclicos, náuseas, palidez, letargia, vertigem paroxística benigna e dor abdominal periumbilical periódica podem ser indícios de enxaqueca na criança. O tratamento inicia-se com o uso precoce de analgésicos comuns e, posteriormente, tal como foi descrito para adultos. Diferença nítida entre enxaqueca e epilepsia abdominal é a curta duração da epilepsia.

As **enxaquecas basilar** e **hemiplégica** iniciam-se na adolescência e desaparecem antes dos 40 anos de idade. Os sintomas se instalam gradativamente, em sequências que persistem por 5 min ou mais, com tontura, tinido, hipoacusia e vertigem, podendo acompanhar-se de ataxia, disartria, distúrbios visuais, parestesias e, às vezes, náuseas e/ou vômitos. A característica da enxaqueca hemiplégica é hemiplegia. A diferença com ataque isquêmico transitório (AIT) é que, neste, os sintomas manifestam-se de maneira abrupta e simultânea. Medicamentos vasoconstritores, triptanos e ergotamínicos estão contraindicados. Tratam-se as crises com analgésicos comuns e/ou AINEs, e a profilaxia com verapamil, flunarizina, acetazolamida, topiramato ou divalproato.

A cefaleia em crianças é frequentemente secundária a doença febril ou renal que eleve a pressão arterial (PA), anemia, mononucleose infecciosa e as seguintes condições: fadiga, insolação, rinite alérgica e as já citadas para adultos.

VIII. **Cefaleia tensional.** É a que ocorre com mais frequência. Acredita-se que até 1/3 da população geral possa experimentá-la alguma vez na vida. É recorrente, do tipo pressionante, leve a moderada, bilateral, com duração de minutos a dias, e não piora com a atividade física rotineira. Dolorimento nos músculos posteriores do pescoço, no ombro e/ou no couro cabeludo da fronte e têmporas é comum. Acredita-se que contração muscular involuntária e mecanismos psicogênicos, como tensão emocional ou física, tenham participação importante. Pode ser desencadeada por situações de estresse, nervosismo, ansiedade, raiva ou cansaço; não ocorrem náuseas, vômitos nem aura. O tratamento é semelhante ao preventivo de enxaqueca, feito com analgésicos comuns, AINEs, antidepressivos e/ou ansiolíticos benzodiazepínicos (miorrelaxantes), ou antiepilépticos (estabilizadores neuronais). Pode ser benéfico o tratamento com acupuntura e/ou mirtazapina, 15 a 30 mg/dia VO. Psicoterapia e acompanhamento psiquiátrico podem ser necessários e, para que o paciente realmente acredite que não há nenhum problema intracraniano, muitas vezes realiza-se TC ou RM para certificar-se. Aplicação de bolsas de água ou toalhas umedecidas quentes na nuca, na testa, nas têmporas ou no local da dor, além de massagens, podem facilitar o relaxamento. Tirar um cochilo pode ser benéfico, bem como reduzir as responsabilidades; evitar tensão emocional; desabafar com franqueza pacífica, ponderada e sincera; aumentar o tempo de recreação e de lazer. Dança, atividades sociais e físicas, mudança de atividade, caminhada, ciclismo, corrida, banho morno e massagens no couro cabeludo, pescoço e ombros ajudam a aliviar a tensão. É preciso sentir-se em paz consigo mesmo, aceitar que erros podem ocorrer e que não é possível agradar a todos. O indivíduo deve buscar um estilo de vida que o mantenha o mais longe possível de conflitos; e priorizar a companhia de pessoas amigas e solidárias. Existem pessoas que, quando se sentem sozinhas ou querem receber apoio emocional dos amigos, usam a cefaleia como meio de receber atenção.

IX. **Cefaleia em salvas.** Também chamada cefaleia de Horton ou histamínica, ocorre em salvas durante um período de 4 a 12 semanas, com acalmia de 1/2 a 12 meses ou mais. Não tem aura, e o primeiro ataque ocorre entre as idades de 20 e 40 anos; é 5 vezes mais frequente em homens e, muitas vezes, exacerbada pela ingestão de álcool. As crises duram 15 a 180 min, ocorrem 1 a 8 vezes em 1 dia, a cada 2 dias aproximadamente, e são mais frequentes no período da tarde e à noite. Pode ser crônica, quase diária, é sempre unilateral, nas proximidades ou em torno do olho, agudíssima, penetrante e não pulsátil, com lacrimejamento ipsolateral, hiperemia conjuntival, rinorreia ou congestão nasal, sudorese na testa e/ou na face. Oxigênio a 100% deve ser administrado por máscara facial fechada de 7 a 15 ℓ/min durante 15 min, com o paciente sentado, mais sumatriptana 6 mg SC para início mais rápido, ou 20 mg de *spray* nasal, ou 100 mg VO, repetindo-se após 2 h (máximo VO = 200 mg), ou zolmitriptana 5 mg por via nasal ou 10 mg VO, atentando-se para as contraindicações – hipertensão arterial sistêmica (HAS), doenças isquêmicas, renais, hepáticas e gravidez. Associa-se a indometacina 50 mg VO de 6 em 6 h. A ciproheptadina (Periatin®), comprimido 4 mg no início, repetindo-se, se necessário, após 1/2 h e de 4 em 4 h, pode ser uma alternativa neste caso e na presença de enxaqueca, assim como a di-hidroergotamina em *spray* nasal, 0,5 a 1 mg em cada narina, IV ou VO, ergotamina ou metisergida VO. A adição de metilprednisolona, ou dexametasona 4 mg IV, pode ser útil, precedida de 100 mg IV de hidrocortisona para rápido início de ação, cujo uso será gradativamente suspenso com o início da profilaxia. A instilação concomitante de 0,5 a 2 m ℓ de lidocaína a 4%, sem vasoconstritor, na fossa nasal ipsolateral à dor acrescenta benefício.

O tratamento preventivo será feito com verapamil 80 mg VO de 8 em 8 h (máximo de 320 mg; ao aumentar a dosagem, faz-se ECG semanal e, em seguida, bimestral, para monitorar o bloqueio cardíaco); ou valproato de sódio, 250 a 500 mg de 12 em 12 h; ou topiramato, 25 a 100 mg 12 em 12 h; ou carbonato de lítio, 300 mg 2 a 3 vezes ao dia (acompanha-se a dosagem de lítio no sangue; o nível desejado é 0,7 a 1,2 mEq/ℓ); ou tartarato de ergotamina; ou pregabalina, 75 a 150 mg, de 12 em 12 h; ou gabapentina, 300 a 600 mg de 8 em 8 h; ou nimodipino, 60 a 90 mg/dia; ou clorpromazina, 25 a 75 mg/dia; metisergida, 3 a 6 mg/dia; pizotifeno, 2 a 3 mg/dia; melatonina 10 mg/noite, e/ou prednisona 60 a 80 mg/dia, divididos em duas tomadas com redução gradativa após melhora; propranolol ou indometacina podem ter algum efeito. Nos casos refratários, pode-se cogitar bloqueio do gânglio esfenopalatino percutâneo por radiofrequência e, eventualmente, também dos nervos trigêmeo, grande petroso superficial e intermédio.

X. **Cefaleias tóxicas.** Decorrentes de alcoolismo (ressaca), vasodilatação, inseticidas, cigarro, intoxicação por monóxido de carbono, chumbo, mercúrio, arsênico, gasolina, gases, perfumes, entre outros fatores. O café (cafeína) em doses moderadas melhora a cefaleia; mas, em grande quantidade, ou se houver supressão brusca de seu uso, causa cefaleia. Para o tratamento da enxaqueca é possível, 1 a 2 h antes da ingestão de bebida alcoólica, iniciar o analgésico. O uso excessivo de analgésicos pode causar cefaleia de rebote, sendo necessário suspender e evitar seu uso, bem como de seus similares, e tratar como estado de mal enxaquecoso, mantendo-se a corticoterapia por 20 a 30 dias (dexametasona ou prednisona VO).

XI. **Cefaleia crônica diária.** Semelhante à cefaleia tensional, mas parece não haver importante fator emocional e ocorrer em pessoas com suscetibilidade genética. Pode ocorrer em consequência de excesso de analgésicos ou antienxaquecosos. O tratamento consiste em associar medidas das cefaleias tensional e tóxica e da enxaqueca. Amitriptilina, 25 a 100 mg/dia VO em 1 ou 2 tomadas de 12 em 12 h; ou nortriptilina, 25 a 75 mg/dia; ou valproato de sódio, 250 a 500 mg 2 a 3 vezes ao dia; ou gabapentina, 300 mg 2 a 3 vezes ao dia, pregabalina, 75 a 150 mg 1 a 2 vezes ao dia, topiramato, 25 a 100 mg 2 vezes ao dia; ou propranolol, 40 a 240 mg/dia, dividido em 2 ou 3 tomadas, ou outro betabloqueador, podendo-se associar analgésicos e/ou preventivos, de conduta parecida ao tratamento da enxaqueca. A associação de miorrelaxante pode ser benéfica (tizanidina, 2 a 4 mg 3 vezes ao dia, até 16 mg/dia, máximo de 32 mg/dia, ou ciclobenzaprina).

Analgésicos comuns e AINEs devem ser usados menos de 15 dias por mês; ergotamínicos, triptanos, cafeína, codeína e tramadol, menos de 10 dias por mês.

XII. **Hemicranias contínua, paroxística crônica e episódica.** Latejante, em pressão, penetrante, perfurante ou incaracterística, orbital, frontal ou temporal, mais raramente parietal ou occipital, persiste por 2 a 30 min, 5 a 15 vezes ao dia, crônica ou episódica, nas 24 h e não predomina à noite. Podem associar-se sintomas autônomos como na cefaleia em salvas, com menor duração e maior frequência do que nesta. Cessa totalmente em horas ou dias com uso de indometacina 25 mg de 8 em 8 h, máximo de 300 mg/dia VO ou supositório; depois, deve-se reduzir a dose gradativamente a cada 3 dias, para determinar a menor dose eficaz. Alternativas são naproxeno, 250 a 500 mg de 12 em 12 h; cetoprofeno, butazolidina, diclofenaco ou prednisona em dose empírica às 8:00 e outra dose às 18:00; em seguida, tentam-se doses progressivamente menores e em dias alternados. Podem-se associar os tratamentos preventivos da enxaqueca, principalmente topiramato, lamotrigina ou gabapentina. Nos casos refratários, indica-se di-hidroergotamina (Tonopan®), 1 mg IV, de 8 em 8 h, por 1 a 3 dias, que existe também em *spray* (Dihydergot®) para uso nasal. Predomina em mulheres.

Cefaleias unilaterais restritas devem ser submetidas a tratamento de prova com indometacina.

Já foram descritas outras formas de cefaleia trigêmino-autonômica, como a **SUNCT** (*short-lasting, unilateral, neuralgiform headache attacks with conjunctival injection and tearing*), que predomina em indivíduos do sexo masculino, de 10 a 77 anos, e pode responder a topiramato, lamotrigina, carbamazepina, pregabalina ou gabapentina. As crises duram 10 a 300 s, 3 a 200 por dia. Podem ser desencadeadas por toque ou mastigação. Bloqueios do nervo supraorbital, infraorbital e nervos da região occipital foram ineficazes.

XIII. **Cefaleia primária em punhaladas.** As crises duram 1 s, em qualquer local da cabeça, porém mais frequentemente no território oftálmico do trigêmeo. A profilaxia pode ser feita com indometacina, 25 a 75 mg 3 vezes ao dia com as refeições, ou 75 mg de liberação lenta; melatonina, 3 a 12 mg/dia; ou gabapentina, 300 a 600 mg 2 vezes ao dia. A **cefaleia primária da tosse** responde melhor a indometacina e há relatos de benefício com naproxeno, acetazolamida, metissergida, di-hidroergotamina, propranolol e topiramato.

XIV. **Cefaleia benigna do esforço.** O tratamento se faz com indometacina ou um antienxaquecoso ergotamínico, 1 a 2 h antes do esforço. Para prevenção, propranolol ou outro betabloqueador.

XV. **Cefaleia associada ao ato sexual.** Pode ou não ser recorrente. O tramento consiste em indometacina, 50 a 100 mg 30 a 60 min antes da atividade sexual. Se for recorrente, associar profilaxia com propranolol, 40 a 120 mg/dia; ou metoprolol, 25 a 50 mg/dia; ou atenolol, 25 a 50 mg/dia; ou diltiazém, 40 a 60 mg 3 vezes ao dia; ou verapamil, 60 a 80 mg 3 vezes ao dia. É recomendável verificar se não há hipertensão arterial ou intracraniana, malformação vascular, dissecção ou síndrome de vasoconstrição vascular reversível. Medicamentos para disfunção erétil podem ser usados concomitantemente, se necessário.

XVI. **Arterite temporal.** Ocorre em pacientes com mais de 50 anos de idade, geralmente após os 60, principalmente em mais idosos. Ocorre mais nas têmporas e pode-se notar espessamento da artéria temporal superficial. O aumento da velocidade de hemossedimentação (VHS) não ocorre em 2 a 10% dos casos; geralmente é de 60 a

120 mm/h, o que indica biopsia dessa artéria para o diagnóstico, para a qual é necessário retirar pelo menos 3 a 4 cm. A arterite de células gigantes é segmentar e, com o menor tamanho da amostra para biopsia, existe o risco de se examinar segmento intermediário normal, o que leva a diagnóstico falsamente negativo. Ainda assim, 10 a 15% das biopsias são negativas. O tratamento se faz com prednisona, 60 a 80 mg/dia VO, dose reduzida após cerca de 4 semanas e mantida por 6 meses a 2 anos, que costuma ser o seu limite. Qualquer sinal de recidiva indica reinício ou aumento da dose utilizada, e pode ser por toda a vida. Tenta-se reduzir a dose e ingerir em dias alternados, guiando-se pela redução da VHS e pelos sintomas. Se surgir déficit visual, deve ser tratado como emergência com pulsoterapia (metilprednisolona, 1 g em 250 mℓ de SF a 0,9%, correr em 1 h no mínimo, por 3 a 5 dias seguidos). Pode não ocorrer dor em 50% dos casos, mas geralmente ocorrem alguma perda de peso, febre baixa, hiporexia, fraqueza, AITs ou claudicação mandibular.

XVII. **Cefaleia cervicogênica.** Em geral, é occipital (neuralgia occipital), secundária a compressão dos nervos occipital maior e/ou menor, mas pode ocorrer em outras regiões, principalmente com irradiação frontal. Pode ser desencadeada por movimentos dos músculos do pescoço, por postura incorreta, travesseiro muito alto, colchão muito mole, ou torcicolo, por dormir em posição inadequada após consumo excessivo de álcool ou cansaço. Apresenta melhora com tração cervical, reeducação postural global (RPG) (pelo fisioterapeuta), colar cervical macio, massagem, calor infravermelho, associando-se analgésicos comuns e/ou AINE e, às vezes, um benzodiazepínico. O desaparecimento da dor após bloqueio anestésico local dos nervos occipitais maior e menor, os três primeiros nervos da coluna cervical nas articulações interfacetárias (junções zigoapofisárias) C2-C3 e C3-C4, sela o diagnóstico. Pode ser necessário investigação da junção craniocervical e/ou da coluna cervical (C1-C2-C3) por meio de TC e RM. Alguma limitação ou rigidez da nuca pode ser decorrente de artrite ou espondilose. A **tração cervical** é feita verticalmente, estando o paciente sentado em um banco com as costas encostadas em uma porta; coloca-se uma mentoneira firme sob o occipital e a mandíbula; em seguida, amarra-se uma corda de náilon em sua argola logo acima da cabeça, passa-se a corda sobre a porta que servirá de "roldana" e, do outro lado, coloca-se um saco de areia com 5 a 15% do peso corporal, por 15 a 20 min, 3 a 6 vezes ao dia. Em alguns casos, são necessárias descompressão foraminal e artrodese cirúrgicas.

XVIII. **Sinusite aguda.** Pode ser agravada ou desencadeada por pressão ou percussão do seio correspondente; é estática e varia de intensidade com a mudança de posição da cabeça. Pode haver tosse, coriza ou pigarro matinal. Melhora com calor local, AINE associado a antibioticoterapia, se infecciosa, descongestionante nasal e vaporização ou micronebulização. Corticosteroide VO deve ser adicionado nos casos intensos, principalmente quando a atopia for fator predisponente. A sinusite esfenoidal pode cursar sem sintomas nasais.

XIX. **Oftalmoplegia dolorosa.** A dor orbital pode ocorrer com ou sem paralisia de movimentos oculares. Pode ser decorrente de neuropatia diabética, infecção, arterite, tireoidite autoimune, hipertireoidismo ou síndrome de Tolosa-Hunt. Trata-se com prednisona, 60 a 80 mg/dia, com redução gradativa após cerca de 60 dias na dose máxima, e associam-se analgésicos comuns e/ou AINE.

XX. **Dissecção de artérias cranianas.** Pode preceder AVE isquêmico, principalmente em jovens, menos frequentemente hemorrágico com aneurisma dissecante, às vezes semelhante ao aneurisma congênito, diferindo pela base mais alargada, triangular ou com dissecção mais nitidamente ampla. Na carotídea, a dor geralmente é cervicofaciocefálica e, na vertebral, cervico-occipitoparietal, locais dolorosos à palpação. Confirma-se por meio de ecodoppler das artérias carótidas e vertebrais, angio-RM, angio-TC ou angiografia digital por cateterismo por via femoral. O tratamento é realizado por via endovascular com colocação de *stent*, além de agentes sintomáticos, antiplaquetário e/ou anticoagulante, conforme o caso. Podem ser espontâneas ou causadas por traumatismo local, arterites, displasia, aterosclerose ou uso de cocaína. (Capítulo 68, *Acidentes Vasculares Encefálicos*)

XXI. **Trombose de seio venoso.** Cefaleia pode ou não ser acompanhada de papiledema, sinais e sintomas neurológicos focais, convulsões ou alteração do estado de consciência. Ocorre principalmente em pacientes com fatores de risco para doenças tromboembólicas, infecções na face, nos seios paranasais ou dentárias. A RM e a angio-RM definem o diagnóstico, e a TC pode ser útil para detectar locais hemorrágicos; o tratamento é feito com heparina, seguindo-se com anticoagulante oral. A trombólise pode ser indicada em pacientes cuja condição se agrave a despeito do uso de anticoagulantes. Em caso de infecção, prescrevem-se antibióticos.

XXII. **Pseudotumor cerebral.** Caracteriza-se por cefaleia diária e difusa por hipertensão intracraniana e papiledema sem tumor, geralmente em mulheres jovens e obesas. Outras causas: sinusites, otite média, trombose de seio venoso, aumento na pressão no coração direito, síndrome da veia cava superior, deficiência de vitamina A, vasculites, neurossífilis, insuficiência suprarrenal, hipertireoidismo, hipoparatireoidismo, tetraciclina, sulfas, ácido nalidíxico, carbonato de lítio, levotiroxina. O tratamento consiste em: perda de peso pode ser o suficiente; caso não seja, drenagem cirúrgica ventriculoperitoneal (falha = 44%) ou lomboperitoneal (falha = 86%), acetazolamida, furosemida, triantereno, espironolactona, topiramato, indometacina, triptanos, ergotamínicos. Corticosteroides devem ser evitados e podem ser necessárias cirurgias de fenestração da bainha dos nervos ópticos e/ou craniectomia descompressiva bitemporal.

XXIII. **Hipotensão intracraniana.** As fístulas liquóricas podem ser traumáticas ou espontâneas. A cefaleia ocorre quando o paciente está em pé ou sentado, por cerca de 15 min, e desaparece em 10 min quando o paciente se deita. Quando secundária a PL, geralmente se inicia após 24 a 48 h e pode persistir por até 1 mês; trata-se com repouso no leito, hidratação, analgésicos comuns e, raramente, injeção epidural lenta de cerca de 3 a 10 mℓ de sangue retirado do próprio paciente, que deve permanecer deitado durante os 30 min seguintes. Em geral, fístulas liquóricas traumáticas cicatrizam e se fecham; do contrário, serão operadas. As espontâneas cranianas são tratadas por meio de cirurgia, geralmente por endoscopia endonasal. As causas podem ser laceração dural por espondilose, hérnia discal, traumatismo corriqueiro, divertículos da meninge ou desconhecidas. Extravasamento de liquor pode ser localizado por RM do encéfalo e toda a coluna, mielografia, mielotomografia, cisternografia, ou por injeção de radioisótopo por punção lombar com estudo de toda a coluna e do crânio.

XXIV. **Hipertensão intracraniana.** Pode cursar sem cefaleia ou esta pode surgir apenas em fase muito avançada, devido à complacência de 10% que a caixa craniana tem e às poucas estruturas com terminação dolorosa (dura-máter e grandes veias próximas aos seios venosos). Para paciente sob suspeita de hiperêmese gravídica pode ser necessário RM para descartar a possibilidade de lesão expansiva intracraniana. Episódios confusionais e tontura podem ser decorrentes das oscilações da pressão intracraniana. (Capítulo 65)

XXV. **Neuralgia do trigêmeo.** A dor é muito intensa, em fincadas-choques, por 15 a 60 s, e pode ser constante ou repetir-se várias vezes ao dia, no território de um ou mais dos três ramos do trigêmeo. Deve ser investigada por meio de RM, especialmente em paciente com menos de 30 a 40 anos, quando é necessário descartar a presença de esclerose múltipla ou lesão expansiva. O tratamento é realizado na fase aguda, com fenitoína, 300 mg em 100 mℓ de SF IV, em infusão lenta (até 50 mg/min). Evitam-se novos episódios com carbamazepina ou oxicarbazepina. Se for refratária, associam-se fenitoína, gabapentina, pregabalina, topiramato, lamotrigina, clonazepam e/ou baclofeno. Pacientes refratários e em bom estado geral serão submetidos a craniectomia de fossa posterior para descompressão microvascular do trigêmeo. Se o estado geral não possibilitar, faz-se injeção de glicerol na cisterna trigeminal percutaneamente; cerca de 15% não dão o resultado desejado; ou insuflação de um balão, procedimento que tem taxa de 10% de insucesso mas implica menor risco de déficit sensitivo. Caso não alivie, procede-se então a rizotomia seletiva térmica por radiofrequência percutânea – hipoestesia da córnea e queratite são possíveis complicações. A radiocirurgia estereotáxica precisa por meio do sistema *gamma-knife*, de alto custo, é indicada para casos refratários a outros procedimentos; em pacientes em mau estado geral, o alívio da dor só ocorre em 6 meses.

XXVI. **Dor facial atípica.** Ocorre em adultos jovens ou na meia-idade; não é paroxística, tem longa duração, pode ser leve a moderada, uni- ou bilateral, de distribuição pouco definida, incomodativa, e não é precipitada por atividade ou zona de gatilho nem acompanhada de déficit ou sintomas autônomos; sua etiologia é desconhecida. Deve-se afastar a possibilidade de infecção ou invasão tumoral por meio de TC dos seios da face. Em alguns pacientes, tem sido diagnosticada de maneira equivocada como se fosse neuralgia do trigêmio, fazendo com que sejam submetidos a tratamentos dentários desnecessários. Devem-se tentar o uso de antidepressivos e/ou tranquilizantes menores ou maiores, e psicoterapia, relaxamento, *biofeedback* e acupuntura podem ser benéficos. Também se pode tentar o uso de antiepilépticos que atuem em dor neuropática ou moderadores de humor, e analgésicos comuns, ergotamínicos ou AINE, à semelhança do que pode ser experimentado em caso de enxaqueca, a qual pode acometer apenas a metade inferior da face unilateral com dor no nariz, palato, queixo e ouvido.

XXVII. **Cefaleia odontogênica.** Pode ser desencadeada pela mastigação ou percussão do dente que a provoca. Periodontite aguda e pericoronite podem causar cefaleia. Quando o dente dói por estímulo quente, pode indicar necrose pulpar irreversível, sendo necessário tratamento de canal com dentista.

XXVIII. **Cefaleia da articulação temporomandibular.** Geralmente unilateral na região temporal; pode ser desencadeada quando o paciente mantém a boca totalmente aberta forçadamente por pelo menos 20 s, ou ser agravada pela mastigação. Pode ou não haver crepitação audível ou palpável no local, hipersensibilidade à pressão, limitação da abertura ou desvio lateral da mandíbula. Radiografia, TC, RM e cintigrafia óssea são auxiliares diagnósticos de valor limitado; o deslocamento do disco articular pode ser assintomático e o diagnóstico é principalmente clínico. O tratamento é realizado pela correção da má oclusão, quando presente, com placas estabilizadoras ou cirurgia.

XXIX. **Cefaleia por distúrbio ocular.** Decorre de anomalias de refração, sobretudo heteroforias na infância, e glaucoma no adulto. O tratamento é feito com o oftalmologista. Nos casos de glaucoma, as bordas do disco óptico não se apresentam borradas e pode haver perda de visão periférica, o que leva alguns pacientes ao diagnóstico tardio de macroadenoma de hipófise, com sequelas definitivas. Para acertar o diagnóstico, deve ser realizado exame de imagem (RM do encéfalo e/ou da hipófise).

Em caso de neurite óptica, uni- ou bilateral, o quadro predominante é de baixa acuidade visual, mas alguns pacientes podem valorizar mais a dor ocular, orbitária ou frontal (relatada como cefaleia intensa e persistente), o que desvia o raciocínio clínico. A TC é normal, mas a RM pode mostrar alteração no nervo óptico. Punção lombar com exames de liquor é complemento necessário para segurança diagnóstica.

XXX. **Cefaleia hípnica.** Desperta durante o sono, persiste por 10 a 180 min, melhora com as posições sentada, deitada em inclinação ou em pé. A polissonografia é feita para excluir a presença de apneia obstrutiva do sono e hipertensão noturna, e a RM é realizada para se descartar presença de lesões expansivas. O tratamento da crise é semelhante ao da enxaqueca, e o preventivo se faz com flunarizina 10 mg; ou carbonato de lítio, 300 a 600 mg; ou indometacina, 25 a 75 mg; ou melatonina, 3 a 12 mg, antes de dormir. Podem ser benéficos: topiramato, pregabalina, hipnóticos (difenidramina, doxilamina, zopiclona).

XXXI. **Apneia obstrutiva do sono.** Pode ser comorbidade agravante de outro tipo de cefaleia, ou sua causa. Esta possibilidade é reforçada a partir da observação realizada por outra pessoa durante a noite, para verificar se ocorrem pausas respiratórias. A polissonografia auxilia o diagnóstico e pode indicar o tratamento. Aumenta o risco de AVE e infarto agudo do miocárdio (IAM).

XXXII. **Cefaleia por doenças sistêmicas.** Decorre de doenças febris, crise hipertensiva, deficiência crônica de ferro, anemias, ICC, tireotoxicose, hipotireoidismo, distúrbios do sono, nefropatias, feocromocitoma, arterites por colagenoses ou outras. CADASIL (*cerebral autosomal dominant arteriopathy with subcortical infarcts and leuoencephalopathy*) tem início no adulto jovem ou de meia-idade, e geralmente se manifesta primeiro por cefaleia, podendo progredir para demência subcortical dos pequenos vasos.

XXXIII. **História.** Durante mais de 2.500 anos, nossos conhecimentos sobre enxaqueca consistiam em pouco mais do que hipóteses vagas, observações clínicas e magia. Areteu da Capadócia (30 a 90 d.C.) foi o primeiro a descrever os sintomas atribuídos atualmente à enxaqueca. Galeno (131 a 201 d.C.) foi arguto observador dos sintomas e da história natural desta condição, mas suas hipóteses não estavam baseadas em fatos científicos; ele acreditava, por exemplo, que os vômitos fossem decorrentes de uma interação entre o trato digestivo e o cérebro. O leigo pensa assim, ou que o vômito "vem do fígado". Ocorre, na verdade, que a enxaqueca (na cabeça) é a causa dos vômitos, não o contrário. Na Idade Média, o tratamento consistia em medidas drásticas, como aplicação de ferro em brasa e sangrias, juntamente com bruxarias. No século 16, reconheceu-se que as emoções afetam a fisiologia. Na peça *Otelo*, de Shakespeare, a personagem Desdêmona propõe a Otelo, que está sofrendo de cefaleia, amarrar um pano em torno da cabeça para amenizar a enxaqueca. D. Maria, a Louca, rainha de Portugal, ficava mais irritada quando sobrevinham suas crises de enxaqueca. Blaise Pascal tinha crises terríveis; assim como George Bernard Shaw, Júlio César e nosso João Cabral de Melo Neto, que dedicou um poema à aspirina. Pedro Collor de Melo, que denunciou o irmão presidente da República, desencadeando o processo de *impeachment*, posteriormente passou a apresentar cefaleia contínua, decorrente de uma neoplasia intracraniana metastática que acabou por vitimá-lo. Maomé padecia de cefaleia contínua e forte em seus últimos dias de vida.

XXXIV. **Sociopatia (CID F60.2).** Caracteriza-se por: distanciamento afetivo; interesse próprio, sem levar o próximo em consideração; total ausência de culpa e frieza. Na população geral, há 1 em cada 25 pessoas nesse grupo. Fortes traços de perversidade existem em 1 em cada 10 pessoas e, em menor grau, em 1 em cada 5 pessoas. A ingênua benevolência é também uma causa de cefaleia.

Bibliografia

Anderson B. Alongue-se no trabalho. 5. ed. São Paulo: Summus: 1998.
Giel R et al. Headache and EEG. Electroencephalography Clin Neurophysiology. 1966; 21:492-58.
Olesen J et al. The headaches. 3. ed. New York: Lippincott Williams & Wilkins; 2005.
Krymchantowiski AV. Condutas em cefaleia. Porto Alegre: Artmed; 2008.
Melhado EM. Cefaleia na mulher. Rio de Janeiro: Atheneu; 2011.
Nosewothy JH. Neurological therapeutics principles and practice. 2 ed. vol. 3 CRC Press; 2006.
Schwedt TJ et al. Cefaleias. Rio de Janeiro: Revinter; 2012.
Silberstein SD, Lipton RB, Dalessio DJ. Wolff's headache and other head pain. New York: Oxford University Press; 2007.
Silva ABB. Mentes perigosas. O psicopata mora ao lado. Rio de Janeiro: Principium; 2014.
Silva WF. Diagnóstico das cefaleias. São Paulo: Lemos Editorial; 2003.
Singh S, Ernst E. Truques ou tratamento – verdades e mentiras sobre a medicina alternativa. Rio de Janeiro: Record; 2013.
Siqueira JTT, Teixeira MJ. Dores orofaciais – diagnóstico e tratamento. São Paulo: Artes Médicas; 2011.

ACIDENTES POR ANIMAIS PEÇONHENTOS

Délio Campolina
Raphael Silva Caetano
Maria de Fátima Eyer Cabral Cardoso

I. Introdução. No Brasil, são frequentes os acidentes provocados por animais peçonhentos, mesmo em áreas metropolitanas. Em virtude da subnotificação, os números apresentados nas estatísticas oficiais não representam a realidade, principalmente em localidades do interior, mais distantes das grandes cidades, onde o tratamento para esses casos costuma ser por meio de métodos caseiros ou "simpatias".

O conhecimento sobre o tipo de animal causador do acidente e a frequência com que este ocorre é importante para que os serviços que atendem tais ocorrências possam orientar-se quanto ao diagnóstico e à propedêutica. Com este propósito, será descrita a estatística de atendimento de um serviço de urgência considerado referência nesses atendimentos na cidade de Belo Horizonte-MG, onde esses agentes representaram 19% dos 11.341 casos atendidos por diversos agentes no ano de 2012 (utilizamos dados desse ano por uma questão de disponibilidade estatística), oriundos de cidades distribuídas por todo o estado (Quadro 70.1). Em 2015, foram atendidos 13.293 casos.

Além desses, foram atendidos 1.805 casos de acidentes com outros animais, representados por cães, gatos, ratos, micos, insetos não peçonhentos, anfíbios, lagartos, entre outros.

Por definição, todo animal peçonhento é venenoso, mas o contrário pode não ser verdade. Assim, Puorto e França (2003) definem como peçonhento o animal capaz de inocular a peçonha ativamente na presa, enquanto o não peçonhento produz a substância tóxica mas não a inocula ativamente, por não ser dotado de aparelho

Quadro 70.1 Perfil dos acidentes por animais peçonhentos atendidos na Unidade de Toxicologia do Hospital João XXIII – CIATBH (2012).

Animais peçonhentos	Orientações por telefone	Atendimentos presenciais	Total
Ofídios	185	91	276
Escorpiões	271	963	1.234
Aranhas	89	87	176
Abelhas	30	108	138
Vespas	–	7	7
Marimbondos	4	23	27
Formigas	1	10	11
Lagartas	157	156	313
Total	**737**	**1.445**	**2.182**

especializado para a função. Neste capítulo serão abordados os acidentes por animais peçonhentos mais frequentes e importantes em nosso meio, ou seja, aqueles causados por serpentes, aranhas, escorpiões, vespas, abelhas e lagartas urticantes.

II. **Ofidismo.** Assim como para a maioria dos grupos animais, a total diversidade de serpentes no Brasil ainda é desconhecida. A cada dia, novas espécies são descritas e revisadas, sendo este um processo contínuo e em constante mudança. Atualmente, nossa fauna de serpentes é composta por 392 espécies (Costa e Bérnils, 2015) e, destas, apenas uma fração relativamente pequena é descrita como responsável ou potencialmente causadora de acidentes de real importância clínica, diretamente relacionada com a ação do veneno.

A dinâmica de assistência a vítimas de acidentes ofídicos no Brasil vem se aperfeiçoando consideravelmente após a implantação do Sistema Nacional de Ofidismo, na década de 1980. Em consequência, o número de óbitos por esse agravo foi reduzido drasticamente e as informações epidemiológicas fornecidas são, desde então, "trocadas" por soro antiofídico pelo Ministério da Saúde junto às Secretarias Estaduais (Cardoso e Wen, 2003).

Em junho de 2012, os dados atualizados do Sistema de Informação de Agravos de Notificação (SINAN) mostraram que, em 2011, foram notificados 30.826 casos de acidentes ofídicos no Brasil. Nos casos em que houve a identificação do gênero da serpente, constatou-se que cerca de 72% dos acidentes são provocados por serpentes do gênero *Bothrops*, e o restante, por *Crotalus* (8,5%), *Lachesis* (3,4%) e *Micrurus* (Elapidae) (0,8%). Há também as serpentes não peçonhentas, responsáveis por 4% dos acidentes; em 11,3% dos acidentes, não houve identificação do gênero.

No entanto, o número citado anteriormente é inferior ao real, visto que, por motivos diversos, o nível de notificação no Brasil ainda não é satisfatório. Esses números podem ser comparados com a estatística dos acidentes do ano de 2012 de um centro de atendimento de urgências de Belo Horizonte, Minas Gerais (Quadro 70.2).

Observa-se que, em Minas Gerais, a prevalência de acidentes por *Crotalus durissus* é mais próxima daquela de acidentes ocorridos com serpentes do gênero *Bothrops*, o que contradiz a estatística nacional. Isto provavelmente se deve aos seguintes fatores: serpentes do gênero *C. durissus* ocorrem em maior densidade populacional que as espécies de *Bothrops*; habitam regiões de cerrado, de campos e semiáridas (perfis prevalentes no estado); e provavelmente se adaptam melhor em áreas impactadas pelo homem (Melgarejo, 2003; Serviço de Animais Peçonhentos da Fundação Ezequiel Dias [SAP-FUNED], comunicação pessoal).

Quadro 70.2 Acidentes por serpentes peçonhentas atendidos na Unidade de Toxicologia do Hospital João XXIII – CIATBH (2012). Distribuição por gênero.

Serpentes peçonhentas	N° de atendimentos	Percentual (%)
Bothrops	145	52
Crotalus	126	46
Micrurus	5	2
Total	**276**	**100**

Esses valores são condizentes com os números observados no recebimento de serpentes pelo SAP-FUNED, em que o montante de *C. durissus* recebidas no ano de 2008 ultrapassa enormemente o número de outras espécies recebidas, incluindo as de *Bothrops* (Quadro 70.3).

Existem muitos mitos a respeito das serpentes e os acidentes por elas provocados, o que, de certa maneira, prejudica a difusão do modo correto de se atender pacientes acometidos por tal agravo. Erros básicos são cometidos (geralmente por leigos) desde os primeiros minutos do acidente até o atendimento hospitalar, o qual muitas vezes é dificultado, porque as informações a respeito do animal agressor costumam ser deficientes. No entanto, a partir de um raciocínio objetivo e muita atenção à anamnese, ao quadro clínico e aos exames laboratoriais, é possível inferirmos a família e/ou o gênero da serpente, se esta for, de fato, de importância clínica. Nesse momento, pode-se utilizar o soro específico ou até mesmo dispensar o uso de soro, quando se constata um caso de picada de serpente não peçonhenta (cerca de 12,6% dos casos atendidos na Unidade de Toxicologia do Hospital João XXIII – CIATBH, em 2012) ou acidente sem inoculação de veneno (*dry bite*). Testes ELISA têm o potencial de detectar a existência de veneno na circulação sanguínea do paciente, assim como quantificar o nível de veneno e identificar o gênero do animal agressor. Todavia, dificilmente estão disponíveis em centros de atendimento no Brasil (mais frequentemente, disponíveis nas capitais).

As serpentes peçonhentas de interesse médico existentes no Brasil podem ser agrupadas, *grosso modo*, em quatro gêneros de maior importância epidemiológica: (a) *Crotalus* (Figura 70.1); (b) *Micrurus* (Figura 70.2); (c) *Bothrops* – a denominação "*bothropoid*" tem sido motivo de grande discussão no meio científico; assim, adotaremos aqui, para fins de praticidade, a nomenclatura tradicional de *Bothrops sensu lato*, como em Nicoleti et al. (2010) e Carrasco et al. (2012) (Figura 70.3); (d) *Lachesis*.

Quadro 70.3 Número e percentuais de serpentes peçonhentas, por espécie, doadas ao Serviço de Animais Peçonhentos da Fundação Ezequiel Dias, em 2008.

Espécies	Número	Percentual (%)
Crotalus durissus	933	76,2
Bothrops jararacussu	4	0,3
B. moojeni	29	2,4
B. alternatus	39	3,2
B. jararaca	70	5,7
B. neuwiedi	119	9,7
Micrurus lemniscatus	14	1,1
M. frontalis	17	1,4
Total	**1.225**	**100**

Capítulo 70 | Acidentes por Animais Peçonhentos

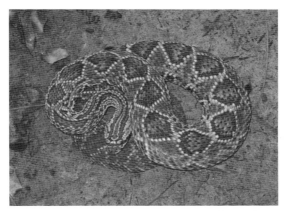

Figura 70.1 *Crotalus durissus.* (*Fonte*: imagem cedida por Tiago O. Lima.) (Esta figura encontra-se em cores no Encarte.)

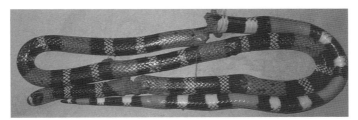

Figura 70.2 *Micrurus lemniscatus.* (*Fonte*: imagem cedida por Délio Campolina.) (Esta figura encontra-se em cores no Encarte.)

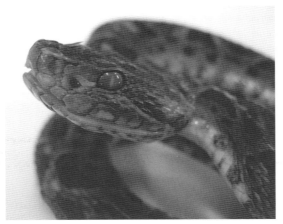

Figura 70.3 Fosseta lateral da serpente do gênero *Bothrops.* (*Fonte*: imagem cedida por Raphael Silva Caetano.) (Esta figura encontra-se em cores no Encarte.)

Parte 2 | Urgências Clínicas

A identificação das serpentes de importância clínica no Brasil pode ser feita, *grosso modo*, a partir de um método simples:
- Se o animal apresenta fosseta loreal (órgão termorreceptor, que consiste em um orifício entre os olhos e as narinas; Figura 70.3) e condição dentária do tipo solenóglifa (presa maxilar anterior única, grande, aguda, oca, com canal de inoculação totalmente fechado), trata-se de serpente peçonhenta (família Viperidae, subfamília Crotalinae). A família Viperidae subdivide-se em três tipos: (1) no Brasil, se a cauda terminar em chocalho (Figura 70.4), pertence à espécie *C. durissus* (*observação*: os neonatos de *C. durissus* podem ser identificados pelo fato de apresentarem, no final da cauda, apenas um pequeno botão – início de formação do chocalho); (2) as serpentes do gênero *Lachesis* são de tamanho avantajado, e no Brasil são encontradas na Floresta Amazônica e nos remanescentes de Mata Atlântica; apresentam escamas eriçadas na extremidade da cauda (Figura 70.4); (3) se a cauda não possuir chocalho nem escamas eriçadas, apresentando-se lisa (Figura 70.4), é provável que pertença ao gênero *Bothrops sensu lato* (para uma melhor diferenciação taxonômica entre os gêneros, deve-se consultar um herpetólogo)
- Se o animal não apresenta fosseta loreal, mas sim anéis transversais completos em torno do corpo (vermelhos ou alaranjados conjugados com pretos e brancos ou amarelos), e possui a condição dentária do tipo proteróglifa (presa maxilar anterior única, fixa e geralmente com o canal de inoculação semifechado), trata-se de serpente peçonhenta, do gênero *Micrurus*. Em relação ao último, existem algumas espécies com padrões de coloração diferentes, principalmente na região Norte do Brasil. Essas características estão esquematizadas na Figura 70.5.

Observação. O uso de características dúbias para a identificação de serpentes é muito frequente, mesmo por profissionais da área indevidamente treinados. Leigos não devem lançar mão de características que possam levar a identificação **falso-positiva**. Alguns erros conceituais na identificação foram discutidos por Sandrin, Puorto e Nardi (2005), e os mais relevantes são citados a seguir:

Formato da cabeça. É muito difundida a ideia de que todas as serpentes peçonhentas têm a cabeça triangular e destacada do corpo. No Brasil, de fato, existem serpentes peçonhentas com esse formato cefálico (Viperidae). Contudo, também

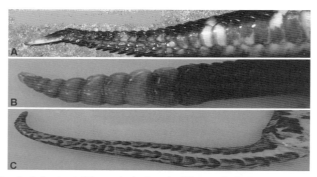

Figura 70.4 Cauda de *Lachesis* (**A**), cauda de *Crotalus* (**B**) e cauda de *Bothrops* (**C**). (*Fonte*: imagem **A** cedida por Marco Antônio de Freitas; imagens **B** e **C** cedidas por Raphael Silva Caetano.) (Esta figura encontra-se em cores no Encarte.)

Capítulo 70 | Acidentes por Animais Peçonhentos

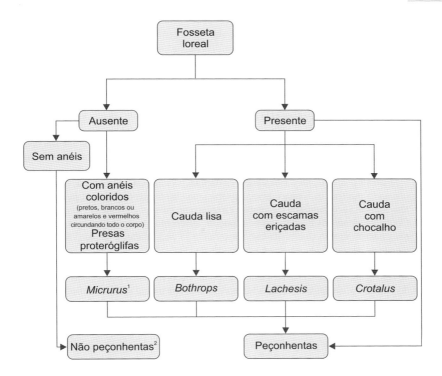

[1]Na Amazônia, ocorrem corais-verdadeiras desprovidas de anéis vermelhos.
[2]As falsas-corais podem apresentar o mesmo padrão de coloração das corais-verdadeiras, sendo distinguíveis pela ausência de dente inoculador em posição anterior (proteróglifa).

Figura 70.5 Fluxograma para identificação das serpentes brasileiras.

existem serpentes peçonhentas cuja cabeça é arredondada e não se destaca do corpo (Elapidae). Além disso, algumas serpentes não peçonhentas também podem apresentar a cabeça destacada do corpo e com formato triangular, como é o caso dos boídeos (p. ex., *Boa constritor*, as jiboias) e alguns colubrídeos.

Formato da cauda. O formato da cauda varia muito, de acordo com os hábitos e o sexo das serpentes. Em serpentes arborícolas, a cauda costuma ser maior e de caráter preênsil, enquanto serpentes terrestres apresentam a cauda de menor comprimento. No caso do sexo (masculino ou feminino), serpentes da mesma espécie podem variar de acordo com o sexo, visto que todo macho dispõe de um par de hemipênis que invagina para dentro da cauda quando não está túrgido.

Padrão de coloração. Trata-se de uma característica que apresenta muita variação, principalmente se levarmos em conta a diversidade de serpentes da fauna brasileira. O padrão de coloração das serpentes brasileiras pode variar em certos aspectos, tais como: dimorfismo sexual, variações genéticas (albinismo, xantismo, eritrismo, melanismo, entre outros), variações ontogenéticas (diferenças de coloração entre jovens e adultos) e variação intragenérica (p. ex., espécies de *Micrurus* da região amazônica que não apresentam listras vermelhas, e sim o corpo negro com anéis de pintas brancas). Serpentes não peçonhentas podem também ser confundidas com serpentes peçonhentas, devido a um padrão de mimetismo da coloração (p. ex., *Erythrolamprus aesculapi* é simpátrica e mimética de *M. coralinus*, inclusive com anéis completos em torno do corpo; *Oxyrhopus guibei* é mimética do padrão coral de tríade de *M. lemniscatus* (Figura 70.6).

Hábitos. Em geral, considera-se que as serpentes peçonhentas têm hábitos noturnos, e as não peçonhentas, hábitos diurnos. De acordo com Marques e Sazima (2003), embora a atividade de determinado animal possa ser predominantemente diurna ou noturna, há espécies ativas em ambos os períodos do dia.

Formato da pupila e pequenas escamas na cabeça. Os viperídeos brasileiros possuem pupila em fenda e pequenas escamas no dorso da cabeça; já as *Micrurus* têm a pupila arredondada e escamas em placa na cabeça e também são peçonhentas. Contrariamente, os Boidae também podem apresentar a pupila em fenda e pequenas escamas na região dorsal da cabeça e não são peçonhentos (p. ex., *B. constritor*, *Corallus caninus* e *E. murinus*, entre outros).

Os acidentes são trivialmente associados apenas às serpentes com condição dentária do tipo proteróglifa ou solenóglifa; mas podem ocorrer casos provocados por espécies de Boidae, Colubridae e Dipsadidae com ou sem inoculação de substância tóxica. Nishioka e Silveira (1994) constatam várias espécies de serpentes não peçonhentas como causadoras de acidentes, todos de evolução final benigna. Um levantamento de 20 anos de acidentes atendidos no Hospital Vital Brazil constatou que, em 3.737 acidentes causados por animais serpentiformes, 1.165 foram ocasionados por serpentes

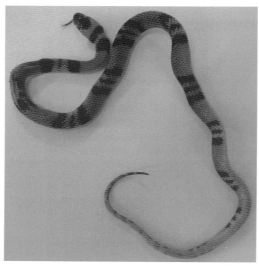

Figura 70.6 Falsa-coral. (*Fonte*: imagem cedida por Raphael Silva Caetano.) (Esta figura encontra-se em cores no Encarte.)

não peçonhentas; a maior parte dessas serpentes pertence às famílias Colubridae + Dipsadidae (97,3%). No HPS João XXIII, colubrídeos e dipsadídeos também são causadores mais frequentes de acidentes por serpentes não peçonhentas, e os mais comuns são *O. guibei* e *Sibynomorphus mikani*. Há, no entanto, grande ponderação nesse tipo de caso sobre a real agressão por esses animais (muitos de temperamento dócil), visto que, muitas vezes, o paciente pode se confundir, devido à ansiedade e ao nervosismo diante da possibilidade de sofrer um acidente ofídico.

Em acidentes por representantes de Boidae, não ocorre inoculação de peçonha, pois são animais aglifodontes (sem presa inoculadora) e que matam suas presas por constrição. A lesão e o edema presentes devem-se unicamente ao traumatismo da picada. Eventualmente, pode ocorrer infecção secundária devido à existência de vasta microbiota bacteriana na mucosa bucal das serpentes.

As espécies presentes em Colubridae e Dipsadidae podem apresentar condição dentária do tipo áglifa, como a dos boídeos, ou opistóglifa (presas localizadas posteriormente no maxilar, com sulco transversal pelo qual a peçonha escorre), conectada à glândula de Duvernoy. A secreção tóxica oriunda dessas glândulas tem função digestiva; a secreção de algumas espécies provoca relativa reatividade nos seres humanos, sendo responsável por acidentes ocasionais, que em sua maioria têm evolução benigna e implicam tratamento sintomático. As espécies de *Philodryas* (cobra-cipó), por exemplo, podem ocasionar acidentes de relativa importância local, em que ocorrem quadros de dor, eritema, equimose superficial e edema, semelhantes ao quadro decorrente de acidente botrópico (Nishioka e Silveira, 1994; Araújo e Santos 1997). Assim, a distinção desses quadros pode ser feita pela manutenção da normalidade dos exames de coagulação.

Nos casos supracitados, deve-se aplicar profilaxia antitetânica devido à alta diversidade microbiótica da mucosa desses animais.

A. **Primeiros socorros.** Manter o paciente quieto, evitando qualquer atividade física, e encaminhá-lo ao hospital para soroterapia. Se houver soro disponível e impossibilidade de transferência para o hospital (somente em último caso), o soro deve ser aplicado com observância dos cuidados necessários: manter elevado o membro afetado; tranquilizar o paciente; aplicar analgésicos, se possível; não aplicar substâncias depressoras do SNC; limpar o local da picada; controlar o estado geral do paciente. O garrote é sempre contraindicado; nunca fazer incisões no local da picada; nunca injetar soro no local da picada.

B. **Observações válidas para soroterapia de todos os acidentes ofídicos.** (a) Unidade é a quantidade de soro necessária para neutralizar 1 mg do veneno; (b) deve-se sempre observar a concentração do soro anotada na bula, pois os diversos laboratórios produzem soros com concentrações diferentes; (c) é necessário ter consciência de que o soro evita lesões, mas não regenera o que está lesionado e, portanto, a soroterapia deve ser sempre instituída o mais precocemente possível e aplicada de uma só vez, por meio de um equipo e correndo em cerca de 20 min; (d) o soro, quando injetado por via subcutânea, demora cerca de 4 h para entrar na corrente sanguínea e, dessa maneira, deve-se sempre usar a via intravenosa; (e) o soro não deve ser aplicado por via intramuscular; (f) a dosagem depende do quadro clínico e da estimativa da quantidade de veneno inoculado de acordo com a serpente, e não da idade ou do peso do paciente; (g) o soro deve ser sempre administrado em um ambiente que ofereça recursos para emergência, com todos os aparatos para atendimento a possível choque anafilático e outras complicações.

C. **Acidente botrópico.** O gênero *Bothrops sensu lato* abrange várias espécies, como *B. jararaca* (jararaca), *B. alternatus* (urutu), *B. jararacussu* (jararacuçu), *B. neuwiedi* (jararaca-do-rabo-branco), *B. moojeni* (caiçaca) e *B. bilineatus* (jararaca-verde), entre outras. Essas espécies apresentam porte que varia de pequeno (*B. itapetiningae*) a grande (*B. jararacussu*, que pode chegar a medir 1,80 m).
O gênero apresenta espécies com alto grau de endemismo e/ou de raridade (*B. insularis, B. alcatraz, B. itapetiningae, B. marajoensis, B. muriciensis, B. pirajai*, entre outras), mas as espécies mais significativas para a saúde pública são muito abundantes, com distribuição geográfica abrangente, que varia de uma espécie para outra. Na região Sudeste, são mais comuns *B. jararaca, B. neuwiedi, B. alternatus* e *B. jararacussu*.
1. **Fisiopatologia.** O veneno botrópico é coagulante, hemorrágico e proteolítico. Ao entrar na corrente sanguínea, atua sobre o fibrinogênio, convertendo-o em fibrina; por depleção de fibrinogênio, o sangue torna-se incoagulável. Atua também sobre outros fatores de coagulação e lesiona as paredes dos vasos por ação de hemorraginas; além disso, produz plaquetopenia. Quando a dose é elevada e introduzida diretamente na corrente sanguínea, pode ocorrer coagulação intravascular maciça, levando à morte. Em virtude de sua ação proteolítica, o veneno provoca reação no local da picada, que pode variar desde edema e dor até bolhas e necrose de partes moles. Como o veneno provoca coagulação do sangue, inicialmente há formação de coágulos que dificultam sua absorção; assim, a permanência do veneno por mais tempo no local intensifica as alterações proteolíticas. O veneno também pode atuar diretamente nos rins, com formação de microtrombos nos capilares e consequente isquemia que, associada a outros fatores decorrentes do quadro, acarreta insuficiência renal aguda. Por meio das provas de coagulação, é possível presumir a quantidade de veneno inoculado e, consequentemente, a gravidade do caso. Se o sangue estiver incoagulável, o acidente é grave; se, 30 min a 1 h após a picada, a coagulação não estiver alterada, o acidente é benigno. Esses exames são de grande valor prognóstico e devem ser realizados em todos os casos, para orientar a terapêutica. Os exames rotineiramente solicitados compreendem TTP, TP, TC, RNI, dosagem de fibrinogênio, contagem de plaquetas, urina de rotina, hemograma, ureia, creatinina e creatinoquinase.

    Caso não sejam possíveis outras provas para o estudo da coagulação, pode-se solicitar apenas o tempo de coagulação (TC), que, apesar de suas limitações, possibilita uma avaliação razoável. A permanência de provas de coagulação alteradas por 6 a 12 h após a soroterapia conduz à aplicação adicional de soro.
2. **Quadro clínico.** Varia com a quantidade de veneno inoculada. Sempre há dor no local, que pode ser o único sintoma, geralmente acompanhada de equimose e edema. Segue-se o surgimento de flictenas e necrose de partes moles. Se houver grande inoculação de veneno (como nos acidentes com jararacuçu), o sangue pode tornar-se incoagulável e causar epistaxe, gengivorragia, petéquias, sangramento de lesões recentes e impetiginosas e, mais raramente, sangramentos com repercussões clínicas importantes. É necessário cuidado especial com pacientes grávidas, pelo risco de sangramento e aborto. Alguns dias depois, pode haver formação de abscessos ou necrose extensa dos tecidos moles da região, requerendo tratamento cirúrgico mais agressivo.

Muitas vezes, o paciente não consegue informar dados conclusivos sobre a serpente; nesses casos, o médico deve orientar-se pelo quadro clínico e pelas provas de coagulação. Nos acidentes crotálicos, não há alterações locais, e o paciente normalmente não se queixa de dor na área acometida; ao contrário, nos acidentes botrópicos há dor local, e quase sempre o paciente já chega para o atendimento com edema na região afetada (Figura 70.7). A classificação e o tratamento são mostrados no Quadro 70.4.

3. **Tratamento.** No hospital, assim que o paciente for atendido, é necessário coletar sangue para as provas e aplicar o soro imediatamente, caso já haja evidências de acidente por serpente peçonhenta; com a evolução clínica, avaliam-se dose complementar e os resultados dos exames.

É conveniente que o paciente fique hospitalizado por 3 a 5 dias, período em que normalmente pode ocorrer insuficiência renal. Muitas vezes, desenvolvem-se edema acentuado na área afetada (que pode progredir, comprometendo o membro inteiro), abscessos e necrose extensa.

Para regressão do edema, o paciente deve ficar em repouso, com o membro ferido elevado – a maior parte dos acidentes ofídicos é relatada no terço inferior dos membros inferiores. Os abscessos devem ser drenados tão logo se encontrem em condições de flutuação. Quando a lesão é grave, com grande

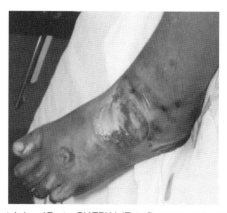

Figura 70.7 Acidente botrópico. (*Fonte*: CIATBH.) (Esta figura encontra-se em cores no Encarte.)

Quadro 70.4 Classificação e esquema de tratamento de acidente botrópico.

Parâmetros	Leve	Moderada	Grave
Provas de coagulação	Normais/alteradas	Normais/alteradas	Alteradas
Sangramento	Ausente	Ausente/discreto	Presente
Alterações locais	Discretas	Presentes/evidentes	Presentes/intensas
Dose/soro antibotrópico	100 unidades	150/200 unidades	300 unidades
Via de administração	Intravenosa	Intravenosa	Intravenosa

(Gravidade)

proteólise e infecção secundária, o tratamento deve ser mais agressivo. Pode-se adotar a seguinte conduta: (a) limpeza exaustiva com solução fisiológica e solução à base de PVP-I (p. ex., Povidine®); (b) desbridamento amplo da área necrosada e eliminação de todo o material purulento; (c) retirada, com solução fisiológica, do excesso de solução de PVP-I; (d) aplicação de uma fina camada de sulfadiazina de prata, nitrato de prata ou qualquer pomada à base de PVP-I; e (e) enfaixamento do local sem compressão. O uso de substâncias à base de mercúrio ou timerosal (Merthiolate®) foi abolido no tratamento das feridas; pomadas comerciais contendo antibióticos tipo aminoglicosídeos e/ou cloranfenicol devem ser evitadas, pois selecionam germes resistentes que podem complicar o tratamento ou causar efeitos colaterais imprevisíveis. Esse curativo deve ser realizado 2 ou 3 vezes ao dia, quando a lesão for muito extensa, com infecção secundária e grande repercussão no estado geral do paciente. Nesses casos, é necessário realizar tratamento sistêmico paralelo, por meio de antibioticoterapia, usando-se, por exemplo, cefalosporina de primeira geração ou cloranfenicol. Além disso, é preciso solicitar bacterioscopia por Gram e cultura com antibiograma de secreção, para orientação quanto à antibioticoterapia mais adequada; infusão de líquidos, eletrólitos e sangue, quando o paciente estiver muito espoliado. Essas lesões podem evoluir com grande perda de substâncias, sendo necessário posteriormente enxerto e até mesmo amputação do membro afetado. A internação se justifica também pelo risco de necrose cortical que pode ocorrer em acidentes botrópicos, com consequente insuficiência renal aguda – torna-se, portanto, imprescindível o acompanhamento do paciente com provas laboratoriais, a fim de controlar a função renal, além de avaliação clínica.

No veneno dos filhotes de cobras do gênero *Bothrops* há predominância da fração coagulante sobre a proteolítica. Por esse motivo, caso o paciente chegue ao hospital afirmando ter sido picado por cobra pequena e não apresentar sintoma algum, antes de se interpretar o acidente como provocado por serpente não peçonhenta devem ser feitas as provas de coagulação. Pode ser um caso de gravidade moderada, sem que o paciente apresente qualquer sintoma nesse momento.

4. **Prognóstico.** Quando o paciente faz uso de soroterapia específica corretamente, diminuem bastante as complicações relacionadas com o efeito proteolítico e, portanto, o tempo de hospitalização. A mortalidade nos casos não tratados é de aproximadamente 8%.

D. **Acidente laquético.** Causado por serpentes encontradas na Floresta Amazônica e na Mata Atlântica, *Lachesis muta muta* (surucucu) e *L. muta rhombeata* (surucucutinga). Recentemente, foram encontrados espécimes de surucucu na região da reserva do Rio Doce, em Minas Gerais. Seu veneno é proteolítico, coagulante e neurotóxico. Os acidentes não são muito frequentes, sobretudo porque, em geral, essas grandes serpentes (que chegam a ter 3,0 m de comprimento) habitam áreas de grandes florestas, com baixa densidade populacional.

1. **Tratamento.** Soro antilaquético deve ser aplicado nas doses de 75 U, 150 U ou 300 U, de acordo com o quadro: leve, moderado ou grave, respectivamente. Pode ser utilizado também o soro bivalente antibotrópico laquético. O tratamento cirúrgico, se necessário, é semelhante ao já descrito para acidente ofídico botrópico. De modo geral, a abordagem segue os procedimentos realizados nos acidentes botrópico e crotálico, visto que o veneno de *Lachesis* apresenta as

duas características. Devido à potência e ao grande volume de veneno inoculado, os acidentes com essas serpentes costumam ser muito graves, exigindo tratamento cuidadoso e precoce, especialmente quando ocorre "síndrome laquética" com quadro sistêmico importante. Em geral, o quadro dominante se deve às propriedades coagulantes e neurotóxicas, conforme tem sido observado em vários casos relatados recentemente. Muitos acidentes relatados como laquéticos, especialmente entre os índios, podem ter sido, na verdade, provocados por serpentes do gênero *Bothrops*.

E. **Acidente crotálico.** No Brasil, o gênero *Crotalus* é representado apenas por *C. durissus*, que dispõe de várias subespécies, de ampla distribuição pelo território nacional. As subespécies de maior porte podem alcançar 1,60 m. Os acidentes por cascavéis são responsáveis pelo maior índice de letalidade nos casos de ofidismo no Brasil.

1. **Fisiopatologia e quadro clínico.** A peçonha de *C. durissus* tem ações neurotóxica, hemolítica, miotóxica e coagulante, ocasionando rabdomiólise sistêmica, liberando mioglobina, e ação nefrotóxica direta, provocando lesão tubular e insuficiência renal.

   Ocorrem lesões reversíveis, como ptose palpebral, perturbação visual (visão turva e diplopia), dor cervical, obnubilação, torpor, odinofagia e dores musculares. Pode haver parada respiratória.

   O paciente picado por cascavel não apresenta alterações locais importantes e geralmente não se queixa de dor forte na área da picada, relatando apenas parestesia. Tem sido observado que, constantemente, o ofidismo crotálico provoca alterações na coagulação, com fibrinopenia, sobretudo em acidentes em que os agressores são animais neonatos, ratificando os trabalhos *in vitro*.

   Poucas horas após, o paciente pode apresentar fácies neurotóxica (Figura 70.8), mas as alterações urinárias não costumam surgir antes da 12ª hora.

2. **Tratamento.** Atualmente, os acidentes crotálicos são classificados como leves, moderados ou graves (Quadro 70.5). É imprescindível que a soroterapia seja administrada prontamente; os testes laboratoriais devem ser realizados

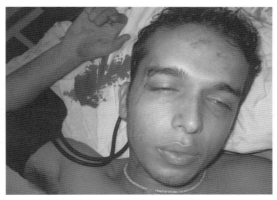

Figura 70.8 Fácies neurotóxica decorrente de acidente laquético. (*Fonte*: imagem cedida por Tiago O. Lima.) (Esta figura encontra-se em cores no Encarte.)

Quadro 70.5 Classificação e esquema de tratamento de acidente crotálico.

Parâmetros	Gravidade		
	Leve	Moderada	Grave
Sinais neurotóxicos	Ausentes ou tardios	Presentes	Presentes/evidentes
Hemoglobinúria	Ausente	Presente ou ausente	Presente

conforme citado anteriormente para acidente botrópico e, se possível, CPK (creatinofosfoquinase), LDH (lactato desidrogenase) e TGO (transaminase glutâmico-oxalacética), cujas alterações auxiliam na avaliação clínica, bem como em alguns diagnósticos diferenciais de quadros clínicos incaracterísticos.

Observação: se houver dúvida entre leve e moderado, tratar como caso moderado.

3. **Prognóstico.** A partir de dados do Instituto Butantan–Hospital Vital Brazil, verifica-se que, após o uso de soro, a mortalidade cai consideravelmente: não tratados – 72% de mortalidade; tratados – 11,89% de mortalidade (citação do *Manual para Atendimento dos Acidentes Humanos por Peçonhentos*; Instituto Butantan, 1982).

Conforme o tempo decorrido após a picada, o paciente pode chegar ao hospital assintomático. Ainda assim, se houver certeza de que se trata de picada por cascavel, e o tempo entre a picada e a chegada ao hospital for pequeno (cerca de 1 h), deve ser considerada de gravidade leve a moderada, aplicando-se o soro com presteza, sem esperar que apareçam sintomas para medicar posteriormente. Todos os pacientes que forem vítimas de acidente crotálico devem ser internados em sala de observação ou Unidade de Tratamento Intermediário. Mesmo assintomático, o paciente não pode ter alta logo após a soroterapia; em casos de insuficiência renal aguda, deve ser encaminhado ao Centro de Tratamento Intensivo (CTI). Tratamento complementar: forçar diurese, aumentando-se a infusão intravenosa de líquidos. A utilização de diurético tem sido recomendada com o objetivo de auxiliar a prevenção de insuficiência renal. O prognóstico depende muito da precocidade na administração do soro, da complicação renal e da ocorrência de sangramentos do sistema nervoso central.

F. **Acidente micrúrico (elapídico).** O gênero se distribui por todo o território nacional e nas áreas mais povoadas do Brasil; o grupo de serpentes que apresentam a tríade de anéis (*M. leminiscatus*, complexo *Micrurus frontalis*, entre outras) predomina sobre o grupo daquelas de um anel (ocorre apenas *M. corallinus* com um anel) (Melgarejo, 2003). São serpentes relativamente pequenas, que podem alcançar e ultrapassar 1,50 m (nas espécies de maior porte). Felizmente, devido a fatores morfológicos, funcionais e comportamentais, são poucos os acidentes provocados por corais. Entre os aspectos morfológicos e funcionais, destacam-se: cinética craniana limitada (adaptação ao hábito fossorial), abertura bucal não ultrapassando 30°, presa fixa e diminuta; quanto aos aspectos comportamentais: hábito fossorial (vivendo sob a serrapilheira, a serpente diminui a chance de encontro com o ser humano) e ausência de agressividade ativa desses animais.

Assim, em geral a picada ocorre nas extremidades dos membros. A inoculação de veneno é superficial e insuficiente, fator que é compensado pelo comportamento de morder sem soltar, o que prolonga o tempo de **inoculação**.

A distinção entre a coral-verdadeira e a falsa-coral é difícil; de preferência, essa distinção deve ser realizada apenas por profissionais especializados. Nota-se, porém, que aquelas com cauda muito longa e que vai afinando paulatinamente e de anéis incompletos geralmente não são verdadeiras.

1. **Fisiopatologia e quadro clínico.** Seu veneno tem efeito neurotóxico, por ação inibitória sobre a transmissão neuromuscular, capaz de provocar paralisia dos músculos respiratórios, levando o paciente a parada respiratória, que é a causa das mortes. O paciente relata parestesia no local da picada e também pode se queixar de dor de pequena intensidade; posteriormente, apresenta ptose palpebral, diplopia e anisocoria, que pode progredir para sialorreia, dispneia e parada respiratória.
2. **Tratamento.** Todo paciente deve, se possível, ser internado em Unidade de Tratamento Intermediário e, ao menor sinal de distúrbio respiratório, deve ser encaminhado ao CTI, pois é sério candidato a intubação endotraqueal e respiração artificial. O soro antiofídico polivalente não é eficaz no tratamento de acidentes por *Micrurus*. Deve-se utilizar o soro antielapídico. O tratamento deve seguir as observações do Quadro 70.6.
   a. Tratamento complementar. Anticolinesterásico com fisostigmina (Prostigmine®); cada ampola contém 1 mℓ (0,5 mg). Só deve ser empregado quando já se tiverem iniciado os sintomas de depressão respiratória e após administração de atropina.

G. **Acidentes ofídicos – Conclusões**
1. **O garroteamento é contraindicado.**
2. **Se bem conduzido, o paciente não precisa usar soro polivalente.**
3. **Provas de coagulação são de extrema importância para o diagnóstico, tratamento e prognóstico, nos casos de ofidismo crotálico, laquético e botrópico.**
4. **O teste de sensibilidade não costuma ser realizado.** A maioria das reações ocorridas é anafilactoide e tem gravidade semelhante, mas com teste cutâneo negativo. Do mesmo modo, o soro seria aplicado mesmo que o teste resultasse positivo, ocorrendo, portanto, atraso desnecessário na soroterapia. Em caso de reação, diminuir o gotejamento (observar o próximo item).
5. **É necessário estar sempre preparado para um eventual início de reação anafilática ou anafilactoide: ter à disposição uma ampola de solução milesimal de epinefrina aquosa e uma seringa graduada de 1 mℓ.** Aos primeiros sinais de reação, aplicar 0,3 mℓ da solução SC, repetindo, se necessário, em 10 a 15 min. Se o paciente for hipertenso ou cardiopata, não usar epinefrina, a não ser em casos muito graves; aplicar 1 ampola de Decadron® IV ou similar intravenosa; anti-histamínico e oxigênio também devem estar preparados para uso. A realização da anamnese é imprescindível, em busca de problemas alérgicos, contatos anteriores com soros heterólogos e doenças hepáticas.
6. **Quanto mais rápido for o atendimento do paciente, menos graves serão as complicações.**

Quadro 70.6 Classificação e esquema de tratamento de acidente elapídico.

Gravidade	Sempre considerado grave, independentemente dos sintomas
Dose de soro antielapídico	100/150 unidades
Via de administração	Intravenosa

III. Araneísmo. De acordo com a Organização Mundial de Saúde, as aranhas de importância clínica são as dos seguintes gêneros: *Loxosceles* (Araneomorphae, Sicariidae) (Figura 70.9), *Latrodectus* (Araneomorphae, Theridiidae), *Phoneutria* (Araneomorphae, Ctenidae) e *Atrax* (Mygalomorphae, Hexathelidae). No Brasil, existem os três primeiros gêneros; o último só é encontrado na Oceania. Além desses, também serão abordados acidentes com membros de Lycosidae, em virtude de sua frequência e possibilidade de necrose local (menos importante que em acidentes com *Loxosceles*), e representantes das Mygalomorphae, pela possibilidade de reação edematosa às cerdas urticantes.

São mais frequentes os acidentes por aranhas conhecidas como "aranhas-armadeiras", do gênero *Phoneutria* (Figura 70.10). Em seguida vêm os acidentes por licosídeos e pelas "aranhas-marrons", do gênero *Loxosceles*. Com menor frequência, ocorrem acidentes com aranhas-caranguejeiras, da infraordem Mygalomorphae, e com "viúvas", do gênero *Latrodectus* (Figuras 70.11 e 70.12).

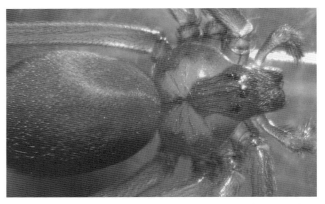

Figura 70.9 *Loxosceles* sp. (*Fonte*: imagem cedida por Ubirajara de Oliveira.) (Esta figura encontra-se em cores no Encarte.)

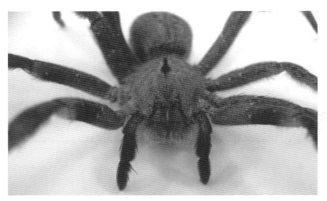

Figura 70.10 *Phoneutria* sp. (*Fonte*: imagem cedida por Raphael Silva Caetano.) (Esta figura encontra-se em cores no Encarte.)

Apresentamos a seguir a estatística dos acidentes por aranhas relativos ao ano de 2012, de um centro de atendimento de urgência de Belo Horizonte, MG (Quadro 70.7). A viúva-negra ou flamenguinha (*Latrodectus curacaviensis*) (Figura 70.11), assim chamada por ter o abdome vermelho e preto, habita regiões litorâneas. Sua peçonha é neurotóxica potente, de ação central e periférica. O acidente é tratado sintomaticamente e com soro específico. Outra espécie comum na região Sudeste é *L. geometricus*, de coloração marrom-clara e manchas dorsais, com uma "ampulheta" alaranjada na região ventral do abdome e que provoca acidentes leves, de evolução benigna, causando apenas dor local.

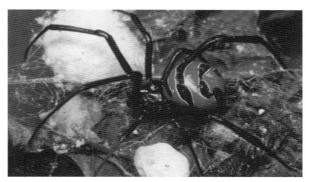

Figura 70.11 *Latrodectus curacaviensis*. (*Fonte*: FioCruz: www.fiocruz.br.) (Esta figura encontra-se em cores no Encarte.)

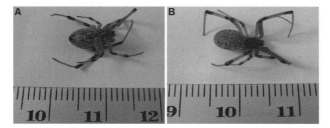

Figura 70.12 Vista ventral (**A**) e vista dorsal (**B**) da *Lactrodectus geometricus*. (*Fonte*: imagem cedida por Raphael Silva Caetano.) (Esta figura encontra-se em cores no Encarte.)

Quadro 70.7 Acidentes por aranhas peçonhentas atendidos na Unidade de Toxicologia do Hospital João XXIII – CIATBH, em 2012. Distribuição por gênero.

Aranhas peçonhentas	Nº atendimentos	Percentual (%)
Phoneutria	125	71
Lycosidae	10	6
Loxosceles	34	19
Latrodectus	7	4
Total	**176**	**100**

Apesar de seu aspecto assustador, as Mygalomorphae, vulgarmente conhecidas como "caranguejeiras", são, até onde se sabe, desprovidas de peçonha de grande atividade no organismo humano. O único gênero que foge à regra e pode causar acidentes de relevância é *Atrax*, endêmico na Oceania. É facilmente distinguido das Araneomorphae pela disposição paraxial das quelíceras, ou seja, paralelas ao eixo longitudinal do animal. No Brasil, têm importância pela dor causada pela picada de suas fortes quelíceras, e pelas reações alérgicas que o contato com seus pelos urticantes pode desencadear, o que requer tratamento sintomático com anti-histamínicos.

Em geral, os Lycosidae são menores que os representantes do gênero *Phoneutria*, e podem ser distinguidos de outras famílias por apresentarem fórmula ocular 4-2-2 e pelo fato de o palpo do macho não ter apófise retrolateral (Brescovit et al., 2002; Dondale, 2005). Algumas espécies podem apresentar um padrão de desenho em formato de "seta" no abdome. Sua picada costuma provocar apenas dor local, que cede com analgésicos comuns; contudo, remotamente pode ser capaz de gerar necrose local pelo veneno de algumas espécies (p. ex., *Lycosa erithrognata*).

O reconhecimento dos principais grupos de aranhas causadoras de acidentes no Brasil pode ser verificado, *grosso modo*, de maneira esquemática no Quadro 70.8.

Serão detalhados os acidentes com aranhas dos gêneros *Phoneutria* e *Loxosceles*, que são as mais importantes em nosso meio, respectivamente, a partir da frequência e potencialidade da gravidade dos casos.

A. Acidentes por *Phoneutria*. Vulgarmente conhecidas como "aranhas-armadeiras" ou mesmo "*banana-spiders*" ou "*Brazilian wandering spiders*" em países de língua inglesa. São aranhas de médio a grande porte, cujo comprimento corporal varia de 17 a 48 mm; no entanto, com as pernas esticadas, chegam a medir 180 mm. São consideradas grandes, embora sejam menores que algumas Mygalomorphae, com as quais costumam ser confundidas por leigos; são cobertas por pelos cinzentos curtos, possuem manchas claras nas patas e duas fileiras de pontos claros ao longo do abdome. No momento do ataque, são capazes de saltar.

Assim como todos os Ctenidae, apresentam oito olhos, dispostos em três fileiras, no padrão 2-4-2. O gênero pode ser reconhecido pela existência de escópula (adensamento de pelos) na porção interna da tíbia e tarso do palpo e *display* defensivo com movimentos laterais (Simó e Brescovit, 2001).

Quadro 70.8 Caracterização básica das aranhas de interesse médico.

Aranha	Características	Disposição dos olhos*	Comportamento/ acidente	Teias
Phoneutria (aranhas-armadeiras)	Ocorrem na região neotropical. Grandes, robustas, alcançam até 180 mm com as pernas estendidas; recobertas por pelos que variam do marrom ao acinzentado; apresentam escópula (adensamento de pelos) na tíbia e no tarso do palpo	2-4-2	Apresentam comportamento de ataque se acuadas, quando levantam os pares I e II de pernas, apoiando-se nos pares III e IV e oscilando as patas de um lado para o outro	São errantes e não constroem teia, com exceção do revestimento da ooteca

(*continua*)

Quadro 70.8 Caracterização básica das aranhas de interesse médico. (*Continuação*)

Aranha	Características	Disposição dos olhos*	Comportamento/ acidente	Teias
Loxosceles (aranhas-marrons)	Cosmopolitas. Pequenas e frágeis, alcançam até 3 cm com as pernas estendidas; coloração marrom, desprovidas de pilosidade abundante; pernas dispostas lateralmente; carapaça achatada dorsoventralmente e apenas duas garras tarsais	2-2-2	Não são agressivas, picando apenas quando comprimidas contra alguma superfície	Formam teia cotonosa em buracos, cascas de árvore e outros substratos. Nas residências, podem ser encontradas atrás de quadros, em porões e garagens
Latrodectus (viúvas)	Cosmopolitas. As fêmeas, responsáveis pelo acidente, são pequenas: podem alcançar até 3 cm com as pernas estendidas; abdome globoso com um desenho em formato de ampulheta na região ventral	4 a 4	Não são agressivas, picando apenas quando comprimidas contra alguma superfície. Quando perturbadas, têm o comportamento de cair abruptamente da teia	Constroem teia irregular em vários hábitats disponíveis: desde vegetação arbustiva até vãos de muro
Lycosidae (tarântulas)	Família distribuída do Ártico aos Subtrópicos. Podem variar em tamanho, e algumas espécies podem apresentar um desenho em formato de "seta" no abdome; a primeira fileira de olhos é reta, enquanto as duas últimas formam um quadrângulo com a maior largura voltada para a região posterior do animal	4-2-2	Variável	Variável
Mygalomorphae (caranguejeiras)	Infraordem em que se encontram as maiores espécies da ordem (podem alcançar até 260 mm). Dispõem de quelíceras paraxiais (voltadas em direção ao abdome) e geralmente dois pares de fiandeiras	Variável	Em sua maioria são dóceis, sendo utilizadas inclusive como animais de estimação em certos países, mas podem apresentar comportamento agressivo	Variável, mas em sua maioria usam a teia para a construção da ooteca ou forragem de abrigos

*A disposição dos olhos, quando considerada isoladamente, pode causar identificações falso-positivas. O número de olhos está contado na orientação anteroposterior.

Fonte: adaptado de Campolina et al., 2001.

Sua peçonha tem ação neurotóxica, ativando o canal de sódio, induzindo despolarização das fibras sensitivas e musculares, e das terminações nervosas motoras e autônomas. Em geral, causam apenas dor intensa e sinais locais imediatamente após a picada, com ou sem irradiação. Em casos muito graves, geralmente em crianças, podem ocorrer priapismo, sudorese, tremores, convulsões tônicas, sialorreia, taquicardia, arritmias e distúrbios visuais, podendo levar a choque neurogênico. Apesar dessas possibilidades, o prognóstico quase sempre é bom, e a morbidade é muito baixa.

1. **Tratamento.** Os acidentes com aranhas-armadeiras geralmente são de leve gravidade, causando apenas dor no local da picada. Para esses casos, o tratamento a ser instituído consiste apenas em assepsia no local da picada, para evitar infecções secundárias, e administração de analgésico por via oral ou injetável, ou anti-inflamatórios não hormonais por via intramuscular. Em casos de dores mais fortes, realiza-se infiltração local ou troncular com anestésico (de preferência, lidocaína a 2% sem vasoconstritor – 1,0 a 4,0 mℓ). Caso a dor persista, repete-se a infiltração até 2 vezes, a intervalos de 1 h, e no tratamento desses casos é possível incluir meperidina, por via intramuscular, com os devidos cuidados.

   Se, ainda assim, persistirem os sintomas, ou se o paciente apresentar qualquer sintoma sistêmico, indica-se aplicação de soro antiaracnídeo polivalente: 5 ampolas de soro IV para os casos moderados (dor intensa persistente ou com sintomas sistêmicos); 10 ampolas intravenosas em casos graves (sintomas locais e sistêmicos acompanhados de agravamento do quadro e/ou choque e edema agudo de pulmão). Devem-se tomar os mesmos cuidados observados na soroterapia utilizada para acidentes ofídicos.

B. **Acidentes por *Loxosceles*.** As *Loxosceles* (Sicariidae) são cosmopolitas: podem ocorrer em uma grande pletora de hábitats, indo do cavernícola ao sinantrópico. Popularmente conhecidas como "aranhas-marrons", têm pequeno porte, não são agressivas e atacam apenas quando molestadas ou comprimidas contra alguma superfície. Encontram-se no interior das residências, atrás de quadros, móveis, dentro de armários, sapatos e roupas; em geral, a picada ocorre quando a vítima, sem notar a aranha, toca ou vira-se sobre ela durante o sono, ou ao vestir-se.

Assim como outras Sicariidae e famílias similares, têm seis olhos dispostos em três díades. Podem ser distinguidas de membros de outras famílias, como Drymusidae e Scytodidae, por apresentarem pernas laterígradas (posicionadas como as de um caranguejo), carapaça achatada dorsoventralmente e apenas duas garras tarsais (Brescovit et al., 2002; Ubick e Dávilla, 2005).

Um dos problemas que se observam nesse tipo de acidente é o fato de o veneno não causar dor local no momento da picada; isso, associado à pequena dimensão da aranha, não provoca medo e o paciente não costuma procurar atendimento, ocasião em que a soroterapia seria mais eficiente (até 4 h de evolução). Apenas 6 a 12 h ou 1 dia após o ocorrido, o local se torna dolorido, com edema, hiperemia e, esporadicamente, febre.

Muitos acidentes com essas aranhas têm ocorrido nos estados de SP, PR, SC e RS. No estado de Minas Gerais, a ocorrência de acidentes é menor, apesar de serem relativamente comuns. Nos últimos anos, contudo, observa-se aumento na incidência. Na região metropolitana de Belo Horizonte, foram encontrados adensamentos consideráveis dessas aranhas, inclusive em bairros nobres.

Os acidentes são, em sua maioria, casos leves, apesar da existência de necrose, mas sem sintomas sistêmicos.

O veneno, cujo mecanismo de ação ainda não é plenamente compreendido, provoca dermatonecrose nos tecidos, tanto celular como extracelular, e desencadeamento de mecanismos endógenos, com liberação de diversas substâncias (p. ex., enzimas proteolíticas), indutores de agregação plaquetária (p. ex., esfingomielinase D, hialuronidase e citocinas, entre outras), ocasionando trombos e isquemia na região, equimose, vesículas, bolhas, necrose e ulceração. As ações hemolítica e nefrotóxica provocam insuficiência renal; diferentemente da ação proteolítica do veneno botrópico, essas lesões são secas, com crosta escurecida e dura. É interessante observar que o paciente pode procurar socorro, com ferimento desse tipo, sem saber a causa, porque pode ocorrer de a aranha sequer ter sido observada (Figura 70.13).

A hematúria macroscópica também surge após 12 h, assim como subicterícia. São observados casos de insuficiência renal aguda, devido às características proteolíticas e hemolíticas do veneno.

Na apresentação cutânea ou visceral, podem ocorrer anemia aguda, plaquetopenia, hiperpotassemia, insuficiência renal e distúrbios de coagulação.

1. **Tratamento.** Assepsia local para evitar infecções secundárias; limpeza e aplicação periódicas de antissépticos na ferida. O tratamento é realizado com analgésicos (dipirona ou anti-inflamatórios não hormonais); no caso de infecções, utilizar antibióticos. Tratamento cirúrgico é feito após delimitação da área de necrose (geralmente em 7 a 10 dias). Corticoterapia (prednisona VO – 40 mg/dia para adultos e 1,0 mg/kg/dia para crianças) por pelo menos 5 dias, nos casos moderados e graves. Para os casos de anemia (papa de hemácias) e os de insuficiência renal, é feito tratamento de suporte. Soro antiaracnídeo polivalente ou antiloxoscélico – 5 ampolas IV, nos casos moderados, e 10 ampolas IV, nos casos graves. Os casos leves não apresentam comprometimento do estado geral nem lesão característica 72 h após a picada. Os casos moderados têm lesão característica e alterações sistêmicas, mas sem evidência de hemólise. Os casos graves apresentam o

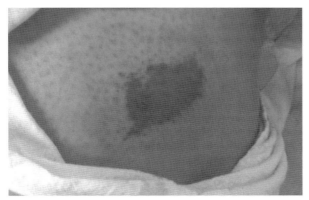

Figura 70.13 Lesão causada por picada de aranha *Loxosceles* sp. (Esta figura encontra-se em cores no Encarte.)

quadro moderado mais agravado, associado a anemia aguda e ocorrência de hemólise.
2. **Prognóstico.** A evolução é benigna na maioria dos acidentes. Quando ocorre necrose, as lesões podem complicar-se, sendo necessários desbridamento amplo e enxerto, com todas as suas implicações. Em caso de hemólise intravascular e insuficiência renal, os quadros podem ficar muito graves, com prognóstico reservado.

IV. **Escorpionismo.** Os agravos por escorpiões têm grande importância entre os acidentes causados por animais peçonhentos, seja pela alta incidência ou pela gravidade dos casos, principalmente em crianças com menos de 7 anos ou desnutridas (Quadro 70.9). Todos os escorpiões de real importância clínica estão inseridos na família Buthidae. No Brasil, esses escorpiões se encontram no gênero *Tityus* (Lourenço e Eicksted, 2003). As principais espécies do gênero *Tityus* que são potenciais ou reais causadoras de envenenamento humano são: complexo *T. stigmurus*, *T. bahiensis*, *T. costatus*, *T. trivitattus*, *T. metuendus*, *T. brazilae*, *T. neglectus*, *T. mattogrossensis*, *T. fasciolatus*, *T. obscurus*, *T. charreyroni*, *T. pusillus* e *T. adrianoi* (Lira da Silva et al., 1997; Brasil, 2001; Albuquerque et al., 2009).

No estado de Minas Gerais, são encontradas várias espécies de escorpiões, das quais as mais importantes são: *T. serrulatus* (escorpião-amarelo, Figura 70.14), *T. bahiensis* (escorpião-marrom, Figura 70.15) e *T. stigmurus* (Figura 70.16), com predominância da *T. serrulatus*, cujo veneno possui maior toxicidade. Nos últimos anos, têm sido atendidos no CIATBH casos de acidentes por *T. adrianoi* na região metropolitana de Belo Horizonte, todos de pouca gravidade.

Quadro 70.9 Acidentes por escorpião atendidos na Unidade de Toxicologia do Hospital João XXIII – CIATBH, em 5 anos.

Ano	Atendimento presencial	Atendimento telefônico	Total
2008	955	197	1.152
2009	928	270	1.198
2010	1.082	232	1.314
2011	970	284	1.254
2012	963	271	1.234
Total	**4.898**	**1.254**	**6.152**

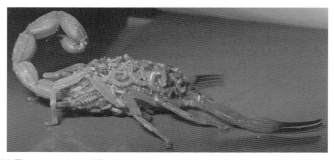

Figura 70.14 *Tityus serrulatus*. (*Fonte*: imagem cedida por Délio Campolina.) (Esta figura encontra-se em cores no Encarte.)

Capítulo 70 | Acidentes por Animais Peçonhentos 1057

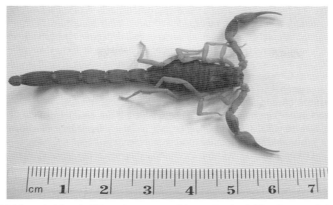

Figura 70.15 *Tityus bahiensis*. (*Fonte*: imagem cedida por Raphael Silva Caetano.) (Esta figura encontra-se em cores no Encarte.)

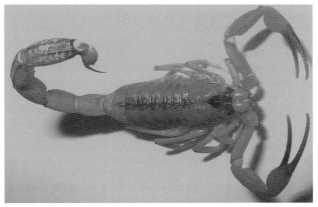

Figura 70.16 *Tityus stigmurus*. (*Fonte*: imagem cedida por Délio Campolina.) (Esta figura encontra-se em cores no Encarte.)

A toxina do *T. serrulatus* causa dor local em quase 100% dos casos. Atua nos canais iônicos, provocando despolarização das terminações nervosas pré-ganglionares, com liberação de neurotransmissores adrenérgicos e colinérgicos. O surgimento de manifestações nos diversos órgãos e sistemas orgânicos depende do predomínio dos efeitos simpáticos ou parassimpáticos. A peçonha não atua no bulbo; podem ocorrer arritmias, alterações pressóricas e choque. Os sintomas digestivos são precoces, como náuseas, sialorreia, diarreia e dor abdominal. Distúrbios neurológicos também são comuns – desde cefaleia, escurecimento da visão, tontura até o coma. Tremores, espasmos musculares ou mesmo convulsões podem ocorrer em condições mais graves. O quadro pode evoluir com edema pulmonar, que, em alguns pacientes, é acompanhado de alterações no miocárdio, sugerindo a participação de mecanismos cardiogênicos. Trabalhos recentes mostraram casos de edema pulmonar agudo sem alterações sugestivas de lesão miocárdica ou comprometimento da função sistólica esquerda, apresentando, contudo, alterações pulmonares, com predominância unilateral e/ou periférica, e alterações histológicas compatíveis com o mecanismo não cardiogênico. Em levantamento feito para atendimentos na cidade de Belo Horizonte, entre 2005 e 2009, observou-se que em 89% dos casos analisados ocorrem apenas sintomas locais, caracterizando escorpionismo leve (Barbosa et al., 2012); além disso, constatou-se que a soroterapia só foi necessária em 7,73% dos casos.

A. **Quadro clínico.** Distinguem-se três apresentações:
   1. **Leve.** Com manifestações apenas locais: dor e/ou parestesia.
   2. **Moderada.** Com manifestações locais, gástricas e cardiorrespiratórias (principalmente taquicardia), sudorese, sialorreia.
   3. **Grave.** Além dos sintomas citados anteriormente, leva a convulsões, coma, bradicardia, insuficiência cardíaca, edema pulmonar agudo, hipotermia, choque e apneia. Em exames laboratoriais, podem ser encontrados: hipopotassemia, hiponatremia, distúrbios acidobásicos, albuminúria, glicosúria, hiperglicemia e hiperamilasemia. O ECG mostra alterações variáveis: taquicardia ou bradicardia sinusal, extrassistolia, alterações de repolarização ventricular, BAV; pode ocorrer hipocinesia do septo interatrial e da parede posterior do VE, transitória, com baixa da fração de ejeção. Essas alterações são reversíveis em 3 a 7 dias.

B. **Tratamento.** Infiltração local com anestésicos analgésicos e/ou anti-inflamatórios. Quando se tratar de crianças, idosos ou adultos com repercussão clínica sistêmica, deve ser realizada soroterapia.
   1. **Caso leve.** Uma ampola de soro antiescorpiônico IV.
   2. **Caso moderado.** Duas ampolas de soro antiescorpiônico IV.
   3. **Caso grave.** Quatro ampolas de soro antiescorpiônico IV.

   Alguns profissionais preconizam a utilização de uma dosagem mais elevada de soro; no entanto, em nossa experiência as doses utilizadas têm oferecido ótimos resultados. Trabalhos têm mostrado também a persistência durante muitas horas de antiveneno circulante em altas concentrações. Os casos de crianças de até 6 anos, idosos acima de 65 a 70 anos ou indivíduos debilitados, mesmo com sintomas leves, devem ser observados com maior cuidado, e podem ser tratados como moderados. Reações ao soro antiescorpiônico não são comuns, o que possibilita sua administração com bastante segurança, principalmente em pacientes que apresentam manifestações adrenérgicas secundárias às ações do veneno escorpiônico.

   O paciente de baixo peso deve permanecer hospitalizado até completa definição do quadro. Os adultos, desde que assintomáticos após a infiltração, podem receber alta do ambulatório; contudo, seu exame físico deve ser feito detalhadamente e, caso haja qualquer dúvida, também está indicada observação. Nos casos benignos, não surgem sintomas sistêmicos, o que geralmente ocorre dentro de 2 h. Os exames complementares solicitados são: urina de rotina, hemograma, glicemia, amilasemia e eletrocardiograma – nos casos moderados a graves e em crianças menores. Na soroterapia, devem ser tomados todos os cuidados observados em caso de ofidismo. A observação clínica dos casos graves é de extrema importância, dada a grande mortalidade dos quadros que evoluem para edema pulmonar agudo. Quando houver bradicardia acentuada, pode ser necessária a administração de atropina. Casos graves devem ser tratados em CTI, onde os procedimentos de suporte são essenciais para a recuperação do paciente. No atendimento inicial dos casos mais graves, sempre se deve preocupar imediatamente com as medidas de suporte enquanto se avalia a soroterapia.

V. **Erucismo (acidentes com lagartas urticantes).** A denominação "erucismo" origina-se do termo latino *eruca*, que significa lagarta, acrescido do sufixo grego *ismo*. Das diversas famílias presentes em Lepdoptera, apenas nove são descritas por Diaz (2005) como apresentando importância clínica: Arctiidae, Lasiocampidae, Limacodidae, Lymantriidae, Megalopygidae, Notodontidae, Nymphalidae, Saturniidae e Zygaenidae.

No Brasil, entre as famílias de importância clínica estão: Megalopygidae, Saturniidae, Arctiidae, Limacodidae, Lymantriidae e Notodontidae. No entanto, as duas últimas não causam acidentes graças à fragilidade das cerdas das espécies ocorrentes. Nos últimos anos, no período de novembro a fevereiro, ocorreram surtos de lagartas da família Lymantriidae, atacando, por exemplo, castanheiras, goiabeiras e mangueiras, mas sem acarretar problemas à população. De modo geral, a maioria das lagartas de Lepidoptera é desprovida de qualquer evaginação tegumentar ligada a glândulas de veneno, sendo assim desprovida de importância na entomologia médica.

Os nomes vulgares mais comuns para esse grupo de lagartas são: bicho-cabeludo, lagarta-de-fogo, lagarta-de-hera, mandruvá, suçuarana, taturana.

Os imagos (tipos adultos) femininos do gênero *Hylesia* podem também causar acidentes, por ação mecânica, tóxica e alérgica (Arias-Obarrio, Saraceno e Calviello, 1981) das cerdas encontradas em seu abdome. Esse tipo de agravo é conhecido como lepidopterismo.

As lagartas urticantes podem ser encontradas em goiabeiras, abacateiros, nogais, cajueiros, roseiras, eucaliptos, figueiras, bananeiras, mamoeiros, mandioqueiras, seringueiras e outras plantas; também são encontradas no solo, entre folhas secas. A maioria dos acidentes ocorre no verão e no início do outono, quando os ovos das larvas eclodem, e são comuns em pessoas que têm contato direto com plantas (lavradores, jardineiros) e crianças, pois suas cores vivas e seu aspecto geral são muito atraentes. Às vezes, o indivíduo não nota o agente agressor, pois as lagartas se camuflam bem no meio ambiente. Nos últimos anos, tem sido observado um número maior de acidentes com lagartas, especialmente no entorno das grandes cidades, onde há matas preservadas, pomares e jardins, sobretudo em condomínios residenciais. Há ainda o aspecto da iluminação noturna de casas de campo, que atraem as mariposas. A monocultura e o uso de agrotóxicos podem estar provocando o deslocamento dos insetos das regiões de agricultura para as vegetações das regiões metropolitanas (Quadro 70.10).

Quadro 70.10 Casos de erucismo atendidos na Unidade de Toxicologia do Hospital João XXIII – CIATBH, em 5 anos.

Ano	Atendimento por telefone	Atendimento presencial	Total
2008	139	215	354
2009	231	186	417
2010	157	145	302
2011	155	123	278
2012	157	156	313
Total	**839**	**825**	**1.664**

Os Limacodidae são de fácil identificação, pois apresentam pseudópodes substituídos por ventosas desprovidas de gancho; são insetos lentos, de pequeno tamanho, cores vivas e cerdas de veneno restritas à região cefálica, anal e lateral (o restante do dorso é desprovido de cerdas).

Tendo *Premolis semirufa* como principal exemplar, graças à sua importância clínica, a família Arctiidae pode ser identificada pelas cerdas farpadas ou plumosas e grandes espiráculos (estruturas respiratórias localizadas na região lateral dos segmentos corporais). No norte do Brasil, acidentes com *P. semirufa* são comuns em trabalhadores de seringais, podendo causar dor e inflamação aguda (primeiro acidente), além de deformidade articular (tipo crônico).

Representantes da família Megalopygidae apresentam cerdas em formato de "pelos", longos, sedosos e de cores variadas, e são muito atraentes, principalmente para crianças. Contudo, os responsáveis pelos acidentes em si não são esses "pelos", e sim as cerdas que ficam logo abaixo e são portadoras de veneno.

Os Saturniidae apresentam a cabeça globosa e sem escolos (evaginações mais desenvolvidas e terminadas em espinhos), escolos ausentes na linha média dorsal e pernas anais com uma área triangular esclerotizada disposta lateralmente. Os escolos (*scoli*) têm espinhos terminais ocos e frágeis, que se quebram ao entrar em contato com o tegumento da vítima, liberando a peçonha glandular sob pressão. Entre os saturnídeos, destaca-se o gênero *Lonomia* (Figura 70.17), responsável por acidentes de maior gravidade devido aos distúrbios hemorrágicos que acarreta no organismo humano, os quais podem provocar insuficiência renal aguda ou até mesmo a morte.

No Quadro 70.11, pode ser observada uma esquematização de algumas características das lagartas de interesse médico no Brasil.

Nos últimos anos, têm sido registrados vários acidentes por *Lonomia* (Quadro 70.12) – alguns muito graves, com distúrbios hemorrágicos e insuficiência renal importantes. Pode-se questionar o aumento de ocorrências graves ou de diagnóstico desses casos, pois, muitas vezes, o quadro só é evidente até 72 h depois do acidente, podendo não ter sido diagnosticado de início. Após melhora da dor, o paciente liberado pode desenvolver o quadro sistêmico, o qual não será interpretado como decorrente de acidente lonômico. Não foi observada discrasia hemorrágica em casos de erucismo por saturnídeos não identificados como *Lonomia*, mas há relato de casos em que a lagarta não foi identificada. A identificação e a diferenciação de lagartas, especialmente entre *Lonomia obliqua* e as outras espécies de saturnídeos, são difíceis.

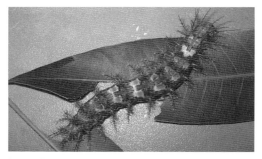

Figura 70.17 *Lonomia* sp. (*Fonte*: imagem cedida por Délio Campolina.) (Esta figura encontra-se em cores no Encarte.)

Capítulo 70 I Acidentes por Animais Peçonhentos   1061

Quadro 70.11 Lagartas de interesse médico mais comuns no Brasil.

Família	Nomes populares	Distribuição geográfica	Características gerais	Tipo de acidente
Arctiidae	Pararama	Seringais amazônicos (*Premolis semirufa*)	Cerdas farpadas ou plumosas, espiráculos grandes	Osteoarticular e dermatológico
Limacodidae	Lagarta-lesma, lagarta-gelatina	Encontradas em todas as regiões zoogeográficas	Ausência de pernas abdominais, existência de ventosas sem ganchos	Dermatológico
Megalopygidae	Lagarta-carneiro, carneirinho, gatinho	Restritas ao continente americano	Existência de cinco pernas abdominais (nos urômeros 2 a 7 e no último), apresentam "pelos" longos e sedosos que escondem as verrucas com espículas venenosas	Dermatológico
Saturniidae	Orugas, taturana, lagarta-pinheirinho	Seis subfamílias estão presentes no continente americano	Cabeça globosa e sem escolos, ausência de escolos na linha dorsal-média, área esclerotizada triangular nas laterais da perna anal. O corpo é revestido dorsalmente por densa armadura de cerdas venenosas, em formato de escolo.	Dermatológico e, em *Lonomia*, hemorrágico

Quadro 70.12 Acidentes por lagarta *Lonomia* que receberam atendimento na Unidade de Toxicologia do Hospital João XXIII – CIATBH, em 5 anos.

Ano	Atendimento presencial	Atendimento por telefone	Total
2008	3	4	7
2009	11	6	17
2010	–	1	1
2011	3	4	7
2012	3	5	8
Total	**20**	**20**	**40**

A. **Fisiopatologia e quadro clínico.** O veneno das espículas e da hemolinfa é constituído de histamina, acetilcolina e plasmocinina. É provável que em sua composição estejam presentes uma toxialbumina e uma enzima proteolítica não bem diferenciadas laboratorialmente.

Os sintomas clínicos variam acentuadamente e dependem de uma gama de fatores: das espécies e dos diferentes tipos de pelos que as cobrem, da qualidade do veneno, da duração do contato e da pressão exercida pela lagarta sobre a vítima. Apesar da diversidade de manifestações, de início todo tipo de erucismo produz um quadro dermatourticante, caracterizado por dor imediata (como uma picada), seguida de ardor, prurido e queimação mais ou menos intensos, irradiados ou não. Posteriormente, podem surgir eritema (com uma coleção de pequenos pontos de inoculação), edema, pápulas, vesículas e até necrose local, concomitante a infartamento ganglionar periférico. Além disso, podem ocorrer manifestações sistêmicas, tais como mal-estar, febre, sudorese fria, náuseas, lipotimia e agitação; nesses casos, impõe-se o diagnóstico diferencial com escorpionismo e araneísmo por *Phoneutria*.

Quando se trata de acidente hemorrágico por larvas de *Lonomia obliqua*, ocorre discrasia sanguínea 1 a 48 h após o contato inicial. Pode ou não ser acompanhada de hematomas, equimoses e sangramentos diversos (gengivorragia, sangramento em lesões recentes já cicatrizadas, hematúria e acidente vascular encefálico hemorrágico) até 72 h depois. Hipotensão e mialgia podem ser sinais inespecíficos, e insuficiência renal aguda é considerada a principal complicação. O registro de óbito sobrevém por quadro semelhante ao de coagulação intravascular disseminada, choque hemorrágico, sangramento intracraniano extenso ou insuficiência renal. Este é considerado o tipo mais grave de erucismo. A ocorrência e a intensidade da cefaleia, náuseas e tontura podem ser sinais premonitórios de maior gravidade.

Já nos casos de pararamose, pode haver complicações crônicas do tipo osteoarticular, principalmente nos contatos repetidos. Quase todas as vítimas são seringueiros, e a maioria dos acidentes compromete somente as mãos, com osteoartrite, sinovite e anquilose permanente em alguns indivíduos, levando a incapacitação funcional.

B. **Laboratório.** Importante para diagnósticos diferenciais ou em acidentes por *Lonomia*, para acompanhamento do quadro de discrasias sanguíneas e complicações, tais como insuficiência renal e desequilíbrios hidreletrolíticos. Podem estar alterados: tempo de coagulação, TTPa, TP, RNI, fibrinogênio, PDF e PDFib (produtos de degradação do fibrinogênio e da fibrina), provas de função renal e ionograma, entre outras.

C. **Tratamento.** Na maioria dos acidentes com lagartas, o tratamento busca apenas debelar a dor e o desconforto locais. Assim, prescrevemos medicação analgésica, anti-inflamatória e anti-histamínica na medida do necessário. É prática corrente a raspagem do local de contato, após aplicação de gel anestésico, com o objetivo de impedir a movimentação de cerdas remanescentes de difícil visualização que provocam a persistência dos sinais flogísticos. O uso de compressas frias e a elevação do membro ferido também podem aliviar a dor.

Para anquilose por pararama, não há tratamento específico, somente sintomático e fisioterápico de reabilitação; contudo, enfatizamos a importância da prevenção, recomendando aos seringueiros o uso de luvas grossas.

No intuito de sistematizar a indicação de soroterapia antilonômica (SALon), o Ministério da Saúde, em seu *Manual de Diagnóstico e Tratamento de Acidentes por Animais Peçonhentos*, apresenta um esquema de tratamento (Quadro 70.13), mas há alterações em discussão.

Capítulo 70 | Acidentes por Animais Peçonhentos

Quadro 70.13 Diagnóstico e tratamento dos acidentes com *Lonomia*.

Manifestações e gravidade	Quadro local	Provas de coagulação	Sangramento/ Complicações	Tratamento
Leves	Presente	Normais	Ausentes até 48 h após o acidente	Sintomático
Moderadas	Presente ou alterado	Alteradas	Ausentes ou presentes na pele e mucosa (gengivorragia, equimoses, hematúria)	Sintomático + 5 ampolas de SALon IV
Graves	Presente ou ausente	Alteradas	Presentes em vísceras – há risco à vida (hematêmese, hipermenorragia, AVE, broncorragia, alterações hemodinâmicas e falência de vários órgãos)	Sintomático + 10 ampolas de SALon IV

Observação. Devido à possibilidade de hemorragia, todo acidentado picado por lagarta que não for identificada deve ser orientado a retornar ao Serviço de Saúde em caso de surgimento, nas 72 h seguintes, de qualquer tipo de sangramento. Se não estiverem disponíveis as provas mais adequadas de coagulação, é possível recorrer ao tempo de coagulação, que é de fácil execução e não exige muita habilidade do laboratório.

Em acidentes hemorrágicos, uma vez confirmada a discrasia sanguínea, está indicada soroterapia específica. Na ausência do soro específico, pode ser necessário o emprego de agentes antifibrinolíticos. No Brasil, está disponível o ácido épsilon-aminocaproico (Ipsilon®) em ampolas de 1 e 4 g: dose de ataque de 30 mg/kg IV, e 15 mg/kg a cada 4 h, até normalização da coagulação; **este tratamento, contudo, não tem sido utilizado, pois sua eficácia é questionável**. A anemia, se for significativa, deve ser corrigida com concentrado de hemácias; NÃO se deve administrar sangue total nem plasma fresco, pelo risco de precipitação ou acentuação de coagulação intravascular disseminada.

D. **Prognóstico.** Em geral, é bom, sem qualquer sequela na maioria absoluta dos casos de erucismo.

Deformidade articular permanente em alguns seringueiros poliacidentados por pararama.

Reservado nos casos de contato com *Lonomia obliqua* em vítimas com mais de 65 anos de idade debilitadas, acidentes com grande número de lagartas, patologias hemorrágicas prévias, traumatismos mecânicos logo após o contato ou quando desenvolveu insuficiência renal.

VI. **Abelhas.** No grupo vulgarmente conhecido como "abelhas", encontra-se grande variedade de espécies, todas pertencentes à superfamília Apoidea. Na família Apidae encontram-se as principais abelhas de importância clínica, incluindo os gêneros *Bombus* e *Apis*.

As abelhas-europeias *Apis mellifera mellifera* e *A. mellifera ligustica* (respectivamente, abelha-alemã e abelha-italiana) têm temperamento menos agressivo (se comparadas às africanas e africanizadas). Em um evento infeliz, no ano de 1957 houve enxameação de 26 colmeias, o que tornou possível que as *A. mellifera scutellata*, altamente agressivas, pudessem constituir população em ambiente natural. A consequência desse incidente foi a exígua expansão territorial da subespécie, passando pelo domínio nacional (a partir do interior de São Paulo), por toda a América do Sul (com exceção do Chile), América Central e, finalmente, chegando ao sul dos EUA no início da década de 1990. Ao cruzarem com populações naturais de abelhas-europeias no decorrer de sua trajetória, geraram híbridas, referidas como "africanizadas" e tão agressivas quanto suas precursoras africanas. Essas abelhas estão entre aquelas que, ao picarem, perdem o ferrão juntamente com a glândula de veneno e sua musculatura acessória – essa função, denominada autotomia, ocasiona a morte da operária agressora. A glândula, ainda ativa, continua a inoculação de veneno, mesmo após a autotomia, o que torna o acidente ainda mais perigoso. O número de acidentes por abelhas entre os atendimentos realizados na Unidade de Toxicologia do Hospital João XXIII – CIATBH, em 5 anos, pode ser observado no Quadro 70.14; é importante lembrar que o número de acidentes na região é muito mais elevado devido aos atendimentos não notificados por outras instituições de saúde e aos inúmeros casos em que os acidentados não procuram atendimento médico.

A. Princípios ativos do veneno. O veneno das abelhas é constituído de substâncias farmacológicas e bioquimicamente ativas, incluindo: enzimas (hialuronidase e fosfolipase), aminas biogênicas (histamina, serotonina) e peptídios (melitina e apamina).

Entre outros efeitos, podem causar: lesão celular, desgranulação de mastócitos com liberação de histamina e serotonina, hemólise, lesão neurológica, aumento da permeabilidade capilar, hipotensão e excitação do SNC.

B. Quadro clínico. O diagnóstico de picada de abelha costuma ser fácil, visto que ocorre forte dor local e o inseto é visualizado; a dor geralmente desaparece após alguns minutos, ficando o local com eritema e edema. A picada é rapidamente identificada pelo fato de a abelha perder seu aparelho inoculador no local agredido, o que não acontece com os outros insetos.

Os efeitos imediatos que surgem após a picada pelos insetos variam, a depender de vários fatores: sensibilidade individual, poder toxigênico e alergizante das proteínas inoculadas, dose, exposição prévia a picadas, estado geral e idade do paciente. Em alguns casos, grandes reações locais precedem uma reação sistêmica quando esses insetos picam.

Quadro 70.14 Acidentes por abelhas atendidos na Unidade de Toxicologia do Hospital João XXIII – CIATBH, em 5 anos.

Ano	Atendimento presencial	Atendimento por telefone	Total
2004	123	38	161
2005	118	29	147
2006	141	36	177
2007	73	27	100
2008	108	30	138
Total	**563**	**160**	**723**

Em geral, o indivíduo picado apresenta dor local intensa, seguida de edema e prurido. A área mostra uma zona central clara, circundada por um halo avermelhado; o ferrão é encontrado dentro dessa zona clara, podendo apresentar movimentos espasmódicos nos momentos iniciais. Em geral, a reação local melhora em poucas horas. Admite-se que o acidente na região da face e do pescoço possa favorecer o surgimento de distúrbios do SNC e que as picadas nesses locais possam provocar edema local, com a compressão das vias aéreas superiores, causando asfixia mecânica, angústia, depressão respiratória, vertigem, urticária gigante, vômitos, dispneia, lacrimejamento, taquicardia, e, eventualmente, crises convulsivas podem ser evidentes. Quando um grande número de abelhas ataca o indivíduo, podem surgir dores, edema, hipotensão arterial, choque, distúrbios neurológicos, náuseas, vômitos, distúrbios hemorrágicos e hemólise, que costumam ocorrer nos primeiros minutos e apresentam maior intensidade após 30 min; podem ocorrer poliúria e diarreia.

Após a picada desses insetos, também pode surgir insuficiência renal aguda. Quatrocentas picadas podem ter um efeito letal em um adulto, apesar de alguns apicultores já terem sido vítimas de um número superior a mil abelhas e não terem evoluído dessa maneira.

C. Tratamento. O tratamento consiste em rápida remoção do ferrão, pois, caso permaneça no local, ele vai se aprofundando e inoculando o restante do veneno. A remoção nunca deve ser feita com os dedos nem com pinça, que pressionam a bolsa de veneno e contribuem para inocular o veneno; retira-se o ferrão com uma lâmina de barbear, bisturi ou faca, rente à pele, ou com material pontiagudo, de baixo para cima. Se necessário, deve-se lavar e desinfetar o local e aplicar uma pomada com corticosteroide (questiona-se este uso), anti-histamínicos por via oral ou intramuscular e analgésicos.

Em indivíduos previamente sensibilizados ou que apresentem reações intensas, a administração imediata de epinefrina (0,01 mg/kg) por via subcutânea é imperativa e eficaz na maioria dos casos, podendo ser repetida, se necessário. Aplicam-se analgésicos em caso de dor mais persistente. As urticárias moderadas podem ser tratadas com anti-histamínicos.

Reações muito graves com distúrbios hemodinâmicos sérios devem ser conduzidas pela posição de Trendelenburg, infusão intravenosa de solução salina e 0,01 mg/kg de epinefrina na diluição de 1:1.000, administrada por via subcutânea. A uma resposta inadequada corresponde o tratamento clássico de choque anafilático. Portanto, o tratamento é sintomático e de manutenção, com cuidado especial a complicações cardiocirculatórias e renais. Em pacientes hipersensibilizados e naqueles com cardiopatia prévia, o quadro pode ser extremamente grave, podendo evoluir para óbito, principalmente em casos de picadas múltiplas. Recentemente foi desenvolvido o soro antiapílico, que se encontra em fase final de testes, já em aplicação desde 2016 em alguns pacientes em hospitais-piloto. Deverá ser utilizado em casos de picadas múltiplas, com dose avaliada pelo número estimado de ferroadas, em conjunto com o tratamento de suporte.

VII. Vespas. Esses representantes da superfamília Vespóidea causam acidentes que, *a priori*, são muito parecidos com os das abelhas; no entanto, nesses casos não se acha o ferrão. Isto se deve ao fato de as espécies não apresentarem autotomia, podendo atacar várias vezes em um mesmo acidente.

Os representantes mais expressivos em acidentes são os Pompilidae (p. ex., *Synoeca cyanea*) e os Vespidae (p. ex., *Pepsis fabricius*), e algumas de suas espécies são

encontradas em todo o território brasileiro. Nomes vulgares das espécies são: vespão, mata-cavalo, marimbondo, vespa-que-zumbe, caça-aranha, entre outros.
A. **Aspectos toxicológicos.** O veneno das vespas tem sido pouco estudado, e a lista dos componentes identificados ainda é pequena. Alguns autores têm definido a existência de potentes alergênicos no veneno das vespas. Os acidentes dependem do número de picadas.

Após a picada, o quadro habitual é de dor intensa e eritema local, com edema de intensidade variável e prurido. O quadro é idêntico ao da picada por abelha, embora não seja encontrado o ferrão, como já mencionamos. Mal-estar, ansiedade, sudorese, náuseas, vômitos e tremores são sinais e sintomas comuns; em indivíduos hipersensibilizados, podem ocorrer urticária, edema angioneurótico, broncospasmo, hipotensão arterial, inconsciência e choque, que pode evoluir para a morte.

B. **Tratamento.** Lavar e desinfetar o local da picada, aplicar pomada com corticosteroide; se necessário, administrar anti-histamínicos, por via oral ou intramuscular, e analgésicos.

As reações muito graves, com sérios distúrbios hemodinâmicos, devem ser conduzidas por posição de Trendelenburg, infusão intravenosa de solução salina e 0,01 mg/kg de epinefrina a 1:1.000, administrada por via subcutânea. Diante de uma resposta inadequada, é necessária uma conduta mais agressiva, que requer injeção intravenosa de epinefrina a 1:10.000, maior volume de líquidos, 1 g de hidrocortisona e oxigenoterapia – ou seja, o tratamento clássico para choque anafilático. Portanto, o tratamento é sintomático e de manutenção, com especial cuidado às condições cardiocirculatórias e renais.

Bibliografia

Albuquerque CMR, Porto TJ, Amorim MLP et al. Escorpionismo por Tityus pusillus Pocock, 1893 (Scorpiones; Buthidae) no Estado de Pernambuco. Rev Soc Bras Med Trop. 2009; 42(2):206-8.
Alvares ESS, De Maria M, Amâncio FF et al. Primeiro registro de escorpionismo causado por Tityus Adrianoi Lourenço (Scorpiones: Buthidae). Rev Soc Bras Med Trop. 2006; 39(4):383-4.
Amaral CFS, Dias MB, Campolina D et al. Children with adrenergic manifestations of envenomation after Tityus serrulatus scorpion stings are protected from early anaphylactic antivenom reactions. Toxicon. 1993; 32:211-5.
Amaral CFS, Rezende NA, Pedrosa TMG et al. Afibrinogenemia secundária a acidente ofídico crotálico (Crotalus durissus terrificus). Rev Inst Med Trop São Paulo. 1988; 30(4):288-92.
Amaral CFS, Rezende NA, Silva OA et al. Insuficiência renal aguda secundária a acidentes ofídicos botrópico e crotálico. Análise de 63 casos. Rev Inst Med Trop São Paulo. 1986; 28(4):220-7.
Andrade Filho A, Campolina D, Dias MB. Ofidismo. In: Andrade Filho A, Campolina D, Dias MB. Toxicologia na prática clínica. 2. ed. Belo Horizonte: Folium; 2013. p. 491-510.
Araújo ME, Santos ACMCA. Cases of human envenoming caused by Philodryas olfersii and Philodryas patagoniensis (serpentes: Colubridae). Rev Soc Bras Med Trop Uberaba. 1997; 30(6):517-9.
Arias-Obarrio HJ, Saraceno EF, Calviello RC. Dermatitis por Hylesia nigricans. Archivos Argentinos de Dermatologia. 1981; 31(3):171-80.
Azevedo-Marques MM et al. Myonecrosis, Myoglobinuria and Acute Renal Failure Induced by South American Rattle Snake Envenomation in Brazil. Toxicon. 1985; 23(4):631-6.
Barbosa AD et al. Caracterização dos acidentes escorpiônicos em Belo Horizonte, Minas Gerais, Brasil, 2005-2009. Cad Saúde Pública. 2012; 28(9).
Barraviera B. Venenos animais – uma visão integrada. Rio de Janeiro: EPUC; 1994.
Brasil. Fundação Nacional de Saúde (Funasa). Manual de diagnóstico e tratamento de acidentes por animais peçonhentos. 2. ed. Brasília: Funasa; 2001.
Brasil. Ministério da Saúde (MS). Manual de controle de escorpiões, série B. Textos básicos de saúde. Brasília, DF: MS; 2009.

Brescovit AD, Bonaldo AB, Bertani R et al. In: Adis J (Org.). Amazonian Arachnida and Myriapoda. Pensoft Publishers; 2002. p. 303-43.
Bucherl W, Buckley EE. Venomous Animals and Their Venoms. Vol. III (Venomous Invertebrates). Academic Press, Inc. (USA); 1971.
Campolina D, Andrade Filho A, Dias MB. Araneísmo. In: Toxicologia na prática clínica. Belo Horizonte: Folium, 2001.
Campolina D, Cardoso MFEC. Aspectos epidemiológicos das intoxicações e acidentes por animais peçonhentos atendidos no serviço de toxicologia do Hospital João XXIII, Belo Horizonte, MG, Brasil. Rev Med Minas Gerais. 2000; 10(1):2-7.
Campolina D, Dias MB, Andrade-Filho A. Acidentes provocados por animais peçonhentos. In: Freire E. Trauma – A doença dos séculos. São Paulo-Rio de Janeiro-Belo Horizonte: Atheneu; 2001. p. 2:305-21.
Campolina D, Dias MB, Sato AS et al. Araneísmo e acidentes com lacraias e piolho de cobra. In: Andrade Filho A, Campolina D, Dias MB. Toxicologia na prática clínica. 2. ed. Belo Horizonte: Folium; 2013; 155-67.
Campolina D, Dias MB. Acidentes provocados por contatos com animais peçonhentos. In: Borges RD, Rothschild HA. Atualização Terapêutica 2005: Manual prático de diagnóstico e tratamento. 22. ed. São Paulo: Artes Médicas; 2005: 1983-93.
Campolina D, Guerra CMN, Guerra SD et al. Escorpionismo. In: Andrade FA, Campolina D, Dias MB. Toxicologia na prática clínica. 2. ed. Belo Horizonte: Folium; 2013. p. 295-319.
Campolina D, Rocha MOC. Georreferenciamento e estudo clínico-epidemiológico dos acidentes escorpiônicos atendidos em Belo Horizonte no serviço de toxicologia de Minas Gerais [tese]. Belo Horizonte: UFMG; 2006.
Campolina D, Sato AS, Dias MB. Acidentes provocados por contatos com animais peçonhentos. Cap. 2; parte 1 – Urgências sistêmicas. In: Prado, Ramos, Valle. Atualização terapêutica – urgências e emergências. (Coord Ed. Dario Birulini/Álvaro Nagib Atallah.) Artes Médicas Ltda., 2012/13.
Cardoso AEC, Haddad Jr V. Acidentes por lepidópteros (larvas e adultos de mariposas): estudo dos aspectos epidemiológicos, clínicos e terapêuticos. Anais Brasileiros de Dermatologia. 2005; 80(6):571-8.
Cardoso JLC, Wen FH, França FOS et al. Animais peçonhentos no Brasil – Biologia, clínica e terapêutica dos acidentes. São Paulo: Sarvier; 2003.
Cardoso JLC, Wen FH. Introdução ao ofidismo. In: Cardoso JLC, França FOS, Wen, FH, Málaque CMS, Haddad Jr. V. (Orgs.). Animais peçonhentos no Brasil – Biologia, clínica e terapêutica dos acidentes. São Paulo: Sarvier/Fapesp; 2003. p. 33-61.
Cardoso MFEC, Campolina D, Andrade Filho A. História, conceitos e epidemiologia. In: Andrade FA, Campolina D, Dias MB. Toxicologia na prática clínica. 2. ed. Belo Horizonte: Folium; 2013. p. 31-41.
Carrasco PA, Mattoni CI, Leynaud et al. Morphology, phylogeny and taxonomy of South American bothropoid pitvipers (Serpentes, Viperidae). Zoologia Scripta. 2012; 41:109-24.
Chavez-Olortegui C, Fonseca SC, Campolina D et al. ELISA for the detection of toxic antigens in experimental and clinical envenoming by Tityus serrulatus scorpion venom. Toxicon. 1994; 32(1):649-56.
Corseuil E, Specht A, Cruz FZ. Introdução. In: Corseuil E, Abella HB (Org.). Lepidópteros de importância médica: Principais espécies no Rio Grande do Sul. USEB; 2008. p. 1-9.
Costa HC, Bérnils RS (Org.). Répteis brasileiros: lista de espécies 2015. Sociedade Brasileira de Herpetologia. Disponível em: http://www.sbherpetologia.org.br/images/LISTAS/2015-03-Repteis.pdf. Acesso em: 29 de março de 2017.
Costa RM. Artropatia da pararamose; epidemiologia, clínica e modelos experimentais [tese]. São Paulo: Unefesp; 1991.
Costa RM. Pararamose: uma reumatose ocupacional. Rev Bras Reuma. 1981; 21(1):132-6.
Cupo P, Azevedo-Marques MM, Hering SE. Escorpionismo. In: Cardoso JLC, França FOS, Wen FH et al. Animais peçonhentos no Brasil: biologia clínica, e terapêutica dos acidentes. Sarvier; 2002.
Dias LB, Rodrigues MG. Pararamose. In: Leão RNQ (Coord.). Doenças infecciosas e parasitárias – enfoque amazônico. Belém: Cejup-UEPA-Instituto Evandro Chagas; 1997. p. 833-6.
Diaz JH. The evolving global epidemiology, syndromic classification, management and prevention of caterpillar envenoming. Am J Trop Med Hyg. 2005; 72(3):347-57.
Dondale CD. Lycosidae. In: Ubick D, Paquin P, Cushing PE et al. (Orgs.). Spiders of North America: an Identification Manual. Am Arachnol Soc. 2005; 189-91.

Duarte AC, Walter G, Barros E et al. Insuficiência renal aguda nos acidentes com Lonomia obliqua. Nefrologia Latino-Americana. 1994; 1(1):38-40.
Entres M, Nogueira KCB, Malaque CMS. Loxoscelismo. In: Andrade FA, Campolina D, Dias MB. Toxicologia na prática clínica. 2. ed. Belo Horizonte: Folium; 2013. p. 437-9.
Freire Maia L, Campos JA, Amaral CFS. Approaches to the treatment of scorpion envenoming. Toxicon; 1994; 32(1):9-14.
Haddad Jr V, Cardoso JLC. Erucismo e lepidopterismo. In: Cardoso JLC et al. Animais peçonhentos no Brasil. Biologia, clínica e terapêutica dos acidentes. São Paulo: Sarvier/Fapesp; 2003. p. 221-3.
Hatem CLP, Macedo KC, Andrade-Filho A. Abelhas e vespas-himenópteros. In: Andrade-Filho A, Campolina D, Dias MB. Toxicologia na prática clínica. Belo Horizonte: Folium; 2013. p. 43-52.
Lira da Silva RM, Amorim AM, Brazil TK. Scorpions of medical importance in Bahia, Brazil. J Venomous Animals Toxins. 1997; 3(1).
Lorini LM. A taturana: Aspectos biológicos e morfológicos da Lonomia obliqua. Passo Fundo: EDIUPF; 1999.
Lourenço WR, Eicksted VRDV. Escorpiões de importância médica. In: Cardoso JLC, França FOS, Wen FH, Málaque CMS, Haddad Jr. V. (Orgs.). Animais peçonhentos no Brasil: biologia, clínica e terapêutica dos acidentes. São Paulo: Sarvier/Fapesp; 2003. p. 182-97.
Lourenço WR. Description of a new species of Tityus (Scorpiones, Buthidae) from Serra do Cipó in the State of Minas Gerais, Brazil. Revue Suisse de Zoologie. 2003; 110:427-35.
Lourenço WR. Scorpions of Brazil. Lés Éditions l'If. Paris, France; 2002.
Magalhães RA, Ribeiro MMF, Rezende NA et al. Rabdomiólise secundária a acidente ofídico crotálico (Crotalus durissus terrificus). Rev Inst Med Trop São Paulo. 1986; 28(4):228-33.
Marques AO, Sazima I. 2003. História natural das serpentes. In: Cardoso JLC, França FOS, Wen FH. Málaque CMS, Haddad Jr. V (Orgs.). Animais peçonhentos no Brasil: biologia, clínica e terapêutica dos acidentes. São Paulo: Sarvier/Fapesp. p. 62-71.
Martins R, Bertani R. The non-amazonian species of the Brazilian wandering spiders of the genus Phoneutria Perty 1833 (Aranae: Ctenidae) with the description of a new species. Zootaxa. 2007; 1(36).
Melgarejo AF. Serpentes peçonhentas no Brasil. In: Cardoso JLC, França FOS, Wen FHet al (Orgs.). Animais peçonhentos no Brasil: biologia, clínica e terapêutica dos acidentes. São Paulo: Sarvier/Fapesp; 2003. p. 33-61.
Mello MHSM, Silva EA, Natal D. Abelhas africanizadas em área metropolitana do Brasil: abrigos e influências climáticas. Rev Saúde Pública. 2003; 37(2).
Moraes RHP. Lepidópteros de importância médica. In: Cardoso JLC et al. Animais peçonhentos no Brasil: biologia, clínica e terapêutica dos acidentes. São Paulo: Sarvier/Fapesp; 2003. p. 211-9.
Nicoleti AF, Medeiro CR, Duarte MR et al. Comparison of Bothropoides jararaca bites with and without envenoming treated at the Vital Brazil Hospital of the Butantan Institute, State of São Paulo, Brazil. Rev Soc Bras Med Trop Uberaba. 2010; 43(6):657-61.
Nishioka AS, Silveira PVP. Picada por Philodryas patagoniensis e envenenamento local. Rev Instituto de Medidicina Tropical, São Paulo. 1994; 36(3):279-81.
Oliveira DFB, Campos GS, Silveira LR et al. Acidente vascular encefálico unilateral consequente a acidente escorpiônico grave – relato de caso. Rev Bras Toxicol. 2009; 22(1):176.
Organização Mundial da Saúde (OMS). Progress in the Characterization of Venoms and Standardization of Antivenoms. Geneva; 1981.
Phillips S, Anderson R, Schapire R. Maximum entropy modeling of species geographic distributions. Ecological Modelling. 2006; 190:231-59.
Puorto G, França FOS. Serpentes não peçonhentas e aspectos clínicos dos acidentes. In: Cardoso JLC et al. Animais peçonhentos no Brasil: biologia, clínica e terapêutica dos acidentes. São Paulo: Sarvier/Fapesp; 2003. p. 108-14.
Rezende NA, Campolina D, Chavez-Olortegui C et al. Crotalus durissus snake bite without envenoming (dry bite). Toxicon. 1998; 36(12):29-32.
Rezende NA, Dias MB, Campolina D et al. Efficacy of antivenom therapy for neutralizing circulating venom antigens in patients stung by Tityus serrulatus scorpions. American J Trop Med Hyg. 1995; 52(2):77-80.

Rezende NA. Eficácia da soroterapia antiescorpiônica em neutralizar antígenos tóxicos circulantes do veneno em pacientes com manifestações sistêmicas secundárias a acidentes pelo escorpião Tityus serrulatus (Lutz & Mello, 1922) [tese]. Belo Horizonte: UFMG; 1994.

Rocha MMT da, Furtado MFD. Análise das atividades biológicas dos venenos de Philodryas olfersii (Lichtenstein) e P. patagoniensis (Girard) (Serpentes, Colubridae). Rev Bras Zool. 2007; 24(2):410-8.

Sandrin MFN, Puorto G, Nardi R. Serpentes e acidentes ofídicos: Um estudo sobre erros conceituais em livros didáticos. Investigação em Ensino de Ciências. 2005; 10(3):281-98.

Siles Villarroel M, Zelante F, Rolim-Rosa R et al. Padronização da avaliação da atividade necrosante de venenos botrópicos e da potência antinecrosante do antiveneno de B. jararaca. Mem Inst Butantan. 1978-1979; 42/43:345-55.

Simó M, Brescovit AD. Revision and cladistic analysis of the Neotropical spider genus Phoneutria Perty, 1833 (Araneae, Ctenidae), with notes on related Cteninae. Bulletin of the British Arachnological Society. 2001; 12:67-82.

Siqueira JE, Higuchi ML, Nabut N et al. Lesão miocárdica em acidente ofídico pela espécie Crotalus durissus terrificus (cascavel). Relato de caso. Arq Bras Cardiol. 1990; 54(5):323-5.

Souza RCG, Nogueira APB, Lima T et al. The enigma of the North margin of the Amazon river: Proven Lachesis bites in Brazil, report of two cases, general considerations about the genus and bibliographic review. Bull Chicago Herp Soc. 2007; 42(7):105-15.

Specht A, Corseuil E. Megalopygidae. In: Specht A, Corseuil E, Abella HB. Lepidópteros de importância médica: principais espécies do Rio Grande do Sul. Pelotas: USEB; 2008. p. 11-65.

Ubick D, Dávilla DS. Ctenidae. In: Ubick D, Paquin P, Cushing PE et al. (Orgs.). Spiders of North America: an Identification Manual: American Arachnological Society. 2005; 189-91.

Zannin M, Moraes RHP. Acidentes por Lepidópteros. In: Andrade FA, Campolina D, Dias MB. Toxicologia na prática clínica. 2. ed. Belo Horizonte: Folium; 2013. p. 415-28.

DISTÚRBIOS ACIDOBÁSICOS E HIDRELETROLÍTICOS

Maria Aparecida Braga
Bárbara Braga Costa

71

I. **Introdução.** A homeostase acidobásica e hidreletrolítica é essencial para manutenção da vida. O equilíbrio eletrolítico normalmente é regulado pelo hipotálamo, pelos rins e por vários hormônios, incluindo hormônio antidiurético (ADH), aldosterona e paratormônio. O equilíbrio acidobásico está ligado ao equilíbrio de líquidos e eletrólitos, e normalmente é controlado e mantido por sistemas-tampão imediatos através dos rins e do pulmão. Os distúrbios resultantes podem ser agudos ou crônicos, e causados por fatores alimentares, doenças ou medicamentos. Ocorrem em diversos graus de gravidade e podem não ser resolvidos apenas pelos mecanismos regulatórios ou compensatórios do corpo. A abordagem de um paciente com distúrbio hidreletrolítico e acidobásico inclui o reconhecimento imediato e tratamento de situações que põem em risco a vida, identificação da causa, através da história clínica, exame físico e exames complementares direcionados, bem como seu adequado tratamento.

II. **Distúrbios acidobásicos.** Ocorrem por impossibilidade de remoção do excesso de ácido, produzido diariamente pelo nosso organismo, além de desequilíbrio entre produção e remoção e H$^+$. Essa atividade é aferida pelo pH – que, ao nível do mar, é de 7,42 ± 0,02, com uma faixa de 7,35 a 7,45, em condições normais.

   A. **Acidose respiratória.** Caracteriza-se por elevação dos níveis de pressão parcial arterial de dióxido de carbono (PaCO$_2$) acima da faixa normal de 4,7 a 6,0 kPa (35 a 45 mmHg), devido à eliminação ineficiente do CO$_2$, o que determina acúmulo de íons hidrogênio, fazendo com que o pH arterial caia abaixo de 7,35. Em geral o bicarbonato no plasma (HCO$_3$) aumenta, em uma tentativa de compensar o distúrbio primário.

   A incapacidade de reconhecer e tratar a causa subjacente pode levar a insuficiência respiratória e morte. Acidose respiratória aguda (que muitas vezes implica risco à vida) pode ser causada por drogas (narcóticos, álcool, sedativos, anestésicos), oxigenoterapia em pacientes com doença pulmonar obstrutiva crônica (DPOC), traumatismo craniano, *status asmaticus*, aspiração de corpo estranho, pneumonia extensa, edema pulmonar cardiogênico, pneumotórax e ventilação mecânica inadequada. Acidose respiratória crônica ocorre em indivíduos com obesidade mórbida, com apneia do sono, fibrose intersticial idiopática e DPOC.

   Na acidose respiratória aguda, para cada aumento de 10 mmHg na PaCO$_2$, o pH diminuirá em 0,08, e o bicarbonato no soro e excesso de base estarão dentro da faixa normal, pois não houve tempo para compensação. Nos mecanismos de compensação na acidose respiratória crônica, para cada aumento de 10 mmHg na PCO$_2$, o pH diminuirá 0,03. Em pacientes com acidose respiratória crônica compensada (p. ex., na DPOC), o pH será normal apesar de uma PCO$_2$ elevada, e os mecanismos renais de compensação podem corrigir a acidose respiratória em 24 h. Alterações no pH fora desses intervalos sugerem uma alteração metabólica sobreposta (acidose ou alcalose).

Capítulo 71 | Distúrbios Acidobásicos e Hidreletrolíticos

1. **Apresentação clínica.** Agitação, cefaleia, sonolência, papiledema, arritmia cardíaca. O aumento da $PaCO_2$ provoca vasodilatação cerebral, que pode determinar ou exacerbar quadros de hipertensão intracraniana.
2. **Tratamento.** Suporte respiratório e ventilatório e tratamento da causa de base. Aos pacientes retentores crônicos deve-se permitir hipercapnia para normalização do pH e evitar hiperoxia, o que determinaria elevação adicional de CO_2.
B. **Alcalose respiratória.** Caracteriza-se por redução primária dos níveis de pressão parcial arterial de dióxido de carbono ($PaCO_2$) abaixo da faixa normal, de 4,7 a 6,0 kPa (35 a 45 mmHg), fazendo com que o pH arterial se eleve acima de 7,45, com consequente diminuição do bicarbonato (HCO_3) abaixo de 24 mmol/ℓ (24 mEq/ℓ).

A diminuição da $PaCO_2$ geralmente ocorre como resultado de hiperventilação alveolar, com a excreção de CO_2 superando a produção. As causas de alcalose respiratória são várias e incluem hipoxia, doença pulmonar parenquimatosa, asma, efeitos de drogas, ventilação mecânica, distúrbios do sistema nervoso central, causas metabólicas, gravidez e síndrome de hiperventilação.

No paciente com alcalose respiratória, a supressão inicial do centro respiratório e a redução da concentração de bicarbonato no plasma atenuam o aumento do pH. O excesso de excreção de CO_2 (hiperventilação alveolar) e a hipocapnia resultante inibem o centro respiratório.

Em caso de alcalose respiratória aguda, a relação entre a diminuição do HCO_3 no soro e a diminuição da $PaCO_2$ pode ser expressa como:

$$\text{Redução do } HCO_3^- \text{ (mmol/}\ell\text{)} = 0,1 \times \text{Redução na } PaCO_2 \text{ (mmHg)}$$

(Diminuição do HCO_3 a partir de 24 mmol/ℓ e diminuição do $PaCO_2$ a partir de 40 mmHg.)

Por exemplo, uma diminuição aguda na $PaCO_2$ de 20 mmHg resultará em HCO_3 no soro de aproximadamente 22 mmol/ℓ – ou seja, uma diminuição de 2 mmol/ℓ (0,1 × 20) do valor normal de HCO_3 no soro de 24 mmol/ℓ.

Desvio significativo da concentração de HCO_3 no soro a partir do valor previsto sugere distúrbio acidobásico diferente da alcalose respiratória aguda isolada.

Na alcalose respiratória crônica, o HCO_3 no soro é ainda mais reduzido devido à supressão da secreção H^+ tubular renal e à reabsorção de HCO_3. Assim, a magnitude da diminuição da concentração de H^+ é atenuada em maior extensão do que na fase aguda. Na alcalose respiratória crônica, a relação entre a diminuição do HCO_3 no soro e a diminuição da $PaCO_2$ pode ser expressa como:

$$\text{Redução do } HCO_3^- \text{ (mmol/}\ell\text{)} = 0,4 \times \text{Redução na } PaCO_2 \text{ (mmHg)}$$

Assim, uma diminuição persistente na $PaCO_2$ de 20 mmHg irá diminuir o HCO_3 no soro por 8 mmol/ℓ do seu valor normal de 24 mmol/ℓ, resultando em HCO_3 no soro de 16 mmol/ℓ. Em pacientes com alcalose respiratória crônica isolada, o HCO_3 no soro raramente diminui abaixo de 12 a 14 mmol/ℓ.
C. **Acidose metabólica.** A acidose metabólica é determinada por pH arterial inferior a 7,35, diminuição do bicarbonato no plasma e/ou aumento acentuado do intervalo de ânions no soro (*anion gap* – AG), que é calculado subtraindo-se a soma dos ânions principais (cloreto e bicarbonato) do principal cátion (sódio).

$$AG = Na - (Cl + HCO_3)$$

A variação normal do intervalo de ânions é 6 a 12 mmol/ℓ [6 a 12 mEq/ℓ]. Nesse caso, a acidose metabólica é definida como hiperclorêmica ou não aniônica. Comumente causada por perdas de HCO_3 gastrintestinais (diarreia, fístulas, ingestão de resinas de troca de ânions contendo cloretos, entre outras) ou renais (acidose tubular renal, inibidores de anidrase carbônica, hipoaldosteronismo e uso de diuréticos poupadores de potássio).

Na acidose metabólica com intervalo de ânions normal, o cálculo do intervalo de ânions urinário pode ajudar a definir se a causa é gastrintestinal ou renal.

Intervalo de ânions urinário = (Na + K) − Cl
(íons dosados em amostra urinária única)

Valores negativos, inferiores a zero, relacionam-se com perdas gastrintestinais. Se superiores a zero, têm relação com perdas de bicarbonato pelos rins. Acidose metabólica com intervalo de ânions aumentado ocorre em casos de cetoacidose diabética, acidose láctica, doença renal ou ingestão de metanol, etanol, etilenoglicol, propilenoglicol, 5-oxoprolina (p. ex., em pacientes com ingestão crônica de paracetamol) ou ácido salicílico.

Na avaliação gasométrica, uma vez determinada a presença de acidose metabólica isolada, devemos nos lembrar de que a resposta respiratória adaptativa normal irá diminuir a $PaCO_2$ arterial em um ponto para 1,5 vez a diminuição do HCO_3. Na sequência, avaliaremos o intervalo de ânions. Valores inferiores a 12 mmol/ℓ (12 mEq/ℓ) indicam acidose metabólica com intervalo de ânions normal, enquanto valores superiores a 12 mmol/ℓ (12 mEq/ℓ) indicam acidose metabólica com intervalo de ânions aumentado.

Ainda na avaliação gasométrica, se temos acidose metabólica com intervalo de ânions aumentado, o aumento do intervalo de ânions deve ser igual à redução do HCO_3. Quando o aumento do valor do intervalo de ânions é superior ao valor da redução do HCO_3, a acidose metabólica combina-se com a alcalose. Por outro lado, quando a redução do HCO_3 é maior que o aumento do intervalo de ânions (e o intervalo de ânions está aumentado de maneira significativa), coexistem acidose metabólica com intervalo de ânions normal e aumentado.

O quadro clínico da acidose metabólica relaciona-se com a doença de base. Os pacientes podem apresentar-se taquipneicos, em uma tentativa de compensação (eliminação de CO_2). Acidose metabólica grave reduz a contratilidade do miocárdio e a atividade de aminas vasoativas, e determina vasodilatação, com consequente hipotensão arterial.

O objetivo principal do tratamento da acidose metabólica é identificar e tratar a doença de base. A acidose metabólica grave com intervalo de ânions normal é efetivamente tratada com uso gradual de bicarbonato de sódio. A quantidade de bicarbonato a ser administrada pode ser determinada por meio da fórmula:

Déficit de bicarbonato = 0,5 × Peso × (24 − bicarbonato no plasma)

A administração de bicarbonato pode determinar hipernatremia, alcalose metabólica, hipercapnia e acidose intracelular.

D. **Alcalose metabólica.** A alcalose metabólica ocorre quando o pH arterial eleva-se acima de 7,45 e é determinada por distúrbios que causam perda de íons hidrogênio ou aumento do bicarbonato no plasma a partir de um valor normal de 24 mmol/ℓ (24 mEq/ℓ). As causas incluem perdas gastrintestinais (vômitos, perdas por sondas nasogástricas, diarreia) e excesso de mineralocorticosteroide. Os pacientes podem

Capítulo 71 | Distúrbios Acidobásicos e Hidreletrolíticos

apresentar cãibras musculares, fraqueza, arritmia cardíaca e/ou convulsões. Alguns sintomas podem ser devidos a uma diminuição do cálcio circulante, que ocorre quando o pH é alto. Os pacientes podem desenvolver arritmias graves ou fatais e/ou convulsões sem pródromos. Alcalose metabólica compensatória pode ser um achado incidental em pacientes com acidose respiratória crônica.

1. **Fisiopatologia.** Os principais mecanismos envolvidos podem ser um ou uma combinação dos seguintes:
   a. **Perda de íons hidrogênio do corpo.** Os íons hidrogênio podem ser perdidos do corpo através do trato gastrintestinal ou através dos rins. No organismo, os íons hidrogênio podem mudar do líquido extracelular para as células. Se a perda de íons hidrogênio exceder sua produção pela dieta e pelo metabolismo, o nível de bicarbonato no soro aumenta, levando a alcalose metabólica. A perda de íons hidrogênio através do estômago e dos rins é acompanhada pela produção de HCO_3.
   b. **Administração de HCO3 ou adição de substâncias geradoras de HCO_3.** A ingestão de bicarbonato ou de substâncias como citrato, acetato ou lactato, que aumentam a produção de bicarbonato em excesso da produção de íons hidrogênio no corpo levará aalcalose metabólica. Isso geralmente é compensado pelos rins com função normal por excreção renal de bicarbonato.
   c. **Contração de volume circulante grave.** Esse evento leva a perda de líquido extracelular e aumento relativo na concentração de bicarbonato.
2. **Etiologia.** O diagnóstico diferencial de alcalose metabólica divide os pacientes em pacientes com depleção de volume (também chamada alcalose metabólica responsiva com cloreto) e aqueles que não têm depleção de volume (também chamada alcalose metabólica resistente a cloretos).
3. **Avaliação clínica.** Objetiva a identificação de depleção de volume decorrente de vômito, sucção ou drenagem nasogástrica, uso de diurético, fibrose cística, hipercapnia ou bicarbonato excessivo ou ingestão alcalina. Sintomas como cãibras musculares, fraqueza, arritmia cardíaca e/ou convulsões podem ser devidos a uma diminuição do cálcio ionizado circulante, que resulta da maior ligação à albumina quando o pH está alto. É importante notar que os pacientes podem desenvolver arritmias graves ou mesmo fatais e/ou convulsões sem sintomas prévios.

Ocasionalmente, a alcalose metabólica compensatória é um achado incidental em pacientes com acidose respiratória crônica. Na avaliação da gasometria, o pH encontra-se elevado acima de 7,45. Para determinar o distúrbio primário, examine as alterações direcionais do HCO_3 no soro e $PaCO_2$ arterial do normal e sua relação com a alteração no pH arterial.

Se pH e HCO_3 forem altos (> 24 mmol/ℓ ou 24 mEq/ℓ), o transtorno primário é a alcalose metabólica. Na alcalose metabólica primária, a resposta respiratória adaptativa normal aumenta a $PaCO_2$ arterial em 0,25 a 1 vez o aumento do HCO_3 no soro, ou

$$PaCO_2 = (0,9 \times HCO_3) + 9.$$

Valores diferentes apontam para distúrbio misto.

A alcalose metabólica pode ser de dois tipos, de acordo com o cloro urinário:

- Alcalose metabólica resistente a solução salina: a concentração de cloro urinário é maior que 20 mmol/ℓ (20 mEq/ℓ). Esses pacientes não respondem à expansão volêmica com solução salina normal
- Alcalose metabólica responsiva a solução salina: a concentração de cloro urinário é menor que 10 mmol/ℓ (10 mEq/ℓ). Esses pacientes respondem à expansão do volume.

III. Distúrbios hidreletrolíticos

A. Homeostase da água. Cerca de 60% do peso corporal de um homem adulto são constituídos por água, sendo 40% no espaço intracelular (IC) e 20% no extracelular (intravascular e intersticial). Esta distribuição hídrica (solvente) mantém estreita relação com a distribuição dos solutos do organismo (proteínas, lipídios, ureia, glicose, aminoácidos e eletrólitos, como sódio, potássio, cloretos, cálcio, magnésio, bicarbonato, fosfatos e sulfatos). A homeostase é determinada pela interação desses dois componentes, através de uma pressão osmótica efetiva, que mantém equilíbrio com uma concentração eletrolítica definida e recebe influências fisiológicas, hormonais e neuronais que, quando comprometidas por qualquer doença orgânica ou mesmo situações de estresse físico ou emocional, pode determinar as mais variadas alterações dos equilíbrios hídrico e eletrolítico. Assim, a homeostase depende da capacidade do organismo de controlar a salinidade dos líquidos. Por transporte ativo, a "bomba de sódio" (Na^+/K^+-ATPase) troca o sódio intracelular pelo potássio extracelular. O sódio é o principal íon ativo do meio extracelular e equilibra a distribuição da água no organismo. Quando esse mecanismo falha, o líquido torna-se hipotônico ou hipertônico. A osmolaridade é descrita como o número de partículas osmoticamente ativas de soluto contidas em 1 ℓ de solução. A concentração de água deve ser igual dentro e fora das células, e isto é possível graças às aquaporinas, canais de água que permitem a permeabilidade da membrana. Normalmente, a osmolaridade do plasma (Osmp) encontra-se na faixa de 275 a 290 mOsm/kg/H_2O e pode ser calculada por meio da fórmula: Osmp = (2 × Na^+) + Glicose/18 + Ureia/6.

B. Distúrbios do sódio

1. **Hiponatremia.** Ocorre quando os níveis de sódio no soro encontram-se abaixo de 135 mmol/ℓ (< 135 mEq/ℓ), sendo considerada grave quando inferior a 120 mmol/ℓ (< 120 mEq/ℓ). A hiponatremia ocorre em cerca de 15% dos pacientes hospitalizados e normalmente associa-se a baixa osmolaridade do plasma (hiponatrema hipotônica). Causas frequentes são administração de líquidos hipotônicos ou diuréticos tiazídicos (principalmente em idosos). A hiponatremia pode também resultar de traumatismos cranianos, cirurgia intracraniana, hemorragia subaracnóidea, acidente vascular encefálico ou tumores cerebrais, desencadeando síndrome perdedora de sal ou síndrome de secreção inapropriada de hormônio antidiurético (SIADH). Para os pacientes com hiponatremia, é pior o prognóstico, e mesmo a hiponatremia leve é um fator de risco independente de morbidade e mortalidade.

   O sódio é um importante soluto osmótico no líquido extracelular e, portanto, determinante do estado do volume extracelular. Assim, hiponatremia indica líquidos corporais diluídos ou excesso de água. As apresentações clínicas da hiponatremia dependem das taxas de sódio. Uma queda aguda de sódio durante 24 a 48 h provoca edema cerebral grave, que pode ser fatal. Uma queda gradual do sódio durante vários dias ou semanas pode ser compensada pelo cérebro e o paciente manter-se assintomático.

a. **Homeostase de sódio e tipos de hiponatremia.** A homeostase de sódio é mantida pela sede (ingestão de água), ADH ou vasopressina (que aumenta a reabsorção da água renal), aldosterona (que aumenta a reabsorção renal de sódio) e os rins (que podem controlar a reabsorção de sódio no túbulo proximal independente do estímulo hormonal externo).

A hiponatremia pode ser decorrente de ingestão inadequada de líquidos hipotônicos, retenção exagerada de líquidos por liberação excessiva de ADH ou reabsorção renal inadequada de sódio. Pode ser classificada em 5 tipos principais (Figura 71.1).

(1) **Hiponatremia hipovolêmica.** A água corporal total diminui, tanto intra- quanto extracelular, mas o sódio total do corpo diminui em maior intensidade.

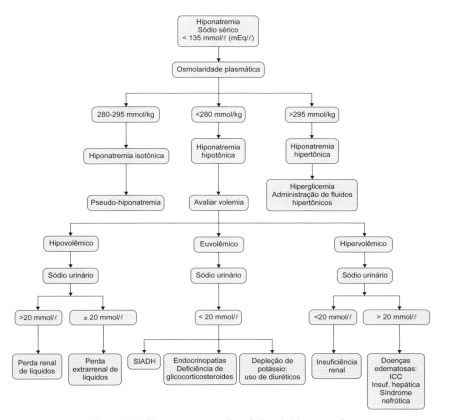

Figura 71.1 Fluxograma para diagnóstico da hiponatremia.

(2) **Hiponatremia euvolêmica.** A água corporal total aumenta, mas o sódio corporal total permanece inalterado. Observa-se um aumento modesto no volume de líquido extracelular, mas não o suficiente para causar edema.
(3) **Hiponatremia hipervolêmica.** A água corporal total e sódio aumentam, mas a água corporal total aumenta em maior valor. O aumento do volume de líquido extracelular é acentuado, causando edema.
(4) **Hiponatrema hipertônica (redistributiva).** O aumento da pressão osmótica no compartimento extracelular faz com que a água mude do compartimento intracelular para o extracelular, diluindo o sódio extracelular. No entanto, a água corporal total e o sódio permanecem inalterados. Estas situações são observadas em casos de hiperglicemia e administração de manitol. Uma fórmula simples para se corrigir o nível de sódio na presença de hiperglicemia é: sódio no soro é diminuído em 2,4 mmol/ℓ (2,4 mEq/dℓ) para cada aumento de 5,6 mmol/ℓ (100 mg/dℓ) da glicose no soro acima de 5,6 mmol/ℓ (100 mg/dℓ).
(5) **Pseudo-hiponatremia.** Lipídios ou proteínas em excesso diluem a fase aquosa do compartimento extracelular, e os níveis de sódio aferidos são baixos. No entanto, essa diminuição é um artefato e deve ser excluída antes de se prosseguir com outras investigações. A água corporal total e o sódio permanecem inalterados, e não há transferência de líquido entre os compartimentos.

b. **Efeitos da hiponatremia no SNC.** A hiponatremia é significativa quando está associada a um declínio na osmolaridade extracelular, pois causa edema celular. A maioria dos tecidos pode tolerar o edema celular. Se a concentração de sódio cai lentamente ao longo de dias ou semanas, o cérebro é capaz de usar mecanismos para se adaptar. Por esta razão, pacientes com hiponatremia crônica apresentam edema cerebral relativamente discreto e não desenvolvem hérnia de tronco encefálico. No entanto, se a concentração de sódio cai rapidamente durante 24 a 48 h, os mecanismos compensatórios do cérebro estão sobrecarregados e ocorre edema cerebral grave, levando a hérnia do tronco encefálico, parada respiratória e morte. Isso pode ocorrer mesmo com uma queda discreta do sódio no soro (125 a 130 mmol/ℓ [125 a 130 mEq/ℓ]). Outros sintomas no SNC incluem cefaleia, espasmos musculares, ataxia reversível, psicose, letargia, apatia, anorexia e agitação. O objetivo terapêutico é restauração urgente dos níveis de sódio através da administração de solução salina hipertônica (3%) a uma taxa de 1 a 2 mℓ/kg/h com o objetivo de aumentar os níveis de sódio no soro em 1,5 a 2 mmol/ℓ/h (1,5 a 2 mEq/ℓ/h) até que os sintomas diminuam ou o sódio no soro esteja acima de 120 mmol/ℓ (120 mEq/ℓ). Para pacientes que apresentam sintomas mais graves é necessária correção mais agressiva, com o uso de solução salina hipertônica (3%) em infusão de 4 a 6 mℓ/kg/h, mantendo-se monitoramento rigoroso do sódio no soro e dos demais eletrólitos. Pode-se usar furosemida para aumentar a excreção de água e prevenir aumento da pressão arterial. Se existe grande suspeita clínica de insuficiência suprarrenal, deve ser iniciado tratamento com reposição volêmica e glicocorticosteroide. Hiponatremia e hiperpotassemia são frequentemente encontradas nesses pacientes. Uma das complicações que podem ocorrer com a correção rápida do sódio é mielinólise pontina central. Nesta situação, células cerebrais que se adaptaram à hiponatremia diminuem a osmolalidade extracelular, causando desmielinização e danos axonais irreversíveis.

2. **Hipernatremia.** No contexto de hipernatremia, a concentração de sódio no plasma é superior a 145 mmol/ℓ (> 145 mEq/ℓ). Hipernatremia é um estado de hiperosmolaridade e resulta principalmente de déficit de água ou ganho de sódio. Normalmente, níveis de sódio persistentemente elevados desencadeiam liberação de ADH, estimulando mecanismos da sede para que não se desenvolva hipernatremia. Os pacientes hospitalizados geralmente têm mecanismos de sede prejudicados, acesso restrito à água e risco aumentado de perda de água (p. ex., por vômitos ou febre), além do risco de receberem reposição volêmica não indicada. Anormalidades endócrinas, como diabetes insípido e excesso de mineralocorticosteroide, também podem levar a hipernatremia.

   a. **Hipernatremia grave.** Definida como concentração de sódio no soro superior a 158 mmol/ℓ (158 mEq/ℓ). Pode determinar sintomas como hipertermia, delírio, prostração, convulsões e coma. O tratamento inicial de pacientes hipovolêmicos é feito com reposição de solução salina isotônica. Uma vez estabilizado, o déficit adicional de água livre pode ser corrigido em até 48 h. O déficit de água livre pode ser calculado por meio da seguinte fórmula:

   Déficit de água livre = Peso corporal (kg) × Porcentagem do peso corporal total (0,6 para homens; 0,4 para mulheres) × ([Na/140] − 1)

   Os pacientes euvolêmicos podem ser tratados com soluções hipotônicas, como dextrose a 5%. Os hipervolêmicos podem exigir diuréticos, além da reposição de solução salina hipotônica. A correção do sódio no soro não deve ser superior a 0,5 mmol/ℓ (0,5 mEq/ℓ) por hora, para prevenção de edema cerebral.

   As condições que requerem correção urgente da hipernatremia são:
   - Hipernatremia resultante de estado hiperglicêmico hiperosmolar. Os principais objetivos do tratamento incluem restauração do déficit de volume (para pacientes hipernatrêmicos, recomenda-se solução salina a 0,45% e, quando a glicemia atinge 16,7 mmol/ℓ [300 mg/dℓ], a reposição deve ser modificada para dextrose a 5%, até resolução da hiperglicemia [redução constante mas gradual da glicemia], correção de distúrbios eletrolíticos adicionais − o nível de potássio deve ser superior 3,3 mmol/ℓ [3,3 mEq/ℓ] − antes do início da terapia com insulina), tratamento dos eventos precipitantes e prevenção de complicações. Para a maioria dos pacientes será necessária internação em UTI
   - Diabetes insípido. Níveis de sódio no soro geralmente superiores a 170 mmol/ℓ (170 mEq/ℓ), requerendo correção imediata com soluções hipotônicas IV, em vista do risco de lesão cerebrovascular grave e morte
   - Administração indevida de sódio exógeno, como pode ocorrer em casos de infusão de cloreto de sódio ou de bicarbonato de sódio, intoxicação acidental ou intencional em crianças, ou ingestão de soluções para gargarejos altamente concentradas. A hipernatremia é acentuada,

com concentração de sódio no plasma superior a 190 mmol/ℓ [190 mEq/ℓ]). Infusão de dextrose a 5% combinada com a administração de diurético, necessária para remover o excesso de sódio, é a base do tratamento.
- b. **Hipernatremia hipovolêmica.** Inclui perdas renais e não renais. Pode ocorrer desidratação por diarreia grave, vômitos e queimaduras, febre. Também devem ser considerados o uso de diuréticos, diurese pós-obstrutiva com lesão renal, hipodipsia primária, fístula entérica. Pacientes em estado hiperglicêmico hiperosmolar manifestam sinais de grave depleção de volume e podem apresentar déficits neurológicos.
- c. **Hipernatremia hipervolêmica.** Há sinais de sobrecarga de volume, incluindo ganho de peso, edema periférico, hipertensão, tosse, dispneia, distensão da veia jugular e crepitações pulmonares, em geral por ingesta exógena de sódio e por excesso de mineralocorticosteroides. Portanto, devem ser procurados sinais de síndrome de Cushing, bem como de aldosteronismo primário.
- d. **Hipernatremia euvolêmica.** Não há sinais de depleção nem sobrecarga de volume. A causa de base geralmente é diabetes insípido.

C. **Distúrbios do potássio**
1. **Hipopotassemia.** O nível de potássio no soro é inferior a 3,5 mmol/ℓ (< 3,5 mEq/ℓ). As apresentações clínicas incluem fraqueza muscular, alterações do eletrocardiograma (ECG), arritmias cardíacas, rabdomiólise e anormalidades renais. A hipopotassemia moderada é definida como níveis de potássio no soro de 2,5 a 3 mmol/ℓ (2,5 a 3 mEq/ℓ), e a hipopotassemia grave é definida como nível de potássio no soro < 2,5 mmol/ℓ (< 2,5 mEq/ℓ). A proporção entre potássio intracelular e extracelular determina, em parte, o potencial da membrana celular. Portanto, pequenas mudanças no nível de potássio extracelular podem ter grandes efeitos sobre a função dos sistemas cardiovascular e neuromuscular.

A hipopotassemia pode ser causada por redução da ingestão de potássio, aumento da entrada de potássio nas células, aumento da excreção de potássio, diálise ou plasmaférese. As possíveis causas incluem alcoolismo crônico, anorexia nervosa, dietas hiperproteicas e hipocalóricas, alcalose metabólica ou respiratória ou acidose tubular renal, hipotermia, vômitos, diarreia grave, hiperaldosteronismo primário, nefropatias, atividade física, fibrose cística, hipomagnesemia, poliúria, paralisia periódica hipopotassêmica, queimaduras, uso de medicamentos (diuréticos, tratamento de cetoacidose diabética com insulina, agonistas beta-adrenérgicos, como salbutamol ou terbutalina, teofilina, cloroquina, uso abusivo de laxante ou administração de vitamina B_{12} ou ácido fólico), entre outras.

A velocidade e o método de reposição de potássio dependem da gravidade do quadro, da presença de condições associadas, da apresentação clínica e da resolução ou não do quadro de base.

O ECG é recomendado para todos os pacientes com hipopotassemia, bem como monitoramento frequente da concentração de potássio no soro, para assegurar reposição adequada e evitar hiperpotassemia.

A reposição oral é recomendada se o paciente não apresentar cetoacidose diabética ou hiperglicemia não cetótica. A concentração de potássio no soro pode aumentar agudamente até 1 a 1,5 mEq/ℓ após uma dose oral de 40 a 60 mEq de potássio. Pode-se usar cloreto de potássio IV como adjuvante ou substituição da reposição oral, se forem necessárias grandes doses, pois estas podem causar irritação gástrica. A reposição IV deve ser realizada à taxa de 10 a 20 mEq/h (no máximo, 400 mEq/dia). Taxas mais rápidas podem ser consideradas se houver manifestações graves, como alterações do ECG, arritmias, fraqueza muscular ou paralisia. A aplicação de soluções de potássio com concentrações superiores a 60 mEq/ℓ é, muitas vezes, dolorosa; por isso, devem ser infundidas, de preferência, em uma veia central.

A reposição de magnésio IV está indicada se o magnésio no soro for inferior a 0,5 mmol/ℓ (< 1 mEq/ℓ). A dose inicial para adultos é de 1 a 2 g ao longo de 15 min; e, para crianças, 25 a 50 mg/kg durante 15 min, seguida de infusão IV contínua (máximo de 4 g/24 h, incluindo a dose inicial).

2. **Hiperpotassemia.** A hiperpotassemia grave é definida como valor de potássio no soro superior a 6,0 mmol/ℓ (> 6,0 mEq/ℓ). A hiperpotassemia moderada é definida por valores de potássio no soro na faixa de 5,0 a 6,0 mmol/ℓ (5,0 a 6,0 mEq/ℓ). As apresentações clínicas incluem fraqueza muscular e alterações do ECG, sendo que estas têm o potencial de progredir para arritmia potencialmente fatal. Hiperpotassemia grave representa uma emergência médica e o ECG deve ser realizado de imediato para determinar cardiotoxicidade. Monitoramento contínuo do ritmo cardíaco deve ser mantido até que os valores de potássio no soro estejam em níveis seguros e a cardiotoxicidade tenha sido resolvida.

As principais causas de hiperpotassemia são aumento da ingestão de potássio em associação com diminuição da excreção renal, diminuição da entrada de potássio ou aumento da saída de potássio das células. Erros de coleta devem ser considerados, e o exame, repetido.

O tratamento inclui a solução do problema de base. Na hiperpotassemia significativa (circunstância em que a cardiotoxicidade está presente), o bloqueio dos efeitos da hiperpotassemia na membrana celular por meio da administração intravenosa de gliconato de cálcio (solução a 10%) deve ser imediato. O efeito protetor do cálcio começa em poucos minutos, mas é de curta duração. A administração IV de cloreto de cálcio ou gliconato de cálcio pode ser repetida após 5 min. No entanto, esta terapia não vai alterar o valor do potássio no soro. Esta redução é obtida com o uso de agonistas beta-adrenérgicos (nebulização com salbutamol, se não houver contraindicação), glicoinsulina e bicarbonato de sódio IV. Cada uma dessas terapias pode reduzir o potássio no soro em 0,5 a 1 mmol/ℓ (0,5 a 1 mEq/ℓ). A redução ocorre em 15 min e pode durar até 2 h, quando o potássio no soro retornará aos valores anteriores. Essa nova elevação do potássio é prevenida com a associação de resinas de troca de potássio, administradas em conjunto com sorbitol e/ou terapia diurética (p. ex., furosemida IV) para aumentar a excreção urinária de potássio. Em caso de intoxicação por digitális o cálcio deve ser evitado, pois pode piorar a cardiotoxicidade. Diante de um quadro de rabdomiólise, deve-se cogitar tratamento preventivo quando os níveis de creatinoquinase se elevam rapidamente e há presença de insuficiência renal. Deve-se cogitar hemodiálise.

D. **Distúrbios do magnésio**
   1. **Hipomagnesemia.** É definida quando os valores de magnésio no plasma são inferiores a 0,9 mmol/ℓ) (1,5 mEq/ℓ). Ocorre por diminuição da ingestão na dieta, redução da absorção ou aumento da excreção renal. Os sintomas são inespecíficos e incluem irritabilidade neuromuscular semelhante à produzida por hipocalcemia, hiper-reflexia plantar, presença de sinais de Trousseau e Chvostek

e, em casos graves, tetania, além de vertigem, ataxia, depressão e atividade convulsiva; também se fazem presentes sinais e sintomas cardiovasculares, como taquicardia, hipertensão arterial sistêmica e arritmias ventriculares. Os doentes com depleção grave de magnésio (< 0,5 mmol/ℓ [< 1 mEq/ℓ]) apresentam alucinações, convulsões, espasmos musculares, disfagia e arritmia cardíaca, inclusive *torsade de pointes*, taquicardia ou fibrilação ventricular. A reposição IV é indicada e a dose inicial para adultos é de 1 a 2 g ao longo de 15 min e 25 a 50 mg/kg durante 15 min para crianças, seguidos de infusão IV contínua (máximo de 4 g/24 h, incluindo a dose inicial). A causa subjacente também deve ser tratada.
  a. **Eclâmpsia.** Caracteriza-se pela ocorrência de convulsões em paciente com pré-eclâmpsia na ausência de qualquer outra causa identificada. A eclâmpsia é tratada com sulfato de magnésio IV na dose inicial de 4 g IV, seguida de infusão de 2 a 3 g/h. Qualquer gestante que apresente convulsões requer tratamento imediato, mesmo que o diagnóstico ainda não esteja estabelecido. O diagnóstico é confirmado pela presença de hipertensão e proteinúria e exclusão de outras causas de convulsões.
2. **Hipermagnesemia.** Ocorre quando os níveis de magnésio no soro elevam-se além de 2,4 mEq/ℓ. As principais causas são administração de substâncias exógenas (laxantes, antiácidos, iatrogenias durante administração de magnésio), insuficiência renal aguda, redução da eliminação (anticolinérgicos, narcóticos, constipação intestinal crônica, obstrução intestinal, dilatação gástrica, colite), síndrome de lise tumoral, rabdomiólise, hipotireoidismo, hiperparatireoidismo, insuficiência suprarrenal, desidratação, gravidez, crise hiperglicêmica associada a hiperosmolaridade, terapia por lítio, lesão tecidual excessiva, como na sepse, e queimaduras extensas. As apresentações clínicas são mais evidentes com valores de magnésio acima de 5 mEq/ℓ. Um dos sinais mais precoces é atenuação dos reflexos tendíneos profundos, seguida de paralisia facial. A fraqueza muscular é progressiva, podendo ocorrer flacidez, paralisia, depressão respiratória e apneia. Hipotensão, bradicardia, bloqueios e parada cardíaca também estão relacionados, acompanhando os casos mais graves. Os objetivos do tratamento incluem resolução da causa de base, o que nos quadros mais leves resolve o problema. Em casos mais graves, com pacientes sintomáticos, está indicada administração de solução salina isotônica associada a diuréticos de alça. Deve-se administrar ainda gliconato de cálcio, na dose de 200 a 300 mg em bólus, seguidos de infusão contínua de 2 a 4 mg/kg/h. Pode estar indicada hemodiálise. Essas situações devem ser tratadas em ambiente de terapia intensiva.

E. **Distúrbios do cálcio**
  1. **Hipocalcemia.** Ocorre quando os níveis do cálcio total caem abaixo de 8,5 mg/dℓ ou os níveis de cálcio iônico estão inferiores aos limites de referência. As principais causas são insuficiência renal e redução da circulação do hormônio da paratireoide. As apresentações clínicas incluem cãibras, parestesias, tetania, sinais de Trousseau e de Chvostek, irritabilidade, laringospasmo, convulsões, sintomas extrapiramidais, miopatias, fraqueza progressiva, hipotensão, disfunção sistólica, prolongamento do intervalo Q-T, arritmias cardíacas, dor, fratura, osteomalacia, raquitismo. O tratamento das formas leves (cálcio total entre 8,0 mg/dℓ e 8,5 mg/dℓ) é feito através de reposição oral. Níveis de cálcio total abaixo de 8,0 mg/dℓ determinam pacientes em geral sintomáticos e a via de escolha deve ser a venosa, com 100

a 200 mg de cálcio em 15 a 20 min. A reposição deve ser mantida em infusão contínua de 2 a 4 mg/kg/h, até desaparecimento dos sintomas, mantendo-se monitoramento contínuo do ritmo cardíaco e monitoramento eletrolítico a cada 4 h.
2. **Hipercalcemia.** Ocorre quando os níveis do cálcio total se elevam acima de 10,2 mg/dℓ ou cálcio iônico acima dos limites de referência. As principais causas são hiperparatireoidismo primário ou neoplasias, principalmente mieloma múltiplo e pneumopatias. Em geral, os pacientes são assintomáticos, mas podem apresentar poliúria e/ou constipação intestinal. Casos graves (cálcio total acima de 14 mg/dℓ) podem manifestar-se com prostração, coma, extrassístoles ventriculares e ritmos idioventriculares.

A crise hipercalcêmica caracteriza-se por desidratação sem hipotensão, já que o cálcio aumenta o tônus vascular. Tais pacientes podem desenvolver bradiarritmias, bloqueios de ramo e bloqueios atrioventriculares. A hiperpotassemia potencializa a ação dos digitálicos, e deve-se ter maior atenção à sua correção em casos de intoxicação por esses fármacos.

Hidratação é o tratamento inicial para as situações de emergência, associada a diuréticos de alça, para prevenir hiper-hidratação e favorecer a diurese.

F. **Distúrbios do fósforo**
1. **Hipofosfatemia.** Ocorre quando os níveis de fósforo no soro caem abaixo de 0,8 mmol/ℓ ou 2,5 mEq/ℓ. Casos graves são raros e definidos como níveis de fósforo abaixo de 0,32 mmol/ℓ ou 1 mEq/ℓ. Nesta situação, as causas relacionadas são aumento da secreção de insulina, alcalose respiratória aguda, pós-operatório de tireoidectomia ou paratireoidectomia, ingesta inadequada, uso de antiácidos com alumínio ou magnésio, aumento da excreção renal, terapia de substituição renal. Sinais e sintomas são mais evidentes nos casos crônicos. O objetivo deve ser o tratamento da causa. Em situações mais brandas, pode-se tentar reposição oral. A reposição venosa deve ser reservada para casos graves ou que não responderam a reposição oral.
2. **Hiperfosfatemia.** Ocorre quando os níveis de fósforo no soro elevam-se acima de 1,44 mmol/ℓ ou 4,5 mg/dℓ. Os mecanismos envolvidos são aumento agudo de fósforo exógeno (uso de fosfoenemas) ou endógeno (como ocorre na vigência de rabdomiólise e síndrome de lise tumoral), insuficiência renal, aumento primário da reabsorção de fósforo no túbulo contornado proximal (hipoparatireoidismo, acromegalia) ou desvio do fósforo para o espaço extracelular, como na acidose láctica e na cetoacidose diabética. As apresentações clínicas relacionam-se principalmente com hipercalcemia, como fraqueza, anorexia, mialgia, cãibras, tetania, convulsões e arritmias graves.

O tratamento deve ter por objetivo a resolução da causa, além da infusão de solução salina. Em casos graves com insuficiência renal, deve-se cogitar diálise.

Bibliografia

Alfaro V, Torras R, Ibáñez J et al. A physical-chemical analysis of the acid-base response to chronic obstructive pulmonary disease. Can J Physiol Pharmacol. 1996; 74:1229-35.
Atsmon J, Dolev E. Drug-induced hypomagnesaemia: scope and management. Drug Saf. 2005; 28:763-88.
Berend K, de Vries AP, Gans RO. Physiological approach to assessment of acid-base disturbances. N Engl J Med. 2014; 371:1434-45.
Bushinsky DA, Williams GH, Pitt B et al. Patiromer induces rapid and sustained potassium lowering in patients with chronic kidney disease and hyperkalemia. Kidney Int. 2015; 88:1427-33.

Douglas I. Hyponatraemia: why it matters, how it presents, how we can manage it. Cleve Clin J Med. 2006; 73(Suppl. 3):S4-S12.
Franz KB. A functional biological marker is needed for diagnosing magnesium deficiency. J Am Coll Nutr. 2004; 23:738S-41S.
Freda B, Davidson MB, Hall PM. Evaluation of hyponatremia: a little physiology goes a long way. Cleve Clin J Med. 2004; 71:639-50.
Gabow PA, Kaehny WD, Fennessey PV et al. Diagnostic importance of an increased serum anion gap. N Engl J Med. 1980; 303:854-58.
Galla JH. Metabolic alkalosis. J Am Soc Nephrol. 2000; 11:369-75.
Greenlee M, Wingo CS, McDonough AA et al. Narrative review: evolving concepts in potassium homeostasis and hypokalemia. Ann Intern Med. 2009; 150:619-25.
Kugler JP, Hustead T. Hyponatremia and hypernatremia in the elderly. Am Fam Physician. 2000; 61:3623-30.
Laffey JG, Kavanagh BP. Hypocapnia. N Engl J Med. 2002; 347:43-53.
Lien YH, Shapiro JI. Hyponatremia: clinical diagnosis and management. Am J Med. 2007; 120:653-8.
Mattu A, Brady WJ, Robinson DA. Electrocardiographic manifestations of hyperkalemia. Am J Emerg Med. 2000; 18:721-9.
Morris J. Fluid, electrolyte, and acid-base emergencies. In: Stone CS, Humphries RL (Eds.). Current diagnosis and treatment. Emergency medicine. New York: McGraw-Hill; 2008: 814-35.
NewBerend K, de Vries AP, Gans RO. Physiological approach to assessment of acid-base disturbances. N Engl J Med. 2014; 371:1434-45.
Palmer BF. Managing hyperkalemia caused by inhibitors of the renin-angiotensin-aldosterone system. N Engl J Med. 2004; 351:585-92.
Pepin J, Shields C. Advances in diagnosis and management of hypokalemic and hyperkalemic emergencies. Emerg Med Pract. 2012; 14:1-17.
Romani AM. Magnesium homeostasis and alcohol consumption. Magnes Res. 2008; 21:197-204.
Tong GM, Rude RK. Magnesium deficiency in critical illness. J Intensive Care Med. 2005; 20:3-17.
Seifter JL. Integration of acid-base and electrolyte disorders. N Engl J Med. 2014; 371:1821-31.
Sica DA. Antihypertensive therapy and its effects on potassium homeostasis. J Clin Hypertens (Greenwich). 2006; 8:67-73.
Singer GG, Brenner BM. Fluid and electrolyte disturbances. In: Fauci AS, Braunwald E, Kasper DL et al. (Eds.). Harrison's principles of internal medicine, 17. ed. New York: McGraw-Hill Companies; 2008.
Shils ME. Magnesium. In: Shils ME, Olson JA, Shike M et al. (Eds.). Modern nutrition in health and disease. 9. ed. New York: Lippincott Williams & Wilkins; 1999:169-92.
Unwin RJ, Luft FC, Shirley DG. Pathophysiology and management of hypokalemia: a clinical perspective. Nat Rev Nephrol. 2011; 7:75-84.
Visão geral dos distúrbios do equilíbrio hidroeletrolítico e do equilíbrio acidobásico. Disponível em http://brasil.bestpractice.bmj.com/best-practice/monograph/1072.html; última atualização em jan./2016. Acesso em: 20/5/2017.
Wakil A, Ng JM, Atkin SL. Investigating hyponatraemia. BMJ. 2011;342:d1118.
Weir MR1, Bakris GL, Bushinsky DA et al. Patiromer in patients with kidney disease and hyperkalemia receiving RAAS inhibitors. NEJM. 2015; 372:211-21.

AGENTES ANTIMICROBIANOS

Debora Pereira Thomaz
Leonardo Cançado Savassi
Paula Grisolia Soares Carvalho

I. **Introdução.** Os antibióticos afetam o paciente e o ambiente hospitalar por alteração da microbiota. O uso racional dos antimicrobianos é uma das metas definidas pela Organização Mundial da Saúde (OMS) para o século 21. Seu uso excessivo associa-se à emergência e à seleção de cepas resistentes, bem como a efeitos adversos e elevação da morbidade e mortalidade e dos custos.

II. **Princípios gerais.** Fatores que influenciam a escolha dos antimicrobianos:
   A. **Germe.** Em condições ideais, o tratamento deve basear-se no germe e no antibiograma, o que não é possível na maioria das vezes, sobretudo em situações de urgência. A presunção etiológica deve ser feita com a melhor aproximação possível.
   B. **Pessoa.** Idade, sexo, condição econômica, doenças de base, funções renal e hepática, imunodeficiências ou uso de imunodepressores, terapia prévia com antimicrobianos, alergias, entre várias outras.
   C. **Antimicrobiano.** Mecanismo de ação, farmacodinâmica, farmacocinética, sinergia ou antagonismo entre eles, toxicidade, interações medicamentosas e custo.

III. **Principais antimicrobianos usados em urgência**
   A. **Penicilinas**
      1. **Naturais (penicilinas G e V).** Ativas contra bactérias gram-positivas, cocos gram-negativos, espiroquetas e actinomicetos. Não atuam sobre bacilos gram-negativos, *Mycoplasma* e *Ureaplasma*, nem sobre bactérias intracelulares como *Chlamydia* e *Legionella*, por não atingirem concentração adequada. A resistência adquirida pela produção de betalactamase ocorre no *Staphylococcus aureus* (universal), nos estafilococos coagulase-negativos, e no gonococo. A **penicilina G cristalina** atinge dose terapêutica em praticamente todos os tecidos, e é a única benzilpenicilina que ultrapassa a barreira hematencefálica (BHE) em concentrações terapêuticas. Principais indicações: neurossífilis, sífilis congênita sintomática com alteração liquórica ou óssea, pneumonia pneumocócica e outras infecções graves causadas por germes sensíveis. Na **penicilina G procaína**, intramuscular, a procaína retarda o pico e aumenta os níveis séricos e teciduais por um período de 15 a 24 h. Útil em estreptococcias de média gravidade, como erisipela e pneumonia pneumocócica adquirida na comunidade. A **penicilina G benzatina**, intramuscular, é de depósito, pouco hidrossolúvel, com níveis séricos adequados por 15 a 30 dias, dependendo da dose. Indicada a pacientes com sífilis não neurológica, faringoamigdalite, impetigo estreptocócico e profilaxia de febre reumática. A **penicilina V**, oral, tem distribuição tecidual similar à da penicilina G, e é indicada em casos de faringoamigdalite e impetigo estreptocócico, e como profilaxia de febre reumática (Quadro 72.1).

Quadro 72.1 Benzilpenicilinas.

Antimicrobiano	Via	Dose Criança	Dose Adulto	Intervalo (h)	90 a 50	50 a 10	< 10	Suplementar após HD
Penicilina cristalina aquosa	IV	25 mil a 400 mil U/kg/dia	1 a 4 milhões U	4 a 6	DH	DH	0,5 a 2 milhões U 4 a 6 h	0,5 milhão U
Penicilina G procaína	IM	25 mil a 50 mil U/kg/dia	400 mil a 4,8 milhões U	12	DH	DH	DH	–
Penicilina G benzatina	IM	50 mil U/kg/dia	1,2 a 2,4 milhões U	3 semanas	–	–	–	–
Penicilina V	VO	50 mg/kg/dia	0,5 g	6	DH	DH	DH	0,25 g

CC: *clearance* de creatinina; DH: dose habitual; HD: hemodiálise.

2. **Aminopenicilinas.** A **ampicilina** e a **amoxicilina**, semissintéticas, têm absorção satisfatória, tanto oral quanto parenteral, e boa distribuição nos tecidos. Seu espectro de ação é mais amplo que o de benzilpenicilinas, incluindo bacilos gram-negativos. A emergência de cepas de estafilococos e gram-negativos, produtores de betalactamase, demandou a associação dos inibidores enzimáticos **clavulanato** ou **sulbactam**. São indicadas em casos de infecções de vias aéreas – faringoamigdalite estreptocócica, pneumonia pneumocócica, otite e sinusite. Pneumococo exige doses aumentadas e *Haemophilus* e *Moraxella* exigem a combinação com **clavulanato** ou **sulbactam** (Quadro 72.2).
3. **Penicilinas antiestafilocócicas.** Atuam contra cocos gram-positivos, principalmente estafilococos produtores de penicilinase, e são resistentes à inativação pela betalactamase estafilocócica, mas não à inativação provocada por enterobactérias e pseudômonas. A **oxacilina**, única disponível no Brasil, é indicada em casos de estafilococcias graves: impetigo bolhoso, celulite, síndrome da pele escaldada, broncopneumonia, osteomielite, artrite séptica e meningite. Para casos de sepse e endocardite, deve-se associar um aminoglicosídeo (Quadro 72.3).

Quadro 72.2 Aminopenicilinas.

Antimicrobiano	Via	Dose Criança	Dose Adulto	Intervalo (h)	90 a 50	50 a 10	< 10	Suplementar após HD
Ampicilina	VO	50 mg/kg/dia	0,25 a 2,0 g	6	DH	DH 8 h	DH 12 h	–
	IV	50 a 400 mg/kg/dia	1,0 a 2,0 g	4 a 6	DH 6 h	DH 8 h	DH 12 h	0,5 g
Amoxicilina	VO	50 mg/kg/dia	0,25 a 1,0 g	8	DH	DH 12 h	DH 12 a 24 h	0,25 g

CC: *clearance* de creatinina; DH: dose habitual; HD: hemodiálise.

Quadro 72.3 Penicilinas antiestafilocócicas e antipseudômonas.

Antimicrobiano	Via	Dose Criança	Dose Adulto	Intervalo (h)	Doses e intervalos ajustados conforme CC (mℓ/min) 90 a 50	50 a 10	< 10	Suplementar após HD
Oxacilina	IV	50 a 200 mg/kg/dia	0,5 a 3,0 g	4 a 6	DH	DH	DH	Não
Ticarcilina	IV	300 mg/kg/dia	3 g	4 a 6	DH	2 g 6 a 8 h	2 g 12 h	3 g
Piperacilina	IV	100 a 300 mg/kg/dia	3 a 4 g	4 a 6	DH	DH 6 a 12 h	DH 12 h	1 g

CC: *clearance* de creatinina; DH: dose habitual; HD: hemodiálise.

4. **Penicilinas antipseudômonas: ticarcilina e piperacilina.** Prescritos com inibidores de betalactamase devido a cepas resistentes, com ação contra pseudômonas e outros gram-negativos e anaeróbios; **ticarcilina-clavulanato** e **piperacilina-tazobactam** são indicados para infecções hospitalares por *Pseudomonas aeruginosa, Acinetobacter, Serratia, Klebsiella* e *Proteus*. Atuam contra enterobactérias e anaeróbios, e também contra enterococos, em infecções abdominais cirúrgicas. São importantes ainda em casos de infecções por *Stenotrophomonas maltophilia* e *Burkholderia cepacia* (Quadros 72.3 e 72.4).

Interações medicamentosas. Contraceptivos orais (redução do efeito contraceptivo; instruir a mulher a associar outro método); metotrexato (aumento da toxicidade do metotrexato); varfarina (aumento do risco de sangramento). Interações da ampicilina: entacapone (maior risco de toxicidade por esse fármaco); inibidores de bomba de prótons (redução da absorção da ampicilina); lítio (redução da biodisponibilidade da ampicilina). Interações da amoxicilina: venlafaxina (aumento do risco de síndrome serotoninérgica).

Gravidez. Categoria B.
Lactação. Compatível.
Crianças. Seguro.
Insuficiência renal. Ajustar a dose.

Quadro 72.4 Associação com inibidores de betalactamases.

Antimicrobiano	Via	Dose Criança	Dose Adulto	Intervalo (h)	Doses e intervalos ajustados conforme CC (mℓ/min) 90 a 50	50 a 10	< 10	Suplementar após HD
Amoxicilina/ clavulanato	VO	45 a 90 mg/kg/dia	0,25 a 1,0 g	8	DH	DH 12 h	DH 12 a 24 h	0,25 a 0,5 g
Ticarcilina/ clavulanato	IV	300 mg/kg/dia	3,1 g	4 a 8	DH	DH 6 a 8 h	2 g 12 h	3,1 g
Ampicilina/ Sulbactam	IV	100 a 300 mg/kg/dia	1,5 a 3,0 g	6	DH	DH 8 a 12 h	DH 24 h	–
Piperacilina/ Tazobactam	IV	100 a 300 mg/kg/dia	4,5 g	6 a 8	DH	3 g 6 a 8 h	3 g 8 h	1 g

CC: *clearance* de creatinina; DH: dose habitual; HD: hemodiálise.

Reações adversas. *Rash*, urticária, anafilaxia, edema de laringe, desconforto epigástrico, náuseas, vômitos, eosinofilia, anemia hemolítica, trombocitopenia, fadiga, picos febris, convulsões, colite pseudomembranosa, *delirium*, lesão renal.

B. **Cefalosporinas.** Cefalosporinas são classificadas em gerações com base em sua atividade antimicrobiana e suas características farmacocinéticas e farmacodinâmicas, e não na cronologia.

1. **Primeira geração.** Atuam contra bactérias gram-positivas e algumas gram-negativas, resistentes à inativação pela betalactamase estafilocócica mas sensíveis a betalactamases produzidas por gram-negativos. Não têm atividade contra *Haemophilus influenzae* e *Moraxella catarrhalis*, estafilococos resistentes à oxacilina, pneumococos resistentes à penicilina, *Enterococcus* spp. e anaeróbios. Indicadas em casos de infecções de pele, de partes moles e não complicadas do trato urinário. **Cefalexina** e **cefadroxila** são as opções orais. **Cefalotina** e **cefazolina**, parenterais, são alternativas à oxacilina diante de infecções estafilocócicas sistêmicas. A **cefalotina** é particularmente indicada para tratamento de sepse estafilocócica em gestantes, devido à concentração terapêutica e à ausência de toxicidade fetal. A oxacilina não alcança concentração adequada no útero. Em vista de sua baixa toxicidade, seu espectro de ação, custo reduzido e meia-vida prolongada, a **cefazolina** é o antimicrobiano recomendado para profilaxia em procedimentos cirúrgicos (Quadro 72.5).
2. **Segunda geração.** Em comparação às de primeira geração, as cefalosporinas de segunda geração apresentam maior atividade contra gram-negativos, principalmente *Haemophilus influenzae*, *M. catarrhalis*, *Neisseria meningitidis*, *Neisseria gonorrhoeae* e enterobactérias. Os fármacos disponíveis são **cefuroxima, cefaclor** e **cefoxitina**. Indicações: **cefuroxima**, ativa contra *Streptococcus pneumoniae*, *H. influenzae* e *M. catarrhalis* e cepas produtoras de betalactamase, para infecções respiratórias adquiridas na comunidade sem agente etiológico identificado; **cefoxitina** (cefamicina), ativa contra anaeróbios e gram-negativos, para infecções intra-abdominais, pélvicas e ginecológicas, de pé diabético e para profilaxia de cirurgias colorretais (Quadro 72.6).

Quadro 72.5 Cefalosporinas de primeira geração.

Antimicrobiano	Via	Dose Criança	Dose Adulto	Intervalo (h)	90 a 50	50 a 10	< 10	Suplementar após HD
Cefalotina	IV	80 a 160 mg/kg/dia	0,5 a 2,0 g	4 a 6	DH	1 a 1,5 g 6 h	0,5 g, 8 h	0,5 g
Cefazolina	IV/IM	25 a 100 mg/kg/dia	0,5 a 1,5 g	6 a 8	DH 8 h	0,5 a 1,0 g 8 a 12 h	0,5 a 1,0 g, 8 a 24 h	0,25 a 0,5 g
Cefalexina	VO	25 a 100 mg/kg/dia	0,25 a 1,0 g	6	DH	DH 8 a 12 h	DH 24 a 48 h	0,25 a 1,0 g
Cefadroxila	VO	30 mg/kg/dia	0,5 a 1,0 g	12	DH 12 a 24 h	DH 24 h	DH 36 a 48 h	0,5 a 1,0 g

CC: *clearance* de creatinina; DH: dose habitual; HD: hemodiálise.

Quadro 72.6 Cefalosporinas de segunda geração.

Antimicrobiano	Via	Dose Criança	Dose Adulto	Intervalo (h)	Doses e intervalos ajustados conforme CC (mℓ/min) 90 a 50	50 a 10	< 10	Suplementar após HD
Cefoxitina	IV/IM	60 a 80 mg/kg/dia 3 a 6 vezes	1 a 2 g	6 a 8	DH 8 a 12 h	DH 12 a 24 h	DH 24 a 48 h	1 a 2 g
Cefuroxima	VO	0,125 a 0,5 g	0,125 a 0,5 g	12	DH	DH	0,5 g 24 h	0,75 g
	IV/IM	50 a 100 mg/kg/dia	0,75 a 1,5 g	8	DH	DH 8 a 12 h	0,75 g 24 h	–
Cefaclor	VO	20 a 40 mg/kg/dia	0,25 a 0,5 g	8	DH	DH	DH	0,25 a 0,5 g

CC: *clearance* de creatinina; DH: dose habitual; HD: hemodiálise.

3. **Terceira geração.** Mais potentes contra bacilos gram-negativos, atuam contra os resistentes às cefalosporinas de primeira e segunda geração, graças à grande estabilidade diante de betalactamases. Têm maior atividade antimicrobiana contra estreptococos, incluindo *Streptococcus pneumoniae* com sensibilidade intermediária às penicilinas e *S. pyogenes*. Com exceção da **ceftazidima**, apresentam atividade moderada contra o *Staphylococcus aureus* sensível à oxacilina. Por outro lado, somente a **ceftazidima** tem atividade contra *Pseudomonas aeruginosa*. São úteis para combater infecções hospitalares causadas por bacilos gram-negativos suscetíveis, como infecções de feridas cirúrgicas, pneumonias e infecções do trato urinário complicadas. **Cefotaxima** e **ceftriaxona** podem ser indicadas em casos de meningites por *H. influenzae*, *S. pneumoniae* e *Neisseria meningitidis*. Também são os fármacos de escolha em casos de meningites por bacilos gram-negativos; a **cefotaxima** é preferida para recém-nascidos, e a **ceftazidima**, para meningites por *P. aeruginosa*, em virtude de sua boa penetração no sistema nervoso central (SNC) e sua atividade específica. Apresentam maior atividade antimicrobiana em concentrações menores, permitindo posologia a intervalos maiores (Quadro 72.7).

Quadro 72.7 Cefalosporinas parenterais de terceira geração.

Antimicrobiano	Via	Dose Criança	Dose Adulto	Intervalo (h)	Doses e intervalos ajustados conforme CC (mℓ/min) 90 a 50	50 a 10	< 10	Suplementar após HD
Cefotaxima	IM/IV	50 a 200 mg/kg/dia	0,5 a 2,0 g	4 a 8	DH 8 a 12 h	DH 12 a 24 h	DH 24 h	0,5 a 2,0 g
Ceftriaxona	IM/IV	50 a 100 mg/kg/dia	1,0 a 2,0 g	12 a 24	DH	DH	DH	–
Ceftazidima	IM/IV	100 mg/kg/dia	0,5 a 2,0 g	8	DH 8 a 12 h	1,0 a 1,5 g 12 a 24 h	0,5 a 0,75 g 24 a 48 h	1,0 g

CC: *clearance* de creatinina; DH: dose habitual; HD: hemodiálise.

4. **Quarta geração.** Conservam a ação sobre bactérias gram-negativas, incluindo atividade antipseudômonas, além de apresentarem atividade contra cocos gram-positivos, especialmente os estafilococos sensíveis à oxacilina. Atravessam as meninges quando inflamadas, são resistentes às, e pouco indutoras da produção de, betalactamases. A **cefepima** está disponível no Brasil para tratamento de pneumonias adquiridas no hospital, infecções graves do trato urinário e meningites por bacilos gram-negativos, além de fazer parte do esquema empírico usado em neutropênicos febris (Quadro 72.8).
Interações medicamentosas. Varfarina (aumento do risco de sangramento), contraceptivos orais (redução de efetividade contraceptiva). Interação para ceftriaxona: ciclosporina (aumento do risco de toxicidade por ciclosporina).
Gravidez. Categoria B, exceto ceftriaxona, que não deve ser usada próximo ao término da gravidez e durante o início da lactação.
Lactação. Compatível.
Crianças. Seguro. Contraindicado a neonatos com hiperbilirrubinemia, principalmente prematuros, diante do risco aumentado de encefalopatia (*kernicterus*).
Reações adversas. Reações de hipersensibilidade cutânea e anafilaxia, inclusive cruzadas, com penicilinas, hipofosfatemia, positivação de Coombs direto, eosinofilia, elevação dos níveis de transaminases, colite pseudomembranosa, encefalopatia, *delirium*, crises convulsivas, leucopenia, trombocitopenia, lesão renal.

C. **Carbapenêmicos.** Bactericidas de amplo espectro, intravenosos ou intramusculares. Atuam contra bactérias gram-positivas e gram-negativas aeróbicas e anaeróbicas e são estáveis à maioria das betalactamases. O **meropeném** é ligeiramente mais ativo contra gram-negativas, e o **imipeném** apresenta atividade um pouco superior contra gram-positivas. O **ertapeném** não tem atividade contra *P. aeruginosa* e *Acinetobacter baumannii*. Não atuam contra estafilococo resistente à meticilina (MRSA). Podem ser encontrados germes sensíveis a um carbapenêmico e resistentes a outro; esse fenômeno, relativamente raro, foi descrito principalmente em cepas de *P. aeruginosa*. A ação da cilastatina, associada ao **imipeném**, é bloquear a enzima que degrada a substância em sua passagem pelos rins. Esta associação aumenta o nível desse antimicrobiano no soro e diminui sua toxicidade aos rins. Têm excelente penetração nos sistemas respiratório, digestivo, nervoso central (**meropeném**), no trato urinário e nos órgãos genitais. Pelo fato de serem fármacos de amplo espectro e com penetração na maioria dos locais de infecção, seu uso deve ser reservado ao tratamento de infecções com forte suspeita de microbiota aeróbica e anaeróbica associadas ou infecções causadas por microrganismos multirresistentes.

Quadro 72.8 Cefalosporina de quarta geração.

Antimicrobiano	Via	Dose Criança	Dose Adulto	Intervalo (h)	Doses e intervalos ajustados conforme CC (mℓ/min) 90 a 50	50 a 10	< 10	Suplementar após HD
Cefepima	IV	50 a 100 mg/kg/dia	0,5 a 2,0 g	8 a 12	DH	0,5 a 1,0 g 24 h	0,25 0,5 g 24 h	0,25 g

CC: *clearance* de creatinina; DH: dose habitual; HD: hemodiálise.

Interações medicamentosas. Ácido valproico (redução dos níveis de ácido valproico no soro). Interações para imipeném: ganciclovir (toxicidade sobre o SNC com risco de crises convulsivas; associação não recomendada); teofilina (aumento do risco de toxicidade por teofilina); ciclosporina (aumento do risco de neurotoxicidade). Interações para ertapeném: tacrolimo – risco de elevar os níveis deste fármaco no soro.
Gravidez. Meropeném e ertapeném: categoria B. Imipeném: categoria C.
Lactação. Risco indefinido para o recém-nascido (RN).
Idosos. Imipeném-cilastatina pode reduzir o limiar convulsivo, por alteração da função renal, ou por efeito em doença de base que predisponha a convulsões.
Crianças. Seguro.
Insuficiência renal. Ajustar a dose.
Reações adversas. Flebite, *rash*, constipação intestinal, diarreia, náuseas, anemia, cefaleia, colestase, falência hepática, anafilaxia, convulsões, lesão renal. Meropeném e ertapeném são contraindicados a pacientes com histórico de reação anafilática a betalactâmicos.

D. **Monobactâmicos.** O **aztreonam**, disponível no Brasil, de uso exclusivamente parenteral, se distribui rápida e amplamente pelos tecidos, inclusive no liquor. Tem ação bactericida contra gram-negativas aeróbicas em infecções do trato urinário, pélvicas, intra-abdominais, respiratórias e bacteriemias causadas por esses germes. É uma alternativa aos aminoglicosídeos, por não ser nefrotóxico ou ototóxico, e às penicilinas e cefalosporinas em pacientes alérgicos; mantém-se ativo em meio ácido, sendo opção para abscessos. Não se deve usar como monoterapia empírica em pacientes com suspeita de infecções por cocos gram-positivos e/ou anaeróbicos (sem atividade), ou com infecções graves por *P. aeruginosa* (Quadro 72.9).
Interações medicamentosas. Aminoglicosídeos (aumento de nefro- e ototoxicidade).
Gravidez. Categoria A.
Lactação. Seguro.
Crianças. Seguro. Apropriado para infecções bacterianas graves em RN e crianças.
Insuficiência renal. Necessário ajuste da dose.

Quadro 72.9 Outros betalactâmicos.

Antimicrobiano	Via	Dose Criança	Dose Adulto	Intervalo (h)	90 a 50	50 a 10	< 10	Suplementar após HD
Aztreonam	IM/IV	120 mg/kg/dia	1,0 a 2,0 g	6	DH	DH 8 a 12 h	DH 12 a 18 h	DH 24 a 36 h	15 mg/kg
Imipeném/ Cilastatina	IM/IV	60 a 100 mg/kg/dia	0,5 a 1,0 g	6	0,5 g 6 a 8 h	0,5 g 8 a 12 h	0,25 a 0,5 g 12 h	0,25 a 0,5 g 12 h
Meropeném	IM/IV	60 a 120 mg/kg/dia	0,5 a 2,0 g	8	DH 8 a 12 h	0,5 a 1,0 g 12 h	0,5 g 24 h	0,5 g
Ertapeném	IM/IV	30 mg/kg/dia	1,0 g	12 e 24	DH	DH	0,5 g	0,150 g

CC: *clearance* de creatinina; DH: dose habitual; HD: hemodiálise.

Reações adversas. Raras. Reação cutânea autolimitada, febre, prurido, eosinofilia, púrpura, diarreia, náuseas, vômitos, icterícia, plaquetopenia, leucopenia; elevação de transaminases é mais rara.

E. Glicopeptídios. Atuam contra microrganismos gram-positivos, inclusive MRSA, estreptococos, enterococos e difteroides, à exceção do *Clostridium diphtheriae*. São indicados para tratamento de infecções por MRSA (p. ex., infecções em próteses – válvulas cardíacas, enxertos vasculares e *shunts* neurocirúrgicos ou de hemodiálise –, endocardites, meningites pós-neurocirúrgias e peritonites pós-diálise peritoneal). Os enterococos desenvolveram resistência, particularmente à **vancomicina**. As indicações desses antimicrobianos devem ser cada vez mais revistas e restritas, a fim de minimizar o surgimento dos microrganismos resistentes. Dessa maneira, no tratamento de colite pseudomembranosa, causada pelo *Clostridium difficile*, só se deve utilizar **vancomicina** após falha do tratamento com metronidazol. A **vancomicina** pode ser aplicada por via intravenosa, tem boa distribuição na maioria dos tecidos e meia-vida de 6 a 8 h, mas em caso de insuficiência renal varia de 7 a 12 dias. A **teicoplamina** pode ser administrada por via intramuscular ou intravenosa, 1 vez ao dia; é quimicamente similar à **vancomicina**, com maior lipossolubilidade, excelente penetração tecidual e meia-vida prolongada, mas pouca penetração no liquor. Em infecções graves, deve-se usar dose de ataque (Quadro 72.10).

Interações medicamentosas. Bloqueadores neuromusculares (potencialização do bloqueio neuromuscular).

Gravidez. Vancomicina oral e teicoplamina, categoria B; vancomicina venosa, categoria C.

Lactação. Vancomicina pode ser usada com cautela, após avaliação de riscos e benefícios. Sobre a teicoplamina, não há informações.

Idosos. Mais predispostos a nefrotoxicidade pela vancomicina.

Crianças. Concentração de vancomicina no soro deve ser controlada em crianças, especialmente em RN prematuros e lactentes jovens.

Insuficiência renal. Necessário ajuste da dose.

Reações adversas. Nefro- e ototoxicidade, hipotensão, hipersensibilidade com *rash* eritematoso na face e porção superior do corpo (síndrome do homem vermelho), principalmente com altas doses ou infusão rápida. Menos comuns: eosinofilia, neutropenia, flebite.

Quadro 72.10 Glicopeptídios.

Antimicrobiano	Via	Dose Criança	Dose Adulto	Intervalo (h)	90 a 50	50 a 10	< 10	Suplementar após HD
Vancomicina	IV	40 mg/kg/dia	0,5 g	6 a 12	1 g 24 a 72 h	1 g 72 a 120 h	1 g 120 a 240 h	1 g/semana
Teicoplamina	IM/IV	20 mg/kg/dia 3 doses seguidas de 6 mg/kg/dia	0,4 a 0,8 g	12 a 24	DH	DH 48 h	DH 72 h	–

CC: *clearance* de creatinina; DH: dose habitual; HD: hemodiálise.

F. **Oxazolidinonas.** A **linezolida**, intravenosa e oral, tem ação bacteriostática. Apresenta excelente atividade contra cocos gram-positivos, incluindo estafilococos resistentes à meticilina (MRSA) e enterococos resistentes à vancomicina. Não apresenta atividade contra bactérias gram-negativas. Há resistência, embora rara, e deve ser utilizada em casos de infecções graves provocadas por patógenos gram-positivos multirresistentes. Custo alto (Quadro 72.11).
  Interações medicamentosas. Principalmente agentes serotoninérgicos e antidepressivos (aumento do risco de síndrome serotoninérgica); lítio, metadona, metildopa, metoclopramida, ciclobenzaprida (potencialização dos efeitos colaterais); antipsicóticos, carbamazepina, levodopa, inibidores da COMT, tramadol, claritromicina (elevação dos níveis de linezolida no soro).
  Gravidez. Categoria C.
  Lactação. Risco ao lactente indeterminado. Recomenda-se o uso com precaução.
  Crianças. Seguro.
  Insuficiência renal. Desnecessário ajuste da dose. Usar preferencialmente após diálise.
  Reações adversas. As mais graves ocorrem em tratamentos prolongados: mielossupressão, neuropatia periférica, neuropatia óptica com perda visual. Outros incluem cefaleia, diarreia, insônia, náuseas, elevação de lipase, trombocitopenia.
G. **Aminoglicosídeos.** Bactericidas, ativos contra a maioria das gram-negativas aeróbicas e, em geral, cepas de estafilococos produtores de betalactamase. Indicados em casos de infecções por gram-negativos e infecções graves por gram-positivos, combinados com betalactâmicos. As principais indicações clínicas são infecções do trato urinário, respiratórias, intra-abdominais, articulares, ósseas, endocardite, e sepse. A **estreptomicina** é especificamente usada para tratamento de tuberculose. Fármacos em uso incluem **gentamicina, amicacina, estreptomicina** e **tobramicina**, por via intramuscular ou intravenosa (a via oral se restringe a descontaminação da microbiota intestinal com neomicina), além de formulações tópicas. A ocorrência de resistência é rara. A atividade bactericida está relacionada com seu pico no soro, ou seja, maior concentração gera efeito bactericida maior e mais rápido, e há importante atividade bacteriostática residual, principalmente associada aos betalactâmicos. Tem baixa penetração no liquor, exceto em recém-nascidos (Quadro 72.12).

Quadro 72.11 Oxazolidinona.

Antimicrobiano	Via	Dose Criança	Dose Adulto	Intervalo (h)	90 a 50	50 a 10	< 10	Suplementar após HD
Linezolida	VO/IV	30 mg/kg/dia	600 mg	12	DH	DH	DH	Desconhecida

CC: *clearance* de creatinina; DH: dose habitual; HD: hemodiálise.

Quadro 72.12 Aminoglicosídeos.

Antimicrobiano	Via	Dose Criança	Dose Adulto	Intervalo (h)	90 a 50	50 a 10	< 10	Suplementar após HD
Estreptomicina	IM	20 a 40 mg/kg/dia 2 a 4 x	7,5 mg/kg	12 a 24	7,5 mg/kg 24 h	7,5 mg/kg 24 a 72 h	7,5 mg/kg 72 a 96 h	3,5 mg/kg
Gentamicina	IM/IV	7,5 mg/kg/dia	1,0 a 1,7 mg/kg	8 a 24	60 a 90% DH 8 a 12 h	30 a 70% DH 12 h	20 a 30% DH 24 a 48 h	60% DH
Tobramicina	IM/IV	7,5 mg/kg/dia	1,0 a 1,7 mg/kg	8 a 24	60 a 90% DH 8 a 12 h	30 a 70% DH 12 h	20 a 30% DH 24 a 48 h	60% DH
Amicacina	IM/IV	30 mg/kg/dia	5 mg/kg	8 a 24	60 a 90% DH 12 h	30 a 70% DH 12 a 18 h	20 a 30% DH 24 a 48 h	60% DH

CC: *clearance* de creatinina; DH: dose habitual; HD: hemodiálise.

Interações medicamentosas. Associação com outros medicamentos ototóxicos ou nefrotóxicos aumenta esse potencial; bloqueadores neuromusculares (prolongamento do bloqueio); gentamicina e digoxina (pode haver aumento dos níveis de digoxina no soro).
Gravidez. Categoria D.
Lactação. Gentamicina, amicacina, tobramicina: incompatíveis. Estreptomicina: compatível.
Crianças. Seguro.
Insuficiência renal. Necessário ajuste da dose.
Reações adversas. Nefrotoxicidade, neurotoxicidade, ototoxicidade; reações cutâneas.

H. **Tetraciclinas: tetraciclina e doxiciclina.** Bacteriostáticos com amplo espectro de ação, incluindo gram-positivas, gram-negativas aeróbicas e anaeróbicas, espiroquetas, riquétsias, micoplasma, clamídias e alguns protozoários. Úteis no tratamento de infecções causadas por clamídias e riquétsias, cólera, brucelose e actinomicose. São opções no tratamento de infecções por *Mycoplasma pneumoniae*, *N. gonorrhoeae*, *Haemophilus ducreyi*, *Treponema pallidum* e das traqueobronquites e sinusites. Alimentos lácteos, antiácidos e ferro interferem na absorção se forem administradas por via oral (Quadro 72.13).

Quadro 72.13 Tetraciclinas.

Antimicrobiano	Via	Dose Criança	Dose Adulto	Intervalo (h)	90 a 50	50 a 10	< 10	Suplementar após HD
Tetraciclina	VO	25 a 50 mg/kg/dia	250 a 500 mg	6	DH	Evitar	Evitar	–
Doxiciclina	VO	2 a 4 mg/kg/dia	100 mg	12	DH	DH	DH	–

CC: *clearance* de creatinina; DH: dose habitual; HD: hemodiálise.

Interações medicamentosas. Digoxina (aumento dos níveis de digoxina no soro); varfarina (aumento do risco de sangramento); contraceptivos orais (redução da efetividade contraceptiva); doxiciclina e anticonvulsivantes (pode haver redução do efeito da doxiciclina).
Gravidez. Categoria D. Possibilidade de lesões hepáticas graves, deformidades ósseas e alterações do esmalte dental, com hipoplasia secundária.
Lactação. Incompatível.
Crianças. Uso com precaução em crianças com menos de 8 anos.
Insuficiência renal. Recomendado ajuste da dose.
Reações adversas. Reações alérgicas; sintomas gastrintestinais; hipoplasia do esmalte dental; crescimento ósseo anormal; nefrotoxicidade.

I. **Macrolídeos.** Bacteriostáticos por via oral ou intravenosa, com concentrações adequadas no humor aquoso, na orelha média, seios paranasais, mucosa nasal, amígdalas, tecido pulmonar, pleura, rins, fígado, vias biliares, pele e próstata, e sem boa penetração nas meninges, no tecido ósseo e no líquido sinovial. Usados como alternativa em pacientes com alergia à penicilina em infecções do trato respiratório por estreptococos do grupo A, pneumonia por *S. pneumoniae*, prevenção de endocardite em procedimentos odontológicos, infecções superficiais de pele (*Streptococcus pyogenes*), profilaxia de febre reumática (faringite estreptocócica) e, raramente, como alternativa para o tratamento de sífilis. Primeira escolha para o tratamento de pneumonias por bactérias atípicas (*Mycoplasma pneumoniae*, *Legionella pneumophila*, *Chlamydia* spp.). A **eritromicina** tem amplo espectro de ação, incluindo microrganismos gram-positivos, treponemas, micoplasma e clamídias. Derivada da eritromicina, a **roxitromicina** tem propriedades semelhantes e meia-vida maior. A **claritromicina** é 2 a 4 vezes mais ativa que a eritromicina contra a maioria dos estreptococos e estafilococos sensíveis à oxacilina; parece ser pouco mais ativa contra *Moraxella catarrhalis*, atividade semelhante contra gram-negativos e anaeróbios, com meia-vida maior. A **espiramicina** é indicada em casos de toxoplasmose durante a gravidez. A **azitromicina**, com meia-vida prolongada, tem maior atividade contra gram-negativos, em particular *H. influenzae*, mas a maioria das enterobactérias é intrinsecamente resistente (Quadro 72.14).
Interações medicamentosas. Medicamentos metabolizados por enzimas do citocromo P450 (redução da metabolização, elevação do nível sérico e maior risco de toxicidade). Espiramicina e azitromicina têm menor inibição sobre enzimas do citocromo P450 com menor espectro de interações medicamentosas.
Gravidez. Eritromicina, azitromicina, roxitromicina: categoria B. Claritromicina: categoria C.

Quadro 72.14 Macrolídeos.

Antimicrobiano	Via	Dose Criança	Dose Adulto	Intervalo (h)	90 a 50	50 a 10	< 10	Suplementar após HD
Eritromicina	VO	40 mg/kg/dia	0,25 a 0,5 g	6	DH	DH	DH	–
Azitromicina	VO/IV	5 a 12 mg/kg/dia	0,25 a 0,5 g	24	DH	DH	DH	–
Claritromicina	VO/IV	15 mg/kg/dia	0,25 a 1,0 g	12	DH	DH 12 a 24 h	DH 24 h	–

CC: *clearance* de creatinina; DH: dose habitual; HD: hemodiálise.

Lactação. Concentra-se no leite materno; usar com critério em nutrizes.
Idosos. Maior risco de efeitos adversos.
Crianças. Eritromicina é contraindicada a recém-nascidos, em vista da associação com estenose hipertrófica do piloro e intolerância digestiva.
Insuficiência renal. Não há recomendação de ajuste da dose para eritromicina, espiramicina, roxitromicina, azitromicina. Recomenda-se ajuste da dose para claritromicina em pacientes com insuficiência renal grave.
Reações adversas. Comum: intolerância gastrintestinal; grave: icterícia colestática (mais frequente com estolato de eritromicina). Prolongamento do intervalo QT, geralmente associado a fármacos com o mesmo efeito. Ototoxicidade associada a altas dosagens. Eritromicina e espiramicina: evitar em pacientes com insuficiência hepática grave.

J. **Lincosaminas.** A **clindamicina** é bacteriostática, com ação bactericida em altas concentrações, por vias oral e intravenosa. Atuam principalmente contra cocos gram-positivos (inclusive estafilococos produtores de penicilinase) e anaeróbios, inclusive *Clostridium* e *Bacteroides*. Indicada em casos de infecções intra-abdominais, infecções pélvicas (incluindo abortamento séptico); infecções pulmonares (abscesso pulmonar, pneumonia aspirativa, empiema) causadas por anaeróbios gram-positivos e anaeróbios gram-negativos; infecções odontogênicas, sinusites, otite crônica, osteomielites (causadas por estafilococos sensíveis à oxacilina ou anaeróbios); e infecções de pele por estreptococos ou estafilococos, como alternativa para pacientes alérgicos à penicilina. A **lincomicina** é indicada principalmente para tratamento de infecções estreptocócicas, peneumocócicas e estafilocócicas de pequena e média gravidade, bem como para tratar difteria. Pode ser usada em casos de osteomielite por estafilococo, já que alcança boa concentração óssea.

Interações medicamentosas. Bloqueadores neuromusculares (prolongamento do bloqueio neuromuscular); clindamicina e metronidazol (sinergia contra *B. fragilis*).
Gravidez. Categoria B.
Lactação. Concentra-se no leite materno. Uso com critério.
Crianças. Seguro.
Insuficiência renal. Indicação de correção da dose diante de insuficiência renal grave.
Reações adversas. Intolerância gastrintestinal (diarreia pode ser resultado de ação irritativa direta ou seleção de germes resistentes). Reações de hipersensibilidade cutânea, eosinofilia, granulocitopenia, hepatotoxicidade. Para pacientes com insuficiência hepática moderada ou grave, indica-se redução de 50% da dose. A administração rápida do fármaco pode estar associada a hipotensão arterial, arritmias e depressão respiratória.

K. **Cloranfenicol/Tianfenicol.** O **cloranfenicol** é bacteriostático e bactericida em altas concentrações, administrado pelas vias oral ou intravenosa; distribui-se por todo o organismo, atinge níveis elevados no liquor e tecido cerebral, atravessa a barreira placentária, com níveis elevados no feto. Atua contra bactérias gram-negativas e gram-positivas, anaeróbios, inclusive *bacteroides fragilis*, riquétsias e clamídias. Uso restrito em vista dos efeitos tóxicos, com risco à vida, tais como síndrome do bebê cinzento e anemia aplásica. Destinado a pacientes graves, em situações específicas. Útil para combater enterococos resistentes à vancomicina, com possível uso em casos de salmoneloses, principalmente febre tifoide; uso alternativo contra meningite bacteriana, epiglotite, artrite séptica e osteomielite por *Haemophilus influenzae*, e alergia aos betalactâmicos. Indicado para tratamento de riquetsioses e de erliquiose. **Tianfenicol** tem as mesmas propriedades do cloranfenicol, mas a relação com aplasia de medula e síndrome cinzenta não está documentada.

Interações medicamentosas. Fenobarbital, hidantoína, varfarina, hipoglicemiantes orais (redução do metabolismo dos medicamentos citados com maior risco de toxicidade); álcool: reações semelhantes àquelas provocadas pelo dissulfiram.

Gravidez. Cloranfenicol ou tianfenicol: categoria D.

Lactação. Devem ser evitados.

Idosos. Maior risco de reações adversas. Evitar se houver disfunção hepática e/ou renal.

Crianças. Contraindicado a RN, principalmente prematuros, pelo risco de intoxicação do SNC por incapacidade de metabolização do fármaco. "Síndrome cinzenta" (vômitos, distensão abdominal, letargia, cianose, hipotensão, respiração irregular, hipotermia), letal em cerca de 70%, descrita apenas para cloranfenicol, mas não descartada para tianfenicol.

Insuficiência renal. Ajustar a dose de tianfenicol, mas não de cloranfenicol se a função hepática estiver preservada (metabólitos excretados não tóxicos). Não dialisável (hemodiálise ou diálise peritoneal). Uso criterioso com correção da dose em caso de disfunção hepática grave.

Reações adversas. Intolerância gastrintestinal, anemia, trombocitopenia. Uso prolongado: polineurites e neurite óptica. Graves: aplasia de medula, apenas com cloranfenicol, pode ser irreversível. Cloranfenicol ou tianfenicol interferem no aproveitamento de ácido fólico, vitamina B_{12} e ferro.

L. **Metronidazol.** Bactericida ativo contra bactérias anaeróbicas estritas (cocos gram-positivos, bacilos gram-negativos e gram-positivos) e certos protozoários, tais como ameba, tricômonas e *Giardia*. Usado para tratar grande variedade de infecções por anaeróbios, tais como abscessos cerebrais e pulmonares, infecções de partes moles, osteomielite, infecções orais e dentárias, sinusite crônica e infecções intra-abdominais. Terapia inicial para pacientes com colite pseudomembranosa (por via oral), e tem indicação no tratamento do tétano. Pode ser associado a claritromicina ou amoxicilina no tratamento contra *Helicobacter pylori* e é eficaz para tratar vaginose bacteriana (*Gardnerella vaginalis*). Bactérias sensíveis raramente desenvolvem resistência. É utilizado por via oral ou intravenosa; distribui-se por todo o organismo, alcançando níveis significativos no tecido cerebral, em abscessos e nos ossos. Ao ser usado em pacientes com insuficiência hepática, são necessários ajustes das doses. O **tinidazol** tem espectro, farmacocinética e mecanismo de ação semelhantes (Quadro 72.15).

Quadro 72.15 Clindamicina, cloranfenicol, metronidazol.

Antimicrobiano	Via	Dose Criança	Dose Adulto	Intervalo (h)	90 a 50	50 a 10	< 10	Suplementar após HD
Clindamicina	VO	15 a 18 mg/kg/dia	250 a 300 mg	6 a 8	DH	DH	DH	–
	IV	10 a 40 mg/kg/dia	300 a 900 mg	6 a 8	DH	DH	DH	–
Cloranfenicol	VO/IV	50 a 100 mg/kg/dia	0,5 a 1,0 g	6	DH	DH	DH	0,5 a 1,0 g
Metronidazol	VO/IV	30 mg/kg/dia	0,5 a 1,0 g	8	DH	DH	DH 12 h	0,5 a 1,0 g

CC: *clearance* de creatinina; DH: dose habitual; HD: hemodiálise.

Interações medicamentosas. Fenitoína, fenobarbital (aumentam a velocidade de eliminação do metronidazol); varfarina (potencializa o efeito anticoagulante); álcool (efeito semelhante ao do dissulfiram); lítio (elevação dos níveis séricos de lítio, maior risco de toxicidade).
Gravidez. Metronidazol: categoria B no 2º e 3º trimestres, categoria C no 1º trimestre; tinidazol, nimorazol, secnidazol: segurança indefinida na gravidez.
Lactação. Compatível, mas uso criterioso, pois a concentração no leite altera seu sabor, além de poder alterar a microbiota intestinal do lactente.
Crianças. Seguro.
Insuficiência renal. Sem indicação de ajuste da dose. Uso criterioso em caso de insuficiência hepática. O metronidazol é 50% eliminado por hemodiálise (administrar dose adicional, se necessário), mas tem baixa eliminação por diálise peritoneal.
Reações adversas. Comuns: náuseas, dor abdominal, cefaleia, anorexia, sensação de gosto metálico, alteração da coloração urinária (vermelho-escura). Rara: neuropatia periférica (parestesia) em tratamento prolongado e reversível por meio de interrupção.

M. **Quinolonas.** Bactericidas, administradas por via oral e/ou intravenosa, inativam praticamente todas as enterobactérias. Muito efetivas contra infecções do trato urinário e gastrenterites. O **ácido nalidíxico** é indicado exclusivamente para tratamento de infecções do trato urinário baixo. **Norfloxacino** não apresenta boa difusão e concentração na maioria dos tecidos, exceto parênquima renal, as vias urinárias e a bile, sendo indicado para tratamento de infecções de vias urinárias superiores e inferiores. **Ciprofloxacino**, a quinolona mais potente contra gram-negativos (4 a 8 vezes mais ativa contra enterobactérias que o **norfloxacino, e a mais potente das quinolonas, mesmo as de 3ª e 4ª geração, contra** P. *aeruginosa*), atinge estafilococos sensíveis à oxacilina, mas tem pouca ação contra estreptococos. Indicado em casos de pielonefrites complicadas, prostatites, gonorreia, e de exacerbações de infecções respiratórias leves ou moderadas da fibrose cística, em que P. *aeruginosa* é o agente prevalente. Quinolonas de terceira e quarta gerações têm espectro de ação contra a maioria dos bacilos gram-negativos; têm ação adicional contra gram-positivos, principalmente pneumococos e estreptococos hemolíticos, além de bactérias atípicas. **Levofloxacino**, **moxifloxacino** e **gemifloxacino** são conhecidos como "quinolonas respiratórias", por atuarem contra infecções respiratórias (pneumococo, *Haemophilus*, micoplasma, clamídia, legionela), sendo úteis em casos de infecções de vias aéreas e pneumonias, sinusites de repetição, exacerbações de bronquite crônica e pneumonias atípicas. São opções também em casos de osteomielite crônica e infecção de partes moles complicadas, condição em que se deve associar antibiótico para cobrir anaeróbios (Quadro 72.16).

Interações medicamentosas. Teofilina, varfarina, hipoglicemiantes orais, metotrexato (elevação do nível sérico dos fármacos citados com aumento do potencial de toxicidade).
Gravidez. Categoria D.
Lactação. Contraindicado.
Crianças. Contraindicado a menores de 18 anos, pelo risco de lesões articulares e alterações no crescimento ósseo.
Insuficiência renal. Necessário ajuste da dose.

Quadro 72.16 Quinolonas.

Antimicrobiano	Via	Dose Adulto	Intervalo (h)	90 a 50	50 a 10	< 10	Suplementar após HD
Ácido nalidíxico	VO	1,0 g	6	DH	DH	Evitar	–
Norfloxacino	VO	400 mg	12	DH	DH 24 h	Evitar	–
Ciprofloxacino	VO	500 a 750 mg	12	DH	250 a 500 mg 12 a 18 h	250 a 500 mg 18 h	250 mg
	IV	200 a 400 mg	8 a 12	DH	DH 12 a 24 h	DH 18 a 24 h	200 mg
Levofloxacino	VO/IV	250 a 500 mg	24	DH	250 mg 24 a 48 h	250 mg 48 h	250 mg 48 h
Moxifloxacino	VO/IV	400 mg	24	DH	200 mg 24 h	200 mg 24 h	200 mg 24 h
Gemifloxacino	VO	320 mg	24	DH	160 mg 24 h	160 mg 24 h	–

CC: *clearance* de creatinina; DH: dose habitual; HD: hemodiálise.

Reações adversas. Bem toleradas. Comum: intolerância gastrintestinal. Risco de toxicidade sobre o SNC, mais comum em idosos e lactentes. Menos comuns: urticária, erupções maculopapulares, alteração na função hepática, eosinofilia, leucopenia. As fluoroquinolonas têm ação bloqueadora neuromuscular e não devem ser usadas por portadores de miastenia grave. Pode haver associação entre o uso de fluoroquinolonas e a ocorrência de tendinite e ruptura de tendões, especialmente tendão de Aquiles, observada principalmente em homens, idosos, obesos e pacientes em uso de corticosteroides.

N. **Nitrofurantoína.** Restrito às infecções urinárias não complicadas e sua profilaxia. Valor terapêutico limitado pelo surgimento de fármacos mais ativos e menos tóxicos.

Interações medicamentosas. Fármacos uricosúricos (elevação do nível sérico do antimicrobiano); anticoncepcionais (redução de efetividade, associar outro método).

Gravidez. Categoria B. Contraindicado da 38ª à 42ª semana de gestação, devido ao risco de anemia hemolítica neonatal.

Lactação. Compatível em RN a termo. Uso criterioso em pré-termo, com menos de 1 mês, com hiperbilirrubinemia e deficiência de G-6-PD (risco adicional de hemólise).

Crianças. Contraindicado a menores de 1 mês, pelo risco de anemia hemolítica.

Insuficiência renal. Evitar em caso de disfunção renal moderada a grave, pois há risco de toxicidade.

Reações adversas. Intolerância gastrintestinal, contornável com uso em concomitância com alimentos. Reações alérgicas, anemia megaloblástica ou hemolítica, icterícia colestática, sintomas neurológicos. Coloração marrom da urina. Risco de eventos adversos pulmonares agudos, subagudos e crônicos. Pneumonia intersticial ou fibrose pulmonar podem ocorrer de maneira insidiosa em tratamento acima de 6 meses.

O. **Sulfonamidas.** Bacteriostáticas orais, distribuição ampla nos tecidos, com concentrações elevadas nos rins e pulmões. O **sulfametoxazol** costuma ser empregado em associação com trimetoprima, com efeito sinérgico. Gram-negativos são frequentemente sensíveis; há sensibilidade variável de cocos gram-positivos e as anaeróbicas são resistentes. Indicado em associação com **trimetoprima** em casos de infecções do trato urinário, altas e baixas, uretrites e prostatites agudas ou crônicas; menos recomendado no tratamento empírico de infecções mais graves, devido à maior frequência de resistência. Excelente atividade contra *Stenotrophomonas maltophilia*; fármaco de escolha para tratamento e profilaxia de pneumonia por *Pneumocystis carinii* em portadores de imunodepressão. Eficácia de 70 a 90% contra paracoccidioidomicose. Útil em casos de diarreia por *Isospora belli*, *Cyclospora* spp. e doença invasiva por cepas sensíveis de *Salmonella* spp.

Sulfadiazina é o fármaco de escolha para tratamento de toxoplasmose, associado a pirimetamina, e alternativa para o tratamento de malária por *Plasmodium falciparum* sensível ou resistente à cloroquina. A **sulfadiazina** de prata tópica é útil para prevenção de infecções em pacientes queimados (Quadro 72.17).

Interações medicamentosas. Álcool, anticoagulantes orais, fenitoína, metotrexato, hipoglicemiantes orais (elevação dos níveis séricos destes, com aumento do risco de toxicidade); anticoncepcionais orais (redução de efetividade; associar outro método).

Gravidez. Categoria C. Risco de hiperbilirrubinemia e *kernicterus*.

Lactação. Não há dados de segurança disponíveis.

Idosos. Não há recomendações específicas.

Crianças. Contraindicado a menores de 2 meses, a não ser para tratar toxoplasmose.

Insuficiência renal. Necessário ajuste da dose.

Reações adversas. Náuseas, vômitos, dor abdominal, anorexia, sensação de boca amarga. Alterações hematológicas (depressão medular, agranulocitose, trombocitopenia, aplasia medular, anemia megaloblástica). Para minimizar o risco dessas alterações, indica-se uso concomitante de ácido fólico. Alterações de hipersensibilidade cutânea. São raras hepatotoxicidade e neurotoxicidade (encefalopatia, manifestações psicóticas).

P. **Polimixinas. Colistina** (**polimixina E**) e **polimixina B**, intravenosas, ativas contra a maioria dos bacilos gram-negativos (incluindo *P. aeruginosa* e *Acinetobacter* spp.), são indicadas em casos de infecções graves por bacilos gram-negativos multirressistentes, tais como *P. aeruginosa* e *Acinetobacter baumannii*, de pneumonias, sepses relacionadas com cateteres e infecções de local cirúrgico. Alguns bacilos

Quadro 72.17 Sulfonamidas.

Antimicrobiano	Via	Criança	Adulto	Intervalo (h)	90 a 50	50 a 10	< 10	Suplementar após HD
Sulfametoxazol-trimetoprima	VO	6 a 20 mg/kg/dia de trimetoprima	160 a 800 mg trimetoprima	6 a 12	DH	DH 24 h	Evitar	–
	IV	6 a 20 mg/kg/dia de trimetoprima	10 a 20 mg/kg/dia trimetoprima	8	3 a 5 mg/kg 12 a 24 h	3 a 5 mg/kg 12 a 24 h	Evitar	–
Sulfadiazina	VO	120 a 150 mg/kg/dia	1 a 2 g	4 a 8	DH 8 h	DH 12 h	DH 24 h	50% DH

Cabeçalho da coluna "Doses e intervalos ajustados conforme CC (mℓ/min)".

CC: *clearance* de creatinina; DH: dose habitual; HD: hemodiálise.

gram-negativos apresentam resistência intrínseca às polimixinas: *Burkholderia cepacia, Proteus* spp., *Serratia* spp., *Stenotrophomonas maltophilia* e *Enterobacter* spp. Atravessam pouco a BHE, mesmo se houver inflamação (Quadro 72.18).
Interações medicamentosas. Bloqueadores neuromusculares (potencialização do bloqueio); betalactâmicos, rifampicina, sulfametoxazol/trimetoprima (sinergia).
Gravidez. Categoria B para polimixina B. Categoria C para polimixina E.
Lactação. Uso com cautela durante lactação. Risco indeterminado para o lactente.
Crianças. Seguro.
Insuficiência renal. Necessário ajuste da dose.
Reações adversas. Nefrotoxicidade, neurotoxicidade (efeitos adversos mais comuns em obesos, pois o fármaco é lipossolúvel; calcular a dose de acordo com o peso ideal). Reações de hipersensibilidade cutânea, hiponatremia, hipocloremia, hipopotassemia.

Q. **Anfotericina.** Efeito fungicida ou fungiostático, conforme a concentração; resistência adquirida é rara. A administração se faz por via intravenosa, em infusão lenta, geralmente em 4 a 6 h, e o fármaco deve ser protegido da luz. Deve-se diluir em água destilada e rediluir em solução glicosilada; não usar soro fisiológico. Não tem boa penetração no SNC, apesar de, por falta de alternativa, ser indicada em casos de meningite. Primeira escolha para infecções fúngicas graves, tais como candidíase sistêmica (sepse por *Candida*), aspergilose, blastomicose, criptococose, esporotricose disseminada, histoplasmose e outras. Opção para o tratamento de calazar. Apresentações lipídicas (**anfotericina B** lipossomal, **anfotericina B** complexo lipídico) têm menos efeitos colaterais, especialmente relacionados com a administração intravenosa, nefrotoxicidade e hipopotassemia, mas recomendam-se doses mais elevadas, 3 a 5 vezes maiores que as habituais, pois a eficácia pode ser menor que a da anfotericina convencional.
Interações medicamentosas. Flucitosina, capsofungina, micafungina (sinergia); digitálicos ou antiarrítmicos (potencialização de toxicidade quando associados a hipopotassemia). Risco em caso de uso concomitante de medicamentos nefrotóxicos ou depletores de potássio.
Gravidez. Uso com cautela, uma vez que os riscos para o feto não estão definidos.

Quadro 72.18 Polimixinas.

Antimicrobiano	Via	Dose Criança	Dose Adulto	Intervalo (h)	90 a 50	50 a 10	< 10	Suplementar após HD
Polimixina B 1,0 mg = 10.000 U	IV	2,5 a 5,0 mg/ kg/dia	2,5 a 5,0 mg/ kg/dia	8 a 12	1 g 24 a 72 h	2,5 mg/kg no 1º dia 1,0 mg/kg 2 a 3 dias	2,5 mg/kg no 1º dia 1,0 mg/kg 5 a 7 dias	–
Colistina 1,0 mg = 12.500 U	IV	2,5 a 5,0 mg/ kg/dia	1 a 2 g	3 a 6	160 mg 12 h	160 mg 24 h	160 mg 36 h	80 mg

CC: *clearance* de creatinina; DH: dose habitual; HD: hemodiálise.

Lactação. Incompatível (dados escassos na literatura e potenciais eventos adversos).
Crianças. Segurança em crianças não é bem definida. Há relatos de tratamento de infecção fúngica grave em crianças sem eventos adversos incomuns.
Insuficiência renal. Necessário ajuste da dose.
Reações adversas. Nefrotoxicidade, cardiotoxicidade, alterações hematológicas (pancitopenia), hipopotassemia. Mal-estar, cefaleia, calafrios durante a infusão (redução de incidência com uso prévio de antitérmico, anti-histamínico e hidrocortisona), flebite. Náuseas, vômitos, diarreia, erupções cutâneas.

R. **Fluconazol.** Indicado para tratamento de candidíase oral resistente, assim como de outras infecções de média gravidade por *Candida* (cutânea, gastrintestinal, geniturinária ou sistêmica). Também usado como complementação do tratamento com anfotericina (blastomicose, coccidiose, histoplasmose, aspergilose e outros). É pouco eficaz em pacientes neutropênicos, imunodeprimidos e com AIDS – preferir anfotericina. Administrado por via oral ou intravenosa, tem ampla distribuição nos tecidos. Atravessa a BHE.
Interações medicamentosas. Ciclosporina, fenitoína, tolbutamida, varfarina (elevação do nível sérico dos fármacos, com risco de toxicidade); rifampicina (redução do nível sérico de fluconazol e sua eficácia em caso de criptococose); terfenadina (risco de arritmia).
Gravidez. Categoria C.
Lactação. Não recomendado.
Crianças. Seguro.
Insuficiência renal. Necessário ajuste da dose. Cuidado diante de insuficiência hepática, contraindicado em casos avançados.
Reações adversas. Geralmente bem tolerado. Mais comuns: náuseas, cefaleia, vômitos, dor abdominal. Pode haver hepatotoxicidade, eosinofilia e trombocitopenia.

S. **Caspofungina, micafungina e anidulafungina.** A **caspofungina** é indicada principalmente a pacientes com aspergilose pulmonar, candidíase sistêmica e histoplasmose, sobretudo nos casos resistentes ou em pacientes com contraindicações aos antifúngicos poliênicos ou derivados azólicos. A **micafungina** tem concentração inibitória mínima menor que a da **caspofungina**, com ação contra todas as espécies de *Candida* e a maioria das cepas de *Aspergillus*. Foi a primeira equinocandina aprovada para profilaxia de infecção por *Candida* em pacientes hemotransplantados; tem sido empregada em crianças, inclusive em prematuros, com candidíase sistêmica, apresentando resultados similares aos da anfotericina B lipossomal, com melhor tolerabilidade e menores efeitos adversos. Não há estudos sobre a eficácia das equinocandinas em casos de osteomielite, endocardite e meningite por *Candida*. Disponíveis para administração intravenosa, a infusão deve ser lenta, em 1 h; são incompatíveis com soluções de glicose. Nos pacientes com insuficiência hepática grave, a dose diária de **caspofungina** deve ser reduzida em 50%. Para pacientes com hepatopatia prévia, não se recomenda a **micafungina**. O custo do tratamento é elevado. A **anidulafungina** tem mecanismo de ação e farmacocinética semelhantes às da caspofungina, porém com maior atividade antifúngica. Tem atividade contra *Candida* spp. e *Aspergillus* spp., inclusive contra os fungos resistentes ao fluconazol. Tem ação fungicida sobre *Candida* e fungistática sobre *Aspergillus*. A anidulafungina é indicada para tratamento de candidíase esofágica, peritoneal e sistêmica de pacientes não neutropênicos (Quadro 72.19).

Quadro 72.19 Principais antifúngicos.

Antimicrobiano	Via	Dose Criança e adulto	Intervalo (h)	Doses e intervalos ajustados conforme CC (mℓ/min) 90 a 50	50 a 10	< 10	Suplementar após HD
Anfotericina B	IV	0,4 a 1,0 mg/kg/dia	24 h	DH	DH	DH 24 a 48 h	–
Fluconazol	VO	200 a 400 mg	24 h	DH	100 a 200 mg de 24 em 24 h	100 a 200 mg de 24 em 24 h	100 a 200 mg
Voriconazol	IV	Inicial: 6 mg/kg 1º dia Manutenção: 3 a 4 mg/kg/dia	12 h	DH	Trocar para VO	Trocar para VO	–

CC: *clearance* de creatinina; DH: dose habitual; HD: hemodiálise.

Interações medicamentosas. Substâncias indutoras do metabolismo hepático (discreta redução do nível sérico dos antifúngicos).
Gravidez. Risco não determinado.
Lactação. Risco não determinado.
Crianças. Segurança não definida.
Insuficiência renal. Não é necessário ajuste da dose.
Reações adversas. Bem toleradas. Comuns: cefaleia, febre, flebite, exantema, náuseas, vômitos, diarreia. Hepatotoxicidade e hemólise em hepatopatas com doses elevadas.

T. **Voriconazol.** Derivado do fluconazol, é indicado principalmente para tratamento de aspergilose invasiva, infecções invasivas graves causadas por *Candida* e por *Scedosporium* sp. e *Fusarium* spp. Custo elevado.
Interações medicamentosas. Fármacos que induzem a citocromo P450 diminuem o nível sérico de voriconazol, enquanto aqueles que a inibem aumentam o nível sérico do mesmo. Contraindicado com terfenadina, astemizol, cisaprida, pimozida, quinidina, rifabutina, rifampicina, carbamazepina, barbitúricos de longa ação (p. ex., fenobarbital), alcaloides do *ergot* (ergotamina, dihidroergotamina), sirolimo, ritonavir, efavirenz e erva-de-são-joão. Voriconazol e omeprazol: reduzir à metade a dose de omeprazol.
Gravidez. Não usar; evitar engravidar durante o uso (utilizar um método contraceptivo).
Lactação. Contraindicado.
Crianças. Contraindicado a menores de 2 anos de idade. Não fazer dose de ataque.
Insuficiência renal. Não é necessário ajustar a dose.
Reações adversas. Efeitos gastrintestinais, alterações visuais e de função hepática.

U. **Aciclovir.** Via oral ou intravenosa (além de tópica), contra os herpes-vírus 1 e 2 e contra o vírus varicela-zóster (VZV); boa distribuição nos tecidos, inclusive no SNC. Indicado em casos de encefalite herpética e infecção pelo VZV, sobretudo em imunocomprometidos. Resistência, sobretudo em pacientes com AIDS, submetidos previamente à terapêutica com esta substância.
Interações medicamentosas. Não foram identificadas interações relevantes.
Gravidez. Categoria B.
Lactação. Compatível.
Crianças. Usado em crianças.

Insuficiência renal. Indicado ajuste da dose.
Reações adversas. Bem tolerado. Mais comuns: náuseas, vômitos, diarreia, cefaleia. Raros: neurotoxicidade e hepatotoxicidade, geralmente em altas doses e pacientes com insuficiência renal e receptores de transplante. Leucopenia e anemia descritos.

V. **Ganciclovir.** Ativo contra o grupo Herpes, indicado para tratamento e profilaxia de citomegalovírus (ação 30 vezes maior que a do aciclovir), sobretudo em imunossuprimidos.
Interações medicamentosas. Imipeném-cilastatina (risco de convulsões); fármacos mielotóxicos – zidovudina, dapsona, clotrimazol, flucitosina, pentamidina, trimetexato (potencialização da mielotoxicidade do ganciclovir); didanosina (elevação do nível sérico de didanosina com aumento da toxicidade).
Gravidez. Contraindicado. Categoria C. Evitar gestação pelo menos por 90 dias após o uso.
Lactação. Contraindicado.
Crianças. Usado em crianças.
Insuficiência renal. Necessário ajuste da dose.
Reações adversas. Geralmente bem tolerado. Comuns: náuseas, vômitos, cefaleia. Graves: mielotoxicidade. Contraindicado a pacientes neutropênicos (com neutrófilos < 500 células/mm³) e plaquetopênicos (plaquetas < 25.000/mm³). Em altas doses pode ser neurotóxico. Há potencial nefrotoxicidade, principalmente em receptores de transplante.

W. **Oseltamivir.** Tratamento e profilaxia de gripe por *influenza* A e B, sobretudo em menores de 2 anos de idade, gestantes, idosos, portadores de comorbidades como doença pulmonar ou cardíaca e diabetes. Alcança boa concentração no tecido pulmonar e em vias aéreas.
Interações medicamentosas. Não há relato de interações relevantes.
Gravidez. Dados de segurança indisponíveis. Usar se os benefícios superarem os riscos.
Lactação. Dados de segurança indisponíveis.
Crianças. Fármaco usado em crianças.
Insuficiência renal. Necessário ajuste da dose, especialmente em caso de insuficiência renal grave.
Reações adversas. Geralmente é bem tolerado. Mais comuns: náuseas, vômitos, diarreia.

Os principais antivirais são apresentados no Quadro 72.20.

Quadro 72.20 Principais antivirais.

Antimicrobiano	Via	Dose Criança e Adulto	Intervalo (h)	90 a 50	50 a 10	< 10	Suplementar após HD
Aciclovir	IV	5,0 a 12,4 mg/kg/dose	8 h	DH	DH 12 a 24 h	2,5 mg/kg/dia	DA 2,5 mg/kg/dia
Oseltamivir	VO	75 mg/kg/dose	12 h	DH	DH 24/24 h	Evitar	–

CC: *clearence* de creatinina; DH: dose habitual; DA: dose adicional; HD: hemodiálise.

X. **Antimicrobianos contra tuberculose.** Poliquimioterapia definida pelo Programa Nacional de Controle da Tuberculose (PNCT) e liberação restrita ao serviço público de saúde. Esquema: fase intensiva de 2 meses com **rifampicina, isoniazida, pirazinamida** e **etambutol** para todos os casos e tipos de tuberculose em adolescentes e adultos (2RHZE), exceto menores de 12 anos em quem não se usa **etambutol** (2RHZ); **seguidas de rifampicina, isoniazida** por mais 4 meses (4RH), ocasionalmente por mais tempo (Quadros 72.21 e 72.22).

Quadro 72.21 Esquema básico para o tratamento de tuberculose em adultos e adolescentes.

Regime	Fármacos	Faixa de peso	Unidade/dose	Meses
2 RHZE Fase intensiva	RHZE 150/75/400/275 comprimido em dose fixa combinada	20 a 35 kg	2 comprimidos	2
		36 a 50 kg	3 comprimidos	
		> 50 kg	4 comprimidos	
4 RH Fase de manutenção	RH 300/200 ou 150/100 comprimido ou cápsula em doses fixas combinadas	20 a 35 kg	1 comprimido ou cápsula 300/200	4
		36 a 50 kg	1 comprimido ou cápsula 300/200 + 1 comprimido ou cápsula 150/100	
		> 50 kg	2 comprimidos ou cápsulas 300/200	

R: rifampicina; H: isoniazida; Z: pirazinamida; E: etambutol.
Fonte: adaptado de Brasil, 2011.

Quadro 72.22 Esquema básico para o tratamento de tuberculose em crianças < 12 anos.

Fases do tratamento (meses)	Fármacos	Até 20 kg, em mg/kg/dia	> 20 a 35 kg, em mg/dia	> 35 a 45 kg, em mg/dia	> 45 kg, em mg/dia
2 RHZ Fase intensiva	R	10	300	450	600
	H	10	200	300	400
	Z	35	1.000	1.500	2.000
4 RH Fase de manutenção	R	10	300	450	600
	H	10	200	300	400

R: rifampicina; H: isoniazida; Z: pirazinamida.
Fonte: adaptado de Brasil, 2011.

Reações adversas. Frequentes: urina e suor avermelhados, intolerância gástrica, alterações cutâneas leves, dor articular, neuropatia periférica, cefaleia, euforia, insônia. Conduta: orientações gerais, tratamento sintomático. Em caso de neuropatia periférica, associar piridoxina, 50 mg/dia. Graves: hipersensibilidade cutânea grave (RHZE), psicose (H), crise convulsiva (H), encefalopatia (H), neurite óptica (E), hepatotoxicidade (RHZ), pancitopenia importante (R), anemia hemolítica (R), agranulocitose (R), nefrite intersticial (R), rabdomiólise (Z).

Conduta: suspensão do uso do medicamento provavelmente incriminado com reintrodução de esquemas alternativos especiais. Caso todos os fármacos possam ser incriminados, suspender o uso de todos, aguardar melhora e reintroduzir um a um.

Interações medicamentosas. Anticoagulantes orais, anticoncepcionais, hipoglicemiantes orais, beta-agonistas, cetoconazol, corticosteroides, digitálicos, enalapril, propafenona, teofilina (redução do nível sérico por aumento do metabolismo hepático); benzodiazepínicos, carbamazepina, fenitoína, sulfonilureias (elevação do nível sérico com aumento da toxicidade); antiácidos (redução da absorção).

Insuficiência renal. Necessário ajuste da dose.
Hepatopatias. Necessário ajuste da dose.
Gravidez. Medicamentos considerados seguros. Associar piridoxina, 50 mg/dia.
Lactação. Medicamentos considerados seguros.

Bibliografia

Barros E, Bittencourt H, Caramori MA et al. Antimicrobianos. 4. ed. Porto Alegre: Artmed; 2008.
Brasil. Agência Nacional de Vigilância Sanitária (Anvisa). Bulário eletrônico. Disponível em: http://www.anvisa.gov.br/datavisa/fila_bula/index.asp. Acesso em: 04 de março de 2017.
Brasil. Agência Nacional de Vigilância Sanitária (Anvisa). http://www.anvisa.gov.br/servicosaude/controle/rede_rm/cursos/rm_controle/opas_web/modulo1/conceitos.htm (texto e quadros).
Brasil. Ministério da Saúde (MS). Manual de recomendações para o controle da tuberculose no Brasil. Brasília: MS; 2011.
Cunha BA. Terapia antimicrobiana. In: Clínica Médica da América do Norte. Rio de Janeiro: Interlivros; 1995.
Gilbert D, Chambers H, Eliopoulos G et al. The Sanford guide to antimicrobial therapy 2015. 45. ed. Hyde Park, VT: Antimicrobial therapy; 2015.
Goodman and Gilman's. The pharmacological basis of therapeutics. EUA: Pergamon Press, 1996.
Korolkovas A. Dicionário terapêutico Guanabara. 2008/2009. Rio de Janeiro: Guanabara Koogan; 2008.
Lexicomp. Drug information handbook with international trade names index. 22. ed. United States: Lexi-Comp Inc.; 2013.
Osório L, Oliveira M. Agentes antimicrobianos. In: Pires MTB, Starling SV. Erazo – Manual de urgências em pronto-socorro. 10. ed. Rio de Janeiro: Guanabara Koogan; 2014. p. 986-1010.
Pedroso E, Oliveira R. Blackbook – clínica médica. 2. ed. Belo Horizonte: Blackbook Editora; 2014.
Tavares W. Antibióticos e quimioterápicos para o clínico. 3. ed. rev. São Paulo: Atheneu; 2014.
Tompson R, Wright A. General principles of antimicrobial therapy. Mayo Clin Proc. 1998; 73:995-1006.

URGÊNCIAS PSIQUIÁTRICAS
Marcos Rodrigo Teixeira de Abreu

73

I. Introdução. Urgentes são os tratamentos que precisam ser feitos com rapidez. As pessoas que procuram – ou são encaminhadas para – os atendimentos de urgência mostram, na imensa maioria dos casos, alterações emocionais. O ser humano é uma unidade pluridimensional, e tudo aquilo que ponha em risco ou perturbe sua saúde, como acidentes e doenças das mais diversas naturezas, pode levar aos mais variados tipos de descontrole ou desequilíbrio emocionais. O médico, por lidar com o ser humano em situações de sofrimento, deve levar em consideração essa realidade e nela atuar, ouvindo, apaziguando e orientando tanto o paciente quanto os familiares ou acompanhantes, já que a crise afeta todos. Esse aspecto da arte médica deve ser proporcionado tanto aos pacientes quanto aos acompanhantes. A precariedade material de nossas instituições de saúde pode abater a motivação dos médicos que nelas atuam, mas não desconsiderar seu compromisso profissional e o fenômeno existencial mais importante: a vida e a saúde. É precisamente a vida que se torna ameaçada ou limitada pelas doenças e pelos acidentes, os quais levam à consciência, fundamentalmente, da iminência da morte ou das limitações vitais, desestruturando, em consequência, o equilíbrio emocional.

A compreensão das diversas perspectivas que uma crise envolve capacita o médico a ajudar a si mesmo e o paciente. Claro está que os diagnósticos e os procedimentos clínicos, medicamentosos ou cirúrgicos são, inicialmente, prioritários, mas não os únicos em uma conduta terapêutica eficiente. As crises se instalam em determinado momento histórico e circunstancial da vida de uma pessoa; pensar que é apenas vítima da crise é minimizar a compreensão do seu quadro. Todo apoio é importante em uma visão dinâmica de que o paciente foi, consciente ou não, participante de sua situação, e de que esta pode implicar transformações e sequelas em sua vida. O médico, na medida de suas possibilidades e no momento apropriado, pode ajudar o paciente a elaborar seu sofrimento e a crescer a partir dele. Um passo importante é levá-lo a aceitar a propedêutica necessária, e é vivenciando internamente a crise que a pessoa cria condições de superá-la: "É preciso ter muito caos dentro de si para criar uma estrela bailarina." (Nietzche, 2004).

Em geral, um centro de atendimento de urgência não oferece condições adequadas para um tratamento psiquiátrico completo. Após o diagnóstico e a propedêutica inicial realizada, deve-se encaminhar o paciente a um tratamento psiquiátrico (em ambulatório, clínica psiquiátrica ou consultório de psicoterapia), orientando-o, assim como a seus acompanhantes. Os médicos que fazem psicoterapia ou já se submeteram a esse tipo de tratamento conduzem com mais segurança essas situações.

Estudar o cérebro significa pesquisar para entender neurônios, sinapses, neurotransmissores, receptores, mensageiros, circuitos, sistemas e o resultado do processamento das informações elétricas que nele transitam. É a mente que estabelece relações entre o cérebro e o mundo, caracterizando-nos como sujeitos; algumas de suas produções são as ciências, as culturas, as políticas, as artes, as religiões. A mente surge de um modo cerebral de processamento: o *"hardware*-cérebro" e o *"software*-experiência", por analogia.

O inconsciente e o que pode se tornar consciente são dois grandes atributos da nossa misteriosa, fascinante e desafiadora mente. Entre suas várias funções cognitivas, distinguimos: percepção, atenção, memória, concentração, raciocínio, vontade, afetos, pensamentos, juízos, emoções, ocorrências oníricas durante o sono e, em especial, a linguagem, pois nossa participação no mundo se dá, em grande parte, por meio dela.

II. **Principais síndromes e condutas.** O princípio básico da medicina alopática consiste em tratar as doenças com medicamentos que produzam efeitos contrários aos da doença (*contraria contrariis curantur*).

A. **Síndromes ligadas à ansiedade.** A ansiedade, decorrente de situações ou conflitos pessoais, manifesta-se em graus variados de intensidade: desde uma leve sensação de desconforto e mal-estar até medo, apreensão e inquietude, fobias, pânico, conversões e agitação psicomotora. Geralmente, a ansiedade é acompanhada de taquicardia, sudorese, palidez, taquipneia e hiperventilação, desencadeando alcalose e tontura. Síndromes ligadas à ansiedade podem ser primárias (psicogênicas) ou decorrentes dos mais diversos transtornos somáticos, pelas sensações e consciência que perturbam a saúde e põem em risco a vida.

A ansiedade, considerada fisiológica nos mamíferos, é, segundo determinados parâmetros, reação previsível às ameaças do ambiente, e no ser humano pode estar acrescida de pressões sociais, econômicas e de conflitos emocionais. São reações comuns da vida animal, que esboçam, diante do perigo, atitudes de fuga ou luta, processadas pelos neurotransmissores do organismo. Assim, a descarga de epinefrina providencia maior aporte sanguíneo aos sistemas necessários para defesa ou ataque: taquipneia, taquicardia, pele fria e pálida, sudorese, digestão afetada, eriçamento dos pelos. Embora normal, a ansiedade pode ser: fisiológica, momentaneamente exacerbada, cronicamente exacerbada; sem motivo aparente (como na síndrome do pânico) ou independente de perigo real e imediato. Portanto, manifesta-se em graus variados de intensidade e frequência, como descrevemos anteriormente, constituindo a metáfora fisiológica do mal-estar na civilização.

Os **distúrbios fóbicos** caracterizam-se por medo persistente e irracional de um objeto ou determinada situação, levando o indivíduo à tentativa de evitá-los, causando significativo sofrimento, a ponto de interferir em sua atividade social ou profissional. Exemplificando: na agorafobia, que consiste em um imenso medo de estar só ou em lugares públicos dos quais seja difícil sair (como elevadores, túneis, multidão, transportes públicos), a ansiedade manifesta-se inclusive antecipadamente. A fobia social consiste no temor irracional que o indivíduo sente diante de situações em que pode ser observado, como apresentar-se, falar ou escrever diante de pessoas, temendo comportar-se de maneira embaraçosa ou humilhante. Em geral, a pessoa está consciente de que seu medo consiste em que os outros detectem sua ansiedade, como gagueira, tremores das mãos, sudorese, inquietação.

A **síndrome do pânico** caracteriza-se por surgimento súbito de intensa apreensão, chegando ao terror, associada a sentimentos de catástrofe iminente, medo de morrer, de enlouquecer ou de cometer atos descontrolados. As crises duram minutos e, mais raramente, horas. Durante os ataques, a pessoa geralmente apresenta dispneia, palpitação, sensação de sufocação ou estrangulamento, mal-estar, dor torácica, vertigem, tontura, desmaio (raramente), parestesia, contração muscular, sensação de irrealidade. As pessoas que sofrem de síndrome do pânico geralmente são apreensivas e tensas, com hiperatividade neurovegetativa. Deve-se efetuar o diagnóstico diferencial com hipoglicemia, feocromocitoma, hipertireoidismo, síndrome de abstinência de inúmeras substâncias psicoativas e algumas intoxicações (como cafeína, bebidas alcoólicas, anfetaminas, cocaína, *crack*, psilocibina ou "chá de cogumelo", LSD, mescalina ou algumas substâncias voláteis). São promissoras, para os transtornos fóbicos e do pânico, as terapias cognitivo-comportamentais, associadas ao uso de antidepressivos e/ou benzodiazepínicos.

Grande número de pessoas que chegam ao atendimento de urgência apresentam sintomas como hipoestesia, paresia, anestesia, parestesia, paralisia, diminuição ou perda de um dos sentidos (fala, visão) e crises convulsiformes. Essas manifestações podem surgir isoladamente ou associadas, tornando às vezes difícil o diagnóstico diferencial relativo a enfermidades orgânicas ou neurológicas. De modo geral, são pessoas "teatrais" e escandalosas, atraindo para si atenção e cuidados, devido às suas encenações. Costumam ser sedutoras em algumas ocasiões e hostis em outras, podendo intencionalmente simular variados sintomas ou, ao contrário, não ter consciência deles. Trata-se das **crises conversivas**, que muitas vezes despertam algum tipo de rejeição das equipes de saúde prestadoras do atendimento.

Qualquer pessoa pode manifestar crise de **agitação psicomotora**, por situações ou conflitos pessoais, predominando nos psicóticos, etilistas, dependentes químicos, pacientes com doença neurológica (especialmente epilépticos), naqueles com síndromes demenciais e nos internados em UTI. Podem apresentar hetero- ou autoagressividade, exigindo maior atenção e atuação mais contundente, como contenção e sedação.

As **crises hipomaníacas ou maníacas** do transtorno afetivo bipolar podem manifestar desde ansiedade moderada até agitação psicomotora intensa, além de logorreia, ideias geralmente hedonistas e grandiloquentes, insônia e as mais diversas expressões de descontrole emocional – atitudes e vestes bizarras, gastos financeiros excessivos, hiporexia, irritabilidade, agressividade, atividade sexual desmesurada, etilismo, dependência química.

Síndrome de abstinência é o conjunto de modificações orgânicas que se dão em razão da suspensão brusca das substâncias geradoras de dependência física e psíquica, como nicotina, bebidas alcoólicas, benzodiazepínicos, hipnóticos, ópio, morfina, heroína, *crack*, cocaína, entre outras. Caracteriza-se, em geral, por alucinações, agitação, agressividade e até crises convulsivas.

A síndrome de abstinência apresenta sintomas como disforia, insônia, alucinações, ansiedade, irritabilidade, náuseas, agitação, taquicardia, hipertensão circunstancial e até convulsões. É muito importante, para um tratamento correto, a identificação inicial do tipo de substância usada, já que as complicações diferem segundo a substância da qual o paciente é dependente.

A crise de abstinência alcoólica tem início a partir de 72 h após a interrupção do uso, pode provocar *delirium tremens* e é mais grave em pacientes com episódios prévios. Apresenta sintomas específicos como distúrbios táteis, visuais e até convulsões.

No caso da síndrome de abstinência de opioides, o início do quadro depende da meia-vida da substância. Apresenta-se de maneira semelhante a uma gripe grave, com dilatação pupilar, lacrimejamento, rinorreia, bocejos, espirros, anorexia, náuseas, vômitos e diarreia. Não causam convulsões nem *delirium*.

A abstinência de estimulantes como *crack*, cocaína e anfetaminas apresenta como sintomas: agitação, agressividade, alterações do apetite, distúrbios motores, depressão, pensamentos paranoicos ou comportamentos compulsivos.

Os sintomas de abstinência podem ser confundidos, porque a dependência de substâncias psicodislépticas em geral está associada ao uso de bebidas alcoólicas e outras substâncias (drogadição).

A síndrome de abstinência pode ser aguda (SAA) ou demorada (SAD). A SAA corresponde aos sintomas físicos, psicológicos e sociais provocados pela falta da substância, que ocorrem 3 a 10 dias após o último uso. Já a SAD corresponde aos sintomas a partir de semanas ou meses após o último uso. Os sintomas, que estão ligados aos danos causados ao cérebro, apresentam-se durante a sobriedade e podem ser descritos como confusão, déficits de memória, inquietação, nervosismo ou apatia, alterações do sono, ataxia, hipersensibilidade a estímulos sensoriais. A SAD pode ocasionar recaída com frequência, mas seus sintomas são reversíveis, caso seja feito tratamento adequado.

Por fim, muitos casos encaminhados aos atendimentos de urgência são essencialmente psicossomáticos. Basicamente, caracterizam-se por distúrbios em determinados órgãos ou sistemas, e o fenômeno consiste no deslocamento da angústia para uma alteração orgânica, aliviando-a em parte, mas surgindo grande ansiedade, proveniente dos sintomas somáticos. Como exemplos, têm-se: (1) no sistema digestivo: diarreia, vômitos, gastrite, úlcera duodenal, retocolite hemorrágica, cólon irritável; (2) no sistema respiratório: tosse, dispneia, opressão torácica, asma; (3) no sistema cardiovascular: arritmias, taquicardia, algias precordiais, alterações transitórias da tensão arterial, infarto, hipertensão arterial; (4) distúrbios alérgicos, hiper- ou hipoglicemia, obesidade, bulimia, anorexia, insônia, amenorreia.

Logo, para um atendimento mais eficiente e humano, é necessário ouvir atentamente o paciente e seus acompanhantes, observando expressões, gestos e atitudes: "Tudo quanto há é aviso."

1. **Conduta.** Nos casos mais simples, administrar benzodiazepínicos, como diazepam, 5 mg, 2 vezes/dia, ou uma ampola por via intramuscular (IM). Nos casos mais exacerbados, como na síndrome do pânico, administrar um benzodiazepínico: diazepam 10 mg, 2 ou 3 vezes/dia; clonazepam (Rivotril®), 0,25 mg sublingual, 1 a 5 vezes/dia; alprazolam (Frontal®) 0,5 mg, 2 a 3 vezes/dia; cloxazolam (Olcadil®) 2 mg, 2 a 3 vezes/dia; ou bromazepam (Lexotan®), 3 mg, 2 ou 3 vezes/dia. Nas crises de pânico, clonazepam (Rivotril®) 0,25 mg sublingual, 1 a 5 vezes/dia, ou alprazolam (Frontal®) 0,5 mg, 2 a 3 vezes/dia. De modo associado, um antidepressivo: paroxetina (Aropax®) 20 mg, 1 a 2 vezes/dia; clomipramina (Anafranil®), 25 mg, 2 ou 3 vezes/dia; citalopram (Cipramil®), 20 mg, 1 ou 2 vezes/dia; desvenlafaxina (Pristiq®), 50 a 100 mg/dia; sertralina (Zoloft®), 50 mg, 1 a 4 vezes/dia; escitalopram (Lexapro®), 10 mg, 1 ou 2 vezes/dia; duloxetina (Cymbalta®), 60 mg, 1 vez/dia. No momento da crise, pode-se administrar diazepam (1 ampola IM), isoladamente ou associado a prometazina (Fenergan®), 1 ampola IM. Em situações de **agitações psicomotoras**, o paciente geralmente precisa ser contido, em vista dos riscos que oferece. Para **sedação**, pode-se administrar diazepam, 1 ampola IM, isoladamente ou associado a prometazina, 1 ampola IM. Também promove boa sedação o haloperidol (Haldol®), 1 a 2 ampolas IM, associado a 1 ampola IM de prometazina. Nas crises hipomaníacas ou maníacas, pode-se

utilizar olanzapina (Zyprexa®), 10 mg, 1 ou 2 comprimidos ao dia; ziprasidona (Geodon®), 1 ampola IM, 30 mg, 1 ou 2 vezes/dia. Outra opção é clorpromazina (Amplictil®) ou levomepromazina (Neozine®), 1 ampola IM, isoladamente ou associada a prometazina, 1 ampola IM, frequentemente indicada na propedêutica de pacientes **queimados**. É importante controlar a pressão arterial, pois pode ocorrer hipotensão. Benzodiazepínicos facilmente levam à dependência física e psicológica, em caso de uso prolongado.

B. **Síndromes ligadas à inibição psicomotora.** Essas síndromes predominam nas condições descritas a seguir.

1. **Depressões.** A pessoa apresenta-se desvitalizada, apática, abatida, denotando pouco interesse por tudo, anedonia, até mesmo pela vida, pessimista, desanimada, muitas vezes evitando conversar. De acordo com a intensidade da depressão, como na fase depressiva do transtorno afetivo bipolar, pode ser necessária a internação para tratamento e cuidados gerais, como hidratação, higiene, proteção devido aos riscos de suicídio (inclusive internação em quarto térreo e prevenção contra materiais cortantes) e prescrição de antidepressivos, entre os quais podemos citar: venlafaxina (Efexor XL®), 75 a 150 mg/dia; vortioxetina (Brintellix),10 a 20 mg/dia; fluoxetina (Prozac®), 20 mg, 1 ou 2 vezes/dia; paroxetina (Aropax®), 20 mg, 1 ou 2 vezes/dia; mirtazapina (Remeron®), 15 mg ou 30 mg ao deitar; citalopram (Cipramil®) 20 mg, 1 ou 2 vezes/dia; desvenlafaxina (Pristiq®), 50 a 100 mg/dia; sertralina (Zoloft®), 50 mg, 1 a 4 vezes/dia; escitalopram (Lexapro®), 10 mg, 1 ou 2 vezes/dia; duloxetina (Cymbalta®), 60 mg, 1 vez/dia; amitriptilina (Tryptanol®), 25 mg, 2 ou 3 vezes/dia; clomipramina (Anafranil®), 25 mg, 2 ou 3 vezes/dia; imipramina (Tofranil®), 25 mg, 2 ou 3 vezes/dia. A esses antidepressivos pode-se acrescentar um hipnótico, como zopiclona (Imovane®), 7,5 mg, 1 vez à noite; midazolam (Dormonid®), 15 mg, 1 vez à noite; flunitrazepam (Rohypnol®), 1 mg, 1 vez à noite; ou hemitartarato de zolpidém (Stilnox®, Lioram®), 10 mg, 1 vez à noite, ou flurazepam (Dalmadorm®), 30 mg, 1 vez à noite.

   O emprego de ansiolíticos pode ser indicado em casos de depressão ansiosa. Recomendam-se bromazepam (Lexotan®), 3 mg, 1 ou 2 vezes/dia; alprazolam (Frontal®), 0,5 mg, 1 ou 2 vezes/dia; diazepam, 5 mg, 1 ou 2 vezes/dia; cloxazolam (Olcadil®), 2 mg, 1 ou 2 vezes/dia; clonazepam (Rivotril®), 2 mg, 1/2 ou 1 mg, 2 a 3 vezes/dia. Os hipnóticos e benzodiazepínicos podem manifestar reações paradoxais, como insônia, pesadelos, nervosismo, agitação, delírios, alucinações, sonambulismo, principalmente se associados a bebida alcoólica. Em uso contínuo, desenvolvem dependência física e psíquica, também afetando a memória de evocação. Deve-se considerar que quaisquer antidepressivos levam cerca de 14 a 30 dias para manifestar plenamente seus efeitos benéficos.

2. **Doenças orgânicas, neurológicas, metabólicas e demenciais.** As pessoas nessas condições podem mostrar-se deprimidas e desvitalizadas, e deve ser avaliada a prescrição de antidepressivos concomitantes ao tratamento clínico, assim como suporte psicológico, por meio de consultas ao médico e esclarecimentos sobre seu quadro.

3. **Síndromes psicóticas.** Nessas síndromes manifestam-se quadros de apatia, desinteresse, inibição psicomotora e mesmo estupor (como na esquizofrenia catatônica). Os pacientes mostram-se com fala incoerente e/ou desconexa, desorientados quanto ao tempo, ao espaço e mesmo ao histórico pessoal. Às vezes delirantes, podem apresentar alucinações, solilóquios, riso imotivado.

Deve-se avaliar a possível internação em clínica psiquiátrica, para cuidados gerais e tratamento farmacológico. Este geralmente é feito com o uso de neurolépticos, como risperidona (Risperdal®), 2 a 6 mg/dia; olanzapina (Zyprexa®), 5 ou 10 mg, 1 vez à noite; maleato de asenapina (Saphris®), 5 mg, 1 a 4 vezes/dia; ziprasidona (Geodon®) 30 mg, 1 a 2 ampolas IM; clozapina (Leponex®) 100 mg, 2 a 6 vezes/dia; ou haloperidol (Haldol®), 2 a 15 mg/dia, geralmente associado a um antiparkinsoniano, como biperideno (Akineton®), 1 a 3 comprimidos ao dia. Também são utilizados os fenotiazínicos, que têm efeito predominantemente sedativo, como a clorpromazina (Amplictil®), 25 mg, 2 a 6 vezes/dia, ou levomepromazina (Neozine®), 25 mg, 2 a 4 vezes/dia, conforme os sintomas. Muitos pacientes podem chegar ao atendimento de urgência apresentando **síndrome de impregnação neuroléptica**, devido ao uso de neurolépticos, fenotiazínicos, metoclopramida (Plasil®), tetramisol e piperazina. Esta síndrome extrapiramidal pode manifestar-se com discinesias, hipertonia facial, dorsal ou generalizada, movimentos oculares descoordenados e acatisia. Para tratar ou prevenir esses efeitos extrapiramidais desagradáveis, utiliza-se o antiparkinsoniano biperideno (Akineton®), 1 a 3 comprimidos ao dia, ou, em quadros agudos, 1 ampola IM ou intravenosa (IV).

4. **Tentativas de autoextermínio.** Grande parte das pessoas encaminhadas ao atendimento de urgência apresenta esse quadro, praticando-o de diversas maneiras, podendo indicar ao médico até que ponto foi real a vontade de suicídio. Na verdade, muitos usam mais as tentativas de suicídio como meio definitivo de eliminar sofrimento (agudo e intenso, ou crônico), devido a perdas, dívidas, falência financeira, ciúmes, medo, pânico, padecimento físico, decadência, culpa e vergonha; outros as utilizam mais como um apelo por socorro do que como autêntica vontade de destruir sua existência.

"Não podemos generalizar demais, mas a maioria dos casos de suicídio é patológica. A depressão é uma doença tratável; o suicídio não é remédio para a depressão: é seu sintoma mais grave. O suicida não morre mais do que os outros, e não mais cedo do que muitos. Morre de modo diferente, já que voluntariamente. Eis por que também, às vezes, morre melhor." "Não há nada a temer na vida para quem compreendeu que não há nada a temer na morte." Dois mil anos de cristianismo fizeram do suicídio um pecado mortal, sem remissão. Ainda é polêmica a eutanásia; os dois atos são, de fato, "vizinhos"; suicídio: (?) eutanásia de si próprio. Barreiras e controles, a um só tempo deontológicos (para os médicos) e jurídicos (para todos). "Para doenças mais fortes, os remédios mais fortes." Os índices de suicídio aumentam com a idade; não é a vida que se recusa; é a velhice, a solidão, as doenças, a miséria, a falta de perspectivas, o abandono, o sofrimento das deficiências, da agonia, das exclusões e discriminações.

Outros utilizam a tentativa de suicídio para mobilizar pessoas de seu envolvimento afetivo, de modo a receber maior atenção e cuidados. Em geral, procedem de modo a não se machucarem nem padecer fisicamente, e é comum repetirem esse ato quando sentem que podem tirar proveito de sua frágil condição. Inúmeras pessoas têm atitudes que aumentam o risco de morrerem sem ter exatamente a intenção de se matar; a morte ocorre acidentalmente (como brincar com arma de fogo ou dirigir embriagado). Não são poucos os indivíduos – entre eles alguns esportistas – que parecem desconsiderar os riscos de morte diante do prazer que podem ter em sensações de intensa velocidade, alguns procedimentos aéreos ou aquáticos, entre outros. De fato, a morte é nosso destino e certeza, mas de maneira voluntária, em sua imensa maioria, trata-se de um ato psicótico. Um postulado: o homem é, potencialmente, um ser homicida, não suicida.

Pessoas até então deprimidas e que saem rapidamente desse estado – por meio de tratamento – podem efetivar uma tentativa que não ocorreu na fase depressiva. Nos psicóticos, devido às interpretações delirantes, à pouca crítica e às distorções que fazem da realidade, esse risco deve ser considerado, assim como em pacientes em confusão mental, por intoxicações exógenas ou endógenas, infecções e síndromes neurológicas.

Os suicidas despertam sentimentos e reações com os quais muitas vezes é difícil lidar, como: pena, rejeição, impaciência, curiosidade. Sempre é prioritário o tratamento clínico específico. Em caso de suspeita de intoxicação exógena medicamentosa, pode ser usado o flumazenil (Lanexat®), 0,3 mg IV, seguido de reinjeções a cada 60 s até o despertar (dose total máxima de 2 mg). Esse fármaco é utilizado como recurso diagnóstico para se determinar o envolvimento de benzodiazepínicos e/ou como recurso terapêutico, para reverter os efeitos centrais induzidos pelos mesmos (recuperação da ventilação espontânea e da consciência, evitando-se a intubação ou facilitando a extubação). Trata-se de um medicamento comumente empregado em anestesiologia, um antagonista específico dos benzodiazepínicos, e os efeitos das substâncias que não têm afinidade pelos receptores dos benzodiazepínicos – como os barbitúricos, o meprobamato e o etanol – não são modificados por ele. No caso de internação, deve ser realizada em andar térreo. Recomenda-se observação mais rigorosa, pois os pacientes podem repetir a tentativa, pulando de janelas, cortando-se, ingerindo comprimidos ou líquidos tóxicos. Por ocasião da alta clínica, é indispensável o encaminhamento a um tratamento especializado (psicoterápico e/ou psiquiátrico).

Bibliografia

Arendt H. A condição humana. Rio de Janeiro: Forense Universitária; 1986.
Arendt H. A vida do espírito. Rio de Janeiro: Relume-Dumará; 2002.
Becker E. A negação da morte. Rio de Janeiro: Nova Fronteira; 1982.
Botega MJ. Prática psiquiátrica no hospital geral: interconsulta e emergência. São Paulo: Artmed; 2002.
Comte-Sponville A. Bom dia, angústia! São Paulo: Martins Fontes; 2000.
Del Nero HS. Pensamento, emoção e vontade no cérebro humano: o sítio da mente. Collegium Cognitio; 1997.
Fernandez FA. Fundamentos de la psiquiatria actual. Buenos Aires: Paz Montalvo; 1984.
Flaherty JA, Channon RA, Davies JM. Psiquiatria: diagnóstico e tratamento. Porto Alegre: Artes Médicas; 1990.
Freud S. Obras completas de Sigmund Freud. Rio de Janeiro: Imago; 1978.
Jaeger W. Paidéia: a formação do homem grego. São Paulo: Martins Fontes; 1995.
Kalina E, Kavadloff S. As cerimônias da destruição. Rio de Janeiro: Francisco Alves; 1983.
Kaplan HI, Sadock BJ. Compêndio de psiquiatria. 2. ed. Porto Alegre: Artes Médicas; 1990.
Kierkegaard S. El concepto de la angustia. Madri: Guadarrama; 1976.
Nietzsche FW. Así habló Zaratustra. Alianza Editorial Madrid; 2004.
Ramos S, Bertolote JM. Alcoolismo hoje. Artes Médicas; 1997.
Rosa JG. Grande sertão, veredas. Ficção completa. Rio de Janeiro: Nova Aguilar; 1994.
Rosenfeld H. Os estados psicóticos. Rio de Janeiro: Jorge Zahar; 1968.
Sontag S. A doença e suas metáforas. São Paulo: Companhia das Letras; 1985.
Stahl S. Psicofarmacologia dos antidepressivos. Martin Dunitz; 1997.
Toledo J. Dicionário de suicidas ilustres. Rio de Janeiro: Record; 1999.
Tosi R. Dicionário de sentenças gregas e latinas. Rio de Janeiro: Martins Fontes; 1996.

RELAÇÃO MÉDICO-PACIENTE NO ATENDIMENTO DE URGÊNCIA

Roberto Marini Ladeira

I. **Introdução.** Nos últimos anos, experimentamos um grande aumento no número de modalidades de atendimento de urgência. Ao lado dos modelos tradicionais e consagrados, como as unidades de emergência, consolidam-se também a atenção pré-hospitalar e domiciliar. Deste modo, o médico tem diante de si o desafio de cuidar do paciente, muitas vezes, fora do ambiente a que está habituado e com um suporte inadequado. Essas situações impõem que o médico esteja atento às necessidades do paciente e priorize as ações dirigidas à preservação de sua vida sem, no entanto, relegar a um plano secundário alguns preceitos básicos do relacionamento médico-paciente. Devem ser considerados, nas situações de urgência/emergência, o medo, a ansiedade e as frustrações do paciente e também do próprio médico, impedindo que se produza um contato centrado exclusivamente na existência ou não de uma lesão orgânica detectável. Esta atitude mais abrangente é condição essencial para melhorar a qualidade da nossa relação com os pacientes que nos procuram.

Para entender melhor os detalhes desta relação, temos de refletir sobre as características individuais do médico, do paciente e também do encontro entre os dois.

II. **O médico.** O médico de serviços de urgência trabalha em regime de plantões cansativos e geradores de estresse, muitas vezes em condições materiais distantes do desejável e com escassez de leitos. Normalmente, estes plantões antecedem ou sucedem atividades profissionais em outros locais, aumentando o desgaste.

Nos hospitais, as equipes de plantão são compostas por vários especialistas, em virtude da necessidade criada pela complexidade das doenças e lesões traumáticas. Em geral, o paciente gravemente enfermo necessita da avaliação de profissionais de várias especialidades médicas. Se, por um lado, isto possibilita uma noção mais precisa do estado do paciente, por outro favorece a diluição da responsabilidade frente a ele. Deste modo, é muito comum encontrarmos pacientes avaliados por vários médicos sem que nenhum deles tenha efetivamente assumido a condução do tratamento. Além disso, o médico que atende urgências lida com portadores de doenças graves, fato que o mobiliza profundamente, dificultando o estabelecimento de vínculo com esses pacientes. Devemos reconhecer por último que, no ambiente acadêmico, o médico recebe pouca ou nenhuma formação na área de Psicologia Médica, acarretando uma falta de capacidade em identificar e tratar problemas relativos a este campo.

III. **O paciente.** Na maioria das vezes, o paciente admitido nos hospitais de pronto-socorro vítima de traumatismos ou doença clínica aguda é um adulto jovem em idade de franca atividade física. Estava, antes desta admissão, totalmente hígido, e alguns jamais necessitaram de cuidados médicos. Ele tem fantasias sobre hospitais, médicos e doenças, que influirão decisivamente na resposta que dará à condição que sofreu.

Obviamente, existe também o portador de enfermidade crônica que piora seu estado e, ainda, aquele que já experimentou internações anteriores e conhece bem um pronto-socorro. Estes, provavelmente, irão comportar-se de maneira diferente dos primeiros.

IV. O encontro. O paciente com uma condição aguda e que tem sua consciência preservada tem a oportunidade de viver uma série de experiências que podem modificar profundamente o curso de sua vida.

O medo da morte, a dor e a ansiedade gerada pela admissão em um hospital são eventos que desestabilizam seriamente o equilíbrio interno do paciente. No hospital, o paciente será submetido a uma série de exames e tratamentos que, aos seus olhos, podem parecer mais agressivos do que a própria condição que motivou o atendimento. Cabe ao médico, nesse momento, priorizar suas intervenções, para remover qualquer fator que ameace a sobrevivência do paciente. Ele não pode, entretanto, esquecer-se de que está diante de um ser humano carente de segurança e em dúvida sobre o que lhe vai acontecer. É bom lembrar que, em situações de extrema urgência ou em coma, o paciente não tem meios de fazer prevalecer seus desejos e, invariavelmente, está à mercê das decisões médicas. Nesta hora, para evitar danos maiores, é importante que o médico tenha conhecimento dos limites de sua capacidade e controle sobre sua onipotência.

É cada vez mais frequente nas unidades de emergência o atendimento feito por equipe multiprofissional. A atuação de enfermeiros, psicólogos, assistentes sociais, fisioterapeutas e demais profissionais de saúde é extremamente benéfica ao paciente e deve ser articulada para que uma prática mais abrangente do cuidado seja desenvolvida.

V. A família do paciente. Muitas vezes, conversar com a família do paciente significa compreender mais exatamente a situação daquele indivíduo. Mesmo que em algumas situações esta conversa seja desgastante, por meio deste contato podemos perceber o tipo de relação entre o paciente e seu núcleo familiar e, quase sempre, captar a existência de sentimentos de culpa, raiva ou chantagem emocional nesta relação. Essa atitude torna possível que o médico escolha a melhor estratégia terapêutica. Além disso, o médico cumpre sua função de esclarecer o quadro real do paciente, para que sua família saiba como conduzir a situação futuramente e tome as devidas providências.

Nos atendimentos domiciliares de urgência, é muito importante que o médico interaja com a família, esclarecendo as decisões tomadas e solicitando a colaboração dela, para evitar aglomerações no local do atendimento e reações que prejudiquem o bom andamento das condutas adotadas.

VI. Situações especiais. Apesar de aqui enquadrados como especiais, são comuns os atendimentos prestados a suicidas, indivíduos alcoolizados, agressivos e, eventualmente, pacientes conduzidos ao pronto-socorro por agentes da lei. Essas situações exigem muito mais do médico que faz o atendimento. Além das preocupações habituais, ele deve estar atento para preservar sua própria integridade física, da equipe e também a de seu paciente. Nessas horas, uma atitude firme e equilibrada pode garantir um bom atendimento.

Outras circunstâncias que demandam muita atenção são os atendimentos de vítimas com lesões que caracterizem a ocorrência de quadros de violência física ou abuso sexual, principalmente contra crianças, mulheres e idosos. O médico deve estar atento para identificar essas situações e, além de prestar atendimento, cumprir os preceitos de notificação previstos em lei, bem como iniciar os procedimentos profiláticos que cada situação demande.

Os atendimentos pré-hospitalares de pacientes vítimas de acidentes/violências em vias públicas, nos quais é muito comum o acúmulo de transeuntes, também demandam que o médico assuma uma postura de comando no local e, se necessário, peça auxílio à força policial para garantir as melhores condições de ação.

Nos casos de possíveis doadores de órgãos para transplantes, existindo uma instituição pública especializada na questão, o médico deve solicitar que seja feita a notificação, para que a equipe desta instituição inicie a abordagem da família, por ser especialmente treinada para essas situações.

O médico que trabalha em atendimento de urgência, dentro do possível, deve se munir do máximo de informações disponíveis sobre o quadro clínico do paciente, para que possa adotar a conduta mais adequada, tendo em mente a noção de adequação do esforço terapêutico e respeito à vontade do paciente, para que sua intervenção não sirva apenas para prolongar uma situação de sofrimento para o paciente e seus familiares. Quando presentes, os familiares devem ser orientados sobre os procedimentos e resultados nas manobras de reanimação cardiopulmonar. Atualmente, são muito populares os programas e seriados de televisão que pretendem mostrar o funcionamento de hospitais e suas equipes, e, de maneira geral, o fazem de maneira estereotipada ou excessivamente glamourizada, fazendo parecer bem-sucedidas, por exemplo, manobras de reanimação cardiopulmonar que não encontram sustentação na realidade.

VII. **Privacidade.** Atualmente, tem sido muito frequente as violações ao sigilo sobre as informações e imagem do paciente. A disponibilidade de dispositivos móveis com máquinas fotográficas, gravadores e acesso à internet, tem propiciado uma indesejável exposição dos pacientes e da equipe de saúde, muitas vezes com graves consequências. Apesar de não ser a função do médico, ele precisa ser vigilante sobre o comportamento de familiares, visitantes e demais membros da equipe, é importante, também, que sejam tomadas precauções no sentido de garantir a privacidade do paciente.

VIII. **Registro.** Todos os passos diagnósticos e terapêuticos realizados devem ser fidedigna e minuciosamente registrados no prontuário do paciente, tendo em vista a necessidade de informações de qualidade para a equipe envolvida no atendimento e também como uma precaução contra eventuais demandas policiais ou judiciais que possam surgir, posto que hoje o médico é um alvo fácil e preferencial de ações indenizatórias, na maioria absoluta das vezes, injustificadas.

Em relação a realização de procedimentos de risco, como cirurgias, sempre que possível, devem ser obtidas autorizações por escrito do paciente ou responsável, nas quais esses procedimentos fiquem detalhados, assim como possíveis complicações que puderem ser antecipadas.

IX. **Considerações finais.** Certamente, vários fatores (senão todos) em um pronto-socorro desfavorecem uma abordagem ampla do paciente, começando pelo excesso de ruídos, passando pela falta de privacidade e culminando com a necessidade de atendimentos rápidos. Mas, embora nem sempre seja possível diagnosticar corretamente a condição psicológica do paciente, sempre é possível dar atenção e consideração à pessoa que nos procura, fato que, por si só, diminui seu sofrimento.

Ao atender um paciente em regime de urgência, não basta ao médico ter senso apurado para diagnóstico e habilidade técnica para a realização de procedimentos propedêuticos e terapêuticos. É necessário, também, ter habilidade, sensibilidade e conhecimento para lidar com os sentimentos do paciente e os de sua família, além de lidar com suas próprias emoções.

Afinal, o fato de o diagnóstico ser um infarto do miocárdio ou uma crise de pânico é importante, mas não é tudo, pois ao paciente interessa realmente ser ouvido, compreendido e ajudado.

Bibliografia

Corke CF, Stow PJ, Green DT et al. How doctors discuss major interventions with high risk patients: an observational study. BMJ. 2005; 330(7484):182.

Diem SJ, Lantos JD, Tulsky JA. Cardiopulmonary resuscitation on television – Miracles and misinformation. N Engl J Med. 1996; 334:1578-82.

Leigh H, Reiser ME. Biological, psychological and social dimension of medical practice. 2. ed. New York: Plenum Medical Book Company; 1985.
Lilja GP, Swor R. Emergency medical services. In: Tintinalli JE, Ruiz E, Krowne RL (Eds.). Emergency medicine – a comprehensive study guide. 5. ed. McGraw-Hill; 1996. p. 1-4.
Mello Filho J. Concepção psicossomática: visão atual. 3. ed. Rio de Janeiro: Edições Tempo Brasileiro; 1983.
Millan R et al. Alguns aspectos psicológicos ligados à formação médica. In: Millan LR et al. (Eds.). O universo psicológico do futuro médico. Casa do Psicólogo; 1999: 75-82.
Moreira AA. Teoria e prática da relação médico-paciente. Belo Horizonte: Interlivros; 1979.
Perry S, Viederman M. Tratamento das reações emocionais à enfermidade clínica aguda. Clínicas Médicas da América do Norte. 1981. p. 3-14.
Tsai E. Should family members be present during cardiopulmonary resuscitation? N Engl J Med. 2002; 346(13):1019-21.

EPIDEMIOLOGIA DO TRAUMA

Roberto Marini Ladeira

I. Introdução. Atualmente, estão cada vez mais disseminados os agentes capazes de causar lesões ao ser humano: os meios de transportes, o maquinário utilizado na agricultura e indústria, o aumento do poder de destruição das armas de fogo, dentre outros. Pagamos um alto preço pela evolução tecnológica, que, se por um lado contribui para a melhoria da qualidade de vida e economia de tempo, também se torna séria ameaça à sobrevivência dos cidadãos. No Brasil atual, a urbanização acelerada, as desigualdades sociais e o aumento da violência apresentam reflexo direto na morbimortalidade por causas externas.

Há, na literatura da saúde, diversas maneiras de nomear os efeitos causados por agentes externos à saúde humana. Muitas vezes, esses efeitos são englobados pelo nome genérico **trauma**, palavra de origem grega que designa o sofrimento humano.

A Organização Mundial da Saúde, em sua Classificação Internacional de Doenças (CID-10), agrupa esses agentes como causas externas, englobando as lesões originadas da interveniência de um agente externo, sejam estas não intencionais (acidentes de trânsito, intoxicações, quedas, incêndios e afogamento) ou intencionais (autoinfligidas, violência interpessoal e lesões relacionadas com a guerra).

As lesões traumáticas são tradicionalmente tratadas como "acidentes" inevitáveis, que acontecem ao acaso. Nas últimas décadas, entretanto, a melhor compreensão da natureza desses eventos tem modificado esse conceito e tanto as lesões intencionais como as não intencionais passam a ser consideradas eventos que se podem prevenir.

Tendo em vista o escopo desta publicação e considerando ser o **traumatismo** uma área de atuação da Cirurgia Geral, esta denominação será utilizada com frequência para as lesões por causas externas.

II. Situação no mundo. As lesões traumáticas estão entre as principais causas de morte e incapacidade, ocorrendo em todas as regiões e países, afetando indivíduos em todas as faixas etárias e de renda, embora ocorra uma concentração entre os jovens e em regiões de baixa renda.

Segundo dados do estudo Global Burden of Disease (GBD), em 2013, 973 milhões de pessoas sofreram algum tipo de lesão que necessitou de algum tipo de cuidado à saúde, com 4,8 milhões de mortes. Ainda segundo este estudo, as principais causas de morte foram acidentes de transporte, suicídio, quedas e violência interpessoal.

Os acidentes de trânsito são responsáveis pela morte de 1,2 milhão anualmente, sendo a primeira causa de morte em pessoas de 15 a 29 anos.

As lesões autoinfligidas (suicídios) e a violência interpessoal estão entre as seis principais causas de óbito em indivíduos de 15 a 44 anos. Os afogamentos estão entre as principais causas de morte entre crianças de 0 a 4 anos.

Considerando apenas indivíduos do sexo masculino, os acidentes de trânsito, a violência interpessoal e os suicídios estão entre as cinco primeiras causas de óbito na faixa etária de 15 a 29 anos.

Em termos de incapacidade (perda de qualidade de vida), as quedas estão entre as principais causas na faixa etária de 0 a 14 anos. Os acidentes de trânsito também aparecem na maioria das faixas etárias.

III. **Situação no Brasil.** No Brasil, nos últimos 15 anos, foram registrados 2,1 milhões de mortes por causas externas. Em 2001, foram 121 mil e, em 2015, ocorreram 152 mil óbitos por essas causas (aumento de 25%). Em 2015, ocuparam o terceiro lugar como causa de morte definida, ficando atrás apenas das doenças cardiovasculares e neoplasias. Entretanto, nas regiões Nordeste e Norte, as causas externas foram a segunda causa de morte, superadas apenas pelas doenças cardiovasculares.

Entre 1980 e 2015, a proporção de homicídios no total de mortes por causas externas aumentou de 20% (13.910) para 38,2% (58.138). De segunda causa de morte passou para a principal entre as causas externas, com aumento, em números absolutos, de aproximadamente 318%. A morte por homicídio aumentou até 2003 (51.043), diminuindo no período de 2004 a 2007. Em 2008, iniciou nova tendência de aumento. Em 2015, as lesões traumáticas foram responsáveis por mais de 25% dos óbitos em estados como Roraima. Na região Sudeste, o maior percentual foi no Espírito Santo, com 16,2%, e o menor foi em São Paulo, com 8,2%, também o estado que apresentou a menor mortalidade proporcional por causas externas no Brasil.

A distribuição de lesões e óbitos por causas externas não segue um padrão uniforme. Em 2015, no Brasil, as lesões traumáticas foram a principal causa de morte na faixa etária de 1 a 49 anos, com grande predomínio do sexo masculino. De 15 a 24 e de 25 a 44 anos, o risco de morte por traumatismo é oito vezes maior para os homens.

Entre as mortes por causas externas em 2015, as agressões foram responsáveis por 38,2%. A maioria (72,0%) se deveu ao uso de armas de fogo. Cerca de 87% dos homicídios ocorreram entre 15 e 49 anos. O coeficiente de mortes por agressões no Brasil foi de 28,4/100 mil habitantes em 2015. A região Nordeste foi a que apresentou, naquele ano, o maior coeficiente de mortes por agressões (40,7/100.000 habitantes) e a região Sudeste teve o menor coeficiente (18,6/100.000 habitantes). Os estados de Sergipe, Alagoas e Ceará foram os que mostraram maior taxa de mortalidade por agressões (58,0; 52,3 e 46,8 homicídios/100.000 habitantes, respectivamente). São Paulo foi o estado com o menor coeficiente (11,6/100.000 habitantes).

Os acidentes de transporte também são importante causa de óbitos no Brasil. Cerca de 415 mil óbitos referentes a esse tipo de acidente foram registrados entre 2006 e 2015. Neste último ano, os acidentes de transporte terrestre (inclui acidentes de trânsito) responderam por 39.543 óbitos ou 26% do total de mortes por causas externas. Em torno de 33,6% dos óbitos por acidentes de transporte terrestre ocorrem no Sudeste, região que apresenta também a maior população e frota de veículos automotores. A partir de 2009, os ocupantes de motocicletas têm sido a principal vítima fatal de acidentes de transporte. Um dos fatores que contribui para esta mudança é o vertiginoso aumento da frota de motocicletas em nosso país. Entretanto, em cerca de 20% dos óbitos por acidentes de transporte terrestre não é possível identificar a vítima, o que pode contribuir para alterar a ordem de importância. De modo semelhante aos homicídios, as mortes por acidentes de trânsito acometem principalmente os homens (92 e 82%, respectivamente), em faixas etárias mais jovens.

Em 2015, suicídios, quedas e afogamentos acidentais foram responsáveis por 7,3, 9,1 e 3,4% dos óbitos, respectivamente. Em todos os tipos de óbitos, observa-se uma sobremortalidade masculina: 11,6 vezes para os homicídios, 4,7 para os acidentes de transporte, 3,7 para os suicídios. A faixa etária de 50 a 59 anos é a que apresenta maior percentual de óbitos por suicídio (11,6%). Cerca de 42,3% dos óbitos por quedas ocorreram em indivíduos com 80 anos ou mais e, para afogamentos, 34% dos óbitos ocorreram em indivíduos com idade entre 20 e 39 anos.

IV. **Morbidade.** Estudo conduzido pelo Ministério da Saúde no ano de 2011 em unidades de emergência de hospitais em diversas cidades do Brasil mostrou que 31% dos atendimentos de vítimas de acidentes foram devidos a quedas, 26,1% devidos a acidentes de transporte e 5,6% em consequência de ferimento por objetos perfurocortantes. Houve um predomínio de indivíduos do sexo masculino em todos esses motivos de atendimento. Destacou-se a importância do ambiente doméstico na ocorrência de acidentes.

Neste mesmo estudo, os atendimentos de vítimas de violências (9,5%) foram em sua maioria devidos a agressões (89%) e também a tentativa de autoextermínio (9,5%). Nas agressões, predominam vítimas do sexo masculino e, entre as vítimas de tentativa de autoextermínio, há um equilíbrio entre os dois sexos.

Em relação à morbidade hospitalar, foram realizadas 1,1 milhão de internações por causas externas no Brasil em 2015 (9,8% do total), considerando-se apenas informações do Sistema Único de Saúde (SUS). As quedas são responsáveis por 34,9% e representam a principal causa de internação por causas externas em todas as faixas etárias.

Em 2015, foram efetuadas 204.374 internações por acidentes de transporte (183%) e 50.783 (4,5%) por agressões.

Comparando-se os números de mortes por agressões com o número de internações hospitalares por agressões no ano de 2015, observa-se que o número de óbitos (58.138) é superior ao de hospitalizações. Isso se explica, provavelmente, pela gravidade das lesões causadas pelas armas de fogo, principalmente as que levam ao óbito antes que seja possível conseguir atendimento hospitalar. Dados do DATASUS mostram que 66% dos óbitos por homicídios não têm informação sobre o acesso à assistência médica. Outra possível explicação é que as informações sobre internações se restringem àquelas realizadas no SUS.

As intoxicações por animais e plantas e as tentativas de suicídio foram responsáveis por 11.491 e 9.190 internações, respectivamente. Também nas internações por causas externas, observa-se um predomínio de indivíduos do sexo masculino e da faixa etária mais jovem.

O volume total de gastos com internações por causas externas no SUS foi de 362 milhões de reais em 2001, 661 milhões em 2007 e 1,3 bilhão de reais em 2015.

Vale ressaltar que as internações representam apenas uma parte dos gastos em assistência, pois existem ainda os gastos efetuados com vítimas que não são internadas e com aquelas que são submetidas à reabilitação em nível ambulatorial.

V. **Atenção ao traumatizado**
   A. **Atendimento pré-hospitalar.** O atendimento à vítima de traumatismo tem experimentado um extraordinário aprimoramento nas últimas décadas. A partir dos anos 1950, ganhou força a noção do atendimento pré-hospitalar, originado a partir da experiência de atendimento de feridos nas guerras da Coreia e do Vietnã, com o objetivo de aproveitar a primeira hora após a lesão como definidora do prognóstico. Esta concepção influenciou grandemente a organização dos atuais sistemas de atendimento, que já existe desde a década de 1970 nos países industrializados e que, a partir da década de 1990, vem se desenvolvendo no Brasil.

   A ideia central do atendimento pré-hospitalar é aproveitar os primeiros momentos após o traumatismo, estabilizar as condições vitais e transportar o paciente ao hospital, da maneira mais apropriada.

   Os profissionais deste serviço, além do atendimento, podem facilitar a identificação das lesões ao descrever as condições da vítima no momento da chegada à cena do evento. O calibre da arma utilizada, a altura da queda, o aspecto de um veículo após uma colisão, a ocorrência de óbitos na cena, dentre outras,

são informações valiosas para o médico e podem facilitar a identificação de lesões mais frequentes.
B. **Atendimento hospitalar.** A existência de um sistema hierarquizado para o atendimento das vítimas de traumatismo é vital para o sucesso do tratamento. A disponibilidade de serviços descentralizados para resolução de problemas de baixa e média complexidade é de suma importância para que esses pacientes não acorram aos hospitais especializados em traumatismo. Isso evita que a equipe desses centros se envolva no tratamento de situações mais simples e permite que esteja totalmente disponível para o atendimento de casos graves, em geral conduzidos ao hospital pelas unidades móveis de atendimento pré-hospitalar.

VI. **Considerações finais.** As lesões traumáticas representam grande desafio à sociedade contemporânea e à equipe de atendimento, seja o atendimento pré-hospitalar, hospitalar e de reabilitação.

Em contrapartida, esses eventos são altamente preveníveis e devem ser enfrentados com políticas públicas adequadamente construídas, com o envolvimento das diversas áreas de conhecimento, extrapolando o setor Saúde e envolvendo Educação, Comunicação, Direito etc. Como exemplo de problema que merece ampla intervenção, cabe destacar o hábito de ingerir bebidas alcoólicas – cuja associação com lesões e mortes por causas externas é bastante conhecida. É bem-vindo e necessário o aumento do rigor contra o uso de bebida alcoólica por condutores de veículos automotores. Ainda que a legislação seja de 2008, há necessidade de aumentar a capacidade de fiscalização do seu cumprimento.

Vale ressaltar, principalmente para os profissionais de saúde que realizam atendimento às vítimas de traumatismo, que o adequado registro sobre as circunstâncias do evento é um ponto fundamental para a qualidade do cuidado, para o conhecimento da magnitude do problema, diminuindo o ainda considerável percentual de informações ignoradas, melhorando as estatísticas produzidas e servindo como subsídio para a construção de políticas públicas eficazes.

Bibliografia

Brasil. Ministério da Saúde (MS) – DATASUS. Informações de Saúde. Disponível em: http://www.datasus.gov.br. Acesso em: 17/05/2017.

Brasil. Ministério da Saúde (MS). Mortalidade por armas de fogo no Brasil: 1991-2000. Brasília: MS; 2004.

Brasil. Ministério da Saúde (MS). Saúde Brasil 2014 – Uma análise da situação de saúde e das causas externas. Secretaria de Vigilância em Saúde – Brasília: MS; 2015.

Haagsma JA, Graetz N, Bolliger I et al. The global burden of injury: incidence, mortality, disability-adjusted life years and time trends from the Global Burden of Disease study 2013. Inj Prev. 2016; 22:3-18

Neves ACM, Mascarenhas MDM, Silva MMA et al. Perfil das vítimas de violências e acidentes atendidas em serviços de urgência e emergência do Sistema Único de Saúde em capitais brasileiras – 2011. Epidemiol Serv Saúde. 2013; 22(4):587-96.

Organização Mundial da Saúde (OMS). CID 10 – Classificação estatística internacional de doenças e problemas relacionados à saúde. São Paulo: USP/EDUSP; 1993.

Peden M, McGee K, Krug E (Eds.). Injury: a leading cause of global burden of disease, 2000. Geneve: World Health Organization; 2002.

Trunkey DD. Trauma. Scientific American. 1983; 249(2):28-35.

World Health Organization (WHO). Global status report on road safety 2015. Geneva: WHO; 2015. Disponível em: < http://www.who.int/violence_injury_prevention/road_safety_status/2015/en/>. Acesso em: 20/10/2016.

ÍNDICE ALFABÉTICO

A

ABCDE do traumatismo, 116
Abdome
- agudo, 483, 486
- em tábua, 485
- traumatismo, 304
Abelhas, 1063
- veneno das, 1064
Abscesso(s)
- cervicais, 616
- de pavilhão, 602
- do septo nasal, 611
- intra-abdominais, 381
- intra-hepáticos, 320
- intraperitoneais, 219
- pancreáticos, 344, 924
- perinefréticos, 941
- peritonsilar, 616
- renais, 941
- subepático, 876
- subfrênicos, 320
- tonsilar, 616
Abstinência, 1107, 1108
Acesso venoso, 196
- central, 214
Aciclovir, 1101
Acidente(s)
- botrópico, 1044
- com lagartas urticantes, 1059
- crotálico, 1047
- laquético, 1046
- micrúrico (elapídico), 1048
- ofídicos, 1043
- por animais peçonhentos, 1036
- por *Loxosceles*, 1054
- por *Phoneutria*, 1052
- vasculares encefálicos, 772, 1001
- - embólico e progressivo, 1012
- - hemorrágicos, 1001, 1003
- - isquêmicos, 1001
- - medulares, 1002
Ácido(s)
- acetilsalicílico, 423
- araquidônico, 161

- ascórbico, 91
- gama-aminobutírico (GABA), 885
- graxos ômega-3, 229
- láctico, 162, 194
- nalidíxico, 1096
- tranexâmico, 249
Acidose, 246, 255, 928
- grave, 931
- metabólica, 85, 171, 644, 1071
- - correção de, 204
- respiratória, 1070
Acinesia, 822
Actina, 821
Actinomyces sp., 534
Adenosina, 731
Adenovírus, 614
Adesividade plaquetária, 100
Adesivo(s)
- cirúrgico do tipo Micropore®, 45
- tissulares, 45
Afogado
- consciente, 626
- inconsciente, 626
Afogamento, 623, 624
- cadáver por, 623
- cadeia de sobrevivência do, 624
- classificação da gravidade do, 627
- prevenção de, 625
Afundamento de crânio, 457
- exposto, 447
- fechado, 447
Agentes
- antimicrobianos, 1083
- trombolíticos, 698
- vasopressores, 240
Agitação psicomotora, 1107
Agranulócitos, 164
Agregação plaquetária, 778
Air bag, 281
Albumina, 192
Alcalose
- metabólica, 1072

- respiratória, 1071
Álcool etílico, 884
Alfentanila, 135
Algúria, 390
Alteplase, 802
Alteração(ões)
- da memória, 427
- da microvasculatura pulmonar, 155
- dos potenciais da membrana celular, 85
- hematológicas, 86
- humorais, 85
Alucinose alcoólica, 892
Amicacina, 1091
Amilasemia, 193
Aminas vasopressoras, 223
Aminofilina, 649
Aminoglicosídeos, 1091
Aminopenicilinas, 1084
Aminotransferases, 192
Amiodarona, 838, 866
Amnésia global transitória, 1004
Amostragem endometrial, 526
Amoxicilina, 1084
Ampicilina, 1084
Amplificação da resposta inflamatória, 163
Amputação traumática do pênis, 399
Anafilaxia, 169
Analgesia intra-articular, 26
Analgésicos, 256, 508, 789, 918
Anastomose
- T-T arterial, 421
- terminoterminal, 421
- - arterial, 410
- - venosa, 421
Anemia, 92
Anestesia, 40
- de condução, 10
- de urgência em paciente(s)
- - em estado crítico, 140
- - usuários de drogas ilícitas, 144

Índice Alfabético

- do cordão espermático, 21
- do pênis, 21
- em lesões do couro cabeludo, 13
- geral, 135
- local, 3, 9, 562
- locorregional em crianças, 26
- peridural, 135
- por infiltração, 10
- regional, 3, 10, 135
- - intravenosa, 11
- tópica, 9
- - na paracentese do tímpano, 13
Anestésicos locais, 3, 7
Aneurisma(s)
- da aorta abdominal, 814
- do septo atrial, 1007
- ventriculares pós-infarto, 716
- verdadeiros, 406
Anfotericina, 1099
- B, 217
Angina
- da escarlatina, 615
- de Plaut-Vincent, 615
Angiogênese, 33
Angiografias, 308, 316
Angioplastia
- com ou sem colocação de stent, 213
- primária, 803
Angiorressonância, 719
Angiotensina, 136
Angiotomografia, 719
- computadorizada do tórax, 686
Anidulafungina, 1100
Animal peçonhento, 1036
Ânion superóxido, 162
Ansiedade, 1106
Antagonista(s)
- bloqueador H2, 210
- da angiotensina II, 843, 844
- dos canais de cálcio, 649
Anteriorização da mandíbula (*jaw thrust*), 116
Anti-histamínicos, 230, 646
Anti-inflamatórios, 646
- não esteroides, 227, 506, 241, 945
Antiácidos, 137
Antiagregantes plaquetários, 791
Antiarrítmicos, 209, 213, 866
Antibióticos, 241, 256, 500
- em pacientes traumatizados, 52
Antibioticoterapia, 50, 216, 595, 596, 649

Anticoagulação, 205, 693
Anticoagulante(s), 415, 422, 696, 847
- oral(is), 793
- - alvo-específicos, 696
Anticolinérgicos, 648
Anticonvulsivantes, 1008
Anticorpos
- anticitocinas, 227
- monoclonais e policlonais antiendotoxina, 227
Antimicrobiano, 1083
- contra tuberculose, 1103
Antissepsia, 39
Aparência da cicatriz, 46
Apendicite
- aguda, 497
- - fase de hiperemia apendicular, 497
- - fase flegmonosa, 497
- - fase necrótica, 497
- - fase perfurativa, 497
- - nos idosos, 500
- hiperplásica, 499
- na criança, 500
- na gravidez, 500
- pélvica, 499
- perfurada, 499
Apixabana, 423, 696
Apneia obstrutiva do sono, 1034
Aprotinina, 210
Ar deglutido, 518
Araneísmo, 1050
Aranhas-armadeiras, 1052
Arginina-vasopressina, 828
Arma de fogo, 267
Arritmias
- cardíacas, 282, 727, 1016
- ventriculares, 793
Artéria(s)
- braquial, 411
- carótida, 413
- coronárias, 282
- femoral superficial, 411
- ilíaca, 412
- poplítea, 412
- tibiais, 413
Arteriografia, 256, 328
- carotideana, 441
- de subtração digital, 719
- pulmonar, 689
Arteriosclerose, 36
Arterite temporal, 1030
Articulação
- interfalangiana proximal, 573

- metacarpofalangiana, 574
Artrodeses, 476
Ascaris lumbricoides, 516
Asma, 637
- asfixiante, 639
- grave, 638
- lábil, 639
- moderada, 638
- persistente crônica, 639
- potencialmente fatal, 639
Assistência ventricular esquerda temporária, 850
Assistolia, 869
Atenção ao traumatizado, 1118
Atendimento
- ao paciente traumatizado, 115
- hospitalar, 1119
- pré-hospitalar, 1118
Aterosclerose coronária, 777
Ativação neuro-humoral, 827
Atividade elétrica sem pulso, 869
ATLS® (Advanced Trauma Life Support), 108, 109
Atropina, 648
Audição, diminuição aguda da, 604
Ausculta, 295
- pulmonar com estertores, 630
Ausências, 975
- atípicas, 975, 979
Autoextermínio, 1110
Automatismos, 974
Autotransplante esplênico, 333
Avulsão do couro cabeludo, 457
Axonotmese, 587
Azitromicina, 1093
Aztreonam, 1089
Azul de metileno, 351

B

Baço, 252, 325, 326
- traumatismo, 325
- - contuso, 329
- - penetrante, 331
Bacteriemia, 154, 179
Bacteroides fragilis, 216
Balão intra-aórtico, 209, 213
Barotraumatismo, 234, 602
BAV 2:1, 753
- avançado, 754
- de 1º grau, 752
- de 2º grau, 752
- - tipo I ou mobitz I, 753

Índice Alfabético

- - tipo II ou mobitz II, 753
- total, 755
Bebidas alcoólicas, 884
Benefício de acompanhante, 1018
Benzocaína, 5
Benzodiazepínicos, 135
Betabloqueadores, 91, 790, 847
Bexiga, 389
Bicarbonato de sódio, 868
Bilhemia, 321
Biliomas, 321
Bilirrubinas, 192
Biopsia
- endocárdica, 281
- pleural, 711
Bloqueadores
- dos canais de cálcio, 793
- dos receptores da angiotensina II, 791
- neuromusculares, 135
Bloqueio(s)
- atrioventriculares, 751
- auricular, 13
- completo de ramo
- - esquerdo, 804
- - direito, 804
- de campo, 10
- de neuroeixo, 135
- do(s) nervo(s)
- - fibular superficial, 24
- - intercostais, 15
- - mandibular, 12
- - mediano, 18, 20
- - mentoniano, 13
- - periféricos do membro
- - - inferior, 135, 23
- - - superior, 15
- - radial, 18, 20
- - safeno
- - - externo, 25
- - - interno, 23
- - tibial
- - - anterior, 23
- - - posterior, 25
- - ulnar, 19, 21
- do plexo braquial, 15, 135
- dos ramos do nervo maxilar superior, 11
- fascicular anterior esquerdo, 804
- no nível
- - do cotovelo, 19
- - do joelho, 26
- - do punho, 17
- - do tornozelo, 23

- perianal, 22
- perineal, 21
- sinoatrial, 751
- troncular dos dedos, 16
Bossas sanguíneas, 38
Bradiarritmias, 750, 756
Bradicardia, 171
Bradicinina, 161
Brometo de ipratrópio, 648
Broncodilatadores, 646
Broncopneumonia, 661
Broncoscopia, 351
- com lavado broncoalveolar, 650
Bucofaringolaringologia, 612
Bupivacaína, 6
Buscopan®, 945
Butilbrometo de escopolamina, 945

C

Cadáver, 627
- por afogamento, 623
Cadeia de sobrevivência do afogamento, 624
Cálcio, 191, 249
Calidina, 161
Câmara hiperbárica, 415
Candida
- *albicans*, 219
- *parapsilosis*, 219
- *tropicalis*, 219
Cânula(s)
- nasofaríngea, 864
- orofaríngea, 864
- para traqueostomia, 60
- traqueais, 58
Caranguejeiras, 1052
Carbapenêmicos, 1088
Cardiologia nuclear, 834
Cardiopatia isquêmica por doença aterosclerótica, 820
Cardiorrexe, 798
Cardioversão elétrica, 213, 768
Cardioversores, 849
Caspofungina, 1100
Catabolismo, 513
Catecolaminas, 825
Cateter(es)
- central de três vias, 65
- de artéria pulmonar, 123
- de Fogarty, 720
- de Swan-Ganz, 64, 123, 125, 196
- plástico Jelco®, 63

- venosos centrais, 214
Cateterismo
- cardíaco, 835
- venoso, 62
Cateterização da artéria pulmonar com cateter balão flutuante, 123
Causalgia, 592
Cauterização, 607
Cavidade torácica, 259
Cavitária, ferida, 37
Cefaclor, 1086
Cefadroxila, 1086
Cefaleia(s), 1019, 1020
- associada ao ato sexual, 1030
- benigna do esforço, 1030
- cervicogênica, 1031
- crônica diária, 1029
- da articulação temporomandibular, 1033
- em salvas, 1028
- hípnica, 1034
- odontogênica, 1033
- por distúrbio ocular, 1033
- por doenças sistêmicas, 1034
- pós-traumática, 452
- primária
- - da tosse, 1030
- - em punhaladas, 1030
- SUNCT, 1030
- tensional, 1028
- tóxicas, 1029
Cefalexina, 1086
Céfalo-hematoma
- subgaleal, 457
- subperiosteal, 457
Cefalosporinas, 216, 217, 1086
- por via oral, 53
- primeira geração, 53, 1086
- quarta geração, 1088
- segunda geração, 1086
- terceira geração, 1087
Cefalotina, 1086
Cefazolina, 1086
Cefepima, 1088
Cefotaxima, 1087
Cefoxitina, 216, 1086
Ceftazidima, 217, 1087
Ceftriaxona, 1087
Cefuroxima, 1086
Células de Schwann, 586
Células-tronco, 793
Centros especializados em tratamento de queimados, 83
Cera do ouvido, 602

Cerume, 602
Cetamina, 135, 145, 146
Cetoacidose, 928
- diabética, 927, 930
Cetose, 927
Cetotifeno, 646
Chlamydia trachomatis, 534, 537
Choque, 378
- anafilático, 154, 156, 169, 184, 229
- apresentações clínicas do, 170
- cardiogênico, 153, 156, 160, 177, 206, 800
- causas de, 152
- combinado, 154
- da crise adrenal, 185
- dinâmica do, 157
- distributivo, 154, 160, 210
- endócrino-metabólico, 157
- frio, 181
- hemorrágico, 136, 205
- hipovolêmico, 153, 156, 159, 176, 188, 205
- indeterminado, 154
- irreversível, 159
- nas queimaduras, 84, 86
- neurogênico, 154, 157, 169, 185, 230
- obstrutivo, 185
- quente, 180
- séptico, 141, 142, 154, 156, 160, 178, 180, 182, 190, 210, 633
- - refratário, 181
- tóxico, 178
- vasculogênico, 154
Cicatrização das feridas, 29, 34, 35
- por primeira intenção, 34
Cintigrafia pulmonar de ventilação/perfusão, 687
Cintilografia, 316
Ciprofloxacino, 1096
Circulação, 826
- sistêmica, 150, 151
Cirurgia
- de descompressão da medula espinal, 471
- de exclusão pilórica, 367
- de fusão da coluna cervical, 471
- de Jordan, 367
- de reparo venoso, 418
- de revascularização miocárdica, 849
- de urgência, 134

- venosa, 421
Cisternas subaracnóideas, 450
Cistite, 937
- aguda, 938
Cisto, 924
- leptomeníngeo, 458
Cistografia, 391
Cistostomia, 392, 395
Citocinas, 160, 161, 193
Citologia do escarro, 642
Citomegalovírus, 614
CIVD, 205
Clampes vasculares, 421
Claritromicina, 1093
Clavulanato, 1084
Clindamicina, 216, 217, 1094
Clonazepam, 980
Clonidina, 7
Clopidogrel, 792
Cloranfenicol, 216, 1094
Cloreto de sódio, 127
Clorexidina, 39
Cloroprocaína, 6
Clortalidona, 840
Clostridium tetani, 50
Club drugs, 145
Coagulação, 142
- intravascular disseminada, 149
Coagulograma, 191
Coagulopatia, 247, 255
- induzida por traumatismos, 130
Cobertura da ferida, 564
- por aproximação das bordas (sutura), 564
- por enxerto de pele, 564
- por retalhos de pele, 565
Cocaína, 5, 144
Colágeno, 34
Colangiopancreatografia endoscópica retrógrada, 339
Colangite, 219
- supurativa aguda, 882
Colapso venoso, 173
Colar
- cervical, 469
- de Miami J, 471
Coleção, 876
- subdural do lactente, 459
Colecistite aguda, 219, 490, 875, 877
- alitiásica, 880
- na criança, 880
- no diabético, 880
Colédoco, secção completa do, 323

Coledocolitíase, 880
- colangite papilite, 875
Colelitíase, 873
- assintomática, 875
Colete Hallo, 473
Cólica
- biliar, 874
- nefrética, 943
- renal, 943
Colistina, 1098
Coloides, 88, 631
Colostomia, 380
Coma, 427, 949, 951
- alcoólico, 887
- avaliação do, 953
- barbitúrico, 445
- estrutural, 953, 963
- metabólico, 953, 963
- secundário a intoxicação exógena, 963
Combitube, 864
Compressão
- da lesão, 40
- da veia cava superior, 435
- entre o esterno e a coluna vertebral, 281
- extrínseca, 408
- pneumática intermitente, 701
Comprometimento
- hemodinâmico, 820
- miocárdico primário, 820
Concentração de sódio na urina, 193
Concussão, 281
Conduto, traumatismo de, 602
Congelamento do pavilhão, 603
Congestão
- passiva do fígado, 830
- venosa sistêmica, 831
Coniotomia, 57
Consciência, 949
Constrição do pênis, 398
Consumo de álcool, 885
Contagem de plaquetas, 190
Contaminação fecal, 378
Conteúdo da consciência, 949
Contração, 31
Contraceptivos orais, 534
Contrapulsação intra-aórtica com balão, 850
Contratilidade, 821
- segmentar, 822
Contratura abdominal, 506
Controle
- de danos, 245

Índice Alfabético

- - fases do, 251
- - indicações para o, 250
- do débito urinário, 200
- pupilar, 427
- térmico, 246
Contusão, 428, 457
- cerebral, 429, 458
- pulmonar, 266, 267
Convulsões, 451
- febris, 979
- neonatais benignas familiares, 979
- por medicamentos e drogas ilícitas, 983
Coração, 824
- traumatismos cardíacos, 279
- - fechados, 284
Coronárias, 288
Coronariografia diagnóstica de urgência, 213
Corpos estranhos, 267, 612
- no conduto auditivo externo, 605
- no nariz, 612
Corticosteroides, 241, 446, 646
- inalatórios, 645
Corticoterapia, 227
Cortisol, 136
Corynebacterium diphtheriae, 615
Costelas, 264
Crack, 144, 773, 1107
Crânio, traumatismo,
- no vértice do, 471
- penetrante do, 434, 449
Cranioencefálico, traumatismo
- na criança, 453
- no adulto, 425
Creatininemia, 192
Creatinoquinase, 781
Cricotireotomia, 57
Cricotomia, 120
Crioprecipitado, 249
Crise(s)
- asmática, 639, 640
- atônicas/tônicas, 980
- clônicas, 974
- conversivas, 1107
- convulsivas, 963, 971
- de abstinência alcoólica, 1107
- de perda de fôlego, 976
- generalizadas, 978
- hipomaníacas, 1107
- maníacas, 1107
- mioclônicas, 974, 980
- neonatais sutis, 975

- parciais, 979
- - simples, 976
- psicomotoras, 974
- tônicas, 974
- tônico-clônicas generalizadas, 974
Cristaloides, 230, 631
- isotônicos, 88
Cromoglicato, 646
- dissódico, 650
Cromonas, 650
Crupe viral, 617
Culdocentese, 527, 536
Curativo(s)
- biológicos, 104
- de pressão negativa, 49
- nas áreas queimadas, 100

D

Dabigatrana, 423, 696
Dalteparina, 694
Dano precordial direto, 281
Débito
- cardíaco, 820
- sistólico, 820
- urinário, 141
Dedo em martelo, 572
Defesa e rigidez abdominais, 295
Delirium tremens, 892
Depressão(ões), 1109
- imunológica, 35
- miocárdica, 85
Derivação urinária suprapúbica, 76
Dermatite eczematosa, 600
Derme, 29
Derrame
- citrino, 706, 709
- hemorrágico, 707, 709
- pleural, 704, 705, 833
- purulento, 707, 709
- quiloso, 708, 710
- seroso, 706
Desbridamento, 40, 103
- arterial, 414
Descompressão, 446
- intestinal, 520
- por lesões de corpos vertebrais torácicos ou lombares, 477
Desfibrilação, 862
Desfibriladores implantáveis, 849
Desidrogenase láctica, 783
Deslocamento no espaço discal, 475

Desmaio sincopal, 976
Dexametasona, 7
Dextrana, 199, 423
Di-hidroclorotiazida, 840
Diabetes, 35, 344, 923
Diafragma, 534
Diálise, 851
- peritoneal, 851
Diazepam, 982
Dibucaína, 5
Difenidramina, 230
Difteria, 615, 618
Digital, 836
Digoxina, 740, 838
Dilatação ventricular *ex vacuo*, 451
Dímero D, 674, 690
Dinâmica ventilatória pulmonar, 172
Direitos do paciente, 1018
Discinesia, 822
Disfunção
- de múltiplos órgãos, 149
- de nervos cranianos, 452
- endotelial, 779
- renal, 143
- sinusal, 750
Dispneia, 685
- de decúbito, 830
- de esforço, 830
- paroxística, 830
- - do tipo Cheyne-Stokes, 830
Dissecção
- aguda de aorta, 773, 809
- arterial, 1011
- de artérias cranianas, 1031
- venosa, 67
Dissincronia ventricular, 850
Distúrbio(s)
- acidobásicos, 1070
- da coagulação, 444
- da condução do estímulo, 803
- de consciência, 427, 428
- do estresse pós-traumático, 131
- do fósforo, 1081
- do magnésio, 1079
- do potássio, 1078
- do sódio, 1074
- eletrolíticos e acidobásicos, 932
- fóbicos, 1106
- hidreletrolíticos, 1070, 1074
- miccionais, 390
- sensoriais e perceptivos, 975
Disúria, 390

Índice Alfabético

Diurese, 122
Diuréticos, 240, 793, 839
- tiazídicos, 840
Dobutamina, 212, 213, 226, 240, 768, 845, 846
Doença
- de Chagas, 515, 516
- de Parkinson, 1004
- extrínseca do nó sinusal, 751
- inflamatória pélvica, 533
- intrínseca do nó sinusal, 750
- pulmonar obstrutiva crônica (DPOC), 830
Dopamina, 205, 212, 213, 225, 768, 829, 844, 846
Doppler
- ultrassom, 673
- vascular, 409
Dor, 295
- abdominal, 484
- facial atípica, 1033
- na cólica renal, 945
- na fossa ilíaca direita, 498
- neuropática, 590
- no membro fantasma, 591
- parietal, 484
- pleurítica aguda, 665
- referida, 295, 484
- regional complexa, 592
- suprapúbica, 389
- torácica, 685
- visceral, 484
Dorso
- da mão, 575
- da metade distal do antebraço, 577
- do punho, 575
Dosagem
- de peptídio natriurético cerebral, 766
- de progesterona, 526
- do lactato no soro, 90
Doxiciclina, 1092
Drenagem torácica, 73, 712
Ducto(s)
- biliares, 322
- hepático comum, secção completa do, 323
Duodeno, 252, 360, 505
Duodenopancreatectomia, 366
Duplex-scan, 669, 719
- venoso, 689

E

Eclâmpsia, 773, 976, 1080
Ecocardiografia, 833
Ecocardiograma, 192
- bidimensional transtorácico, 688
- transesofágico, 141
Ecoendoscopia digestiva alta, 879
Ecografia, 536
- vascular com Doppler em cores, 673
Ecstasy, 145, 773
Ectoscopia, 954
Edema, 672
- agudo de pulmão
- - com hipotensão arterial, 629
- - do tipo fulminante após o acidente (SDRA), 633
- - sem hipotensão arterial, 630
- cerebral, 928
- periférico, 831
- pulmonar, 633, 760
- - agudo, 761, 762, 772
- - cardiogênico, 762
- - de reexpansão, 765, 768
Edoxabana, 696
Efeito hidráulico, 281
Eletrocardiograma, 192, 690, 784, 833
Eletroencefalografia, 446
Eliquis®, 423
Embolectomia, 210
- com cateter de Fogarty, 720
- pulmonar, 700
Embolia(s)
- arteriais, 716
- gasosa, 1002
- gordurosa, 435, 1002
Embolização, 256, 328, 608
Êmbolos paradoxais, 1002
Emergência(s)
- hipertensivas, 771
- não traumática, 545
Encarceramento (*locked in*), 951
Encefalite, 986
Encefalomielite, 986
Endarterectomia de carótida, 1008
Endocardite, 215, 219
Endoscopia
- digestiva alta, 899
- esofágica, 351
- - alta com aparelho rígido, 350
Endotelina, 161
Endotélio
- vascular, 165

- venoso normal, 670
Endotoxina(s), 160
- das bactérias gram-negativas, 228
Enoxaparina, 694
Enxaqueca, 1022
- basilar, 1028
- em crianças, 1027
- hemiplégica, 1028
- menstrual, 1027
Enxerto(s), 410
- de pele
- - parcial, 564
- - total, 564
- sintéticos, 422
- venoso, 421
Enzimas proteolíticas, 161
Epiglotite, 618
- aguda, 656
Epilepsia, 451, 971, 972, 973, 984
- Alice no país das maravilhas, 975
- do lobo temporal medial, 975
Epinefrina, 7, 213, 227, 229, 646, 866
Epiplooplastia, 508
Epistaxe, 606
Equilíbrio acidobásico, 1070
Equimose(s), 38, 428
Eritromicina, 899, 1093
Erro médico, 1018
Ertapeném, 1088
Erucismo, 1059
Escala
- Apache III, 115
- CRAMS, 114
- de coma de Glasgow, 111, 428, 435, 454, 949, 950
- de gravidade da lesão (ISS), 111, 112
- de pacientes críticos, 111
- de trauma, 113
- FOUR, 949, 950
- para avaliação sequencial de disfunção orgânica, 181
- politrauma–Schlussel (PTS), 113
Escaras, 94, 95
Escarotomia, 93, 94
Escherichia coli, 220
Escore
- de Glasgow-Blatchford, 897
- de Rockall, 898
- SOFA, 141

Índice Alfabético

Escoriações, 38, 428
Escorpionismo, 1056
Escroto, 398
Esmolol, 775
Esôfago
- abdominal, 251, 347
- cervical, 347
- torácico, 347
- traumatismo do, 346
Esofagograma, 351
Esofagostomia com dreno EMT, 357
Espaço pleural, 704
Espasmo(s)
- arterial, 406
- infantis, 975
- seguido de trombose arterial, 406
Espiramicina, 1093
Espirometria, 640
Espironolactona, 841
Esplenose, 333
Espondilolistese traumática, 463
- do áxis, 474
Espondilose cervical, 1004
Estabilização do tórax, 262
Estado(s)
- confusional temporário, 1004
- crepusculares, 975
- de choque, 149, 190
- - classificação dos, 151
- de consciência, 171
- - alterados de, 951
- de hipoperfusão próprio do choque, 154
- vegetativo, 951
Estase gastrintestinal, 830
Estatinas, 791
Esteatorreia, 923
Estenose, 414
- cicatricial das vias biliares, 877
- uretral, 396
Esternotomia, 287
Esteroides, 36
Estímulo endocrinometabólico, 173
Estômago, 251
Estreptomicina, 1091
Estreptoquinase, 802
Estupor alcoólico, 886
Esvaziamento gástrico, 137
Etambutol, 1103
Etanol, 884, 885
Etidocaína, 6
Etomidato, 135

Exame(s)
- contrastados, 308
- das pupilas, 956
- de abdome agudo, 484
- de urina, 192
- do *ictus cordis*, 172
- do precórdio, 172
- físico do abdome, 305
- laboratoriais, 308, 338
- motor, 960
- neurológico, 954, 955, 956
Excisões repetidas das bordas da lesão, 31
Exploração de ferimentos, 306
Explosão lobar, 432
Extensão das queimaduras, 79

F

Falange
- média, 573
- proximal, 574
Família do paciente, 1113
Faringoamigdalites agudas, 658
Faringotonsilite(s), 613, 616
- aguda bacteriana inespecífica, 614
- virais, 614
Fascículo do ramo esquerdo
- anterior, 804
- posterior, 804
Fasciotomias, 93, 94, 422
Fase
- de maturação, 33
- inflamatória, 32
- proliferativa, 33
- reacional, 32
FAST (*focused assessment with sonography for trauma*), 130, 283, 306
Fator(es)
- ativador das plaquetas, 155
- de necrose tumoral alfa, 161
- estimulador de colônias de granulócitos, 210
- inflamação, 779
- VIIa recombinante, 248
Fatores quimiotáxicos, 161
Fecaloma, 516
Fechamento
- da parede abdominal, 253
- por segunda intenção, 35
- primário retardado, 34
Feixe de His, 804
Fenitoína, 981

Fenômeno(s)
- autônomos, 975
- de Arias-Stella, 526
Fentanila, 135
Ferida(s), 28
- abertas, 30
- agudas, 36
- cardíacas, 287
- cirúrgica, 214
- classificação da, 39
- contaminadas, 49
- contusas, 37
- cortantes, 37
- cortocontusas, 37
- crônicas, 36
- fechada, 30
- incisas, 37
- infectadas, 50
- lacerocontusas, 38
- limpas, 49
- limpas-contaminadas, 49
- perfurantes, 37
- perfurocontusas, 37
- perfuroincisas, 38
- pericárdicas, 285
- potencialmente contaminadas, 49
- simples fechadas, 30
- traumática(s), 28, 29
- - profundas, 29
- - superficial, 29
Ferimento(s)
- causados por arma branca, 267
- da mão e das extremidades superiores, 48
- por arma branca, 450
- por cartucheira, 37
- por projétil de arma de fogo, 47, 449, 597
- toracoabdominal, 294
Fibras pós-ganglionares, 586
Fibrilação
- atrial, 716, 737, 795
- ventricular, 748, 859, 868
Fibrina, 33
Fibrinina, 32
Fibrinogênio, 249
- marcado com I^{125} (TFM), 673
Fibrinólise, 867
Fibrinolíticos, 678
Fibroblastos, 33
Fibroplasia, 33
Fígado, 155, 252, 312
- traumatismo, 312
- - contuso, 317

Filtro de veia cava, 699
Fio de sutura, 43
Fisioterapia respiratória, 645
Fístula(s)
- arteriovenosas, 406
- biliares, 320, 876
- carotídeo-cavernosa, 450
- internas, 875
- liquórica, 451, 458
- pancreáticas, 343
- uretrocutâneas, 396
Fita(s)
- adesivas de tipo Micropore®, 46
- Cardíaca®, 421
Flamenguinha, 1051
Flebites de repetição, 667
Flebografia contrastada, 673
Flegmasia cerúlea dolens, 672, 678
Flexor, tendão
- profundo, 569
- superficial, 569
Flora normal das vias aéreas, 653
Fluconazol, 1100
Flunitrazepam, 145, 1026, 1109
Flutter atrial, 743, 795
Fluxo sanguíneo lento, 173
Fobia social, 1106
Foliculite nasal, 612
Fondaparinoux, 676, 694
Forame oval patente, 1007
Fórmula
- de Brooke modficada, 88
- de Parkland, 88
Fração beta da gonadotrofina coriônica humana (β-HCG), 498
Fratura(s), 593
- cominutivas do corpo vertebral, 476
- costais, 264
- da base, 580
- - anterior do crânio, 447, 429
- - média, 429
- da cabeça dos metacarpais, 583
- da coluna cervical média, 475
- da diáfise, 580
- da mão, 578
- de boxeador, 582
- de C1, 472
- de C2-C3, 463
- de clavícula, 263
- de falanges, 583
- de metacarpais, 580
- diastática, 428

- do cinto de segurança, 478
- do colo, 582
- do crânio, 428, 447
- - linear sem lesão intracraniana associada, 447
- do enforcado, 463
- do esterno, 264
- do processo
- - espinhoso, 474
- - odontoide, 473
- do sacro, 478
- dos arcos costais, 264
- em afundamento, 428
- exposta, 580, 593
- fechada, 593
- linear, 428, 457
- lombar por flexão-distração, 478
- na coluna torácica e lombar, 476
- na transição cervicotorácica, 476
- nasal, 611
- torácica por compressão-flexão da porção anterior do corpo vertebral, 477
Frequência
- cardíaca, 171
- de pulso, 171
Frostbite, 603
Fundoscopia, 960
Furosemida, 205, 767, 840
Fusobacterium plaut vincenti, 615

G

Gama-hidrobutirato, 145
Ganciclovir, 1102
Garroteamento, 40
Gasometria, 641
- arterial, 784
- - seriada, 190
- - T, 689
Gemifloxacino, 1096
Gengivoestomatite aguda, 657
Gentamicina, 97, 217, 1091
Germe, 1083
Gestação(ões)
- abdominal, 524, 531
- cervical, 522, 524, 531
- ectópica, 522
- intersticiais, 531
- não tubária, 522
- ovariana, 522, 531
- tubária, 522, 523

Glicemia, 192, 783, 932
Gliconato de cálcio, 209
Glicopeptídios, 1090
Glicose, 871
Glicosídeos digitálicos, 209
Glucagon, 136, 209
Glutamina, 229
Grande queimado, 99
Granulócitos, 164

H

Haemaccel®, 199
Haemophilus influenzae, 220, 332, 600, 618, 653, 836, 986, 990
Haptenos, 169
Haustração, 519
Helicobacter pylori, 505, 508
Hemácias antigas, 249
Hematócrito, 200
Hematoma(s), 38
- da fossa posterior, 458
- epidurais, 431
- extradural, 430, 431, 448, 458
- intracerebral, 432
- intramural, 810
- pélvico com fratura de bacia, 253
- septal, 611
- subdural, 431
- - agudo, 448, 459
- - subagudo e crônico, 449
Hematúria, 390, 486
Hemicranias contínua, paroxística crônica e episódica, 1030
Hemobilia, 320, 882
Hemodiluição, 173
Hemodinâmica, 823
Hemograma, 190, 486, 536, 783
Hemólise, 141
Hemoperitônio
- grave, 550
- mínimo, 550
- moderado, 550
Hemorragia, 344
- digestiva alta, 895
- intracraniana, 430
- intraparenquimatosa, 1013
- intraventricular, 430, 1014
- para o interior da árvore biliar, 882
- por doença ulcerosa péptica, 900

Índice Alfabético

- subaracnóidea, 430, 1003, 1014
- varicosa, 903
Hemostasia, 40
Hemotórax, 73, 269
- coagulados, 270, 272
- contínuos, 270, 272
- espontâneos, 269
- grandes, 270, 272
- infectados, 270, 273
- médios, 269, 272
- organizados, 270, 273
- pequenos, 269, 271
- progressivos, 270, 272
- recidivantes, 270, 272
- traumáticos, 269
Heparina, 210, 241, 422, 792
- de baixo peso molecular, 676, 693
- não fracionada, 695
Hérnia(s)
- ascendentes, 967
- cerebrais, 967
- das tonsilas cerebelares, 967
- do giro do cíngulo, 434
- subfalcial, 967
- supracalosa, 967
- tentorial(is), 435
- - central, 967
- - - do tronco encefálico, 435
- - lateral, 435, 967
Herniação do estômago, 297
Heroína, 145, 146
Herpangina, 614
Herpes simples, 601
Herpes-vírus, 996
Herpes-zóster ótico, 601
Hidralazina, 775, 842
Hidrocefalia
- aguda obstrutiva associada ao traumatismo, 450
- de pressão normal, 1004
Hidroclorotiazida, 840
Hidrocortisona, 646
Hidrotórax, 833
Hiper-reflexia autonômica, 481
Hipercalcemia, 1081
Hipercetonemia, 927
Hiperemia apendicular, 497
Hiperfosfatemia, 1081
Hiperglicemia, 783
Hipermagnesemia, 1080
Hipermetabolismo, 87
Hipernatremia, 1077
- euvolêmica, 1078
- grave, 1077

- hipervolêmica, 1078
- hipovolêmica, 1078
Hiperpotassemia, 1079
Hipersensibilidade do seio carotídeo, 751
Hipertensão
- arterial sistêmica, 771
- intracraniana, 140, 966, 1032
Hipertermia, 871
Hipertrofia miocárdica, 826
Hiperventilação, 442, 443
Hipnóticos, 135
Hipocalcemia, 249, 1080
Hipocinesia, 822
Hipofosfatemia, 1081
Hipomagnesemia, 1079
Hiponatremia, 1074
- efeitos no SNC, 1076
- euvolêmica, 1076
- hipertônica (redistributiva), 1076
- hipervolêmica, 1076
- hipovolêmica, 1075
Hipoperfusão, 141
Hipopotassemia, 1078
Hipoproteinemia, 85
Hipotensão, 170
- arterial, 443
- intracraniana, 1032
Hipotermia, 129, 246, 255, 446
- induzida, 870
Hipótese
- hemodinâmica, 823
- neuro-hormonal, 823
Hipovolemia, 125, 189
- aguda, 121
Hipoxia, 149
Histamina, 161
Homeostase
- acidobásica e hidreletrolítica, 1070
- da água, 1074
- de sódio, 1075
Hormônio(s)
- adrenocorticotrófico, 136
- antidiurético, 136, 226, 1070
- calcitonina, 162
- do crescimento, 136
- mediadores do traumatismo, 136

I

Icterícia, 320, 831, 874, 876
- do tipo obstrutivo, 923
- persistente, 924
Ictus cordis, 831
Identificação das serpentes, 1040
IL-1, 161

IL-6, 162
Íleo, 252
- biliar, 515, 519
- paralítico, 513, 516
- terminal, 369
Imipeném, 1088
Imobilização, 670
Imunoterapia, 227, 644, 649
Indapamida, 840
Indometacina, 32
Indução anestésica de urgência, 135
Infarto
- agudo do miocárdio, 716, 777, 789
- de ventrículo direito, 793
Infecção(ões), 35, 179, 414
- abdominal e de ferida cirúrgica, 214
- agudas pleurais, 653
- cirúrgicas em pacientes traumatizados, 49
- da corrente sanguínea, 213
- de vias biliares, 219
- do sistema nervoso central, 215
- do trato respiratório
- - inferior, 658
- - - agudas, 653
- - superior, 654
- - - agudas, 653
- do trato urinário (ITU), 936
- - em pacientes com lesão medular, 941
- - em pacientes diabéticos, 940
- - em transplantados renais, 940
- - na gravidez, 940
- fúngicas, 219
- - do sistema nervoso, 999
- geniturinária, 214
- intra-abdominais, 219
- no paciente queimado, 101
- oportunistas, 999
- pelo *Helicobacter pylori*, 505
- pleurais agudas, 665
- relacionada com cateteres venosos centrais, 214
- respiratória, 210
Inflamação brônquica, 639
Infusões central × periférica, 868
Inibidor(es)
- da bomba de prótons, 506
- da ciclo-oxigenase 2, 506
- da enzima de conversão da angiotensina, 768, 791, 838, 843

Índice Alfabético

- da fosfodiesterase, 847
- da glicoproteína IIh/IIIa, 793
- da neprilisina e dos receptores de angiotensina (INRA), 848
- da SIRS, 210
Inodilatadores, 844
Inotropismo, 821
Instabilidade occipitocervical, 472
Insuficiência
- cardíaca, 796, 818
- - congestiva, 818
- - diastólica, 851
- - pós-traumática, 282
- hipodiastólica de Fishberg, 823
- mitral aguda, 799
- perfusional do choque, 188
- renal aguda secundária ao afogamento, 633
- respiratória, 233
- venosa profunda crônica de membros inferiores, 667
- ventricular esquerda, 833
Insulina, 933
Insulinoterapia, 932
Integridade microvascular, 84
Integrinas, 32
Interleucina, 161
Interposição de segmento de veia, 410
Interrupção das manobras de RCP, 869
Intestino delgado, 369
Intestino grosso, 252
- traumatismo do, 376
Intoxicação
- alcoólica
- - aguda, 884
- - não complicada, 886
- - patológica, 886
- - sintomática, 886
- patológica, 886
- por cianeto de hidrogênio, 92
- por monóxido de carbono, 92
Intubação, 118, 442
- com fibrobroncoscópio, 140
- em sequência rápida, 139
- endotraqueal, 120, 865
Iodopovidona, 39
Ionograma, 191, 642, 784
Irrigação vigorosa de uma ferida, 39
Irritação peritoneal, 305, 517
Isoniazida, 1103
Isoproterenol, 209
Isquemia, 149
- cerebral anóxica, 632
- esplâncnica, 141
- intestinal, 155
- miocárdica, 213
- pós-infarto, 801

J

Janela pericárdica, 129, 286, 287
Jejuno, 252
- inicial, 369

K

Klebsiella, 660

L

Laceração(ões), 428, 457
- das artérias coronárias, 282
- do intestino delgado, 551
- pulmonar, 266
Lactato, 162
- de Ringer, 127
Lagartas urticantes, 1059
Laminectomia, 478
Laparoscopia, 300, 308, 371, 530, 536
- diagnóstica, 542
- - para a emergência, 547
- em abdome agudo, 493
- na emergência, 539
- nas feridas
- - por arma branca, 549
- - por armas de fogo, 548
- no abdome agudo, 494
- traumatismo
- - devido à, 550
- - fechado, 550
Laparotomia, 309
- exploradora, 305
Laringite(s)
- agudas, 616
- - simples em adultos, 616
Laringoscópio, 118
Laringotraqueíte, 617
Laringotraqueobronquite, 617
Lavado peritoneal, 316
- diagnóstico, 299, 307, 327, 338
Lei
- de Laplace, 826
- de Starling, 824
Lesão(ões)
- a distância, 435
- arterial, 402
- axonal difusa, 433
- causadas por traumatismos torácicos, 263
- cerebral
- - hipóxica, 433
- - secundária à hipertensão intracraniana, 434
- - traumática, 110
- complexas ou com desvitalização do esôfago abdominal, 358
- da(s) artéria(s), 411
- - braquial, 411
- - carótida, 413
- - femoral superficial, 411
- - ilíaca, 412
- - poplítea, 412
- - tibiais, 413
- da camada íntima, 408
- de aceleração ou desaceleração, 281
- de Dieulafoy, 909
- de esôfago torácico, 355
- de extremidades, 254
- de traqueia, 266
- do coração, 279
- - não penetrantes, 280
- - penetrantes, 279
- do couro cabeludo, 428, 457
- do diafragma, 296
- do escroto, 399
- do esôfago
- - cervical, 352
- - intra-abdominal, 358
- - torácico, 353
- do intestino delgado, 371
- do parênquima pancreático, 340
- dos corpos cavernosos, 398
- dos nervos periféricos, 577, 586
- esplênica, 327
- focal do corpo caloso, 434
- iatrogênicas do coração, 281
- intracranianas, 458
- meníngeas, 458
- pancreática, 340
- - traumatismo penetrante e o contuso, 337
- perfurantes, 48
- por contusão abdominal, 370
- por pregos, 48
- por projéteis de arma de fogo, 478
- precoce de vasos sanguíneos por hipoxia, 155
- proximais em coronárias, 288
- pulmonar(es), 90, 266

Índice Alfabético

- - aguda, 233
- puntiformes, 405
- renal aguda rapidamente progressiva, 773
- renoureterais, 383
- tendinosas, 566
- torácicas, 253
- traqueobrônquicas, 265
- traumática(s)
- - do esôfago, 346
- - do intestino
- - - delgado, 372
- - - grosso, 377
- vascular, 252
- - focal múltipla, 430
Letargia, 951
Leucograma, 190, 498, 642
Leucotrienos, 161, 649
Levantamento do queixo (*chin lift*), 116
Levofloxacino, 1096
Levosimendana, 768
Lidocaína, 5, 10, 867, 982
Ligadura, 411, 421
- da artéria, 401
- dos vasos, 401, 418
Lincomicina, 1094
Lincosaminas, 1094
Linezolida, 1091
Lipasemia, 193
Lipídio A, 228
Lipoxinas, 161
Líquido(s)
- de reanimação, 87
- pleural, 704
Liquor, 966
Litíase
- biliar, 873, 919
- intra-hepática, 882
LSD, 145
Luxação rotatória C1-C2, 472
Lysteria monocytogenes, 220

M

Maconha, 145
Macrófago, 32
Macrolídeos, 1093
Magnésio, 191, 867
Manitol, 205, 443
Manobra
- de Cattel-Braasch, 365
- de Credé, 479, 481
- de Kocher, 365
- de Sellick, 139

Mão
- anatomia funcional da, 554
- traumatismo da, 553
Marca-passo
- provisório, 213
- temporário, 867
Marcadores bioquímicos
- da função
- - hepática, 192
- - renal, 191
- de inflamação no choque séptico, 193
- de lesão miocárdica, 193, 781
Marcha jacksoniana, 974
Marevan®, 423
Máscara laríngea, 864
Mastoidite aguda, 601
Matriz de regeneração dérmica, 104
Mecanismo de Frank-Starling, 824
Mediadores
- humorais, 155
- químicos da resposta inflamatória, 161
Medição da veia cava inferior (VCI), 90
Médico, 1112
Médio queimado, 99
Medo, 1106
Medula espinal, 463
Meias elásticas de compressão graduada, 701
Meningioma grande frontal, 1004
Meningite(s), 986
- asséptica, 996
- bacteriana, 220, 988, 995
- causada pelo estreptococo do grupo A, 990
- meningocócica, 988, 989
- não purulenta, 986, 996
- neonatais, 995
- pneumocócica, 990
- por *H. influenzae*, 990
- purulenta, 986
- - aguda, 988
- sifilítica, 997
- tuberculosa, 998
- viral, 996, 997
Meningoencefalite, 986
Mepivacaína, 6
Meropeném, 1088
Metaraminol, 226
Metazolona, 840
3,4-metilenodioximetanfetamina (MDMA), 145

Metilxantinas, 649
Método(s)
- contraceptivos de barreira, 534
- NOTES, 503
Metoprolol, 775
Metotrexato, 529
Metronidazol, 217, 1095
Micafungina, 1100
Microcirculação, 150, 165
Microrganismos anaeróbios, 660
Midazolam, 135, 982
Mielografia, 468
Miíase, 603
- nasal, 612
Milrinona, 208
Miocitólise, 779
- coagulativa, 779
Mioglobina, 782
Miopatia, 183
Miosina, 821
Miringite
- aguda, 601
- bolhosa, 601
Modificadores dos leucotrienos, 646, 649
Monitor de aferição contínua, 195
Monitoramento hemodinâmico, 195, 207
Monobactâmicos, 1089
Mononucleose infecciosa, 614
Monteluscaste, 649
Morbidade, 1118
Mordeduras, 46
Morfina, 918
Morte
- inesperada, 296
- súbita cardíaca, 859
Motricidade ocular, 957
Moxifloxacino, 1096
Mucocele da vesícula, 875
Músculo esquelético, 829
Mycoplasma
- *hominis*, 534
- *pneumoniae*, 659

N

Nandroparina, 694
Narcolepsia-cataplexia, 976
Náuseas, 874
Nebulímetros pressurizados, 646
Necrose
- de coagulação, 779
- de contração, 779
Nedocromila, 646, 650

Índice Alfabético

Nefrectomia, 387
Nefrolitíase, 491
Neisseria
- *gonorrhoeae*, 534, 537
- *meningitidis*, 220
Neoplasia da vesícula biliar, 875
Nervo(s)
- fibular superficial, 24
- intercostais, 15
- mandibular, 12
- maxilar superior, 11
- mediano, 18, 20
- mentoniano, 13
- periféricos, 586
- - do membro inferior, 23, 135
- - do membro superior, 15
- radial, 18, 20
- safeno
- - externo, 25
- - interno, 23
- tibial
- - anterior, 23
- - posterior, 25
- ulnar, 19, 21
Neuralgia do trigêmeo, 1032
Neurite pós-herpética (zóster), 591
Neurocirurgia, 254
Neuropraxia, 587
Neurotmese, 587
Neurotransmissor inibitório, 885
Nimodipino, 1016
Nitrato(s), 767, 790
- de prata, 97
Nitrazepam, 980
Nitrofurantoína, 1097
Nitroglicerina, 775, 842
Nitroprussiato, 768
- de sódio, 208, 213, 768, 773, 775, 842
Nível de consciência, 949
Nodo AV, 804
Nódulos de Ranvier, 586
Norepinefrina, 208, 213, 225
Norfloxacino, 1096
Nutrição, 35
- do paciente queimado, 101
- em pacientes em choque, 228

O

Obnubilação, 951
Obstrução
- arterial, 36
- das vias aéreas na asma, 639
- decorrente de alteração da parede da alça intestinal, 515
- do aqueduto cerebral (de Sylvius), 450
- extracardíaca, 209
- gastroduodenal persistente, 924
- intestinal, 513
- - secundária à ascaridíase, 516
- mecânica, 514
- por fator luminal, 515
- ureteral, 944
Oclusão
- arterial aguda, 715
- tubária por cicatrizes pós-salpingites, 523
Ofidismo, 1037
Oftalmoplegia dolorosa, 1031
Omalizumabe, 650
Omeprazol, 137
Opioides, 135, 145
Orientação temporoespacial, perda da, 427
Oseltamivir, 1102
Ossos
- curtos, 593
- irregulares, 593
- laminares, 593
- longos, 593
- planos, 593
- pneumáticos, 593
- sesamoides, 593
- tubulares, 593
Osteomielite, 609
- da bacia, 382
Otalgia, 599, 603
Otite
- externa
- - difusa, 599
- - fúngica, 599
- - furunculosa, 599
- - localizada, 599
- - necrosante, 599
- média aguda, 600, 655
- - complicações de, 600
Oto-hematoma, 601
Otologia, 599
Otomicose, 599
Otorragia, 604
Oxacilina, 1084
Oxazolidinonas, 1091
Óxido
- nítrico, 155, 162, 194
- nitroso, 241
Oxigenação, 35
- cerebral, 116

Oxigênio, 204
Oxigenoterapia, 203, 204, 766, 789
- hiperbárica, 49
Oxímetro de pulso, 93

P

Padrão respiratório, 960
Palidez cutaneomucosa, 122
Palma da mão, 569
Palpação, 295
Pâncreas, 252, 336, 340
- traumatismo, 336
Pancreatite, 343
- aguda, 875, 876, 914
- biliar, 882
- crônica agudizada, 914, 923
Parada
- cardiorrespiratória, 627
- respiratória, 629
Paralisia, 479
- do nervo
- - fibular comum (ciático poplíteo externo), 592
- - radial ("do sábado à noite"), 592
- - facial periférica, 605
- - idiopática (de Bell), 592
Paraplégico, 479
Patch, 410, 414
Pavulon®, 982
Pele pálida, cianótica, fria e pegajosa, 170
Pelve, traumatismo, 309
Penetração, 281
Penicilina(s), 1083
- antiestafilocócicas, 1084
- antipseudômonas, 1085
- G, 53, 997
- - benzatina, 1083
- - cristalina, 1083
- - procaína, 1083
- naturais, 1083
- parenteral, 53
- por via oral, 53
- resistente a penicilinase, 217
- V, 1083
Pênis, 398
Peptídios natriuréticos, 692, 828, 834
Pequeno mal, 975, 978, 979
Percussão, 295
Perdas
- de água por evaporação, 87

Índice Alfabético **1133**

- de calor, 87
Perfuração(ões)
- cardíaca, 281
- da membrana timpânica, 602
- de órgãos, 550
- do esôfago, 346
- - abdominal, 351
- - cervical, 349
- - torácico, 350
- duodenais de grandes dimensões, 509
- gástricas, 509
Perfusão cerebral, 155
Pericárdio, 75
Pericardiocentese, 75, 129, 286
Pericardite(s), 795
- pós-traumatismo, 285
- purulenta, 285
Pericondrite, 601
Peritonite, 219
Pesquisa de foco infeccioso, 192
pH arterial, 203
Pielonefrite, 937
- aguda, 491, 939
Pinçamento, 40
Piperacilina, 1085
- tazobactam, 1085
Pirazinamida, 1103
Piúria, 486
Placas
- ateromatosas ulceradas, 716
- complexas, 777
Plaquetas, 777
Plasma fresco congelado, 88
Plastia com veia, 410
Plastrão apendicular, 499, 503
Pleura, 704
- parietal, 704
Pleuroscopia, 713
Pneumonia(s), 633, 658
- adquirida(s)
- - na comunidade, 658
- - no hospital, 217
- de espaço aéreo ou alveolar, 661
- intersticial, 662
- no hospedeiro imunocomprometido, 664
- nosocomial, 658
- por vírus, 660
Pneumoperitônio, 299
Pneumotórax, 72, 73, 263, 273, 633
- aberto, 120, 274, 277
- espontâneos, 277

- grandes, 274, 276
- hipertensivo, 120, 185, 274, 276, 713
- médios, 274, 276
- pequeno, 274, 276
- traumáticos, 273
PO_2 arterial, 204
Polaciúria, 390
Polimixina(s), 1098
- B, 97, 1098
- E, 1098
Pólipos de vesícula biliar, 875
Politraumatismo, 36, 108
- fisiopatologia do, 136
- princípios básicos do atendimento ao, 110
- prioridades na avaliação e reanimação do paciente, 116
Pós-carga, 150, 208, 821
Pós-esplenectomia, complicações, 332
Posição
- de Trendelenburg, 540
- prona, 241
Potássio, 191, 931
- poupadores de, 838
Pradaxa®, 423
Prasugrel, 792
Pré-carga, 150, 197, 820
Pré-oxigenação, 139
Presbiastasia, 1004
Preservativo, 534
Pressão
- abdominal, 256
- arterial, 121, 954
- - média (PAM), 90
- - sistêmica, 202
- cricóidea, 139
- da artéria pulmonar, 123
- de enchimento do átrio, 221
- de pico na via respiratória, 234
- de pulso no ciclo respiratório, 173
- diastólica nal do ventrículo, 820
- em cunha da pulmonar (PCWP), 123, 207
- expiratória final positiva (PEEP), 234, 540
- intracraniana, 963
- osmótica nos tecidos queimados, 85
- venosa, 172
- - central, 122, 833
- - regional, 202
Priapismo, 399

Prilocaína, 6, 10
Privacidade, 1114
Pró-cinéticos, 137
Procaína, 5
Procainamida, 867
Procalcitonina, 193
Procinéticos, 899
Projéteis de arma de fogo, 267
Propafenona, 838
Propofol, 135
Prostaciclinas, 161
Prostaglandina(s), 32, 155, 161, 829
- E_1, 241
Prostatite aguda, 940
Proteína(s), 169
- C
- - ativada humana recombinante, 228
- - reativa, 162, 193, 498
- totais, 192
Próteses valvares, 716
Protocolo
- de transfusão maciça, 247
- Lemon, 137
Pseudo-hiponatremia, 1076
Pseudoaneurismas, 406
Pseudocistos, 343, 924
Pseudomonas, 216
Pseudotumor cerebral, 1032
Psicoterapia, 482
Pulso(s), 121
- arteriais, 171
Punção, 338
- abdominal, 71, 130
- - com lavado peritoneal, 371
- abordagem infraclavicular, 64
- da subclávia, 65
- da veia
- - femoral, 66
- - jugular interna, 67
- - subclávia, 63, 420
- - - complicações da, 66
- - profundas, 63
- - superficiais, 62
- do fundo de saco de Douglas, 527
- pericárdica, 75, 129
- suprapúbica da bexiga, 76
- torácica, 71
- venosa, 126
PVC, 202

Q

Queda da falange distal, 572
Queimadura(s), 79, 84, 99
- associadas a politraumatismos, 91
- avaliação
- - da extensão das, 80
- - da gravidade das, 81, 82
- - do paciente queimado, 79
- complicações das, 100
- de espessura total, 94
- de primeiro grau, 80, 99
- de segundo grau profundo, 80, 99
- de terceiro grau, 80, 99
- de vias aéreas, 92
- elétricas, 96
- feridas das, 94
- fisiopatologia do edema e da hipovolemia progressiva, 84
- função
- - cardíaca após a, 100
- - pulmonar após a, 100
- profundidade das, 79
- químicas, 96
- segundo o grau superficial, 80
Queratinização, 29
Quimioterapia, 36
Quinidina, 838
Quinolonas, 1096

R

Rabdomiólise, 141
Radiação, 36
Radicais livres de oxigênio, 162
Radiografia
- com contraste baritado, 489
- de abdome em decúbito dorsal e ortostatismo, 308, 487
- de coluna, 440
- de tórax, 192 306, 641, 661, 687, 784
- - em incidência posteroanterior, 487
- do abdome, 308
- do crânio no TCE, 438
- pélvica anteroposterior, 306
- simples
- - da região cervical, 350
- - do abdome, 499
Ranitidina, 137
Raquianestesia, 135

Reações de toxicidade aos anestésicos locais, 9
Reanimação
- cardiopulmonar, 859
- em terapia intensiva, 254
- hemostática, 245, 247
- hídrica, 87
- volumétrica, 197
Recuperação da função renal, 205
Rede capilar, 150
Redução da ansiedade, 210
Reflexo
- corneopalpebral, 959, 960
- de Bezold-Jarish, 781
- oculovestibular, 959
Registro, 1114
Regra dos nove, 80
Relação médico/paciente no atendimento de urgência, 1112
Remifentanila, 135
Renina, 136
Reoperação, 256
- programada, 256
Reparo
- com sutura lateral, 421
- temporário, 251
Reposição de volume, 197
Resfriado comum, 654
Resgate, 623
Resistência vascular periférica, 86
Resposta(s)
- do corpo à insuficiência cardíaca, 824
- pupilar, 956
Ressecção pancreática, 919
Ressincronização cardíaca, 849
Ressonância magnética, 300, 339, 536
- do crânio, 440
Retalho(s)
- a distância, 566
- livre, 565
Retenção
- de sódio e água, 827
- urinária, 390
Retirada dos pontos, 46
Retossigmoidoscopia, 519
Retração cicatricial, 31
Revascularização miocárdica, 213
Rifampicina, 838, 1103
Rim, traumatismo do, 383
Rinologia, 606

Rinossinusite, 609
- aguda, 608
- complicações
- - orbitárias, 610
- - intracranianas, 610
Rins, 252, 383
Ritmo de galope, 831
Rivaroxabana, 423, 696, 677
Rocurônio, 136
Rolha de cerume, 602
Roxitromicina, 1093
Ruptura
- da aorta, 816
- de abscesso tubo-ovariano, 537
- do pênis, 399
- do seio coronário, 281
- espontânea da uretra, 397
- pancreatoduodenal combinada grave, 342
- septal, 798, 799
- ventricular, 798

S

Sabão antisséptico, 39
Salpingite
- aguda
- - com peritonite, 537
- - com sinais de oclusão tubária ou abscesso tubo-ovariano, 537
- - sem peritonite, 537
- tuberculosa, 533
Salpingotomia linear, 530
Sangue e plasma, 101
SARA, 235, 236, 237
Saturação de oxigênio, 641
- venosa central, 90
SDMO, 156, 182
Sedação, 210, 242
Sedativos, 256
Sepse, 141, 142, 154, 178, 180, 182
- fulminante pós-esplenectomia, 332
- grave, 182
Septicemia, 344
Sequência ABCDE, 134
Serotonina, 161
Serpentes, 1040
- identificação das, 1040
- peçonhentas, 1038
Simpatectomias, 415
Simpaticomiméticos, 646, 844
Sinal(is)

Índice Alfabético

- de Blumberg, 498
- de Dunphy, 498
- de Jobert, 507
- de Rovsing, 498
- do estado de choque, 175
Síncope
- neurocardiogênica, 1004
- prolongada, 976
- temporal, 975
Síndrome(s)
- abdominais agudas, 483
- anterior da medula, 468
- braditaquicardia, 751
- coronarianas agudas, 772
- da angústia respiratória aguda (SARA), 233
- - do adulto, 149
- da classe econômica, 419
- da personalidade interictal, 983
- de abstinência, 1107, 1108
- - do álcool, 887
- de Adams-Stokes, 976
- de desconforto respiratório agudo (SDRA), 631
- de Dressler, 796
- de Gélineau, 976
- de HIC causada pelo pneumoencéfalo, 450
- de impregnação neuroléptica, 1110
- de imunodeficiência adquirida, 217
- de Lennox-Gastaut, 975, 979
- de Mallory-Weiss, 909
- de Münchausen por procuração, 972
- de Ramsay-Hunt, 601
- de resposta inflamatória sistêmica (SIRS), 141, 154, 179
- - cascata inflamatória da, 160
- - inibidores, 210
- de West, 980
- de Wolff-Parkinson-White, 734
- do bebê sacudido, 459
- do *cor pulmonale* agudo, 683
- do pânico, 1106
- hemorrágica, 513
- inflamatória, 513
- isquêmica, 513
- ligadas à ansiedade, 1106
- ligadas à inibição psicomotora, 1109
- obstrutiva, 513
- perfurativa, 513

- pós-concussão, 452
- pós-flebite, 667
- pós-pericardiotomia, 285
- pós-traumática, 452
- pós-trombótica, 423
- psicóticas, 1109
- vagal, 789
Sinergismo, 822
Sinusite aguda, 656, 1031
- bacteriana, 657
Sistema
- arterial de resistência, 150
- cardiovascular, 150
- nervoso simpático, 827
- renina-angiotensina, 828
- venoso de capacitância, 150
Soapex®, 39
Sobrecargas cardíacas, 820
Sociopatia, 1034
Sódio, 191
Sofrimento de alças, 513, 517
Solução(ões)
- de albumina humana, 88
- hiperosmolares, 443
- salina hiperosmolar, 444
Sonda
- entérica, 197
- gástrica, 306
- nasogástrica, 197
- vesical de demora, 305
Sonolência, 951
Sotalol, 740
Spirochaeta dentium, 615
Staphylococcus aureus, 217, 220, 660
Status
- de ausência, 982
- *epilepticus*, 980, 982
- - - não convulsivo, 982
- motor focal, 982
Stents intracranianos, 1011
Streptococcus
- beta-hemolítico do grupo A, 615
- *pneumoniae*, 220, 659
- *pyogenes*, 660
Substitutos temporários de pele, 104
Succinilcolina, 136
Sudorese, 122
Suicídio, 1110
Sulbactam, 1084
Sulfadiazina, 1098
- de prata, 97
Sulfametoxazol, 1097
- + trimetoprima, 54

Sulfato de morfina, 767
Sulfonamidas, 1097
Sumatriptana nasal, 1024
Suporte
- avançado de vida no local, 627
- básico de vida, 861
- - ao afogado em terra, 626
- - na água e resgate, 626
- extracorpóreo à vida, 242
- mecânico circulatório, 851
- ventilatório, 203
Supraglotite, 618
Surdez súbita, 604
Sutura(s), 41
- com pontos em U, 42
- contínua, 42, 44
- da lesão, 40
- de tipo Donati, 44
- do coração e dos vasos, 287
- dos nervos periféricos, 578
- epineural, 578
- epiperineural, 578
- interfascicular, 578
- intradérmica, 43
- primária das lesões colônicas, 379
- simples, 410
- tendinosa, 567

T

Tabagismo, 36, 506
Tamponamento
- cardíaco, 128, 186, 286
- nasal, 607
Taquicardia(s), 171
- atrial, 734
- - por reentrada, 735
- atrioventricular por via acessória, 731
- de Coumel, 734
- de Mahaim, 734
- de QRS
- - estreito, 727
- - largo, 744
- juncional atrioventricular recíproca, 734
- paroxística supraventricular, 795
- por reentrada nodal, 727
- - comum, 728
- - incomum, 730
- sinusal, 735
- - apropriada, 735
- - inapropriada, 736
- supraventriculares, 794

- - irregulares, 737
- ventricular, 794
- - sem pulso, 859
- - monomórfica, 748
- - - sem repercussão hemodinâmica, 794
- - - sustentada, 794
- - polimórfica, 748
- - - sustentada, 794
- - sem pulso, 868
Técnica(s)
- da tração cervical, 482
- das três sondas, 367
- de Marfan, 75
- endovasculares, 415
- FAST, 130
- para exposição da orofaringe com laringoscópio, 118
Teicoplamina, 1090
Telha (retalho), 421
Temperatura, 954
Tempo de recoloração da pele, 172
Tendões
- extensores, 558
- flexores, 556, 557
Tenecteplase, 802
Tentativas de autoextermínio, 1110
Teofilina, 646, 649
Terapia
- anti-IgE, 650
- barbitúrica com altas doses, 445
- de reperfusão, 802
- de ressincronização cardíaca, 849
- tromboembólica, 210
Termoplastia brônquica, 650
Teste(s)
- cutâneos e determinação de IgE específica *in vitro*, 642
- de Allen, 560
- de coagulação, 1012
- de esforço, 834
- do obturador, 485
Tétano, 50
- profilaxia contra, 91
Tetracaína, 5
Tetraciclinas, 1092
Tetraplégico, 479
Tianfenicol, 1094, 1095
Ticagrelor, 792
Ticarcilina, 1085
Ticarcilina-clavulanato, 1085
Timpanismo hepático, 507
Tiopental, 135

Tipagem sanguínea para transfusão, 192
Tobezoar, 516
Tobramicina, 1091
Tomografia computadorizada, 131, 299, 338, 351
- do abdome, 307, 316, 499
- - agudo, 492
- do crânio, 439
Tontura, 606
Toque retal, 518
Toracocentese, 711
Toracoscopia, 300, 713
Toracotomia, 287
Tórax
- instável, 260, 262
- traumatismos, 259
Torniquete pneumático, 563
Torpor, 951
Torsade de pointes, 748, 750
Tosse, 830
- com ausculta pulmonar normal, 630
Toxina do *T. serrulatus*, 1057
Toxoplasma, 614
Tração
- cervical, 1031
- com cadarços, 421
Transecção completa da veia, 419
Transfusão
- de concentrado de hemácias, 899
- de sangue e derivados, 201
Transplante
- cardíaco, 848
- pulmonar, 242
Traqueia, 56
Traqueíte bacteriana, 618
Traqueostomia, 56, 57, 59, 92, 242
- complicações da, 61
Traqueotomia, 56
Trauma, 304
- consequências tardias do, 131
- contuso, 304
- epidemiologia do, 1116
- penetrante, 304
Traumatismo(s), 108, 1116
- abdominal, 304
- arteriais das extremidades, 401
- arteriais periféricos, 401
- cardíacos, 279
- cranioencefálico
- - na criança, 453
- - no adulto, 425

- da bexiga, 389
- da genitália externa, 398
- da mão, 553
- da uretra, 394
- das vias biliares extra-hepáticas, 321
- de conduto, 602
- diafragmáticos, 544
- do esôfago, 346
- do intestino
- - delgado, 369
- - grosso, 376
- do rim e ureter, 383
- duodenal, 360
- esplênico, 325
- - contuso, 329
- - penetrante, 331
- fechados do coração, 284
- hepático, 312
- - contuso, 317
- índice de mortes preveníveis no, 110
- no vértice do crânio, 471
- pancreático, 336
- pélvico, 309
- penetrantes, 315
- - do crânio, 434, 449
- prevenção da morte por, 110
- profundo, 29
- raquimedulares, 462
- renoureterais, 383
- térmico, 101
- torácicos, 259
- toracoabdominal, 292
- venosos
- - fechados, 419
- - penetrantes, 419
- - periféricos, 418
Trepanação exploradora, 446
Tríade
- de Beck, 283
- de Cushing, 140
- letal, 246
Tricobezoar, 516
Trimetoprima, 1097
Troca da valva mitral, 849
Trombectomia venosa, 678
Tromboelastograma, 142
Tromboembolectomia, 411
Tromboembolia pulmonar, 186
Tromboembolismo
- pulmonar, 682
- venoso, 667
Tromboflebite
- migratória, 669

- superficial, 669
Trombólise medicamentosa, 209
Trombolítico(s), 213, 793
Trombose(s), 413
- arteriais, 717
- da artéria carótida interna, 1011
- de seio venoso, 1032
- venosa
- - cerebral, 1013
- - dos membros inferiores, 667
- - profunda, 669
- - superficial, 668
Tromboxano, 161
Tropomiosina, 821
Troponina(s), 783, 821
- cardíacas, 193
- I/T, 692
Tuberculose, 660
Tubos esofagotraqueais de duplo lúmen, 864
Tumefação encefálica, 433
Túnel do carpo, 570, 571

U

Úlcera(s)
- aterosclerótica penetrante, 810
- de estase, 667
- duodenais, 505, 510
- gastroduodenais pépticas perfuradas, 505
- perfurada gástrica, 510
Ultrassonografia, 299, 338
- abdominal, 316
- arterial associada ao Doppler vascular, 409
- de abdome, 499
- - agudo, 489
- de imagem em tempo real, 673
- direcionado para o traumatismo, 306
- *point-of-care*, 141
Ureaplasma urealyticum, 534
Uremia, 192
Ureter, 252, 383
- traumatismo do, 383
Uretra, traumatismo da, 394
Uretrografia, 395
Urgências
- hipertensivas, 772
- psiquiátricas, 1105
Urina, 498
Urocultura, 937
Urolitíase sintomática, 943
Uso esporádico ou abusivo de drogas, 884

V

Valproato de sódio, 982
Valvoplastia mitral com balão, 769
Válvulas coniventes, 519
Vancomicina, 217, 1090
Varfarina, 696, 423, 740
Vasculites, 1017
Vasoconstrição, 171
- renal, 155
Vasodilatadores, 208, 241, 415, 768, 838, 841
Vasopressina, 136, 226
Vasopressores, 866
Veia(s)
- femoral, 66
- jugular interna, 67
- profundas, 63
- safena magna, 69
- subclávia, 63, 64, 65
- superficiais, 62
Veículos de oxigênio baseados em hemoglobina, 128
Velocidade de progressão do choque, 156
Veneno
- das abelhas, 1064
- das vespas, 1066
Ventilação
- artificial, 263
- inadequada, 116
- líquida parcial, 242
- mecânica, 218, 238
- oscilatória de alta frequência, 239
- percussiva de alta frequência, 239
- por bolsa/máscara, 864
Verapamil, 731, 838
Vesícula biliar, 322
Vespas, 1065
- veneno das, 1066
Vestibulite nasal, 612
Vias
- biliares extra-hepáticas, traumatismo das, 321
- respiratórias, 116
Vigília, 949
Vírus
- da hepatite, 614
- Epstein-Barr, 614
Vísceras ocas intra-abdominais, 369
Vitamina C, 91
Viúva-negra, 1051
Volume
- circulante, 35
- urinário, diminuição do, 171, 173
Vólvulo, 515
- de ceco, 519
- do cólon transverso, 515
- do intestino
- - delgado, 515
- - grosso, 515
- do sigmoide, 515, 519
Vômitos, 506, 874
Voriconazol, 1101

X

Xarelto®, 423, 677
Xipamida, 840

Z

Zafirlucaste, 649

Pré-impressão, impressão e acabamento

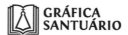

grafica@editorasantuario.com.br
www.editorasantuario.com.br

Aparecida-SP